HANDBUCH DER SPEZIELLEN PATHOLOGISCHEN ANATOMIE UND HISTOLOGIE

BEARBEITET VON

G. ABELSDORFF·BERLIN · M. ASKANAZY·GENF · TH. BAUER·WIEN · C. BENDA·BERLIN
W. BERBLINGER·JENA · H. BORCHARDT·BERLIN · R. BORRMANN·BREMEN · W. CEELEN·BONN
E. CHRISTELLER·BERLIN · F. DANISCH·JENA · A. DIETRICH·KÖLN · A. ECKERT·MÖBIUS·HALLE
A. ELSCHNIG·PRAG · TH. FAHR·HAMBURG · WALTHER FISCHER·ROSTOCK · E. FRAENKEL†·
HAMBURG · O. FRANKL·WIEN · W. GERLACH·HAMBURG · A. GHON·PRAG · E. v. GIERKE·
KARLSRUHE · S. GINSBERG·BERLIN · R. GREEFF·BERLIN · GEORG B. GRUBER·INNSBRUCK
R. HANSER·LUDWIGSHAFEN · C. HART†·BERLIN · G. HAUSER·ERLANGEN · K. HELLY·
ST. GALLEN · F. HENKE·BRESLAU · E. HERTEL·LEIPZIG · G. HERXHEIMER·WIESBADEN
G. HERZOG·GIESSEN · E. v. HIPPEL·GÖTTINGEN · P. HUEBSCHMANN·DÜSSELDORF
L. JORES·KIEL · C. KAISERLING·KÖNIGSBERG · MAX KOCH†·BERLIN · WALTER KOCH·BERLIN
H. KÖLLNER†·WÜRZBURG · G. E. KONJETZNY·KIEL · E. J. KRAUS·PRAG · E. KROMPECHER†·
BUDAPEST · R. KÜMMELL·HAMBURG · W. LANGE·LEIPZIG · A. LAUCHE·BONN · W. LÖHLEIN·
JENA · H. LOESCHCKE·MANNHEIM · O. LUBARSCH·BERLIN · R. MARESCH·WIEN · H. MARX·
MÜNSTER · E. MAYER·BERLIN · H. MERKEL·MÜNCHEN · H. v. MEYENBURG·ZÜRICH
ROBERT MEYER·BERLIN · F. v. MIKULICZ·RADECKI·BERLIN · J. MILLER·BARMEN · J. G. MÖNCKE·
BERG†·BONN · H. MÜLLER·MAINZ · S. OBERNDORFER·MÜNCHEN · A. PETERS·ROSTOCK
ELSE PETRI·BERLIN · L. PICK·BERLIN · K. PLENGE·BERLIN · A. PRIESEL·WIEN · H. RIBBERT†·
BONN · O. RÖMER·LEIPZIG · R. RÖSSLE·BASEL · E. ROESNER·BRESLAU · W. ROTH·WIES·
BADEN · H. G. RUNGE·HAMBURG · F. SCHIECK·WÜRZBURG · M. B. SCHMIDT·WÜRZBURG
MARTHA SCHMIDTMANN·LEIPZIG · A. SCHMINCKE·TÜBINGEN · A. SCHULTZ·KIEL
E. SEIDEL·HEIDELBERG · C. SEYFARTH·LEIPZIG · H. SIEGMUND·KÖLN · W. SPIELMEYER·
MÜNCHEN · C. STERNBERG·WIEN · O. STEURER·TÜBINGEN · O. STOERK†·WIEN · A. v. SZILY·
MÜNSTER · M. VERSÉ·MARBURG · C. WEGELIN·BERN · A. WEICHSELBAUM†·WIEN
K. WESSELY·MÜNCHEN · K. WINKLER·BRESLAU · K. WITTMAACK·HAMBURG

HERAUSGEGEBEN VON

F. HENKE
BRESLAU

UND

O. LUBARSCH
BERLIN

ELFTER BAND
AUGE

ERSTER TEIL

MIT 628 ABBILDUNGEN

BERLIN

VERLAG VON JULIUS SPRINGER

1928

AUGE

BEARBEITET VON

G. ABELSDORFF · A. ELSCHNIG · S. GINSBERG · R. GREEFF
E. HERTEL · E. v. HIPPEL · R. KÜMMELL · W. LÖHLEIN
A. PETERS · F. SCHIECK · E. SEIDEL · A. v. SZILY · K. WESSELY

ERSTER TEIL

FACHHERAUSGEBER: K. WESSELY

MIT 628 ZUM TEIL FARBIGEN ABBILDUNGEN

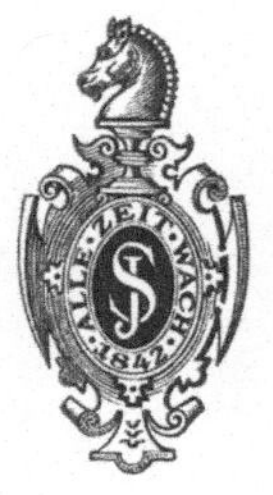

BERLIN
VERLAG VON JULIUS SPRINGER
1928

ISBN-13: 978-3-642-48023-2 e-ISBN-13: 978-3-642-48022-5
DOI: 10.1007/978-3-642-48022-5

Vorwort.

Nicht allein dem Plan des Gesamtwerkes verdanken die zwei Bände, die der pathologischen Anatomie des Auges gewidmet sein sollen und deren erster hiermit zur Ausgabe gelangt, ihr Entstehen. Das Bedürfnis nach einer umfassenden Darstellung der histologischen Veränderungen bei den Erkrankungen aller Teile des Auges war seit langem ein so fühlbares gewesen, daß man ohne Übertreibung sagen darf, jeder wissenschaftlich und klinisch interessierte Fachkollege empfand den Mangel aufs lebhafteste, sobald er sich in ein die einschlägigen Fragen betreffendes oder auch nur berührendes Problem zu vertiefen wünschte. Wohl besaßen wir in deutscher Sprache zwei ausgezeichnete kurzgefaßte Darstellungen der speziellen pathologischen Anatomie und Histologie des Auges aus der Hand von R. GREEFF und S. GINSBERG; aber erstlich lag ihre Entstehung mehr als 25 Jahre zurück, und zweitens wollten beide Werke nicht mehr als den Praktiker in das Studium einführende Lehrbücher sein. Eine erschöpfende handbuchartige Darstellung des Gegenstandes zu geben, lag wohl von jeher außerhalb der Möglichkeit für einen Einzelnen, selbst zur Zeit, als das pathologisch-anatomische Studium des Auges sich in seiner Blütezeit befand und manche der hervorragendsten Vertreter des Faches sich wissenschaftlich fast ausschließlich in jener Richtung betätigten. Selbst JULIUS v. MICHEL — um eine der markantesten Erscheinungen aus jener anatomischen Ära zu nennen — hat den sein ganzes Leben mit sich getragenen Plan, eine große pathologische Anatomie des Auges zu schreiben, nicht durchzuführen vermocht. Die Erklärung hierfür dürften wir allein schon darin finden, daß es keinem einzelnen Forscher vergönnt sein kann, auf allen Krankheitsgebieten des Auges das erforderliche anatomische Material zu sammeln. Denn durch die Schwierigkeit der Materialbeschaffung unterscheidet sich überhaupt das pathologisch-anatomische Studium des Auges wesentlich von dem aller anderen Organe. Während in den pathologischen Instituten heute kaum mehr ein Hindernis besteht, fast alle Organe genügend frisch zur Untersuchung zu bekommen und die Erkrankungen nicht nur in ihren Endausgängen sondern in den verschiedensten Stadien, sei es unter Umständen auch nur durch Zufallsbefunde, anatomisch zu verfolgen, sind die Möglichkeiten, klinisch vorher genau untersuchte und während des Krankheitsverlaufs beobachtete Augen anläßlich einer Allgemeinsektion in einem für die Mikroskopie brauchbaren Zustande zu untersuchen, relativ gering. Wir Ophthalmologen sind daher in der Hauptsache auf dasjenige anatomische Material angewiesen, welches wir bei den Operationen, speziell bei Entfernungen des Augapfels gewinnen. Hieraus erhellt aber sofort, daß mit Ausnahme der malignen Geschwülste und der sympathischen Ophthalmie fast niemals Erkrankungen im Beginn oder auf ihrem Höhepunkte zur Sektion gelangen; denn zur Entfernung des Augapfels schreitet der Arzt nur dann, wenn die Erhaltung des Bulbus mit schweren Gefahren oder unerträglichen Schmerzen für seinen Träger verknüpft ist. Das ist aber meist erst der Fall, wenn Erblindung und schwere sekundäre Erscheinungen eingetreten sind, und selbst bei den verderblichsten und wichtigsten Augenerkrankungen, wie dem Glaukom, der Netzhautablösung oder den schweren Uveitiden gelangen somit fast ausschließlich die letzten Endausgänge zur Autopsie. Alle ausheilenden Erkrankungen entziehen sich naturgemäß nahezu ganz der mikroskopischen Untersuchung. Diesem schweren Nachteil steht zwar für die gesamte Erfassung des pathologischen Geschehens am Auge der große Vorteil gegenüber, daß wir infolge der Zugänglichkeit und Durchsichtigkeit der einzelnen Teile und dank der verfeinerten optischen Technik heute in der Ophthalmologie schon klinisch in weitem Umfange eine Mikroskopie am Lebenden treiben. Sie gibt uns gewissermaßen die Grundlage für das Verständnis der histologischen Befunde und muß deren Analyse und Schilderung ständig zur Seite stehen. Das ist auch im vorliegenden Werke in weitem Maße der Fall, und der Leser wird vielfach Hinweise auf solche klinische, speziell Spaltlampenbilder finden. Auch die Ergebnisse der experimentellen Forschung wurden wo erforderlich herangezogen. Aber die Hauptaufgabe einer zusammenfassenden Darstellung mußte von vornherein die Sammlung eines möglichst umfangreichen histologischen Materials unter gleichzeitig vertieftem Eindringen in die Einzelprobleme sein. Das war nur durch Spezialisierung, d. h. Verteilung der Aufgabe auf eine große Zahl von Mitarbeitern möglich. Infolgedessen war es auf das lebhafteste zu begrüßen, als seitens der Herausgeber des Handbuches der speziellen pathologischen Anatomie und Histologie die Aufforderung erging, im Rahmen dieses imposanten Werkes auch die pathologische Anatomie des Auges zu bearbeiten. Eine große Zahl der auf dem Gebiete erfahrensten Fachkollegen erklärte sich sofort dazu bereit, sich in den Dienst dieser Aufgabe zu stellen, unter ihnen auch die Autoren der beiden eingangs erwähnten Lehrbücher; der schlagendste Beweis dafür, wie lebhaft das Bedürfnis nach einer Zusammenfassung aller Kräfte zu dem genannten Zwecke empfunden wurde. Auch die Sammlung von Abbildungen aus dem Nachlaß J. v. MICHELs wurde in dankenswerter Weise zur Verfügung gestellt, und manche wertvolle Illustration konnte ihr entnommen werden, wie aus den entsprechenden Textvermerken zu ersehen ist.

Kriegs- und Nachkriegsjahre waren einer schnellen Fertigstellung des Werkes schwere Hemmnisse. Aber den vereinten Bemühungen der Mitarbeiter und des Verlages dürfte es gelungen sein, den vorliegenden Band dafür nun in einer Form herauszubringen, die in Darstellung und Güte des Abbildungsmaterials den unter einstigen günstigeren äußeren Verhältnissen gefaßten Plan im wesentlichen verwirklicht. Dafür allen Beteiligten auch an dieser Stelle den wärmsten Dank auszusprechen, ist dem Herausgeber nicht nur schuldige Pflicht, sondern aufrichtigstes Bedürfnis. Möchte das Werk, dessen zweiter Band dem ersten Band bald folgen soll, seine doppelte Aufgabe erfüllen, einmal den Fachkollegen eine möglichst erschöpfende Darstellung der pathologischen Anatomie des Auges nach dem heutigen Stand der Wissenschaft zu geben, daneben aber auch nach allgemein-pathologischer Richtung das Interesse für die Besonderheiten der anatomischen Vorgänge im Sehsinnorgan wachzuhalten und zu vertiefen, sowie die Zusammenarbeit zwischen der Einzeldisziplin und dem Gesamtfach der Pathologie zu erleichtern.

München, im Juni 1928.

K. Wessely.

Inhaltsverzeichnis.

Inhaltsverzeichnis. XI

1. Bindehaut.

Von

Walther Löhlein-Jena.

Mit 114 Abbildungen.

I. Vorbemerkungen zur normalen Anatomie und Histologie der Konjunktiva.

Der in der Lidspalte schlitzförmig geöffnete Bindehautsack wird von einer zarten Schleimhaut gebildet, die an der hinteren Kante der Lidränder ohne scharfe Abgrenzung gegen die Epidermis beginnt, die Hinterfläche der Augenlider überzieht und sich in der sog. oberen und unteren Umschlagsfalte zur Oberfläche des vorderen Bulbusabschnittes wendet, die sie — in der Hornhaut allerdings in sehr verdünnter Form — ununterbrochen überkleidet. Der so umschlossene Raum stellt, da die Lider dem Augapfel lose aufliegen, nur einen kapillaren Spalt dar, der durch geringe Mengen Sekretes ausgefüllt ist. Der Kliniker pflegt, ohne damit den anatomischen Verhältnissen streng gerecht zu werden, die Bindehaut in eine Conjunctiva palpebralis, Conjunctiva bulbi und die zwischen beiden den Übergang bildende Conjunctiva fornicis einzuteilen und um ihres besonderen klinischen Verhaltens willen, etwa noch die Conjunctiva tarsalis und den Limbusteil der Konjunktiva am Hornhautrande besonders zu benennen.

Unter gewöhnlichen Verhältnissen ist der unmittelbaren Besichtigung zugänglich nur ein Teil der Conjunctiva bulbi, der sog. Lidspaltenbereich, der seiner ungeschützten Lage entsprechend auch besonders häufig von äußeren Schädigungen betroffen wird, daher auch in pathologischer Hinsicht oft ein besonderes Verhalten zeigt. Die Bindehaut der Lider und der Umschlagsfalte kann am Unterlid durch einfaches Abwärtsziehen des Lidrandes sichtbar gemacht werden, während eine Besichtigung der Oberlidkonjunktiva die doppelte Umstülpung des Lides erfordert, wie sie am einfachsten mit Hilfe des von außen gegen den freien Rand des Oberlidknorpels angedrückten Lidhalters von DESMARRES erzielt wird. Nur auf diese Weise gelingt es, in situ, auch die Konjunktiva der oberen Umschlagsfalte vollkommen sichtbar zu machen.

Führt man in dieser Weise die makroskopische Untersuchung der normalen Bindehaut aus, so fällt entsprechend der ganz verschiedenen funktionellen Inanspruchnahme der einzelnen Abschnitte auch ein sehr verschiedenes grob anatomisches Verhalten derselben auf; während nämlich der den straffen Tarsus der Lider überkleidende Teil der Konjunktiva, als ein zartes glänzendes

Häutchen der Unterlage straff und unverschieblich aufliegt, bildet der vom
freien Knorpelrande zum Fornix ziehende Teil der Bindehaut und besonders
die Bindehaut der Umschlagsfalte eine ganze Reihe von Fältelungen, die erst
durch die Ektropionierung entfaltet und geglättet werden und die notwendig
sind, um die freie Beweglichkeit der Lider auch vor einem unbewegt bleibenden

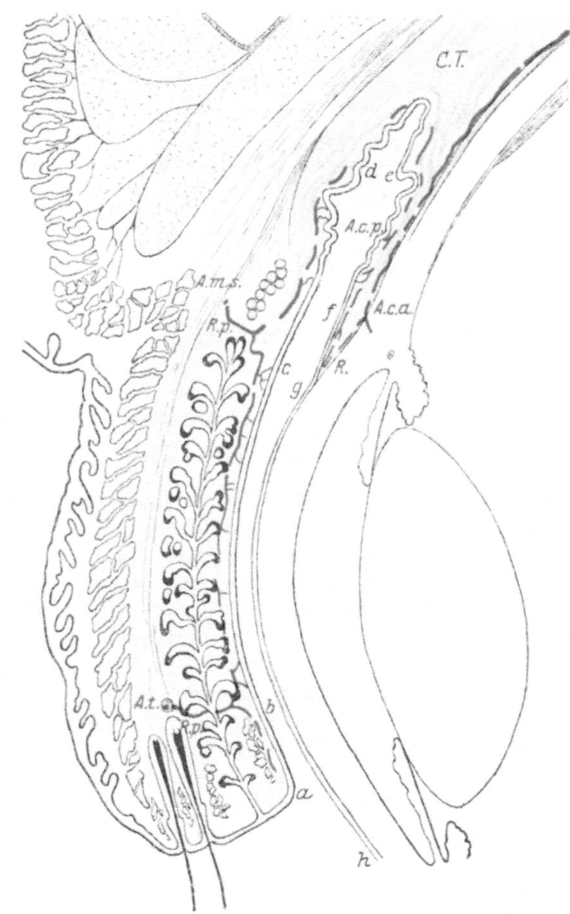

Abb. 1. Schematisches Übersichtsbild zur Topographie der Konjunktiva. Die Conjunctiva palpebralis reicht von a bis d; die admarginale Zone von a—b; die Conjunctiva tarsalis von a—c; die
Conjunctiva fornicis von d—e; die Conjunctiva bulbi von e—h; die Conjunctiva sclera e von e—f;
die Conjunctiva limbalis von f—g. Als Conjunctiva mobilis kann man zusammenfassen den Abschnitt c—f; als Conjunctiva corneae den Abschnitt g—h. C. T. Tenonsche Kapsel. Das Schema
läßt gleichzeitig die arterielle Versorgung der einzelnen Abschnitte erkennen: A. t. Arcus tarseus.
R. p. Rami perforantes. A. m. s. Arteria marginalis sup. A. c. p. Arteriae conj. poster. A. c. a.
Arteriae ciliar. ant. R Randschlingen des Limbus.

Augapfel zu ermöglichen. Ebenso ist der vom Fornix zum Limbus ziehende
Abschnitt der Bindehaut nur sehr locker der Unterlage aufgelegt und damit
zur Faltenbildung geeignet. Auch er muß ja bei ruhig stehenden Augenlidern
dem Augapfel die freie Beweglichkeit in allen Richtungen ermöglichen. Nur
am Limbus findet wieder eine feste Fixierung der Konjunktiva auf der Unterlage statt, da die optische Bedeutung der Hornhaut eine Verschiebung der
Conjunctiva corneae nicht zuläßt. Bei solchen Blickbewegungen zeigt sich

ferner, daß auch die im nasalen Abschnitt des Bindehautsackes gelegene und von innen oben nach außen unten ziehende Duplikatur der Schleimhaut, die sog. Plica semilunaris, einer weitgehenden Entfaltung fähig ist, daß auch sie also auf der Unterlage nur locker befestigt ist; die ihr vorgelagerte im inneren Lidwinkel gelegene Karunkel, die gesondert besprochen werden soll, behält dagegen ihre Lage bei Augenbewegungen ziemlich unverändert bei.

Wie schon die Verschiedenartigkeit der funktionellen Inanspruchnahme erwarten läßt, ist der histologische Aufbau der Bindehaut in ihren verschiedenen Abschnitten durchaus kein einheitlicher; dies muß man berücksichtigen, wenn es sich darum handelt, bei pathologischen Befunden ein Urteil darüber abzugeben, ob hinsichtlich Art und Grad histologische Abweichungen von der Norm bestehen, die die Grenze der physiologischen Variationsbreite überschreiten, und es ist daher auch umgekehrt Voraussetzung einer pathologisch-histologischen Bewertung im Einzelfalle, daß die genauen topographischen Verhältnisse festgelegt sind.

Schon die sehr verschiedene Darstellung, die wesentliche Fragen aus der Histologie der Konjunktiva von verschiedenen Seiten und zu verschiedenen Zeiten gefunden haben, und die Uneinigkeit, die zum Teil auch über scheinbar einfache Fragen dieses Gebietes noch herrscht, weisen darauf hin, daß ihrer Aufklärung offenbar besondere Schwierigkeiten im Wege stehen. Diese beruhen zunächst einmal darin, daß es überhaupt heikel ist, von einer „normalen" Konjunktiva sprechen zu wollen, angesichts der zahllosen äußeren Schädigungen, denen eine freiliegende Schleimhaut ausgesetzt ist, und die es bedingen, daß der Kliniker selten in der Lage ist, eine Bindehaut zu sehen, die keinerlei entzündliche Erscheinungen aufweist. Auch wird naturgemäß der Augenarzt, der fast allein in der Lage ist, lebendfrisches menschliches Untersuchungsmaterial zu gewinnen, einen Anlaß zur Entnahme größerer Abschnitte gesunder Konjunktiva nur in Ausnahmefällen haben; und wo dies der Fall ist, wird die genauere Feststellung der Topographie am entnommenen Schleimhautstück Schwierigkeiten machen. Dazu kommen die Veränderungen, die das feine Gewebsstückchen bei seiner Dehnbarkeit und Dünne bei der Entnahme, beim Aufspannen oder Fixieren erleiden muß. So ist es verständlich, daß wir erst durch die ganz systematischen Untersuchungen H. VIRCHOWs an einem möglichst einwandfrei gewonnenen Material ein zuverlässiges Urteil über die feine Histologie der Bindehaut in ihren verschiedenen Abschnitten erhalten haben. Seiner Darstellung werde ich im wesentlichen folgen.

a) Conjunctiva tarsalis.

Da es von großer Bedeutung ist, die an der Grenze makroskopischer Sichtbarkeit liegenden Einzelheiten des Oberflächenbildes zu kennen, die der Kliniker mit Hilfe der Lupe bei krankhaft veränderter Bindehaut zu untersuchen pflegt, so sei hier zunächst die Schilderung des Reliefbildes kurz wiedergegeben, wie sie VIRCHOW an der Hand eines ausgezeichneten Lichtbildes der Oberlidkonjunktiva bespricht (vgl. Abb. 2). Dicht über dem Lidrande läßt die Conjunctiva tarsi in einer schmalen Zone eine unscharfe senkrechte Streifung erkennen. Oberhalb dieses admarginalen Bezirkes treten rundliche begrenzte hellere Fleckchen auf (Papillen), die durch dunklere Linien voneinander getrennt sind und die nach dem freien Rande des Tarsus zu an Größe zunehmen. Nahe dem Rande des Tarsalteiles der Konjunktiva stellen sich dann anfangs isolierte Spaltbildungen in der Oberfläche ein, die sich weiter aufwärts zu einem zusammenhängenden System von Rinnen vervollständigen (STIEDAsches Rinnensystem), das etwas größere Bezirke von unregelmäßig vieleckiger oder runder Abgrenzung umschließt

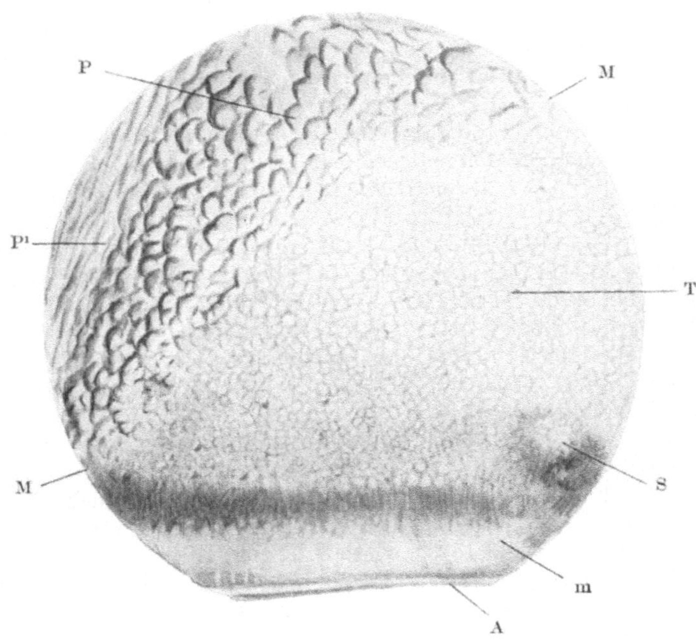

Abb. 2. Stück des oberen Lides eines Mannes in den 20 er Jahren (Hinger.), von der Rückseite bei schief auffallendem Lichte photographiert, ungefärbt. Das Lid war gleich nach dem Tode ausgeschnitten, flach gelegt und auf einer Korkplatte aufgespannt, und wurde so durch starken Alkohol fixiert, wobei eine sehr erhebliche Abnahme der Dicke stattfand. A Innere Lidkante als scharfer Strich erkennbar; M. m. Grenze der Conjunctiva tarsalis gegen die Conjunctiva supratarsalis; m schmale Zone über der Lidkante, in welcher die Papillen der Tunica propria undeutlich sind und eine gewisse Annäherung án senkrechte Leisten bemerkbar ist; P Region der Plateaus und Rinnen. Die Plateaus sind wahrscheinlich durch die zusammenziehende Wirkung des Alkohols verkleinert und dadurch die Rinnen erweitert. Der Grund der letzteren ist eben. P¹ ein Teil dieser Region mit starker Verziehung durch das Aufspannen; S Blutfleck; T Conjunctiva tarsalis mit Papillen der Tunica propria. Das dickere Epithel zwischen den Papillen erscheint als ein Netz dunklerer Linien. In diesen Linien erblickt man hier und da mit bloßem Auge oder besser mit der Lupe Grübchen unter dem Bilde feiner runder oder länglicher dunkler Punkte.
(Nach H. VIRCHOW im Handb. d. ges. Augenheilk. von GRAEFE-SAEMISCH.)

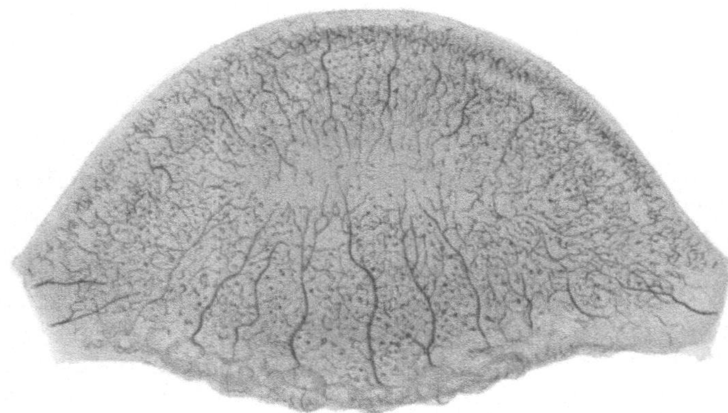

Abb. 3. Oberflächenbild der Conjunctiva tarsi am ektropionierten Oberlid unter Benutzung des Zeißschen Binokularmikroskopes; Okular 2, Obj. a₂. Die Meibomschen Drüsen, die zart durchschimmern, sind nicht angedeutet. Man sieht die Gefäßversorgung durch die von dem Arcus tarseus kommenden Rami perforantes im Bereich der admarginalen Zone und durch die von der Art. margin. sup. kommenden Rami perforantes am freien Tarsusrande, sowie die aus diesem Gefäßsystem senkrecht zur Oberfläche aufsteigenden in kleinen Gefäßknäueln endenden Stämmchen, die den Propriapapillen entsprechen dürften. Am freien Tarsusrand springen deutlich die gefäßreichen Wülste des Bezirkes der „Plateaux und Rinnen" hervor.

(VIRCHOWS „Plateaux"). Diese Gewebsbezirke lassen stellenweise in sich wieder ein oder mehrere Papillen erkennen. Die Lokalisation dieses Rinnensystems im obersten Abschnitt der Conjunctiva tarsi und im anschließenden Abschnitt der Conjunctiva mobilis spricht dafür, daß sie dem Zweck dient, hier eine leichtere Verschiebung und Dehnung der Konjunktiva zu ermöglichen. VIRCHOW betont ausdrücklich, daß er in einem zweiten Falle vergeblich nach einem entsprechenden Oberflächenbild der Conjunctiva tarsi gesucht habe und führt dies wohl mit Recht auf die verschiedene Vorbehandlung beider Präparate zurück.

Die Oberflächenbetrachtung einer größeren Reihe normaler Innenflächen des Oberlides am Lebenden zeigt folgendes Verhalten: Die Konjunktivalfläche des umgestülpten Oberlides läßt schon ohne besondere Hilfsmittel eine gleichmäßige Rauhigkeit erkennen, die seit jeher mit dem Eindruck geschorenen Samtes verglichen worden ist; sie beruht, wie man besonders deutlich sieht, wenn man bei seitlicher Beleuchtung mit dem binokularen Hornhautmikroskop beobachtet, aus feinen, dichtgesäten oberflächlichen Erhebungen, die etwa $1^{1}/_{2}$ mm vom Lidrand entfernt deutlich werden und über der ganzen Tarsalfläche zu erkennen sind, vorausgesetzt, daß man die die Schleimhaut benetzende Flüssigkeit von Zeit zu Zeit absaugt. Wie weit diese Papillen, die nach dem freien Tarsusrande hin an Größe zunehmen, nach dem Fornix zu reichen, ist schwer zu sagen. Sicher zu erkennen sind sie am Lebenden nur bis zum freien Tarsusrande; hier oder richtiger schon etwas früher beginnen viel gröbere, unregelmäßig begrenzte Wülste, die entsprechend der bogenförmigen Begrenzung des Lidknorpels nach dem Außen- und Innenwinkel hin bis nahe an die admarginale Zone herantreten.

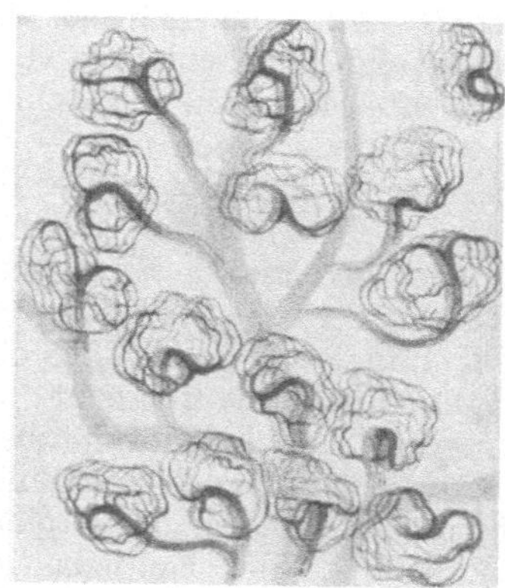

Abb. 4. Gefäßknäuel in der normalen Conjunctiva tarsi nahe dem freien Tarsusrand. Oberflächenbild mit Zeiß binok. Mikrosk. 80 fach vergr.

Sie werden durch steilere oder flachere Rinnen voneinander getrennt, die kreuz und quer verlaufen und nicht als rein zufällige Faltungen anzusprechen sind, da sie auch bei wechselnder Druckrichtung des das Lid umstülpenden Instrumentes ihre Gestalt im wesentlichen unverändert beibehalten. Bei der Mehrzahl der in vivo untersuchten Oberlider hatte ich übrigens nicht den Eindruck flacher Plateaus (VIRCHOW), die durch Rinnen voneinander getrennt sind, sondern von Buckeln und Wülsten, die über die normale Schleimhautfläche hervorspringen. Besonders deutlich wird dieser Eindruck, wenn der bei der Ektropionierung ausgeübte Druck die Blutgefäße der Schleimhaut stark füllt; man sieht dann in der Wandung der „Plateaus" bogenförmig aufsteigende Gefäße die mehr oder weniger kugeligen Vorbuckelungen netzartig umspinnen (vgl. Abb. 3). Hierbei gewinnt man ferner den Eindruck, daß diese größeren von Furchen umschlossenen Bezirke, oft, wenn nicht immer eine Gruppe von Propriapapillen umfassen. Im mittleren Teil der Tarsalbindehaut sieht man nämlich bei binokular-mikroskopischer Betrachtung bei achtzigfacher Vergrößerung zu den einzelnen Propriapapillen ein aus der Tiefe senkrecht gegen die Schleimhautfläche aufsteigendes Blutgefäß ziehen, das ein an einen Glomerulus erinnerndes Gefäßknäuel im Bereich der Papillen bildet (vgl. Abb. 4). In den erwähnten gröberen Komplexen oder Plateaus über dem Tarsalrande endigen nun aber oft deutlich mehrere solcher Gefäßknäuel und verraten so den Aufbau dieser Plateaus aus einer Gruppe von Propriapapillen. Den Eindruck flacher Plateaus, wie ihn VIRCHOWS Abbildung zeigt, habe ich am Lebenden nicht gehabt und

möchte glauben, daß er durch die Vorbehandlung seines Präparates bedingt
ist. Allerdings ist zuzugeben, was auch VIRCHOW betont, daß im Oberflächenbild
der normalen Bindehaut große individuelle Schwankungen vorkommen.

1. Der histologische Aufbau der Conjunctiva tarsi am Oberlid.

In der der hinteren Lidkante benachbarten admarginalen Zone, deren
Breite VIRCHOW nur mit 0,5 mm bewertet, findet der Übergang der Epidermis
in das Konjunktivalepithel allmählich derart statt, daß es zunächst noch
eine Tiefe von etwa 12 Schichten und mindestens die gleiche Dicke wie in der
Epidermis des Lidrandes aufweist. Das Epithel der tiefsten Zellage ist hochzylindrisch, die mittleren Schichten kubisch, die oberflächlichen hier nicht mehr
verhornenden Schichten stellen ein mehrlagiges Plattenepithel dar; mit der
Entfernung vom Lidrand aber nimmt die Zahl der Epithelschichten ab, die
oberflächlichen Schichten verlieren den Charakter des Plattenepithels, die tiefen
Schichten behalten den Zylinderbau noch bei. In den oberflächlichen Schichten
des Epithels treten nun — individuell sehr verschieden zahlreich — Schleimzellen auf, die infolge ihrer Größe oft zwei oder drei Epithelreihen entsprechen,
aber nie der tiefsten Epithelschicht angehören. Zwischen den Epithelzellen
werden hier und da Kerne von Wanderzellen sichtbar, die der straffen Lagerung
des Epithels entsprechend dünn und lang geformt sind. Das Bindegewebe
der Tunica propria, das ohne scharfe Grenze in die, dem Tarsus aufliegende,
Subkonjunktiva übergeht und dem VIRCHOW eine besondere, das Epithel
tragende Basalmembran abspricht, ist ziemlich dicht gefügt. Es erhebt sich
nahe dem Lidrande zu ähnlich schmalen Papillen wie im Bereich der Kutis;
bald aber werden die Papillen flacher, breiter und ihr Gefüge lockerer. Eine
Vorwölbung des Epithels findet nicht statt; es handelt sich also um reine
Propriapapillen, so daß das Epithel über ihren Gipfeln eine geringere Breite
hat, als über ihren schräg abfallenden Rändern.

In der mittleren Zone der Conjunctiva tarsi findet eine allmähliche weitgehende Wandlung im Epithel statt; die oberflächlichen Schichten zeigen
kubische Gestalt, im oberen Abschnitt sogar bereits zylindrischen Charakter,
während die basalen Zellen kubisch, stellenweise auch schon abgeplattet erscheinen. Die Zahl der intermediären Epithelschichten nimmt ab, so daß über
den Gipfeln der flachen Papillen nur noch zwei bis drei Zellagen, über den Tälern
vier bis fünf Zellagen vorhanden sind. Die Zahl der im Epithel auftretenden
Schleimzellen ist nicht groß, Gruppenbildung von Schleimzellen ist selten.
Im oberen Abschnitt dieser mittleren Zone fand VIRCHOW die Papillen der
Propria breiter werden und die vom Epithel erfüllten Zwischenräume zwischen
ihnen tiefer (5—6 Lagen). Die oberflächlichen Epithelien werden hochzylindrisch
und schließen nur noch in ihren freien Enden eng aneinander, während ihre basalen
Abschnitte interzelluläre Lücken lassen, in denen sich oft Wanderzellen von
runder Form finden. In weiterer Entfernung vom Lidrand nimmt auch die
Zahl der dem Bindegewebe eingelagerten Zellen allmählich zu, besonders in
der Nähe der Papillengefäße, die als Plasmazellen angesprochen werden.

Gegenüber dieser mittleren Zone der Tarsalbindehaut ist deren oberster
Abschnitt, der auch noch etwas über den freien Tarsalrand hinübergreift, ausgezeichnet durch die schon im Oberflächenbild auffallenden plumperen Wülste
und Rinnen (VIRCHOWS „Zone der Plateaus und Rinnen"). Die Wülste oder
Plateaus sind Schleimhautbezirke, die oft das Gebiet mehrerer Propriapapillen
umfassen, also von einer oberflächlich glatten Epitheldecke überzogen werden
und gegen ihre Nachbarn durch ein oft tief einschneidendes Rinnensystem
abgegrenzt sind. Diese Rinnen werden von VIRCHOW gedeutet als Spalten, die

in diesem Abschnitt in den die Propriapapillen umgebenden Epithelleisten auftreten; diese epithelausgekleideten Rinnen sind oft recht tief, greifen nicht selten unter die Basis der Wülste und zeigen Ausbuchtungen und röhrenförmige Sprossen, die dann im Schnitt als Epithel umkleidete Hohlräume isoliert erscheinen und die Deutung der Befunde erschweren können. Das Epithel auf der Höhe der Wülste ist im großen und ganzen zweilagig und setzt sich aus einer basalen Schicht kubischer Zellen und einer oberflächlichen Lage schmaler Zylinderzellen zusammen. Die gleiche doppelte Epithelschicht kleidet die Rinnen aus, doch sind hier die Zylinderepithelien besonders lang und oft fadenförmig mit langgestrecktem Kern und einem trüben stark färbbaren peripheren Zellabschnitt. Virchow hält es für wahrscheinlich, daß diese Zellen der Rinnen eine besondere sekretorische Funktion haben. Die Propria dieses Abschnittes stellt ein sehr lockeres faseriges Bindegewebe dar, das zu hohen steil abfallenden

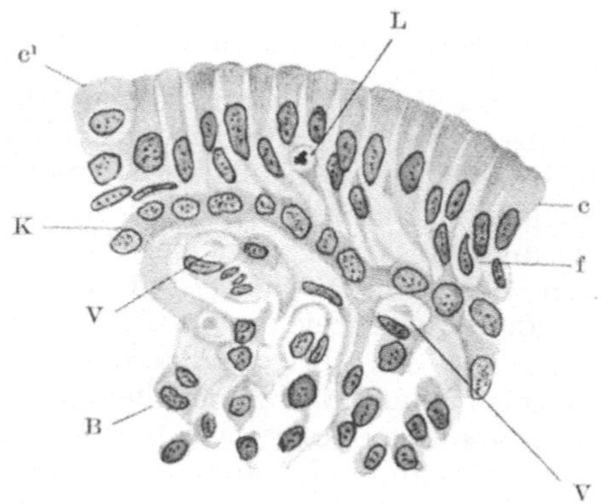

Abb. 5. Epithel der Konjunktiva des oberen Lides eines 23jährigen Mannes (Hinger.) vom Rande eines Plateaus am oberen Ende des Tarsus. Vergr. 660mal. B sehr lockere Tunica propria mit spärlichen Kernen fixer Bindegewebszellen und mit zahlreichen plasmatischen Zellen; c Zylinderzellenanlage mit Lücken zwischen den einzelnen Zellen, jedoch Schluß der freien Enden; c¹ eine einzelne kubische Zelle dieser Lage, von zwei ausgebuchteten Zylinderzellen eingefaßt. Zwischen den Kernen der zylindrischen Zellen und den basalen kubischen Zellen sieht man zwei platte Kerne, von denen der rechte einer Wanderzelle angehört, während die Bedeutung des linken unklar ist; f spindelförmige Zellen zwischen den zylindrischen; K kubische Zellen der basalen Schicht; L intraepithelialer Leukozyt; V 2 Kapillaren, an den in ihnen liegenden Erythrozyten kenntlich; eine dritte wird vielleicht durch eine Lücke repräsentiert, welche zwischen den beiden ersteren und etwas entfernter vom Epithel liegt, doch ist dies mangels Blutkörperchen im Lumen nicht entscheidbar. (Nach H. Virchow: Handb. d. ges. Augenheilk. von Graefe-Saemisch, Abb. 131.)

Papillen ansteigt und ausgezeichnet ist durch eine reichliche zellige Infiltration, die sich neben Wanderzellen, Lymphozyten und Fibroblasten, vorwiegend aus Plasmazellen zusammensetzt. Diese Infiltration findet sich nicht nur im Bereich der Propria der Wülste, sondern in geringer Ausdehnung an deren Basis, so daß man von einem zusammenhängenden Papillarkörper sprechen kann. Stellenweise nimmt die zellige Durchsetzung den Charakter unscharf begrenzter Lymphknötchen an. Auf den Streit über das physiologische Vorkommen präformierter Follikel oder Lymphknötchen der Konjunktiva beim Menschen soll hier nicht näher eingegangen werden; er ist nahezu unlösbar, da wir wissen, daß schon geringfügige Reize ausreichen, um in der menschlichen Bindehaut die Bildung von Lymphknötchen auszulösen, die bald verschwinden, aber auch lange bestehen bleiben können, so daß wir auch dem scheinbar einwandfreiesten Material gegenüber nicht wissen können, ob wir es wirklich mit einer unveränderten Konjunktiva zu tun haben. Jedenfalls findet man regelmäßig auch in normal erscheinender Bindehaut des Menschen einzelne Anhäufungen lymphoider Zellen im subepithelialen Bindegewebe, besonders im oberen Abschnitt der

Conjunctiva tarsalis des Oberlides, aber auch in den angrenzenden Teilen der beweglichen Bindehaut.

Im Bereich der Conjunctiva tarsalis des Oberlides, nur in Ausnahmefällen auch im temporalen Abschnitt derjenigen des Unterlides begegnen wir mit ziemlicher Regelmäßigkeit einer oder mehreren tubulösen Drüsen, die unter der Bezeichnung der tarsalen akzessorischen Tränendrüsen (oder KRAUSE-schen Drüsen) bekannt sind. Diese Drüsen liegen mit ihren zerklüfteten Läppchen im oberen Abschnitt des Tarsus, können sogar bis auf seine Vorderfläche reichen und geraten also in unmittelbare Nachbarschaft mit den ebenfalls im Tarsus gelegenen MEYBOMschen Glandulae sebaceae. Die Drüsenschläuche werden von einem einschichtigen Zylinderepithel gebildet, der Ausführungsgang zeigt eine doppelte Epithellage. Um die Tunica propria der Drüsen schließt sich ein von lymphoiden und plasmatischen Zellen durchsetztes lockeres Bindegewebe an.

2. Der histologische Aufbau der Conjunctiva tarsi am Unterlid.

Das Oberflächenbild der Unterlidkonjunktiva gibt wenig Anhaltspunkte für den histologischen Aufbau. Man sieht zwar in der Conjunctiva tarsi auch des Unterlids kleine, flache Unebenheiten, die Papillen entsprechen dürften, aber schon auf halber Höhe des an sich sehr schmalen Tarsus wird das Subkonjunktivalgewebe sehr locker und die Konjunktiva beginnt sich in wagerecht verlaufende Falten zu legen, deren Oberflächengestaltung uncharakteristisch ist. Histologisch erhob VIRCHOW im Bereich der admarginalen Zone die gleichen Befunde wie am Oberlid. Für den übrigen Abschnitt der Conjunctiva tarsi ist er zu der Auffassung gekommen, daß hier an Stelle der Papillen netzförmig verbundene Leisten treten, wodurch er es erklärt, daß hier die Grenze zwischen Epithel und Bindegewebe im Schnitt oft auf weite Strecken hin eben verläuft. Das Epithel fand er drei bis vierlagig, die oberste Schicht kegelförmig, die Basalschicht kubisch. Auch hier fand er im Epithel, sogar ziemlich reichlich, Schleimzellen, die auch hier niemals in der basalen Zellage anzutreffen waren. An Stelle der epithelausgekleideten Rinnen in der Conjunctiva tarsi des Oberlides fanden sich am Unterlid Einsenkungen des Epithels, die einen Hohlraum umschließen, und die VIRCHOW je nach ihrer Entwicklung als Epithelgruben oder Epithelsäckchen bezeichnet. An den letzteren unterscheidet man einen sehr engen Gang, dessen Länge vier Epithelzellen beträgt und den eigentlichen Hohlraum des Säckchens, der von einem zweischichtigen Epithel mit äußerer kubischer und innerer zylindrischer Zellage umschlossen wird, also ein Analogon zum Rinnenepithel des Oberlides. VIRCHOW schreibt diesen Epithelsäckchen eine sekretorische Aufgabe zu, indem er sagt: „Die Rinnen sind die spezifische Form der sezernierenden Buchten im oberen Tarsusteil, die Säckchen im unteren, bedingt durch die Verschiedenheit der Propria." Daneben kommen in der Conjunctiva tarsi des Unterlides, wie übrigens auch des Oberlides, besonders reichlich in dem temporalen und nasalen Drittel die von BAUMGARTEN beschriebenen Epithelröhrchen oder HENLEschen Krypten vor, einfache zylindrische Einstülpungen des Epithels in die Propria, die ebenfalls von einer basalen Schicht kubischer und einer oberflächlichen Schicht zylindrischer Zellen gebildet werden, welche letztere auch Schleimzellen zu enthalten pflegt; es handelt sich also auch hier um den gleichen Epithelcharakter wie bei den Rinnen, Epithelgruben und Epithelsäckchen und all diesen epitheliaren Bildungen, deren verschiedenartige Form wohl auf örtliche Verschiedenheit der Propria zurückzuführen ist, muß mit großer Wahrscheinlichkeit eine sekretorische Aufgabe zugeschrieben werden, ohne daß sie deshalb als drüsige Organe im strengen Sinne zu bezeichnen sind.

b) Der histologische Aufbau der Conjunctiva mobilis.

Verfolgen wir die Conjunctiva palpebralis vom freien Rande des Tarsus weiter nach dem Fornix zu, so finden wir sie in eine Reihe von Falten gelegt, die zum Zwecke der freien Beweglichkeit notwendig sind, gleichzeitig aber auch eine ganz erhebliche Vergrößerung der sezernierenden Fläche bedeuten, von denen andererseits nicht mit Sicherheit gesagt werden kann, ob ihre Anordnung am ruhenden Lid stets die gleiche oder mehr oder weniger dem Zufall überlassen ist. Histologisch kommt die Funktion dieses Abschnittes zum Ausdruck in der besonders lockeren Beschaffenheit des Bindegewebes, in das, besonders subepithelial, ziemlich reichlich Plasmazellen eingelagert sind. Das Epithel wird in diesem Abschnitt bis zu sechs Lagen stark, deren oberste aus Zylinderzellen besteht; Schleimzellen finden sich hier sowohl einzeln als auch in Verbänden in den oberen Epithellagen, besonders reichlich am Unterlid.

Im Bereich der Umschlagsfalte ändert sich dieser Charakter des histologischen Bildes nur wenig. Auffallend ist nach VIRCHOW nur die sehr

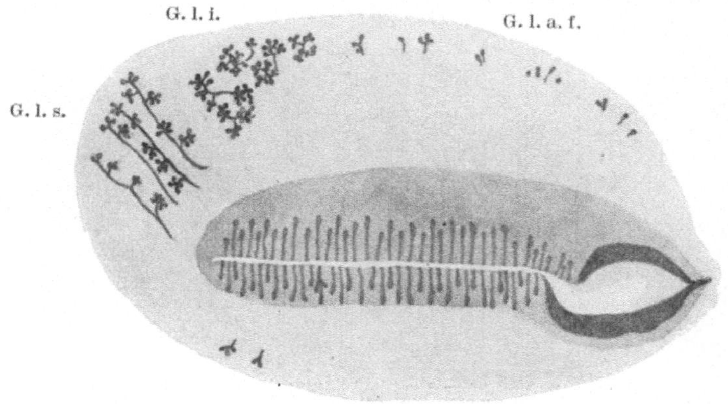

Abb. 6. Anlagen der Tränendrüsen bei einem 18 cm langen menschlichen Embryo (vereinfacht nach einer Abbildung von H. VIRCHOW). G. l. s. Glandula lacr. sup. Anlage der orbitalen Tränendrüse und ihrer Ausführungsgänge. G. l. i. Anlage der palpebralen Tränendrüse. G. l. a. f. Glandulae lacr. accessoriae fornicales. Eine Glandula lacr. access. tarsalis ist in diesem Falle nicht vorhanden.

ungleiche Gestalt des Oberflächenepithels, das neben ganz langen dünnen Zylinderzellen, kurze breite Zellen aufweist. Er erklärt diese Unbeständigkeit in der Gestalt der Epithelzellen mit dem Auftreten zahlreicher Schleimzellen, die nur zum Teil oberflächlich liegen, zum Teil in die tiefe Schicht, nie aber in die basale hinabreichen; alle aber haben einen freien Zugang zur Oberfläche. Dies wird auf zwei Wegen erreicht, teils, indem die benachbarten Epithelzellen oberhalb der tiefliegenden Schleimzelle einen intraepithelialen Gang frei lassen, ohne dadurch in ihrer Lage und Gestalt beeinflußt zu werden, teils, indem über der Schleimzelle eine hohlkugelförmige Einsenkung der Oberfläche besteht, der gegenüber die umgebenden Epithelzellen Lagerung und Gestalt eines auskleidenden Epithels einnehmen.

Im Bereich der Conjunctiva fornicis münden die in einer dem Fornix folgenden Linie aber in ungleichen Abständen angeordneten fornikalen, akzessorischen Tränendrüsen (C. KRAUSE). Während am oberen Fornix eine ganze Anzahl dieser kleinen (0,4—0,5 mm) tubulösen Drüsen, bis weit nach dem nasalen Teil der Umschlagsfalte hinüber, vorhanden sind, finden sie sich am Unterlid nur in ganz geringer Zahl und auf den temporalen Abschnitt der Umschlagsfalte beschränkt (vgl. Abb. 6).

Vom Fornix aus wendet sich die Bindehaut in horizontal verlaufenden Fältchen zur Oberfläche des Bulbus. In dieser Lage wird sie erhalten, dadurch, daß ihr hier ganz besonders lockeres Bindegewebe in unmittelbare Verbindung tritt mit den vorderen Ausläufern der TENONschen Kapsel, welche teils über den Fornix hinweg zur Lidbindehaut, teils unter der Bulbusbindehaut zum Limbus ziehen (VIRCHOW). Dieser letztere Teil gibt einzelne Faserzüge zur Propria der Conjunctiva bulbi ab, die im übrigen ein außerordentlich lockeres Gewebe aus feinsten Bindegewebsfasern mit sehr wenigen freien Zellen darstellt und Lymphknötchen unter normalen Verhältnissen wohl nicht enthält. Das Epithel, das diesen Teil der Konjunktiva fast glatt überzieht, besteht in unregelmäßig wechselnder Weise aus 3—6 Lagen und zeigt auch innerhalb dieses Gefüges eine gewisse Ungleichmäßigkeit der Lagerung. Im fornixnahen Teil ist die oberflächliche Epithellage aus Zylinderzellen zusammengesetzt; Schleimzellen kommen in sehr verschiedenen Größen reichlich vor.

Eine wesentliche Änderung erfährt das histologische Bild in der unmittelbaren Nähe des Hornhautrandes (Conjunctiva limbi). Etwa gegenüber

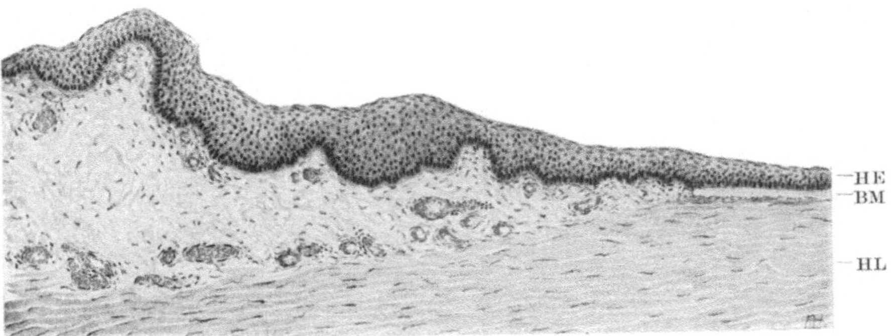

Abb. 7. Conjunctiva limbalis mit deutlicher Papillenbildung der Tunica propria. Klare Trennung des episkleralen Gefäßsystems (Art. ciliar. ant.) und der oberflächlichen Gefäße aus den Art. conj. poster. HE Hornhautepithel. BM BOWMANsche Membran. HL Hornhautlamellen.

dem SCHLEMMschen Kanal wird die Fixierung der Bindehaut auf der Unterlage eine straffere, die Tunica propria, die sich keilförmig auf die Peripherie der Hornhaut heraufschiebt, erfährt gleichzeitig mit ihrer Verjüngung eine Verdichtung[1]) und geht schließlich ohne scharfe Grenze in die Hornhautgrundsubstanz über; auf das hochentwickelte Gefäßnetz, das dieser Teil der Konjunktiva trägt, wird später noch zurückzukommen sein. Mit ziemlicher Regelmäßigkeit finden sich im Bereich des Limbus conjunctivae Erhebungen der Tunica propria (vgl. Abb. 7), die nach MANZ ausschließlich am oberen und unteren Rande der Hornhaut, nicht dagegen nasal und temporal vorkommen sollen, und die von MANZ als Querschnitt von leistenförmigen Vorsprüngen, von anderen als Papillen gedeutet werden. VIRCHOW fand radiär gerichtete und gegen die Hornhaut sich gelegentlich teilende Leisten, daneben aber auch einzelne sehr feine Papillen; daß es sich nicht, wie behauptet worden ist, um Faltenbildung der Konjunktiva

---

[1]) Vom elastischen Gewebe der Conjunctiva bulbi und besonders des Limbus finden sich gute Abbildungen in der Abhandlung DE LIETO VOLLAROS. Danach strebt ein aus dem subkonjunktivalen Gewebe heranziehendes Geflecht von elastischen Fasern ringsum in radiären Zügen zum Limbus hin, wo es nahe unter das Oberflächenepithel tritt, und dichte Verflechtungen der benachbarten radiären Faserzüge untereinander stattfinden. Diese ausgesprochen radiäre Anordnung des Gewebes kommt auch in dem Oberflächenbild bei Untersuchung mit der binokularen Lupe sehr deutlich zum Ausdruck.

handelt, geht schon daraus hervor, daß das Epithel darüber eine glatte Oberfläche aufweist, und dementsprechend über den Erhebungen aus sechs, über den Tälern aus 12 oder 13 Lagen besteht (s. Abb. 7). Bei der Annäherung an die Kornea ändert sich auch der Typus der Epithelzellen insofern, als die basalen, kubischen Zellen der Conjunctiva bulbi in zylindrische übergehen, während die oberflächlichen Schichten plattere Zellformen aufweisen. Eine Besonderheit dieses Epithels am Limbus besteht in der bei farbigen Rassen regelmäßig vorhandenen, beim Weißen spärlicher und meist nur fleckweise auftretenden Pigmentierung der tiefen Epithelzellen. Schleimzellen und Wanderzellen finden sich im Epithel des Limbus sehr spärlich.

Für die Beurteilung mancher histologischen Fragen der Conjunctiva bulbi et limbi verspricht die Untersuchung am lebenden Auge wesentliche

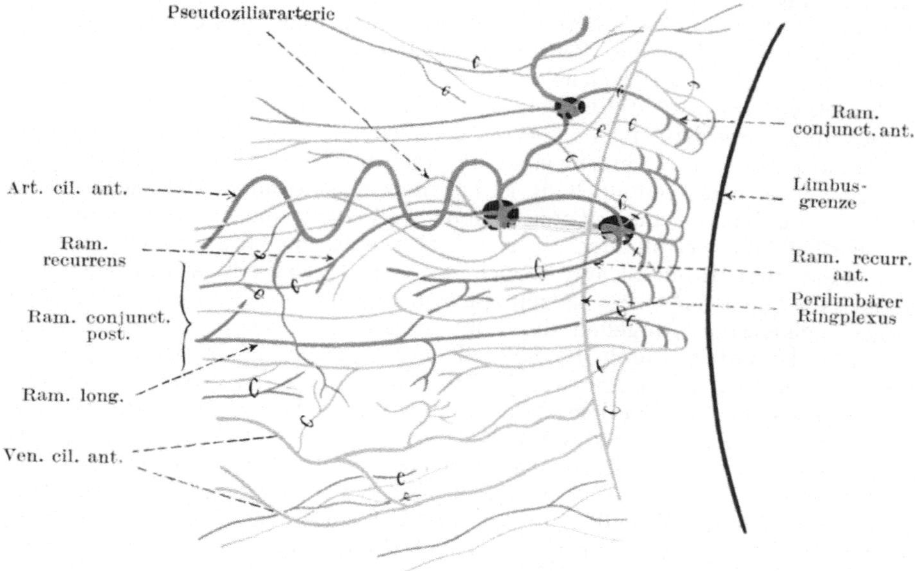

Abb. 8. Normales epibulbäres Gefäßsystem.
(Aus KOEPPE: Mikroskopie des lebenden Auges, 1920. S. 74.)

Förderung, nachdem es mit Hilfe der GULLSTRANDschen Blendenlampe und des binokularen Mikroskops möglich geworden ist, diesen der Untersuchung leicht zugänglichen Abschnitt der Bindehaut unter wechselnden Beleuchtungsbedingungen und bei 80—100facher Vergrößerung am Lebenden zu untersuchen und die dabei sich ergebenden differential-diagnostischen Schwierigkeiten durch die von KNÜSEL und VONWILLER erprobten intravitalen Färbungsmethoden teilweise zu überwinden. Es wird eine dankbare Aufgabe sein, solche durch vitale Färbung und Vitalmikroskopie erhobenen orientierenden Befunde nachträglich im histologischen Bild des Schnittpräparates weiter zu verfolgen. Leider stehen solche vergleichenden Untersuchungen noch fast ganz aus, so daß ich mich hier darauf beschränken muß, auf einige mit den genannten Methoden erhobenen Befunde kurz hinzuweisen. Immerhin sollen sie erwähnt sein, da die neue Methodik verspricht, auch unsere Vorstellungen über die feineren histologischen Veränderungen bei manchen krankhaften Prozessen der Bindehaut zu klären.

Je näher man mit den technisch vollendeten Untersuchungsmethoden am Lebenden in die mikroskopischen Einzelheiten des klinischen Bildes eindringt, um so deutlicher zeigt sich, wie groß die individuellen Schwankungen von Fall zu Fall auch bei Betrachtung der „normalen" Conjunctiva bulbi sind; das deutet sich schon an in der ganz verschiedenen Neigung zur Bildung feiner Fältchen, die meist bogenförmig dem Limbus parallel laufen und zweifellos willkürliche und vergängliche Bildungen sind. Es kehrt wieder bei der Betrachtung der zarten radiär zum Limbus laufenden Leistchen, den sog. Palisaden, die durchaus nicht an allen Augen deutlich ausgebildet und außerdem oft nur in einem Abschnitt des Limbus, meist dem unteren, nachweisbar sind. Es handelt sich um, bei indirekter Beleuchtung am besten sichtbare, weißgraue Gewebsbälkchen, die nach dem Limbus ziehend meist ein arterielles Blutgefäß enthalten und untereinander anastomosieren; in dem so entstehenden Maschenwerk lagert sich gern Pigment ab. Die Palisaden erreichen etwa die Länge von 1 mm. Über ihren histologischen Aufbau ist nichts bekannt, doch muß der verschiedene Grad ihrer Entwicklung bei Beurteilung histologischer Bilder des Limbus berücksichtigt werden. Die gleiche außerordentliche Vielgestaltigkeit kommt auch im Gefäßsystem der Conjunctiva bulbi zum Ausdruck, das eine eingehende Besprechung durch KÖPPE an der Hand der Mikroskopie des lebenden Auges gefunden hat und hier nicht im einzelnen besprochen werden soll (vgl. Abb. 8). Die Versorgung der Augapfelbindehaut ist bekanntlich eine doppelte. Sie geschieht durch die vom inneren und äußeren Augenwinkel sowie vom Fornix herkommenden oberflächlich verlaufenden Arteriae conj. poster., die sich reichlich verzweigend radiär zum Hornhautrand hinziehen, ferner durch die tiefer gelegenen Art. cil. ant., die von den Muskelansätzen episkleral zu den im Kranz um den Limbus gelegenen Sklerallöchern gehen, um durch diese in das Augeninnere einzutreten; vor ihrem Durchtritt durch die Sklerallöcher geben sie in der Regel ab einen Ramus recurrens, der in der Konjunktiva nach dem Lidwinkel zu verläuft, und meist Ästchen, die zu dem Randschlingensystem laufen; zu diesem wenden sich auch weitere Äste der vorderen Ziliararterien, die erst nach deren Eintritt in die Sklerallöcher von ihnen abgegeben werden und durch die viel feineren meist aber zahlreicheren vorderen ziliaren Sklerallöcher wieder in die Conjunctiva limbi zurückkehren. Reichlichere Anastomosen zwischen dem oberflächlichen Gefäßsystem der Aa. conj. post. und dem tiefer gelegenen der vorderen Ziliararterien kommen erst am Limbus zustande, und VIRCHOW macht besonders darauf aufmerksam, daß sich die beiden Gefäßsysteme bis in die Schneide des Konjunktivalkeiles am Limbus hinein als zwei deutlich getrennte Schichten unterscheiden lassen. In der Schneide des Keiles bilden dann beide Gefäßsysteme durch reichliche Anastomosen ein individuell sehr verschieden stark entwickeltes vor allem aber verschieden gut sichtbares Randnetz, das ringförmig der Hornhautperipherie aufgelagert ist und sowohl Arterien als Venen enthält. Aus ihm erheben sich die den äußersten Saum der Conjunctiva limbi durchziehenden und unmittelbar unter dem Hornhautepithel verlaufenden „Randschlingen", die untereinander reichlich anastomosieren und in Spitzbögen zum Randnetz zurückkehren. Ein großer Teil dieser feinsten Gefäße ist unter gewöhnlichen Verhältnissen nicht erkennbar mit Blut gefüllt, wird aber bei den geringsten Reizen für die Untersuchung mit dem Hornhautmikroskop zugänglich.

Auch hinsichtlich unserer Kenntnisse von den Lymphgefäßen der Bindehaut verspricht die Methode der Mikroskopie des lebenden Auges Fortschritte. Wir wissen aus den mit Hilfe des Injektionsverfahrens ausgeführten Untersuchungen der Anatomen, daß in der Konjunktiva ein aus zarteren Bahnen zusammengesetztes oberflächliches Lymphgefäßsystem und ein tieferes episkleral gelegenes gröberes sich unterscheiden lassen, die miteinander vielfach in Verbindung treten. Köppe bildet ein Lymphgefäßsystem der Konjunktiva im Spaltlampenbilde ab, das ohne Injektion gewonnen ist und neben perivaskulären auch solitäre Lymphbahnen wiedergibt, und Voigt gibt in seinem Atlas eine Abbildung der hellen Lymphbahnen im Bereich einer stark pigmentierten Greisen-Bindehaut (Abb. 357 und 358), wenn er auch ihre Deutung mit Vorsicht ausspricht. Sehr anschauliche Bilder verdanken wir neuerdings Knüsel und Vonwiller, die die Methode der Vitalfärbung am menschlichen Auge mit der Untersuchung an der Nernstspaltlampe verbanden (Abb. 6—9 der Knüsel-Vonwillerschen Arbeit). Sie konnten mit Kresylblau die Wandung der

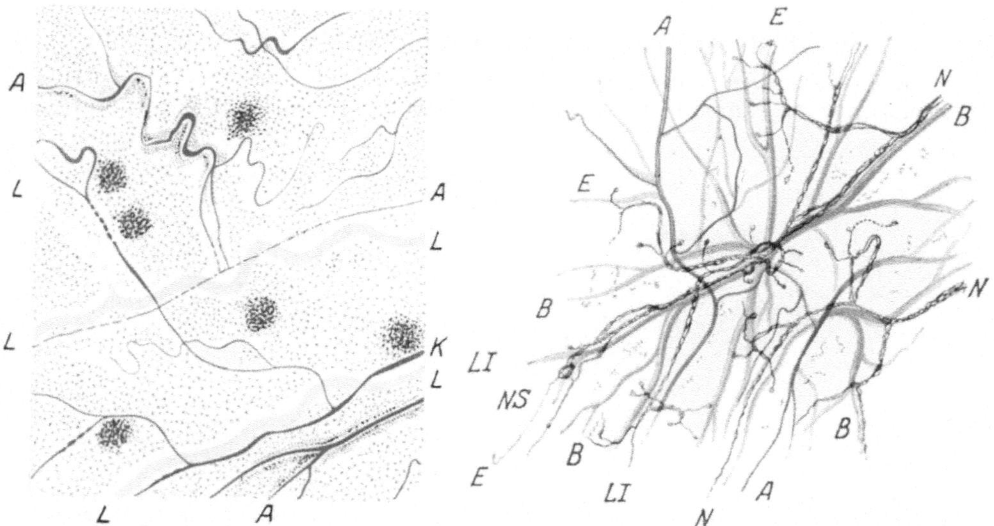

Abb. 9. Ausschnitt der Conjunctiva bulbi (temporal oben), mit Brillantkresylblau gefärbt, im Stadium der Entfärbung. A oberflächliche Blutgefäße, einige von ihnen weisen einen blaugranulierten Mantel auf. K Lymphknötchen. L solitäre Lymphgefäße. Bindegewebszellgranulationen. Obj. a 2, Ok. 2.

Abb. 10. Zwei größere Bindehautnerven mit Schlingenbildung und zahlreichen Endkolben (polychromes Methylenblau). AB Blutgefäße. N Nerven mit Faserzeichnung. NS segmentierte Nerven. E Endkolben. LI Limbus. Viele nur teilweise gefärbte Nerven und Kolben. Obj. F 55, Ok. 2.

(Abb. 9 u. 10 aus Knüsel und Vonwiller, Zeitschr. f. Augenheilk. Bd. 53.)

perivaskulären Lymphräume sichtbar machen, die ihrerseits als helle Streifen den Gefäßen folgten und konnten es wahrscheinlich machen, daß wir in den sog. Palisaden am Hornhautrande Lymphgefäße der zum Randschlingensystem tretenden Blutgefäße zu sehen haben. Ferner treten im Stadium der Entfärbung in der Conjunctiva bulbi blaßblaue Bänder auf, die zu perivaskulären Lymphräumen in Beziehung treten und als solitäre Lymphgefäße gedeutet werden. Knüsel und Vonwiller weisen auf den Vorzug derartiger Vitaluntersuchungen gegenüber der Injektionsmethode hin, da bei dieser eine unnatürliche Weite der Lymphräume vorgetäuscht werde. In ähnlichem Sinne übertrieben sind wohl die Bilder der konjunktivalen Lymphgefäße, die Ada Stübel mit Hilfe der Magnusschen Methode (Auftropfen von H_2O_2; Katalasewirkung der Lymphe; Verdrängung der Lymphe durch O) erzielte. Der hohe Gasdruck bedingt es, daß in dem besonders lockeren Gewebe der Bindehaut eine außerordentliche Überdehnung der Lymphräume zustande kommt.

Knüsel und Vonwiller verdanken wir auch auf Grund der Vitalfärbung mit Methylenblau gewonnene Darstellungen des Nervensystems der

Conjunctiva bulbi, die eine wertvolle Ergänzung zu den Feststellungen
DOGIELs bedeuten (vgl. Abb. 10). Bei Auftropfen EHRLICHschen Methylenblaus
auf die lebende Konjunktiva erzielt man zunächst eine Färbung der Endkolben,
die überall, besonders reichlich im oberen Abschnitt der Conjunctiva bulbi, dicht
unter dem Epithel als blaue Punkte sichtbar werden; besonders zahlreich liegen
sie im Bereich des Limbus, wo sie auffallend klein sind. Die zu ihnen führenden,
ebenfalls gefärbten Nervenfasern entstammen Nerven, die von der oberen
und unteren Übergangsfalte her radiär auf den Limbus zu ziehen. Meist handelt
es sich um je sechs größere Nervenstämmchen, die von oben und unten in Begleitung der Gefäße herankommen und deutliche Faserstruktur sowie Begleit-
gefäßchen erkennen lassen.

c) Der histologische Aufbau der halbmondförmigen Falte.

Einer besonderen Besprechung bedarf schließlich an dieser Stelle die Plica
semilunaris, während die normale Histologie der Karunkel in der Einleitung

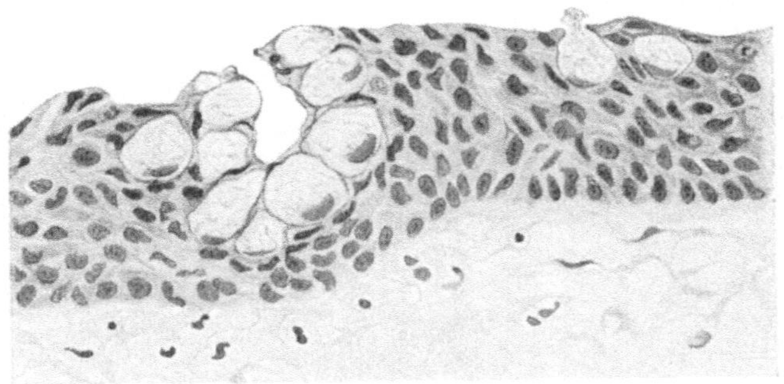

Abb. 11. Schleimzellen in den oberen Schichten des Konjunktivalepithels. Zwei einzelne Schleimzellen, aus deren einer Inhalt an die Oberfläche austritt. Daneben eine Schleimzellenkrypte mit
freiem Zugang zur Oberfläche. Meist sieht man zwischen je zwei Schleimzellen der Kryptenwand
noch eine deformierte Epithelzelle liegen.

des Kapitel 11 kurz abgehandelt werden soll. Die zarte Schleimhautduplikatur
der halbmondförmigen Falte, die im medialen Winkel des Bindehautsackes
gelegen ist, und deren ziemlich scharfer Umschlagsrand einen nach temporal
oben offenen Bogen darstellt, verliert sich nach oben hin rasch, nach unten
außen hin ganz allmählich in die Conjunctiva fornicis und wird nach vorne
hin in ihrem nasalen Teil von der Karunkel überlagert. Das Epithel dieser Falte
entspricht dem der Conjunctiva bulbi, nur daß es auf dem Gipfel nicht 6 sondern
8—10 Lagen tief und in seiner basalen Lage nicht aus kubischen sondern aus
zylindrischen Zellen aufgebaut ist. In der Furche zwischen halbmondförmiger
Falte und Karunkel fand VIRCHOW ein zweilagiges Epithel, das dem der Rinnen
in der Conjunctiva tarsalis glich. Ausgezeichnet ist das Epithel der Plica durch
einen besonders großen Reichtum an Schleimzellen, der vor allem der nasalen
Fläche der Falte eigentümlich ist (vgl. Abb. 11). Die Schleimzellen liegen einzeln
oder in Gruppen, oberflächlich oder auch in der Tiefe, bis unmittelbar über der
basalen Lage, wo sie auch zu Schleimzellenkrypten vereinigt in größeren Gruppen
vorkommen. Die Tunica propria der Falte zeigt ein lockeres weitmaschiges
Gewebe mit spärlichen Plasmazellen, wie es im mobilen Teil der Conjunctiva
bulbi vorherrscht, in dem jedoch sehr reichlich verhältnismäßig starke Gefäße
enthalten sind. In nicht ganz seltenen Fällen konnte im Bindegewebe der
Plica auch bei der weißen Rasse ein kleiner Knorpel nachgewiesen werden,

der bei anderen Rassen, Japanern, Negern usw., sowie bei vielen Tieren häufig gefunden wird. Ferner sind im Bereich der Nickhaut von HOREVAR, ASK u. a. kleine Anlagen von Tränendrüsen gefunden worden, die in ihrem Bau den übrigen konjunktivalen Tränendrüsen entsprechen.

Zusammenfassend ergeben sich also je nach der Lage eines konjunktivalen Abschnittes und entsprechend seiner Funktion recht verschiedenartige histologische Bilder. Mit einer gewissen Verallgemeinerung läßt sich folgendes sagen:

1. Das Epithel ist ein mehrlagiges Pflasterepithel in der admarginalen Zone der Conjunctiva tarsi, in der Konjunktiva des Limbus und der Sklera; die Basalschicht besteht dabei aus Zylinderzellen, nur im Bereich der Sklera aus unregelmäßig kubischen Zellen.

Ein mehrlagiges Zylinderepithel liegt vor im größten Bercich der Conjunctiva tarsi und in der Conjunctiva fornicis bis in die Randteile der Augapfelbindehaut hinein; vielfach, und zwar besonders in den hohlen Einsenkungen des Epithels — „Virchows Rinnenepithel" — besteht dieses Zylinderepithel nur aus zwei Schichten, vielleicht ausnahmsweise auch einmal in der Tiefe der Furchen nur aus einer Schicht. Im Bereich der Conjunctiva tarsi ist der Zylindertypus des Epithels nicht ununterbrochen vorhanden, sondern es kommen immer wieder einzeln oder bezirksweise kubische Zellen vor; es scheint sogar nach VIRCHOWs Erfahrungen bei manchen Individuen der ganzen Conjunctiva tarsi reines Pflasterepithel zuzukommen. Der Typus des Epithels ist also jedenfalls hier viel weniger konstant als im Bereich der Conjunctiva bulbi.

2. Im Bereich des konjunktivalen Epithels finden sich normalerweise in wechselnder Menge kugelige oder eiförmige, senkrecht zur Epitheloberfläche gestellte Schleimzellen, die die Epithelzellen an Größe oft um ein Vielfaches übertreffen. Sie gehören nie der basalen Zellenschicht des Epithels an, scheinen sich vielmehr aus Epithelzellen der obersten Schicht zu bilden und behalten, auch wenn sie durch Weiterwachsen der benachbarten Epithelzellen in die Tiefe zu liegen kommen, stets einen unmittelbaren oder mittelbaren Zugang zur Oberfläche. Ihr mit Thionin färbbarer Inhalt drängt den Kern an die seitliche Zellwand oder an das basale Ende der Zellen und zeigt im lebensfrischen Präparat Vorquellen aus dem peripheren Zellende (KNÜSEL hat bei geeigneter Vitalfärbung das Austreten des Schleimes an der lebenden Bindehaut beobachten können). Die Schleimzellen liegen einzeln oder auch in Gruppen, besonders reichlich in den hohlen Epitheleinsenkungen. Die Häufigkeit der Schleimzellen ist individuell und nach Abschnitten der Bindehaut offenbar recht verschieden. Besonders reichlich treten sie in der Conjunctiva fornicis vor allem im Unterlid und im Bereich der Plica semilunaris auf [1]).

3. Das Bindegewebe der Substantia propria ist im Lidrandbezirk der Conjunctiva tarsi spärlich aber dicht und sendet hohe, spitze Propriapapillen gegen das Epithel vor. Auf dem Tarsus bleibt es

---

[1]) Vieles spricht dafür, daß sie nicht degenerierte, dem Tode verfallene Zellen sind, sondern daß die Schleimbildung ihre physiologische Funktion darstellt. Nur so ist es verständlich, daß ROSENHAUCH in ihnen öfters Mitosen gefunden hat.

spärlich und ziemlich straff, die Papillen werden flacher und enthalten spärlich freie Zellen. Im obersten Abschnitt der Conjunctiva
tarsi und in der anschließenden Conjunctiva mobilis — also im
Gebiet der Plateaus und Rinnen — wird das Bindegewebe viel reichlicher, lockerer und zellreicher; es besteht hier ein zusammenhängender Papillarkörper, in dem auch unscharf begrenzte Lymphknötchen vorkommen. In der Gegend der Umschlagsfalte bleibt
der weitmaschige zarte Charakter des Bindegewebes der gleiche.
Die Zelleneinlagerung ist spärlich und beschränkt sich auf eine
subepitheliale Zone. Noch zarter und zellärmer ist die Tunica
propria im Bereich der Conjunctiva bulbi. Ein dichteres Gefüge
nimmt sie erst am Limbus wieder an, wo sie auch in einigen Propriapapillen (und Leisten?) gegen das Epithel sich erhebt.

Es ist schon im Verlaufe der einzelnen Beschreibungen wiederholt zum Ausdruck gekommen, daß über eine Reihe histologischer Einzelfragen durchaus
nicht allgemein anerkannte einheitliche Vorstellungen herrschen, und es ist
auch gelegentlich darauf hingewiesen worden, welche Schwierigkeiten sich einer
Klärung mancher umstrittener Punkte entgegenstellen infolge der Ungleich-
wertigkeit des Untersuchungsmaterials und der Methodik. Aber ganz davon
abgesehen ist offenbar mit einer großen Vielgestaltigkeit von Fall zu Fall
zu rechnen. Dazu kommt nun ferner, daß zweifellos Unterschiede im histologischen Aufbau bestehen, je nach dem Lebensalter, und daß auch die Rassen-
zugehörigkeit von Bedeutung ist. Hinsichtlich des ersten Faktors sei nur an
den Streit erinnert über das Vorhandensein oder Fehlen eines Papillarkörpers
der Conjunctiva palpebrae in frühester Kindheit (FUCHS, RAEHLMANN, VIRCHOW,
HIWATARI u. a.), hinsichtlich des letzteren Faktors an die Knorpelbefunde in
der Plica semilunaris bei verschiedenen Rassen (BARTELS, VIRCHOW u. a.)
und an den verschiedenen Pigmentgehalt der Bindehaut bei Farbigen und
Europäern (FISCHER, STEINER, ADACHI, VIRCHOW, KÖPPE u. a.).

Noch unbestimmter sind unsere Vorstellungen hinsichtlich der Lebensdauer
der einzelnen Zellen der Konjunktiva, insbesondere der Epithelzellen und
hinsichtlich ihrer Altersunterschiede; auffallend ist, daß VIRCHOW bei der
Untersuchung unzähliger normaler Präparate, so gut wie gar keine Mitosen im
konjunktivalen Epithel aufgefallen sind, und er schließt daraus, daß jedenfalls
unter physiologischen Bedingungen die Erneuerung der Epithelzellen eine sehr
langsame sein dürfte. Vielleicht können auch in diesen Fragen uns die Untersuchungen mittels der vitalen Färbungsmethoden weiter bringen, wenn auch
vorerst auf dem Umweg über Befunde bei krankhaften Prozessen. KNÜSEL
ist es gelungen bei Konjunktivitiden eine vitale Methylenblaukernfärbung von
Epithelzellen nachzuweisen, die für einen ausgedehnten Absterbeprozeß dieser
Zellen spricht, und die bei gesunder Bindehaut nur in ganz beschränktem Maße
zu beobachten war; doch stehen wir hier noch in den Anfängen der Erkenntnis.

II. Nichtentzündliche Veränderungen des Blut- und Lymphgehaltes, der Blut- und Lymphgefäße.

Für die Beurteilung der hier zu besprechenden Befunde ist Sektionsmaterial
so gut wie unbrauchbar, da das zarte freiliegende und der Austrocknung ausgesetzte Häutchen postmortal sehr bald völlig veränderte Befunde darbietet.
So pflegt auch eine sehr erhebliche Hyperämie der Augenbindehaut an der

Leiche vollkommen unkenntlich zu werden und vollends über anämische Zustände würde sich angesichts des blutleeren Gewebes nichts aussagen lassen. Aber auch lebendwarm fixierte Konjunktiva ist wenig geeignet, da ihr zartes Gewebe durch die notwendigen Eingriffe bei der Ausschneidung und Weiterbehandlung leicht groben künstlichen Veränderungen — Verlust angesammelter Ödemflüssigkeit, Blutungen ins Gewebe, Aufschwemmung durch vorausgegangene Kokaineinspritzung oder Blutleere durch Auftropfen von Kokain, Adrenalin — ausgesetzt ist. Es wird daher gerade bei Beurteilung der meisten hier zu besprechenden Befunde z. B. der Anämie, der Hyperämie, des Ödems, der Lymphektasien und der Blutaustritte die „Mikroskopie in vivo" eine entscheidende Bedeutung gewinnen.

a) Anämie und nichtentzündliche Hyperämie.

Wie schon gesagt, ist an der Leiche ein Urteil über anämische oder hyperämische Zustände in der Bindehaut kaum mehr möglich. Aber auch am Lebenden kann eine Anämie leicht vorgetäuscht werden; schon unter physiologischen Verhältnissen ist ja die Conjunctiva bulbi ein durchscheinendes Häutchen, in dem sich nur spärliche Gefäße mit bloßem Auge erkennen lassen, so daß die tiefliegende, weiß erscheinende Sklera das Bild beherrscht. Um von einer Anämie der Bindehaut sprechen zu können, muß man also den Befund an der Conjunctiva tarsi und fornicis in erster Linie berücksichtigen. Auch hier besteht die Gefahr, eine Anämie fälschlich anzunehmen, wenn man nicht bedenkt, daß bei der Umstülpung des Oberlides leicht ein Druck auf die zuführenden Gefäße ausgeübt wird, und so eine nicht vorhandene Blässe der Konjunktiva vorgetäuscht werden kann. Am sichersten ist das Urteil bei Betrachtung der Bindehaut des Unterlides und der unteren Umschlagsfalte. Hier findet man bei perniziöser Anämie, bei Kachektischen, nach schweren Blutverlusten oder im Ohnmachtsanfall eine ungewöhnliche Blässe entsprechend der der Lippenschleimhaut und des Zahnfleisches. Keine eigentliche Anämie sondern eine Blutleere durch Gefäßschwund liegt vor bei den strahligen blassen Feldern, die sich in der Conjunctiva tarsi im Narbenstadium des Trachoms finden und die für dessen Spätdiagnose gelegentlich entscheidend werden.

Ein sehr auffallendes Bild ist die Anämie oder richtiger gesagt, die ausbleibende Hyperämie bei manchen entzündlichen Prozessen des vorderen Augenabschnittes, so bei der Keratitis neuroparalytica, wo die Blässe der Schleimhaut in schroffem Widerspruch steht zu der Schwere der Hornhautveränderungen; beim Frühjahrskatarrh dagegen, wo auch die Blässe der erkrankten Conjunctiva tarsi auffällt, erklärt sie sich nicht aus einem Ausbleiben der entzündlichen Hyperämie, sondern aus der Überlagerung des Gefäßnetzes durch massenhafte Plasmazellen, die der Schleimhaut das eigentümliche milchig-anämische Aussehen verleihen.

Von der Hyperämie soll hier nur insofern die Rede sein, als sie nicht Begleiterscheinung entzündlicher Vorgänge ist; es kommen also vor allem raumbeengende Prozesse der Augenhöhle und des Orbitaleinganges in Betracht, die den normalen Blutabfluß aus den Gefäßen der Konjunktiva behindern können. Eine besondere Beachtung nimmt die Überfüllung der epibulbären Gefäße bei intraokularer Drucksteigerung für sich in Anspruch. Bei länger bestehender oder erheblicher Drucksteigerung des glaukomatösen Auges entwickelt sich durch die Behinderung des Kreislaufes das Bild einer hochgradigen Stauungshyperämie, die zum Teil auf einer Überfüllung der perikornealen Venen beruht (Caput medusae), vor allem aber begleitet ist von einer Überfüllung, Schlängelung und gelegentlich ampullenartigen Erweiterung der durch die Sklerallöcher im Kranz um den

Hornhautrand ins Augeninnere eintretenden Art. cil. ant., in denen der arterielle
Zustrom zu den intraokularen Gefäßen durch den gesteigerten Innendruck des
Auges behindert ist (KÖLLNER, HEERFORDT, KÖPPE). Inwieweit an dieser
Stauungshyperämie der konjunktivalen und episkleralen Gefäße bei Glaukom
mehr das arterielle oder mehr das venöse Gefäßsystem (Überfüllung des letzteren
durch Behinderung des venösen Abflusses aus den Wirbelvenen) beteiligt ist,
hängt offenbar in hohem Maße von der individuellen sehr verschiedenen Anlage

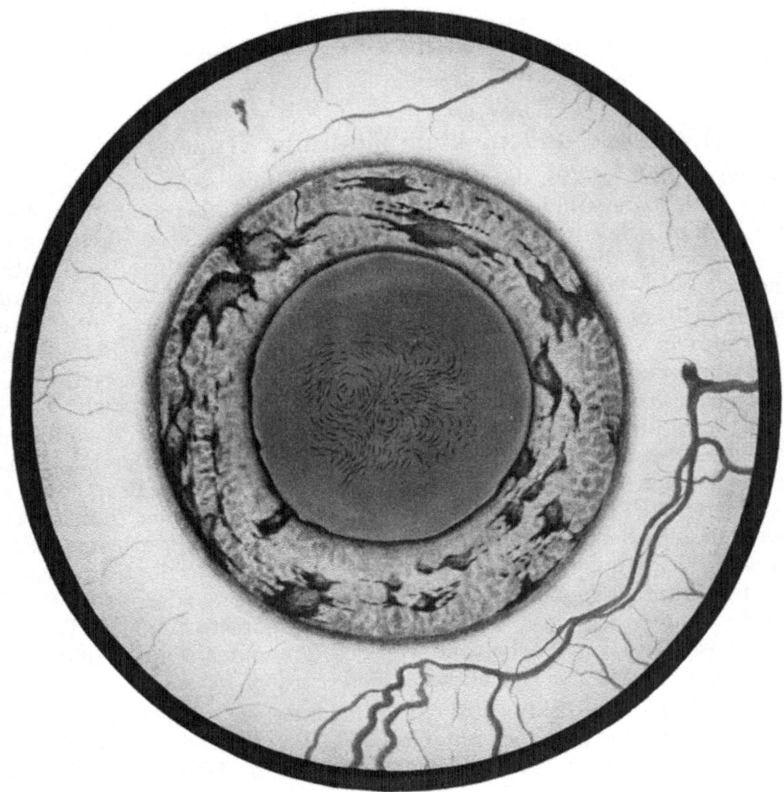

Abb. 12. Partielles „Caput medusae" durch Überfüllung der ziliaren Gefäße. An der entsprechenden
Stelle fand sich in Ziliarkörper, Iris und Aderhaut ein Melanosarkom, wodurch sowohl der Zufluß
aus den Art. cil. ant. behindert als andererseits der venöse Abfluß durch die Venae cil. ant. vermehrt wird, da der venöse Abstrom zu den Wirbelvenen verlegt war. Ob die gestauten Gefäße
überwiegend Arterien oder Venen waren, ist seinerzeit nicht festgestellt worden.

dieser Gefäße, ihrer Anastomosenbildung, Durchtrittsrichtung durch die Sklerallöcher usw., ab. Dementsprechend sind auch die histologischen Befunde an diesen
epibulbären Arterien und Venen bei Glaukomaugen außerordentlich wider-
sprechend gewesen. Auf diese hier einzugehen, erübrigt sich, da sie im Zusammenhang des histologischen Bildes des Glaukomauges besprochen werden
müssen.

Stauungserscheinungen in einem umschriebenen Gebiet der ziliaren Gefäßschicht der Konjunktiva sieht man gelegentlich, wenn der Blutumlauf in den
perforierenden Stämmchen der vorderen Ziliargefäße örtlich behindert ist, wie
es z. B. bei dem abgebildeten umschriebenen Sarkom der Aderhaut der Fall
war, auf dessen Sitz schon äußerlich die hochgradige ganz umschriebene Stauung

einzelner Ziliargefäße hinwies (vgl. Abb. 12). Allerdings muß man dabei berücksichtigen, daß die Anlage dieser Gefäße eine sehr wechselnde ist, so daß nicht selten schon unter physiologischen Verhältnissen einzelne auffallend starke Gefäße in diesem System vorhanden sind, während die übrigen sehr schwach entwickelt sein können. Im vorliegenden Fall zeigt aber das Schnittpräparat sehr deutlich das Stromhindernis in Gestalt des Ziliarkörpersarkoms.

b) Erkrankungen der Blutgefäße. Blutungen.

Histologisches Beobachtungsmaterial über die Blutgefäßerkrankungen der Konjunktiva wird naturgemäß nur zufällig als Nebenbefund gewonnen werden, und hier wird es sich im wesentlichen um geringe Abschnitte der Conjunctiva bulbi handeln, die bei der Enukleation des Augapfels mitentfernt werden. Gerade dieser Teil der Conjunctiva bulbi ist aber äußeren Schädlichkeiten besonders ausgesetzt, und Gefäßveränderungen, die hier etwa gefunden werden,

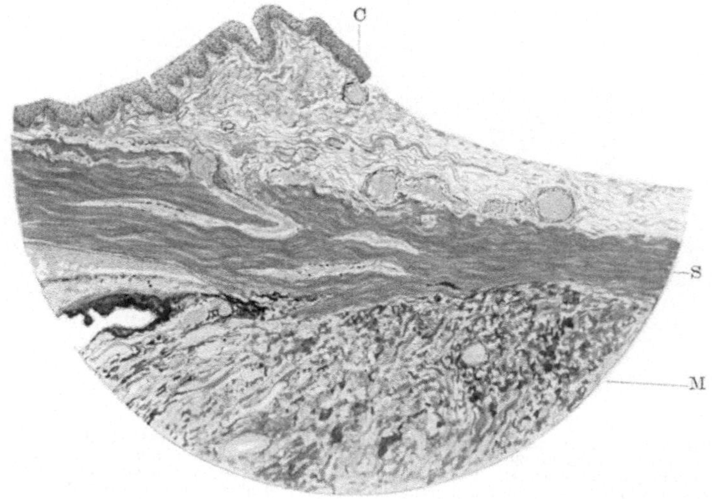

Abb. 13. Stauung der vorderen Ziliargefäße der Conjunctiva bulbi im Bereich eines Melanosarkoms (M) des Ziliarkörpers und der Aderhaut. Die oberflächliche Blutung in der Konjunktiva (C) ist bei der Enukleation entstanden. S Sklera.

lassen keine Schlüsse zu auf das Verhalten des übrigen konjunktivalen Gefäßapparates. Dazu kommt, daß die im Augapfel selbst gelegenen Anlässe zur Enukleation meist rein sekundäre Gefäßveränderungen herbeigeführt haben werden. So bleibt gerade die Untersuchung von Blutgefäßerkrankungen der Bindehaut wesentlich der vitalen Mikroskopie vorbehalten, obwohl diese natürlich bei aller Verfeinerung der Technik nur grobe Bilder zu liefern vermag. Auch diese Untersuchungen werden sich im wesentlichen auf die Conjunctiva bulbi beschränken müssen, liegen aber wenigstens schon in etwas größerer Zahl vor, um ein Urteil zu erleichtern. Schon frühzeitig — auch ehe wir über die starke Vergrößerung und günstigen Beleuchtungsbedingungen der heutigen vitalen Mikroskopie der Conjunctiva bulbi verfügten — ist man darauf aufmerksam geworden (BAJARDI, SCHLEICH, STREIFF u. a.), daß die Blutgefäße der Augapfelbindehaut die verschiedenartigsten Veränderungen: Varikositäten, abnorme Schlängelung, umschriebene Verengerung des Lumens, körnigen Zerfall der Blutsäule, völlige, dauernde oder vorübergehende Blutleere,

Stromrichtungswechsel usw. erkennen lassen und hat diesen Veränderungen besondere Aufmerksamkeit geschenkt in der Erwartung, aus solchen pathologischen Befunden auf die Beschaffenheit des Gefäßsystems überhaupt Schlüsse ziehen zu können. Es sei nur vorweggenommen, daß in dieser Hinsicht große Zurückhaltung am Platze ist, da lokale Erkrankungen oder auch rein mechanische Schädigungen, wie sie besonders bestimmte Berufe notwendig mit sich bringen, insbesondere im Lidspaltenbereich der Conjunctiva bulbi genügen, ganz die gleichen hochgradigen Gefäßanomalien hervorzurufen, die wir in anderen Fällen mit einem gewissen Recht als Zeichen arteriosklerotischer Prozesse ansehen dürfen. Als Beispiel hierfür mag die Abbildung der Conjunctiva bulbi eines 16jährigen Patienten mit gesundem Gefäßsystem dienen (Abb. 14), in der nach

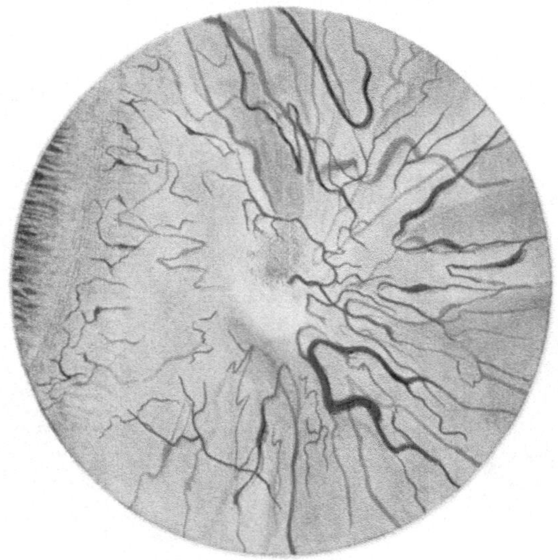

Abb. 14. Konjunktivalnarbe nach Schieloperation bei 16jährigem. Man sieht die strahlige Verzerrung der Bindehaut zum blutleeren Zentrum der Narbe hin, neben dem Blutfarbstoff in feinen hellgelben Körnchen abgelagert ist. Die Gefäße sind strahlig zur Narbe verzerrt, biegen oft spitzwinklig wieder um und lassen durch Kaliberschwankungen, zum Teil ampullenförmige Auftreibungen, körnigen Zerfall der Blutsäule und stellenweise Blutleere die starke Zirkulationsstörung erkennen, die hier rein mechanisch lokal bedingt ist und nichts mit einer Erkrankung des gesamten Gefäßsystems zu tun haben.

völlig abgelaufener Vernarbung einer Schieloperationswunde neben einer fast blutleeren Stelle der Narbe und hellbräunlicher Pigmentierung durch Blutfarbstoff eine ausgesprochene strahlige Verziehung der Blutgefäße zurückgeblieben ist, die genügte, durch Strömungsbehinderung die verschiedenartigsten Veränderungen an den Blutgefäßen — blutleere Gefäßbahnen, variköse Auftreibung einzelner Gefäßabschnitte, knitteriger Verlauf der Gefäße usw. — hervorzubringen.

Am wenigsten beweisend sind solche Gefäßbefunde im Lidspaltenbereich, wo sie bei älteren sonst ganz gesunden Leuten mit normalen Augen geradezu zur Regel gehören und besonders oft im Bereich der Pinguecula beobachtet werden können. STREIFF will deshalb aus solchen Veränderungen der Blutgefäße der Augapfelbindehaut nur dann weitere Schlüsse gezogen wissen, wenn die Veränderungen sich auch in der Nachbarschaft des oberen und unteren Limbus also an geschützter Stelle finden, und BAJARDI, der auf diese Erscheinungen sehr frühzeitig hingewiesen hat, rät bei positiven Befunden stets die eingehende Untersuchung der geschützt liegenden Netzhautgefäße im Augenspiegelbild zum Vergleich heranzuziehen.

Anerkannt ist jedenfalls, daß die geschilderten Gefäßveränderungen im höheren Alter sehr viel häufiger sind als in der Jugend, und es ist wohl berechtigt sie als Folgeerscheinung einer Altersdegeneration durch Gefäßsklerose anzusprechen. Wenig auffällig aber besonders häufig ist im Alter die Verödung der Kapillaren des Randschlingennetzes; diese sind zwar schon für gewöhnlich zum großen Teil schwach sichtbar und zum Teil blutleer, füllen sich aber normalerweise nach mäßiger Massage des Augapfels mit Blut; im Alter bleiben viele dieser Schlingen auch dann blutleer. Eine ähnliche Verödung der Kapillaren im Limbus und Perilimbus ist auch bei jugendlichen Personen gelegentlich als Folgeerscheinung glaukomatöser und uveitischer Prozesse gesehen worden. Ähnliche Verödungen kapillarer Anastomosen begegnen auch in größerer Entfernung vom Limbus bei alten Leuten nicht so selten. Auf sie ist es wohl zurückzuführen, wenn andererseits vielfach im Alter, und zwar manchmal in großer

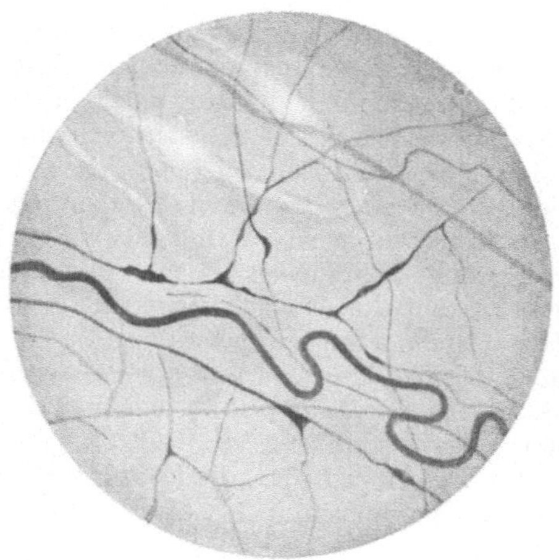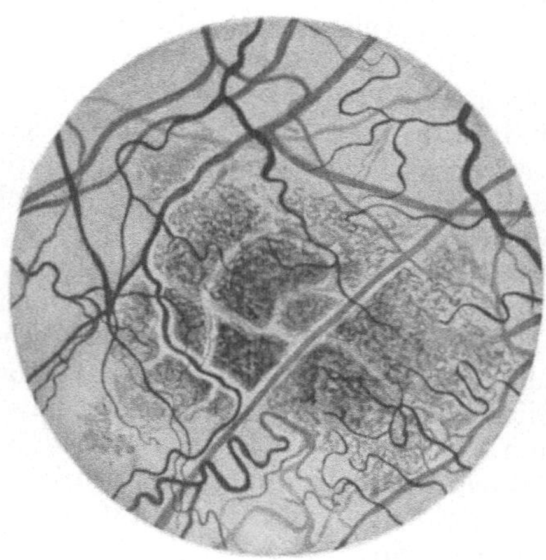

Abb. 15. Gefäßveränderungen in der Conj. bulbi eines 59jährigen Mannes mit mäßiger Arteriosklerose. Die Veränderungen liegen außerhalb des Lidspaltenbereiches und betreffen die vorderen Ziliargefäße. Die beiden dünnen Gefäße, die die in typischer Weise geschlängelt verlaufende Art. cil. ant. begleiten und wohl als Venen angesprochen werden müssen, zeigen abwechselnd Blutleere, körnigen Zerfall der Blutsäule und spindelförmige oder ganz unregelmäßige Erweiterungen, die an den Teilungsstellen Schwimmhautform annehmen. In der Nachbarschaft und zwar auch in den tiefen Schichten der Konjunktiva sieht man hier ektatische Lymphgefäße, die als glasigklare Gebilde aus der Tiefe durchschimmern. (Hornhautmikroskop. Obj. a³, Ok. 2.)

Abb. 16. Wenige Tage alte Blutung in die Bindehaut des Augapfels, flach und ziemlich oberflächlich. Die oberflächlichsten Gefäße gehen unverändert darüber hinweg. Die durch die Blutung ziehenden Gefäße zeigen helle Umrandung: perivaskuläre Lymphscheiden, vielleicht auch darüber hinausreichende Aufsaugungsbezirke.

Ausdehnung Teleangiektasien gefunden werden, die Paragraphenform, kugelige oder wulstförmige Gestalt annehmen und an Gefäßteilungsstellen eine ganz charakteristische Schwimmhautfigur entstehen lassen (Abb. 15).

Im Alter, an krankhaft veränderten Bulbis, aber auch gelegentlich bei gesunden jugendlichen Augen begegnen ferner öfters einzeln oder zu mehreren kleinste Hämangiome, besonders am Limbus in Gestalt kleinster kreisrunder Gefäßknäuel mit zu- und abführendem Gefäßschenkel, oft von kapillarem Kaliber (Vogt, Abb. 361).

Nicht so selten sind auch Varizenbildungen in der Conjunctiva bulbi, besonders im Alter. Eine bevorzugte Stelle für sie ist die Conjunctiva fornicis des Unterlides, wo sie bei alten Leuten beim Abziehen des Unterlides sichtbar werden, aber auch bei jüngeren Personen vorkommen als Folgeerscheinung langwieriger mit Blepharospasmus einhergehender Entzündungszustände des äußeren Auges. Nach GINSBERG kann es in ihnen zur Thrombusbildung mit hyaliner und kalkiger Entartung kommen.

In Anbetracht der Häufigkeit von Gefäßveränderungen in der Conjunctiva bulbi, besonders im Alter erscheint der Versuch ZELLERs, die konjunktivalen Gefäßveränderungen bei Atherosklerose, Syphilis, Diabetes u. a. im vital-mikroskopischen Bilde gegeneinander abzugrenzen gewagt, verdient aber jeden-falls Nachprüfung an einem möglichst großen Beobachtungsmaterial.

Blutungen sehr verschiedener Stärke kommen in der Konjunktiva nicht selten zur Beobachtung; entsprechend der straffen Befestigung der Conjunctiva tarsi auf der Unterlage wird es sich in ihr nur um kleine Blutergüsse handeln können, während im Bereich der Conjunctiva mobilis reichlich Raum für größere Blutaustritte ist; man sieht daher namentlich bei alten Leuten mit brüchigen Gefäßen oder nach starker Stauungswirkung im Bereich des Kopfes, z. B. bei Keuchhusten gelegentlich umfangreiche Blutungen, die die Bindehaut des Augapfels wulstartig vordrängen und so einen bedrohlichen Eindruck machen können. Meist allerdings ist die Durchblutung nur eine flächenhafte ohne wesentliche Vorbuckelung der Schleimhaut; die Grenzen der blutigen Verfärbung sind dann meist scharf und besonders am Limbus pflegt das Blut infolge der strafferen Beschaffenheit des übergreifenden konjunktivalen Keiles mit einer scharfen bogenförmigen Linie abzuschneiden. Vor einer im Lidspaltenbereich gelegenen Blutung hebt sich der sog. Lidspaltenfleck meist als helle gewölbte Masse ab. Auf eine charakteristische Erscheinung an den sekundär unter die Bindehaut gewanderten Blutergüssen nach Schädelbasisbruch macht KEHL aufmerksam: diese subkonjunktivalen Hämatome treten im lateralen Augen-winkel auf und wandern meist bis an den Hornhautrand; während sie beim Blick geradeaus ein ununterbrochenes rotes Band darstellen, werden bei Adduk-tion des Auges und damit erfolgender Streckung der Bindehaut weiße bogen-förmige Unterbrechungen der blutig verfärbten Fläche sichtbar, die konzentrisch zum Limbus verlaufen und auf ein Durchschimmern der weißen Sklera zurück-zuführen sind.

Bei genauer Untersuchung der Bindehaut mit stärkeren Vergrößerungen sieht man gar nicht so selten feine Blutungen in der Conjunctiva bulbi besonders auch nahe dem Limbus, die ohne besondere Hilfsmittel nicht aufgefallen waren. Solche punktförmigen Blutaustritte finden sich nicht selten, meist mehrere an einem Auge, bei alten Leuten als Zeichen der Gefäßbrüchigkeit, auch bei Nephritis, Diabetes und anderen Erkrankungen, die mit Gefäßwandschädi-gungen einhergehen. Ähnliche Punktblutungen oft in großer Zahl und in allen Abschnitten der Bindehaut treten als Begleiterscheinung akuter infektiöser Prozesse in der Konjunktiva auf mit besonderer Vorliebe bei der akuten Pneumo-kokkenkonjunktivitis, aber auch bei allgemeinen Infektionskrankheiten, deren viele von endogener Konjunktivitis begleitet sind (Sepsis, Cholera, Fleckfieber, Weilsche Krankheit und viele andere). Als Ursache größerer konjunktivaler Blutungen kommen ferner in Betracht abnorme Zusammensetzung des Blutes (Skorbut, Möller-Barlowsche Krankheit, Hämophilie usw.), akute Stauung im Bereich der klappenlosen Jugularvenen (Husten, Pressen, Erbrechen, Blasen, Kompression des Thorax und ähnliches), Ausbleiben der Menstruation (WALLIS, LAFON u. a.), Vergiftungen (mit Lachgas, Chinin u. a.).

Hinsichtlich der weiteren Veränderungen dieser konjunktivalen Blutungen ist zu berücksichtigen, daß sich eine Blutung unter der Bindehaut senken kann. Ferner machen sich schon wenige Tage nach erfolgter Blutung bei vitalmikro-skopischer Untersuchung deutliche Anzeichen der Aufsaugung bemerkbar, die ein schon öfters beschriebenes Bild liefern (AUGSTEIN, VOGT, KÖPPE). Wie die vorstehende Abb. 16 einer vier Tage alten Blutung unter die Konjunktiva zeigt,

sieht man die die Blutung durchquerenden Gefäße von einem weißen mantelförmigen Hof umgeben, der als Aufhellungsstreifen bezeichnet wird und sich
während der sehr langsamen Resorption allmählich verbreitert. Offenbar
nehmen die perivaskulären Lymphscheiden die Blutbestandteile auf und be-
sorgen ihren Abtransport. Mit diesen perivaskulären hellen Bezirken stehen
weitere verzweigte farblose Bahnen in Zusammenhang, die nur zum Teil noch
in ihrer Achse eine feine Blutbahn erkennen lassen, zum Teil wohl als solitäre
Lymphbahnen angesprochen werden müssen. Oft noch lange Zeit bleibt die
Stelle einer subkonjunktivalen Blutung erkennbar an einer Ablagerung feinen,
körnigen, hellbräunlichen Blutfarbstoffes. Auf diese posthämorrhagischen
Pigmentierungen wird in Kapitel VII noch kurz zurückzukommen sein. Die
mikroskopische Untersuchung konjunktivaler Blutungen im Schnittpräparat
ist wenig zuverlässig, da bei der Entnahme des lebendfrischen Materials ver-
unreinigende frische Blutungen nicht zu vermeiden sind.

Neben den Blutungen in die Konjunktiva begegnen seltener auch solche
auf ihre Oberfläche, besonders im Bereich der Conjunctiva tarsi, wo die straffe
Fixierung der Schleimhaut auf ihrer Unterlage den Austritt des Blutes in das
submuköse Gebiet erschwert. In solchen Fällen kann bei bestehender Hämophilie
sogar die Blutung aus der Konjunktiva tödlichen Ausgang nehmen (z. B. bei
Barlowscher Krankheit der Säuglinge). Geringe Oberflächenblutungen machen
sich häufig nur durch die blutige Verfärbung der Tränenflüssigkeit bemerkbar.

c) Ödem.

Eine vermehrte Ansammlung von Gewebsflüssigkeit im konjunktivalen
Gewebe kommt in der Conjunctiva mobilis außerordentlich leicht zustande;
sie ist durch den lockeren Aufbau ihrer Submukosa wie geschaffen, um größere
Flüssigkeitsmengen aufzunehmen und festzuhalten, und da es an Gelegenheiten
zu starker aktiver Hyperämie, venöser Stauung oder Verlegung von Lymphbahnen nicht fehlt, so sehen wir aus lokaler Ursache, sehr häufig Ödem der
Augenbindehaut auftreten (bei Hordeolum, bei Panophthalmie, bei Periostitis
des Orbitalrandes, bei Dakryozystitis usw.). Aber auch an den durch abnorme
Zusammensetzung des Blutes, durch toxische Einflüsse, durch Schädigung
der Gefäßwand oder Angioneurosen verursachten Ödemen, nimmt die Conjunctiva mobilis ebenso wie die Haut der Lider mit Vorliebe teil. In sehr viel
geringerem Grade wird naturgemäß die Conjunctiva tarsi infolge ihrer strafferen
Fixierung zur Ödemansammlung neigen.

Geringe Grade des Ödems äußern sich im ganzen Bereich der Bindehaut in
einer glasig durchscheinenden Schwellung der Schleimhaut, die beim nicht-
entzündlichen Ödem auch an der Spaltlampe den Eindruck einer fast wasser-
klaren Durchtränkung hervorruft und den Einblick in die tieferen Schichten der
Konjunktiva und Episklera nicht sehr behindert. Bei höheren Graden schwillt
die Bindehaut besonders im Bereich des Augapfels unter Umständen zu hohen
prallgefüllten Wülsten mit seidig glänzender Oberfläche an, die im Kranze
die Hornhaut überragen, sich sogar über deren Randteile vorlagern können und
in dieser Form zu der Bezeichnung der Chemose Anlaß gegeben haben. So hochgradige Ansammlung ödematöser Flüssigkeit pflegt freilich meist auch mit
einer zarten Trübung und gelblichen Verfärbung verbunden zu sein, wodurch die
Durchsichtigkeit des subkonjunktivalen Gewebes für die Vitalmikroskopie
sehr leidet.

Abb. 17 zeigt den mikroskopischen Befund bei einem hochgradigen kollateralen
Ödem der Conjunctiva bulbi, das sich im Anschluß an eine Orbitaloperation entwickelt hatte. Das bei der Operation gewonnene Stück zeigt die erhebliche

Anschwellung der Konjunktiva, die Durchtränkung mit einer eiweißarmen Flüssigkeit, die die Maschen des subkonjunktivalen Gewebes prall füllt und die Bindegewebsfasern stark auseinanderdrängt. Vereinzelt finden sich rote Blutkörperchen,

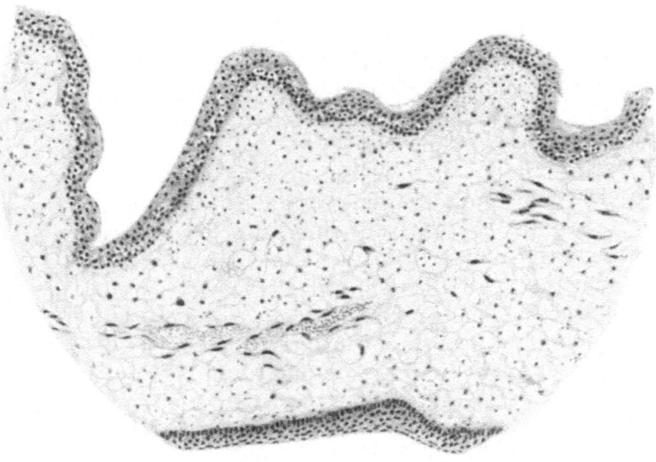

Abb. 17. Hochgradiges kollaterales Ödem der Conjunctiva bulbi (nach Krönleinoperation wegen retrobulbären Tumors). Die Bindegewebsfasern sind durch Flüssigkeit stark auseinandergedrängt. Die weit auseinanderliegenden fixen Bindegewebszellen erscheinen eher vergrößert. Dazwischen Lymphozyten und vereinzelte polymorphkernige Leukozyten. Im Epithel der Zellverband durch Flüssigkeit gelockert.

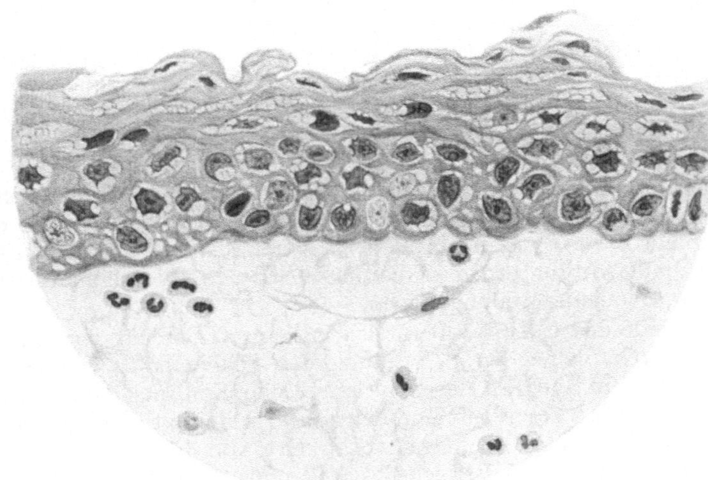

Abb. 18. Ödem der Conj. bulbi (Öl-Imm.). Veränderungen des Epithels und der fixen Bindegewebszellen; siehe Text.

außerdem aber auch ausgetretene Lymphozyten und eine Anzahl polymorphkerniger Leukozyten; die fixen Zellen des Bindegewebes erscheinen vergrößert; das Epithel durch eingelagerte Flüssigkeit aufgelockert. Abb. 18 läßt bei stärkerer Vergrößerung sehr deutlich erkennen, daß die Flüssigkeit nicht nur die Gewebsmaschen erfüllt, sondern, daß auch die Zellen des Bindegewebes und die Epithelzellen durch die Flüssigkeit vakuolisiert sind; die Epithelzellen sind vielfach deutlich auseinandergedrängt, die obersten Schichten scheinen durch den Druck der Ödemflüssigkeit abgehoben zu werden. Bei der deutlichen Nekrotisierung dieser Epithelzellen wirkt allerdings gleichzeitig oft auch eine Eintrocknung der obersten Zellen mit, da die hohen Wülste der ödematösen Konjunktiva oft aus der Lidspalte hervorragen und so der Austrocknung und äußeren Schädigung ausgesetzt sind.

Ein Ödem der Konjunktiva kann vorgetäuscht werden durch den Austritt von Luft unter die Bindehaut — Emphysem der Konjunktiva — wie er entsteht, wenn eine Verbindung mit der Nase oder ihren Nebenhöhlen etwa durch Trauma zustande kommt, sowie durch das Absickern von Kammerwasser unter die Bindehaut nach subkonjunktivaler Eröffnung der vorderen Augenkammer z. B. durch perforierende Verletzung am Limbus.

Über das entzündliche Ödem vergleiche das folgende Kapitel.

d) Lymphangiektasien.

Erweiterungen von Lymphgefäßen der Konjunktiva sind besonders im Bereich der Conjunctiva bulbi eine außerordentlich häufige Erscheinung und es ist nichts Seltenes, daß dieselbe Konjunktiva eine ganze Anzahl solcher überdehnter Lymphgefäße erkennen läßt; meist handelt es sich um kugelige oder ovale, wasserklare Bläschen, die stecknadelkopfgroß unmittelbar unter dem Epithel gelegen und mit der Konjunktiva leicht verschieblich sind (vgl. Abb. 19); oft liegen eine ganze Anzahl solcher zystenartiger Erweiterungen korallenkettenartig hintereinander oder hängen mit wurstartig gedehnten röhrenförmigen Gefäßteilen zusammen, so daß man den Zusammenhang der kugeligen oder

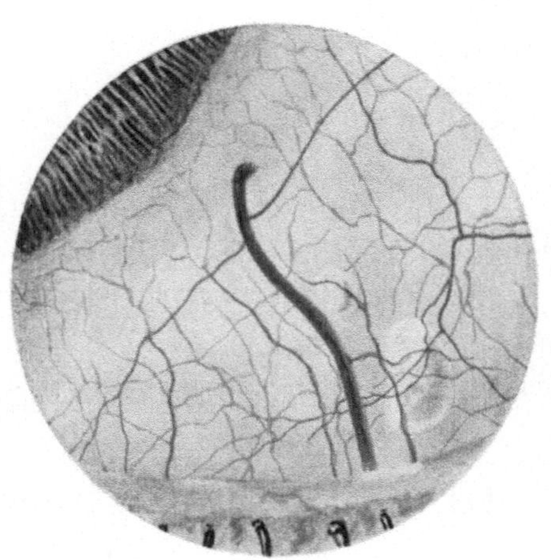

Abb. 19.
Zwei oberflächliche zystische Erweiterungen von Lymphgefäßen nahe einer Art. cil. ant.

ovalen Zysten mit einem erweiterten Lymphgefäß noch deutlich erkennen kann. Mit Hilfe der vitalen Mikroskopie findet man noch sehr viel kleinere Gebilde der gleichen Art, besonders in der Nähe des Limbus. Im übrigen ist die Lage dieser Ektasien uncharakteristisch, wenn auch das Lidspaltenbereich bevorzugt ist, vermutlich, da es oft durch eine stark entwickelte Pinguecula, durch Narbenbildung oder entzündliche Veränderungen der Schleimhaut Gelegenheit zur Abschnürung oder zum Druck auf Lymphgefäßchen gibt. Mikroskopisch handelt es sich um ganz dünnwandige Röhren mit einem oft unvollständigen Endothelbelag und klarer Lymphe als Inhalt, die einige Lymphozyten enthalten kann (vgl. Abb. 20). Nicht ganz selten sind Fälle beschrieben worden, in denen sich schon klinisch Blut in den erweiterten Lymphgefäßen erkennen ließ, das durch irgendein geringfügiges Trauma der zugehörigen Vene in die Lymphbahn gekommen war. Einen derartigen Befund gibt Abb. 21 wieder. ZIMMERMANN beschreibt einen Fall, in dem eine dauernde Verbindung zwischen der eröffneten Vene und dem Lymphgefäß bestand, so daß in den Lymphgefäßen Blut floß. Ähnliches beschreibt ELSCHNIG.

Abgesehen von diesen sehr häufigen Befunden kleiner zystischer oder schlauchartiger Erweiterungen von geringer Größe sind wiederholt Fälle beschrieben worden, in denen sich sehr viel ausgedehntere oder zu großen Zysten angewachsene Lymphektasien der Bindehaut fanden; auch sie sind auf Behinderung des Lymphabflusses zurückzuführen (z. B. im Falle von BARTOK durch den Druck eines Angioms des Oberlides) und zeigen histologisch keine Besonderheiten.

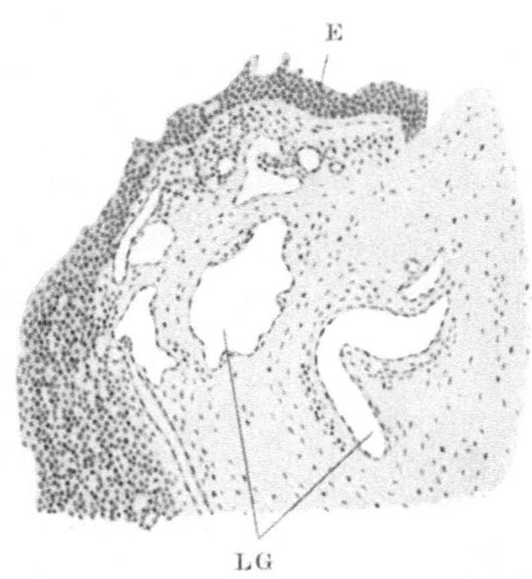

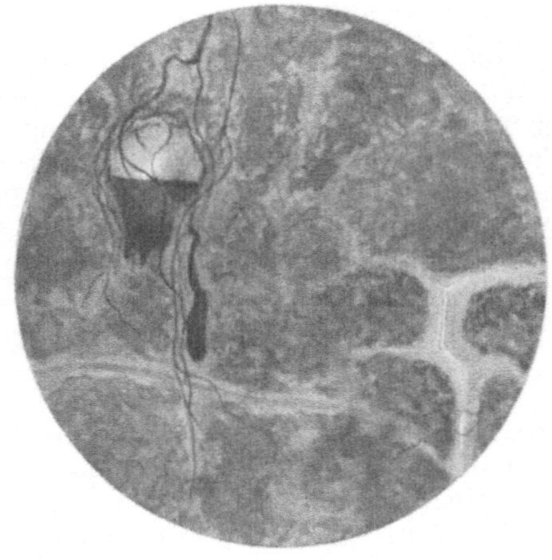

Abb. 20. Erweiterte Lymphgefäße in der Conjunctiva bulbi bei Ödem. E Epithel. LG Lymphgefäße. (Sammlung v. MICHEL.)

Abb. 21. Blutung in ein erweitertes Lymphgefäß der Conjunctiva bulbi. Die alte Patientin hatte 2 Tage zuvor ohne besonderen Anlaß eine ausgedehnte Blutung in die Augenbindehaut erlitten. Beiderseits fanden sich in der Conjunctiva sclerae ektatische Lymphgefäße. Im Bereich der Blutung sah man deren 2, die beide in der Abbildung wiedergegeben sind. Das eine hatte kugelige Form; sein Inhalt war in seiner unteren Hälfte von Blutkörperchen durchsetzt, die sich gesenkt hatten und mit wagerechter Oberfläche abgrenzten.

III. Entzündliche Veränderungen der Konjunktiva.

a) Allgemeines.

Daß unter den Erkrankungen der Konjunktiva diejenigen mit ausgesprochen entzündlichen Erscheinungen weitaus obenan stehen, ist leicht verständlich, wenn man bedenkt, daß es sich um eine Schleimhaut handelt, die durch ihre freie Lage sowohl einmaligen als auch immer wiederkehrenden äußeren Schädigungen verschiedenster Art in besonderem Maße ausgesetzt ist, dazu eine Schleimhaut, deren Reichtum an sensiblen Nerven und deren reichliche Gefäßversorgung das Auftreten und Sichtbarwerden einzelner reaktiver Vorgänge sehr begünstigen.

Daß das Bild der entzündlichen Konjunktiva nach Art und Grad der vorausgegangenen Gewebsschädigung, sowie unter dem Einfluß zufälliger Nebenumstände in weiten Grenzen schwankt, daß wir in einem Falle eigentlich nur eine mäßige reaktive Hyperämie entdecken, die nach Beseitigung der schädigenden Ursache in wenigen Stunden abklingt, im anderen Falle eine enorme entzündliche Exsudation ins subkonjunktivale Gewebe das Auge hinter der chemotischen Bindehaut fast ganz verschwinden läßt, ist natürlich. Das Interesse des Klinikers an dieser Vielgestaltigkeit liegt in dem Wunsch aus der Art der entzündlichen Reaktion auf die Ätiologie, aus Umfang und Schwere derselben auf die Prognose des Einzelfalles Schlüsse zu ziehen. In beiderlei Hinsicht wird er bei der Beurteilung einer Konjunktivitis sehr häufig vollkommen enttäuscht: die Stärke der Entzündungserscheinungen kann durchaus irreführen, vor allem aber ist das makroskopische Bild für die Klärung der Ursache nur in ganz bescheidenem Maße Aufschluß gebend; die verschiedensten primären schädigenden Faktoren können das gleiche Entzündungsbild hervorrufen. Eher noch ist von Einfluß auf die Erscheinungsform der entzündlichen Reaktion die genauere Lokalisation der Schädigung: in dieser Hinsicht bestehen infolge des verschiedenartigen anatomischen Aufbaues z. B. zwischen der Conjunctiva tarsi und der Conjunctiva bulbi naturgemäß große Unterschiede.

In Anbetracht dieser geringen Spezifität der entzündlichen Reaktion auf verschiedene Schädigungen hin empfiehlt es sich, die verschiedenen Erscheinungsformen der entzündlichen Vorgänge zunächst allgemein zu schildern und erst im Anschluß daran so gut es nach unseren bisherigen Kenntnissen möglich ist, die Besonderheiten des anatomischen und histologischen Bildes der Konjunktivitis je nach ihrer Ätiologie zu besprechen. Dort wird also auch der Ort sein,

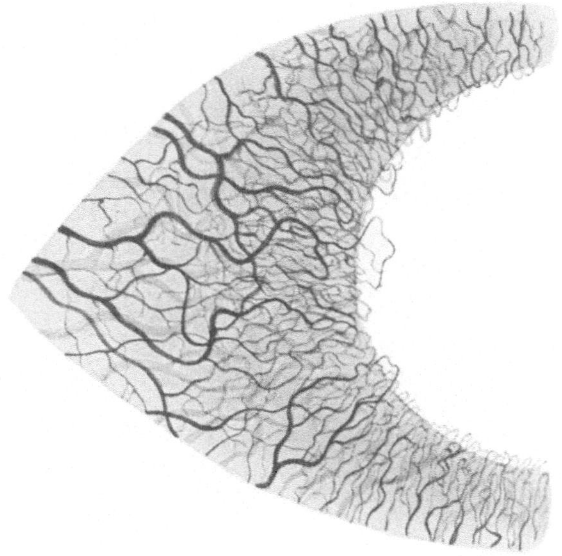

Abb. 22. Hyperämie der Conjunctiva bulbi bei oberflächlichem Entzündungsprozeß. Überfüllt sind vor allem die oberflächlichen Gefäße (Aa. u. Vv. conj. post.). Die Verzweigungen der Aa. und Vv. cil. ant. sind nur wenig überfüllt; sie erscheinen blaßviolett. Am Limbus sind, da ein oberflächlicher Hornhautprozeß gleichzeitig bestand, kleine Gefäßwucherungen unter das Hornhautepithel erfolgt, ausgehend von oberflächlichen Gefäßen des Randschlingennetzes.

die primären Gewebsschädigungen, die der entzündlichen Reaktion im Einzelfalle vorausgegangen sind, und die teilweise je nach ihrer Ursache verschieden sein werden, zu berücksichtigen, soweit sie unserer Untersuchung schon zugänglich sind.

Die entzündliche Hyperämie ist im grobanatomischen Bilde der entzündeten Konjunktiva nicht nur die primäre, sondern auch die auffallendste Erscheinung, besonders wenn man an die geringe Zahl der in einer reizlosen Conjunctiva bulbi sichtbaren Blutgefäße denkt. Im Bereich der Augapfelbindehaut tritt die Überfüllung der Gefäße in verschiedener Form auf, die für bestimmte Gruppen von Entzündungsarten charakteristisch ist. Zunächst kann es sich handeln um eine Hyperämie des oberflächlichen Gefäßsystems, d. h. der Aa. und Vv. conj. post., die vom Fornix herkommend sich nach dem Limbus zu in immer feinere Äste auflösen, dementsprechend nimmt die entzündliche Röte nach dem Hornhautrande hin in den leichteren Fällen allmählich ab. Immerhin können bei entzündlicher Injektion dieses Gefäßgebietes etwa

im Verlauf einer akuten infektiösen Konjunktivitis so zahllose kleine Arterien
und Kapillaren durch stärkste Überfüllung, Dehnung und Schlängelung sichtbar
werden, daß die ganze Schleimhaut wie von Blut unterlaufen erscheint und nicht
ganz selten treten in solchen Fällen in der Tat zahlreiche kleine Blutungen ins
submuköse Gewebe auf (Abb. 22 u. 23). Andere — tiefergelegene — Prozesse
beteiligen dagegen in erster Linie das tiefe Gefäßsystem der Aa. und Vv.
cil. ant. und bedingen dadurch die sog. ziliare oder perikorneale Injektion. Die
stark überfüllten und oft auch stärker als normal geschlängelten Gefäße dieser
Gruppe erscheinen dann, da sie vom ödematös durchtränkten Gewebe der
oberen Schichten überdeckt sind, in einem mehr lividen Farbenton, der sich,
da die zahlreichsten Auflösungen dieses Gefäßgebietes in der Nachbarschaft

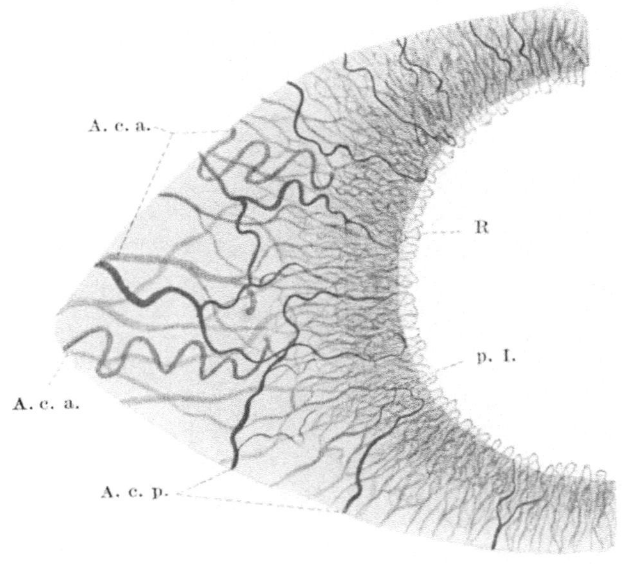

Abb. 23. Tiefe Injektion der Conjunctiva bulbi: ziliare und perikorneale Injektion. Die hellroten,
scharf gezeichneten Gefäße gehören dem oberflächlichen System der Aa. conj. post. (A. c. p.) an.
Die blaßlila durchschimmernden Gefäße entstammen den Aa. cil. ant., die in wechselndem Abstand
vom Limbus durch die Sklera ins Augeninnere eintreten und oft mäandrisch geschlängelt verlaufen
(A. c. a.). Die entzündliche Hyperämie dieses tiefen Gefäßsystems führt zur lividen perikornealen
Injektion (p. I.) und stärkerem Hervortreten des Randschlingennetzes (R).

des Limbus sich befinden, zu einem gleichmäßig durchschimmernden bläulichen
Ring um die Hornhaut anordnet, zu welchem die wenig zahlreichen größeren
Äste von der Peripherie her hinziehen. Die Überfüllung dieses Gefäßgebietes
weist natürlich daraufhin, daß die zugrunde liegende Entzündungsursache in
tieferen Teilen der Konjunktiva oder auch in den tiefen Schichten der Hornhaut,
in der Sklera oder der Uvea angegriffen hat. Oft ist freilich eine scharfe Trennung
beider Injektionen nicht aufrecht zu erhalten, was ja verständlich ist, wenn
man bedenkt, daß in der Nähe des Limbus, in geringerem Grade auch in der
Peripherie der Conjunctiva bulbi, zwischen beiden Gefäßsystemen Verbindungen
bestehen. Weder der eine noch der andere Typus der Injektion muß jedoch stets
im Gesamtgebiet der Augapfelbindehaut in gleicher Stärke ausgeprägt sein, vielmehr ist es gerade für die oberflächliche Hyperämie der Konjunktiva die Regel,
daß sie sich auf ein oder mehrere sektorförmige Bezirke der Augapfelbindehaut
beschränkt, deren Spitze meist in der Nähe des Limbus gelegen sein wird, da

hier besonders häufig der Angriffspunkt der auslösenden Schädigung zu finden ist. Deren entscheidende lokale Einwirkung auf die einzelnen Gefäßchen kommt sehr anschaulich darin zum Ausdruck, daß solche blutüberfüllte Bezirke ihre Spitze am Limbus etwa in einer Randeffloreszenz haben, während man nach der Ausbreitungsweise der oberflächlichen konjunktivalen Gefäße im Gegenteil erwarten sollte, daß der hyperämische Bezirk nach dem Limbus hin breiter wird. Wie schon in der Conjunctiva bulbi bei entzündlicher Hyperämie zahllose vorher unsichtbare Gefäße durch stärkere Füllung erkennbar werden, so gilt dies in besonderem Maße für die Gefäße des Randschlingennetzes, unter denen viele für gewöhnlich vollkommen blutleer sind. Hier tritt besonders bei ziliarer Injektion ein dichtes Gefäßsystem in die Erscheinung. Auf die Besonderheiten der Gefäßneubildung im Randgebiet der Kornea, die sich an solche

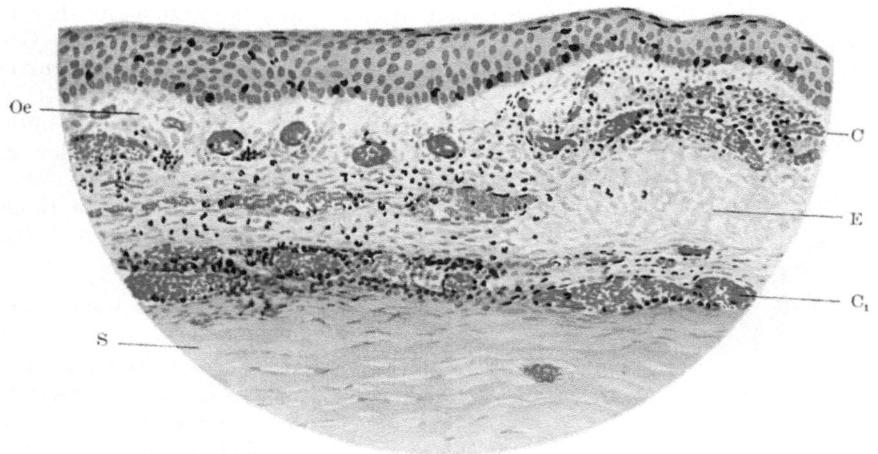

Abb. 24. Infektiöse Konjunktivitis am Limbus bei Pneumokokkengeschwür der Hornhaut. Beide Gefäßsysteme — das konjunktivale (C) und das der vorderen Ziliargefäße (C₁) — zeigen entzündliche Hyperämie mit Leukozyten in der Randzone und perivaskulärer Infiltratbildung. In der tiefen Schicht geronnenes Exsudat (E); unter dem Epithel eiweißärmeres entzündliches Ödem (Oe). Im Epithel eine Anzahl durchwandernder Leukozyten. S Sklera.

entzündlich-hyperämische Zustände oft anschließen können, soll hier nicht eingegangen werden.

Im Gebiet der Conjunctiva tarsi kommt die entzündliche Hyperämie zum Ausdruck in einer entsprechenden Erweiterung der in Abb. 3 u. 4 wiedergegebenen Gefäße, besonders aber auch bei Spaltlampenuntersuchung in strotzender Füllung der Gefäßknäuel, welche die gegen die Oberfläche aufsteigenden feinen Ästchen bilden und die an der entzündeten Lidbindehaut schon ohne Hilfsmittel wie grobe Punktblutungen erkennbar werden. Die Einzelheiten des Gefäßverlaufes werden hier freilich bald undeutlich, da das in der Conjunctiva tarsi sich stauende Ödem den Einblick trübt. So erklärt es sich auch, daß man an der entzündlich-hyperämischen Tarsalbindehaut die Meibomschen Drüsen nicht mehr wie gewöhnlich als parallele hellere Streifen durchschimmern sieht.

Ganz allgemein gilt, daß bei vielen Entzündungen der Konjunktiva sicher ein Teil der Hyperämie nicht rein entzündlicher Natur ist, sondern auf die durch die Schwellung des ödematösen Gewebes oder durch krampfhaften Lidschluß bedingte Stauung in den Blutgefäßen zurückzuführen ist.

Im histologischen Präparat tritt die Füllung der verschiedenen Gefäßgebiete (z. B. in Abb. 7) sehr deutlich hervor, und es findet sich dann auch in ausgesprochener Weise die Überfüllung der Kapillaren mit polymorphkernigen Leukozyten und die Ansammlung der letzteren in der Randzone der Venenquerschnitte (vgl. Abb. 24).

Exsudation ins Gewebe. Als nächste Folgeerscheinung der entzündlichen Hyperämie tritt dann — in den verschiedenen Teilen der Bindehaut in sehr verschieden auffälliger Weise — das entzündliche Ödem durch Exsudation ins Gewebe in die Erscheinung. Das beim Austritt der Flüssigkeit aus den Blutgefäßen ins Gewebe entstehende makroskopische Bild ist natürlich wesentlich abhängig von der anatomischen Beschaffenheit dieses Gewebes und so sehen wir, ebenso wie beim Stauungsödem, in dem lockeren Gewebe der Conjunctiva mobilis unter Umständen stärkste Ödembildung, die die Augapfelbindehaut in glasig glänzenden Wülsten aus der Lidspalte hervortreten läßt, oder im Bereich der Conjunctiva fornicis eine solche Volumvermehrung der Schleimhaut bedingt, daß die Deckfalte der Lider schon von außen verstrichen erscheint, während das geringe adenoide Gewebe der Conjunctiva tarsi oder die dichte Fixierung der Bindehaut am Limbus eine ausgedehnte Ödemanschoppung nicht erlauben.

Je nach Art und Grad der Gewebsschädigung und damit je nach Eiweiß- und Zellgehalt der in das Gewebe erfolgten Exsudation wird schon makroskopisch das Bild ein verschiedenes sein. Ein annähernd wässeriges entzündliches Ödem wird in der Conjunctiva tarsi nur eine leichte sukkulente Schwellung bedingen, die die Meibomschen Drüsen noch durchschimmern läßt; ist das Exsudat zellreicher geworden, so ist der Verlauf der Drüsen im Tarsus nicht mehr zu erkennen. Um so deutlicher treten nun aber die schon vorgebildeten Oberflächenunregelmäßigkeiten in die Erscheinung; die Conjunctiva tarsi erhält durch die Anschwellung des Binde-

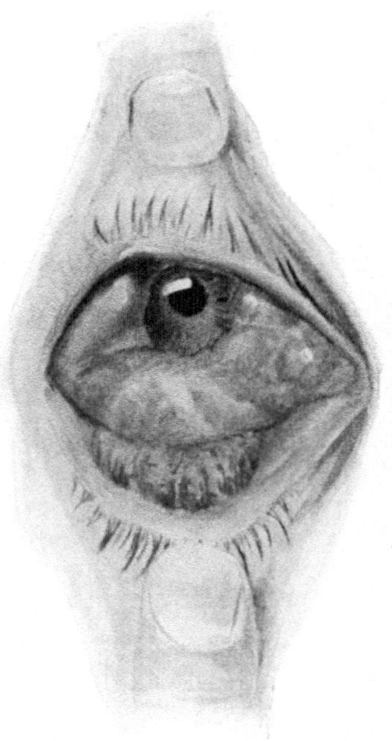

Abb. 25. Hochgradiges entzündliches Ödem der Conjunctiva bulbi (bei ausgedehntem Geschwür der Conj. bulbi et palp. inf. in der Form des Abklatschgeschwürs, wahrscheinlich luetisch). Die Bindehaut ragt in prallen Wülsten in das Lidspaltengebiet hinein.

gewebes in den Propriapapillen eine rauhe, genauer gesagt, eine feinbucklige Oberfläche. Besonders stark tritt die Schwellung dieses adenoiden Gewebes natürlich in der Nähe des freien Tarsusrandes in die Erscheinung, wo schon normalerweise vorhandene Wülste (Virchows „Plateaus") strotzend hervortreten können. Ist das Exsudat ein sehr zellreiches, so werden die Papillen im Gebiet der Conjunctiva tarsi, besonders aber in der benachbarten Conjunctiva mobilis mit ihrem entwickelten Papillarkörper als derbe, pralle Gebilde über die Oberfläche der Schleimhaut herausragen (Frühjahrskatarrh, Trachom). Bei chronisch-eitrigen Konjunktivitiden, wie bei einer Gonoblennorrhöe entstehen so zuweilen geradezu hahnenkammartige Vorwölbungen der Schleimhaut. Natürlich führt in der Conjunctiva fornicis die Exsudation zu einer Vergrößerung der veränderlichen Falten der Schleimhaut, während in der Conjunctiva bulbi mit ihrem glatten Epithelüberzug und dem fast völligen

Fehlen physiologischer Faltenbildung mehr die Neigung zur Bildung großer flüssigkeitsgefüllten Säcke mit glatter Oberfläche besteht (Abb. 25). Findet freilich ein reichlicher Zellaustritt in das Gewebe statt und besteht bei chronischer Entzündung die Vorwölbung der Augapfelbindehaut längere Zeit, so pflegen sich diese glasigen durchscheinenden Abhebungen im Bereich der Lidspalte durch sekundäre Wucherungsvorgänge und durch die epidermisierenden Einflüsse des Lidscheuerns und der Austrocknung in derbere, undurchsichtige Wülste mit rauher Oberfläche zu verwandeln (z. B. bei Panophthalmie, Orbitalphlegmone u. a.).

Im histologischen Bild ist in den leichtesten Fällen entzündlichen Ödems eine sichere Trennung vom Stauungsödem kaum durchführbar, da bei diesem sekundäre Gewebsschädigung der Gefäßwände und damit Zellauswanderung aus

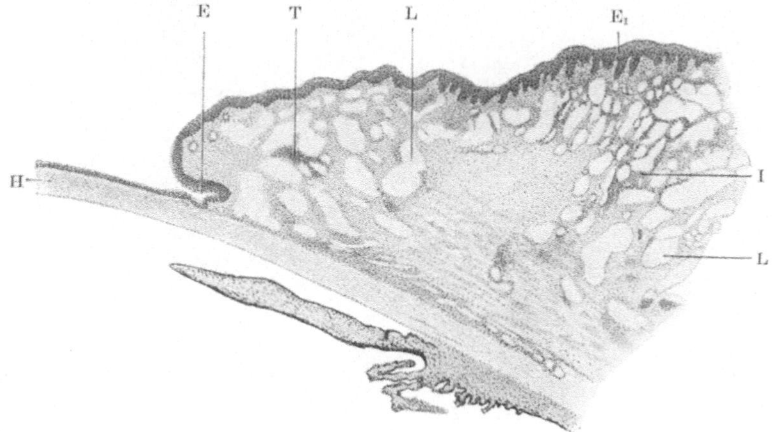

Abb. 26. Entzündliches Ödem (Chemose) der Conj. bulbi am Limbus. Die Lymphspalten (L) sind stark erweitert. Im bindegewebigen Stroma kleinzellige Infiltration (I). Das Epithel (E) ist zapfenförmig nach der Tiefe verbreitert. (Präparat v. MICHEL.)

den Gefäßen wohl nie ganz ausbleiben werden. Außerdem ist zu berücksichtigen, daß man nicht jede Anhäufung vom Lymphozyten oder Leukozyten in der Konjunktiva etwa in der Form eines perivaskulären Rundzellenmantels als Zeichen einer frischen Entzündung diagnostisch verwerten darf, da solche Zellgruppen wohl in jeder „gesunden“ Bindehaut zu finden sind und sich nach abgelaufenen gutartigen Entzündungsprozessen offenbar sehr lange halten können. Nicht selten zeigt die aus den Gefäßen in das entzündete Gewebe ausgetretene Flüssigkeit ihren höheren Eiweißgehalt schon durch stärkere Färbbarkeit an oder es läßt sich Fibrinausscheidung nachweisen (vgl. Abb. 24).

Die Zellbefunde in einer entzündeten Konjunktiva sind recht vielgestaltige. Im akuten Stadium beherrscht — besonders bei den infektiösen Prozessen — die Auswanderung der polymorphkernigen Leukozyten das Bild, die dichte Mäntel um die Gefäße herum und in der Conjunctiva bulbi unscharf begrenzte Infiltrate bis dicht unter das Epithel bilden; in der Conjunctiva tarsi beschränkt sich die zellige Durchsetzung oft auf die Substantia propria der Papillen, kann hier aber so hohe Grade erreichen, daß das Stützgewebe in seiner normalen Struktur kaum mehr zu erkennen ist. Auf die derben, dem Tarsus benachbarten Bindegewebsschichten greift die zellige Infiltration nicht leicht über. In der Conjunctiva mobilis des Lides pflegt die zellige Durchsetzung besonders stark zu

sein und betrifft den ganzen Papillarkörper, also auch das Gewebe am Boden der
„Rinnen" (vgl. Abb. 35 S. 42). Sehr bald beginnen die Leukozyten auch in das
Epithel einzuwandern und gelangen von hier aus an die freie Oberfläche der Schleimhaut (vgl. Abb. 38 u. 39 S. 45). Während im Anfang die neutrophilen Leukozyten
überwiegen, begegnen meist in den späteren Stadien auch eosinophile Leukozyten in mäßiger Zahl. Reichlich ist ihr Auftreten schon in frühen Stadien des
Frühjahrskatarrhs, bei dem sie in großer Zahl in das Oberflächenexsudat übergehen. Eine Zellinfiltration, die nur auf Leukozytenauswanderung aus den
Gefäßen beruht, kommt wohl kaum vor. Sehr bald findet gleichzeitig eine

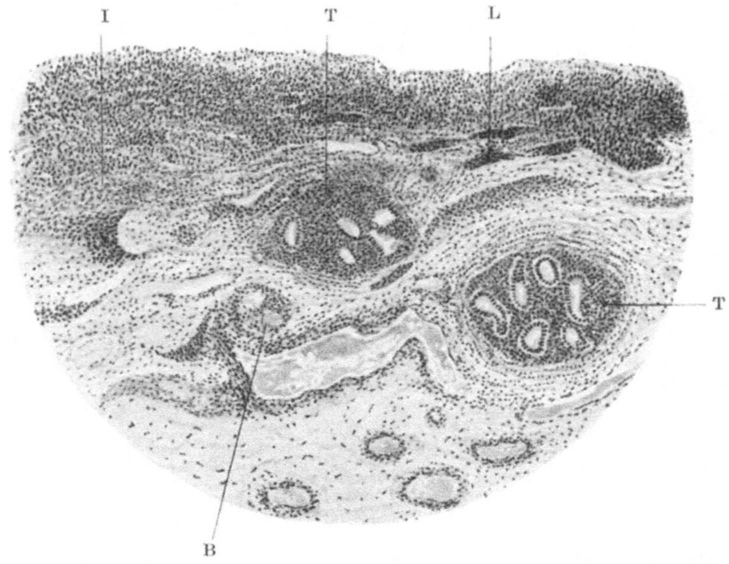

Abb. 27. Chronische eitrige Konjunktivitis. Schnitt aus der oberen Umschlagsfalte. Flächenhafte
subepitheliale Durchsetzung mit Lymphozyten (I), die auch in Massen zwischen die Epithelzellen
eingedrungen sind und ins Sekret übertreten. Um die Blutgefäße (B) lockere Zellmäntel. Die Lymphgefäße (L) mit Lymphozyten vollgestopft. Zwei akzessorische Tränendrüsen (T) zeigen ebenfalls
dichte Rundzelleninfiltration.

Auswanderung, aber auch eine Vermehrung der im Gewebe vorhandenen Lymphozyten statt, die vor allem in den späteren Stadien und bei den chronischen Prozessen das Übergewicht zu erhalten pflegen. Auch die perivaskulären Lymphbahnen und die freien Lymphgefäße sind dann oft mit Lymphozyten vollgestopft (vgl. Abb. 27). Die Lymphozyten treten bei den chronischen Prozessen
der Bindehaut meist vergesellschaftet mit Plasmazellen auf, die ja mit ihnen
offenbar nahe verwandt sind. Die Plasmazellen mit ihrem reichlichen Protoplasma, ihrem exzentrisch gelegenen Kern und der charakteristischen Struktur
des Chromatingerüstes im Kern, bilden bei vielen entzündlichen Prozessen der
Konjunktiva z. B. beim Frühjahrskatarrh, sowie in bestimmten Stadien des
Trachoms, die Hauptmasse der Zellen (vgl. Abb. 28). Schließlich kommt es
nicht selten auch zum passiven Austritt roter Blutkörperchen in das entzündete
Gewebe, wozu die hochgradige Überdehnung der Gefäßwände, aber auch bei
den metastatischen Konjunktivitiden embolische Vorgänge den Anlaß geben
können.

Verwickelt wird das Bild der entzündeten Schleimhaut weiter durch die
Veränderungen der fixen Bindegewebszellen selbst (vgl. Abb. 29). Teils unter-

liegen sie einer vielgestaltigen Degeneration, sie quellen auf, der Kern verliert seine Färbbarkeit, das Protoplasma zeigt Vakuolenbildung oder fettige

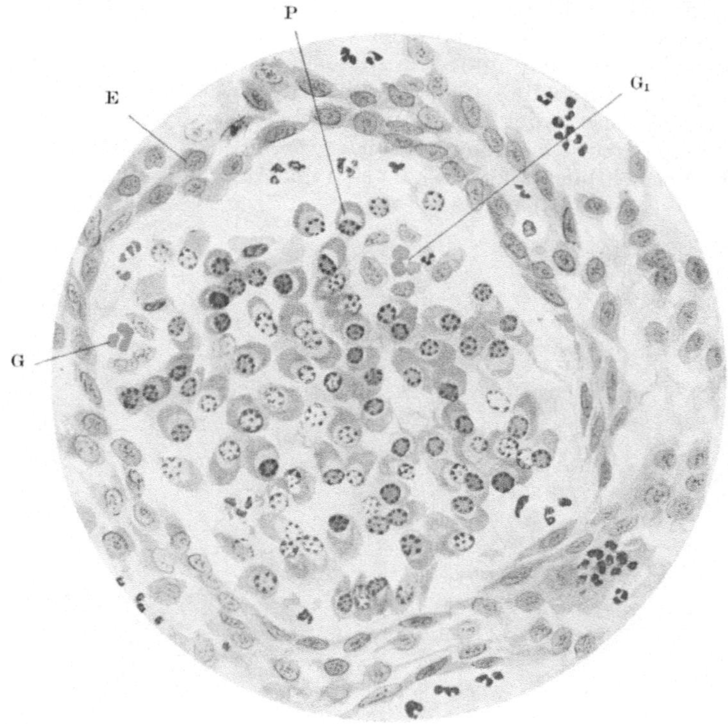

Abb. 28. Flachschnitt durch die Kuppe einer hypertrophischen Papille in der Conj. mobilis des Oberlides bei Trachom. Den Rahmen bildet das blaßgefärbte Epithel (E), dessen quergetroffene Einsenkungen natürlich als Bändernetz wirken. Die Hauptmasse der Zellen des Papillarkörpers sind Plasmazellen (P) mit exzentrisch gelegenem Radspeichenkern, der in einem fast farblosen Hof liegt. Dazwischen vereinzelte Leukozyten (auch im Epithel). G Gefäße mit blassen Endothelkernen.

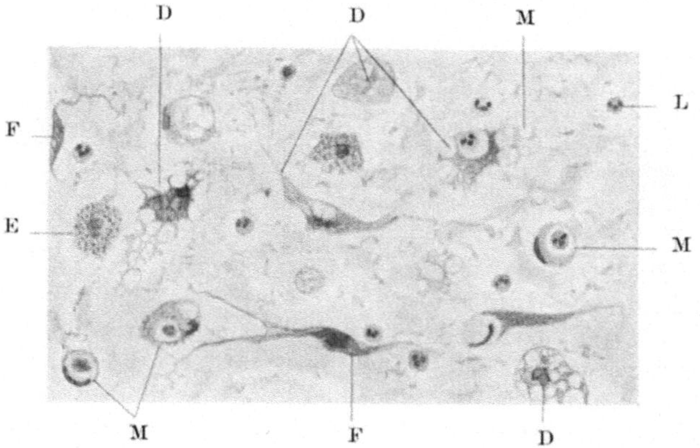

Abb. 29. Exsudatzellen in einer entzündeten Conjunctiva bulbi bei infizierter Perforationsverletzung des Auges. Im eiweißreichen, zum Teil geronnenen Exsudat liegen polymorphkernige Leukozyten (L), große eosinophile Zellen (E), Makrophagen (M), die Leukozyten enthalten, Bindegewebszellen in Degeneration (D) und junge Fibroblasten (F).

Entartung und zerfällt schließlich in einen feinkörnigen oder schäumigen Detritus, teils beteiligen sie sich an den Aufräumungs- und Wiederherstellungsvorgängen, und so finden wir große junge Fibroblasten, vielfach mit mehreren großen Kernen, auch riesenzellartige Bildungen, daneben Zellen, die sich als Makrophagen betätigen und rote Blutkörperchen oder Leukozyten in sich aufnehmen oder als Fettkörnchenzellen den Abtransport der Zellzerfallsprodukte übernehmen.

Eine besondere Stellung unter den Abkömmlingen der fixen Bindegewebszellen nehmen die durch ihre vitale Färbbarkeit ausgezeichneten Histiozyten ein, die normalerweise in der Bindehaut in geringer Zahl vorkommen, bei entzündlichen Vorgängen jedoch eine erhebliche, wenn auch niemals das Bild beherrschende Vermehrung erfahren können (vgl. Abb. 30).

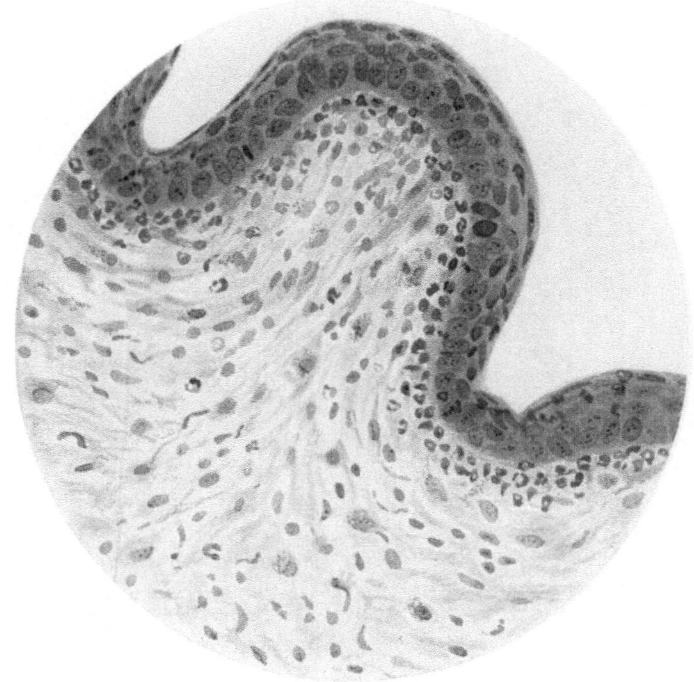

Abb. 30. Experimentelle Pyozyaneuskonjunktivitis beim vital mit Trypanblau vorbehandelten Kaninchen. In der entzündlich ödematösen Bindehaut des Augapfels finden sich ziemlich gleichmäßig verteilt Trypanblauzellen (Histiozyten), die stellenweise dicht unter das Epithel treten, nirgends aber intraepithelial gefunden werden, während polymorphkernige Leukozyten ziemlich dicht unter dem Epithel angehäuft sind und vielfach intraepithelial liegen. (Öl-Imm., ziemlich dicker Schnitt.)

Infiltrate, Effloreszenzen, Ulzera, Abszesse. Die im Laufe einer Konjunktivitis auftretende Infiltration des Gewebes durch neutrophile und eosinophile Leukozyten, Lymphozyten und Plasmazellen kann eine mehr oder weniger diffuse sein, wie das im Bereich der Conjunctiva bulbi und im Bereich des Papillarkörpers am freien Rand des Tarsus der Fall zu sein pflegt. Sie kann aber auch in umschriebenen Zellhaufen als „Infiltrat" auftreten, sei es, daß es sich um eine Ansammlung von Lymphozyten oder Leukozyten in der Umgebung eines Gefäßes (perivaskuläres Infiltrat) handelt, oder subepithelial, gelegentlich auch intraepithelial, die Infiltration sich mehr oder weniger scharf abgrenzt. Auch die ekzematöse oder skrofulöse Effloreszenz (nicht „Phlyktäne") ist ein solches Infiltrat, das meist dicht subepithelial liegt und die Gegend des Limbus bevorzugt. Wie alle oberflächlichen Infiltrate neigt die Effloreszenz dazu, das Epithel mit Leukozyten zu durchsetzen, vorzubuckeln, abzustoßen und zu durchbrechen, sodaß ein oberflächlicher Substanzverlust mit eitrig infiltriertem Grund und Rändern zurückbleibt, ein Geschwür.   Geschwüre viel kleineren Maßstabes bestehen wohl in der eitrig entzündeten Konjunktiva recht oft ohne bemerkt zu werden, da der Epitheldefekt nicht leicht erkennbar ist; histologisch findet man sehr häufig über oberflächlichen Infiltraten das Epithel zerstört. Natürlich kommen aber auch große Geschwürsbildungen der Bindehaut vor, bei denen auch die tiefen Teile der Schleimhaut absterben und Narben zurückbleiben (vgl. Abb. 31).   Eine besondere durch die anatomischen Verhältnisse bedingte Form des Ulcus conjunctivae ist das Abklatschgeschwür bei virulenten infektiösen Prozessen der Bindehaut (Vakzine, Lues usw.), wobei miteinander in Berührung befindliche Stellen der Conjunctiva bulbi und Conjunctiva palpebrae sich gegenseitig infizieren und geschwürig zerfallen (Abb. 25).

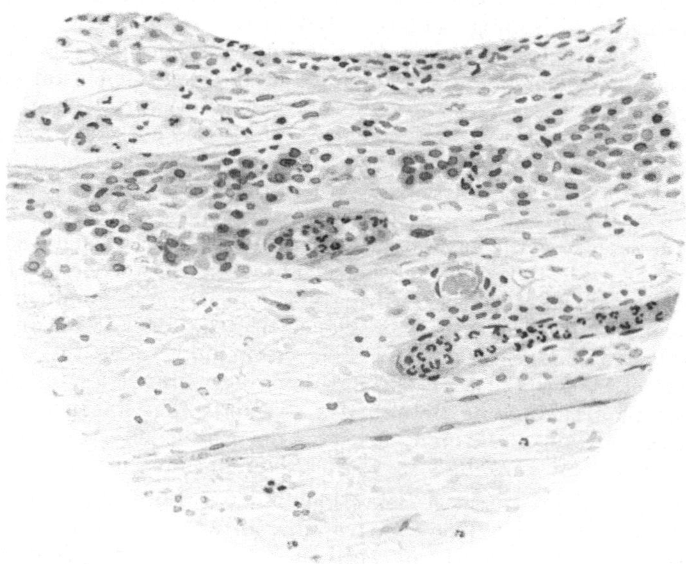

Abb. 31. Aus einem ausgedehnten Bindehautgeschwür. Das Epithel fehlt; an seiner Stelle ein zellreiches fibrinöses Exsudat, das sich am Rande locker abgehoben hat.   Im Geschwürsgrund zwischen polymorphkernigen Leukozyten und jungen Bindegewebszellen kleine Gefäße, die fast nur Leukozyten enthalten.

Viel seltener kommt es zur Ausbildung von Abszessen in der Konjunktiva, d. h. umschriebener eitriger Gewebseinschmelzung ohne Durchbruch nach außen mit sekundärer Bildung einer bindegewebigen Kapsel.   Das erklärt sich wohl einfach aus der Dünne der Schleimhaut, in der eine einigermaßen erhebliche umschriebene Gewebseinschmelzung ohne Schädigung der Oberflächen kaum denkbar ist.   Am ehesten finden sich solche kleine Konjunktivalabszesse noch als infektiös-metastatische Entzündungsherde bei septischen Prozessen.

Das Oberflächenexsudat der Konjunktiva.   Unter gewöhnlichen Verhältnissen findet sich im Bindehautsack eine geringe Menge alkalischer, nahezu klarer, wässeriger Flüssigkeit, die die Oberfläche der Konjunktiva und Kornea feucht erhält, um eine Eintrocknung des Hornhautepithels zu verhüten, und die leichte Beweglichkeit des Augapfels sicher zu stellen.   Diese im wesentlichen von den verschiedenen Gruppen der Tränendrüsen gelieferte Tränenflüssigkeit hat ferner die Aufgabe, Fremdkörper, Bakterien und Zellzerfallsprodukte

3*

den ableitenden Tränenwegen zuzuführen. Das physiologische Sekret enthält daher stets einzelne abgestoßene Epithelzellen und von außen her in den Bindehautsack gelangte Bakterien meist in geringer Menge. Außerdem finden sich regelmäßig einige polymorphkernige Leukozyten, deren Auswanderung durch das Epithel der Bindehaut hindurch man in jedem Schnittpräparat äußerlich „gesunder" Augen feststellen kann. Daneben findet sich stets eine geringe Beimengung von Schleim, der den besonders in der Konjunktiva der Umschlagsfalte reichlichen Schleimzellen entstammt. Die Absonderung dieser zu Schleimzellen gewordenen Konjunktivalepithelien ist immerhin so reichlich, daß auch bei Ausschaltung der Tränendrüsen (durch narbige Verlegung der Ausführungsgänge oder durch operative Beseitigung der Drüsen) allein durch das Schleimhautsekret eine ausreichende Anfeuchtung der Augapfeloberfläche sicher gestellt wird, es sei denn, daß die Konjunktiva, wie beim Xerophthalmus, in hohem Grade atrophisch geworden ist. Daß sich trotz der mechanisch reinigenden und leicht bakteriziden Wirkung dauernd Bakterien im Bindehautsack finden, auch wenn keine ausgesprochenen Entzündungserscheinungen bestehen, versteht sich bei der freien Lage der Schleimhaut und dem Reichtum an Furchen und Falten von selbst. Unter diesen normalerweise schon vorkommenden Mikroben stehen der Häufigkeit nach Staphylokokken und Xerosebazillen obenan. Doch ist durch vielfache systematische Untersuchungen festgestellt, daß auch bei einem hohen Prozentsatz gesunder Bindehäute — man rechnet bis zu 40% — die für das Auge unter Umständen so gefährlichen Pneumokokken, wenn auch in geringer Zahl gefunden werden. Als seltenere Schmarotzer sind eine ganze Anzahl Bakterien gelegentlich beschrieben worden. Auf die Frage, welche Bakterien bei Konjunktivitis als pathogen in Betracht kommen und, wann ihr Vorhandensein als Ursache einer gleichzeitig bestehenden Konjunktivitis, wann nur als zufällige Begleit- oder Folgeerscheinung gedeutet werden darf, wird in Kapitel III b 2 Seite 81 zurückzukommen sein. Hier beschäftigt uns zunächst der makroskopische Befund des Exsudats und die in ihm auftretenden Zellformen, beides Faktoren, die von der speziellen Ätiologie des Entzündungsprozesses im Einzelfall in weitem Umfang unabhängig sein können.

Eine sehr reichliche wässerige Sekretion findet sich im allgemeinen bei denjenigen Entzündungen der Konjunktiva, die mit ausgesprochener Lichtscheu und Reizbarkeit des Auges sowie mit heftigen Schmerzen durch Epithelerosionen oder Bläscheneruptionen einhergehen; hier handelt es sich im wesentlichen um eine gesteigerte, unter Umständen ganz profuse Hypersekretion der Tränendrüsen, so daß ein wasserklares, zellarmes Sekret abgesondert wird. In anderen Fällen hat das Sekret mehr schleimige, fadenziehende Beschaffenheit infolge massenhafter Entleerung konjunktivaler Schleimzellen; in diesen Fällen ist offenbar nicht nur die Absonderung der physiologischerweise vorhandenen Schleimzellen vermehrt, sondern die Zahl der in Schleimzellen sich umwandelnden Epithelien kann ganz außerordentlich gesteigert sein (s. Abb. 42). Rein schleimige Sekrete sind jedoch selten, stets mischen sich ihnen mehr oder weniger reichlich polymorphkernige Leukozyten bei, die bei den mit stärkster Hyperämie einhergehenden Prozessen, wie der Gonoblennorrhöe, der Absonderung geradezu den Charakter des rahmigen Eiters verleihen können. In Frühstadien akuter schwerer Bindehautentzündung begegnen wir oft, bevor der massenhafte Austritt von Wanderzellen einsetzt, einer mehr fleischwasserartigen Sekretion, d. h. der Absonderung eines serösen Exsudates, welches besonders bei kleinen Kindern oft durch Blutungen einen gelblichen bis blutroten Farbenton annehmen kann und meist durch rasche Fibrinausscheidung zur Gerinnung und Bildung von Pseudomembranen neigt. Schließlich gibt es Formen der Konjunktivitis, bei denen im Vordergrund des Krankheitsprozesses eine Schädigung der Epithelien steht — z. B. bei der Einschlußblennorrhöe — und bei denen infolgedessen das Sekret ungewöhnlich reich an erkrankten und degenerierten Epithelien gefunden wird, die sich in großen Verbänden abstoßen können.

Erst in neuerer Zeit hat man dem Vorkommen der verschiedenen Zellarten im Bindehautsekret ernstere Aufmerksamkeit geschenkt und versucht aus dem Zellbild Schlüsse in differentialdiagnostischer Hinsicht zu ermöglichen (MORANDI, COLOMBO, KRAUS, OGUCHI). Mit Recht macht COLOMBO darauf aufmerksam, daß zahlenmäßige Bestimmungen dieser Art natürlich nur verwertbar sind, wenn sie vor Anwendung lokaler, therapeutischer Maßnahmen erfolgen, da wir vorläufig noch nicht hinreichend genau wissen, inwieweit diesen letzteren ein Einfluß auf das Zellbild des Bindehautsekretes zukommt. Zahlenmäßig stehen nach allen Beobachtern die neutrophilen Leukozyten weitaus obenan bei den meisten primären und sekundären Entzündungen der Bindehaut, besonders bei der Gonoblennorrhöe und den akuten Konjunktivitiden, auch beim Plasmom der Konjunktiva. Ihr Vorhandensein ist also diagnostisch bedeutungslos, dagegen sind die eosinophilen Leukozyten typisch für eine Anzahl wohl charakterisierter Krankheitsbilder der Konjunktiva. Während sie bei den meisten Formen der Bindehautentzündung nur in ganz geringem Maße (etwa $0,2\%$) sich an der Bildung des Sekretes beteiligen, erreichen sie sehr hohe Werte beim Frühjahrskatarrh (nach COLOMBO 38%) und sind auch beim Pemphigus conjunctivae, bei der Heuschnupfenkonjunktivitis und beim Plasmom stark vermehrt. Italienische Autoren bestimmten ihr Vorkommen, besonders unter dem Gesichtswinkel der Diagnose künstlicher Bindehautätzungen bei felddienstscheuen Leuten. MORANDI findet bei Rizinuskonjunktivitis 21% Eosinophile im Sekret, bei Ätzung mit gelöschtem Kalk 15%; ähnliches berichten COLOMBO von der Konjunktivitis durch Ipekakuanha. Dies sind in der Tat Werte, die bei den sonst bekannten Konjunktivitisformen, abgesehen von den oben genannten, nicht vorkommen. Lymphozyten finden sich im Bindehautsekret in erheblichem Umfang bei chronischen Entzündungen, besonders bei der Conjunctivitis follicularis und beim follikulären Trachom, ferner beim syphilitischen Primäraffekt der Bindehaut, auch beim Plasmom und bei der Ophthalmoreaktion mit Tuberkulin. Im gonorrhoischen Bindehauteiter fand KRAUS reichlich große Lymphozyten, und OGUCHI betont die Häufigkeit großer mononukleärer Zellen und Übergangsformen beim Trachom, wo sie als Freßzellen auftreten und Leukozyten, rote Blutkörperchen ja sogar Plasmazellen enthalten können. Über Plasmazellen berichtet nur OGUCHI, der sie beim Trachom und Plasmom der Konjunktiva im Sekret nachweisen konnte.

Schwierig ist die Klarstellung der Frage, ob die sog. Histiozyten ins Bindehautsekret übertreten. OGUCHI ist der Ansicht, daß ein Teil der großen Mononukleären im trachomatösen Sekret Histiozyten sind. Zum Beweis seiner Ansicht, daß Histiozyten sogar reichlich an der Bildung des Bindehautsekretes beteiligt sein können, führt er Tierversuche an, die jedoch nicht ganz überzeugend sind. Es gelang ihm nämlich nicht, bei der üblichen Form der intravenösen Zufuhr von Karmin mit folgender entzündlicher Reizung der Konjunktiva den Übertritt farbstoffhaltiger Zellen ins Sekret festzustellen; dies war nur der Fall, wenn er den Farbstoff unmittelbar in das subkonjunktivale Gewebe eingespritzt hatte. Ob hierbei aber nicht doch eine Aufnahme des Farbstoffes auch durch andere Zellen außer den Histiozyten erfolgt, scheint zum mindesten zweifelhaft. Bei Untersuchungen mit vitaler Färbung der Histiozyten mit Trypanblau auf intravenösem Wege, die ich in anderem Zusammenhang ausführte, fand ich zwar bei schweren eitrigen Prozessen des vorderen Augenabschnittes gelegentlich eine grünliche bis bläuliche Färbung des Bindehauteiters, konnte aber mikroskopisch niemals Histiozyten mit bläulicher Körnelung im Sekret nachweisen, vielmehr war dieses gleichmäßig bläulich verfärbt, und ein Teil der meist stark degenerierten Zellen zeigte gleichmäßige bläuliche Färbung, aber nie die charakteristischen plumpen blauen Körnelungen der Histiozyten. Es hatte also danach mehr den Anschein, als seien die im Gewebe stark vermehrten Histiozyten im Gewebe reichlich zerfallen und der frei gewordene Farbstoff bei der stürmischen eitrigen Absonderung mit ausgeschwemmt worden.

Hinsichtlich der Herkunft der Exsudatzellen bei Konjunktivitis kommt KRAUS auf Grund vergleichender Untersuchungen des Zellenbildes im Blut und im Eiter bei gonorrhoischer Konjunktivitis zu der Auffassung, daß bei der Gonorrhöe alle Zellen des Blutes mit Ausnahme der Mastzellen angelockt werden, und daß die lymphoiden Zellen des gonorrhoischen Eiters aus dem Blut stammen. Was die Kräfte betrifft, die beim Austritt der Zellen in das Sekret entscheidend sind, so ist OGUCHI der Ansicht, daß die Blutzellen

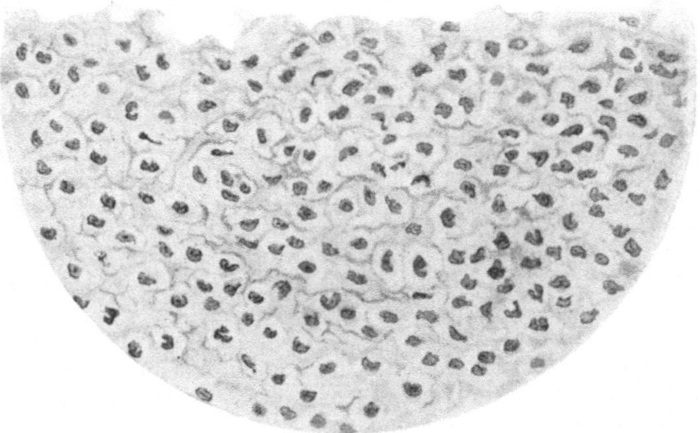

Abb. 32. Pseudomembran der Konjunktiva (bei Keratomalazie). Netzförmiges Exsudatgerinnsel, in dessen Maschen degenerierte und abgestorbene Exsudatzellen (polymorphkernige Leukozyten, Lymphozyten und abgestorbene Bindegewebszellen) liegen. Öl-Imm.

wahrscheinlich, ebenso wie die freiliegenden Zellen des Gewebes passiv mit der sehr reichlich ausströmenden Flüssigkeit ausgeschwemmt werden, während die aktive Bewegung der Zellen wohl von geringerer Bedeutung sei.

Über die Ursache des Überwiegens der einen oder anderen Zellarten im konjunktivalen Sekret bei den verschiedenen Entzündungsanlässen sind wir noch durchaus im unklaren, doch liegen hier Fragestellungen, die der Bearbeitung zugänglich sind und vielleicht dazu beitragen können, auch in die verwandtschaftlichen Beziehungen der hier in Betracht kommenden Zellarten Klarheit bringen zu helfen. Schon das histologische Bild des entzündlichen Gewebes bei den verschiedenen Konjunktivitisformen spricht im Vergleich mit den Sekretbefunden dafür, daß die zellige Zusammensetzung des Sekretes im groben ein treues Abbild der zelligen Exsudation innerhalb des Gewebes darstellt, daß die verschiedenartige Zellzusammensetzung des Sekretes also nicht einer spezifischen elektiven Auswanderung an die Oberfläche zuzuschreiben ist. Die gleichen Zellformen, die im Gewebsexsudat überwiegen, treten auch im Sekret in den Vordergrund.

Von Interesse ist, daß WOLFRUM für den Frühjahrskatarrh nachweisen konnte, daß hier das konjunktivale Sekret eine gesteigerte Alkaleszenz besitzt.

Membranbildung. Eine Membranbildung auf der entzündeten Bindehaut kommt dann zustande, wenn das auf die Oberfläche der Konjunktiva ausgeschiedene Exsudat zu rascher Gerinnung unter Fibrinausscheidung neigt. Es wird angenommen, daß eine Konjunktivitis nur dann die Form der membranacea (crouposa) annehmen kann, wenn die Epitheldecke zum mindesten stellenweise verloren gegangen ist. Die Membranbildung kann sich beschränken auf geringe umschriebene, grauliche, flockige Auflagerungen, oder sie kann ganze Abschnitte der Konjunktiva, mit Vorliebe die Bindehaut der Lider, überziehen und sehr verschieden mächtig sein (vgl. Abb. 32). Histologisch findet sich ein aus feinen Fibrinfasern zusammengesetztes Netzwerk, das meist eine zur Oberfläche der Schleimhaut parallele Anordnung der Hauptfasern erkennen läßt und in dessen Maschen Leukozyten und Lymphozyten, auch rote Blutkörperchen und vereinzelte Epithelien eingelagert sind, die zum großen Teil der Degeneration verfallen und schlechte Kernfärbung zeigen. Außerdem finden sich in den Membranen oft Bakterien, die teils als Erreger der Entzündung in Betracht kommen können, teils aber auch sekundär gewucherte Schmarotzer darstellen.

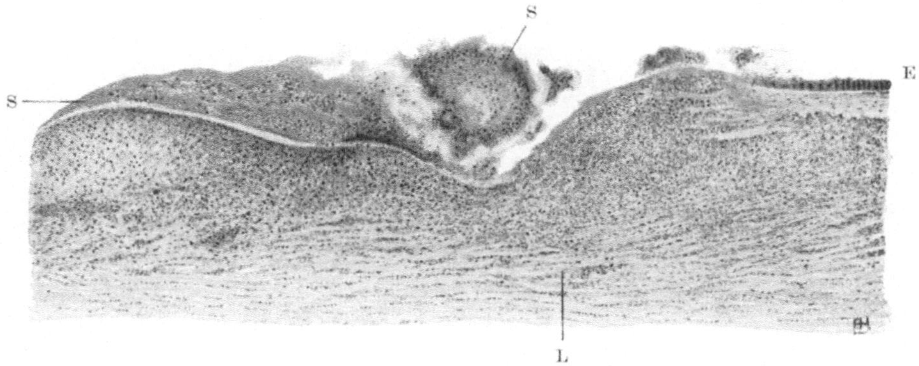

Abb. 33. Schwere Diphtherie der Konjunktiva. Das Bild zeigt die Conjunctiva bulbi nahe dem Limbus. Rechts Beginn der Hornhaut, deren Epithel (E) bis auf die unterste zylindrische Epithelschicht zerstört ist. Das Epithel der Konjunktiva fehlt vollkommen. Die oberste Schicht der Submukosa ist sequesterartig abgestoßen (S) und zeigt neben homogenem Gerinnsel Kerntrümmer. Das Lager des Sequesters ist von Eiterzellen (L) durchsetzt. Es finden sich fast gar keine blutgefüllten Gefäße.

Wenn auch als Ursache solcher membranöser Exsudation vor allem Bakterien und in erster Linie der LÖFFLERsche Diphtheriebazillus in Betracht kommen, so ist die Membranbildung bei Konjunktivitis keineswegs eine spezifische Erscheinung infektiöser Prozesse, sondern kommt auch auf dem Boden physikalischer und chemischer Schädigungen zustande. So bilden sich leicht abziehbare graue Membranen auf der Bindehaut nach Ätzung mit Argentum nitricum, bei der freilich gleichzeitig die Abstoßung oberflächlicher Gewebsschichten beabsichtigt ist. Das gleiche sieht man häufig nach flächenhaften Wunden der Konjunktiva, wo sich unter dem Schutz einer fibrinösen Exsudation das junge Narbengewebe entwickelt. Sehr ausgedehnte Membranbildung auf der Konjunktiva sowohl der Lider als des Augapfels sieht man ferner gelegentlich bei zu energischer Behandlung des Auges mit Jequirityinfus, wobei dann allerdings meist gleichzeitig eine fibrinöse Exsudation ins konjunktivale Gewebe hinein mit der Gefahr der Nekrose der Bindehaut zu beobachten ist, ähnlich, wie das für die schweren Fälle von Diphtherie als Regel gilt. Unter den Mikroorganismen, die gelegentlich eine Conjunctivitis membranacea auslösen, kommt neben dem LÖFFLERschen Diphtheriebazillus vor allem in Betracht der Streptokokkus, der Gonokokkus, gelegentlich der Bacillus Koch-Weeks; auch von Pneumokokken, Meningokokken und vom Soorpilz ist das gleiche berichtet worden. Kürzlich haben DOMINGUEZ und LUTZ eine engumschriebene rezidivierende

Membranbildung auf der Konjunktiva des Unterlides untersuchen können, die sie auf einen noch unbekannten gramnegativen Kokkobazillus zurückführen mußten. Ähnlich langwierig und zu Rückfällen neigend verläuft die Membranbildung in den seltenen Fällen von Herpes iris der Bindehaut bei gleichzeitigem Herpes iris der Haut oder der Mundschleimhaut, über die HANKE berichtete.

Sehr viel schwerer sind die Zerstörungen, wenn die gleiche Neigung zu fibrinöser Gerinnung in dem in das Schleimhautgewebe ausgeschiedenen Exsudat besteht, da dann durch Schädigung der Ernährungsbedingungen Nekrosen des Konjunktivalgewebes entstehen, die nicht ohne Narbenbildung abheilen können. Im Gegensatz zu den Membranen durch fibrinöse Oberflächenexsudation, die leicht abspülbar oder abziehbar sind, haften die mit Nekrose des Gewebes einhergehenden Membranen sehr viel fester und setzen sich auch aus einem viel gröberen Balkengerüst zusammen, das neben Fibrin die hyalindegenerierten

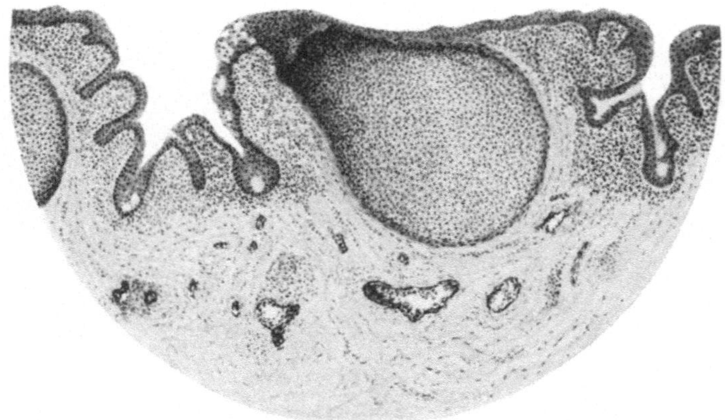

Abb. 34. Trachomfollikel aus der oberen Umschlagsfalte im Durchbruch durch das Epithel. Die Randzone aus Lymphozyten nach der Durchbruchsstelle hin sehr verbreitert. Das benachbarte Bindegewebe hat sich kapselartig um den Follikel angeordnet. Die den Follikel enthaltende Papille ziemlich dicht von Lymphozyten und fixen Bindegewebszellen durchsetzt. Im Epithel Wanderzellen und Schleimzellen.

homogenen Fasern des nekrotisierten Bindegewebes erkennen läßt (vgl. Abb. 33). Auch dieser tiefergreifende Prozeß ist aber nicht eine spezifische Folgeerscheinung der Infektion durch den Diphtheriebazillus, sondern kann bei besonders starker Einwirkung aller oben genannten Schädlichkeiten zustande kommen. (Vergleiche hierüber den Abschnitt über Diphtherie der Konjunktiva.)

Entzündliche Gewebsneubildung. Schon bei Besprechung der in das Konjunktivalgewebe erfolgenden entzündlichen Exsudation sahen wir, daß es sich dabei nicht nur um den Übertritt von flüssigen und zelligen Blutbestandteilen in die Gewebsschichten handelt, sondern daß, wenn auch in sehr wechselndem Grade, wohl stets gleichzeitig eine Vermehrung im Gewebe vorhandener Zellen, also der Zellen des fibrillären Bindegewebes, der Endothel- und Adventitiazellen, sowie der im Gewebe vereinzelt vorhandenen Lymphozyten erfolgt. Schon diese Zellvermehrung kann unter den Begriff der entzündlichen Gewebsneubildung fallen, wenngleich die genannten Zellen frühzeitig mit dem Exsudat zugrunde gehen dürften. Daneben kommt es aber bei vielen schweren und besonders den chronischen Entzündungen der Bindehaut zu wohl charakterisierten umschriebenen Gewebswucherungen, die eine Sonderstellung einnehmen, wenngleich auch von ihnen zuzugeben ist, daß sie im allgemeinen keine bleibende Gewebsvermehrung, sondern im Gegenteil oft nur den Auftakt zu einer narbigen Atrophie der Schleimhaut darstellen; diese entzündliche Gewebsneubildung äußert sich rein makroskopisch in der Entwicklung einer Papillarhypertrophie und der Bildung von Follikeln; daß daneben auch eine sehr erhebliche Wucherung des Epithels zum histologischen Bild vieler chronischer Konjunktivitiden gehört, werden wir im nächsten Abschnitt sehen.

Dem klinischen Bild des Konjunktivalfollikels entspricht eine subepitheliale meist kugelige bis eiförmige Ansammlung von Lymphozyten, die halbkugelig das Epithel über die Oberfläche vorbuckeln kann (vgl. Abb. 34). Die Tatsache, daß solche Follikelbildung eine häufige Begleiterscheinung vieler Entzündungsprozesse der Bindehaut ist, hat seit Jahrzehnten die Frage nicht zur Ruhe kommen lassen, ob diese Follikel als physiologisch in der Anlage bereits vorhandene solitäre, periphere, rudimentäre Lymphknötchen anzusprechen sind oder nicht, eine Frage, die auch VIRCHOW trotz seiner eingehenden histologischen Studien über die normale Anatomie der Bindehaut offen läßt. Wenn auch der feinere histologische Bau dieser sog. Follikel vielleicht nicht für die Bejahung der umstrittenen Frage spricht, so ist andererseits auffallend, daß die verschiedenartigsten Schädigungen, welche entzündliche Reaktion auslösen, die Entwicklung solcher Follikel an stets den gleichen Stellen der Bindehaut zur Folge haben, durchaus nicht etwa in der gesamten Bindehaut, auch wenn die Schädigung diese in allen ihren Abschnitten gleichmäßig betroffen haben dürfte. So kommen z. B. Follikelbildungen in der Conjunctiva bulbi nur bei Trachom und hier unter ganz besonderen Bedingungen zustande, während die Gegend zwischen freiem Tarsusrand und Umschlagsfalte namentlich nach den Lidwinkeln zu mit Vorliebe der Sitz ausgedehnter Follikelbildung wird.

Übrigens kann man nicht sagen, daß die Entwicklung von Lymphknötchen in der Bindehaut kennzeichnend wäre für eine bestimmte Form der Bindehautentzündung — etwa das Trachom — das nach seinem Reichtum an großen grauen, glasigen Follikeln die Bezeichnung der „Granulose" erhalten hat. Im Gegenteil sind erfahrungsgemäß die verschiedensten mechanischen, chemischen und bakteriellen Reize geeignet, das Auftreten von Follikeln in der Bindehaut zu veranlassen. Bekannt ist z. B. der Atropinkatarrh mit seiner massenhaften Aussaat oberflächlicher feinster Follikel, besonders in der unteren Hälfte des Bindehautsackes, die von der Einträufelung ja in erster Linie betroffen wird. Bekannt ist ferner die dichte Eruption kleiner heller Follikel bei der gutartigen Conjunctivitis follicularis, die dem Trachom nicht gleichwertig ist. Auch bei chronischer Blennorrhöe tritt neben Hypertrophie des Papillarkörpers nicht selten Follikelbildung auf und eine ganze Anzahl chronischer und akuter Konjunktivitiden zum Teil unerklärter Ätiologie zeigen als Nebenbefund Follikelbildung. Ja es muß zugegeben werden, daß wir nicht so selten Follikel in einer Bindehaut sehen, die keinerlei entzündliche Erscheinungen aufweist. Es trifft dies z. B. zu auf die oft großen Follikel, die wir besonders in der unteren Umschlagsfalte gelegentlich bei skrophulösen Kindern mit und ohne gleichzeitige Schwellung der Lymphdrüsen des Halses sehen, ferner auf die feinen Follikel, die bei vorausgegangener Conjunctivitis simplex offenbar lange Zeit sich halten können, ohne Beschwerden zu machen. Andererseits sieht man nicht selten ein auffallend rasches Auftauchen und Verschwinden solcher kleiner Follikel während einer floriden Konjunktivitis.

So wenig differential-diagnostische Bedeutung somit dem Auftreten von Knötchen bei entzündlichen Prozessen der Bindehaut zukommt, so erscheint es doch nicht ausgeschlossen, daß die nähere Kenntnis des Follikelinhaltes uns in dieser Hinsicht fördern kann, jedoch sind unsere Kenntnisse auf diesem Gebiet trotz vieler fleißiger Zellstudien noch sehr lückenhaft und beschränken sich im wesentlichen auf den Aufbau des oft und eingehend untersuchten Trachomfollikels (s. S. 102 und Abb. 66 u. 67). Während die Mehrzahl der Follikel offenbar durch Resorption spurlos zurückgebildet wird, soll der Zerfall der Trachomfollikel Anlaß zu der die Spätstadien der Krankheit kennzeichnenden Narbenbildung mit all ihren weiteren Folgen geben.

Ähnlich wie die Follikelbildung ist auch die Hypertrophie des Papillarkörpers nicht eine spezifische Begleiterscheinung einer bestimmten Bindehauterkrankung etwa des Trachoms, sondern begleitet die verschiedensten akuten und chronischen Entzündungsprozesse der Konjunktiva. Schon die flüssige und zellige Exsudation in die Schleimhaut wird naturgemäß dort ein größeres

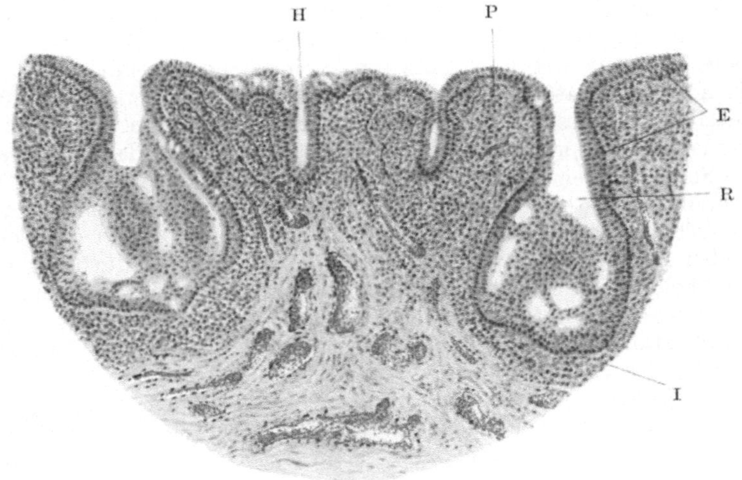

Abb. 35. Entzündliche Hypertrophie des Papillarkörpers (Trachom). Schnitt aus der Conj. palp. sup. zwischen freiem Tarsusrand und Fornix. Eines der Virchowschen „Plateaux" mit den beiden benachbarten Rinnen (R). Alles überkleidet von einem im wesentlichen zweischichtigen Epithel (E), dessen obere Lage hochzylindrisch ist, während die basalen Zellen mehr kubische Form haben; stellenweise Schleimzellen. Die Epithelmassen in den Rinnen sind Flachschnittbilder benachbarter Rinnenwandungen. Das „Plateaux" umfaßt 3 Papillen (P), die aber nicht mehr streng als Propriapapillen bezeichnet werden können, da die sie trennenden Epitheleinsenkungen Hohlräume (H) zeigen. Im Epithel keine Teilungsfiguren. Das adenoide Bindegewebe sehr hyperämisch, in den Gefäßen zum Teil reichlich Leukozyten; bis zum Epithel reichend dichte Infiltration mit Lymphozyten, aber auch Vermehrung der fixen Bindegewebszellen. Die gleiche Infiltration (I) auch am Boden der Rinnen.

Ausmaß annehmen, wo eine reichlichere Substantia propria vorhanden ist und somit die papillenreiche Gegend der oberen Conjunctiva tarsi bis zur Umschlagsfalte stärker hervortreten lassen. Damit erhält diese Gegend ein wulstiges zerklüftetes Aussehen, während in der Conjunctiva tarsi eine samtartige Rauhigkeit der Oberfläche überwiegt. Im weiteren Verfolg vieler chronischer Konjunktivitiden — des Trachoms, der chronischen Ekzematosa, der Blennorrhöe — tritt an die Stelle rein exsudativer Zellvermehrung eine solide Wucherung des Bindegewebes in den Papillen und am Boden des Rinnensystems, so daß schließlich zottige, hahnenkammartige, zerklüftete Schleimhautwucherungen entstehen können (vgl. Abb. 35). Unter dem Einfluß chronischer Entzündungsreize sieht man auch nicht selten die Entwicklung von Propriapapillen an Stellen, die solche unter gewöhnlichen Verhältnissen nicht aufweisen. Es ist nicht zu entscheiden, ob dabei Wucherungen des Epithels oder entgegengerichtete Wucherung des Bindegewebes die primäre Rolle spielt.

Der in der nebenstehenden Abbildung (Abb. 36) wiedergegebene Fall zeigt ein Stück der Conjunctiva bulbi in etwa 10 mm Entfernung vom Limbus, der eine ziemlich genaue Lokalisation erlaubt, da hier die Exenteratio orbitae ausgeführt und also der Augapfel samt Bindehautsack gewonnen war. Die neugebildeten Propriapapillen zeigen ziemlich regelmäßige Anordnung, die Epitheleinsenkungen sind gleichmäßig tief, das senkrechte Aufsteigen der kleinen Gefäße in die Papillen erinnert vollkommen an den Befund normaler Propriapapillen, und man könnte sich gut vorstellen, daß in solchen Fällen im Bereich dieser neugebildeten Papillen auch eine Follikelbildung in der Conjunctiva bulbi nach dem histologischen Bild nicht überraschen würde.

Eine besondere Stellung nimmt die Bildung echter Papillen auf der Conjunctiva tarsi beim Frühjahrskatarrh ein, die oft von ähnlichen Wucherungen im Bereich der mit Propriapapillen versehenen Konjunktiva des Limbus begleitet ist (vgl, S. 71 ff.).

Epithelveränderungen. Eine auf das Epithel der Konjunktiva beschränkte Entzündung der Schleimhaut ist nach der heutigen Begriffsbestimmung der

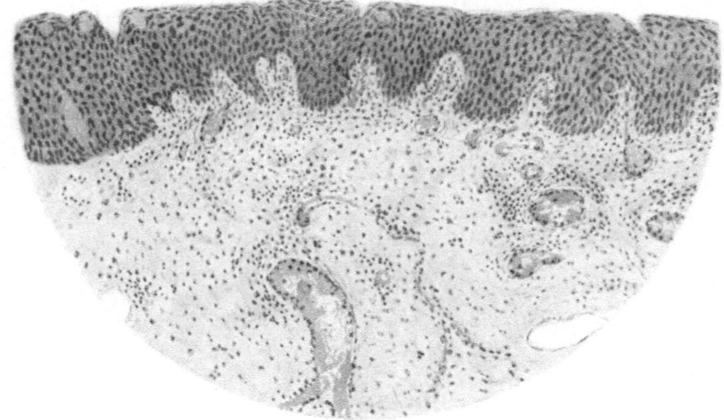

Abb. 36. Entzündlich veränderte Konjunktiva aus der Peripherie der Augapfelbindehaut. Im lockeren, ödematös geschwollenen Bindegewebe überfüllte Gefäße mit randständigen Leukozyten; sehr deutlich injiziert die subepithelialen Kapillaren. Perivaskuläre Zellmäntel, überwiegend aus Lymphozyten bestehend. Das Epithel stark verdickt; durch die Entwicklung von Propriapapillen, die dieser Gegend nicht zukommen, entsteht ein epidermisartiger Charakter, der seine Erklärung vielleicht darin findet, daß infolge retrobulbärer chronischer (tbk) Entzündung ein mäßiger Grad von Exophthalmus bestand.

Entzündung nicht denkbar, wohl aber ist das Epithel in allen Fällen konjunktivaler Entzündung passiv oder aktiv beteiligt, passiv schon meist primär, insofern ein sehr großer Teil der Entzündung verursachenden Schädlichkeiten ektogener Natur ist und also eine Schädigung des Epithels voraussetzt. So werden die ektogenen infektiösen Entzündungen der Bindehaut nur nach Invasion des Epithels durch die Erreger oder Läsion des Epithels möglich sein; wir sehen ja z. B. bei der Gonorrhöe die Erreger in die Epithelzellen eindringen. Manche Prozesse, wie z. B. das Trachom und die Einschlußblennorrhöe, faßt ein Teil der Autoren geradezu als Epitheliosen auf, die erst sekundär die Substantia propria in Mitleidenschaft ziehen. Wie bei diesen Prozessen eine Degeneration und Zerfall des Epithels Voraussetzung ist, so trifft das natürlich erst recht zu für die durch Ätzung, Verbrennung usw. entstehenden Konjunktivitiden, und die ausgedehnten Zerstörungen der Epitheldecke in solchen Fällen von chemischen Reizen hat ja auch einen wesentlichen Einfluß auf den Charakter des klinischen Bildes, insofern z. B. erst durch den Verlust des Deckepithels, die fibrinöse Gerinnung des Oberflächenexsudats unter Membranbildung zustande zu kommen scheint. So ist also in einem großen Teil der Fälle von

Konjunktivitis das Epithel primär geschädigt und beeinflußt sogar durch sein Defektwerden oder auch durch seine toxischen Zerfallsprodukte den weiteren Ablauf des Entzündungsprozesses. Umgekehrt können seine regressiven Veränderungen auch sekundärer Art sein, insofern die pralle Exsudation ins Gewebe zur Ausschwitzung von Flüssigkeit und Zellen durch das Epithel an die Oberfläche der Schleimhaut führt. So kommt es, daß über entzündlich ödematöser Bindehaut auch die Epithelzellen oft gequollen und von Vakuolen durchsetzt gefunden werden, andererseits aber auch der Zellverband der Epithelien durch die austretende Flüssigkeit gelockert wird (vgl. Abb. 37). Dabei können sich unter den oberflächlichen Epithelschichten blasige Abhebungen durch die zur

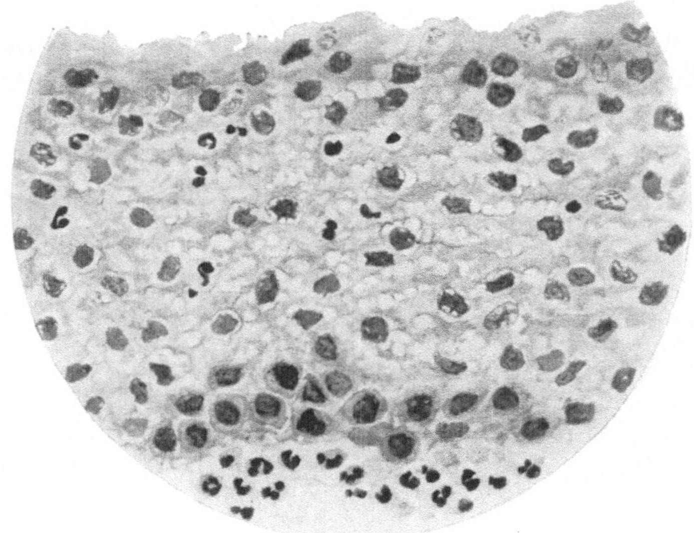

Abb. 37. Ödem des Epithels bei hochgradiger Chemose der Bindehaut. Ausschnitt aus der peripheren Conjunctiva bulbi. Das Epithel durch ödematöse Auflockerung außerordentlich verbreitert. Nur die unteren Lagen noch ziemlich regelmäßig gelagert, aber die Zellen auch hier durch Flüssigkeit voneinander getrennt. Die oberen Schichten des Epithels stark gelockert, die Zellen von Vakuolen durchsetzt, die Kerne zeigen verschiedene Stadien der Degeneration. Die oberste Zellschicht meist ohne erkennbaren Kern, aufgetrieben, in Abstoßung begriffen. Im Epithel einige Wanderzellen.

Oberfläche strebende Flüssigkeit bilden, es kann aber auch der Zellverband gesprengt und die Epithelzellen in großen Zusammenhängen abgestoßen werden.

Da gleichzeitig mit der Flüssigkeit auch Exsudatzellen in den Bindehautsack austreten, so finden sich zwischen den Epithelzellen je nach deren gegenseitiger Lagerung, sowie je nach stärkerer oder geringerer Lockerung durch Ödem, in rundlicher oder bizarrgestreckter und gewundener Form Leukozyten und Lymphozyten (Abb. 38). Die passive Gestaltveränderung, welche die austretenden Zellen erleiden, oder die aktive, die sie annehmen, macht es oft unmöglich mit Sicherheit zu sagen, welcher Art Zellen im einzelnen vorliegen. In vielen vitalgefärbten Präparaten mit experimenteller Entzündung beim Tier sah ich die sog. Histiozyten (mit Trypanblaukörnelung) niemals intraepithelial; durchtretende Plasmazellen mit Sicherheit zu erkennen, war auch nur selten möglich. Bei sehr massenhaftem Zelldurchtritt durch das Epithel kann es vorkommen, daß sich Nester von Leukozyten im Epithel bilden, die das Epithel vor sich kugelig hochheben und als Pusteln erscheinen.

Mit all diesen Vorgängen sind selbstverständlich Schädigungen der Epithelzellen verbunden, die sich im rascheren Verfall der Zellen äußern durch

Kernschrumpfung, Zerfall und Unfärbbarkeit des Kernes, Vakuolisierung des Protoplasmas und reichliche Abstoßung einzelner Zellen und ganzer Zellverbände, wie sie schon in dem reichlichen Auftreten degenerierter Epithelzellen im Oberflächenexsudat zum Ausdruck kommt (Abb. 40). Sehr schön sieht man die Durchbrechung des Oberflächenepithels beim Trachom dicht über den

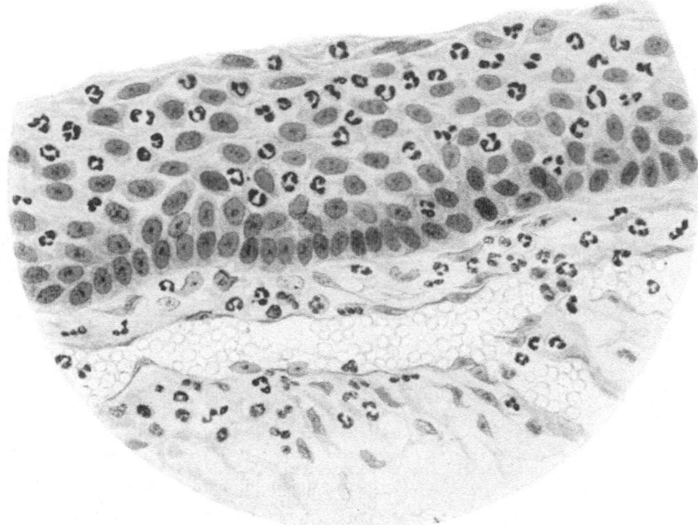

Abb. 38. Leichte eitrige Entzündung der Conjunctiva bulbi; nahe dem Limbus. In der Nachbarschaft der stark erweiterten Kapillare polymorphkernige Leukozyten. Diese sind reichlich in das Epithel eingedrungen. Dessen Lagerung ist durch Ödem gelockert, so daß die Leukozyten ihre rundliche Zellform durchweg beibehalten haben. Die Epithelzellen zeigen keine nennenswerten Zerfallserscheinungen.

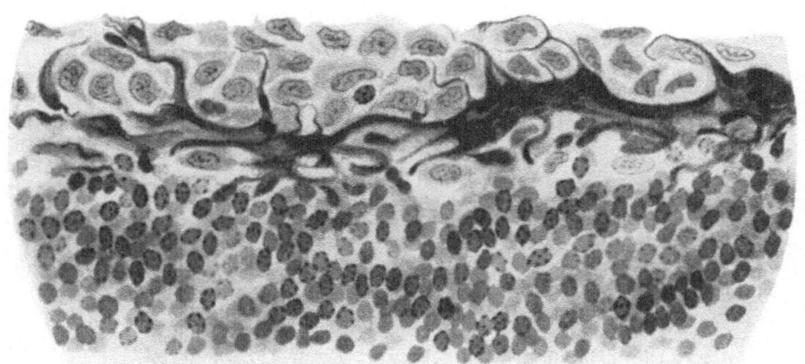

Abb. 39. Schwere eitrige Entzündung der Conjunctiva bulbi durch Pyozyaneus (experimentell beim Kaninchen). Öl-Imm. Massenhafte „Rundzellen"infiltration hauptsächlich aus Plasmazellen zusammengesetzt, die sich zwischen die aufgelockerte basale Epithelzellschicht vordrängen. Ein dichter Komplex schwer entwirrbarer Wanderzellmassen durchzieht mit vielen Fortsätzen und vielfach eingelagerten Kernen das aufgelockerte, in Degeneration begriffene Epithel, das an benachbarten Stellen vielfach ganz abgestoßen war.

subepithelial gelegenen Follikeln, wenn diese sich gegen das Epithel vorbuckeln und sich nach außen entleeren (vgl. Abb. 34).

Besonders rasch und vollständig ist die sekundäre Form der Zerstörung des Epithels in den Fällen schwerer Nekrose der Substantia propria durch Bakterien oder durch fibrinöse Gerinnung des Exsudats im Gewebe. In solchen Fällen findet man oft nur eine einzige verkümmerte Deckzellenlage, oder es sind große Flächen der Schleimhaut vollständig vom Epithel entblößt, nachdem es infolge der Ernährungsstörung abgestorben ist (Abb. 41). Bei den mehr chronisch wirkenden Ernährungsstörungen, wie sie in den Spätstadien tiefgreifender konjunktivaler Entzündungsprozesse, besonders im Narbenstadium des Trachoms

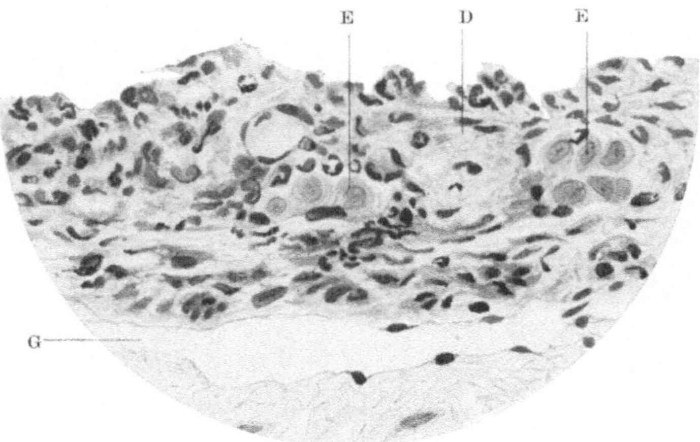

Abb. 40. Schwere eitrige Konjunktivitis (nach experimenteller Injektion von Diphtherietoxin in die Kaninchenkornea). Im Bereich des Epithels nur noch einzelne Gruppen erhaltener Epithelzellen (E); dazwischen Zelldetritus (D) und — hauptsächlich polymorphkernige — Wanderzellen. Subepithelial ebenfalls Leukozyten. G Blutgefäß, auf große Strecken frei von Endothel.

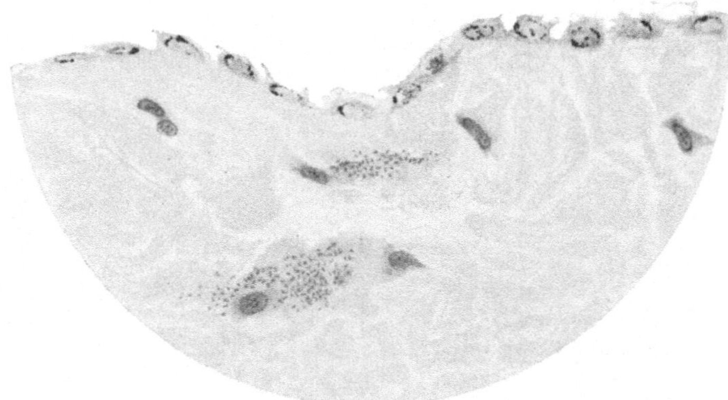

Abb. 41. Nekrose der Conjunctiva bulbi bei schwerer Pneumokokkeninfektion (artefiziell beim Kaninchen). Die Conjunctiva bulbi äußerst chemotisch; in ihr nur noch vereinzelte Zellen des Bindegewebes. [Das Fehlen von Leukozyten erklärt sich aus vorausgeschickter Thoriumbehandlung des Tieres.] Gruppen von Pneumokokken (Pnk). Das Epithel bis auf eine Zellage abgestoßen; auch diese nicht zusammenhängend, die einzelnen Zellen im Zerfall, verkümmerte Kerne mit Chromatinzerfall.

auftreten und unter dem Namen der Xerose der Bindehaut bekannt sind, treten fettige Degeneration und Verhornung der Epithelzellen in den Vordergrund, die auch mit starker Epithelabstoßung in die Bindehaut verbunden sind (vgl. hierüber Kap. V und Abb. 87). Im einzelnen ist die Deutung der Bilder degenerierter Epithelzellen noch eine sehr unsichere, wie sich besonders zeigte bei Gelegenheit der Untersuchungen über die Epitheleinschlüsse, die bei Trachom und anderen Bindehauterkrankungen vorkommen. Vor allem bleibt für alle

Abstrichpräparate von Konjunktivalepithelien die Frage offen, wie weit die gefundenen Zellbilder und besonders die Veränderungen im Kern auf die histologische Technik zurückzuführen sind, wieweit sie ursprünglich sind. Recht bezeichnend sind in dieser Hinsicht die Abbildungen von Szilys. Auf Einzelheiten einzugehen kann natürlich in diesem Rahmen nicht die Aufgabe sein.

Zu den am besten bekannten Veränderungen des Epithels im Lauf einer Konjunktivitis gehört die Verschleimung der Zellen. Das Vorkommen von Schleim- oder Becherzellen in der gesunden Bindehaut wurde im einleitenden Kapitel besprochen, und es wurde dabei auch darauf hingewiesen, daß es in den einzelnen Abschnitten der Bindehaut ein sehr verschieden reichliches ist. Im Epithel der entzündeten Bindehaut kommt es nun besonders bei chronischen Prozessen zu einer erheblichen Vermehrung der Schleimzellen, so daß besonders in der Conjunctiva mobilis und vor allem in derjenigen des Unterlides die Epitheldecke dicht durchsetzt sein kann von einzelnen Schleimzellen und von ganzen Schleimzellnestern (vgl. Abb. 42). Dabei ist jedoch zu betonen, daß es auch in der entzündeten Konjunktiva nie die unterste Epithellage zu sein scheint, welche

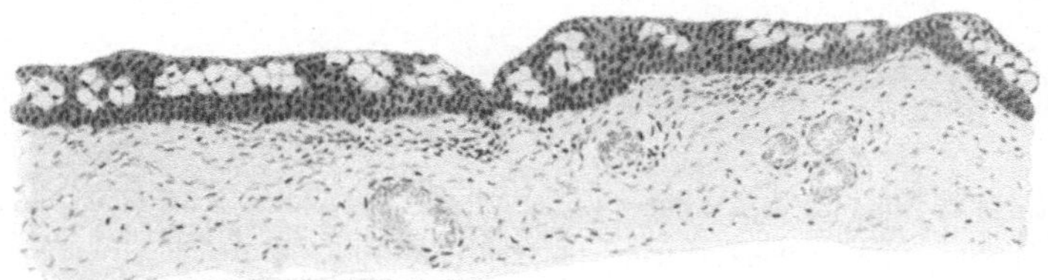

Abb. 42. Vermehrung der Schleimzellen bei Conjunctivitis chron. simpl. Die Schleimzellen liegen teils ganz oberflächlich, teils in den tieferen Schichten, nie jedoch in der Basalzellschicht. Mäßige Lymphozyteninfiltration subepithelial in der Nachbarschaft kleiner Gefäße.

Schleimzellen hervorbringt, und daß überhaupt sowohl im Verhalten der einzelnen Zellen als ihrer Komplexe ein qualitativer Unterschied gegenüber dem physiologischen Zustand nicht erkennbar wird. Wir wissen nicht mit Sicherheit, ob die in Schleimzellen umgewandelten Epithelzellen nur ihren Inhalt in das Oberflächenexsudat entleeren oder ganz ausgestoßen werden, wissen also auch nicht, ob eine Schleimzelle nach Ausstoßung des Inhalts ihre Lebensfähigkeit und die Funktion der Schleimproduktion weiter behält. Daß wir im Sekret gelegentlich ganze Schleimzellen sehen, kann die Frage natürlich nicht entscheiden, die überwiegende Masse des im Sekret vorhandenen Schleims liegt sicher extrazellulär. Solange diese Frage ungeklärt ist, läßt sich also auch nicht sagen, ob die Zahl der schleimbildenden Zellen in der entzündeten Konjunktiva wirklich gegenüber der Norm vermehrt ist, oder ob nicht nur zu einer gegebenen Zeit ein größerer Teil der vorhandenen Schleimzellen sich in erkennbarer Tätigkeit befindet als unter physiologischen Verhältnissen.

Neben den genannten teils regressiven, teils funktionellen Veränderungen im Epithel zeigt dieses aber bei einem sehr großen Teil der entzündlichen Prozesse auch ausgesprochene Wucherungserscheinungen. Ob echte Zellenvermehrung der Epithelien vorliegt, könnte vielleicht im Bereich der Papillarkörperhypertrophie also in der Nähe des freien Tarsalrandes noch zweifelhaft sein, weil hier die Vergrößerung der Wülste und der Bindegewebspapillen eine Dehnung der Epitheldecke bedingt und Epithelwucherung vortäuschen könnte. Man kommt aber besonders bei chronischen Prozessen zu der Überzeugung, daß hier auch eine ganz erhebliche aktive Proliferation des Epithels mitwirkt, wodurch es zunächst zur Bildung solider Epithelsprossen kommt, die hier

auf der Höhe der Wülste neue Propriapapillen abtrennen und in der Tiefe der
Rinnen neue Sprossen bilden, die allmählich ein verzweigtes und schwer entwirr-
bares System epithelisierter Kanäle entstehen läßt, wie es normalerweise nicht
vorhanden ist. Diese Kanäle, die früher geradezu als „Trachomdrüsen" angesprochen worden sind, zeigen meist die gleiche zweischichtige Epithelauskleidung, wie sie der Konjunktiva dieses Abschnittes zukommt, und enthalten
reichlich Becherzellen; auch Mitosen sieht man hier gelegentlich als Zeichen
der raschen Zellvermehrung. Wenn solche kanalisierten Epithelsprossen, die

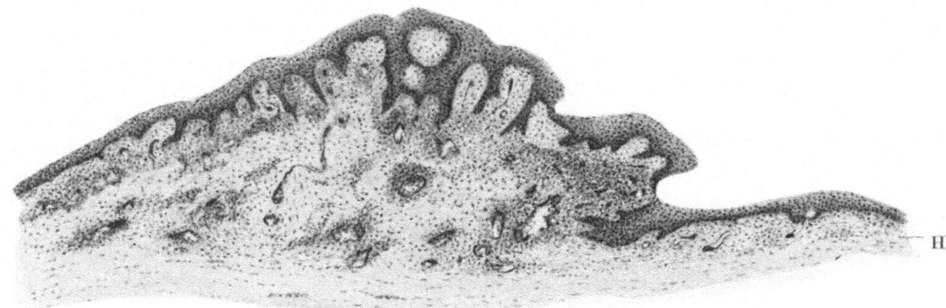

Abb. 43. Subakute Entzündung der Conjunctiva bulbi (bei Orbitalphlegmone). Hochgradige Wucherung des Epithels am Limbus und starke Entwicklung der hier normalerweise nur angedeuteten
Propriapapillen. Perivaskuläre Rundzelleninfiltrate. H Hornhautrand.

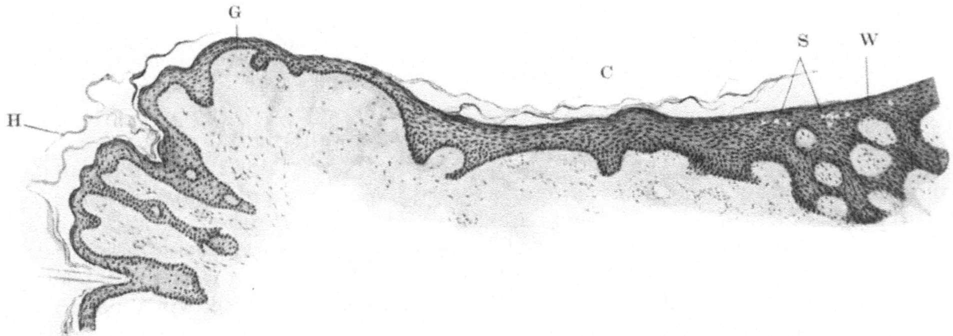

Abb. 44. Die Abbildung zeigt das Verhalten des Epithels in einer Conjunctiva palpebrae infer., die
durch traumatischen Narbenzug ektropioniert war. Die Umbiegungsstelle zeigt die Grenze (G)
zwischen der Haut des Unterlides (H) und der ektropionierten Konjunktiva. Diese (C) weist ein
ausgesprochenes Plattenepithel auf, das außerdem stellenweise erheblich verdickt und netzartig
in die Tiefe gewuchert (W) ist, jedoch vereinzelt noch Schleimzellen (S) erkennen läßt.

seitlich vom Boden der Stiedaschen Rinnen abzweigen, durch vermehrte
Schleimsekretion und Zellabstoßung sich verstopfen, kommt es leicht zur Bildung
von Retentionszysten und zur Eindickung von Konkrementen.

Eine unregelmäßigere Wucherung des Oberflächenepithels der Lidbindehaut
die zu netzartig miteinander zusammenhängenden soliden Epithelsträngen
führte, sah ich mehrfach bei der Einschlußkonjunktivitis bei der diese Epithelveränderungen sehr in den Vordergrund treten. Nie überschreiten aber die
Epithelwucherungen das Gebiet des lockeren Bindegewebes, nie nehmen sie
einen malignen Charakter an, wenn auch die Zellform in den soliden verzweigten
Sprossen unter Umständen sehr unregelmäßig werden kann.

Auch in der Conjunctiva bulbi begegnet man der Epithelwucherung bei entzündlichen Prozessen, und zwar besonders in der Conjunctiva limbi, wo ja an sich schon eine gewisse Unregelmäßigkeit des Epithels durch das Vorhandensein einer Art von Propriapapillen erzeugt wird. Hier sieht man bei den schweren Entzündungen verschiedenster Ätiologie vom Epithel her Zapfen in die Substantia propria dringen, die auch untereinander Verschmelzungen eingehen können, aber im allgemeinen auf das nächste perikorneale Gebiet beschränkt bleiben (Abb. 43). Immerhin sah ich auch in Teilen der Conjunctiva bulbi, die vom Limbus weit entfernt lagen, bei chronischer Konjunktivitis eine Vermehrung der Zellagen mit Bildung von zapfenartigen Vorsprüngen in die Substantia propria, so daß papillenartige Bilder entstanden, wo sie normalerweise nicht vorkommen. Von diesem Befund, der schon auf S. 42 erwähnt wurde, gibt die Abb. 36 eine Anschauung. Ganz allgemein gilt, daß solche Epithelwucherungen und Veränderungen des Epithels im Sinne einer Epidermisierung der Bindehaut,

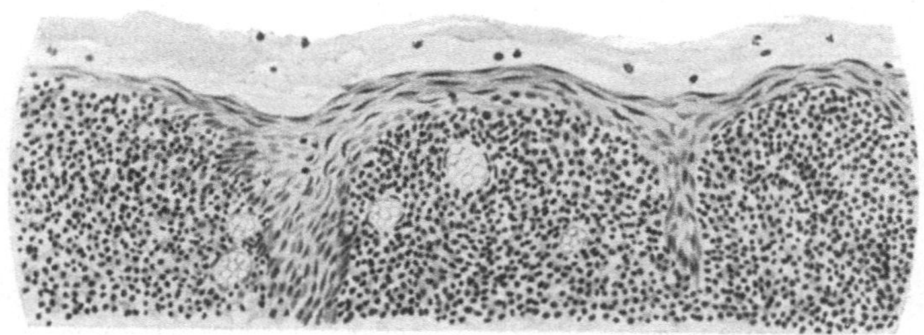

Abb. 45. Chronische Entzündung der Conj. palpebrae (Gegend des freien Tarsusrandes) mit vollständiger Umwandlung des Epithelcharakters. An Stelle eines zweischichtigen Zylinderepithels hat sich ein mehrschichtiges ausgesprochenes Plattenepithel gebildet. (Diesem ist ein zartes, leukozytenarmes Exsudathäutchen aufgelagert.) Auch die Epitheleinsenkungen sind solide und aus dicht gelagerten Plattenepithelien aufgebaut.

besonders dort sich entwickeln, wo die Konjunktiva wie beim Ektropium der Luft und anderen äußeren Reizen ausgesetzt ist. Abb. 44 zeigt einen Ausschnitt aus dem Unterlid bei Narbenektropium, und zwar entspricht der untere Abschnitt der Lidhaut, der obere der ektropionierten Conjunctiva palpebrae. Man sieht, wie hier an Stelle des normalen Zylinderepithels der Lidbindehaut ein vielschichtiges Plattenepithel getreten ist, das vielfach zapfenartig in das lockere Bindegewebe vordringt und ein in sich anastomosierendes Netzwerk solider Epithelstränge bildet. Dies einem chronischen Entzündungsreiz ausgesetzte Epithel der Lidbindehaut ist sogar schichtenreicher als das Epithel des benachbarten Hautabschnittes und nur ganz vereinzelte Schleimzellen erinnern noch an seinen ursprünglichen Schleimhautcharakter.

Um einen solchen vollkommenen Umschlag des Epithelcharakters herbeizuführen, genügen übrigens schon die chronischen mechanischen Schädigungen, denen die hypertrophische Conjunctiva palpebrae bei Trachom ausgesetzt ist; man findet hier, wie Abb. 45 zeigt, sowohl auf der Oberfläche der außerordentlich vergrößerten und mehr oder weniger plattgedrückten Papillen als auch sogar in der Wand der Rinnen manchmal ausgesprochenes mehrschichtiges Plattenepithel, anstatt des hier normalerweise vorhandenen zweischichtigen Zylinderepithels.

b) Entzündliche Veränderungen. Spezielles.

Im vorausgehenden Abschnitt habe ich in kurzen Zügen eine Schilderung derjenigen Veränderungen der einzelnen Gewebe der Bindehaut und ihres

Sekretes gegeben, die in ihrer Gesamtheit die entzündliche Reaktion der Schleimhaut darstellen, wie sie in wechselnder Stärke, Ausdehnung und Verquickung der Symptome auf die verschiedensten Schädlichkeiten hin in die Erscheinung treten kann. Längst wissen wir, daß das klinische und histologische Bild einer Konjunktivitis nicht unbedingt kennzeichnend ist für eine bestimmte Ätiologie im Einzelfall. Bakterielle und nichtbakterielle Schädigungen können zu ganz den gleichen Veränderungen führen: Follikelbildung in der Bindehaut erfolgt nicht nur beim Trachom und anderen zweifellos infektiösen Prozessen, sondern z. B. in ganz ähnlicher Weise beim Atropin- und Eserinkatarrh, sowie bei rein mechanischen Schädigungen. Hypertrophie des Papillarkörpers begegnet uns besonders beim Trachom, aber in ähnlich mächtiger Weise bei dem offenbar nicht durch ein lebendes Virus erzeugten Frühjahrskatarrh. Eitrige Konjunktivitis kann durch einen Kupfersplitter ebenso hervorgerufen werden, wie durch Infektion mit den sog. Eiterbakterien. Eine Conjunctivitis membranacea und eine Conjunctivitis diphtheritica können einer schweren chemischen oder toxischen Schädigung der Schleimhaut etwa durch Jequirityinfus ebenso gut ihre Entstehung verdanken, wie einer Infektion mit Diphtheriebazillen, Streptokokken oder anderen virulenten Keimen. Welches klinische und pathologisch-anatomische Bild der Entzündung im Einzelfall entsteht, ist also weniger von der spezifischen Ätiologie des Prozesses abhängig als von der Schwere, der Ausdehnung und der Lokalisation der Gewebsschädigung, die im gegebenen Fall ausgelöst wurde.

Es könnte demnach überflüssig und aussichtlos erscheinen, eine Übersicht der histologischen Bilder der Konjunktivitis geben zu wollen unter Zugrundelegung der Ursache, und doch muß dies angestrebt werden. Denn so weitgehend zwei durch ganz verschiedene Ursachen ausgelöste Fälle von Konjunktivitis einander in einem gegebenen Augenblick im klinischen und histologischen Bild gleichen können, so sicher kann man sagen, daß eine weitgehende Verschiedenheit der Prozesse auch in histologischer Hinsicht nachweisbar wäre, wenn wir die beiden Parallelfälle fortlaufend in verschiedenen Stadien ihres Ablaufes histologisch festhalten und einander gegenüber stellen könnten. Es kann für den pathologisch-histologischen Ablauf nicht dasselbe sein, ob eine Conjunctivitis diphtheritica entstanden ist durch eine chemische Ätzwirkung mit begrenzter Einwirkung der Schädlichkeit oder durch ein Jequiritypräparat mit Diffusion einer gegebenen Menge Toxines in die Nachbarschaft oder endlich durch lebende Diphtheriebazillen, die in die Umgebung weiter wuchern und immer von neuem Toxine in die Umgebung abgeben und damit neue Nekrosen bedingen. So wie diese drei Fälle bei geschickter Auswahl der Stadien ganz gleiche Entzündungsbilder liefern können und doch bei histologischer Verfolgung ihres ganzen Ablaufes grundverschieden wären, so dürfen wir annehmen, daß die meisten Vorgänge im einen oder anderen Stadium die eine oder andere charakteristische Eigenart ihres histologischen Bildes bieten, und diese Eigenarten des Entzündungsablaufes je nach der Ursache aufzudecken, ist die Aufgabe der pathologischen Histologie, durch die sie uns erst einen histologischen Einblick in die pathologischen Vorgänge des einzelnen Entzündungsfalles oder auch die diagnostischen Merkmale zu seiner ursächlichen Klärung zugänglich machen wird.

Wie außerordentlich lückenhaft unsere Kenntnisse in dieser Hinsicht noch sind, wird die folgende Zusammenstellung offenbaren: es liegt das im wesentlichen daran, daß die Mehrzahl der Konjunktivitiden uns nur selten einen Anlaß gibt, Exzisionen aus der erkrankten Bindehaut vorzunehmen, und daß da, wo dieser Fall eintritt, meist eine längere örtliche Behandlung vorausgegangen ist, die natürlich ebenfalls auf das histologische Bild ganz wesentlichen Einfluß haben muß. Wollen wir über die feineren pathologischen Prozesse, die sich im Laufe der Konjunktivitiden verschiedener Herkunft abspielen, ein Urteil gewinnen, also über die Verschiedenheit der primären degenerativen Vorgänge an den Zellen, über die Beteiligung verschiedener Zellarten an der Exsudation ins Gewebe in verschiedenen Stadien, über die Umbildung einer Zellart in die andere und so fort, so werden wir für die Mehrzahl der Konjunktivitisformen uns experimentelles Beobachtungsmaterial aus verschiedenen Zeiten des Entzündungsablaufes verschaffen müssen, das bisher noch fast ganz fehlt.

Die entzündlichen Erkrankungen der Konjunktiva ordnen sich ihrer Ursache nach von selbst in zwei große Gruppen: in die bakteriellen und die abakterielle nach Erkrankungen mit Entzündungserscheinungen, wobei unter bakteriellen alle durch pathogene Mikroorganismen hervorgerufenen verstanden sein sollen, auch soweit die Erreger uns noch unbekannt sind. Dabei ist zu berücksichtigen, daß bei vielen Bindehauterkrankungen Mikroorganismen im Bindehautsack nachweisbar sind, die als rein zufällige Begleiterscheinung anzusehen sind; ferner daß bei vielen nicht durch Mikroorganismen hervorgerufenen Erkrankungen nachträglich Bakterien in großer Menge auftreten können, sei es, daß das Bindehautsekret einen besonders guten Boden für schmarotzende aber nicht pathogene Bakterien abgibt, wie wir das z. B. von den Xerosebazillen wissen, sei es, daß eine abakterielle Gewebsschädigung einer virulenten Bakterienart die Möglichkeit der Ansiedlung bietet, und nun auf die abakterielle eine bakterielle Konjunktivitis aufgepfropft wird. Es kann dies sogar bei solchen abakteriellen Prozessen noch nachträglich eintreten, deren Entstehungsart es mit sich bringt, daß die gleiche Schädigung, welche primär die Konjunktivitis hervorruft, auch die im Bindehautsack vorhandenen Bakterien zunächst mehr oder weniger vollständig vernichtet, wie es etwa bei einer Verbrennung der Konjunktiva durch flüssiges Eisen zu beobachten ist. Auch in solchen Fällen kann natürlich sekundär das Bild durch eine hinzukommende Infektion mit Staphylokokken oder Pneumokokken — etwa vom Tränensack aus — abgeändert werden.

1. Entzündungen ohne Mitwirkung von Mikroorganismen.

Streng genommen werden nach dem Gesagten rein abakterielle Entzündungen der Konjunktiva in Wirklichkeit selten sein; in der überwiegenden Mehrzahl der Fälle müssen wir mit der Wahrscheinlichkeit rechnen, daß sich auf dem entzündeten Schleimhautboden sekundär virulente oder wenigstens mehr oder weniger avirulente Mikroorganismen ansiedeln und nicht nur das klinische, sondern auch das histologische Bild beeinflussen; das ist bei der freien Lage der Schleimhaut, die ektogenen Infektionen in hohem Maße ausgesetzt ist, selbstverständlich und kommt auch in der klinischen Beobachtung zum Ausdruck, daß bakterielle Konjunktivitiden in denjenigen Berufen weitaus am häufigsten auftreten, deren Augen besonders oft mechanischen, thermischen oder chemischen Entzündungsreizen ausgesetzt sind.

Die zur abakteriellen Bindehautentzündung führenden Schädigungen lassen sich einteilen in mechanische, thermische, chemische und toxische, photische und elektrische.

a) **Mechanische Schädigungen.** Mechanischen Schädigungen ist keine Schleimhaut so ununterbrochen ausgesetzt wie die Bindehaut des Auges. Schon die dauernde Berührung mit der Luft bedingt, daß sie durch ihre mehr oder weniger starke Bewegtheit, durch Kälte- und Wärmewechsel, durch ihren verschiedenen Feuchtigkeitsgehalt, vor allem aber durch ihre Verunreinigung mit Staubteilchen verschiedenster Herkunft fortwährend Reize auf die Schleimhaut ausübt. Wie sehr diese an sich geringfügigen Schädigungen, die im Einzelfalle nur vorübergehende Hyperämien der Bindehaut auslösen werden, doch bei ihrer stärkeren Häufung geeignet sind, echte Entzündungen hervorzurufen, das sehen wir dann, wenn sie durch die besonderen Bedingungen eines Berufes in verstärktem Maße einwirken; so erklären sich die meist gar nicht mehr zur vollen Rückbildung gelangenden chronischen Bindehautentzündungen der Leute, die in der Landwirtschaft ständig Wind und Wetter ausgesetzt sind oder in der staubigen Luft einer Mühle, eines Stalles, einer Tabakfabrik usw. zu arbeiten haben. In solchen Fällen finden sich, ohne daß sich die Betroffenen überhaupt als augenkrank empfinden, Entzündungszustände der Konjunktiva mit dauernd erweiterten Gefäßen, chronischer Hyperplasie des Papillarkörpers mit Vermehrung der Plasmazellen und oft zahlreichen Lymphozytenanhäufungen in Knötchenform. Solche wiederholte mechanische Reizungen mit ihren entzündlichen Folgeerscheinungen erklären es, warum das klinische und histologische Bild einer „gesunden" Konjunktiva im Rahmen des Physiologischen so erhebliche Verschiedenheiten aufweisen kann, daß die Angaben der Histologen über den normalen Aufbau der Bindehaut eigentlich in keinem Punkte ganz eindeutig übereinstimmend sind. Sehr deutlich wird die Einwirkung dieser mechanischen Schädigungen besonders auch dann, wenn die Konjunktiva durch verminderten Lidschlag („Lagophthalmus"), durch Vorstehen des Augapfels (bei Myopie, Basedow usw.) oder gar durch Auswärtskehrung der Lidbindehaut etwa beim Narbenektropium des Unterlides besonders schutzlos diesen Schädigungen ausgesetzt ist. Abb. 44 auf S. 48 zeigt ja bis zu welchem Grade die ungeschützte ektropionierte Konjunktiva einen epidermisartigen Charakter durch Entwicklung eines vielschichtigen zapfenartig in die Tiefe wuchernden Plattenepithels annehmen kann. Auch ganz erhebliche Hyperplasie des Papillarkörpers mit samtartiger oder zerklüfteter Oberfläche kann dabei entstehen. Zweifellos können auf einer so durch chronische mechanische Reize von geringer Stärke veränderten Schleimhaut weitere Schädigungen, besonders infektiöser Art, leicht haften, und unverhältnismäßig starke entzündliche Reaktion auslösen.

In anderen Fällen handelt es sich mehr um zeitlich oder örtlich umschriebene Schädigungen mechanischer Art, wenn Rußpartikel, Insektenflügel, Blattteilchen in den vorgebildeten Furchen, dem Sulcus subtarsalis des Oberlides oder der perikornealen Furche am Limbus, haften bleiden; es bildet sich dann um sie ein hyperämischer Hof, das Epithel ihrer Lagerstelle geht zugrunde und Leukozyten sammeln sich um den Fremdkörper an. Ähnlich umschriebene Entzündungsherdchen weisen gelegentlich auf ein verhärtetes Konkrement in einer Meibomschen Drüse, auf ein umgekehrt im Tränenkanälchen eingespießtes Wimperhaar oder auf einwärts gewachsene Wimpern des Lidrandes hin, die immer wieder auf derselben Stelle der gegenüberliegenden Konjunktiva scheuern und dadurch nicht nur eine umschriebene Konjunktivitis, sondern auch ein Bindehautgeschwür hervorrufen können. Sind die Schädigungen etwas gröberer Art, so können auch die Entzündungserscheinungen ernstere Formen annehmen. So sieht man das Bild einer Conjunctivitis membranacea in Fällen, wo eine flächenhafte Wunde der Konjunktiva unter einem fibrinösen Exsudat abheilt, das Bild einer erbsengroßen oder noch größeren Granulombildung bei Stichverletzung der Konjunktiva (Abb. 91) oder eine enorme hypertrophierende Konjunktivitis mit hahnenkammartiger Schwellung und Wucherung des Papillarkörpers, wenn sich gröbere Fremdkörper wie Getreidegrannen, Haferkörner u. a. in der Conjunctiva fornicis des Oberlides festgesetzt haben. Abb. 46 zeigt den Randteil eines Haferkornes, das 14 Tage lang in der oberen Umschlagsfalte gesessen hatte und hier eine heftige entzündliche Wucherung der Bindehaut mit sekundärer Lidschwellung und profuser eitriger Sekretion ausgelöst hatte. Experimentell ist die Wirkung mechanischer Reizung auf das Konjunktivalgewebe kürzlich von VALLI untersucht worden, der sich hierzu der Einführung von fossilem Mehl (Kieselguhr) unter die Bindehaut des Augapfels bediente. In Anbetracht der chemischen Konstitution der Substanz, die von organischen Flüssigkeiten und Leukozyten nicht angegriffen wird, und der scharfen Kanten und Ecken der kleinen Splitterchen konnte eine möglichst reine aber hochgradige mechanische Fremdkörperwirkung erwartet werden. Die mikroskopische Untersuchung drei Wochen nach Einführung unter die Bindehaut ergab hier ein Granulationsgewebe mit Riesenzellen, epitheloiden und besonders pseudo-eosinophilen Zellen, in der Umgebung Fibroblasten, die später zu Bindegewebs-

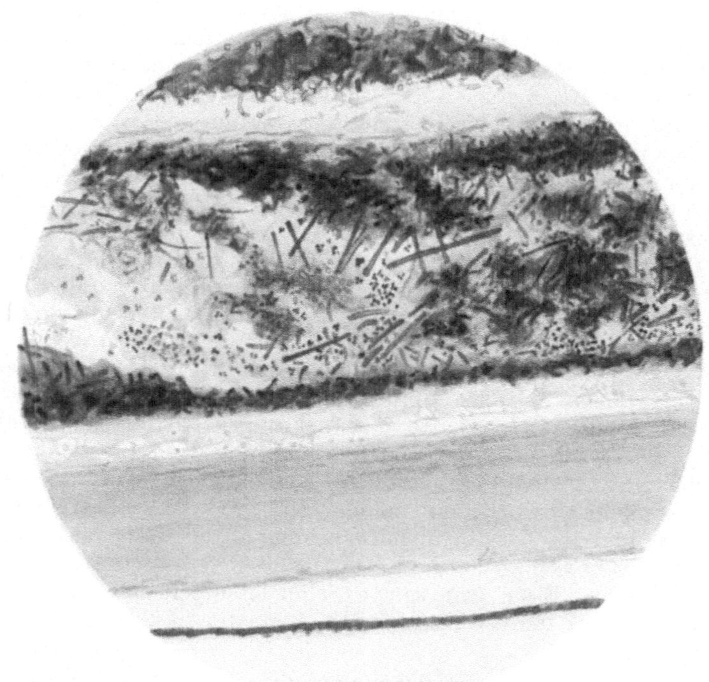

Abb. 46. Randteil eines Haferkornes, das 14 Tage lang in der oberen Umschlagsfalte gesessen hat und von Leukozyten durchsetzt ist.

fasern auswachsen, während sich dann keine Pseudoeosinophilen mehr finden, und die vermehrten Riesenzellen die Fremdkörperteile vollständig bedecken.

β) **Thermische Schädigungen.** Kälteschädigung der Konjunktiva spielt praktisch selten eine Rolle und es liegen uns keine histologischen Befunde solcher Fälle vor. Die hochgradige Abkühlung der Augenoberfläche, wie sie bei übertriebener therapeutischer Kälteanwendung (Eisbeutel bei Gonoblennorrhöe) oder bei eisiger Luft oder Schneegestöber die Konjunktiva treffen, bedingen wohl erhebliche Reizzustände und unter Umständen langdauernde Hyperämie, hinterlassen aber keine bleibenden Folgen. Erhebliche Veränderungen im Konjunktivalgewebe durch Kältewirkung sind uns dagegen aus experimentellen Untersuchungen WAGENMANNs bekannt, der die Empfindlichkeit der Bindehaut gegen die Gefrierung mittels Äthylchlorid am Kaninchenauge prüfte und bei längerer Dauer Nekrose der Schleimhaut beobachtete. Histologische Befunde dieser Fälle sind jedoch nicht mitgeteilt.

Eine erhebliche Bedeutung hat dagegen die Verbrennung der Konjunktiva wie sie durch Unglücksfälle, besonders bei manchen Berufen häufiger vorkommt. Ausdehnung, Stärke und Folgeerscheinungen der konjunktivalen Veränderungen werden natürlich abhängig sein von der Temperatur, der Dauer der Einwirkung und dem Aggregatzustande der die Verbrennung bedingenden Substanz. Treffen kleine heiße oder glühende Fremdkörper wie Stahlfunken, glühende Zigarrenteile, Asche oder Pulverkörnchen die Bindehaut, so wird nur eine oberflächliche umschriebene Verbrennung entstehen ohne tiefergreifende Nekrose, bei der der kleine Fremdkörper sich fest zu brennen pflegt und in einer minimalen Narbe eingekapselt wird. Ähnlich oberflächlich und umschrieben werden die Veränderungen sein, wenn eine Flamme unmittelbar und vorübergehend die Augenoberfläche getroffen hat. Es stellt sich im Lidspaltenbezirk eine Nekrose des Epithels, Schwellung und Rötung der Conjunctiva bulbi und vermehrte Sekretion ein, die aber unter Regeneration des Epithels bald zurückgehen. War dagegen die Berührung eine langdauernde oder der berührende Körper — etwa ein glühendes Metallstück — sehr heiß, so kann eine tiefgreifende Nekrose die Folge sein, die nur unter narbiger Verkürzung der Bindehaut abheilen kann, unter Umständen auch noch die Sklera mitbetrifft und so schließlich zum Durchbruch der Bulbuswandung Anlaß geben kann. Ganz besonders schwerwiegend sind natürlich die Zerstörungen bei flüssig oder dampfförmig auftreffenden Körpern: wenn Dampf, kochendes Wasser, siedendes Öl, geschmolzene Metalle, flüssiges Glas u. a. die Bindehaut treffen. Die sofortige Ausbreitung einer flüssigen Substanz im Konjunktivalsack bedingt es, daß dieser in großer Ausdehnung beschädigt wird und daß besonders auch einander gegenüberliegende Teile der Bulbusoberfläche und der Lidinnenfläche abgetötet werden, so daß hier brückenförmige oder flächenhafte Verwachsungen entstehen (Symblepharon ant., post., totale), die unter narbiger Schrumpfung die Beweglichkeit des Augapfels mehr oder weniger einschränken können. Der Grad der Zerstörung wird andererseits im wesentlichen von dem Hitzegrad des auftreffenden Materials abhängig sein und insofern bedingen Verbrennungen durch siedendes Öl viel tiefergreifende Nekrosen als solche mit kochendem Wasser, und Verbrennungen mit geschmolzenem Eisen mit seiner Schmelztemperatur von 1200^{0} Celsius sind viel gefährlicher als etwa solche mit Blei, dessen Schmelztemperatur bei 330^{0} Celsius liegt.

Je nach den Umständen ist daher das klinische Bild und der pathologisch-anatomische Befund sehr verschieden. Bei geringerer Hitzewirkung findet sich Hyperämie und Ödem der Schleimhaut, die besonders in der Conjunctiva bulbi die Formen hochgradiger Chemose annehmen kann. Ist das Epithel verbrannt, so erhält die Schleimhaut dadurch ein zart graues Aussehen. Bei tiefer greifender Zerstörung erscheint der verbrannte Bezirk der Bindehaut als weißgraues verschorftes Häutchen, das eingesunken und der Sklera innig anhaftend von wallartigen hyperämischen Rändern umgeben ist und in dessen Nachbarschaft sich Punktblutungen finden können. Oft verbindet sich diese verschorfte Masse mit abgestorbenen Teilen des mitbeschädigten Tarsus oder der Lederhaut. Unter Fibrinausscheidung bildet sich nun eine graulichweiße Membran, die durchaus den Eindruck einer echten umschriebenen diphtherischen Konjunktivitis erwecken kann. Allmählich wird der nekrotische Bezirk abgestoßen unter oft erheblicher leukozytenreicher Sekretion und Bildung eines Granulationsgewebes im Bett oder an den Rändern des Schorfes. Dieses Narbengewebe schrumpft unter Verzerrung und Absperrung von Blutgefäßen, so daß eine anämische Narbe mit einzelnen dauernd erweiterten Gefäßen zurückbleibt. Bei ausgedehnter Nekrose in der Fläche wird die Verkürzung der Bindehaut sich in einer Verengung des Konjunktivalsackes und in Beweglichkeitsstörungen bemerkbar machen. Besonders ausgesprochen müssen sie natürlich dann sein, wenn — besonders also im Anschluß an Verbrennungen durch flüssiges Material — einander gegenüberliegende Bezirke der Bindehaut nekrotisiert und nun miteinander verwachsen sind.

An dieser Stelle mögen die **Konjunktivalveränderungen bei Acne rosacea** Erwähnung finden, für die ursächlich nach Ansicht der Dermatologen in vielen Fällen Kältewirkung, in anderen toxische oder autotoxische Schädigungen intestinaler oder innersekretorischer Art in Betracht kommen. Die Rosacea äußert sich auf dem Boden der Konjunktiva in zwei Formen, bei deren Schilderung ich der auf ein besonders großes Beobachtungsmaterial gestützten Darstellung von TRIEBENSTEIN (Klin. Monatsbl. f. Augenheilk. 86/I) folge. Es handelt sich entweder um eine unauffällige Entzündung der Lidbindehaut, die durch eine eigentümlich fleckweise, an die Teleangiektasien der Gesichtshaut erinnernde Form der Hyperämie ausgezeichnet ist, oder um eine Erkrankung der Conjunctiva bulbi im Lidspaltenbereich, bei der eine ähnliche grobe umschriebene Überfüllung einiger Limbusgefäße auf einen oder mehrere umschriebene graurötliche Knötchen am Limbus aufmerksam macht, die den gewöhnlichen Randeffloreszenzen sehr ähnlich sind und wie diese exulzerieren und spontan resorbiert werden, ohne daß es jedoch zu einer völligen Rückbildung der charakteristischen lokalisierten Vaskularisation kommt. Histologische Befunde aus frühen Stadien wären erwünscht.

γ) **Chemische Schädigungen.** Im Gegensatz zu den mechanischen und thermischen Schädigungen der Bindehaut, sind die chemischen Einwirkungen auf das Auge wegen ihres häufigen und sehr vielgestaltigen Vorkommens und ihrer großen praktischen Bedeutung vielfach auch experimentell untersucht worden, so daß man über die verschiedenen Stadien und Stärkegrade der Verätzung des Auges ein einigermaßen klares Bild hat; gleichwohl sind die feineren histologischen Vorgänge, die sich dabei an der Konjunktiva abspielen, wenig erforscht, weil stets das Hauptaugenmerk auf die Veränderungen der Hornhaut gerichtet war, da deren Nekrotisierung, Vernarbung und Wiederaufhellung für den Betroffenen von entscheidender Bedeutung ist und — soweit es sich um mehr theoretische Forschungen handelt — das gefäßlose Hornhautgewebe für das Studium verschiedener Entzündungs- und Regenerationsfragen viel günstigere Bedingungen bot. Vielfach ist daher in den Berichten über experimentelle Ätzwirkungen am Auge schon der klinische Zustand der Schleimhaut, geschweige denn der histologische Befund nicht eingehend erwähnt In dieser Richtung wirkt natürlich auch, daß wir bei der üblichen Methode der Enukleation nur einen schmalen Streifen Konjunktiva am Limbus zur Untersuchung bekommen, während der größte Teil der Bindehaut zurückbleibt. Bei Verätzung der menschlichen Augenoberfläche aber auch nur kleinste Bindehautstückchen zu entnehmen, verbietet schon die eine Überlegung, daß alle tiefer wirkenden chemischen Zerstörungen der Bindehaut an sich eine Vernarbung und damit Verkürzung bedingen, die noch zu vermehren unverantwortlich wäre.

Daß die Veränderungen in der Konjunktiva durch chemisch schädigende Stoffe nicht nur von ihrer chemischen Eigenart, sondern auch von der Konzentration, dem Aggregatzustande und vor allem der Dauer ihrer Einwirkung abhängen, versteht sich von selbst; ebenso, daß manche dieser chemischen Schädigungen oft verbunden sind mit einer mechanischen oder thermischen Schädigung. Grundsätzlich wird an der chemisch geschädigten Konjunktiva ähnlich wie nach Verbrennung das Stadium der primären Gewebszerstörung, die natürlich sehr verschieden tiefgreifend sein kann, gefolgt sein von einem Stadium der entzündlichen Reaktion, die sich in Hyperämie, entzündlichem

Ödem, vermehrter Absonderung und Abstoßung abgestorbener Gewebsteile äußert, und auf die eine je nach dem Grade und der Ausdehnung der Nekrose mehr oder weniger folgenschwere, narbige Schrumpfung einsetzt.

Am genauesten bekannt und weitaus am häufigsten sind die Verätzungen der Konjunktiva durch verschiedene Kalkverbindungen: Kalziumoxyd (ungelöschter Kalk), Kalziumhydroxyd (gelöschter Kalk), die wässerige Lösung des Kalziumhydroxyd (Kalkwasser), Mörtel, Zemente, Chlorkalk, die verschiedenen Kalziumphosphate (z. B. Düngermittel) usw.; am stärksten ist die Wirkung des ungelöschten Kalkes, bei der übrigens nach den Untersuchungen von Andreae nicht, wie früher vielfach angenommen wurde, die thermischen Schädigungen und die wasserentziehende Wirkung eine wesentliche Rolle spielen. In den leichteren Fällen von Kalkverätzungen der Bindehaut ist diese hyperämisch und ödematös geschwollen und zeigt fleckweise grauweißliche Verfärbung als Zeichen lokaler oberflächlicher Nekrose; die Umgebung dieser oberflächlich verschorften Bezirke pflegt dann stark gerötet und geschwollen und von kleinen Blutungen durchsetzt zu sein. In schwereren Fällen ist die Konjunktiva in großer Ausdehnung in ein grauweißes Häutchen umgewandelt, das der Sklera fest anhaftet und durch zerstörtes Blut einen gelbgrünlichen Farbenton annehmen kann. Hat die Ätzwirkung besonders nachhaltig gewirkt, so kann die Sklera stellenweise völlig bloß liegen durch flächenhafte Abstoßung der nekrotischen Konjunktiva; auch kann diese Tiefenwirkung auf die Lederhaut sich noch nachträglich geltend machen. Der Kalk kann sich „allmählich durch die ganze Bulbuswandung durchfressen". In gleicher Weise kann die Zerstörung der Lidbindehaut auch noch auf den Tarsus und seine Muskulatur übergreifen. In solchen schweren Fällen stehen dann oft nur noch vereinzelte Bezirke von Bindehaut, die später zu erheblichen rezidivierenden Granulationen von polypenartigem Charakter auswachsen können. In der Folge findet bei ausgedehnter Ätzwirkung eine weitgehende narbige Schrumpfung der Bindehautreste und des Granulationsgewebes statt, und es kann durch Verwachsung einander gegenüberliegender Teile zu den verschiedenen Formen des Symblepharon oder durch Verwachsung der Lidränder miteinander zum Ankyloblepharon kommen. Daß im Vernarbungsstadium sekundär Entropium, Trichiasis, Verzerrung und Verschluß der Tränenkanälchen, Pterygiumbildung und Beweglichkeitsstörungen sich einstellen können, ist selbstverständlich. Schließlich können die narbig veränderten Reste der Bindehaut der Xerose verfallen.

Die histologischen Untersuchungen experimenteller Kalkverätzung der Konjunktiva von de Gouvêa und Andreae zeigen, daß auch bei geringer Ätzung das Epithel zerstört und abgestoßen, die Konjunktiva ödematös aufgelockert und von kugeligen Kalknestern durchsetzt ist, die in nicht behandelten Fällen die sekundäre Tiefenwirkung auf Sklera und Tarsus verständlich machen. Bei tiefer Ätzwirkung findet sich die ganze Konjunktiva in einen der Lederhaut fest anhaftenden Ätzschorf verwandelt, der von Fibrinausscheidung begleitet ist und ganz das Bild einer schweren bazillären Diphtherie der Konjunktiva erweckte.

Die im Stadium der entzündlichen Reaktion reichlich vermehrte Sekretion ist neuerdings von Morandi bei vergleichenden Sekretuntersuchungen genauer verfolgt worden und es hat sich gezeigt, daß bei der durch Kalkätzung bedingten Konjunktivitis das Sekret den ungewöhnlich hohen Gehalt von 15% an Eosinophilen aufweist.

Eine gesonderte Besprechung erfordert an dieser Stelle das von Leber unter dem Namen der Conjunctivitis petrificans im Jahre 1895 beschriebene und dann 1900 sehr eingehend bearbeitete Krankheitsbild, das sich nach den neueren Untersuchungen von SIDLER-HUGUENIN und WIRTHS als artefizielle Konjunktivitis durch Eindringen von Kalk in den Bindehautsack erwiesen hat. LEBER, der die artifizielle Natur des Zustandes nicht erkannt hatte, schildert ihn als ein außerordentlich seltenes und sehr eigenartiges Krankheitsbild: in einer bis dahin völlig gesunden Bindehaut treten plötzlich anfallsweise und rezidivierend Inkrustationen von weißer oder grauweißer Farbe, wechselnder Größe und höckeriger Oberfläche auf, die von einer heftigen entzündlichen Reaktion begleitet sind, und nach deren Abstoßung geschwürige und schließlich narbige Prozesse einsetzen. Die Inkrustationen konnten chemisch als kohlen-, schwefel- oder phosphorsaurer Kalk erkannt werden. Da es sich mangels einer vorausgegangenen chronischen Entzündung der Schleimhaut nicht um verkalkte Konkremente von Drüsen oder Verkalkung im hyalin degenerierten Bindegewebe handeln konnte, so war LEBER gezwungen ein neues ganz eigenartiges Krankheitsbild anzunehmen, für das es in der übrigen Pathologie keinen Vergleich gab und für das auch seine eingehendsten Untersuchungen in bakterieller Hinsicht keinerlei Erklärung erbringen konnten. Durch die Beobachtung von SIDLER-HUGUENIN wurde ein Verdacht der übrigens schon von den wenigen späteren Untersuchern ähnlicher Fälle stets in Erwägung gezogen worden war, bestätigt, daß es sich nämlich dabei um absichtliche Selbstschädigung durch Einbringen von Kalk meist bei hysterischen jungen Mädchen handele, und WIRTHS konnte diese Vermutung auch neuerdings in einem ähnlichen Fall bestätigen. Es ist daher wohl gerechtfertigt, das Krankheitsbild der Conjunctivitis petrificans als solches nicht mehr aufrecht zu erhalten. Immerhin hat es LEBER den Anlaß gegeben, histologisch das Verhalten der Konjunktiva bei Einbringen von Kalk in den Bindehautsack sehr eingehend zu studieren, wenn er dabei auch von anderen Gesichtspunkten ausging, als wir sie heute einer solchen Untersuchung zugrunde legen würden.

Histologisch unterschied LEBER zwei ziemlich scharf getrennte Zonen des entzündeten Schleimhautgewebes; oberflächlich in der Umgebung der Kalkeinlagerungen bestanden nekrotische Veränderungen, fibrinreiches Exsudat durchsetzt von reichlichen Leukozyten, unter denen ihm die große Zahl der eosinophilen Zellen auffiel. Die „verkalkte Substanz" fand sich vielfach umgeben von Fremdkörperriesenzellen. In den tieferen Schichten überwog Bindegewebswucherung und zellige Infiltration. Auf die Darstellung, die von zahlreichen Abbildungen erläutert wird, hier im einzelnen einzugehen, ist nicht angezeigt, da wir das ganze Bild heute anders beurteilen.

Verätzung der Konjunktiva durch Säuren, vor allem durch Schwefelsäure, Salzsäure, Salpetersäure, Essigsäure, sind ihrer Natur nach meist flächenhaft und betreffen beide Blätter der Konjunktiva. Sie bedingen durch sofortige Fällung des Gewebseiweißes und starke Wasserentziehung je nach der Konzentration und der Dauer der Einwirkung mehr oder weniger tiefgreifende Nekrosen der Bindehaut. VILLARD, der experimentell die Wirkung der Schwefelsäure auf die Konjunktiva des Kaninchenauges verfolgte, unterscheidet das Stadium der unmittelbaren chemischen Gewebszerstörung mit Nekrose des Epithels oder auch der Substantia propria; daran schließt sich im Laufe der ersten 48 Stunden die Phase der entzündlichen Reaktion mit starker Infiltration und Leukozytose, als drittes Stadium das der Geschwürsbildung mit Abstoßung der nekrotischen Gewebsfetzen, als viertes das der Vernarbung. Auch bei dieser Entstehung der Ätzwirkung sind die weißlichgrauen nekrotischen Gebiete von wallartig geschwollener und hyperämischer Konjunktiva umgeben, in der Blutungen auftreten. Zwischen den in Fetzen sich abstoßenden toten Bezirken bleiben epithelentblößte Inseln stehen. Von hier aus erfolgt Fibrinausscheidung und Demarkation des nekrotischen Gewebes sowie Granulation und Narbenbildung mit den gleichen Folgeerscheinungen wie sie oben für die Verbrennungen und Kalkverätzungen beschrieben wurden.

Wesentlich anders ist der Verlauf bei der Ätzwirkung der Alkalien, unter denen praktisch die Natronlauge und Kalilauge die Hauptrolle spielen. Während die Säuren dank ihrer starken Affinität zu den Geweben sofort eiweißfällend wirken und so gebunden nicht mehr weiter in die Tiefe wirken, lösen die Alkalien das Eiweiß auf und haben auch noch in der neuen Verbindung ätzende Wirkung, so daß die Schädigung des Gewebes länger anhält. Es kommt so je nach der Konzentration und der Dauer der Einwirkung zu gallertiger Nekrose des Epithels oder der ganzen Schleimhaut, während die Umgebung sulzig geschwollen und blutig verfärbt ist. Ähnlich sind die Befunde bei Ammoniakverletzung der Bindehaut. GUILLERY verfolgte die Wirkung der Einträufelung reiner Ammoniakflüssigkeit in den Bindehautsack bei Tieren. Im ersten Augenblick finden sich gelblichkäsige Flöckchen im Bindehautsekret und ein gallertiger Überzug der Oberfläche, wohl das nekrotische Epithel. Dann wird die Bindehaut chemotisch und infolge zahlreicher Blutaustritte dunkelbraunrot; sie sezerniert reichlich. Bekannt sind die Tierversuche von SOURDILLE, der zeigte, daß man auf der Kaninchenbindehaut durch verdünntes Ammoniak kruppöse Auflagerungen hervorrufen kann, und daß es nur längerer Einwirkung und stärkerer Lösungen bedarf, um auf diesem Wege auch zu diphtherischen Einlagerungen in das Parenchym der Schleimhaut selbst zu gelangen.

Von einer großen Reihe anorganischer Substanzen ist eine entzündungerregende Einwirkung auf die Bindehaut bekannt. Nur auf einige derselben soll hier wenigstens kurz hingewiesen werden.

Eine alltägliche Beobachtung für den Augenarzt ist die ätzende und entzündungauslösende Wirkung des Argentum nitricum, durch das wir je nach der Stärke der Lösung alle Abstufungen von der leichten Hyperämie mit vermehrter Absonderung bis zur membranösen Abstoßung nekrotischer Gewebsschichten hervorrufen können, und von dem wir wissen, daß es bei längerer Anwendung zur Einlagerung von Silber unter dem Bilde der Argyrose führt. Bei der großen praktischen Bedeutung des Streites um die Unschädlichkeit der CREDÉschen prophylaktischen Augenbehandlung der Neugeborenen, verfügen wir auch über experimentelle Feststellungen des histologischen Bindehautbefundes nach Ätzung mit 1 und 2%iger Argentum nitricum-Lösung. Die Versuche, die CREDÉ-HÖRDER an jungen Kaninchen und menschlichen Neugeborenen, welche wenige Stunden oder Tage nach der Geburt starben, ausgeführt hat, zeigten Randstellung der Leukozyten in den Gefäßen, vermehrte Auswanderung weißer Blutkörperchen, die insbesondere auf die Gegend des Fornix und die Conjunctiva palpebrae zurückgeführt wird und von zarter Fibrinausscheidung gefolgt ist; ferner eine ganz mäßige fleckweise Lockerung des Epithels der Bindehaut. Ob diese letztere Erscheinung aber als Folge der Ätzwirkung anzusehen ist, oder ob nicht die Empfindlichkeit des jugendlichen Epithels an sich sie genügend erklärt, machen die Vergleichsbefunde bei unbehandelten Tieren sehr zweifelhaft.

Die ätzende Wirkung von Kupfer und Blei ist hinsichtlich der Veränderungen der Hornhaut eingehend experimentell untersucht worden, für die Konjunktiva liegen nur spärliche Angaben vor. Entzündungen infolge von Ätzungen der Bindehaut mit Bleiessig gehen nach WAGENMANNs Erfahrungen restlos zurück. BÖHMs histologische Befunde bei Augenverletzungen mit Bleispritzern von Geschossen sprechen auch dafür, daß kleine Bleiteilchen in der Bindehaut ohne schwere entzündliche Veränderungen einheilen können. In Gestalt einer artefiziellen Konjunktivitis sah PAPARKONE neuerdings die Wirkung von Bleinitrat, das sich in Wachszündhölzchen fand. Das Überstreichen der Konjunktiva mit den Köpfen der Zündhölzer hatte „zahlreiche Infiltrationpunkte von weiß-grauer Farbe zur Folge". Die Infiltration ging langsam aber fast spurlos zurück. Die histologischen Abbildungen in den Annali di Ottalm. waren mir nicht zugänglich. Unter den Quecksilberpräparaten kommt vor allem Sublimat, daneben auch Hydrargyrum oxycyanatum, schließlich das Kalomel in Betracht; eingehend untersucht ist die heftig reizende Wirkung des Kalomel auf die Bindehaut bei gleichzeitigem innerlichen Gebrauch von Jodkalium (SCHLÄFKE) durch Bildung des stark reizenden Quecksilberjodid, das unter Umständen bis zur Nekrose führen kann.

Über eitrige Entzündung durch lokale Arsenwirkung wird verschiedentlich berichtet. Daß aber MILIAN die in der Conjunctiva bulbi nach längerer innerlicher Arsenwirkung auftretende Rötung als „Conjunctivite" arsenicale bezeichnet, erscheint etwas auffallend, da er selbst diese Rötung nicht auf eine entzündliche Hyperämie, sondern auf Lähmung der Kapillaren durch Arsenwirkung bezieht.

Die durch die verschiedenen Reiz- und Kampfgase im Krieg erzeugten Konjunktivalveränderungen waren je nach der im Einzelfall oft unbekannten Natur des Gases, seiner Dichte und der Dauer seiner Einwirkung sehr verschieden. In den leichteren Fällen handelte es sich um heftige Reizzustände mit massenhafter wässeriger Absonderung, die teils auf die Tränendrüsen, teils auf die Schleimhaut selbst bezogen werden mußte. In anderen Fällen sah z. B. EPPENSTEIN nur eine auffallende Erweiterung der Bindehautvenen in blasser reizloser Konjunktiva; er konnte nachweisen, daß es sich dabei offenbar nicht, wie angenommen worden ist, um eine lokale Säurewirkung handele, da die Bindehaut alkalisch reagierte, sondern daß die Gefäßerweiterung durch Stauung im kleinen Kreislauf ihre Erklärung fand und bei deren Rückgang schwand. Von sehr viel schwereren Zerstörungen der Bindehaut durch ein Kampfgas („Hyperit") berichten DOR und FOUNASSIER. Sie fanden bei Leuten die dem Kampfgas ausgesetzt gewesen waren noch nach Jahren Gefäßbildungen in der Bindehaut von lebhaft roter Farbe, die Netzwerke und Schlingen am Limbus bildeten und führen sie auf Neubildung von Gefäßen in der Nachbarschaft der verätzten Konjunktivalbezirke zurück. Die verödete Konjunktiva war fleckweise mit der Lederhaut verwachsen und dann porzellanweiß.

Noch auf ganz anderem Wege hat uns der Krieg mit einer Reihe von konjunktivitiserregenden Stoffen bekannt gemacht, die früher nur vereinzelt zur Beobachtung kamen.

In der Absicht, sich dem Kriegsdienst zu entziehen, sind die verschiedenartigsten Reizmittel am Auge angewandt worden. Zahlreiche Berichte, besonders aus französischer und italienischer Feder, bringen hierüber Einzelheiten. Es finden sich als häufig verwendete Entzündungsmittel erwähnt Tabak, Pfeffer, Mörtel, Seife, Gasolin, Sublimatpulver, Kupfersulfat, Urin, Rizin, Krotonöl, Jequirity, Ipekakuanha u. a. Der Wunsch, solche Fälle aufzuklären, hat zu klinischen und experimentellen Untersuchungen angeregt, die namentlich das Sekret solcher Fälle betrafen, da das klinische Bild zu sehr von der Konzentration und der Dauer der Wirkung abhängt, als daß es auf die Art des verwendeten Mittels sichere Schlüsse zuließe. So finden sich in der Arbeit von COSSE Angaben über den mikroskopischen Nachweis von Ipekakuanha, Pfeffer und Tabak im Bindehautsekret. Größere Beachtung verdienen mehrere italienische Arbeiten, die die Frage des Zellbildes bei den verschiedenen künstlich hervorgerufenen Konjunktivitiden verfolgen und zeigen, daß im Gegensatz zu den meisten spontanen Formen der Bindehautentzündung manche der artefiziellen Bilder von einer ausgesprochenen Eosinophilie begleitet sind. In besonderem Maße gilt das nach den Untersuchungen von PEREYRA, MONAUNI u. a. von den chronischen Konjunktivitiden durch Ipekakuanha. SAMPERI und FROMAGET und HARRIET bezeugen übereinstimmend, daß durch fortgesetzte Reizung der Bindehaut mit Ipekakuanha sich im unteren Bindehautsack unter Follikelbildung, Wucherung des Papillarkörpers, starkem Ödem und Sekretion ein vollkommen dem Trachom ähnliches Bild ergibt; Membranbildung wird dabei nicht beobachtet. Rizin erzeugt dagegen eine Chemose der Konjunktiva, die im Bereich der Augapfelbindehaut einen gelblichen Farbenton annimmt; dabei stellt sich in der unteren Umschlagsfalte, also am Ort der stärksten Einwirkung, Verschorfung der Bindehaut unter Blutungen und Membranbildung ein. Das Bild kann dem einer schweren Gonoblennorrhöe sehr ähnlich werden. Auch nach Abheilung bleibt die Konjunktiva lange Zeit milchig getrübt. Noch stärker pflegt — schon nach früheren Erfahrungen von LEBER — das Krotonöl zu wirken, das am Kaninchenauge heftige serofibrinöse Exsudation und Gewebsnekrose auslöst. Genauer bekannt durch die auf therapeutische Ziele gerichteten früheren Untersuchungen ist die Jequirityentzündung der Bindehaut mit Schorfbildung und Geschwürsbildung unter starker seröseitriger Absonderung. Erwähnung verdient schließlich in diesem Zusammenhang die Senfölkonjunktivitis, die als heftige Form akuter experimenteller Entzündung auch in neuerer Zeit wieder Anwendung gefunden hat, um an ihr die entzündungshemmende Wirkung von Kalksalzen sowie den Einfluß der Betäubungsmittel auf das Bild der Entzündung zu erproben. Das Senföl bedingt beim Kaninchen eine enorme Hyperämie und Chemose der ganzen Bindehaut mit reichlicher Sekretion.

Dem Kliniker begegnen nicht so selten Entzündungen der Bindehaut, die durch eine Reihe örtlich angewandter Arzneimittel vor allem durch Atropin, Physostigmin und Kokain bei längerem Gebrauch hervorgerufen werden können. Diese Entzündung setzt ziemlich plötzlich in Fällen ein, die vorher mit demselben Präparat lange Zeit ohne Reizwirkung auf die Konjunktiva behandelt worden sind. Man nimmt an, daß durch fortgesetzte Giftwirkung auf das Schleimhautgewebe eine Art Überempfindlichkeit geschaffen wird. Bezeichnend ist, daß im allgemeinen nur die Bindehaut der unteren Umschlagsfalte und des Unterlides, die also in besonders nahe und langdauernde Berührung mit den eingeträufelten Lösungen kommt, von der Entzündung ergriffen wird. Diese selbst ist ausgezeichnet durch eine starke Injektion der Bindehautgefäße und das Auftreten ganzer Reihen feiner Follikel, die nach Weglassen des Giftes rasch wieder verschwinden. Eine Beschreibung der feineren histologischen Veränderungen bei Atropinkatarrh verdanken wir VILLARD. Er fand, daß die Knötchen oder Follikel, die von sehr verschiedener Größe und wahllos verstreut im subepithelialen Gewebe liegen, den bei Trachom auftretenden Follikeln im histologischen Aufbau sehr ähnlich sind. Sie zeigen an ihrer Ober- und Unterfläche eine ziemlich scharfe Abgrenzung gegen die Umgebung, während sie nach den Seiten hin unscharf in die Nachbarschaft übergehen und hier im Zusammenhang mit Haufen von „Leukozyten" stehen, von denen VILLARD annimmt, daß sie zu den Follikeln hinwandern. Die Abgrenzung nach oben und unten wird gebildet von regelmäßigen Reihen von „Leukozyten". Die Mitte der Follikel erscheint heller als die Randteile und ist aus großen blassen Zellen zusammengesetzt; über deren Natur, über Mitosen, Körperchenzellen usw. sagt VILLARD leider nichts. Er fand im Innern des Knötchens Kapillaren mit oft geblähten Endothelien; polymorphkernige Leukozyten sind sowohl im Follikel wie in dem umgebenden Gewebe selten, dagegen fanden sie sich unmittelbar subepithelial stellenweise in Haufen, besonders oberhalb der Follikel. Das umgebende „adenoide" Gewebe ist eher zellärmer als normalerweise, was VILLARD, wie gesagt, aus einer Abwanderung der hier physiologisch vorhandenen mobilen Zellen in die Follikel erklärt. Das Epithel zeigt auffallende Häufung von Schleimzellen, ist von Leukozyten durchsetzt, besonders dicht über den

Follikeln und zeigt hier auch eine Abplattung der normalerweise zylindrischen oberen Zellschicht.

Die durch die Pollenkörner der Gramineen ausgelöste Heufieberkonjunktivitis stellt eine akute katarrhalische Bindehautentzündung dar, die nach den Untersuchungen von RÜBEL und BAYER gegenüber anderen klinisch ähnlichen Formen ausgezeichnet ist durch eine ausgesprochene lokale Eosinophilie des Konjunktivalsekretes, ähnlich wie sie dem Frühjahrskatarrh zukommt, mit dem jedoch der Prozeß nicht verwandt sein dürfte.

Unter der großen Zahl pflanzlicher und tierischer Gifte, die auf die Konjunktiva einen heftigen Entzündungsreiz ausüben können, sei noch genannt das Gift der Drüsenhaare der Primula sinensis und der Primula obconica, das

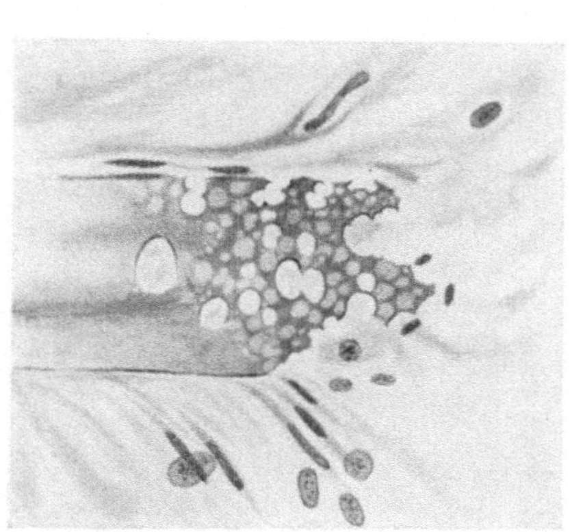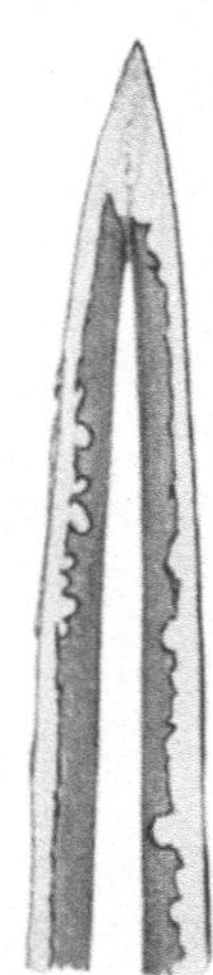

Abb. 47 u. 48. Resorptionserscheinungen an einem Raupenhaar bei Conjunctivitis nodosa. 1. Bei starker Vergrößerung. 2. Bei schwacher Vergrößerung. Das teilweise resorbierte lange Haar ist in die Form eines normalen Haares von Makrothylacia rubi eingezeichnet. (Nach TEUTSCHLAENDER: Arch. f. Augenheilk. Bd. 61, Tafel IV u. V.)

Krötengift, das Kantharidin, Gifte der Spinnen, Mückenarten und Schlangen, das Ichthyotoxin des Aalblutes usw., über deren pathologisch-histologischen Befunde jedoch genauere Angaben nicht vorliegen.

Ein etwas näheres Eingehen verdienen dagegen in diesem Zusammenhang die Konjunktivitiden, die durch das Eindringen von Pflanzenhaaren oder Raupenhaaren in die Bindehaut hervorgerufen werden, die sog. Conjunctivitis nodosa, die histologisch wiederholt eingehend untersucht worden ist. Zur Erzeugung dieser zuerst von PAGENSTECHER beschriebenen Erkrankung der Konjunktiva genügt nicht, daß die Haare bestimmter Raupenarten in den Bindehautsack hineingelangen. Dies geschieht sehr häufig besonders in den Monaten Juli bis Oktober, bedingt aber nur eine heftige aber gutartig abheilende akute Konjunktivitis ohne Knötchenbildung. Die letztere kommt nur zustande, wenn die Raupe mit einer gewissen Wucht gegen das Auge geworfen oder gefallen ist, so daß sich Härchen in das Bindehaut- oder Hornhautgewebe einbohren konnten, die dann im Gewebe die charakteristische Reaktion auslösen unter Umständen auch ins Augeninnere gelangen und einen schweren, zur Phthisis bulbi führenden Entzündungsprozeß der Uvea bedingen können. Diese eigentliche Conjunctivitis nodosa betrifft ihrer Entstehung entsprechend stets nur ein Auge und ist verhältnismäßig selten. Wie der Name sagt, ist sie ausgezeichnet durch die Bildung kleiner an Tuberkel erinnernder Knötchen um die eingedrungenen Haare, die zu ihrer Entwicklung mindestens zwei Wochen oft aber bedeutend längere Zeit brauchen und dem Krankheitsbild den Namen der pseudotuberkulösen Konjunktivitis (WAGENMANN) verschafft haben. Da die in Betracht kommenden Stachelhärchen nach Ansicht der meisten Autoren (TEUTSCHLÄNDER u. a.) mit Widerhaken versehen sind, können sie im Gewebe wandern, vor allem aber können gelockerte Härchen durch Reiben am Auge verschoben werden und so noch nach Monaten und Jahren neue Knötchenbildung auslösen. Andererseits verschwinden die Härchen auch spontan indem sie entweder ausgestoßen werden und das Knötchen sich resorbiert (HANKE) oder, wie STARGARDT meint, durch Resorption auch der Haare selbst. In der Tat haben mehrere Autoren darauf hingewiesen, daß an den kleinen Haaren in untersuchten Knötchen

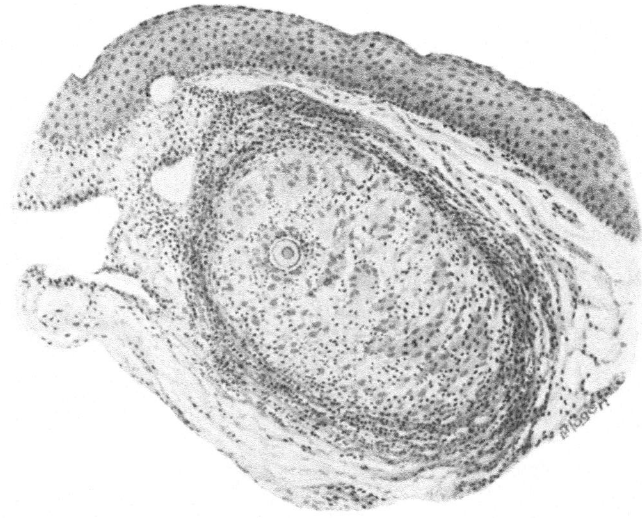

Abb. 49. Conjunctivitis nodosa durch Raupenhaare (nach einem Präparat von Prof. REIS-Bonn). Subepitheliales Knötchen, um den Querschnitt des Haares angeordnet zunächst ein großer Bezirk epitheloider und Riesenzellen; dazwischen vereinzelte Lymphozyten, besonders in der Nähe des Haares. Die Randzone zeigt konzentrisch angeordnete dicht gelagerte Bindegewebszüge mit reichlichen Lymphozyten. Das umgebende Bindegewebe und das Epithel zeigen keine groben Veränderungen.

deutliche Auflösungserscheinungen nachweisbar sind. Sehr charakteristisch sind zwei Abbildungen von TEUTSCHLÄNDER, die ich in Abb. 47 und 48 wiedergebe. Über die zahlreichen in Betracht kommenden Raupenarten und die Art der wirksamen Haare haben besonders STARGARDT und TEUTSCHLÄNDER Untersuchungen angestellt. So sind wohl am häufigsten als „Brennraupen" festgestellt worden: der Prozessionsspinner (Cnethocampa processionea) und verschiedene Bombyxarten, besonders Bombyx rubi (Brombeerspinner).

Der histologische Befund findet sich eingehend beschrieben in Arbeiten von WAGENMANN, KRÜGER, BECKER, HANKE, BOSTROEM, REIS, STARGARDT, TEUTSCHLÄNDER.

Bei seiner Schilderung stütze ich mich teils auf Präparate eines eigenen Falles, teils auf solche, die mir von den Fällen REIS (Raupenhaarentzündung) und KARBE (Strohblumenhaarentzündung der Bindehaut) freundlicherweise zur Verfügung gestellt waren. Schon bei schwacher Vergrößerung fallen die für das Krankheitsbild charakteristischen, an kleinste Tuberkel erinnernden,

Knötchen auf, die das Bruchstück eines Haares umschließen und je nach dessen Länge und Lagerung als rundbegrenzter oder längsovaler Bezirk erscheinen. Diese Knötchen liegen im allgemeinen subepithelial, können aber auch an die Oberfläche reichen, wenn das Haar aus der Schleimhaut hervorsieht. Das über dem Knötchen gelegene Epithel zeigt keine erheblichen Veränderungen, und auch die weitere Umgebung des Knötchens läßt nur sehr geringe reaktive Entzündung in Gestalt weiterer Gefäße und geringer Einlagerung von Lymphozyten erkennen. Das eigentliche Knötchen liegt als ein wohlabgegrenztes Gebilde in einer fast normalen Schleimhaut, deren Bindegewebsfasern offenbar nur mechanisch beiseite gedrängt werden und dadurch um das Knötchen konzentrisch

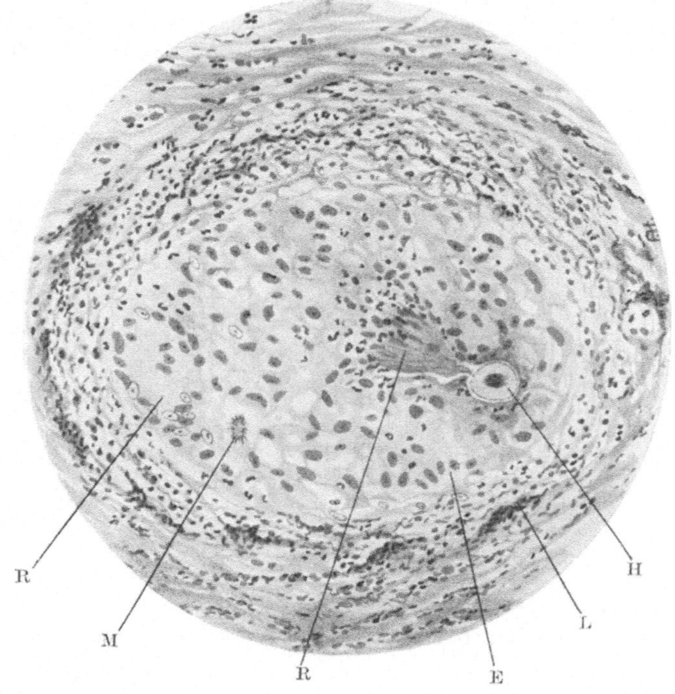

Abb. 50. Schnitt durch ein Knötchen bei Ophthalmia nodosa durch Strohblumenhaare. H Querschnitt des Pflanzenhaares. E Bereich der epitheloiden Zellen. R Darin vielfach Riesenzellbildung und M Mitose. L Randzone aus kleinen Lymphozyten. Im Knötchen keine Gefäße, keine Verkäsung. (Nach einem Präparat von KARBE, Augenklinik Würzburg.) Zeiß Ok. 2. Obj. C.

angeordnet erscheinen. Die äußerste Zone des Knötchens wird dann gebildet von einem Mantel von Lymphozyten, die in dichter Lagerung zwischen den konzentrischen Bindegewebsfasern eine mehr oder weniger breite Randschicht bilden. Nach ihnen folgt als Kern des Knötchens, der in seiner Mitte das Haar enthält, ein großer Bezirk unregelmäßig angeordneter epitheloider Zellen, in denen gelegentlich Mitosen begegnen, und zwischen denen in wahlloser Anordnung fast stets einige, meist sogar viele Riesenzellen gefunden werden. Diese Riesenzellen können sich (wie in Abb. 50) unmittelbar dem Haar anlagern, meist finden sie sich aber überwiegend wahllos verstreut und ohne Beziehung zum Fremdkörper; ihre Form ist durchaus verschieden, manche gehören dem LANGHANSschen Typ an, viele aber stellen ganz bizarr geformte Protoplasmaflächen mit wahllos verstreuten Kernen dar. In diesem Kerngebiet des Knötchens, dessen Zellen keine charakteristische Anordnung um das Haar herum erkennen lassen, es wäre denn, daß in seiner Nähe zwischen epitheloiden Zellen Gruppen von Lymphozyten oder polymorphkernigen Leukozyten liegen, finden sich nie Blutgefäße; solche reichen nur in die lymphozytäre Randzone und stellen wohl nicht neugebildete Gefäße, sondern die beiseite gedrängten Gefäße des örtlichen Gewebes dar. Man hat auch nicht den Eindruck, daß von diesen Gefäßen aus etwa das Entzündungsgebiet mit jungen Gefäßen umsponnen würde. In keinem Stadium findet sich im Knötchen eine Nekrose im Sinn der Verkäsung des Gewebes. Dies und das reaktionslose Verhalten des umgebenden Gewebes lassen — ganz abgesehen von dem Haarquerschnitt — eine Verwechslung mit tuberkulösem Gewebe nicht aufkommen.

Hinsichtlich der Entstehung der Knötchen ist vor allem von Interesse, daß trotz wiederholter daraufgerichteter Untersuchungen nie irgendwelche Mikroorganismen in ihnen nachgewiesen werden konnten, daß also die Knötchenbildung

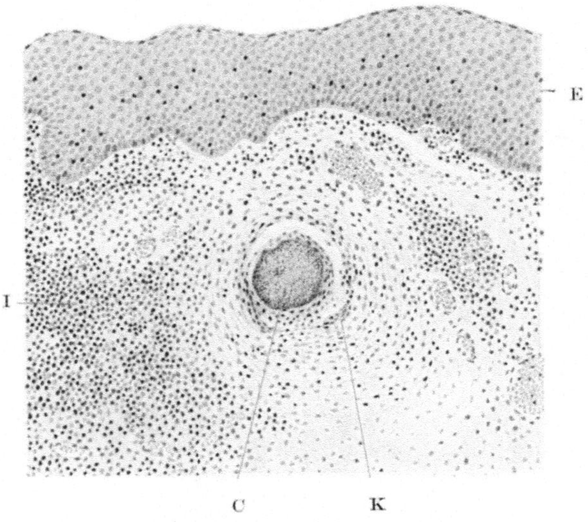

Abb. 51. Zilie in der Bindehaut. Das die Zilie umgebende Gewebe durchsetzt von zahlreichen Lymphozyten, dazwischen eosinophile Zellen. Die Gefäße der Nachbarschaft prall gefüllt. E Epithel. I Infiltration. C Zilie. K Kutikula. Präparat v. MICHEL.

ausschließlich als Reaktion auf den Fremdkörper anzusehen ist. Umstritten ist noch die Frage, ob hierbei die mechanische Wirkung des Haares als Fremdkörper oder ob ein durch anhaftendes giftiges Drüsensekret bedingter chemischer Reiz die Gewebsreaktion auslöst. Ich halte die letztere Auffassung für die wahrscheinlichere, da ungiftige Haare wie die menschlichen Wimpern bei ihrer Verlagerung in das subkonjunktivale Gewebe eine entzündliche Reaktion von sehr viel einfacherer Form hervorrufen, wie die beigegebene Abbildung eines v. MICHELschen Präparates zeigt (Abb. 51).

Ähnliche klinische und histologische Bilder können, wie die Beobachtung von SCHMIDT-RIMPLER und MARKUS beweist, auch durch Eindringen von Pflanzenhaaren in die Konjunktiva hervorgerufen werden. Es handelte sich bei ihrem Patienten wahrscheinlich um die feinen blonden Härchen der Hagebutte. Das klinische Bild ähnelte in hohem Grade dem eines Trachoms, insofern vielfach in der Conjunctiva fornicis gröbere Knötchenbildungen und daneben feinste Follikel sichtbar waren, während auf der Conjunctiva tarsi des Oberlides in großer Ausdehnung warzige Wucherungen des Papillarkörpers bestanden, die ein zerklüftetes Aussehen boten. Bei genauer Untersuchung sah man nun aus den einzelnen Knötchen feinste kurze Härchen herausragen, und der warzig geschwollene Bezirk der Conjunctiva tarsi bot ein Bild wie ein allerfeinstes Stoppelfeld. Die histologische Untersuchung zeigte, daß in der Tat in jedem auch in dem kleinsten follikelartigem Gebilde ein oder mehrere Härchen staken. Diese waren jedoch stets vom Epithel umgeben, hatten also offenbar in vorhandenen Buchten des Epithels gehaftet. Durch den entzündlichen Reiz war dann aber eine erhebliche Verdickung und solide Zapfenbildung des Oberflächenepithels hervorgerufen worden, in dem sich auch viele Kernteilungsfiguren fanden. Erst um diesen Epithelmantel herum lagen, den „Follikel" bildend, dicht gedrängte Lymphozyten, nie Riesenzellen, auch keine epitheloiden Zellen. Der warzenförmig gewucherte Bezirk zeigte massenhafte Längsschnitte von Haaren, die in Epitheleinsenkungen saßen, gleichzeitig aber neben der sehr ausgesprochenen Epithelwucherung eine heftige Wucherung des Bindegewebes, die zu den auffallenden papillären Erhebungen geführt hatte; auch hier diffuse Rundzelleninfiltration, keine Riesenzellen. Die pflanzliche Natur der gefundenen Härchen ließ sich, da das mikroskopische Bild tierischer und pflanzlicher Haare eine sichere Unterscheidung nicht immer ermöglicht, nur dadurch nachweisen, daß die gefundenen Härchen die für Pflanzenhaare kennzeichnende Erscheinung starker Polarisation aufwiesen, die den Raupenhaaren nicht zukommt.

Weitere Mitteilungen über Conjunctivitis nodosa durch Pflanzenhaare sind neuerdings von MARTHA KRAUPA-RUNK und MERZ-WEIGANDT gemacht worden; in beiden Fällen fanden sich in den kleinen gelblichrötlichen Knötchen der Conjunctiva tarsi die kleinen, blonden Stachelhaare der Klette. Ein histologisch untersuchter Fall pflanzlicher Conjunctivitis nodosa stammt von KARBE. Bei seinem Kranken handelte es sich um eine Menge gefäßumsponnener Knötchen in der Conjunctiva bulbi und tarsi, die durch Eindringen der mit feinen Widerhaken versehenen Härchen von Strohblumen ausgelöst worden waren. Der histologische Befund ist insofern bemerkenswert, als er von dem im MARKUSschen Falle erhobenen abweicht und völlig dem entspricht, welcher bei der Raupenhaarkonjunktivitis beschrieben wurde. Um das in der Mitte der nie verkäst gefundenen Knötchen gelegene Pflanzenhaar finden sich epitheloide Zellen, vermischt mit einem zarten Fibrinnetz, dazwischen Riesenzellen, als äußere Zone ein Mantel von Leukozyten (vgl. Abb. 50). Daß das histologische Bild mit dem der Raupenhaarentzündung übereinstimmt ist von Interesse, da KARBE mangels einer giftigen Substanz in den Federkelchhaaren der Strohblume die Gewebsreaktion auf die rein mechanische Fremdkörperwirkung zurückführen muß, die allerdings durch die scharfen Widerhaken der Härchen eine recht erhebliche sein dürfte. Einen ähnlichen Befund (mit widerhakenbesetzten Härchen einer Distelart) teilte neuerdings JAKOWLEWA mit.

Eine Knötchenbildung der Konjunktiva durch Fettimprägnation haben kürzlich ELSCHNIG und STANKA (dort auch Abbildungen) bei einigen Patienten beobachten können, bei denen lange Zeit wegen einer einfachen Konjunktivitis Salben eingerieben worden waren. Es fanden sich besonders in der Conjunctiva tarsi oberflächliche Knötchen von Hanfkorngröße, die bei Untersuchung an der Spaltlampe ihren Aufbau aus kleinsten Fetttröpfchen erkennen ließen. Offenbar war eine reizende Salbengrundlage in die schlitzförmigen Einsenkungen der Bindehautoberfläche oder in epithelentblößte Stellen eingerieben worden und hatte hier eine heftige entzündliche Reaktion ausgelöst, welche sich vor allem in sehr starker Gefäßneubildung in der Umgebung der Knötchen äußerte. Histologische Untersuchungen liegen nicht vor.

Zu den entzündungserregenden Stoffen, die die Konjunktiva neuerdings häufiger als früher in Mitleidenschaft ziehen, gehören viele der synthetisch hergestellten Anilinfarbstoffe. Je nach ihrer chemischen Zusammensetzung kommt diesen, wie schon durch die Arbeiten von Stilling u. a. bekannt war, eine starke bakterizide Wirkung zu; aber auch die Empfindlichkeit menschlicher Gewebe gegen viele dieser Farbstoffe ist seit langem bekannt. Heftige Reizzustände der Konjunktiva (neben den ernsteren Schädigungen der Hornhaut) sind besonders häufig bei den Arbeitern der Farbfabriken vorgekommen und haben seinerzeit Graeflin und besonders Vogt den Anlaß zu umfangreichen Untersuchungen in dieser Richtung gegeben, als deren Ergebnis besonders wesentlich ist, daß die sog. basischen Farbstoffe (zu ihnen gehört auch das in den Tintenstiften meist enthaltene Methylviolett) schwere Entzündungserscheinungen an der Augenoberfläche und unter ungünstigen Bedingungen, also insbesondere bei langem Verweilen im Bindehautsack, Nekrose hervorrufen können, während die sog. sauren und neutralen Farbstoffe und die Beizenfarbstoffe nahezu unschädlich sind. Ähnliche entzündliche Veränderungen oder lokale Nekrose kommen neuerdings öfters zur Beobachtung durch abgebrochene Stückchen von Kopierstiften oder durch Tinten, die solche Farbstoffe enthalten. Histologische Befunde sind leider trotz der großen Anzahl klinischer und experimenteller Untersuchungen nicht mitgeteilt worden, obwohl es nicht unwichtig wäre, einmal zu verfolgen, inwieweit der Giftigkeit der einzelnen Farbstoffe ein bestimmtes histologisches Verhalten gegenüber den Zellen, insbesondere gegenüber dem Zellkern, parallel läuft.

δ) **Elektrische Schädigungen der Konjunktiva.** Eine Schädigung der Augenoberfläche durch elektrische Einwirkung kommt zustande durch Blitzschlag, durch unmittelbare Einwirkung elektrischer Ströme oder durch starke elektrische Lichtwirkung. Es spielen bei diesen Schädigungen je nach Lage des Falles die verschiedenen schädigenden Faktoren eine wechselnde Rolle: die spezifische elektrische Einwirkung, die Verbrennungswirkung durch die Wärmestrahlen, die Blendung durch sichtbare Strahlen und die Reizung durch ultraviolette Strahlen. Soweit die Konjunktiva in Betracht kommt, ist erklärlich, daß bei Blitzschlag oder bei Starkstromeinwirkung die Verbrennung mit sekundär folgender entzündlicher Reaktion die Hauptrolle spielen kann. Aber auch wo eine unmittelbare hochgradige Erhitzung der Augenoberfläche in solchen Fällen nicht angenommen werden kann, zeigt die Bindehaut unmittelbar nach der Blitzschädigung eine starke Hyperämie, oft glasige Chemose, gelegentlich kleine Blutungen, Veränderungen, die in kurzer Zeit zurückzugehen pflegen. Es ist anzunehmen, daß diese Veränderungen zum Teil durch ultraviolette Strahlen hervorgerufen werden, da ein ganz ähnliches Bild — das der Ophthalmia electrica — durch reine Lichtwirkung einer starken elektrischen Lichtquelle ausgelöst werden kann (beim elektrischen Schweißen von Metallen, bei Kurzschluß hochgespannter elektrischer Ströme, bei Arbeiten mit der Quecksilberdampflampe oder mit elektrischem Bogenlicht). In den Fällen der Ophthalmia electrica stellt sich einige Stunden nach der Schädigung ein heftiger Entzündungs- und Reizzustand des äußeren Auges ein, der, soweit die Bindehaut in Betracht kommt, sich in hochgradiger Hyperämie, glasigem Ödem besonders im unbedeckten Lidspaltenbereich der Conjunctiva bulbi und vermehrter Absonderung äußert, subjektiv sehr lästig ist, aber gutartig abzuklingen pflegt. Auf Grund experimenteller Untersuchungen von Widmark, Hertel, Birch-Hirschfeld u. a. ist sicher gestellt, daß diese äußeren entzündlichen Veränderungen auf den hohen Gehalt des elektrischen Lichtes an ultravioletten Strahlen zurückzuführen sind (vgl. den folgenden Abschnitt).

ε) **Konjunktivalveränderungen durch Einwirkung von sichtbaren Strahlen, von Röntgen- und Radiumstrahlen.** Die gleichen Veränderungen der Bindehaut, wie sie unter dem Namen der Ophthalmia electrica beschrieben worden sind, treten unter den verschiedensten Bedingungen starker Belichtung auf, nicht nur im Gefolge starker Einwirkung der verschiedensten künstlichen Lichtquellen. So ist das gleiche Bild einer heftigen, aber gutartigen Konjunktivitis bekannt unter dem Namen der Ophthalmia nivealis, weil es nach langer Einwirkung von Schneeflächen reflektierten hellen Sonnenlichtes beobachtet wird, und zwar besonders im Hochgebirge. Das klinische Bild, das somit unter sehr verschiedenen äußeren Bedingungen zustande kommen kann, wird zweckmäßig zusammengefaßt unter der Bezeichnung der Ophthalmia photo-electrica und muß nach den experimentellen Untersuchungen auf die Wirkung besonders reichlicher ultravioletter Strahlen zurückgeführt werden. (Inwieweit dabei wirklich eine spezifische Wirkung der kurzwelligen Strahlen vorliegt, inwieweit es sich um eine ganz allgemeine Lichtwirkung handelt, die von der Wellenlänge nur insofern abhängig ist, als die Gesamtstärke der Strahlung in den einzelnen Spektralbezirken sehr verschieden und die Absorption der Strahlen verschiedener Wellenlänge in den tierischen Geweben eine sehr verschiedene ist, kann hier nicht erörtert werden; vgl. HERTEL.)

In anatomischer Beziehung orientieren über die Wirkung ultravioletter Strahlen vor allem die experimentellen Untersuchungen von BIRCH-HIRSCHFELD, der durch Bestrahlung des Kaninchenauges mit der SCHOTTschen Uviollampe, je nach einmaliger oder wiederholter Anwendung verschiedene Entzündungsbilder erzeugen konnte. Nach einmaliger genügend starker Bestrahlung entwickelt sich nach einer Latenzzeit von wenigen Stunden das Bild der Ophthalmia photo-electrica mit Hyperämie, Chemose der Konjunktiva und schleimig-eitriger Sekretion. Mikroskopisch findet sich dann eine Infiltration des subepithelialen Gewebes mit Lymphozyten, Plasmazellen, und Leukozyten; die subepithelialen Kapillaren sind deutlich erweitert und von dichten Zellinfiltraten umgeben; das Bindegewebe ist durch ein leichtes Ödem aufgelockert. Das Sekret besteht größtenteils aus eosinophilen Zellen. Bei Rückgang der Entzündung schwinden zunächst Lymphozyten und Leukozyten, während sich Plasmazellen noch längere Zeit nachweisen lassen.

Wesentlich anders gestaltet sich der Befund bei häufig wiederholten Bestrahlungen. Die Konjunktiva erscheint nun blaß, leicht chagriniert von ziemlich derber Beschaffenheit und milchigem Aussehen, welches lebhaft an den Farbenton der Tarsalbindehaut bei Frühjahrskatarrh erinnert. Allmählich entwickelt sich ein ausgesprochen papilläres Stadium. Die Unebenheiten treten ähnlich wie beim Frühjahrskatarrh pflastersteinartig hervor, erscheinen blutarm, von gelblicher oder schmutziggrauer Färbung und derber Beschaffenheit. Dieselben Bildungen konnte BIRCH-HIRSCHFELD gelegentlich auch in der Conjunctiva limbi beobachten. Der histologische Befund war folgender: Das Epithel zeigt zunächst lebhafte Wucherungserscheinungen. Die basalen Zellschichten werden dichter, die Zellen mehr zylindrisch, zeigen direkte und indirekte Kernteilung. Es bilden sich kolbige und fingerförmige Epithelzapfen, so daß stellenweise eine Verdickung des Epithels auf das Fünf- bis Sechsfache sich ergibt. Die Becherzellen schwinden, die oberen Zellagen wandeln sich in geschichtetes Pflasterepithel um und erleiden häufig eine Verhornung; im ganzen also der Vorgang der Epidermisierung, die unabhängig vom physiologischen Verhalten des Epithels in ziemlich gleicher Weise in der Conjunctiva bulbi, tarsi und fornicis sich vollzieht. Sekundär schließen sich Degenerationserscheinungen an, indem Abstoßung verhornter Zellen, Kern- und Zellzerfall besonders an den regellos ins subepitheliale Gewebe vorgedrungenen einzelnen Epithelzellen sich einstellen. Gleichzeitig zeigen die wuchernden basalen Zellen reichliche Pigmentierung und können im Vordringen in der Tiefe ausgedehnte Nävi bilden. Auch das subepitheliale Gewebe erleidet bei fortgesetzten Bestrahlungen Veränderungen; die Fibrillen werden homogen, glasig, zeigen Hyalinfärbung. In hochgradigen Fällen ist überhaupt eine fibrilläre Struktur nicht mehr nachweisbar, sondern es findet sich eine homogene durch Eosin rosarot gefärbte Substanz, in der die zelligen Elemente — vor allem Plasmazellen, Lymphozyten, auch gelegentlich Mastzellen — eingebettet liegen. Die Bindegewebszellen sind dabei nicht vermehrt, wobei allerdings zu berücksichtigen ist, daß das genannte subepitheliale Gewebe in diesem Zustande der Quellung etwa den 2—3fachen Raum einnimmt. Das elastische Gewebe fand BIRCH-HIRSCHFELD ziemlich unverändert. Sehr charakteristisch sind dagegen die hochgradigen Veränderungen an den Gefäßen der Bindehaut. Meist handelt es sich um eine Verbreiterung und hyaline Degeneration der Gefäßwand, die zur Verengerung und gelegentlich völligen Verlegung der Gefäßlichtung führt, ohne daß die Zellen der Intima am Prozeß wesentlich beteiligt wären. Seltener — erst nach sehr lange fortgesetzten Bestrahlungen — findet sich das Bild der sog. vakuolisierenden Degeneration der Intima an den kleinen und mittleren Gefäßen — Quellung, Vakuolisation, Ablösung der Intima von ihrer Unterlage — wie es auch in Fällen von Frühjahrskatarrh und an den Hautgefäßen nach Einwirkung von Röntgen- und Radiumstrahlen beobachtet worden ist (Abbildungen bei BIRCH-HIRSCHFELD 1909). Über die Verwandtschaft dieser Erscheinungen mit denen des Frühjahrskatarrhs siehe den Abschnitt Frühjahrskatarrh.

Daß auch die Röntgenstrahlen schon bei therapeutisch üblichen Dosen die Bindehaut des Auges zu schädigen vermögen, ist aus einer Reihe von klinischen Beobachtungen am Menschen und von Tierversuchen bekannt, besonders wiederum durch die systematischen Forschungen von BIRCH-HIRSCHFELD. Seine Tierversuche ergaben, daß mit den üblichen therapeutischen Gaben beim Kaninchen nach einer Latenzzeit von etwa 14 Tagen, während deren das Auge sich völlig normal verhielt, eine Konjunktivitis mit starker Rötung, Schwellung und schleimig-eitriger Absonderung ausgelöst wird. Die anatomischen Befunde erinnern stark an die durch ultraviolette Strahlen erzeugten Entzündungen mit dem Unterschied, daß das Latenzstadium sehr ausgesprochen ist und eine spezielle Wirkung auf das Epithel beobachtet wird, die bei ultravioletter Bestrahlung nicht eintrat, allerdings von BIRCH-HIRSCHFELD hauptsächlich am Hornhautepithel verfolgt worden ist. Das Epithel verschmälert sich unter dem Einfluß der Bestrahlung, nachdem die Zellen gequollen und vakuolisiert sind; es kann bei besonders starker Bestrahlung vollkommen nekrotisch werden und durch demarkierende Entzündung als Membran abgestoßen werden. An den Gefäßen ist die oben beschriebene vakuolisierende Degeneration der Intima zu beobachten, wie sie auch bei Röntgenbestrahlung der Haut beschrieben worden ist. Die klinischen und anatomischen Untersuchungen der Röntgenschädigung der Konjunktiva beim Menschen, über die BIRCH-HIRSCHFELD in verschiedenen Aufsätzen berichtet hat, umfassen nunmehr schon eine ganze Anzahl von Fällen. Übereinstimmend geht aus ihnen hervor, daß sich etwa 14 Tage nach der Bestrahlung eine Entzündung einstellt, die sich bei fortgesetzter Bestrahlung steigert. Die Bindehaut bleibt schließlich verdickt, glasig geschwollen und die kleinen und mittleren Gefäße des konjunktivalen und episkleralen Gewebes sind stark gefüllt, verlaufen korkzieherartig und zeigen vielfach Einschnürungen, zwischen denen sack- und wurstartige Erweiterungen liegen. Den Zusammenhang dieser Gefäßerkrankung mit der Röntgenbestrahlung konnte BIRCH-HIRSCHFELD in einem Falle sicher stellen, da das Auge vor der Bestrahlung genau untersucht war und normalen Gefäßbefund der Bindehaut dargeboten hatte, auch die Veränderungen nur in dem Teil der Augapfelbindehaut auftraten, der der Bestrahlung ausgesetzt gewesen war (Abb. 2 in Kl. Mon. 1908 II. S. 131). FISCHÖDER beschrieb kürzlich ebenfalls nach der Röntgenbestrahlung aufgetretene Gefäßveränderungen der Bindehaut in ganz gleicher Weise (dort auch Abbildungen). Der Schluß erscheint berechtigt, diese sichtbaren Späterscheinungen an den Bindehautgefäßen in Zusammenhang zu bringen mit den histologischen Befunden der vakuolisierenden Degeneration, wie sie in der Gefäßintima experimentell hatte erzeugt werden können.

Neuerdings beschrieb MICHAIL in einem wegen Sykosis bestrahlten Fall verhärtete Bezirke in der Bindehaut der Lider; histologisch fand er Hyperplasie des Epithels und Verhornung desselben; allerdings bestand vorher schon eine behandelte Blepharitis.

Ähnlich sind die Veränderungen, die durch Radiumstrahlen an der Konjunktiva hervorgerufen werden; zu ihrer Beurteilung stehen im wesentlichen tierexperimentelle Beobachtungen von BIRCH-HIRSCHFELD zur Verfügung, der nach Radiumbromidanwendung durch die geschlossenen Lider beim Kaninchen nach einigen Tagen neben anderen Entzündungserscheinungen des äußeren Auges eine heftige Konjunktivitis mit Chemose und reichlicher Sekretion auftreten sah. Die histologischen Befunde ähneln den nach Röntgenbestrahlung auftretenden: Kernteilungsfiguren im Epithel weisen auf dessen Wucherung hin, während gleichzeitig unter Quellung der Zellen und Kernveränderungen ein deutlicher Degenerationsprozeß im Epithel Platz greift. Subepithelial besteht eine reichliche Rundzelleninfiltration und auch in das Epithel dringen zahlreiche Leukozyten ein. Gefäßveränderungen in Gestalt stellenweiser Wucherung und Quellung der Intimazellen fanden sich auch hier erst längere Zeit nach der Bestrahlung.

Wenn ich an dieser Stelle die Besprechung der Conjunctivitis vernalis (SÄMISCH), nicht ganz richtig auch als Frühjahrs„katarrh" bezeichnet, anschließe, so kommt darin zum Ausdruck, daß die Überzeugung wohl ziemlich allgemein ist, daß wir es bei diesem in klinischer wie auch in histologischer Hinsicht sehr eigenartigen Bild nicht mit einer durch Mikroorganismen hervorgerufenen Entzündung zu tun haben, sondern mit einer chronischen Konjunktivitis, die durch irgendwelche uns noch unbekannte toxische, mechanische, vielleicht auch photische Reize ausgelöst wird. Gerade diese letztere Auffassung, die in den ultravioletten Strahlen das schädliche Agens sieht und die dafür auch im histologischen Bild Anhaltspunkte gefunden zu haben glaubt, legt es nahe, das Krankheitsbild hier einzureihen.

Es handelt sich bei der Conjunctivitis vernalis um eine nach Gegenden recht verschieden häufige, im ganzen aber immerhin seltene Erkrankung, die fast regelmäßig beide Augen gleichzeitig oder doch kurz nacheinander in sichtbarer Weise ergreift und die überwiegend Knaben vom 6. Lebensjahr an befällt, in selteneren Fällen aber auch beim weiblichen Geschlecht gefunden wird. Sie hat die Eigentümlichkeit bei ihrem ersten Auftreten im allgemeinen im Sommer ihren Höhepunkt zu erreichen, im Winter sich mehr oder weniger zurückzubilden, um dann mehrere, oft viele Jahre hindurch mit ziemlicher Regelmäßigkeit wiederzukehren. Es sind Fälle beobachtet worden, bei denen die Krankheit durch mehrere Jahrzehnte immer wiederkehrte, freilich pflegte sie in späteren Stadien im Winter keine wesentliche Rückbildung mehr zu erfahren, ja es sind Fälle beschrieben, bei denen gerade im Winter die Beschwerden am lästigsten wurden. Viele Autoren stehen auf dem Standpunkt, daß in dem spezifisch-anatomischen Befund überhaupt während der Zeit der „Rückbildung" keine wesentliche Änderung eintrete, und daß nur die begleitenden entzündlichen Erscheinungen und subjektiven Störungen weniger in die Erscheinung treten.

Der makroskopische Befund (Abbildungen in den Lehrbüchern der Augenheilkunde) ist nicht der einer heftigen Entzündung — auch nicht im

Höhestadium der Beschwerden — vielmehr handelt es sich um verhältnismäßig reizlos verlaufende chronisch-entzündliche Wucherungen, die mit besonderer Vorliebe am Limbus und in der Conjunctiva tarsi auftreten. Die Auffassung früherer Autoren (SÄMISCH u. a.), auf die auch die SCHIECKsche Theorie von der Deutung der histologischen Befunde zurückgriff, daß nämlich die übrigen Teile der Konjunktiva stets frei von Veränderungen bleiben, ist inzwischen von vielen Seiten widerlegt worden. THALER, REIS, AXENFELD u. a. haben darauf hingewiesen, daß auch die nichttarsalen Teile der Lidbindehaut sich an dem entzündlichen Prozeß beteiligen, wenn auch die Erscheinungen in der Umschlagsfalte erklärlicherweise nicht so auffallende sind, und durch Mitteilungen von SEEFELDER, REIS, ROLANDI u. a. ist erwiesen, daß auch die Plica semilunaris in ganz charakteristischer Weise mit ergriffen wird, ja, im Mittelpunkt des Krankheitsbildes stehen kann. Wie schon diese Lokalisation eine seltenere ist, so ist aber auch seit langem bekannt, daß durchaus nicht immer beide bevorzugten Stellen gemeinsam erkrankt zu sein brauchen und daß viele Jahre lang beobachtete Fälle vorkommen, bei denen gröbere Veränderungen nur am Limbus oder umgekehrt nur an der Conjunctiva tarsi auftreten.

In den Frühstadien bzw. in den leichtesten Fällen erscheint die Konjunktiva der Lider, besonders die Conjunctiva tarsi, leicht gleichmäßig verdickt und zart bläulichweiß verfärbt, so wie wenn eine dünne Schicht Milch darüber läge. Auch an der Conjunctiva sclerae kommt eine ähnliche blaßlivide Verfärbung mit geringer ziliarer Injektion vor.

Die Sekretion der entzündeten Schleimhaut ist nicht reichlich, meist etwas zähfadenziehend, und im Ausstrich finden sich auffallend reichlich eosinophile Zellen im Gegensatz zu fast allen sonstigen Konjunktivitisformen. Mikroorganismen, denen eine ätiologische Bedeutung für das Krankheitsbild zugeschrieben werden könnte, finden sich nicht. WOLFRUM hat darauf aufmerksam gemacht, daß das Sekret bei Frühjahrskatarrh eine stärkere Alkaleszenz als gewöhnlich aufweist.

In fortgeschrittenen Fällen bietet der Prozeß an der Conjunctiva tarsi und am Limbus äußerlich verschiedene Bilder: wenn die die chronische Entzündung begleitenden Wucherungserscheinungen erheblicher werden, so bilden sich auf dem Tarsus, besonders des Oberlides, breite und ziemlich hohe Papillen in verschiedener Zahl. Sind sie groß und zahlreich, so werden sie an ihrer Oberfläche durch den Gegendruck des Bulbus, an ihren Seitenflächen durch gegenseitigen Druck zu vierkantigen, pflastersteinartigen Gebilden, zwischen denen dann tiefe Furchen verlaufen. Diese echten Papillen haben im Gegensatz z. B. zu der hypertrophischen Konjunktiva beim Trachom eine ausgesprochen derbe Beschaffenheit. Auch in diesem Stadium hochgradiger Hypertrophie ist, obwohl man mit der Binokularlupe massenhaft dicht an die Oberfläche tretende überfüllte Gefäße wahrnehmen kann, der Gesamteindruck der eines milchigen Rosa, nicht der hochgradiger Hyperämie, wie sie in Wirklichkeit besteht. Die an den Tarsus anschließenden Teile der Konjunktiva zeigen weniger starke Wucherungen sind aber ebenfalls geschwollen, hyperämisch und milchig getrübt.

Die zweite Lieblingsstelle für die entzündlichen Wucherungen ist die Konjunktiva am Limbus, und zwar ist die Regel, daß die sehr charakteristische wulstartige Hypertrophie am temporalen und nasalen Limbus halbmondförmig gelegen ist, also im Lidspaltenbereich; doch sind schon zahlreiche Fälle mitgeteilt worden, in denen der obere Limbus beiderseits befallen war (DE WECKER, FRIGG, WECHSLER), und ich selbst behandelte längere Zeit eine Patientin, bei der die sehr hochgradigen Limbuswucherungen sich halbmondförmig beiderseits auf den unteren Limbus beschränkten; übrigens war in diesem Fall auffallend, daß der untere Teil der Cunjunctiva sclerae bei gewöhnlicher

Blickrichtung vom Unterlid unbedeckt blieb. Die Limbuswucherungen, die ebenfalls sehr verschiedene Ausdehnung zeigen können, treten entweder als einzelne knotige Buckelchen oder als zusammenhängende seitlich meist mehrfach eingekerbte Wülste auf, die dem Limbus folgend etwas auf die Hornhautrandteile heraufreichen und gegen die Hornhaut steil abfallen, während sie sich in der Conjunctiva sclerae allmählich zu verlieren pflegen. Ihre Farbe ist ebenfalls ein blasses milchiges Graurot von gallertiger Durchsichtigkeit aus dem sich manchmal kleine kalkweiße „Trantassche Punkte" scharf abheben. Eine sektorförmige Injektion der Gefäße mäßigen Grades weist auf den entzündlichen Charakter des Prozesses hin. Die Hornhaut zeigt meist keine sekundären Veränderungen, höchstens bildet sich in geringem Abstande von den Wucherungen ein dem Limbus parallel laufender grauer Streifen, einem teilweisen Greisenbogen ähnlich. Nur in Ausnahmefällen entwickelt sich ein pannöser Prozeß und die Wucherung überzieht weitere Strecken der Hornhaut. Auch Infiltrate der Kornea wurden beschrieben (SÄMISCH). Daß es dabei zu Geschwürsbildungen kommt (LEBER) dürfte durchaus selten sein.

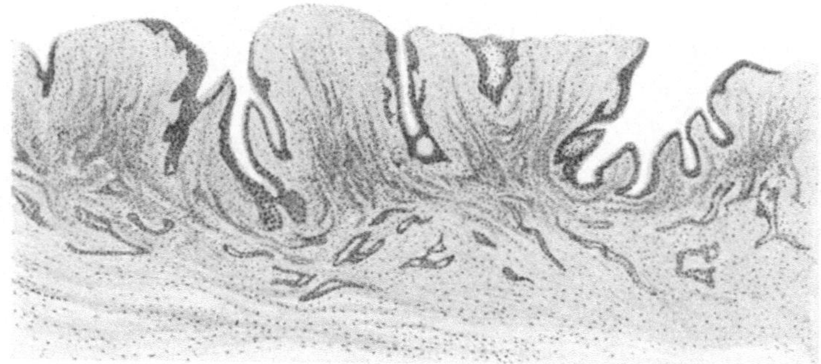

Abb. 52. Conjunctivitis vernalis. Papillen im Bereich der Conjunctiva tarsi des Oberlides bei schwacher Vergrößerung. Man sieht die gegenseitige und oberflächliche Druckabplattung der an Stelle der Propriapapillen entstandenen echten Papillen. Das Epithel ist an der freien Oberfläche der Papillen verkümmert, in den geschützten Furchen verdickt und gewuchert. Das Bindegewebe der Papillen subepithelial zellarm, am Boden der Papillen zellreich; hier auch Zellmäntel um Gefäße. Tarsalgewebe nicht entzündlich verändert.

Etwas häufiger wird berichtet, daß die Wucherungen ein geschwulstartiges Bild von der Art eines Papilloms oder Fibroms boten und am Limbus bis zu 7 mm breit wurden. In seltenen Fällen sind sowohl im Bereich der Tarsalwucherung als in der Conjunctiva limbi Follikelbildungen beschrieben worden (SÄMISCH, KASHIWAI u. a.), die MICHEL veranlaßten, den Prozeß als „Follikel der Skleralbindehaut" aufzufassen, während sie von der Mehrzahl der Untersucher als präexistent oder als unwesentliche Begleiterscheinung des Entzündungsvorganges angesehen werden.

Die histologischen Befunde beim Frühjahrskatarrh sind von zahlreichen Untersuchern sehr verschieden geschildert und in bezug auf ihre Deutung für den gesamten Krankheitsprozeß sehr verschieden bewertet worden. Es erklärt sich das daraus, daß sicher die Befunde an älter erkrankten Teilen besonders nach wiederholten Rückfällen andere sind als im Frühstadium, ohne daß es immer möglich ist, aus Vorgeschichte und klinischem Befund auf das Alter der entzündlichen Wucherung zu schließen. Dazu kommt, daß je nach der örtlichen Herkunft des ausgeschnittenen Stückchens die Befunde nicht einfach vergleichbar sind und daß meist überhaupt nur oberflächliche Exzisionen gemacht worden sind, bei denen eine Beurteilung der tieferen Gewebe nicht möglich war. So erklärt es sich, daß von den einen den Wucherungen des Epithels die größte Bedeutung beigemessen wurde (HORNER, VETSCH, UHTHOFF u. a.), während andere das subkonjunktivale Bindegewebe als den primären Sitz der Erkrankung ansehen und die Epithelwucherungen als Folgeerscheinung betrachten oder wie SCHIECK und GOLDZIEHER das tarsale Bindegewebe insbesondere die elastischen Fasern als den Ausgangspunkt der pathologischen Veränderungen ansprechen; SÄMISCH, REIS u. a. neigen der Ansicht zu, daß die Veränderungen, die in Epithel und Bindegewebe auftreten, Folgeerscheinungen einer gemeinsamen Ursache sind, einer Schädigung, über deren Zustandekommen wir noch nichts Näheres wissen.

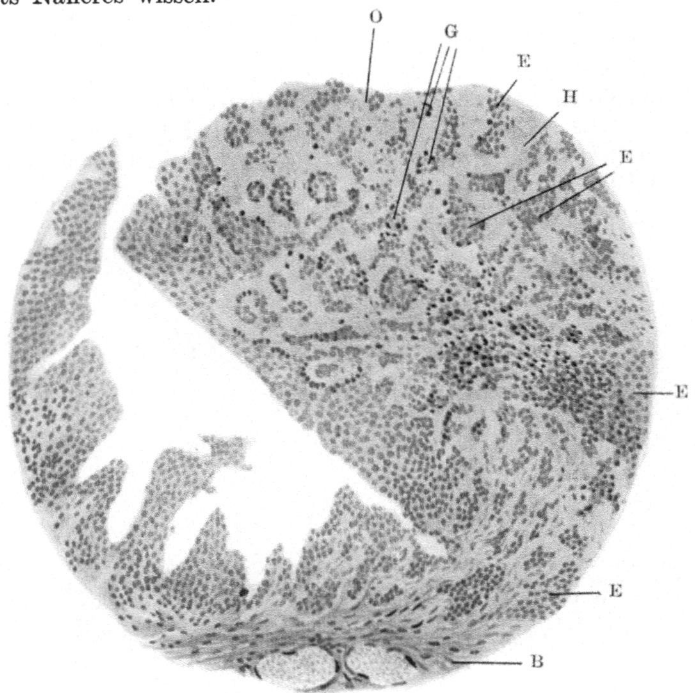

Abb. 53. Furche zwischen 2 Papillen bei Conjunctivitis vernalis mit starker Epithelwucherung. Die Papille rechts zeigt fortgeschrittene hyaline Entartung des Bindegewebes (H), das sehr zellarm ist und nur um die engen Gefäßquerschnitte (G) einzelne Kerne erkennen läßt. Dazwischen überall Nester und Bänder gewucherten Epithels (E) (auch dies vielfach in Degeneration; keine Mitosen mehr sichtbar). Das Oberflächenepithel der Papille rechts (O) fehlt durch Druckatrophie. Das Bindegewebe am Boden der Papillen (B) zeigt noch normale Faserung und gut erhaltene Kerne. (Etwas verblaßte H.-E.-Färbung.)

a) Die histologischen Veränderungen im Bereich der Lidbindehaut. Die gröbsten Veränderungen finden sich hier im Bereich der Conjunctiva tarsi, denn hier haben sich aus den normalerweise vorhandenen Propriapapillen pflastersteinartige plumpe Vorwölbungen entwickelt, zwischen denen das Epithel tiefe Einsenkungen beschreibt (vgl. Abb. 52). Dieses Epithel zeigt in verschiedenen Fällen sehr verschieden hochgradige Veränderungen. Es befindet sich jedoch stets — und offenbar besonders in den frischeren Fällen, beziehungsweise bei Rückfällen — in Wucherung. In solchen Präparaten sieht man zwar auf der Höhe der Papillen das Epithel in ein kubisches oder Pflasterepithel von wenigen Schichten verwandelt, ja, stellenweise fehlt es ganz; doch diese Verkümmerung ist auf Druckwirkung zurückzuführen. An den Seitenwänden der Papillen herrscht das normale mehrschichtige Zylinderepithel vor, ebenso auf der Höhe der kleineren Papillen, deren gegen Druck geschützte Oberfläche das Niveau der hohen Papillen nicht erreicht. Innerhalb der Papillen und besonders am Boden der Epitheleinsenkungen treibt das Epithel tiefe zum Teil verästelte Sprossen in das Bindegewebe der Papillen. Diese Sprossen zeigen nicht selten Querbrücken, so daß manche Papillen ganz von Epithelnestern und -bändern durchsetzt erscheinen (vgl. Abb. 53). Vielfach wird beschrieben, daß der Epithelverband gelockert ist, die einzelnen Zellen vergrößert und gequollen erscheinen und auch Degenerationsvorgänge sind an den Epithelzellen häufig. Mitosen in größerer Zahl erwähnt SEEFELDER vom gewucherten Epithel der Plica semilunaris. Daß es sich bei der Verkümmerung des Epithels auf

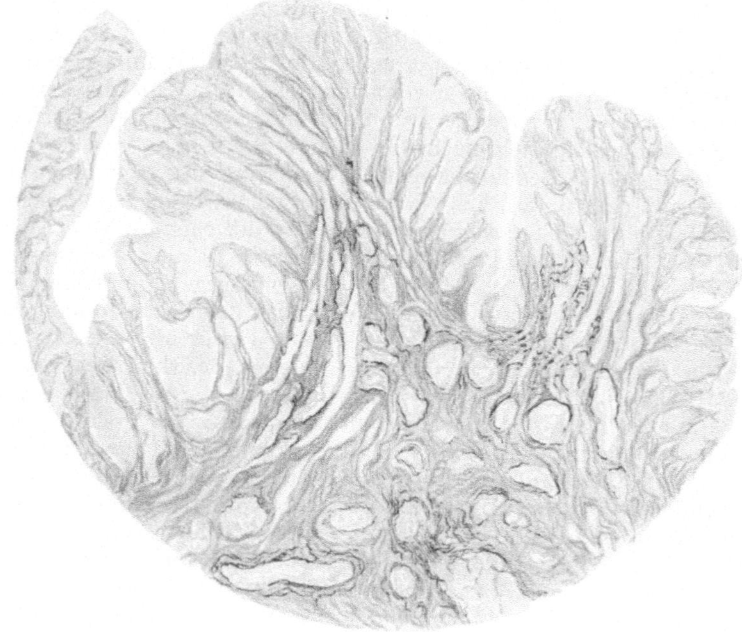

Abb. 54. Papille der Conjunctiva tarsi bei Conjunctivitis vernalis (4 fach-Färbung nach FRAENKEL; die Kernfärbung etwas abgeblaßt). Rosa — das gewucherte Epithel; grün — das gewucherte Bindegewebe; man sieht, daß die elastischen Fasern nicht vermehrt sind, vielmehr nur bis etwa in halbe Höhe der Papillen zu verfolgen sind.

der Höhe der Wucherungen um Druckwirkung handelt, zeigt SEEFELDERs gleichartiger Befund an der Plica auf der dem Bulbus zugekehrten Seite. Im progressiven Stadium findet allerdings nach der Schilderung von AXENFELD offenbar gleichzeitig mit der Degeneration im Bindegewebe auch eine Rückbildung der Epithelwucherungen statt; dafür spricht auch, daß in vielen Fällen — derjenige von THALER rezidivierte z. B. seit sechs Jahren — eine Epithelvermehrung überhaupt kaum gefunden wurde. Daß sich in den Epithelsprossen häufig sehr reichliche Becherzellen finden und durch Zellzerfall entstandene Zysten in den tiefen Epithelsprossen wiederholt beschrieben worden sind, ist nichts Auffallendes, ebenso, daß im Höhestadium der Entzündung vielfach zwischen den Epithelzellen Lymphozyten und eosinophile Zellen, später Mastzellen gefunden werden.

Die regelmäßigste Veränderung betrifft zweifellos das Bindegewebe, das auf der Höhe der Entzündung eine erhebliche Vermehrung erfährt und dadurch die Bildung der Papillen ermöglicht. Dieses bindegewebige Stroma der Papillen erhebt sich in dichten Faserzügen baumartig aus dem subkonjunktivalen Bindegewebe und fasert sich gegen das Epithel der Papillenwand hin baumartig auf; es setzt sich in frischen Fällen aus feinen Fasern zusammen, die oft in dichten Zügen aus dem subkonjunktivalen Gewebe verfolgt werden können und dann ohne scharfe Grenze mit dem Bindegewebe der oberflächlichen Tarsusschichten in Zusammenhang stehen, wie dies schon normalerweise der Fall ist (THALER). Hierin etwas für den Frühjahrskatarrh Charakteristisches zu sehen, wie SCHIECK und GOLDZIEHER wollten, die als Ursache des ganzen Prozesses eine Wucherung des tarsalen Bindegewebes ansahen, liegt kein Grund vor, besonders nicht, insofern SCHIECK als den Träger dieser Wucherung die elastischen Fasern ansah (vgl. Abb. 54). Schon THALER hat nachgewiesen, und viele andere haben es bestätigt, daß von einer wesentlichen Vermehrung der elastischen Fasern in den Papillen nicht gesprochen werden kann, daß diese im Gegenteil nur in den Grundstock der Papillen in gewöhnlicher Dichte hereinziehen, schon nach der Mitte der Papillenhöhe zu aber rasch abnehmen und in den oberflächlichen Bezirken überhaupt nicht mehr nachweisbar sind. SCHIECK hatte seine Auffassung von der überragenden Bedeutung einer Wucherung des elastischen Gewebes besonders darauf gegründet, daß der Frühjahrskatarrh sich auf dem Tarsus und am Limbus entwickelt, auf einem Boden also, der nach seiner Ansicht allein ein reichliches System elastischer Fasern besitzt. Es ist aber von verschiedenen Seiten klar gestellt worden, daß auch der ganzen übrigen Bindehaut elastische Fasern zukommen, z. B. in ausgiebiger Weise auch der Plica semilunaris, ferner daß eine solche Beschränkung des Prozesses auf Tarsus und Limbus gar nicht besteht. Die Erscheinungen sind nur in anderen Bezirken der Konjunktiva weniger auffällige. Die SCHIECKsche Auffassung von der primären Erkrankung des Tarsus, insbesondere seines elastischen Gewebes, ist abgesehen davon, daß die von ihm angenommene Beschränkung des Prozesses auf tarsale und limbale Konjunktiva nicht besteht, auch durch die Untersuchungen derjenigen Autoren unwahrscheinlich geworden, die reichliches Tarsalgewebe mitentnommen haben und übereinstimmend bekunden, daß die entzündlichen Veränderungen sich nur auf die oberflächlichen Schichten des Tarsus beschränken, die dem entzündeten subkonjunktivalen Gewebe benachbart sind und an dessen Veränderungen indirekt teilnehmen, während die tieferen Schichten des Tarsus weder durch Hyperämie noch durch besonderen Zellreichtum an fixen oder mobilen Zellen oder gar durch degenerative Veränderungen des elastischen oder kollagenen Gewebes auffielen.

Wir sehen daher heute mit THALER und vielen anderen das Entscheidende bei der Entwicklung der Papillen in einer Wucherung des subkonjunktivalen Bindegewebes. Diese äußert sich hauptsächlich in einer Vermehrung der faserigen Zwischensubstanz, während die Zahl der fixen Bindegewebszellen im subkonjunktivalen Gewebe keine erhebliche Vermehrung zu erfahren scheinen. Der große Zellreichtum der Papillen im frisch entzündlichen Stadium beruht vielmehr auf einer sehr reichlichen Infiltration mit mobilen Zellen verschiedener Art. Vor allem finden sich sehr reichlich Plasmazellen, daneben gleichmäßig verteilt eosinophile Zellen, die auch im Durchtritt durch das Epithel oft zu sehen sind; ferner Lymphozyten, manchmal in dichten fischzugartigen Massen in der Nachbarschaft der reichlichen und anfangs sehr weiten Gefäße. Eine knötchenförmige Anordnung dieser Zellen kommt zwar nicht selten vor, doch scheint es sich meist nicht um echte Follikelbildung zu handeln, die obendrein im Bereich der Conjunctiva tarsi ja zuvor vorhanden gewesen sein könnte (vgl. AXENFELD, SEEFELDER, KASHIWAI). Die Gefäße bilden besonders subepithelial ein ausgedehntes Netz weiter Kapillaren.

In der überwiegenden Mehrzahl der Fälle — namentlich der älteren — findet sich aber neben diesen Erscheinungen der Entzündung und Wucherung eine Degeneration des kollagenen Gewebes, die sich darin äußert, daß zuerst in den Papillen subepithelial das Bindegewebe keine zarte Faserung mehr aufweist, sondern zu breiten Bändern degeneriert, die sich als Hyalin erweisen; meist bildet sich zunächst eine homogene zellarme hyaline Schicht unter dem Epithel; später aber greift dieser Prozeß auf immer tiefere Teile der Substantia propria der Papillen über, und es liegen dann Gefäßlumina und Epithelzellnester in einem zellarmen homogenen hyalinen Grundgewebe (vgl. Abb. 55).

Die hyaline Degeneration ist in den einzelnen Fällen und auch innerhalb desselben Falles an verschiedenen Stellen sehr verschieden ausgesprochen,

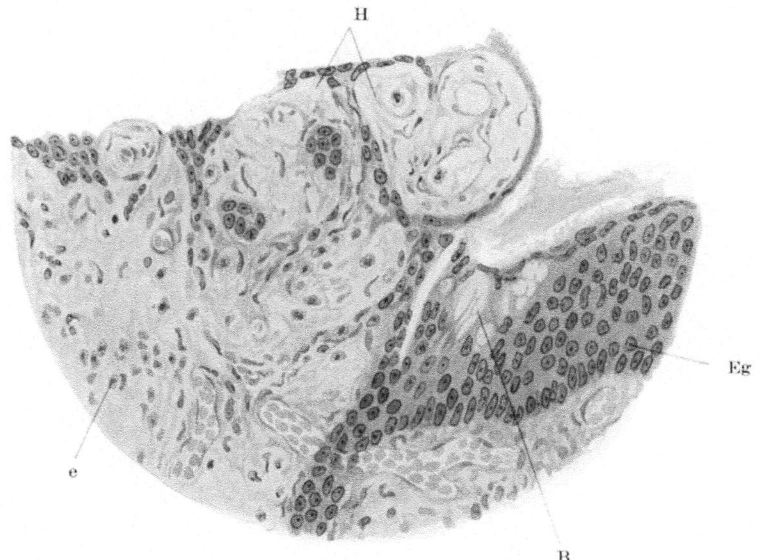

Abb. 55. Bild von der Oberfläche einer Papille bei Conjunctivitis vernalis (Conj. tarsi). Spätstadium. Öl.-Immersion. Ausgedehnte hyaline Entartung des Bindegewebes, auch der Gefäßwände (H). Das Bindegewebe enthält kaum noch fixe Bindegewebszellen, dafür ziemlich reichlich eosinophile Zellen (e). Das Epithel ist an der Oberfläche der (hohen) Papille durch Gegendruck atrophiert, an tiefer gelegenen Stellen ist seine Verdickung (E g) und Sprossenbildung noch gut erkennbar. B Becherzellen.

wohl je nach dem Entwicklungsstadium der Wucherung; so sah SEEFELDER sie in seinen drei Fällen von Plicaerkrankung nur einmal sehr hochgradig Daß diese Sklerosierung der Grundsubstanz der Papillen, die etwas für die Conjunctivitis vernalis besonders Charakteristisches darstellt, auf eine Degeneration der elastischen Fasern zurückzuführen sei, wie SCHIECK annahm, wird von THALER, AXENFELD und RUPPRECHT u. a. bestritten, die niemals einen Zusammenhang zwischen elastischen Fasern und diesen hyalinen Massen nachweisen konnten. Gleichzeitig mit der Degeneration des kollagenen Gewebes im regressiven Stadium finden sich die fixen Bindegewebszellen gegen die Norm vermindert, die Plasmazellen treten an Zahl stark zurück und beschränken sich auf umschriebene Bezirke in der Umgebung der Gefäße an der Papillenbasis; dagegen finden sich nun häufig recht reichliche eosinophile Zellen und Mastzellen (vgl. Abb. 55).

Im Gegensatz zu dieser Darstellung wird von manchen Autoren die hyaline Degeneration als Zeichen einer primären Gewebsschädigung angesehen, auf die die entzündlichen Erscheinungen erst als Reaktion folgen; die Klärung ist dadurch erschwert, daß in manchen „frischen" Fällen schon die degenerativen Veränderungen vorhanden waren, doch ist die Beurteilung des Alters der Fälle eine unsichere. Von Bedeutung könnten in diesem Zusammenhang die Befunde von REIS werden, der verschiedene Gefäßveränderungen beobachtete, die freilich, soweit es sich um einfache Wucherung des Endothels handelt, von ASCHOFF als uncharakteristische häufige Begleiterscheinungen chronischer Entzündungsprozesse bezeichnet wurden. Darüber hinaus fand REIS aber in seinem klinisch allerdings ungewöhnlichen Fall das Bild der vakuolisierenden Degeneration der kleinen Gefäße, wie sie auch BIRCH-HIRSCHFELD bei Strahlenschädigung

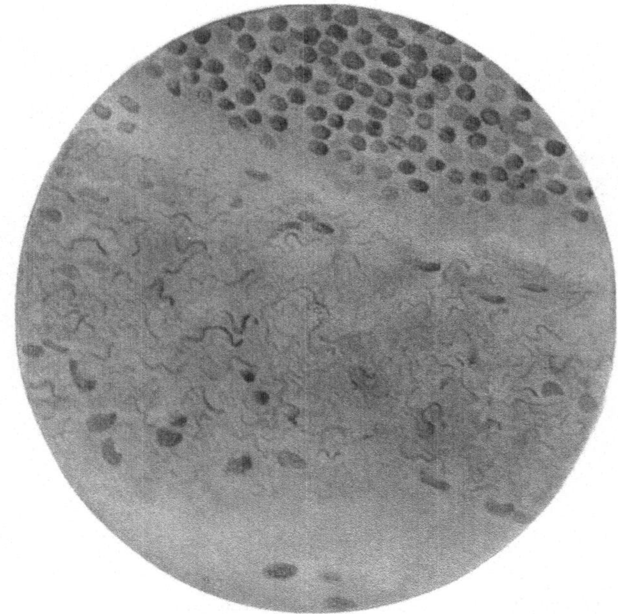

Abb. 56. Conjunctivitis vernalis; Limbuswucherung. Subepitheliale Degeneration des kollagenen (und elastischen?) Gewebes in ungewöhnlicher Form, aber im gleichen Bereich, in dem die hyaline Degeneration bei Conj. vern. zu beginnen pflegt. Die Kerne des Bindegewebes teilweise pyknotisch. [Etwas dicker Schnitt. Hämatoxylin-Eosin. Zu oberst das Oberflächenepithel der Conjunctiva sclerae.]

der Konjunktiva (ultraviolettes Licht, Röntgenstrahlen) beschrieben hat, und es ergab sich der Gedanke, hierin eine Bestätigung der weitverbreiteten Auffassung zu sehen, daß die Conjunctivitis vernalis als Reaktion auf eine Lichtschädigung aufzufassen sei. AXENFELD und RUPPRECHT, die dieser Frage besondere Aufmerksamkeit widmeten, konnten jedoch gleichartige Gefäßveränderungen in ihrem ziemlich großen Untersuchungsmaterial nicht finden.

Ich habe in meinen Präparaten auch Gefäßveränderungen in der von REIS beschriebenen Form nicht nachweisen können. Bestätigt wurden die Gefäßbefunde von REIS kürzlich durch ROLANDI, dessen Arbeit mir aber nur in kurzem Referat zugänglich war, so daß nicht ersichtlich ist, ob er die besonderen Formen der vakuolisierenden Degeneration der Gefäße, wie sie REIS beschrieb und abbildete, gesehen hat.

Als Endausgang der tarsalen Veränderungen bleiben sichtbare Narben nicht zurück, dafür sprechen mehrere jahrzehntelang beobachtete Fälle (UHTHOFFS Fall von 35jähriger Dauer); dies war schon dadurch wahrscheinlich, daß Ulzeration des entzündeten Gewebes nicht vorzukommen scheint. Dagegen fand

Uhthoff die Conjunctiva tarsi dicht mit Kalkkonkrementen durchsetzt, was bei der Neigung zur Bildung von Epithelzysten ja verständlich ist; ferner ist wiederholt darauf hingewiesen worden, daß auch an abgeheilten Fällen noch ein milchiger Farbenton der Bindehaut — wohl bedingt durch das subepitheliale Hyalin — zu erkennen sei und daß bei Lupenbetrachtung feine weiße Streifchen in der Conjunctiva tarsi noch lange sichtbar sind, die auf gewucherte Epithelleisten bezogen werden.

Daß auch die Conjunctiva palpebrae jenseits des Tarsus sich an der Erkrankung beteiligen kann, wenn auch hier nicht so ausgeprägte Papillen zur Entwicklung kommen, wie auf dem Tarsus, wurde schon erwähnt. Auch hier finden sich Wucherungen des Bindegewebes, Infiltration mit Lymphozyten und Plasmazellen und hyaline Degeneration, besonders subepithelial.

Erwähnt sei hier noch eine neuere Arbeit von Rizzo und Motta, die in 3 Fällen eigentümliche Zelleinschlüsse beschreiben, die nicht im Epithel, sondern in den großen proto-

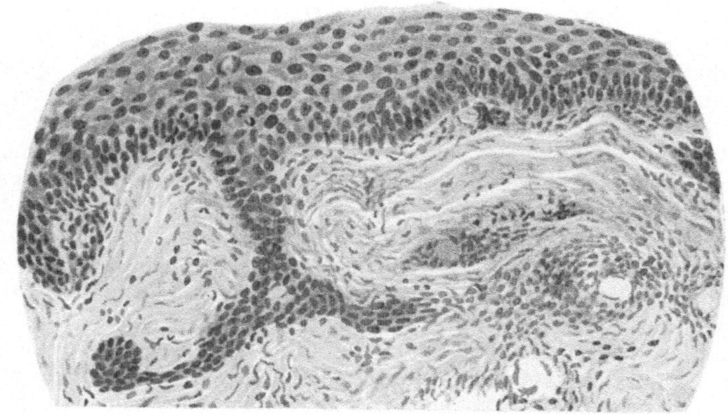

Abb. 57. Conjunctivitis vernalis. Limbuswucherung. Epithel unregelmäßig gelagert; Wucherung in Band- und Nesterform. Das Bindegewebe zeigt beginnende hyaline Degeneration die Zellvermehrung in der Substantia propria beruht im wesentlichen auf Infiltration mit Plasmazellen (in der Abbildung als solche nicht erkennbar).

plasmareichen Bindegewebszellen der Vernalisknoten liegen, homogene, kugelige Körperchen von 2—7 μ, deren Deutung strittig ist.

b) Wenn auch das klinische Bild der Limbusveränderungen scheinbar dem der Tarsusbefunde recht unähnlich ist, so liegen doch beiden Erscheinungsformen, wie nicht anders zu erwarten, im Grunde die gleichen histologischpathologischen Veränderungen zugrunde. Auch am Limbus beherrscht die Wucherung des Bindegewebes, die gelegentlich fibromartigen Charakter annehmen kann, das Bild und auch hier ist sie in den frischeren Fällen von starker Zellvermehrung weniger der fixen Bindegewebszellen als der die erweiterten Kapillaren begleitenden Plasmazellen, der Lymphozyten und der gleichmäßig auftretenden eosinophilen Zellen begleitet, während in späteren Stadien die hyaline Degeneration besonders in der Form eines subepithelialen „lichten Saumes" erfolgt.

In ungewöhnlicher Form sah ich die Degeneration des kollagenen Gewebes bei einer 15jährigen Patientin, die seit 5 Jahren an typischem Frühjahrskatarrh des Limbus und der Lidbindehaut litt. Bei den letzten entzündlichen Rückfällen bildete sich am Limbus eine glasige Geschwulst von fast Erbsengröße, die entfernt wurde. Histologisch fand sich neben reichlicher Wucherung des Epithels massenhafte Anhäufung von Lymphozyten in der Nähe der Gefäße und reichlicher Vermehrung der Plasmazellen schon bei Hämatoxylin-Eosinfärbung eine blaß-violette Färbung der Bindegewebsfasern, die bei schwacher Vergrößerung an dichte Durchsetzung des Gewebes mit Bakterien denken ließ. Starke Vergrößerung zeigte, daß in den bläulich verfärbten Bezirken, die sich hauptsächlich auf den subepithelialen Streifen des Bindegewebes konzentrierte ein dichtes Gewirr gequollener, ungleich dicker wurstförmiger und korkzieherartiger Fasern vorlag, die nach den tieferen Teilen der Substantia propria zu deutlich in Zusammenhang mit den Fasern des kollagenen Gewebes standen (vgl. Abb. 56). Es handelte sich also um eine hauptsächlich auf den subepithelialen Bezirk beschränkte Degeneration der Bindegewebsfasern unter ungleichmäßiger Quellung, Aufrollung und wohl auch Faserzerfall. Die gleichzeitige Affinität zum Hämatoxylin — bei van Gieson-Färbung hoben sich diese subepithelialen Schichten graugeblich von dem übrigen Bindegewebe ab — spricht, wenn auch ihre Ursache mangels weiteren Materials nicht klar gestellt werden konnte, für eine etwas ungewöhnliche chemische Umwandlung, die in diesem Fall wohl an die Stelle der gewöhnlich beobachteten hyalinen Degeneration getreten war. Das völlig negative Ergebnis verschiedener Färbungen auf elastische Fasern legt die Annahme nahe, daß an dieser Degeneration kollagenes und elastisches Gewebe gleichermaßen teilgenommen haben.

Die Tatsache, daß die hyaline Degeneration in manchen Fällen nicht nachweisbar ist, spricht gegen die Auffassung, daß in ihr die primäre die entzündliche Reaktion auslösende Gewebsschädigung zu suchen sei. Die elastischen Fasern fanden sich in den Limbuswucherungen nicht vermehrt, öfters vermindert. Die Veränderungen des Epithels sind sehr verschieden hochgradig gefunden worden (vgl. Abb. 57); manche Autoren vermißten sie ganz. In anderen Fällen finden sich sehr erhebliche zapfenförmige Wucherungen und Netzwerke epithelialer Zellwände, die GASPARRINI veranlaßten, die Differentialdiagnose gegenüber dem Epitheliom ausführlich zu behandeln. WOLFRUM, dem mehrere frische Fälle von Limbuswucherungen zur Verfügung standen und der durch seine Nävusstudien besonders berufen erscheint, die feineren Veränderungen des Konjunktivalepithels zu bewerten, fand doch regelmäßig die Grenze zwischen Epithel und subkonjunktivalem Bindegewebe unscharf, den Zellverband der Epithelien gelockert in einer Weise, die sonst nur bei der Entwicklung des Nävus beobachtet wird, er vertritt daher den Standpunkt, daß man die Möglichkeit einer primären Epithelschädigung nicht ganz verneinen dürfe.

Die Veränderungen im Bereich der Plica semilunaris, die im großen und ganzen die gleichen Befunde bieten und die gleichen Fragestellungen eröffnen, sind von SEEFELDER beschrieben und kürzlich auch von ROLANDI bearbeitet worden.

2. Entzündungen durch Mikroorganismen oder ihre Toxine.

Das bloße Vorhandensein oder Fehlen von Mikroorganismen in einer entzündeten Konjunktiva oder ihrem Sekret ist nicht beweisend für die Ätiologie des Prozesses, nicht im positiven Fall: denn wenn wir auch nicht bei unserem Unteruchungsmaterial mit postmortaler Wucherung der Keime im gewöhnlichen Sinne zu rechnen haben, so ist doch aus den klinischen Erfahrungen heraus bekannt, daß bei konjunktivalen Prozessen, die nicht durch Mikroorganismen hervorgerufen wurden — vor allem bei traumatischen Konjunktivitiden, die mit erheblichem Gewebszerfall einhergehen — sekundär durch Vermehrung der physiologischen Bakterienflora des Bindehautsackes ätiologisch unwesentliche Bakterien in großer Menge auftreten können (z. B. Xerosebazillen und Staphylokokken) und auch nicht im negativen Fall, denn wir kennen eine Reihe sicher infektiöser Konjunktivitisformen wie das Trachom, deren Erreger für uns noch nicht erkennbar ist; schließlich finden wir bei der endogenen Konjunktivitis z. B. bei Conjunctivitis gonorrhoica die spezifischen Erreger nicht oder kaum im Sekretabstrich und in dem Falle der Kerato-Conjunctivitis scrofulosa, die wir als tuberkulös ansehen müssen, fehlen auch die positiven Bakterienbefunde und zwingen uns die Effloreszenzen als Zeichen einer Toxinwirkung der Tuberkelbazillen anzusprechen.

Schon der normale völlig reizfreie Bindehautsack enthält wenige Tage nach der Geburt und beim Erwachsenen ganz regelmäßig im Sekret eine mehr oder weniger große Zahl von Bakterien, wie das bei der freien Lage der Schleimhaut nicht anders zu erwarten ist. AXENFELD hat in seiner „Bakteriologie des Auges" eine Fülle von klinischen und statistischen Arbeiten der verschiedensten Autoren zusammengetragen, die übereinstimmend erkennen lassen, daß eine ganze Anzahl verschiedener Bakterienarten als Saprophyten im Konjunktivalsack leben können. Die Kulturversuche mit dem Bindehautsekret normaler Konjunktiven ergaben, daß fast auf jedem Auge der Xerosebazillus manchmal in großer Menge vorhanden ist, ohne Entzündungserscheinungen hervorzurufen, und fast ebenso häufig werden harmlose Staphylokokkenarten gefunden. Weniger regelmäßig begegnen einzelne Diplobazillen oder Streptopneumokokken. Welche Bedeutung die Art der Sekretentnahme und Untersuchung für das zahlenmäßige Ergebnis hat, zeigt besonders deutlich die Wandlung, die unsere Vorstellung vom Vorkommen der Pneumokokken auf der normalen Bindehaut erlitten hat, seitdem ELSCHNIG und in noch höherem Maße LINDNER durch Verbesserung der Technik die Zahl der pneumokokkenpositiven Konjunktiven auf 30 und schließlich auf 60 % aller normalen Augen heraufsetzten. Neben diesen häufigen Bindehautkeimen sind dann eine ganze Anzahl als gelegentliche Zufallsbefunde bei kulturellen Untersuchungen festgestellt worden (Staphylococcus pyog. aur. u. citr., Micrococcus catarrhalis, Subtilis, Bacillus pyocyaneus, Sarcine, Hefe, Meningococcus usw.).

Wollte man auf Grund dieser Sekretuntersuchungen im Einzelfalle die Frage entscheiden, ob. ein gegebener positiver Bakterienbefund einen Schluß auf die Ursache der Konjunktivitis zuläßt, so war man bisher in der Lage etwa zu sagen, daß auch ein sehr reichliches Vorhandensein von Xerosebazillen und Staphylococcus albus nicht für deren ätiologische Bedeutung sprechen, daß dagegen das reichliche Vorhandensein eines der anderen Keime den Verdacht einer ursächlichen Bedeutung für den vorliegenden Krankheitsprozeß nahe lege. Diese Lage war sehr unbefriedigend und es ist zu begrüßen, daß durch die systematischen Untersuchungen von LINDNER und PILLAT eine Klärung unserer Vorstellungen auf diesem Gebiet angebahnt wurde. Diese gingen davon aus, daß das Vorkommen oder Fehlen von Keimen im Sekret überhaupt verhältnismäßig unbeweisend sei und daß die Rolle der einzelnen Bakterien erst geklärt werden könne, wenn ihr Verhalten zum Epithel der Schleimhaut klar gestellt würde. Sie haben es daher unternommen, durch ausgedehnte Epitheluntersuchungen eine Topographie der Keime in der gesunden und infizierten Konjunktiva zu schaffen, indem sie Epithelabschabungen und Gewebsausschneidungen an den verschiedensten Stellen der Bindehaut vornahmen. PILLATs Epitheluntersuchungen über das Auftreten von Xerosebazillen, Staphylococcus albus, Streptopneumokokken und Diplobazillen auf der nicht entzündeten Bindehaut ergaben, daß von 32 untersuchten Augen enthielten

$$\begin{array}{ll}\text{Xerosebazillen} & 100\,\% \\ \text{Staphylokokken} & 94\,\% \\ \text{Pneumokokken} & 41\,\% \\ \text{Diplobazillen} & 22\,\%.\end{array}$$

Besonders lehrreich ist nun, wie sich diese Keime gegenüber den Epithelzellen verhalten:

Die Xerosebazillen, die auch heute nicht mit Sicherheit von dem Löfflerschen Diphtheriebazillus unterschieden werden können, wenn auch andererseits nicht mit Bestimmtheit die Einheit beider Keime behauptet werden kann, fanden sich in der Bindehaut sämtlicher untersuchten gesunden Augen, und zwar im Epithel der Conjunctiva bulbi und palpebrae kaum weniger regelmäßig als an den Lidrändern und Lidwinkeln. Sie erwiesen sich als typische Epithelschmarotzer, die — vielfach in dichten Rasen — auf degenerierten Epithelzellen ganz bestimmter Art wachsen; es handelt sich um große polygonale Zellen, die einen Kern meist nicht mehr erkennen lassen und deren Protoplasma offenbar infolge hyaliner Degeneration eigentümlich „schlierig" erscheint. Auf dieser Zellart finden sich die Xerosebazillen oft in dichten Rasen, während sie auf anders gearteten degenerierten oder auf gesunden Epithelien gar nicht oder nur vereinzelt zu finden waren.

Die Pneumokokken erwiesen sich ebenfalls als ausgesprochene Epithelschmarotzer. Auffallend ist, daß dieser Keim nie an den Lidrändern oder Lidwinkeln gefunden wurde und daß er in zusammenhängenden Rasen an der Lidbindehaut nur einmal, an der Bulbusbindehaut zwölfmal vorkam. Da die Lidbindehaut Zylinderepithel, die Augapfelbindehaut Plattenepithel trägt, spricht dieser Befund dafür, daß der Pneumokokkus mit Vorliebe auf Plattenepithelien wächst; dafür sprechen auch gleichzeitige Befunde von Lindner. Die Zellen, an denen der Pneumokokkus sich fand, waren große polygonale Epithelien mit schwach färbbarem Kern und anderen leichten Entartungserscheinungen; stets fanden sich die Pneumokokken in ausgedehnten Rasen den Zellen anliegend, niemals an gesunden Epithelien.

Staphylokokken kommen, wie die Übersicht zeigt, fast auf jeder normalen Bindehaut vor, und zwar nicht viel weniger auf der Bindehaut der Lider und des Bulbus, als an den Lidrändern und den Lidwinkeln, wenn ihre Menge dort auch erheblich größer ist. Bei ihnen könnte man im Zweifel sein, ob ihr Vorkommen auf der Bindehaut nicht nur ein zufälliges ist und sie von den Lidrändern dorthin verschleppt sind. Dafür ließe sich geltend machen, daß sie auf keinem Teil der Bindehaut in großen Rasen, sondern stets nur als einzelne Individuen begegnen und daß sie auch nicht bestimmte Zellarten des Bindehautepithels bevorzugen.

Die Diplobazillen schließlich, die sich erheblich seltener auf der normalen Bindehaut finden, sind der klinischen Erfahrung entsprechend in den Lidwinkeln stets am reichlichsten anzutreffen, doch handelte es sich bei allen diesen Befunden um vereinzeltes Vorkommen bei entarteten Epithelzellen, nie fand sich bei gesunder Bindehaut typische Rasenbildung.

Dies Bild der Bakterienflora der normalen Konjunktiva kann sich wesentlich ändern, wenn sie erkrankt ist, teils dadurch, daß die vorhandenen schmarotzenden Keime auf einem durch Zerfallsvorgänge verschiedenster Ätiologie vorbereiteten Boden besser gedeihen und schrankenlos wuchern, wie das besonders für Xerosebazillen und Staphylokokken bekannt ist, teils dadurch, daß die schon normalerweise oft in geringer Menge vorhandenen Keime wie Diplobacillus Morax-Axenfeld oder Pneumokokkus pathogen werden oder von außen oder auf dem Blutwege zugeführte, der normalen Konjunktiva fremde Keime eine Erkrankung der Schleimhaut herbeiführen (Gonokokken, Diphtheriebazillen, Koch-Weeksscher Bazillus und viele andere). Auf Grund der bisher üblichen **Sekretuntersuchung bei Konjunktivitis** konnte man, wie oben ausgeführt ist, hinsichtlich der ätiologischen Bedeutung eines auf der Schleimhaut gefundenen Keimes nur zu einer Wahrscheinlichkeitsdiagnose kommen. Xerosebazillen und Staphylokokken galten auch bei reichlicher Anwesenheit als ätiologisch unwesentlich, da sie schon auf der normalen Bindehaut reichlich vorhanden sein können; die weniger oft oder nur ausnahmsweise auf der gesunden Konjunktiva gefundenen Arten wurden dagegen als Ursache der Entzündung anerkannt, wenn sie im Sekret reichlich vorhanden waren. Nach diesen Gesichtspunkten sind dann auch alle früheren Statistiken aufgestellt, die den Bakterienbefund im Sekret akuter oder chronischer Konjunktivitiden zusammenstellten und dabei diejenigen Mikroben anführten, welche entweder rein oder nach ihrer überwiegenden Zahl für die einzelnen Fälle an erster Stelle in Betracht kamen. Ich lasse hier die Zusammenstellungen von GEIS aus der Freiburger Klinik und von POLLOCK folgen, deren Nebeneinanderstellung zugleich die erheblichen örtlichen Verschiedenheiten in der Ätiologie der Konjunktivitiden erkennen läßt.

Statistik von GEIS:

Unter 900 Fällen von akuter und chronischer Konjunktivitis, welche in den Jahren 1902—1905 inkl. in der Freiburger Poliklinik (unter etwa 12 000 Patienten) zur Sekretuntersuchung kamen, fanden sich

519	Fälle von Diplobazillen,
41	„ „ Koch-Weeksbazillen,
34	„ „ Pneumokokken,
12	„ „ Gonokokken,
6	„ „ Loefflersche Diphtherien,
5	„ „ Streptokokken-Diphtherien,
2	„ „ Pneumoniebazillen,
3	„ „ Pfeiffersche (Influenza-) Bazillen und
278	„ ohne ätiologisch verwendbaren Befund.

Statistik von POLLOCK:

Unter 361 Fällen von Konjunktivitis fanden sich:

189 mal	Koch-Weeksbazillen,
62 „	Diplobazillen Morax,
9 „	Pneumokokken,
3 „	Pneumokokken und Diplobazillen,
17 „	reine Gonokokken,
4 „	Gonokokken mit anderen Erregern,
13 „	Staphylokokken,
2 „	Staphylo- und Streptokokken,
1 „	Koch-Weeksbazillen und Subtilis,

also 299 positive Befunde
gegenüber 62 unbestimmten oder negativen.

Es liegt auf der Hand, daß diese ausschließliche Sekretuntersuchung zu Fehlschlüssen über die Ursache Anlaß geben kann, und daß es einen wesentlichen Fortschritt bedeutet, wenn LINDNER in der gleichen Weise, wie es von PILLAT für die normale Bindehaut geschehen ist, die Sekretuntersuchungen bei Konjunktivitis ergänzt und berichtigt hat durch systematische Untersuchungen an Epithelabschabungen und Exzisionen von Bindehautgewebe aus verschiedenen Teilen des Bindehautsackes bei eitrigen infektiösen Konjunktivitiden. LINDNER ist dabei zu dem wesentlichen Schluß gekommen, „daß alle erwiesenermaßen durch Bakterien hervorgerufenen eitrigen Entzündungen der Bindehaut als Infektionen des Bindehautepithels und die betreffenden Keime in erster Linie als Parasiten dieses Epithels aufgefaßt werden müssen, während dem gegenüber das Vorkommen der Keime im Sekret je nach dem Zeitpunkt der Untersuchung und nach der Art des Keimes eine mehr oder minder untergeordnete Rolle spielt". Auf welche Befunde sich diese, unsere bisherigen Methoden richtig stellenden Auffassungen gründen, wird bei einzelnen der infektiösen Konjunktivitiden zu erläutern sein. Hier sei kurz berichtet, zu welchen Schlußfolgerungen die neue Erkenntnis LINDNER führt.

Zunächst erkennt LINDNER die Erregernatur eines auf der Bindehaut gefundenen Keimes nur dann an, wenn er rasenförmig auf normalen Epithelzellen wächst. Xerosebazillen und Staphylokokken scheiden demnach als

Konjunktivitiserreger aus, da sie stets nur auf degenerierten Epithelzellen wuchern und außerdem schon auf jeder normalen Bindehaut zu finden sind. Auch der Pneumokokkus, der nicht selten als Schmarotzer auf degenerierten Epithelien, mit Vorliebe den Plattenepithelien der Augapfelbindehaut wuchert, findet sich in Fällen, wo er als Konjunktivitiserreger angesehen werden muß, in rasenartiger Ausbreitung auf normalen Konjunktivalepithelien. Eine Sonderstellung nimmt nur der Diplobazillus ein, der auch in Fällen, wo er zweifellos entzündungserregend wirkt, auf abgestorbenen Epidermiszellen und entartetem Epithel der Bindehaut Rasen bildet, gesunde Epithelien aber frei läßt.

Lindner kommt zu dem Schluß, daß auf Grund seiner neuen Erkenntnisse alle früheren Befunde über bloß im Sekret aufgefundene Keime für die Frage ihrer ursächlichen Bedeutung nicht verwertet werden können. „Ja, ich kann sogar hinzufügen, daß mir bei meinen topographischen Reihenuntersuchungen noch keiner der Keime, wie Staphylokokkus, Bacterium coli, Xerosebazillus, Bacillus subtilis, Bacillus pyocyaneus, Bacillus Friedländer usw., in einer entsprechenden Zahl und Verteilung begegnet wäre, welche auch nur an die Möglichkeit einer ätiologischen Rolle dieser Keime hätte denken lassen. Dabei will ich natürlich nicht in Abrede stellen, daß es vielleicht außer den oben beschriebenen Erregern (Gonokokken, Koch-Weeks, Influenzabazillen, Pneumokokken, Diphtheriebazillen, Trachomerreger, Diplobazillen) auch noch andere, jedenfalls sehr seltene Keime gibt, welche Bindehautentzündungen hervorrufen können, doch müßte dann zumindest die Verteilung der Keime mit dem klinischen Bild im Einklang sein, wenn schon der experimentelle Nachweis der Überimpfung fehlschlägt. Wir müssen demnach zugestehen, daß eine große Zahl von Bindehautentzündungen, welche ätiologisch bereits für geklärt galten, noch auf ihre Erforschung warten und uns diesbezüglich ein großes Arbeitsfeld offensteht.“

Wenn auch die Untersuchungen von Lindner und Pillat der Nachprüfung bedürfen und vielleicht in manchen Punkten Korrekturen erfahren werden, so ist jedenfalls damit der erste umfassende Versuch gemacht, sich von der vielen Zufälligkeiten unterworfenen reinen Sekretuntersuchung frei zu machen und die histologischen Befunde zur Klärung der Ursache und auch des Krankheitsablaufes der infektiösen Konjunktivitiden heranzuziehen. Es wird darum auch, so spärlich unsere histologischen Kenntnisse über die meisten infektiösen Konjunktivitiden noch sind, im folgenden versucht, das vorhandene Tatsachenmaterial nicht nach dem klinischen Bild, sondern vorwiegend nach ursächlichen Gesichtspunkten zu ordnen. Eine Abgrenzung nach dem klinischen Bild empfiehlt sich schon deshalb nicht, weil das gleiche makroskopische Krankheitsbild durch sehr verschiedene Erreger ausgelöst werden kann. Das zeigt, um ein Beispiel herauszugreifen, die Übersicht, die Gonin gibt. Dieser fand

> bei 13 Fällen von Conjunctivitis pseudomembranosa: siebenmal Löfflersche Bazillen, viermal Staphylokokkus, einmal Pneumokokkus, einmal Koch-Weeksbazillen;
>
> bei 42 Fällen von Conjunctivitis purulenta: 28 mal Gonokokkus, achtmal Koch-Weeksbazillen, einmal Staphylokokkus, einmal Streptokokkus, zweimal verschiedene, nicht charakteristische Mikroorganismen, zweimal gar keine;
>
> bei 310 Fällen von Conjunctivitis catarrhalis: 185 mal Diplobazillen, 10 mal Koch-Weeksbazillen, 10 mal Pneumokokken, 5 mal Streptokokken, 83 mal Staphylokokken, 6 mal verschiedene Bazillen, 11 mal nihil;
>
> bei 33 Fällen von Conjunctivitis neonatorum: 22 mal Gonokokken, 4 mal Pneumokokken, 3 mal Koch-Weeksbazillen, 2 mal verschiedene Bakterien, 2 mal nihil.

Eine Sonderstellung unter den auf bakterieller Grundlage entstandenen Bindehautentzündungen nehmen die Fälle ein, die auf eine endogene Infektion zurückzuführen sind; das Vorkommen endogener Konjunktivitis ist z. B. erwiesen bei der Gonorrhöe. Auch die Konjunktivitis bei den akuten Exanthemen sowie bei Gelenkrheumatismus, Dysenterie und anderen allgemeinen Infektionskrankheiten darf wohl als endogen angesprochen werden. Experimentell erzeugten STOCK mit Tuberkelbazillen, STARGARDT mit Trypanosomen, COHN mit tierpathogener Hefe endogene Bindehautentzündungen. Daß bei diesen hämatogenen Konjunktivitiden der Erreger entweder gar nicht oder nur in geringer Menge in das Sekret der erkrankten Schleimhaut übergeht, ist selbstverständlich und beweist noch nicht, daß die entzündliche Reaktion in diesem Falle nur durch Toxine der Erreger ausgelöst worden ist. Gelegentlich treten in der Begleitung endogener Konjunktivitiden auch metastatische Abszeßchen in der Bulbusbindehaut auf oder es begegnen ein oder mehrere Punktblutungen in der Bindehaut wohl als Zeichen infektiöser Emboli.

Konjunktivitis durch Gonokokken.

Der gramnegative Gonococcus Neißer, der auf der gesunden Konjunktiva nie gefunden wird, erzeugt eine weitaus in der Mehrzahl der Fälle durch ektogene, viel seltener durch hämatogene Infektion nach kurzer Inkubation einsetzende, schwere akute Konjunktivitis, die in den leichteren Fällen auf die Konjunktiva der Lider beschränkt bleibt, meist aber mehr oder weniger stark auch die Conjunctiva bulbi ergreift. Die hauptsächliche Gefahr dieses Krankheitsbildes beruht nicht in der Erkrankung der Konjunktiva, die trotz des alarmierenden Eindruckes nur die oberflächlichen Schichten der Schleimhaut ernsthaft beteiligt, sondern in der Neigung der Gonokokken auch die Hornhautepithelien anzugreifen, wahrscheinlich nachdem sie durch die dauernde Berührung mit dem massenhaften Sekret schon in Mitleidenschaft gezogen sind. Gleichwohl soll hier nur auf die den konjunktivalen Prozeß kennzeichnenden histologischen Veränderungen eingegangen werden.

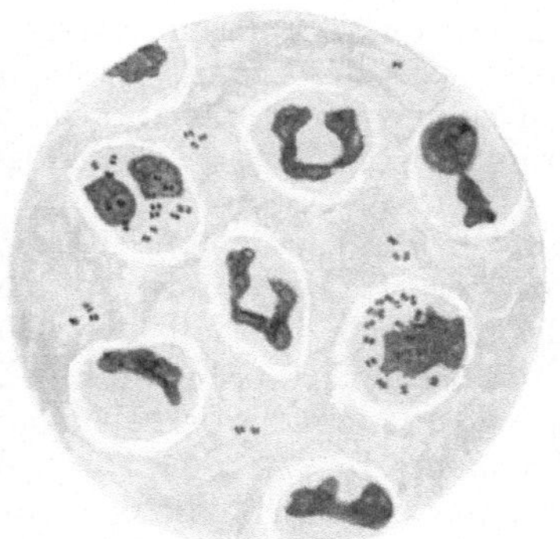

Abb. 58. Gonokokken im Bindehautsekret. Gramfärbung.

Klinisch bietet ein mittelschwerer Fall in den ersten Tagen das Bild hochgradiger entzündlicher Schwellung der Lider, die gerötet und durch kollaterales Ödem prall gespannt sind. Die Conjunctiva palpebrae ist gerötet, mäßig verdickt, uneben, besonders auf dem Tarsus samtartig rauh; die Conjunctiva fornicis kann stark anschwellen und ist dann auch derb infiltriert. Beteiligt sich die Augapfelbindehaut an dem Prozeß, so kann auch sie unter stärkster Injektion mehr oder weniger stark chemotisch anschwellen. Die Absonderung ist in den ersten Tagen serös blutig; nach einigen Tagen geht die Schwellung der Lider allmählich zurück, auch die pralle Infiltration der Schleimhaut läßt nach, die Absonderung wird sehr reichlich und rahmig eitrig, wenn nicht ausnahmsweise Neigung zur Bildung von fibrinösen Pseudomembranen sich einstellt. Während die akuten Entzündungserscheinungen sich in den folgenden Wochen zurückbilden und auch die Absonderung geringer wird, bleibt meist noch lange Zeit eine Hypertrophie der Schleimhaut besonders im Bereich der Umschlagsfalte, wo erhebliche papillenartige und hahnenkammähnliche Wucherungen lange bestehen bleiben können und auch die Conjunctiva tarsi behält lange Zeit eine samtartige Oberfläche. Stets aber bildet sich früher oder später der Prozeß

an der Bindehaut ohne grobe Narbenbildung vollkommen zurück, so daß Tarsus-
verkrümmungen, Entropium und Trichiasis, wie sie etwa nach unbehandeltem
Trachom eintreten, nicht beobachtet werden.

Das hier kurz geschilderte Krankheitsbild muß bei Vorhandensein des Neißerschen Gonokokkus im Sekret auf diese zurückgeführt werden; es ist dabei jedoch zu berücksichtigen,
daß in seltenen Fällen gramnegative Diplokokken im Konjunktivalsekret vorkommen,
die von Gonokokken zu trennen sind, und besonders in auffallend leichten Fällen und bei
Fehlen für Gonorrhöe sprechender Anamnese wird man die Differentialdiagnose nach dieser
Richtung hin klar stellen müssen. Andererseits kommen gleichartige Krankheitsbilder
ohne gramnegative Diplokokken vor, für die eine ganze Anzahl gelegentlich reichlich im
Sekret gefundener Keime verantwortlich gemacht worden sind, da sie auf der gesunden
Konjunktiva nicht vorzukommen pflegen. Auch die Einschlußblennorrhöe der Neugeborenen
ähnelt der gonorrhoischen Konjunktivitis klinisch oft in hohem Grade. Andererseits ist
bekannt, daß auch bei sicherem Gonokokkenbefund der Ablauf der Konjunktivitis gelegentlich ein auffallend leichter sein kann. (Über diese Frage vgl. AXENFELD „Bakteriologie
des Auges" und die dort angeführte umfangreiche Literatur.)

In den seltenen Fällen, wo die Gonoblennorrhöe der Konjunktiva auf endogenem Wege z. B. von einer gonorrhoischen Gelenkerkrankung aus oder gleichzeitig mit dieser entstanden ist, entwickelt sich mehr das Bild der katarrhalischen
Konjunktivitis; die Bindehaut ist weniger stark infiltriert, die Absonderung
weniger reichlich und weniger eitrig. Im Sekret sind keine oder ganz vereinzelte
Gonokokken zu finden, und der Ablauf pflegt ein rascherer zu sein. Da in solchen
Fällen Gonokokken im Sekret völlig fehlen können, so läßt sich die Möglichkeit
nicht von der Hand weisen, daß es sich manchmal nicht um metastatische
Ansiedlung von Gonokokken handelt, sondern um eine Toxinwirkung von einem
primären Herd aus. Diese Möglichkeit ist deshalb anzuerkennen, weil es MORAX
und ELMASSIAN gelungen ist, durch wiederholtes Einträufeln von Gonotoxin
auf die Bindehaut eine eitrige Konjunktivitis von kurzer Dauer hervorzurufen,
bei der sie Hyperämie mit Neigung zu Blutungen, leukozytäre Infiltration
des Epithels, Verfall des Epithels und eitrige Absonderung beobachteten.

Über die histologischen Befunde in den verschiedenen Stadien der Gono-
kokkenkonjunktivitis geben uns Untersuchungen einzelner Fälle von HORNER,
SÄMISCH, BUMM, SCHRIDDE, WOLFRUM Auskunft vor allem aber auf ganze
Serien von Gonokokken-Konjunktivitiden verschiedener Stadien ausgedehnte
Untersuchungen von WALDSTEIN und von LINDNER. Bei der verschiedenen
Stärke und Verlaufsweise der gonorrhoischen Infektion der Bindehaut im
Einzelfalle geben eigentlich nur solche umfassenderen Untersuchungen einen
tieferen Einblick, und ich werde daher die Befunde von WALDTSEIN und LINDNER
der Schilderung zugrunde legen und die Beobachtungen der anderen Autoren
nur ergänzend heranziehen.

WALDSTEIN berichtet über Konjunktivalexzisionen von 15 Fällen von
Conjunctivitis gonorrhoica vom 2. bis 60. Tag der Erkrankung. Sein Material
entnahm er an der Grenze zwischen Conjunctiva tarsi und Conjunctiva fornicis
meist des Oberlides.

Befunde in den ersten zwei Wochen der Erkrankung: In den Anfangsstadien
liegen die Gonokokken am zahlreichsten in den oberflächlichsten Epithelschichten,
und zwar lagern sie meist in breiten einschichtigen Rasen den Epithelzellen an.
Die Epithelien erleiden unter ihrem Einfluß schwere Veränderungen, die Kernfärbung wird schlecht, die Kerne werden vakuolisiert, die Zellgrenze verwaschen,
die nekrotischen Epithelien werden abgestoßen, und so gelangen die Gonokokken
immer weiter in die tieferen Schichten bis an die Basalschicht und in die oberflächlichen Schichten des subepithelialen Bindegewebes. Dies zeigt gleichzeitig
hochgradige ödematöse Durchtränkung, stärkste Blutüberfüllung und stellenweise Blutaustritte. Schon in der zweiten Hälfte der ersten Woche aber machen
sich im Epithel Reparationsvorgänge bemerkbar. Die Epitheldecke, in der zahl-

reiche Kernteilungsfiguren auftreten, fängt an, sich wieder zu konsolidieren und sogar in das subepitheliale Gewebe Sprossen zu senden. Gleichzeitig erfolgt subepithelial ein massenhafter Austritt von Leukozyten und Lymphozyten aus den erweiterten Gefäßen, und gegen Ende der zweiten Woche finden sich unter diesen mobilen Zellen immer zunehmend Plasmazellen, die oft mehrere Kerne haben und nicht selten Riesenzellen bilden. Auch die Bildung von „Follikeln" an der Grenze zwischen Epithel und Substantia propria, die GREEFF verneint, sah WALDSTEIN oft. Ihr Zentrum bestand aus Lymphozyten, die Randteile aus Leukozyten und Plasmazellen. Eosinophile Zellen fehlten in diesem Stadium. Sehr zahlreich dagegen fanden sich Mastzellen. Die Gefäße des Bindegewebes fielen durch enorme Vermehrung der Endothelzellen auf, das Bindegewebe im ganzen war ödematös durchtränkt, einzelne Fasern stark gequollen; an den elastischen Fasern keine Veränderungen. In den ersten Tagen ist das Sekret fleischwasserfarben und enthält wenige Zellen, oft auch nur spärliche Kokken; in der zweiten Woche finden sich entsprechend der rahmig-eitrigen Beschaffenheit des profusen Sekretes reichlich Zellen, und zwar überwiegend neutrophile, polymorphkernige Leukozyten, daneben einzeln oder in Gruppen abgestoßene Epithelien, wenige Lymphozyten; alle Zellarten reich an phagozytierten Gonokokken.

Dem 1. Stadium gehörten noch von histologisch untersuchten Fällen an die Beobachtungen von 1. HORNER: Erkrankung seit 2 Tagen. Auffallend war, daß die Auflockerung und Abstoßung des Epithels bis zum völligen Fehlen der Epitheldecke am ausgesprochensten in der Conjunctiva tarsi festzustellen war. 2. BUMM: 3 Tage nach der Infektion. Die rasenartige Wucherung der Gonokokken fand sich im wesentlichen in der obersten Epithellage. Von hier drangen die Keime in langen Reihen zwischen den Zellen durch das Epithel und bildeten unmittelbar subepithelial frei im Gewebe liegende Gruppen von Kokken ohne tiefer vorzudringen. 3. SCHRIDDE: 6 Tage alte Gonoblennorrhoea neonati: Epithel gelockert, von Leukozyten durchsetzt, stellenweise in großer Ausdehnung abgestoßen; in der Nachbarschaft Kernteilungsfiguren im Epithel. An den Stellen mit gelockertem Epithel Gonokokken in dichten Zügen und Rasen intrazellulär in die Tiefe dringend bis in das unmittelbar subepitheliale Gewebe; nur die an der Oberfläche gelegenen Gonokokken sind von Leukozyten eingeschlossen. Das Bindegewebe nicht grob verändert, keine eosinophilen Leukozyten; Mastzellen nicht vermehrt; Bindehaut des Augapfels ganz unbeteiligt.

Im zweiten Stadium (3. und 4. Woche) fand WALDSTEIN die Epitheldegeneration schon in deutlicher Rückbildung; die Epitheloberfläche schließt sich wieder, Kernteilungsfiguren sind sehr zahlreich, das Epithel ist nicht mehr so dicht von durchwandernden Leukozyten durchsetzt, die Gonokokken sind spärlicher geworden und beschränken sich auf die obersten Epithelzellschichten. Die Infiltration des Bindegewebes setzt sich ganz ausgesprochen aus Plasmazellen zusammen, eine Vermehrung der fixen Bindegwebszellen scheint keine Rolle zu spielen. Trotzdem ist die Anschwellung des subepithelialen Gewebes so erheblich, daß die Schleimhaut sich in spitzen und stumpf kegeligen Papillen erhebt, die durch tiefe Klüfte voneinander getrennt sind. Im Sekret, das neben Leukozyten jetzt auch in höherem Maße als anfangs Lymphozyten enthält, dessen Zellen aber zum großen Teil zu raschem Zerfall neigen, sind die Gonokokken sehr spärlich geworden und liegen meist extrazellulär. Epithelzellen sind jetzt im Sekret nur noch vereinzelt zu finden.

Aus diesem Stadium stammt auch eine Schilderung von SAEMISCH: Er betont vor allem: die hochgradige papilläre Schwellung des Bindegewebes mit massenhafter Zellinfiltration und sehr reichlicher Gefäßentwicklung. Die Papillen standen so dicht gedrängt, daß sie sich gegenseitig abplatteten. Die entzündlichen Veränderungen beschränkten sich auf die Bindehaut und ließen den Tarsus stets intakt.

Das dritte Stadium, das WALDSTEIN von der 4. Woche ab rechnet, zeigt bereits vollständig regeneriertes Epithel, wenn auch das Gefüge noch recht unregelmäßig ist. Wo das neugebildete Epithel aus hohen zylindrischen Zellen sich zusammensetzt, liegen in den Lücken immer noch reichliche Leukozyten und Lymphozyten, vor allem aber zahlreiche Mastzellen, die bis zwischen die oberste Epithellage zu verfolgen sind, also offenbar das Epithel ganz durchwandern, wenngleich sie im Sekret nicht wieder nachweisbar sind[1]).

Das Bindegewebe, dessen Gefäßsystem auch in diesem Stadium der Reparation noch sehr stark entwickelt ist, zeigt jetzt an Stelle der mobilen Zellen eine reichliche Vermehrung der Fibroblasten; nur Plasmazellen sind noch reichlich vorhanden, bilden jetzt aber mehr abgegrenzte Mäntel um die Gefäße, besonders im Grundstock der Papillen. Gonokokken sind in diesem Stadium weder im Gewebe noch im Sekret nachweisbar.

Durch die serienweisen Epitheluntersuchungen in verschiedenen Stadien der Gonoblennorrhöe, die LINDNER neuerdings vorgenommen hat, wird dieser wertvolle Bericht von WALDSTEIN insofern ergänzt, als LINDNER sich nicht auf die Untersuchung der Conjunctiva fornicis beschränkt hat, sondern stets aus den verschiedensten Teilen der Bindehaut Epithelpräparate zu vergleichenden Untersuchungen anfertigte. Es ergab sich dadurch ergänzend das folgende Bild vom Ablauf der Epithelinfektion der Konjunktiva durch den Gonokokkus: Die auf der unversehrten Epitheldecke an einer beliebigen Stelle der Bindehaut abgelagerten Gonokokken siedeln sich hier in Form eines Rasens auf der Zelloberfläche der Epithelien an. Von diesen primären Keimherden aus dringen die Toxine der Gonokokken in die Schleimhaut und veranlassen in dieser eine heftige entzündliche Reaktion mit starker Exsudation. Es kommt dadurch zu einer erheblichen Auflockerung der Epithelien, die im Bereich der epidermisähnlichen Conjunctiva bulbi leicht zur Abhebung und Abstoßung ganzer zusammenhängender Schichten von Plattenepithelien führt. LINDNER fand, daß überhaupt die Conjunctiva bulbi im Beginn der Erkrankung vom Gonokokkus unzweifelhaft bevorzugt wird, und hier auch die stärkste Wucherung der Keime stattfindet. Obwohl sehr bald eine Zellvermehrung im Epithel einsetzt, ermöglicht doch die ödematöse Auflockerung der Epitheldecke, die noch durch den beginnenden Austritt von Leukozyten gefördert wird, das Vordringen der Gonokokken an der Oberfläche der Epithelien in dessen tiefere Zellagen hinein. Stets bilden die Gonokokken hierbei einen einschichtigen rasenartigen Belag der Epithelzellen. In diesen ersten Tagen der Erkrankung zeigt das wässerigseröse Sekret wenig Gonokokken und spärliche Leukozyten, die keine Gonokokken zu enthalten pflegen. Indem am dritten und vierten Tag die Leukozytenauswanderung stärker und das Sekret eitrig wird, werden die Epithelzellen in immer größeren Mengen abgestoßen; jetzt enthält das Sekret reichlich gonokokkenhaltige Leukozyten; nun beginnt auch in den tieferen Schichten des Epithels eine Phagozytose der Gonokokken durch die jüngeren Epithelzellen. Damit ist schon gegen Ende der ersten Woche im allgemeinen der Augenblick erreicht, wo die Abwehrkräfte der jungen Epithelzellen die Infektion durch Phagozytose der Kokken überwinden. Es werden dadurch die Gonokokken immer mehr gegen die Oberfläche hin abgedrängt und die tieferen Epithelschichten finden sich nun immer regelmäßiger keimfrei. Schließlich liegen nur noch dem regenerierten Epithel hier und da kleine Gruppen von Kokken oberflächlich auf. In diesem

---

[1]) Über Art und Herkunft der Zellen im gonorrhoischen Sekret der Bindehaut hat kürzlich L. KRAUS Untersuchungen angestellt. Er fand, daß im gonorrhoischen Zellbild der Bindehaut die neutrophilen Zellen besonders stark hervortreten gegenüber den übrigen Zellformen, daß unter den Lymphozyten die großen Formen reichlich vertreten waren, daß alle Zellen des Blutes mit Ausnahme der Mastzellen angelockt werden, daß Eosinophile nie Phagozytose zeigten. So notwendig solche Untersuchungen sind, so dürfen grundsätzliche Schlüsse nicht aus ihnen gezogen werden, wenn wie bei der vorliegenden Arbeit nur zwei Fälle, einer vom 2. Tage und einer 3 Wochen nach der Infektion, zugrunde gelegt sind. Nur systematische Untersuchungen mehrerer Fälle durch alle Stadien hindurch können uns verwertbare Einblicke liefern.

Spätstadium können sich im Sekret immerhin noch recht viele Leukozyten mit phagozytierten Keimen finden.

Fassen wir die Darstellungen der Autoren, insbesondere die WALDSTEINs und LINDNERs unter Fortlassung der uns heute nebensächlich erscheinenden Teile ihrer Befunde zusammen, so ergibt sich also folgendes Bild vom histologischen Ablauf der Gonokokkeninfektion der Bindehaut.

An den primärinfizierten Stellen — mit Vorliebe auf der Conjunctiva bulbi — siedeln sich die Gonokokken herdförmig in Form eines oberflächlichen Rasens an. Durch ihre Giftwirkung werden die benachbarten Epithelien schwer geschädigt und gleichzeitig eine heftige entzündliche Reaktion der Schleimhaut mit stärkster Hyperämie und Exsudation ausgelöst. Beide Vorgänge begünstigen die Lockerung und Abstoßung der befallenen Epithelien; dadurch wird den Keimen das Vordringen in die tieferen Epithelschichten erleichtert, und sie überziehen nun rasenförmig die Epithelzellen bis sie zur basalen Schicht und gelegentlich ins subepitheliale Gewebe gelangen, wo sie einzelne frei im Gewebe liegende Gruppen bilden. In diesen Frühstadien der ersten Tage ist die Sekretion blutig serös, das Sekret noch arm an Gonokokken, so daß der positive Befund der Epithelabschabung von der Conjunctiva bulbi unter Umständen erst die ursächliche Diagnose ermöglicht. Es folgt schon in der zweiten Hälfte der ersten Woche das Stadium vermehrter Widerstandskraft des Gewebes: die jungen Epithelzellen der tieferen Schichten erweisen sich als widerstandsfähiger und phagozytieren die Kokken. Das gleiche geschieht durch die massenhaft das Epithel durchwandernden und hier mit den Gonokokken zusammentreffenden Leukozyten, die den profusen rahmigen Eiter dieses Stadiums bilden. Anschließend erfolgt eine reichliche Neubildung von Epithel, welches die Gonokokken immer mehr in die oberflächlichsten Schichten zurückdrängt, und eine papilläre Wucherung des Bindegewebes, die im wesentlichen auf massenhafter Anhäufung von Plasmazellen, später auch auf einer Vermehrung der Fibroblasten beruht und sehr langsam zurückgebildet wird. Gonokokken können sich unter Umständen noch wochenlang im Sekret finden, nachdem sie im Konjunktivalgewebe keine wesentlich pathogene Rolle mehr zu spielen vermögen.

Konjunktivitis durch Pneumokokken.

Daß Pneumokokken in spärlichen Exemplaren gar nicht selten auch auf einer reaktionslosen Bindehaut gefunden werden, wurde schon in der Einleitung erwähnt. An ihrer Fähigkeit akute Entzündungen der Konjunktiva hervorzurufen, kann gleichwohl nicht gezweifelt werden, seitdem wir wissen, daß sie in solchen meist epidemisch auftretenden Fällen akuter Pneumokokkenkonjunktivitis in großen Massen und oft in Reinkultur gefunden werden, und seitdem wiederholt Übertragungsversuche von Pneumokokken auf die menschliche Bindehaut mit positivem Erfolg ausgeführt worden sind.

Die durch den Pneumokokkus hervorgerufene Konjunktivitis kann bei Neugeborenen begegnen und unter Umständen im klinischen Bild vollkommen eine Gonoblennorrhöe mit Neigung zur Bildung zarter Pseudomembranen vortäuschen. Weitaus am häufigsten handelt es

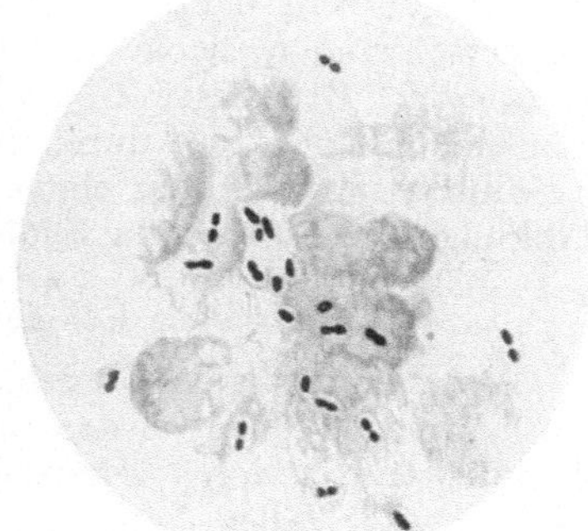

Abb. 59. Pneumococcus lanceolatus. Gramfärbung.

sich um Kinder der ersten Lebensjahre, die offenbar eine geringere Widerstandsfähigkeit gegenüber dem Pneumokokkus haben, da bei ihnen oft ein epidemisches

Auftreten der Infektion beobachtet wurde, während die Fälle von Pneumokokken-konjunktivitis beim Erwachsenen überwiegend sporadisch bleiben. Die Schwere des klinischen Bildes ist eine sehr wechselnde; wie die Pneumokokkenkonjunktivitis einerseits eine Gonoblennorrhöe vortäuschen kann, so ist auch in vielen Fällen die klinische Verwechslung mit dem akuten Koch-Weekskatarrh naheliegend. Daneben kommen aber auch sehr leicht verlaufende Fälle vor. Bis zu einem gewissen Grade charakteristisch ist für die Pneumokokkenkonjunktivitis das akute Einsetzen der entzündlichen Erscheinungen unter Rötung der Lidränder, dünn-flüssiger flockiger Sekretion, auffallend starker Beteiligung der Conjunctiva bulbi, die sehr hyperämisch wird und zahlreiche kleine Blutungen besonders nahe den Umschlagsfalten aufweist. Recht häufig erfolgt dann nach einigen Tagen ähnlich wie bei der Pneumonie, worauf AXENFELD aufmerksam gemacht hat, ein kritischer Abfall der Entzündungserscheinung, wobei auch die Pneumo-kokken, die anfangs im Sekret massenhaft intra- und extrazellulär und oft in Reinkultur vorhanden zu sein pflegen, schlagartig verschwinden und den nun stärker wuchernden Schmarotzern, Xerosebazillen und Staphylokokken, das Feld überlassen. In selteneren Fällen ist „Follikelbildung" in der erkrankten Konjunktiva beobachtet worden.

Über das histologische Verhalten der Schleimhaut bei Pneumokokken-infektion standen bisher nur spärliche Berichte zur Verfügung. ROSENHAUCH fand in seinem Fall das Epithel vernichtet von Leukozyten dicht durchsetzt, auch subepithelial ziemlich starke Rundzelleninfiltration in der Conjunctiva bulbi, gleichzeitig Hyperämie und zahlreiche Blutaustritte. Die Pneumokokken fanden sich haufenweise im Sekret, in den oberen Epithelschichten wie auch ziemlich tief in der Submukosa; hier jedoch in geringerer Zahl. Auch aus dem kurzen Referat über LUNDSGAARDS Fall geht hervor, daß sein Befund dem ROSENHAUCHschen offenbar im wesentlichen glich. Im Gegensatz zu diesen spärlichen Mitteilungen stehen die Ergebnisse der von LINDNER durchgeführten Untersuchungen, die eingehend den Befund an sieben Augen berücksichtigen. Nach ihm ist auch der Pneumokokkus ein typischer Schmarotzer des normalen Bindehautepithels. Die ersten Ansiedlungen zeigen sich als kleine regelmäßige Rasen, die auf der geschlossenen Epitheldecke verstreut liegen und die Binde-haut des Augapfels bevorzugen. Das Hineinwuchern der Pneumokokken in die weiteren Epithelschichten, das nach Einsetzen der Giftwirkung in den ersten Tagen beginnt, erstreckt sich aber nach LINDNERs Erfahrung stets nur auf die obersten Zellschichten des Epithels. Die Abwehrkräfte hindern das weitere Vordringen sehr bald und bereits am 5.—7. Tage pflegen die Keime plötzlich zu verschwinden, nachdem sie schon vorher Erscheinungen der Degeneration aufwiesen. Bei dieser Überwindung der Pneumokokken handelt es sich nie um eine Phagozytose durch die tieferen Epithelzellen, sondern, wie LINDNER vermutet, um eine rein chemische Abwehrwirkung, worauf auch das kritische Abklingen des Prozesses hindeutet.

Konjunktivitis durch Streptokokken.

Auf der normalen Bindehaut soll der Streptococcus pyogenes gelegentlich vorkommen, es bleiben das aber jedenfalls seltene Ausnahmefälle. Auch eine Konjunktivitis durch Streptokokken ist im ganzen selten. In den bekannt gewordenen Fällen handelt es sich verschiedentlich um endogene Infektion bei Streptokokkensepsis; eine solche Nekrose der Konjunktiva mit massenhaften Streptokokken in der Schleimhaut, aber auch in allen Blutgefäßen bei Strepto-kokkensepsis schildern AXENFELD sowie LEBER und WAGENMANN. Ektogene Streptokokkenkonjunktivitis ist gelegentlich beschrieben worden im Anschluß an Stenosen der Tränenwege mit eitriger Dakryozystitis sowie im Gefolge von

Impetigo contagiosa. Auch bei Masern- und Scharlachkonjunktivitis, sowohl der reinkatarrhalischen Form als der bösartigen diphtherischen, zur Nekrose der Schleimhaut neigenden Form können Streptokokken sich in Massen finden. Bekannt ist schließlich, daß das Bild der Neugeborenenblennorrhöe in einem kleinen Teil der Fälle mit massenhafter Streptokokkenansiedlung auf der Konjunktiva einhergeht. Einem Fall dieser Art entstammt auch der einzige histologische Befund über ektogene Streptokokkenkonjunktivitis, der von WEIGELIN mitgeteilt worden ist. Es handelte sich um ein vier Tage altes Kind einer an Streptokokkensepsis erkrankten Mutter, bei dem am 2. oder 3. Tag eitriger Ausfluß bemerkt worden war. Schon am 5. Tage starb das Kind an allgemeiner Schwäche. Die Obduktion ergab keinerlei deutliche krankhafte Veränderungen, insbesondere keine Streptokokken im Blut. Der Augenbefund lautet: brettharte Schwellung der Lider mit mäßiger eitriger Sekretion; auf den Konjunktiven, die stark gerötet und geschwollen waren, fanden sich keine Beläge. Die Hornhäute waren klar. Mikroskopisch fand sich am Limbus ein Bindehautgeschwür mit dichtem Streptokokkenbelag; subkonjunktival dichte Züge von Kettenkokken vom Limbus bis zum Fornix. In der Konjunktiva der Lider lagen die Kokken mehr herdweise subepithelial, „man sieht auch vereinzelte Kokken durch das intakte Epithel hindurchkriechen". WEIGELIN schließt aus seinen Präparaten, daß die Streptokokken einerseits am Limbus eingedrungen und von hier im subkonjunktivalen Gewebe fortgewuchert, andererseits aber auch durch verletztes und unverletztes Epithel der Lidbindehaut eingewandert sind. WEIGELINs Abbildungen lassen in der Tat die Kokken sowohl in der Augapfelbindehaut als in der Konjunktiva des Unterlides reichlich in der zarten Epitheldecke erkennen, ohne daß die Zeichnung der Epithelzellen erhebliche Degenerationserscheinungen aufweist. Rasenbildung der Kokken an den Epithelzellen ist nicht abgebildet.

LINDNER bezweifelt auf Grund seiner zahlreichen Epitheluntersuchungen bei Konjunktivitis das Vorkommen einer primären Streptokokkenkonjunktivitis und verneint insbesondere ausdrücklich die ursächliche Bedeutung der Streptokokken für die membranösen Bindehautentzündungen kleiner Kinder. Er fand bei der topographischen Untersuchung zahlreicher Fälle von Conjunctivitis membranacea abgesehen von denjenigen Formen, die durch Diphtheriebazillen bedingt waren oder im Zusammenhang mit einer Einschlußblennorrhöe auftraten, niemals Anhaltspunkte dafür, daß die dabei gefundenen Bakterien ätiologisch wesentlich waren. Fanden sich echte Streptokokken in den Membranen, so lagen sie fast ausschließlich in deren obersten Schichten. Hier vegetierende Keime dürfen aber nach LINDNER nicht als Erreger angesehen werden, auch dann nicht, wenn sie phagozytiert sind.

Konjunktivitis durch Staphylokokken.

Die Tatsache, daß der Staphylococcus albus sich in 94% der Fälle auf der gesunden Bindehaut findet und dabei nur auf degenerierten Epithelien gefunden wurde (PILLAT) spricht allein schon gegen eine pathogene Bedeutung dieser Kokken und die weitere Beobachtung, daß sie sich auf normaler Bindehaut nie in Rasenform an den Epithelien oder in Traubenform im Sekret, sondern immer als Einzelindividuen oder in ganz kleinen Gruppen verstreut finden und in der Hauptmasse weitaus die Lidwinkel und Lidränder bevorzugen, kann mit Recht in dem Sinne gedeutet werden, daß der Staphylokokkus in der Regel von den Lidrändern, auf denen er stets reichlich vorhanden ist, auf die Bindehaut gelangt. Nun gibt es Fälle, in denen der Staphylococcus albus oder auch der virulentere und viel seltener auf der gesunden Schleimhaut gefundene Staphylococcus aureus in großen Mengen im Konjunktivalsekret auftritt, und

dies hat dazu geführt, die allerverschiedensten Krankheitsbilder, in deren
Verlauf diese Befunde erhoben worden sind, ätiologisch mit dem Staphylococcus pyogenes aureus in Zusammenhang zu bringen. Schon die Vielheit der
Bilder, die man so aus einer Staphylokokkeninfektion erklären wollte — Trachom,
infektiöse Follikelkatarrhe, Neugeborenenblennorhöe, Conjunctivitis membranacea, Conjunctivitis eczematosa, Blepharokonjunktivitis, postoperative Konjunktivitis usw. — spricht gegen ihre ursächliche Bedeutung und vielmehr
dafür, daß dieser Hautschmarotzer, der auf den Lidrändern oft und reichlich
vorzukommen pflegt, bei den verschiedensten mit Zellzerfall und vermehrter
Absonderung einhergehenden konjunktivalen Prozessen günstige Bedingungen
zur Vermehrung findet und dann möglicherweise die entzündlichen Erscheinungen weiterhin zu unterhalten vermag. Bezeichnend ist jedenfalls, daß
Übertragungsversuche mit Staphylokokken auf die unversehrte menschliche
Konjunktiva stets ergebnislos verliefen.

Konjunktivitis durch Koch-Weeksbazillen.

Der von KOCH zuerst in Ägypten gefundene, von WEEKS und KARTULIS
näher untersuchte, dem Influenzabazillus in vieler Hinsicht sehr ähnliche,
ausgesprochen gramnegative Bazillus ist in ver-
schiedenen Gegenden sehr verschieden häufig als
Erreger einer meist akuten katarrhalischen Konjunktivitis gefunden worden. Das von ihm ausgelöste Krankheitsbild, das sowohl sporadisch als
epidemisch begegnet, zeigt zwei verschiedene
Formen: entweder die Form des akuten beiderseitigen Schwellungskatarrhs, der nach kurzer
Inkubation mit heftiger Rötung und Schwellung
der Lidbindehaut, oft auch der Conjunctiva bulbi
einsetzt, von reichlich schleimigeitriger Absonderung begleitet und nach MORAX besonders durch
das Auftreten vieler kleiner Blutungen im oberen

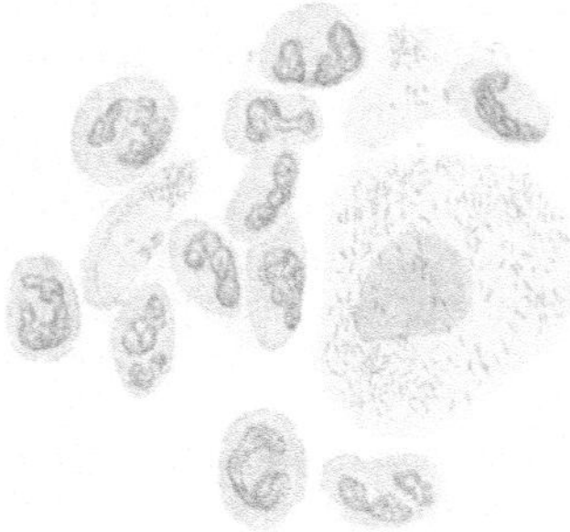

Abb. 60. Koch-Weeksbazillus.

Abschnitt der Augapfelbindehaut charakterisiert ist und in zwei bis vier Wochen
abzuklingen pflegt, oder die Form einer mehr chronischen Konjunktivitis
mit Entwicklung vergänglicher „Follikel" und chronisch-hypertrophischer
papillärer Entzündung mit völliger aber langsamer Rückbildung. Nicht selten
kommt es dabei zu Bläschenbildung am Limbus und zu Hornhautkomplika-
tionen; gelegentlich scheinen sich die Bazillen sehr lange nach Rückbildung der
Entzündungserscheinungen auf der Schleimhaut halten zu können, so daß in
Ländern, die wie Ägypten besonders viele Fälle von Koch-Weekserkrankung
aufweisen, die feinen Stäbchen auch gelegentlich auf der scheinbar normalen
Bindehaut gefunden werden können. Offenbar ist dies die Ursache der häufigen
Rückfälle und der gelegentlich immer wieder einsetzenden epidemischen Ausbreitung des akuten Schwellungskatarrhs, der eine hohe Kontagiosität aufweist.
Daß die Bazillen als Erreger dieser Konjunktivitis angesprochen werden müssen,
ist durch vielfache positive Übertragungen auf die offenbar besonders empfind-
liche menschliche Bindehaut aus der Reinkultur sicher erwiesen.

Von einer solchen Übertragung, die MORAX an der eigenen Bindehaut vornahm, stammen auch die ersten histologischen Angaben über die Koch-Weeks-
konjunktivitis, die allerdings in dem zugänglichen Referat recht kurz widergegeben
sind: in dem der Gegend der Umschlagsfalte am dritten Tage nach der Infektion
entnommenen Konjunktivalstück fand sich das Epithel intakt aber von Leukozyten durchsetzt; auch subepithelial sowie in den erweiterten Gefäßen der
Schleimhaut lagen zahlreiche Leukozyten; die Bazillen lagen in Gruppen in

den oberflächlichen Schichten des Epithels und tiefer zwischen den Leukozyten. Im subepithelialen Gewebe, auch in den dort gelegenen Leukozytenhaufen, waren Bazillen nicht nachweisbar. Daß diese sich auf die obersten Epithelschichten beschränkten, hatte auch schon KOCH-WEEKS beschrieben.

Im Sekret finden sich auf dem Höhestadium der Entzündung, aber auch in den chronisch verlaufenden Fällen, die zarten Stäbchen meist in großer Zahl in- und außerhalb der Zellen, unter denen anfangs die polymorphkernigen neutrophilen Leukozyten bei weitem vorherrschen, während eosinophile und basophile Zellen sehr selten sind. Die Lymphozyten werden im Sekret erst in späteren Stadien zahlreicher, ebenso wie sie auch im Gewebe erst später neben Plasmazellen das Übergewicht über die polymorphkernigen erlangen. Im allgemeinen nimmt die Zahl der Bazillen gleichzeitig mit dem Rückgang der Sekretion rasch ab, doch können sie sich, wie MEYERHOF zeigt, auch lange nach der klinischen Abheilung latent halten.

LINDNER hat neuerdings darauf aufmerksam gemacht, daß im Anfangsstadium das Sekretpräparat negativ sein kann, während eine Epithelentnahme von der Konjunktiva bereits reichliche Keimbewucherung erkennen läßt. Nach seinen Erfahrungen an 15 topographisch durchuntersuchten Fällen wird zuerst und am stärksten die Bindehaut des Augapfels von der Infektion befallen. Infolge starker Giftwirkung auf die Gefäße kommt es zu reichlichem Ödem des Bindegewebes und des Epithels und zu zahlreichen kleinen Blutungen, die ja auch klinisch MORAX aufgefallen waren. Die Auflockerung der Epithelien ermöglicht den Keimen an der Oberfläche der Zellen vorzudringen, doch gelangen sie über die oberflächlichen Epithelschichten nicht heraus. Diese aber zeigen am 2. und 3. Tag teilweise eine ganz außerordentliche Menge den Zellen angelagerter Bakterien, und das gleiche wird auch im anstoßenden Hornhautepithel beobachtet. Schon am 4. oder 5. Tage fand LINDNER nur noch wenig Bazillen im Epithel, es werden nämlich die oberflächlichen dicht besetzten Epithellagen abgestoßen und die wenigen tiefer vorgedrungenen Keime von den lebensfähigeren tiefen Epithelzellen phagozytiert. Dies geschieht bei dem Koch-Weeksbazillus nach LINDNERs Erfahrungen früher und gründlicher als mit irgendeinem anderen Augenkeim. Dagegen sah LINDNER keine Phagozytose der Keime durch Leukozyten innerhalb der Epitheldecke und bezweifelt die gegenteiligen Angaben von KAMEN. Schon zu Beginn der zweiten Krankheitswoche erwiesen sich die Epithelpräparate infolgedessen meist keimfrei. Das reichliche Wuchern der Bazillen dauert also nur wenige Tage. Gelegentlich kommt es allerdings zu einem massenhaften Wiederauftreten der Keime im Epithel gleichzeitig mit einem klinischen Rückfall.

Ob angesichts des verschiedenen Ablaufes der einzelnen Fälle, insbesondere angesichts der chronisch-hypertrophischen Form des Krankheitsbildes, das Vorkommen eines Eindringens der Bazillen bis ins subepitheliale Gewebe, wie es KAMEN beschrieben hat, mit solcher Bestimmtheit geleugnet werden kann, wie LINDNER es tut, erscheint doch zweifelhaft.

Konjunktivitis durch Influenzabazillen.

Der Influenzabazillus, dessen Trennung vom ähnlichen Koch-Weeksbazillus von der Mehrzahl der Autoren aufrechterhalten wird, führt gelegentlich unabhängig von einer Influenzaerkrankung des übrigen Körpers oder auch gleichzeitig oder unmittelbar vor einer solchen zu einer akuten leichten oder mittleren Konjunktivitis, die sich meist auf die Konjunktiva der Lider beschränkt und im allgemeinen rasch und restlos abheilt. Gegen künstliche Übertragung erwies sich die menschliche Bindehaut refraktär im Gegensatz zu der großen Empfindlichkeit für die Koch-Weeksinfektion. LINDNERs Epitheluntersuchungen an sechs Augen vom 1.—8. Erkrankungstag sprechen dafür, daß die Influenzabazillen nur ganz oberflächlich ins Epithel eindringen und sehr rasch wieder verschwinden. Dagegen finden sie sich sehr frühzeitig im Sekret sowohl frei wie in Eiterzellen.

Blepharokonjunktivitis durch Diplobazillus Morax-Axenfeld.

Der ziemlich gleichzeitig von MORAX und AXENFELD beschriebene gramnegative plumpe Diplobazillus, der außerordentlich verbreitet ist und vielfach endemisch, niemals ausgesprochen epidemisch auftritt, erzeugt — wie auch Impfversuche an der gesunden menschlichen Bindehaut verschiedentlich erwiesen haben — beim Menschen eine in der Mehrzahl der Fälle sehr chronisch verlaufende und sich unter Steigerungen oft jahrelang hinziehende Entzündung der Bindehaut. Das klinische Bild, welches so kennzeichnend ist, daß es die ursächliche Diagnose mit fast unbedingter Sicherheit ohne weiteres zu stellen erlaubt, ist das einer chronischen Blepharoconjunctivitis angularis: während die Bindehaut der Lider im allgemeinen nur gerötet und wenig verdickt ist und die Conjunctiva bulbi fast ausschließlich in der Nähe der Lidwinkel in geringem Grade entzündliche Veränderungen aufweist, auch die schleimige Sekretion sich im allgemeinen in bescheidenen Grenzen hält, fällt sofort eine Rötung der Lidränder auf, die besonders an den Lidwinkeln und am stärksten in der Umgebung der Karunkel ausgeprägt ist. Die Haut der Lidränder und ihrer nächsten Umgebung ist feucht, mazeriert und oft von einem weißlichen Fibrin und Epithel enthaltenden Detritus bedeckt, in dem sich die Bazillen meist massenhaft nachweisen lassen. Gröbere Veränderungen erleidet auch bei längerem Bestehen der Infektion die Bindehaut selbst meist nicht; gelegentlich beschriebene Follikel und „Phlyktänen" sind wohl zufällige Begleiterscheinungen

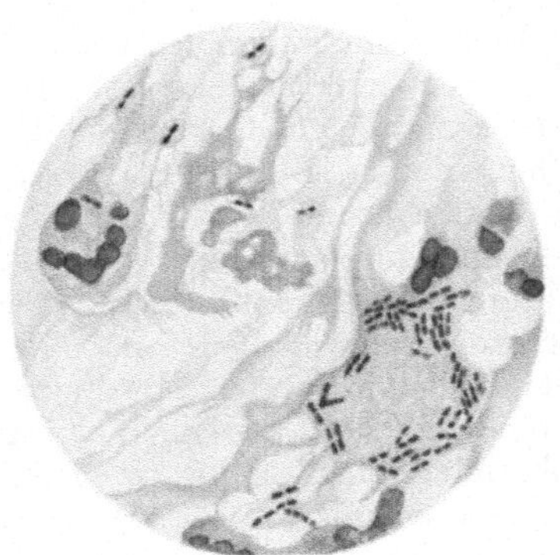

Abb. 61. Diplobazillus Morax-Axenfeld. (Gramfärbung.)

gewesen; dagegen kommen manchmal Hornhautrandinfiltrate vor, wie denn überhaupt die Hornhaut für die Infektion mit dem Diplobazillus empfänglich ist und gelegentlich Geschwürsbildung durch Diplobazillen aufweist. Während also die Veränderungen an der Bindehaut in sehr vielen Fällen recht geringe sind, und auch die Absonderung sich in engen Grenzen hält, ist die Beteiligung der Lidhaut meist sehr ausgesprochen, und es kann sich zu ihr ein Lidekzem sowie ausnahmsweise eine Mazeration der Haut an der Nasenöffnung und den Mundwinkeln hinzugesellen. Nicht selten konnten von ERDMANN die Bazillen auch im Nasensekret nachgewiesen werden teils mit, teils ohne gleichzeitige Rhinitis.

Eine ganze Reihe histologischer Untersuchungen (von STOCK, MC. KEE, BROWN-PUSEY, MIYASHITA, ISHIHARA und LINDNER) haben uns über die dem charakteristischen klinischen Bilde entsprechenden Gewebsveränderungen aufgeklärt und geben ein ziemlich einheitliches Bild, wenn es auch mehreren der Untersuchern nicht gelungen ist, die Bazillen im Schnittpräparat färberisch darzustellen und so über ihre Verbreitung Klarheit zu schaffen.

Dies gilt z. B. von der ersten Arbeit über den Gegenstand, die von STOCK stammt und einen Fall schwerer akuter Diplobazillen-Blepharokonjunktivitis betrifft, sowie von der Mitteilung von MIYASHITA über den Befund bei einem ganz chronischen vernachlässigten Fall, der durch hochgradige papilläre Hypertrophie der Lidbindehaut ausgezeichnet war. Im einzelnen ergeben die Berichte der Autoren folgendes Bild.

1. Das Epithel der Konjunktiva zeigt erhebliche Wucherungserscheinungen; besonders in der Nähe des Lidrandes und aufwärts davon in der Conjunctiva tarsi finden sich reichlich neugebildete Epithelzapfen. BROWN-PUSEY fand auch am Limbus starke Wucherung des Epithels mit nekrotischem Zerfall. Die Epithelien der Übergangsfalten sollen auch vermehrt sein, besonders aber nach allgemeinem Befund ungewöhnlich viel Becherzellen enthalten, was mit der schleimigen Beschaffenheit des Sekretes in Einklang steht. Zwischen den Epithelzellen finden sich stellenweise Leukozyten. Diplobazillen im Konjunktivalepithel verneint ISHIHARA, der sie in der Epidermis massenhaft nachweisen konnte, während BROWN-PUSEY und MC. KEE die Bazillen in den oberflächlichen Schichten des Konjunktivalepithels gesehen haben wollen.

2. Die Mukosa der Lidbindehaut zeigt die typischen Erscheinungen chronischer Entzündung, Hyperämie, Erweiterung der Lymphgefäße, reichliche diffuse subepitheliale Zelleinlagerung besonders reichlich Plasmazellen, in frischeren Fällen auch Leukozyten; in den vernachlässigten chronischen Fällen von MIYASHITA bestand infolge der starken Zellvermehrung der Mukosa und Submukosa eine hochgradige Papillenbildung, die am oberen Lidrand mit spitzen echten Papillen beginnt und bis in den Fornix hinein mit immer gröber werdenden Wucherungen sich fortsetzt, während die Conjunctiva bulbi noch diffuse Infiltration aufweist. Neben den weit überwiegenden Plasmazellen fanden sich nur wenig Mastzellen und Eosinophile.

Diplobazillen fanden die Untersucher in der Schleimhaut der Bindehaut nicht. Nur BROWN-PUSEY spricht davon, daß sie zwischen Epithel und subepithelialem Gewebe zu finden gewesen seien.

3. Wichtig ist die Mitteilung von ISHIHARA dadurch, daß sie etwas genauer die Befunde an der Lidhaut berücksichtigt. Schon STOCK hatte gefunden, daß in der Nähe der inneren Lidkante die Hautepithellage außerordentlich verdünnt war, so daß sie nur noch aus zwei Lagen bestand entsprechend dem Bezirk der Mazeration. Während in den drei Fällen von ISHIHARA Kutis und Subkutis das gleiche Bild chronischer Entzündung boten wie die Tunica propria der Bindehaut, zeigten die Epithelschichten ausgesprochene krankhafte Veränderungen; diese traten in drei verschiedenen Graden je nach der Schwere des Falles auf, deren Schilderung ich mit ISHIHARAs Worten folgen lasse, da mir eigene Präparate nicht zur Verfügung stehen:

1. Leichter Grad: Infolge des Ödems sind in der Stachelschicht die Zellen etwas gequollen und abgerundet; Interzellularräume erweitert. In der Körnerschicht Keratohyalinkörner spärlicher als normal. In der Hornschicht Epidermisschüppchen gequollen, keine Kerne zu sehen. In der obersten Schicht, welche teilweise abgehoben und abgerissen ist, zahlreiche Diplobazillen nachweisbar.

2. Mittelschwerer Grad: In der Stachelschicht Interzellularräume viel geräumiger als beim ersten Grad und von spärlichen Wanderzellen durchsetzt. Keratohyalin in der Körnerschicht verschwunden. In der Hornschicht ist die normale Verhornung ausgeblieben, es gibt kernhaltige, platte Hornzellen, deren Protoplasma mit Eosin tiefrot gefärbt und deren Kern stark geschrumpft, abgeplattet, körnig und mit Hämatoxylin tiefblau gefärbt ist. Diese Veränderung (im Verein mit derjenigen der Körnerschicht) bedeutet parenchymatöses Ödem und typische Parakeratose, was nach UNNA für das Ekzem pathognomonisch ist. Die Hornzellen schichten sich bis zu sechs Lagen, sie sind teilweise abgehoben und abgerissen und lassen zwischen sich verschieden große Lücken, die mit Diplobazillen fast in Reinkultur vollgestopft sind. Die Bazillen sitzen meistenteils interzellulär, aber nicht selten auch im Zelleib selbst.

3. Starker Grad: In der Stachelschicht entwickelt sich das interzelluläre Ödem zur Bläschenbildung, und die Zellen nehmen stern- bis strangartige Gestalt an, sind weniger stark gefärbt und teilweise verwaschen. Dieser Zustand, von UNNA als die „spongoide Umwandlung des Epithels" bezeichnet, ist nichts weiter als eine der Elementarformen des Ekzems. Die ganze Schicht ist von reichlichen Wanderzellen und zerstreuten Diplobazillen durchsetzt. Körnerschicht und Hornschicht sind hier ebenfalls parakeratotisch verändert und von massenhaften Diplobazillen durchsetzt, ja, die einzelne abgerissene Stelle ist durch lauter Bazillen- und Leukozytenhaufen einfach ersetzt.

Die Bazillen finden sich auch in der Hornschicht der Haarfollikel bis zur Talgdrüsenmündung, wo bekanntlich die Hornschicht endet.

Außerdem fand sich eine Verdickung der Stachelschicht, die nicht nur durch das Ödem bedingt war, sondern auf echter Zellvermehrung beruhte. Die Hauptpapillen waren verlängert und verschmälert, und in der basalen und mittleren Stachelschicht fanden sich einzelne Mitosen.

Zusammenfassend ergeben diese Befunde an der Lidhaut also das Bild des Ekzems, wobei sich die spezifischen Erreger auf die krankhaft veränderten Epithelschichten beschränken und sich daher vor allem massenhaft in der Hornschicht und entlang der Hornschicht in den Haarbälgen fanden, während sie in die Stachelschicht nur in besonders schweren Fällen eindrangen. Die gleichzeitig bestehenden konjunktivalen Veränderungen — Epithelwucherung am und nahe dem Lidrand, diffuse Infiltration mit Leukozyten und besonders mit Plasmazellen sowie massenhafte Entwicklung von Becherzellen sind unspezifische Begleiterscheinungen der verschiedensten chronischen Bindehautentzündungen.

Diese Befunde machen es wahrscheinlich, daß die Infektion primär die Haut betrifft und daß die Konjunktiva mehr sekundär in Mitleidenschaft gezogen wird. Dieser Auffassung entsprechen auch die Ergebnisse von LINDNER bei seinen topographischen Epileluntersuchungen, die er an einer größeren Zahl von Diplobazillenkatarrhen ausgeführt hat. Er fand niemals eine richtige Bewucherung von normalen Bindehautepithelien durch Diplobazillen, wohl aber sah er unmittelbar an der Schleimhautepidermisgrenze das Epithel des Grenzgebietes und der anschließenden Epidermis mit Diplobazillen bewuchert resp. durchwuchert. Offenbar wächst also der Keim in erster Linie auf den in Verhornung begriffenen Epidermiszellen oder abgestorbenen Bindehautepithelien, ferner im schleimigen Sekret. Wenn trotz dieser Beschränkung der Bazillenbefunde auf die Epidermis so häufig die Blepharitis von einer Konjunktivitis begleitet ist, so glaubt LINDNER dies auf die außerordentlich chronische Einwirkung der Bakteriengifte vom Lidrande aus auf die Bindehaut zurückführen zu können. Immerhin besteht die Möglichkeit, daß Fälle vorkommen, in denen, wie in dem Falle von BROWN-PUSEY, die Bazillen auch unmittelbar auf nicht mehr voll lebensfähigen Konjunktivalepithelien wuchern können.

Auch die Sekretbefunde bei Blepharitis diplobacillaris sind mit diesen histologischen Feststellungen gut vereinbar: Sekretentnahme von der Konjunktiva, deren Absonderung oft sehr gering ist, fällt leicht negativ aus, während ein Abstrich von den Lidwinkeln oder der Karunkel massenhaft Bazillen enthält, die mit Vorliebe Epithelien in dichten Rasen angelagert erscheinen. Leukozyten und Phagozytosen finden sich im Sekret nicht sehr reichlich.

Konjunktivitis durch Diphtheriebazillen.

Der von LÖFFLER zuerst als pathogen erwiesene Diphtheriebazillus, der vom Xerosebazillus morphologisch und kulturell nicht mit Sicherheit getrennt werden kann, aber durch eine hohe toxische Virulenz vor ihm ausgezeichnet ist, erzeugt auf der Bindehaut des menschlichen Auges je nach seiner Virulenz und der Widerstandskraft des Individuums verschieden schwere Krankheitsbilder, die man als Conjunctivitis membranacea (crouposa) und Conjunctivitis diphtheritica unterschieden hat. In beiden Fällen handelt es sich um eine akute kontagiöse Bindehautentzündung mit schweren entzündlichen Begleiterscheinungen: Schwellung und teigige oder brettharte Infiltration der Lider, entzündliche Schwellung der benachbarten Lymphdrüsen und reichliche seröse, später eitrige Absonderung. Bei der oberflächlicheren Form scheidet die hyperämische und leicht blutende Konjunktiva ein sehr fibrinreiches Exsudat auf der Oberfläche ab, das zur Bildung grauweißer Membranen mit zahlreichen eingelagerten Leukozyten und Lymphozyten sowie abgestorbenen Epithelien führt. Diese Membranbildung kommt am häufigsten auf der Conjunctiva tarsi, in schweren Fällen auch auf der Bindehaut der Umschlagsfalte und des Augapfels zur Entwicklung. Nach Abziehen der Membranen findet sich die Konjunktiva stark gerötet, geschwollen, von kleinen Blutungen durchsetzt, aber ohne größeren Substanzverlust. Im weiteren Verlauf stellt sich die Epitheldecke rasch wieder her, und die tieferen Teile der Bindehaut verheilen ohne wesentliche Narbenbildung.

Bei schwerer Giftwirkung entwickelt sich fleckweise oder in ganzer Ausdehnung die tiefer greifende Form, die diphtherische Konjunktivitis, bei der die Exsudation im Gewebe selbst schon so erheblich ist und dort durch ihre Gerinnung zu so hochgradigen Ernährungsstörungen führt, daß das Gewebe nekrotisch wird; die Schleimhaut erscheint blutleer, graugelb, hart infiltriert, wie verschorft. Die nekrotischen Bezirke werden unter starker eitriger Sekretion abgestoßen und durch granulierendes Gewebes ersetzt, dessen Vernarbung im weiteren Verlauf zur Verkürzung des Bindehautsackes oft mit Symblepharon, Entropium oder gar Xerophthalmus führt. Bei dem oft ungünstigen Ausgang dieser schweren Formen spielen Sekundärinfektionen sicher oft eine entscheidende Rolle, da auf dem nekrotischen Gewebe Streptokokken und Staphylokokken in Massen wuchern können, während Diphtheriebazillen in diesem Stadium oft nicht mehr nachweisbar sind.

Daß wir in diesen beiden Krankheitsbildern nur dem Grade nach verschieden schwere Formen des gleichen Prozesses vor uns haben, zeigt sich gelegentlich sehr eindringlich in Fällen, in denen die oberflächlichere Form der Entzündung auf dem einen Auge besteht, während das andere Auge schon die schwere Nekrose des Konjunktivalgewebes erkennen läßt.

Für den Diphtheriebazillus spezifisch ist weder die eine noch die andere Form der Konjunktivitis; es wurde ja schon bei verschiedenen Gelegenheiten darauf hingewiesen, daß gleiche membranöse und diphtheritische Entzündungen durch Gonokokken, Streptokokken und andere Keime gelegentlich ausgelöst werden können, und daß durch Verbrennung und Verätzung, durch Giftwirkung wie die des Abrin die gleichen klinischen Bilder hervorgerufen werden. SOURDILLE hat auch nachweisen können, daß es gelingt, mit Hilfe chemischer Ätzwirkung durch Abstufung der Konzentration und der Einwirkungsdauer die verschieden schweren Formen des Krankheitsbildes zu erzeugen.

Histologische Untersuchungen der durch Diphtheriebazillen ausgelösten Konjunktivitis sind nur spärlich erfolgt. Ein Bericht über zwei Fälle, von denen der eine mit Sicherheit, der andere mit großer Wahrscheinlichkeit auf Diphtheriebazillen zurückgeführt werden konnte, verdanken wir IGERSHEIMER. Er fand in seinen Fällen schwerer nekrotisierender Diphtherie des Auges die Konjunktiva zum großen Teil nekrotisch. Vom Lidrand bis zur Übergangsfalte fanden sich nur vereinzelte Reste völlig degenerierter Epithelzellen. Die Zellen des Bindegewebes zeigten schlechte Kernfärbung, die Fibrillen waren gequollen, dazwischen lagen Leukozyten. Die Gefäße fanden sich thrombosiert, das Lid war in seiner ganzen Dicke mit Ausnahme des tarsalen Gewebes durchsetzt von einem dichten Netzwerk von Fibrin; Degenerationserscheinungen an den Meibomschen Drüsen. Die epithellose Oberfläche der nekrotischen Bindehaut war mit einem Staphylokokkenrasen besetzt. Diphtheriebazillen waren nicht mehr nachweisbar, Oberflächenmembranen bestanden nicht mehr. In den Membranen pflegt der Bazillus sich in den tieferen Schichten zu finden, in denen auch die abgestoßenen Epithelien liegen, denen er anhaftet.

LINDNERs allerdings auf wenige Fälle beschränkte Epitheluntersuchungen bei Diphtherie der Konjunktiva beweisen, daß der Löfflersche Bazillus ausgesprochen herdweise als Parasit auf den Epithelzellen der Konjunktiva wächst und in die Epitheldecke eindringt, deren Zellen durch sein Gift offenbar schwer geschädigt werden. Eine Phagozytose durch das Epithel bezweifelt LINDNER, dagegen fand er eine starke Phagozytose durch die reichlich auswandernden mononukleären Leukozyten.

Seltenere Erreger von Konjunktivitis.

Eine große Zahl von Mikroorganismen ist in selteneren Fällen auf der gesunden oder entzündeten Konjunktiva gefunden und im letzteren Fall zu den bestehenden Veränderungen in ursächlichem Zusammenhang gebracht worden. Da histologische Untersuchungen solcher Fälle kaum bekannt geworden sind, so sollen nur einige Befunde dieser Art kurz erwähnt werden.

So kommen gelegentlich Meningokokken auf der Bindehaut vor bei gleichzeitiger Meningitis aber auch bei gesunden Leuten, die keine nachweisbare Berührung mit Meningitiskranken gehabt haben; BRONS fand sie reichlich auf der Konjunktiva eines Falles von Keratomalazie mit Pneumokokken. Derselbe Autor stellte in einer Reihe von Fällen den Micrococcus catarrhalis im spärlichen Sekret der chronisch gereizten Bindehaut fest. Ernste Formen der Konjunktivitis scheint der Keim jedenfalls nicht zu verursachen.

Auch Bacterium coli auf der Bindehaut bei Konjunktivitis ist wiederholt beschrieben worden. Desgleichen der Friedländersche Pneumoniebazillus (identisch mit dem Ozänabazillus), der gelegentlich bei Conjunctivitis membranacea, in anderen Fällen bei Blennorrhöe festgestellt wurde. Doch ist für alle diese Keime die Erregernatur nicht durch Übertragung auf die menschliche Bindehaut sichergestellt, und histologische Befunde, die hier interessieren könnten, fehlen.

Daß bei der tuberösen Lepra frühzeitig Erkrankungen der Konjunktiva auftreten können, ist vielfach beschrieben. Sie beginnen besonders gern am Lidrand oder am Limbus. Die Conjunctiva tarsi erkrankt in der Form eines diffusen Katarrhs mit papillären Wucherungen und zapfenförmiger Epithelwucherung; dabei gehen die Zylinderepithelien verloren und es findet sich ein zur Verhornung neigendes Plattenepithel. Die leprösen Knötchen liegen teils unmittelbar subepithelial, teils im Bindegewebe, so daß auch der Tarsus und die Meibomschen Drüsen in Mitleidenschaft gezogen werden können. Die am Limbus sich entwickelnden Knötchen neigen zur Ulzeration und können als solche nur durch den Bazillennachweis mit Sicherheit diagnostiziert werden. Exzisionen aus den Limbuswucherungen zeigen mäßige subepitheliale Zellinfiltration und massenhaft Bazillen im subkonjunktivalen Gewebe, insbesondere in den sog. „Leprazellen". (Lit. vgl. bei SÄMISCH loc. cit. S. 531.)

Eine schwere Konjunktivitis mit ernsten Allgemeinerscheinungen ruft der bisher in drei Fällen nachgewiesene Bacillus tularensis, der Erreger der Eichhörnchenpest, der dem menschlichen Pestbazillus nahe steht, hervor. Der von Mc. COY und CHAPIN 1911 entdeckte Bazillus, der bei Eichhörnchen,

Kaninchen, Meerschweinchen und anderen Säugern schwere Erkrankungen verursacht, kann von diesen auf den Menschen übertragen werden und erzeugt unter Fieber und Anschwellung der präaurikulären und Nackenlymphdrüsen eine schwere akute Konjunktivitis mit wässeriger Sekretion und Bildung mehrerer graurandiger Geschwüre der Lidbindehaut, von deren Grund SATTLER die Bazillen in Reinkultur gewinnen konnte. Im Meerschweinchenversuch führt die Impfung von der Konjunktiva aus in 5—6 Tagen zum Tode. Eingehendere histologische Beschreibungen scheinen noch nicht vorzuliegen.

Bei Infektion mit Sporotrichum Beurmanni kann es unter Schwellung und Schmerzhaftigkeit der zugehörigen Lymphdrüsen zur Sporotrichose der Bindehaut kommen in Gestalt einer mäßigen Konjunktivitis mit vorspringenden, harten, gelblichweißen Knötchen, die das Sporotrichum enthalten und geschwürig zerfallen. Unter den selteneren Fällen sind zwei, die durch Selbstinfektion experimentierender Ärzte entstanden; die Inkubationszeit betrug 11—17 Tage.

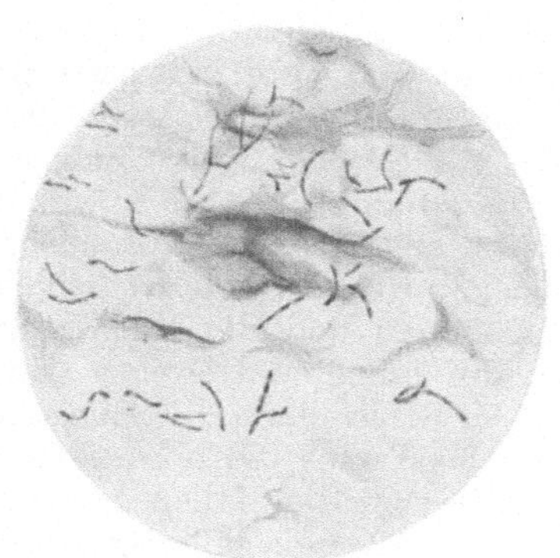

Abb. 62. Streptothrix.

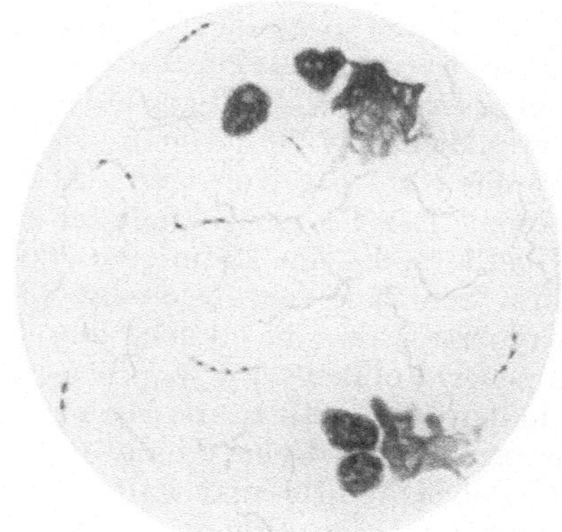

Abb. 63. Spirochäten und Bacillus fusiformis im Konjunktivalsekret. (Giemsafärbung.)

Unter Jodbehandlung erfolgt rasche Abheilung. Histologische Angaben fand ich nicht.

Erwähnt seien hier noch die Streptothrixbefunde von BAKLY. Dieser fand in drei beschwerdefreien Fällen ohne akute Entzündung der Bindehaut beim Ektropionieren des Oberlides die Conjunctiva fornicis und den anschließenden Teil der Augapfelbindehaut gerötet und in der Bindehaut mehrere gelbliche harte Knötchen von etwas über Stecknadelkopfgröße. Es soll sich um Aktinomyces bovis oder hominis gehandelt haben. Konkremente in den Tränenkanälchen bestanden nicht.

Durch klinische und experimentelle Untersuchungen von HERTEL sind wir über das Verhalten der Bindehaut des Auges bei Weilscher Krankheit aufgeklärt worden. Bekannt war, daß im Verlauf dieser Spirochätose die Conjunctiva sclerae sehr häufig frühzeitig eine ikterische Verfärbung aufweist. Oft schon vorher stellt sich eine Entzündung der Konjunktiva mit wässeriger Absonderung ein, die auch die Augapfelbindehaut in Mitleidenschaft zieht, und nicht selten von kleinen, gelegentlich auch sehr erheblichen Blutungen ins subkonjunktivale Gewebe begleitet ist. HERTEL konnte zeigen, daß anatomisch eine Erweiterung der Konjunktivalgefäße mit Blutaustritten und Infiltrationsstellen zugrunde liegt. Im Tierversuch gelang es ihm weiter zu zeigen, daß die im Blut kreisenden Spirochäten in das wässerige Sekret der unverletzten Konjunktiva übertreten. Sie fanden sich auch im Levaditischnittpräparat der Bindehaut, sowohl im lockeren Bindegewebe der Conjunctiva bulbi und fornicis als auch regelmäßig im Bindehautepithel. Die Blutungen erklären sich aus einer Schädigung der Gefäßwand durch die Toxine oder die Spirochäten selbst.

Als seltenen Befund konnte LÖHLEIN in zwei Fällen im massenhaften dünnflüssigen Sekret bei Konjunktivitis reichlich Spirochäten und Bacillus fusiformis feststellen, also den der Angina Plaut-Vincenti eigentümlichen Befund. In .beiden Fällen bestand jedoch eine ektatische Dakryozystitis, nach deren operativer Beseitigung die Konjunktivitis rasch abheilte und die Erreger aus der Bindehaut verschwanden. Es ist also unwahrscheinlich, daß es sich hier um eine durch die genannten Erreger erzeugte primäre Konjunktivitis gehandelt hat.

Trachom.

Das Trachom ist eine ausgesprochen zu Rückfällen neigende infektiöse Erkrankung der Konjunktiva, die ausgezeichnet ist durch regelmäßig zu beobachtende hypertrophische Prozesse und die ihre große klinische Bedeutung erlangt durch die bösartigen Folgeerscheinungen, die das an die Hypertrophie sich anschließende Vernarbungsstadium zeitigt, sowie durch die Neigung durch Übergreifen auf die Hornhaut die Funktion des Auges mehr oder weniger zu zerstören. Der Prozeß beginnt im allgemeinen unauffällig in der Konjunktiva des Oberlides, die eine Rötung und Schwellung unter meist mäßiger Absonderung erfährt. Sehr bald zeigen sich dann die verschiedenen Kennzeichen der Schleimhauthypertrophie: die Wucherung des Papillarkörpers und die Entwicklung zahlreicher Follikel. Die papilläre Wucherung des mukösen Gewebes äußert sich in der Conjunctiva tarsi in einer Verdickung der Schleimhaut, die eine samtartige rauhe Oberfläche erhält, während jenseits des Tarsus die normalerweise vorhandenen Wülste und Falten stärker hervortreten. Hier fallen besonders die Follikel auf, subepitheliale, zum Teil aber auch tiefersitzende gallertige, durchscheinende, kugelige, froschlaichähnliche Zellkörner, die die Epitheldecke vor sich herheben und oft durchbrechen. Auch im Bereich der Conjunctiva tarsi liegen Follikel, die aber dank der strafferen Fixierung dieses Bindehautabschnittes auf der Unterlage sich meist nur zu geringer Größe entwickeln können. Sie sind daher am auffälligsten in der Umschlagsfalte beider Lider, wo sie oft in Reihen angeordnet stehen, während sie in den Anfangsstadien vor allem nach den Winkeln der Umschlagsfalte zu gefunden werden. Bei weiterer Ausdehnung des Prozesses kommen sie aber auch in der Plica semilunaris und seltener in den peripheren Teilen der Conjunctiva sclerae vor. Die Augapfelbindehaut beteiligt sich meist nicht in auffälligem Grade an dem Entzündungsprozeß; wo dies in stärkerem Maße der Fall ist, wo überhaupt der ganze Entzündungsvorgang akute Formen annimmt, vermehrte Schwellung der Lider, profuse Absonderung, Chemose der Augapfelbindehaut aufweist, wird man stets an das Vorliegen einer Sekundärinfektion etwa mit Koch-Weeksbazillen, Pneumokokken oder anderen Keimen denken müssen, die früher Anlaß zur Annahme eines sog. akuten Trachoms gegeben haben. Das Stadium der Hypertrophie kann sich sehr lange hinziehen und sehr verschieden ausgedehnte und tiefgreifende Veränderungen bedingen. Je nachdem wird auch das nun folgende Stadium der Vernarbung sehr verschieden schwerwiegende Folgeerscheinungen des infektiösen Prozesses zeitigen. Die Vernarbung schließt sich an das hypertrophische Stadium an, indem zunächst ein Teil der infiltrierenden Zellen resorbiert wird, resp. abwandert und sich nun an ihrer Stelle junges Bindegewebe — unter der intakten Epitheldecke, also kein Wundgranulationsgewebe — bildet, das zur Schrumpfung neigt. Diese Vernarbung, die wohl teils im Bereich der Follikel teils in ihrer Umgebung einsetzt, wird in der Lidbindehaut besonders des Tarsus bald bemerkbar an feinen weißen Linien, die oft strahlig in der Gegend des Sulcus subtarsalis zusammenlaufen. In hochgradigen Fällen ist diese Vernarbung so ausgedehnt, daß die Lidbindehaut in ein dünnes, atrophisches seideglänzendes Häutchen verwandelt wird, und durch den Zug der am Tarsus fixierten Narbe die Conjunctiva fornicis weit auf den Tarsus herübergezogen, und dadurch die Umschlagsfalte außerordentlich verkürzt wird. Am Unterlid äußert sich diese Verkürzung beim Abziehen des Lides in der Anspannung senkrechter papierdünner Bindehautfalten zwischen Tarsus und Augapfel. In solchen Fällen pflegt eine sehr unerwünschte Folgeerscheinung in der Gestalt der kahnförmigen Verkrümmung des Tarsus sich zu entwickeln, die teils durch Narbenzug der schrumpfenden Conjunctiva tarsi auf seiner Rückfläche erklärt werden kann, aber sicher auch begünstigt wird dadurch, daß der Tarsus an dem vorausgegangenen Entzündungsprozeß teilgenommen hat und dabei eine Erweichung und Degeneration erfuhr, die seine Verbildung durch den Narbenzug erst ermöglicht. Der Tarsus zeigt dann deutlichere Degenerationserscheinungen und auch die innen gelegenen Meibomschen Drüsen pflegen durch narbige Abschnürung und Druckatrophie schwer verändert zu werden. Die Einwärtsbiegung des Tarsus bedingt ihrerseits eine Entropiumstellung des Lidrandes oder wenigstens eine Trichiasis durch Einwärtsstellung von Ziliengruppen, die dann dauernd die Hornhautoberfläche scheuern und Epithelläsionen der Hornhaut verursachen können. In vielen Fällen allerdings hat die Hornhaut schon in dem entzündlichen Stadium sich am trachomatösen Prozeß beteiligt, und zwar in der Weise, daß am oberen Limbus eine entzündliche Rötung der Conjunctiva sclerae beginnt, von der aus sich unter Zerstörung der Bowmannschen Membran dicht unter dem Hornhautepithel ein von wuchernden baumartig verzweigten Konjunktivalgefäßen durchzogenes zartes Bindegewebe langsam nach der Hornhautmitte zu vorschiebt. Dieser Pannus trach., der sehr verschieden stark entwickelt sein kann, wächst gardinenartig abwärts, meist nach der Hornhautmitte zu abgegrenzt durch eine horizontale Gerade, in deren Nähe sich gern Infiltrate und Ulzerationen im Pannus entwickeln. In späteren Stadien sieht man ähnliche pannöse Wucherungen auch von anderen Abschnitten des Limbus her nach der Hornhautmitte zu vordringen, so daß in schweren Fällen die Hornhaut in ganzer Ausdehnung von vaskularisiertem jungem Bindegewebe überzogen sein kann.

Ist der Atrophierungsprozeß der Bindehaut besonders ausgedehnt und hochgradig, so besteht schließlich die Gefahr, daß die Sekretion der Schleimhaut unzureichend wird. Die Konjunktiva wird „xerotisch" und auch die Hornhaut ist der Gefahr der Austrocknung ausgesetzt (Xerophthalmus, s. Kap. 5).

Dies in kurzen Zügen geschilderte Krankheitsbild ist zweifellos Folge einer Infektion, das beweist das endemische und epidemische Auftreten des Trachoms, beweist die Tatsache, daß nur selten Fälle beobachtet werden, die dauernd einseitig bleiben, beweisen vor allem zahlreiche positive Übertragungsversuche auf die Bindehaut des Menschen und verschiedener Affenarten. Gleichwohl müssen wir bekennen, daß trotz unzähliger Untersuchungen der Erreger des Trachoms noch nicht bekannt ist. Auf die große Zahl der Mikroorganismen, die gelegentlich als Erreger des Trachoms angeschuldigt worden sind, kann hier nicht eingegangen werden; teils hat es sich in diesen Fällen zweifellos um Mischinfektion gehandelt, die dann auch gleichzeitig die akuteren Begleiterscheinungen mancher Epidemien erklärten, teils lagen — wie bei dem ultramikroskopischen Virus von RAEHLMANN — überhaupt nur Vermutungen vor, die nicht genügend begründet waren. Auch die zuerst von HALBERSTÄDTER und v. PROWACZEK im abgeschabten Epithel der trachomatösen Bindehaut nachgewiesenen

Epitheleinschlüsse können als Erreger des Trachoms bisher jedenfalls nicht mit einiger Gewißheit angesprochen werden, wenn man auch PILLAT recht geben wird, wenn er ihr häufiges Vorkommen bei Trachom und ihr Fehlen bei einfachen Follikularkatarrhen als wertvolles differentialdiagnostisches Hilfsmittel zu verwerten fordert (vgl. auch unter „Einschlußkonjunktivitis“). Die Kenntnis des Erregers wäre aber um so wichtiger, als nur mit seiner Kenntnis dem immer wieder auftauchenden Streit über die klare Abgrenzung des Krankheitsbildes gegenüber ähnlichen Bindehauterkrankungen ein Ende gemacht werden wird. Denn es muß zugegeben werden, daß alle klinischen Einzelsymptome des trachomatösen Prozesses auch bei anderen Entzündungen der Bindehaut gelegentlich beobachtet werden, deren Ursache zum Teil zweifelsfrei klargestellt ist. Weder die papilläre Hypertrophie ist für das Trachom spezifisch, denn sie begegnet uns in ganz ähnlicher Weise beim Frühjahrskatarrh und sehr häufig auch bei anderen chronischen Formen der Bindehautentzündung z. B. chronischen Formen der Gonoblennorrhöe, noch die Follikelbildung ist ein sicheres Kriterium, denn Follikel treten auf bei der Conjunctivitis tuberculosa, bei gutartigen Follikularkatarrhen, wie sie etwa durch mechanische Schädigungen oder etwa auch durch Atropin usw. ausgelöst werden; noch auch der Pannus ist allein dem Trachom eigentümlich. Gleichwohl muß zugegeben werden, daß die Art der Verquickung aller dieser Symptome und vor allem die im Spätstadium auftretenden narbigen Veränderungen mit ihren Folgeerscheinungen dem Krankheitsbild als Ganzem ein typisches Gepräge geben, das bei längerer Beobachtung nur selten einen Zweifel über die Natur des Prozesses bestehen läßt. Dabei darf nicht unerwähnt bleiben, daß immer wieder Stimmen laut geworden sind, die dem Trachom seine Sonderstellung als abgeschlossenes, einheitliches Krankheitsbild absprechen und in seinen besonderen klinischen Symptomen mehr ein Zeichen individueller besonderer Anlage und Reaktionsweise als das Zeichen eines spezifischen ursächlichen Faktors sehen (PETERS u. a.). Auch ELSCHNIGs neuere Stellungnahme läßt das Gefühl der Unsicherheit erkennen, das hinsichtlich der Einreihung der als Trachom bezeichneten Fälle in die Gesamtheit der Konjunktivitiden vielfach herrscht und das noch vermehrt wurde durch die Aufdeckung der Einschlußkonjunktivitiden und der sog. Badkonjunktivitis.

Es ist verständlich, daß man gehofft hat, aus dem histologischen Befund kennzeichnende Aufschlüsse zur Abgrenzung des Krankheitsbildes zu erhalten, doch ist in dieser Hinsicht das Ergebnis zahlloser Untersuchungen auch nicht von entscheidender Bedeutung geworden, wie auch die neueste, auf ein großes histologisches Material gestützte Darstellung der Pathologie der Granulose von BIRCH-HIRSCHFELD wieder erkennen läßt.

In den Vordergrund der histologischen Betrachtung müssen die chronischen entzündlichen Veränderungen der Mukosa und Submukosa gestellt werden, die in den schweren Fällen zu einer außerordentlichen Hypertrophie der Schleimhaut führen, und in deren Gefolge die bei Trachom so gefürchteten narbigen Veränderungen sich entwickeln. Sie sind der Boden, auf dem auch in bestimmten Bezirken der Konjunktiva regelmäßig, in anderen nur ausnahmsweise Follikel auftreten, die gelegentlich das Bild so beherrschen können, daß sie der Krankheit den Namen der Granulose oder Körnerkrankheit eingetragen haben. Während aber offenbar die diffus entzündlichen Veränderungen durch das anzunehmende Virus überall, in der Conjunctiva tarsi und fornicis so gut wie in der Conjunctiva sclerae und der Kornea in unbehandelten Fällen sich auszubilden pflegen, kommt es zu einer regelmäßigen Follikelbildung in größerem Umfang nur an den Stellen, die entsprechend ihrem histologischen Aufbau auch bei manchen anderen konjunktivalen Prozessen zur Follikelbildung neigen. Die Entzündung der Schleimhaut äußert sich beim Trachom in ganz ähnlicher

Weise, wie auch sonst bei schweren chronisch-hypertrophischen Konjunktivitiden. Die Schleimhaut erscheint hyperämisch, durch entzündliches Ödem geschwollen. Da die Infektion offenbar zunächst in der Konjunktiva der Umschlagsfalten haftet, so beschränken sich die ersten Entzündungserscheinungen auf die Konjunktiva der Lider und können so in den Anfangsstadien leicht übersehen werden. Bei vollentwickelter Entzündung bietet die Konjunktiva der Lider ein charakteristisches Bild (Abb. 64). Das Stroma der Papillen zeigt stark erweiterte Blut- und Lymphgefäße, massenhaft Lymphozyten, dazwischen vereinzelte Eosinophile und Mastzellen. Letztere treten zunächst nach PICK in den tieferen Schichten des entzündeten Gewebes auf, können dann aber an die Oberfläche wandern und durch das Epithel durchtreten. Oft ist meist wohl erst in etwas fortgeschrittenem Stadium eine sehr starke Anhäufung von Plasmazellen vorhanden (vgl. Abb. 28 auf S. 33), sei es in breiter subepithelialer Schicht, sei es als Mantel um die Blutgefäße. Polymorphkernige Leukozyten treten demgegenüber im allgemeinen zurück, können aber stellenweise in dichten Haufen auftreten und durch ihre bizarren Zellformen an interzelluläre Gerinnsel erinnern (PETERS). LEBER beschreibt als eine besonders bei Trachom vorkommende Art der Entzündungszellen die sog. Halbmondzellen. Es sind einkernige Zellen, deren Kern

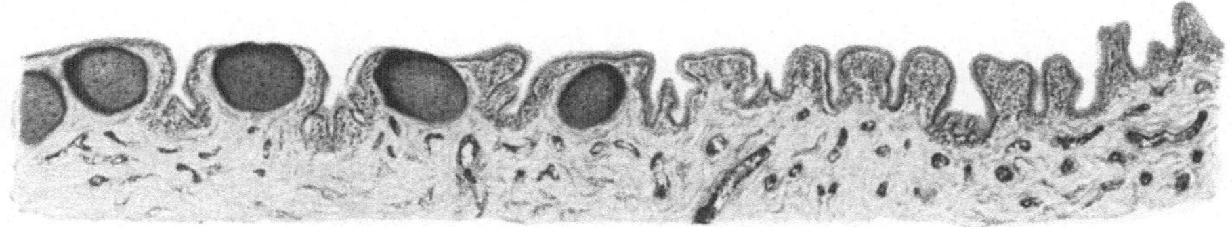

Abb. 64. Trachomatöse Bindehaut des Oberlides zwischen freiem Tarsusrand und Fornix. Hypertrophie des Papillarkörpers und Follikel. Die Follikel liegen in diesem Fall alle oberflächlich, meist einzeln oder zu zweit in einer Papille. Sehr häufig liegen sie tiefer oder in mehreren Schichten.

halbmond- oder sichelförmig an der einen Wand der Zellen liegt, während das den Kern umgebende Protoplasma stark, das entferntere schwach gefärbt ist. Die Konkavität der Halbmonde soll stets nach der Bindehautoberfläche gerichtet sein. Die oft außerordentlich starke Zellvermehrung beruht sicher zum Teil auf Vermehrung der im Gewebe vorhandenen Wanderzellen, zum Teil aber auch auf Zuwanderung aus dem Blut. Daneben kommt es frühzeitig im Stroma der Papillen zu Gefäßneubildung und Wucherung jungen Bindegewebes (vgl. Abb. 35 auf S. 42). Die schon sehr früh auftretenden Fibroblasten sind nach BIRCH-HIRSCHFELD nicht etwa Abkömmlinge der Lymphozyten oder der sehr hinfälligen Plasmazellen, sondern entstammen den Adventitiazellen. Diese hypertrophierende Entzündung bringt je nach dem Boden, auf dem sie sich entwickelt, verschiedene makroskopische Bilder hervor: im Bereich der Conjunctiva tarsi verhindert die straffe Fixierung der Bindehaut auf dem Bindegewebe des Tarsus eine starke Schwellung und es kommt im allgemeinen trotz stärkster Hyperämie nur zu einer samtartigen Rauhigkeit der Oberfläche durch Bildung kurzer echter Papillen, die aus den Propriapapillen hervorgehen; viel augenfälliger ist das Bild im Bereich der Übergangsfalte und besonders nahe dem oberen Rand des Tarsus, wo durch das Stiedasche Falten- und Rinnensystem und die lockere Fixierung der Schleimhaut sowie den hochgradig entwickelten Papillarkörper die Möglichkeit zu hochgradiger Verdickung gegeben ist. Hier entstehen durch die gleichen entzündlichen hyperplastischen Vorgänge plumpe Wülste und hahnenkammartige Wucherungen, die weit in den Bindehautsack vorspringen.

Der geschilderte diffus entzündliche Prozeß der Schleimhaut findet sich, wenn auch in viel unauffälligerer Form, auch in anderen Abschnitten der Bindehaut.

in der Conjunctiva sclera und an der Oberfläche der Hornhaut (vgl. weiter unten).

In der Konjunktiva der Umschlagsfalte und in weniger sinnfälliger Weise auch in der Conjunctiva tarsi entwickeln sich nun in diesem entzündeten Gewebe die sog. Granula oder Follikel, die weitaus am häufigsten Gegenstand

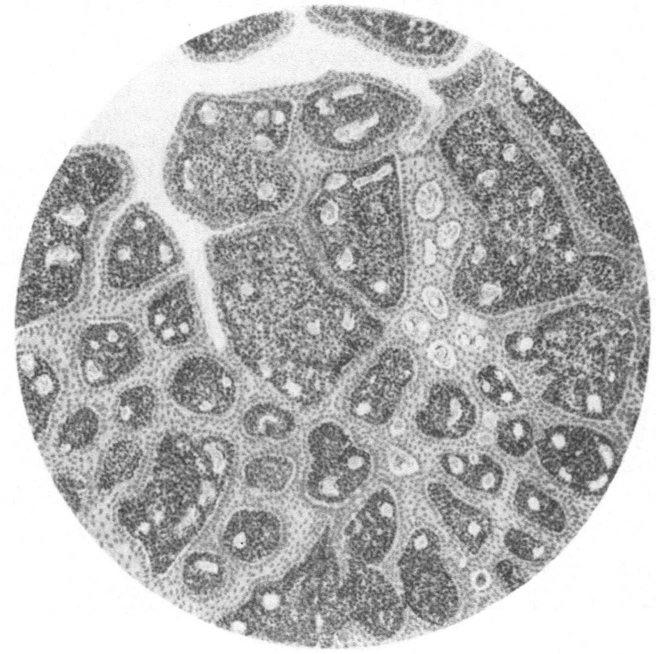

Abb. 65a. Flachschnitt durch die Conjunctiva tarsi des Oberlides bei Trachom. Das hellere Epithel bildet ein Gitterwerk mit verschieden großen Maschen, von dem sich die Substantia propria der Papillen durch ihren Reichtum an Kernen dunkel abhebt. Im oberen Abschnitt des Bildes geht der Schnitt mehr durch die Basis der Papillen, so daß offene Rinnen zwischen den Epithelüberkleidungen der benachbarten Papillen bestehen. Die Papillenquerschnitte erscheinen hier groß. Weiter nach unten zu im Bilde sind die Papillen nahe ihrer Kuppe getroffen, wo sie durch solide Epitheleinsenkungen in Unterpapillen (Papillae propriae) geteilt werden. Daher wird hier das Epithelnetz enger, seine Balken breiter.

Das folgende Schema zeigt die Lage des Schnittes:

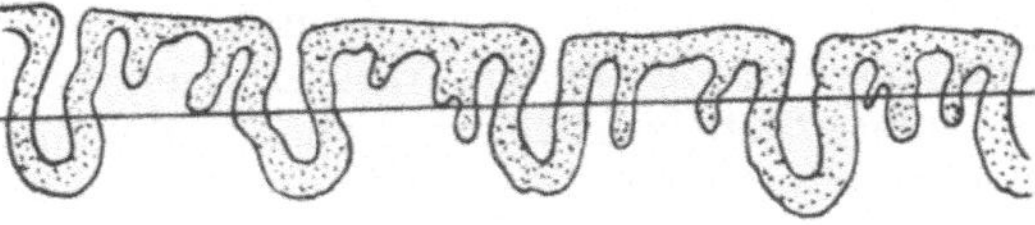

Abb. 65b.

histologischer Untersuchung gewesen sind, nicht nur was ihren Aufbau im groben, ihre Entwicklung und die Art ihrer Degeneration betrifft, sondern auch hinsichtlich der zum Teil sehr schwer deutbaren Zellbefunde, die sie boten und die bei der Suche nach dem Erreger des Trachoms begreiflicherweise immer wieder eine Rolle gespielt haben.

Diese Körner (vgl. Abb. 34 auf S. 40 und 64), die als grauglasige, kugelige bis eiförmige Gebilde von sehr verschiedener Größe je nach ihrem Alter aber auch je nach ihrem Standort — in der Conjunctiva tarsi können sie sich nicht ungehemmt entwickeln — erscheinen, stellen ziemlich gut abgegrenzte Anhäufungen von

lymphoiden Zellen dar, an denen man bei schwacher Vergrößerung eine dunkelgefärbte schmale Randzone aus Lymphozyten und ein helleres Zentrum, das
Keimzentrum, unterscheiden kann. Die Entwicklung dieser Follikel ist von
ADDARIO eingehend untersucht worden. Er beschreibt die einzelnen sog. Initial-
knötchen als ganz in der Tiefe liegende Zellhaufen, in denen die aus Lymphozyten aufgebaute Randzone gegenüber dem Keimzentrum sehr stark entwickelt
ist. Während ihres Wachstums rücken die Follikel immer mehr nach der Oberfläche und liegen schließlich subepithelial, so daß sie oft einzeln oder zu mehreren

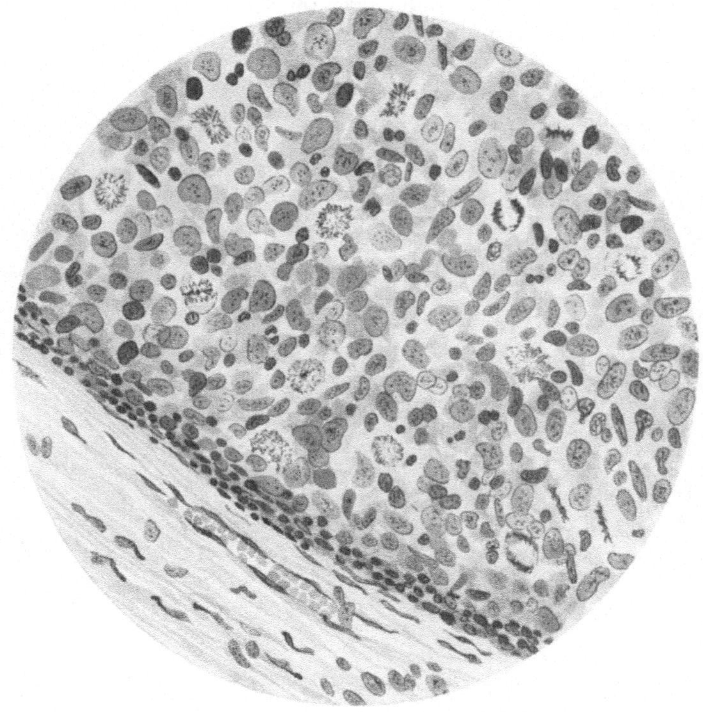

Abb. 66. Randteil eines Trachomfollikels (Öl-Imm.). Das umgebende Bindegewebe hat sich dem
Druck des wachsenden Follikels folgend zu dichteren konzentrischen Lagen, einer Art Kapsel, an-
geordnet. Die äußersten 2—3 Zellreihen des Follikels selbst setzen sich aus Zellen zusammen, die
ziemlich regelmäßig tangential zum Follikelzentrum aufgereiht sind und kleine ovale dunkelgefärbte
Kerne haben. Nach innen zu liegen, von dieser Zellart ohne Übergangsbilder völlig verschieden,
Zellen mit großen, blasser gefärbten Kernen verschiedener Form, unter denen sich sehr reichliche
Mitosen finden.

in einer vergrößerten Papille eingeschlossen liegen (vgl. Abb. 64). Sie können
dabei so dicht an das Epithel herantreten, daß dieses von ihnen emporgehoben
wird. Über den Aufbau des vollentwickelten Granuloms ist auf Grund sehr vielfacher Untersuchungen im wesentlichen Klarheit geschaffen, jedoch sind dabei
keine Befunde erhoben worden, die es gestatteten, aus dem histologischen Bild
die Trachomnatur eines Konjunktivalfollikels mit Sicherheit zu schließen (vgl.
Abb. 66). Die Follikelrandzone setzt sich aus Lymphozyten zusammen mit dunkel
färbbarem Kern und geringem Protoplasmasaum; diese Lymphozyten ordnen
sich auf dem Querschnitt in mehrere konzentrische Reihen an, die durch zartes
Bindegewebe voneinander getrennt sind. Es handelt sich also um eine Anordnung
der Zellen in mehrfacher Schalenform. Die beschriebenen Lymphozyten setzen
sich ziemlich scharf vom Keimzentrum ab, das viel heller erscheint, da es sich

aus sog. epitheloiden Zellen mit größerem ovalen nur blaß färbbarem Kern aufbaut, deren Zelleib im Schnittpräparat wegen der dichten Lagerung selten erkennbar ist, im Ausstrichpräparat aber rund bis oval erscheint. Diese epitheloiden Zellen, die als mononukleäre Leukozyten angesehen werden, zeigen sehr reichlich Mitosen, die gleichmäßig über das ganze Keimzentrum verstreut liegen. Gelegentlich begegnen aber auch Riesenzellbildungen, indem solche epitheloiden Zellen 3—10 Kerne aufweisen.

Wenn auch im großen und ganzen die Abgrenzung des Keimzentrums gegen die Randzone eine scharfe ist, so findet man doch ziemlich reichlich epitheloide Zellen auch zwischen den Lymphozyten der Randzone und es sind Übergangsbilder zwischen beiden Zellarten beschrieben worden, die der verbreiteten Auffassung entsprechen, daß die Lymphozyten der Randzone Abkömmlinge der epitheloiden Zellen des Keimzentrums sind. Zwischen den epitheloiden Zellen fallen schon bei schwacher Vergrößerung hellere Bezirke auf. An solchen Stellen findet man die großen Phagozyten oder Leberschen Körperchen-

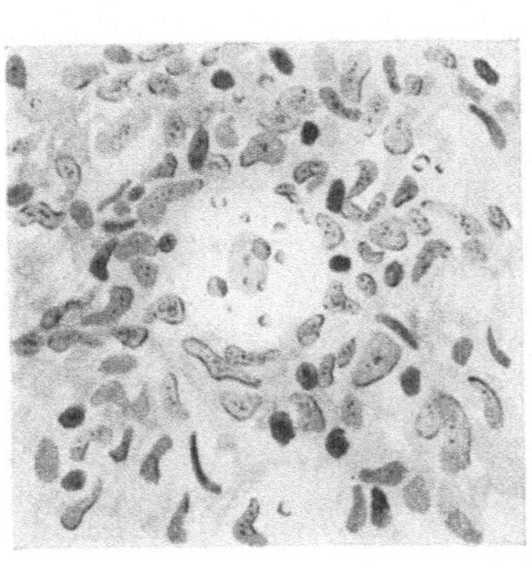
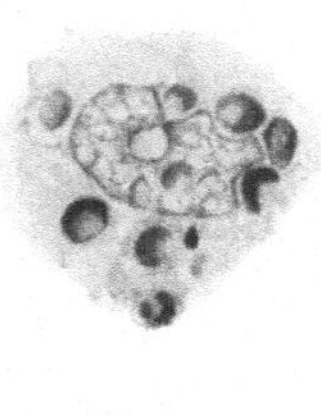
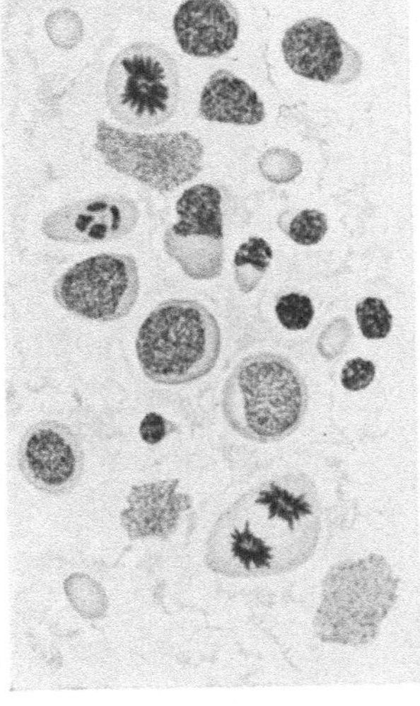

a　　　　　　　　　　b　　　　　　　　　　c

Abb. 67a—c. Bilder aus einem Trachomfollikel. a Schnittpräparat „Tingible Körperchen" in einer nicht deutlich abgrenzbaren Leberschen Körperchenzelle und wohl auch teilweise frei im Gewebe (Öl-Imm.). b Ausstrichpräparat von einem spontan berstenden Trachomfollikel. Zelle mit tingiblen Körperchen. c Aus demselben Präparat: große epitheloide Zellen, 2 davon in Mitose; dazwischen kleine Lymphozyten und rote Blutkörperchen sowie degenerierte Zellkerne.

zellen, große, verschieden geformte, oft mit Ausläufern versehene Zellen mit sehr großem blassem Kern und meist zahlreichen Einschlüssen; unter denen gelegentlich braune Pigmentkrümel und viel häufiger eigentümliche sichel- oder muschelförmige Gebilde auffallen (vgl. Abb. 67a—c). Die letzteren scheinen bei Hämatoxylinfärbung blauschwarz gefärbten kugelschalenartigen Gebilden anzugehören und erscheinen daher als Sichel- oder Ringformen verschiedenster Größe; die oft an zwei einander gegenüberliegenden bogenförmigen Abschnitten verstärkt sind, so daß sie an das Zeichen einer ganzen Note erinnern. Daneben sind Kerntrümmer verschiedenster Form, rote Blutkörperchen und andere phagozytierte Einschlüsse in diesen Zellen gefunden worden. Die gleichen Gebilde wie sie in Abb. 67a wiedergegeben sind, liegen jedoch oft auch außerhalb der Zellen frei im Gewebe des Follikels, vermutlich nach Zerfall der Zelle, während ich sie in der Umgebung des Follikels nicht gefunden habe. GREEFF spricht es aus, wie sehr diese Gebilde immer wieder an Protozoen erinnern, doch steht man heute wohl ausschließlich auf dem Standpunkt, daß wir es hier mit unbelebten Zelleinschlüssen, wahrscheinlich Kerntrümmern zu tun haben, hauptsächlich auf Grund der Äußerung von MARCHAND, der den Standpunkt vertrat, daß diese großen körperchenhaltigen Bindegewebszellen in allen chronisch entzündlich veränderten Geweben vorkommen. Die Zellen werden mit ADDARIO wohl allgemein als vergrößerte fixe Bindegewebszellen des Follikelgerüstes aufgefaßt. Sie kommen nicht außerhalb des Follikels vor. FLEMMING beschrieb solche Zellen auch in normalen Lymphknoten bei Tieren sowie in den Peyerschen Knötchen, ließ aber die Beurteilung ihrer Zelleinschlüsse offen, da er sie nicht als Kerntrümmer ansprechen wollte. STÖHR bildet in seinem Lehrbuch der normalen Histologie im normalen Lymphknötchen ebenfalls Zellen mit tingiblen Körperchen ab und führt die letzteren ausdrücklich auf Zerfallsprodukte des Zellkernes zurück. LEBER hat sogar die gleichen Körperchen in Lymphknötchen der normalen Bindehaut gefunden.

Neben diesen an Zahl überwiegenden beiden Zellarten des Keimzentrums enthält es noch Lymphozyten gleich denen der Randzone, Mastzellen und polymorphkernige Leukozyten in geringer Zahl.

So abgeschlossen das Zellbild des Follikelinhaltes damit erscheinen könnte, so kann doch der Stand unserer Kenntnisse auf diesem Gebiete heute noch keineswegs befriedigen. Der Wunsch, spezifische Eigentümlichkeiten des Trachomfollikels aufzudecken, insbesondere dem noch immer unbekannten Erreger des Trachoms näher zu kommen, hat zu weiteren Zellstudien Anlaß gegeben, die die jeweils neuen Hilfsmittel histologischer Untersuchungstechnik verwerteten. Besonders ist in dieser Hinsicht die unermüdliche Arbeit von JUNIUS zu erwähnen, der ohne jede Voreingenommenheit und unter vorsichtiger Verwertung seiner Befunde ein wertvolles Beobachtungsmaterial besonders durch Untersuchung an lebenden und mit Neutralrot vitalgefärbten Follikelzellen im hängenden Tropfen gesammelt hat und mit vollem Recht vor überstürzten Schlußfolgerungen, wie sie CHAPLEWSKY aus ähnlichen Untersuchungen ableitet, warnt, da sie die methodische Klärung dieses schwierigen Gebietes nur erschweren können. Die Deutung, die JUNIUS diesen Befunden gibt, ist nur der Besprechung zugänglich an Hand der guten mikrophotographischen Abbildungen. Hier sei daher nur erwähnt, daß er sowohl die epitheloiden Zellen, als die großen Leberschen Zellen als Phagozyten ansieht und auch die Halbmondzellen LEBERs den epitheloiden Zellen zurechnet. Phagozytiert werden von den epitheloiden Zellen Zelltrümmer verschiedenster Art, vielleicht aber auch Gebilde anderer Art (Mikroorganismen?), von den Leberschen Zellen im wesentlichen ganze epitheloide Zellen. Die Deutung der Befunde im einzelnen ist natürlich sehr schwer.

OGUCHI und MAJIMA haben sich bei ihren Versuchen über die Zellformen des Trachomfollikels und des Trachomsekretes ebenfalls der Methode der vitalen Färbung bedient; bei subkonjunktivaler Anwendung von Karmin hatten sie meist negative Resultate, dagegen ergab das nach Tuscheeinspritzung durch Ausquetschen der Granula gewonnene Material positive Vitalfärbung einzelner Zellarten. Auf Grund dieser Befunde sprechen OGUCHI und MAJIMA sowohl die epitheloiden Zellen als die Leberschen Körperchenzellen, zwischen denen sie alle Übergänge gesehen haben, als Histiozyten im Sinne ASCHOFFs an. „Im Zelleib befinden sich außerdem pyknosierte Kerne, Lymphozyten, zerfallende rote Blutkörperchen, Melanin, azidophile Körner usw. Die Oxydasereaktion ist labil positiv. Was die fettige Substanz im Zelleib betrifft, so handelt es sich scheinbar um eine Vorstufe von Myelin." Außer den Histiozyten beschreiben die Autoren Lymphoblasten, die Tusche nicht aufnehmen, aber vielfach Mitosen zeigen. Von ihnen gibt es Übergangsformen einerseits zu den Histiozyten, andererseits zu den Lymphozyten. Plasmazellen fanden sich sehr verschieden häufig; sie nehmen Tusche nicht auf. Eosinophile und Mastzellen kommen spärlich vor, neutrophile Leukozyten begegnen erst in älteren Follikeln reichlicher; sie phagozytieren Tusche. Auch Fibroblasten sieht man in größerer Zahl erst in den älteren Körnern. Aus ihren Schnittpräparaten schließen die Autoren, daß die gleichen Histiozytenformen wie im Follikel auch frei im subepithelialen Gewebe vorkommen.

Die Frage nach dem bindegewebigen Gerüst der Trachomfollikel, ihrem Blut- und Lymphgefäßsystem und ihrer Umgebung hat früher eine große Rolle gespielt. Allgemein anerkannt ist wohl jetzt besonders seit den ausführlichen Untersuchungen ADDARIOs, daß an einem bindegewebigen Gerüst des Granulum nicht zu zweifeln ist, wenn dasselbe auch in manchen Schnitten wegen seiner geringen Entwicklung und der dichten Anordnung der Zellen nur schwer nachweisbar ist. Es ist recht deutlich in der Randzone, wo seine Fasern die schalenartig angeordneten Lymphozyten voneinander trennen und eine entsprechende Lagerung zeigen. Von hier aus geht es radiär sich aufästelnd ins Innere des Follikels. GINSBERG gibt eine gute Abbildung des fibrillären Bindegewebes im Follikel und an seiner Oberfläche. Nach ADDARIOs Befunden enthält das Bindegewebegerüst des Follikels spindelförmige Zellen und an den Knotenpunkten bisweilen solche von Dreiecksform. Es hängt unmittelbar zusammen mit dem Bindegewebe der Follikelumgebung. Im Zusammenhang mit dieser Frage steht der Streit um das Vorhandensein oder Fehlen einer bindegewebigen Kapsel um den Trachomfollikel. Die überwiegende Mehrzahl der Follikel läßt zweifellos eine eigentliche Kapselbildung nicht erkennen. Andererseits sind die Befunde von Kapselbildung, die VILLARD, v. MICHEL, RAEHLMANN beschrieben haben (vgl. auch die Abbildung bei GREEFF) nicht anzuzweifeln. Offenbar kommt es je nach Alter, Größe und Lagerung des Granulum zu einer dichteren Schichtung der vorhandenen benachbarten Bindegewebszüge an der ganzen oder einem Teil der Oberfläche des Follikels und JUNIUS mag recht haben, wenn er sagt, daß aus mechanischen Gründen eine solche bindegewebige Abgrenzung leichter zustande kommt bei Follikeln, die dem straffen tarsalen Bindegewebe benachbart oder dicht unter dem Epithel gelegen sind. Jedenfalls gehört eine eigentliche Kapselbildung nicht notwendig zum Gesamtbild des Trachomkornes, eine Auffassung, der auch BIRCH-HIRSCHFELD zustimmt.

Was die Vaskularisation dieser Granula betrifft, so wird angenommen, daß in den frühesten Stadien nur Lymphgefäße in das Innere ziehen; GINSBERG verneint übrigens die Lymphgefäße im Follikel und vertritt den Standpunkt, es handele sich nur um Saftspalten ohne endotheliale Auskleidung. Daß zwischen entwickelten Follikeln und den benachbarten Lymphgefäßen jedenfalls ein inniger Zusammenhang besteht, ist schon daraus zu erkennen, daß die Lymphwege der Schleimhaut in der Nachbarschaft größerer Follikel mit Zellen vollgestopft und erweitert erscheinen. Übrigens erwähnt HERBERT ausdrücklich, daß er unter den kleinen Lymphozyten, die diese benachbarten Lymphgefäße ausfüllen, stets auch einige epitheloide Zellen gefunden habe (angeführt nach PARSONS). Das Vorkommen von Blutgefäßen im Follikel wird von den meisten Forschern als spärlich bezeichnet; für viele Follikel trifft das zu, doch findet man manchmal auch in voll entwickelten Follikeln eine recht reichliche Vaskularisation durch Gefäße, die radiär die Randzone durchbrechen und sich hauptsächlich in den äußeren Abschnitten des Keimzentrums in Kapillaren aufzulösen scheinen.

Veränderungen am Epithel. Der Prozeß hochgradiger hypertrophischer Entzündung, der sich in der Hyperplasie des Papillarkörpers und in der Entwicklung von Follikeln kund gibt, wird begleitet von Veränderungen im Bereich des Epithels, die zeitweise eine große Rolle spielten, als man in der Bildung der „Berlin-Iwanoffschen Trachomdrüsen" etwas für Trachom Spezifisches sah oder später, als die von HALBERSTÄDTER und v. PROVACZEK gefundenen Epithel-einschlüsse den Gedanken nahe legten, das Trachom als eine Epitheliose anzu-sprechen. Auch wenn wir zunächst von diesem letzteren noch unentschiedenen Fragenkomplex absehen, der im folgenden Kapitel kurz erörtert werden soll, so ist strittig, inwieweit die zu beobachtenden Veränderungen in der Epithel-decke der Konjunktiva rein mechanische Folgeerscheinungen der in der Mukosa sich abspielenden entzündlichen Veränderungen darstellen, wieweit ein selb-ständiger Erkrankungsprozeß des Epithels dabei eine Rolle spielt. Etwas für Trachom besonders Charakteristisches ist jedenfalls in dem grob histologischen Verhalten des Epithels nicht zu finden. Es ist zunächst ganz natürlich angesichts der Hypertrophie des Papillarkörpers, daß die Epitheldecke erheblich vergrößert wird, also auch die Einsenkungen in den Stiedaschen Rinnen vertieft erscheinen und daß auch im Bereich der Tarsusbindehaut, wo aus den Propriapapillen echte Papillen geworden sind, solche Einsenkungen des Epithels rein passiv entstehen müssen. Andercrseits ist sehr deutlich, daß eine wesentliche Ver-mehrung der Epithelzellen stattfinden muß, denn die Epitheldecke wird trotz ihrer erheblichen Streckung nicht verdünnt gefunden, im Gegenteil auf der Höhe der Papillen erscheint das Epithel eher verstärkt, an Stelle der oberen Zylinder-schicht tritt kubisches Epithel, und in den Basalzellen finden sich nicht selten Mitosen. Für eine reichliche Epithelvermehrung spricht es auch, daß das in den Stiedaschen Rinnen und in den Papillenwänden gelegene Epithel zu ver-mehrter Bildung von Sprossen und Epithelkanälen neigt, wie das ja aber bei den verschiedensten anderen chronischen Entzündungsprozessen der Bindehaut auch zu beobachten ist. Im gleichen Sinne als Begleiterscheinung der verschieden-sten Entzündungsvorgänge ist die Vermehrung der Becherzellen besonders in den Epithelrinnen anzusehen. Daß durch Abstoßung zahlreicher solcher Becher-zellen und anderer Epithelien in den Rinnen gelegentlich eine Art von Reten-tionszysten aus abgestoßenen Epithelien, ausgetretenen mobilen Zellen und Sekret entstehen kann, ist ebenfalls nichts Besonderes (PICK). Auf der Höhe der Entzündung findet sich das Epithel oft gelockert und dicht von Leukozyten und Lymphozyten durchsetzt. Abb. 34 (S. 40) zeigt wie dicht über einem Follikel das Epithel durch austretende Wanderzellen fast ganz unkenntlich geworden ist. In späteren Stadien der Erkrankung wird, was auch für chro-nische Konjunktivitiden nichts Ungewöhnliches ist, eine epidermisartige Umwandlung des Epithels in geschichtetes Pflasterepithel beobachtet (Abb. 45, S. 49). Auch hyaline und amyloide Umwandlung im Epithel sind beschrieben worden.

Stadium der regressiven Veränderungen und der Narbenbildung. Die bisher geschilderten histologischen Veränderungen enthalten nichts, was mit Sicherheit grundsätzlich als spezifisch trachomatös angesprochen werden könnte, was nicht vielmehr in ähnlicher Form auch bei anderen Entzündungsprozessen der Bindehaut begegnet. Wenn wir im Gegensatz dazu die ausgedehnte Narben-bildung sich selbst überlassener Trachomfälle als etwas für die Krankheit Kennzeichnendes hinstellen, so ist das doch auch nur mit einer gewissen Ein-schränkung erlaubt. Narbenbildungen kommen bei verschiedenen schweren Erkrankungen der Konjunktiva vor, und man kann nicht sagen, daß wir über die Entwicklung dieses trachomatösen Narbengewebes histologisch so genau im klaren wären, daß wir aus ihr eine Sonderstellung des trachomatösen Ver-narbungsprozesses schließen dürften. Auch die Narbenbildung bei Trachom ist nur charakteristisch dafür, daß es sich um den Abschluß eines Prozesses handelt, der die Schleimhaut in besonders tiefgreifender Weise in Mitleidenschaft zieht und dadurch Ernährungsstörungen setzt, die mit einer normalen Funktion der Schleimhaut in den schweren Fällen nicht vereinbar sind. Erst im Zusammenhalt mit dem vorausgegangenen klinischen Bilde besitzt die Narbenbildung etwas für Trachom Beweisendes. Wie gesagt, sind wir über die feinere Entwicklung dieses Vernarbungsprozesses nicht genau unterrichtet. Die Mehrzahl der Autoren neigt dazu, den Hauptangriffspunkt in den Follikeln zu sehen und streitet darüber, ob dieser Prozeß der Follikelvernarbung mit einer Resorption des Follikelinhaltes oder mit seiner Ausstoßung nach der Schleimhautoberfläche eingeleitet wird. Ich glaube, daß damit die Frage zu eng gefaßt wird, und bin vielmehr der Ansicht, die auch SÄMISCH vertreten hat, daß die Vernarbung die ganze diffus hypertrophisch entzündete Schleimhaut betrifft und die Vernarbung der Follikel dabei nur eine Teilerscheinung, vielleicht sogar ihre Verödung eher eine Folgeerscheinung ist. Dafür spricht ja schon die Tatsache, daß wir die gleichen weitgehenden degenerativen und narbigen Verkürzungen in der meist follikelfreien Konjunktiva des Bulbus erleben können — am sinnfälligsten, wenn der Endausgang in Xerophthalmus erfolgt. Über die feineren Vorgänge, die dem Vernarbungsprozeß vorausgehen, ist deshalb so schwer ein Urteil zu gewinnen, weil das Trachom zu Rückfällen neigt, und gleichzeitig nebeneinander frische und alte Stadien der Entzündung sowohl innerhalb als außerhalb der Follikel zu bestehen pflegen, die wir kaum voneinander zu scheiden vermögen. Außerhalb der Follikel ist wohl klar, daß in den späteren Stadien die Infiltration mit mobilen Zellen zurückgeht und an ihrer Stelle eine Vermehrung der Fibroblasten von der Adventitia der zahlreichen neugebildeten Gefäße aus erfolgt. In diesem Stadium pflegen dann auch die regressiven Veränderungen im entzündeten konjunktivalen und epitarsalen Gewebe sehr ausgesprochen zu sein. Insbesondere tritt offenbar in den Fällen mit besonders dichter Zellinfiltration dank der gesteigerten Gewebsspannung ein weitgehender Zerfall der Lymphozyten und der Plasmazellen ein unter gleichzeitiger homogener Umwandlung der Grundsubstanz, besonders ausgesprochen bei der „sulzigen" Form des Trachoms. Daß die Aufsaugung von Follikeln unter Umständen sehr schnell erfolgen kann, ist eine aus klinischen Erfahrungen uns bekannte Tatsache, sehen wir doch kleinere Follikel bei Atropinkatarrh oft in wenigen Tagen ohne Behandlung vollkommen verschwinden. Sicher kommt eine solche Resorption auch bei den Trachomfollikeln vor, wenn auch vermutlich der Prozeß längere Zeit in Anspruch nimmt, und die ausgiebige Verbindung zwischen den Follikeln und den umgebenden Lymphgefäßen, die wir aus histologischen Bildern kennen, zeigt ja auch die Wege, auf denen eine solche Aufsaugung erfolgen kann. Andererseits darf man aber wohl doch nicht den anderen von RAEHLMANN gekennzeichneten Weg des Follikelschwundes durch Austritt des Zellinhaltes an die Oberfläche unterschätzen. Wenn man bedenkt, wie oft beim bloßen Ektropionieren ohne jeden weiteren Eingriff die oberflächlichen Follikel platzen und ihren Inhalt entleeren, und wie die subjektiven Störungen beständig den Anlaß geben an den Lidern zu reiben und zu scheuern, so ist doch sehr wahrscheinlich, daß durch solche mechanischen Einflüsse ein großer Teil der reifen Follikel entleert wird. Auch lassen Bilder wie das in Abb. 34 wiedergegebene kaum eine andere Deutung zu, als daß eine Art Vordrängen des Follikels gegen die Epitheloberfläche stattfindet und mag es auch ein aus mechanischen Druckverhältnissen der Umgebung abzuleitendes rein passives Vordrängen, ein Ausgestoßenwerden des Follikels sein. Daß es andererseits Follikel gibt, die niemals an die Oberfläche herantreten und also nur durch Resorption verschwinden können, soll damit nicht geleugnet werden. Bei dem ersten Modus der Entleerung würde man die nun notwendig einsetzende Wucherung jungen Bindegewebes von den benachbarten Gefäßwänden aus als echte Wundgranulation am Boden eines Geschwüres bezeichnen können, bei dem zweiten müßten wir einen ganz allmählichen Ersatz der Follikelzellen durch Fibroblasten annehmen. In beiden Fällen wird dies gewucherte junge Bindegewebe sekundär einer Schrumpfung verfallen, die, wie die Bilder aus Endstadien des Trachoms erkennen lassen, außerordentlich hohe Grade erreichen kann. Der Gedanke liegt sehr nahe, und auch PICK hat ähnlich argumentiert, daß die Vernarbung überhaupt zunächst außerhalb der Follikel einsetzt und die durch Gefäßsperrung bedingte Ernährungsstörung der Follikel erst deren Verödung herbeiführt. In der Tat findet man in diesem Stadium in den Follikeln Gefäße mit verdickter Wandung und verengter Lichtung. Auch ist

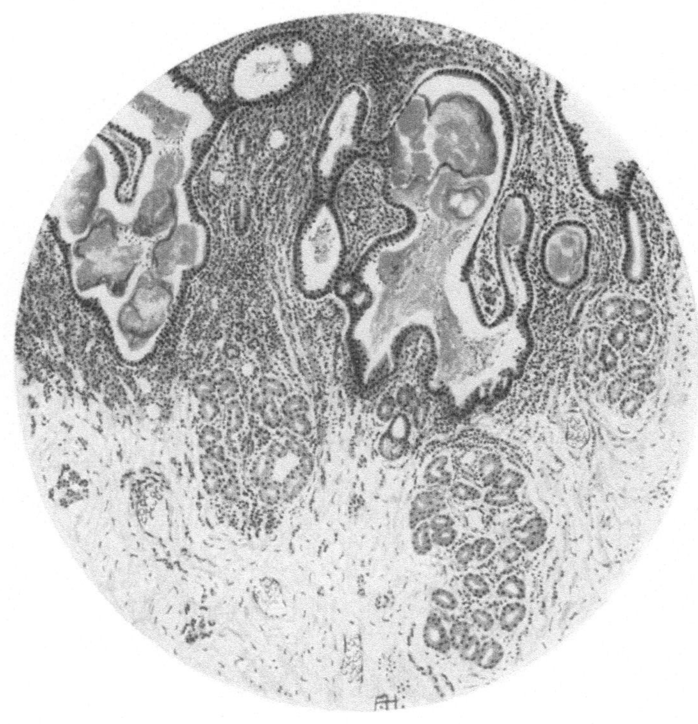

Abb. 68. Glandula lacrym. accessoria tarsalis mit Sekretstauung und Bildung faseriger und konzentrisch-scholliger Konkretionen. Die Drüse liegt im obersten Abschnitt des Oberlidtarsus, der im Verlauf eines schweren Trachoms entzündliche und narbige Veränderungen erfahren hatte. Durch die trachomatösen Veränderungen der Konjunktiva Verlegung der Drüsenausführungsgänge.

gelegentlich zu beobachten, daß man in einer geschrumpften narbigen Bindehaut noch die Reste der Follikel als helle Fleckchen durchschimmern sieht. Eine solche vernarbte Lidbindehaut ist papierdünn, seideglänzend; Papillen heben sich nicht mehr ab, die Epitheldecke zeigt epidermisartigen Charakter und keine wesentlichen Einstülpungen und Rinnen mehr, es hat die Funktion des Schleimhautepithels eingebüßt und erfährt oft weitere degenerative Veränderungen (vgl. Xerophthalmus). Die Schleimhaut ist zellarm und setzt sich aus straffen Bindegewebszügen zusammen, die von dem Bindegewebe des Tarsus oft nicht deutlich zu trennen sind. Verschiedentlich ist darauf aufmerksam gemacht worden, daß in diesem regressiven Stadium sich in der Bindehaut des Oberlides Pigmentfleckchen zeigen, die wohl nicht immer auf Blutaustritte zurückzuführen sind. HERSCHENDÖRFER fand bei der histologischen Untersuchung zweier solcher Fälle das Epithel frei von Pigment; dies lag vielmehr subepithelial oder tarsal in oder um Bindegewebszellen. Seine Herkunft ist umstritten.

Der Tarsus selbst erleidet durch die narbige Verkürzung der Konjunktiva an seiner Rückfläche die bekannte kahnförmige Krümmung, um die in der Gegend des Sulcus subtarsalis besonders dichte Narbenleiste als Drehkante. Nicht immer jedoch ist seine Beteiligung nur eine solche passive. Bei tiefgreifenden trachomatösen Veränderungen findet man vielmehr im Höhestadium der Entzündung auch das tarsale Gewebe vielfach zellreicher als normal, ödematös geschwollen, und schon palpatorisch kann man eine sulzige Verdickung des

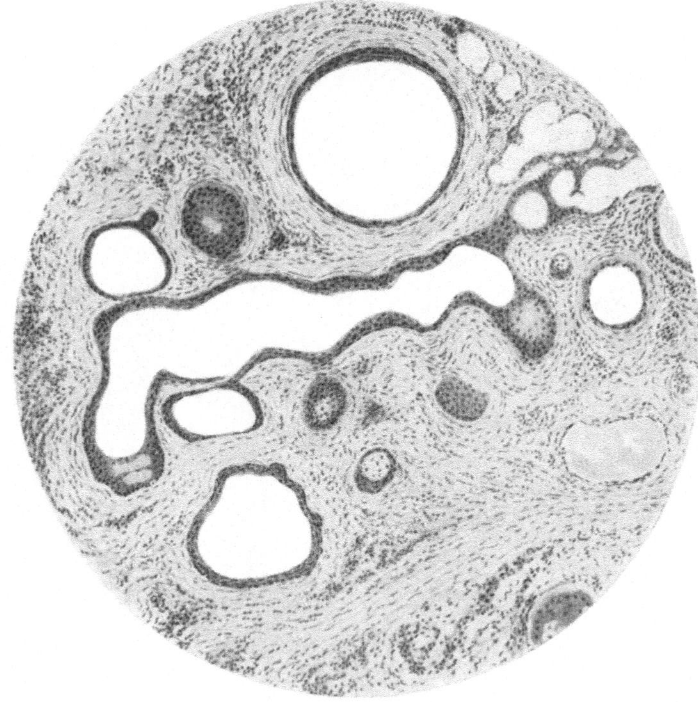

Abb. 69. Meibomsche Drüse bei Narbentrachom. Durch die narbigen Veränderungen im tarsalen Bindegewebe sind Retentionszysten in den Meibomschen Drüsen entstanden; die Drüsenepithelien sind atrophiert; die zystischen Räume sind von straffem, konzentrisch gelagertem Bindegewebe kapselartig umschlossen.

Lidknorpels deutlich wahrnehmen. Viele sehen geradezu ein besonderes Kennzeichen des Trachoms in diesem Übergreifen des konjunktivalen Prozesses auf den Tarsus. RAEHLMANNs Ansicht jedoch, daß echte Follikel im Tarsus vorkommen ist von anderen Seiten nicht bestätigt worden. Auch JUNIUS fand nur unscharf begrenzte Zellanhäufungen, die aber nicht den Bau trachomatöser Follikel aufwiesen. Neuerdings berichtet KACSO, der 30 durch kombinierte Resektion bei Trachomkranken gewonnene Lidknorpel untersuchen konnte, daß die Infiltration, die von der Bindehaut auf das tarsale Gewebe übergegriffen hatte, nie mehr als höchstens $^1/_8$ der Tarsusdicke ergriffen hatte. Die Abbildungen 68 u. 69, die von einer Tarsektomie bei verkrümmtem aber nicht ganz entzündungsfreiem trachomatösen Tarsus stammen, zeigen deutlich die Mitbeteiligung der Tarsaldrüsen am Entzündungsprozeß und lassen auch erkennen, wie die narbigen Veränderungen zur Abschnürung einzelner Azini, und durch Verlegung von Abflußwegen zur zystischen Erweiterung einzelner Drüsenabschnitte geführt hat.

Ginsberg bildet solche Fälle ab, in denen das Epithel der Azini in den Meibomschen Drüsen fast ganz verloren gegangen ist und die zystischen Hohlräume umschlossen werden von einer mehrschichtigen Wucherung der Endothelien des periazinösen Lymphraumes. Bei fortschreitender narbiger Schrumpfung des tarsalen Bindegewebes und Degeneration der Drüsen kommt es dann oft zu hyalinen Veränderungen am Knorpel und, worauf besonders Sämisch aufmerksam gemacht hat, zu fettiger Degeneration. Es sind dann manchmal Drüsen überhaupt nicht mehr nachweisbar und an ihrer Stelle liegen im atrophischen, zellarmen Tarsus nur Gruppen von Fettzellen (vgl. auch Birch-Hirschfeld).

Die narbige Verkürzung der Bindehaut führt am Oberlid zu einer Herüberziehung der ebenfalls verdünnten Conjunctiva fornicis auf den oberen Abschnitt des Tarsus und damit gelangen auch die fornikalen Tränendrüsen aus ihrer normalen Lage auf die Hinterfläche des Oberlides und können hier in den allgemeinen Degenerationsprozeß mit einbezogen werden. Die Bindehaut ist schließlich so verkürzt, daß eine Umstülpung des Oberlides meist nicht mehr ausführbar ist und beim Anziehen des Unterlidrandes sich senkrechte Falten zwischen Tarsus und Limbus anspannen.

Die im vorstehenden geschilderten Veränderungen an der Conjunctiva palpebrae werden überlieferungsgemäß in den Vordergrund des Krankheitsbildes gestellt, da sie am augenfälligsten sind und wohl immer die primären Veränderungen darstellen. Ob man darum die Befunde an der Conjunctiva sclerae und an der Kornea grundsätzlich stets als sekundäre betrachten darf, ist durchaus nicht erwiesen; es wäre a priori sehr wohl denkbar, daß die ersten entzündlichen Veränderungen auch in diesen Abschnitten Platz greifen können. Vielleicht tun sie es öfter als wir bisher annehmen, und vielleicht sind gerade die Lindnerschen Untersuchungsmethoden geeignet in dieser Hinsicht Aufklärung zu bringen. Es wäre wohl denkbar, daß die primären Infektionsherde wie bei manchen anderen infektiösen Prozessen der Konjunktiva auch beim Trachom an der Augapfelbindehaut gelegen sind und hier nur sehr unauffällige Veränderungen bedingen, die erst beim Übergreifen auf die Hornhaut sich Beachtung erzwingen.

Dem Trachom der Conjunctiva sclerae ist erst in neuerer Zeit größere Aufmerksamkeit zugewendet worden, und zwar im Zusammenhang mit dem Streit um die Entstehungsweise des trachomatösen Pannus. Dieser als ein sehr auffälliges, weil funktionsbehinderndes Symptom des trachomatösen Prozesses entwickelt sich zwar nicht in allen Fällen von Trachom bleibt, aber wohl in der Mehrzahl der unbehandelten Fälle auf die Dauer nicht aus und hat in seiner Lokalisation im oberen Hornhautabschnitt mit horizontaler Begrenzung nach dem Pupillargebiet zu und parallel abwärtsgerichtetem Verlauf seiner Gefäße etwas für die Krankheit in hohem Grade Charakteristisches. Es wäre daher auch gesucht, wollte ich die trachomatösen Veränderungen der Hornhaut aus äußeren Gründen hier ganz unberücksichtigt lassen, sie gehören in das Krankheitsbild des Trachoms und sind meiner Überzeugung nach nicht nur als Ausdruck mechanischer Schädigung der Hornhaut durch das erkrankte Oberlid anzusprechen.

Der histologische Aufbau des trachomatösen Pannus ist zuerst von Raehlmann an einem großen Material genauer untersucht worden, nachdem von früheren Autoren die ursächlich verschiedenwertigen Formen des Pannus offenbar meist nicht scharf genug auseinander gehalten worden waren. Man muß bei der Bewertung der Befunde, die sich ja meist aus Abtragungen der oberflächlichen Hornhautschichten bei besonders schwerem Pannus ergeben werden, das Stadium des Prozesses berücksichtigen. Raehlmann hat darauf hingewiesen, daß der Pannus nicht selten schon im Frühstadium des Trachoms auftritt. Er beginnt meist als zarte Trübung der Hornhaut am oberen Limbus, in die sehr bald oberflächliche Gefäßsprossen aus den Konjunktivalgefäßen hereinwuchern, nachdem schon vorher der Limbus aufgelockert und hyperämisch erschien und die Gefäße der Conjunctiva sclerae sich stärker gefüllt hatten. Die parallel abwärtsziehenden Gefäße begleiten die fortschreitende Trübung etwa bis zur Hornhautmitte. Greift der Prozeß noch weiter auf die untere Hornhauthälfte über, so pflegen sich auch Gefäße von den übrigen Limbusabschnitten her in die Hornhaut vorzuschieben, in der sie sich baumartig verzweigen. In späteren Stadien ist die Gefäßversorgung bei einem totalen Pannus eine ziemlich gleichmäßig radiäre von allen Seiten her. Die Infiltration sowohl, die der Trübung der oberflächlichen Hornhautschichten zugrunde liegt, als auch die Gefäßwucherung können sehr verschiedene Grade annehmen, und dementsprechend unterscheidet man einen Pannus tenuis, Pannus crassus, Pannus vasculosus und Pannus siccus. Die Oberfläche der Hornhaut ist im Bereich des Pannus leicht uneben, was Schädigungen durch äußere mechanische Einflüsse natürlich begünstigt. An der Grenzlinie zum normalen Hornhautgewebe entwickeln sich im infiltrierten Bezirk gern grauweiße Knötchen-

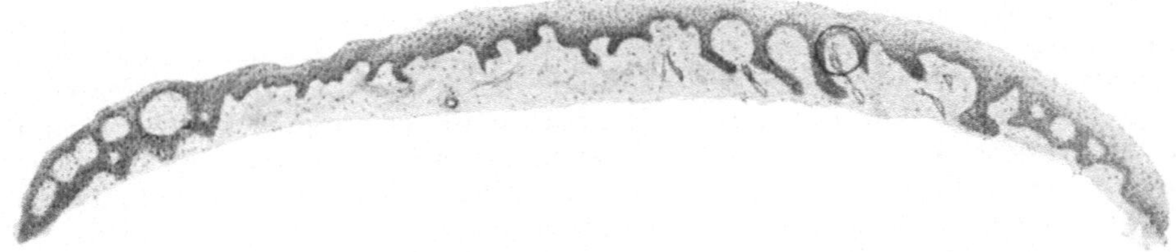

Abb. 70. Übersichtsbild eines alten Pannus crassus bei Trachom. Das Bindegewebe, das die Bowmansche Membran zerstört hat, steigt vielfach gefäßreich senkrecht zur Epitheldecke auf, während das Epithel tiefe Zapfen in die Tiefe sendet, die vielfach miteinander verschmelzen. Es entstehen so papillenartige Bilder und Nester und Stränge von Bindegewebe „im" Epithel.

infiltrate, die leicht zur Bildung der sog. Ulcera e panno trach. führen können. RAEHLMANN hat hinsichtlich des histologischen Befundes am Pannus trach. gesagt, daß es sich um die typischen trachomatösen Gewebsveränderungen handele; er geht soweit die Entwicklung eines „adenoiden Gewebes" unter der Bowmanschen Membran anzunehmen, die unter dem Einfluß des trachomatösen Prozesses erfolgen soll und durch dichte zellige Infiltration die Verdickung der Gesamthornhaut im Bereich des Pannus erklärt; in diesem neugebildeten Gewebe sah RAEHLMANN inmitten der diffusen zelligen Infiltration oft Zellanhäufungen, die er als typische Trachomfollikel bezeichnet, und die gelegentlich sogar in mehreren Schichten übereinander auftraten. Der Befund von Follikeln im trachomatösen Pannus ist gelegentlich auch von anderen Seiten bestätigt worden, ich selbst sah sie nicht; ebenso verneinen sie BIETTI und ISHIHAWA; die RAEHLMANNsche Abbildung gibt keine Aufklärung darüber, ob man die von ihm beobachteten Zellhaufen mit den Trachomfollikeln gleichsetzen darf. Ein größeres Untersuchungsmaterial hat in neuerer Zeit ISHIHAWA zur Verfügung gestanden. Er schildert den Pannus trach. als eine unter der Bowmanschen Membran vordringende, diese oft sekundär zerstörende chronische, entzündliche, diffuse Gewebsneubildung, die im wesentlichen aus massenhaften Plasmazellen, jungen Gefäßen meist von kapillarem Bau und wuchernden Fibroblasten aufgebaut wird. Daneben kommen besonders nahe dem Limbus Lymphozyten und polymorphkernige Leukozyten vor, treten aber an Zahl zurück.

Wenn dieses junge wuchernde Gewebe nicht in frühen Stadien zur Rückbildung kommt, die eine klinisch sehr vollkommene sein kann, so kommt es wie

die beigefügte Abbildung eines alten Pannus trach. zeigt (s. Abb. 70), später auch
zur Wucherung des Epithels, das breite und lange Zapfen in das Pannusgewebe
schickt, die untereinander verschmelzen und Bindegewebsnester und Stränge
umschließen können. Die zwischen solchen Zapfen stehenbleibenden Bindegewebs-
bezirke zeigen in ihrem Faserverlauf dann oft ein ausgesprochenes Aufwärts-
streben zur Oberfläche, dem sich auch die Blutgefäße anpassen, so daß das Bild
von Propriapapillen entsteht (vgl. Abb. 71). Bei solchen späteren Formen ist freilich stets zu berücksichtigen, daß es nicht mehr möglich ist, die durch den spezifisch trachomatösen Prozeß ausgelösten Gewebsveränderungen abzugrenzen gegenüber solchen rein sekundären Veränderungen, die durch mechanische Einflüsse

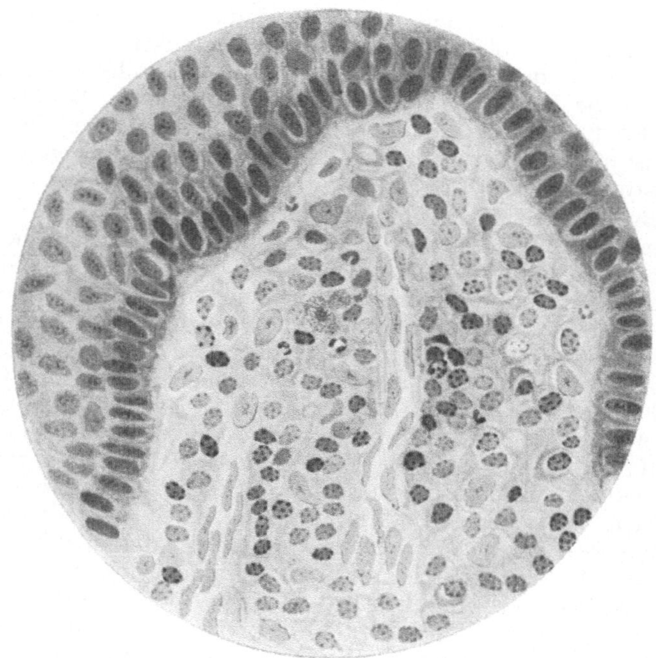

Abb. 71. **Pannus crassus trach. Ausschnitt aus Abb. 70 (Öl-Imm.). Papillenartige Bindegewebswucherung**, senkrecht gegen die Epitheldecke ansteigend. Überwiegend Plasmazellen
und Fibroblasten, wenige Leukozyten und Mastzellen.

mehr zufälliger Art bedingt werden, wie es das Scheuern des Oberlides auf einem
Pannus crassus darstellt. Es wäre sehr zu wünschen, daß bei der Besprechung
solcher histologischer Einzelfragen nach Möglichkeit Angaben darüber gemacht
werden, wie alt die entzündlichen Veränderungen im gegebenen Falle waren
und unter welchen mechanischen Bedingungen die betreffende Hornhaut gestanden hat.

Für die Entstehung des Pannus trach. sind von jeher zwei verschiedene Möglichkeiten in Betracht gezogen worden: die des Übergreifens des trachomatösen
Prozesses per continuitatem von der Konjunktiva der oberen Umschlagsfalte aus
und die der mechanischen Schädigung der oberen Hornhauthälfte durch das
primär erkrankte, verdickte und rauhe Oberlid. Im letzteren Fall wäre noch
denkbar, den Pannus nur als unspezifische Folgeerscheinung dieser mechanischen
Läsion anzusprechen oder aber die Läsion nur als Mittler einer Kontaktinfektion
vom Lid zur Hornhaut zu betrachten. Daß ich den Pannus trach. als spezifischen

trachomatösen Prozeß ansehe, wurde schon ausgeführt. Wenn nun auch nicht geleugnet werden soll, daß eine Infektion einer mechanisch geschädigten Limbusstelle durch das infektiöse Oberlid oder dessen Sekret und dadurch eine Erkrankung der Hornhaut unter Überspringung der Conjunctiva sclerae sehr gut vorstellbar ist, so erscheint doch die grundsätzliche Ablehnung, die die Infektion per continuitatem meist erfährt, nicht mehr berechtigt. Man hat früher oft darauf hingewiesen, daß die Conjunctiva sclerae in Fällen mit ausgesprochenem Pannus meist gesund erscheint (FUCHS) und in der Tat sind ja die entzündlichen Veränderungen der Augapfelbindehaut bei den meisten Fällen von Trachom auffallend gering; daß andererseits die Augapfelbindehaut nicht vom trachomatösen Prozeß verschont wird, ist an sich schon mit großer Wahrscheinlichkeit zu erwarten und wird auch dadurch bewiesen, daß sie in den schweren Fällen von völliger Verödung der Konjunktiva bis zum Bilde des Xerophthalmus an der Narbenbildung in hohem Grade beteiligt ist. Aber auch histologische Befunde liegen vor, die die Vermutung bestätigen, daß die Nichterkrankung der Conjunctiva sclerae bei gleichzeitigem Pannus nur eine scheinbare ist und sich aus der Unauffälligkeit der klinischen Erscheinungen an der Augapfelbindehaut erklärt.

Schon BIETTI fand in einem Fall von Trachom, bei dem er den ganzen Bulbus untersuchen konnte, in der Augapfelbindehaut eine in zwei Schichten deutlich geteilte Zellinfiltration, deren eine dicht unter dem Epithel lag, während die andere der Episklera angehörte; beide vereinigten sich am Limbus und setzten sich in den Hornhautpannus unmittelbar fort. Über größere Untersuchungsreihen haben dann ISHIHAWA und neuerdings KREIKER berichtet. Ersterer fand, daß auch in der Skleralbindehaut der trachomatöse Prozeß sich äußert in der Bildung eines diffusen flächenhaften subepithelialen „Granulationsgewebes", welches sein besonderes Gepräge durch den Reichtum an Plasmazellen erhält; der Pannus ist nach seiner Meinung daher in den meisten Fällen als eine direkte kontinuierliche Fortpflanzung der trachomatösen Bindehautveränderungen anzusehen. KREIKER bestätigt diese Befunde an der Hand von 10 histologisch untersuchten Fällen von trachomatösem Pannus. Es gelang stets im oberen Teil der klinisch unverändert erscheinenden Conjunctiva sclerae eine typische Plasmazelleninfiltration von $80-150\ \mu$ Dicke nachzuweisen. Außer dieser gleichmäßig ausgebreiteten Infiltration fand er in 2 unter 10 Fällen auch typische solitäre Follikel in scheinbar gesundem Gewebe (ferner in allen Fällen Zellanhäufungen um die Blutgefäße, wie sie GOLDZIEHER schon beschrieben und als Entstehungsort der Follikel gedeutet hat). Kontrolluntersuchungen an normaler Conjunctiva sclerae und bei chronischer Konjunktivitis fielen negativ aus.

Auf die Beteiligung der Tränenwege (vgl. MICHAIL) am trachomatösen Prozeß soll hier nicht eingegangen werden. Es sei nur erwähnt, daß neuerdings MERIDA wieder darauf aufmerksam machte, daß bei frischem Trachom die Tränendrüse entzündliche Veränderungen, im Spätstadium regressive Veränderungen zeigt und daß er die Rückfälle des Bindehauttrachoms zum Teil auf Reïnfektionen von der Tränendrüse aus zurückführen möchte. Ähnliche Überlegungen liegen natürlich auch hinsichtlich der Mitbeteiligung der ableitenden Tränenwege nahe (s. dort).

Sucht man sich auf Grund der außerordentlich zahlreichen, ungleichartigen und bei ihrem verschiedenen Alter nicht gleichwertigen Darstellungen der einzelnen histologischen Veränderungen, die während des trachomatösen Erkrankungsprozesses auftreten, das Wesentliche, Einheitliche herauszuschälen, das den trachomatösen Veränderungen an den verschiedenen Abschnitten der erkrankten Augenoberfläche gemeinsam ist, so bleibt herzlich wenig übrig. Wir können nur sagen, daß es sich handelt um eine chronische hypertrophische, diffuse Entzündung der Konjunktiva, die unter auffallender Anreicherung von Plasmazellen einhergeht und der eine ausgesprochene aber noch nicht erklärbare Neigung zur narbigen Schrumpfung des neugebildeten Bindegewebes und zu sekundärer Verödung der erkrankten Schleimhaut eigentümlich ist. Die Bildung von Follikeln erscheint als mehr zufällige Begleiterscheinung der Erkrankung in bestimmten dazu disponierten Abschnitten der Konjunktiva, womit nicht gesagt ist, daß sie nicht diagnostisch wichtig und der Follikel möglicherweise auch ein geeigneter Fundort des noch unbekannten Erregers ist.

Die Conjunctivitis follicularis

soll hier im Anschluß an die Besprechung des Trachoms kurz Erwähnung finden, obwohl damit nicht gesagt sein soll, daß sie ein streng abgrenzbares, einheitliches Krankheitsbild, noch weniger, daß sie stets auf die Mitwirkung von Mikroorganismen zurückzuführen sei. Im Gegenteil habe ich schon im Kapitel 3_1 kurz daran erinnert, daß die Entwicklung von Follikeln in der Bindehaut, und zwar entsprechend dem anatomischen Aufbau der Schleimhaut fast stets nur im Bereich der Lidbindehaut und der halbmondförmigen Falte nur ein unspezifisches Symptom darstellt, mit dem die Bindehaut auf sehr verschiedene Reize reagiert, und zwar kommen zweifellos sowohl mechanische und chemische Reize in Betracht, wie etwa die staubige Luft einerseits, Atropin- und Eserineinwirkung andererseits, als auch bakterielle Schädigungen verschiedener Art; es ist dabei zweifellos von Bedeutung die Art des Erregers; denn wir beobachten niemals Follikelbildung bei Diphtherie der Bindehaut, selten nach Gonoblennorrhöe, trotz der außerordentlich schweren entzündlichen Reaktion, die gerade diese beiden Infektionen im Bereich der Bindehaut auslösen; und es spielt wohl sicher auch eine gewisse Veranlagung des Erkrankten eine schwer zu beurteilende Rolle: Diese Disposition scheint ganz allgemein gesagt zunächst dem kindlichen Organismus in höherem Grade zuzukommen als dem Erwachsenen, denn wir sehen verschiedenartige Konjunktividen beim Kind sehr viel häufiger mit reichlicher Follikelbildung einhergehen als im späteren Leben; es scheint aber auch individuell die Neigung zur Follikelbildung je nach der Konstitution eine verschiedene zu sein, sehen wir doch bei vielen Kindern massenhafte Follikel in fast reizloser Konjunktiva, so daß wir annehmen müssen, daß schon geringste Schädlichkeiten genügten, Follikelbildung zu veranlassen. Manche grenzen ja geradezu diese Formen der Follikel in völlig entzündungsfreier Bindehaut unter der Bezeichnung der Folliculosis conjunctivae ab und betrachten sie als eine Begleiterscheinung allgemeiner lymphatischer Konstitution. Sie wären in diesem Falle also wohl als Reaktion auf irgendeinen unbekannten endogenen Reiz (durch abnorme Stoffwechselvorgänge?) zurückzuführen.

Diejenigen Fälle von Knötchenbildung in der Konjunktiva dagegen, die mit mehr oder weniger ausgesprochenen entzündlichen Begleiterscheinungen verbunden auftreten, fassen wir, ohne wie gesagt sie als ursächlich einheitliche Gruppe anzusprechen, seit SÄMISCH unter der Bezeichnung der „Conjunctivitis follicularis" zusammen. Wenn wir dabei absehen von den Formen der Bindehautentzündung, deren Ursache uns bekannt ist, und bei denen auch gelegentlich als nebensächliche Begleiterscheinung Follikel beschrieben worden sind, wie tuberkulösen oder syphilitischen Erkrankungen der Bindehaut (RHEIN, FUCHS, GOLDZIEHER, SATTLER), so bleibt eine gar nicht geringe Zahl von Fällen übrig, in denen es namentlich bei Kindern unter dem Bilde einer akuten oder chronischen Konjunktivitis zu reichlicher Follikelbildung kommt, und die ursächlich noch ungeklärt sind. Man hat früher diese Fälle als leichte Formen des Trachoms angesprochen, und besonders RAEHLMANN hat an diesem Standpunkt noch sehr lange festgehalten; er ist, obwohl wir weder den Erreger des Trachoms noch einen bestimmten Erreger des Follikularkatarrhs kennen oder auch nur annehmen können, als unhaltbar anzusehen. Wenn auch das klinische Bild der Conjunctivitis follicularis dem mancher Trachomfälle ähneln kann, so bietet es doch meist deutliche Unterschiede und hinsichtlich des weiteren Ablaufs sind beide Prozesse grundverschieden.

Beim Follikularkatarrh finden sich kleine stecknadelkopfgroße, blaßdurchscheinende Follikel, die dicht unter dem Epithel liegen und dies emporheben, und sie finden sich ausschließlich oder überwiegend in der unteren Conjunctiva palpebrae, manchmal in mehreren Reihen dicht hintereinander geordnet und greifen selten einmal auf die peripheren Abschnitte der Augapfelbindehaut über. Sie scheinen nie zu ulzerieren, sondern werden resorbiert, und zwar oft in auffallend kurzer Zeit und stets ohne Narben zu hinterlassen. Die begleitenden entzündlichen Erscheinungen sind verschieden stark, meist sehr gering, so daß nur eine Hyperämie der umgebenden Schleimhaut erkennbar ist. Besteht entzündliches Ödem der Umgebung — in den selteneren akuten Fällen — so pflegt es wie bei der akuten Conjunctivitis catarrhalis bald zurückzugehen. Grobe Schwellungen und dichte Infiltration des Papillarkörpers wie beim Trachom erfolgen nicht, dementsprechend auch keine narbigen Schrumpfungen desselben. Ein Übergreifen auf die Hornhaut kommt nicht vor. Kurz, schon das makroskopische Bild läßt den Prozeß meist vom Trachom mit Sicherheit abgrenzen, sicher geschieht dies aber durch den ganz verschiedenartigen Ablauf beider Erkrankungen.

Daß die Ursache der Conjunctivitis follicularis sicher keine einheitliche ist, wurde schon oben ausgeführt; es muß aber jedenfalls zugegeben werden, daß dieselbe gelegentlich ausgesprochen epidemisch und akut auftritt, und daß in manchen Fällen ein infektiöser Prozeß angenommen werden muß. Welcher oder welche Mikroorganismen anzuschuldigen sind, ist noch unbekannt, jedoch weist AXENFELD auf Grund eines Selbstversuches darauf hin, daß er die Übertragbarkeit eines solchen epidemischen gutartigen Follikularkatarrhs feststellen konnte, bei dem die bakterielle Untersuchung negativ verlief. Eine sicher infektiöse Form der Conjunctivitis follicularis ist z. B. die später zu besprechende Badkonjunktivitis.

Histologisch wäre von Interesse eingehendere Untersuchungen über den Aufbau der in der Konjunktiva auftretenden Follikel zu besitzen; in dieser Hinsicht fehlt es aber merkwürdigerweise noch sehr an einer klaren Stellungnahme der Autoren. GREEFF z. B. beschränkt sich darauf zu sagen, daß zwischen den frischen Follikeln an und für sich und dem frischen Trachomkern kein durchgreifender anatomischer Unterschied besteht. Ähnlich äußert sich FUCHS in seinem Lehrbuch. Auch die Abbildung, die SÄMISCH vom mikroskopischen Bilde des Follikularkatarrhs gibt, beschränkt sich auf das grob anatomische Bild. MAYOU hat (angeführt nach PARSONS) gefunden, daß die Follikel der Bindehaut bei Conjunctivitis follicularis Plasmazellen aufweisen, während diese im Trachomfollikel fehlten. PARSONS selbst, der sich im Text der allgemeinen Auffassung von der Identität der Follikel anschließt, bringt jedoch zwei Abbildungen von Follikeln bei Follikularkatarrh, die einem Trachomfollikel keineswegs ähneln. Ich selbst habe dieser Frage leider bei Sammlung meines Materials nicht rechtzeitig die nötige Aufmerksamkeit geschenkt, so daß ich nur sagen kann, daß ich wiederholt an den bei nichttrachomatösen Prozessen entnommenen Follikeln einen sehr viel einfacheren Bau feststellen konnte, als er dem Trachomfollikel zukommt. Auch Gebilde, die äußerlich durchaus einem Trachomfollikel ähnlich gesehen hatten, zeigten im histologischen Bild eine weniger scharfe Abgrenzung, eine viel gleichmäßigere Zusammensetzung aus Lymphozyten und vielen

Plasmazellen, ohne epitheloide Zellen, ohne erkennbares Keimzentrum, ohne Mitosen, also im wesentlichen das Bild eines Lymphozyteninfiltrates. Ich kann diese wenigen Beobachtungen nicht verallgemeinern, doch scheint es mir erwünscht, daß über die bei verschiedenen Entzündungsprozessen der Konjunktiva auftretenden „Follikel" eingehendere histologische Untersuchungen angestellt würden. Sicher sind in der klinischen Beschreibung vielfach Dinge als Follikel angeführt worden, die histologisch mit einem Trachomfollikel nicht hätten verwechselt werden können. Ein bezeichnendes Beispiel hierfür ist ja die Conjunctivitis granularis syphilitica GOLDZIEHERs, deren „Granula" klinisch Trachomkörner vortäuschen, in Wahrheit aber aus epitheloiden Plasma- und Riesenzellen aufgebaut sind, sich also vom Trachomfollikel histologisch ganz grob unterscheiden. Dafür, daß es andererseits sich bei vielen dieser Zellhaufen um sehr viel einfachere Gebilde als die immerhin recht kompliziert gebauten solitären Lymphknötchen des Trachoms handelt, spricht ja auch schon die klinische Beobachtung, daß dieselben bei manchen Prozessen, z. B. beim Atropinkatarrh so außerordentlich rasch verschwinden können. Über die Histologie der bei Atropinkatarrh auftretenden Follikel vergleiche die auf S. 60 wiedergegebene Darstellung von VILLARD.

Einschlußkonjunktivitis.

Die von HALBERSTEDTER und v. PROWACZEK zuerst bei Trachom entdeckten, in ihren verschiedenen Erscheinungsformen später besonders von LINDNER und WOLFRUM erforschten Epitheleinschlüsse (Abb. 72), die von LINDNER u. a. mit mehr oder weniger Bestimmtheit als Erreger des Trachoms angesprochen werden, deren Natur und Bedeutung aber bisher noch nicht überzeugend geklärt werden konnte (vgl. z. B. AXENFELDs zusammenfassende Darstellung 1914, sowie die Diskussion in Düsseldorf 1926, Ref.: Klin. Monatsbl. f. Augenheilk. Bd. 77, S. 555ff.), sind außer beim Trachom bei einer ganzen Reihe von konjunktivalen Entzündungsprozessen gefunden worden; daß sie auch auf der gesunden Bindehaut vorkommen, wird wohl jetzt allgemein verneint. Aber auch ihre vereinzelte Feststellung bei diesem und jenem Krankheitsbild ist unerheblich und sollte weder für noch gegen ihre pathogene Bedeutung für bestimmte Konjunktivitisformen herangezogen werden. Dagegen gibt es eine Anzahl von Konjunktividen, bei denen die wohl charakterisierten Zelleinschlüsse reichlich und mit einer gewissen Regelmäßigkeit vorkommen; es sind das außer dem Trachom vor allem die Einschlußblennorrhöe der Neugeborenen, die Epitheliosis desquamativa conjunctivae (A. LEBER und v. PROWACZEK) und die Badkonjunktivitis.

Wenn wir diese Konjunktivitisformen hier unter der Bezeichnung der Einschlußkonjunktividen zusammenfassen, so soll damit nicht die Behauptung ausgesprochen werden, daß es sich um verschiedene Krankheitsformen desselben Krankheitsbildes handele, sondern es sind nur die mit Epitheleinschlüssen einhergehenden nichttrachomatösen Entzündungen der Konjunktiva hier zusammengefaßt, da es bis zur Klärung der ursächlichen Bedeutung der Einschlüsse natürlich von großem Interesse ist festzustellen, ob diese durch Einschlußbefunde ausgezeichneten Konjunktividen etwa auch in histologischer Beziehung übereinstimmende Merkmale aufweisen. Wenn also auch von einer Histologie „der" Einschlußkonjunktivitis eigentlich noch nicht geredet werden kann, so doch von der der verschiedenen Einschlußkonjunktividen, und es sollen im folgenden die noch recht spärlichen Berichte über den histologischen Befund bei diesen mit Epitheleinschlüssen einhergehenden Bindehauterkrankungen kurz zusammengestellt werden.

Zuerst entdeckt wurde das Vorkommen der beim Trachom gefundenen Epitheleinschlüsse bei der nichtgonorrhoischen sog. „Einschlußblennorrhöe der Neugeborenen".

Es fanden sich in solchen Fällen sogar die PK. im allgemeinen viel massenhafter als beim Trachom und auch über längere Zeit hin; WOLFRUM bestätigte ausdrücklich, daß es die gleichen Gebilde sind, die auch beim Trachom gefunden worden waren. Das Krankheitsbild kann durchaus dem durch Gonokokken hervorgerufenen gleichen, doch ist der Ablauf ein zwar chronischer aber gutartigerer, als der bei Gonoblennorrhöe der Neugeborenen. Die Infektion geschieht wie bei der Gonoblennorrhöe während oder kurz nach dem Geburtsakt.

Histologische Untersuchungen liegen von WOLFRUM vor, der 10 Fälle von Einschlußblennorrhöe der Neugeborenen in den verschiedensten Stadien untersuchen konnte. Er betont vor allem, daß ein deutlicher Unterschied besteht gegenüber dem histologischen Bild der Gonoblennorrhöe. In den schweren Fällen von Einschlußkonjunktivitis fand er das Epithel auf große Strecken vollkommen

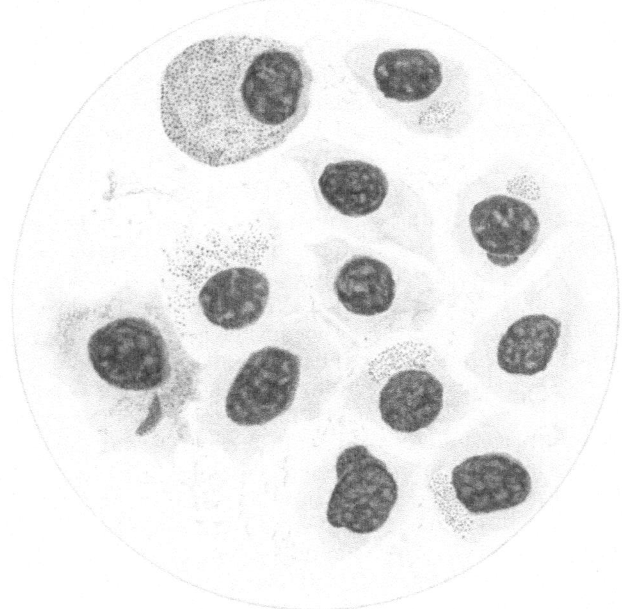

Abb. 72. Epitheleinschlüsse bei Trachom. (Aus mehreren Präparaten zusammengestellt.)

zerstört, so daß nur an einzelnen erhalten gebliebenen Epithelgruppen die Einschlüsse aufgesucht werden konnten, hier aber fanden sich die Zellen massenhaft von ihnen durchsetzt. Die zellige Infiltration des Epithels ist bei weitem nicht so erheblich wie bei der Gonoblennorrhöe, auch die subepitheliale Infiltration ist geringer und dadurch ausgezeichnet, daß gegenüber den Leukozyten die Plasmazellen weitaus überwiegen im Gegensatz zur Gonoblennorrhöe. Besonders ausgesprochen ist die plasmazelluläre Infiltration in den etwas älteren subakuten Fällen. Diese zeigen dann auch bereits Regeneration des Epithels, das an einzelnen Stellen vielschichtig ist und weiter gegen die Tiefe zu sich vorschiebt. An der Oberfläche besteht nach WOLFRUM an diesen Stellen eine leichte Einziehung, die schon makroskopisch an einer eigentümlichen Tüpfelung der Bindehaut erkennbar sein soll. WOLFRUM weist darauf hin, daß durch diese histologische Charakterisierung das anatomische Bild sich deutlich von dem der Gonoblennorrhöe unterscheidet und dem des Trachoms ähnlicher wird, gibt aber andererseits das Fehlen jeglicher Follikelbildung bei der Einschlußblennorrhöe der Neugeborenen zu.

Das gleiche klinische und histologische Bild bei massenhaftem Vorhandensein der Epitheleinschlüsse kommt übrigens, wie ich gezeigt habe, gelegentlich auch bei einer chronischen hypertrophischen Konjunktivitis der Erwachsenen vor, die im klinischen Bild abgesehen vom Fehlen der Follikel an manche Trachomfälle erinnern kann. Ich zog daraus den Schluß, daß es nichttrachomatöse Einschlußkonjunktivitiden (der Erwachsenen so gut wie der Kinder) gibt, die vom Trachom getrennt werden müssen. Ich will hier auf diese Frage der ursächlichen Bedeutung der Zelleinschlüsse bei Trachom und trachomähnlichen Erkrankungen nicht eingehen, sondern nur den histologischen Befund zitieren, um zu zeigen, in wie hohem Grade er dem eben besprochenen Befunde bei der Einschlußblennorrhöe der Neugeborenen entspricht: Die Epitheldecke ist von außerordentlich wechselnder Dicke, und zwar macht es stellenweise den Eindruck, als ob — ohne künstliche Läsion — das Epithel vollkommen fehle. Dies ist an Stellen der Fall, wo die subepitheliale Infiltration eine besonders starke ist. Daneben aber überwiegen die Abschnitte mit deutlicher Wucherung des Epithels, die sich auch in reichlichen Mitosen kundgibt. Solche Stellen vermehrten Epithelwachstums zeigten entweder platte bis halbmondförmige Zellen in zwiebelschalenartiger Anordnung, oder es handelt sich um weit in das adenoide Gewebe vordringende und sich verzweigende Zellzapfen, so daß auf dem Schnitt gelegentlich Inseln dicht infiltrierter Mukosa von Epithelzellen rings eingeschlossen erscheinen. Diese Wucherungserscheinungen können nicht auf die vorausgegangenen häufigen Abschabungen zurückgeführt werden, da sie bei vielen anderen Fällen, bei denen die gleichen Abschabungen zum Zweck der Epitheluntersuchung wiederholt vorgenommen waren, durchaus fehlten.

Im subepithelialen Gewebe fällt die außerordentliche Füllung der Gefäße auf. Die Mukosa ist, wenn auch nicht in größere Tiefen hinein, von einer sehr dichten, durchaus diffusen Zellinfiltration durchsetzt, die nirgends Follikelbildung erkennen läßt. An dieser Zellinfiltration sind in weit überwiegendem Maße Plasmazellen beteiligt, während Lymphozyten und Leukozyten an Zahl zurücktreten.

Weniger bekannt sind die histologischen Befunde bei einer anderen Konjunktivitisform, die mit Epitheleinschlüssen einhergeht, der von LEBER und v. PROWACZEK beschriebenen Epitheliosis desquamativa conjunctivae. Bei dieser in der Südsee weit verbreiteten Erkrankung schließt sich an ein akutes Stadium ein chronischer Prozeß an, der durch blasse, etwas erhabene zottige Verdickung der Konjunktiva des Oberlides ausgezeichnet ist, bei dem es jedoch nur selten zur Follikelbildung kommt. Während LEBER und v. PROWACZEK die Einschlüsse von den bei Trachom gefundenen unterscheiden wollen, spricht sich AXENFELD auf Grund der Beschreibung und der Abbildung für ihre Gleichheit aus. Histologisch zeigen diese Fälle nach der Schilderung von LEBER und v. PROWACZEK im Gegensatz zum Trachom eine frühzeitige hochgradige Atrophie des Bindehautepithels; subepithelial bestand dichte Infiltration mit Plasmazellen; in der infiltrierten Zone fanden sich vielfach Blutungen. Die Follikel erinnerten nach der Beschreibung sehr an Trachomfollikel: große helle epitheloide Zellen im Zentrum, vielfach darunter auch Körnchenzellen; in der Randzone dunkelkernige Lymphzellen, zwischen ihr und dem Follikelkern viele Mitosen; im umgebenden Bindegewebe zahlreiche Mastzellen. Im ganzen vergleichen LEBER und v. PROWACZEK das histologische Bild mehr dem der Einschlußblennorrhöe als dem des Trachoms.

Als dritte Form der mit Epitheleinschlüssen verbundenen Bindehauterkrankungen kommt in Betracht die

Badkonjunktivitis.

Unter diesem Namen hat Fehr 1899 eine eigenartige Form infektiöser Konjunktivitis beschrieben, die, fast ausschließlich bei Männern auftretend, epidemisch in Berliner Badeanstalten bemerkt worden war und seitdem in Berlin wiederholt in erheblichem Umfang auftrat, neuerdings auch aus vielen anderen Städten gemeldet wird. Es handelt sich um die Besucher bestimmter Badeanstalten und es wird angenommen, daß die Übertragung des noch unbekannten Erregers durch Kontaktinfektion mittels des Badewassers oder in den Ankleideräumen stattfindet. Das klinische Bild ist das einer akuten Konjunktivitis mit Schwellung der Lidbindehäute und starker Follikelbildung, besonders zunächst im Bereich der unteren Umschlagsfalte; die Conjunctiva bulbi scheint meist unbeteiligt zu bleiben. In späteren Stadien tritt nicht selten papilläre Hypertrophie der Lidbindehaut hinzu, doch heilt die Krankheit stets gutartig und ohne Narbenbildung ab. Eine Beteiligung der Hornhaut sah Best in Gestalt vergänglicher tautropfenartiger Trübungen im Epithel, zweimal auch in Gestalt kleiner Infiltrate; nie sind Pannus oder bleibende Hornhauttrübung beobachtet worden. Auffallend ist, daß zu Anfang der Prozeß fast stets einseitig ist und auch später trotz des langwierigen Verlaufes das zweite Auge fast ganz verschont bleibt oder doch nur leicht erkrankt. Im frischen Zustand gleicht das Bild leichter Fälle dem Follikularkatarrh, während es bei schweren Fällen zur Verwechslung mit Trachom führen kann, zumal keine charakteristischen bakteriellen Befunde zu erheben sind, im Gegenteil bei einem großen Teil der Fälle im Epithel Prowaczeksche Einschlüsse gefunden werden. Gradle vermißte die letzteren nie, Comberg fand sie dagegen nur in der Hälfte der Fälle und auch dann oft nur sehr spärlich. Gegen Trachom spricht die meist dauernde Einseitigkeit des Prozesses, die beim Trachom immerhin selten ist; ferner die Vergänglichkeit der Follikel, die meist nach zwei bis drei Wochen verschwunden sind, schließlich das Ausbleiben einer Narbenbildung und ernsterer Hornhautbeteiligung.

Histologische Untersuchungen sind bisher nur von Comberg an einer Anzahl von Gewebsstücken aus der Umschlagsfalte frischer Entzündungsfälle angestellt worden. Sie ergaben, „daß es sich um eine subepitheliale diffuse Infiltration mit Lymphozyten und follikelähnlicher Zellanhäufung handelt, die nach einem mehr oder weniger deutlichen Stadium papillärer Hypertrophie ohne sichtbare Narbenbildung ausheilt".

Das Epithel findet sich stellenweise vielschichtig verdickt; daneben begegnen aber Flächen, die ganz oder fast ganz von Epithel entblößt sind. Epitheleinschlüsse fand Comberg im Schnittpräparat nur ganz vereinzelt einmal in den oberflächlichsten Epithelschichten. Subepithelial finden sich in größeren oder kleineren Bezirken gehäuft kleine Lymphozyten, überall treten dazwischen junge Gefäßsprossen auf. Etwas tiefer liegen Nester von Lymphoblasten und Histiozyten. In den mittleren Lagen der adenoiden Schicht sah Comberg helle kleine Zentren, die grobmikroskopisch dem Keimzentrum der Follikel ähnlich waren. „Von den ausgesprochenen Trachomfollikeln unterscheidet diese Knötchen hauptsächlich die geringe Größe und der frühzeitige Zerfall, der anscheinend regelmäßig einsetzt, bevor durch weiteres Wachstum eine Struktur erreicht wird, die der des Trachomfollikels entspricht." Eine bindegewebige Kapsel bestand nie.

Die von Gradle gegebene Schilderung der Schwimmbadkonjunktivitis weicht auffallend von der hier auf Grund der Berichte von Fehr, Paderstein, Comberg, Best, Morax, Chaillous et Nida u. a. gegebenen Darstellung ab. Nach ihm war der Prozeß gewöhnlich beiderseitig; es bestand leichte Schwellung der Conjunctiva tarsi und bulbi bei glatter Oberfläche und keine Follikelbildung. Er fand in allen Fällen Einschlußkörperchen ohne denselben eine ursächliche Bedeutung beimessen zu wollen.

Überblickt man die spärlichen histologischen Befunde, die bei den verschiedenen Formen der einschlußhaltigen Konjunktivitiden erhoben worden sind, so läßt sich eine weitgehende Ähnlichkeit nicht leugnen. Besonders liegt sie in der ausgedehnten Zerstörung des Epithels und seiner sekundären Wucherung, während die entzündliche Reaktion des subepithelialen Gewebes in ähnlicher Form ja oft begegnet. Das Fehlen von Follikeln, die den Trachomfollikeln gleich zu setzen wären, könnte auch herangezogen werden, wenn nicht für die Epitheliosis desquamativa doch Follikel beschrieben wären, die den Trachomfollikeln der Schilderung nach sehr ähneln; allerdings ist gerade diesem Krankheitsbild gegenüber auch aus klinischen Überlegungen heraus der Verdacht ausgesprochen worden, daß es mit dem Trachom identisch sei. Auch dem Problem der Einschlußerkrankungen gegenüber müssen wir also wieder gestehen, daß die histologischen Befunde allein eine Klärung nicht herbeiführen können.

Syphilis der Konjunktiva.

Primäraffekte der Bindehaut sind Seltenheiten; am häufigsten finden sie sich noch im Bereich der unteren Umschlagsfalte oder der Augapfelbindehaut, seltener in der Bindehaut des Oberlides, ausnahmsweise auf der karunkel- und der halbmondförmigen Falte. Unter Lidschwellung und Beteiligung der präaurikularen Lymphdrüsen bildet sich an der Infektionsstelle Hyperämie und Chemose der Bindehaut, die zunächst uncharakteristisch ist, bald aber ausgezeichnet ist durch eine harte Infiltration, an der sich bei Ergriffensein der Lidbindehaut auch der Tarsus beteiligen kann. Zentral kommt es dann zu einer oft sehr kleinen Ulzeration, die von einem graulichen Fibrinbelag bedeckt ist. Der Grund des Geschwürs ist graugelb speckig, die Ränder ausgesprochen hart infiltriert. Die Rückbildung erfolgt unter Hinterlassung einer sichtbaren strahligen Narbe. Im Geschwürsgrund sind Spirochäten meist nachweisbar.

Über den histologischen Befund haben SOURDILLE und nach Entdeckung der Spirochäte WOLFRUM und STIMMEL berichtet; der Schilderung der letzteren folge ich: Da der Primäraffekt in ihrem Fall in toto im Gesunden umschnitten war, so konnten sie feststellen, daß er ein wohl umschriebenes Gebilde darstellt, welches durch eine dichte Anhäufung von Lymphozyten in den Randteilen eine scharfe Abgrenzung gegen das gesunde Gewebe erhält. Das umgebende Gewebe war frei von entzündlichen Erscheinungen, nur zeigte es die schon früher oft als charakteristisch beschriebene mantelförmige Einscheidung der Gefäße besonders derjenigen mittleren Kalibers durch einkernige Lymphozyten. Die Zellinfiltration betraf hauptsächlich die Adventitia, reichte aber bis an die Intima heran. Gleichzeitig fanden sich die Endothelien der mittleren Gefäße oft bis zu vier und fünf Schichten gewuchert und vielfach abgeschuppt, so daß das Bild an eine schwere Arteriosklerose erinnerte. Im Primäraffekt selbst waren die gleichen Gefäßveränderungen und mantelförmigen Einscheidungen der Gefäße vorhanden, traten aber weniger deutlich hervor, da hier überhaupt ein außerordentlicher Zellreichtum bestand. Dieser beruhte vor allem auf der Anreicherung junger in Wucherung begriffener Bindegewebszellen mit blassem Kern und langen Protoplasmafortsätzen, die den Eindruck jungen Granulationsgewebes erweckten. Dazwischen fanden sich Leukozyten in einzelnen Haufen angeordnet, Plasmazellen und auch eine Vermehrung der Mastzellen. Das Epithel fehlte auf eine kleine Strecke über dem Primäraffekt und war in der Nachbarschaft verdünnt und von Leukozyten durchsetzt. Der seichte Substanzverlust war von einer Fibrinschicht überzogen.

Ähnlich wie an anderen Schleimhäuten kommen sicher nicht so selten auch diffuse Konjunktivitiden spezifischer Art bei Luetikern vor in Gestalt einer

Conjunctivitis simplex oder einer „Chemose der Konjunktiva", wie sie oft beschrieben worden sind, ohne daß ihre luetische Natur mit Sicherheit behauptet werden konnte. Dafür sprechen auch die histologischen Befunde, welche BAAS in mehreren Fällen an Augen von Luetikern erheben konnte und die vor allem durch ihre Gefäßveränderungen ausgezeichnet waren. Es fanden sich endarteritische Wucherungen zum Teil hohen Grades, viel seltener endophlebitische Prozesse und Endothelwucherung der Lymphgefäße. Daneben fand sich Rundzelleninfiltration, die oft ausgesprochene Beziehung zu den Gefäßen hatte.

In diesem Zusammenhang seien erwähnt histologisch untersuchte Fälle von ELSCHNIG und GILBERT. Der erstere beschreibt eine „syphilitische Infiltration der Konjunktiva" und erwähnt verwandte Beobachtungen von GUNN und SCHLØDTMANN; ELSCHNIG beschreibt die Conjunctiva bulbi in seinem Fall als sulzig geschwollen, mit wallartigem Rand die Hornhaut überragend, glattwandig, gelbrötlich, durchsichtig; histologisch fand er das konjunktivale und episklerale Gewebe hochgradig ödematös, die Lymphgefäße erweitert, die Blutgefäße ebenfalls erweitert und in Wucherung; das ganze bald dichter, bald weniger dicht durchsetzt von Lymphozyten, Plasmazellen und vielfach in hydropischer Degeneration begriffenen spindelförmigen Bindegewebszellen. PALTAUF bestätigte, daß die Veränderungen übereinstimmten mit den bei syphilitischen, insbesondere papulösen Effloreszenzen an anderen Schleimhäuten erhobenen Befunden.

Ähnlich ist wohl der von GILBERT als „syphilitische Lymphomatose der Bindehaut mit Membranbildung" beschriebene Befund zu beurteilen. Auch hier war die Conjunctiva bulbi prall und derb chemotisch geschwellt und nach Abstoßung einer Pseudomembran speckig glänzend. In dem exzidierten Stück fanden sich mikroskopisch massenhaft Lymphozyten, und in den tieferen Gewebslagen bestand mäßige Hyperplasie des Bindegewebes ohne Beteiligung der elastischen Elemente. Plasmazellen und Eosinophile waren nicht vermehrt. Spirochäten wurden nicht gefunden (Färbung nach LEVADITI).

Syphilitische Papeln der Konjunktiva sind vielfach beschrieben worden. Im Gegensatz zu der allgemeinen Annahme, daß sie verhältnismäßig seltene Vorkommnisse seien, steht die Feststellung von WILBRAND und STÄLIN, die unter 200 Kranken der syphilitischen Frühperiode 21 mit Papeln der Bindehaut fanden. Lieblingssitz der Papeln ist nach ihnen die Karunkel und die Plica semilunaris. Entwickeln sie sich in der Conjunctiva bulbi nahe dem Limbus, so kann Verwechslung mit einer exulzerierten Phlyktäne nahe liegen.

Nicht unwahrscheinlich ist nach den histologischen Befunden von MIZUO, daß auch die von GOLDZIEHER auf Grund zweier eigener Beobachtungen beschriebene Conjunctivitis granulosa syphilitica als eine Erscheinungsform der Bindehautpapeln anzusprechen ist. Es war schon wiederholt aufgefallen (v. MICHEL, GOLDZIEHER, SATTLER, INOUYE u. a.), daß in der Frühperiode der Syphilis sich gelegentlich den Lymphfollikeln des Trachoms ähnliche Körner in der Conjunctiva bulbi entwickeln, die schon klinisch dem Trachom nicht ganz gleich erscheinen, vor allem auf spezifische Behandlung hin im Gegensatz zu den Trachomkörnern rasch zurückgingen. SATTLER, der die Befunde GOLDZIEHERs sehr bald bestätigen konnte, erhob auch einen ganz anderen histologischen Befund als er den Trachomfollikeln zukommt und schildert die Granula als eigentümliche Wucherungen endothelialer Zellen. Eine ausführliche Beschreibung des mikroskopischen Bildes gab erst MIZUO, an der Hand dreier eigener Fälle. Auch er bestätigt, daß die exulzerierten Granula nichts mit einem Trachomfollikel zu tun haben. Er fand eine subepitheliale diffuse Lymphzelleninfiltration ohne Follikelbildung, darunter lagen zu größeren Komplexen zusammengeschlossen, die den klinisch beobachteten Granula entsprechen, Zellinfiltrate aus größeren Zellen mit blassem ovalem Kern, die den Endothelzellen der Gefäße glichen. Außer ihnen enthielten die großen eiförmigen Körner Plasmazellen und Riesenzellen vom LANGHANSschen Typus. Die Blutgefäße waren mantelartig von Lymphzellen und Plasmazellen umgeben und zeigten vielfach Verstärkung des Endothelbelages. Daneben bestanden kleine, aus Lymphozyten zusammengesetzte Follikel, die aber nicht etwa den Körnern des klinischen Bildes entsprachen. MIZUO betont, daß dieser histologische Aufbau ganz dem des syphilitischen Gewebes insbesondere dem Bau der Papeln entspricht und schlägt dementsprechend für diese Gruppe von Fällen die Bezeichnung Conjunctivitis papulosa vor.

In seltenen Fällen sind schließlich auch gummöse Prozesse der Bindehaut beschrieben worden, die als derbe rundliche, scharf begrenzte, rötliche Knoten auftreten und meist in der Bindehaut des Augapfels gelegen sind.

Bei ererbter Lues wurden ebenfalls papulöse und gummöse Bildungen beschrieben; von Interesse ist eine Mitteilung von KUBNIK über Spirochätenkonjunktivitis bei kongenital-luetischen Neugeborenen, insofern sie durch den positiven Spriochätennachweis im Epithelabstrich der Conjunctiva tarsi den Nachweis der spezifischen Natur dieser schon öfters bei luetischen Säuglingen beobachteten Bindehautentzündung erbrachten.

Die tuberkulösen Prozesse der Konjunktiva.

Je nachdem wir es mit dem Nachweis der Ätiologie streng oder weniger streng nehmen, würden wir unter dem Begriff der tuberkulösen Prozesse der Bindehaut entweder nur eine sehr kleine Zahl wohl bekannter, im ganzen recht seltener Krankheitsbilder zusammenzufassen oder aber das Gebiet außerordentlich weit auszudehnen haben. Im ganzen neigt man heute dazu, sehr viel mehr entzündliche Prozesse der Konjunktiva in Zusammenhang mit dem Tuberkelbazillus zu bringen als früher, und vieles spricht dafür, daß diese Auffassung Recht behalten wird, auch da, wo der histologische Beweis versagt, oder der Impfversuch meist negatives Ergebnis hat.

Wenden wir uns zunächst den unbestritten tuberkulösen Erkrankungen der Konjunktiva zu, bei denen sowohl durch den histologischen Aufbau wie durch wiederholte erfolgreiche Impfung am Meerschweinchen oder in die Vorderkammer des Kaninchenauges der ursächliche Zusammenhang sicher gestellt ist, so sehen wir uns trotz der relativen Seltenheit der Fälle einem recht vielgestaltigen klinischen Bild gegenüber, in welches SATTLER seinerzeit durch seine Abgrenzung von vier verschiedenen Formen der Tuberkulose der Bindehaut eine gewisse Übersichtlichkeit zu bringen versuchte. Er selbst hat ganz richtig darauf hingewiesen, daß es sich nur um ein Hilfsschema handeln könne, zwischen dessen einzelnen Gruppen viele Übergänge und Mischfälle möglich sind. Als solches aber erfüllt seine Einteilung ihren Zweck. Er unterscheidet als erste und häufigste Form, die meist in der Conjunctiva tarsi oder fornicis, nur selten in der Augapfelbindehaut vorkommt, das Auftreten graubelegter kleiner Geschwüre mit scharfen wenig erhabenen Rändern, deren Umgebung nur geringe entzündliche Reaktion, wohl aber frische kleine Miliarknötchen aufweist, die ihrerseits zu frühzeitigem Zerfall neigen. Mikroskopisch fanden sich in solchen Fällen typische Miliartuberkel mit zentraler Verkäsung in einem zellreichen Granulationsgewebe bei meist reichlichem Bazillenbefund. Als zweite Form grenzt SATTLER ab die Fälle, in denen mit Vorliebe in der Conjunctiva fornicis und auf der Plica semilunaris, aber auch auf der Augapfelbindehaut gelegentlich hanfkorngroße grauliche Knötchen ähnlich den Trachomfollikeln auftreten, die sehr geringe Neigung zum Zerfall zeigen und sich histologisch als Epitheloid- und Riesenzellentuberkel mit geringer Verkäsung, geringem Bazillenbefund und geringer lymphoider Infiltration der Umgebung darstellen. Die dritte Gruppe ist ausgezeichnet durch Wucherungsvorgänge in der Konjunktiva der Lider; diese ist von massenhaften papillären geröteten Wucherungen eingenommen, die gelegentlich oberflächlich geschwürig zerfallen. Mikroskopisch findet man ein kleinzelliges Granulationsgewebe, in dem der tuberkulöse Aufbau des Gewebes nicht so deutlich hervortritt wie in den beiden ersten Gruppen und Bazillen nur spärlich gefunden werden. Die vierte Gruppe bildet der Lupus conjunctivae, der in seiner samtartig verdickten Bindehaut, den graubelegten Geschwürchen und der Neigung zu hahnenkammartigen Wucherungen den anderen Gruppen durchaus ähnelt und nur ausgezeichnet ist durch seine geringe Neigung zur Verkäsung und durch sein flächenhaftes Fortkriechen unter Bildung glatter schrumpfender Narben der Schleimhaut.

EYRE hat diesen vier Formen SATTLERs eine fünfte angefügt, in der er diejenigen Fälle zusammenfaßt, bei denen die tuberkulöse Wucherung den Charakter einer Geschwulst mit Stiel oder auch mit breiter Basis auf der Conjunctiva tarsi annimmt und so an ein Papillom oder Fibrom erinnert. Diese Form ist ausgezeichnet durch eine geringe Neigung zu geschwürigem Zerfall und Verkäsung. Gerade sie ist in letzter Zeit vielfach beschrieben worden, unter anderen von LAFON als „neoplastische Form" der Konjunktivaltuberkulose. Wie die Mitteilungen von OPIN, GUZMAN, KRÄMER zeigen, beschränkt sich ihr Vorkommen durchaus nicht auf die Lidbindehaut, sondern es sind verschiedentlich gleiche Bildungen der Conjunctiva bulbi und speziell am Limbus beschrieben worden. KÖHNE teilte neuerdings zwei Fälle von ausgedehnter tuberkulöser Wucherung der Konjunktiva der Umschlagsfalten mit. Von Interesse ist, daß in seinem zweiten Fall nicht nur der Bazillennachweis mißlang, sondern auch der histologische Befund nichts für Tuberkulose Charakteristisches hatte, gleichwohl aber der Prozeß auf Grund der positiven Tierimpfung als tuberkulös erwiesen werden konnte.

Überblickt man die kasuistischen Mitteilungen über sichere Fälle von Tuberkulose der Bindehaut, so ergibt sich, daß die Einteilung, wie sie SATTLER gegeben hat, nur ganz ungefähre Anhaltspunkte liefern kann, und daß Mischformen geradezu in der Mehrzahl sind, wie es ja auch bei einer Einteilung nach den äußerlichen klinischen Erscheinungsformen kaum anders zu erwarten ist. Im Grunde handelt es sich stets zunächst um die Entwicklung kleiner Knötchen von dem den Tuberkeln eigentümlichen Aufbau, an dem sich epitheloide Zellen, Riesenzellen und Lymphozyten in der Weise beteiligen, daß die vielgestaltigen mit großem, blaß färbbarem Kern versehenen epitheloiden Zellen zentral gelegen sind, während die Randzone überwiegend aus einkernigen Lymphozyten gebildet wird. Das gegenseitige Mengenverhältnis beider Zellarten kann sehr verschieden sein, und auch ihre Lagerung ist durchaus nicht immer eine scharf getrennte. Daneben, meist in den Randbezirken des epitheloiden Zentrums, finden sich mehr oder weniger zahlreich Riesenzellen, der Regel nach vom LANGHANSschen Typ mit zahlreichen Kernen in den besser färbbaren peripheren Teilen der Zelle, zwischen denen sich oft auch Tuberkelbazillen nachweisen lassen. Polymorphkernige Leukozyten und Plasmazellen treten an Zahl durchaus zurück. Oft, aber durchaus nicht immer, findet sich später zentraler körniger Zerfall der Zellen und fettige Degeneration, die wohl begünstigt werden durch den Schwund der Blutgefäße in den inneren Teilen älterer Knötchen, zumal eine Neubildung von Blutgefäßen im Knötchen selbst nicht erfolgt. Während im Innern des Knötchens sich der Gewebszerfall in Gestalt der sog. Verkäsung äußert und, wenn die Knötchem nahe der Schleimhautoberfläche liegen, oft

zur Geschwürsbildung in der Schleimhaut führt, können in der Nachbarschaft
der Knötchen sich Wucherungserscheinungen im Bindegewebe geltend machen;
es kann ein mehr oder weniger umfangreiches Granulationsgewebe entstehen,
in dem jedoch meist durch Verschleppung der Bazillen auf dem Lymphwege
neue miliare Tuberkel sich entwickeln, die den Gewebszerfall immer weiter
in die Nachbarschaft tragen. Je nachdem lebende Bazillen, tote oder abge-
schwächte Bazillen oder nur ihre Toxine die Ursache der Schleimhauterkrankung
sind, je nachdem sie in größeren oder geringeren Mengen, einmal ektogen oder
wiederholt auf endogenem Wege der Schleimhaut zugeführt werden, je nachdem
Zerfallserscheinungen mit Verkäsung und Geschwürsbildung überwiegen oder

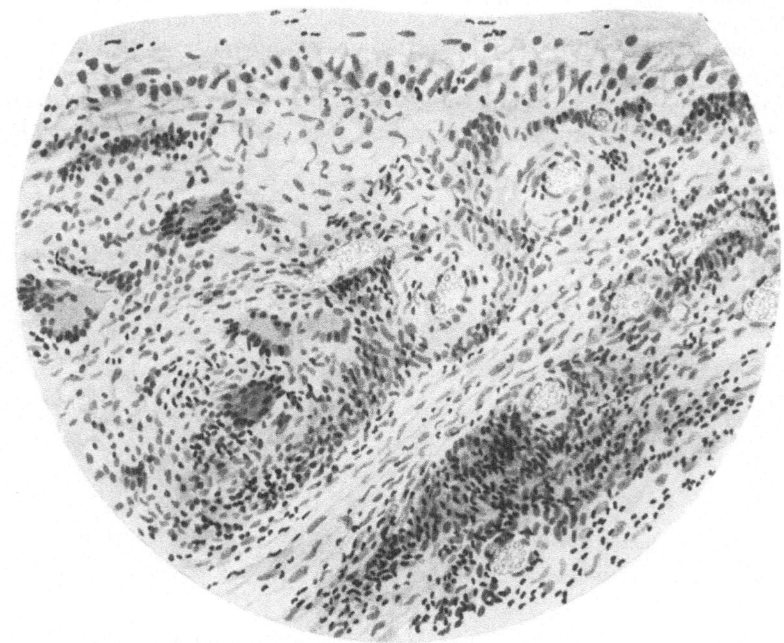

Abb. 73. Tumorartige Tuberkulose der Augapfelbindehaut. Gefäßreiches Granulationsgewebe um
Bezirke von epitheloiden und Riesenzellen; keine scharf abgegrenzten Tuberkel. Epithel: oberste
Schichten degeneriert, vielfach kernlos. Basalschicht sehr unregelmäßig angeordnet, ohne ebene
Grenze gegenüber dem subepithelialen Gewebe; etwas von Lymphozyten durchsetzt. Bazillenfärbung
ergebnislos.

die Bildung einer bindegewebigen Kapsel oder stark wuchernden Granulationsgewebes im einzelnen Falle das Bild beherrschen, werden die verschiedenen
oben gekennzeichneten klinischen Erscheinungsformen mehr oder weniger
ausgesprochen oder in Mischformen uns an der Konjunktiva begegnen.

Es kann an dieser Stelle nicht die Aufgabe sein, näher auf die histologischen Veränderungen einzugehen, die sich im tuberkulösen Gewebe
abspielen können, da sie an der Konjunktiva keine besonderen, eigenartigen
Formen annehmen. Ich beschränke mich darauf von drei eigenen Fällen ein
histologisches Bild wiederzugeben: Das erste (Abb. 73) kann als Vertreter der
neoplastischen Gruppe (EYRE, LAFON) der Konjunktivaltuberkulose angesprochen
werden.

Es handelte sich um einen kleinkirschkerngroßen roten Tumor in der nasalen Hälfte
der Conjunctiva bulbi bei einem Patienten, der ebenso wie auch seine Frau an einer offenen
Tuberkulose leidet. Die Geschwulst war an der Oberfläche leicht exulzeriert; das Auge

im übrigen völlig gesund, auch in der äußersten Peripherie des Fundus keine Herde zu entdecken. Bei der Exzision der Geschwulst zeigte sich, daß sie im subkonjunktivalen Gewebe entstanden war, von einer primären Skleralerkrankung war nichts festzustellen. Histologisch fand sich ein ziemlich gefäßreiches Granulationsgewebe, in dem Gruppen von epitheloiden Zellen und einzelne Riesenzellen regellos verstreut lagen und in dessen Umgebung sich einzelne Epitheloidzellentuberkel mit reichlichen Riesenzellen fanden. Nirgends war Verkäsung festzustellen.

Der zweite Fall (Abb. 74) war ein Lupus faciei mit rezidivierender Beteiligung der Conjunctiva tarsi et bulbi und der Kornea.

Das exzidierte Bindehautstückchen zeigt eine ganze Anzahl kleiner unter dem Epithel gelegener isolierter Tuberkel, die aus einigen Riesenzellen und einer geringen Randzone von epitheloiden Zellen und Lymphozyten bestehen. Verkäsung war nicht nachweisbar. Tuberkelbazillen konnten nicht gefunden werden. Der histologische Befund unterschied sich also nicht von den anderen tuberkulösen Erkrankungen der Schleimhaut.

„Als drittes Bild (Abb. 75) folgt ein kleinster subepithelialer Tuberkel in der Conjunctiva bulbi, der von einem an Bauchfelltuberkulose erkrankten Kinde stammt. Hier fanden sich beiderseits in der Conjunctiva bulbi besonders deutlich im Lidspaltenbereich eine ganze Anzahl feiner stecknadelkopfgroßer glasheller,

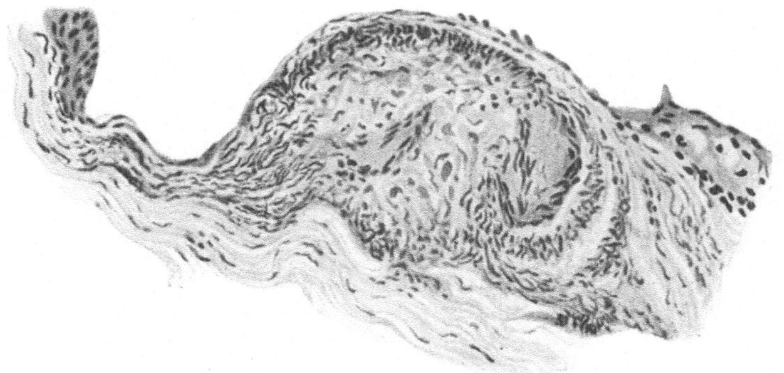

Abb. 74. Kleiner unmittelbar subepithelialer Tuberkel in der Conj. bulbi bei Lupus faciei. Das Bild zeigt zwei Riesenzellen, einige epitheloide Zellen und eine Randzone aus Lymphozyten; das Knötchen ist gefäßlos, zeigt keine Verkäsung; Bazillenfärbung ergebnislos. Das Epithel fehlt über dem Knötchen.

etwas gelblicher „Bläschen", die als Tuberkulide angesprochen wurden und sich durch ihre große Flüchtigkeit auszeichneten.

Der histologische Befund zeigte, daß in einer im übrigen fast reaktionslosen Bindehaut dicht unter dem Epithel hier und da allerkleinste Tuberkel gelegen waren, die Riesenzellen, epitheloide Zellen und Lymphozyten enthielten, Bazillen nicht nachweisen ließen und nirgends Verkäsung zeigten.

Der letzte Befund stimmt überein mit den Beobachtungen über Eruption flüchtiger Knötchen in der Conjunctiva bulbi bei Tuberkulose, wie sie von BEYER, AXENFELD, WITTICH, VERDERAME, IGERSHEIMER und KÖHNE (Fall 4 u. 5) beschrieben worden sind, und bestätigt, daß auch diesen außerordentlich flüchtigen Bildungen, die meist an der Grenze der Sichtbarkeit mit bloßem Auge gelegen sind, und die ohne erkennbaren geschwürigen Zerfall in einigen Tagen zu verschwinden pflegen, ein histologisches Substrat vom Bau der Tuberkel zugrunde liegt oder liegen kann. Von Interesse ist übrigens, daß neben diesen meist in großer Zahl vorhandenen kleinsten Tuberkeln oder Tuberkuliden wiederholt klinische Symptome der „Ekzematosa" des vorderen Augenabschnittes gleichzeitig bestanden; so in unserem Fall ein Gefäßbändchen, in einem Fall von BAYER „echte Phlyktänen", während es sich bei den Fällen von WITTICH um Patienten mit Skleritis oder sklerosierender Keratitis tuberculosa handelte. Nicht in allen beschriebenen Fällen übrigens ist bei der histologischen Untersuchung dieser flüchtigen Knötchen der typische Bau des Tuberkels festgestellt worden; WITTICH erwähnt, daß er in einem Fall nur umschriebene Lymphozyteninfiltrate fand, und auch BAYER sah einen uncharakteristischen Zellhaufen, betont jedoch mit Recht, daß dies nicht notwendig gegen die tuberkulöse Natur dieser flüchtigen Bindehautknötchen zu sprechen brauche.

Mit diesen wiederholten Befunden flüchtiger, nichtulzerierender Knötchen der Bindehaut auf tuberkulöser Basis sind wahrscheinlich identisch die Befunde, über die FRIEDE und ENGELKING gleichzeitig berichtet haben, und die der letztere wohl mit Recht geradezu als „Lichen scrofulosorum der Konjunktiva" bezeichnet. Da die Frage der Tuberkulide der Konjunktiva sowie der Stellung der „Phlyktäne" in der Reihe der tuberkulös bedingten Erkrankungsformen

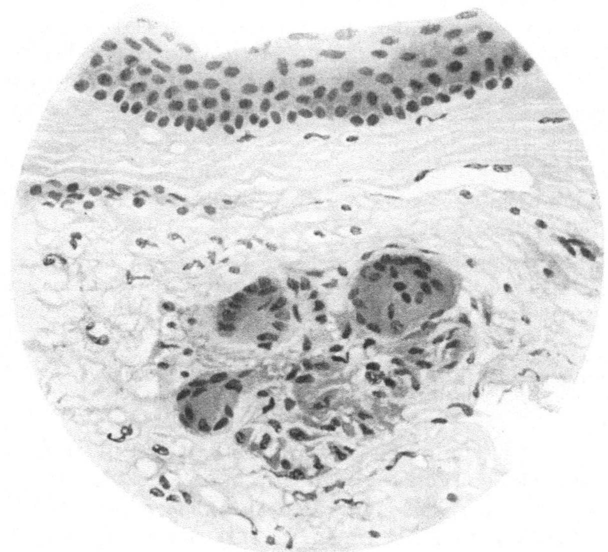

Abb. 75. Kleinster subepithelialer Tuberkel bei „Eruption flüchtiger Knötchen". Er setzt sich aus einigen Riesenzellen und epitheloiden Zellen zusammen; Lymphozyten sind kaum vorhanden. Eine entzündliche Reaktion der Umgebung fehlt fast ganz. Bazillen nicht nachweisbar.

der Bindehaut aufs neue vielfach erörtert wird, so sei hier die auf ein größeres Material gestützte Arbeit von FRIEDE kurz angeführt.

FRIEDE fand bei einem Kranken mit Lichen scrofulosorum der Haut die mäßig injizierte Konjunktiva beider Bulbi besät von zahlreichen stecknadelkopfgroßen rundlichen Knötchen. Er konnte bei der daraufhin angestellten Untersuchung von 403 Kranken verschiedener Art in 24 Fällen solche Knötchen nachweisen. Sie waren gefäßlos, lagen aber meist nahe an Gefäßen, einzeln oder in gedrängten Gruppen, am häufigsten im Lidspaltenbereich in einer mittleren Zone zwischen Limbus und Fornix conjunctivae. Die kleineren erschienen grauweiß, die größeren leicht gelblich verfärbt. Er sah, obwohl die Gebilde sehr flüchtig waren, nie nekrotischen Zerfall nach außen, wie er bei Phlyktänen so häufig zu beobachten ist. Von diesen 24 positiven Fällen litten 12 gleichzeitig an einem Lichen scrofulosorum der Haut, 3 an Scrofuloderma, bei 6 bestand gleichzeitig eine Conjunctivitis eczematosa. In dem von ENGELKING mitgeteilten Fall stand bei Ausbruch der Lichenknötchen eine schwere beiderseitige Keratoconjunctivitis phlyctaenulosa im Vordergrund des

Krankheitsbildes, jedoch hoben sich die Phlyktänen schon durch ihr klinisches Bild deutlich von den flüchtigen Knötchenbildungen ab.

Bei der histologischen Untersuchung dieser vergänglichen Knötchen fand FRIEDE (5 Fälle) dreimal das Bild eines Miliartuberkels; in zwei Fällen bestand das Knötchen hauptsächlich aus Rundzellen, nur im Zentrum lagen vereinzelte epitheloide Zellen. Die Untersuchung auf Tuberkelbazillen (nur in 1 Fall ausgeführt) hatte negatives Ergebnis, ebenso der bei dem gleichen Patienten durchgeführte Impfversuch am Kaninchen. ENGELKING, der gute mikroskopische Abbildungen seines Falles gibt, erhob in den Licheneruptionen der Haut und den Knötchen der Konjunktiva übereinstimmende Befunde. Die Bindehautknötchen lagen unmittelbar unter dem Epithel. In den Randteilen, in denen auch einige Blutgefäße sichtbar waren, überwogen die Rundzellen, im Innern epitheloide Zellen; reichlich fanden sich Riesenzellen vom LANGHANSschen Typ; einzelne Knötchen zeigten zentral beginnende Nekrose; Bazillen wurden nicht gefunden. Gleichwohl hält ENGELKING entsprechend der Deutung des Lichen scrofulosorum der Haut durch JADASSOHN u. a. die bazilläre Entstehung auch der konjunktivalen Licheneruptionen für wahrscheinlich und stellt aus diesem Grunde die Knötchen in Gegensatz zu den sog. Phlyktänen.

Auch in Verbindung mit dem sog. benignen Miliarlupoid (BOECK) sind ähnliche knötchenförmige Gebilde in der Conjunctiva bulbi und tarsi von SCHOEPPE kürzlich beschrieben worden.

Bei dem Patienten SCHOEPPES, der neben einer Lungen- und Drüsentuberkulose ein „benignes" Miliarlupoid der Haut von der großknotigen und kleinknotigen Form aufwies, fanden sich in der mäßig gereizten Konjunktiva der Lider und des Augapfels verschieden große, flache follikelartige Knötchen von speckig glasigem Aussehen; im Tarsus tastete man die gleichen Knötchen, die ihm eine höckerige Beschaffenheit gaben. Histologisch fanden sich rundliche oder mehr gelappte Herde aus Epitheloid- und Riesenzellen und Lymphozyten in fast reaktionslosem Gewebe. Bazillennachweis und Tierimpfung verliefen negativ.

Auch nach der Ophthalmoreaktion (CALMETTE), Einträufelung von Tuberkulin in den Konjunktivalsack zu diagnostischen Zwecken, sind ganz die gleichen kleinen durchscheinenden Knötchen in der Conjunctiva bulbi mehrfach beobachtet worden, meist allerdings im Zusammenhang mit stärkerer entzündlicher Reaktion der Schleimhaut (COLLIN, SIEGRIST, SELIGMANN, BRONS, STUELP). In dem von SIEGRIST mitgeteilten Fall ergab die histologische Untersuchung epitheloide und Riesenzellen in verschiedener Anordnung; Tierversuche fielen negativ aus.

Die Bindehautphlyktäne.

Wenn ich in diesen Zusammenhang die sog. Phlyktänen der Bindehaut stelle, so geschieht es im Hinblick darauf, daß die überwiegende Mehrzahl der Ophthalmologen heute dieses Krankheitsbild in losere oder engere Beziehung zur Tuberkulose bringt, die ehemalige Auffassung von einer Ekzemnatur verwirft und eigentlich nur noch darüber streitet, ob wir in der Phlyktäne die Gewebsreaktion auf eine unmittelbare bazilläre Einwirkung oder auf eine Toxinwirkung zu sehen haben. Es ist hier nicht der Ort auf das Für und Wider dieser Theorien einzugehen. Es handelt sich hier um die pathologisch-anatomischen Befunde und mit Rücksicht darauf glaube ich auch, die durch den Rahmen dieses Abschnittes gezogenen Grenzen gegenüber den Hornhauterkrankungen gleicher Art einhalten zu sollen, da ein Hereinbeziehen der Hornhautsymptome der Keratoconjunctivitis scrophulosa weit von der pathologischen Histologie der Bindehaut abführen müßte, auch wenn man im Grunde die verschiedenen Erscheinungsformen nur als Varianten ein und desselben herdförmigen Entzündungsprozesses ansieht.

Beschränkt man sich auf die Beschreibung der Bindehautphlyktäne — wobei die wohl mehr von äußeren Zufälligkeiten abhängigen, mehr oder weniger erheblichen begleitenden Entzündungserscheinungen der Konjunktiva eine nebensächliche Rolle spielen — so könnte man zunächst geneigt sein, das Krankheitsbild als ein sehr einfaches und scharf begrenztes anzusprechen. In ihrer einfachsten Form ist die Phlyktäne oder Effloreszenz ein dicht unter dem Epithel gelegener, dieses emporhebender, scharf umschriebener Entzündungsherd von rötlichopaker Farbe, halbkugelig vorspringend, spiegelnd, der bei sehr wechselnder Größe einen Durchmesser von bis zu 3 mm und mehr erreichen kann und von einem Hof überfüllter Gefäße umgeben ist, während die übrige Bindehaut blaß und unbeteiligt erscheinen kann. Diese Effloreszenz tritt mit Vorliebe einzeln oder zu mehreren am Limbus auf, so daß sie meist noch unter das periphere Hornhautepithel reicht. In diesem Fall bildet der zugehörige hyperämische Bindehautbezirk ein gleichschenkliges Dreieck mit der Spitze an der erkrankten Limbusstelle. Im weiteren Verlauf kommt es meist schon nach einigen Tagen unter raschem Wachsen der Effloreszenz zur Abstoßung des Epithels auf seiner Kuppe und zum raschem Zerfall des Knötchens. Dieses reinigt sich sehr schnell und heilt unter Epithelwucherung und zarter Narbenbildung meist ohne sichtbare Veränderungen zu hinterlassen in wenigen Tagen ab. Schon von diesem normalen, gutartigen Ablauf sind wiederholt Abweichungen beschrieben worden, bei denen es zu einem weiteren Umsichgreifen des Einschmelzungsprozesses nach der Fläche und besonders auch nach der Tiefe kam. KRUSE, TEICHNER und BACHSTEZ haben in letzter Zeit über solche maligne Verlaufsart berichtet, sind aber offenbar nicht ganz sicher, ob sie in diesen bei tuberkulösen Patienten auftretenden tiefgreifenden Geschwüren der Bindehaut noch echte Phlyktänen sehen sollen; nur KRUSE bezeichnet die Befunde geradezu als „nekrotisierende Phlyktänen", während BACHSTEZ sich darauf beschränkt zu sagen, daß diese Geschwüre oft gleichzeitig mit Phlyktänen auftreten. Histologische Untersuchungen solcher Fälle liegen noch nicht vor.

Erhellt schon hier eine Schwierigkeit das makroskopische Bild mit Sicherheit abzugrenzen, so sehen wir die gleiche Frage auftauchen bei Berücksichtigung einer zweiten Erscheinungsform der Phlyktäne, den sog. Sandkornphlyktänen (Conjunctivitis phlyctaenularis miliaris). Bei dieser nicht seltenen Erscheinungsform der Phlyktäne handelt es sich um das Aufschießen massenhafter sehr kleiner grauer Effloreszenzen in der Konjunktiva des Limbus und in den Randteilen der Hornhaut, durch deren Massenhaftigkeit das charakteristische Herdförmige des Krankheitsprozesses verwischt wird, zumal eine diffuse perikorneale Injektion die Folge ist. Von diesen Sandkorneffloreszenzen gilt, daß sie auch im weiteren Verlauf keine erhebliche Größe erreichen, sondern oft sehr rasch verschwinden können, ohne in erkennbarer Weise geschwürig zu zerfallen. Es ist klar, daß es sehr schwer, wenn nicht unmöglich sein muß, derartige Effloreszenzen mit Sicherheit abzutrennen von der „Eruption flüchtiger Knötchen" in der Conjunctiva bulbi, von der oben die Rede war, und die von manchen mit dem Lichen scrophulosorum in Parallele gestellt wird, während STARGARDT diese Analogie für die Phlyktäne ganz allgemein in Anspruch nimmt. Auch hier verwischen sich vom Standpunkt des makroskopischen Bildes aus die Grenzen durchaus.

Schließlich muß noch erinnert werden an die schon lange bekannten aber erst in den letzten Jahren häufiger beobachteten Phlyktänen der Lidbindehaut. Daß solche gelegentlich vorkommen, ist schon früher in den Lehrbüchern erwähnt worden. ELSCHNIG hat dann aber darauf aufmerksam gemacht, daß ihr Vorkommen zum mindesten neuerdings ein viel häufigeres sei, als früher angenommen wurde, und hat ebenso wie STARGARDT und GUTZEIT diese Gebilde genauer beschrieben und abgebildet.

ELSCHNIG berichtet, daß er solche Phlyktänen der Lidbindehaut etwa in 10% der schweren, mit diffuser Konjunktivitis verbundenen Formen von Phlyktänen an der Bulbusbindehaut beobachten konnte. Nahezu regelmäßig seien sie Begleiterscheinungen jener schweren in der Gegend der Augenmuskelinsertionen auftretenden Eruption, die als „breite Phlyktäne" bezeichnet wird. ELSCHNIG fand Lidphlyktänen in zwei Formen. Entweder bilden sich unmittelbar an der äußeren Lidkante Knötchen von höchstens Stecknadelkopfgröße, die sich zurückbilden oder auch flache graubelegte Substanzverluste hinterlassen können; oder sie erscheinen in einer 2—3 mm breiten Randzone der Tarsalbindehaut als von vornherein größere graugelbe Knötchen, die frühzeitig ulzerieren und können dann gelegentlich sichtbare Narben hinterlassen. Die histologischen Befunde in solchen Fällen, die STARGARDT mitgeteilt hat, werden weiter unten Erwähnung finden.

Das histologische Material, das uns zur Beurteilung des Wesens der Phlyktäne zu Gebote steht, ist spärlich und sehr ungleichartig; spärlich, denn die meisten Untersucher haben sich darauf beschränkt über Zufallsbefunde zu berichten, die sich ihnen gelegentlich an enukleierten Augen boten; nur wenige haben ad hoc eine größere Reihe von Bindehautexzisionen ausgeführt; und

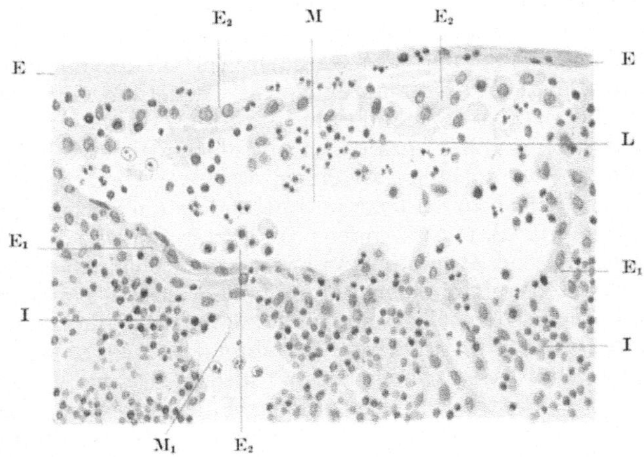

Abb. 76. Sagittaler Schnitt durch ein ekzematöses Bläschen. Vergr. Zeiß, Ok. 4, Obj. C. E E Obere verhornte Epithelschicht. E₁ E₁ Untere Epithellage. E₂ E₂ Durch einen serösen Erguß auseinandergepreßtes Epithel. L Leukozyten. M Feinfädige Masse zwischen dem Epithel. M₁ Feinfädige Masse im Bindehautgewebe. I Entzündliche Infiltration. (Sammlung von MICHEL).

daß es ungleichartig ist, war schon zu erwarten, wenn man berücksichtigt, daß die Befunde verschiedenen Stadien des Prozesses entstammen, vor allem aber, wenn man die Verschiedenartigkeit schon der makroskopischen Bilder bedenkt, wie sie oben kurz skizziert wurden. Bei der Wichtigkeit, die gerade in neuerer Zeit die Beurteilung der Phlyktänen oder, wie wir richtiger sagen können, der skrofulösen Effloreszenzen erlangt hat, soll hier eine Reihe von Einzelberichten kurz wiedergegeben werden.

Ich nehme dabei, obwohl das durch die zeitliche Reihenfolge nicht gerechtfertigt ist, den Bericht v. MICHELs vorweg, dessen Schilderung eine Sonderstellung einnimmt, da sie offenbar Ausnahmefällen entstammt und dadurch zur Verteidigung der Auffassung der Phlyktäne als eines Ekzems verführte.

v. MICHEL unterscheidet ein Stadium der Knötchen- oder Papelbildung, ein Stadium der Bläschen- und Pustelbildung und das Stadium der Heilung. Zur Erläuterung des 1. Stadiums bildet er einen subepithelialen entzündlichen Herd aus massenhaften polymorphkernigen Leukozyten ab, in dessen Mitte eine große Blutung liegt, die nach der Oberfläche vordrängend das von Leukozyten durchsetzte Epithel durchbrochen hat, also eine „umschriebene hämorrhagische akute Entzündung der Bindehaut der Sklera". Als kennzeichnend für das 2. Stadium gibt v. MICHEL einen Fall wieder, in dem sich zwischen den oberflächlichen, teils verhornten und von Leukozyten durchsetzten Epithelschichten und den tieferen Epithelschichten ein Hohlraum („Bläschen") gebildet hat, welcher feine faserige

Massen und polymorphkernige Leukozyten enthält. (Abb. 76). Das subepitheliale Gewebe ist von zahlreichen polymorphkernigen Leukozyten durchsetzt. v. MICHEL schließt aus seinen Präparaten folgendes:

Auf Grund vorliegender Befunde ist das Ekzem der Bindehaut zunächst als eine umschriebene, selbst hämorrhagische Entzündung des Gewebes zu bezeichnen. Je nach der Heftigkeit der Entzündung scheinen zwei weitere Verlaufsarten möglich zu sein, nämlich die Blutung durchbricht das Epithel, und es schließt sich unmittelbar an das Stadium der Knötchenbildung der Substanzverlust an, oder der Entwicklung des letzteren geht die Bläschen- oder Pustelbildung voran, dadurch bedingt, daß das von dem Gewebe der Bindehaut gelieferte Exsudat sich zunächst innerhalb des Epithels ansammelt, bis es zum Durchbruch kommt.

Mit der auf die eine oder andere Weise entstandenen Zerstörung des Epithels verbindet sich, wohl jedenfalls je nach dem Grade der ursprünglichen Entzündung, eine Abstoßung der dem Epithel unmittelbar benachbarten Gewebsteile, bald mehr, bald weniger in die Tiefe greifend. Dem entspricht auch das bei der Heilung in verschiedener Breite am Boden des Substanzverlustes sich entwickelnde Granulationsgewebe (vgl. Abb. 77). In dem regenerierten Epithel können noch Reste der früheren Blutung sichtbar sein oder es kann das neugebildete Epithel dem Bindehautgewebe mehr oder weniger lose aufliegen.

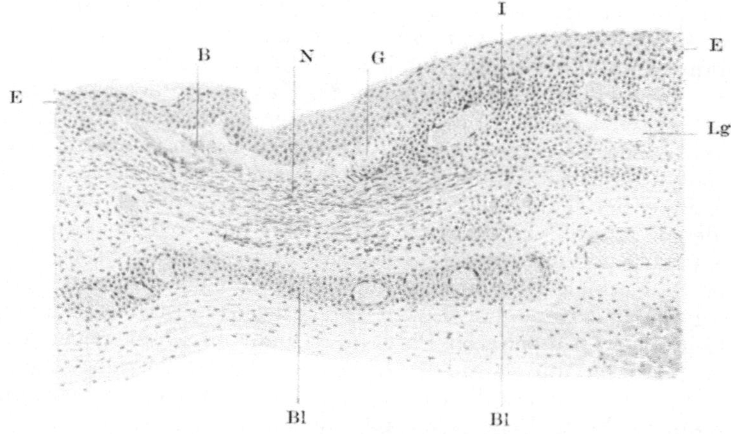

Abb. 77. Sagittaler Schnitt durch ein nahezu geheiltes Ekzem. Vergr. Zeiß, Ok. 2, Obj. 1. (Sammlung v. MICHEL.) E E Epithel. B Alte Blutung. G Noch gelockertes Gewebe. N Junge Narbe. I Entzündliche Infiltration. Bl. Bl. Blutgefäße. Lg. Lg. Lymphgefäße durch geronnene Massen ausgedehnt.

Diese Darstellung v. MICHELs ist vereinzelt geblieben. Die meisten späteren Untersucher haben sich den Schilderungen einer früheren Zeit wieder angeschlossen, die von IWANOFF, LEBER, WAGENMANN und HERTEL stammten.

IWANOFF hatte die Phlyktänen der Bindehaut aus Rundzellen zusammengesetzt gefunden, die unter dem Epithel angesammelt waren. Das Epithel war in den ganz kleinen Phlyktänen ganz unverändert geblieben und nur über den größeren zerstört. Das die Phlyktänen umgebende Gewebe war ebenfalls sehr wenig verändert, so daß er in ihm nur eine sehr unbedeutende Hyperämie feststellen konnte.

WAGENMANN und WINTERSTEINER bestätigten die Erfahrungen IWANOFFs, daß es sich nicht um ein Bläschen, sondern um ein solides aus Zellen zusammengesetztes Knötchen handelt, was auch von AXENFELD und LEBER betont wird, so daß die v. MICHELschen Befunde offenbar als ungewöhnliche zu bezeichnen sind. Durchaus die gleiche Auffassung ergibt sich aus der Abbildung im Lehrbuch von FUCHS, welche ein dichtes Rundzelleninfiltrat darstellt, durch welches das auf der Kuppe verdünnte Epithel emporgedrängt wird. Das Epithel ist von Leukozyten durchsetzt, seine Abgrenzung gegen das subepitheliale Gewebe ist unscharf geworden. In der Effloreszenz selbst sind Blutgefäße deutlich zu

erkennen, und auch die benachbarten Blutgefäße sind von Leukozyten um-
säumt.

In LEBERs Beschreibung von sechs Fällen begegnen wir dann zum ersten
Mal einem neuen Moment; er erwähnt, daß nach der Mitte des Knötchens hin die
Zellen an Größe zunehmen, und daß sich zwischen ihnen auch Riesenzellen mit
wandständigen Kernen fanden. Unter vier genau untersuchten Fällen sah er sie
dreimal, teils im Innern des Knötchens, teils subepithelial. Auch epitheloide
Zellen fanden sich in ihrer Umgebung. LEBER spricht, da eine gewisse Ähnlichkeit
der histologischen Struktur mit der Tuberkulose besteht, von einem tuberkuloiden Bau der Knötchen; Verkäsung und Tuberkelbazillen konnte er nicht
nachweisen.

Zu diesen einander widersprechenden Befunden hat dann 1909 HAYASHI
einen neuen Beitrag beigebracht, der aber auch eine einheitliche Schilderung
des histologischen Bildes nicht erlaubt. Er berichtet über 6 Fälle. Fall 1 und 3
entsprechen den soliden Leukozyteninfiltraten IWANOFFs, im Fall 2 handelt
es sich um ein späteres Stadium mit kraterförmigem Substanzverlust, der
zerklüftete Geschwürsgrund war von Detritusmassen erfüllt, darunter ein
dichtes Granulationsgewebe mit reichlicher Gefäßneubildung. Die drei anderen
Fälle, die er eingangs mit jenen zusammen als Phlyktänen der Konjunktiva aufgeführt hatte, grenzt HAYSHI doch bei der näheren Besprechung ab, indem' er
von konjunktivalen Prozessen spricht, die bis zu einem gewissen Grade dem
Bilde der phlyktänulären Entzündung ähnlich sind und dabei in ihrem anatomischen Aufbau der Tuberkulose nahe stehen. Er schildert dann diese drei
Fälle, in denen er „phlyktäneartige Knötchen" oder „graue Eruptionen am
Limbus" entfernte und bei der histologischen Untersuchung stets ein an Tuberkel
erinnerndes Bild erhielt (Riesenzellen, epitheloide Zellen, zweimal Verkäsung).
Bazillennachweis und Impfversuch waren stets negativ. Zu der Trennung dieser
sechs Fälle in zwei Gruppen von Phlyktänen und phlyktäneartigen Knötchen,
scheint der Verfasser nur veranlaßt zu sein durch den histologischen Befund
des von LEBER sog. tuberkuloiden Baues. Das klinische Bild scheint keine
sichere Trennung dieser Fälle zugelassen zu haben.

Schließlich hat neuerdings VAN PIESBERGEN über den histologischen Befund
bei Keratoconjunctivitis scrophulosa einer an Miliartuberkulose verstorbenen
Patientin berichtet. Die von ihm untersuchten frischen Randphlyktänen
stellten „keine Bläschen dar, sondern eine mehr knötchenförmige umschriebene
Lymphozytenanhäufung, wenn man auch an den stark auseinander gedrängten
Bindegewebsfasern in der Umgebung der Phlyktänen erkennen kann, daß der
Prozeß mit starker Flüssigkeitsabsonderung einhergeht . . . Die Zellanhäufung
stellt ein Kugelsegment dar, dessen Planfläche als breite Basis dem Hornhautepithel am Limbus anliegt . . . Das Infiltrat selbst bestand fast ausschließlich
aus Lymphozyten, dazwischen vereinzelt Bindegewebszellen, aber keine epitheloiden Zellen. Auch Riesenzellen, wie er sie in anderen exzidierten und von
ihm untersuchten Bindehautphlyktänen bisweilen fand, wurden in diesem Fall
nicht gefunden".

Auch über die in der Conjunctiva tarsi vorkommenden sog. „Lidphlyk-
tänen" liegen seit STARGARDTs Arbeit histologische Befunde vor. In seinem
Fall eines Skrofulösen mit Halsdrüsentuberkulose fanden sich neben typischen
Randphlyktänen des Limbus, Phlyktänen in der Conjunctiva tarsi, blaßgraue
Knötchen, die sich hell von der dunkleren Umgebung abhoben und unscharf
begrenzt waren, sie schwanden spontan im Laufe einer Woche, rezidivierten aber.

Histologisch fand sich die papillär geschwollene Conjunctiva tarsi diffus
infiltriert von massenhaften Plasmazellen, neben denen Lymphozyten nur in
der Umgebung der Knötchen reichlicher auftraten. Die knötchenförmigen

Gebilde bestanden aus epitheloiden und Riesenzellen; die Knötchen waren von verschiedenster Größe und Form und unscharf begrenzt. Gefäße fehlten in den Knötchen fast ganz. Nekrose und Verkäsung war nirgends nachweisbar, auch keine Erweichung und Vereiterung. Bazillenfärbung fiel negativ aus. Es handelt sich also um den Befund einer chronischen banalen Entzündung mit Herden von typischer tuberkuloider Struktur. STARGARDT stellt diese Befunde denen bei Lichen scrophulosorum an die Seite und ist der Ansicht, daß ELSCHNIG sie mit Recht als echte Phlyktänen betrachtet.

Übereinstimmend gilt für alle diese kurzweg als Phlyktänen bezeichneten Gebilde, daß sie im frischen Zustande frei von züchtbaren Erregern gefunden werden (AXENFELD), und daß auch der Nachweis von Tuberkelbazillen in ihnen nicht gelingt. Eine einzige Ausnahme bildet der Nachweis Muchscher Granula in einem Fall durch STARGARDT.

Es ist bei der Schwierigkeit einer Abgrenzung des klinischen Bildes dieser verschiedenen Effloreszenzen und bei der Ungleichartigkeit der histologischen Befunde verständlich, daß das bisherige Tatsachenmaterial noch nicht ausreicht, eine klare Einteilung der Gebilde in bestimmte Gruppen oder ein sicheres Urteil über die Art ihres Zustandekommens auf tuberkulöser Grundlage zu gewinnen; es ist das um so schwieriger, als von vielen Untersuchern übereinstimmend angegeben wird, daß sehr oft an demselben Auge die „typischen Phlyktänen" gleichzeitig mit „flüchtigen Knötchen" und ähnlichen „phlyktäneartigen Effloreszenzen" beobachtet werden können.

Parinauds Konjunktivitis.

Das von PARINAUD im Jahre 1889 unter der Bezeichnung der „infektiösen Konjunktivitis" zuerst beschriebene Krankheitsbild ist neuerdings immer häufiger mit der Tuberkulose in ursächlichen Zusammenhang gebracht worden, so daß seine Besprechung an dieser Stelle sich empfiehlt, obwohl diese ursächliche Bedeutung noch nicht mit Bestimmtheit für alle Fälle der seltenen Bindehauterkrankung behauptet werden kann.

Das klinische Bild ist leicht zu erkennen. Die Entzündung, die fast ausnahmslos einseitig bleibt, setzt ziemlich akut unter leichter Störung des Allgemeinbefindens und mäßigem Fieber ein, führt zu Schwellung und Schwere der Lider, und unter mäßiger Sekretion entwickelt sich in der Bindehaut der Lider, in selteneren Fällen auch in der Conjunctiva bulbi, eine hyperplastische Konjunktivitis, die neben gleichmäßiger Schwellung der Schleimhaut ausgezeichnet ist durch rötliche oder gelbliche follikelartige Körner, die die Oberfläche ähnlich den Trachomkörnern überragen können; oft werden auch keine vorspringenden Körner, sondern nur graugelbliche bis weißliche subepitheliale Fleckchen beschrieben. In anderen Fällen überwiegt der hypertrophische Prozeß und es kommt zu granulomartigen Wucherungen, besonders in der Gegend des Fornix, die hahnenkammartige Gebilde, ähnlich den bei Trachom gelegentlich vorkommenden hervorbringen können. Das Epithel kann sich stellenweise abstoßen, und es kommt dann gelegentlich zur Bildung kleiner graubelegter Geschwürsflächen. Gleichzeitig mit der Entwicklung dieser lokalen Symptome vergrößert sich die präaurikulare Lymphdrüse und wird druckempfindlich. Auch die Parotis und die benachbarten Hals- und Nackendrüsen können entzündlich anschwellen und unter Umständen eitrig einschmelzen. Auffallend im Gegensatz zu dem eindrucksvollen klinischen Bild und den deutlichen Anzeichen einer Infektionskrankheit ist der meist spontane gutartige Verlauf der Krankheit, die nach einigen Wochen mit und ohne Behandlung abzuheilen pflegt, ohne die Hornhaut zu ergreifen, ohne den Tarsus zu

beteiligen, ja ohne im allgemeinen sichtbare Narben in der erkrankten Schleimhaut zu hinterlassen.

Schon dies klinische Bild müßte stark an die Befunde erinnern, die in der
Darstellung der Tuberkulose der Konjunktiva durch SATTLER als 2. und 3. Gruppe
abgegrenzt worden sind, und PARINAUD selbst hat anerkannt, daß die Differentialdiagnose gegenüber einer Tuberkulose der Bindehaut schwierig sein könne.

Histologische Befunde. Der Erste, der auf Grund der histologischen
Befunde den Verdacht aussprach, es könne sich um eine lokale Tuberkulose handeln, und der auch schon die jetzt vielfach anerkannte Auffassung aus seinen
histologischen Befunden ableitete, daß eine Pseudotuberkulose resp. eine tierische
Tuberkulose die verhältnismäßige Gutartigkeit des Ablaufs erklären könne, war
HOOR 1906, der im Gegensatz zu seinen Vorgängern durch Entnahme von Material
aus verschiedenen Stellen und in verschiedenen Stadien seines Falles auf die
tuberkelartige Struktur (epitheloide Zellen, Riesenzellen, knötchenförmige
Anordnung) aufmerksam wurde. In der Folge haben dann eine ganze Reihe
von Autoren gleiche oder ähnliche Schlüsse aus dem histologischen Befund
gezogen: RUPPRECHT und WÖLFFLIN fanden tuberkelähnliche Knötchen, Bazillenfärbung und Impfversuch jedoch blieben negativ, auffallend war dabei das
starke Überwiegen von Plasmazellen; ADAM und WÄTZOLD fanden ebenfalls
histologisch Tuberkel, konnten auch einzelne Tuberkelbazillen nachweisen.
Auch RE schildert tuberkelförmige Nester aus epitheloiden und Riesenzellen
bei negativem Bazillennachweis.

In der Verallgemeinerung dieser ätiologischen Diagnose aus dem histologischen
Befunde wurde man dann bestärkt durch WESSELYs positive Impfergebnisse
bei Überpflanzung von Konjunktivalgewebe in die Vorderkammer des Kaninchenauges und in die Konjunktiva der Affen; auch ADAM hatte positives Impf-
ergebnis, und MEISNER konnte in seinem Falle durch Impfung erweisen, daß
offenbar ein boviner Tuberkelbazillus die Infektion bedingt hatte. PEREYRA
züchtete kürzlich in einem Fall von PARINAUDscher Konjunktivitis einen
grampositiven Bazillus aus der Gruppe der Pseudotuberkulosebazillen. Von
Interesse sind dann die Übertragungsversuche von v. HERRENSCHWAND, der
in einem Fall aus den Knötchen den Bacillus pseudotuberculoseos rodentium
züchten konnte und bei dessen in Gemeinschaft mit BAYER ausgeführten Versuchen eine unbeabsichtigte Infektion der Bindehaut des letzteren mit dem
Bazillus das typische Bild der akuten aber gutartig ablaufenden Conjunctivitis
Parinaud hervorrief und so auch den Nachweis der Übertragbarkeit auf den
Menschen erbrachte.

Wenn somit die tuberkulöse Ätiologie der PARINAUDschen Konjunktivitis
auf Grund wiederholter histologischer Befunde wahrscheinlich, und auf Grund
wiederholter positiver Impfungen nahezu sicher erscheint, so ist es doch nicht
ganz unberechtigt, wenn MORAX — und ähnlich äußerst sich PURTSCHER — in
einer kürzlich gegebenen Darstellung des Gegenstandes vor einer Verallgemeinerung dieser ursächlichen Deutung warnt und verlangt, daß man die Bezeichnung
Conjunctivitis Parinaud eben nur auf solche Fälle anwenden solle, bei denen
die histologische Untersuchung keine für Tuberkulose sprechenden Befunde
ergibt und der Impfversuch eine Tuberkulose nicht nachzuweisen erlaubt.
Eine solche Stellungnahme findet in zwei Punkten eine gewisse Berechtigung.
1. Muß zugegeben werden, daß die Mehrzahl der Fälle, in denen histologisch
oder im Impfversuch die tuberkulöse Natur des Leidens wahrscheinlich gemacht oder sicher gestellt werden konnte, schon klinisch nach unseren sonstigen
Kenntnissen von den tuberkulösen Erkrankungsformen der Konjunktiva die
Bezeichnung einer Tuberkulose der Bindehaut nahegelegt hätten (z. B. der Fall
von ADAM und WÄTZOLD, der Patient MEISNERs und die Beobachtung von

HERRENSCHWANDs), vielleicht also nicht unter das enger zu begrenzende Gebiet der Conjunctivitis Parinaud zu rechnen wäre. Dazu kommt ferner, daß, besonders allerdings in früherer Zeit, wiederholt Fälle von Conjunctivitis Parinaud beschrieben worden sind, deren histologischer Befund keinerlei Anhaltspunkte für Tuberkulose ergab. Wenn auch diese uncharakteristischen mikroskopischen Befunde das Zugrundeliegen einer Tuberkulose anerkanntermaßen nicht ausschließen, so soll doch hier, wo die histologischen Befunde des Krankheitsbildes im Vordergrund zu stehen haben, diese Tatsache nicht unerwähnt bleiben, wenn ich selbst auch die Übereinstimmung der Conjunctivitis Parinaud mit einer abgeschwächten Tuberkulose der Konjunktiva für das Wahrscheinliche halte.

In diesem Zusammenhang verdienen Erwähnung die histologischen Untersuchungen von VERHOEFF und DERBY (1905), W. REIS, SINCLAIR, BERNHEIMER, KEIPER, CONNEL. In diesen Fällen handelte es sich meist um ein atypisches Granulationsgewebe, an dessen Aufbau Lymphozyten, auch epitheloide Zellen vor allem aber massenhaft Plasmazellen beteiligt waren, während Riesenzellen und herdförmige an Tuberkel erinnernde Struktur vermißt wurden. Fast ausnahmslos weisen diese Autoren auf nekrotische Partien im gewucherten Gewebe hin, die sie als anatomisches Substrat der gelblichgrauen oder weißlichen Fleckchen des klinischen Bildes ansehen. Zum Teil lehnen diese Untersucher ausdrücklich jede Ähnlichkeit ihrer histologischen Befunde mit tuberkulösem Granulationsgewebe ab. Diese histologischen Befunde lassen also immerhin die Möglichkeit zu, daß ein Teil der Fälle ätiologisch eine Sonderstellung einnimmt, und es wird im wesentlichen darauf ankommen, gerade in solchen histologisch nicht für Tuberkulose sprechenden Fällen, die ursächliche Klärung durch den Impfversuch anzustreben. In einer ganzen Reihe derartiger Fälle ist es nun schon gelungen (VERHOEFF, BENSHEIMER, LEMOINE, KEYSSER u. a.) in und um die nekrotischen Herde bei PARINAUDs Konjunktivitis Klumpen oder Einzelindividuen eines Leptothrix („Verhoeff") festzustellen.

In diesem Zusammenhang gewinnt ein seltenes Krankheitsbild Interesse, das möglicherweise in Beziehung zur PARINAUDschen Konjunktivitis gebracht werden muß:

Die Conjunctivitis necroticans infectiosa (PASCHEFF),

die von ihrem Entdecker bisher in vier Fällen beobachtet wurde und sowohl durch die Ähnlichkeit des klinischen Bildes als durch die ätiologischen Befunde sich als ein wohl abgegrenztes klinisches Bild darstellt, das an die Conjunctivitis Parinaud lebhaft erinnert; auch hier tritt einseitig unter leichtem Fieber und begleitet von einer meist zur Vereiterung führenden hochgradigen Entzündung der benachbarten Drüsen eine akute Entzündung der Lidbindehaut auf, die ebenso wie bei der Conjunctivitis Parinaud in einigen Wochen restlos abzuheilen pflegt. Was das Bild klinisch von der Conjunctivitis Parinaud zu trennen Anlaß gab, ist die Tatsache, daß es sich hier nicht um Bildung gröberer Körner oder auffallender Wucherungen der entzündeten Schleimhaut handelt, sondern um das Auftreten zahlreicher zerstreut in der hyperämischen Conjunctiva fornicis und tarsi gelegener, unscharf begrenzter weißlicher Fleckchen von wechselnder aber meist geringer Größe, die in ihren größeren Exemplaren an Phlyktänen erinnern, aber durch Berührung auf anliegende Bindehautstellen übertragen werden. Histologisch fand PASCHEFF subepitheliale knötchenförmige Infiltrationen der Bindehaut mit zentraler, manchmal zur Vereiterung führender Nekrose, über denen das Epithel durchbrochen wird, während sich um die Nekrose ein Wall von Granulationsgewebe bildet, in dem keine Riesenzellen gefunden wurden. In allen vier Fällen konnte PASCHEFF — was ebenfalls von den bisherigen Befunden bei der Conjunctivitis Parinaud abweicht — denselben, nach AXENFELDs Äußerung bisher nicht als augenpathogen bekannten

„Microbacillus polymorphus necroticans" nachweisen, der sich im Impfversuch bei Meerschweinchen und Kaninchen als hoch virulent erwies, weswegen auch Übertragungsversuche am Menschen unterblieben. STARK konnte in vier Fällen diesen bakteriellen Befund nicht bestätigen. WHERRY sieht als Erreger der PASCHEFFschen Konjunktivitis das Bact. tularense der Eichhörnchenseuche an und verlangt die strenge Trennung dieser ursächlichen Gruppe von der Conjunctivitis Parinaud. Wie wenig klar abgegrenzt die klinischen Bilder und die ätiologischen Beziehungen der nach PARINAUD und PASCHEFF benannten Formen der infektiösen Konjunktivitis sind, zeigt die Äußerung PASCHEFFs, daß zur Unterscheidung der beiden Erkrankungen die klinische Untersuchung nicht genügt, sondern die histologische Untersuchung und der Tierversuch herangezogen werden müssen.

Zweifelhaft ist die Einordnung der neuerdings von CAVARA mitgeteilten zwei Fälle einer knötchenförmigen exulzerierenden gutartig abheilenden Konjunktivitis, ebenfalls mit Entzündung der gleichseitigen Lymphdrüsen, die an die Fälle von PASCHEFF erinnern, bei denen der Verfasser jedoch einen für Meerschweinchen und Kaninchen nicht pathogenen Pseudotuberkulose-Bazillus gezüchtet haben will. Weitere Förderung erfährt die auf diesem Gebiet herrschende Verwirrung durch den Vorschlag von PATTON und GIFFORD eine Gruppe von Fällen unter der Bezeichnung der Agrikulturkonjunktivitis abzugrenzen.

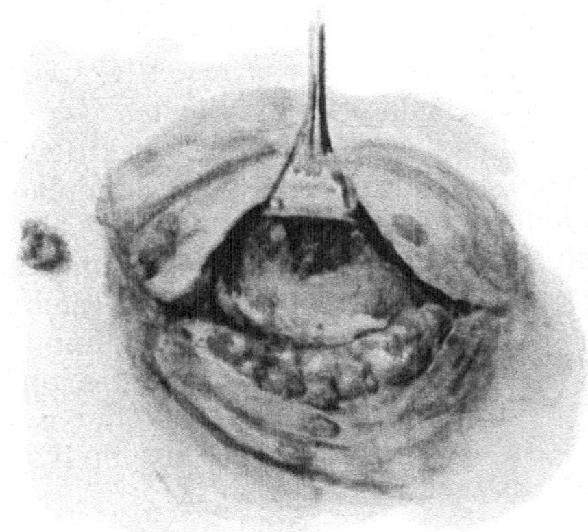

Abb. 78. Vakzineinfektion der Conjunctiva bulbi et palp. inf., sowie der Lidhaut. In der Conj. bulbi eine flächenhafte Geschwürsbildung von graugrünlicher Farbe; die gegenüberliegende Conj. palp. bereits im Stadium der Vernarbung unter Entwicklung reichlichen Granulationsgewebes. Die Pusteln in der umgebenden Haut schon eingetrocknet und in Rückbildung.

Variola und Vakzinola der Konjunktiva.

Bei Variola gilt das Auftreten einer Hyperämie der Lidbindehaut als Regel, während die Conjunctiva bulbi viel seltener beteiligt ist. In einem gewissen Prozentsatz der Blatternfälle, der von verschiedenen Autoren sehr verschieden angegeben wird, entwickeln sich auch — meist vereinzelte — Pusteln, die sowohl im Intermarginalteil wie in der Lidbindehaut, wie besonders auch nahe dem Limbus auftreten können, nach kurzem Bestand platzen, und, wenn die Hornhaut nicht sekundär ergriffen wird, keinen Schaden hinterlassen. Daneben finden sich bei hämorrhagischer Variola zahlreiche Blutungen in der Bindehaut. Ein Teil der Fälle von Variola der Konjunktiva zeigt stürmischere Erscheinungen in Gestalt hochgradiger Chemose oder diphtheroider Veränderungen, bei denen aber vielleicht Mischinfektionen eine Rolle spielen.

Erfolgt die Infektion der Bindehaut durch Vakzine, was meist erst sekundär von einer Infektion des Lidrandes aus geschieht, so kommt es zu heftiger Entzündung der Bindehaut mit starker Chemose und Entwicklung meist mehrerer flacher Geschwüre mit grauweißem Belag, die in der Regel ohne sichtbare Narben abheilen. In einem kürzlich von mir beobachteten Fall war der Verlauf ein ernsterer, insofern die Geschwürsbildung der Fläche nach große Ausdehnung annahm und zu ausgedehnten Verwachsungen zwischen Augapfel und Lidern führte. Die Abb. 78 läßt den graugrünlichen nekrotischen Geschwürsgrund in der Conjunctiva bulbi und die gegenüberliegende Granulation der Unterlidkonjunktiva erkennen, die an das Bild einer schweren Ätzung erinnern.

Histologisches Material stand mir nur vom nekrotischen Geschwürsgrunde zur Verfügung. Dies ließ sichere spezifische Zellveränderungen nicht erkennen; es bestand neben wenigen Resten von Epithelgruppen aus einem fibrinösen, zum Teil hyalin degenerierten Exsudat, in dessen Massen zahlreiche, kugelige einzeln liegende Zellen mit schlechter Kernfärbung und massenhaften Vakuolen eingeschlossen lagen, die bei Malloryfärbung die verschiedensten Farben annahmen. Manches sprach dafür, daß diese einzelliegenden Zellen wenigstens zum Teil losgelöste Epithelzellen seien, so daß man im Zweifel sein konnte, ob die Zellbilder mit den bei Variola und verwandten Prozessen auftretenden Degenerationsformen der Epithelien identisch seien oder ob nicht nur phagozytierende Bindegewebszellen vorlägen (Abb. 79).

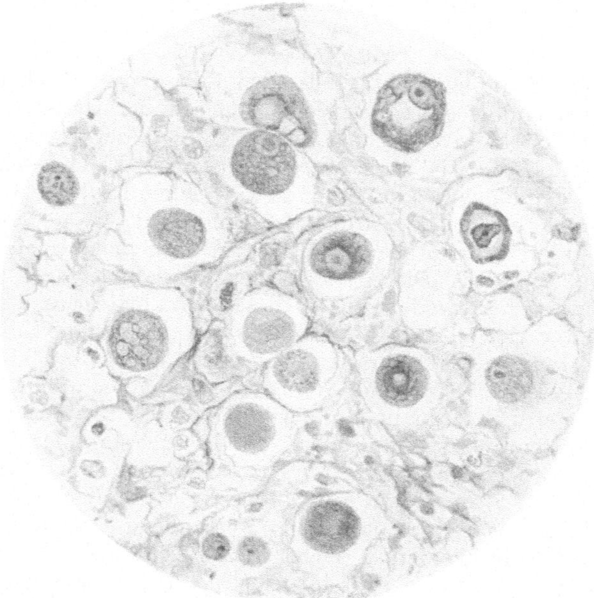

Abb. 79. Vom Geschwürsgrund eines Vakzineulkus der Konjunktiva. Öl-Imm. (Malloryfärbung.) Fibrinöses Gerüst mit eingeschlossenen phagozytären Zellen, die Fett, Zellen, Kerntrümmer, Leukozyten enthalten. Es sind zum Teil wohl Epithelien, wenigstens scheinen sie stellenweise mit den Epithelien des Geschwürsrandes in Zusammenhang zu stehen (in der Abbildung nicht sichtbar). Trotzdem sind ihre Veränderungen wohl nicht der „ballonierenden" oder „retikulierenden" Degeneration der Epithelien bei Vakzine gleichzusetzen.

Die Konjunktivitis bei Masern,

ebenso wie die bei Scharlach, ist in ihrem histologischen Verhalten auffallend unerforscht. Die Untersuchung eines Falles, der drei Tage nach Ausbruch der Masern starb, durch J. Paul (Bericht im Zentralbl. f. Ophth. Bd. 5, S. 164) hätte daher Interesse, wenn die Entnahme des Materiales nicht erst 18 Stunden post mortem erfolgt wäre. Das ist besonders störend, da im Vordergrund des Befundes hochgradige Degenerationserscheinungen stehen: Abstoßung der oberen Epithelien, Pyknose und Vakuolenbildung in den tieferen Schichten, die auch im Epithel der Drüsen wiederkehren. Die subepitheliale Infiltration ist nicht besonders dicht; sie läßt gar keine polymorphkernigen Leukozyten erkennen, sondern besteht „zumeist aus großen Wanderzellen mit unregelmäßigem, aber nicht gelapptem Kern. Kleine Lymphozyten und eosinophile Zellen fanden sich nur vereinzelt.

Auch bei Varizellen sind in seltenen Fällen „narbenlos" abheilende Bläschenbildungen in der Bindehaut des Auges beschrieben worden. Es wäre wertvoll histologische Befunde möglichst frischen Materiales aus verschiedenen

Stadien der exanthematischen Erkrankungen zu sammeln, da uns hierüber noch wenig bekannt ist.

Herpes febrilis und Herpes zoster

im Bereich des Auges beteiligen die Bindehaut sicher oft, wenn es auch zu einer sichtbaren Bläschenbildung nur selten kommt; da histologische Untersuchungen über die Veränderungen der Konjunktiva bei den herpetischen Erkrankungen des Auges nicht vorliegen, soll ihr Vorkommen hier nur erwähnt werden.

Das gleiche gilt für das seltene Krankheitsbild der unter vorübergehender Bläschenbildung und Geschwürsentwicklung verlaufenden Konjunktivitis bei der Maul- und Klauenseuche (jüngste Mitteilung von Illig: Arch. f. Augenheilk. Bd. 83, ohne histologischen Befund).

Pemphigus conjunctivae.

Das seltene Krankheitsbild eines Pemphigus der Bindehaut entwickelt sich als Teilerscheinung eines Pemphigus vulgaris der Haut oder der Schleimhäute, gelegentlich kann es Frühsymptom eines dieser Krankheitsbilder oder ihrer Kombination sein; ja, es sind von v. Graefe Fälle beschrieben worden, bei denen der Pemphigus sich dauernd auf die Schleimhaut der Augen beschränkt zu haben scheint: essentielle Phthise der Bindehaut, die neuerdings meist mit den häufigeren erstgenannten Fällen zu einem gemeinsamen Krankheitsbild zusammengefaßt werden. Die Ätiologie des Prozesses ist noch völlig rätselhaft und es erscheint daher zweifelhaft, ob diese Krankheitsgruppe mit Recht ihren Platz hier unter den durch Mikroorganismen erzeugten Entzündungen der Konjunktiva findet. Die Erkrankung ergreift, wenn auch zeitlich oft in erheblichem Abstande, stets beide Augen und ist daher prognostisch besonders ernst zu bewerten. Ihr Ablauf kann wie der des Pemphigus vulgaris auch an der Schleimhaut ein mehr akuter oder — in der Mehrzahl der Fälle — ein mehr chronischer sein, aber auch im letzteren Fall scheint das allmähliche Fortschreiten der Veränderungen in der Form anfallsweiser Nachschübe stattzufinden.

Klinisch findet sich im anfallsfreien Zustande die Konjunktiva der Lider und des Augapfels injiziert und leicht chemotisch; an den frisch erkrankten Stellen — nach v. Michel zuerst in der Gegend des medialen Lidwinkels und in der unteren Hälfte der Augapfelbindehaut — heben sich grau belegte, epithelentblößte Flecke ab oder es finden sich bis linsengroße graulich infiltrierte leicht erhabene Bezirke oder kleinere grauliche Knötchen, im Sekret Epithelfetzchen. Blasen kommen nicht so häufig wie an der Haut zur Beobachtung, da das zarte Epithel von einem im Epithel oder unmittelbar unter ihm sich ansammelnden serösen Erguß abgesprengt wird und nun in Fetzen wegschwimmt. Die zurückbleibende geschwürige Wundfläche erhält sehr bald einen fibrinösen Belag, der bei großer Ausdehnung des Krankheitsprozesses dem Ganzen das Bild einer pseudomembranösen Konjunktivitis verleihen kann. Kommt es zu ausgesprochener Blasenbildung, wie sie z. B. kürzlich wieder Clausen beschrieben hat, so erscheinen die bis bohnengroßen Blasen zunächst wasserklar und enthalten einen gallertigen, nach den Untersuchungen von Löffler, Uhthoff, Adam u. a. keimfreien Inhalt; in diesem unterschied Schiess fettig degenerierte Epithelzellen, Leukozyten, rote Blutkörperchen und Zelltrümmer; das Epithel der Bläschenwandung zeigte im Falle von Speziale Cirincione hydropische Zellkerne mit und ohne Chromatin. Clausen entnahm einer kirschkerngroßen bläulich schimmernden Blase $1^1/_2$ ccm sterilen flüssigen Inhalts. Erst in späteren Stadien trübt sich der Inhalt gelblich eitrig, und es ist dann Sekundärinfektion durch Staphylokokken oder Streptokokken wiederholt nachgewiesen worden. Bei den akuten Fällen oder häufiger während der Exazerbationen in chronisch verlaufenden Fällen kann sich hochgradige Chemose der Konjunktiva einstellen, und CLAUSEN fand bei den schweren, stunden- bis tagelang dauernden Anfällen seiner Patientin die Konjunktiva vom Limbus bis weit nach dem Äquator und darüber hinaus durch gelblich durchschimmerndes Transsudat abgehoben. Schon frühzeitig finden sich neben diesen Bläschenbildungen und den sie in der Schleimhaut meist ersetzenden epithelentblößten frischen Entzündungsherden weißliche Narbenlinien im subepithelialen Gewebe, die auf eine narbige Schrumpfung desselben als Folge der entzündlichen Veränderungen hinweisen und nach jeder neuen Eruption größeren Umfang annehmen. So wird allmählich — oft im Verlauf von Jahren und Jahrzehnten — die Konjunktiva immer mehr narbig verkürzt und atrophisch, der Bindehautsack immer mehr verkleinert, bis er schließlich vollkommen aufgehoben sein kann. Daneben kommt es durch Verklebung und bindegewebige Verwachsung einander gegenüberliegender Wundflächen gelegentlich zu brückenförmigem Symblepharon, und auch die Hornhaut wird sekundär unter Bildung einer Art Pterygium in den Atrophierungsprozeß hineingezogen.

Die Untersuchungen von UHTHOFF, VON MICHEL, FRANKE, ADAM, SPECIALE-CIRICOINE, THOST u. a. haben erwiesen, daß das Wesentliche des Prozesses nicht in der Blasenbildung liegt, deren Zustandekommen durch die anatomischen Verhältnisse der Schleimhaut nicht begünstigt wird, sondern in entzündlichen tiefgreifenden Veränderungen der Mukosa und Submukosa, die zu narbiger Schrumpfung führen. Die subepithelialen Schichten zeigen fleckweise (ADAM) oder diffuse Infiltration mit Lymphozyten und Plasmazellen, in späteren Stadien findet sich anschließend deutliche Wucherung des Bindegewebes. Im Bereich der oberen Umschlagsfalten kann es zu erheblicher papillärer Wucherung kommen (UHTHOFF). Das neugebildete Bindegewebe am Boden der Ulzerationen und in ihrer Umgebung verfällt dann narbiger Schrumpfung und bedingt so die fortschreitende Verkürzung der Konjunktiva. Fibrinöses Exsudat fand sich sowohl als Auflagerung auf den ulzerierten Stellen als auch gelegentlich im subepithelialen Gewebe, wodurch ähnlich wie bei echt diphtheritischen Prozessen einer Nekrotisierung und narbigen Schrumpfung die Wege geebnet werden. In alten Fällen sieht man dann die Mukosa atrophiert, die Submukosa in ein gefäßreiches, hypertrophisches, faserreiches Bindegewebe umgewandelt, während das Epithel in wechselndem Maße verdickt ist, Zapfen in die Tiefe sendet und umgekehrt von Strängen des gewucherten Bindegewebes durchzogen wird.

Die histologischen Beschreibungen haben neuerdings eine Bereicherung erfahren durch D'AMICO, der in der Lage war einen Bulbus (Spätstadium) in Serienschnitten zu untersuchen.

Konjunktivitis bei Erythema exsudativum multiforme (Abart: Herpes iris).

Das an sich zwar chronische aber gutartige, stets symmetrisch auftretende Erythema exsudativum multiforme, das als Teilerscheinung einer ursächlich noch ungeklärten allgemeinen Infektionskrankheit angesehen werden muß, beteiligt gelegentlich die Schleimhäute der Lippen, der Mundhöhle, der Genitalien usw. Auch die Konjunktiva kann erkranken, und zwar in verschiedener Form. Da nur spärliche histologische Untersuchungen der erkrankten Bindehaut vorliegen, seien hier wenigstens einige klinische Angaben vorausgeschickt. DÜRING sah die Bindehaut sehr häufig beteiligt, und zwar gleichzeitig mit Auftreten des Hautausschlages oder auch kurz vor oder nach demselben. Es entwickelt sich eine erhebliche Hyperämie der Konjunktiven, die sich besonders im Lidspaltenbereich in Dreiecksform fand. In diesem hyperämischen Lidspaltenbezirk zeigten sich dann eine Anzahl stecknadelkopfgroße bis hirsekorngroße Erhabenheiten; es erfolgte spontan restlose Abheilung, doch bestand Neigung zu Rückfällen. WERTHEIM sah in seinem Fall von rezidivierendem Erythema exsudativum multiforme, bei dem vorwiegend die Schleimhäute ergriffen wurden, eine Conjunctivitis catarrhalis, bei der stecknadelkopfgroße Bläschen mit klarem Inhalt sich auf der Bindehaut des Unterlides entwickelten. HANKE betont, daß diese leichten Formen ausgezeichnet sind durch geringe Injektion, geringe wässerige Absonderung und den Mangel an subjektiven Beschwerden bei gleichzeitigem Vorhandensein eines auffallenden glasigen Konjunktivalödems. Die zweite schwerere Form, die aber ebenfalls gutartig abzuheilen pflegt, ist die einer Conjunctivitis membranosa, die im allgemeinen nur die Tarsalbindehaut, in selteneren Fällen aber auch die Conjunctiva bulbi beteiligt. Hierher gehört die Beobachtung von FUCHS, 1 Fall von HANKE u. a.

HANKE verdanken wir die Schilderung des histologischen Befundes bei dieser zweiten Form. Er fand das Bild einer „akuten, länger dauernden Entzündung, bei welcher es bereits zur Bildung eines Gewebes vom Typus des Granulationsgewebes gekommen ist, welches das Muttergewebe infiltriert und durchsetzt. Das hervorstechendste und wesentlichste Merkmal des sich hier abspielenden pathologischen Prozesses ist aber die massenhafte Bildung eines zähen gerinnenden, faserstoffreichen Exsudats, das sich sehr bald hyalin umwandelt" und an der Oberfläche eine zusammenhängende, glasige Membran bildet. Diese Umwandlung des Fibrins ist stellenweise bereits innerhalb der Gefäße zu beobachten. Die gleichzeitig von ihm gefundenen Streptokokken hält er für unwesentlich, da sie spärlich und nur in den obersten Schichten der Membran nachweisbar waren. Klinisch fand sich nach leichtem Abziehen der Membran eine hypertrophische samtartige Konjunktiva. Restitutio ad integrum unter Hinterlassung einer leichten papillären Hypertrophie.

Klinisch sehr ähnlich lagen neuere Fälle von RAFFIN und HARTLEY. Letzterer beschreibt bei seiner zweiten Patientin einen schweren Befund: die Conjunctivitis membranacea betraf hier die Conjunctiva bulbi unter starker Hyperämie und zahlreichen subkonjunktivalen Blutungen. — Die Membranen können sehr lange bestehen bleiben, im Falle von STOCK schwanden sie z. B. erst nach 4 Jahren. Sehr häufig kommt es zu Rückfällen (Fall O. BERGMEISTER). RAFFIN weist auf die Ähnlichkeit mit den seltenen Fällen von Maul und Klauenseuche der menschlichen Bindehaut hin.

IV. Parasitäre Erkrankungen der Konjunktiva.

So verbreitet parasitäre Erkrankungen der Augen in den Tropen sind — einen Einblick in die erstaunliche Reichhaltigkeit dieses Teiles der Pathologie des Auges, gewährt R. H. ELLIOTs Tropical Ophthalmology London 1920, über die STARGARDT im 9. Bande des Zentralblatts für Ophthalmologie ein ausführliches Referat brachte — so selten begegnen wir in unseren Breiten parasitären Erkrankungen der Konjunktiva. Die histologischen Befunde über die in diesem Zusammenhang zu berichten ist, sind daher noch sehr spärlich und tragen vorläufig noch durchaus den Stempel kasuistischen Materials.

Die größte praktische Bedeutung kommt dem Cysticercus cellulosae zu, der Finne der Taenia solium, die nicht so selten intraokular besonders subretinal auftritt, viel seltener auch unter der Bindehaut gefunden wurde. Mit Vorliebe scheint sich die Finne hier unter der Conjunctiva bulbi nahe dem äußeren Augenwinkel anzusiedeln. Der subkonjunktivale Zystizerkus stellt eine in wenigen Tagen bis zu Erbsen- oder Haselnußgröße anwachsende mehr oder weniger durchscheinende Blase dar, die die wenig injizierte Bindehaut prallkugelig empordrängt und Fluktuation zeigt, in späteren Stadien aber auch derbere Konsistenz annehmen kann. In den frischen Fällen erkennt man in der ziemlich klaren Blase etwa zentral gelegen eine grauweißliche dichtere Trübung, die dem ins Innere der Blase zurückgezogenen Kopf und Hals der·Finne entspricht. Die Blase ist entweder mit der Konjunktiva ziemlich frei verschieblich oder sie kann der Sklera fest aufsitzen. Die entzündliche Reaktion der Bindehaut ist meist auffallend gering, das Auge kann blaß sein. Differentialdiagnostische Schwierigkeiten entstehen eigentlich nur, wenn der Zystizerkus abgestorben, dicht eingekapselt oder abszediert ist. Es bildet sich, wie mehrfache histologische Untersuchungen an exstirpierten Finnen gezeigt haben, um den zarten Wurm herum eine mehr oder weniger dicke derbe Hülle aus neugebildetem Bindegewebe mit reichlichen spindelförmigen Zellen, zwischen denen große epitheloide Zellen eingestreut liegen. Die innersten Zellagen der Kapsel degenerieren zu bröckligen schlecht färbbaren Massen; in den umgebenden Schichten findet sich Rundzelleninfiltration und — wenigstens in dem von FUCHS mitgeteilten Fall — zahlreiche Riesenzellen.

Filarien sind unter der Bindehaut in den letzten Jahrzehnten auch in Europa und Amerika nicht so selten beobachtet worden bei Leuten, die aus der Heimat der Filarien, der Westküste Afrikas, kamen oder sich zum Teil dort vor Jahren aufgehalten hatten. Die Filaria Loa ist ein 15—40 mm langer sehr beweglicher, gelblichweißer Wurm, gelangt nach der Infektion in die verschiedensten Gewebe, besonders auch unter die Haut und kann auf seiner Wanderung auch unter die Bindehaut des Auges geraten, wo er durch seine Bewegungen äußerst lästig wird, ohne doch bleibende entzündliche Veränderungen zu verursachen. Bei der außerordentlichen Verbreitung der Filarien in der Südseebevölkerung — nach LEBER und v. PROWACZEK sind 60% der erwachsenen Samoaner mit elefantiastischen Erscheinungen behaftet, die auf Filarien zurückzuführen sind — lag der Gedanke nahe, daß auch das Auge von der Infektion oft betroffen werde. In der Tat fand LEBER sehr häufig Lidhauterkrankungen, die auf Filarien bezogen werden konnten; aber auch im Konjunktivalsekret konnte er mehrfach Filarienlarven nachweisen und in mikroskopischen Schnitten der sonst wenig veränderten Bindehaut wurden Filarien, allerdings meist innerhalb der Blutgefäße festgestellt. Ferner fand LEBER Filarien zahlreich, und zwar auch außerhalb der Blutgefäße in Ptergyien und glaubt die Einwanderung der Filarien in das Konjunktivalgewebe für das auffallend häufige Vorkommen von Pterygien auf Samoa verantwortlich machen zu können. „Die mikroskopische Untersuchung zeigt, daß bei derartigen samoanischen Pterygien, die an Ausdehnung und Dicke die bei uns vorkommenden oft weit übertreffen, die makroskopisch teilweise verfettet, teilweise fleischig erscheinen, die Hauptmasse aus lockeren, teilweise hyalin umgewandelten Bindegewebszügen besteht, in welche Mikrofilarien mit geringfügigen Reaktionserscheinungen eingeheilt sind. Das bei derartigen Pterygien gleichzeitige Vorkommen von konjunktivalen, mit flüssigem Fett gefüllten Zysten ist wohl auch in ursächlichen Zusammenhang mit der filariotischen Affektion zu bringen", ELLIOT bezweifelt übrigens den ursächlichen Zusammenhang zwischen den Filarien im Konjunktivalgewebe und der Häufigkeit der Pterygien in tropischen Ländern.

Unter der Bezeichnung der Ophthalmomyiasis ist schließlich bekannt das Vorkommen von Fliegenlarven im Bindehautsack (Larven von Oestrus ovis u. a.), die zur Reizung, chronischer Entzündung und Zystenbildung Anlaß geben können. So fand ELLIOT bei einem 7jährigem Hindukinde in einem kleinen zystischen Tumor in der Nähe der etwas geröteten unteren Umschlagsfalte eine Mecellarialarve.

COSMETTATOS beschreibt eine Konjunktivalzyste, die durch eine Hundszecke hervorgerufen worden war. Die braungefärbte Zyste war linsengroß und saß in der Conjunctiva bulbi. Die Wandung bestand aus einer einfachen

Lage von Endothelzellen, die von dichtem Bindegewebe umgeben war (vgl. MICHELs Jahresber. 1912. S. 182).

Rhinosporidium Kynealyi ist in Indien von ELLIOT und INGRAM sowie von KIRKPATRICK wiederholt als Ursache polypöser Wucherungen der Bindehaut festgestellt worden, und ELLIOT berichtete ausführlicher über den histologischen Befund. „Der elastische rundliche polypöse Tumor an der Innenseite des Lides enthielt eine große Zahl typischer Zysten von Rhinosporidium Kinealyi. Sie fanden sich in allen Schichten und waren unregelmäßig durch das Gewebe verteilt. Der Polyp war von einem dünnen Epithel bedeckt, unter dem zahlreiche größere Hohlräume lagen, die von einer unregelmäßigen Epithellage ausgekleidet und mit Massen angefüllt waren, in denen einige degenerierte Leukozyten lagen. Die meisten parasitären Zysten waren degeneriert." In einem Fall von KIRKPATRICK fand sich ein rotes Knötchen von Erbsengröße in der Bindehaut des Unterlides. Das Zentrum der Geschwulst bestand aus ödematösem Bindegewebe mit einer einzigen typischen Zyste, die äußeren Schichten bestanden aus jungem Granulationsgewebe mit zahlreichen Zysten von verschiedener Größe und verschiedenem Entwicklungsstadium; die meisten waren leer, einige enthielten nur Morulae, die stellenweise in das umgebende Granulationsgewebe einbrachen, einige waren organisiert und zeigten zahlreiche Riesenzellen (zitiert nach v. MICHELs Jahresber. 1912. S. 181).

Neuerdings ist durch DENTI ein gleichartiger Fall beschrieben worden bei einer Patientin, die stets in Europa gelebt hat.

Als Habronemakonjunktivitis deutet BULL die nur in Australien vorkommende und unter der Bezeichnung „blaues Auge" bekannte Erkrankung, bei der die Lider anschwellen und sich bläulich verfärben. BULL fand in seinem Fall in der Konjunktiva des Oberlides einen kleinen maulbeerförmigen Tumor, dessen mikroskopische Untersuchung Granulationsgewebe ergab, das vom Bindehautepithel überzogen war. In jedem Schnitt sah man 2—3 Bezirke mit besonders dichter Zellinfiltration, die sich stark mit sauren Farbstoffen färbten. Diese Bezirke waren von hyperplastischen endothelialen Zellen und Riesenzellen umgeben; im Zentrum dieser Bezirke sah man körnige Zelltrümmer. BULL weist darauf hin, daß die gleichen eigenartigen Granulome sich nur in den äußeren Schleimhäuten (z. B. auch in der Bindehaut) von Pferden finden, die durch Fliegen mit einer Nematodenlarve vom Genus Habronema infiziert sind.

V. Entartungsvorgänge in der Konjunktiva.

Die Bindehaut erleidet zweifellos im Laufe des Lebens, auch ohne akut zu erkranken, mancherlei degenerative Veränderungen, von denen zum Teil mit Sicherheit anzunehmen ist, daß sie auf kleinste immer wiederkehrende äußere Schädigungen der freiliegenden Schleimhaut zurückgeführt werden müssen, von denen zum Teil aber auch gilt, daß sie als senile — gelegentlich präsenil schon zu beobachtende — Entartungsvorgänge erblicher Art aufgefaßt werden müssen. Dem histologischen Bilde einer Konjunktiva wird man, wenn man nicht gerade die Gegend des Lidspaltenbereiches gewählt hat oder das Fehlen der Follikel in den ersten Lebenswochen berücksichtigen kann, kaum entnehmen können, welchem Lebensalter das Präparat entstammt; dazu ist die physiologische Variationsbreite bei Gleichalterigen zu groß. Die mikroskopische Untersuchung der lebenden Bindehaut mit Hilfe der Nernst-Spaltlampe hat aber immerhin zur Feststellung einiger Eigentümlichkeiten geführt, die der alternden Bindehaut im Gegensatz zu der des Jugendlichen zukommen.

So hat Koeppe darauf aufmerksam gemacht, daß an der Conjunctiva tarsi im höheren Lebensalter das Epithel kleine grauliche Inseln erkennen läßt, die er auf hyaline Degeneration zurückzuführen geneigt ist. Ferner fiel ihm auf, daß im Alter die aus dem mittleren Gefäßnetz der Conjunctiva tarsi senkrecht zur Oberfläche aufsteigenden Gefäßchen in ihren Endknäueln viel ärmer an Kapillaren sind, als in jungen Jahren, auch das Stroma erscheint verkümmert, faseriger als in der Jugend; die konkrementären Bildungen werden besonders in der Gegend der Umschlagsfalten mit zunehmendem Alter häufiger; in der Conjunctiva bulbi fallen vor allem die degenerativen Veränderungen an den Blut- und Lymphgefäßen auf. Bekannt ist ferner das Leerstehen vieler kleiner Gefäßschlingen der Palisadengefäße am Limbus im höheren Alter.

Eine senile Pigmentierung der Conjunctiva bulbi bzw. der Episklera beschreibt Vogt in seinem Atlas der Spaltlampenmikroskopie. Nahe dem Limbus,

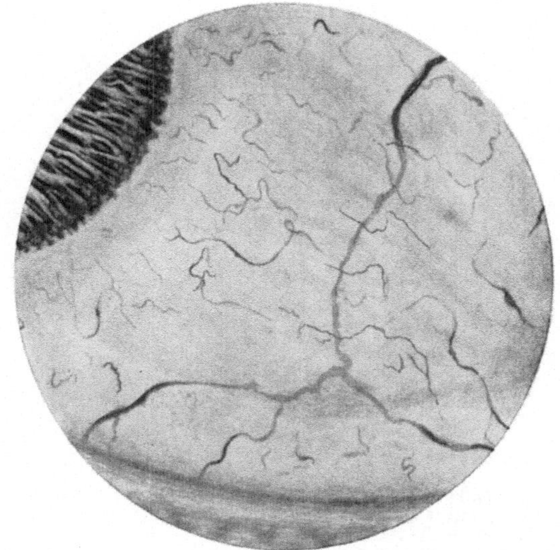

Abb. 80. Großer Lidspaltenfleck (Pinguecula) bei 54jährigem Mann. Die gelblich glasige Masse zeigte die typische Form des gleichschenkligen Dreiecks mit konzentrisch zum Limbus eingebuchteter Basis. Das Epithel zieht spiegelnd über die Prominenz hinweg; die Gefäße im Bereich des Lidspaltenfleckes, die zumeist unter ihm hinwegziehen, zeigen vielfach sackartige Erweiterungen, daneben blutleere Strecken oder körnigen Zerfall der Blutsäule.

aber auch in der freien Bindehaut des Augapfels, fand er im Alter häufig eine Pigmentablagerung. Sie liegt im subkonjunktivalen oder episkleralem Gewebe in einer Ebene mit tiefen Gefäßen, welche jedoch von der pigmentierten Umgebung durch einen weißen Hof getrennt bleiben. Vogt vermutet, daß diese „senilen Bindehautnävi" auf hämatogene Pigmentablagerung zurückzuführen sind.

Die bekannteste Form der senilen Degeneration der Bindehaut und zugleich die auffallendste ist die sogenannte

Pinguecula,

die ihre Bezeichnung der fälschlichen Annahme verdankt, daß ihr eine Anhäufung von Fettgewebe zugrunde liegt. Vorzuziehen wäre die nichts vorwegnehmende Bezeichnung: Lidspaltenfleck; denn es handelt sich um eine im höheren Lebensalter nicht seltene Veränderung der Augapfelbindehaut, die die im Lidspaltenbereich gelegenen Teile befällt und schon dadurch eine gewisse Abhängigkeit von äußeren Schädlichkeiten erkennen läßt. Der Lidspaltenfleck tritt meist an beiden Augen auf und pflegt sowohl den nasalen als den temporalen

Abschnitt der Konjunktiva im Bereich der Lidspalte zu befallen, doch ist seine Entwicklung nasal vom Limbus viel häufiger und jedenfalls pflegt hier die Erscheinung sehr viel deutlicher aufzutreten als im temporalen Abschnitt.

Die Pinguecula erscheint als ein gelblich opaker, leicht vorspringender Bezirk der Konjunktiva von weicher Beschaffenheit mit meist spiegelnder Oberfläche; sie reicht oft nahe an den Limbus heran und erstreckt sich nasal- bzw. temporalwärts verschieden weit in die Conjunctiva bulbi hinein; in manchen Fällen liegt die Anschwellung deutlich vom Hornhautrande getrennt. Die Form kann rundlich oder oval sein, meist erinnert sie an ein liegendes gleichschenkliges Dreieck entsprechend der Form der Lidspalte. Nahe dem Limbus ist bei großen Formen der verdickte Bezirk auf der Unterlage ziemlich fest fixiert, peripherwärts dagegen verschieblich. Bei der Untersuchung mit der Doppellupe erkennt

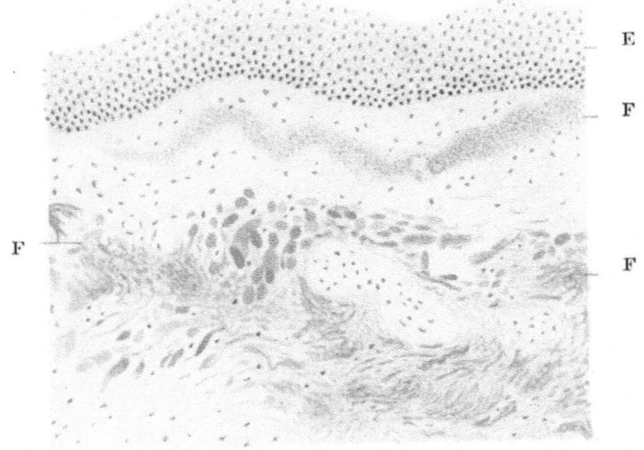

Abb. 81. Pinguecula. Das Epithel der Oberfläche (E) ist wohl erhalten. Das subepitheliale Bindegewebe ist umgewandelt in ein Gewirr von mit Weigertscher Elastikafärbung tief dunkelblau gefärbten dicken Fasern (F) ohne Kerne. Dazwischen sind zahlreiche vollkommen kernlose Schollen hyalinen Gewebes eingelagert. Vergr. 130/1. (Sammlung v. MICHEL.)

man oft innerhalb des geblich opaken Gewebes unter der Bindehaut eine fleckweise, dichtere, gelblichweiße Färbung, die an einen läppchenförmigen oder körnigen Aufbau erinnert. Die Gefäße ziehen zum Teil über die kleine Geschwulst hinüber, überwiegend aber verschwinden sie unter ihr; bei Blutungen aus Konjunktivalgefäßen pflegt sich daher das hellgelbe Gebilde sehr deutlich von einem gleichmäßig roten Hintergrund abzuheben. In gleicher Weise begünstigt entzündliche Hyperämie der Conjunctiva bulbi die Wahrnehmung auch noch im Anfangsstadium befindlicher Lidspaltenflecke. Fast regelmäßig kann man übrigens finden, daß die Blutgefäße der Konjunktiva in dem Bereich des Lidspaltenfleckes und seiner Umgebung erhebliche Veränderungen aufweisen, streckenweise fadendünn, dann wieder varikös erweitert, stark geschlängelt oder völlig blutleer sind, auch in Fällen, in denen die unter dem Schutz der Lider gelegenen Gefäße desgleichen Systems keine krankhaften Veränderungen aufweisen. Der Gedanke liegt sehr nahe, daß diese Gefäßveränderungen im Lidspaltenbereich der Konjunktiva für die Entstehung der zur Pinguecula sich steigernden degenerativen Veränderungen der Augenbindehaut von Bedeutung sind. Es ist uns ja von plastischen Konjunktivaloperationen auch an Augen ohne Pinguecula geläufig, daß dieser Lidspaltenabschnitt der Conjunctiva bulbi besonders zerreißlich und brüchig ist.

Daß andererseits das Alter eine wesentliche Rolle beim Zustandekommen des Lidspaltenflecks spielt, geht sehr überzeugend aus der Zusammenstellung von 462 Leuten mit gesunden Augen hervor, bei denen HINNEN das Vorkommen dieser Degenerationsform untersuchte. Wenn auch schon eine Reihe von positiven Befunden zwischen dem 10. und 20. Lebensjahr erhoben werden konnten, so nahm doch der Prozentsatz der positiven Befunde mit zunehmendem Alter dauernd zu und unter seinen 48 Patienten jenseits des 70. Lebensjahres waren nur zwei, die keinen Lidspaltenfleck besaßen.

Unsere heutigen Kenntnisse vom histologischen Aufbau des Lidspaltenfleckes gehen im wesentlichen auf die sorgfältige Untersuchung von mehr als 20 Fällen von E. FUCHS zurück, deren Ergebnis durch die späteren Mitteilungen im großen und ganzen bestätigt wurde. FUCHS beschreibt als die wichtigsten Veränderungen im Bereich der Pinguecula die Ablagerung einer amorphen hyalinen Substanz, die hyaline Degeneration der Bindegewebsfasern in der Konjunktiva und Sklera, die Vergrößerung elastischer Fasern und endlich die Bildung von Konkrementen.

In der Schilderung der mikroskopischen Befunde folge ich im wesentlichen den Darstellungen von FUCHS und HÜBNER, die sich auf ein großes Untersuchungsmaterial stützen konnten und füge zu ihrer Erläuterung die Abbildung zweier Präparate aus der Sammlung v. MICHELs bei.

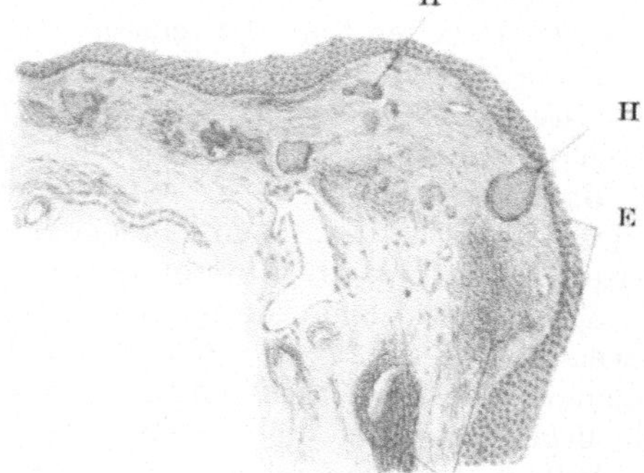

Abb. 82. Pinguecula. Färbung: Orzein Karbolthionin. Vergr. 50/1. (Sammlung v. MICHEL.) Das Epithel besteht aus Plattenepithel und ist auf der Höhe der Erhebung schmäler als in der Tiefe. Auf das Epithel folgt ein kernarmes und gefäßloses Bindegewebe. Die Fasern sind zusammengedrängt und haben ein homogenes Aussehen gewonnen. Darunter liegt eine Schicht lockeren gefäßreichen Bindegewebes. Unmittelbar unter dem Epithel liegen frei im Gewebe hyaline homogene Schollen. E Plattenepithel. B Straffes, zusammengeschobenes homogenes Bindegewebe. H Hyaline Schollen, frei im Gewebe liegend.

Am wenigsten konstant und charakteristisch sind die Veränderungen im Bereich des Epithels. Während verschiedene Autoren von einer besonders auffallenden Verdickung oder Verdünnung desselben berichtet hatten, weist FUCHS nach, daß in der Regel auf der Höhe der oberflächlichen Unebenheiten der Pinguecula das Epithel verdünnt und zum Teil abgeplattet ist, so daß es ausnahmsweise auf zwei Lagen platter Zellen verringert sein kann, während es im Bereich der Vertiefungen stärker entwickelt ist, vielfach Becherzellen enthält und stellenweise schöne zylindrische Zellen in den obersten Lagen aufweist. In einzelnen Fällen ist allerdings eine erhebliche Wucherung des Epithels beschrieben worden, so von BIHLER, der das Epithel sehr verdickt und in großer Ausdehnung verhornt fand; auch BEST sah in zwei Fällen Wucherung des Epithels in Zapfenform und beginnende Verhornung; die besonders starke Wucherung des Epithels in großen Zapfen mit massenhaften Kernteilungsfiguren und Bildung von Epithelkugeln, wie sie HÜBNER in einem Fall beobachtete, wird von ihm selbst als Reaktion auf einen vorausgegangenen heftigen Entzündungsprozeß der Konjunktiva zurückgeführt und mit der Pinguecula als solcher nicht in Zusammenhang gebracht.

Auch das massenhafte Vorkommen von Pigment in den Epithelien des Lidspaltenfleckes, welches GALLENGA für wesentlich gehalten hatte, wird sowohl von FUCHS als von HÜBNER vermißt. Sie sahen nur ausnahmsweise Pigment in den basalen Epithelzellen in einer Menge und Anordnung wie sie in diesem

Teil der Conjunctiva bulbi auch sonst öfters angetroffen wird. Alles in allem sind die Veränderungen des Epithels meist nicht erheblich und für das Krankheitsbild als solches nicht kennzeichnend.

Das subepitheliale Bindegwebe der Mukosa zeigt nach den Beobachtungen von FUCHS, die von HÜBNER im wesentlichen bestätigt wurden, eine auffallende Verschmälerung; es ist — durch den Druck der darunterliegenden Pinguecula? — dicht zusammengedrängt, seine Fasern verdichten sich bisweilen gegen das Epithel hin zu einem mehr oder weniger breiten zusammenhängenden Saum, der fast strukturlos ist und an das Aussehen der BOWMANschen Membran der Hornhaut erinnert. Gefäße und Kerne fehlen hier fast völlig.

Unterhalb dieser Schicht beginnt das eigentliche, die Pinguecula aufbauende Gewebe, das im wesentlichen zwei Komponenten der Degeneration, eine hyaline Degeneration des kollagenen Gewebes und eine in verschiedenen Formen auftretende Degeneration der elastischen Fasern aufweist, von denen bald die eine, bald die andere vorherrscht. FUCHS hat in seiner schematischen Übersicht über diese verschiedenen Degenerationszonen eine ins einzelne gehende Schichteneinteilung zwischen Epithel und Sklera vorgenommen, gibt aber selbst zu, daß man eine solche in Wirklichkeit nicht immer durchführen könne. Sie aufrecht zu erhalten, scheint besonders im Hinblick auf die auch auf ein großes Material gestützten Beschreibungen von HÜBNER nicht berechtigt. FUCHS sieht als das Überwiegende die hyaline Degeneration an, der die Bindegewebsfasern des subkonjunktivalen Gewebes anheimfallen. Diese Fasern quellen, nehmen eine homogene Beschaffenheit an und zeigen das färberische Verhalten des Hyalins. Sie liegen entweder mehr gestreckt, gradlinig parallel der Oberfläche oder sie erscheinen stark gewunden wie zusammengelegt und geknäuelt und bilden dann rundliche wohl abgegrenzte Läppchen, die der makroskopisch öfters sichtbaren läppchenförmigen Struktur der Pinguecula zugrunde liegen.

Daneben betont FUCHS das Vorkommen einer Ablagerung freien Hyalins, welches zwischen dem Bindegwebe in Form homogener Klumpen liegt, die im Schnitt als unregelmäßig polygonale, homogene Felder erscheinen.

Parallel mit der hyalinen Degeneration des kollagenen Gewebes vollzieht sich in allen Fällen eine Entartung der elastischen Fasern, und zwar in sehr wechselndem Maße. HÜBNER ist geneigt auf Grund seiner mit den verschiedenen differenzierenden Färbungen ausgeführten Untersuchungen dieser Entartung des elastischen Gewebes die entscheidende Bedeutung beizumessen: „In manchen Präparaten ist von dem Bindegewebe nur der oben erwähnte homogene Saum unterhalb des Epithels erhalten, und zwar auch nur teilweise, während an anderen Stellen die elastischen Fasern bis dicht an die basale Zellage des Epithels heranreichen; in solchen Fällen besteht also das Lidspaltenfleckgewebe ausschließlich aus elastischen Elementen ohne eine Spur von kollagenem Zwischengewebe." Diese Anhäufung degenerierten elastischen Gewebes beruht jedoch nicht auf einer Wucherung elastischer Fasern wie von anderen angenommen wurde, sondern auf einer enormen Längen- und Dickenzunahme der vorhandenen in Degeneration begriffenen elastischen Fasern. Ihre Dickenzunahme erreicht das 10—20fache des normalen Kalibers. Die Fasern quellen vielfach ungleichmäßig, so daß sie zu knolligen homogenen Strängen werden, die dank gleichzeitiger Längenzunahme sehr starke Schlängelung aufweisen können. Diese glasig gequollenen Fasern verschmelzen oft miteinander, so daß rundliche oder ovale Blöcke homogener Substanz entstehen, die durch ihr färberisches Verhalten noch ihre Herkunft aus elastischem Gewebe verraten. Andere Fasern spalten sich am Ende pinselförmig auf, erscheinen an den Rändern wie angenagt, oder es kommt zu einem bröckligen und körnigen Zerfall. Nach HÜBNER können sich aus diesen krümeligen Zerfallsmassen elastischer Fasern durch Zusammenbacken ziemlich homogene Blöcke bilden, in denen weder Kerne noch Blutgefäße gefunden werden.

Fuss, der an einem großen Leichenmaterial die Frage der degenerativen Veränderungen im Gewebe des Lidspaltenfleckes verfolgte, bestätigt im wesentlichen die Befunde von Hübner; auch er fand, daß in den älteren Stadien des Prozesses fast die ganze Gewebsmasse die für elastisches Gewebe kennzeichnenden Farbenreaktionen gibt. Doch ist er der Ansicht, daß hier nicht degenerierendes elastisches Gewebe das hyalin degenerierte Bindegewebe verdrängt hat, wie Hübner es auffaßt, sondern in den hyalin degenerierten kollagenen Fasern bildet sich elastoide Substanz. „Es vollzieht sich hier also eine Umwandlung von kollagenem in elastisches Gewebe." Da es sich dabei offensichtlich nicht um vollwertiges funktionsfähiges elastisches Gewebe handeln kann, so wären seine Befunde also im Sinne der sog. Kollastinbildung in degeneriertem Bindegewebe zu deuten. Durch die neuesten Untersuchungen v. Möllendorfs ist ja gerade für die Färbungen elastischen Gewebes erwiesen worden, daß sie nicht eine bestimmte chemische Struktur des die Färbung annehmenden Substrates beweisen, sondern daß die Aufnahme des Farbstoffes nur oder vorwiegend von physikalischen Beziehungen maßgebend beeinflußt wird. Es würde also auch im vorliegenden Falle anzunehmen sein, daß das Auftreten zahlreicher Gewebsteile, die Elastinfärbung geben, nicht die Neubildung echten elastischen Gewebes im chemischen Sinne bedeutet, sondern nur eine physikalische Zustandsänderung des in Entartung begriffenen Gewebes, die es zur Aufnahme der sog. Elastinfärbung befähigt. Mit dieser Einschränkung erscheint die Fusssche Auffassung recht wahrscheinlich.

Neben diesen zwei im Vordergrund des Interesses stehenden Degenerationsformen, der des kollagenen und der des elastischen Gewebes werden übereinstimmend noch sog. Konkremente, besonders in den oberflächlicheren Schichten des Lidspaltenfleckes beschrieben, die verschieden gedeutet werden. Fuchs schildert sie im ungefärbten Präparat als stark lichtbrechende grünlich schillernde Krümel, die in verschiedenster Größe gruppenweise zusammengeordnet meist in einer der Oberfläche parallelen Lage in den oberen Schichten der hyalin degenerierten Läppchen gelegen sind, aber auch bis an oder sogar in das Epithel verlagert gefunden werden. Er äußert sich über ihre Natur nicht klar, scheint sie aber dem frei ins Gewebe abgelagerten Hyalin zurechnen zu wollen und schreibt ihnen eine wesentliche Bedeutung für den Aufbau der Pingueculaläppchen zu. Auch Hübner fand in allen Fällen, wenn auch oft nur in sehr geringer Menge, diese isoliert im Gewebe liegenden scholligen Massen. Er fand ihre Anfänge „als feine staubartige Auflagerungen auf das Gewebe gewöhnlich im Bereich des hyalinen Bindegewebes . . . durch Konfluenz dieser kleinen Partikel entstehen, mehr oder weniger große zackige aber auch rundliche Konkremente, deren größte einen eigentümlich geschichteten Bau und eine merkwürdig grünlich schillernde Farbe zeigen. Ein Zusammenhang dieser amorphen Gebilde mit Zellen bzw. Zellbestandteilen war nicht festzustellen". Hübner nimmt an, daß es sich um Übergänge zu anderen Degenerationsprodukten des Bindegewebes oder der elastischen Fasern (Kalk? Amyloid?) handele.

Der klinischen Erscheinung des Lidspaltenfleckes liegt also eine hochgradige fortschreitende Degeneration sowohl der kollagenen Fasern als des elastischen Gewebes zugrunde. Aus den ersteren entwickeln sich glasig gequollene Fasern und homogene, hyalin-degenerierte Läppchen, und es kommt daneben zur Abscheidung des freien Hyalins in das Gewebe. Die Degeneration der elastischen Fasern beginnt mit einer erheblichen Verdickung und Homogenisierung derselben, führt zu körnigem Zerfall und endet in der Bildung homogener scholliger Blöcke. Die Umwandlungsprodukte des elastischen Gewebes scheinen mit fortschreitender Entwicklung überhand zu nehmen und das hyalin entartetete kollagene Gewebe mehr und mehr zu verdrängen. Frei im Gewebe, besonders nahe der Oberfläche treten Konkremente auf, die als Übergangsstufen zu noch nicht näher bekannten Degenerationsprodukten des Bindegewebes oder der elastischen Fasern angesehen werden.

Pterygium.

Das Pterygium oder Flügelfell stellt eine Duplikatur eines Teiles der Augapfelbindehaut dar, die in großer oder geringer Ausdehnung mit der Hornhaut verwachsen ist.

Für einen Teil der Fälle, den man als **Narbenflügelfell** bezeichnet, ist die Entstehungsweise wohl geklärt; es handelt sich um Fälle von Defektbildung der Hornhautoberfläche durch Geschwüre, Verätzungen, Verbrennungen oder sonstige Verletzungen der Hornhaut, bei denen die Augapfelbindehaut in einem gewissen Stadium des Prozesses hochgradig geschwollen ist und so über den Limbus hinüberragend mit der Defektfläche der Hornhaut in länger dauernde Berührung kommt. Es ist selbstverständlich, daß in solchen Fällen die anliegende Bindehautfläche, die entweder schon durch die vorausgegangene Verletzung selbst eine Oberflächenwunde aufweist oder durch den Kontakt mit der Geschwürsfläche der Hornhaut ebenfalls affiziert wurde, mit der Defektfläche der Hornhaut verkleben und schließlich verwachsen kann. Beim Abschwellen und Rückgang der entzündlichen Veränderungen wird dann eine Hornhautnarbe zurückbleiben, zu der die Konjunktiva des benachbarten Limbusabschnittes

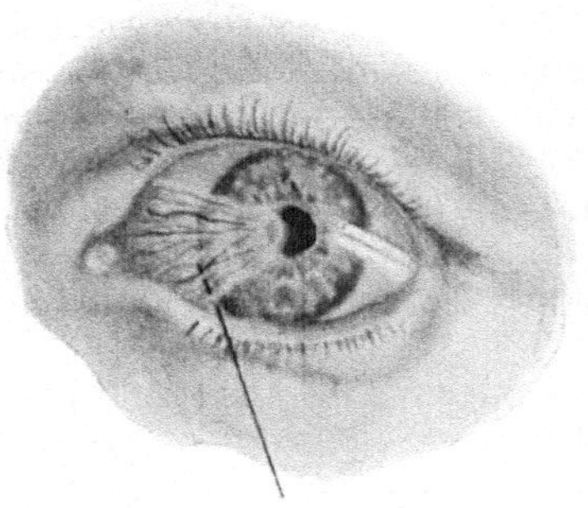

Abb. 83. Echtes Pterygium. Die Sonde läßt sich nur ein Stück weit unter den Rand der Bindehautduplikatur einführen.

unter mehr oder weniger deutlicher Verzerrung der benachbarten Augapfelbindehaut brückenförmig herüberzieht, so daß man unter dieser epithelüberkleideten Bindehautbrücke in den meisten Fällen eine Sonde hindurchführen kann. War ein flächenhafter Kontakt etwa zwischen verätzter Konjunktiva und Kornea entstanden, so kann natürlich leicht auch eine vollständige flächenhafte Verwachsung anstatt der brückenförmigen zurückbleiben. Aus der Art der Entstehung ergibt sich, daß diese Form des Flügelfells je nach der Lage des Hornhautoberflächendefektes von den verschiedensten Stellen des Limbus aus zur Hornhaut herüberführen kann, ferner, daß sie sich mehr oder weniger im Anschluß an die vorausgegangene nachweisbare Hornhautschädigung entwickelt und mit deren Vernarbung endgültig zum Stillstand kommt.

Histologisch wird es sich um ein gezerrtes Bindehautgewebe handeln, das von Bindehautepithel überkleidet ist und je nach dem Entwicklungsstadium mehr sukkulent und entzündlich infiltriert oder aber nach Rückgang der Entzündungserscheinungen dünn, anämisch und zellarm sein wird.

Beschränkte sich das Vorkommen des Pterygiums auf diese Fälle des Narbenflügelfells, so entbehrte es des histologischen Interesses. Es gibt aber daneben die Formen des sog. **echten Pterygiums,** bei dem sichtbare oder anamnestisch feststellbare Schädigungen der Hornhautoberfläche nicht vorausgegangen sind und die durch ihr klinisches Bild eine gewisse Sonderstellung einnehmen. Diese Fälle sind dadurch ausgezeichnet, daß sie stets nur im Bereich der Lidspalte auftreten und mit Vorliebe am nasalen Limbus, seltener am temporalen gelegen sind. Es kommen nicht so selten auch die gleichen Konjunktivalduplikaturen zu beiden Seiten der Hornhaut, ja auf beiden Augen gleichzeitig oder nacheinander vor, so daß jemand Träger von vier echten Pterygien sein kann. Weist schon die Konstanz der Lage auf eine Sonderstellung dieser Pterygien hin, so kommt noch hinzu, daß diese Flügelfelle ein sehr langsames, scheinbar unmotiviertes Wachstum zeigen und mit ihrem Kopf, d. h. dem am weitesten auf die Hornhaut vorgeschobenen Teil langsam vom Limbus aus weiter auf die Hornhaut hinüberwandern, bis sie deren Mitte erreicht oder sogar überschritten haben. Auch zeigen sie dementsprechend nie einen brückenförmigen Verlauf, sondern haben stets eine ununterbrochene Verwachsungsfläche, so daß eine Sonde unter ihnen nicht hindurchgeschoben, sondern nur von oben und unten her ein Stück weit in eine epithelüberkleidete Tasche hineingeschoben werden kann. Nicht selten zeigen sie einen mehrschichtigen Aufbau, so daß oben und unten je eine tieferreichende und darüber eine flachere Taschenbildung nachweisbar wird. Stets bleibt auf diese Weise aber die Verwachsungsfläche viel schmäler als es nach der Oberflächenausdehnung des Gebildes erwartet werden könnte. Das fortschreitende Wachstum dieser Duplikaturen bringt es mit sich, daß immer größere Bezirke der zugehörigen Conjunctiva bulbi auf die Hornhaut herüber gezogen werden und dementsprechend eine straffe sogar zu horizontaler Faltenbildung führende Anspannung der Bindehaut resultiert und bei nasalem Sitz die halbmondförmige Falte entfaltet, ja sogar die Karunkel in den Wanderungsprozeß mit hineingezogen werden kann.

Da diese Form des Flügelfells im Gegensatz zu der erstgenannten sich vorwiegend bei älteren Leuten findet, zu einer Zeit also, wo vielfach schon eine ausgesprochene Degeneration der Bindehaut im Bereich der Lidspalten unter dem Bilde des Lidspaltenfleckes eingetreten ist, so gelangen auch die degenerierten Gewebsbestandteile der Pinguecula mit in Wanderung und können dann gelegentlich in dem auf die Hornhaut verlagerten Bindehautgewebe noch nachgewiesen werden. Diese Erfahrung hat frühere Autoren, insbesondere auch FUCHS, veranlaßt die Entwicklung dieses echten Pterygiums als eine Fortentwicklung der Pinguecula anzusprechen, was zu der eigentümlichen Auffassung führte, das degenerierte Pingueculagewebe wandere seinerseits progressiv auf die Hornhaut und ziehe die Konjunktiva hinter sich her, eine Vermutung, die nicht begründet und mit Recht von HÜBNER abgelehnt wurde. Über die wahren Ursachen dieser echten Pterygiumbildung ist eine klare Vorstellung noch nicht erzielt.

Über die histologischen Befunde bei echtem Pterygium hat auf Grund eines größeren Untersuchungsmaterials besonders auch unter Verwendung zahlreicher in situ mit dem Augapfel entnommener Pterygien E. FUCHS berichtet, dessen Befunde von späteren Untersuchern, unter denen HÜBNER zu nennen ist, sachlich bestätigt wurden, wenn auch seine Schlußfolgerungen nicht immer Zustimmung fanden.

Das Flügelfell ist in vielen Fällen in ganzer Ausdehnung von typischem Bindehautepithel überzogen. Wechselnd ist das Verhalten des Epithels am Rand des Pterygiumkopfes, hier ist der Rand manchmal von Hornhautepithel bekleidet, so daß sich also der Kopf des Flügelfells zwischen Hornhautepithel und Hornhautstroma hineinschiebt; es kommen aber auch Fälle vor, in denen umgekehrt das Bindehautepithel noch etwas über den Rand des Flügelfelles hinaus sich auf die Hornhaut erstreckt. Noch regelmäßiger ist dieses Hinübergreifen des Bindehautepithels auf die benachbarte Hornhaut unter den seitlichen Rändern des Flügelfells zu beobachten. Die Grenze zwischen Bindehaut- und Hornhautepithel ist meist scharf, doch findet sich vielfach eine inselartige Durchmischung der beiden Arten von Basalzellen an der Grenze der beiden Epithelarten. Im Epithel des Flügelfells sah FUCHS neben meist reichlichen Becherzellen, die besonders in den Einsenkungen des Epithels sich fanden, bei pigmentreichen Individuen eine starke Pigmentierung, die sich nicht bloß auf die Basalzellage beschränkte; ferner beschreibt er eigentümliche sternförmige Zellen in den mittleren Lagen des Epithels, die er als jugendliche Zellen und Zeugen einer vermehrten Neubildung des Epithels anspricht. Für eine solche Wucherung des Epithels sprechen auch kolbige und zum Teil verzweigte Sprossen des Epithels, die sich am Kopf des Flügelfells zuweilen finden. Von ihnen unterscheidet FUCHS echte tubulöse Drüsenbildungen, die er allerdings nur in dem der Sklera aufliegenden Teile des Pterygiums sah. Das Vorkommen epithelumkleideter Hohlräume unter dem Flügelfell verneint er, insbesondere konnte er auch an Serienschnitten nachweisen, daß es keinen epithelumkleideten Kanal gibt, der längst des Limbus unter dem Flügelfell ganz hindurchführt. Dagegen begegnen im Flügelfell, was auch von anderen vielfach beschrieben worden ist, nicht so selten eine oder mehrere Zysten, die eine Ansammlung von Sekret oder Zelltrümmern enthalten, durch sekundären Verschluß epithelumkleideter Einstülpungen entstehen und als Retentionszysten zu deuten sind. In solchen Fällen kleidet, wie z. B. in dem Fall von BISTIS, geschichtetes Zylinderepithel die Zysten aus. In der Nachbarschaft kann dann als Reaktion eine kleinzellige Infiltration bestehen. — Neben solchen Retentionszysten begegnete MOTOLESE eine im Stroma des Flügelfells gelegene ziemlich große Zyste, die sich als erweitertes Lymphgefäß erwies.

Auch das Stroma des Flügelfells entspricht dem der Bindehaut, nur daß seine Fasern infolge Anspannung des Gewebes gestreckter verlaufen und dichter gelagert erscheinen und gelegentlich in frischeren Fällen eine reichliche Ansammlung von Rundzellen aufweisen. Am vorderen Rand des Flügelfells findet sich das Stroma entweder locker, zellen- und gefäßreich oder dichter, derber und gefäßärmer, je nachdem es sich um ein noch fortschreitendes oder ein endgiltiges Stadium handelt. Nur an diesem vorderen Rand ist das Flügelfell auf der Hornhautunterlage fest fixiert, während in den älteren limbusnahen Teilen durch das Weiterkriechen des Kopfteiles die Fasern in die Länge gezogen und so die Fixierung sehr locker geworden ist. Selten finden sich im Stroma Reste des verschleppten degenerierten Gewebes der Pinguecula und der Sklera aufgelagert, gelegentlich versprengte Teile der Karunkel. GALENGA hat neuerdings auf die hyaline Degeneration des Bindegewebsstromas im Pterygium hingewiesen und führt sie zurück auf die Gefäßveränderungen, die sich in der das Pterygium bildenden Konjunktiva nachweisen lassen. Es handelt sich nach seinen Erfahrungen um eine langsam fortschreitende fibröse und hyaline Degeneration der Gefäßwände mit schließlicher Verengerung und Verödung der Lymphgefäße des Flügelfellkopfes. Die Kreislaufs- und Ernährungsstörungen, die sich daraus ergeben, erklären die Ausbreitung der degenerativen Prozesse in der das Flügelfell bildenden Bindehautfalte.

Besondere Aufmerksamkeit hat FUCHS den Veränderungen in der Hornhaut besonders auch denjenigen jenseits des Pterygiumrandes geschenkt. Die Bowmansche Membran fand er im Bereich des Pterygiums entweder vollständig zerstört oder doch nur bruchstückweise vorhanden; aber auch jenseits des Pterygiumrandes war sie vielfach inselförmig defekt, und an diesen Stellen ist auch das oberflächliche Hornhautgewebe verändert, das Epithel verzerrt und verdünnt, seine oberflächlichen Lagen abgefallen, und an solchen Stellen ist anstatt der defekten Bowmanschen Membran ein dichtes faseriges Bindegewebe dem Hornhautparenchym aufgelagert. Diesen inselförmigen Veränderungen im Hornhautgewebe jenseits des Flügelfellkopfes entsprechen schon klinisch erkennbare, graue Pünktchen. Die oberflächlichen Hornhautlamellen selbst finden sich jenseits des Flügelfellrandes ineinander geschoben und zusammengebogen, als wären sie vom fortschreitenden Flügelfellkopf vor sich her gedrängt worden; die gleiche ,,Pressung des Hornhautgewebes" macht sich auch an den Rändern des Flügelfells geltend. Es handelt sich hier offenbar um noch zunehmende Formen von Pterygium, bei denen das sukkulente Bindegewebe der Konjunktiva oberflächlich zwischen die Hornhautlamellen eindringt. In stationären Fällen findet sich statt dessen der vordere Rand des Pterygiums aus derben narbenähnlichem Gewebe zusammengesetzt, in dessen Umgebung das Hornhautgewebe selbst nicht wesentlich verändert erscheint.

Verhornung der Konjunktiva.

Während physiologischerweise das Epithel der Bindehaut Horn nicht bildet, selbst dann nicht, wenn die Konjunktiva der Lider etwa bei langbestehendem Ektropium des Unterlides einen durchaus epidermoidalen Charakter angenommen hat, begegnet man im Bereich der Conjunctiva bulbi bei manchen pathologischen Degenerationsprozessen einer Hornbildung, die entweder wie bei der Xerose der Konjunktiva (vgl. den folgenden Abschnitt) und der Keratomalazie sich in geringen Grenzen hält, oder aber in Gestalt der Bindehautschwiele, des Tyloma conjunctivae, ähnlich wie das auch bei anderen Schleimhäuten beobachtet wird, geschwulstartige Formen annehmen kann.

Das Tyloma conjunctivae, das eine recht seltene, offenbar harmlose Erkrankung darstellt, ist zuerst von GALLENGA, später von BEST u. a. beschrieben worden. Das klinische Bild ist das einer meist im Lidspaltenbezirk gelegenen, sich von der Umgebung scharf abhebenden, rundlichen oder polygonalen Verdickung von mattem Glanz und leicht schuppender Oberfläche. Von der ähnlichen Xerose der Bindehaut unterscheidet sich der Befund dadurch, daß die Hornmasse etwas über die Umgebung herausragt.

Bei dem 40jährigen Patienten von BEST fand sich 3 mm nach außen vom Limbus ein kleiner, runder, weißer Fleck, wenig erhaben, scharf begrenzt, von matter Oberfläche bei wenig ausgesprochenen Lidspaltenflecken und völlig reizloser Konjunktiva, wie das auch von den späteren Beobachtern als die Regel angegeben wird. Das entfernte Gebilde war knorpelhart. Im histologischen Bild nimmt am Rande der erkrankten Stelle das bis dahin gesunde Epithel plötzlich an Dicke erheblich zu und zeigt eine dichte aufgelagerte Hornschicht; die verschiedenen Schichten des Epithels entsprechen denen der äußeren Haut. Auf die dichtgedrängten basalen Zylinderzellen folgen die unregelmäßig vieleckige Stachelzellen, dann die Zellen des Stratum granulosum mit den Keratohyalinkörnchen und endlich die Hornschicht ohne ein Stratum lucidum. Die Keratohyalinkörnchen verhalten sich färberisch wie die der Haut. Die verhornten platten Zellen vereinigen sich zu wellig verlaufenden Bändern, in denen Kerne nur vereinzelt erkennbar sind. Unterhalb der verhornten Stellen und in der Nachbarschaft finden sich die für den Lidspaltenfleck typischen degenerativen Veränderungen: körniger Zerfall der elastischen Fasern, zahlreiche amorphe Schollen bzw. Konkremente. Die Grenze zwischen Epithel und Bindegewebe war in BESTs Fall noch meist eben, nur an einzelnen Stellen fanden sich feine Fortsätze des Epithels, vielleicht die Anfänge einer Papillenbildung, wie sie in dem von GALLENGA mitgeteilten, offenbar weiter fortgeschrittenen Fall beschrieben sind.

Auch STOCK fand in seinen beiden Fällen das Tyloma im Lidspaltenbereich und gibt fast die gleiche klinische und histologische Beschreibung (vgl. Abb. 84 u. 85). Er schildert hyaline und amyloide Degeneration des subepithelialen Bindegewebes

und betont ausdrücklich, daß diese degenerativen Veränderungen des Bindegewebes in weiterem Umfange bestanden als die Vermehrung und Verhornung
des Epithels. Er schließt daraus im Gegensatz zu BEST, daß die Veränderung
des Epithels erst als Folgeerscheinung der Bindegewebsdegeneration auftritt;
auch BIHLER hatte schon unter genauer histologischer Schilderung eines gleichen
Falles darauf hingewiesen, daß die Lokalisation im Lidspaltenbereich und das
gleichzeitige Vorhandensein der für die Pinguecula charakteristischen degenerativen Veränderungen des Bindegewebes es nahe legten, die Verhornung der
Conjunctiva bulbi in diesen Fällen nur als eine besondere Form des Lidspalten-

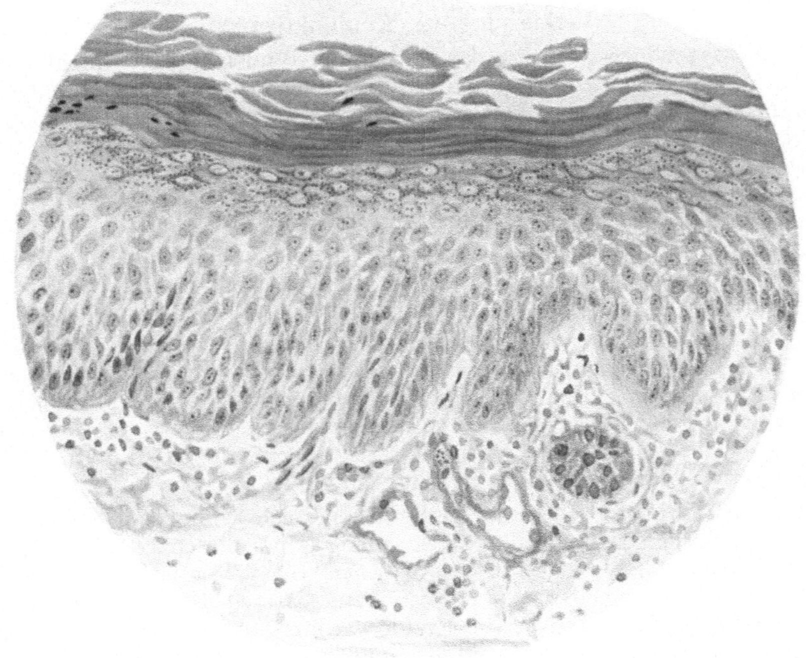

Abb. 84. Tyloma conjunctiva (Präparat von Prof. STOCK-Tübingen). Häm.-Eosin. Starke Vergr.
Das Epithel der Conj. bulbi sehr stark verdickt. Die obersten Lagen lamellenartig abblätternd.
In diesen verhornten Schichten sind einzelne Zellen nicht mehr abgrenzbar, nur vereinzelte pyknotische Kerne noch gefärbt. Darunter 2—3 Lagen von keratohyalinhaltigen platten Epithelzellen.
Darauf folgt die stark verbreiterte Schicht der Stachelzellen mit schwacher Kernfärbung. Das Epithel
dringt zapfenförmig in das mäßig dicht infiltrierte Bindegewebe vor; in diesem der Querschnitt
eines Epithelzapfens.

fleckes anzusehen. In seiner Arbeit „Über epitheliale Formen der Pinguecula"
erinnert er mit Recht daran, daß schon mehrfach frühere Autoren bei der Untersuchung des Lidspaltenfleckes teils auf erhebliche Wucherung des Epithels,
teils auf Verhornung desselben gestoßen waren (VASSAULX, WEDL und BOCK,
GALLENGA, SGROSSO, HÜBNER). Es liegt daher in der Tat die Annahme nicht
fern, daß die Epithelwucherung und Verhornung eine Begleiterscheinung der
sonstigen degenerativen Veränderungen im Lidspaltenbereich infolge von
Ernährungsstörungen und äußeren Schädigungen sei, die nur individuell verschieden stark in die Erscheinung tritt.

Es kommt die Keratose der Bindehaut aber auch in anderen Formen vor,
die eine einfache Verquickung des Befundes mit der Entwicklung des Lidspalten-

fleckes nicht erlauben; wenn es sich hier auch nur um ganz vereinzelte Befunde handelt, so sollen dieselben doch kurz Erwähnung finden.

Am einfachsten verständlich ist das gleichzeitige Vorkommen einer Keratosis der Konjunktiva, bei allgemeiner Keratose der Haut. Einen solchen offenbar sehr seltenen Befund beschreibt KOMOTO. Sein 33jähriger Patient litt an einer Pityriasis rubra pilaris (Lichen acuminatus) und zeigte daneben Schleimhautverdickungen besonders an der Mundschleimhaut. Bei ihm fand sich nun beiderseits, abgesehen von einer glänzend weißen Keratose der Hornhaut, in ihrem oberen und unteren Drittel eine graulichweiße Verdickung der hyperämischen Conjunctiva bulbi, am stärksten im Lidspaltenbereich. Diese beruhte, wie die mikroskopische Untersuchung ergab, darauf, daß das Konjunktival-

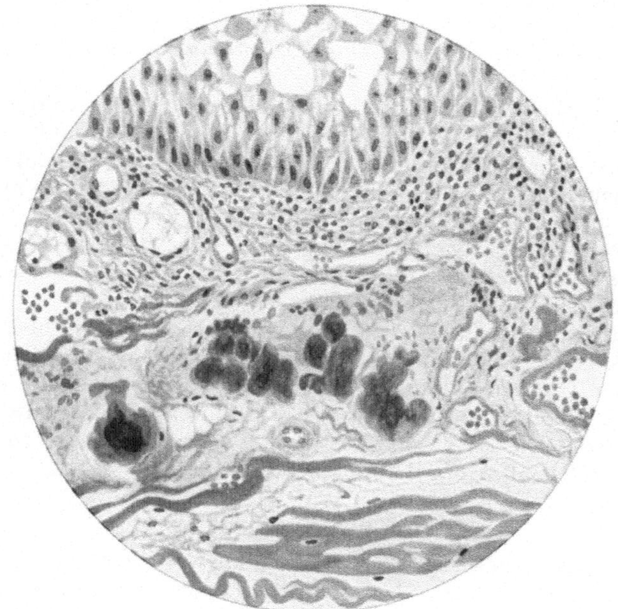

Abb. 85. Tyloma conjunctiva (Präparat von Prof. STOCK-Tübingen). Das Präparat zeigt unter dem gewucherten Epithel, von dem nur die untersten Schichten wiedergegeben sind, kleinzellige Infiltration, darunter homogene, zellarme Massen, in denen intensiv gefärbte homogene Schollen (wohl Amyloid) in Tropfen- und Maulbeerform sich abgeschieden haben; auch die Bindegewebsfasern der Submukosa zeigen hyaline Entartung.

epithel auf das 4—5fache verdickt war; es wies als äußerste Schicht platte verhornte Zellen auf, darunter Zellen mit Keratohyalinkörnern und schließlich eine mächtig verstärkte Schicht von Stachelzellen; auch die Konjunktiva der Lider zeigte erhebliche Epithelwucherung, aber ohne Verhornung.

Eine Gruppe für sich bilden Tylomata, die außerhalb des Lidspaltenbereiches zur Entwicklung gekommen sind und mit dem Lidspaltenfleck offenbar nicht in Verbindung gebracht werden können. So beschreibt KOYANAGI ein kleines trapezförmiges Tyloma, das am unteren Hornhautrande saß und im wesentlichen der Hornhaut zum Teil aber noch der Conjunctiva bulbi angehörte. Die histologische Beschreibung bietet nichts Neues, doch ist immerhin bemerkenswert, daß auch hier unterhalb der verhornten Epithelstelle also innerhalb des Lidspaltenbereiches das subepitheliale Gewebe hyaline Entartung zeigte. KOYANAGI nimmt in diesem Falle eine angeborene Anomalie oder Disposition zur keratotischen Erkrankung an, da bei seinem Patienten das kleine weiße erhabene

Fleckchen schon seit der Jugend beobachtet worden sein soll und der Befund an einen ganz ähnlichen von BORNANCINI erinnere, der bereits im zweiten Lebensjahr erhoben werden konnte.

Es erinnern diese Beobachtungen an die beiden von AGRICOLA als angeborene Bindehautxerose beschriebenen Fälle, bei denen in einem kleinen umschriebenen Bezirk der Conjunctiva bulbi unabhängig vom Lidspaltenfleck ganz die gleiche weißlichgraue matte Verfärbung der Bindehaut bestand auf Grundlage des gleichen histologischen Verhornungsbildes, wie es oben geschildert wurde. Beide Male handelte es sich um einen seit frühester Kindheit bestehenden Prozeß, der mit irgendeinem allgemeinen Leiden oder lokaler Augenerkrankung nicht in Verbindung gebracht werden konnte, eine angeborene Anomalie, ähnlich wie sie in den Fällen von LISTER und HANCOCK bestanden zu haben scheint. Die Vermutung PARSONS, daß in solchen Fällen kongenitaler Epithelwucherung mit Verhornung die einfachsten Formen eines Dermoid zu sehen sind, hat manches für sich.

Erwähnt sei schließlich auch die von MOHR und SCHEIN mitgeteilte Beobachtung einer mehr flächenhaften Keratose der Conjunctiva bulbi, die sich bei einem 46jährigen Mann oberhalb der Hornhaut, also unter dem Schutz des Oberlides entwickelt hatte, in Gestalt einer eigenartigen starren, dünnen weißen Platte, die sich leicht abheben ließ, sich dann aber neubildete. Die histologische Schilderung bietet das gleiche Bild der Verhornung; über das subepitheliale Bindegewebe ist leider nichts ausgesagt; auch im übrigen ist der Befund so unvollständig mitgeteilt, daß er schwer verwertbar ist.

Daß schließlich auch die Wucherung und Verhornung so hochgradig sein kann, daß das Bild eines Cornu conjunctivae entsteht, beweist eine Beobachtung von DEL MONTE, der auf einem papillenlosen Teil der Conjunctiva bulbi ein solches Gebilde fand und histologisch untersuchen konnte. Er stellte eine ganz bedeutende Zellwucherung fest und erwähnt besonders, daß die Kerne der verhornten Zellen ihre Färbbarkeit behalten haben.

Xerose der Bindehaut.

Den im vorstehenden besprochenen Befunden schließt sich das Bild der Xerose insofern sinngemäß an, als auch hier die Verhornung des Epithels eine wesentliche Rolle im histologischen Bilde spielt, andererseits ist ihre Abgrenzung gegenüber den mehr tumorartig auftretenden, eng umschriebenen Verhornungen des Epithels gerechtfertigt. Denn klinisch stellt die Xerose der Bindehaut ein wohl bekanntes Symptom bei Ernährungsstörungen der Konjunktiva dar, die unter ganz bestimmten Bedingungen zustande kommen.

Klinisch bildet der xerotisch erkrankte Bezirk folgendes Bild: die betreffende Bindehautstelle erscheint von weißlichgrauer Farbe, hat oft fettigen Glanz oder ist von weißem Schaum bedeckt; auch mattgrau und schuppend kann die erkrankte Partie erscheinen. Die Tränenflüssigkeit haftet an den xerotischen Stellen nicht, bei Bewegungen entstehen in dem etwas verdickten Bindehautbezirk gröbere Fältchen; je nach der Entstehungsweise der Xerose kompliziert sich dieses klinische Bild in verschiedener Weise.

Ursächlich lassen sich nämlich zwei Entstehungsweisen dieses degenerativen Prozesses unterscheiden:

1. Die Xerose kann Folgeerscheinung einer vorausgegangenen Erkrankung der Konjunktiva sein. Wenn im Bereich der Bindehaut schwere atrophische Veränderungen Platz gegriffen haben, wie das besonders nach tiefer greifenden Prozessen, also nach Trachom, Diphtherie, Pemphigus oder nach umfangreichen Verätzungen oder Verbrennungen der Fall sein kann, so entwickelt sich eine

Xerose der Konjunktiva, die sich naturgemäß auf das erkrankt gewesene Auge beschränkt und ihrem Umfange nach von dem Umfang der vorausgegangenen Bindehautatrophie abhängig sein wird. Es kann so z. B. beim Trachom durch besonders ausgedehnte atrophische Veränderungen der Augenoberfläche zum Bilde des Xerophthalmus kommen. Auf einen scharf begrenzten Bezirk wird die Degeneration und Xerose sich beschränken, wenn sie im Anschluß an einen Lagophthalmus oder ein Ektropium des Unterlides auftritt. Aus den vorausgegangenen atrophischen Prozessen der Bindehaut bei dieser Gruppe der sog. parenchymatösen Xerose erklärt es sich, daß neben dem geschilderten Bild der Bindehautaustrocknung eine oft sehr hochgradige atrophische Verkürzung des Bindehautsackes, Verengerung der Lidspalte, Faltenbildung vom Limbus zu den Lidern, Versiegen der Tränenflüssigkeit durch Verlegung der Tränenausführungsgänge oder durch sekundäre Atrophie der Tränendrüse besteht.

Außerdem greift der xerotische Prozeß auch oft auf die narbig veränderte Hornhautoberfläche über. Abb. 86 gibt das Bild einer solchen hochgradigen Veränderung im Anschluß an ein schweres Narbentrachom wieder.

2. In anderen Fällen betrifft die Eintrocknung der Bindehaut vorher gesunde Augen. Sie ist dann Folge einer allgemeinen Ernährungsstörung, die durch quantitative Unterernährung oder durch Fehlen bzw. mangelhafte Verarbeitung notwendiger Bestandteile in der Nahrung bedingt sein kann. Die Xerose der Bindehaut ist in diesen Fällen nur eines von vielen Symptomen der Ernährungsstörung. Da es sich um eine allgemeine Störung handelt, sind

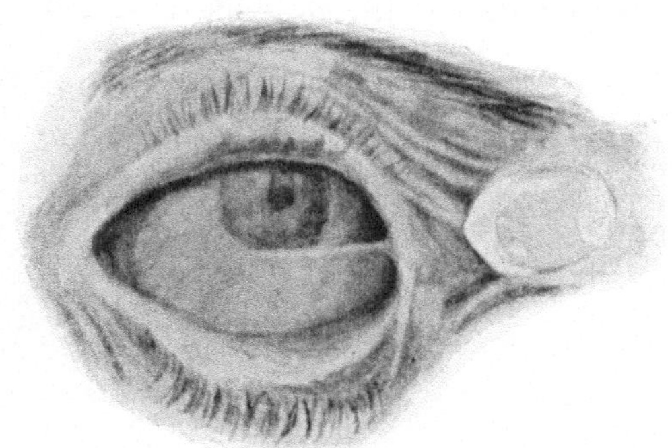

Abb. 86. Xerose der Bindehaut bei trachomatösem Xerophthalmus. Das Unterlid ist künstlich abgezogen. Die trockene, glanzlose, trübe Conjunctiva bulbi, die ein Symblepharon zum äußeren Lidwinkel hin aufweist, läßt sich von hier aus anspannen. An der so entstehenden Falte am unteren Hornhautrand beteiligen sich die pannösen obersten Schichten der Hornhaut etwa 1¹/₂ bis 2 mm weit vom Limbus aufwärts. Das Auge steht trocken durch Atrophie der Schleimhaut und wohl gleichzeitige narbige Atrophierung der Tränendrüsen. (Trachomnarben in der Konjunktiva des Oberlides.)

beide Augen befallen, und die Konjunktiva erscheint im übrigen — wenigstens in den leichten Fällen — gesund. Bei geringgradigen Störungen pflegen sich nur die Bitôtschen Flecke einzustellen, d. h. das geschilderte Bild der Oberflächeneintrocknung beschränkt sich auf die beiden gleichschenkligen Dreiecke zu seiten der Hornhaut im Lidspaltenbereich. In schweren Fällen allerdings — bei schwer Kachektischen, besonders oft bei schweren Ernährungsstörungen der Säuglinge ergreift der Degenerationsprozeß diese in großer Ausdehnung und wird durch die Mitbeteiligung der Hornhaut in Gestalt der Keratomalazie dem Auge gefährlich.

Sieht man von den bei den beiden Gruppen von Xerosefällen natürlich ganz verschiedenen Veränderungen des Bindegewebes ab, so ist das histologische Bild ein einheitliches und durch charakteristische Veränderungen des Epithels gekennzeichnet. Die Epitheldecke ist im Bereich der Xerose deutlich verstärkt und hat einen epidermisartigen Charakter angenommen. Ihre Oberfläche ist teils glatt, teils aber auch uneben durch Abschuppung oberflächlich gelegener Zellhaufen. Die starke Schuppung und die Verdickung des Epithels weisen auf eine vermehrte Neubildung und rasches Absterben der Zellen hin. In der Tat findet man über der ziemlich unveränderten Keimschicht des Epithels eine breite Schicht polygonaler oft mit interzellulären Brücken versehener

Zellen (Stachelzellen), an denen bereits degenerative Veränderungen bemerkbar werden in Gestalt einer Schrumpfung oder schlechten Färbbarkeit der Kerne, Vakuolenbildung in den Kernen und undeutlicher Abgrenzung der Zellen gegeneinander. Diese Veränderungen nehmen nach der Oberfläche immer mehr zu und die obersten Schichten stellen schließlich dicht gelagerte, oft zu Lamellen zusammengefaßte kernlose platte Epithelien dar, die zur Abblätterung neigen.

Zwei Formen der Epitheldegeneration werden von den verschiedenen Untersuchern im Bereich der oberen Schichten beschrieben: regelmäßig scheint eine Verhornung der Epithelien zu erfolgen. FUCHS hat schon 1898 darauf hingewiesen, daß die obersten Zellagen verhornen und auch in den darunter folgenden Zellen oft Keratohyalinkörnchen gefunden werden, so daß diese Schicht an das Stratum granulosum der Haut erinnert (vgl. Abb. 87). Andere Autoren (DOETSCH) haben jedoch Fälle mitgeteilt, in denen eine solche Bildung von

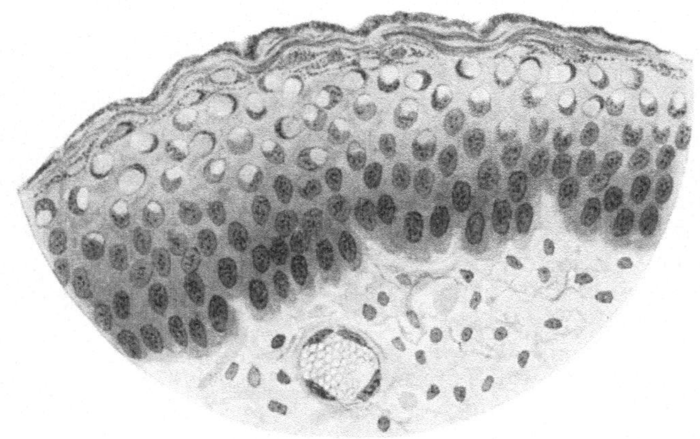

Abb. 87. Verhornung des Bindehautepithels der Conj. bulbi bei Keratomalazie eines Säuglings. Die obersten Zellagen sind in kernlosen Lamellen im Begriff abzublättern, die darunterliegenden platten Zellen zeigen um den Kern Keratohyalinkörnchen; darunter mehrere Schichten mit blasig degenerierten Kernen. Die Gesamtzahl der Zellagen erheblich vermehrt.

Keratohyalin bei gleichzeitiger Verhornung der oberflächlichen Schichten nicht bestand. In diesen oberflächlichen Zellagen ist die Lagerung der Zellen infolge der Abstoßung ganzer verhornter Zellkomplexe eine sehr unregelmäßige.

LEBER und BAAS haben neben der Verhornung der oberflächlichen Schichten vor allem auf die Verfettung hingewiesen, die in den oberen Zellschichten sehr ausgesprochen, aber auch noch in den vieleckigen Zellformen der mittleren Schichten oft nachweisbar ist. Diese fettige Degeneration, die besonders an den obersten Platten und zum Teil kernlosen Zellen auftritt und mit Vorliebe den Teil der Zellsubstanz einnimmt, welcher den Kern direkt oder in einem gewissen Abstande umgibt, erklärt nach LEBER die mangelnde Benetzbarkeit der xerotischen Bindehaut. Von anderer Seite ist allerdings angenommen worden, daß diese vielmehr zurückzuführen sei auf eine Ablagerung von Sekret der Meibomschen Drüsen auf dem verhornten Bezirk.

Übereinstimmung herrscht darüber, daß die im Bindehautsack schon normalerweise fast regelmäßig vorkommenden Xerosebazillen, die früher falschlich mit der Entstehung des Krankheitsbildes in einen ursächlichen Zusammenhang gebracht wurden, auf der degenerierten Konjunktiva nur ganz besonders reichlich saprophytär wuchern. Sie fanden sich den abgestorbenen Zellen der obersten abschuppenden Lagen meist in dichten Haufen angelagert.

Amyloide und hyaline Degeneration.

Einer hyalinen Umwandlung absterbender Gewebsbestandteile in kleinem Maßstabe als nebensächlicher Begleiterscheinung begegnen wir an der Konjunktiva wie an vielen anderen Stellen des Körpers nicht selten, es sei nur erinnert an die histologischen Befunde beim Lidspaltenfleck oder im Pterygium der Augapfelbindehaut, sowie an die Konkremente der Lidbindehaut. Die für Amyloid kennzeichnenden Reaktionen scheinen in diesem Zusammenhang seltener zu sein. Wenn wir dagegen von der hyalinen und amyloiden Degeneration der Bindehaut als einem besonderen Krankheitsbild sprechen, so verstehen wir darunter einen Befund, der sich von dem genannten gelegentlichen Vorkommen homogener Substanz durchaus unterscheidet, insofern bei ihm die Bildung homogener Substanz in großem Maßstab durchaus im Vordergrund steht, in einem solchen Grade, daß schon das klinische Bild die Diagnose fast mit Sicherheit ohne weiteres zu stellen erlaubt.

In diesen seltenen Fällen, über die als Erster v. OETTINGEN-DORPAT 1871 klinisch und histologisch berichtete, und die auch in der Folge meist in Rußland zur Beobachtung kamen, während in anderen Ländern der Befund zu den großen Seltenheiten gehört, entwickelt sich meist bei jungen Leuten in ganz schleichender Weise eine oft erhebliche Dickenzunahme der Konjunktiva, die in der überwiegenden Mehrzahl der Fälle die Konjunktiva der Lider und der Umschlagsfalten betrifft, in einigen Fällen aber auch auf die Augapfelbindehaut übergreift, ja ausnahmsweise von dieser ihren Ausgang nehmen kann; nicht selten ist dagegen die Mitbeteiligung der halbmondförmigen Falte und der Karunkel an dem Degenerationsprozeß; schon die Tatsache, daß im allgemeinen nur die Lider einer Seite

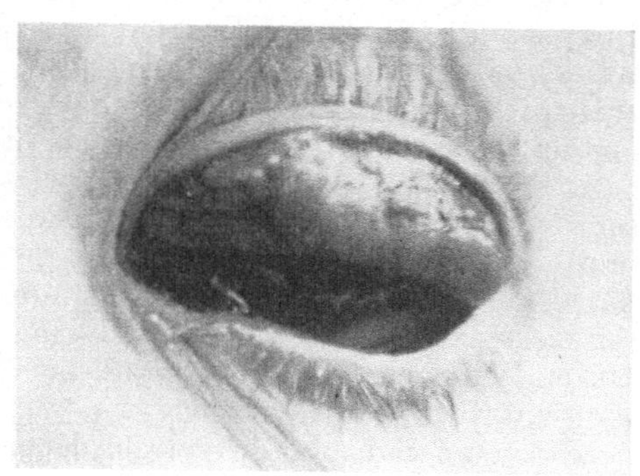

Abb. 88. Lokales Amyloid der Conjunctiva palpebrae. Das Oberlid ist umgelegt worden und blieb dank der starren Beschaffenheit der amyloiden Massen ektropioniert stehen.

befallen sind und nur in etwa $^1/_3$ der Fälle die Erkrankung beide Seiten befällt, spricht neben dem Gesamtzustand der Erkrankten dagegen, daß es sich hier etwa um eine Teilerscheinung einer allgemeinen Amyloidose handeln könne. Vielmehr liegt ein Analogon vor zu den lokalen oft tumorartigen Amyloidbildungen, wie sie auch am Kehlkopf, am Magen und an anderen Körperstellen isoliert beschrieben worden sind.

Betrachtet man in einem solchen Fall das geschwollene Oberlid, so fällt schon beim Umstülpen auf, daß dies durch die tumorartige Verdickung der Bindehaut nur schwer gelingt und daß dabei oft die sich speckig bis holzig anfühlende Masse infolge ihrer Sprödigkeit Einrisse erleidet, ohne dabei nennenswert zu bluten. Die Konjunktiva erweist sich unverschieblich verbunden mit einer glasig durchscheinenden mattgrau bis speckigglänzenden homogenen Masse, die in dickem Wulst oder auch zerklüfteten tumorartigen Paketen dem Tarsus aufgelagert ist und die Oberfläche der Bindehaut gespannt, glatt und glänzend vor sich herdrängt. Aus der Tiefe dieser meist blutarm erscheinenden Masse schimmern gelegentlich kleine Blutungen oder aber hellgelbliche Bezirke hindurch. Eine charakteristische Sekretion ist übrigens von keinem der Untersucher beschrieben worden.

Bevor der histologische Aufbau der degenerierten Konjunktiva in diesem Fall besprochen wird, ist zu begründen, daß die Zusammenfassung der hyalinen und amyloiden Degeneration der Konjunktiva gerechtfertigt ist. Diese Berechtigung liegt nicht nur in dem übereinstimmenden klinischen Bild bei beiden Formen der Degeneration, das eine diagnostische Trennung nicht erlaubt, sondern auch in der Tatsache, daß je mehr Fälle homogener Degeneration der Bindehaut eingehend untersucht werden, um so bestimmter behauptet werden kann, daß zwar die homogenen Massen im einen Fall durchweg die Reaktion des Amyloid geben (Leber, A. v. Hippel, Vossius), im anderen Fall das färberische Verhalten des Hyalin aufweisen (Vossius, Dimmer, Kamocki), daneben aber nicht selten Fälle festgestellt sind, in denen nebeneinander beide Degenerationsformen am selben Präparat zu beobachten waren (Raehlmann, Kolominski, Rumschewitsch, Schieck, Slavik u. a.); bedenkt man ferner, daß es nicht so selten vorkommt (Hübner u. a.), daß die homogene Substanz solcher Fälle manchmal genau das gleiche morphologische Verhalten zeigt wie das Hyalin oder das Amyloid, trotzdem aber weder die für das eine noch die für das andere kennzeichnenden Farbreaktionen aufweist, sondern sich färberisch indifferent verhält, so erscheint eine Trennung der Fälle in hyaline und amyloide Degeneration, wie sie von Vossius u. a. gefordert wurde, nicht genügend begründet. Von Interesse sind in diesem Zusammenhang auch die Untersuchungen von Raehlmann, der bei ein und demselben Fall in verschiedenen Stadien Gewebsstückchen entnahm und im Anfang hyaline Degeneration, in späteren Präparaten aber amyloide Degeneration feststellen konnte; ist sein Schluß, daß damit der Übergang des Hyalin in das Amyloid erwiesen sei, auch nicht zwingend, so spricht sein Befund doch ganz im Sinne derer, die eine scharfe Abgrenzung hyaliner und amyloider Substanz überhaupt für nicht genügend begründet halten und dabei auf die sehr unklare Bestimmung und Abgrenzung beider Begriffe auch seitens der pathologischen Anatomen hinweisen können. Gerade auch die Untersuchungen von augenärztlicher Seite an diesen schollig degenerierten Konjunktiven haben gezeigt, wie wechselnd das Verhalten der als Amyloid bezeichneten Substanz in verschiedenen Präparaten je nach Alter, Vorbehandlung, ja innerhalb desselben Schnittes gegenüber den üblichen färberischen Methoden der Amyloiddarstellung ist. Zu den in dieser Richtung sich ergebenden Streitfragen über Natur und gegenseitige Beziehungen des Hyalin und Amyloid vom allgemein pathologischen Standpunkte kann hier natürlich nicht Stellung genommen werden.

Die Beurteilung der Histogenese der hyalinen und amyloiden Degeneration ist dadurch erschwert, daß bei der Seltenheit ihres Vorkommens nur wenige Autoren in der Lage waren, mehrere Fälle und womöglich Fälle in verschieden weit vorgeschrittenen Stadien zu untersuchen; die meisten waren auf einen einzigen eigenen Befund angewiesen, und dieser wird meist dem vollentwickelten Zustand der hochgradigen tumorartigen Umwandlung der Konjunktiva entsprochen haben.

Das Epithel wird meist als verdünnt geschildert infolge des Gegendruckes des an Umfang außerordentlich zunehmenden degenerierenden Gewebes; meist bildet es, auch im Bereich der Lidbindehaut, ein mehrschichtiges Pflasterepithel, das, wenn unregelmäßig tumorartige Wucherung erfolgt, natürlich auch entsprechende Zapfenbildung zeigen kann. Von vielen Autoren wird Vakuolenbildung in den Epithelzellen beschrieben, doch betonen Ruata u. a. im Gegensatz zu Raehlmann ausdrücklich, daß ihnen Amyloid in den Epithelzellen nicht begegnet sei. Zwischen den Epithelzellen finden sich Lymphozyten und Leukozyten als Wanderzellen in mäßiger Zahl.

Subepithelial folgt in den frischeren Fällen eine oft recht breite Zone dichtester „Rundzelleninfiltration", die weit überwiegend aus Plasmazellen besteht, wenn auch in geringer Menge Lymphozyten und Leukozyten vorkommen und

Mastzellen sogar ziemlich regelmäßig vermehrt gefunden wurden. Diese Ausstopfung des subepithelialen Gewebes mit Plasmazellen ist eine so massige, daß die dazwischenliegenden Bindegewebsfasern fast verschwinden; bei entsprechender Färbung — etwa nach MALLORY — hat man aber nicht den Eindruck, daß das Bindegewebe wirklich geschwunden sei. Vielfach, aber nicht immer, ist die Ansammlung der Plasmazellen in der Umgebung der Gefäße besonders dicht, mantelartig; es tritt das besonders dort hervor, wo die Schicht der Zellanhäufung übergeht in die — nicht etwa scharf getrennte — der homogenen Degeneration. In diesen hyalin- oder amyloiddegenerierenden Bezirken liegen Zellgruppen und Zellbänder an Bindegewebsbalken angelagert, mehr

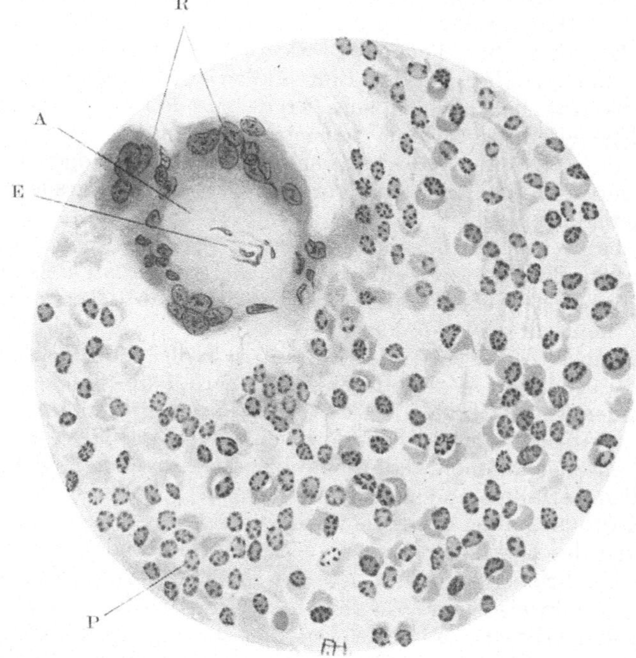

Abb. 89. Aus einem Amyloidtumor der Conjunctiva palp. Häm.-Eosin. Öl-Imm. In dem von Plasmazellen (P) dicht durchsetzten Bezirk hebt sich ein kleines Gefäß ab, in dessen Media ein dicker Mantel homogener Substanz (A) abgeschieden ist. Darum liegen mehrere — wohl aus Plasmazellen entstandene Riesenzellen (R). E Das Endothel, das ein sehr enges Lumen umschließt.

oder weniger beiseite geschoben und erdrückt von der die Hauptmasse bildenden homogenen Substanz. Diese tritt in den verschiedensten Formen auf, teils als ein Netzwerk homogener Stränge, in dessen Maschen nur noch vereinzelte Bindegewebssepten mit einigen Gefäßen und Zellen erhalten sind, teils in der Form großer scholliger homogener Massen, die entweder ihre Herkunft nicht mehr erkennen lassen oder wenigstens noch einen geschichteten Bau aufweisen. An der Oberfläche solcher großer glasiger Komplexe sind oft Riesenzellen beschrieben worden. Eine sehr deutliche Beteiligung an dem Degenerationsprozeß zeigen die Gefäße, jedoch wird die Bildung homogener Mäntel um die Blutgefäße von der Mehrzahl der Autoren als ein sekundärer Vorgang angesehen. Auch ADAMÜK verneint neuerdings eine primäre Erkrankung der Gefäßwand schon im Hinblick darauf, daß dieselbe oft ganz frei von Amyloid gefunden wird in Gebieten, die ringsum homogen degenerierte Massen aufweisen. Auch er betont, daß bei dem mit homogenem Mantel versehenen Gefäße die Intima fast stets intakt bleibt. Eingehender hat besonders RUATA das Verhalten der Gefäße untersucht und schildert zwei Gruppen von Bildern. Auf der einen Seite stehen die von einem homogenem Mantel umgebenen Gefäße, die durch allmähliche Zunahme der homogenen Masse immer mehr verengt werden, wobei die Gefäßhäute langsam schwinden, ohne selbst an der amyloiden Degeneration teilgenommen zu haben, und zwar geht das Endothel und die elastischen Fasern zuletzt zugrunde. Daneben gibt es aber in verschiedenen Fällen sehr verschieden reichlich Gefäße, die keinen Amyloidmantel aufweisen; sie haben dünne Wandungen, wenig elastische Fasern und ihr Lumen ist stark erweitert. Ihre Erweiterung erklärt sich aus dem lokal gesteigerten Blutdruck, und so werden auch die häufig hier zu findenden Blutaustritte erklärlich, auf die viele Untersucher hingewiesen haben (KOLOMINSKI, ISHIHARA u. a.). Vielfach wird übrigens im Gegensatz zu der meist bestehenden Blutleere des ganzen Gewebes betont, daß eine reichliche Neubildung von Blutgefäßen festzustellen war. In dem Falle von SLAVIK traf dies in so hohem Grade zu, daß er geradezu das Bild eines amyloiddegenerierten Angioma racemosum darbot.

Auch Muskeln (VOSSIUS) und Drüsen nehmen an der homogenen Degeneration besonders gern teil, die im übrigen vor dem Gewebe des Tarsus auch durchaus nicht immer Halt macht.

In diese grobe Schilderung des anatomischen Befundes fügen sich nun die Beschreibungen einzelner Autoren ein, die je nach Lage ihres Falles und je nach ihrer Neigung, diese oder jene Entstehungsweise in ihrem Befund wieder zu erkennen, außerordentlich widerspruchsvoll sind.

Die ursprüngliche Auffassung ging dahin, daß die zelligen Elemente des Gewebes selbst degenerierten und durch ihren Zerfall die homogenen Massen lieferten. Besonders RAEHLMANN, dem das größte Erfahrungsmaterial zu Gebote stand, hat diese Ansicht vertreten und sowohl für die Bindegewebszellen als für die Epithelien angenommen, daß die Nukleoalbumine der Zellkerne degenerieren, die Zellen zerfallen und so die homogenen Schollen gebildet werden. DIMMER und KAMOCKI haben ebenfalls intrazellulär Substanzen von dem färberischen Verhalten des Hyalins gefunden, v. KRÜDENER und SCHIECK amyloide Zelleinschlüsse beschrieben. Auch COLOMBO und ISHIHARA (Fall 1) glauben neuerdings den Nachweis einer Amyloidentstehung in den Zellen, besonders in den Plasmazellen, erbracht zu haben. Daß diese homogenen Substanzen in den Zellen der erkrankten Bindehaut vorkommen, ist nach diesen Beschreibungen wohl nicht zu bezweifeln, ob sie aber hier gebildet oder nur abgelagert werden, bleibt unentschieden. Besonders gilt dies auch für die gelegentlich in großer Zahl vorkommenden Riesenzellen, von denen LEBER zuerst auch annahm, daß sie der Entstehungsort der homogenen Substanz seien. Er hat später diese Ansicht aufgegeben, und in der Tat ist ja gerade für die Riesenzellen a priori wahrscheinlicher, ihnen eine phagozytäre Aufgabe gegenüber den degenerierten Massen zuzuschreiben. SCHIECK leitete diese Riesenzellen auf Grund ihrer positiven Färbung mit dem Methylgrün-Pyroningemisch von den massenhaft vermehrten Plasmazellen ab, während von anderer Seite ihr endothelialer Charakter behauptet worden ist.

Der Auffassung von der zelligen Herkunft der homogenen Substanz ist zuerst A. v. HIPPEL entgegengetreten, in dem er das Amyloid durch Umwandlung der Bindegewebsfasern entstehen ließ. Den gleichen Standpunkt haben auf Grund von Übergangsbildern VOSSIUS, HÜBNER, WILD vertreten, und auch SCHIECK beschreibt, wie die einzelnen Fasern zunächst zu dickeren Gebilden aufquellen, dann zu glasigen Klumpen von roter Farbe (van Giesonfärbung) verschmelzen und erst so vorbereitet allmählich in das Graugelb der Schollen sich verlieren, in gleicher Weise sah er die glasige Metamorphose an den Wandungen der zahlreichen neugebildeten Gefäße Platz greifen. Auch Ishihara hat neuerdings diesen Übergang der Bindegewebsfibrillen in homogene Balken und Schollen in einem seiner Fälle bestätigt gefunden. Die Anhänger dieser histogenetischen Auffassung des Amyloid stehen zum Teil (Hippel, Leber, Vossius, Adamük u. a.) auf dem Standpunkt, daß die Zellen in diesem Zusammenhang eine rein passive Rolle spielen, indem sie unter dem Druck der sich anhäufenden homogenen Massen zugrunde gehen. Andere wie Schieck, Ishihara, übrigens auch schon Raehlmann, vertreten die Ansicht, daß sowohl die Zellen als die fibrilläre Substanz die Umwandlung in Amyloid resp. Hyalin erleiden können.

Mit Recht ist andererseits darauf hingewiesen worden (Ginsberg u. a.), daß es meist sehr schwer sei in fortgeschrittenen Fällen noch aus dem histologischen Bild zu entnehmen, ob eine Umwandlung der fibrillären Substanz oder ob nicht vielmehr eine Ausscheidung gerinnbarer Massen aus dem Blutgefäßsystem in die Lücken des Bindegewebes das Primäre ist. Von Vielen ist dies denn auch als wesentlich angesehen (Adamük) oder wenigstens als eine von mehreren Möglichkeiten anerkannt worden. Ginsberg schildert eine Ablagerung der Substanz in die Lymphbahnen als eine der beiden möglichen Typen: „Man sieht dann mit den Substanzen vollgestopfte Gänge, welche netzförmig miteinander in Verbindung treten und Einschnürungen und Auftreibungen besitzen, welche ihnen ein teilweise perlschnurartiges Aussehen verleihen. Die Einschnürungen entsprechen den Klappen der Lymphgefäße. Das Endothel bleibt meist nachweisbar." In den mir zur Verfügung stehenden Präparaten habe ich dieses Verhalten, das in Übereinstimmung mit den Beobachtungen von Herxheimer, M. B. Schmidt, Ischreyt u. a. stehen würde, nicht wieder erkennen können.

Neuerdings ist eine schon früher geäußerte Auffassung auf Grund der histologischen Befunde wieder aufgetaucht, wonach nämlich das Amyloid sowohl außerhalb als innerhalb der Gefäße nicht nur aus dem Blutplasma, sondern aus den Blutzellen entstehe; sehr bestimmt äußert diese Ansicht del Monte, der schildert, wie sich innerhalb der Gefäße direkt aus dem Stroma der roten Blutkörperchen oder nach ihrem körnigen Zerfall amyloide Substanz bildet. Im Frühstadium wird nach del Monte das Gefäßlumen von körnigem Detritus verstopft, der amyloid degeneriert und in den kleineren Gefäßen zur Bildung von homogenen Schollen Anlaß gibt; in den größeren Gefäßen bilden sich Blöcke, an deren Peripherie eine Zeitlang granulöse Massen haften, welche Endothelkerne enthalten und Riesenzellen vortäuschen. Die amyloide Degeneration soll nach del Monte auch die Leukozyten befallen. Slavik hatte ebenfalls den Eindruck als ob in einigen Kapillaren aus roten Blutkörperchen Amyloid werde. Ishihara dagegen fand zwar Amyloidklümpchen in den Blutgefäßen, aber getrennt von den roten Blutkörperchen, die nicht degeneriert waren und verwirft die Darstellung del Montes.

Oft ist als gelegentlicher Nebenbefund eine weitere Entartung der homogenen Substanz angetroffen worden. So ist Verkalkung des Hyalin bzw. Amyloid beschrieben worden von Vossius, Rumschewitsch, Kolominski; die Entwicklung von Knorpel und Knochen schildert eingehend Vossius, ferner Marchi. Im Falle von Schieck gaben die homogenen Massen die Bestsche Glykogenreaktion in ausgesprochener Weise; de Lieto Vollaro wies ein vermehrtes Vorkommen von Fett neben dem Amyloid nach.

Über die Ursache der lokalen hyalinen bzw. amyloiden Degeneration der Bindehaut sind wir noch völlig im unklaren. Auffallend ist ja das immerhin häufige Vorkommen des Prozesses bei Leuten, die früher ein Trachom durchgemacht haben, und es ist wohl nicht berechtigt dies Zusammentreffen als ein rein zufälliges anzusprechen. Der außerordentliche Reichtum an Plasmazellen in den meisten Fällen von hyaliner und amyloider Degeneration der Bindehaut, der ja auch dem Trachom eigentümlich ist, weist jedenfalls darauf hin, daß chronische Entzündungsprozesse wie das Trachom der Degeneration den Boden bereiten können. Mit Bestimmtheit wird aber von mehreren Untersuchern betont, das in den trachompositiven Fällen ein Zusammenhang der degenerativen Veränderungen mit den Trachomfollikeln durchaus nicht festzustellen war (MARCHI).

Anhang: Plasmom der Konjunktiva.

In diesem Zusammenhang gewinnt es besonderes Interesse, daß sich hyaline und später oft auch amyloide Degeneration — insbesondere auch wiederum in der Lidbindehaut — einzustellen pflegt in den seltenen Fällen von sog. „Plasmom der Konjunktiva", die eine tumorartige Form plasmazellulärer Infiltration darstellen und zuerst von PASCHEFF 1908, später von DEUTSCHMANN, RADOS, FRANKE, BAURMANN, SCHWARTZKOPF u. a. beschrieben worden sind. Da das seltene Krankheitsbild noch keine einheitliche Beurteilung gefunden hat — RUND, SCHWARZKOPF, ELSCHNIG und LÖWENSTEIN rechnen es unter die gutartigen Geschwülste, die anderen Autoren insbesondere auch PASCHEFF selbst (neuerdings wieder HOEN und HALBERTSMA; vgl. auch HOFFMANN) sehen es als den Ausdruck einer sehr chronischen plasmazellulären Entzündung noch unbekannter Ätiologie an, auffallend oft aber im Zusammenhang mit einem vorausgegangenen Trachom — und da es im Hinblick auf seine Neigung zu hyaliner und amyloider Degeneration von DEUTSCHMANN, wohl fälschlich, geradezu mit dem lokalen Amyloid der Konjunktiva gleichgesetzt wurde, so mag es an dieser Stelle besprochen werden.

Auffällig ist in der Tat — und das spricht im Sinne der DEUTSCHMANNschen Auffassung — die weitgehende Übereinstimmung des klinischen und histologischen Bildes mit demjenigen der meisten Fälle von Hyalin und Amyloid der Konjunktiva. Das Bild wird von den verschiedenen Untersuchern sehr einheitlich geschildert: es entwickelt sich meist sehr chronisch eine solide ziemlich derbe Schwellung der Bindehaut meist im Bereich der Lider, die aber auch auf die Augapfelbindehaut übergreifen kann und die sowohl einseitig als doppelseitig beobachtet worden ist. Die verdickte Bindehaut springt besonders im Bereich der Umschlagsfalten wurstartig, prall, glänzend in einem länglichen Wulst oder in mehreren tumorartigen Buckeln vor, hat eine glänzende Oberfläche und blaßrote bis gelbrote Färbung; niemals findet sich geschwüriger Zerfall der Oberfläche. Follikel sind nicht vorhanden, sonst könnte in manchen Fällen im Hinblick auf die papilläre Wucherung an Trachom gedacht werden. Viel näher aber steht das Bild dem der hyalinen und amyloiden Degeneration und da beide Krankheitsbilder nur als seltene Befunde den einzelnen Untersuchern begegnen, so ist es verständlich, daß die Diagnose im allgemeinen auf Amyloid der Konjunktiva gestellt wurde.

Der histologische Befund bringt nun wie schon angedeutet auch keine sichere Abgrenzung, so daß manche annehmen, daß das Plasmom und die amyloide Degeneration der Konjunktiva nur verschiedene Stadien derselben Krankheit darstellen. Das Epithel besteht überall aus geschichteten abgeplatteten Zellen; die Epitheldecke ist offenbar unter dem Druck des wuchernden Gewebes gedehnt. Zwischen den Epithelzellen liegen Leukozyten und Lymphozyten in mäßiger Menge. Die Hauptmasse der geschulstartigen Bildung besteht aus dicht gedrängten Plasmazellen, die in einem feinfädigem Netz aus Bindegewebsfasern gelegen sind; in der Submukosa werden die Plasmazellen rasch spärlicher, ohne daß jedoch eine scharfe Abgrenzung gegen die Nachbarschaft besteht, da die Zellen die Gefäße der Nachbarschaft vielfach noch mantelartig begleiten. Von den meisten Untersuchern wird die Gefäßversorgung als vermehrt geschildert, besonders im Bereich der dichtzellig durchsetzten Mukosa, nirgends finden sich Follikel mit Keimzentren, wenn auch Lymphozyten fleckweise gehäuft auftreten. Mastzellen wurden von den meisten Autoren vermehrt gefunden. Die elastischen Fasern waren unverändert. Von allen Untersuchern wird bestätigt, daß sich auf diesem Boden hyaline oder amyloide Degeneration in wechselndem Umfang eingestellt hatte. So sagt BAURMANN: „An mehreren wahllos verteilten Stellen ist das Bindegewebe zu groben zum Teil plumpen hyalinen Zügen vereinigt, die noch vereinzelte Plasmazellen fest umschließen." Ähnlich schildern RADOS, RUND und für einzelne Fälle PASCHEFF die hyaline Degeneration im Plasmom. Auch SCHWARZKOPF kommt auf Grund von vier eigenen Beobachtungen zu der Ansicht, daß eine regelmäßige Erscheinung alter Plasmome die hyaline Degeneration ist, die später in Amyloid übergehen kann. PASCHEFF betont besonders die hyaline bzw. amyloide Degeneration innerhalb der Plasmazellen; nur HALBERTSMA verneint in seinem zweifellos hierher gehörigem Fall das Vorhandensein degenerativer Veränderungen, obwohl es sich nach der Anamnese nicht um ein ausgesprochenes Frühstadium handelte.

Nach den bisherigen Darstellungen gewinnt man den Eindruck, daß es sich um eine ätiologisch noch ungeklärte Entzündung — nicht einen Tumor — der Konjunktiva handelt, mit besonders reichlicher Vermehrung der Plasmazellen, wie sie in geringerem Umfange für viele chronische Konjunktivitiden insbesondere auch für das Trachom bekannt ist, und daß solche chronischen plasmazellulären Entzündungsprozesse die Grundlage für die Entwicklung einer lokalen hyalinen und amyloiden Degeneration schaffen.

Für einen Teil der Fälle ist es im Hinblick darauf, daß in der Anamnese ein Trachom ausdrücklich erwähnt wird, das wahrscheinlichste sowohl die Anhäufung der Plasmazellen als die danach folgende hyaline oder amyloide Entartung als Folge des trachomatösen Prozesses anzusehen.

Konkremente der Konjunktiva.

FUCHS hat seiner Zeit die Aufmerksamkeit darauf gelenkt, daß bei etwa $^1/_3$ aller Patienten bei Lupenbetrachtung der Bindehaut, oft aber auch schon mit bloßem Auge kleine gelbliche bis grauweiße, mehr oder weniger harte Einlagerungen in den oberflächlichsten Schichten der Konjunktiva zu finden sind, die sich bei histologischer Untersuchung als Klümpchen homogener, toter Substanz in Drüsen oder drüsenartigen Epitheleinsenkungen der Konjunktiva erwiesen. Diese kleinen bis stecknadelkopfgroßen Körnchen sieht man besonders reichlich in der Gegend der unteren Umschlagsfalte; aber auch in der Conjunctiva tarsi beider Lider kommen sie häufig vor und können dann zu Verwechslungen mit Infarkten der Meibomschen Drüsen Anlaß geben. Meist findet man sie bei Leuten, die vielfach an chronischen Katarrhen der Bindehaut gelitten haben. Doch sind die Gebilde natürlich am leichtesten im entzündungsfreien Zustand zu erkennen, wenn sie sich aus einer blassen und nicht geschwollenen Konjunktiva abheben. Nur wenn sie eine erheblichere Größe erreichen, erzeugen sie ihrerseits einen unmittelbar sichtbaren Fremdkörperreiz, der sich in einem hyperämischen Hof zu erkennen gibt. Selten handelt es sich nur um einzelne Konkremente, meist sind sie in größerer Zahl, in Gruppen oder Reihen angeordnet, vorhanden.

Ihre histologische Untersuchung ist besonders von FUCHS und von WINTERSTEINER in größerem Umfang durchgeführt worden. Übereinstimmend geben beide Untersucher an, daß es sich um Einlagerungen handelt, die in oberflächlichen Einstülpungen des Bindehautepithels gelegen sind, wie sie bei chronischen

11*

Entzündungszuständen der Konjunktiva oft entstehen; es kann dabei dahingestellt bleiben, ob man diese Einstülpungen als echte tubulöse Drüsen ansprechen will, wie FUCHS es tut, oder nicht. Das Epithel, welches diese sehr verschieden gestalteten Hohlräume umschließt, ist das der Schleimhautoberfläche; ein zweischichtiges Epithel, dessen tiefere Zellage aus kubischen Zellen besteht, während darauf ein einschichtiges Zylinderepithel sitzt, das an Becherzellen reich zu sein pflegt (vgl. Abb. 90). Nicht immer aber ist diese Epithelauskleidung so rein erhalten; hat die in dem Lumen angesammelte Substanz eine gewisse Masse und vielleicht auch Härte erlangt, so übt sie auf die Wandung einen

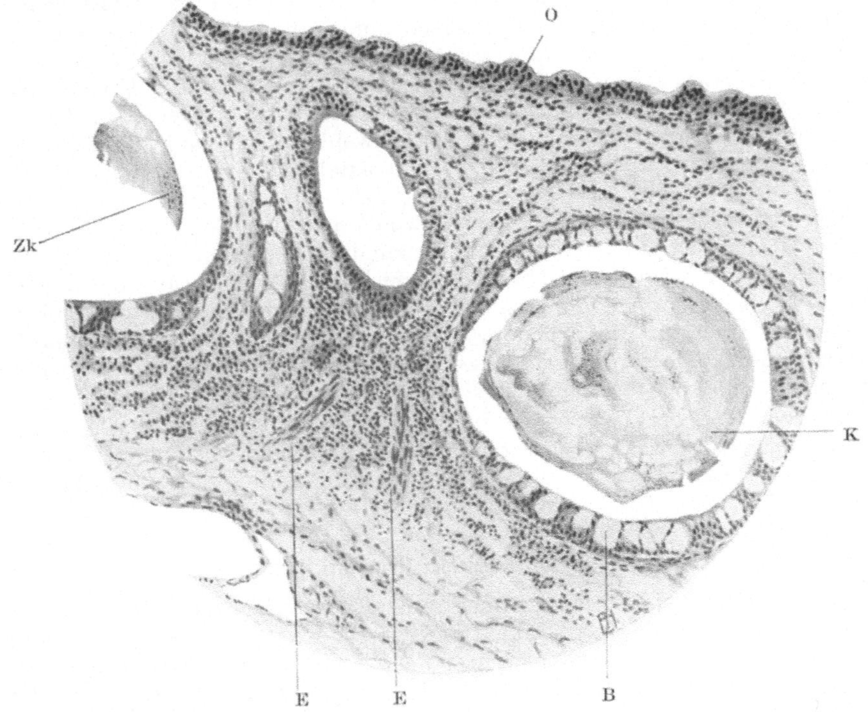

Abb. 90. Konkremente der Conjunctiva palpebrae nach chronischer Konjunktivitis. Das Oberflächenepithel (O) unregelmäßig. Subepithelial finden sich zahlreiche Längs- und Querschnitte drüsenartiger Epithelschläuche und Einstülpungen (?), auch solide Epithelzapfen (E E) finden sich in der entzündlich infiltrierten Schleimhaut. Die Epithelschläuche sind meist erheblich ektatisch und ausgefüllt von Konkrementen (K), die aus zum Teil mehr körnigen, zum Teil deutlich konzentrisch geschichteten homogenen Massen aufgebaut sind, und in denen sich vielfach Reste von Zellkernen (ZK) färben lassen. Die Wandung wird gebildet von einer nicht immer regelmäßigen äußeren Schicht mehr kubischer Zellen und einer inneren, zylindrischen Schicht, die sehr reichlich Becherzellen (B) enthält.

Druck aus, der die Degeneration und den Zerfall der Epithelien begünstigt und sie unter Umständen auf eine Schicht mehr oder weniger plattgedrückter Zellen reduziert, die FUCHS das Vorhandensein eines endothelialen Häutchens um die Konkremente vortäuschen konnte. Die Konkremente sind sehr verschieden nach Aufbau und färberischem Verhalten. Oft handelt es sich um einen feinkörnigen Detritus, in dem sich offenbar der aus den Becherzellen ausgestoßene Schleim mit Zerfallsmaterial degenerierter Epithelzellen verbindet, und der Kerne ausgewanderter Leukozyten enthält. Ist der Austritt dieser körnigen, wohl noch halbflüssigen Massen behindert, so dicken sie ein, und es können dann darin homogene Schollen verschiedenster Form auftreten. Andererseits kommen innerhalb eines solchen epithelialen Hohlraumes vielfach ein oder mehrere Gebilde vor, die mehr den Eindruck hervorrufen als seien sie aus abgestoßenen Zellen des Wandbelages zusammengebacken, wie sie im Lumen sich oft einzeln oder in ganzen Verbänden finden. WINTERSTEINER beschreibt „Fälle, wo eine ganze Reihe von abgehobenen und an die Oberfläche des Konkrementes angeschmiegten Zylinderzellen direkt sich in einer Reihe von colloid-metamorphosierten, zylindrischen und keulenförmigen Gebilden fortsetzte, welche die äußere Schicht des Konkrementes darstellten". Auf solche Weise mögen die festeren, homogenen, steinartigen Gebilde entstehen, die oft eine konzentrische Schichtung besonders auch durch die verschiedene Aufnahme des Farbstoffes verraten und eine kugelige oder maulbeerförmige Oberfläche aufweisen; sie füllen das Lumen oft prall aus und üben einen stärkeren Druck auf die Wandung und Reiz auf die Umgebung aus, in der sich eine Lymphozyteninfiltration als Zeichen der entzündlichen Reaktion findet. Mehrfach sahen FUCHS und WINTERSTEINER in den Außenlagen dieser geschichteten Massen eine radiäre Anordnung, die FUCHS ebenso wie schon früher DE VINCENTIIS zu der wiederaufgegebenen Annahme verleitet hatte, es könne sich um Aktinomyzesdrusen handeln. Die näheren Untersuchungen von FUCHS haben aber erwiesen, daß irgendwelche parasitären Keime nicht als Ursache dieser Konkrementbildungen nachgewiesen werden können, und daß nur die Annahme übrig bleibt, daß die körnigen oder geschichteten zelligen Massen, die die verschiedensten Formen und das verschiedenste färberische Verhalten aufweisen können als Absonderungs- und Zerfallsprodukte der Wandepithelien anzusprechen sind, deren Degeneration wohl durch Behinderung des Sekretabflusses begünstigt wird.

Verknöcherung der Bindehaut.

Eine Verknöcherung der Bindehaut ist schon in dem Kapitel über lokales Amyloid der Konjunktiva erwähnt worden. In der Tat beziehen sich die wenigen Mitteilungen über Knochenbildung in der Bindehaut auf solche Fälle von weitfortgeschrittener amyloider (VOSSIUS) oder auch rein hyaliner (MARCHI) Degeneration der Bindehaut. Ob es sich dabei immer um Bildung echten Knochengewebes handelt, oder ob eine Knochenbildung nicht auch dadurch vorgetäuscht werden kann, daß die fibrilläre Substanz hyalin wird, verkalkt, und nun die Bindegewebszellen in Spalträume der verkalkten Massen zu liegen kommen (BORST), ist zweifelhaft. Die Schilderung des VOSSIUSschen Falles, die ich hier folgen lasse, spricht mehr für echte Knochenbildung. VOSSIUS schreibt: „Außerdem beobachtete ich in dem inneren Abschnitt des Tumors, der sich besonders hart anfühlte, eine schmale Knochenplatte, welche auf der einen Seite einen glatten, auf der anderen einen unregelmäßig ausgezackten Rand hatte und halbkreisförmig eine größere Arterie umgab, deren Wandung hochgradig hypertrophisch und deren verdickte Media ebenfalls amyloid degeneriert war. An die Media schloß sich die verdickte Adventitia, welche reichliche Kerne und kleine, im Querschnitt getroffene, Kapillaren mit normaler Wandung enthielt. Weiter nach außen folgt eine Schicht osteoiden Gewebes, in dem einzelne im Längsschnitt getroffene Kapillaren verliefen, hierauf kam eine Reihe von Osteoblasten, und an jene schloß sich unmittelbar die halbkreisförmige, das mit den Blutkörperchen erfüllte Gefäß umrahmende Knochenplatte an, deren äußerer Rand mit schmalen zungenförmigen und breiteren, unregelmäßig gestalteten Auswüchsen behaftet war. Innerhalb der Knochenplatte waren schön ausgebildete, charakteristische Knochenkörperchen in verschiedener Reichlichkeit und Gefäße vorhanden. An die Knochenlamelle grenzte nach außen ein schmaler Streifen osteoiden Gewebes, in dem noch mehrere amyloide Klumpen mit gezackten Rändern und feinen Spalten lagen. An mehrere dieser amyloiden

Balken schmiegten sich große, vielkernige Riesenzellen, welche indessen keine Hüllen um die amyloiden Konkretionen bildeten (wie LEBER u. a. behauptet hatten)".

Eine Knochenbildung in der Konjunktiva ohne vorherige Ablagerung von Kalksalzen im hyalin oder amyloid degeneriertem Gewebe scheint nicht vorzukommen.

Über das Vorkommen von Knochenplättchen in Bindehautgeschwülsten vergleiche unter Lipodermoid und Osteom.

VI. Regeneration und Wundheilung; Transplantation. Narbenbefunde, Symblepharon.

Es liegt kein Grund vor anzunehmen, daß Regeneration und Wundheilung sich an der Konjunktiva nicht in der gleichen Weise vollziehen wie an anderen

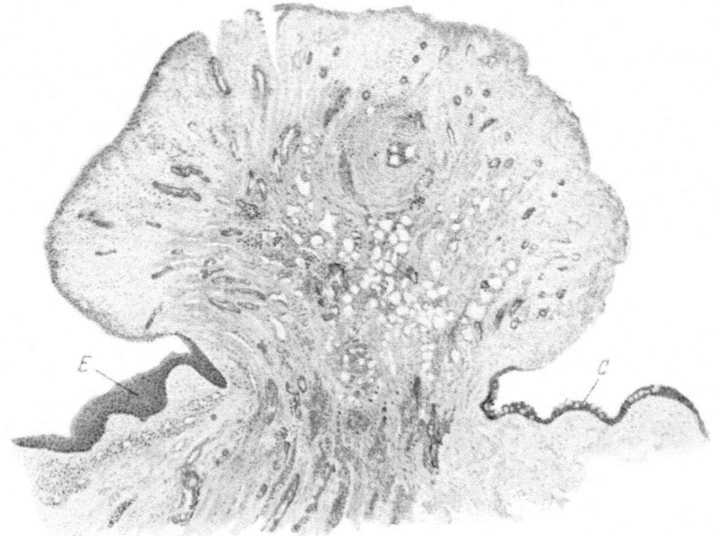

Abb. 91. Granulom am Lidrand nach Stich mit Strohhalm. Sitz an der Grenze zwischen Epidermis (mit Propriapapillen, ohne Becherzellen, E) und becherzellenhaltigem Epithel der Conjunctiva tarsi (C). Die kleine Geschwulst ist aufgebaut aus sehr lockerem, radiär angeordnetem, jungen Bindegewebe mit reichlichen Gefäßen und großen jungen Bindegewebszellen, die vielfach mehrere Kerne, keine Mitosenbilder, enthalten. In der von Epithel entblößten oberflächlichsten Schicht reichlicher Lymphozyten.

Schleimhäuten. Systematische Untersuchungen hierüber, wie sie z. B. für die Magen- und Darmschleimhaut vielfach experimentell durchgeführt worden sind, stehen uns jedoch meines Wissens nicht zu Gebote, und unsere histologischen Erfahrungen gründen sich stets nur auf zufällige Nebenbefunde bei Enukleationen und Exenterationen, die natürlich nur ein sehr lückenhaftes Bild vermitteln können. Aus der klinischen Erfahrung heraus ist uns aber bekannt, daß die nicht infizierten Wunden der Bindehaut zu rascher Heilung unter besonderer Beteiligung des Epithels neigen; das charakteristische Beispiel hierfür ist der Bindehautlappen bei der Staroperation, der schon nach 1 Stunde eine wasserdichte Verklebung der lospräparierten Bindehaut auf der Unterlage erkennen läßt und der im Laufe weniger Tage eine so glatte Anheilung erfährt, daß dann oft seine Grenze schon kaum erkennbar ist. Daß andererseits die Bewegungen des Augapfels den Wundschluß von Konjunktivalwunden sehr erschweren können, zeigen unsere Erfahrungen bei der Rücklagerung eines äußeren Augenmuskels. Die hier gesetzte Konjunktivalwunde, die ursprünglich strichförmig ist, wird — ohne Naht — durch die Augenbewegungen häufig flächenhaft und heilt gelegentlich erst unter Membranbildung oder Entwicklung reichlicher Granulationen. Sehr ausgesprochen pflegen solche polypös gewucherten Granulationen nach Stichverletzung der Bindehaut durch Strohhalm u. a. aufzutreten (vgl. Abb. 91) und können dann als ziemlich umfangreiche Geschwülste mit einem oft durch den Lidschlag lang ausgezogenen Stiel im Bindehautsack pendeln.

Bekannt ist die vielfache Verwendbarkeit der Bindehaut zur Transplantation, wie sie besonders seit KUHNT zur Deckung von Hornhautperforationsverletzungen und Geschwüren der Hornhaut Verwendung findet. Die hierbei meist gebildeten brückenförmigen Konjunktivalstreifen, deren Unterfläche eine Wundfläche darstellt, wachsen auf

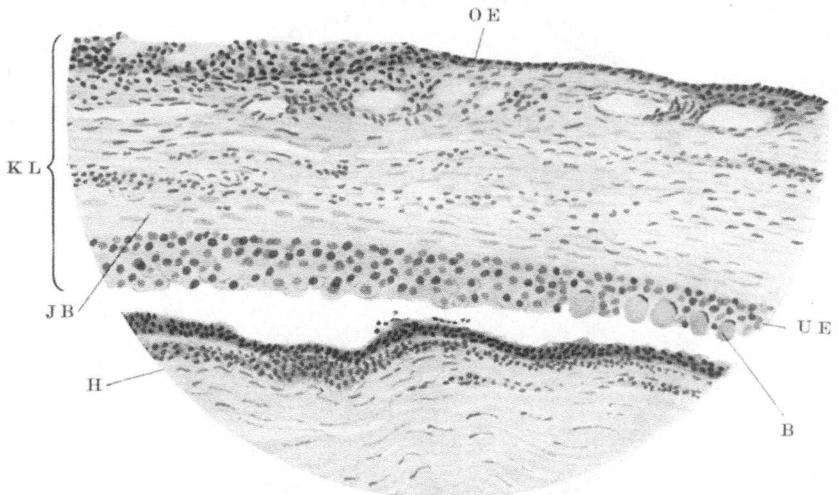

Abb. 92. Schnitt durch eine ulzerierte Hornhaut mit transplantiertem brückenförmigem Bindehautlappen; das Bild gibt eine Stelle wieder, wo die Konjunktivalbrücke nicht mit der Kornea verwachsen ist. H Hornhautoberfläche. K L Konjunktivallappen. O E Oberflächenepithel des transplantierten Lappens. U E Unterflächenepithel mit Becherzellen (B). J B junges Bindegewebe an der unteren (Wund-) Fläche des Lappens, der sich hier mit mehrschichtigem kubischen Epithel überkleidet hat.

der zu deckenden Perforationsstelle der Hornhaut fest, während die zuführenden peripheren Teile des Läppchens frei auf der Epitheldecke der Hornhaut liegen. Die Abb. 92 gibt das Verhalten eines solchen Bindehautpfropfes wieder, der einen Monat vorher wegen einer kleinen zentralen Perforation der Hornhaut überpflanzt worden war. Man sieht, daß die untere Wundfläche des Bindehautläppchens inzwischen einen vollständigen Epithelüberzug erhalten hat, der stellenweise mehrere Lagen dick ist und unterhalb dessen fleckweise junges neugebildetes Bindegewebe entstanden ist. Werden die peripheren Enden eines solchen Bindehautbrückenlappens durchtrennt, so daß die zuführenden Gefäße wegfallen, so bleibt gleichwohl der auf der Hornhautperforationsstelle aufgewachsene zentrale Teil des Bindehautlappens erhalten; er kann sogar, wenn er von der erkrankten Hornhaut her Gefäßverbindung besitzt, sich noch erheblich verdicken, indem offenbar subepitheliales junges Bindegewebe zu wuchern beginnt (s. Abb. 93).

Die nach Konjunktivaltraumen im weitesten Sinne zurückbleibenden Narben sind oft makroskopisch gar nicht mehr sichtbar, das gilt z. B. von den exulzerierten Effloreszenzen des Limbus und von den meisten infektiösen Konjunktivitiden; sichtbare Narben bleiben dagegen zurück bei Verbrennungen, Verätzungen sowie nach Schnitt- oder Stichwunden. So ist die Stelle, an der vor langer Zeit eine Schieloperation ausgeführt wurde, fast stets noch an einer

strichförmigen narbigen Blässe und entsprechend unregelmäßigem Gefäßverlauf in der Augapfelbindehaut zu erkennen. Unter den entzündlichen Prozessen ist neben der Diphtherie und dem Pemphigus vor allem das Trachom
wegen seiner Narbenbildung bekannt, die sich sowohl in strahligen umschriebenen anämischen Narbenbezirken etwa der Conjunctiva tarsi zu erkennen
gibt (vgl. Abb. 94), als in der narbigen Schrumpfung und Verkürzung des
gesamten Bindehautsackes und der papierdünnen Beschaffenheit der Schleimhaut in veralteten, schweren Fällen, z. B. auch beim Xerophthalmus.

Während Narben nach rein konjunktivalen Traumen im allgemeinen auf
der Unterlage verschieblich sein werden, erweckt die Fixierung einer Narbe
der Augapfelbindehaut auf der Unterlage natürlich den Verdacht, daß die

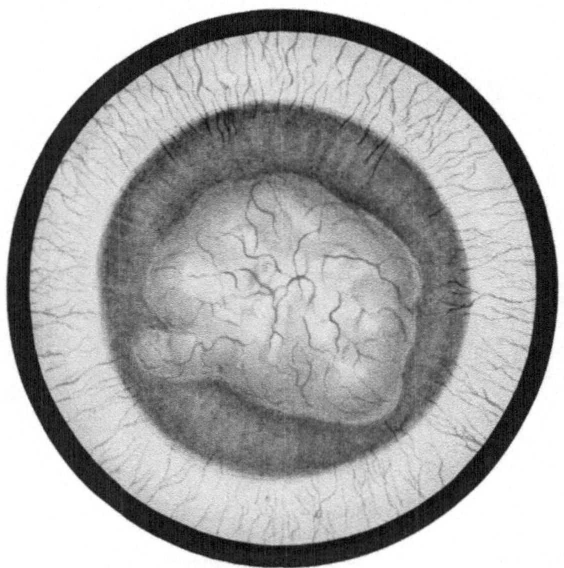

Abb. 93. Rest eines auf die Hornhautmitte überpflanzten Konjunktivallappens nach Abtragung der Verbindungsteile zum Limbus. Das überpflanzte Stück ist durch starke Gefäßversorgung
hypertrophiert und mußte abgetragen werden, nachdem es seinen Zweck, die Narbenbildung zu
beschleunigen, erfüllt hatte.

Sklera von der Verletzung mitbetroffen war, und man wird darin bestärkt
werden, wenn sich in dem umgebenden Konjunktivalgewebe Ablagerungen von
uvealem Pigment nachweisen lassen.

Unter den Narbenbildungen der Konjunktiva verdient eine besondere Erwähnung: das Symblepharon, das in seiner typischen Form auf die Verwachsung zweier einander anliegender epithelentblößter Stellen der Bindehaut
zurückzuführen ist, wodurch brückenförmige oder flächenhafte Verwachsungen
zwischen der Konjunktiva der Lider und derjenigen des Augapfels zustande
kommen, die sich beim Abziehen des Lides vom Augapfel deutlich anspannen
(Verbrennungen, Verätzungen, Diphtherie, Pemphigus, Variola usw.). Fast
das gleiche Bild ergibt sich allerdings auch in den Fällen, wo nicht eine solche
Verwachsung zweier Bindehautstellen miteinander anzunehmen ist, sondern
durch ausgedehnte atrophische Prozesse der Bindehaut, z. B. beim Trachom,
eine erhebliche Verkürzung des Bindehautsackes eingetreten ist (vgl. Abb. 86,
S. 155).

Eine besondere Form der atrophierenden Konjunktivitis, die durch die Bildung solcher Symblephara ausgezeichnet ist, wurde von Kümmel beschrieben, dessen Befunde inzwischen auch von R. Deutschmann bestätigt worden sind. Da histologische Beschreibungen nicht vorliegen, so sei hier nur erwähnt, daß es sich um eine wohl ziemlich seltene nicht mit Trachom zu verwechselnde beiderseitige chronische Konjunktivitis meist alter Leute handelt, bei der vielleicht äußere Schädlichkeiten eine Rolle spielen, und in deren Verlauf es beiderseits meist an symmetrischen Stellen des Unterlides zur Symblepharonbildung kommt. Diese stellt meist eine von der Gegend des unteren Tränenpünktchens ausgehende zum Limbus herüberziehende Falte der Bindehaut dar, doch kommen auch mehrfache Symblephara am gleichen Auge vor. Übereinstimmend erwähnen Kümmel und Deutschmann, daß in einem gewissen Stadium die Konjunktiva an der zur Symblepharonbildung neigenden Stelle eine leichte Schwellung und ein weißlichrötliches Aussehen aufweist, wie wenn ein Ätzschorf darüber läge. Die Ätiologie des Prozesses ist nicht geklärt.

Auf das Vorkommen des Symble-pharon als Symptom des Xeroderma pigmentosum haben Velhagen, Heine u. a. hingewiesen. Heine schildert den histologischen Befund als den „einer epithelialisierten Bindehautfalte mit mäßiger Vermehrung der elastischen Elemente, die einem teils derberen teils lockeren Bindegewebe angelagert sind. Das Epithel ist nicht wesentlich verdickt oder gewuchert". Er führt diese Symblepharonbildung bei Xeroderma pigmentosum zurück nicht auf

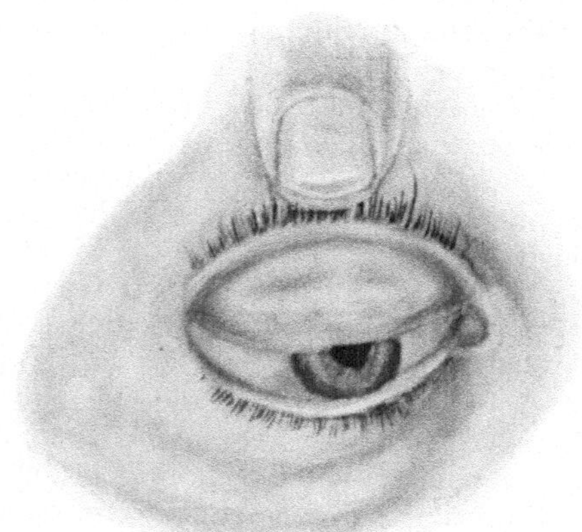

Abb. 94. Narbenbildung in der Conjunctiva tarsi nach Trachom.

Zerfall von Geschwulstmassen, die in der Konjunktiva fehlten, sondern auf primäre Lokalisation des krankhaften Prozesses in der Bindehaut besonders in den dem Lichteinfluß ausgesetzten Teile derselben.

VII. Abnorme Pigmentierungen der Bindehaut.

Beim Erwachsenen findet sich schon unter physiologischen Bedingungen ein Pigmentgehalt der Konjunktiva in sehr verschiedenem Grade recht häufig. Von Einfluß sind hierbei die Rasse, der individuelle Pigmentreichtum des Integumentes überhaupt und das Lebensalter. Ferner ist die Neigung zur Pigmententwicklung in den verschiedenen Abschnitten der Bindehaut verschieden ausgesprochen.

Vom Neger ist durch Giacomini, von Javanen und Chinesen durch Steiner, von der dunkelfarbigen einheimischen Bevölkerung Algeriens durch Brault und Montpellier, von den Japanern durch Kazuo bekannt, daß sich besonders im Bereich der Lidspalte nahe dem Limbus Pigment physiologischerweise so gut wie regelmäßig nachweisen läßt. Was die weiße Rasse betrifft, so stehen den regelmäßig negativen Befunden von Kopsch und Fischer die Beobachtungen von Morax, Redslob und vielen anderen gegenüber, die bei sorgfältiger Untersuchung auch hier sehr häufig — man rechnet etwa in $^{1}/_{3}$ der Fälle — mehr oder weniger deutlichen Pigmentgehalt, besonders im basalen Epithel der Conjunctiva limbi nachweisen konnten. Sind die Pigmentierungen auch zweifellos

bei den pigmentreichen Rassen sehr viel auffallendere, so steht doch fest,
daß mit Hilfe unserer verbesserten Untersuchungsmethode schon bei vitaler
Mikroskopie mittels der Spaltlampe auch beim Weißen außerordentlich häufig
Pigmentierungen der Conjunctiva bulbi am gesunden Auge erkennbar sind.
Daß auch bei der weißen Rasse diese Pigmentierung je nach dem Pigment-
reichtum des Individuums sehr verschieden deutlich ist, zeigen die wechselnden
Angaben der Untersucher aus verschiedenen Ländern und zeigen auch die
Beobachtungen, die jeder bei verschieden pigmentierten Leuten vom Albino
bis zum dunkelbrünetten Weißen durchführen kann.

Berücksichtigen muß man dabei allerdings auch das Lebensalter der Untersuchten. AUGSTEIN hat gezeigt, daß die für gewöhnlich als angeboren aufgefaßten Pigmentierungen des vorderen Bulbusabschnittes nicht kongentital
sind, sondern sich erst allmählich und frühestens im Laufe des ersten Lebensjahres entwickeln, eine Feststellung, die er auch auf die Pigmentringe um die
perforierenden Skleralgefäße ausdehnt. Frühestens im 6. Monat fand er bei
Säuglingen Pigment in der Konjunktiva auftreten. Übrigens gibt auch STEINER
für die Javanen an, daß die Pigmentierung der Konjunktiva, die sich später so
stark entwickelt, bei Kindern kaum sichtbar ist. Mit zunehmendem Alter wird
dann das Vorkommen des Pigmentes in der Konjunktiva auch beim Weißen
ein immer häufigeres. VOGT bildet in seinem Atlas der Spaltlampenmikroskopie
Beispiele ab für die bei Greisen häufig zu beobachtende stärkere Pigmentierung
der Konjunktiva, nicht nur im Bereich des Limbus, sondern auch in der freien
Conjunctiva bulbi und spricht sie als hämatogene Pigmentablagerung an.

Die Untersuchung mit der Spaltlampe bei starker Vergrößerung hat uns über
die Anordnung und Lage des Pigmentes in der Konjunktiva der weißen Rasse
nähere Aufschlüsse gebracht, die mit den histologischen Befunden gut übereinstimmen. Besonders häufig findet man nahe dem Limbus im Epithel der
Konjunktiva gelegene, fleckweise oder nebelförmige Pigmentierung von gelblicher bis dunkelbrauner Farbe, die gegen die Hornhaut hin ziemlich scharf
abgegrenzt auftritt, nach der Conjunctiva bulbi zu sich aber ziemlich weit
ausdehnen kann und besonders die Gegend des Lidspaltenbereiches bevorzugt.
Seltener finden sich physiologische Pigmentierungen im Stroma der Bindehaut,
die dann meist ziemlich tief liegen, wie auch die von VOGT abgebildeten Alters-
pigmentierungen. Sie stehen manchmal, aber nicht immer im Zusammenhang
mit den individuell sehr verschieden stark ausgeprägten ringförmigen Pigmentierungen an den Sklerallöchern. Hier bilden sich um die durchtretenden
Ziliararterien und Ziliarvenen halbkreisförmige pigmentierte Bezirke, die die
austretenden Gefäße noch eine Strecke weit in schmalem Abstande begleiten
können. Während wir so beim Weißen normalerweise eine Pigmentierung
der Konjunktiva nur in ihrem Bulbusabschnitt sowie nicht selten im Bereich
der halbmondförmigen Falte und der Karunkel sehen, nicht dagegen in der Konjunktiva des Tarsus und der Umschlagsfalte, beobachtete ASAYAMA und ADACHI
beim Japaner nicht selten Pigmentflecke in der Lidbindehaut und fanden die
Conjunctiva tarsi an den der Lidkante naheliegenden Teilen und selten bis zur
halben Höhe — also in nicht belichteten Abschnitten der Bindehaut — schwach
pigmentiert, wie das auch für manche Tierarten bekannt ist.

Histologisch ist über diese physiologische Pigmentierung der menschlichen Bindehaut folgendes bekannt: REDSLOB, der die Konjunktiva von 20 Europäern untersuchte, fand, daß die Verteilung des Pigmentes nach Menge und
Lokalisation verschieden ist, Lieblingssitz aber ist der Limbus; in der
Conjunctiva bulbi nimmt das Pigment vom Hornhautrand nach der Peripherie
zu allmählich ab, um in der Umschlagsfalte wieder verstärkt aufzutreten.
HANS VIRCHOW fand das Pigment am Limbus im wesentlichen in der basalen

Epithelschicht, doch sind häufig auch darüberliegende Epithellagen noch pigmentiert. Die Pigmentkörnchen sind rund, liegen meist distal von den Kernen und vorwiegend dicht an den letzteren; sie können aber auch den Kern rings umschließen oder auch als Häufchen abseits von ihm im Protoplasma liegen; sie geben keine Eisenreaktion.

Eine Vermehrung der beiden physiologischerweise in der Konjunktiva vorhandenen Pigmente — derjenigen in den Epithelzellen, besonders des Limbus, wie auch derjenigen in der Umgebung der Sklerallöcher — sowohl nach Dichte als nach Ausdehnung kommt intra vitam auch unter Bedingungen zustande, die schon nicht mehr als physiologisch zu bezeichnen sind. So beobachtete STEINER bei den Javanen, wenn sie durch Arbeit im Freien besonders starker Bestrahlung ausgesetzt waren, eine starke Pigmentzunahme in dem freiliegenden Lidspaltenbezirk der Conjunctiva bulbi, und selbst die Conjunctiva palpebrae nahm eine dunkle Pigmentierung an, wenn sie infolge eines Ektropiums dem Licht stark ausgesetzt war. Bei der weißen Rasse dagegen begegnet man einer Pigmentierung der Lidbindehaut auch bei langbestehendem Ektropium nicht. Für das die Sklerallöcher begleitende Pigment, das dem Uveapigment entstammt, haben andererseits AUGSTEIN u. a. nachgewiesen, daß es im Anschluß an Iridozyklitis oder Glaukom erheblich an Dichte und Ausdehnung zuzunehmen pflegt. Hier wird offenbar aus dem Bulbusinneren Pigment entlang den Ziliargefäßen nach außen verschleppt und subkonjunktival abgelagert. Vielleicht spielt allerdings bei dieser zunehmenden Pigmentierung um die Sklerallöcher auf dem Boden lokaler Erkrankung auch hämatogene Pigmentbildung eine Rolle.

a) Hämatogene Pigmentierung der Konjunktiva.

Hämatogene Pigmentierungen der Bindehaut entstehen nicht selten nach Blutungen in das konjunktivale oder episklerale Gewebe, wie sie, oft unbeachtet, durch Verletzungen oder auch ohne solche besonders in der Augapfelbindehaut vorkommen. Schon AUGSTEIN ist es aufgefallen, daß nach der sehr langsamen Aufsaugung solcher Blutungen wohl zunächst eine gelbliche Durchtränkung des benachbarten Gewebes aber nur in einem Teil der Fälle eine bleibende Ablagerung braunen Pigmentes entsteht. Er ist der Ansicht, daß die letztere ein, wenn auch sehr unauffälliges und oft nicht mehr nachweisbares Trauma voraussetzt, durch das eine zweifellos vorkommende Wanderung von Pigmentepithelzellen des Augeninneren in das subkonjunktivale Gewebe, entweder am Ort des Traumas oder entlang den perforierenden Ziliargefäßen veranlaßt wurde. Nach seiner Ansicht ist das Zustandekommen einer konjunktivalen, hämatogenen Pigmentbildung gebunden an das Zusammentreffen von Blutextravasat und Pigmentepithelzellen. Er bildet einen histologischen Befund eines solchen Falles ab, bei dem im Anschluß an eine durchbohrende Hornhautverletzung mit Irisvorfall sich, übrigens erst nach Wochen, eine reichliche Pigmentierung der Bindehaut eingestellt hatte. Das Pigment erwies sich als hämatogen, es konnte aber nachgewiesen werden, daß sich von dem kleinen Irisprolaps eine Spur Pigment in die Bindehautwunde abgestreift hatte. KÖPPE, der ähnliche Fälle mit Hilfe der vitalen Mikroskopie an der Spaltlampe verfolgte, bestätigte die Auffassung AUGSTEINs, will aber nicht mit solcher Bestimmtheit wie jener die Möglichkeit einer echten Pigmentbildung aus Bindehautblutungen ohne perforierende Bulbusverletzung leugnen. Die Lagerung solcher hämatogener Pigmentierungen in der Bindehaut nach Trauma läßt die Untersuchung mit der Spaltlampe deutlicher erkennen als das histologische Präparat, wie die Abbildungen von KÖPPE, VOGT und auch schon von AUGSTEIN zeigen: ebenso wie das Blutextravasat selbst hält auch das zurückbleibende Pigment sich in einem deutlichen Abstande von den Blutgefäßen, die von einem hellen Bezirk

(Lymphscheiden der Gefäße?) eingefaßt erscheinen. Derartige weiß bleibende Streifen im pigmentierten Felde sind auch vorhanden ohne Gefäße zu führen und können wohl als solitäre Lymphgefäße gedeutet werden. Auf Grund der histologischen Untersuchung des erwähnten AUGSTEINschen Falles von hämatogener Pigmentierung nach Trauma sagt jedoch AXENFELD, daß „das grobschollige und feinkörnig amorphe Pigment in den Lymphspalten, zum Teil den perivaskulären Lymphscheiden und auch in einzelnen Gefäßlumina gelegen war. Mikroskopisch war das Pigment schon zum Teil als kristallinisches Hämosiderin erkennbar, was auch durch die Eisenreaktion bestätigt wurde".

Über das seltene Krankheitsbild der sog. „Melanose der Konjunktiva", das in histologischer Beziehung eine scharfe Trennung vom Naevus pigmentosus der Bindehaut nicht zuläßt, wird bei Besprechung der Bindehautgeschwülste berichtet werden (vgl. S. 200).

b) Pigmentierung der Konjunktiva bei Ikterus, Ochronose und Morbus Addison.

Daß die bei manchen Allgemeinleiden im Körper verbreiteten endogenen Pigmente sich auch in der Konjunktiva ablagern und hier besonders auffällig sein können, ist klinisch seit langem bekannt. Vom Ikterus wissen wir, daß er gerade an der Schleimhaut des Auges oft zuerst bemerkt wird, und es ist ein dem Augenarzt geläufiges Bild, daß z. B. bei der Gonoblennorrhöe eines Säuglings mit Icterus neonatorum der Gallenfarbstoff in hoher Konzentration in das eitrige Sekret der Bindehaut übergeht, so daß dieses ausgesprochen gelb erscheint. Histologische Befunde der ikterischen Bindehaut standen mir nicht zur Verfügung.

Daß bei der auf Alkaptonurie zurückführenden Ochronose nicht selten in sehr charakterischer Weise sepiafarbige Flecke im Lidspaltenbereich auftreten, ist seit den Mitteilungen von HECKER und WOLF, PICK, UMBER, EBSTEIN u. a. bekannt und kann als diagnostisch wertvolles Symptom bezeichnet werden. Es scheint dabei allerdings die hauptsächliche Bildungsstelle für das Pigment die Sklera zu sein, wie ja überhaupt Knorpelgewebe, Faszien und anderes straffes Bindegewebe vorzugsweise die chronische Färbung aufweisen. Doch erwähnt EBSTEIN, daß bei Sektionen auch das Bindegewebe der Konjunktiva beteiligt gefunden wurde; damit scheint auch der Wortlaut einiger klinischer Beschreibungen übereinzustimmen, wenn auch von interner Seite nicht immer klar unterschieden wird zwischen der Lederhaut und der Bindehaut des Lidspaltenbereiches. Stets findet sich der Hinweis darauf, daß die Färbung sich ganz ausgesprochen auf die Lidspaltenzone zu beiden Seiten der Hornhaut erstreckt. Klinisch die gleichen Befunde wurden bei der sog. exogenen Ochronose verschiedentlich erhoben und werden auf die Einwirkung von Karbolsäure oder phenolreichen Ersatzschmierölen zurückgeführt (EBSTEIN, JENSEN, HOFFMANN und HABERMANN). Sie sollen nach Fortlassen der schädigenden Substanz rasch verschwinden. Histologische Untersuchungen der Bindehaut in solchen Fällen stehen, wie es scheint, noch aus.

Eine ganz andere Lokaliation im Gewebe zeigen die Pigmentierungen, die, wenn auch durchaus nicht regelmäßig, so doch schon in einer ganzen Reihe von Fällen bei dem Morbus Addison beobachtet worden sind. Einen Befund dieser Art schilderte kürzlich an der Hand guter Abbildungen MEESMANN. Die gelbbraune Verfärbung der Konjunktiven war auch hier deutlich auf die dem Licht ausgesetzte Zone der Conjunctiva bulbi beschränkt und dem Verhalten der Lidspalte entsprechend nach oben hin scharf, nach unten hin unscharf begrenzt. Wenn auch eine histologische Untersuchung nicht vorgenommen wurde, so erlaubte doch die Untersuchung am Spaltlampenmikroskop schon die Feststellung, daß es sich bei dieser aus feinen Fleckchen und Punktgruppen zusammengesetzten Pigmentierung um eine Einlagerung des Pigmentes in die Epithelzellen und das subepitheliale Bindegewebe handelt. In der Annahme, daß in diesen Fällen pathologische fermentative Vorgänge im Epithel sich abspielen, wird man bestärkt durch die Angabe, daß das sklerale und episklerale Gewebe frei von Pigment war und daß nicht einmal Pigmentringe um die perforierenden Ziliargefäße festzustellen waren. Der Spaltlampenbefund spricht also für eine Entstehung des Pigments bei diesen Fällen in den Zellen des konjunktivalen Oberflächenepithels selbst.

c) Pigmentierung der Konjunktiva bei Vitiligo.

Der einzige beschriebene Fall einer Pigmentierung im Verlauf einer ausgedehnten Vitiligo ungeklärter Ätiologie (trotz jahrelanger dermatologischer Behandlung) ist der von HANSSEN mitgeteilte, der aber doch seiner grundsätzlichen Bedeutung wegen hier erwähnt sein soll. Es traten bei einem mit Vitiligo behafteten 13jährigen Knaben ohne besondere Allgemeinerkrankung beiderseits im Lidspaltenbereich braune Flecken auf; die histologische Untersuchung zeigte, daß die Konjunktiva unter dem verdünnten Epithel eine erhebliche entzündliche Zellinfiltration aufwies mit Lymphozyten und Plasmazellen. Die Basalzellen des durch die entzündliche Infiltration verdrängten und zum Teil zerstörten Epithels waren — im ungefärbten Präparat — deutlich diffus gelbbraun gefärbt. Die Veränderungen in der Haut waren ebenfalls die einer uncharakteristischen chronischen Entzündung.

d) Pigmentierung durch körperfremde Substanzen.

Unter den Pigmentierungen durch körperfremde Substanzen ist neben der oben bereits erwähnten ektogenen Ochronose der Bindehaut durch Karbol noch zu nennen die Argyrosis und die Siderosis der Bindehaut.

Eine Argyrose oder Versilberung der Bindehaut kann Teilerscheinung einer allgemeinen Argyrie bei lange fortgesetzter interner Verabfolgung von Silberpräparaten sein oder sie entsteht — in der Mehrzahl der Fälle — durch übertriebene lokale Anwendung von Höllensteinlösungen besonders in der Form der Einträufelung in den Bindehautsack, am häufigsten beim Trachom. Das klinische Bild ist im letzteren Falle das einer bleibenden, schwärzlichen Verfärbung der Bindehaut besonders der unteren Umschlagsfalte und des nasalen Augenwinkels, d. h. also der Stellen, an denen die Höllensteinlösung am längsten und konzentriertesten einwirken kann. Aber auch die Konjunktiva der Lider und des Bulbus nimmt schließlich an der braunen bis schiefergrauen Verfärbung teil. HOPPE sah z. B. die Conjunctiva tarsi beteiligt durch eine Verfärbung der hinteren Lidkante, die hier in Form kurzer, senkrechter, dicht gestellter schwarzer Linien auftrat. In der Conjunctiva bulbi, die nur zart bleigrau verfärbt war, erschienen in seinem Fall einige Blutgefäße als schwärzliche Linien mit hellen weißen Grenzlinien.

Einen genaueren Einblick in die Lagerung dieses Silberpigmentes verschaffen Untersuchungen an der Nernstspaltlampe, wie sie KÖPPE ausführte. Er fand bei lokal entstandener Argyrose die Konjunktiva des Oberlides vollkommen frei von Silbereinlagerungen, desgleichen war der Limbus unverändert, aber schon in einiger Entfernung von ihm sah man im subepithelialen Gewebe um die Lympheinscheidungen der Kapillaren und der feineren Gefäßchen allenthalben zahlreiche ungemein feine schwärzliche Stäubchen verschiedener Größe, welche meist polyedrisch oder rundlich gestaltet waren; auch die solitären Lymphgefäße wurden von solchen Körnchen begleitet, nicht dagegen die gröberen Gefäßstämme. Das Bild erinnerte lebhaft an das der Retinitis pigmentosa, freilich ohne Knochenkörperchenfiguren. Innerhalb der Lymphgefäße sah KÖPPE keine Silberniederschläge; dagegen lagen stellenweise Gruppen von Silberkörnchen frei im Gewebe. Das Epithel erschien völlig frei von Pigment. Auf Grund der Mikroskopie am lebenden Auge schließt KÖPPE, daß die Ablagerung von Silber nur das Stroma betrifft und daß die Silberteilchen sich vorwiegend in den äußeren Wandungen der perivaskulären und der solitären Lymphscheiden ablagern, während die Gefäßwandung selbst nicht beteiligt sei.

Die histologischen Befunde stimmen mit KÖPPES Darstellung des vitalmikroskopischen Bildes nur zum Teil überein. Eine ganze Reihe von Autoren waren in der Lage argyrotische Bindehäute zu untersuchen und sind zu ziemlich einheitlichen Ergebnissen gekommen (GABRIELIDES, RIEMER, EWING, HOPPE u. a.). Zunächst verneinen die meisten in Übereinstimmung mit KÖPPE das Vorkommen von Silberablagerungen im Epithel, dagegen fanden sie unmittelbar unter dem Epithel eine dichte Anhäufung von feinen graulichen Körnchen, wie sie auch in der aus v. MICHELS Sammlung stammenden Abb. 95 zum Ausdruck kommt. In wechselnder Menge wird auch in den tieferen Schichten der Silberniederschlag frei im Gewebe ohne bestimmte Beziehung zu einzelnen Gewebsbestandteilen angetroffen. Charakteristisch aber ist, daß die Hauptmenge des Silbers sich den elastischen Fasern anlagert, zu denen es aus rein physikalischen Eigenschaften heraus eine bestimmte Beziehung zu haben scheint und die es daher durch Anlagerung elektiv zu färben vermag (HOPPE). Es kommen so in den Fällen von Argyrose der Konjunktiva zwei Schichten des elastischen Gewebes sehr deutlich zur Darstellung. Im Gegensatz zu der Schilderung von KÖPPE fanden GABRIELIDES, EWING und HOPPE eine sehr ausgesprochene Pigmentierung der Gefäßwände.

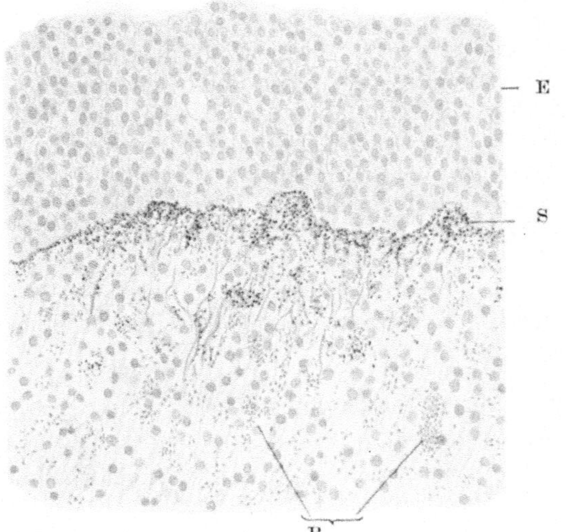

Abb. 95. Argyrose der Konjunktiva bei Trachom (Präparat aus v. MICHELS Sammlung). Vergr. 250fach. In das Bindegewebe der Tunica propria sind bis zu beträchtlicher Tiefe, am stärksten subepithelial, feinste Silberkörnchen (S) eingelagert. (Die gleichzeitige Bakterienfärbung zeigt in diesem Falle in der Mukosa blaugefärbte Bakterien (B) als zufälligen Nebenbefund.) E Epithel.

In Präparaten von der Konjunktiva der hinteren Lidkante fand HOPPE „außer groben, freilagernden Pigmentschollen Pigment subepithelial an elastischen kurz gewundenen, derben aber nur spärlich vorhandenen Fasern; die ganze Pigmentierung entsprach den Kuppen der Höcker, unter den Furchen fand sich so gut wie kein Pigment; hier schien keine Diffusion des Kollyriums erfolgt zu sein".

Als Siderosis conjunctivae bezeichnet man die Ablagerung von Eisen in der Nachbarschaft von Eisensplitterchen, die in Konjunktivalwunden eingeheilt sind. KÖPPE schildert den Spaltlampenbefund solcher Fälle: um die Splitterchen zeigte sich eine mäßige Ablagerung von dunkelgelben bis dunkelrotbraunen, pigmentähnlichen Stäubchen. Diese waren von verschiedenster Größe und bei weitem in der Mehrzahl um die perivaskulären und solitären Lymphgefäße herum angeordnet, ähnlich wie bei der Argyrosis; es dürfte sich um Eisenrost handeln.

VIII. Zysten.

Es kann in der Konjunktiva aus sehr verschiedenen Anlässen zur Zystenbildung kommen, wenngleich zugegeben werden muß, daß auch die eingehendste histologische Untersuchung durchaus nicht in jedem Fall in der Lage ist, mit Sicherheit die Entstehungsweise einer Zyste klar zu stellen; besonders gilt das für die epithelialen Zysten der Conjunctiva bulbi, über deren Entstehung sehr verschiedene Auffassungen vertreten worden sind.

Ausschalten müssen wir zunächst einmal an dieser Stelle die angeborenen Zysten im Bereich der Bindehaut oder ihrer Nachbarschaft, die im Zusammenhang mit den Mißbildungen des Auges besprochen werden. Es wäre hier besonders zu denken an die Dermoidzysten, an die Palpebralzysten des Unterlides als

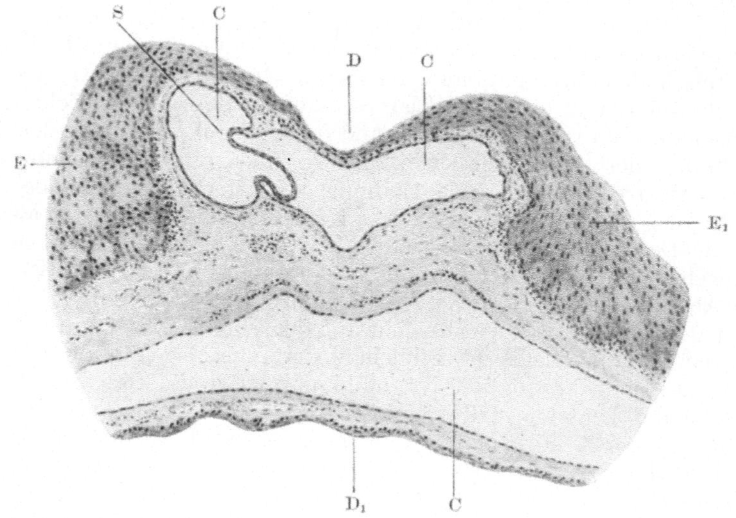

Abb. 96. Lymphzysten der Conjunctiva bulbi. Alle 3 Zysten (C), die größte ist nur zum kleinen Teil in der Abbildung wiedergegeben, sind von einem einschichtigen Endothel ausgekleidet, das auch die zarte Scheidewand (S) zwischen den beiden kleineren Hohlräumen überzieht. Daß die Zysten kollabiert sind, sieht man daraus, daß die Scheidewand in Falten gelegt erscheint und die oberflächliche Wandung (bei D und D₁) eingesunken ist. Daß diese Oberflächenwand unter starkem Druck gestanden hat, sieht man an der Verschmälerung des Deckepithels bei D und besonders bei D₁. Bei E und E₁ ist das Epithel schräg getroffen; daneben besteht aber auch reaktive Epithelwucherung.

Begleiterscheinung eines sog. Anophthalmus, die als Auskleidung meist eine Netzhautanlage in umgekehrter Anordnung der Schichten aufweisen, an den Naevus cysticus; vielleicht gehören auch hierher Fälle von epithelialer Tumorbildung mit Zysten in der Conjunctiva bulbi beim Jugendlichen, wie sie BARTELS als wahrscheinlich angeboren beschrieben hat.

Unter den erworbenen Zysten der Bindehaut lassen sich unterscheiden die lymphatischen, die auf einer zystischen Erweiterung von Lymphgefäßen beruhen, die epithelialen, deren Entstehungsweise eine sehr verschiedenartige sein kann, die parasitären Zysten und die zystenähnlichen Befunde, wie sie z. B. nach Eröffnung des Bulbus, nach Hämatom, nach Traumen mit Implantation von Fremdkörpern beschrieben worden sind.

1. Die lymphatischen Zysten sind streng genommen nur Ektasien vorhandener Lymphgefäße, können aber durch völlige Verlegung des zu- und abführenden Gefäßschenkels zu wirklich abgeschlossenen zystischen Räumen werden. Sie sind in der Konjunktiva des Augapfels weitaus die häufigste Form

der zystischen Bildungen und sind daher auch überhaupt am häufigsten beobachtet worden. Solche Lymphektasien, wie sie auch schon in Abb. 19—21
wiedergegeben sind, können die verschiedensten Formen annehmen, rund, oval
oder spindelförmig sein; ihrer Entstehung entsprechend sieht man oft ein zu-
und abführendes Gefäß, besonders bei Untersuchung mit starker Vergrößerung
an der Spaltlampe; man kann dann oft auch Verästelungen der erweiterten
Gefäßabschnitte erkennen. Der Inhalt erscheint nahezu wasserklar und der
ganze zystische Abschnitt erinnert an das Hindurchschimmern einer Perle. Meist
handelt es sich in der Konjunktiva um eine ganze Anzahl solcher Zysten, die
fast stets ausgesprochen oberflächlich liegen, das Epithel emporheben und
mit der Bindehaut leicht verschieblich sind. Histologisch finden sich, da der Inhalt bei der Abtragung abzufließen pflegt, die Gebilde meist kollabiert. Ihrer
Herkunft entsprechend zeigen sie eine Auskleidung mit einem einfachen Endothel,
nie ist die Zellschicht verbreitert, eher ist es schwer, sie überhaupt zu entdecken.
Das Deckepithel über den Zysten ist durch Druck häufig verdünnt (vgl. Abb. 96).
Mikroskopisch kleine Lymphzysten, die aber im Grunde gleicher Art sein dürften,
hat Köppe auf Grund seiner Spaltlampenuntersuchungen beschrieben; er fand
sie hauptsächlich an verletzten Augen und führt sie auf Verödung oder Strangulation abführender Lymphgefäßchen zurück. Auch die sog. Pseudozysten des
Perilimbus erklärt Köppe als schlauchähnliche erweiterte Lymphgefäße. Stöwer
beschreibt auch zwei aus der Conjunctiva fornicis stammende Zysten als Lymphzysten; die Deutung ist jedoch zweifelhaft, jedenfalls ist das Vorkommen von
lymphatischen Zysten in der Conjunctiva bulbi etwas sehr Häufiges, in den
übrigen Abschnitten der Bindehaut zum mindesten sehr selten.

2. Epitheliale Zysten entstehen auf dem Boden der Conjunctiva bulbi
recht selten, während sie in der Bindehaut der Umschlagsfalte öfters begegnen.
Bedenkt man, daß die Conjunctiva bulbi normalerweise frei von Drüsen ist,
die Gegend der Umschlagsfalte dagegen die zahlreichen Krauseschen Drüsen
besonders im oberen Fornix besitzt, so liegt darin ein Hinweis auf die wahrscheinlich häufigste Art der Entstehung epithelialer Zysten, nämlich diejenige
durch Retention von Drüseninhalt.

a) Retentionszysten. Durch Retention von Drüsensekret kann es ähnlich wie bei Trachom in den Meibomschen Drüsen auch in den Krauseschen
Drüsen zur Bildung meist einzelner Zysten von Stecknadelkopf- bis Bohnengröße kommen. Diese Zysten liegen dementsprechend in der Konjunktiva
des oberen oder unteren Fornix. Sie erscheinen als liegend ovale, helle, glasige
Gebilde, die meist im subkonjunktivalen Gewebe gelegen sind, aber bei erheb-
licherem Wachstum natürlich die oberflächlicheren Bindehautschichten vor
sich her heben können. Sie haben — wohl dank ihrer tieferen Lage, nicht
infolge von Blutungen in die Zysten — hellbläuliche oder auch rötliche Färbung.
Sie kommen vor bei jungen Leuten in gesunder Bindehaut und können dann
mit Cirincione zurückgeführt werden auf eine unvollständige Kanalisierung ihres
ursprünglich solide angelegten Ausführungsganges, oder aber — in der Mehrzahl
der Fälle — sind sie Folgeerscheinung schwerer entzündlicher Prozesse der Bindehaut, besonders des Trachoms. Cirincione hat auf Grund zahlreicher Untersuchungen nachgewiesen, daß stets die Bildung der Retentionszysten vom
Ausführungsgang der Drüse ausging. Die Auskleidung der Zysten wird gebildet
von einem einschichtigen Epithel, das in dem der Drüse benachbarten Abschnitt
der Zyste doppelschichtig wird, indem eine tiefe Schicht flacher Zellen von einer
Schicht senkrecht zur Oberfläche der Zysten verlängerter Zellen bedeckt wird.
Die der Zyste benachbarten Läppchen der Drüse können dabei unverändert
erscheinen oder selbst zystisch erweiterte Lichtung und atrophische Zellen aufweisen. Der Inhalt der Zyste ist stets annähernd klar und enthält Zerfallsreste

von Epithelzellen und Leukozyten und die Ausscheidungsprodukte der Drüsenzellen, die unter Umständen eindicken und zur Bildung hyaliner Konkremente Anlaß geben können. Die histologischen Befunde sprechen dafür, daß die Versperrung des Abflusses auf verschiedene Weise zustande kommen kann. In manchen Fällen findet sich der Ausführungsgang durch entzündliche Schwellung der Umgebung zusammengedrückt, in anderen Fällen narbig verzogen; oder er ist durch eingedicktes Sekret oder abgetorbene angehäufte Epithelien thrombenartig verstopft.

b) Fältelungszysten. Die Tatsache, daß sich epitheliale Zysten nicht selten in Abschnitten der Bindehaut finden, die entweder überhaupt nicht oder doch nur ausnahmsweise Drüsen enthalten (Conjunctiva tarsi, Conjunctiva bulbi) legte den Gedanken nahe, daß solche epithelialen Zysten gelegentlich auch durch die Faltenbildung hochgradig entzündeter Bindehaut ihre Erklärung finden.

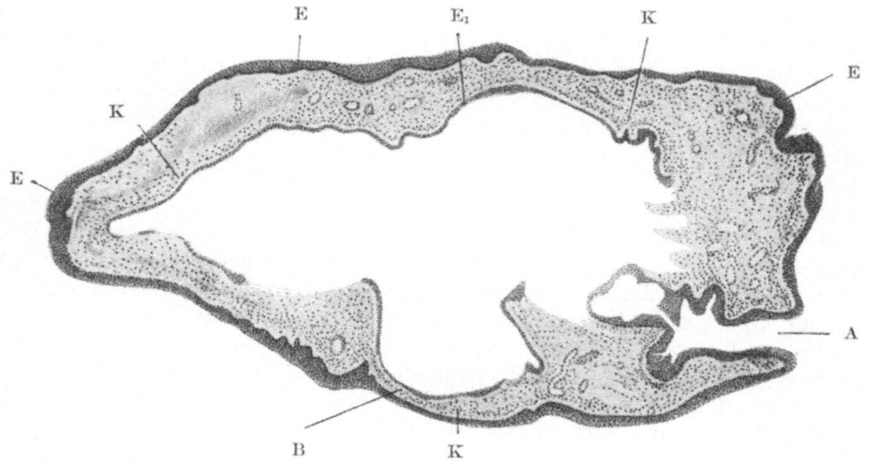

Abb. 97. Epithelzyste aus der Konjunktiva der unteren Umschlagsfalte, wahrscheinlich durch Epithelwucherung in entzündeter Konjunktiva entstanden (Präparat v. MICHEL). A Ausführungsgang. E Oberflächenepithel. E₁ Epithel der Zystenwand (mehrfache Lage kubischer bis platter Zellen). B Das der Zyste benachbarte Bindegewebe ist durch den Druck kapselartig (K), konzentrisch angeordnet.

Man nimmt an, daß die starke Schleimhautwucherung und Fältelung wie sie z. B. bei Trachom, bei Gonoblennorrhöe und ähnlichen schweren Entzündungen der Bindehaut lange Zeit besteht, zur Verklebung benachbarter Schleimhautvorsprünge führt und daß so abgeschlossene Hohlräume entstehen können, in denen abgestoßene Epithelien und ausgeschiedener Schleim sich ansammeln und zur Erweiterung des Lumens führen. So soll es zu sog. Fältelungszysten z. B. auch im Bereich des Pterygiums kommen, die ihrer Entstehungweise entsprechend von einem mehrschichtigen Epithel ausgekleidet sind. Mit Bestimmtheit diese Entstehungsweise im Einzelfall zu erweisen, wird kaum möglich sein. Sicher hat eine andere Art der Genese dieser epithelialen Zysten mehr Wahrscheinlichkeit und auch mehr histologisches Beweismaterial für sich:

c) Die Zystenbildung durch Epithelsprossung und Drüsenneubildung. Wucherungen des Epithels der Bindehaut begegnen uns in der Tat bei den verschiedensten entzündlichen Vorgängen und können einen sehr erheblichen Umfang annehmen. Es handelt sich dabei überwiegend zunächst um Bildung solider Zellzapfen und Sprossen, doch sieht man sehr oft auch in Fällen

wo eine Zystenbildung klinisch erkennbar ist, daß in solchen soliden Epithelzapfen die zentralen Zellen zerfallen und so ein Hohlraum entsteht, der abgeschlossen sein kann und dann eine kleinste Zyste darstellt oder mit der Oberfläche
in Verbindung steht und so das Bild einer neugebildeten Drüse ergibt. Neben
dieser z. B. auch von BALLABAN erörterten Entstehungsmöglichkeit ist aber
auch von vielen Autoren überzeugend beschrieben worden, daß primär drüsenartige Schläuche durch das wuchernde Oberflächenepithel in entzündeter
Schleimhaut gebildet werden, ohne daß es erst zu einem sekundären Zellzerfall
in primär soliden Zellsträngen zu kommen braucht (Abb. 97). So beschreibt
VOSSIUS in einem Fall von Zystenbildung in der Conjunctiva palpebrae alle
Übergänge von einfachen drüsenähnlichen Epithelschläuchen mit blind endigen-
dem oder sich verzweigendem Fundus zu größeren und kleineren Zysten mit Aus-
mündung an die Oberfläche der Bindehaut. Auch GINSBERG sieht ebenso wie
FUCHS in der pathologischen Epitheleinsenkung die häufigste Ursache der
Zystenbildung. Im gleichen Sinne spricht der Bericht von GROS über multiple
Zysten in der Conjunctiva tarsi, die er in zwei Fällen histologisch untersuchen
konnte. In der chronisch entzündeten Tarsalbindehaut des Oberlides fanden
sich mehrere Gruppen von ungefähr hirsekorngroßen, gelblichweißen, promi-
nenten Stippchen. Histologisch sah man alle Stadien von der einfachen flachen
Epitheleinsenkung bis zur vollentwickelten Zyste.

Besondere Beachtung verdienen natürlich in diesem Zusammenhang die
Berichte über epitheliale Zysten im Bereich der Augapfelbindehaut, da es hier
physiologischerweise weder Drüsen noch — abgesehen von der nächsten Umgebung des Limbus — Unregelmäßigkeiten in der Epitheldecke gibt. Die epithelialen Zysten der Augapfelbindehaut müssen von den oben erwähnten sehr
häufigen lymphatischen Zysten unterschieden werden, und das ist meist dadurch
erleichtert, daß sie im Gegensatz zu dem sehr dünnen einschichtigen endothelialen Belag der letzteren meist ein mehrschichtiges Epithel tragen. Hier setzt
also die Entwicklung epithelialer Zysten eine Sprossung des Epithels in die Tiefe
und sekundäre Bildung eines erweiterten Hohlraumes voraus. Daß eine solche
Epithelwucherung im Verlaufe entzündlicher Prozesse der Conjunctiva bulbi
vorkommt, steht fest, und ein Teil dieser Zysten wird wohl mit Recht auf solche
entzündliche Epithelwucherung zurückgeführt. Solche Befunde haben z. B.
CIRINCIONE, BISTIS, DUVERGER und REDSLOB u. a. erhoben. Im Falle von
BISTIS handelte es sich um eine Zyste aus geschichtetem Zylinderepithel, die
in einem Pterygium entstanden war und die er auf Epitheleinstülpung infolge
chronischer Entzündung zurückführt. In einem anderen Fall sah derselbe
Autor eine epitheliale Zyste der Conjunctiva bulbi, deren Wand aus geschichtetem
Zylinderepithel bestand, das dem Deckepithel der Augapfelbindehaut glich.
Ähnliche Beobachtungen beschrieben VERMES und DUVERGER und REDSLOB.
Die beiden letzten Autoren sahen in zwei Fällen etwa 14 Tage nach einer Konjunktivitis zwischen Limbus und Karunkel ein Häufchen von Zysten auftreten,
die durch durchscheinende Wände voneinander geschieden waren und eine klare
Flüssigkeit enthielten. Die histologische Untersuchung ergab, daß die Zysten
durch Sprossung des Epithels entstanden waren. Die Epithelschicht bestand aus
basalen, teils kubischen, teils zylindrischen Zellen, an die sich 5—10 Lagen
polyedrischer oder platter Zellen anschlossen; in der Nachbarschaft fanden sich
zahlreiche teils noch solide, teils zystische Epithelknospen. Die Wandzellen
der Zysten entsprechen denen des Deckepithels der Augapfelbindehaut und
enthielten auch Schleimzellen. Die Verfasser nehmen an, daß die zentralen
Zellen schleimiger Degeneration verfielen und so die zystischen Hohlräume entstanden. Ähnlich scheint es in dem von HUGEL und WORMS als „multilokuläre
Zysten der Manzschen Drüsen" beschriebenen Falle gewesen zu sein.

Andere Beschreibungen epithelialer Zysten in der Conjunctiva bulbi erinnern dadagegen mehr an die bekannten Zystenbildungen in Geschwülsten, z. B. im Nävus und in Epitheliomen und weisen auch anamnestisch nicht auf eine entzündliche Entstehung der Epithelwucherung hin. So beschreibt OATMANN eine multilokuläre Zyste ebenfalls zwischen Limbus und Karunkel von langsamem Wachstum über der das Deckepithel Wucherung in Form von Krypten und soliden Epitheleinstülpungen zeigte. „Die zystischen Höhlen sind durch schleimige Degeneration zentraler Zellen der Epitheleinstülpungen entstanden, während die nichtdegenerierten peripheren Zellen die Zystenwandung bilden, die keine Grenzmembran besitzt. OATMANN bezeichnet das Ganze denn auch als Geschwulst und gibt ihm den Namen des Epithelialzystoms.

3. Ihrer Entstehung nach nehmen eine Sonderstellung ein die traumatischen Zysten (ohne Eröffnung der Bulbuskapsel) meist epithelialer Natur, wie sie von UHTHOFF, LINDAHL, CARLINI, MAYOU, PASSERA, OATMANN, XILO u. a. beschrieben worden sind. Schon erwähnt wurde der Zusammenhang lymphatischer Zysten mit vorausgegangenen Verletzungen resp. anschließender Narbenbildung, wodurch eine Lymphstauung und sekundäre zystische Erweiterung erklärlich wird. Auch Retentionszysten werden durch Narbenbildung nach Traumen sicher oft bedingt sein, z. B. in den Fällen von Zystenbildung in den Krauseschen Drüsen nach behandeltem Trachom. Auch der Fall von XILO, schwere Ätzung der Conjunctiva fornicis des Unterlides mit sekundärer Verwachsung zwischen Lidbindehaut und Bulbus und Zystenbildung, wobei sich neben der epithelialen Zyste Reste von Drüsenschläuchen fanden, ist wohl auf narbige Abschnürung des Ausführungsganges durch die Ätzwirkung zurückzuführen. Daneben kommt aber wohl auch die Möglichkeit einer traumatischen Verlagerung von Epithel in das subkonjunktivale Gewebe als Ursache der Zystenbildung in Betracht (Implantationszysten). Diesen Entstehungsmodus nimmt z. B. OATMANN für die epithelial bekleideten Zysten an, die er nach Expression von Trachomkörnern entstehen sah. Ähnliches gilt wohl für die Fälle von traumatischer Zystenbildung von LINDAHL und für die nach Schieloperation gelegentlich gefundenen epithelialen Zysten (z. B. Fall UHTHOFF). Hierher gehören auch die seltenen Fälle subkonjunktivaler Zysten mit Verbindung zur Vorderkammer, wie sie gelegentlich nach perforierenden Verletzungen oder operativen Eingriffen am Limbus beobachtet wurden (vgl. hierzu die Arbeit von SHODA: Klin. Monatsbl. 73, S. 223ff.)

Zystenähnliche Befunde sind gelegentlich erhoben worden nach Verlagerung eines Fremdkörpers in das subepitheliale Gewebe der Bindehaut (MAYOU, UHTHOFF, PASSERA). Im Fall von MAYOU fand sich in einem zystischen Hohlraum der Skleralbindehaut ein Stück Holz nebst Eiterkörperchen und Riesenzellen. PASSERA sah eine Zyste, die sich um eine Baumwollfaser subepithelial entwickelt hatte. Diese Zyste war jedoch von Zylinderepithel ausgekleidet. Auch in UHTHOFFs Fall von traumatischer Verlagerung einiger mitgerissener Zilien unter die Skleralbindehaut zeigt die hier entstandene Zyste, welche die Zilien enthält, eine einschichtige Epithelauskleidung. In Fällen wie den beiden letzteren ist immerhin wahrscheinlich, daß verschlepptes Epithel zur Wucherung und Zystenbildung gelangte, es sich also um echte epitheliale Zystenbildung durch Epithelverlagerung handelte.

In vielen Einzelfällen traumatisch entstandener Zysten aber dürfte es kaum möglich sein, die Entstehungsweise epithelialer Zysten noch nachträglich mit Sicherheit aufzuklären.

4. Die parasitären Zysten, die subkonjunktival auftreten können, sollen hier nur der Vollständigkeit halber wenigstens erwähnt werden. Es findet sich noch am häufigsten die Zystizerkusblase, viel seltener sind Blasenbildungen

durch Filaria loa, Rhinosporidium Kinealyi und die Hundszecke. Diese Befunde fallen unter den Sammelbegriff der Pseudozysten, unter den auch zystisch entartete Hämatome, zystische Bildungen in Verbindung mit dem Augeninnern, insbesondere der vorderen Augenkammer, nach Durchbrechung der Bulbuswandung und ähnliches zu rechnen wären.

IX. Geschwülste der Bindehaut.

Es kann in diesem Zusammenhang nicht die Aufgabe sein, die Histologie der verschiedenen Geschwulstarten eingehend darzustellen, da die überwiegende Mehrzahl der hier begegnenden Tumoren in gleicher Weise an den verschiedensten anderen Stellen des Körpers zur Beobachtung kommen und also unnötige Wiederholungen damit bedingt würden. Es kann sich hier nur darum handeln, einen Überblick über die überhaupt im Bereich der Bindehaut beobachteten Geschwülste zu geben, und in der knappen Beschreibung der einzelnen Tumorarten auf die Besonderheiten hinzuweisen, die sie auf dem Boden der Augenbindehaut etwa erkennen lassen.

a) Bindegewebsgeschwülste.

Granulome. Junges Granulationsgewebe kann in der Umgebung eingedrungener Fremdkörper oder an freiliegenden Wundflächen der Bindehaut — etwa nach Schieloperation, nach Enukleation, nach Durchbruch eines Chalazion durch die Conjunctiva tarsi — zu geschwulstartigen Gebilden auswachsen. Diese haben dann keine Epitheldecke und setzen sich aus jungen Bindegewebszellen verschiedenster Form, Lymphozyten, Leukozyten, Riesenzellen, endothelialen Zellen zusammen und sind von neugebildeten Kapillaren reichlich durchzogen. Der sehr lockere Aufbau dieser Granulome und die mechanischen Bedingungen des Liddruckes und Lidschlages bringen es mit sich, daß diese Gebilde häufig lang ausgezogen werden, nur mit einen dünnen Stiel an der Unterlage haften bleiben, leicht bluten und sich ganz abstoßen können (vgl. Abb. 91 auf S. 166).

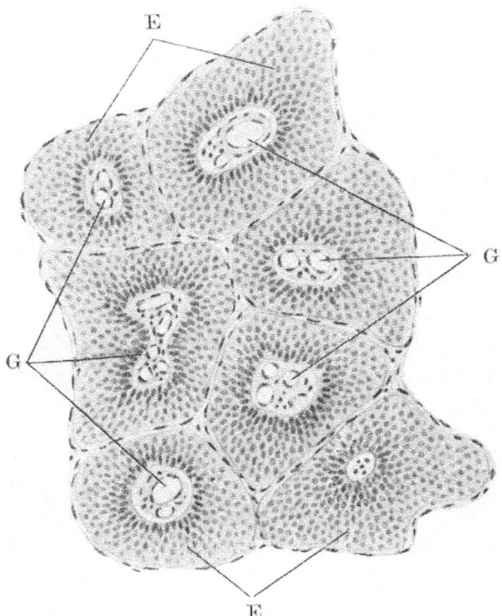

Abb. 98. Papillom des Limbus im Querschnitt (Präparat v. MICHEL). Im Querschnitt erscheint im Zentrum der einzelnen Zellkomplexe das gefäßreiche, papillär gewucherte Bindegewebe, um das sich regelmäßig gestellte Zylinderepithelien radiär anordnen. In den oberflächlicheren Epithelschichten wird die Zellform kubisch. E Epithel, G Gefäße.

Papillome. Die im allgemeinen gutartigen aber sehr zu Rezidiven neigenden und gelegentlich auch karzinomatös entartenden Papillome der Bindehaut sind seltene Geschwülste, die in der Mehrzahl der Fälle nicht einzeln, sondern in größerer Zahl am selben, ja gelegentlich auch an beiden Augen beobachtet worden sind. Das einzelne Papillom ist eine graurötliche, weiche Geschwulst von höckriger himbeerartiger Oberfläche; sie sitzt, worauf FUCHS aufmerksam gemacht hat, als beetartige Wucherung breitbasig der Unterlage auf, wenn diese normalerweise Papillen besitzt, also auf der Conjunctiva tarsi und am Limbus; entwickelt sich die Neubildung aber in einem papillenfreien Gebiet — in der Umschlagsfalte oder in der Conjunctiva sclerae — so handelt es sich meist um gestielte verzweigte Wucherungen mit papillärer Oberfläche.

Histologisch bestehen die Geschwülste aus einem gewucherten zu spitzen, oft verzweigten Papillen ausgezogenen Bindegewebe mit reichlicher Vaskularisation, dessen Oberfläche überkleidet ist von einem sehr oft stark verdickten Epithelüberzug, der die Buchten zwischen den einzelnen papillären Spitzen des Bindegewebes nicht ausfüllt (vgl. Abb. 98). Die Wucherung des Epithels steht oft durchaus im Vordergrund, dasselbe kann 20—30 Schichten dick sein, wobei im allgemeinen die unterste Zellage zylindrische Zellformen zeigt, die nach der Oberfläche rasch einem Plattenepithel Platz machen. Oft werden reichlich Becherzellen, seltener aber auch Verhornung beschrieben. Das Überwiegen des Epithels über die Wucherung des Bindegewebes kann so erheblich

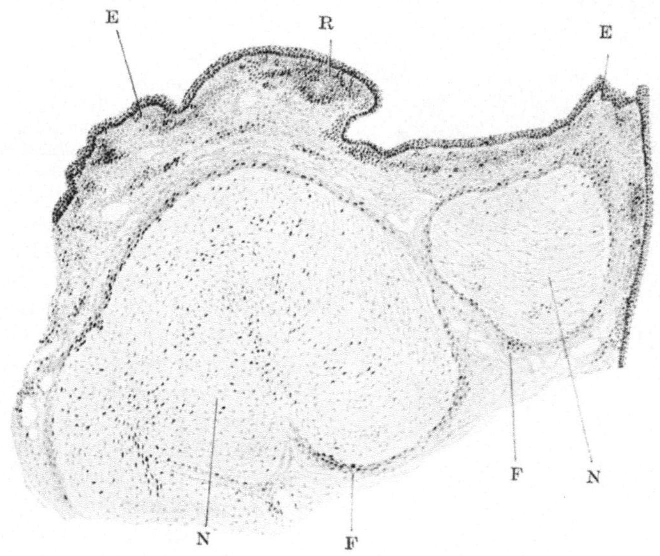

Abb. 99. Neurofibrom der Conjunctiva bulbi (Präparat aus der Sammlung v. MICHEL). N Neurom.
F Fibröse Kapsel. E Epithel. R = Rundzelleninfiltration.

sein, daß das Epithel den Blutgefäßen unmittelbar aufzusitzen scheint. Im allgemeinen aber bleibt eine deutliche Trennungslinie zwischen dem Bindegewebe und dem Deckepithel bestehen (vgl. Abb. 98). Es kommen jedoch Fälle vor, besonders wenn es sich um Papillome des Limbus handelt, in denen das Epithel in das darunterliegende Bindegewebe vordringt, auf der Hornhaut die Bowmansche Membran durchbricht und zwischen die Hornhautlamellen hineinwächst. Die Grenze zum bösartigen Epitheliom ist also histologisch nicht immer scharf zu ziehen, und karzinomatöse Degeneration der Papillome wird mehrfach beschrieben (GREEFF, REIS, COSMETTATOS u. a.); vergleiche auch die Beschreibung eines „Epithelioma papillare cysticum" durch REDSLOB (1924).

Fibrome liegen meist den als Polypen der Bindehaut bezeichneten Geschwülsten zugrunde. Auch bei ihnen handelt es sich wie bei den Papillomen um eine meist papillenartige Wucherung des Bindegewebes der Konjunktiva, das zu mehr oder weniger langgestielten Geschwülsten auswächst, doch ist der Epithelüberzug hier nicht wesentlich an der Wucherung beteiligt. Oft ist das Epithel sogar verdünnt, füllt aber im Gegensatz zum Papillom die Buchten zwischen den papillären Erhebungen des gewucherten Bindegewebes aus, so daß die Oberfläche mehr oder weniger glatt ist. Die Fibrome hängen meist als langgestielte, sehr gefäßreiche und zu Blutungen neigende Polypen („blutige Tränen") von der Gegend der Übergangsfalte herab. Daneben kommt als Ursprungsort vor allem die Gegend der Karunkel in Betracht. REIS hat auch ein gestieltes Fibrom am Limbus beschrieben. Man unterscheidet weiche und harte Fibrome, je nachdem die Grundsubstanz von einem rasch wachsenden, lockeren, an jungen Bindegewebszellen reichen Gewebe gebildet wird oder aus langsam wucherndem, derbem, zellarmem Fasergewebe besteht. Infolge der Abschnürung des Stieles durch den Lidschlag kommt es leicht zu ödematöser Schwellung der Geschwülste, die gelegentlich zu der Bezeichnung Myxofibrom Anlaß gegeben hat. Auch ein reines Myxom der Konjunktiva ist beschrieben worden (MAUCIONE); in anderen Fällen fand sich hyaline Entartung.

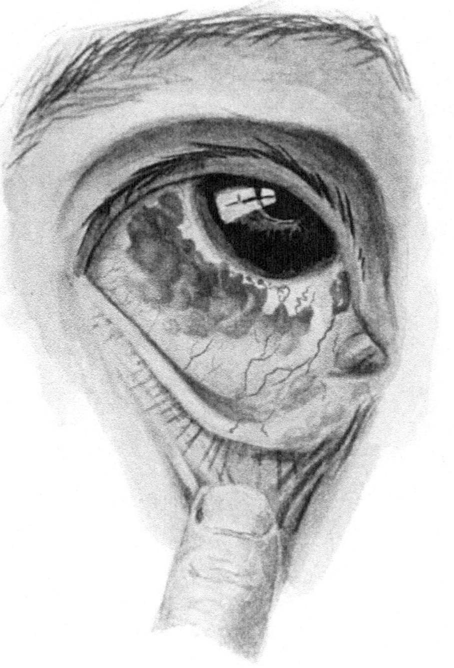

Als angeborenes Fibrom bezeichnet ACCARDI einen in der Conjunctiva bulbi temporal vom Limbus gelegenen Tumor, erbsengroß, weiß, hart-elastisch; Fibrom mit reichlichen elastischen Fasern und mehrschichtigem Epithel.

ALT hat eine Geschwulst der Conjunctiva bulbi als Elastom beschrieben. Seine Mitteilung ist mir nur im Referat zugänglich, doch ist wohl sicher anzunehmen, daß die scheinbare reine Wucherung elastischer Fasern unter normalem Bindehautepithel nicht als wirkliche Wucherung elastischen Gewebes anzusprechen ist, sondern daß es sich um eine Degenerationsform der Bindegewebsfibrillen handelte, die mehr zufällig die Elastikafärbung annimmt, wie wir das ja auch von degeneriertem Bindegewebe im Bereich der Pinguecula kennen gelernt haben.

Abb. 100. Ausgedehnte, in etwa 40 Jahren kaum veränderte Angiome der Conjunctiva bulbi et palpebrae (einseitig, ohne Beteiligung der Orbita). Ähnliche Gefäßgeschwülste unter der Haut des Unterlides, an Lippe und Wange.

Auch **Neurofibrome** der Konjunktiva sind in seltenen Fällen beobachtet worden. So beschreibt v. MICHEL einen Fall von Neurofibrom des Oberlides, bei dem in der Conjunctiva bulbi 8 mm vom temporalen Hornhautrand entfernt ein graulichrot durchscheinender Strang aus perlschnurartig aneinander gereihten kleinen Knötchen durchschimmerte. Mikroskopisch fanden sich kleine Fibrome eines Nerven der Skleralbindehaut; die oberflächliche Bindehautschicht war kleinzellig infiltriert, das Bindehautepithel normal (vgl. Abb. 99).

Hämangiome. Schon unter den weichen Fibromen finden sich vielfach solche mit ungewöhnlichem Gefäßreichtum, die die Bezeichnung Angiofibrom nahe legen; dagegen kommen reine Hämangiome der Bindehaut nicht sehr häufig vor, wenn man wenigstens nur die makroskopisch sichtbaren Formen berücksichtigt, die mit Vorliebe in dem nasalen Bezirk der Conjunctiva bulbi nahe dem inneren Lidwinkel, seltener temporal oder unten begegnen. Abb. 100 gibt das klinische Bild einer eigenen Beobachtung wieder.

Mit Hilfe der Spaltlampenuntersuchung ist es allerdings schon vielen Beobachtern aufgefallen (vgl. Abb. 361 im Atlas von Vogt), daß kleine umschriebene Gefäßgeschwülstchen, die dem bloßen Auge als Punktblutung erscheinen, in der Conjunctiva bulbi nicht so selten sind; sie scheinen mit Vorliebe am Limbus aufzutreten und unterscheiden sich bei starker Vergrößerung sehr deutlich von den einfachen Ektasien und Varizen der Konjunktivalgefäße.

Die Hämangiome der Konjunktiva sind oft angeboren, zum mindesten werden sie meist in den ersten zwei Jahrzehnten bemerkt. Sie können primär ihren Sitz in der Bindehaut haben und stellen dann glatte, frei verschiebliche Geschwülste mit breiter Basis dar; oft aber haben sie erst sekundär von den Lidern, von der Sklera oder nicht so selten von den äußeren Augenmuskeln her ihren Weg in das subkonjunktivale Gewebe gefunden (Leber, Bossalino, v. Herrenschwand). Daß neben den Hämangiomen der Bindehaut

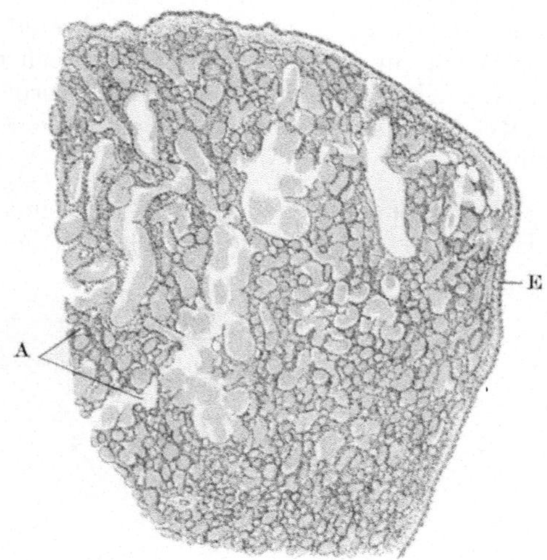

Abb. 101. Angioma cavernosum der Skleralbindehaut (Präparat v. Michel). Vergr. 35/1. Die Blutgefäße (A) sind stark vermehrt und erweitert und stellenweise zu größeren kavernösen Räumen zusammengeflossen. Die Wandung der Gefäße ist teils ganz dünn, teils erheblich fibrös verdickt. E Epithel.

gleichzeitig Angiome der Lidhaut und der übrigen Gesichtshaut bestehen, wie das auch in dem oben abgebildeten eigenen Fall zutraf, ist keine seltene

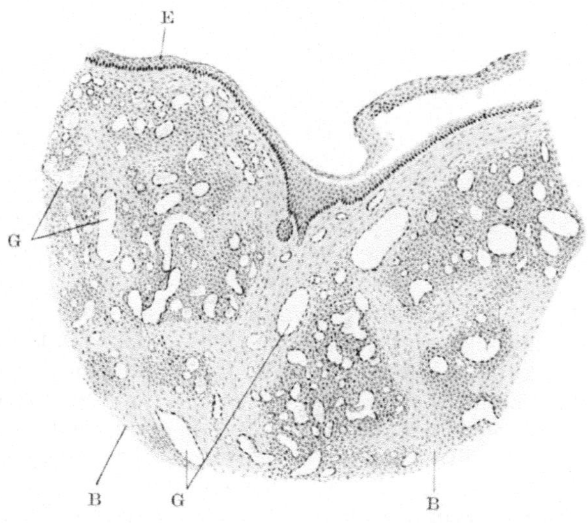

Abb. 102. Hämangiom der Skleralbindehaut (Präparat v. Michel). Vergr. 40/1. Abgekapselte Geschwulst mit bindegewebiger Kapsel und sehr stark entwickelter, bindegewebiger Zwischensubstanz (B). Die Geschwulst besteht aus einem Konvolut zahlreicher, stark erweiterter Gefäße (G). E Epithel.

Erscheinung. Die teleangiektatische Form des Hämangioms ist offenbar in der Bindehaut erheblich seltener anzutreffen als die kavernöse, die aus der ersteren

im weiteren Verlauf entstehen kann; so sind auch Mischformen beschrieben
worden. In den kavernösen Räumen kann es zur Gerinnung, Abscheidung
hyaliner Massen und durch Kalkaufnahme zur Bildung geschichteter Venen-
steine kommen (Fehr). Sehr wechselnd ist die Teilnahme des Bindegewebes
am Wucherungsprozeß wie ein Vergleich der Abb. 101 u. 102 zeigt; es können
so alle Übergangsbilder zum Angiofibrom sich finden, und es ist auch sarkomatöse Entartung des an sich gutartigen Angioms der Konjunktiva beobachtet
worden.

Lymphangiome der Konjunktiva sind seltene Befunde. Gelegentlich stehen
sie im Zusammenhang mit gleichartigen Anomalien der Lymphgefäße der

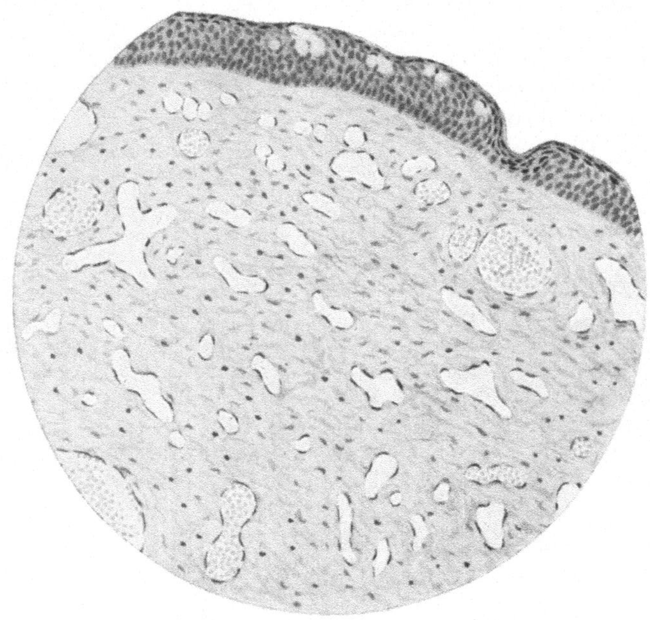

Abb. 103. Lymphangiom der Conjunctiva bulbi nahe der halbmondförmigen Falte. Während in
anderen Abschnitten des Präparates sehr ausgedehnte Lymphräume bestanden, zeigt das Bild eine
Stelle, die durch Bildung sehr zahlreicher, mäßig erweiterter Lymphgefäße mit einfachem Endothel
ausgezeichnet ist. Das Zwischengewebe zeigt weder entzündliche Veränderungen, noch besteht ein
Hinweis auf sarkomatöse Degeneration. Im Epithel Becherzellen.

Lider und der Gesichtshaut. Parsons erwähnt einen solchen Fall, in dem das
Lymphangiom der Konjunktiva Teilerscheinung ausgedehnter Lymphektasien
der gleichen Gesichtshälfte war und mit deren Lymphräumen deutlich in Verbindung stand. In anderen Fällen handelt es sich um isolierte, gut abgegrenzte
Tumoren der Bindehaut, meist der Conjunctiva bulbi oder der halbmondförmigen
Falte. Schon die Vorgeschichte weist im allgemeinen darauf hin, daß eine angeborene Bildungsanomalie vorliegt. Auch in einer eigenen Beobachtung (vgl. Abb.
103) handelte es sich um ein Kind, bei dem schon sehr früh im nasalen Quadranten
der Conjunctiva bulbi den Eltern eine kleine glasige perlgraue Geschwulst
aufgefallen war, die ganz allmählich an Umfang zugenommen hatte. Das bogenförmig den nasalen Hornhautrand umziehende Lymphangiom, das der Breite nach
vom Limbus in die Gegend der halbmondförmigen Falte reichte, war von glattem
spiegelndem Epithel überzogen und erschien als breitbasige, bewegliche, opak
durchscheinende Geschwulst von flachbuckeliger Oberfläche, in deren Bereich

auch die Blutgefäße etwas gestaut waren. Druck auf die Geschwulst hatte nur geringen Einfluß auf ihren Füllungszustand. Histologisch handelte es sich bei unverändertem Epithel mit sehr reichlichen Becherzellen um ein sehr zartes Bindegewebe, welches viele von einer einfachen Endothelschicht ausgekleidete Hohlräume voneinander trennt und gefäßreich, dagegen zellarm ist. Die zum Teil recht großen ektatischen Lymphräume, die bis unmittelbar unter das Epithel heraufreichen, enthalten zum Teil zartkörnige, geronnene, schwach färbbare Massen mit einigen Lymphozyten, zum Teil erscheinen sie im Präparat leer; zum Teil aber kann auch Blut eingetreten sein. PARSONS macht darauf aufmerksam, daß die bei operativen Eingriffen erfolgende Blutfüllung solcher Hohlräume zur Fehldiagnose eines Hämangioms Anlaß geben kann; Sarkombildung auf dem Boden eines Lymphangioms ist beobachtet worden.

Endotheliome sind in vereinzelten Fällen als seltene Geschwülste der Konjunktiva beschrieben worden. Bei einem Fall von VAN DUYSE war klinisch die Diagnose auf Dermolipom der Konjunktiva gestellt worden. Die Geschwulst fand sich jedoch zusammengesetzt aus Endothelzellen mit einer schaumartigen Veränderung des Protoplasmas. Das von MÜLLER beschriebene Zylindroendotheliom war auf dem Boden eines schweren Narbentrachoms entstanden. Die Maschen des bindegewebigen Gerüstes, dessen Gefäße hyalin entartet waren, füllten große unregelmäßig polygonale Zellen, zwischen denen sich zahlreiche Lymphspalten fanden. RUMSCHEWITSCH fand bei der histologischen Untersuchung einer gestielt aus der Übergangsfalte herabhängenden Geschwulst das Stroma fast ausschließlich aus Blutgefäßen aufgebaut, die lange Kanäle mit sehr engem Lumen darstellten. „Das Lumen war von platten und spindelförmigen Zellen in mehrfacher Schicht umgeben, deren Längsachse senkrecht zu der des Gefäßes stand. Die Zwischenräume zwischen diesen mit Zellmänteln versehenen Gefäßen wurden von Endothelien verschiedener Form ausgefüllt. Auch in das Gefäßlumen hinein waren die Wandendothelien stellenweise gewuchert, so daß dieses dann kaum noch nachweisbar war."

Lymphomatöse Geschwülste (Lymphome, leukämische und pseudoleukämische Tumoren, Lymphogranulome, Plasmome), deren ursächliche Deutung zum Teil noch ungeklärt ist, und die zum Teil wohl mehr als Symptome entzündlicher Wucherung denn als echte Neubildungen aufzufassen sind, können sich auf dem Boden des adenoiden Gewebes der Schleimhäute also auch im Bereich der Konjunktiva entwickeln, wenngleich sie häufiger in den Lidern resp. dem vorderen Abschnitt der Orbita gefunden worden sind. Histologisch handelt es sich um dichte Anhäufung kleiner einkerniger Rundzellen, Lymphoyzten und verwandter Zellen, die in den Maschen eines zarten, retikulären, gefäßarmen Bindegewebes liegen. In einzelnen Fällen ist das reichliche Vorhandensein endothelialer Zellen in den Lymphomen beschrieben worden. Im allgemeinen zeigen sie keine scharfe Abgrenzung gegen die Umgebung; es dringen sogar oft Lymphozyten zwischen die benachbarten Gewebe ein, so daß die Abgrenzung gegenüber einem destruierenden Wachstum (Lymphosarkom) verwischt sein kann.

Klinische und histologische Abbildungen zweier Fälle von konjunktivalen leukämischen Lymphomen hat LÖWENSTEIN kürzlich veröffentlicht. Es handelte sich um symmetrische, sulzige, flache, der Sklera unverschieblich aufsitzende Geschwülste von frischroter Farbe, die etwas mehr als $1/4$ des an die Hornhaut anschließenden Bezirkes außen oben einnahmen. Die Geschwulst war gegen den Limbus scharf abgegrenzt, die hintere Grenze dagegen nicht zu tasten; die Geschwulst hatte harte Konsistenz. Histologisch war sie zusammengesetzt ausschließlich aus echten Lymphozyten mit spärlichem, gefäßarmem retikulärem Gewebe. Nach Exstirpation trat ein Rezidiv auf, das ausgesprochene Neigung zu infiltrierendem Wachstum zeigte.

Über einen Fall von völlig isoliertem doppelseitigem Lymphom der Conjunctiva fornicis ohne erkennbare Ursache hat kürzlich Meyer berichtet. Die Wucherung ging in diesem Fall von der Conjunctiva fornicis aus und hatte einen das Lid vordrängenden glatten, festen, pflaumengroßen, roten Tumor gebildet, von dem aus sich ein an Chemose erinnernder fester bräunlichroter Wall bis zum Limbus hinzog. Mikroskopisch fand sich Wucherung des adenoiden Gewebes ohne Zeichen entzündlicher Entstehung oder sarkomatöser Entartung.

Sarkome. Sarkome der Bindehaut sind meist zurückzuführen auf das Übergreifen eines Sarkoms der Lider oder des Uvealtraktus auf die Augenoberfläche. Auch nach Enukleation eines Auges wegen Aderhautsarkom sind (z. B. von Ginsberg) Konjunktivalsarkome, sowohl pigmentierte als unpigmentierte, als lokales Rezidiv beschrieben worden.

Das primäre Sarkom der Konjunktiva ist, wenn auch schon eine reichhaltige Kasuistik von ihm berichtet, doch im ganzen keine häufige Geschwulst; es wird überwiegend bei älteren Leuten beobachtet. In der Mehrzahl der Fälle war der Sitz die Conjunctiva bulbi, und zwar mit Vorliebe die Gegend des Limbus, von wo aus die Geschwulst sich sowohl über die Skleraloberfläche als über die Hornhaut hin weiter auszudehnen pflegt. Es sind jedoch auch manche Fälle von Sarkom der Lidbindehaut beschrieben worden.

Im allgemeinen bildet die Geschwulst eine graurötliche, an der Oberfläche glatte oder schwach gelappte Masse, die der Unterlage breit aufsitzt. Jedoch sind Ausnahmen hiervon nicht ganz selten beschrieben, in denen das Gewächs gestielt der Conjunctiva bulbi oder palpebrae aufsaß, und durch dieses polypenartige Äußere den Eindruck einer gutartigen Wucherung vortäuschen konnte. Die überwiegende Mehrzahl der Sarkome ist pigmentiert und hat dementsprechend einen grauroten bis schwarzen Farbenton; doch ist geradezu die Regel, daß nicht der ganze Tumor gleichfarbig erscheint, vielmehr einzelne Abschnitte ausgesprochen dunkel pigmentiert, andere unter Umständen pigmentlos erscheinen oder aber die ganze Masse eine dunkele Farbe mit heller Sprenkelung aufweist. Viel seltener sind echte Leukosarkome, d. h. Tumoren, die nirgends pigmentierte Abschnitte aufweisen (neuere Fälle von Ginsberg, Höfle, Rschanitzin, Betti u. a.). Der Pigmentgehalt ist übrigens auch im einzelnen Fall höchst wechselnd, insofern z. B. ein sekundäres Bindehautsarkom nach Melanosarkom der Aderhaut als pimentloser Tumor vorkommt und andererseits Metastasen oder Rezidive nach Entfernung eines Leukosarkoms der Bindehaut pigmentiert sein können. Recht oft findet man in der Literatur den Hinweis darauf, daß neben einem Melanosarkom der Bindehaut noch weitere Pigmentflecke ohne Zellwucherung in der Konjunktiva vorhanden gewesen sind.

Hinsichtlich der Entstehungsweise der Bindehautsarkome ist sehr häufig darauf hingewiesen worden, daß mit Sicherheit die Entwicklung der bösartigen Geschwulst aus einem angeborenen oder jedenfalls schon sehr lang bestehenden pigmentierten Nävus festgestellt werden konnte. Ein solcher Zusammenhang muß für einen Teil der Fälle offenbar anerkannt werden, und so ist es auch nicht verwunderlich, daß durchaus nicht immer nur ein umschriebener Knoten besteht, sondern gleichzeitig oder rasch nacheinander und unabhängig voneinander Melanosarkome der Conjunctiva bulbi an verschiedenen Stellen besonders des Limbus auftreten, die offenbar auf mehrere kleine in der Anlage schon vorhandene Nävi zurückzuführen sind.

Solche multiple Melanosarkome auf dem Boden alter Nävi hat z. B. v. Sicherer beschrieben. Bei seiner Patientin bestanden seit Kindheit beiderseits am Limbus Pigmentnävi; auf dem einen Auge gerieten sie in Wucherung und es bildeten sich drei Melanosarkome des Limbus, welche trotz Enukleation den Anlaß zu lokaler und allgemeiner tödlicher Melanosarkombildung gaben. Auch DEL MONTE beschreibt mehrfache Sarkome in der Konjunktiva des Limbus bei einem jungen Mann. KLEINERTZ sah das gleichzeitige Bestehen eines Melanosarkoms des Limbus an einem Auge und eines pigmentierten Nävus der Karunkel am anderen Auge. WOLFF und DEELMAN sahen aus einem Naevus pigmentosus der Conjunctiva bulbi ein sehr bewegliches teilweise pigmentiertes Sarkom sich entwickeln, bei dem es nach Enukleation zu einem lokalen, fast pigmentlosen Rezidiv kam. Aber auch Leukosarkome kommen, wie die Mitteilung von BETTI zeigt, gelegentlich multipel in der Conjunctiva bulbi vor.

Was das weitere Wachstum der epibulbären Sarkome betrifft, so zeigt es insofern einen gutartigen Charakter, als ein Durchwuchern in das Augeninnere hinein nur in Ausnahmefällen vorkommt; die Geschwulst folgt dann den in

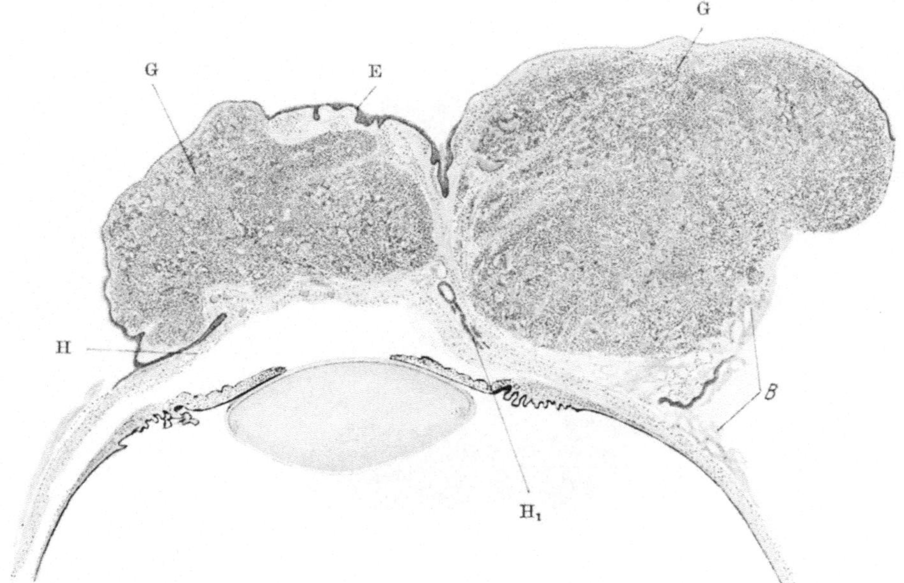

Abb. 104. Rundzellensarkom der Bindehaut (Sammlung v. MICHEL). Die Geschwulst (G), die dem Limbus, sowie der benachbarten Hornhaut (H, H₁) und Lederhaut breitbasig aufsitzt, ist nach vorn gewuchert und fast in ganzer Ausdehnung vom Epithel (E) der Kornea bzw. Konjunktiva überzogen. Obwohl sie in großer Ausdehnung mit der Hornhaut verwachsen ist, hat sie deren hintere Schichten nicht durchbrochen. B Blutung.

der Nähe des Limbus perforierenden Gefäßen und Nerven. Die Regel jedoch ist, daß das am Limbus aufsitzende Sarkom zwar ein erhebliches Oberflächenwachstum in die Lidspalte hineinzeigt, dagegen in die Hornhaut und Lederhaut nur ganz oberflächlich eindringt. Es schiebt sich hier zwischen Epithel und Bowmansche Membran vor, so daß es vom Hornhautepithel oft in ganzer Ausdehnung überkleidet bleibt. Unter sehr langsamer Zerstörung der Bowmanschen Membran tritt dann die Geschwulst zwischen die oberflächlichen Hornhautlamellen ein, durchbricht die Hornhaut aber, wie gesagt, so gut wie nie. Selbst ein so ausgedehntes epibulbäres Sarkom, wie es Abb. 104 (aus der Sammlung v. MICHELs) zeigt, läßt noch überall das Hornhautepithel als Decke erkennen und hat die hintere Hälfte der Hornhautlamellen nocht nicht zerstört.

Ähnlich wie in Abb. 104 war auch der Befund bei dem Alveolärsarkom von KURZ, das trotz seiner Ausdehnung nur bis zu den mittleren Schichten der Hornhaut vorgedrungen war; ähnlich im Fall von SEIDERER und vielen anderen. Bei HEERFORTs Patienten war das große epibulbäre Sarkom bis über die Mitte der Hornhaut herübergewachsen, ohne sich subepithelial in das Hornhautgewebe einzudrängen. Es hatte vielmehr nur von außen her eine Druckatrophie des Hornhautepithels hervorgerufen, das hinter dem Gewächs bis auf eine einfache Schicht von abgeflachten Zellen verdünnt war.

Eine besondere Form der Ausbreitungsweise konnte SCHIECK in einem seiner Fälle beobachten. Hier handelte es sich um zwei selbständige Geschwulstknoten, die an korrespondierenden Stellen der Conjunctiva bulbi und palpebrae sich entwickelt hatten und den Gedanken an eine Implantationmetastase in der Tat berechtigt erscheinen ließen.

Recht groß ist die Neigung der Konjunktivalsarkome zu lokalen Rezidiven, so daß man aus manchen Beschreibungen den Eindruck gewinnt, als sei durch die operative Entfernung der Geschwulst erst eine gesteigerte Neigung zu weiterer Ausbreitung ausgelöst worden. Dagegen gelten im allgemeinen Metastasen-

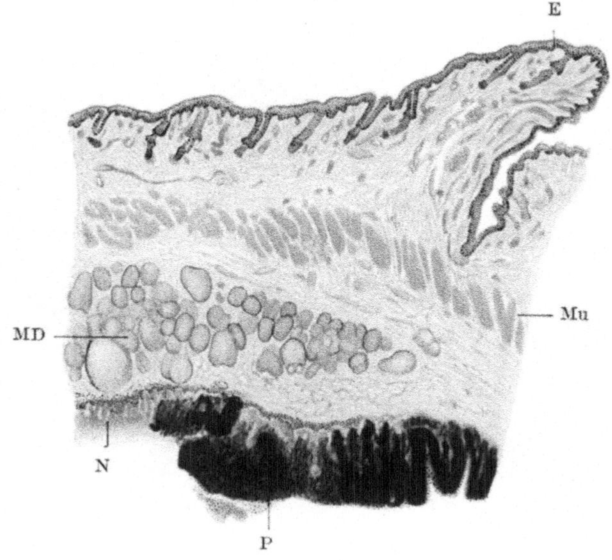

Abb. 105. Flächenhaftes Melanosarkom der Konjunktiva, ausgehend von einem Pigmentnävus der Conjunctiva tarsi (v. MICHEL). Mu Musculus orbicularis. MD Meibomsche Drüsen. P Melanosarkom. N Unpigmentierte, epithelähnliche gewucherte Zellstränge. E Epithel.

bildungen, wenigstens in den früheren Stadien, als nicht häufig. Auch hiervon sind jedoch schon eine Anzahl von Ausnahmen bekannt geworden. So kam es in dem Fall von FERNANDO — weiches, dunkelpigmentiertes, leicht blutendes, gestieltes Sarkom am Limbus, das wegen Verweigerung der Enukleation nur exzidiert werden konnte — zu keinem lokalen Rezidiv, wohl aber zu einer Aussaat, die in zwei Jahren zum Tode führte. Ähnlich war der Verlauf bei dem Patienten von MÖLLER, bei dem ein Fremdkörperpapillom nach Entfernung wiederholt rezidivierte, sich als sarkomatös erwies und unter Metastasenbildung im Laufe von drei Jahren tödlich endete.

Von Interesse ist in diesem letzten Fall das Zugrundeliegen eines Trauma, das auch von vielen anderen Beobachtern mit Bestimmtheit betont wird (PEREYRA: Vorausgegangene Kalkätzung der Bindehaut u. a.; vgl. die Lit. bei SÄMISCH S. 686).

Wenn auch die überwiegende Mehrzahl der Sarkome der Bindehaut sich epibulbär entwickelt, so sind doch eine ganze Reihe von Fällen mitgeteilt worden, in denen der Ausgangspunkt in der Übergangsfalte oder auch in der Conjunctiva tarsi gelegen war. Hierher gehört das von FEILCHENFELD beschriebene unpigmentierte Rundzellensarkom der Conjunctiva tarsi. ROEMER hat eine taubeneigroße, schwarze, höckerige Geschwulst beschrieben, die mit breitem Stiel der Konjunktiva der Übergangsfalte aufsaß und sich als pigmentiertes Rundzellensarkom erwies. TRAPESONTZEFF entfernte von der Conjunctiva tarsi des Oberlides eine erbsengroße, pigmentlose Geschwulst von alveolärem Bau (Peritheliom?), in deren Nachbarschaft zwei pigmentierte kleine Flecken aufgetreten waren. Auch das in Abb. 105 wiedergegebene Präparat von v. MICHEL entstammt einem aus einem Naevus pigmentosus der Lidbindehaut entstandenen, flächenhaft den ganzen Bindehautsack auskleidenden Melanosarkom, das nirgends die tieferen Gewebe angegriffen hatte.

Histologisch findet man die Sarkome der Konjunktiva übereinstimmend mit den Befunden an anderen Stellen des Körpers aufgebaut aus spindelförmigen, runden oder polygonalen Zellen in dichter Anordnung; meist handelt es sich um große Rundzellen oder Spindelzellen, doch kommen in verschiedenen Abschnitten desselben Tumors auch nebeneinander verschiedene Zelltypen vor. Nicht selten nimmt das bindegewebige Stroma an der Wucherung teil, so daß die dicht gedrängten eigentlichen Geschwulstzellen in Hohlräume eines stark entwickelten Stromas eingebettet liegen, und ein alveolärer Bau der Geschwulst sich ergibt (Alveolarsarkom). Der Pigmentgehalt in der einzelnen Geschwulst kann, wie oben ausgeführt wurde, sehr verschieden sein, auch in den einzelnen Abschnitten desselben Präparates scharf abgegrenzt wechseln. Das gelbbraune Pigment — überwiegend Melanin, aber infolge großer Neigung vieler Sarkome zu Blutungen, zum Teil auch wohl hämatogenes Pigment — liegt sowohl in den Tumorzellen als vielfach in den Zellen des bindegewebigen Stromas, stellenweise auch frei im Gewebe. Sehr verschieden ist der Gefäßreichtum der Geschwülste. Während in manchen Fällen die Neigung zu hyaliner Degeneration der Geschwulst und Kernzerfall der Tumorzellen geradezu auf die mangelhafte Gefäßversorgung zurückgeführt wird, ist die Vaskularisation im allgemeinen eine sehr reichliche und in vielen Fällen ist sogar wahrscheinlich, daß die ursprüngliche Wucherung von Gefäßelementen ausgegangen ist und ein Angiosarkom oder ein Peritheliom vorliegt (Fälle von SÄMISCH, PEREYRA, BORSELLO, MORELLI u. a.).

b) Epitheliale Geschwülste.

Recht erheblichen Wucherungen des Bindehautepithels sind wir im histologischen Bilde mancher chronischen Entzündungs- und Degenerationsprozesse der Bindehaut begegnet, so beim Trachom, beim Frühjahrskatarrh, bei der Verhornung und beim Pterygium. Geschwulstcharakter nimmt diese Wucherung an in Gestalt der Papillome, Adenome und Karzinome, für die sich die Bezeichnung der Epitheliome eingebürgert hat. Die Papillome sind als fibroepitheliale Wucherung schon besprochen worden, sollen aber hier noch einmal erwähnt sein, da sie, ähnlich wie der Nävus für das Sarkom der Bindehaut, gelegentlich die Grundlage zur Entwicklung eines bösartigen Epithelioms der Bindehaut abzugeben scheinen.

Als gutartige epitheliale Geschwulst der Bindehaut ist in seltenen Fällen ein **Adenom** beschrieben worden. Da als Ausgangspunkt für die konjunktivalen Adenome Drüsen Voraussetzung sind, so kommen sie noch am häufigsten in der Gegend der Karunkel sowie im Bereich der Krauseschen Drüsen vor (SCHIRMER, RUMSCHEWITSCH u. a.). Aufgebaut sind sie aus Drüsenschläuchen mit einschichtigem Zylinderepithel, deren Lumen oft zystisch erweitert gefunden wird, und einem Zwischengewebe, das sehr verschieden stark entwickelt ist (z. B. „Fibroadenoma cyst.", RUMSCHEWITSCH). Neuerdings hat DUCLOS über zwei Fälle berichtet, in denen er je ein kleines zystisches Adenom in der

Conjunctiva bulbi fand; das eine lag in der Nähe der Plica semilunaris. DUCLOS nimmt an, daß für diese Fälle versprengte Drüsenkeime als Ausgangspunkt angesehen werden müssen.

Die entscheidende Bedeutung unter den epithelialen Geschwülsten der Bindehaut kommt jedoch den **Epitheliomen** zu. Sie begegnen im Bereich der Bindehaut weitaus am häufigsten als nicht bodenständiger Tumor, der von einem Lidkarzinom ausgegangen ist und die Innenfläche der Lider und sekundär oft auch die Oberfläche des Augapfels ergriffen hat. Sehr viel seltener sind primäre Epitheliome der Konjunktiva. Diese sind fast nur im Bereich der Augapfelbindehaut beobachtet worden und auch hier haben sie ganz entsprechend den Sarkomen ihren bevorzugten Ausgangspunkt am Limbus, dort also, wo der Epithelcharakter an der Grenze zwischen Bindehaut und Hornhaut sich ändert, wo außerdem schon normalerweise das Epithel verstärkt erscheint und geringe Zapfen in das subepitheliale Gewebe sendet, die, wie wir bei Besprechung der Entzündungen der Konjunktiva sahen, durch äußere entzündliche Reize leicht zu stärkerer Wucherung angeregt werden können. Auch der Annahme eines traumatischen Einflusses auf die Entstehung von Epitheliomen kommt die Statistik der Lokalisation der Bindehautepitheliome entgegen, insofern weitaus die meisten epithelialen Tumoren am temporalen oder nasalen Limbusabschnitt, also im gefährdeten Bereich der Lidspalte gefunden werden. Auch in den Fällen multiplen Auftretens primärer Epitheliome des Integumentes, wie sie bei Xeroderma pigmentosum begegnen, scheint, wenn das Auge überhaupt beteiligt wird, der

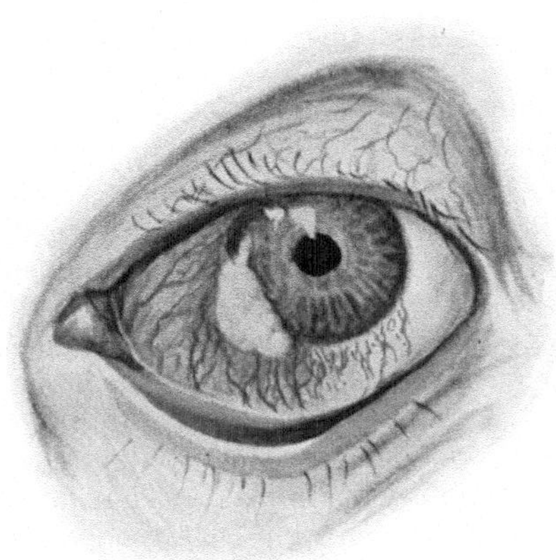

Abb. 106. Epitheliom der Conjunctiva bulbi am Limbus bei einem 48 jährigen Mann; der Tumor hatte sich offenbar aus einem Papillom entwickelt (vgl. das histologische Bild in Abb. 107), rezidivierte aber mehrfach und zeigte deutliche Neigung zu karzinomatöser Entartung.

Limbus die Stelle der besonderen Disposition zu sein; dafür sprechen die Mitteilungen von limbalem Epitheliom bei Xeroderma pigmentosum von GREEF und CHEVALLEREAU u. OFFRET.

Das gewöhnliche makroskopische Bild des Bindehautepithelioms (vgl. Abb. 106) ist das einer ziemlich derben graurötlichen, jedoch nicht besonders gefäßreichen, mandelförmigen Geschwulst von leicht höckeriger, gefelderter Oberfläche, deren einzelne Buckelchen gelegentlich auch mehr zottig-warzig erscheinen und an ein Papillom erinnern können; der Tumor sitzt breitbasig dem Limbus auf, so daß er über die benachbarten Abschnitte der Hornhaut und Lederhaut herüberreicht; hier kann er flächenhaft aufgewachsen sein. Es kann sich aber auch, wenn auch seltener als beim Sarkom, um eine gestielte oder pilzförmige Befestigung am Limbus handeln. Die umgebende Konjunktiva zeigt erweiterte Gefäße, die benachbarte Hornhaut kann zart getrübt sein. Geschwüriger Zerfall der Geschwulst ist nicht häufig, auch Blutungen im Gegensatz zum Sarkom selten. Das Epitheliom neigt nicht wie das Sarkom zu blumenkohlartiger Wucherung in die Höhe, sondern mehr zu flächenhafter Ausdehnung, wodurch es dann in einer ganzen Reihe von Fällen schon zu einer ringförmigen Geschwulst rings um die Hornhaut gekommen ist (HEYDER, LAGRANGE, REIS, v. BARLAY). Gleichzeitiges Vorkommen mehrerer primärer Epitheliome am Auge ist im Gegensatz zu den Sarkomen des Limbus eine große Seltenheit.

Auch hinsichtlich der Pigmentierung besteht ein wesentlicher Unterschied. Während das Sarkom in der überwiegenden Mehrzahl der Fälle pigmentiert ist, gilt dies beim Epitheliom als Ausnahme, und Sämisch hält es für wohl möglich, daß es sich in diesen pigmentierten Fällen um alveoläre Sarkome gehandelt hat. Daß hämatogenes Pigment im Epitheliom viel seltener vorkommt als im Sarkom, ist durchaus verständlich, wenn man den Unterschied in der Vaskularisation und der Neigung zu Blutungen zwischen beiden Geschwülsten bedenkt. Daß andererseits auch ein Epitheliom des Limbus echtes melanotisches Pigment enthalten kann, ist nicht von der Hand zu weisen, da wir ja recht häufig schon unter physiologischen Verhältnissen bei brünetten Leuten in den basalen Epithel-

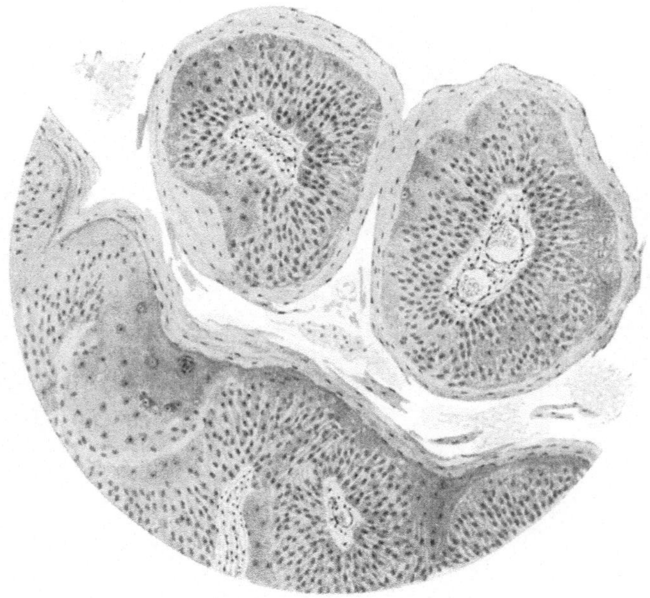

Abb. 107. Epitheliom des Limbus conjunctivae. Das klinische Bild ist in Abb. 106 wiedergegeben. Das Flachschnittbild spricht deutlich dafür, daß hier ursprünglich ein Papillom vorgelegen hat. Die Epithelzellen ordnen sich in mehreren Schichten kranzartig um einen zentralen, von Blutgefäßen durchzogenen Bindegewebszapfen; ihre peripheren Lagen sind in großem Umfang verhornt. Andere Stellen des Präparates ließen die regellose Wucherung des Epithels deutlich erkennen.

schichten der Conjunctiva limbi, also an der Stelle, an welcher das Epitheliom seinen Ursprung zu nehmen pflegt, Pigment in wechselnder Menge fleckweise antreffen. (Panas geht wohl andererseits zu weit, wenn er alle melanotischen Geschwülste des Limbus als Abkömmlinge des Epithels betrachtet, jedenfalls ist zuzugeben, daß die Frage nach der epithelialen oder mesodermalen Abkunft der am Limbus vorkommenden Tumorformen noch sehr umstritten ist, zumal auch die histologische Deutung des Nävus, auf den viele der Limbusgeschwülste zurückzuführen sind, noch ganz verschieden beurteilt wird.)

Von den Epitheliomen ist in einer Reihe von Fällen sehr wahrscheinlich gemacht worden, daß sie aus einem Papillom entstehen können (vgl. auch Abb. 107). Einen besonders lehrreichen Befund dieser Art teilt Coover mit, der nach Entfernung eines Pterygiums ein Papillom auftreten sah, dessen Diagnose vom pathologischen Anatomen bestätigt wurde. Nach 10 Jahren rasch wachsendes Rezidiv an gleicher Stelle, welches sich als bösartiges Epitheliom erweist und die Enukleation notwendig macht.

Die Angabe, daß ein Epitheliom auf dem Boden eines Pterygiums entstanden sei, findet sich übrigens in der einschlägigen Literatur wiederholt (so auch bei Steiner und Bistis). Nicht selten werden andererseits ebenso wie für das Sarkom auch Zusammenhänge mit einer vorausgegangenen Verletzung angenommen (vgl. die ältere Literatur hierüber bei SAEMISCH S. 708; neuere Fälle von FEINGOLD, CAMISON u. a.).

Recht selten sind die Fälle, bei denen die Lidbindehaut Ausgangspunkt eines Epithelioms war; so erwähnt ULBRICH einen verhornenden Plattenepithelkrebs der Oberlidbindehaut mit reichlichen Perlkugeln und etwa den gleichen histologischen Befund erhob ISCHREYT bei einem Trachomkranken, der ein primäres Karzinom der oberen Übergangsfalte aufwies. Auch der Fall von BACHSTEZ (Karzinom der Conjunctiva tarsi) gehört wohl hierher.

Im histologischen Aufbau zeigen die Epitheliome der Bindehaut keine Besonderheiten. Entsprechend dem Mutterboden handelt es sich im allgemeinen

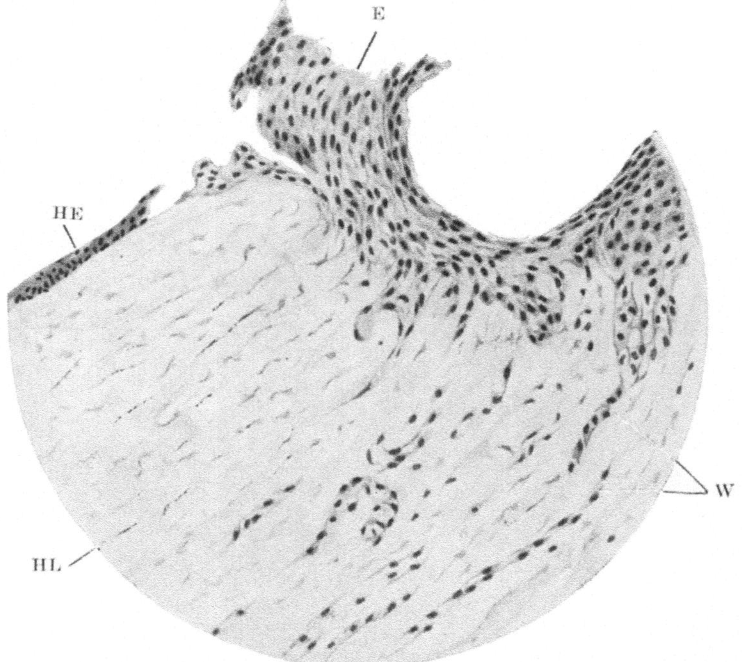

Abb. 108. Hineinwuchern von Epithelzügen zwischen die Hornhautlamellen von einem Epitheliom des Limbus aus. E Das Epitheliom, das durch Abstoßung verhornter Teile oberflächlich zerfallen erscheint. H E Hornhautepithel am Hornhautrand. H L Hornhautlamellen mit Hornhautzellen und einigen „Entzündungsspießen". W Wuchernde Epithelzellstränge, die vom Tumor aus zwischen die Lamellen hineinwachsen.

um Plattenepithelkrebse, die zur Verhornung neigen. Im beginnenden Tumor fand WOLFRUM stets eine Verdickung des Deckepithels und ein Abwandern einzelner Epithelzellen in das subkonjunktivale Bindegewebe. Das Oberflächenepithel dringt in sich teilenden und miteinander anastomosierenden Zapfen in das subepitheliale Gewebe ein, wobei das mesodermale oft reichlich von Leukozyten durchsetzte Zwischengewebe im allgemeinen an der Wucherung nur geringen Anteil nimmt. Die äußeren, jüngsten Bestandteile der epithelialen Zellkomplexe haben meist mehr kubische Form, daneben begegnen vielfach polygonale Zellen vom Typus der Stachel- und Riffzellen. Im Zentrum der gewucherten Epithelmasse kommt es häufig zu Verhornung unter Bildung von Keratohyalin und Kernschwund, und es entwickeln sich dann oft zwiebelschalenartig aufgebaute Hornperlen; neben diesen weitaus die Mehrzahl bildenden, verhornenden Plattenepithelkrebsen sind gelegentlich auch Epitheliome beschrieben worden, die aus kleinen kubischen Zellen aufgebaut waren und nicht zur Verhornung neigten. Ganz allgemein ist die Zellform eine viel weniger regelmäßige als beim Papillom und insbesondere hinsichtlich der Kerne und der Mitosenbilder kommen die verschiedensten Unregelmäßigkeiten vor, die auf die Bösartigkeit der Zellwucherung hinweisen. Wo das wuchernde Epithel auf den stärkeren Widerstand der Hornhaut- oder Lederhautlamellen stößt, wächst es zwischen den Lamellen in dünnen Zügen oft erheblich deformierter Zellen weiter (vgl. Abb. 108). Jedoch ist ähnlich wie beim Sarkom des Limbus die Neigung zum Durchbruch ins Augeninnere nicht groß, wenn sie auch nach manchen Autoren häufiger beobachtet wird als beim Sarkom. Erfolgt der Durchbruch, so geschieht er auf dem Wege über die perivaskulären Lymphräume der perforierenden Ziliargefäße und -Nerven, und von hier aus breitet sich die Wucherung mit Vorliebe in den Kammerwinkel und in den Suprachorioidealraum aus. Häufiger aber sieht man die Geschwulst in der Fläche fortschreiten, wobei lange Zeit selbst die Bowmansche Membran in situ unzerstört bleiben kann, wie in dem in Abb. 109

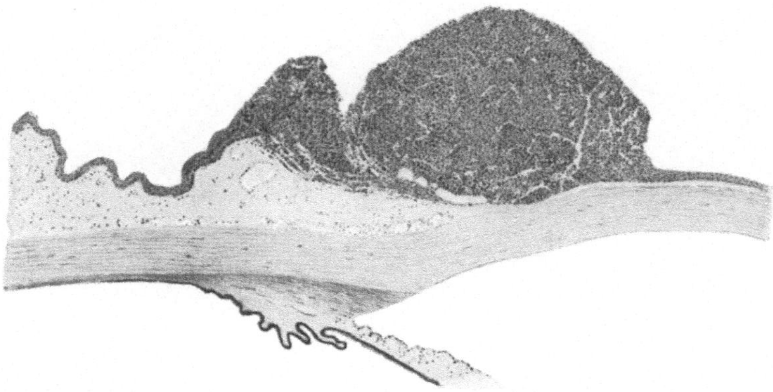

Abb. 109. Situationsbild eines Epithelioms des Limbus, das im wesentlichen oberflächlich und flächenhaft wächst und die Bowmansche Membran nicht überschritten hat. Das benachbarte Epithel der Kornea und der Conjunctiva bulbi ist verdickt, steigt allmählich breiter werdend zum Tumor an und zeigt — besonders in der Conj. bulbi — reichliche amitotische Zellteilung, die bei der schwachen Vergrößerung nur durch dunkle Kernzeichnung zum Ausdruck kommt.

wiedergegebenen Fall. In späteren Stadien wuchert das Epitheliom unter Umständen weiter in den Tenonschen Raum und kann auf die Adnexe des Bulbus übergreifen. Rückfälle sind ebenso wie beim Sarkom sehr häufig; dagegen ist es ebenso wie dort eine Seltenheit, daß es, wie im Fall von COSMETTATOS, zu tödlicher Metastasenbildung vom Limbusepitheliom aus kommt.

Über das Parinaudsche Dermoepitheliom vergleiche den folgenden Abschnitt.

c) Angeborene Geschwülste.

Wenn auch für manches Epitheliom, Hämangiom und Lymphangiom mit Sicherheit angenommen werden darf, daß es bei Geburt in der Anlage vorhanden gewesen ist, so hat es doch eine gewisse Berechtigung unter den angeborenen Geschwülsten der Bindehaut im engeren Sinne zusammenzufassen die keratoiden Geschwülste (Dermoide, Lipodermoide, subkonjunktivale Lipome, Osteome) und den Nävus.

Das **Dermoid des Limbus** stellt eine angeborene und fast stets stationär bleibende, halbkugelige, ziemlich derbe Geschwulst von blaßroter oder blaßgelber Farbe dar, die etwa die Größe einer halben Erbse hat. Sie pflegt, auf

dem Limbus reitend, sowohl mit der Konjunktiva als mit der Kornea unverschieblich verbunden zu sein, und zwar sitzt sie, wenn auch nicht ausschließlich,
so doch weitaus am häufigsten dem äußeren unteren Abschnitt des Hornhautrandes auf. Es handelt sich um eine solitäre Geschwulst, doch ist vielfach ein
beiderseitiges Vorkommen an symmetrischen Stellen beider Augen beschrieben
worden. In einer kleinen Zahl von Fällen fanden sich gleichzeitig andere Mißbildungen des Auges oder der Umgebung, besonders Kolobome der Lider, der
Iris, der Aderhaut usw. oder Mikrophthalmus. Wiederholt — z. B. von FUCHS,
WAGENMANN u. a. — ist das gleichzeitige Vorkommen eines Dermoids am Limbus
mit einem Lipodermoid der Konjunktiva in der Gegend des Aequator bulbi
beschrieben worden. Die Abbildung eines solchen Befundes gibt FUCHS in seinem
Lehrbuch S. 279. Histologisch stellt das Dermoid der Konjunktiva eine verlagerte
Hautinsel dar, was oft schon äußerlich darin zum Ausdruck kommt, daß die
Oberfläche der kleinen Geschwulst epidermisähnlich ist, nicht den spiegelnden
Glanz feuchter Schleimhaut besitzt und nicht selten ein oder mehrere Haare

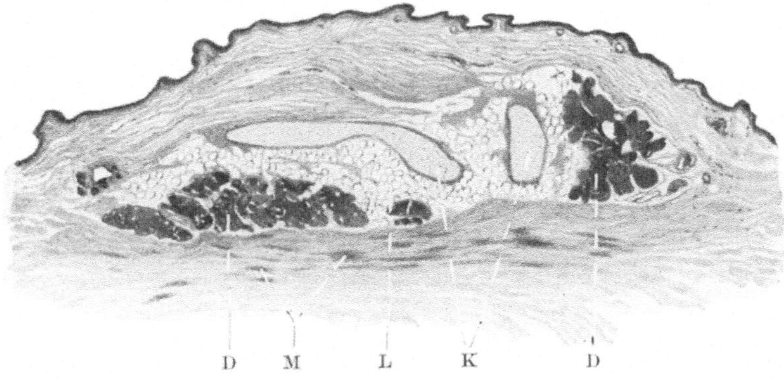

Abb. 110. Lipodermoid aus der Gegend des Aequator bulbi zwischen Musc. rectus ext. und Musc.
rect. sup. Man erkennt bei schwacher Vergrößerung das Lipom (L), darin 2 Knorpelscheiben (K),
2 größere Drüsen (D) mit Ausführungsgängen und in dem dichtfibrösen Gewebe unterhalb des Lipoms
Züge von Muskelfasern (M).

trägt. Dem entspricht auch der mikroskopische Befund: das Deckepithel ist
ein mehrschichtiges Plattenepithel, dessen oberste Schicht Verhornung zeigen
kann. Das darunter gelegene derbe Bindegewebe, das reichlich elastische Fasern
enthält, zeigt oft Papillenbildung, Haarbälge, Talgdrüsen und gelegentlich
auch Schweißdrüsen; Fettgewebe pflegt nur in ganz geringer Menge vorzukommen,
doch sind Ausnahmen beschrieben, in denen dasselbe ähnlich wie beim Lipodermoid überwog. Eine scharfe Abgrenzung der Geschwulst gegenüber dem Gewebe
der Hornhaut und Lederhaut besteht nicht. Als seltener Nebenbefund sind im
Dermoid gelegentlich festgestellt worden azinöse Drüsen, quergestreifte Muskelfasern, Knorpelstückchen und im Fall von WAGENMANN ein Knochenstückchen.

Die **Lipodermoide** stehen ihrer Entstehung und ihrem histologischen Befund nach den Dermoiden des Limbus nahe, lassen sich aber doch unter gewissen Gesichtspunkten von ihnen abgrenzen. Zunächst zeigen sie eine ziemlich konstante Lokalisation. In der weit überwiegenden Mehrzahl der Fälle
finden sie sich im Bereich des Aequator bulbi zwischen dem Musculus rectus
externus und dem Musculus rectus superior also temporal oben, so daß sie oft
erst bei starker Adduktion des Auges sichtbar werden. Ferner zeigen sie, wiederum im Gegensatz zum Dermoid des Limbus, besonders in der Zeit der Geschlechtsreife häufig Neigung zu nachträglichem Wachstum und können dann bis an den
Hornhautrand oder auf die Hornhaut herabwachsen. Schließlich ist ihre Form

viel weniger regelmäßig als die der Dermoide, ihre Konsistenz weicher, die Fixierung auf der Unterlage eine viel lockerere; alles das hängt mit histologischen Unterschieden der beiden teratoiden Neubildungen zusammen, unter denen das Auffälligste der Reichtum des Lipodermoids an Fett ist, das der Geschwulstart auch den Namen gegeben hat und früher sogar zu der Annahme führte, es handele sich in vielen Fällen um reine subkonjunktivale Lipome. Sorgfältige Serienuntersuchung scheint allerdings doch so gut wie stets den Beweis erbracht zu haben, daß eine reine Fettgeschwulst nicht vorlag, wenn es auch in LAGRANGE, ROGMAN und AHLSTRÖM noch Verteidiger des reinen Lipoma subconjunctivale gibt (vgl. auch die neuerliche Beschreibung eines reinen subkonjunktivalen Lipoms von CARBONI 1924).

Abgesehen von diesem an Masse überwiegenden lipomatösen Anteil der Geschwulst ergibt sich folgender in großen Zügen ziemlich regelmäßige, in Einzelheiten aber wechselnde, mikroskopische Befund: die Geschwulst ist bedeckt von Konjunktiva, die im großen ganzen den normalen Schleimhautcharakter mit Becherzellen im Epithel bewahrt hat und nur in einem kleinen Bezirk, meist auf der Höhe des Tumors epidermisartigen Charakter annimmt. Hier hat dann das subepitheliale Bindegewebe einen Papillarkörper entwickelt; es finden sich meist Haare, Talgdrüsen, auch Schweißdrüsen; daneben werden beschrieben ein oder mehrere Drüsen vom Bau der Krauseschen Drüsen, glatte aber auch quergestreifte Muskelfasern; nicht ganz selten ist Knorpel gelegentlich auch Knochen gefunden worden. Abb. 110 zeigt den Befund einer eigenen Beobachtung. Die Geschwulst ist überzogen von Konjunktiva, die epidermisartigen Charakter nicht erkennen läßt, sogar dicht unter dem Epithel Follikel aufweist; aller-

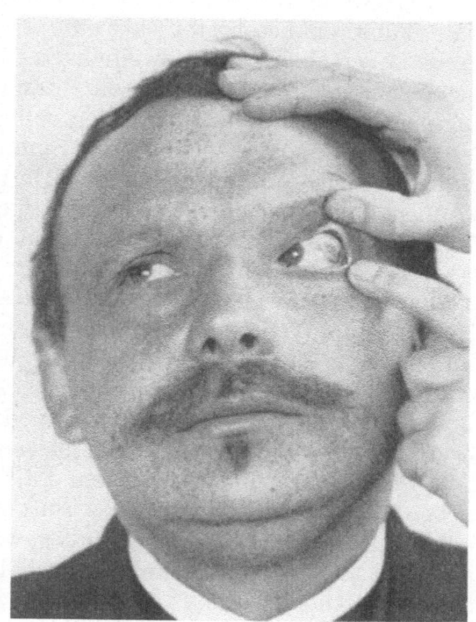

Abb. 111. Lipodermoid, das eine Dermoidzyste enthielt, in der charakteristischen Lage zwischen Musc. rect. ext. und Musc. rect. sup.

dings ist leider seinerzeit nicht das ganze Untersuchungsmaterial in Serienschnitten aufbewahrt worden. Man sieht subepithelial in dem schwach vergrößerten Übersichtsbild mehrere Drüsen vom Bau der Krauseschen Drüsen mit ihren Ausführungsgängen und dazwischen zwei Knorpelstückchen in einem kleinen Lipom eingelagert. Es bestand in diesem Fall, abgesehen von dem temporal oben gelegenen und bis an die Hornhaut heranwachsenden ausgedehnten Lipodermoid, ein Kolobom der Iris nach oben und außen und hochgradiger Hornhautastigmatismus mit schräger Achse, sowie „Narben" in der Haut des äußeren Lidwinkels.

In einem anderen Fall, dessen klinischen Befund Abb. 111 wiedergibt, fand sich das Konjunktivalepithel über der Geschwulst epidermisartig mit reichlichen Epithelzapfen, kleinen Härchen und Talgdrüsenanlagen; subepithelial eine akzessorische Tränendrüse und Muskelzüge; daneben — einen ziemlich gut abgegrenzten Teil der Geschwulst bildend — ein Lipom. Was den Fall aber von den üblichen Beschreibungen ähnlicher Befunde unterscheidet und seine Erwähnung hier rechtfertigt, ist das Vorhandensein einer Zyste, die ziemlich dicht unter dem Epithel lag, von vielschichtigem Plattenepithel ausgekleidet war und in ihrem der Oberfläche benachbarten Abschnitt einen in ihr Lumen gekehrten Sporn mit vielen Haaren aufwies, während das Lumen verhornte abgestoßene Epithelzellen enthielt. Also das typische Bild einer kleinen Dermoidzyste in einem Lipodermoid. Die dem Deckepithel sehr nahe Lage der Zyste machte es wahrscheinlich, daß sie durch Einstülpung des hier epidermoidalen Oberflächenepithels entstanden war.

In ganz seltenen Fällen sind Lipodermoide auch nahe dem inneren Lidwinkel im Bereich der halbmondförmigen Falte oder der Karunkel gefunden worden, ohne daß sie ein besonderes histologisches Interesse böten.

Ob es berechtigt ist, die von PARINAUD als Dermoepitheliome bezeichneten kleinen am temporalen Limbus reitenden Geschwülste junger Leute, die er als angeborene in der Zeit der Geschlechtsreife zur Wucherung neigende epitheliale Tumoren beschreibt, als eine besondere Gruppe von Geschwülsten abzugrenzen, erscheint sehr zweifelhaft. Nach der von PARINAUD und SABOURIN gegebenen histologischen Beschreibung würde man geneigt sein, sie als nicht pigmentierte Nävi anzusprechen. Jedenfalls betonen CHAILLOUS, DE LIETO VOLLARO, COLOMBO, GROS und SCHECTER übereinstimmend, daß sie in ihren Fällen keine Anzeichen für die Dermoidnatur dieser Gebilde haben finden können. Sie bezeichnen sie als gutartige Epitheliome oder setzen sie wie DE LIETO VOLLARO und COLOMBO dem Naevus cysticus gleich.

Das **Osteom der Konjunktiva** ist eine seltene Geschwulst, die ebenfalls zu den teratoiden Gewächsen gehört, also angeboren ist und im allgemeinen keine Neigung zum Wachstum zu haben scheint; allerdings ist die Zahl der beobachteten Fälle noch recht gering. Das Osteom teilt mit dem Lipodermoid die Lokalisation zwischen dem Musculus rectus externus und dem Musculus rectus superior und ist in vielen Fällen von den Lipodermoiden nicht zu trennen, da, wie schon erwähnt wurde, in diesen ausnahmsweise auch einmal Knochen gefunden worden ist. So kann FRIEDLAND seinem Fall von Osteom mit Recht die Bezeichnung geben „Lipodermoid mit Einschluß eines Knochens". Er fand unter einem epidermisartigen Epithel ein Bindegewebe mit ausgesprochener Papillenbildung, aus dem sich gut entwickelte Haarbälge abhoben; in der Tiefe Fettgewebe, in das ein Knochenstück eingebettet liegt, dessen Querschnitt unregelmäßig elliptisch geformt ist und $2-3^{1}/_{2}$ mm im Durchmesser beträgt. Dasselbe ist umgeben von einer eng anliegenden Schicht verdichteten Bindegewebes (Periost), auf welche nach innen gegen den Knochen zu eine dünnere Schicht mit zahlreichen länglichen Kernen folgt, während an der Oberfläche des Knochens selbst ein ununterbrochener einfacher kubischer Zellenbelag (Osteoblasten) sich findet. Das Knochenstück ist nach Art des spongiösen Knochens gebaut, indem es aus einer ringförmigen Rindenschicht besteht, von der nach innen zahlreiche feine, miteinander verschmelzende Knochenbalken ausgehen, zwischen welchen sich kleine Hohlräume befinden (Markräume); die meisten derselben sind von einem zarten Fasergewebe mit einzelnen Gefäßen erfüllt und von einer einfachen Zellage ausgekleidet, in anderen sieht man große mehrkernige Zellen (Myeloplaques), oder sie sind fast ganz leer und enthalten nur große, drusige Massen (Fettsäurekristalle). In der Rindenschicht des Knochens findet man kleine runde Lücken (HAVERSsche Kanäle), um welche die Knochenlamellen konzentrisch angeordnet sind, und in denen hier und da ein dünner Gefäßquerschnitt zu erkennen ist. Die äußere Oberfläche ist glatt und scharf konturiert, und Lakunenbildung konnte nur an ganz vereinzelten Stellen nachgewiesen werden.

Andere Autoren schildern einen etwas anderen Befund, insofern die Charaktere des Lipodermoids zurücktreten. So fand SCHREIBER keinerlei kutanes Gewebe; weder das Epithel war epidermisartig, noch waren Härchen, Talg- oder Schweißdrüsen vorhanden. Auch eine eigentliche Lipombildung bestand nicht. Dagegen fand sich in der Nachbarschaft des nach osteoblastischem Typus gebauten Knochens und offenbar zum Tumor gehörig eine Menge wirr durcheinanderlaufender markhaltiger Nervenfasern und eine Insel quergestreifter Muskelfasern. Der teratoide Charakter dieser Osteome ist also auch in diesem den Lipodermoiden ferner stehenden Fall unbestritten.

Der Nävus und die Melanose der Bindehaut. Während normalerweise in der Conjunctiva bulbi Pigment nur ausnahmsweise und beschränkt auf die basalen Epithellagen in der Nähe des Limbus vorkommt, begegnen doch nicht ganz selten kleine bräunliche, manchmal tiefschwarze Pigmentfleckchen, die genau so wie die Pigmentmäler der Haut zu bewerten sind. Es sind angeborene Anomalien, die in der Mehrzahl der Fälle durch das ganze Leben stationär bleiben, gelegentlich aber auch im späteren Leben, und zwar mit Vorliebe in der Zeit der Pubertät, zu wachsen beginnen. Es kann sich dieses Wachstum in bescheidenen Grenzen und sehr langsam ohne zerstörenden Charakter vollziehen, es kann aber zur Entwicklung bösartiger Tumoren kommen, die als Melanosarkome angesprochen werden, obwohl damit, wie wir sehen werden, nicht etwa stillschweigend die mesodermale Natur der Nävi ausgesprochen werden soll.

Diese pigmentierten Nävi kommen an den verschiedenen Stellen der Conjunctiva bulbi, auch in der Bindehaut der Lider vor, bevorzugen aber nach dem Urteil der meisten Autoren einerseits die Nähe des Limbus, andererseits den Bezirk der Lidspalte besonders in seinem temporalen Abschnitt. Es sind, wie die histologische Untersuchung zeigt, ziemlich gut abgegrenzte Tumoren, jedoch pflegen sie in der Regel das Oberflächenepithel kaum nennenswert emporzuheben und bleiben, wenn es nicht zu sekundärer Wucherung kommt, ganz weiche, oberflächliche, ziemlich glatte Gebilde, in denen oft schon makroskopisch zystische Hohlräume zu erkennen sind. Nicht ganz selten sind mehrere solcher Nävi gleichzeitig in derselben Konjunktiva vorhanden.

Neben diesen pigmentierten Nävis kommen in seltenen Fällen histologisch ganz die gleichen Gebilde vor ohne Pigment zu enthalten, sie sog. unpigmentierten Nävi (Fälle von FOSTER, LANDSTRÖM, ALT, JAWORSKI u. a.), von manchen Autoren auch als Epithelioma benignum cysticum beschrieben (BEST u. a.). Ob eine grundsätzliche Trennung dieser Bildungen — auch hinsichtlich der Prognosenstellung — gegenüber den pigmentierten Nävis berechtigt ist, erscheint durchaus zweifelhaft, zumal sich auch in den pigmentierten Mälern sehr oft große Bezirke finden, die kein Pigment enthalten und im histologischen Aufbau ganz das gleiche Verhalten zeigen wie der unpigmentierte Nävus.

Was histologisch den Nävus charakterisiert, sind die sog. Nävuszellen, die die Hauptmasse der kleinen flächenhaften Geschwülste darstellen und die unterhalb des Epithels oft unmittelbar an dasselbe angrenzend in rundlich oder oval begrenzten Nestern, breiten Bändern oder schmalen langen Zellzügen angeordnet sind. Oft sind diese Komplexe der Nävuszellen so dicht aneinander gepackt, daß sie an ein alveoläres Sarkom erinnern. Die Zellen selbst sind sehr verschiedengestaltig; wo sie dicht zu Nestern gelagert liegen, erscheinen sie als protoplasmaarme Zellen mit verhältnismäßig großem dunkel sich färbendem Kern. Diese Nävuszellen enthalten zum Teil, aber durchaus nicht durchweg, Pigment in Form grauer oder bräunlicher Körnchen und Schollen verschiedenster Größe, das keine Eisenreaktion gibt. Es fällt dabei auf, daß ähnlich wie bei Melanosarkomen einzelne Zellkomplexe von Nävuszellen völlig frei von erkennbarem Pigment sind, während unmittelbar benachbarte Züge der gleichen Zellart dichte Pigmentierung erkennen lassen. Die Natur dieser für den Nävus typischen Zellen ist sehr umstritten, manche, wie RIBBERT, haben sich für ihre bindegewebige

Natur ausgesprochen, v. RECKLINGHAUSEN und ihm folgend sehr viele Ophthalmologen (neuerdings wieder auf Grund von sechs eigenen Fällen GALLENGA) haben sich für ihre Herkunft vom Endothel der Lymph- oder Blutgefäße eingesetzt. Die Mehrzahl der Untersucher neigt jedoch, entsprechend der Auffassung von UNNA, dazu sie mit dem Deckepithel in Verbindung zu bringen. Dies ist in der Tat der Eindruck, der sich beim Durchmustern vieler Präparate von konjunktivalen Nävis (vgl. Abb. 112) immer wieder aufzwingt: das Epithel ist im Bereich des Nävus fast stets in seinen tieferen Lagen pigmenthaltig, ebenso wie die Nävuszellen; es ist vielfach verdickt und dringt in kurzen Zapfen oder längeren Strängen und Schläuchen in das subepitheliale Gewebe vor. Es bildet oft Hohlräume im Bereich des Nävus, die durch den Becherzellenreichtum ihres Wandepithels darauf hinweisen, daß sie durch schleimige Degeneration entstanden sind. In anderen Fällen werden die Zysten ausgefüllt gefunden von

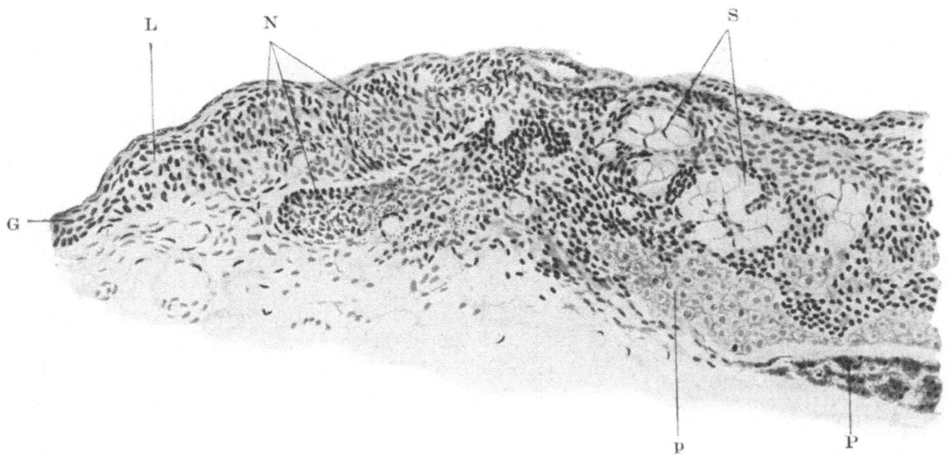

Abb. 112. Naevus pigmentosus der Conj. bulbi bei schwacher Vergrößerung. G Grenze des Nävus mit normalem Epithel. L Auflockerung der tiefen Epithelschichten. N Nester von Nävuszellen, teils im Epithel, teils subepithelial; zum Teil pigmentiert. p Schwach pigmentierte Nävuszellen. P Dunkel pigmentierte Züge von spießförmigen und sternförmigen Chromatophoren im Bindegewebe. S Schleimzellenreiche Epithelwucherung mit beginnender Zystenbildung.

abgestoßenen degenerierten Epithelzellen, die auch zur Bildung hyaliner Konkremente (WINTERSTEINER) Anlaß geben können. In manchen Fällen tritt diese Zystenbildung so in den Vordergrund, daß man mit Recht von einem Naevus cysticus gesprochen hat. Wichtiger aber ist das Verhalten des Epithels zu den benachbarten Nävuszellkomplexen. Man sieht vielfach, daß das Epithel in seinen unteren Zellagen über dem Tumor eine lockere Anordnung aufweist, die Zellen verlieren den straffen Zusammenhang mit ihrer Umgebung, sie „tropfen", wie es WOLFRUM bezeichnet hat, aus dem Zellverbande heraus. Die klare Trennung zwischen Epithel und subepithelialem Bindegewebe geht verloren, und es erfolgt eine Wucherung dieser tiefsten Epithelzellen, die schließlich vielfach in ununterbrochenem Zusammenhang in die als Nävuszellnester bezeichneten Zellkomplexe verfolgt werden können (vgl. auch ALT, CASOLINO, ANSELMI, STÖWER u. a.). Im gleichen Sinne der Entstehung von Nävuszellen aus den tieferen Schichten des Epithels spricht auch die Tatsache, daß man oft da, wo Nävuszellnester besonders dicht an das Epithel herantreten, dies erheblich verdünnt findet und die Nävuszellnester geradezu kugelige Inseln in der normalen Epitheldecke darstellen, wie das Abb. 113 an mehreren Stellen erkennen läßt.

STEDEN sieht einen weiteren Hinweis auf die epitheliale Natur der Nävuszellen in der Tatsache, daß diese ebenso wie das Epithel die BLOCHsche Dopareaktion geben; ich selbst fand in zwei Fällen, daß man bei Sudanfärbung positive Ergebnisse erhielt sowohl innerhalb der pigmentierten Epithelzellen (also nur in dem dem Tumor vorgelagerten Epithel, nicht in entfernteren Epithelzellen der gleichen Konjunktiva) als in einem Teil der Nävuszellen. Wenn ich somit auch auf Grund fremder und eigener Untersuchungen die epitheliale Abstammung der Nävuszellen für sicher halte, so läßt sich andererseits nicht leugnen, daß man in manchen Fällen Anordnungen solcher Nävuszellen um kleine Kapillarlumina und auch größere Gefäßquerschnitte finden kann, die einen Zusammenhang mit Endothelien oder mit Adventitiazellen von Blutgefäßen nahelegen (vgl. dazu REIS).

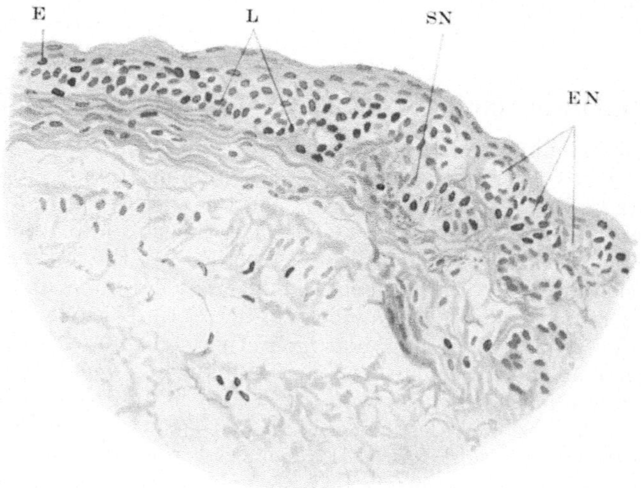

Abb. 113. Vom Rande eines konjunktivalen Naevus pigmentosus. Bei E normale Epitheldecke. Bei L die Auflockerung der tiefen Epithellagen mit entsprechender Verbreiterung des Epithels und Durchbrechung der scharfen Grenze gegen das Bindegewebe. Bei E N im Epithelbereich gelegene Nester von Nävuszellen (an dieser Stelle zufällig unpigmentiert). SN Ein subepithelial gelegenes Nävuszellnest mit zum Teil pigmentierten Zellen.

Was das Pigment der Nävi betrifft, so wurde schon oben erwähnt, daß es im Bereich der Neubildung meist sowohl in den Epithelzellen, besonders in den basalen Schichten, als in den meisten Nävuszellen zu finden ist; daneben kommt es sowohl frei im subkonjunktivalen Gewebe als auch — meist in besonders dichter Anhäufung — in Zellen vor, die einzeln oder in längeren Zügen im subkonjunktivalen Gewebe parallel zur Oberfläche gelegen sind und an sternförmig vielgestaltige Chromatophoren erinnern.

Die gelegentlich aus einem pigmentierten Nävus der Bindehaut hervorgehenden bösartigen Geschwülste sind im allgemeinen als Melanosarkome angesprochen worden, was gegen die epitheliale Natur der Nävuszellen sprechen könnte. TREUHERZ macht aber darauf aufmerksam, daß diese Geschwülste histologisch sowohl sarkomatösen als karzinomatösen Charakter aufweisen können. Bestimmend ist seiner Ansicht nach hierfür nicht, ob der Nävus epithelialer Natur ist, sondern die Art der Zellen, die bei Umwandlung des Nävus in einen melanotischen Tumor zu wuchern beginnen. Für die Karzinomnatur der aus Nävis sich entwickelnden bösartigen Geschwülste spricht sich neuerdings wieder WÄTZOLD in einer eingehenden Darstellung des Gegenstandes aus.

Man hat Fälle von besonders ausgedehnter Pigmentierung der Konjunktiva unter der Bezeichnung der Melanosis conjunctivae vom Nävus abgegrenzt und auch GINSBERG macht z. B. einen Unterschied zwischen pigmentierten Flecken und den eigentlichen pigmentierten Tumoren. Eine gewisse Berechtigung scheint mir diese Unterscheidung vom klinischen Standpunkt aus zu haben, insofern es sich vielleicht empfiehlt, als Melanose diejenigen Befunde zu bezeichnen, bei denen ohne erkennbare umschriebene Geschwulstbildung eine flächenhafte Pigmentierung ausgedehnter Teile der Konjunktiva vorhanden ist, wie ich sie auch in zwei Fällen bei älteren Leuten in wenigen Monaten auftauchen und fast die ganze Bindehaut beteiligen sah. Einen grundsätzlichen histologischen Unterschied gegenüber dem Nävus weisen aber diese flächenhaften Pigmentierungen nicht auf, insofern auch bei ihnen — wenn auch nicht in so umschriebener Abgrenzung und solcher Häufung wie beim Nävus — die typischen Nävuszellen neben der auffälligen Pigmentierung das Bild beherrschen[1]).

X. Die pathologische Anatomie der Caruncula lacrymalis.

Die Sonderstellung, welche die Karunkel hinsichtlich ihrer pathologischen Befunde gegenüber der übrigen Bindehaut einnimmt, findet ihre Erklärung in der Eigenart ihres anatomischen Aufbaues. Wie HANS VIRCHOW auf Grund eigener Untersuchungen an Leichenmaterial und unter Berücksichtigung der neueren entwicklungsgeschichtlichen Arbeiten von ENSLIN und ASK darlegt, handelt es sich in der Karunkel um ein Gebilde, in dem kutane und konjunktivale Merkmale vereinigt sind, und zwar nicht in der Form einer deutlichen örtlichen Abgegrenztheit, sondern in mosaikartigem Durcheinander. Man kann an der Karunkel den Kopf unterscheiden, der halbkugelig den Tränensee ausfüllt und daran anschließend den Schweif, der sich nach außen unten hin anschließt und erst durch Abziehen des Unterlides sichtbar wird. Der Kopf trägt auf seiner Kuppe eine Anzahl feiner Härchen, die verhältnismäßig große Haarbalgdrüsen besitzen. Diese erscheinen als helle Pünktchen und bedingen das leicht höckerige Aussehen der Oberfläche.

Das Epithel ist auf der Höhe der Karunkel bis zu 15 Lagen hoch und stellt ein typisches Pflasterepithel mit zystischen, manchmal pigmentierten Basalzellen dar; die obersten Lagen des Epithels sind mäßig abgeplattet, aber nicht verhornt, ja es finden sich auch auf der Kuppe vereinzelte Schleimzellen in Gruppen. An den Abhängen nimmt die Zahl der Epithellagen immer mehr ab, die oberflächlichen Schichten werden zylindrisch, die basalen kubisch, und Schleimzellen finden sich in großen Mengen; d. h. also je weiter von der Kuppe entfernt, um so mehr tritt der Schleimhautcharakter im Epithel hervor. Außer den Haarbalgdrüsen der 10—15 Härchen finden sich gelegentlich Exemplare der akzessorischen Tränendrüschen, was bei deren unregelmäßiger Verteilung in der Bindehaut nicht weiter auffallend ist. Auch Schweißdrüsen von der Art der modifizierten Mollschen Drüsen des Lidrandes sind in der Karunkel beschrieben worden; es handelt sich nach VIRCHOW um eine wohl ausgebildete Drüse, deren Gang in der für Schweißdrüsen des Lidrandes typischen Weise in den Haarbalg mündet. Meibomsche Drüsen dagegen, d. h. Talgdrüsen ohne Zusammenhang mit einem Haarbalg, wie sie bei der entwicklungsgeschichtlichen Entstehungsweise der Karunkel erwartet werden könnten, sind nicht beschrieben worden. Die

[1]) Nachtrag bei der Korrektur. Daß diese Gleichsetzung der Melanosis conj. mit dem Nävus auch in prognostischer Hinsicht berechtigt ist, zeigt die Tatsache, daß einer der beiden erwähnten eigenen Fälle von Melanosis, wie ich höre, jetzt nach 5 Jahren makroskopische Tumorbildung erkennen läßt und die Enukleation nötig macht.

Propria weist in ihrem lockeren subepithelialen Gewebe reichliche Infiltration mit Lymphozyten auf, im Stroma findet sich läppchenweise verteilt Fettgewebe, ferner vereinzelte Muskelfasern, zu kleinen Bündeln vereinigt, die nach VIRCHOWS Untersuchungen dem Hornerschen Muskel des Unterlides zuzurechnen sind.

An den entzündlichen Prozessen der Konjunktiva kann die Karunkel teilnehmen, ohne dabei wesentliche Besonderheiten zu bieten. Nur ihr Reichtum an Drüsen verschiedener Art wird gelegentlich das Bild beeinflussen. Durch Infektion von Talgdrüsen kann es zu Akne oder Furunkelbildung kommen, und man sieht dann gelegentlich einen großen Teil der Karunkel abszeßartig einschmelzen; durch Retention des Sekretes in Talgdrüsen kommt es gelegentlich, wie Abb. 114 zeigt, zu Atherombildung. Die Retention von Drüsensekret bei chronischen Prozessen, besonders beim Trachom, erklärt es, daß man in der Karunkel nicht selten Konkrementbildung beobachten kann. Wenn andererseits Zysten der Schweiß- und Talgdrüsen der Karunkel nicht häufiger beschrieben worden sind, so liegt das wohl weniger an einer besonderen Seltenheit als an der Unauffälligkeit und geringen klinischen Bedeutung dieser Befunde.

Über eine umschriebene Verhornung des Epithels in der Karunkelgegend hat PETERS 1918 berichtet, dem sie bei einer großen Anzahl von Leuten mit Epiphora auffiel. Schon makroskopisch erschien die Kuppe der Karunkel ungewöhnlich hell gefärbt und trocken. Die histologische Untersuchung zeigte, daß im Gegensatz zum physiologischen Befund die oberflächlichen Lagen des Epithels völlig frei von Schleimzellen waren, dafür aber ausgesprochene Verhornung aufwiesen.

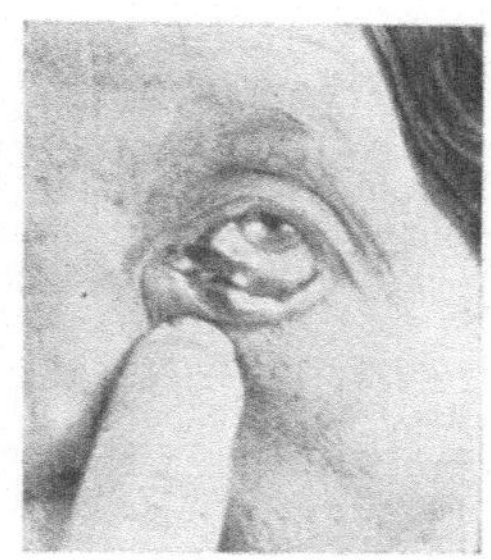

Abb. 114. Atherom der Karunkel.

Am stärksten macht sich der abweichende und uneinheitliche histologische Aufbau der Karunkel natürlich bemerkbar in der Vielgestaltigkeit der hier vorkommenden Geschwülste obwohl diese an sich nicht häufig sind. Verhältnismäßig oft sind Papillome beschrieben worden als blumenkohlartig-zottige Geschwülste mit hochaufsteigenden schmalen Papillen, die von mehrschichtigem, kubischem Epithel überkleidet sind (neuere Fälle von GUTMANN, WAETZOLD, BEAUVIEUX, COATS, BOURDIER und VELTER u. a.). Über Fibrome der Karunkel haben berichtet GUTMANN, WAETZOLD, RADOS, BEAUVIEUX. Dagegen scheinen Angiome und Lymphangiome äußerst selten zu sein. Der Reichtum an verschiedenartigen Drüsen erklärt andererseits, daß hier Adenome eine größere Rolle spielen als in der übrigen Konjunktiva. Es sind gutartige, nicht rezidivierende Gewächse mit Neigung zur Zystenbildung (Zystadenome der Karunkel), die wohl meistens von den Talgdrüsen ausgehen. Fälle dieser Art sind neuerdings mitgeteilt worden von SCHREIBER, COATS, WAETZOLD.

Von den Drüsenepithelien ausgehend kommt es gelegentlich auch zu Karzinombildung in der Karunkel. So führt ISCHREYT ein von ihm untersuchtes rezidivierendes Karzinom auf Epithelwucherung einer Talgdrüse der Karunkel zurück, und SCHREIBER fand die Karunkel vollständig zerstört durch einen Talgdrüsenkrebs. Weitere Fälle wurden beschrieben von AURAND und KEY. Nicht so selten sieht man ein Lidrandkarzinom des inneren Winkels auf die Karunkel übergreifen, was bei plastischen Operationen an Lidkrebsen Berücksichtigung verdient.

Häufiger als das Karzinom begegnet unter den bösartigen Geschwülsten nach der Zusammenstellung von SÄMISCH das Sarkom, meist als Melanosarkom in seinen verschiedenen histologischen Abarten. Es dürfte oft auf einen Naevus pigmentosus zurückzuführen sein (z. B. im Fall von STÖWER). WINTERSTEINER hat in diesem Zusammenhang darauf hingewiesen, daß die Nävi des Lidspaltenbereiches insbesondere auch die der Karunkel mechanischen Reizungen besonders ausgesetzt sind und daher viel häufiger Anlaß zur Entwicklung maligner Geschwülste geben als die geschützt liegenden Nävi der Lidbindehaut. In der neueren Literatur finden sich nur spärliche Fälle von Sarkomen der Karunkel erwähnt, so eine Beobachtung von EMANUEL, der ein Melanom der Karunkel bei regionärer Neurofibromatose fand.

Nävi der Karunkel kommen wohl häufig vor, werden aber leicht übersehen. Ihr histologischer Befund, der von dem der Naevi conjunctivae nicht abweicht, ist eingehend beschrieben worden von ANSELMI, STÖWER, BERGMEISTER, ein etwas ungewöhnlich liegender Fall von GINSBERG.

Als Dermoide sind gelegentlich Tumoren der Karunkel bezeichnet worden, deren Dermoidnatur aber angezweifelt wird. Ein gewisses Interesse bietet der Fall von BERL, der in einer Karunkelgeschwulst eine Dermoidzyste mit Verhornung des Wandepithels und Haaren fand.

Literatur.

1. Vorbemerkungen zur normalen Anatomie und Histologie der Konjunktiva.

ADACHI: Das Knorpelstück in der Plica semilun. conj. der Japaner. Zeitschr. f. Morphol. u. Anthropol. Bd. 9. — ASCHER: Das Lymphgefäßsystem des Limbus. Dtsch. ophth. Ges., Tschechoslow. Rep. Sitzung v. 9. 12. 1923. — ASK: Studien über die Entwicklung des Drüsenapparates der Bindehaut beim Menschen. Anat. Hefte. Bd. 122, S. 405. — BARTELS: Histologisch-anthropologische Untersuchungen der Plica semilunaris bei Herero und Hottentotten sowie bei einigen Anthropoiden. Arch. f. mikroskop. Anat. Bd. 78, S. 529. — FISCHER, E.: Über Pigment in der menschlichen Konjunktiva. Anat. Anz. Bd. 27, Erg.-Heft. — GINSBERG: Pathologische Histologie des Auges. Berlin: S. Karger 1903. — GREFF: Die pathologische Anatomie des Auges. Berlin: August Hirschwald 1902—1906. — GREEN: Über die Bedeutung der Becherzellen der Konjunktiva. v. Graefes Arch. f. Ophth. Bd. 401. — HIWATARI: On the initial development of papillary bodies in the human conjunctiva. Arch. of ophth. Vol. 49. 1920. — KNÜSEL, OTTO (1): Vitale Färbungen am menschlichen Auge. III. Morphologie der Schleimsekretion der Konjunktiva. Zeitschr. f. Augenheilk. Bd. 51. 1923. — KNÜSEL, OTTO (2): Vitale Färbungen am menschlichen Auge. IVa. Lymphgefäßstudien an der Augenbindehaut. Zeitschr. f. Augenheilk. Bd. 53. 1924. — KNÜSEL, OTTO (3): Vitale Färbungen am menschlichen Auge. IVb. Lymphgefäßstudien an der Augenbindehaut. Zeitschr. f. Augenheilk. Bd. 53. 1924. — KNÜSEL und VONWILLER (1): Vitale Färbungen am menschlichen Auge. Zeitschr. f. Augenheilk. Bd. 53. 1924. — KNÜSEL und VONWILLER (2): Vitale Färbungen am menschlichen Auge. Ztschr. f. Augenheilk. Bd. 40, IV. 1922. — KOEPPE: Die Mikroskopie des lebenden Auges. Bd. 1. Berlin: Julius Springer 1920. — DE LIETO VOLLARO: Sulla disposizione del tessuto elastico nella congiuntiva bulbare e nel limbus congiuntivale. Ann. di ottalmol. Vol. 36, p. 642. 1907. — MAZZOLA, M.: Citologia delle secrezioni congiuntivali. Boll. d'oculist. Jg. 3. 1924. — MOST: Über die Lymphgefäße und die regionären Lymphdrüsen der Bindehaut und der Lider des Auges. Arch. f. mikroskop. Anat. 1905. S. 96. — REICH: Zur Histologie der Konjunktiva des Menschen. v. Graefes Arch. f. Ophth. Bd. 21. 1. — ROSENHAUCH: Pneumokokkenkonjunktivitis bei Pneumonie mit histologischer Untersuchung. Klin. Monatsbl. f. Augenheilk. Bd. 49, I. — SOLOVEOV, N.: Adenoides Gewebe in der Bindehaut. Casopis lékaruv ceskych. Jg. 62. 1923. — STEINER: Les tâches pigmentaires de la conjonctive. Ann. d'oculist. Tome 135. — STIEDA: Arch. f. mikroskop. Anat. Bd. 3. — VIRCHOW, H. (1): Mikroskopische Anatomie der äußeren Augenhaut und des Lidapparates. Handb. d. ges. Augenheilk. Graefe-Saemisch. Bd. 1. 1910. 2. Aufl. (hier ausführliches Literaturverzeichnis). — VIRCHOW, H. (2): Über das Konjunktivalepithel eines Menschen. Arch. f. mikroskop. Anat. Bd. 78. S. 565. — VOGT: Atlas der Spaltlampenmikroskopie des lebenden Auges. Berlin: Julius Springer 1921.

II. Nichtentzündliche Veränderungen des Blut- und Lymphgehaltes, der Blut- und Lymphgefäße.

AUGSTEIN, CARL: Pigmentstudien am lebenden Auge. Bd. 50, I. 1912. — BARTOK: Lymphangiectasia conjunct. Klin. Monatsbl. f. Augenheilk. Bd. 59, S. 56. — ELSCHNIG: Bluterguß in die Lymphgefäße der Augapfelbindehaut. Zeitschr. f. Augenheilk. 1915. S. 8. — GINSBERG: Pathologische Histologie des Auges 1903. S. 59. Berlin: S. Karger. —

HEERFORDT: Über die glaukomatöse Erweiterung der vorderen perforierenden Ziliargefäße. Heid. Ber. 1913. S. 922. — KEHL: Über die Ausbreitungsweise der fortgeleiteten Blutunterlaufungen an der Bindehaut der Lider und des Augapfels und ihre diagnostische Bedeutung bei Frakturen im Bereich der Orbita. Bruhns Beitr. z. klin. Chirurg. Bd. 123, S. 203. — KÖLLNER: Das Medusenhaupt und der venöse Abfluß. Arch. f. Augenheilk. Bd. 91. — KOEPPE (1): Mikroskopie des lebenden Auges. S. 91 ff. — KOEPPE (2): v. Graefes Arch. f. Ophth. Bd. 93. Mitt. 6. — LAFON: Hémorrhagies sousconjonctivales consécutives à un arrêt brusque des règles. Clin. prat. méd. chirurg. 1914. p. 68. — MEYER-NASSAU: Über idiopathische Blutungen in Haut und Schleimhaut bei Säuglingen und Kleinkindern. Jahrb. f. Kinderheilk. Bd. 94, S. 341. 1921. — SAEMISCH: Die Krankheiten der Konjunktiva. GRAEFE-SAEMISCH: Handb. d. ges. Augenheilk. 2. Aufl., S. 593 ff. — STREIFF: Methodische Untersuchung der Blutzirkulation in der Nähe des Hornhautrandes. Klin. Monatsbl. f. Augenheilk. Bd. 53. 1914. — VOGT: Atlas der Spaltlampen-Mikroskopie des lebenden Auges. S. 152/153. — WALLIS: A note on spontaneous haemorrhage from the conjonctiva. Ophthalmoscope. 1916. — ZELLER: Studien an Bindehautgefäßen. Klin. Monatsbl. f. Augenheilk. Bd. 66, S. 615. 1921. — ZIMMERMANN: Zit. nach GINSBERG.

III. 1. Entzündliche Veränderungen. a) Allgemeines.

BERGMEIGTER: Conjunctivitis crouposa bei zwei Geschwistern, hervorgerufen durch den Koch-Weeksschen Bazillus. Wien. med. Wochenschr. 1914. S. 501. — COLOMBO: La citologia degli essudati congiuntivali e la sua importanca diagnostica. Ref.: Zentralbl. f. Ophth. Bd. 8, S. 332. — DOMINGUEZ und LUTZ: Über eine seltene Bindehauterkrankung. Klin. Monatsbl. f. Augenheilk. Bd. 69, S. 21. 1922. — FUCHS: Lehrb. d. Augenheilk. — GINSBERG: Grundriß der pathologischen Histologie des Auges. Berlin: Karger 1906. — GREEFF: Pathologische Anatomie des Auges. Berlin: August Hirschwald 1906. — KRAUS: Über die Art und Herkunft der Zellen des Eiters bei Conjunctivitis und Urethritis gonorrhoica. Münch. med. Wochenschr. 1922. S. 38. — MORANDI: Sull utilità del reperto citologico degli essudati congiuntivali. Ref.: Zentralbl. f. Opth. Bd. 6, S. 159. — OGUCHI und MAJIMA: Zytologische Untersuchungen über das Augensekret. Arch. f. vergl. Ophth. Bd. 108, S. 86. — PARSONS: Pathologie of the eye. — SAEMISCH: Konjunktiva im Handbuch von GRAEFE-SAEMISCH. — v. SZILY: Zur Zellpathologie der Hornhaut- und Bindehautepithelien. Heidelb. Bericht. 1911. — S. 357. WOLFRUM: Die Alkaleszenz des Bindehautsekretes bei der Conjunctivitis vernalis. Klin. Monatsbl. f. Augenheilk. Bd. 67, II, S. 115.

III. Entzündliche Veränderungen. b) Spezielles. 1. Ohne Mikroorganismen.

ANDREAE: Die Verletzungen des Sehorganes mit Kalk und ähnlichen Substanzen. Leipzig: W. Engelmann 1899. — AXENFELD und RUPPRECHT (1): Die Pathologie des Frühjahrkatarrhs. Klin. Monatsbl. f. Augenheilk. Bd. 45, II, Beilageheft, S. 105. 1907. — AXENFELD und RUPPRECHT (2): Bemerkungen zu der vorstehenden Arbeit von REIS über Gefäßveränderungen beim Frühjahrskatarrh. Ebenda. S. 173. — BIRCH-HIRSCHFELD (1): Die Wirkung der Röntgen- und Radiumstrahlen auf das Auge. v. Graefes Arch. f. Ophth. Bd. 59, S. 229. 1904. — BIRCH-HIRSCHFELD (2): Veränderungen im vorderen Abschnitt des Auges nach häufiger Bestrahlung mit kurzwelligem Licht. v. Graefes Arch. f. Ophth. Bd. 71, S. 573. 1908. — BIRCH-HIRSCHFELD (3): Zur Wirkung der Röntgenstrahlen auf das menschliche Auge. Klin. Monatsbl. f. Augenheilk. Bd. 46, 2, S. 129. 1908. — BIRCH-HIRSCHFELD (4): Zur Schädigung des menschlichen Auges durch Röntgenstrahlen. Zentralbl. f. Augenheilk. Bd. 45, S. 199. 1921. — BÖHM: Über Verletzungen des Auges durch Bleispritzer. Klin. Monatsbl. f. Augenheilk. Bd. 57, S. 92. 1916. — COSSE et DELORD: Conjonctivites provoquées par la poudre d'Ipéca, le poivre el le tabaque. Ann. d'oculist. Ref.: Klin. Monatsbl. f. Augenheilk. Bd. 60, S. 121. — CREDÉ HÖRDER: Histologische Untersuchung der Ätzwirkung der Prophylactica. Monatsschr. f. Geburtsh. u. Gynäkol. Bd. 38, S. 310. — DANIS: Self inflicted conjunctivitis. Americ. journ. of ophth. 1920. p. 601. — DOR et FOUMASSIER: Suites éloignées des brûlures conjonctivales par l'ypérite. Clin. ophth. Tome 11, p. 183. 1922. Ref.: Zentralbl. f. Ophth. Bd. 8, S. 83. — ELSCHNIG: Knötchenförmige Konjunktivitis durch Fettimprägnation. Klin. Monatsbl. f. Augenheilk. Bd. 61, S. 569. — EPPENSTEIN: Beitrag zur Kenntnis der Augensymptome bei Kampfgaserkrankung und Pneumonie. Klin. Monatsbl. f. Augenheilk. Bd. 62, S. 250. 1919. — EYER: Über einen Fall von Ophthalmia nodosa. Klin. Monatsbl. f. Augenheilk. Bd. 68, S. 110. — FISCHOEDER: Über Schädigungen am vorderen Augenabschnitt durch Röntgenstrahlen. Zentralbl. f. Augenheilk. Bd. 44, S. 163. 1920. — FROMAGET et HARRIET: Conjonctivites et pseudo-trachomes provoqué par l'hémétin. Ann. d'oculist. 1916. Ref.: Klin. Monatsbl. f. Augenheilk. Bd. 57, S. 412. — GASPARRINI: Di un caso di catarro primaverile datante da molti anni. Ref.: Michels 1904. S. 240. — GOLDZIEHER: Beiträge zur pathologischen Anatomie der Conjunctivitis vernalis. Klin. Monatsbl. f. Augenheilk. N. F. II, S. 521. 1906. — DE GOUVEA: Beiträge zur Pathologie und pathologischen Anatomie der Kalkverbrennung der Hornhaut. Arch. f. Augenheilk. S. 106. —

GREEFF: Die Schädigungen des Auges durch Licht. Zentralbl. f. Ophth. Bd. 6, S. 465. 1921. — GÜHMANN: Die Kalkverletzung des Auges. Breslau 1884. — HOFFMANN, W.: Zur Histologie des Frühjahrskatarrhs. Zeitschr. f. Augenheilk. Bd. 56. 1925. — JAKOWIEWA, A. A.: Pseudoparasitäre Erkrankung des Auges. Virchows Arch. Bd. 252. 1924. — JUNIUS: Der Frühjahrskatarrh. Arch. f. Augenheilk. Bd. 87, S. 1. — KARBE: Ein Fall von Ophthalmia nodosa der Bindehaut (Strohblumen). Arch. f. Augenheilk. Bd. 93, S. 160. 1923. — KASHIWAI, CHUAN: Vorkommen von Follikeln beim Frühjahrskatarrh. Ref.: Zentralbl. f. Ophth. Bd. 9, S. 221. — KRAUPA-RUNK: Zwei seltene Verletzungen des Auges durch stachlige Pflanzenteile. Zentralbl. f. prakt. Augenheilk. 1914. S. 283. — LINDEMANN, K.: Beitrag zur pathologischen Anatomie des Frühjahrskatarrhs. Klin. Monatsbl. f. Augenheilk. Bd. 71. 1923. — LÖHLEIN: Über Reizwirkung des Aalblutes auf das menschliche Auge. Klin. Monatsbl. f. Augenheilk. Bd. 49, S. 658. — MARKUS: Ein Fall von Konjunktivitis mit Knötchenbildung hervorgerufen durch eingedrungene Pflanzenhaare. Zeitschr. f. Augenheilk. Bd. 2, S. 34. — MERZ-WEIGANDT: Pflanzliche Fremdkörper in der Bindehaut. Zentralbl. f. prakt. Augenheilk. 1919. S. 208. — MICHAIL, D.: Röntgenkeratose der Konjunktiva. Clujul med. Jg. 5. 1924. — MONAUNI: Contributo allo studio dell' eosinofilia congiuntivale nelle congiuntivitis provocate. Arch. di ottalmol. Ref.: Klin. Monatsbl. f. Augenheilk. Bd. 62. S. 857/858. — MORANDI: Sull' utilità del reperto citologico degli essudati congiuntivali. Ref.: Zentralbl. f. Ophth. Bd. 6, S. 159. — MILIAN: La conjonctivite arsenicale. 1921. Ref.: Zentralbl. d. Ophth. Bd. 7, S. 84. — OLOFF: Über Tintenstiftverletzungen des Auges. Münch. med. Wochenschr. 1916. Nr. 31. (Dort weitere Literaturhinweise.) — PEREYRA: Ricerche sopra la frequenza del eosinofilia nel secreto delli congiuntiviti spontanea e provocate. Arch. di ottalmol. Ref.: Klin. Monatsbl. f. Augenheilkunde. Bd. 62, S. 857/858. — MC PHERSON and DOYN: Artificially produced ophthalmia. Brit. journ. of ophth. Ref.: Klin. Monatsbl. f. Augenheilk. Bd. 63. S. 590. — PROKOPENKA: Über die Verteilung der elastischen Fasern im menschlichen Auge. v. Graefes Arch. f. Ophth. Bd. 55, S. 94. — REIS: Über ein atypisches Bild des Frühjahrskatarrhs nebst Bemerkungen zur Histopathologie dieser Erkrankung. Klin. Monatsbl. f. Augenheilk. Bd. 45, II. 1907. Beilageheft, S. 144. — RIZZO, A. e G. MOTTA: Sulla presenza di speciali corpi intracellulari nel catarro primaverile. Boll. d'oculist. Jg. 3. 1924. — ROLANDI: Veränderungen der Semilunarfalte beim Frühjahrskatarrh mit besonderer Berücksichtigung der Histopathologie der Affektion. Ann. di ottalmol. Vol. 44, H. 1—4. 1915. Ref.: Klin. Monatsbl. f. Augenheilk. Bd. 54, 1, S. 531. — RÜBEL und BAYER: Über eosinophile Zellen im Konjunktivalsekret beim Heuschnupfen. Klin. Monatsbl. f. Augenheilk. Bd. 49, 2, S. 658. — SAEMISCH: Handb. d. ges. Augenheilk. Abt. Konjunktiva. 2. Aufl. (Dort umfangreiche ältere Literatur.) — SAMPERI: Breve nota sulle congiuntiviti provocate. Arch. di ottalmol. 1917. Ref.: Klin. Monatsbl. f. Augenheilk. Bd. 62, S. 856. — SCHIECK (1): Beitrag zur pathologischen Anatomie des Frühjahrskatarrhs. v. Graefes Arch. f. Ophth. Bd. 58. 1904. — SCHIECK (2): Über die pathologisch-anatomische Differentialdiagnose zwischen Frühjahrskatarrh und den ähnlichen Affektionen der Konjunktiva des Tarsus und Limbus. v. Graefes Arch. f. Ophth. Bd. 59. 1904. — SCHIECK (3): Beitrag zur Pathologie und pathologischen Anatomie des Frühjahrskatarrhs. Klin. Monatsbl. f. Augenheilk. Bd. 45, 1, S. 449. 1907. — SEEFELDER: Die Beteiligung der Plica semilunaris bei der Conjunctivitis vernalis. Klin. Monatsbl. f. Augenheilk. Bd. 49, 2, S. 766. 1911. — SOURDILLE: Les fausses membranes de la conjonctive. Arch. d'opht. Tome 14, p. 240. 1894. — STANKA: Fettinkrustationen in der Bindehaut. Klin. Monatsbl. f. Augenheilk. Bd. 69, S. 105. — TEUTSCHLÄNDER: Über die durch Raupenhaare verursachten Erkrankungen. Arch. f. Augenheilk. Bd. 61, S. 117 (Abb.). Dort zahlreiche Literaturangaben. — THALER: Zur Histologie des Frühjahrskatarrhs. Zeitschr. f. Augenheilk. Bd. 16, S. 16. 1906. — TRANTAS: Sur l'histologie du catarrhe oculaire printanier. Clin. opht. 1904. p. 326. — UHTHOFF: Beiträge zur Klinik und Anatomie der degenerativen Veränderungen der Hornhaut und der Bindehaut. v. Graefes Arch. f. Ophth. Bd. 105, S. 217ff. — VALLI: Granulomi sperimentali in tessuti oculari. Ann. di ottalmol. 1917. Ref.: Klin. Monatsbl. f. Augenheilk. Bd. 62, S. 659. — VOGT: Experimentelle und klinische Untersuchungen über den schädlichen Einfluß von künstlichen Anilinfarben auf das Auge. Zeitschr. f. Augenheilk. Bd. 13, S. 117 u. 226. — WAGENMANN (1): Über Lokalanästhesie mit Äthylchlorid. Heidelb. Bericht 1902. S. 53. — WAGENMANN (2): Die Verletzungen des Auges. Handb. v. GRAEFE-SAEMISCH. 2. Aufl. Bd. 2. (Hier reichliche Literatur bis 1913.) — WAGENMANN (3): Verletzungen des Auges durch Raupenhaare. Handb. v. GRAEFE-SAEMISCH. 3. Aufl. Bd. 2, S. 1303 ff. (Zahlreiche Literaturangaben.) — WOLFFRUM: Präparate von beginnendem Frühjahrskatarrh. Ber. d. 37. Versamml. d. ophth. Ges. Heidelberg.

Conjunctivitis petrificans: GREEFF: Loc. cit. S. 70. — LEBER (1): Über Conjunctivitis petrificans. Heidelberger Ber. 1895. S. 46. — LEBER (2): Die Conjunctivitis petrificans. v. Graefes Arch. f. Ophth. Bd. 51, S. 1—97 (Abb.). — PARSONS: Loc. cit. S. 92. — SIDLER-HUGUENIN: Arch. f. Augenheilk. Bd. 73, S. 167. — WIRTHS: Ein Beitrag zur sog. Conjunctivitis petrificans. Klin. Monatsbl. f. Augenheilk. Bd. 61, 2, S. 606. (Hier weitere Literaturhinweise.)

III, b) 2. Entzündungen durch Mikroorganismen oder ihre Toxine.

Gonokokken: AXENFELD: Bakteriologie des Auges. Jena: Fischer 1907. S. 196ff. — BUMM: Beitrag zur Gonorrhöe der weiblichen Genitalien. Arch. f. Gynäkol. Bd. 23. 1884. Zit. nach SCHRIDDE. — GREEFF: Pathologische Anatomie des Auges. Bd. 6, S. 23. Berlin: August Hirschwald 1902. — HORNER: Die Krankheiten des Auges im Kindesalter. Tübingen 1889. Zit. nach SCHRIDDE. — KRAUS, L.: Über die Art und Herkunft der Zellen des Eiters bei Conjunctivitis und Urethritis gonorrhoica auf Grund vergleichender qualitativer Zellenuntersuchung. Münch. med. Wochenschr. Bd. 69, S. 38. 1922. — LINDNER: Über die Topographie der parasitären Bindehautkeime (Abbildungen!). v. Graefes Arch. f. Ophth. Bd. 105, S. 728. — MORAX und ELMASSIAN: Du rôle des toxines dans la production des inflammations de la conjonctive. 9. internat. Ophthal. Kongr. Utrecht 1899. S. 482. — PARSONS, H.: Pathology of the eye. Vol. 1, p. 41 ff. 1904. — SAEMISCH: Handb. d. ges. Augenheilk. Konjunktiva. S. 237. — SCHRIDDE: Untersuchungen der Conjunctivitis gonorrhoica neonat. Zeitschr. f. Augenheilk. Bd. 14. 1905. — WALDSTEIN: Zur Histologie der Conjunctivitis gonorrhoica. v. Graefes Arch. f. Ophth. Bd. 72, S. 274. 1909. — WOLFRUM: Über die Einschlußerkrankungen der menschlichen Bindehaut. Heidelberg. Kongr. 1910. S. 207.

Streptokokken: Bakteriologie des Auges. 1907. S. 189 (dort weitere Lit.). — LINDNER: Über die Topographie der parasitären Bindehautkeime. v. Graefes Arch. f. Ophth. Bd. 105, S. 762. — WEIGELIN: Anatomische Untersuchung eines Falles von Streptokokkenkonjunktivitis beim Neugeborenen. Klin. Monatsbl. f. Augenheilk. Bd. 46, I, S. 163 (Abb.!).

Staphylokokken: AXENFELD: Bakteriologie des Auges. 1907. S. 215. — GREEFF: Pathologische Anatomie des Auges. 6, S. 22. Berlin: August Hirschwald 1902. — MICHAIL, D.: Hämatogene Staphylokokkenkonjunktivitis mit miliaren Abszessen. Clujul med. Jg. 4. 1923. — PARSONS, H.: Pathol. of the eye. Vol. 1, p. 38. 1904. — PILLAT: Zur Topographie der saprophytären Bindehautkeime des menschlichen Auges. v. Graefes Arch. f. Ophth. Bd. 105, p. 782/783. 1921.

Koch-Weeks-Bazillen: AXENFELD: Bakteriologie des Auges. Jena: Fischer 1907. S. 122ff. — DAHMANN, FRANZ: Eine Epidemie Koch-Weekscher Konjunktividen zu Köln 1920. Ref.: Zentralbl. f. Ophth. Bd. 9, S. 219. — GREEFF: Pathologische Anatomie des Auges. 6, S. 17. Berlin: August Hirschwald 1902. — KAMEN: Zentralbl. f. Bakteriol., Parasitenk. u. Infektionskrankh., Abt. II, Bd. 25, S. 451. — LINDNER: Über die Topographie der parasitären Bindehautkeime (Abbildungen!). v. Graefes Arch. f. Ophth. Bd. 105, S. 750. — MORAX et ELMASSIAN: Du rôle des toxines dans la production des inflammations de la conjonctive. 9. internat. Ophththalmologenkong. Utrecht 1899. Ref. bei GREEFF. — SAEMISCH: Handb. d. ges. Augenheilk. Konjunktiva. S. 35.

Influenzabazillen: AXENFELD: Bakteriologie des Auges. Jena: Fischer 1907. S. 137. — LINDNER: Über die Topographie der parasitären Bindehautkeime (Abbildungen!). v. Graefes Arch. f. Ophth. Bd. 105, S. 756. — SAEMISCH: Handb. d. ges. Augenheilk. Konjunktiva.

Diplobazillus Morax-Axenfeld: AXENFELD: Bakteriologie des Auges. S. 134 ff. Jena: Fischer 1907. — BROWN-PUSEY: Blepharo-conjunctivitis caused by diplococcus of Morax-Axenfeld. Transact. of the Americ. ophth. soc. Vol. 10, p. 722. 1908. Ref.: v. Michels Jahresber. 1908. S. 160. — ISHIHARA: Beitrag zur pathologischen Anatomie der Blepharo-Konjunktivitis usw. Klin. Monatsbl. f. Augenheilk. Bd. 49, I, S. 191. — Mc KEE: The histo-pathology of diplo-bacillary conjunctivitis. Ophthalmoscope. 1911. p. 688. Ref.: v. Michels Jahreber. 223. — LINDNER: Über die Topographie der parasitären Bindehautkeime (Abbildungen!). v. Graefes Arch. f. Ophth. Bd. 105, S. 768ff. — MIYASHITA: Ein Beitrag zur pathologischen Anatomie der Diplobazillenkonjunktivitis. Klin. Monatsbl. f. Augenheilk. Bd. 48, I, S. 548. — PARSONS, H.: Pathol. of the eye. Vol. 1, p. 47. 1904. — SAEMISCH: Handb. d. ges. Augenheilk. Konjunktiva. S. 45. — STOCK: Histologische Untersuchungen einer Blepharo-Conjunctivitis simplex, hervorgerufen durch Diplobazillen. Klin. Monatsbl. f. Augenheilk. Bd. 41, Beilageheft, S. 45. 1903.

Konjunktivitis durch Diphtheriebazillen: AXENFELD: Bakteriologie des Auges. S. 173. Jena: Fischer 1907. — FUCHS: Lehrb. d. Augenheilk. S. 238 ff. — IGERSHEIMER: Beitrag zur pathologischen Anatomie der Konjunktivaldiphtherie. v. Graefes Arch. f. Ophth. Bd. 67, S. 162.

Seltenere Erreger von Konjunktivitis: AXENFELD: Bakteriologie des Auges. S. 308ff. Jena: Fischer 1907. — BAKLY: Three cases of streptothrix infection of the conjunctiva. Transact. of the ophth. soc. of the Kingdom. Vol. 41. Ref.: Zentralbl. f. Augenheilk. Bd. 8. p. 193. — HERTEL: Über die Augensymptome bei der Weilschen Krankheit. v. Graefes Arch. f. Ophth. Bd. 94. — LAMB: Conjunctivitis tularensis (Eichhörnchenpest-Konjunktivitis). Ophth. record. 1917. p. 221. Ref.: Klin. Monatsbl. f. Augenheilk. Bd. 60, I, S. 122. — LÖHLEIN: Spirochäten und Bacillus fusiformis bei Dakryozystitis. Arch. f. Augenheilk. Bd. 89, S. 201. — NEAME: Case of leprosy affecting the conjunctiva and cornea.

Proc. of the royal soc. of med. Vol. 41. Ref.: Zentralbl. f. Augenheilk. Bd. 5, S. 408. — PARSONS, H.: Pathol. of the eye. Vol. 1, p. 84. 1904. — PHILIPPSON: Histologische Beschreibung eines leprösen Auges. Deutschmanns Beitr. z. Augenheilk. 1894. — PICHLER: Soor der Konjunktiva. Ref. bei AXENFELD. S. 230. — SATTLER: Akute Konjunktivitis durch den Bacillus tularensis. Arch. of ophth. Vol. 44, p. 265. Ref.: Klin. Monatsbl. f. Augenheilk. Bd. 55, II, S. 168. — ZACKERMANNOVÁ-ŽICHOVÁ: Sporotrichose der Bindehaut. Casopis lékaruv ceskych. Jg. 65. 1926.

Trachom: (Ausführliche Literaturverzeichnisse siehe in SAEMISCH: Die Krankheiten der Konjunktiva. Handb. d. Augenheilk. 2. Aufl. Bd. 5, Kap. IV, 1, S. 204 ff. und AXENFELD: Ätiologie des Trachoms. Jena: Fischer 1914.).

Ferner: ADAMÜK, W. E.: Zur pathologischen Anatomie der Lidknorpel beim Trachom. Kasanski Medizinski Journal. Jg. 21. 1925. — BIETTI: Über die Histologie des Pannus cornealis trachom. Klin. Monatsbl. f. Augenheilk. Bd. 41, Beilageheft. 1903. — BIRCH-HIRSCHFELD (1): Zur pathologischen Anatomie des Trachoms, besonders in den Spätstadien. Zeitschr. f. Augenheilk. Bd. 50. 1923. — BIRCH-HIRSCHFELD (2): Zur pathologischen Anatomie des Trachoms. Zeitschr. f. Augenheilk. Bd. 51. 1923. — BIRCH-HIRSCHFELD (3): Zur Pathologie der Granulose. Schriften d. Königsberger gelehrten Ges. naturwiss. Kl. Jg. 2. 1925. — CANGE, A.: Le trachome vrai de la cornée. Arch. d'opht. Tome 43. 1926. — COMBERG, W.: Bemerkungen über die Einteilung der Einschlußerkrankungen, unter Berücksichtigung klinisch verwandter Bindehautleiden. Zeitschr. f. Augenheilk. Bd. 56. 1925. — CZAPLEWSKI: Untersuchungen über Trachom. Zeitschr. f. Augenheilk. Bd. 29, S. 285. 1913. — ELSCHNIG, A.: Conjunctivitis follicularis und Trachom. Klin. Monatsbl. f. Augenheilk. Bd. 74. 1925. — ENGELKING, E.: Die Schwimmbadkonjunktivitis in ihren Beziehungen zum Trachom; zur Einschlußblennorrhöe und zur Gonorrhöe. Klin. Monatsbl. f. Augenheilk. Bd. 74. 1925. — GALLEMAERTS: Trachome et coloration vitale. Ann. d'oculist. Tome 161. 1924. — GAUTIER: Pathologische Histologie des Trachoms. Rev. cubana ottalm. Bd. 2. Ref.: Zentralbl. f. Ophth. Bd. 5, S. 239. — GOLDZIEHER, M. u. W.: Über die pathologische Anatomie des Trachoms. v. Graefes Arch. f. Ophth. Bd. 63, S. 287. — HERSCHENDÖRFER, A.: Pigmentierungen der Bindehaut der Lider in Fällen von Trachom. Polska gazeta lekarska. Jg. 4. 1925. — HESS und ROEMER: Übertragungsversuche von Trachom auf Affen. Arch. f. Augenheilk. Bd. 55, S. 1. — HIWATARI: Concerning the nature of trachoma, together with a contribution to the normal histology of the conjunctiva. Arch. of ophth. Vol. 49, p. 82. 1920. Ref.: Zentralbl. f. Ophth. Bd. 4, S. 288. — ICHIKAWA (1): Über die trachomatöse Veränderung der Skleralbindehaut. v. Graefes Arch. f. Ophth. Bd. 79, S. 64. — ICHIKAWA (2): Ein Beitrag zur Trachomfrage. Ebenda. Bd. 73, H. 2. — JUNIUS (1): Bemerkungen zu den Mitteilungen von Prof. Dr. CZAPLEWSKI 1887: Untersuchungen über Trachom. Zeitschr. f. Augenheilk. Bd. 29, S. 451. 1913. — JUNIUS (2): Zellstudien bei Trachom. Zeitschr. f. Augenheilk. Bd. 28, S. 416. 1912. — KAPUSCINSKI: Experimentelle und klinische Studien über das Wesen der trachomatösen Bindehauterkrankungen. Abhandl. d. med. Akad. Warschau. Bd. 1. 1921. Ref.: Zentralbl. f. Ophth. Bd. 8, S. 334. — KASCÓ: Untersuchungen an trachomatösen Tarsusknorpeln. Klin. Monatsbl. f. Augenheilk. Bd. 69, S. 140. 1922. (Ref.). — KREIKER: Mikroskopische Veränderungen in der Conjunctiva bulbi bei Trachom. Bemerkungen zur Entstehung des Pannus. Orvosi Hetilap. Jg. 65. Ref.: Zentralbl. f. Ophth. Bd. 6, S. 346. 1921. — LINDNER: Über die Schwierigkeiten der Trachomforschung. Zeitschr. f. Augenheilk. Bd. 57, S. 508 ff. (Abb.). — MÉRIDA VICOLICH: Therapeutische Trachomfragen. Pathologisch-anatomische Befunde, die die bisherige Auffassung der Krankheit beeinflussen. Progr. de la clin. Vol. 26. 1923. — MICHAIL: Récherches sur la pathogénie des récidives du trachome. Arch. d'opht. Tome 38. 1921. — MUTERMILCH: Über die Ätiologie und das Wesen des Trachoms. v. Graefes Arch. f. Ophth. Bd. 73, S. 384 (Abb.). — OGUCHI und MAJIMA (1): Neue Ergebnisse der Trachomzellenforschung mit Bezug auf vitale Färbung und Oxydasereaktion. v. Graefes Arch. f. Ophth. Bd. 108, S. 359. — OGUCHI und MAJIMA (2): Histologische Untersuchungen über das Augensekret. Ebenda. Bd. 108, S. 86. — ORLOW: Zur pathologischen Anatomie des Trachoms. Westn. Ophth. 1907. p. 551. Ref.: Michels Jahresber. 1907. S. 186. — PETERS, A.: Der heutige Stand der Trachomfrage. Münch. med. Wochenschr. Jg. 72. 1925. — PILLAT, ARUOLD: Über den Wert bakteriologischer Untersuchung bei einer Trachomepidemie. Zeitschr. f. Augenheilk. Bd. 58. 1926. — RAEHLMANN: Der histologische Bau des trachomatösen Pannus. Arch. f. Ophth. Bd. 33, III. S. 1. — SCHINKIN: Über die Ansteckungsfähigkeit des abgelaufenen Narbentrachoms. Zentralbl. f. Ophth. Bd. 2, S. 181. 1914. — TRAPESONTZEVA, C.: De certaines causes d'erreur dans l'étude histologique du trachome. Arch. de l'inst. Pasteur de Tunis. Tome 14. 1925.

Conjunctivitis follicularis: AXENFELD: Loc. cit. S. 245/246. — GINSBERG: Loc. cit. S. 29. — GREEFF: Loc. cit. S. 62. — ISHIKAWA: Ein Beitrag zur Trachomfrage. v. Graefes Arch. f. Ophth. Bd. 73, S. 311. — MAYOU: Zit. nach PARSONS Pathol. of the eye. Vol. 1, p. 74. — SAEMISCH: Loc. zit. S. 76 u. 160.

Einschluß-Konjunktivitiden: AxENFELD: Die Ätiologie des Trachoms. Jena: Fischer 1914. — BEST: Über Schwimmbadkonjunktivitis. Münch. med. Wochenschr. 1922. S. 621. — CHAILLOUS et NIDA: Conjonctivite folliculaire aigué chez les habitués d'une piscine parisienne. Ann. d'oculist. Tome 159, p. 274. — COMBERG: Über Badkonjunktivitis. Zeitschr. f. Augenheilk. Bd. 44, S. 13 (histol. Abb.). — ENGELKING: Die Schwimmbadkonjunktivitis in ihren Beziehungen zum Trachom, zur Einschlußblennorrhöe und zur Gonorrhöe. Klin. Monatsbl. f. Augenheilk. Bd. 71, S. 1. — FEHR: Endemische Badkonjunktivitis. Berlin. klin. Wochenschr. 1900. Nr. 1. — GRADLE: Schwimmbadkonjunktivitis. Americ. journ. of ophth. Ref.: Klin. Monatsbl. f. Augenheilk. Bd. 56, I, S. 577. — LEBER und PROWACZEK: Epitheliosis desquamativa der Südsee. v. Graefes Arch. f. Ophth. Bd. 87, S. 534. — LINDNER (1): Über die Schwierigkeiten der Trachomforschung. Zeitschr. f. Augenheilk. Bd. 57, S. 508ff. (Abb.). — LINDNER (2): Einschlußkrankheiten des Auges. Versamml. d. Naturf. u. Ärzte. Ref.: Klin. Monatsbl. f. Augenheilk. Bd. 17. S. 555 u. Diskussion. — LÖHLEIN: Zur Frage nach der Bedeutung der am Auge gefundenen Epitheleinschlüsse. Arch. f. Augenheilk. Bd. 70. S. 392. — MORAX: Conjonctivite folliculaire de piscine. Ann. d'oculist. Tome 159. p. 281. Ref.: Zentralbl. f. Ophth. Bd. 8, S. 190. — PADERSTEIN: Über Schwimmbadkonjunktivitis. Med. Klinik. 1919. S. 1204. — TERRIEN: Le congiuntiviti contratte nelle piscine. Ref.: Zentralbl. f. Ophth. Bd. 9. S. 336. — WOLFRUM: Über die Einschlußerkrankungen der menschlichen Bindehaut. Heidelb. Ber. 1910. S. 207.

Syphilis der Konjunktiva: BAAS: Durch Syphilis am Auge hervorgerufene Veränderungen. v. Graefes Arch. f. Ophth. Bd. 45, S. 641. — ELSCHNIG: Syphilitische Infiltration der Conjunctiva bulbi. Klin. Monatsbl. f. Augenheilk. 1897. S. 155. — GILBERT: Über syphilitische Lymphomatose der Bindehaut mit Membranbildung. Zeitschr. f. Augenheilk. Bd. 38, S. 152. — GOLDZIEHER: Über eine durch Syphilis bedingte Form der Conjunctivitis granulosa. Zentralbl. f. Augenheilk. Bd. 12, S. 103. — IGERSHEIMER: Syphilis und Auge. Berlin: Julius Springer 1918. (Hier weitere Lit.). — KUBNIK: Über Spirochätenkonjunktivitis bei kongential-luetischen Neugeborenen. Klin. Monatsbl. f. Augenheilk. Bd. 66, S. 69. — MIZUO: Über sog. Conjunctivitis granulosa specifica (GOLDZIEHER) und Conjunctivitis granulosa papulosa. Arch. f. Augenheilk. Bd. 63, S. 58. — SAEMISCH: Loc. cit. S. 508. — SOURDILLE: Le chancre syphilitique de la conjonctive bulbaire. Arch. d'opht. Tome 20, p. 113. — WEEKERS: Gummöse Verdickung der Bindehaut. Soc. belge d'ophthalm. 1914. Ref.: Zentralbl. f. Ophth. Bd. 1, S. 457. — WOLFRUM und STIMMEL: 2 Fälle von Primäraffekt der Bindehaut. Zeitschr. f. Augenheilk. Bd. 24, S. 141.

Tuberkulose der Konjunktiva: BAYER: Über Eruption flüchtiger Knötchen in der Conjunctiva bulbi bei Bulbustuberkulose. Klin. Monatsbl. f. Augenheilk. Bd. 57, S. 564. — COOVER: Tuberculosis of the conjunctiva. Americ. journ. of ophth. Bd. 3, p. 206. — ENGELKING: Über Lichen scrophulosorum der Bindehaut. Klin. Monatsbl. f. Augenheilk. Bd. 64, S. 56. — FRIEDE: Über Tuberkulide der Conjunctiva bulbi. Klin. Monatsbl. f. Augenheilk. Bd. 64, S. 45. — GINSBERG: Loc. cit. S. 40 u. 66. — GREEFF: Loc. cit. S. 108. — GUZMANN: Über epibulbäre Tuberkulose. Zeitschr. f. Augenheilk. Bd. 29, S. 34. — KÖHNE: Zur Klinik der Bindehauttuberkulose. Klin. Monatsbl. f. Augenheilk. Bd. 63, S. 516. — KRAEMER: Das Tuberkulom der Conjunctiva bulbi. Zeitschr. f. Augenheilk. Bd. 21, S. 440. — LAFON: Le tuberculome de la conjonctive palpébrale. Ann. d'oculist. Tome 145. S. 242. Ref.: Michels Jahresber. 1911. S. 225. — OPIN: Tuberculose de la conjonctive bulbaire. Arch. d'opht. Tome 32. p. 538. — PARSONS: Loc. cit. p. 79. — ROLANDI: Tuberkulöses Granulom der Konjunktiva. Ann. di ottalmol. Vol. 44. — SAATHOFF: Die Conjunctivitis granularis lateralis. Münch. med. Wochenschr. 1922. S. 460. — SAEMISCH: Loc. cit. S. 371ff., 484. — SATTLER: Über die Behandlung der verschiedenen Formen der Konjunktivaltuberkulose. Heidelberger Ber. Bd. 189, S. 33. — SATTLER, JUN.: Tuberkulöse Konjunktivitis. Klin. Monatsbl. f. Augenheilk. Bd. 58, S. 619. — SCHOEPPE: Ein Beitrag zur Frage der Augenveränderungen beim Boeckschen Lupoid. Klin. Monatsbl. f. Augenheilk. Bd. 65, S. 812. — SCHULZ, H.: Zwei seltene Fälle von Tuberkulose der Conjunctiva bulbi. Klin. Monatsbl. f. Augenheilk. Bd. 72. 1924. — WITTICH: Miliare Tuberkel in der Conjunctiva bulbi. Zentralbl. f. Ophth. Bd. 1, S. 457.

Phlyktänen: AXENFELD: Bakteriologie des Auges. S. 234. — BACHSTEZ: Über eine eigentümliche Form konjunktivaler Geschwürsbildung. Klin. Monatsbl. f. Augenheilk. Bd. 64. S. 564. — ELSCHNIG: Über Phlyktänen in der Lidbindehaut bei Kerato-Konjunktivitis. Klin. Monatsbl. f. Augenheilk. Bd. 63, S. 273. — ENGELKING: Über Lichen scrophulosorum der Bindehaut. Klin. Monatsbl. f. Augenheilk. Bd. 64, S. 67. — FUCHS: Lehrbuch. S. 243ff. — GUTZEIT: Über Phlyktänen der Lidbindehaut. Zeitschr. f. Augenheilk. Bd. 48, S. 100. — HAYASHI: Pathologische Anatomie der Phlyktäne und phlyktäneähnlicher Prozesse. 47. II, S. 557. — HERTEL: Anatomische Untersuchung eines Falles der phlyktänulären Keratokonjunktivitis. v. Graefes Arch. f. Ophth. Bd. 46, S. 630. — IWANOFF: Über Konjunktivitis und Keratitis phlyctaenularis. Sitzungsber. d. ophth. Ges. 1869. Klin. Monatsbl. f. Augenheilk. Bd. 7, S. 462. — KRUSE: Über nekrostisierende Phlyktänen. Klin. Monatsbl.

f. Augenheilk. Bd. 64, S. 80. — Leber: Diskussion. Sitzungsber. d. ophth. Ges. Heidelberg 1897. S. 217. — v. Michel: Zur pathologischen Anatomie des Bindehautekzems. Zeitschr. f. Augenheilk. Bd. 4, S. 102. — Parsons: Loc. cit. S. 76. — v. Piesbergen: Zur pathologischen Anatomie und Genese der Keratoconjunctivitis scrofulosa. Klin. Monatsbl. f. Augenheilk. Bd. 71, II, S. 138. — Stargardt (1): Über Phlyktänen der Lidbindehaut des Auges. v. Graefes Arch. f. Ophth. Bd. 105, S. 528. — Stargardt (2): Zur Ätiologie der phlyktänulären Augenentzündung. Heidelberger Ber. 1916. S. 462. — Stargardt (3): Mikroskopische Präparate von Phlyktänen. Klin. Monatsbl. f. Augenheilk. Bd. 75. 1925. — Teichner: Ein Fall von Geschwürsbildung der Bindehaut. Klin. Monatsbl. f. Augenheilk. Bd. 64, S. 563. — Wagenmann: Diskussion. Sitzungsber. d. ophth. Ges. Heidelberg 1897. S. 222. — Weekers: L'anatomie pathologique des phlyctènes oculaires. Recueil d'opht. 1910. p. 353.

Conjunctivitis Parinaud und Conjunctivitis necroticans Pascheff: Adam und Wätzold: Über Conjunctivitis tuberculosa (Parinauds Conjunctivitis). v. Graefes Arch. f. Ophth. Bd. 81, S. 228. — Bernheimer, St.: Ein Beitrag zu Parinauds Konjunktivitis. Klin. Monatsbl. f. Augenheilk. 1906. I. — Cavara (1): Su di una particolare affezione della congiuntiva prodotta da bacilli della pseudotuberculosi e sui suoi rapporti con la congiuntivite di Parinaud. Ref.: Zentralbl. f. Ophth. Bd. 8, S. 539. — Cavara (2): Ulteriore contributo alla conoscenza della pseudotuberculosi della congiuntiva. Zentralbl. f. Augenheilk. Bd. 8, S. 335. — Connell: Parinauds Konjunktivitis. Ref.: Klin. Monatsbl. f. Augenheilk. Bd. 1, S. 619. 1917. — v. Herrenschwand: Über das Wesen der Parinaudschen Konjunktivitis. Klin. Monatsbl. f. Augenheilk. Bd. 2, S. 355. 1918. — Hoor: Die Parinaudsche Konjunktivitis. Klin. Monatsbl. f. Augenheilk. Bd. 1. 1906. — Keiper: A further report on Parinauds conjunctivitis. Fr. Zentralbl. f. Ophth. Bd. 1, S. 330. — Krusius und Clausen: Beiträge zur Ätiologie der Conjunctivitis Parinaud. Arch. f. Augenheilk. 1911. — Lemoine, Albert V.: Parinaud's conjunctivitis with demonstration of the leptothrix of Verhoeff. Journ. of the Americ. med. assoc. Vol. 82. 1924. — Meisner: Die Parinaudsche Konjunktivitis und die Tuberkulose der Bindehaut. Zeitschr. f. Augenheilk. Bd. 27, S. 129. — Morax: Parinauds Conjunctivitis. Ref.: Klin. Monatsbl. f. Augenheilk. Bd. 1, S. 674. 1918. — Parinaud: Conjonctivite infectieuse transmise par les Animaux. Ann. d'oculist. Tome 99, p. 252. 1889. — Pascheff (1): Über eine besondere Form von Bindehautentzündung. Klin. Monatsbl. f. Augenheilk. Bd. 2, S. 517. 1916 u. Heidelberger Ber. 1916. — Pascheff (2): Unsere heutigen Kenntnisse über die Conjunctivitis necroticans infectiosa. Ref.: Zentralbl. f. Ophth. Bd. 4, S. 254. — Pascheff (3): The differential diagnosis between Parinaud's conjunctivitis and conjunctivitis necroticans infectiosa. Brit. journ. of ophth. Vol. 8. 1924. — Pereyra, Giorgio: Pseudotuberculosi della conjunctiva bulbare. Boll. d'oculist. Jg. 2. 1923. — Purtscher: Über das Verhältnis der Tuberkulose der Bindehaut zur Parinaudschen Konjunktivitis. Zeitschr. f. Augenheilk. Bd. 46, S. 187. — Re, Francesco: Ref.: Klin. Monatsbl. f. Augenheilk. Bd. 2, S. 413. 1916. — Rolandi: Die Parinaudsche Konjunktivitis. Ref.: Klin. Monatsschr. f. Augenheilk. Bd. 1, S. 531. 1915. — Reis, W.: Über die Parinaudsche Konjunktivitis, zugleich ein Beitrag zur Plasmazellenfrage. v. Graefes Arch. f. Ophth. Bd. 63, S. 46. — Rupprecht und Woelfflin: Zur Histologie der Parinaudschen Konjunktivitis. Klin. Monatsbl. f. Augenheilk. Bd. 1, S. 247. 1909. — Sinclair und Shermann: A case of Parinauds conjunctivitis. Ref.: Michels Jahresbericht. 1908. S. 586. — Stark, H. H.: Conjunctivitis infectiosa necroticans (Pascheff). Report of four cases corresponding clinically to this condition. Transact. of the sect. on ophth. 1924. — Verhoeff und Derby: Die pathologische Histologie der Parinaudschen Konjunktivitis. Klin. Monatsbl. f. Augenheilk. Bd. 43, I, S. 705. — Wessely: Beitrag zur Kenntnis der Konjunktivaltuberkulose. Heidelberger Ber. 1910.

Variola, Vakzinola, Varizellen: Chow, Yan: Varizellen der Bindehaut. Klin. Monatsbl. f. Augenheilk. Bd. 74. 1925. — Poleff, L.: Zur Pathologie der Bindehaut bei Pocken. Klin. Monatsbl. f. Augenheilk. Bd. 71, 1923.

Pemphigus: Adam: Untersuchungen zur Pathologie des Pemphigus conjunctivae. Zeitschr. f. Augenheilk. Bd. 23, H. 1. — D'Amico, Diego: Sulla istogenesi del pemfigo congiuntivale. Ann. di ottalmol. e clin. oculist. Jg. 53. 1925. — Clausen: Zur Klinik des Pemphigus conjunctivae. Ber. d. 43. Versamml. dtsch. ophth. Ges. 1922. S. 25. — Clapp, C. A.: Pemphigus of the conjunctiva. Transact. of the Americ. ophth. soc. Vol. 22. 1924. — Dejean, Ch.: Un cas de pemphigus oculaire. Etude clinique et historique. Rev. gén. d. opht. Tome 39. 1925. — Franke: Der Pemphigus und die essentielle Schrumpfung der Bindehaut. Wiesbaden: J. F. Bergmann 1901. — Fuchs: Lehrb. d. Augenheilk. 13. Aufl. S. 254. — Ginsberg: Loc. cit. S. 44. — Lesser: Lehrbuch d. Haut- u. Geschlechtskrankheiten. 13. Aufl. S. 55. — Parsons: Loc. cit. S. 89ff. — Saemisch: Loc. cit. p. 578ff. — Schönfelder, R.: Histologischer Befund bei 2 Fällen von Pemphigus der Konjunktiva. Klin. Monatsbl. f. Augenheilk. Bd. 73. 1924. — Speciale-Cirincione: Contributo allo studio del Pemfigo congiuntivale. Clin. oculist. Vol. 15. 1915. Ref.: Klin. Monatsbl. f.

Augenheilk. Bd. 56, I, S. 313. — Thost: Über Schleimhautpemphigus. Arch. f. Laryngol. u. Rhinol. Bd. 31, S. 3. 1918. Ref.: Klin. Monatsbl. f. Augenheilk. Bd. 61, II, S. 475. — Wood: Conjunctival Pemphigus. Brit. journ. of ophth. Vol. 5, p. 123. Ref.: Zentralbl. f. Ophth. Bd. 5, S. 408.

Erythema exsudativum multiforme (Abart: Herpes iris): Bergmeister: Über Konjunktivitis bei Erythema multiforme. Zeitschr. f. Augenheilk. Bd. 41, S. 106. — Groenouw: Handb. d. Augenheilk. v. Graefe-Saemisch. Bd. 11, I, S. 227. (Ältere Lit.). — Hanke: Der Herpes iris des Auges. v. Graefes Arch. f. Ophth. Bd. 52, S. 263. (Histol. Abb.). — Hartley: Über die Kombination der Conjunctivitis et Stomatitis pseudomembranacea und ihr Verhältnis zum Erythema multiforme und Pemphigus. Klin. Monatsbl. f. Augenheilk. Bd. 67, II, S. 223. — Lesser: Lehrbuch d. Haut- u. Geschlechtskrankh. 13. Aufl. S. 113ff. — Raffin: Konjunktivitis, Rhinitis und Stomatitis aphthosa mit Erythema multiforme. Klin. Monatsbl. f. Augenheilk. Bd. 68, I. — Wertheim: Über einen Fall von rezidivierender Lokalisation an den Schleimhäuten. Ref.: Zentralbl. f. Ophth. Bd. 8, S. 335.

IV. Parasitäre Erkrankungen der Konjunktiva.

Bull: Habronemic conjunctivitis in man producing a „bung eye". Med. journ. of Australia. Vol. 2, p. 499. Ref.: Zentralbl. f. Ophth. Bd. 10, S. 360. — Cosmettatos: Kyste de la conjonctive produit par un tiquet de chien. Clin. opht. 1912. p. 572. Ref.: v. Michels Jahresber. 1912. S. 182. — Denti, A. V.: Un caso di sporotrichosi congiuntivale in Lombardia. Boll. d'oculist. Jg. 4. 1925. — Elliot: Tropical ophthalmology. London 1920. Ref.: Zentralbl. f. Ophth. Bd. 9, S. 1 u. 97. — Elliot und Ingram: A case of rhinosporidium Kineallyi of the conjunctiva. Ophthalmoscope. Vol. 10, p. 428. — Fuchs: Lehrbuch d. Augenheilk. 13. Aufl. 1921. S. 740ff. — Kirkpatrick: Rhinosporidium Kineallyi. Ref.: v. Michels Jahresber. 1912. S. 181. — Kraemer: Die tierischen Schmarotzer des Auges. Handbuch d. ges. Augenheilk. v. Graefe-Saemisch. Bd. 10. — Leber: Filariotische Augenerkrankungen der Südsee. v. Graefes Arch. f. Ophth. Bd. 87. S. 540. — Parsons: Loc. cit. Bd. 1, S. 116.

V. Entartungsvorgänge in der Konjunktiva.

Altersveränderungen und Pinguecula: Best: Epitheliale Pingueculaverhornung. Klin. Monatsbl. f. Augenheilk. 1900. S. 553. — Fuchs: Zur Anatomie der Pinguecula. v. Graefes Arch. f. Ophth. Bd. 37, S. 143 (Abb.). — Fuss: Der Lidspaltenfleck und sein Hyalin. Virchows Arch. Bd. 182, S. 194 (Abb.). — Ginsberg: Loc. cit. S. 61. — Greeff: Loc. cit. S. 102. — Hinnen: Die Altersveränderungen des vorderen Bulbusabschnittes. Zeitschr. f. Augenheilk. Bd. 45, S. 137. — Hübner: Der Lidspaltenfleck. Arch. f. Augenheilk. Bd. 36 (Abb.). — Parsons: Loc. cit. S. 104. — Saemisch: Loc. cit. S. 405. — Vogt: Atlas der Spaltlampenmikroskopie. S. 151 u. 152.

Pterygium: Bistis: Contribution à l'étude des kystes dans le ptérygion. Arch. d'opht. Tome 38, p. 277. Ref.: Zentralbl. f. Ophth. Bd. 6, S. 162. — Fuchs: Lehrbuch d. Augenheilk. 13. Aufl. S. 266ff. — Fuchs, E.: Über das Pterygium. v. Graefes Arch. f. Ophth. Bd. 38, II, S. 1 (Abb.). — Gallenga: Le alterazioni vasali nello pterigio. Arch. di ottalmol. 1918. Ref.: Klin. Monatsbl. f. Augenheilk. Bd. 62, S. 841. — Greeff: Loc. cit. S. 104. — Hübner: Der Lidspaltenfleck. Arch. f. Augenheilk. Bd. 36, S. 88ff. — Motolese: Cisti di pterigio e contributo all anatomia patologica dello pterigio. Ann. di ottalmol. Vol. 41, p. 315. — Ref.: Michels Jahresber. 1912. — Parsons: Loc. cit. S. 106. — Saemisch: Loc. cit. S. 413, dort weitere Literaturhinweise. — Schnabel: Entstehung des Pterygiums. Zeitschr. f. Augenheilk. Bd. 15.

Verhornung: Agricola: Über kongenitale epitheliale Bindehautxerose. Klin. Monatsbl. f. Augenheilk. Bd. 43, Beilh. S. 80. — Best: Über Verhornung des Bindehautepithels (Tyloma conjunct.). Deutschmanns Beitr. z. Augenheilk. (Abb.). Bd. 4, S. 303. — Bihler: Über epitheliale Formen der Pinguecula. Klin. Monatsbl. f. Augenheilk. Bd. 37, S. 77. — Bornancini: Cheratosi congenita dell' epitelio conguintivale e corneale. Ann. di ottalmol. Vol. 39. Ref.: Michels Jahresber. 1910. S. 267. — Del Monte: Corno della congiuntiva bulbare. Arch. di ottalmol. Vol. 20. Ref.: Michels Jahresber. 1912. — Gallenga: Tiloma della congiuntiva. Giorn. della r. accad. di Torino. 1885. — Ginsberg: Loc. cit. S. 60. — Hübner: Der Lidspaltenfleck. Arch. f. Augenheilk. Bd. 36. — Komoto: Über einen Fall von Keratosis der Kornea und der Bindehaut mit pathologisch-anatomischem Befund. Klin. Monatsbl. f. Augenheilk. Bd. 47, I, S. 259. — Koyanagi: Beitrag zur Kenntnis der Keratosis conjunctivae et corneae. Klin. Monatsbl. f. Augenheilk. Bd. 69, II, S. 52 (Abb.). — Lister und Hancock: Zit. nach Agricola. — Mohr und Schein: Keratosis conjunctivae. Arch. f. Augenheilk. Bd. 39, S. 232 (Abb.). — Parsons: Loc. cit. S. 132. — Saemisch: Loc. cit. S. 412. — Stock: Über Verhornung des Bindehautepithels. Klin. Monatsbl. f. Augenheilk. Bd. 66, I, S. 622.

Xerose der Bindehaut: AGRICOLA: Über kongenitale epitheliale Bindehautxerose. Klin. Monatsbl. f. Augenheilk. Bd. 43, II. Beilageh. S. 80. — BAAS: Über eine Ophthalmia hepatitica nebst Beiträgen zur Kenntnis der Xerosis conjunct. v. Graefes Arch. f. Ophth. Bd. 40, V. S. 212. — BEST: Verhornung. Klin. Monatsschr. f. Augenheilk. Bd. 38, S. 553. — DÖTSCH: Anatomische und bakteriologische Untersuchungen über infantile Xerosis. v. Graefes Arch. f. Ophth. Bd. 49, S. 405. — FUCHS: Loc. cit. S. 276. — GINSBERG: Loc. cit. S. 60. — GREEFF: Loc. cit. S. 72. — KOYANAGI: Beitrag zur Kenntnis der Keratosis conjunct. Klin. Monatsbl. f. Augenheilk. Bd. 69, II, S. 58. — LEBER: Über die Xerosis der Bindehaut und die infantile Hornhautverschwärung. v. Graefes Arch. f. Ophth. Bd. 29, III, S. 226. — MORI SHINNOSUKE: The pathology of the pigmentation of bulbar conjunctiva in Xerosis epithelialis conjunctivae. Journ. of oriental med. Bd. 2. 1924. — PARSONS: Loc. cit. S. 102. — SAEMISCH: Loc. cit. S. 441.

Hyaline und amyloide Degeneration der Konjunktiva: ADAMÜK: Noch einige Beobachtungen über das lokale Amyloid der Konjunktiva. Zeitschr. f. pr. Augenheilk. Bd. 38. — CASAUX: Les dégénérescences de la conjonctive palpebrale et de la dégénérescence colloide en particulier. Arch. d'opht. Tome 32, p. 472. — COLOMBO: Formazione cistiche della congiuntiva; degenerazione amiloide della congiuntiva. Clin. oculist. Vol. 14, p. 1620. Ref.: Zentralbl. f. Ophth. Bd. 2, S. 191. — FUCHS: Lehrbuch. Loc. cit. S. 258. — GINSBERG: Loc. cit. S. 47. — GREEFF: Loc. cit. S. 75. — ISCHREYT: Über hyaline Degeneration der Konjunktiva. Arch. f. Augenheilk. Bd. 54, S. 400. — ISHIHARA: Ein Beitrag zur Entwicklung der Amyloiddegeneration der Konjunktiva. Klin. Monatsbl. f. Augenheilk. Bd. 51, II. S. 65. — KOLOMINSKI: Ein Fall von hyalin-amyloider Degeneration der Konjunktiva. Klin. Monatsbl. f. Augenheilk. Bd. 50, II, S. 559. — KUBIK (1): Hyaline Degeneration der Bindehaut. Dtsch. ophth. Ges. Tschechoslow. Rep. Sitzg. v. 9. 12. 1923. — KUBIK (2): Über plasmazelluläre Infiltration, hyaline und amyloide Degeneration der Bindehaut. v. Graefes Arch. f. Ophth. Bd. 114. 1924. — DE LIETO VOLLARO: Il coefficiente de grasso nella amiloidosi della congiuntiva. Arch. di ottalmol. Vol. 20, p. 378. Ref.: Michels Jahresber. 1913. S. 139. — MARCHI: Ossificazione della congiuntiva con degenerazione ialina. Ann. di ottalmol. Vol. 37, S. 862. Ref.: Michels Jahresber. 1908. S. 162. — DEL MONTE: Contributo allo studio della degenerazione amiloide della congiuntiva. Arch. di ottalmol. Vol. 18, p. 57 et 249. Ref.: Michels Jahresber. 1910. S. 219. — PARSONS: Loc. cit. S. 96. — RUATA: Sulla degenerazione amiloidale della congiuntiva. Arch. di ottalmol. Vol. 19, p. 526. — Ref. Michels Jahresber. 1912. S. 179. — RUMSCHEWITSCH: Zur hyalinen Degeneration der Konjunktiva. Ref. Michels Jahresber. 1909. S. 187. — SÄMISCH: Loc. cit. S. 564. — SCHIECK: Über die Hyalin- und Amyloiderkrankung der Konjunktiva. v. Graefes Arch. f. Ophth. Bd. 67. S. 119. — SLAVIK: Amyloide und hyaline Degeneration der Bindehaut. Tschechisch. Ref.: Zentralbl. f. Ophth. Bd. 7, S. 130. —

Plasmom der Konjunktiva: BAURMANN: Über das Plasmom der Konjunktiva und seine Beziehungen zum Amyloid. v. Graefes Arch. f. Ophth. Bd. 109. S. 236. — DEUTSCHMANN: Das Plasmom, die hyaline und amyloide Degeneration der Konjunktiva. Zeitschr. f. Augenheilk. Vol. 27, S. 242. — DONATI, A.: Plasmocitoma della congiuntiva. Folia haematologica. Bd. 4. 1923. — ELSCHNIG: Conjunctivitis acuta hyperplastica mit den Erscheinungen von Lymphogranulomatose. Med. Klinik. Vol. 1, Nr. 16. 1914. — HALBERTSMA: Über einen Fall von Plasmazytom der Konjunktiva. Arch. f. Augenheilk. Bd. 92 (Abb.). — HOEN, GO ING und K. T. A. HALBERTSMA: Ein Fall von Conjunctivitis plasmacellularis. Nederlandsch tijdschr. v. geneesk. Jg. 68. 1924. — HOFFMANN, W.: Ein Beitrag zur Plasmomfrage. Zeitschr. f. Augenheilk. Bd. 55, 1925. — MICHAIL, D.: Das Plasmom der Konjunktiva und seine Bedeutung in der Pathogenese der hyalinen Degeneration der Bindehaut. Clujul med. Jg. 5, 1924. — PASCHEFF (1): Plasmazelluläre Bildungen (Plasmome) der Bindehaut und der Hornhaut. v. Graefes Arch. f. Ophth. Bd. 68, S. 114. — PASCHEFF (2): Weitere Mitteilungen über die plasmazellulären Bildungen der Bindehaut (Conjunctivitis plasmacellularis). v. Graefes Arch. f. Ophth. Bd. 71, S. 569. — POKROWSKY: Ein Beitrag zu den sog. „Plasmomen" der Konjunktiva. Westn. Ophth. Ref.: v. Michel Jahresber. 1921. S. 692. — RADOS: Über Plasmome der Bindehaut. Zeitschr. f. Augenheilk. Bd. 29, S. 125. — RUND: Über ein Plasmozytom der Konjunktiva. Zeitschr. f. Augenheilk. Bd. 26. S. 97. — SCHWARTZKOPF: Über die Plasmazelle und das Plasmom der Konjunktiven. Zeitschr. f. Augenheilk. Bd. 49, S. 247.

Konkremente der Konjunktiva: FUCHS: Über Konkremente in der Bindehaut. v. Graefes Arch. f. Ophth. Bd. 46, I (Abb.). — PARSONS: Loc. cit. — WINTERSTEINER: Zysten und Konkremente in der Lidbindehaut und Übergangsfalte. v. Graefes Arch. f. Ophth. Bd. 46, II (Abb.).

Verknöcherung der Bindehaut: MARCHI: Ossificazione della congiuntiva con degenerazione ialina. Ann. di ottalmol. Vol. 37. S. 862. — VOSSIUS: Über amyloide Degeneration der Konjunktiva. Beitr. z. pathol. Anat. u. z. allg. Pathol. Bd. 4.

VI. Regeneration und Wundheilung, Transplantation, Narbenbefunde, Symblepharon.

DEUTSCHMANN: Seltene Bindehauterkrankungen. v. Graefes Arch. f. Ophth. Bd. 105, S. 282. — HEINE: Über ein wenig beachtetes Augensymptom bei Xeroderma pigmentosum. Klin. Monatsbl. f. Augenheilk. Bd. 44, II, S. 460. — KÜMMELL: Über eine atrophierende Konjunktivitis mit Symblepharonbildung. Arch. f. Augenheilk. Bd. 77. S. 200.

VII. Pigmentierungen der Konjunktiva.

ALT: On a case of argyrosis of the conjonctiva. Americ. journ. of ophth. Vol. 29. Ref.: Michels Jahresber. 1912. S. 178. — AUGSTEIN: Pigmentstudien am lebenden Auge. Klin. Monatsbl. f. Augenheilk. Bd. 1, S. 1. 1901 (Abb.). — BRAULT et MONTPELLIER: Mélanodermie physiologique des muqueuses en Algérie. Prov. méd. Tome 27. Ref.: Zentralbl. f. Ophth. Bd. 1, S. 455. — EBSTEIN, E. (1): Zur klinischen Symptomatologie der Alkaptonurie. Münch. med. Wochenschr. 1918. S. 369. (Dort weitere Literaturangaben.) — EBSTEIN, E. (2): Zur Differentialdiagnose der Flecken in der Lidspaltenzone. Med. Klinik. 1918. S. 965. — EWING: Argyrosis. Americ. journ. of ophth. Vol. 29. Ref. Michels Jahresber. 1912. S. 178. — GABRIELIDES: Argyriasis de la peau et de la conjonctive oculaire. Arch. d'opht. Tome 31. Ref.: v. Michels Jahresber. 1911. — GREEFF: Loc. cit. S. 63. — HANSSEN, R.: Über Vitiligo. Zeitschr. f. Augenheilk. Bd. 56. 1925. — HOPPE: Argyrosis. v. Graefes Arch. f. Ophth. Bd. 48, S. 660. — KANITZ: Über Argyrie der Haut. Ref.: Michels Jahresber. 1909. S. 188. — KOEPPE: Loc. cit. S. 70 u. 98ff. (Abb.). — MEESMANN: Über Pigmentation des Limbus corneae bei Morbus Addisoni. Klin. Monatsbl. f. Augenheilk. Bd. 2, S. 316. 1920. (Abb.). — PARSONS: Loc. cit. S. 110. — REDSLOB: Etude sur le pigment de l'épithéliom conjonctival et cornéen. Ann. d'oculist. Tome 159. Ref. Zentralbl. f. Ophth. Bd. 8, S. 347. — STEINER (1): Pigmentation de l'épithéliom conjonctival et cornéen. Ann. d'oculist. Tome 160. S. 137. Ref. Zentralbl. f. Ophth. Bd. 10, S. 146. — STEINER (2): Les taches pigmentaires de la conjonctive. Ann. d'oculist. Vol. 135, p. 466. Eef.: v. Michels Jahresber. 1906. S. 15.

VIII. Zysten der Konjunktiva.

BARTELS: Tumor der Conjunctiva bulbi mit Follikeln und Schleimzysten. Zeitschr. f. Augenheilk. Bd. 20, S. 193. Ref.: v. Michels Jahresber. 1908. S. 164. — BISTIS (1): Contribution à l'étude des kystes dans le ptérigion. Arch. d'opht. Tome 38. Ref.: Zentralbl. f. Ophth. Bd. 6, S. 162. — BISTIS (2): Über eine Zyste der Conjunctiva bulbi. Arch. f. Augenheilk. Bd. 70, S. 283. — CARBONI: Di una cisti sotto congiuntivale da cisticerco. Ref.: Zentralbl. f. Ophth. Bd. 10, S. 361. — CARLINI: Die traumatischen Zysten der Konjunktiva. v. Graefes Arch. Bd. 73, S. 288. — CIRINCIONE: Die Zysten der Konjunktiva. Deutschmanns Beitr. z. Augenheilk. Bd. 6, S. 312. — CONTINO: Grossa cisti della ghiandola di Krause con particulare reperto istologica. Clin. oculist. Ref.: v. Michels Jahresber. 1906. S. 184. — COSMETTATOS (1): Kyste de la conjonctive produit par un tiquet de chien. Clin. opht. p. 572. (1912). Ref.: v. Michels Jahresber. 1912. S. 182. — COSMETTATOS (2): Des kystes épithéliaux de la conjonctive. Arch. d'opht. Tome 27. p. 236. Ref.: v. Michels Jahresber. 1907. S. 191. — DUVERGER et REDSLOB: Kystes épithéliaux de la conjonctive. Arch. d'opht. Tome 39. Ref.: Zentralbl. f. Ophth. Bd. 8, S. 466.. — ELLIOT and INGRAM: A case of rhinosporidium Kinealyi of the conjunctiva. Ophthalmoscope. Vol. 10. p. 428. Ref.: v. Michels Jahresber. 1912. — GINSBERG: Loc. cit. S. 50 u. 71. — GROS: Über multiple Zysten in der Conjunctiva tarsi. Zeitschr. f. Augenheilk. Bd. 31. S. 232. — HUGEL et WORMS: Kystes multiloculaires des glandes de Manz. Ann. d'oculist. Tome 158. Ref.: Zentralbl. f. Ophth. Bd. 7, S. 130. — ISCHREYT: Über Konjunktivalzysten. Klin. Monatsbl. f. Augenheilk. Bd. 42, I, S. 132. — KOEPPE: Loc. cit. S. 104ff. — LINDAHL: Über traumatische Bindehautzysten. Mitt. a. d. Augenkl. Stockholm. H. 11, S. 69. — MAYOU: On implantation dermoids of the conjunctiva. Ref.: v. Michels Jahresber. 1905. S. 192. — NEAME, HUMPHREY: Cyst of lower retrotarsal fold. Proc. of the roy. soc. of med. Vol. 15. Ref.: Zentralbl. f. Ophth. Bd. 7, p. 130. — OATMANN (1): Epithelialzysten der Konjunktiva. Arch. f. Augenheilk. Bd. 53. S. 369. — OATMANN (2): Im Epithel der Konjunktiva eingeschlossene Zysten. Arch. f. Augenheilk. Bd. 58. S. 336. Ref.: v. Michels Jahresber. 1907. S. 190. — PASSERA: Cisti della congiuntiva a contenuto in solito. Ref.: v. Michels Jahresber. 1911. S. 226. — POSSEK: Über Zysten und zystenartige Bildungen der Konjunktiva. Zeitschr. f. Augenheilk. Bd. 9, S. 451. — SAEMISCH: Loc. cit. S. 638. — SHODA, M.: Über subkonjunktivale Implantationszysten. Klin. Monatsbl. f. Augenheilk. Bd. 73. 1924. — TAHATA: Über Zysten der Konjunktiva der Übergangsfalten. Inaug.-Diss. München 1908. Ref.: v. Michels Jahresber. 1908. S. 163. — VERMES: Über Zysten der Conjunctiva bulbi. Zeitschr. f. Augenheilk. Bd. 16, S. 64. — XILO: Contributo allo studio delle cisti congiuntivali. Ref. Zentralbl. f. Ophth. Bd. 5. S. 290.

IX. Geschwülste der Konjunktiva.

(Ältere Literatur bei Greeff, Ginsberg, Saemisch, Parsons loc. cit.)

Papillom: Birch-Hirschfeld: Tumor der Augapfelbindehaut und der Hornhaut des linken Auges. Verein f. wiss. Heilk. zu Königsberg. Dtsch. med. Wochenschr. 1915. Nr. 9. — Böhm: Drei Fälle von Papilloma conjunctivae cornea. Zentralbl. f. d. ges. Ophth. Bd. 5, S. 290. 1921. — Cosmettatos: Papillome de la conjonctive bulbaire ayant envahi la cornée. Ann. d'oculist. Tome 133, p. 39. Ref.: v. Michels Jahresber. 1905. S. 195. — Freytag: Über das Papilloma conjunctivae. v. Graefes Arch. f. Ophth. Bd. 40, S. 367. 1915. — Luedde: Simple et multiple papillomata of the conjunctiva. Zentralbl. f. d. ges. Ophth. Bd. 1, S. 385. 1914. — Mathieu: Beitrag zu den Tumoren des Limbus. Arch. f. Augenheilk. Bd. 55, S. 223. Ref.: v. Michels Jahresber. 1906. S. 184. — Menestrina, G.: Contributo allo studio dei papillomi della congiuntiva e della caruncola lacrimale. Boll. d'oculist. Jg. 4. 1925. — Reis: Über diffuse Papillomatose der Kornea. Zeitschr. f. Augenheilk. Bd. 24, S. 129. — Valli: Papillomi del limbus con invasione della cornea. Ann. di ottalmol. Vol. 44. 1915. — Velhagen: Über die Papillombildung auf der Konjunktiva. Vossius, Samml. zwangl. Abhandl. Bd. 5, H. 7. Ref.: v. Michels Jahresber. 1904. S. 242. — Wiegmann: Ein Fall von epibulbärem Papillom. Beilageheft z. Klin. Monatsbl. f. Augenheilk. S. 109. Ref.: v. Michels Jahresber. 1909. S. 190.

Fibrom: Alt: On a case of elastoma of the bulbar conjunctiva. Americ. journ. of ophth. Ref. v. Michels Jahresber. 1911. S. 227. — Guist: Ein Fall von Recklinghausenscher Erkrankung mit Beteiligung der Lid- und Bulbusbindehaut. Klin. Monatsbl. f. Augenheilk. Bd. 65, II, S. 850. — Maucione: Di una rara forma di tumore epibulbare (mixoma). Arch. di ottalmol. Vol. 21, p. 300. Ref.: v. Michels Jahresber. 1913. S. 142. — v. Michel: Über Veränderungen des Auges und seiner Adnexe bei angeborenem Neurofibrom der Gesichtshaut. Versamml. d. ophth. Ges. Heidelberg 1908. S. 6. — Reis: Ein hartes gestieltes Fibrom am Limbus conjunctivae. Arch. f. Augenheilk. Bd. 54, S. 141.

Hämangiome: Ginsberg: Loc. cit. S. 70. — Greeff: Loc. cit. S. 98. — v. Herrenschwand: Über ein subkonjunktivales Angiom. Zeitschr. f. Augenheilk. Bd. 39, S. 156. — Parsons: Loc. cit. S. 123. — Rossi: Angioma semplice della congiuntiva. Ref.: Zentralbl. f. Ophth. Bd. 7, S. 130. — Rutson: Cases of haemangioma. Ref.: Klin. Monatsbl. f. Augenheilk. Bd. 1, S. 704. 1918. — Saemisch: Loc. cit. S. 656.

Lymphangiome: Franke: Zur Kenntnis des Lymphangioms der Bindehaut. v. Graefes Arch. f. Ophth. Bd. 105. — Ginsberg: Loc. cit. S. 71. — Parsons: Loc. cit. S. 125. — Pascheff: Das Lymphangiom der Konjunktiva. v. Graefes Arch. f. Ophth. Bd. 63, S. 188. — Saemisch: Loc. cit. S. 662. — de Schweinitz: Lymphangioma of the conjunctiva. Ophth. Record. 1911. Ref.: v. Michels Jahresber. 1911. S. 226.

Endotheliom: van Duyse: Tumeur épibulbaire à cellules écumeuses. Arch. d'opht. Tome 25. Ref.: v. Michels Jahresber. 1905. S. 193. — Ginsberg: Loc. cit. S. 53. — Müller: Ein Fall von Zylindroepitheliom der Bindehaut. Zeitschr. f. Augenheilk. Bd. 27. S. 89. — Rumschewitsch: Loc. cit.

Lymphom: Baslini: Contributo allo studio clinico e anatomico del linfoma della congiuntiva e del tarsio. Clin. oculist. 1907. Ref.: v. Michels Jahresber. 1907. S. 187. — Coats: Lymphom und Lymphosarkom der Bindehaut. Arch. of ophth. Bd. 44, S. 235. Ref.: Klin. Monatsbl. f. Augenheilk. Bd. 55, II, S. 177. (Abb.). — Cosmettatos: Lymphom der Bindehaut. Arch. f. Augenheilk. Bd. 67, S. 391. — Löwenstein: Leukämische und aleukämische epibulbäre Lymphome. Klin. Monatsbl. f. Augenheilk. Bd. 61, II, S. 571. (Abb.). — Meyer: Ein Fall von isolierten symmetrischen Lymphomen der oberen Übergangsfalte. Arch. f. Augenheilk. Bd. 89, S. 156. (Abb.). — Parsons: Loc. cit. S. 121.

Sarkom: Bergmeister: Melanosarkom der Bindehaut. Zeitschr. f. Augenheilk. Bd. 25. S. 494. — Betti: Leukosarkome epibulbare a cellule fusate. Ann. di ottalmol. Vol. 40. Ref. v. Michels Jahresber. 1911. S. 227. — Bistis, J.: Ein Fall von Bindehautsarkom. Zeitschr. f. Augenheilk. Bd. 56. 1925. — Borsello: Su di un caso di peritelioma della congiuntiva bulbare. Ann. d. ottalmol. Vol. 35. Ref.: v. Michels Jahresber. 1906. S. 185. — Boulans, A.: Des sarcomes de la conjonctive à propos d'un cas de périthéliome. Clin. opht. Jg. 28. 1924. — Enslin: Ein Fall von Melanosarkom des Unterlides. Klin. Monatsbl. f. Augenheilk. Bd. 42, II, S. 109. — Fernando: Report of a case of melanosarcoma of the conjunctiva. Arch. of ophth. Ref.: Zentralbl. f. d. ges. Ophth. Bd. 10, S. 361. — Ginsberg: Leucosarcoma epibulbare. Ref.: v. Michels Jahresber. 1905. S. 195. — Heerfordt: Bemerkungen über die malignen epibulbären Tumoren. Hospitalstidende. 1906. Ref.: v. Michels Jahresber. 1907. S. 192. — Höfle: 2 Fälle von epibulbären Tumoren. Inaug.-Diss. Heidelberg 1915. — Kleinertz: 1 Fall von epibulbärem Chromatophorom. Inaug.-Diss. Bonn 1917. — Kurz: Über das episklerale Melanom. Inaug.-Diss. Tübingen 1905. — Möller: Metastasierendes Sarkom nach Fremdkörper der Konjunktiva. Ugeskrift

f. laeger. Jg. 83, Heft 38. Ref.: Zentralbl. f. d. ges. Ophth. Bd. 7, S. 255. — DEL MONTE: Su di un caso di sarcoma della congiuntiva. Ann. di ottalmol. Vol. 37. Ref.: v. Michels Jahresber. 1908. S. 163. — MORELLI: Intorno ad un caso di peritelioma della congiuntiva bulbare. Ref.: Zentralbl. f. Ophth. Bd. 10. S. 55. — PEREYRA: Contributo allo studio dei melanosarcomi epibulbari. Ann. di ottalmol. Bd. 42. Ref.: v. Michels Jahresber. 1913. S. 141. — POREY, W.: Report of a case of melanosarcoma of the palpebral conjunctiva illustrating the malignancy of such growths. Arch. of ophth. Vol. 55. 1926. — RIBAS, V.: Epibulbäre maligne Tumoren. Arch. de opht. Tome 24. 1924. — ROEMER: Mélanosarcome pédiculé du cul-de-sac conjonctival. Ann. d'oculist. Ref.: Zentralbl. f. d. ges. Ophth. Bd. 3. S. 334. — RSCHANITZIN: Zur Kenntnis der Rundzellenleukosarkome der Bindehaut. Klin. Monatsbl. f. Augenheilk. Bd. 47, II, S. 167. — SCHIECK: Über korrespondierende Geschwulst im Bereich des Bindehautsackes. Beitr. z. pathol. Anat. u. z. allg. Pathol. Bd. 47, S. 178. — v. SICHERER: Ein epibulbäres pigmentiertes Sarkom. Zeitschr. f. Augenheilk. Bd. 17. S. 482. — SMITH, E. TERRY: A case of epibulbar polymorphous sarcoma. Transact. of the Americ. ophth. soc. Bd. 22, 1924. — STEYN, J. S.: A case of melanosarcoma of the Plica semilunaris. South african med. record. Vol. 23. 1925. — TRAPETSONTZEFF: Sur un cas de mélano-sarcome de la conjonctive palpébr le. Arch. d'ophth. Tome 32. Ref.: v. Michels Jahresber. 1912. S. 187. — WOLFF und DEELMAN: Ein Fall von Melanosarkom der Conjunctiva bulbi. Nederlandsch tijdschr. v. geneesk. Ref.: Zentralbl. f. d. ges. Ophth. Bd. 3, S. 485.

Epitheliale Tumoren (Adenom, Epitheliom): AUBARET et JEAN SÉDAN: Du glissement des épitheliomas de la conjonctive sur la cornée. Ann. d'oculist. Tome 159, Nr. 11, S. 825—840. 1922. Ref.: Zentralbl. f. d. ges. Ophth. Bd. 9, S. 224. 1923. — BACHSTEZ, E.: Über ein Karzinom der Conjunctiva tarsi. Zeitschr. f. Augenheilk. Bd. 57, 1925. — v. BARLAY: Epibulbäres Epitheliom. Zeitschr. f. Augenheilk. Bd. 18, S. 86. — CAMISON: Ein Fall von primärem Bindehautepitheliom. Ref.: Cubana de oft. Bd. 4, Nr. 1/2, S. 141—144. 1922. (Spanisch.) Ref.: Zentralbl. f. d. ges. Ophth. Bd. 10, S. 149. 1923. — CHEVALLEREAU: Xéroderma pigmentosum et lésions oculaires. Ann. d'oculist. Jg. 83, H. 4, p. 236—240. 1920. Ref.: Zentralbl. f. d. ges. Ophth. Bd. 3, S. 275. 1920. — COOVER: Basal celled epithelioma of the conjunctiva. Americ. journ. of ophth. Vol. 3, Nr. 9. p. 683—684. 1920. Ref.: Zentralbl. f. d. ges. Ophth. Bd. 4. S. 141. 1920. — COSMETTATOS: Epithélioma récidevant de la conjonctive bulbaire, mort par métastase. Ann. d'oculist. Jan. 1918. Ref.: Klin. Monatsbl. f. Augenheilk. Bd. 61, S. 615. 1918. — DEBÈVE: Note sur un cas d'épithelioma primitif de la conjonctive bulbaire. Ibid. p. 478. Ref. v. Michels Jahresber. 1907. S. 193.— DRAK, J.: Beschreibung eines Falles eines zystischen Adenoms des Bindehautrandes. Klinika oczna. Jg. 3. 1925. — DUCLOS: Deux observations d'adénome kystogène de la conjonctive oculaire. Bull. de l'assoc. franc. pour l'étude de cancer. Tome 10, Nr. 5, p. 225 bis 233. 1921. Ref.: Zentralbl. f. d. ges. Ophth. Bd. 6, S. 331. 1921. — FEINGOLD: An unusual epibulbar carcinoma. Transact. of the Americ. ophth. soc. Vol. 20, S. 267—269. 1922. Ref.: Zentralbl. f. d. ges. Ophth. Bd. 10, S. 55. 1923. — GREEF: Loc. cit. S. 96. — GUGLIANETTI: Su di un tumore epiteliale epibulbare recidivato dopo la cura coi raggi Röntgen. Arch. di ottalmol. Vol. 21, p. 46c, 57. Ref.: v. Michels Jahresber. 1913. S. 142. HEILBRUM: : Ein Beitrag zur Kenntnis der Neubildungen am Limbus corneae. v. Graefes Arch. f. Ophth. Bd. 77, S. 540. — ISCHREYT (1): Über epibulbäre Karzinome. Zeitschr. f. Augenheilk. Bd. 13, S. 490. — ISCHREYT (2): Klinische und anatomische Studien an Augengeschwülsten. Berlin: Karger 1906. Ref.: v. Michels Jahresber. 1906. S. 185. — MAGGI: Contributo allo studio delle neoformazione epiteliali del limbus. Ann. di ottalmol. Vol. 42, p. 128. Ref.: v. Michels Jahresber. 1913. S. 142. — PARSONS: Loc. cit. S. 138. — REDSLOB, E.: Epithelioma papillaire kystique de la conjonctive palpébrale. Ann. d'oculist. Tome 161. 1924. — SCHIRMER (GREEFF). — SCHWEINITZ, DE and SHUMWAY: Epibulbar carcinoma with histological examination of the specimen. (Americ. ophth. soc.) Ophth. record. 1913. Ref.: v. Michels Jahresber. 1913. S. 143. — ULBRICHT: Beiträge zur Onkologie der Bindehaut. Ophth. Klinik. 1904. Nr. 7. — VEASY: Unusually large primary epithelioma of the ocular conjunctiva. Americ. journ. of ophth. Vol. 3, Nr. 2. S. 113—115. 1920. Ref.: Zentralblatt f. d. ges. Ophth. Bd. 3, S. 74. 1920. — WOLFRUM: Präparate von beginnendem Karzinom der Conjunctiva bulbi. Ber. d. 37. Versamml. d. ophth. Ges. 1911. S. 393.

Angeborene Tumoren (Dermoid, Lipodermoid, Dermoepitheliom, Osteom, Nävus und Melanose): AHLSTRÖM: Zur Kenntnis der subkonjunktivalen lipomatösen Tumoren. Deutschmanns Beitr. z. Augenheilk. H. 61. S. 1. Ref.: v. Michels Jahresber. 1904. S. 243. — ALT (1): Two cases of naevus of the conjunctiva bulbi. Ref.: v. Michels Jahresber. 1913. S. 141. — ALT (2): A partly pigmented naevus of the caruncula lacremalis. Ref.: Klin. Monatsbl. f. Augenheilk. Bd. 59, II, S. 188. — ALT (3): An uncommon epithelial tumor of the bulbar conjunctiva, probably an unpigmented naevus cysticus. Americ. journ. of ophth. Okt. 1916. Ref.: Klin. Monatsbl. f. Augenheilk. Bd. 58, S. 659. 1917. — ANSELMI: Sopra un caso di nevo della caruncola lagrimale. Ref.: v. Michels Jahresber.

1912. S. 177. — BEAUVIEUX et MURATET: La mélanose conjonctival. Ref.: v. Michels Jahresbericht. 1913. S. 140. — BERGMEISTER: Über multiple Nävustumoren der Konjunktiva. v. Graefes Arch. f. Ophth. Bd. 82, S. 543. — CARBONI, G.: Contributo clinico ed anatomico alla conoscenza dei lipomi puri sottocongiuntivali. Boll. d'oculist. Jg. 3. 1924. — CHAILLOUS: Sur le dermoépithéliome de Parinaud. Ann. d'oculist. Tome 148, p. 24. Ref.: v. Michels Jahresber. 1912. S. 187. — COLOMBO: Sul cosi detto dermoepithelioma della congiuntiva (Parinaud). Ann. di ottalmol. Vol. 44. Ref.: Klin. Monatsbl. f. Augenheilk. Bd. 2, S. 701. 1917. — DUCLOS et NAWAS: Contribution à l'étude des tumeurs naeviques de la conjonctive oculaire. Bull. et mém. de la soc. franç. d'opht. Tome 37. 1924. — DUYSE, M. G. VAN: Contribution à l'étude des naevi cystiques non pigmentés. Bull. de la soc. belge d'opht. Jg. 1924. 1924. — FEHR: Lipodermoid der Konjunktiva. (Berlin. ophth. Ges.) Zentralbl. f. prakt. Augenheilk. S. 202. Ref.: v. Michels Jahresber. 1908. S. 164. — FOSTER: Über unpigmentierten Naevus der Bindehaut. Klin. Monatsbl. f. Augenheilk. Bd. 42, I. S. 525. — FUCHS: Loc. cit. Dermoid. S. 279, Lipodermoid S. 280, Nävus S. 281. — GALLENGA: Del Linfoangioendotelioma della congiuntiva bulbare nell' età giovanille sui rapporti col nevo. Studio clinico ed anatomo-pathologico. Arch. di ottalmol. 1917. Ref.: Klin. Monatsbl. f. Augenheilk. Bd. 62, S. 851. 1919. — GINSBERG: Naevus S. 77, Dermoid S. 75. — GREEFF: Loc. cit. Dermoid S. 100. — GROS et SCHECTER: Un cas de dermoépithelioma de Parinaud. Clin. opht. Tome 11, Nr. 7, S. 372—375. 1922. Ref.: Zentralbl. f. Ophth. Bd. 8, S. 541. 1923. — ISCHREYT: Über epibulbäre Karzinome. Zeitschrift f. Augenheilk. Bd. 13, S. 490. Ref. v. Michels Jahresber. 1905. S. 193. — JAWORSKI: Über unpigmentierten Nävus der Bindehaut und der Hornhaut. Klin. Monatsbl. f. Augenheilk. Bd. 49, I, S. 572. — JENDRALSKI: Der Naevus conjunctivae ein Prognoblastiom. Virchows Arch. Bd. 233. Ref.: Zentralbl. f. d. ges. Ophth. Bd. 6. S. 346. — KASOLINO: Un naevo pigmentato della cong untiva bulbare. Ref.: v. Michels Jahresber. 1913. S. 141. — LAMBAND: A case of lipodermoid of the bulbar conjunctiva with accompanying congenital defects. Americ. journ. of ophth. Nov. 1916. Ref.: Klin. Monatsbl. f. Augenheilk. Bd. 58, S. 659. 1917. — LANDSTRÖM: Über Naevus conjunctivae. Ref.: v. Michels Jahresber. 1904. S. 242. — DE LIETO VOLLARO: Dei tumori benigni della congiuntiva del tipo dermoepithelioma di Parinaud. Arch. di ottalmol. Vol. 17, p. 145. Ref.: v. Michels Jahresber. 1909. S. 188. — LÖHLEIN: Über Melanosis der Bindehaut. Klin. Monatsbl. f. Augenheilk. Bd. 68, S. 389. — MONTHUS, A.: Transformations malignes des naevi et tumeurs épibulbaires. Bull. et mém. de la soc. franç. d'opht. Bd. 37, 1924. — MUSIAL, A.: Ein Fall eines extrabulbären Melanosarkoms mit gesonderter Melanose der Augapfelbindehaut. Polska gazeta lekarska. Jg. 3. 1924. — OBERNDORFER: Die pathologischen Pigmente. Ergebn. d. allg. Pathol. u. pathol. Anat. d. Menschen u. d. Tiere. Bd. 19. Ref.: Zentralbl. f. d. ges. Ophth. Bd. 7. S. 14. — PARINAUD: Dermoépitheliome de l'oeil. Arch. d'opht. Tome 4. S. 349. — PARSONS: Loc. cit. Dermoid S. 132. Lipodermoid S. 135, Naevus S. 127, Osteom S. 137. — ROCHAT: Over lipomen en dermoiden der conjunctiva. Nederlandsch tijdschr. v. geneesk. Bd. 1, p. 307. Ref.: v. Michels Jahresber. 1907. S. 191. — SAEMISCH: Loc. cit. Dermoid S. 604. Osteom S. 623, Naevus S. 629. — SCHREIBER: Zur Pathologie der Bindehaut. v. Graefes Arch. f. Ophth. Bd. 84, S. 421. 1913. — SGROSSO, S.: Sopra un tumore melanotico di origine nevica a multiple riproduzioni associato a melanodermia parziale. Arch. di ottalmol. Vol. 33, 1926. — STEDEN: Über die epitheliale Genese des Pigmentnävus. Frankfurt. Zeitschr. f. Pathol. Bd. 27. Ref.: Zentralbl. f. d. ges. Ophth. Bd. 10, S. 210. — STÖWER: Maligner Nävus der Karunkel. Klin. Monatsbl. f. Augenheilk. Bd. 50, I, S. 233. — TALLEI, E.: Contributo allo studio della istologia e patogenesi del nevo pigmentato della congiuntiva. Boll. d'oculist. Jg. 4. 1925. — TREUHERZ: Zur Kenntnis der melanotischen Tumoren. Zeitschrift f. Krebsforsch. Bd. 18. Ref: Zentralbl. f. d. ges. Ophth. Bd. 6, S. 210. — VALUDE, E.: Naevo-carcinome de la conjonctive. Bull. de l'acad. de méd. Tome 94. 1925. — VALUDE, E. et Y. D'AUTREVAUX: Naevo-carcinome achrome de la conjonctive bulbaire. Ann. d'oculist. Tome 163. 1926. — WAGENMANN: Über multiple Lipodermoide an einem Auge. v. Graefes Arch. f. Ophth. Bd. 74. Festschr. f. TH. LEBER: S. 489. Ref.: v. Michels Jahresber. 1910. S. 221. — WÄTZOLD, P.: Der Nävus der Conjunctiva bulbi und sein Übergang in maligne Formen (Karzinome). v. Graefes Arch. f. Augenheilk. Bd. 113. 1924. — ZIMMERMANN: Beitrag zur Histologie der Melanosis conjunctivae. Klin. Monatsbl. f. Augenheilk. Bd. 67, S. 898.

X. Pathologische Anatomie der Karunkel.

ANSELMI: Sopra un caso di nevo della carunkola lagrimale. Ref.: v. Michels Jahresber. 1912. S. 186. — AURIND: Epithélioma de la caroncule. Ref.: v. Michels Jahresber. 1908. S. 167. — BEAUVIEUX: Les tumeurs de la caroncule lacrymale et du replie semilunaire. Ref.: v. Michels Jahresber. 1913. S. 140. — BERGMEISTER: Unpigmentierter Nävus der Karunkel. Zeitschr. f. Augenheilk. Bd. 25, S. 494. — BOURDIER et VELTER: Un cas de papillome de la caroncule lacrymale. v. Michels Jahresber. 1912. S. 185. — COATL: Papilloma and sebaceous adenoma of the caruncle. Royal London ophth. hosp. rep. Vol. 18, P. III,

p. 280. Ref.: v. Michels Jahresber. 1912. S. 187. — EMANUEL: Über Augengeschwülste, insbesondere epibulbäre melanotische Tumoren. Klin. Monatsbl. f. Augenheilk. Bd. 46, I, S. 539. — GREEN: Cysts and cystic tumors of the caruncle. With special reference to sebaceous cysts. Arch. of ophth. Vol. 51, II, p. 145—151. 1922. Ref.: Zentralbl. f. Augenheilk. Bd. 7, S. 433. 1922. — GUTMANN: Zu den Geschwülsten der Caruncula lacrymalis. Zeitschr. f. Augenheilk. Bd. 19, S. 16. — ISCHREYT: Klinische und anatomische Studien an Augengeschwülsten. Berlin: Karger. Ref.: v. Michels Jahresber. 1906. S. 185. — KEY: Ein Fall von Encanthis maligna. Wimarks Mitt. a. d. Augenklinik d. Carolin-med.-chirurg. Instituts zu Stockholm. H. 5, S. 89. Ref.: v. Michels Jahresber. 1904. S. 243. — PETERS: Epiphora durch Verhornung des Epithels der Karunkelgegend. Klin. Monatsbl. f. Augenheilk. Bd. 61, II, S. 252. — RADOS: Zur pathologischen Anatomie der Caruncula lacrymalis. Klin. Monatsbl. f. Augenheilk. Bd. 50, II, S. 338. — SCHREIBER: Demonstration eines Talgdrüsenadenoms der Caruncula lacrymalis. Ber. d. 35. Versamml. d. ophth. Ges. Heidelberg. S. 319. — STEINER: Zwei Geschwülste der Caruncula lacrymalis. Zentralbl. f. prakt. Augenheilk. 1910. — STÖWER: Maligner Nävus der Caruncula lacrymalis. Klin. Monatsbl. f. Augenheilk. Bd. 50, I, S. 233. — VIRCHOW, HANS: Loc. cit. S. 555. — WÄTZOLD: Tumoren der Caruncula lacrymalis. Zentralbl. f. prakt. Augenheilk. Ref.: v. Michels Jahresber. 1913. S. 140.

2. Hornhaut.

Von

E. v. Hippel-Göttingen.

Mit 102 Abbildungen.

Normale Anatomie.

Über die mikroskopische Anatomie der normalen Hornhaut hat H. Virchow in der zweiten Auflage des Handbuches der Augenheilkunde von Graefe-Saemisch eine Darstellung von 280 Seiten Umfang gegeben, in der die ganze Literatur und die umfangreichen eigenen Erfahrungen des Verfassers niedergelegt sind. Ich muß darauf verweisen und gebe an dieser Stelle nur eine ganz kurze Darstellung von dem, was man an den mit üblichen Methoden gefärbten Meridional- und Flächenschnitten sieht. Denn die pathologisch-anatomischen Untersuchungen beziehen sich fast ausschließlich auf derartige Präparate.

Das Epithel ist mehrschichtig, Virchow gibt 5 Lagen als normal an. Die untersten Zellen sind zylindrisch oder kolbig, die mittleren unregelmäßig, die obersten ausgesprochen abgeplattet, aber nicht verhornt. Eine festere Verbindung der untersten Zellage mit der Bowmanschen Membran wird durch sog. Fußplatten, nach anderer Auffassung durch Zacken oder Zähne hergestellt. Die Epithelzellen stehen untereinander durch Interzellularbrücken in Verbindung. Neuerdings wird auf Grund der Untersuchungen von Mans und anderen eine wesentlich veränderte Auffassung von der Zusammensetzung des Epithels, der Verbindung der Zellen untereinander und mit der Unterlage vertreten. Ich bin darauf ganz kurz an anderer Stelle eingegangen und erörtere sie hier nicht weiter.

Die Bowmansche Membran erscheint auf Schnitten strukturlos, die Grenze nach dem Epithel zu ist schärfer als nach der Grundsubstanz. Nach dem Limbus zu hört sie ziemlich unvermittelt auf, sie ist nicht als elastische Membran anzusehen, nicht selten trifft man kleine Unterbrechungen, die den Durchtrittsstellen markloser Nervenfasern entsprechen.

Die Substanz der Propria, die den weitaus größten Teil der gesamten Hornhautdicke ausmacht, besteht aus oberflächenparallelen, aber in verschiedenen Meridianen verlaufenden Lamellen, die ihrerseits wieder aus parallel angeordneten Fibrillen zusammengesetzt sind. Sie enthält auch zahlreiche elastische Fasern, die ziemlich schwierig darzustellen sind. Zwischen den Lamellen liegen die fixen Hornhautzellen, die an Querschnitten als schmale Striche erscheinen, während an Flachschnitten ihre wirkliche Form viel besser hervortritt. Sie sind platt, haben einen großen, blassen Kern, reichliches Protoplasma und zahlreiche Fortsätze, die von Zelle zu Zelle Anastomosen bilden. Eigentliche Saftspalten als vorgebildete, von Flüssigkeit erfüllte Räume sind nicht sicher nachgewiesen.

Die hintere Basalmembran (Descemet) ist schmäler als die Bowman und erscheint normalerweise im mikroskopischen Schnitt strukturlos, durch bestimmte Verfahren läßt sich aber eine Schichtung nachweisen. Sie löst sich wesentlich leichter vom Parenchym als die Bowman, am Rande geht sie allmählich in die Fasern des bindegewebigen Gerüstwerkes über.

Die Hinterfläche des Descemet ist bedeckt von einem einschichtigen Endothel, das aus sehr flachen, regelmäßig angeordneten Zellen besteht. An Durchschnitten erscheinen die Kerne oval. Eine genauere Anschauung ermöglichen nur Flächenpräparate. Die eigentliche Hornhaut ist in allen Stadien der Entwicklung gefäßlos.

Allgemeines über Keratitis.

Eine überaus klare Darstellung dieser Frage hat ORTH in dem in den Jahren 1902—1906 erschienenen Lehrbuch der pathologischen Anatomie des Auges von GREEFF gegeben; da dieses wohl in den Händen aller wissenschaftlich arbeitenden Ophthalmologen und sonst jedem Interessenten leicht zugänglich ist, so glaube ich mich hier mit einer kurzen Darstellung der Hauptfragen begnügen zu dürfen und auf Einzelheiten nur insoweit eingehen zu sollen, als es sich um Forschungen von grundsätzlicher Bedeutung aus der neuesten Zeit handelt.

Wer sich viel mit pathologischer Anatomie des Auges beschäftigt, der weiß, daß eine Entscheidung über die Herkunft der Zellen, die man bei entzündlichen Zuständen in der menschlichen Kornea trifft, nicht selten schwierig, oft überhaupt nicht mit einiger Sicherheit zu treffen ist. Ich habe auch den Eindruck, daß in manchen Arbeiten hierüber bestimmtere Angaben gemacht werden, als sie ein vorsichtiger Beurteiler für zulässig halten würde. Es ist deshalb durchaus verständlich und zweifellos notwendig, daß man seine Schlüsse in weitgehendem Maße auf die Ergebnisse experimenteller Forschung aufbaut, also bei der Deutung der Befunde an menschlichen Augen wesentlich Analogieschlüsse macht. Diese ja längst vorhandene Erkenntnis hat dazu geführt, daß eine Unzahl von Arbeiten sich mit der experimentellen Keratitis beschäftigt hat. Die Schwierigkeit des Problems geht aber wohl am besten daraus hervor, daß trotz jahrzehntelangem Streit weder über die Herkunft der Eiterzellen noch über die feineren histologischen Vorgänge bei der Wundheilung der Kornea vollständige Einigung erzielt worden ist. Wie man heute wohl sagen darf, hat das z. T. wenigstens seinen Grund in der Einseitigkeit nicht weniger Forscher, denen es schien, daß Entstehung von Entzündungszellen entweder nur aus den fixen Zellen des Gewebes oder nur aus den Wanderzellen des Blutes in Betracht kommen könne, daß eines das andere ausschließe. Es bedarf nur der Erwähnung der Namen COHNHEIM und GRAWITZ, von denen der erste die Eiterkörperchen ausschließlich als ausgewanderte Leukozyten betrachtet, während der letztere diesen Vorgang vollkommen in Abrede stellt. Die ältere Phase des Streites in den 70er Jahren ist durch die Namen STRICKER und COHNHEIM gekennzeichnet, die neuere, die sich bis auf unsere Tage erstreckt, durch die Namen LEBER, MARCHAND, ORTH, LUBARSCH u. a. auf der einen, GRAWITZ und seine Schule auf der anderen Seite.

Die oben erwähnte Darstellung von ORTH hat zu dem Ergebnis geführt, daß bei den Säugetieren und dem Menschen zum mindesten die überwiegende Masse der Eiterkörperchen ausgewanderte Leukozyten sind, wie es auch LEBER in seinen umfassenden experimentellen Untersuchungen der 70er und 80er Jahre zum Ausdruck gebracht hatte. Die Beweiskraft der Versuche von GRAWITZ und seinen Schülern, welche die Richtigkeit dieser Auffassung bestritten, werden von LEBER und ORTH als nicht stichhaltig zurückgewiesen. Ich müßte aber den mir zur Verfügung stehenden Raum weit überschreiten, wenn ich versuchen wollte, eine beiden Seiten gerecht werdende Darstellung der Einzelheiten dieses Kampfes zu geben, die übrigens in einem Handbuch der speziellen pathologischen Anatomie auch nicht erforderlich ist; nur auf einen Einwand von Grawitz gegen Leber möchte ich kurz eingehen, da er in der Literatur kaum Erwähnung gefunden zu haben scheint. Grawitz hat Leber ungenügende Kontrollversuche zum Vorwurf gemacht. Nun beziehen sich aber alle Behauptungen und Einwände von Grawitz, soweit ich sehe, nur auf die Eiterzellen in der Kornea und ihre Herkunft. Bekanntlich läßt er sie im wesentlichen aus ruhendem und mit den gewöhnlichen Färbemitteln nicht nachweisbarem Zellmaterial hervorgehen, das bei stärkerer Wirkung des Ernährungsstromes aus seinem Schlummerzustand erwacht. Wie bei der embryonalen Entwicklung ein an Zellen sehr reiches Gewebe durch Umwandlung in Interzellularsubstanz zellarm wird, so findet bei der Entzündung der umgekehrte Vorgang statt. Jedenfalls also, einerlei wie man sich die Einzelheiten vorstellt, entstehen die Eiterkörperchen aus dem bereits in der Hornhaut vorhandenen Material. Dagegen ist Grawitz nicht eingegangen auf die Natur des Hypopyon und der Eiterpfröpfe in den mit chemisch differentem Material beschickten Glasröhrchen, die Leber in die vordere Kammer des Auges eingeführt hat. Woher sollten die Eiterkörperchen hier stammen, wenn man sie in der Kornea nach der Grawitzschen Vorstellung erklärt? Eine Berechtigung, die einen in ganz verschiedener Weise von der der anderen entstehen zu lassen, liegt doch gewiß nicht vor. Übrigens ist es, wie Lubarsch mit Recht hervorhebt, im Rahmen der sonstigen Darstellung von Grawitz erstaunlich, daß er an einer Stelle seine Schlummerzellen mit den Klasmatozyten gleichsetzt.

In neuerer Zeit sind nun noch drei Methoden zur Verwendung gekommen, die früher unbekannt waren: 1. Die Explantation der Kornea nach der Methode Carrels und die Beobachtung der Vorgänge, die sich an dem überlebenden Gewebe abspielen. 2. Die Vitalfärbung von Zellen (Karminspeicherung, Pyrrolzellen) und die Beobachtung des Verhaltens der Exsudatzellen gegenüber diesen Farbstoffen. 3. Das Studium der Impf- oder Ätzkeratitis an leukozytenfrei gemachten Tieren.

Bei seinen Explantationsversuchen gibt Grawitz an, daß bei der Katze aus derbem Bindegewebe eosinophile Zellen entstehen können, ganz von der Art wie sie Schnaudigel als beweisend für die Einwanderung vom Rande her hingestellt hat. Die Bildung leukozytärer Zellen aus dem Gewebe kommt sowohl der Heilung wie der Eiterung zu. Die kleinen Entzündungsspieße entstehen durch ein Umrollen des platten Zelleibes um ein Unterbündel. Schon am 2. Tage enthält die Katzenkornea viele Mitosen. Das Hornhautgewebe liefert aus eigenem Bestand die Wanderzellen.

Hannemann, der gleichfalls solche Versuche an der Katzenkornea gemacht hat, kommt auch zu dem Ergebnis, daß sich bei der Entzündung in der lebenden Kornea keine Zellen nachweisen lassen, die nicht auch in Kulturpräparaten zu finden seien. Er ist daher auch der Meinung, daß bei der Entzündung keine Zelleinwanderung in die Kornea vorkommt.

Die Vitalfärbung wurde von Suganuma verwandt zur Erforschung der Bedeutung der Spießfiguren bei der Keratitis. Das Ergebnis lautet: die Entzündungsspieße entstehen aus Leukozyten und Klasmatozyten, die Regenerationsspieße aus Hornhautkörperchen.

Für die Natur der Entzündungszellen haben die morphologischen Untersuchungen von Brückner und von Nakamura Bedeutung. Während jener die Exsudate in Vorderkammer und Glaskörper untersuchte, hat dieser bei den verschiedenen Formen von Keratitis, eitriger und nicht eitriger, die

Geschwüre ausgekratzt und die Zellen mit MAY-GRÜNWALDscher Lösung und Nachfärbung mit Giemsa untersucht, also die gleiche Methode benutzt, wie BRÜCKNER. Das Ergebnis ist, das die mononukleären Lymphozyten bei nicht eitrigen Geschwüren weitaus im Vordergrund stehen, während die neutrophilen Leukozyten die Grundlage der eitrigen Keratitis bilden. Von SCHÜNEMANN wurde die Leukozyteneinwanderung durch Anwendung der Oxydasereaktion bestätigt.

Von LIPPMANN und BRÜCKNER, SKLAWUNOS sowie LÖHLEIN wurden Entzündungsversuche an der Kornea leukozytenfreier Tiere angestellt. Die ersteren stellten das Fehlen von Zellvermehrung in der Kornea fest. Nur in einem Fall fand sich in den oberflächlichen Schichten (nach Terpentineinspritzung) Kernvermehrung, die bis zum Rande zu verfolgen war. Die Natur dieser Zellen bleibt dahingestellt. In dem Exsudat der vorderen Kammer wurden Abkömmlinge des Endothels gefunden, die noch Teilung und Makrophagie zeigten, ferner Abkömmlinge der Iris und der Epithelien des Ziliarkörpers. Die Versuche von SKLAWUNOS ergaben das Fehlen von Leukozyten in der Kornea, keine wirkliche Wucherung der Hornhautzellen, keine Vermehrung der Histiozyten; es sei noch zu untersuchen, ob die Vergiftung die Fähigkeit zur Karminspeicherung beeinträchtigt. Anhaltspunkte für die Richtigkeit der GRAWITZschen Auffassung wurden nicht gefunden. LÖHLEINs Ergebnisse sind folgende: Die bei der experimentellen Entzündung verschiedener Ursache in der Hornhaut zu beobachtende Zellvermehrung beruht zum mindesten in den ersten Tagen auf einer Einwanderung weißer Blutzellen, die mittelbar oder unmittelbar dem Randschlingennetz entstammen. Sie treten im allgemeinen auf in der Form eosinophiler, granulierter, meist polymorphkerniger Zellen, eine Vermehrung der bodenständigen Zellen spielt in diesem Stadium bei den angewandten Entzündungsreizen offenbar keine wesentliche Rolle. Eine nennenswerte Beteiligung der durch Vitalfärbung gekennzeichneten Histiozyten konnte nicht nachgewiesen werden. Die Befunde sind mit der GRAWITZschen Lehre nicht vereinbar. LÖHLEIN hat seine zunächst nur in Kürze veröffentlichten Befunde inzwischen ausführlich mitgeteilt und hält seine Ergebnisse gegenüber Einwänden von BUSSE in vollem Umfang aufrecht, wobei man ihm nur zustimmen kann. Daß andererseits neben der Einwanderung die Vermehrung bodenständiger Zellen gelegentlich einen wesentlichen Anteil am histologischen Bild der Keratitis schon in Frühstadien haben kann, werde wahrscheinlich gemacht durch die GRAWITZschen Kulturversuche, ferner hätten BRÜCKNER und LÖHLEIN je einen Fall einer nicht leukozytären Zellvermehrung an leukozytenfreien Tieren gesehen. Eine Erklärung für diese Ausnahme steht aber vorläufig noch aus.

Der jetzige Stand der Frage ist also so zusammenzufassen, daß an der Leukozyteneinwanderung, als der vollständig im Vordergrund stehenden Erscheinung, bei der eitrigen Keratitis nicht mehr gezweifelt werden kann, daß Wucherungsvorgänge an den fixen Hornhautzellen, und zwar nicht nur im Sinn der Regeneration vorkommen, aber an Bedeutung zurücktreten. Die Möglichkeit, daß aus ihnen namentlich infolge Zerfallserscheinungen Bilder entstehen können, die in Schnittpräparaten nicht immer von den Leukozyten zu unterscheiden sind, ist zuzugeben. Die Beteiligung sog. Histiozyten ist für die Frühstadien der Eiterung nicht erwiesen. In den älteren Stadien eitriger Entzündung sowie bei nicht eitriger Keratitis werden vorwiegend Lymphozyten angetroffen. Den Streit über ihre Herkunft glaubt BRÜCKNER dahin entscheiden zu können, daß mindestens ein erheblicher Teil derselben gleich den Leukozyten hämatogenen Ursprungs ist, und durch Auswanderung aus den Gefäßen in die Gewebe und

Hohlräume des Auges gelangt. Daß die Ursache der Auswanderung weißer Blutzellen auf chemotaktische Einflüsse zu beziehen ist, erscheint durch zahlreiche
Untersuchungen, unter denen die von Leber den ersten Rang beanspruchen
dürfen, sichergestellt. Diese Auffassung werde ich der Darstellung der speziellen
pathologischen Anatomie zugrunde legen.

I. Die eitrige Keratitis.

a) Pilzkeratitis.

Ich stelle dieselbe bei der Besprechung der eitrigen Hornhautentzündung
voran, weil bei ihr die histologischen Vorgänge am besten erkannt werden können,
und weil die klassischen Untersuchungen von Leber über die Bedeutung der
Chemotaxis wesentlich von dieser Erkrankung abgeleitet sind. Befunde an
menschlichen Augen liegen vor von Leber, Uhthoff-Berliner, Fuchs,
Schirmer, Martin, Zade, Lindner, Orloff, Grüter.

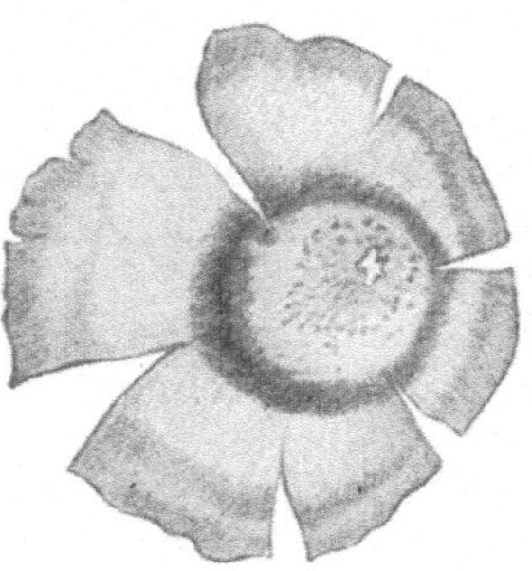

Abb. 1. Aspergillus - Impfung:
Pilzherd, um denselben Nekrose,
dann der Einwanderungsring.
(Nach Leber.)

Die grundsätzliche Bedeutung der Aspergillus-
keratitis rechtfertigt es, in Kürze die Verhältnisse
zu schildern wie sie bei der Einimpfung von Sporen
dieses Pilzes in die Kaninchenhornhaut beobachtet
werden. Ich folge dabei den Untersuchungen Lebers:
An der Impfstelle entsteht eine graue Trübung und
sehr bald ein Epitheldefekt. Die Trübung nimmt an
Ausdehnung zu und zeigt einen strahligen Rand.
Früh stößt sich das Epithel ab. An der Oberfläche
des Stichkanals haftet eitriges Sekret. Der Hornhautrand zeigt eine zarte Trübung, die sich in
einiger Entfernung von der Impfstelle nach wenigen
Tagen zu einem regelmäßigen dichten, gelblichweißen Infiltrationsring entwickelt, der nach der Mitte
scharf, nach der Peripherie weniger deutlich abge-
grenzt ist. Einwärts von diesem Ring liegt zwischen ihm und der Impfstelle
eine klare oder nur ganz leichte getrübte Zone. Der Impfherd bleibt im allgemeinen von dem Infiltrationsring getrennt, zuweilen erstreckt er sich aber auch
bis in seinen Bereich hinein. Es besteht Iritis, Hypopyon und Hyperämie der Conjunctiva bulbi. Der Epithelverlust erstreckt sich bis an den inneren Rand des
Ringes, später über den Ring selber. Das Exsudat an der Hinterfläche bildet
gleichfalls einen dem Pilzherd gegenüberliegenden Ring, der aber etwas kleiner ist
als der in der Kornea gelegene. Im weiteren Verlauf bildet sich innerhalb des Infil-
tionsringes ein tiefes Geschwür aus, die Hornhautsubstanz wird abgestoßen
und es tritt Vernarbung mit Leukombildung ein. Ausnahmsweise bei weniger
stürmisch verlaufender Entzündung fehlt der Infiltrationsring und man sieht
eine strahlenförmige, eitrige Infiltration von der Impfstelle aus in den verschiedensten Richtungen sich ausbreiten. Setzt man mehrere Impfstellen in
der Peripherie der Hornhaut, so kommt es nicht zu geschlossenen Ringen, sondern zu sichelförmigen Infiltrationen, deren konvexe Seite nach dem Hornhautrand gerichtet ist.

Anatomisch entspricht diesen Erscheinungen folgendes: Die eingeimpften
Sporen wachsen zu langen Myzelien aus, die sich vielfach verzweigen und der
Fläche und Tiefe nach in die Hornhaut eindringen. Sie können bis zur Descemet
und in diese selber vorwachsen und sich hier gerade besonders kräftig entwickeln.
An der Oberfläche des Stichkanals ist das Epithel abgestoßen, in den angren-
zenden erhaltenen Epithelzellen liegen Leukozyten, ebenso sehr reichlich in

den oberflächlichen Teilen des Stichkanals. Sie können hier entlang Pilzfäden angeordnet sein, halten sich aber an die Oberfläche.

In dem klaren Bezirk innerhalb des Infiltationsringes fehlen Leukozyten. Die Hornhautzellen haben ihre Färbbarkeit verloren, das Gewebe ist nekrotisch. In dem Infiltrationsring liegen die Eiterkörperchen so dichtgedrängt, daß von dem Grundgewebe kaum etwas zu sehen ist. Der Ring ist vollkommen frei von Pilzelementen. Nach der Peripherie der Hornhaut zu liegen die Zellen lockerer, der Infiltrationsring pflegt die ganze Dicke der Hornhaut einzunehmen. Die angrenzende Bindehaut sowie die Randteile der Kornea zeigen netz- und

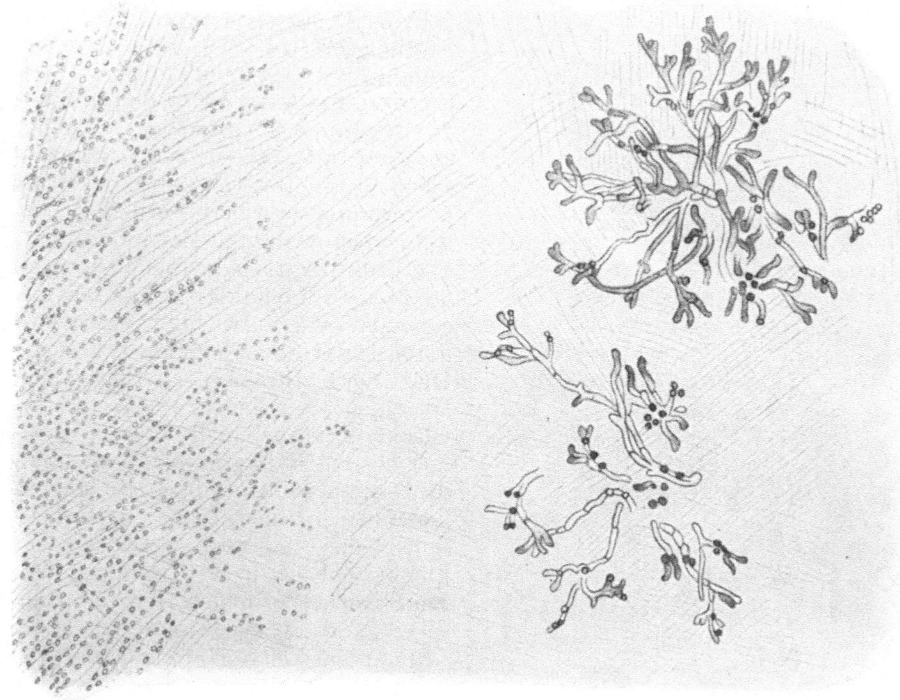

Abb. 2. Endbüschel des Myzeliums (rechts). Zentraler Rand des Einwanderungsringes (links), dazwischen die nekrotische Zone. (Nach LEBER.)

knäuelförmige Ausscheidungen von Fibrin. Gegenüber dem Impfherd besteht ein Endothelverlust, demselben sind Leukozyten angelagert. Iris, Corpus ciliare und die Gegend des Kammerwinkels sind stark von Rundzellen durchsetzt. In den Fällen mit schwächerer und langsamer verlaufender Entzündung sind die Pilzfäden von dichten Leukozytenmänteln umgeben.

Die Deutung der Vorgänge ist folgende: Die wachsenden Pilze erzeugen chemotaktisch wirksame Stoffe, die sich durch Diffusion verbreiten. Im Gebiet der stärksten Konzentration derselben entsteht Nekrose. Die chemotaktische Wirkung tritt an den Gefäßen der Konjunktiva, des Hornhautrandes und des ganzen vorderen Bulbusabschnittes zutage. Das Ergebnis ist Auswanderung der Leukozyten mit der Richtung nach dem Konzentrationsmaximum hin. Der Stichkanal wird vom Konjunktivalsack durchsetzt, die Hornhaut von den Randgefäßen. Das Hypopyon entsteht aus den Gefäßen der Iris, des Ziliarkörpers und des Kammerwinkels. Es ist im Frühstadium immer keimfrei. Die dichte Ansammlung im Infiltrationsring ist Folge einer Lähmung der angezogenen Leukozyten infolge zunehmender Konzentration der Toxine. Die Leukozyten verhindern die weitere Ausbreitung der Pilze. Die Entzündung ist eine demarkierende, das Gewebe wird durch die histolytischen Fermente der Leukozyten zur Einschmelzung gebracht. Das Wachstum der Pilze ist ein begrenztes, sie gehen zugrunde und ihre Reste werden mit dem Gewebe ausgestoßen. Bei der Regeneration tritt ein makroskopisch bereits sichtbares Vorwachsen des pigmentierten Rundsaumes des Epithels gegen die Hornhaut hin ein. Als sicher pathogen hat sich nur der Aspergillus fumigatus erwiesen.

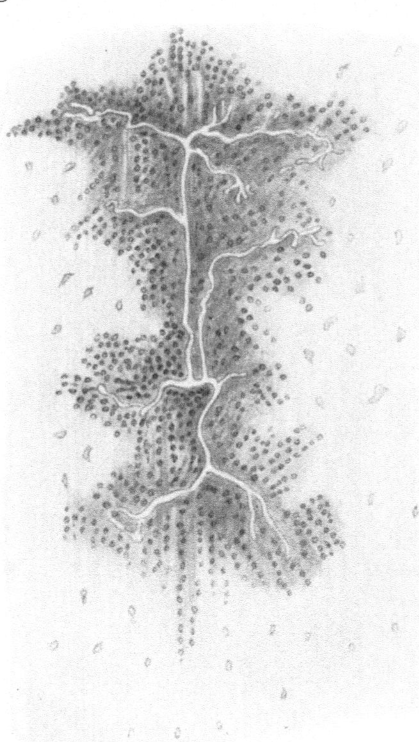

Abb. 3. Aspergillus-Keratitis. Myzelbildung auf und in der Descemet, unmittelbar darunter dichte eitrige Infiltration, genau der Ausbreitung der Pilze entsprechend. Flachschnitt. (Nach Leber.)

Unter den Fällen menschlicher Aspergilluskeratitis ist nur einer vollständig anatomisch untersucht worden (Schirmer), während in den übrigen der Nachweis der Erreger an abgestoßenen oder abgehobenen nekrotischen Stücken sowie durch das Kulturverfahren erbracht wurde. Zu erwähnen ist noch, daß Zade und Grüter Fruktifikationsorgane nachweisen konnten, während das Leber niemals gelungen war. In Schirmers Fall durchsetzten die Pilzfäden die ganze Dicke der Kornea und erstreckten sich an einem Narbenstrang bis in den Glaskörper. Auch in die vordere Kammer waren sie wahrscheinlich durch die Descemet eingedrungen. Sie zeigten keine Fruchtträger. In der durchwachsenen Zone und noch etwas darüber hinaus fehlte jede Kernfärbung. Die Hornhautkörper fehlen, die Lamellen sehen normal aus. Jenseits davon beginnt eine Zellanhäufung, aber lange nicht so stark wie in Lebers Versuchen, durchweg handelt es sich um einkernige Rundzellen, in einem Teil derselben ist das Chromatin zerfallen, Eiteransammlung findet sich auch an der Oberfläche des Geschwürs mitten zwischen den Pilzfäden. In dem Narbenstrang ist eine kernfreie Zone um die Pilze erkennbar. Der Befund ist im wesentlichen in Übereinstimmung mit den Leberschen Experimenten.

In den Fällen von Cavara (Keratitis durch eine Mukorart), Calderaro (Streptothrix) liegt keine anatomische Untersuchung vor, ebensowenig in denen von Löwenstein und Davids (Aktinomykose).

b) Experimentelle Keratitis durch Infektion mit Spaltpilzen.

Die experimentellen Untersuchungen zahlreicher Forscher, ganz besonders wieder Lebers über die eitrige Keratitis durch Verimpfung von Kokken haben ergeben, daß dabei grundsätzlich die gleichen Vorgänge auftreten wie bei der Aspergillusentzündung, nur bleiben hier die eingeführten Mikroorganismen auf einen viel kleineren und oberflächlicheren Bezirk beschränkt. Der Einwanderungsring und die nekrotische Zone werden bei schwer verlaufenden Fällen auch dort beobachtet. Eine eingehendere Schilderung erübrigt sich. Nur auf die Frage der Phagozytose soll ganz kurz eingegangen werden. Während LEBER dieselbe völlig vermißte und dies damit begründete, daß durch die nekrotische Zone eine Berührung der Leukozyten mit den Mikroorganismen ausgeschlossen war, hat HESS reichliche Phagozyten gefunden. Diesen Widerspruch konnte LEBER aufklären. Bei verhältnismäßig milder Entzündung kommt es nicht zur Ausbildung erheblicher Nekrose, sondern die Leukozyten dringen bis zum Kokkenherd vor und sind dann imstande, Mikroorganismen aufzunehmen. Da der Vorgang aber gerade bei der schweren Form vollkommen fehlt, so kann ihm keine wesentliche Bedeutung weder für den Ablauf der Entzündung, noch für die Ausheilung des Geschwürs zugeschrieben werden. Wir werden aber bei der menschlichen Keratitis speziell beim Ulcus serpens sehen, daß dort die Phagozytose in größerem Umfang vorkommt.

c) Ulcus serpens.

Während bis zum Erscheinen der grundlegenden Arbeit von UHTHOFF und AXENFELD 1896 nur 6 Fälle von menschlichem Ulcus serpens untersucht waren,

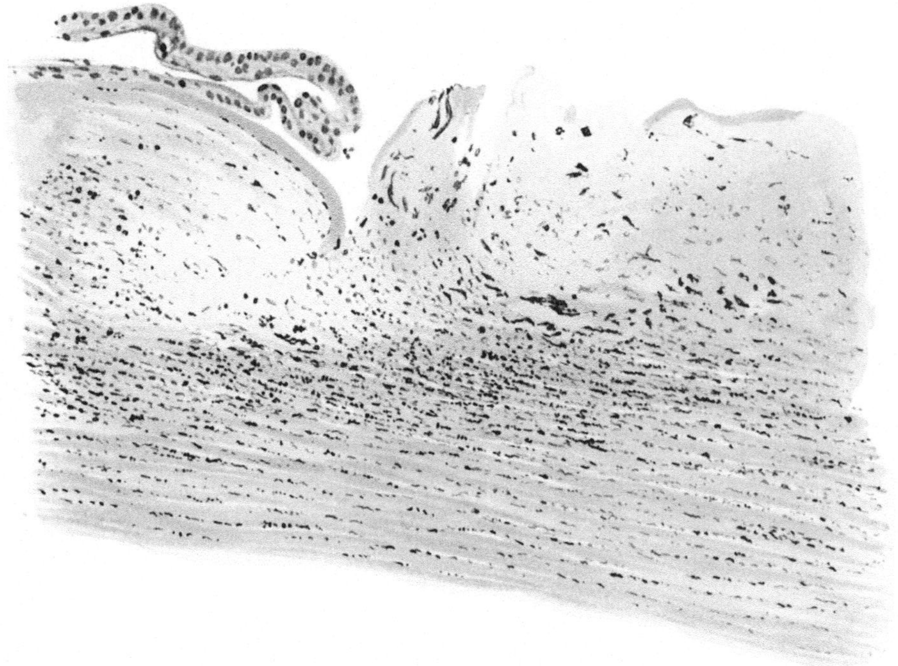

Abb. 4. Ulcus serpens mit Epithelablösung am Rande. Präparat des Verfassers.

denen diese 5 eigene zufügten, ist später eine beträchtliche Anzahl beschrieben worden und heute hat wohl jeder, der sich eingehender mit pathologischer Anatomie des Auges beschäftigt, eine größere Zahl von Präparaten dieses Leidens in seinem Besitz. Es ist deshalb nicht erforderlich, hier alle Arbeiten anzuführen. Bemerkenswerterweise sind auffallend viele der zur Untersuchung gelangten Fälle glaukomatös gewesen. Im allgemeinen handelte es sich natürlich um vorgeschrittene Fälle, jedoch sind auch Frühstadien vorhanden. Fuchs hat ein mit Aderhautsarkom behaftetes menschliches Auge

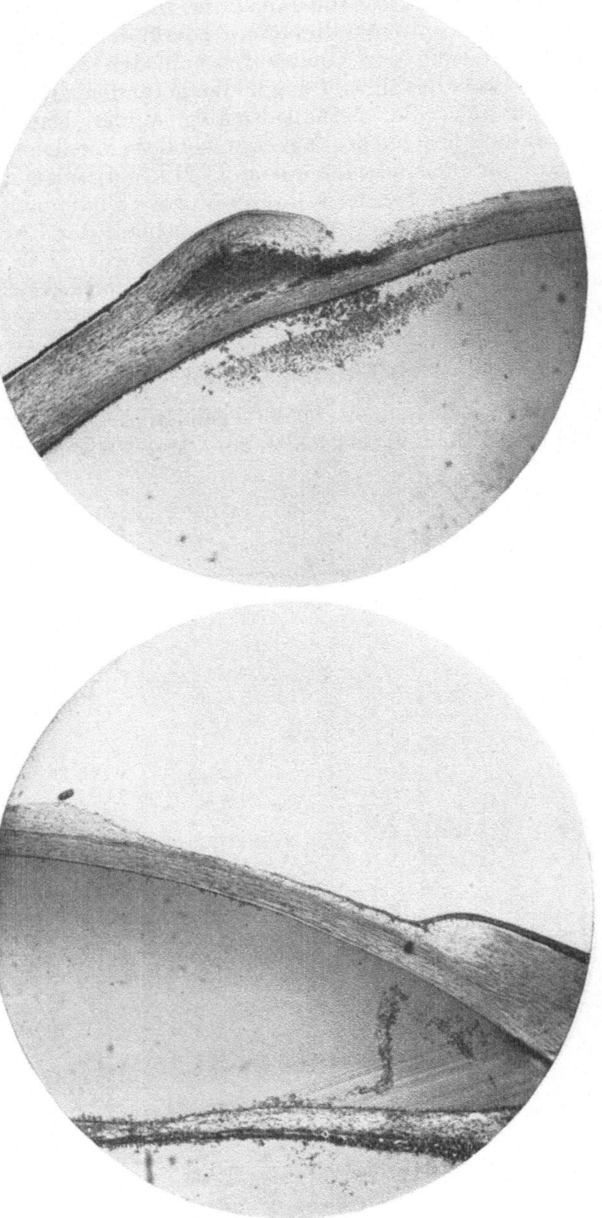

Abb. 5 u. 6. Ulcus serpens. Oben progressiver Rand, unten beginnende Heilung, Geschwür gereinigt, Epithel dringt vor. Präparat des Verfassers.

mit Pneumokokken geimpft und nach 3 Tagen enukleiert. An der Impfstelle fand sich ein Pfropf bestehend aus den gequollenen obersten Hornhautschichten. Darin lagen nur wenige und schlecht gefärbte Eiterkörperchen, massenhafte

Pneumokokken, welche besonders die im Pfropf sichtbaren großen Lücken ganz ausfüllten. Die Bowman über dem Pfropf war nekrotisch, von letzterem emporgehoben, das Epithel drang von dem Rand unter den Pfropf, die vorderen Lamellen hinter demselben waren reichlich von Eiterzellen durchsetzt.

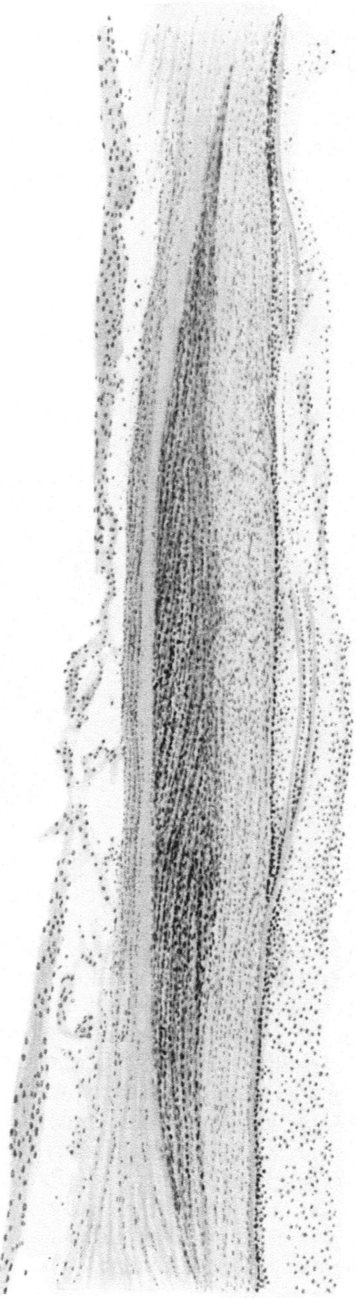

Entsprechend dem klinischen Bilde findet man anatomisch den großen Epitheldefekt, der am Geschwürsrande auch noch über freiliegenden Bezirken der Bowman vorhanden sein kann. Das erhaltene Epithel ist öfters durch eine Flüssigkeitsschicht von der Bowman abgehoben. Auf der dem fortschreitenden Wall gegenüberliegenden Seite sind sehr frühzeitig lebhafte Wucherungserscheinungen im Epithel zu beobachten. Dabei werden auch Mitosen, besonders in einiger Entfernung vom Geschwür angetroffen (HERTEL). Das Epithel kann vielschichtig werden und Zapfen in den Geschwürsgrund entsenden, im allgemeinen bedeckt aber nur eine dünne Lage den gereinigten Grund. Auf feine Veränderungen des Epithels wird an anderer Stelle eingegangen.

Das Geschwür selbst stellt einen mehr oder weniger tiefgreifenden Substanzverlust des Parenchyms dar, der schließlich die ganze Dicke der Hornhaut einnehmen kann. Die Ränder sind gequollen, die aufgefaserten Lamellen verdickt und nach vorne umgebogen. Eine dichte Leukozyteninfiltration, die nur ausnahmsweise durch eine zellfreie nekrotische Zone von dem Substanzverlust getrennt ist, reicht bis an den letzteren heran, um nach der Peripherie zu an Dichte abzunehmen. Der Geschwürsrand ist durch die Eiterung ausgesprochen unterminiert. Bei oberflächlichen Geschwüren ist auch die Eiterinfiltration auf die vorderen Schichten beschränkt, während die mittleren und tiefen Teile ganz normale Beschaffenheit haben können. Dies ist aber in den einzelnen Fällen ungemein verschieden und richtet sich offenbar nach der Verbreitung der Mikroorganismen.

Bemerkenswert ist jedenfalls, daß ein typischer Einwanderungsring im Sinne LEBERs meist beim Ulcus serpens nicht angetroffen wird. Dies kann daran liegen, daß die Zahl der in die Hornhaut eingedrungenen Keime zunächst viel kleiner ist als beim Impfexperiment und daß es infolgedessen nicht so rasch zu Nekrose kommt, die Leukozyten vielmehr

Abb. 7. Ulcus serpens. Kornea stark verdünnt. Vorne nekrotische Zone, dahinter dichte Eiterinfiltration, Perforation und Aufspaltung der DESCEMETschen Membran. Vorbestehendes Glaukom mit tiefer Exkavation und Kammerwinkelsynechie. (Präparat des Verfassers.)

Zeit haben, den Infektionsherd zu erreichen und mit ihm in unmittelbare Berührung zu treten. Es mag auch sein, daß das verhältnismäßig späte Stadium, in dem wir unsere Präparate gewinnen, die ursprünglichen Verhältnisse weniger deutlich macht. Gruber hat übrigens einen typischen Einwanderungsring beschrieben und abgebildet, es steht aber nicht fest, ob hier Pneumokokkeninfektion vorlag (10jähriges Kind, Tod an tuberkulöser Meningitis). Hertel weist darauf hin, daß in den Fällen, wo beim Menschen ein typischer Einwanderungsring beschrieben ist, Streptokokken und Staphylokokken nachgewiesen wurden.

Außer der Infiltration der oberflächlichen Schichten wird nicht selten eine zweite unmittelbar vor der Descemet gelegene beobachtet, am Rande breiter,

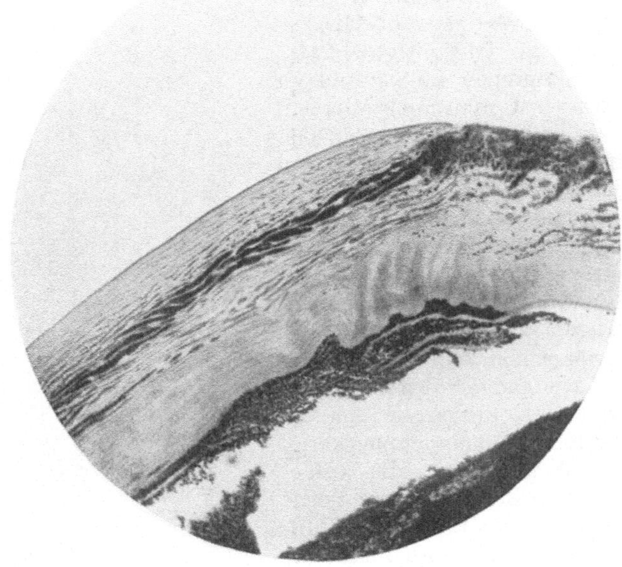

Abb. 8. Ulcus serpens. Die dunklen Massen sind lauter Pneumokokkenhaufen, die vom Geschwürsrand weit in die Hornhaut vorgedrungen sind. Epithel fehlt. Hinter den Kokken Nekrose. (Präparat des Verfassers.)

nach der Mitte zugespitzt. Beide Zonen können durch wenig oder gar nicht infiltriertes Gewebe voneinander geschieden sein.

Zwischen den Leukozyten des Infiltrats liegen geschwollene fixe Hornhautzellen, am Geschwürsrand nekrotische Massen, die aus zerstörten Lamellen und zerfallenen Eiterkörperchen zusammengesetzt sind. Die Lamellen können hier ein hyalines, glasig gequollenes Aussehen zeigen.

Die Mikroorganismen (nach den vielfach bestätigten Untersuchungen von Uhthoff und Axenfeld fast immer Pneumokokken) finden sich nicht nur in den Geschwürsrändern, sondern oft noch weit darüber hinaus zwischen den Lamellen als spindelige Zoogloeahaufen, nicht selten in ungeheuren Mengen und, wie in dem abgebildeten Fall besonders deutlich hervortritt, in gänzlich infiltrationsfreiem Gebiet. Solche Präparate zeigen klar, wie unmöglich es sein kann, durch Kauterisation des sichtbar erkrankten Gebietes die Kokkenherde zu zerstören. Von Lagerung und Ausbreitung der Kokken hängt es ab, wie die Infiltrationszone und die nekrotischen Bezirke gelegen sind. So ist in dem abgebildeten Fall der ganze hinter der Kokkenmasse gelegene Bezirk frei von jeder Kernfärbung. Da die Ausbreitung sicher schubweise erfolgt und jedesmal bestimmte Reaktionen auslöst, so müssen die anatomischen Befunde so wechselvoll sein, daß keine Beschreibung allen Vorkommnissen gerecht werden kann.

Die Phagozytose der Pneumokokken ist ein häufiger Vorgang, sie kann aber auch, wenigstens in dem Stadium, wo die Augen zur Untersuchung kamen, völlig oder nahezu fehlen. Bei Impfversuchen mit Pneumokokken haben UHT-HOFF und AXENFELD in der Peripherie der Kornea entfernt vom Geschwür ring- und bogenförmige interstitielle Abszesse gefunden, in dem breiigen Eiter, der sich aus diesen Herden entleeren ließ, wurden keine Mikroorganismen gefunden. Es wird an die Möglichkeit gedacht, daß diese Abszesse den Pneumokokken, die durch Wanderzellen verschleppt waren, ihren Ursprung verdanken. Ein ähnliches Vorkommen ist von MIYASHITA beschrieben worden.

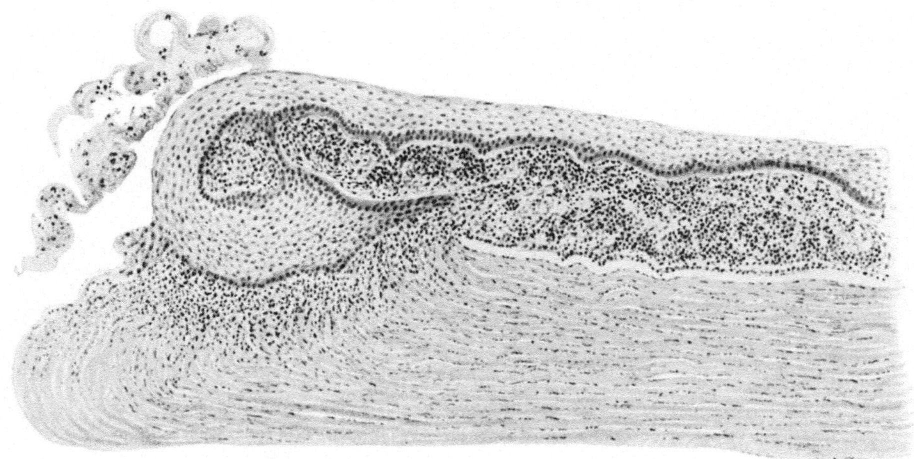

Abb. 9. Perforiertes Ulcus corneae mit Quellung und Umbiegung des Geschwürsrandes. Eigentümliche Umbiegung des Epithels. Frische Infiltration innerhalb eines Pannus degenerativus (zwischen Epithel und Bowman).

Über die Herkunft der Zellen beim Ulcus serpens hat HERTEL genauere Untersuchungen angestellt. Außer den nekrotisierenden Vorgängen, die bis zur Auflösung der Hornhautkörperchen führen, fand er progressive Veränderungen an diesen Zellen, die zur Entstehung zweier verschiedener Arten von Spießfiguren Anlaß geben. Er schließt daraus, „daß ein Teil der Infiltrationszellen aus dem Gewebe der Hornhaut selbst hervorgeht: durch die Bildung von histiogenen Wanderzellen beteiligen sie sich aktiv an dem Zustandekommen der Reaktionszone". Nach den Abbildungen können diese Zellen aber wie mir scheint mit den Eiterkörperchen kaum verwechselt werden. Die Befunde zeigen aber, daß die Hornhautzellen nicht nur eine passive Rolle spielen.

Während die völlige Durchbrechung in späten Stadien oft beobachtet wurde und histologisch keine besondere Beachtung verdient, hat das Verhalten der Descemet und der tiefen Hornhautschichten besondere Aufmerksamkeit erregt, wo es sich um die Frage der sog. Frühperforation handelte. Eine solche kommt tatsächlich vor, es sind aber auch Irrtümer in der Deutung begangen. UHT-HOFF und AXENFELD haben gezeigt, und jeder kann ihre Angaben leicht bestätigen, daß bei schräger oder flacher Schnittführung wie sie infolge von Faltung vorkommen kann, die Descemet als solche im Präparat entweder gar nicht, oder nur bei sehr genauem Arbeiten mit der Mikrometerschraube erkennbar ist. Auf diese Weise kann ein Fehlen derselben vorgetäuscht werden.

Die Beobachtungen von VERDESE und SILVESTRI werden von UHTHOFF und AXENFELD nicht als wirkliche Frühdurchbrüche anerkannt. ELSCHNIG führt sie dagegen mit den Fällen von FUCHS sowie GREEN und EWING an.

Die Perforationsstelle entspricht einem sog. tiefen Abszeß, d. h. einer vor der Descemet gelegenen und von der vorderen Infiltrationszone durch freies Gebiet getrennten Eiteransammlung. Diese sollte, wie man annahm, die Descemet zerstören und der Eiter nach hinten durchbrechen. Die Möglichkeit dieses Vorganges gibt ELSCHNIG zu, hält aber für seine Fälle für erwiesen, daß die Descemet von der vorderen Kammer aus durch verdauende Wirkung der Leukozyten zerstört wird. Sie wird aufgeblättert, die Eiterkörperchen dringen zwischen

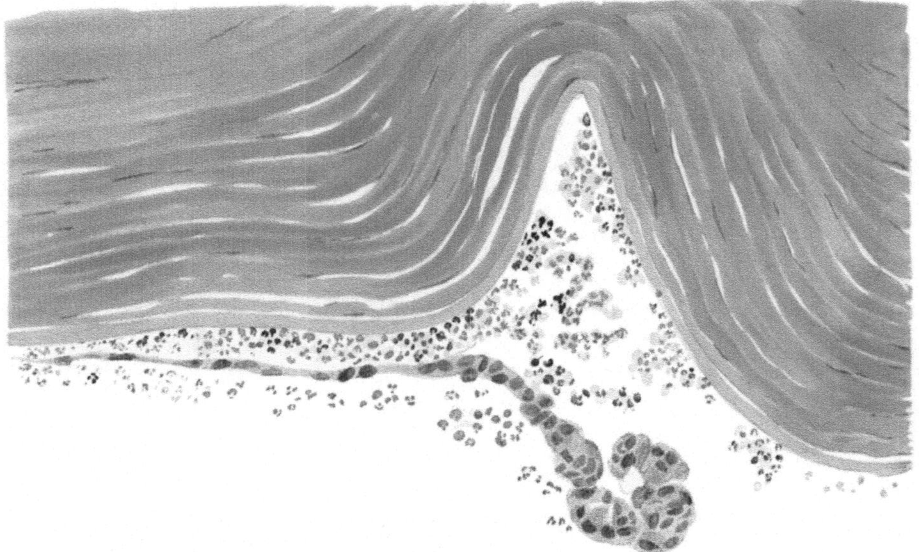

Abb. 10. Ulcus serpens bei Glaucoma absolutum. Ablösung des Endothels im Zellverbande. Leukozyten zwischen Descemet und Endothel. (Präparat des Verfassers.)

die Blätter ein und zerstören sie vollends. Der Durchbruch erfolgt also von der vorderen Kammer gegen die Hornhaut. Die hintersten Lagen der Descemet sind ausgedehnter zerstört als die vorderen und nach der Kammer zu aufgebogen. ELSCHNIG nimmt an, daß die Infiltration der hintersten Hornhautschichten, die häufig beobachtet wurde, nicht dem Durchbruch vorausgeht, sondern ihm nachfolgt. Dies kann ich nicht allgemein für zutreffend halten, da ich den sog. hinteren Abszeß in einem Fall von Keratomalazie bei völlig erhaltener Descemet gesehen habe. Übrigens hat auch ELSCHNIG selber das umgekehrte Verhalten beobachtet. Für die Impfkeratitis hat LEVY die Frühperforation von der Kammer aus bestätigt, nimmt aber als Ursache eine Kombination von Nekrose und Histolyse an. PETIT betont, wie auch schon ELSCHNIG, daß die meisten Fälle von Frühperforation an glaukomatösen Augen beobachtet wurden und glaubt, daß die von WINTERSTEINER in jugendlich glaukomatösen Augen nachgewiesenen Zerreißungen der Descemet eine ursächliche Rolle spielen könnten, was letzterer aber zurückweist. WINTERSTEINER verteidigt auf Grund eigener Untersuchungen die ältere Auffassung, daß der tiefe Abszeß Vorbedingung für die Frühperforation sei und verwirft die Ansicht von ELSCHNIG. Ich halte indessen die Ausführungen

des letzteren für völlig überzeugend, glaube aber, daß die beiden Entstehungs-
arten sich nicht gegenseitig ausschließen. Sicher ist so viel, daß die tiefe Infiltration ohne Durchbrechung der Descemet vorkommt. Die ELSCHNIGsche Ansicht
wird durch STANKA auf Grund von 4 anatomisch untersuchten Fällen bestätigt.

Das Endothel wird gegenüber dem Geschwür sehr frühzeitig abgestoßen, die
Zellen können als Fetzen, manchmal in riesenzellähnlicher Form sich dem

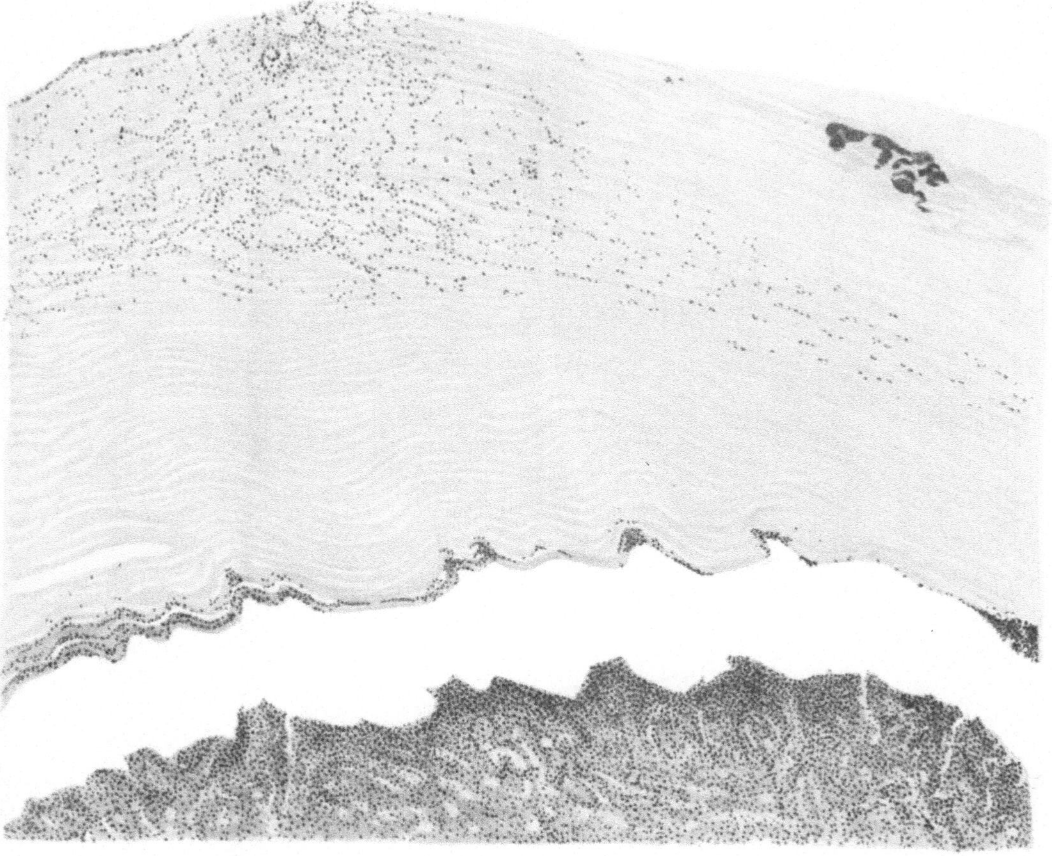

Abb. 11. Ausgedehnte Hornhautnekrose im Anschluß an eine Infektion wahrscheinlich mit
Pneumokokken. (Präparat des Verfassers.)

Hypopyon beimischen. Leukozyten schieben sich zwischen Descemet und Endothel
und lockern das letztere. Seine Zellen zeigen Degenerationsformen verschiedener Art. Die abgestoßenen Endothelien können starke Vergrößerung, lange
Ausläufer, sowie Sternformen aufweisen, so daß sie gequollenen Hornhautkörpern
ähnlich werden. Bei experimenteller Keratitis fanden UHTHOFF und AXEN-
FELD eine große polypöse Wucherung aus Endothelien. BRÜCKNER hat letztere
auch in Ausstrichpräparaten des Hypopyons nachgewiesen, ferner fand er darin
rote Blutkörperchen, polynukläre neutrophile, deren Zahl mit der Dauer des
Prozesses abnimmt. Eosinophile selten, Mastzellen niemals, Lymphozyten
zunehmend mit der Dauer, große mononukleäre Irisstromazellen und Makrophagen.

Die Ausheilung kommt in der Weise zustande, daß durch die gewebslösende Tätigkeit der Leukozyten die nekrotischen Teile abgestoßen werden. Eine

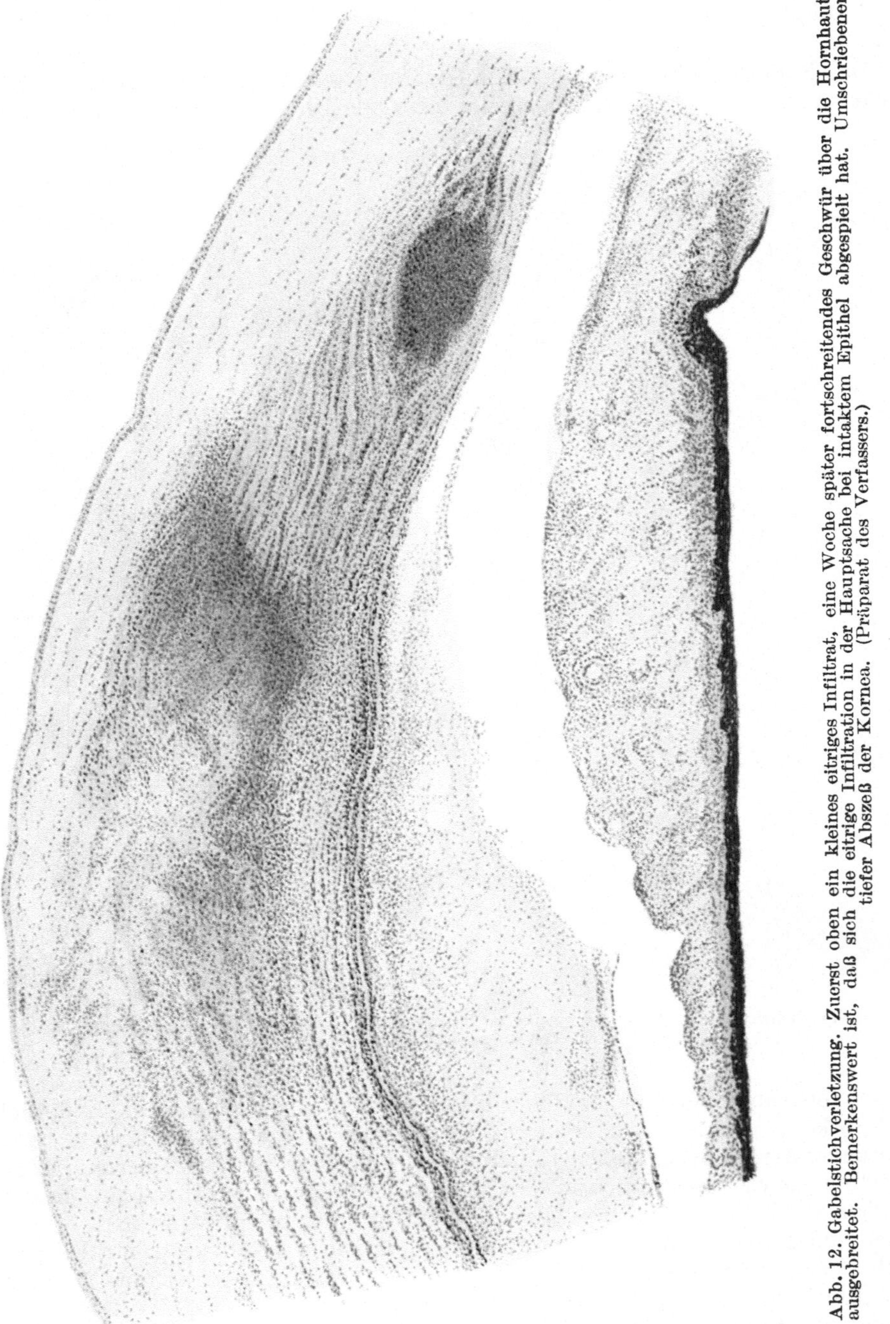

Abb. 12. Gabelstichverletzung. Zuerst oben ein kleines eitriges Infiltrat, eine Woche später fortschreitendes Geschwür über die Hornhaut ausgebreitet. Bemerkenswert ist, daß sich die eitrige Infiltration in der Hauptsache bei intaktem Epithel abgespielt hat. Umschriebener tiefer Abszeß der Kornea. (Präparat des Verfassers.)

lebhafte Wucherung der fixen Hornhautzellen bewirkt, daß dieselben in ganz unregelmäßiger Anordnung durcheinandergewirbelt in großen Massen auftreten.

Allmählich kommt eine mehr oberflächen-parallele Lagerung derselben zustande mit Ausscheidung von lamellär angeordneter Zwischensubstanz. Das fertige Bild ist das des Leukoms. Da es sich um trübes Gewebe handelt, so kann man nicht von Regeneration im engeren Sinne sprechen, obwohl das mikroskopische Bild an Querschnitten dem Aussehen normaler Hornhaut sehr ähnlich sein kann. In der Regel zeigt die VAN GIESONsche Färbung gewisse Unterschiede zwischen normalem und neugebildetem Gewebe, die Bowman regeneriert sich nicht. ARMAIGNAC hat zwar angegeben, daß er in einer Anzahl von Fällen von eitrigen Geschwüren, die fast bis zur Descemet reichten, eine vollkommen klare Hornhaut sich regenerieren sah. Ich habe dies nie beobachtet, es kann nur zu den größten Seltenheiten gehören. Die Narbenstadien werden unter Leukom und Staphylom noch genauer beschrieben.

d) Eitrige Hornhautentzündungen bei infizierten Verletzungen

Die hierbei entstehenden Hornhautprozesse sind in ihrem Wesen den bei infizierten Geschwüren beschriebenen durchaus gleichzusetzen. Die anatomischen Bilder müssen aber sehr wechselvoll ausfallen, da es hierbei darauf ankommt, in welcher Tiefe der Hornhaut die Erreger sitzen, ferner auf ihre Menge und Virulenz. Auch darauf, ob nur eine oder mehrere Wunden vorhanden sind, endlich darauf, ob die chemotaktischen Vorgänge nur, oder wenigstens ganz überwiegend, in der Hornhaut selbst ausgelöst werden, oder, ob auch toxische Einwirkungen von der vorderen Kammer, evtl. vom Glaskörper aus in Betracht kommen. Ausnahmsweise steht die Nekrose der Hornhaut ganz im Vordergrund, wie sich bei dem einen abgebildeten Präparat ergibt, wo eine Stichverletzung mit einer Nadel zu schwerer Eiterung im Glaskörper und in der vorderen Kammer führte, die Hornhaut aber nur eine ganz geringe Infiltration in den obersten Schichten zeigt, während der größte Teil gar keine Kernfärbung annimmt Es ist kaum anzunehmen, daß die Nekrose allein auf Rechnung des sichtbaren Bakterienhaufens zu setzen ist, es dürfte auch eine Wirkung von der Tiefe hinzukommen. In dem zweiten Fall, wo es sich um eine Gabelstichverletzung handelte, steht die Infiltration ganz im Vordergrund, in einem großen Bezirk sind Lamellen und infiltrierende Zellen zerfallen. Bemerkenswert ist der tiefe Abszeß und ferner, daß das Epithel trotz der mächtigen Eiterung erhalten ist. In der Serie zeigte sich ein Epithelverlust nur in der Nähe der verletzten Stelle.

e) Keratitis neuroparalytica.

TREITELs Fall ist nicht verwertbar. In dem von DE SCHWEINITZ beschriebenen bestand schon ausgedehnte Perforation.

Ein verhältnismäßig frisches Stadium stellt der von mir veröffentlichte Fall dar: Flaches Geschwür, das den größten Teil der Kornea einnimmt. Der Grund von nekrotischem, mit Eiterzellen durchsetztem Hornhautgewebe gebildet. In den mittleren Teilen der temporalen Hälfte greift die Nekrose am tiefsten, aber die Descemet ist unversehrt. Die stärkste Leukozyteninfiltration liegt vor der Descemet. Eine besondere Randinfiltration des Ulkus ist nicht vorhanden. Endothelverluste und Endothelwucherung. Das Epithel der Hornhaut in den Randpartien mächtig verdickt. 15—20 Lagen. Die mittleren und oberen haben epidermisartige Beschaffenheit. Zahlreiche Leukozyten zwischen den Epithelzellen. Spaltung der Bowman durch Leukozyten. Mikroorganismen nicht gefunden. Fibrinreiches Hypopyon.

Trotz des fehlenden Nachweises von Mikroorganismen wird ihre Anwesenheit für wahrscheinlich gehalten, ihr Eindringen wird durch Vertrocknung begünstigt. Die anatomischen Untersuchungen von SGROSSO wurden an Kaninchen, denen der Trigeminus durchschnitten war, angestellt. FUCHS (Bowman lecture) hebt die rapide Epithelabschilferung hervor, die nirgends so auffallend ist als gerade bei dieser Krankheit. Elschnig hat in seiner Arbeit über Keratitis parenchymatosa 2 Fälle von Keratitis neuroparalytica mitgeteilt.

In dem ersten war der ziemlich tiefe Substanzverlust von einem aus Fibrinmassen, einschmelzenden Leukozyten und Hornhautlamellen gebildeten Gewebspfropf eingenommen. Derselbe war ziemlich gut abgegrenzt gegen eine die oberflächlichsten Teile des Substanzverlustes einnehmende dünne Schicht, die aus reichlichsten, unregelmäßig durcheinandergelagerten, größtenteils ovalen, polymorphen Zellen bestand, und keine Gefäße enthielt. In dem ganzen Bereich des Substanzverlustes waren die mittleren und hinteren Lamellen von gewucherten Hornhautkörperchen durchsetzt. Nach oben reichte dies Gebiet bis weit über die Mitte der Hornhaut. Im zweiten Fall ist an dem frischer erkrankten Auge die Hornhaut in ganzer Ausdehnung nekrotisch. Nur in der Tiefe des Substanzverlustes eitrig infiltriert. Die Nekrose äußert sich in Eintrocknung und Zerfall der fixen Hornhautkörperchen, die an der Grenze gegen die gesunde Hornhaut zu Spießformen umgewandelt sind, aber nirgends eine wesentliche Volumzunahme erfahren haben. An dem älter erkrankten

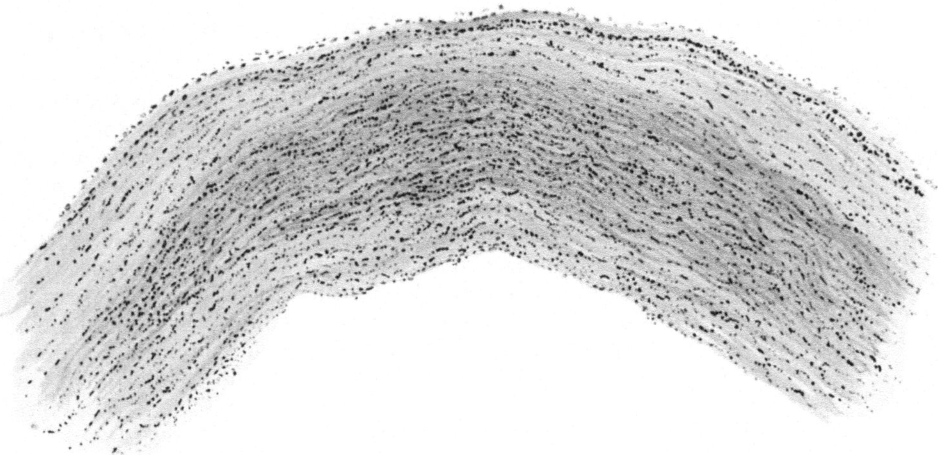

Abb. 13. Keratitis neuroparalytica. Die Hornhaut ist eingedellt, die Konkavität entspricht der Vorderfläche der Kornea; die mittleren Schichten ähneln den Befunden bei Keratitis parenchym. (Präparat des Verfassers.)

Auge scheint das in gleicher Weise nekrotisierte Hornhautgewebe durch Einwanderung von Rundzellen, welche aber vielfach wieder aufgequollen und zerfallen sind, verändert. An diesem Auge ist in den erhaltenen Randteilen eine mäßige Wucherung der Hornhautkörperchen neben reichlicher Einwanderung von Leukozyten zu bemerken.

Bei diesem Krankheitsbild steht demnach die primäre ausgedehnte Nekrose im Vordergrund, es ist nicht anzunehmen, daß sie auf Bakterienwirkung beruht, dagegen erscheint eine sekundäre Infektion des Geschwürs sehr wohl möglich, wenn sie auch in den untersuchten Fällen nicht nachgewiesen ist. Die Art der Leukozyteneinwanderung könnte dadurch beeinflußt werden, die Nekrose der Hornhaut genügt aber auch, um chemotaktische Vorgänge zu erklären. Ob die Nekrose auf Vertrocknung oder sonstige äußere Schädlichkeiten oder auf sog. trophische Einflüsse zurückzuführen ist, kann die anatomische Untersuchung nicht entscheiden.

In naher Beziehung zu den Veränderungen bei der Keratitis neuroparalytica stehen wohl die anatomischen Befunde bei der Keratitis durch mangelnden Lidschluß. Ich hatte Gelegenheit, ein Frühstadium zu untersuchen bei einem Kinde mit Orbitalsarkom und hochgradigem Exophthalmus. Die Exenteratio orbitae wurde sehr bald nach Beginn der Keratitis gemacht.

Das Zentrum der Hornhaut zeigt einen großen Epitheldefekt, das an den Defekt grenzende Epithel weist Lückenbildungen auf. Die vorderen und mittleren Schichten sind stark abgeplattet, die Zellen in die Länge gezogen. Die Bowman ist vollkommen erhalten. Im Bereich des Epitheldefektes sind die Spalten zwischen den Lamellen erweitert und vollkommen ausgefüllt mit dunkelgefärbten kleineren und größeren Chromatinbröckeln. Normale Hornhautkörpeichen fehlen hier gänzlich. Man darf wohl annehmen, daß jene Körner aus dem Zerfall der Hornhautzellen hervorgegangen sind. Die Randteile der vorderen und mittleren Schichten sind ganz normal, am Limbus fehlt jede kleinzellige Infiltration. In den mittleren und tiefen Schichten der zentralen Hornhautteile werden wieder normale Hornhautkörperchen sichtbar, außerdem aber Gebilde, die sowohl als polynukleäre Leukozyten wie als zerfallene fixe Zellen gedeutet werden könnten. Wahrscheinlicher ist mir die Deutung Leukozyten, denn diese sind unmittelbar vor der Descemet in ziemlicher Menge vorhanden und sehen genau aus wie die im Kammerwinkel befindlichen. Zwischen Endothel und Descemet liegen wiederum in den zentralen Teilen der Hornhaut sehr zahlreiche Leukozyten eingelagert. Die Descemet selbst ist überall erhalten und normal.

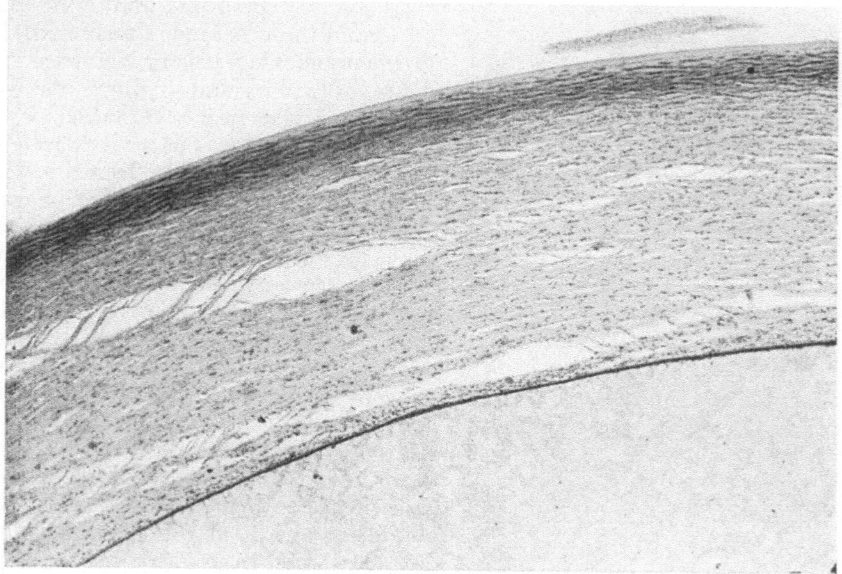

Abb. 14. Oberflächliche Keratitis infolge mangelhafter Bedeckung durch die Lider bei Exophthalmus durch Orbitaltumor. (Präparat des Verfassers.)

Ich fasse den Befund auf als eine von der Oberfläche fortschreitende auf mangelnder Befeuchtung beruhende Nekrose, die ihrerseits chemotaktische Vorgänge auslöst. Eine Sekundärinfektion kann natürlich mitwirken, die völlige Gleichmäßigkeit der Veränderungen spricht aber nicht für einen lokalisierten Bakterienherd.

f) Keratomalazie.

Die Geschwüre gehören im allgemeinen der unteren Hornhauthälfte an, die Augen sind auffallend reizlos und zeigen meist Xerose der Bindehaut. Die obere Hornhauthälfte pflegt klinisch normal auszusehen. Das Geschwür ist kraterförmig und führt sehr früh zum Durchbruch.

Anatomisch ist in frühen Stadien die obere Hornhauthälfte normal, nur das Epithel pflegt in einiger Entfernung vom Geschwür zu fehlen. Die Bowman verliert sich nach dem Geschwürsrand hin, die Kraterform des Ulkus tritt deutlich hervor, in den meisten untersuchten Fällen war die Descemet schon durchbrochen. Der Geschwürsgrund ist von nekrotischen Massen bedeckt, in denen die Hornhautlamellen verschwinden. Die Leukozytenansammlung ist dem oberen Rand entsprechend sehr gering, unten viel stärker und reicht entweder ins Geschwür hinein oder ist durch eine schmale, wenig oder gar nicht infiltrierte

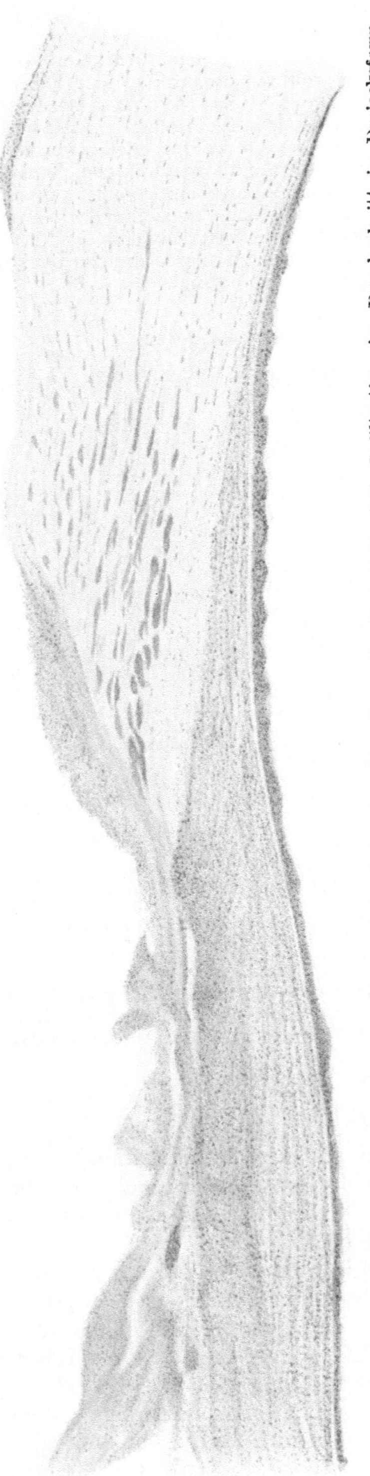

Abb. 15. Keratomalazie bei einem Säugling. In diesem Auge keine Durchbrechung der Descemet, tiefe Infiltration im Durchschnitt in Dreiecksform. Am Geschwürsrand Pneumokokkenhaufen, weit in die Kornea hineinreichend. (Präparat des Verfassers).

Zone davon getrennt. Eine starke Infiltrationszone, auf dem Durchschnitt dreieckig, liegt in den tiefsten Lamellen vor der Descemet, ob dieselbe durch Einwanderung durch die Durchbruchsstelle der Descemet von der vorderen Kammer aus zustande kommt, erscheint mir zweifelhaft, sie braucht es jedenfalls nicht, da ich sie an einem Auge ganz in derselben Form bei unversehrter Descemet gefunden habe.

Während Uhthoff und Axenfeld auf Grund ihrer Befunde annahmen, daß die Pneumokokken bei der Keratomalazie nicht vorkämen, und dadurch das verschiedene anatomische Verhalten gegenüber dem Ulcus serpens zu erklären sei, fand ich auch bei der Keratomalazie typische Zoogloeahaufen von kapseltragenden Diplokokken, ein Befund, der von Dötsch bestätigt wurde. Streptokokken wurden mehrfach in der Hornhaut gefunden. Da wir jetzt wissen, daß die Keratomalazie auf einer Avitaminose beruht, so ist wohl anzunehmen, daß die schwere Ernährungsstörung des Hornhautgewebes verschiedenen Arten von Mikroorganismen das Eindringen erleichtert, und daß diese die Ursache der typischen Eiterungsvorgänge sind. Dabei bleibt allerdings die Verschiedenheit des anatomischen Bildes zwischen Ulcus serpens und Keratomalazie ungeklärt.

Die Ansicht Lebers, daß der Xerosebazillus der Erreger der Keratomalazie sei, hat sich später nicht bestätigt, aber die Tatsache, daß in seinem Fall Xerosebazillen von ausgesprochen pathogenem Charakter gezüchtet wurden, bleibt bestehen. In den anatomisch untersuchten Fällen wurden solche Bazillen nur vereinzelt an der Oberfläche des Geschwürsgrundes gefunden. In den Bindehautepithelien wurde ausgesprochene Verhornung mit Keratohyalinbildung nachgewiesen, die nähere Schilderung dieser Befunde gehört aber in den Abschnitt Konjunktiva.

Hegner und Erggelet haben schwere Hornhautnekrose bei Salvarsanvergiftung beschrieben und weisen auf die Ähnlichkeit mit der Keratomalazie hin, ebenso Zlocisti bei skorbutischen

Geschwüren. MURAKAMI hat einen Fall von Verschwärung der vorderen Hornhautschichten mit Erhaltung der tieferen Lagen in einem Fall von Strepto-

Abb. 16. Diplobazillengeschwür nach LÖWENSTEIN. Klin. Monatsbl. 52.   Lange Bazillenketten, geringe Infiltration.

kokkensepsis beschrieben. Die Eiterung ging von der metastatisch erkrankten Sklera aus. Der Fall erinnert in seiner Entstehung an den von LEBER und

WAGENMANN, nur mit dem Unterschied, daß hier die Nekrose auf die Bindehaut beschränkt blieb. ZUR NEDDEN beschrieb den anatomischen Befund eines Auges, das er mit einem Bazillus des infektiösen Randgeschwürs geimpft hatte.

g) Das Diplobazillengeschwür.

Als klinischer Unterschied vom Pneumokokkenulkus wird angegeben: scheibenförmige, grauweiße bis gelbliche Trübung, wenig vertiefter Grund, kein unterminierter Rand, nirgends sichelförmige Infiltration, Epitheldefekt ebenso groß oder größer als das Geschwür, keine Reparationserscheinungen der einen Seite bei noch fortschreitendem Ulkus, vielmehr gleichzeitige Reinigung des Ganzen (LÖWENSTEIN).

Anatomische Untersuchungen von zweifellosen Fällen sind die von WEEKERS und LÖWENSTEIN, wahrscheinlich ELSCHNIG, Fall 2, PAUL, möglicherweise WAGENMANN (Kokken und kleine kurze Stäbchen, außerdem mäßig lange und ziemlich dicke Bazillen, die nach der Anordnung als Ursache zu betrachten sind).

LÖWENSTEIN fand den Epitheldefekt größer als das Geschwür zwischen den Basalzellen und der Bowman lagen Leukozyten sowie eine gleichmäßig mit Hämatoxylin dunkel gefärbte Schicht, welche Ausläufer zwischen die Basalzellen schickte. Er läßt sie aus zerfallenen Leukozyten entstehen, während ich mit Rücksicht auf die FUCHSschen Befunde bei der knötchenförmigen Hornhauttrübung eher glaube, daß es sich um eine geronnene Flüssigkeit handelt. WEEKERS fand zwei Infiltrationsstraßen, die eine am Boden des Geschwürs und eine vor der Descemet. Innerhalb der dichteren sind die Lamellen zugrunde gegangen. Nach oben von dem in der unteren Hälfte gelegenen Geschwür setzt sich die Infiltration in die vorderen Lamellen fort. LÖWENSTEIN weist auf das Fehlen nekrotischer Lamellen am Boden des Geschwürs hin. Die Zellinfiltration war eine ziemlich gleichmäßige. Sie lagen nur an einzelnen Stellen etwas dichter. Dagegen wurde ein tiefer Abszeß angetroffen, der die Descemet nach hinten vorwölbte. Der Abszeß zeigte eine zellige Verbindung mit den Gefäßen des Kammerwinkels. Die Descemet war hier intakt, bei WEEKERS zeigte sie einen umschriebenen Defekt, also eine Frühperforation. Die Diplobazillen liegen bei WEEKERS sehr zahlreich entsprechend dem oberen Geschwürsrand zwischen den Leukozyten, den Epithelzellen und den Hornhautfibrillen. Sie haben sowohl die typische Form von Ausstrichpräparaten als auch unregelmäßige, wie man sie in Kulturen findet. Sie sind niemals zu Haufen angesammelt wie die Pneumokokken, sondern immer in einzelnen Exemplaren. LÖWENSTEIN fand sie in langen Reihen sehr gut färbbar. Sie liegen z. T. in ganz normalem Korneagewebe, die Reaktionslosigkeit des letzteren ist auffallend und erinnert an die Leprabefunde. Am reichlichsten sind die Bazillen unter der nekrotischen Masse vorhanden, die den Geschwürsgrund deckt, aber auch in den Randpartien und den tiefen Lagen des vorderen Infiltrats.

h) Das eitrige Geschwür der Hornhauthinterfläche.

MELLER hat an einem Auge, bei dem die anatomische Untersuchung ergab, daß eine Durchbrechung der Hornhaut wahrscheinlich durch eine Nadel stattgefunden und zur eitrigen Endophthalmitis geführt hatte, folgenden Befund beschrieben:

In der Mitte der Hornhaut findet sich ein etwa 3 mm im Durchmesser haltendes eitriges Infiltrat. An diesem sind drei Schichten zu unterscheiden, 1. das tiefe Infiltrat, welches durch eitrige Einschmelzung zur Geschwürsbildung an der Hinterfläche geführt hat. 2. Die mittlere Zone mit verhältnismäßig geringer Infiltration und mäßiger Nekrose der sonst wenig angegriffenen Lamellen. 3. Das vordere Infiltrat von sehr mächtiger Entwicklung, welches den Herd gegen das vollkommen gesunde vordere Parenchym abgrenzt. Die Descemet zeigt einen großen Defekt, durch welchen das tiefe Infiltrat mit dem Kammerexsudat in Verbindung steht. Sie ist nicht aufgesplittert und besteht aus zwei durch die Färbung unterschiedenen Lagen, von denen auf der einen Seite die vordere, auf der anderen die hintere Hälfte stärker angegriffen ist. Das Kammerexsudat ist bakterienhaltig, Keime finden sich auch in den Randteilen des Hornhautinfiltrates in so großer Menge, daß hier eine Vermehrung angenommen werden muß.

Die Erklärung ist folgende: Bakterielle Infektion der Hornhauthinterfläche von der vorderen Kammer aus, vielleicht erleichtert durch vorausgegangene Histolyse. Der bakterienhaltige tiefe Eiterherd führt zur Nekrose der davorliegenden Lamellen und diese werden durch Randeinwanderung in Form einer demarkierenden Entzündung von dem gesunden Gewebe abgegrenzt. Die Zerstörung der Descemet erfolgt wahrscheinlich von der Hornhaut aus. Als einzig analoger ist der von STOCK beschriebene Fall 1 zu betrachten [1]. Mit der Entstehung von Keratitis parenchymatosa, wie STOCK annimmt, oder mit der von Hydrophthalmus (v. HIPPEL) hat nach MELLERs Ansicht das Geschwür der Hinterfläche nichts zu tun. Für die hier beschriebene Form stimme ich ihm vollständig zu. BIETTI hat einen Fall von Ulcus internum tuberculosum mit Bazillennachweis beschrieben, der noch an anderer Stelle erwähnt wird.

i) Eitrige Hornhautgeschwüre seltener Art.

Ich gehe nur auf die Fälle ein, welche zur anatomischen Untersuchung kamen. Nur bakteriologisch durch Abimpfung festgestellte bleiben ausgeschlossen. DINKLER beschreibt 2 Fälle von Hornhautgeschwür bei Gonokokkeninfektion. Die sehr eingehende Schilderung kann hier nicht wiedergegeben werden. Bemerkenswert ist die starke Wucherung des Epithels am Geschwürsrand, in demselben finden sich sehr schöne Mitosen. Zellperlen wie bei Epitheliom, fast die ganze Kornea geschwürig zerfallen, in den Randteilen dichte Infiltration, nach dem Geschwürsrand hin Wucherung der fixen Zellen mit Mitosen, ausgedehnter Defekt der Descemet, Iriseinlagerung. Die Gonokokken wurden im Hornhautepithel, im Geschwürsgrund und seinen Rändern, in der Iris und in dem Exsudat hinter der Linse nachgewiesen. ELSCHNIG hat in seiner Arbeit über Keratitis parenchymatosa angegeben, daß er mehrere Fälle von abheilenden Geschwüren bei Neugeborenenblennorrhöe untersucht habe und führt den Befund eines Falles an. Als wichtig hebt er hervor, daß in der Nachbarschaft des infiltrierten Hornhautgewebes eine reichliche Wucherung von fixen Hornhautkörperchen, in allen Richtungen die leicht gequollenen Lamellen der Hornhaut überkreuzend, zu beobachten sei. Besonders in den tiefsten Lagen unmittelbar an der Descemet, entsprechend der Basis des Geschwürs, findet mitunter eine so lebhafte Wucherung statt, ,,daß daselbst in großer Ausdehnung sich flache Herde aus in allen Richtungen durcheinander wirbelnden blassen, spindelförmigen oder oblongen Kernen bestehend, vorfinden“, die den Herden bei Keratitis parenchymatosa gleichen.

LINDNER hat bei ,,Ulcus serpens fulminans“ im anatomischen Präparat feine Bazillen nachgewiesen, die nach Färbung und Kulturergebnis der hämorrhagischen Septikämie zuzurechnen waren. DE BERARDINIS untersuchte einen Fall von Hypopyonkeratitis, der durch Bacterium coli hervorgerufen war,

---

[1] Dieser Fall wird meistens bei der Keratitis parenchymatosa angeführt, dort ist er auch von mir erwähnt, aber mit dem Hinweis, daß er von den gewöhnlichen Befunden stark abweicht. BRYN hält es für möglich, daß er zur Keratitis pustuliformis profunda gehört (s. diese). Die systematische Einordnung solcher seltenen Befunde hat zweifellos erhebliche Schwierigkeit.

ROLF BARTELS beschreibt eitrige Augenentzündungen von Brandenten, die in großen Epidemien auftraten. Vielleicht steht sie der Keratomalazie nahe.

Unter dem Namen „Ulcus atheromatosum corneae" beschreibt FUCHS eine Geschwürsform, welche mit den in Hornhautnarben und Staphylomen abgelagerten hyalinen und kalkigen Massen in Beziehung steht. Dem Geschwür liegt eine Nekrose der Narbe zugrunde; die unmittelbare Ursache ist das Eindringen von Bakterien, die mittelbare die Beschaffenheit der Narbe. Gewisse Teile der letzteren, die fast vollkommen kernlos sind, haben so gut wie gar keinen Stoffwechsel. Hier lagern sich die erwähnten Substanzen ab. Das Epithel darüber zeigt sowohl unregelmäßige Wucherung wie Verdünnung und Verhornung, Lückenbildung der Fußzellen. Es entstehen epithellose Stellen, das Kalkplättchen wird von Epithel umwuchert. Solche Vorgänge erleichtern den Bakterien das Eindringen, es kommt zu ausgedehnter Nekrose, die durch einen Ring

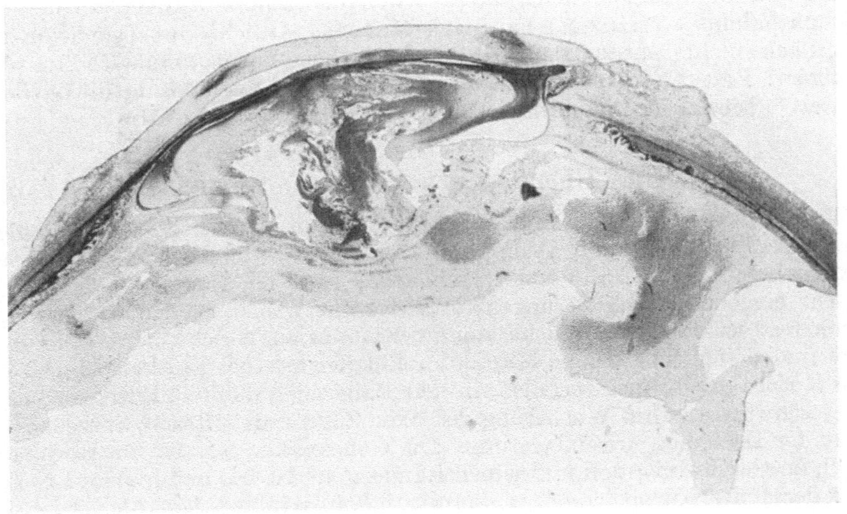

Abb. 17. Ringabszeß der Hornhaut bei perforierender Verletzung. Übersichtsbild.
(Präparat des Verfassers.)

eitriger Infiltration abgeschlossen ist. Eine oberflächliche und eine tiefe Infiltrationszone können zusammenfließen und auch von hinten den nekrotischen Teil umgeben. Dieses Geschwür geht nicht in die Fläche, sondern in die Tiefe. Wegen des Fehlens der Linse und Iris kann die Eiterung rasch in die Tiefe fortschreiten.

k) Ringabszeß.

Meist nach perforierenden Verletzungen (kornealen oder skleralen), Staroperationen, seltener bei metastatischer Ophthalmie und ausnahmsweise bei nekrotisierenden Geschwülsten bildet sich eine eitrige Ringinfiltration der Kornea, die etwas einwärts vom Limbus liegt. Gewöhnlich erfolgt nekrotische Abstoßung der Hornhaut und Panophthalmie, selten Ausheilung. Die Lage des Ringes ist unabhängig von der der Perforationswunde. Den ersten Fall dieser Art hat meines Erachtens VIRCHOW in der Zellularpathologie S. 376—382 beschrieben und abgebildet. Der Fall ist dort als parenchymatöse Keratitis bezeichnet und ELSCHNIG führt ihn als solchen an. Ich habe aber bei der akuten Entstehung der allgemeinen septischen Erkrankung und der charakteristischen Lage des

Infiltrates keinen Zweifel, daß meine Deutung richtig ist. Die grundlegende Darstellung der Anatomie stammt von FUCHS, weitere Angaben von TREACHER COLLINS, AXENFELD, HANKE, MORAX, HAPPE, STOEWER, TERTSCH, ATTIAS,

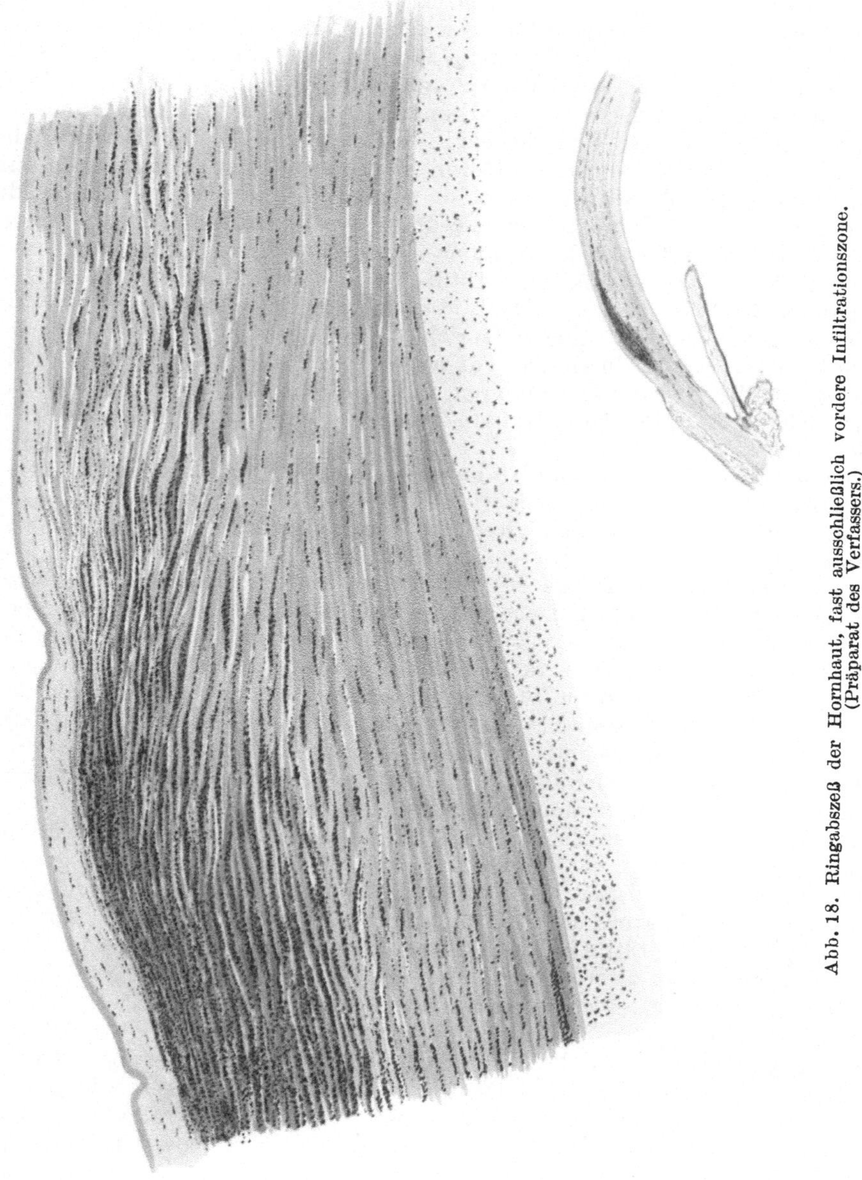

Abb. 18. Ringabszeß der Hornhaut, fast ausschließlich vordere Infiltrationszone. (Präparat des Verfassers.)

STÖLTING, GIRI, FLIERINGA, AKIYA. Ich selber besitze mehrere Präparate dieses Leidens.

Die ringförmige Eiterinfiltration besteht aus einer vorderen und einer hinteren Zone. Die erstere ist die dichtere. Der Querschnitt hat eine von der Tiefe nach der Oberfläche schräg aufsteigende Richtung. Beide Zonen sind getrennt durch eine infiltrationsfreie, noch häufiger sind sie durch eine schwach infiltrierte miteinander verbunden. Die hintere Zone liegt vor der Descemet. Die äußerste Peripherie ist oft frei von Infiltration, was dadurch erklärt wird, daß die Eiterung mit einem Schlag erfolgt. Die vordere Infiltrationszone kann sich über die ganze Kornea erstrecken. Dann sind die tieferen zentralen Teile infiltrationsfrei und ohne Kernfärbung. Diese Nekrose kann sich aber auch weiter nach vorn erstrecken und ist dann weniger ausgedehnt, als die der hinteren Schichten. In den vordersten sind die Hornhautkörper gefärbt. Die Infiltrationszellen und die Lamellen zerfallen, so kommt es zur Einschmelzung von vorn nach hinten. Epithel und Endothel sind meist abgefallen. Die Bakterien finden sich in der vorderen Kammer, die Hornhaut kann vollkommen frei davon sein. Bei perforierenden Wunden kommen sie aber auch in den tiefsten Teilen der Wundränder vor und können hier eine umschriebene Infiltration der letzteren verursachen. Die Infektion kann durch verschiedene Erreger (Pneumokokken, Streptokokken, Staphylokokken, Subtilis sowie einen besonders von Hanke gezüchteten Bazillus) erfolgen. Das Entscheidende ist, daß sie ausgeht von der vorderen Kammer. Der Ring entspricht dem Leberschen Infiltrationsring, er wird hervorgerufen durch die Toxine, welche von der vorderen Kammer eindringend, die Nekrose der hinteren Hornhautschichten bewirken. Deshalb spielt auch die Lage der Hornhautwunde für die Lage des Ringabszesses keine Rolle.

Durch Hanke ist bewiesen, daß auch bei Infektion der Hornhaut selbst ein Ringabszeß entstehen kann. Dies wird dann der Fall sein, wenn die Infektion eine so stürmische ist, daß in kürzester Zeit eine ausgedehnte Nekrose zustande kommt. Dies dürfte z. B. bei manchen Pyozyaneusinfektionen vorkommen. Tertsch will solche Fälle als Ringinfiltration vom eigentlichen Ringabszeß unterscheiden, dessen Wesen darin besteht, daß er durch Infektion der vorderen Kammer zustande kommt. Attias hat eine dichte Fettinfiltration der Lamellen sowie Glykogenablagerung in denselben und im Epithel gefunden. Die Ausführungen Stöltings, den die Fuchssche Theorie nicht befriedigt, sind meines Erachtens zu sehr hypothetischer Natur, jedenfalls erlaubt mir der Raum nicht, sie zu besprechen. Akiya hat durch Einspritzung von abgetöteten Pneumokokken oder Pyozyaneusbouillon in die vordere Kammer wenigstens den vorderen Ring stets erzeugen können, während Nekrose inkonstant war.

Von den Befunden an der Hornhaut, die bei Nekrose einer intraokularen Neubildung vorkommen, hat Fuchs 22 Fälle untersucht mit genügend genauer Bestimmung der Zeitdauer des Prozesses. Zunächst erfolgt Zerstörung des Endothels, dann Nekrose der Hornhautkörperchen und meist des Epithels, dann ringförmige Infiltration der Hornhaut. Die Nekrose der Hornhautkörperchen erfolgt in zwei Formen. Bei der ersten werden die Kerne immer schmäler, zuletzt wie Striche. Diese sind besonders dunkel gefärbt. Endlich sieht man nur noch eine Reihe dunkler Körnchen. Bei der zweiten Art wird die Färbung immer geringer, die Zellen werden entweder unsichtbar oder schattenhaft blaß und nehmen Eosinfärbung an. Die Nekrose betrifft vorwiegend die hinteren Schichten, der Rand bleibt meist frei. Die Infiltrationszone liegt in den mittleren Lagen und dringt allmählich bis zu den zentralen Teilen der Hornhaut vor. Außerdem erscheint öfters ein schmaler Ring vor der Descemet. Die Infiltrationszellen sind Leukozyten, die bald zerfallen; die Lamellen färben sich dann bläulich.

Die Regeneration erfolgt am schnellsten im Epithel, dann im Endothel, die der Hornhautkörperchen in zwei Zonen vor der Nekrose und vor der Descemet, letztere schneller. Der nekrotische Bezirk wird durch Hornhautkörperchen regeneriert, welche senkrecht auf die Richtung der Lamellen wandern.

In den Endstadien bleibt eine unregelmäßige Anordnung derselben zurück. Die Verhältnisse haben also Ähnlichkeit mit dem Ringabszeß und werden deshalb an dieser Stelle beschrieben.

l) Keratitis pustuliformis profunda (FUCHS).

Vorwiegend bei älteren Männern sieht man in den hintersten Hornhautschichten eitergelbe Punkte, die wie Pusteln aussehen, während die vorderen Schichten nicht beteiligt sind. Gleichzeitig besteht Iritis mit Hypopyon. Die Ätiologie ist wahrscheinlich nicht einheitlich, vielleicht spielt Lues eine Rolle, evtl. auch Tuberkulose. FUCHS hat 4 Fälle anatomisch untersucht und rechnet aus der Literatur nur den von BIETTI hinzu, welcher angibt, im Kammerexsudat spärliche Tuberkelbazillen nachgewiesen zu haben. Die Impfversuche mit Kammerwasser und einem exzidierten Irisknötchen waren negativ. Die 4 Fälle von FUCHS zeigen eine Stufenfolge in der Schwere der Veränderung. Im ersten war nur das Endothel zerstört und eine proliferierende Entzündung der tiefen Hornhautschichten mit Wucherung der fixen Zellen vorhanden. Im zweiten ist die Descemet zugrunde gegangen, in den hintersten Schichten sind die Kerne der Hornhautkörperchen verschwunden. Eine Infiltration mit Leukozyten ist hinzugekommen. Im dritten ist die Zerstörung der Descemet viel ausgedehnter, vielleicht sind auch die hintersten Hornhautschichten zugrunde gegangen. Im vierten ist letzteres in viel stärkerem Maße geschehen. Der Pupillarbezirk ist entweder allein betroffen oder wenigstens am stärksten. Die gleichzeitig vorhandene Iritis hält FUCHS für das Primäre. Die Erkrankung der Hornhaut kann durch Toxine oder durch von der Kammer eindringende Mikroorganismen gedacht werden. Die anatomische Untersuchung ergab keine befriedigende Erklärung für das klinische Bild der umschriebenen eitergelben Infiltrate. In diesem Krankheitsbild ist noch vieles sehr unklar, auch die Beziehung zu anderen tiefen Hornhauterkrankungen. FUCHS erwartet Aufklärung von weiteren Untersuchungen. Eine genauere Darstellung ist hier nicht möglich, ich werde aber an anderer Stelle die zahlreichen Befunde, die sich auf Defekte oder Zerstörung der Hornhauthinterfläche beziehen, noch einmal in Kürze zusammenfassen.

BRYN (AXENFELD) erklärt einen Teil der von FUCHS Keratitis pustuliformis profunda genannten Fälle auf Grund klinischer Untersuchungen als „akute metastatisch-syphilitische Hornhautabszesse"[1]).

II. Nicht-eitrige Entzündungen.

a) Keratitis disciformis.

HADANO konnte eine von PETERS mit dem Hohlmeißel abgehobene Scheibe von der Hornhautmitte anatomisch untersuchen. Dieselbe stellte eine gequollene Masse dar, in der größere wellige Bündel zu erkennen waren. Eine Leukozyteneinwanderung fehlte. Die Anzahl der Kerne war eine sehr geringe, der erkrankte Bezirk war demnach nekrotisch. Der Fall ist seinem klinischen Verlauf nach ein ungewöhnlich schwerer. Erklärung von PETERS: ein neurogenes Ödem führt zur Nekrose, die Ausstoßung ist Folge der Gewebsreaktion.

Den ersten ganzen Bulbus untersuchte MELLER. Sehr chronischer Verlauf mit starker Beteiligung des Uvealtraktus, wiederholte Blutungen in die vordere Kammer, schließlich Auftreten eines kleinen oberflächlichen Geschwürs. Die

---

[1]) Ich habe kürzlich einen Fall bei einer alten Frau mit sicherer Lues gesehen, bei der eine spezifische Behandlung ausgezeichneten Erfolg hatte.

Zusammenfassung des anatomischen Befundes lautet „es handelt sich um einen wohl umschriebenen Krankheitsherd, der zweifellos durch eine Infektion zustande kam. Die übrige Hornhaut ist mit Ausnahme geringer Veränderungen gesund. Die Erkrankung besteht in einer entzündlichen Infiltration, welche von der in der Oberfläche gelegenen Infektionsstelle aus in das umgebende Parenchym gleichmäßig nach allen Seiten auch in die Tiefe fortschreitet und dadurch einen scheibenförmigen Herd mit stärker gesättigtem Rand erzeugt. Diese Tendenz, sich in die Tiefe zu verbreiten, schwindet sehr rasch, indem sehr bald eine totale Nekrose des Infiltrats und wohl auch der darin befindlichen Erreger eintritt (bakteriologisch negativ). Die Nekrose betrifft in erster Linie das Infiltrat, während die Hornhautfasern, soweit sie nicht durch die Infiltration zerstört wurden, sich noch erhalten haben. Freilich dürften sie kaum mehr lebensfähig sein."

An der Hornhauthinterfläche fand sich ein Fibrinscheibchen von der Größe des klinisch beobachteten scheibenförmigen Bezirks. In der Mitte war es dicker, nach den Rändern zugespitzt. Die hintersten Schichten desselben zeigten deutliche Fibrinfärbung, während die vorderen mehr bindegewebige Umwandlung aufwiesen. Dieses Scheibchen dürfte kein regelmäßiger Befund sein. Die Deutung Hadanos lehnt Meller ab. Weitere anatomische Befunde liegen noch vor von Bartels und Wagner. Bartels gibt an: Epithel verhornt, Bowman normal, in der Mitte der Hornhaut ein Herd kleinzelliger Infiltration, an der Stelle der Erkrankung die Hornhaut stark verdünnt, die Anzahl der Hornhautkörperchen geringer, die Fasern gequollen, Descemet verbogen und zerrissen. Wagner fand in der Tiefe eine nekrotische Scheibe, die nach vorn begrenzt war durch ein ziemlich stark infiltriertes Gewebe mit zahlreichen degenerierten Lymphozyten, nach hinten zum Teil durch ein ebensolches Gewebe, zum Teil durch die Descemet, endlich auch durch Anhäufung von Leukozyten. Die Descemet fehlte teilweise.

Der Streit, ob hier eine ektogene Infektion vorliegt, scheint durch die Untersuchungen von Grüter entschieden zu sein, der als Erreger das Herpesvirus angibt, was ja auch zu den klinischen Feststellungen stimmen würde. Die Beweise Grüters sind noch nicht genauer mitgeteilt. Meine früher ausgesprochene Vermutung, daß in Frühstadien der Erkrankung eine Endothelschädigung vorliegt (tiefe Fluoreszinfärbung) kann durch die vorliegenden anatomischen Befunde nicht geprüft werden, da diese älteren Stadien entsprechen. In Mellers Fall war allerdings das Endothel defekt, doch liegt hier kein Beweis vor, daß die Krankheit hiermit begonnen hätte. Nach der jetzigen Sachlage ist an der ektogenen durch Infektion bedingten Entstehung wohl nicht zu zweifeln, es erscheint aber zweifelhaft, ob die Ursache eine einheitliche ist, denn die Keratitis disciformis postvaccinolosa Schirmers gehört wenigstens klinisch sicher hierher. Es hat ja auch keine Schwierigkeit anzunehmen, daß zwei so verwandte Erreger, wie die des Herpes und der Variola bzw. Vakzine ein klinisch ähnliches Bild hervorrufen können.

b) Traumatische Hornhauttrübungen (Meller).

Unter Hinweis auf die von Schirmer und Hess näher beschriebenen und an anderer Stelle besprochenen Faltungs- und Feldertrübungen sowie auf die Geburtsverletzungen, berichtet Meller über zwei anatomische Befunde, die er nach heftigen Kontusionen an der Hornhaut erheben konnte. Dieselbe zeigte eine dichte, scheibenförmige Trübung.

Im ersten Fall bestand eine Skleralruptur, die aber keinerlei entzündliche Erscheinungen zur Folge hatte. Die vordere Kammer war mit Blut gefüllt. Iris und Linse herausgerissen.

In dem getrübten Bezirk bestand eine Nekrose, Kernfärbung fehlte vollständig. Eine mit Hämatoxylin lebhaft blau gefärbte körnige Masse durchsetzte mit verschiedener Stärke das ganze Gebiet, am stärksten an den Randteilen desselben. Die Reihenfolge der Veränderungen von vorn nach hinten war folgende: Unmittelbar unter der Bowman, welche an zwei Stellen geborsten war, fand sich eine blaugefärbte krümlige Masse ohne Reste von Hornhautlamellen. Etwas weiter hinten sind in der blauen Masse noch Lamellenreste als feine Fäserchen erkennbar. Dann folgen erhaltene Lamellen, die sich scharf von der zwischengelagerten blauen Masse abheben. Weiter hinten ist die blaue Substanz nur sehr schwach gefärbt und unscharf abgegrenzt. Endlich folgen normale Lamellen. Die blaue Masse ist durch die Rißstelle der Bowman bis unter das Epithel vorgedrungen, die Randteile der Hornhaut sind auch anatomisch normal, die Descemet ist nicht gerissen.

Die blaue Substanz entsteht durch Austritt von Flüssigkeit aus den gequetschten Hornhautlamellen und durch die Nekrose der Hornhautzellen. Infolge der Ernährungsstörung kam noch ein Ödem hinzu. Die Scheibenform ist durch die Einstülpung der Hornhautmitte nach hinten zu erklären. Diese Trübungen können dauernd bleiben, indem später eine reparative Wucherung der Hornhautzellen und Zelleinwanderung hinzukommt. In dem zweiten Fall waren die Erscheinungen der primären Nekrose noch ausgesprochener, dagegen war die blaue Masse nur am Rande in den oberflächlichen Schichten abgelagert.

Es ist sicher nicht ganz berechtigt, dieses Bild unter den entzündlichen Veränderungen zu besprechen, aber irgendwo muß man es doch unterbringen.

c) Herpes corneae.

Die anatomische Untersuchung eines ganzen Bulbus mit spontan entstandener Erkrankung ist, soweit ich sehe, nur von GILBERT ausgeführt worden. Allerdings handelte es sich hier nicht um eine frische Keratitis dendritica, diese hatte vielmehr 5 Jahre zuvor zusammen mit einem Herpes iridis bestanden. Zur Zeit der Enukleation war in dem glaukomatösen Auge Blasenbildung der Kornea vorhanden und das Epithel fehlte zum großen Teil.

„Oberflächlich mehrfach Narbengewebe, das kleinere Inseln nekrotischer Herde umschließt. Wo die Bowman fehlt, besonders nahe dem Limbus, findet sich ein demarkierendes oberflächliches Rundzelleninfiltrat. Die vorderen Lamellen sind stark aufgequollen und zeigen welligen Verlauf. Zwischen ihnen befinden sich ausgesprochene Lücken, in denen nur spärliches Zellmaterial liegt. Nach der Tiefe folgt dann in der Mitte der Kornea ein großer nekrotischer Herd, der nach der Seite vielfach Ausläufer entsendet, in der Tiefe sich bis in die hinteren Hornhautlamellen erstreckt. Die gequollenen Hornhautlamellen verlieren sich teils gegen die nekrotische Zone, teils sind sie scharf wie abgeschnitten. An mehreren Stellen ist die kernarme, Eosinfärbung schwach annehmende nekrotische Zone seitlich wie hinten von einem Lymphozytenwall umgeben, in leichterem Grade auch sonst von Lymphozyten durchsetzt. Gegen die Sklera wie auch gegen die Descemet verliert sich die Nekrose, auch wird die demarkierende Infiltration erheblich geringer. Die Faltung der Hornhaut durch Quellung erstreckt sich auch auf die Hinterfläche, so daß auch die Descemet mehrfach gefaltet ist.“

Die herpetische Hornhauterkrankung wird auf Grund der übrigen anatomischen Befunde dieses Auges als Neuritis cornealis aufgefaßt. Ich habe den Befund nur, weil er der einzige ist, ausführlich wiedergegeben, man kann ihn aber natürlich nicht als die anatomische Grundlage einer frischen Herpeserkrankung der Hornhaut ansehen, was übrigens GILBERT auch nicht getan hat, da er ihn mehr der sog. Sklerose an die Seite stellt.

Wichtiger sind die anatomischen Untersuchungen mit Herpesmaterial geimpfter Augen, die FUCHS und LAUDA am Menschen, GRÜTER, LIPSCHÜTZ, LUGER und LAUDA an Kaninchen ausführten. Im Fall von FUCHS wurde der Bulbus 96 Stunden nach der Impfung entfernt, es hatte sich eine typische Keratitis dendritica entwickelt, die z. T. geschwürig geworden war. Der Prozeß spielte sich vor allen Dingen im Epithel ab. Auf der nasalen Seite war kein wesentlicher

Substanzverlust aufgetreten, während temporal die Bowman den Grund eines flachen Geschwürs bildete, derselbe war mit flachen Epithelzellen, wahrscheinlich neugebildeten, in 1—2 Lagen bedeckt. Die charakteristischen Veränderungen der Epithelzellen sind folgende: Einzelne Kerne zeigen nur eine Auflockerung der Chromatinsubstanz, wobei kleine chromatinfreie Räume entstehen, die von einer homogenen Masse ausgefüllt erscheinen. In älteren Stadien sind mehrere dieser Räume zusammengeflossen, so daß größere entstehen, welche durch zarte Chromatinfäden getrennt sind. In noch späteren ist der ganze zentrale Anteil des Kerns von einer homogenen eosingefärbten Masse erfüllt. Die Kernmembran ist etwas verdickt und zerknittert. Bisweilen ist der zentrale homogene Körper von der Membran zurückgezogen. Es wurde auch die sog. ballonierende Degeneration gefunden. Die beschriebenen Einschlüsse werden als Degenerationserscheinungen aufgefaßt. Grüter beschreibt am Kaninchenauge eine diffuse Nekrose: zunächst findet man mangelhafte Epithelfärbung, Wucherung und hydropische Schwellung der basalen Zellen, Vakuolenbildung mit Einschluß geschrumpfter Kerne. Dann bilden sich Risse in der Epithelschicht, die sich abstößt. Die Nekrose geht unter Zerfall der Bowman auf das Parenchym über. Ähnliches berichten Luger und Lauda sowie Lipschütz, der von Herpes zoster erfolgreich auf das Kaninchenauge impfte und dort die Zosterkörperchen, wenn auch spärlich, vorfand. Er sieht diese als Reaktionsprodukte der Zellen, hauptsächlich des Kerns, weniger des Protoplasmas auf das in ihnen parasitierende Virus des Herpes an. Löwenstein fand bei seinen Impfversuchen eine zur Einschmelzung führende Infiltration des Hornhautgewebes mit polynukleären Leukozyten, in der dem Virus unmittelbar ausgesetzten Schicht, im Epithel zystische Degeneration, Blasenbildung, dann Einschmelzung der Bowman und glasige, kernlose Mortifikation der oberen Parenchymschichten. Eine Beziehung der Veränderungen zu den Hornhautnerven ließ sich nicht nachweisen.

d) Keratitis superficialis punctata.

Wenn man die spärlichen anatomischen Befunde sichtet, so hat man den Eindruck, daß kein einheitliches Krankheitsbild vorliegt, auch bei Ausschluß der leprösen Form. Nuel gibt an, es handele sich in seinem Fall um die Krankheit, die Fuchs, Adler, v. Reuss und Stellwag unter verschiedenen Namen beschrieben haben. Aber diese Autoren scheinen nicht der Ansicht zu sein, daß sie das gleiche Bild vor sich hatten. In Nuels Fall bestehen die größeren Herdchen aus einer dichten Anhäufung eigentümlich gewundener, spiraliger Fäden, welche sich mit Alaunkarmin stark färbten. Sie lagen so dicht, daß man über das Verhalten der Zellen nichts aussagen konnte. Wo die Fäden spärlicher lagen, standen sie mit den Hornhautzellen in Beziehung und Nuel nimmt an, daß sie aus diesen hervorgehen. Das Hornhautgewebe ist an den erkrankten Stellen im ganzen ödematös. Die Fäden setzten sich an die Hinterfläche der Bowman an. Einmal wurden aber solche Spiralen vor der unveränderten Bowman gefunden, was mir mit der Entstehung aus den Hornhautzellen nicht übereinzustimmen scheint. Das Epithel ist durch Flüssigkeitsansammlung unter und zwischen den Zellen gelockert. Wanderzellen fehlen. Mit der Auffassung Fibrin stimmt die starke Karminfärbung schlecht. Nuel rechnet die Gebilde zum Hyalin, das allerdings auch aus Fibrin entstehen könne. Er denkt sich eine Fermentwirkung seitens der Hornhautzellen auf ein entzündliches Exsudat. Der anatomische Befund zeigt Ähnlichkeit mit den bei degenerativen Prozessen gefundenen, die Entstehung im Anschluß an eine heftige Konjunktivitis weist aber auf einen entzündlichen Vorgang hin.

AXENFELD berichtet auf Grund von Präparaten von Major HERBERT über einen Bazillenbefund in den abgeschabten Epithelien bei dieser Krankheit. WEHRLI sah im Epithel zahlreiche lymphozytenähnliche Zellen, keine Mikroorganismen, in dem kleinen anhängenden Parenchymstückchen nichts Pathologisches. Im zweiten Fall gleichfalls starke Lymphozytenanhäufung im Epithel, manchmal schließen solche Häufchen eine Epithelzelle mit degeneriertem Kern ein. Die Degeneration der Epithelzellen hält er für das Primäre. Die Bowman ist normal, unter den sehr dichten Herden sind die Zellen des Parenchyms gequollen und vermehrt, Gefäße fehlen. VERHOEFF hat die Diagnose Keratitis superficialis punctata an dem herausgenommenen Auge gestellt. Den Flecken entsprechen nekrotische Herde, die unmittelbar unter der Bowman liegen. Der nekrotische Bezirk besteht aus körnig zerfallenem Chromatin und eosingefärbten Massen. Sie sind in Räume eingelagert, die durch Aufsplittern der Kornealsubstanz entstanden sind. Die körnigen Massen sollen aus zerstörten Leukozyten hervorgehen. Die Leukozyten durchdringen manchmal die Bowman an den Nervenkanälen. Die Bowman ist unversehrt oder von hinten angenagt, das Epithel z. T. verdickt. Ganz kleine Herde liegen immer um Hornhautnerven. Aus Gründen, die hier nicht näher erörtert werden können, schließt VERHOEFF, daß die Erkrankung ätiologisch mit dem Herpes und der Keratitis disciformis zusammengehöre und nervösen Ursprungs sei, aber nicht auf Mikroorganismen zurückgeführt werden könne, eine Ansicht, die mit Rücksicht auf die neueren Arbeiten von GRÜTER über das Herpesvirus wohl der Nachprüfung bedarf. Die Fälle von WEHRLI und HERBERT will er nicht ohne weiteres der FUCHSschen Keratitis zurechnen. GRÜTER hat neuerdings die Keratitis superficialis punctata ursächlich auf die schwächere Abart des Herpesvirus zurückgeführt.

Die Krankheit, die MIYASHITA Keratitis superficialis diffusa nennt, soll von der FUCHSschen leicht zu unterscheiden sein. 9 Fälle wurden anatomisch untersucht. Eine Anzahl von Abbildungen liegt vor. Es fällt auf, daß die anatomischen Bilder so verschieden sind. Ödem zwischen den Basalzellen des Epithels fehlt 4 mal, ist wirklich ausgesprochen 2 mal, schwach 3 mal. Ungleichmäßige Dicke des Epithels fehlt 5 mal, angedeutet 1 mal, vorhanden 3 mal. Infiltration der Basalschicht mit Zellen fehlt 2 mal, ist mehr oder minder ausgesprochen 7 mal, Zerstörung der Bowman fehlt 6 mal, Aufspaltung und Verdünnung 3 mal. Wellung der Bowman fehlt 3 mal, sonst mehr oder weniger deutlich. Ödem im Parenchym fehlt 1 mal, sonst in verschiedener Deutlichkeit vorhanden. Infiltration unter der Bowman fehlt 4 mal. Es ist hiernach nicht leicht, sich ein klares Bild zu machen und zu verstehen, wie die Befunde die massenhaften feinsten Pünktchen erklären können.

Die Keratitis punctata leprosa ist unter „Lepra" besprochen.

e) Ulcus rodens (MOOREN).

Das klinische Bild setze ich als bekannt voraus. Zweifellos erscheint mir, daß es sich um ein sehr seltenes und ganz besonders geartetes Leiden handelt, schwierig und unsicher ist aber seine Abgrenzung. Sicher ist man zu der Voraussetzung berechtigt, daß es auch von dieser Erkrankung wie auch sonst leichter und verhältnismäßig gutartig verlaufende Fälle neben den ganz typischen, bösartigen geben wird. Ob aber der Befund eines unterminierten zentralen Randes und das Fehlen von Hypopyon genügt, um die Diagnose zu stellen, möchte ich unentschieden lassen. Solange die Ursache unbekannt ist, fehlt hier die Möglichkeit einer Entscheidung. Mit Ausnahme eines Falles (SÄMISCH-GOTTSCHALK), wo das Geschwür zentral auftrat, ist es im Beginn immer randständig gewesen und hat von hier aus allmählich die Hornhaut überzogen. Ich betrachte es als meine Aufgabe zusammenzufassen, was bisher über die pathologische Anatomie bekannt ist, wobei zu betonen ist, daß es naturgemäß alte, lange bestehende Krankheitsfälle waren, welche die Veranlassung zur Enukleation, und damit die Möglichkeit mikroskopischer Untersuchung gaben. Nur mit wenigen Worten werde ich dann auf die Erklärungsversuche eingehen, die sich naturgemäß auf hypothetischem Boden bewegen. In dieser Hinsicht sei besonders auf die Arbeit von Junius verwiesen.

Anatomische Befunde liegen 14 vor. Von diesen scheide ich 3 (Asayama, Kiribuchi, Ogiu), die von Hayashi erwähnt werden und nur in japanischen Zeitschriften veröffentlicht sind, aus, ferner eine Mitteilung von Rochat, die mir nur in kurzem Referat bekannt ist und angeblich die Auffassung vertreten soll, daß das Ulcus rodens ein Basalzellenkarzinom sei. Wenn es sich hier um eine richtige Wiedergabe handelt, so wäre diese Ansicht auf Grund der übrigen Befunde abzulehnen. Es bleiben also 10 Fälle übrig, die der Darstellung zugrunde liegen. Sie wurden veröffentlicht zwischen 1899 und 1920.

Der klinische Verlauf zeigt, daß mit dem Fortschreiten des Geschwürs nach den mittleren Teilen hin am Rand Vernarbungsvorgänge einhergehen. Dementsprechend ist der periphere Geschwürsrand flach, der zentrale steil und unterminiert. Es kann beim Vordringen eine Insel wenig veränderten Hornhautgewebes geradezu abgeschnürt werden, das kommt auch in einigen Präparaten zum Ausdruck, am besten in dem Fall von Hayashi.

Der periphere, bereits abgeheilte Teil der Hornhaut zeigt stets eine erhebliche Verdünnung der Membran im ganzen. Das deckende Epithel ist unregelmäßig und schickt Zapfen in das darunter liegende Gewebe, welche im Schnitt als isolierte Epithelinseln erscheinen können. Die Bowman fehlt hier selbstverständlich. Unter dem. Epithel liegt ein vaskularisiertes mehr oder minder infiltriertes Gewebe. Die normale Hornhautstruktur ist hier gänzlich verschwunden. Erst die tiefsten Lamellen zeigen wieder normale Beschaffenheit oder vereinzelte Gefäße und etwas vermehrten Kerngehalt. Dieser stehengebliebene Teil hat $^1/_3$—$^1/_7$ der normalen Hornhautdicke. Descemet und Endothel sind in allen Fällen erhalten und von normaler Beschaffenheit. Dies gilt auch für den Geschwürsbezirk selbst. Nach dem peripheren Geschwürsrand hin verdünnt sich das Epithel. Der Geschwürsgrund ist bedeckt mit nekrotischen Massen, darunter sind die Hornhautlamellen durch eine Infiltration verdeckt, in der Lymphozyten, Leukozyten, Plasma- und eosinophile Zellen gefunden werden. Im ganzen wird die Infiltration als eine nicht besonders starke beschrieben, jedenfalls viel geringer als beim Ulcus serpens. Auch Gefäße werden hier angetroffen, sowie Blutungen. Im Falle Hillemanns zog ein Leukozytenstreifen unter dem ganzen Geschwür her als Fortsetzung der Infiltration der Randteile. Kleine Leukozytenknötchen im Geschwürsgrund, die den Eindruck von Abszeßchen machten, beschrieben Epalza und Salus (klinisch).

Der zentrale Geschwürsrand ist ausgezeichnet durch seinen unterminierenden Charakter. Man sieht daher im Schnitt einen überhängenden Lappen, der aus mehr oder weniger infiltriertem gefäßhaltigem Hornhautgewebe und darüber gelegenem, oft verdicktem Epithel besteht. Letzteres kann sich auch am Rande des Geschwürs nach der Tiefe fortsetzen. Die anstoßenden Hornhautlamellen sind nackt, gequollen, kernarm, offenbar im Zustand einer mehr oder weniger ausgesprochenen Nekrose. In einigen Fällen wird auch eine zellige Infiltration der Geschwürsränder beschrieben. Wo eine stehengebliebene Hornhautinsel vorhanden war, zeigte sie im allgemeinen Verlust oder mindestens Verdünnung des Epithels. Die Bowman lag entblößt. Das Kornealgewebe zeigte sich kernarm, es kam aber auch geringe, oder etwas stärkere Infiltration desselben

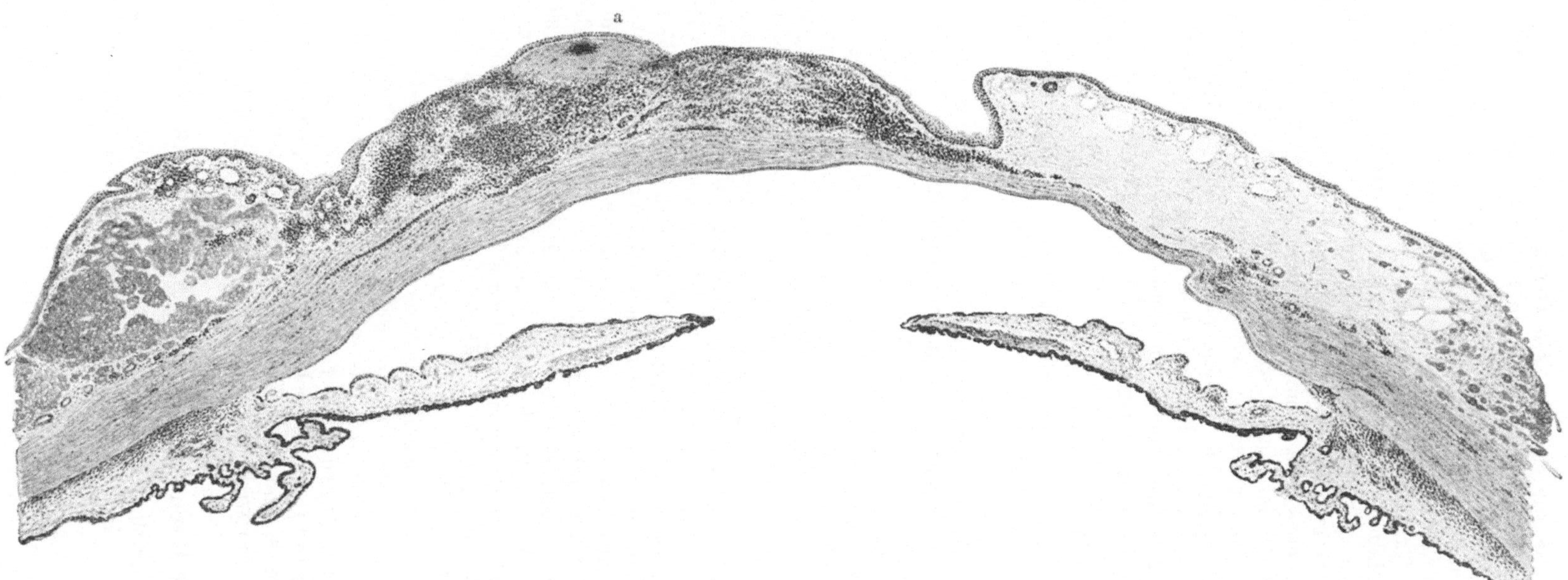

Abb. 19. Ulcus rodens. Senkrechter Schnitt seitlich von der Mitte der Kornea. Oben transplantierte Konjunktiva auf den erhalten gebliebenen hintersten Lamellen. Von dort bis zur unteren Episklera epithelüberzogenes mächtiges Granulationsgewebe an Stelle der vorderen Hornhautschichten, von denen nur eine kleine Insel bei a erhalten ist; in dieser isolierter nekrotischer Herd.   (Nach EPALZA: Klin. Monatsbl. f. Augenheilkunde 54; Tafel V.)

vor. Das Limbusgewebe war verdickt. Die Gefäße weit, die zellige Infiltration reichlich, am auffallendsten in dem Fall von Schmidt-Rimpler, wo ein förmlicher Gewebsknopf entstanden war, der auf die Hornhaut überhing. Das episklerale Gewebe nahm an der Entzündung in dem Maße teil, wie es bei fast jeder schwereren Hornhautentzündung gefunden wird. Der Kammerwinkel war frei, von einer stärkeren Eiteransammlung in der vorderen Kammer ist nirgends die Rede. Manche Fälle waren kompliziert dadurch, daß Bindehautlappen überpflanzt waren. Zahlreiche andere therapeutische Maßnahmen mögen den Befund mehr oder minder verändert haben, im ganzen hat er aber doch etwas durchaus Typisches und stimmt mit dem klinischen Verlauf überein. Mikroorganismen, denen man eine ursächliche Bedeutung hätte zuschreiben können, sind nicht gefunden worden. Der unterminierende Charakter an dem progressiven Geschwürsrand hat ja eine gewisse Ähnlichkeit mit dem Ulcus serpens, aber die viel geringere Infiltration und der langsame Verlauf unterscheiden die beiden Krankheitsbilder anatomisch sowie klinisch.

Zusammenfassend kann man sagen: Wir finden Nekrose, unterminierende Infiltration, Zerstörung der Lamellen in großer Tiefe, aber keine Neigung zur Perforation, ganz unvollkommenen Ersatz des verlorengegangenen Gewebes durch gefäßhaltiges Granulationsgewebe, Eindringen von Epithelzapfen, Zurückbleiben der zelligen Infiltration weit hinter den Verhältnissen, wie wir sie bei eitrigen Geschwüren kennen.

Die Deutungen der Autoren sind verschieden. Die Annahme eines spezifischen Erregers wird von einigen gemacht, von anderen abgelehnt. Die Nekrose wird teils als primär betrachtet und ihr eine nervöse Ursache zugeschrieben (Junius). Auch in der soeben erschienenen Arbeit von Suganuma, der 5 Fälle bei gleichzeitig bestehendem Trachom untersuchte, findet sich eine ähnliche Auffassung. Von anderen wird die Nekrose für sekundär gehalten. Wiederum andere nehmen an, daß die Krankheit als Episkleritis beginne, und daß das Granulationsgewebe vom Rande her in die Kornea eindringt, die Lamellen zerstört und zur Einschmelzung bringt, wodurch dann das Geschwür entsteht. Diese Ansicht wird von Junius für gänzlich unbegründet erklärt, da Beginn mit Episkleritis niemals vorkomme. Nun betont aber z. B. Salus, daß in seinem Fall eine Episkleritis vom gewöhnlichen Aussehen den Beginn der Erkrankung darstellte. Man kann das doch also nicht einfach bestreiten. In anderen Fällen gingen zusammenfließende Randinfiltrate von ganz gewöhnlichem Aussehen der Geschwürsbildung voraus. Ich ziehe daraus zunächst nur den Schluß, daß tatsächlich Verschiedenheiten vorkommen. Die ausführlichste theoretische Ausführung findet sich in der Arbeit von Junius, der auf die Beziehung zu anderen neurogenen Hornhauterkrankungen hinweist, zu denen er den Herpes Zoster, die Keratitis disciformis und superficialis punctata rechnet. Nun hat Grüter gerade diese Erkrankungen durch ektogene Infektion mit einem bestimmten Virus erklärt. Man sieht daraus, auf wie schwankendem Boden diese Auffassungen stehen. Wenn eine Neuritis des Trigeminus die Ursache wäre, wobei der Prozeß basal sowie orbital sitzen kann, so wäre auch das sofortige Aufhören der Schmerzen nach der Enukleation, das Junius selber hervorhebt, schwer zu verstehen. Ich möchte mich aber nicht in weitere Spekulationen verlieren, sie sind in den Arbeiten auf diesem Gebiet in reichlichem Maße anzutreffen. Ich entnehme denselben nur die Tatsache, daß eine wirkliche Klarstellung noch nicht gelungen ist.

f) Die korneale Form des Frühjahrskatarrhs.

Hierbei ist bekanntlich im allgemeinen nur der Limbus und seine nächste Umgebung ergriffen. Eine starke Beteiligung der eigentlichen Hornhaut gehört zu den größten Seltenheiten, aber auch hier geht die Wucherung vom Limbus aus. Ich habe einen solchen Fall, der zur fast völligen Erblindung beider Augen führte, in Heidelberg beobachtet. Er ist erwähnt in der Arbeit von AXENFELD und RUPPRECHT, die mehrere der von LEBER abgetragene Stücke untersuchen konnten. Einen weiteren sah ich in Halle und gebe eine Abbildung desselben. Die Histologie ist im wesentlichen übereinstimmend mit den Wucherungen der Konjunktiva und des Limbus. Da diese Dinge zweifellos in den Abschnitt Konjunktiva gehören, gehe ich nicht näher darauf ein.

Einen atypischen Fall, der eine Hornhautgeschwulst vortäuschte, beschreibt FRANK und führt noch zwei Beobachtungen von BURCKHARDT und ZIRM an, die von diesen allerdings nicht zum Früh-jahrskatarrh gerechnet sind. In seinem eigenen Fall bestand beiderseits am unteren Hornhaut-rand eine umschriebene Xerosis und außerdem auf dem einen Auge eine kleine, rundliche, der Hornhaut aufsitzende Geschwulst. Die Basis ist ein zartes Bindegewebe, das sich vom Limbus zwischen Epithel und Bowman vorschiebt, gegen den Tumor zu wird es hügelartig, das Epithel zeigt 20—30 Zellagen, das Bindegewebe hat spärliche Gefäße. Die oberflächlichsten Epi-thelien sind verhornt, die unteren regelmäßig zylindrisch. Die Zellen sind von stark gefärbten Körnchen angefüllt. Die Bowman war in der Mitte der Geschwulst ganz zerstört, in den peri-pheren Teilen dagegen in größerer Ausdehnung erhalten. An der Konjunktiva war nichts von den charakteristischen Befunden des Frühjahrs-katarrhs vorhanden, die diffuse Verdickung war am Limbus nur eben angedeutet. Der Patient hatte aber in der wärmeren Jahreszeit regelmäßig Augenentzündungen.

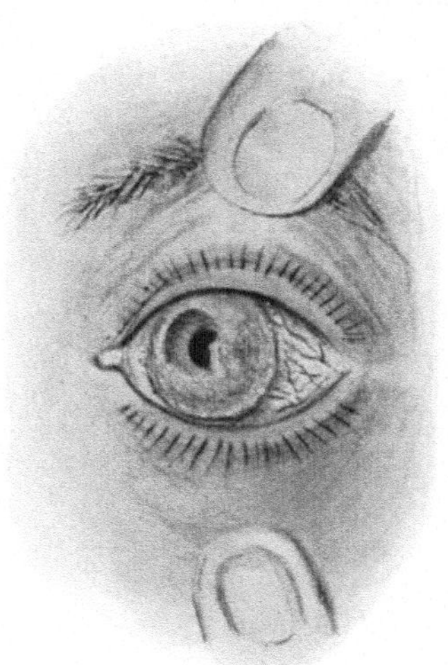

Abb. 20. Frühjahrskatarrh der Kornea von ganz ungewöhnlicher Ausdehnung. (Beobachtung des Verfassers.)

Ich kann mich nicht ganz des Verdachts erwehren, daß die Geschwulst ein eben beginnendes Papillom darstellen könnte.

III. Keratitis parenchymatosa und andere auf Syphilis be-ruhende Hornhauterkrankungen. Keratitis anaphylactica.

Das vorliegende anatomische Material über Keratitis parenchymatosa läßt sich zweckmäßig einteilen in: 1. Befunde beim Fötus und Neugeborenen, 2. beim jugendlichen oder erwachsenen Menschen, 3. bei Tieren (spontan entstanden) und 4. beim Versuchstier: Impfkeratitis der verschiedenen Formen. In dieser Einteilung will ich die Befunde besprechen. Hinsichtlich der Beurteilung älterer Arbeiten ist zu betonen, daß wir es jetzt als sicher ansehen dürfen, daß die typische primäre Keratitis parenchymatosa so gut wie ausnahmslos auf angeborener Lues beruht. Ich rechne deshalb in Übereinstimmung mit IGERSHEIMER meine beiden früher veröffentlichten Fälle unbedenklich dazu, besonders auch, da man in-zwischen gelernt hat, daß die anatomischen Befunde, die ich als charakteristisch für Tuberkulose ansah, auch bei Syphilis vorkommen können.

Zur Gruppe 1 sind zu rechnen 2 Fälle von SEEFELDER, 2 von REIS, 1 von v. HIPPEL, 1 von CLAUSEN (rechts atypische Keratitis parenchymatosa, links Iridozyklitis, Occlusio pupillae, Cataracta complicata). Sichere Syphilis ist nachgewiesen im ersten Fall von Reis sowie in den Fällen von v. Hippel und Clausen.

Das Epithel zeigte in diesen Fällen kleinere und größere Defekte, wo es erhalten war, erschien es verdünnt (nach Reis neugebildet). Wenn auch viele künstliche Defekte vorkamen, so konnte doch an einer abnormen Lockerung kein Zweifel bestehen. Die Bowman war unversehrt, die zellige Wucherung besonders stark in den vorderen Schichten des Parenchyms. Zwischen den Lamellen fanden sich spindelförmige, mit Hämatoxylin diffus gefärbte Einlagerungen, innerhalb deren stark gefärbte Körner von ungleicher Größe hervortraten, vermutlich aufgequollene in Nekrose begriffene Hornhautkörperchen, ferner massenhafte, ganz dicht aneinandergelagerte, sehr kleine, unregelmäßige Kerne, welche polynukleären Leukozyten angehörten (v. Hippel). Unterhalb der Bowman fand sich dichte Infiltration mit Leukozyten und Zerfallsprodukten und diffuse Wucherung der fixen Zellen innerhalb der ganzen Hornhaut (Seefelder),

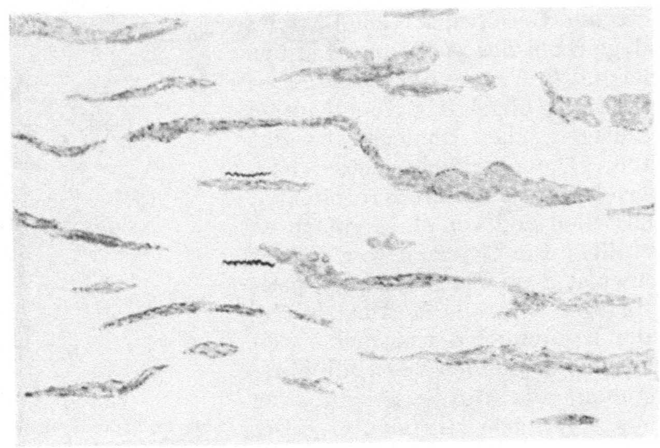

Abb. 21. Keratitis parenchymatosa. Spirochätenpräparat. Luetische Keratitis parenchymatosa bei einem Fötus vom 7. Monat. (Präparat des Verfassers.)

Leukozyteninfiltration besonders in den oberflächlichsten Schichten (Clausen). Der Befund von Reis ist insofern von besonderer Art, als es sich dort um eine typische ringförmige Trübung beider Augen handelte. Dementsprechend enthielt dieser Bezirk die hauptsächlichsten Veränderungen. Die zelligen Elemente, die sich hier in großen Mengen fanden, wurden teils als gewucherte Hornhautkörperchen, teils als eingewanderte Leukozyten gedeutet. Die Descemet und das Endothel waren in diesen Fällen im wesentlichen normal.

Unter den Fällen von Keratitis parenchymatosa bei älteren Individuen ist der frischeste und deshalb besonders wichtige der von Elschnig. Das rechte Auge war seit 3, das linke seit 7 Wochen erkrankt. Die grundsätzliche Bedeutung dieser Beobachtung rechtfertigt es wohl, wenn ich den Befund mit den Worten des Autors wiedergebe (Heidelberger Versammlung 1905):

„Im Parenchym fanden sich in vollständig regelloser, herdförmiger Anordnung die folgenden Veränderungstypen. 1. bei ganz normaler Beschaffenheit der Lamellen enthalten die nahezu normal weiten oder mäßig erweiterten Saftspalten 2—3 etwas unregelmäßig ovale und vielgestaltige Kerne, anscheinend aus Teilung fixer Hornhautkörperchen hervorgegangen. Dazwischen spärlich ein- oder noch spärlicher mehrkernige Leukozyten. 2. Bei ebenfalls noch normaler Beschaffenheit der Lamellen sind die Saftspalten stärker erweitert, mit einer feinsten körnigen detritusähnlichen Masse erfüllt, welche teils noch wohlerhaltene, teils aufgequollene, teils in Bröckel zerfallene, dann sehr dunkel tingierte Kerne und Kernfragmente enthält. 3. Diese Veränderung in den Saftspalten ist um ein Vielfaches intensiver.

so daß dieselben bis zu einer Dicke von 0,02 mm erweitert sind und zu ganzen Straßen zusammenfließen. Sie enthalten dann neben der feinst-körnigen, in Hämatoxylin leicht gebläuten Detritusmasse reichlichste Kernfragmente. Dazwischen sind die Lamellen an den Stellen der größten Intensität der Veränderung wie schleimig erweicht, in Hämatoxylin stark gebläut, an manchen Stellen fließen die erweiterten Saftspalten benachbarter Lamellensysteme am Querschnitt zusammen. 4. In unmittelbarer Nachbarschaft kleinerer solcher nekrotischer Herde, teils wieder in nahezu normaler Umgebung, finden sich Herde, welche aus einem Konvolut regellos in allen Richtungen durcheinandergewirbelter Kerne (proliferierte Hornhautkörperchen) bestehen, denen nur spärlich einkernige Rundzellen beigemengt sind. An den anscheinend frischesten solchen Herden finden sich nur spärlichste wie schwammige Gewebsreste zwischen den Kernen, an älteren (besonders am linken Auge sehr deutlich) sind die Kerne schon spärlicher und ein in Eosin auffallend dunkles, faseriges

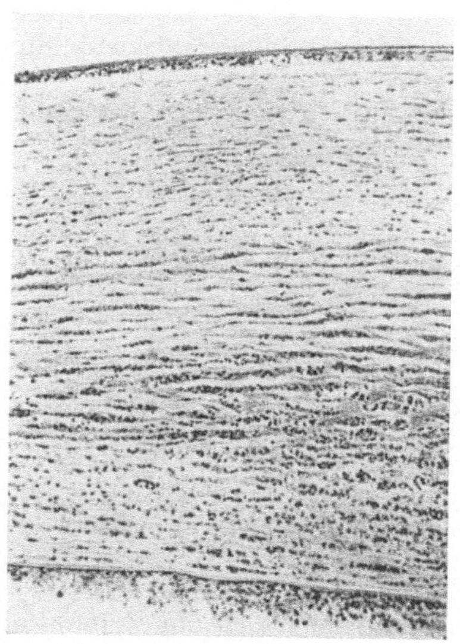

Abb. 22. Keratitis parenchymatosa nach Elschnig (v. Gräfes Arch. f. Ophth. 62) Unregelmäßigkeiten des Epithels, degenerative Veränderungen
des Parenchyms.

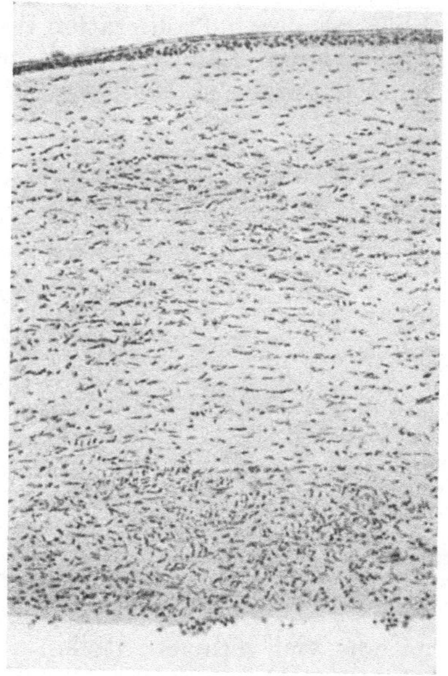

Abb. 23. Keratitis parenchymatosa nach Elschnig
(v. Gräfes Arch. f. Ophth. 62). Stadium der Regeneration, in der Tiefe besonders massenhafte
durcheinander gewirbelte Hornhautkörperchen.

oder nahezu homogenes Zwischengewebe in spärlicher Menge gebildet. An einem vom unteren Hornhautrand zungenförmig längs der Descemet in die tiefsten Hornhautlamellen hervorragenden Proliferationsherd finden sich einige riesenzellenähnliche Gebilde. 5. Ausgedehnte Partien sind von tiefliegenden Gefäßen durchzogen, in deren Nachbarschaft immer in fast diffuser Weise reichlichste, in allen Richtungen angeordnete Kerne fixer Hornhautkörperchen und auch zu ganzen Straßen angeordnete Rundzellen, fast nirgends polynukleäre Leukozyten sich vorfinden. Die Lamellierung ist hier fast vollständig verloren gegangen, da die Gefäße auch schräg zur ursprünglichen Lamellenlagerung sich verzweigen."

Die Hornhaut ist an einzelnen Stellen nahe der Mitte unregelmäßig, fast bis zum Doppelten ihrer normalen Dicke angeschwollen. Hornhautepithel hochgradig atrophisch, nirgends abgeschilfert.

Endothel in großer Ausdehnung abgeschilfert oder nur in atrophischen Resten erhalten. Um die Hornhaut herum starke Rundzellenanhäufung um die Gefäße. An verschiedenen Stellen obliterierte Arterien, umgeben von Granulationsgewebe. Eine diesem Granulationsgewebe gleichende Scheide von vorwiegend spindelförmigen Zellen findet sich um die Venen des Schlemmschen Plexus. Von der Episklera und der Konjunktiva aus schiebt sich ein sehr zellreiches und gefäßreiches, junges Bindegewebe nach Art eines Pannus an Stelle der oberflächlichsten Hornhautschichten, oben stärker als unten. In diesem Bereich fehlt die Bowman.

Am linken Auge ist die Gefäßneubildung und die Zerfaserung der Hornhautlamellen viel weiter vorgeschritten und die unter 2 und 3 beschriebenen Veränderungen fehlen. Proliferation der Hornhautkörperchen mit Riesenzellen vor der Descemet sind hier zahlreicher als rechts vorhanden."

Die Deutung ist folgende: Den Beginn bildet eine unregelmäßige Teilung der fixen Hornhautkörperchen, welche dann aufquellen und zerfallen. Einwanderung von Rundzellen vom Rande her spielt, wenn sie überhaupt vorkommt, eine untergeordnete Rolle. Ist die Nekrose der Hornhautkörperchen, die unter lebhafter Aufquellung und augenscheinlich unter Aufnahme eiweißhaltiger Substanz erfolgt, weiter vorgeschritten, so stellen sich erst sekundär nekrotische Veränderungen in den dazwischenliegenden Lamellen ein. Die Reparation der zugrundegegangenen Hornhautpartien erfolgt anscheinend fast ausschließlich durch Proliferation der fixen Hornhautkörperchen, welche dann sekundär ein den Lamellen ähnliches Bindegewebe erzeugt. Die Blutgefäße, resp. eine unter ihrem Einflusse auftretende, faserige Bindegewebsneubildung,

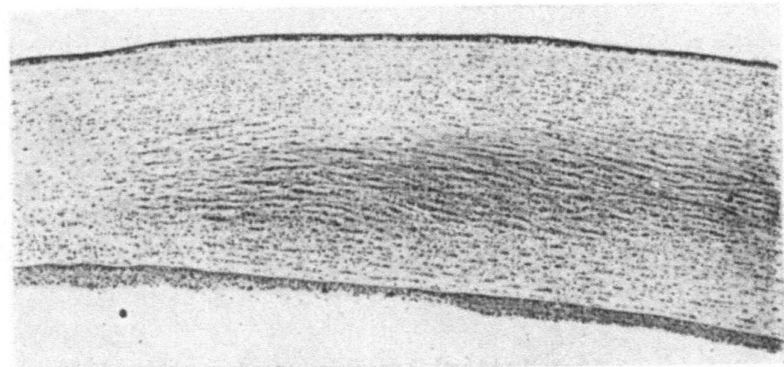

Abb. 24. Keratitis parenchymatosa nach Elschnig (v. Gräfes Arch. f. Ophth. 62). Mittlere Hornhautpartie, der Bezirk nekrotischer Einschmelzung der Lamellen ist durch die dunkle Färbung kenntlich.

spielen eine viel geringere Rolle. „Die Beteiligung derselben am Reparationsprozeß ist offenbar von der Extensität und Intensität der Nekrose einerseits und andererseits von der Proliferationsfähigkeit der erhaltenen fixen Hornhautkörperchen abhängig. Nur dort, wo diese nicht ausreicht, dürfte Neubildung faserigen Bindegewebes, von neugebildeten Gefäßen ausgehend, in größerer Masse Platz greifen."

Die sonst an den Augen gefundenen Veränderungen sind so geringfügiger Art, daß sie unter keinen Umständen als ursächlich für die Entstehung der Keratitis in Betracht kommen können. Diese ist vielmehr mit Sicherheit als primär im anatomischen Sinne anzusehen.

Von älteren Beobachtungen betrifft der Fall von Krükow eine 48jährige Frau mit Gummata im Gehirn, im Leben bestand das Bild einer vaskularisierten Keratitis.

Die vordersten Schichten des Parenchyms waren ziemlich normal, dagegen fanden sich zwischen dem ersten Drittel und der Descemet sehr zahlreiche Gefäße, auch die feinsten derselben waren von einer adventitiellen Scheide begleitet, zwischen ihr und der Gefäßwand vielfach weiße Blutzellen, in den Gefäßen zahlreiche Leukozyten. Der Bestandteil der Hornhautkörperchen, der sich mit Hämatoxylin färbt, ist so viel größer, daß es den Anschein hat, als habe er ein ungeheures Wachstum erfahren. Ob es sich überhaupt um Kerne oder um verändertes Protoplasma handelt, ist fraglich.

Die Zugehörigkeit des Falles von O. Meyer ist unsicher. In den tieferen Schichten bestand Infiltration von runden oder polygonalen Zellen, die öfters als Knötchen angehäuft waren. Vaskularisation der tiefen Schichten mit perivaskulärer Zellanhäufung, Verdickung der Endothelschicht durch eine Gewebsauflagerung, die vielfach Knötchenform zeigt. In den tiefsten Schichten der Iris Knötchen an Tuberkel erinnernd, keine Riesenzellen, vorderer Skleralabschnitt stark verdickt, vaskularisiert und infiltriert. Zweifelhaft ist auch die Stellung des von FUCHS in seinem Lehrbuch abgebildeten Falles.

In meinem ersten eigenen Fall, dessen damalige Deutung Tuberkulose ich jetzt fallen lasse, war festzustellen, daß die Trübung in dem Rückbildungsstadium der Keratitis parenchymatosa, in dem noch starke Gefäßneubildung bestand, auf Infiltration mit zelligen Elementen und auf Veränderung der fibrillären Grundsubstanz beruhte. Die Art der letzteren war nicht sicher zu bestimmen (Leichenauge, älteres Stadium). Besonders zu erwähnen sind Veränderungen im periphersten Teil der Kornea. Am rechten Auge ist die Hornhautperipherie von einer knotenförmigen Neubildung eingenommen, welche die darin verlaufende Descemet einschließt und aus Epitheloidzellen sowie einigen sehr großen Langhansschen Riesenzellen besteht. Am linken Auge liegt am unteren Rand der Hinterfläche der Kornea eine in die vordere Kammer vorragende Bindegewebsmasse auf. Durch die Descemet ist dieselbe getrennt von einer stärkeren zelligen Anhäufung in der hintersten Schicht der Kornea, über welche die Lamellen in nach vorn konvexen Bogen verlaufen.

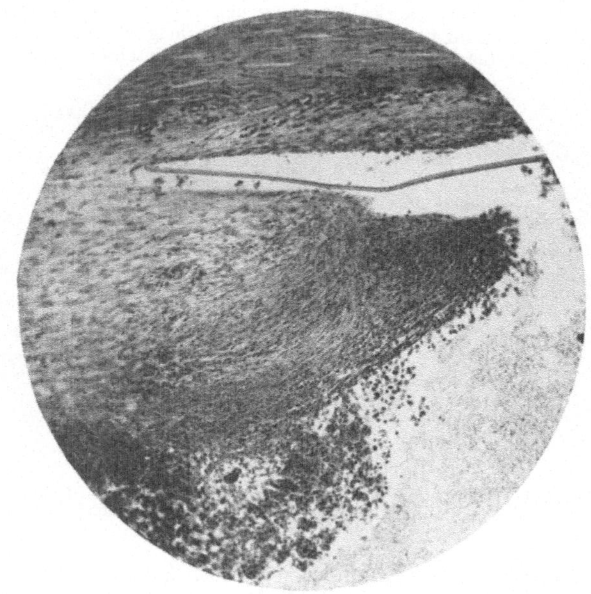

Abb. 25. Keratitis parenchymatosa, Descemetruptur, neugebildetes Bindegewebe auf der Hinterfläche. [Präparat des Verfassers (v. Gräfes Arch. f. Ophth. 68).]

Der erste Fall von STOCK ist zwar, was die Kornea angeht, als ganz frisch zu bezeichnen, er entspricht dem Typus der im Zentrum beginnenden Entzündung, die vordere Hälfte der Kornea ist so gut wie vollständig normal. In der Mitte liegt eine strichförmige Zone von Leukozyten, nach hinten begrenzt wieder durch normales Parenchym, in der Tiefe eine scheibenförmige, sehr dichte Leukozytenanhäufung. Die Descemet ist nach hinten verlagert und zeigt an 2 Stellen Defekte, einen zentral, einen mehr peripher. Das Auge war durch schwere uveale Erkrankung erblindet. Das Kind hatte angeborene Lues und die klinische Diagnose war auf Keratitis parenchymatosa gestellt worden, deshalb muß der Fall trotz des ungewöhnlichen anatomischen Befundes hier mit angeführt werden. (Vgl. auch Abschn. Keratitis pustuliformis profunda und eitriges Geschwür der Hornhauthinterfläche.) Im zweiten Fall handelte es sich um einen vollkommen abgeheilten Prozeß, hier muß früher ein Defekt der Descemet bestanden haben, denn diese ist auf weite Strecken eingeschlossen in Hornhautgewebe, das hinten wieder eine dünne neugebildete Glashaut trägt. Auch bei STANCULEANO war eine Unterbrechung der Descemet an mehreren Stellen vorhanden. Die Iris stand hier mit der Hornhaut in fester Verbindung. Er fand teilweise Zerstörung der Bowman und Ersatz durch zellige Wucherungen, Befunde, die auch in meinen beiden Fällen notiert wurden. An der Hornhauthinterfläche bestand ein größerer Substanzverlust, die Descemet war stark gefaltet, von dem Defekt zurückgezogen. Auf ihrer Hinterfläche bestand eine endothelogene Neubildung.

In meinem zweiten Fall, der eine sich über 5 Jahre hinziehende, mit vielen Rückfällen verlaufende Keratitis betrifft, war die Epithelschicht abnorm dünn, die charakteristischen normalen Zellformen fehlten, es bestand spärliche Gefäßbildung in den oberen, reichlichere in den mittleren, geringe in den tiefen Schichten. Die Gefäße waren einfache Endothelröhren, ihnen lagen Züge von Plasmazellen an, die zelligen Elemente waren vermehrt, teils diffus über größere Partien, teils in Herdform. Es fanden sich größere Zellen mit blassem Kern und breitem Protoplasma, Lymphozyten und Polynukleäre, sowie einzelnen Riesenzellen. Die Hornhautlamellen waren von sehr unregelmäßiger Beschaffenheit, streckenweise nur in Bruchstücken vorhanden, besonders in der Gegend der zelligen Herde. Innerhalb der Lamellen kamen nekrotische Stellen vor. Die Unterscheidung von Hornhautlamellen und oberflächenparallelem neugebildetem Bindegewebe war schwierig und unsicher. Eine mächtige bindegewebige Auflagerungsschicht auf der Hinterfläche ließ nur die zentralen Teile frei. Unten stand sie durch zwei größere Defekte der Descemet in fester Verbindung mit dem Hornhautgewebe, von dem sie nicht abzugrenzen war. Nach der vorderen Kammer zu war sie sehr zellreich, mit einzelnen Riesenzellen.

Stähli (alte Keratitis parenchymatosa) beschreibt zerstreute, zellige Herde im Parenchym. Die Rundzellen treten an Zahl ganz zurück gegenüber langgestreckten Bindegewebszellen. Die Zellen sind ganz regellos angeordnet. Wichtig ist eine Auflagerung von plumpen, langgestreckten Fibroblasten auf der Hinterfläche. Dieselben liegen in allen Richtungen

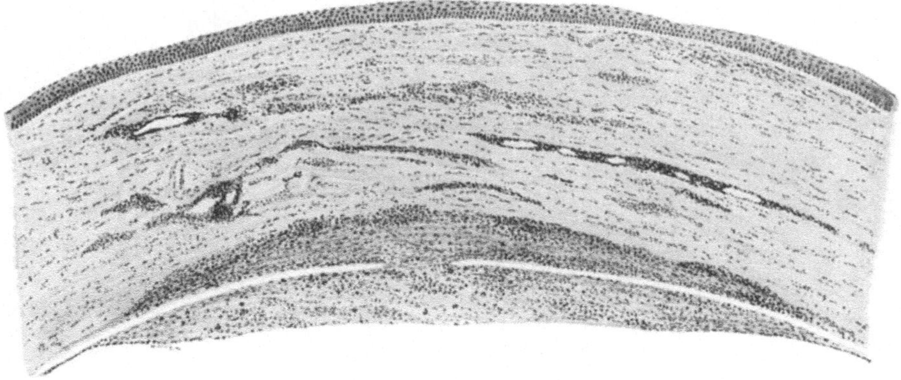

Abb. 26. Keratitis parenchymatosa. Fall Kunze (v. Gräfes Arch. f. Ophth. 102). Ruptur der Descemet, endothelogenes Bindegewebe auf der Hinterfläche, davor tiefes Infiltrat.

kreuz und quer und sind wenig intensiv gefärbt. Zwischen ihnen liegen Lymphozyten und Pigmenteinschlüsse, das Endothel fehlt an dieser Stelle, die Descemet ist intakt.

Aus der Beobachtung von Watanabe ist hervorzuheben einmal eine bindegewebige Auflagerung auf der Hinterfläche der überall erhaltenen Descemet, welche mit den tiefsten Hornhautschichten leicht gefaltet ist. Außerdem ist die Art der Hornhautinfiltration bemerkenswert. In den zentralen Teilen ließen sich drei Schichten unterscheiden, eine vordere, wenig veränderte, dann eine enorm dichte, nach vorn zu scharf abgegrenzte Infiltration von teils erhaltenen, teils zerfallenen Leukozyten und endlich eine weniger scharf begrenzte hinterste Schicht, die als nekrotisch und ödematös gequollen beschrieben wird.

In Gilberts Fall, der ebenfalls eine alte Keratitis betraf und außerdem durch eine perforierende Verletzung kompliziert war, ist das wichtigste die bindegewebsartige Auflagerung auf die Hinterfläche, die von neugebildeter Glashaut überzogen war.

Ein weiterer genau beschriebener Fall ist von Kunze (Igersheimer) mitgeteilt. Hier ist besonders auf Faltungen der Descemet sowie Defekte derselben und auf die Bildung retrokornealer Zellwucherung hinzuweisen, die auch Riesenzellen enthielt und sich gegenüber einer vor der Descemet gelegenen, besonders intensiven, zelligen Infiltration in den tiefsten Schichten befand. Im übrigen zeigen seine Befunde vielfache Übereinstimmung mit den anderen älteren Fällen, Nekrosen im Parenchym kamen aber nicht zur Beobachtung. Die zelligen Elemente, welche sich in diesem Fall fanden, wurden zum größeren Teil für Lymphozyten angesprochen, bei anderen, die sehr verschiedene Form und ungleichmäßiges Verhalten gegenüber Farbstoffen zeigten, war die Deutung unsicher, wie das so häufig bei den zelligen Elementen in pathologisch veränderter Hornhaut vorkommt. In diesem wie auch in anderen Fällen wurden außer den eigentlichen Parenchymveränderungen ganz oberflächliche Herde angetroffen, welche die Bowman emporhoben, auf kurze Strecken auch zur Einschmelzung brachten.

Die Fälle von Zimmermann und Schulze, die zweifellose Tuberkulose betrafen, erwähne ich hier nur, genauer sind sie im Abschnitt „Tuberkulose" besprochen, ebenso der Fall von Bietti, bei dem ein Ulcus internum wie Keratitis parenchymata bestand.

Spirochäten sind bei menschlicher Keratitis parenchymatosa bisher nachgewiesen von v. Hippel (7 Monate alte Frühgeburt), Clausen (4 Monate alter Säugling). In beiden Fällen waren sie zahlreich und lagen in der Mehrzahl in den vorderen Schichten, ferner fand Igersheimer 1 typisches Exemplar in einem ausgeschnittenen Stückchen bei einem 14jährigen Jungen. Weve sah bei einer vielfach rezidivierenden Keratitis mit phlyktänenähnlichen Knötchen in dem Abstrich eines solchen Knötchens 6 Spirochäten. Mikroskopisch bestand das Knötchen aus einem ödematösen und gefäßreichen Granulationsgewebe, die Gefäße waren z. T. durch Endothelwucherung verschlossen. Das Gebilde wird nicht als Gumma, sondern als Papel bezeichnet.

Der letzte anatomisch untersuchte Fall von Jäger betrifft ein älteres Stadium, die Krankheit bestand etwa $^1/_2$ Jahr. Das Endothel war hier nur an den Stellen beschädigt und zwar in Form von Defekten sowie unregelmäßiger Wucherung, wo sich unmittelbar davor im tiefen Gewebe der Hornhaut entzündliche Herde befanden. Es wird daher angenommen, daß letztere das Primäre darstellen. Eine Unterbrechung der Descemet war nicht vorhanden, wenn sie auch an einigen Stellen hinter den Infiltraten eine Auflockerung und Verwaschenheit erkennen ließ. Unter der Bowman lagen Infiltrate, die an Befunde bei Phlyktänen erinnerten. Die parenchymatösen Infiltrate wurden vorwiegend auf Randeinwanderung, weniger auf Proliferationserscheinungen an den Hornhautkörperchen bezogen. Die Nekrosen traten vollkommen zurück im Gegensatz zu den Befunden Elschnigs.

Wenn man das vorliegende Material überblickt, so kann man nicht sagen, daß ganz bestimmte und allgemein gültige pathologisch-anatomische Befunde in allen Fällen wiederkehren. Sie scheinen vielmehr in weitem Maß abhängig zu sein von der Schwere des Krankheitsprozesses und von dem Stadium, in das die Untersuchung fällt. Sicher ist so viel, daß sowohl Proliferation der Hornhautzellen mit daran anschließenden regressiven Veränderungen, wie Randeinwanderung von Lymphozyten vorkommt. Ob die eine oder die andere Veränderung überwiegt, scheint verschieden zu sein. Die Häufigkeit und Ausdehnung der Nekrosen hängt wohl sicher von der Eigenart des einzelnen Falles ab. Die Vaskularisation kehrt überall wieder, ebenso die Epithelveränderungen, indessen spielt auch bei diesen das Stadium, in dem untersucht wird, eine maßgebende Rolle.

Mehrfach ist Keratitis parenchymatosa bei Tieren beschrieben worden. So bei Bären (Hennicke): Infiltration mit Rundzellen, am stärksten in den hintersten Schichten. Neugebildete Gefäße mit besonders starker Wandinfiltration. Endothel normal. Da sich die Infiltration über das Ligamentum pectinatum auf den Ziliarkörper fortsetzt, der ebenfalls dicht durchsetzt ist, so bleibt es unsicher, ob es sich um eine sog. primäre oder sekundäre Keratitis handelt. Bei Ziegen (Kako) waren die Befunde ähnlich, die Veränderungen in den übrigen Teilen so geringfügig, daß die Keratitis als primär angesehen wird. Bei einem Stier (de Moraes) wird diffuse Infiltration mit Leukozyten angegeben, im Ziliarkörperexsudat fanden sich zahlreiche Riesenzellen, Tuberkelbazillen fehlten. Das Tier war frei von Tuberkulose (Sektion); die Hornhauterkrankung wurde als sekundär angesehen. Beim Hunde fand Possek nach Schilddrüsenexstirpation eine diffuse Hornhauterkrankung, die infiltrierenden Zellen waren reihenweise zwischen den Lamellen angeordnet, von mittlerer Größe, rund oder polygonal, auch die „Cohnheimschen Zellen" sind vermehrt, also wohl Leukozyten und Lymphozyten. Sontag beschreibt Keratitis parenchymatosa beim Axishirsch.

Eine besondere Bedeutung für die menschliche Keratitis parenchymatosa scheinen mir diese Befunde höchstens insoweit zu haben als sich ergibt, daß eine klinisch ziemlich übereinstimmende und anatomisch mindestens ähnliche Art der Hornhauterkrankung auch auf anderer Basis als Lues congenita vorkommen kann. Natürlich ist es deshalb nicht erlaubt, die ätiologische Einheitlichkeit der sog. primären Keratitis parenchymatosa beim Menschen in Zweifel zu ziehen. Ich erwähne dies besonders, weil ich früher, als die Wassermannreaktion noch unbekannt war, selber das Vorkommen der Keratitis parenchymatosa bei Tieren als Beweis dafür verwertet habe, daß die verschiedensten Ursachen das Krankheitsbild erzeugen können.

Experimente: Die RÄHLMANNschen Untersuchungen rechne ich nicht hierher. Er zog Fäden neben dem Limbus durch das Skleralgewebe und beobachtete die danach entstehende Keratitis. Wie weit bei den entstehenden Veränderungen die wohl sicher meistens vorhandene Infektion von Einfluß war, läßt sich nicht beurteilen. ELSCHNIG legt Wert darauf, daß RÄHLMANN zuerst nachgewiesen hat, daß die Reparation auch bei dieser „parenchymatösen Keratitis" von fixen Hornhautzellen ausgeht.

Die Versuche von WAGENMANN, KOSTER, SIEGRIST, v. HIPPEL, über Durchschneidung der langen und eines Teils der kurzen Ziliararterien, sowie die über Unterbindung der Venae vorticosae, führe ich der Vollständigkeit wegen an, ebenso wie die von MELLINGER und BÄRRI über die Einführung verschiedenster Stoffe in die vordere Kammer. Sie sind nach dem heutigen Stande der Dinge für die Erkenntnis der menschlichen Keratitis parenchymatosa wohl bedeutungslos, haben aber an sich ein erhebliches Interesse. Nach diesen Eingriffen an den Gefäßen tritt sehr rasch eine dichte parenchymatöse Trübung auf, die entweder vom Rand her in die Kornea vordringt, von Gefäßneubildung gefolgt ist und sich weitgehend zurückbilden kann oder auch primär im Zentrum einsetzt. Starke Aufquellung der Hornhaut, Durchtränkung mit eiweißreicher Flüssigkeit und massenhaften Fibrinnetzen und Knäueln, anfangs spärlicher, später mit dem Auftreten der Gefäße reichlicher Einwanderung von Lymphkörperchen, im Regenerationsstadium sehr unregelmäßige, wahrscheinlich von den fixen Hornhautzellen abstammende Gebilde beschrieb WAGENMANN. Nach SIEGRIST ist dabei am 2. Tag ein vollständiger Verlust des Endothels vorhanden. Ich konnte gleichfalls ausgedehnte Defekte sehr früh nachweisen. Bei den Versuchen mit Unterbindung der Vortexvenen sah ich im frühesten Stadium Endothelverluste und Quellungstrübung der Hornhaut, erst später vom Rand vordringende Flüssigkeit mit Fibrinausscheidung und Leukozyteneinwanderung. SIEGRIST betont, daß die Quellung sowohl durch Eindringen von Flüssigkeit vom Rande her, wie von der Hinterfläche aus entsteht, und daß man in gewissen Stadien beide gut voneinander unterscheiden kann.

Bei den Versuchen von MELLINGER, BÄRRI und GRÄFLIN handelt es sich um primäre Schädigung des Endothels. Aus der Zusammenfassung von BÄRRI ergibt sich, daß am Epithel vorübergehend während des Stadiums des Endotheldefekts eine mäßige Hyperplasie Platz greift. Die tiefsten Lamellen sind gequollen, blasig, die Fibrillen aufgefasert, an das Verhalten der Sklera erinnernd, außerdem wellig verbogen. Die Saftlücken sind stark erweitert, die Hornhautkörperchen verlängert, plump und gequollen, auf dem Querschnitt in viel größerer Zahl hervortretend als in der Norm. In späteren Stadien sind neugebildete Gefäße vorhanden, die von zelligen Ansammlungen begleitet werden. Letztere können aber auch ohne Gefäße vorkommen. Das Endothel regeneriert sich rasch und zeigt an den Rändern des Defekts eine gewisse Hyperplasie. Diese kurzen Angaben mögen genügen, ich verweise auch noch auf den Abschnitt „Endothelveränderungen".

Die eigentlich für unsere Frage wichtigen experimentellen Arbeiten sind diejenigen, bei denen es sich um Verimpfung syphilitischer Produkte oder Reinkulturen von Spirochäten in die vordere Kammer und die Hornhaut handelte, ganz besonders aber die, welche sich mit der metastatisch entstandenen Keratitis parenchymatosa befassen, wo die Impfung im allgemeinen in die Hoden ausgeführt wurde, seltener in die Karotis oder unter die Nickhaut.

Die erste Gruppe gibt für die eigentliche pathologische Anatomie eine verhältnismäßig geringe Ausbeute. Die sehr umfangreiche Literatur ist in den Arbeiten von IGERSHEIMER und CLAUSEN zu finden. Da diese jedermann zugänglich sind, verzichte ich auch aus Raumersparnis darauf, alle einschlägigen Arbeiten im Literaturverzeichnis einzeln aufzuführen. Geschichtlich darf daran erinnert werden, daß HAENSELL der erste war, der syphilitisches Material mit Erfolg in die vordere Kammer verimpft hat; wenn sich auch die Hauptveränderungen an der Iris abspielten, so war die Hornhaut doch mitbeteiligt. Die neueren Forschungen gehen von BERTARELLI aus. Er und die späteren Untersucher konnten die Spirochäten in der Hornhaut nachweisen und fanden, daß sie im allgemeinen der vom Rande her auftretenden zelligen Infiltration vorausgingen. Auch die Trypanosomenimpfungen (STOCK, STARGARDT, A. LEBER) sind hier zu erwähnen.

Die histologischen Befunde bei diesen Hornhauterkrankungen bestehen in zelliger Infiltration und Gefäßneubildung. Etwas Besonderes bringt die Beschreibung von E. HOFFMANN: Während gewöhnlich nach den Kammerimpfungen diffuse Keratitis auftrat, fand er in einer Reihe von Fällen „Granulome der Hornhaut". In einem Falle hatte dasselbe die Descemet durchbrochen und ein Ulcus internum gebildet, im zweiten lag es in den oberflächlichen Schichten und erzeugte eine Papel, über der das Epithel gelockert erhalten war. Es bestand vorwiegend aus Plasmazellen und enthielt neben zahlreichen Blutgefäßen und Kapillaren neugebildete Lymphgefäße. Bei älterer Keratitis parenchymatosa kamen kleine punktförmige Gebilde vor, die im Zentrum Riesen- und Epitheloidzellen, in der Peripherie Rundzellen enthielten und wie typische Tuberkel aussahen. Die Kontrolle ergab aber, daß keine Mischinfektion vorlag, es handelte sich also um syphilitische Produkte.

Die wichtigste experimentelle Arbeit auf unserem Gebiet ist die von IGERSHEIMER, weil es sich hier fast durchweg um metastatisch entstandene Keratitis parenchymatosa sowie um ganz genaue histologische Untersuchungen und Feststellungen des Verhältnisses der Spirochäten zu den Entzündungsprodukten handelt. In den wenigen Fällen von Verimpfung von Spirochäten in die vordere Kammer fand sich histologisch folgendes: „Abgesehen von einer lymphozytären Infiltration des Limbus eine gewisse Verdickung der Kornea nahe dem Limbus, bedingt durch Infiltration mit Lymphozyten und eosinophilen Zellen sowie durch Aufquellung der Hornhautsubstanz und wohl auch einer gewissen Beteiligung (Wucherung) der fixen Hornhautzellen (nur in der Peripherie und hier in den vordersten Schichten entsprechend den zuerst von SCHERBER gemachten Angaben)". Die Spirochäten befanden sich hier nur in der klaren Kornea, und zwar in den mittleren Teilen, ganz überwiegend in den hintersten, nur vereinzelt in den vorderen Schichten.

Die metastatische Keratitis begann bei Karotisimpfung 2, bei Hodenimpfung 4—9 Monate nach der Infektion. Die Frühstadien zeigen histologisch fast genau dieselben Befunde wie sie bei der Kammerimpfung entstanden. Auch die Lokalisation der Spirochäten ist in der Hauptsache übereinstimmend, d. h. sie befinden sich in dem normalen Gewebe. Demgegenüber stehen seltenere Fälle, wo sie vorwiegend oder allein in den entzündeten Teilen vorkommen. Histologisch ist in diesen Fällen die erheblich stärkere Beteiligung der Hornhautsubstanz zu erwähnen, die an den Hornhautkörperchen „in Aufquellung, Gestaltsveränderung, Ansammlung mehrerer Kerngebilde, auch feiner Granula im Inneren, an den Lamellen in diffuser Bläuung mit Hämatoxylin, Verzerrung und vollkommenem Untergang besteht." Inmitten des so veränderten Hornhautgewebes besteht Infiltration mit Lymphozyten und eosinophilen Leukozyten, ferner kommen mit van Gieson schwarz gefärbte Kerntrümmer vor, die in anderen Gruppen von Fällen fehlen.

Während in den bisher beschriebenen Fällen die Veränderungen sich vollkommen auf das Parenchym beschränken, gibt es auch zahlreiche andere, wo schon in Frühstadien herdförmige Endothelwucherungen an der Hinterfläche der Descemet auftreten, die klinisch wie Präzipitate aussehen. Die Kerne in diesen Wucherungen sind den Fibroblasten ähnlich. Zwischen ihnen findet sich neugebildete glashäutige Substanz. Das Endothel geht auf die Hinterfläche derselben über. Ihm können Lymphozyten in geringer Menge angelagert sein. Entsprechend den halbkugeligen Wucherungen findet sich in den tiefsten Schichten des Parenchyms eine umschriebene Zellanhäufung, von der angenommen wird, daß sie sowohl aus Wucherung der fixen Zellen wie aus Lymphozytenherden bestehen kann. Diese Zellansammlungen sind isoliert wie die Endothelwucherungen. Die Spirochäten finden sich in den letzteren, manchmal auch im normalen Endothel, innerhalb der Descemet und gelegentlich in den hintersten Lagen des Parenchyms. Die geschilderten Veränderungen fanden sich sowohl nach Vorderkammer- wie nach Hodenimpfung.

Die älteren Stadien solcher endothelogenen Neubildungen sind dadurch ausgezeichnet, daß sich innerhalb derselben stärkere entzündliche Veränderungen, Lymphozyten, Leukozyten, einmal feine Gefäße, dann Kerntrümmer und ausgedehnte nekrotische Bezirke vorfanden. Die Hinterfläche war mehrfach von einer neugebildeten Glashaut überzogen. Regelmäßig waren kleine Risse der Descemet innerhalb der Auflagerung vorhanden. Wiederum entsprach denselben eine dichte zellige Infiltration der tiefsten Hornhautschichten. Spirochäten waren meist innerhalb der Auflagerung in großer Menge vorhanden, sonst nirgendwo. In einem älteren Falle konnten sie überhaupt nicht nachgewiesen werden, während in einigen anderen besondere Gründe für den fehlenden Nachweis gefunden werden konnten. In diesen sehr alten Fällen war im Parenchym die Unregelmäßigkeit und veränderte Färbbarkeit der Lamellen, das Kreuz und Quer der Hornhautkörperchen sowie schließlich richtige Narbenbildung innerhalb des Parenchyms bemerkenswert, Veränderungen, die in den früheren Stadien fehlten.

Auf Grund der Befunde wird angenommen, daß die Endothelwucherung durch die Spirochätenansammlung erzeugt wird, und daß die in der Hornhaut gelegenen zelligen Herde eine Reaktionserscheinung darstellen. Diese Beobachtung des ersten Auftretens klinischer Reaktion bei exzentrisch angelegten Spirochätendepots spricht dafür, daß von den Parasiten chemotaktisch wirksame Stoffe (Toxine) ausgehen, welche die Infiltration herbeiführen. Bezüglich des Eindringens der Spirochäten in die Hornhaut bei der metastatischen Entzündung wird aus den Befunden geschlossen, daß „die Möglichkeit, daß das Eindringen von der vorderen Kammer geschieht .... sehr diskutabel erscheint". Bei absichtlich exzentrisch angelegter Impfung ergab sich, daß die erste Reaktion, nämlich das Einsprießen von Gefäßen sowohl an der Impfstelle als auch weit entfernt davon auftreten kann. Die Spirochäten waren aber weit fort von der Impfstelle nach der Gegend hingewandert, wo es zu einer Reaktion kam. Da sie sich in den klaren hinteren Schichten befanden, die Reaktionszone aber die vorderen einnahm, so wird auf chemotaktische Vorgänge geschlossen.

Im ganzen ergibt sich, daß das Auftreten der Keratitis an die Anwesenheit der Erreger gebunden ist, mit deren Absterben die Entzündung zurückgeht. Die experimentellen Befunde haben, wie Igersheimer im einzelnen ausführt, als einziges Analogon die bisher bekannt gewordenen Befunde menschlicher Keratitis parenchymatosa und daraus ergibt sich der Wahrscheinlichkeitsschluß, daß auch bei dieser die Erkrankung in Abhängigkeit von den in der Kornea anwesenden Erregern entsteht. Die bisher vorliegenden Befunde (v. Hippel, Clausen, Igersheimer) reichen noch nicht aus, um einen Beweis für diese Annahme zu erbringen. Die negativen Befunde sind aber keineswegs als Gegenbeweis anzusehen. Die sonstigen Theorien (Entstehung durch Endothelerkrankung auf toxischem Wege, durch primäre Erkrankung der Randgefäße) sind viel weniger gut gestützt und z. T. bereits als unhaltbar erwiesen.

Es empfiehlt sich an dieser Stelle, die Besprechung der Kornealveränderungen beim Syphilom des Ziliarkörpers anzuschließen. In einem Teil der Fälle besteht dabei eine Durchwucherung der Sklerokornealzone durch Granulationsgewebe. In anderen, von denen ich selber einen veröffentlicht habe, handelt es sich um die Bildung eines tiefen zentralen Infiltrates. Die vorderen Schichten

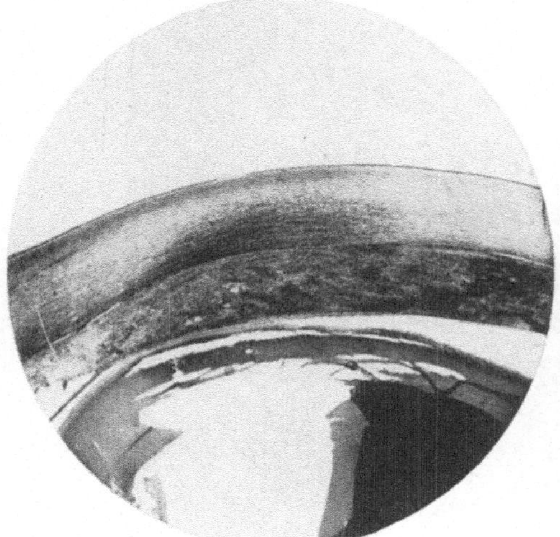

Abb. 27. Tiefes Hornhaut-Infiltrat bei Syphilom des Ziliarkörpers (v. Gräfes Arch. f. Ophth. 105). (Präparat des Verfassers.)

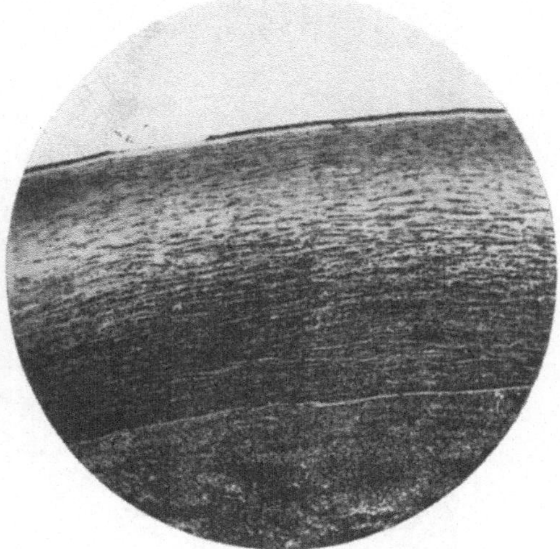

Abb. 28. Tiefes Hornhautinfiltrat bei Syphilom des Ziliarkörpers (v. Gräfes Arch. f. Ophth. 105). (Präparat des Verfassers.)

der Hornhaut waren hier gar nicht, die mittleren in mäßigem Grade, 'die tiefsten ganz besonders stark ergriffen. Hier in der Tiefe ließ sich die Infiltration bis zum Hornhautrand verfolgen, während sie in den mittleren Lagen auf das Zentrum beschränkt blieb. In einem Teil der Serienschnitte war zwischen die abgelöste Descemet die hintersten Parenchymschichten ein Eiterstreifen eingelagert, das davor gelegene Hornhautgewebe grenzte sich scharf gegen die Hinterfläche der tiefen Infiltrationszone ab. An anderen Stellen fehlte aber diese Abgrenzung, weil hier die Hornhaut so dicht infiltriert war, daß die Lamellen überhaupt nicht mehr erkennbar waren. Die infiltrierten Teile ließen entweder nur krümlige Chromatinmassen und diffuse Blaufärbung erkennen oder weiter nach vorn hin noch Kerne von Hornhautkörperchen, denen solche Zerfallsmassen angelagert waren. So entstanden Bilder, welche vollkommen übereinstimmten mit den Abb. 4 und 5 aus Elschnigs Arbeit über Keratitis parenchymatosa. Die Descemet war in zwei Lagen gespalten, z. T. unterbrochen und stark verdünnt. Ähnliche Bilder sind auch von anderen gesehen worden. Der Spirochätennachweis nach Levaditi gelang nicht. Dies kann daran liegen, daß die Massen, welche die vordere Kammer ausfüllten, sich im Zustand völliger Nekrose befanden, was ja auch z. T. für die tiefen Hornhautschichten zutraf.

17*

Was die Deutung anlangt, so habe ich es dahingestellt gelassen, ob hier eine primäre Veränderung der fixen Hornhautzellen mit Nekrose derselben sowie der Lamellen vorliegt oder eine durch chemotaktische Einflüsse bedingte Randeinwanderung. Da über das Verhalten der Spirochäten, die wohl sicher im Spiel waren, nichts Bestimmtes ausgesagt werden kann, so möchte ich mich auch jetzt damit begüngen, auf die beiden Möglichkeiten der Erklärung hingewiesen zu haben.

Ein sehr seltener Befund ist die von UHTHOFF beschriebene gummöse Ulzeration der Kornea, Konjunktiva und Sklera. Es handelt sich um eine ringförmige, die Hornhaut umgreifende Geschwürsbildung mit Perforation. Die Hornhaut wird vom Rand her immer weiter in den ulzerösen Prozeß einbezogen. Die Ränder des Ulkus sind dabei

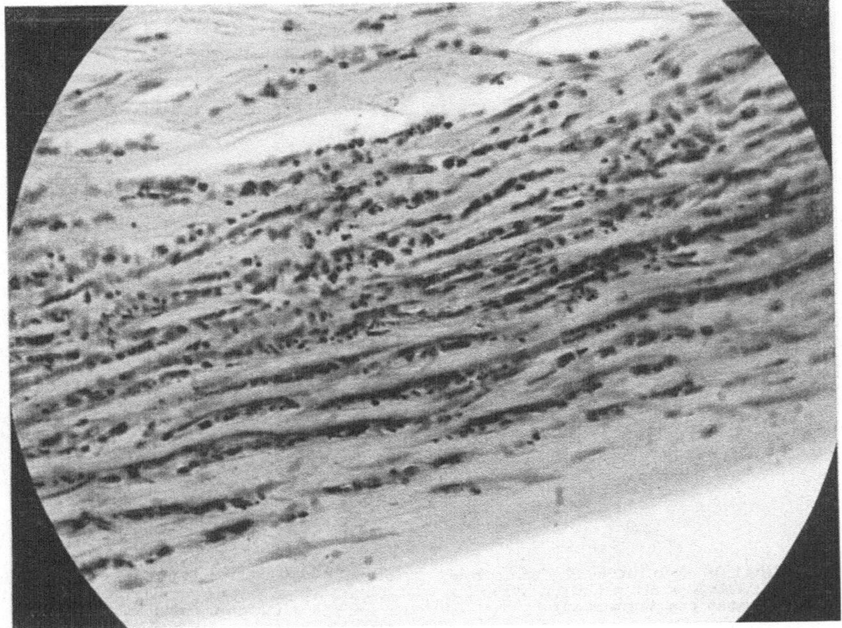

Abb. 29., Tiefe Hornhautinfiltration bei Gumma des Ziliarkörpers. (Präparat des Verfassers.)

mächtig gewulstet, entzündlich infiltriert und mit neugebildeten Gefäßen versehen. Der Geschwürsgrund besteht aus Granulationsgewebe. Die Kornea ist in den oberflächlichen Schichten gleichfalls in ein solches Gewebe verwandelt, nur die tieferen Lagen sind noch erhalten unter starker Faltung der Descemet.

Weiter sei hier angeschlossen die pathologische Anatomie der sog. Keratitis anaphylactica. WESSELY hat als Erster festgestellt, daß nach Einspritzung artfremden Serums zwischen die Lamellen der Hornhaut nach einer Inkubationszeit von etwa 14 Tagen eine parenchymatöse Entzündung auftritt. Wird vor Eintritt derselben die Injektion mit demselben Serum wiederholt, so setzt die Entzündung sofort ein. v. SZILY und ARISAWA fanden, daß dieselbe auch durch intravenöse Reinjektion ausgelöst werden kann. Die pathologisch-anatomischen Befunde sind in dem Buch von v. SZILY über die „Anaphylaxie in der Augenheilkunde" beschrieben und abgebildet. Die der ersten Einspritzung folgende Reaktion ist nach 24 Stunden verschwunden, die Hornhaut sieht wieder ganz normal aus. Mikroskopisch findet man aber unter der Bowman verstreute, gelappt-kernige Leukozyten und schlanke Spieße, die den Klasmatozyten gleichgestellt werden, außerdem eine Leukozyteneinwanderung in die basalen

Zellen des Epithels. Dann wird alles rasch wieder ganz normal. In dem kleineren Teil der Fälle tritt nun spontan, in dem größeren erst nach lokaler oder intravenöser Wiedereinspritzung die Keratitis anaphylactica auf: Das ganze Parenchym ist durchsetzt von zahlreichen poly- und mononukleären Leukozyten, eosino philen und Klasmatozyten. In den hinteren Schichten liegen zahlreiche Gefäße, auf der Hinterfläche Präzipitate. Zuweilen kommt es zu einer starken Wucherung der Parenchymzellen. Außer den Infiltrationen kommt auch die von ELSCHNIG bei der echten Keratitis parenchymatosa beschriebene ausgedehnte Einschmelzung und außerdem die auffallende Vielgestaltigkeit der Abkömmlinge fixer Hornhautzellen zur Beobachtung.

Selten kommt eine andere Form vor, nämlich ein schwerer ulzeröser Prozeß, der sich zu ausgedehnter Nekrose steigern kann. Die ganze Hornhaut ist dabei von dichten Infiltrationen durchsetzt, am stärksten unter dem Epithel, das auf weite Strecken fehlen kann. Die Hornhautoberfläche ist uneben und von Eitermassen emporgehoben, an anderen Stellen vertieft durch Geschwürsbildung. Da in diesen Fällen mikroskopisch und durch Kultur keine Mikroorganismen nachweisbar waren, wird angenommen, daß es sich um rein anaphylaktische Vorgänge handelt. Bei der ersten häufigeren Form ist nach 8—14 Tagen fast völlige Rückbildung eingetreten und man findet nur noch einzelne, z. T. verschlossene Gefäße.

Hinsichtlich der Bedeutung dieser Versuche für die Erklärung der menschlichen Keratitis parenchymatosa verhält sich v. SZILY sehr zurückhaltend. Es wird nur gefolgert, daß eine klinisch und anatomisch der eigentlichen Keratitis parenchymatosa ähnlich aussehende Hornhauterkrankung bei Abwesenheit von Mikroorganismen zustande kommen kann. Es ist gewiß auch bemerkenswert, daß der Ablauf dieser anaphylaktischen Keratitis ein viel rascherer und die Rückbildung eine viel vollständigere ist als bei der durch Spirochäteninfektion erzeugten metastatischen Keratitis parenchymatosa beim Kaninchen. Auch die Inkubationszeit ist dort viel größer, so daß es schon aus diesen Gründen nicht zulässig wäre, die beiden Erkrankungsvorgänge einander gleichzustellen.

IV. Wundheilung und Regeneration der Hornhaut.

Da von menschlichen Augen kaum jemand ein alle Stadien umfassendes Material von aseptisch verlaufenden Fällen zu Gebote steht, hat man die grundsätzlichen Fragen im wesentlichen experimentell studiert. Hierauf beziehen sich meine Ausführungen. Ich werde aber eine Anzahl von Abbildungen geben, die sich auf die menschliche Kornea beziehen. Die Literatur über den Gegenstand ist so groß, daß sie bei einer Arbeit von dem Umfang der vorliegenden unmöglich chronologisch besprochen werden kann. Die maßgebende Literatur werde ich zusammenstellen, mich aber darauf beschränken, die wichtigsten Punkte an der Hand neuerer Arbeiten zu besprechen und auf die bestehenden Meinungsverschiedenheiten hinzuweisen. Hier ist besonders der Arbeiten SALZERs zu gedenken, die an einem sehr großen und sorgfältig untersuchten Material durchgeführt sind und verschiedene Tierklassen, Kaninchen, Meerschweinchen, Huhn, Taube, Frosch, Salamander und Forelle berücksichtigten. Hier ist die ganze einschlägige Literatur erwähnt und kritisch besprochen. Als Ausgangspunkt für die ganze Frage ist die Arbeit von DONDERS hervorzuheben.

Es steht fest, daß es eine echte Regeneration durchsichtigen Hornhautgewebes gibt, bei Schnittwunden sowohl wie bei Anlegung größerer Trepandefekte, vorausgesetzt, daß Infektion oder Iriseinlagerung vermieden wird, ferner, daß sich der ganze Prozeß abspielt ohne jede

Beteiligung von Gefäßen. Wenn BONNEFON und LACOSTE in einem gewissen, sehr rasch vorübergehenden Stadium Kapillargefäße ohne eigene
Wandung, aber mit roten Blutkörperchen beschreiben, so steht dieser Befund,

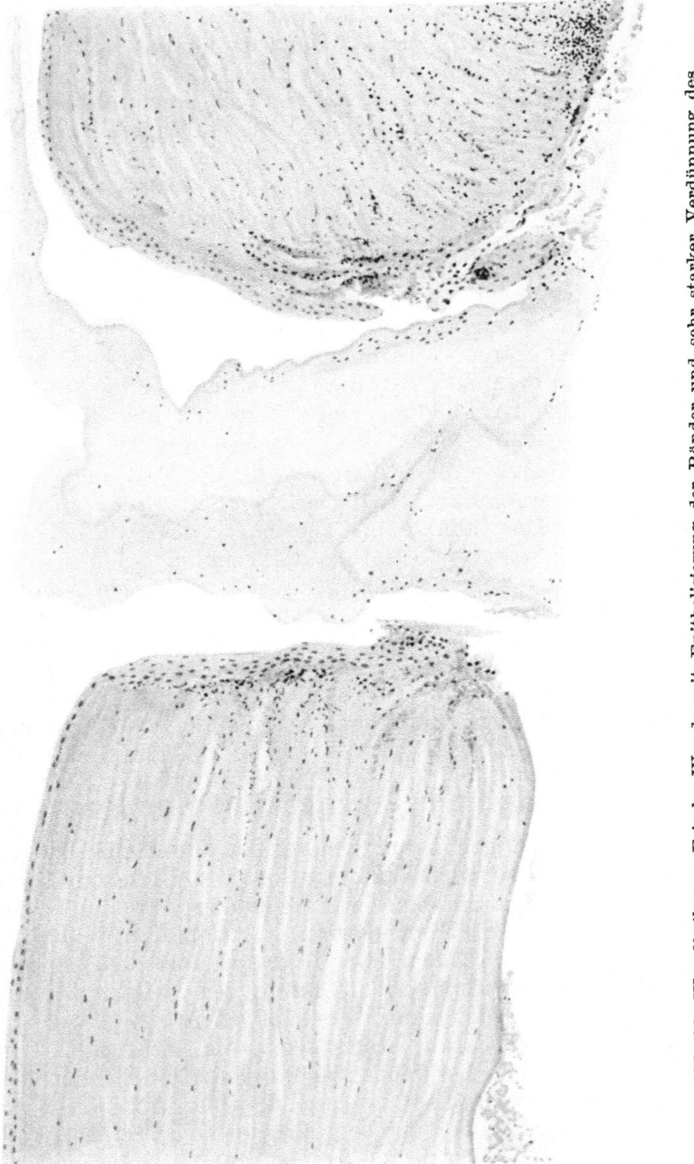

Abb. 30. Wundheilung. Frische Wunde mit Epithelisierung der Ränder und sehr starker Verdünnung des Oberflächenepithels. (Präparat des Verfassers.)

soviel ich sehe, vereinzelt da und eine Bedeutung für die Regeneration kann ihm
nicht zugeschrieben werden, weder auf Grund der Anschauungen von SALZER
noch derjenigen seiner Gegner. Denn von wandungslosen Kanälen kann keine
Fibroblastenwucherung ausgehen, mithin können die „Keratoblasten" nicht
den Fibroblasten gleichgesetzt werden. Die objektiven Befunde der beiden
französischen Autoren stimmen sonst mit denen SALZERs überein.

Bei durchdringenden Wunden wird zunächst sehr rasch der Wundkanal von einem Fibringerinnsel verschlossen. Der nächste Vorgang ist ein Hinüberwachsen des Epithels über den Pfropf und ein Eindringen desselben längs den Wundrändern bis in erhebliche Tiefe, selbst bis zur Höhe der Descemet. Besondere Aufmerksamkeit hat die Frage erregt, wie die Bewegung des Epithels über den Defekt zustande kommt. Die Ansicht von GÜTERBOCK, daß einfach durch das Messer das Epithel hineingeschoben wird, ist allseitig als unhaltbar

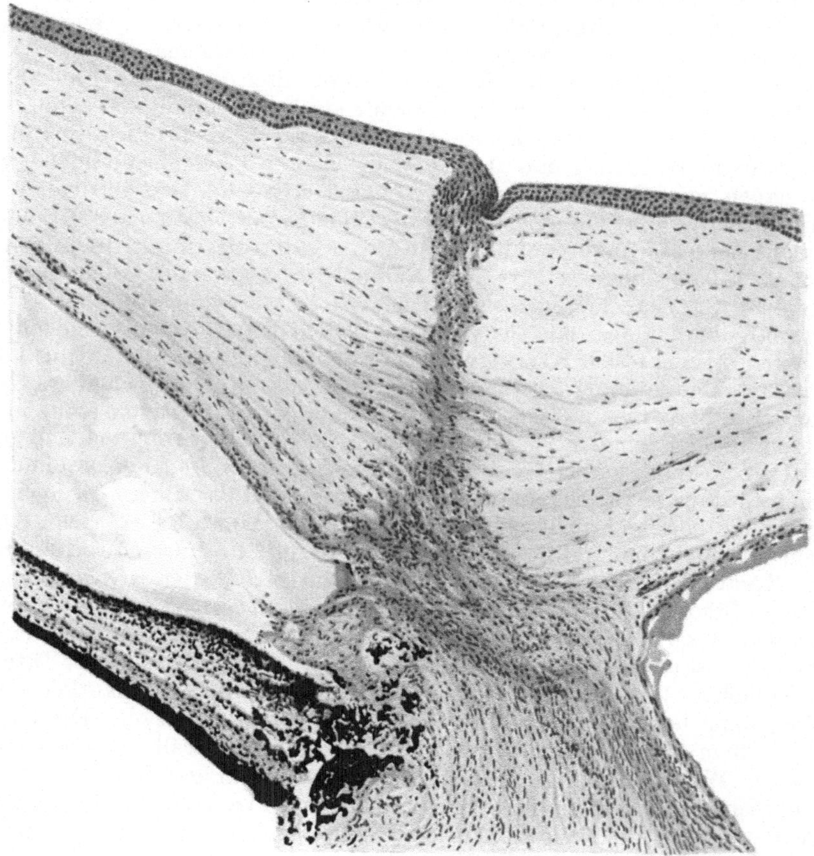

Abb. 31. Hornhautnarbe nach perforierender Verletzung. (Präparat des Verfassers.)

aufgegeben. Es besteht die Möglichkeit, daß die Epithelzellen des Wundrandes durch Verschiebung infolge aktiver Fortbewegung den Defekt ausfüllen, oder daß es zu einer lebhaften Vermehrung derselben kommt, wobei dann die Verlagerung als eine mehr passive zu denken wäre. Kernteilungsfiguren sind zwar gefunden worden, von einzelnen Autoren in sehr großer Zahl (NEESE), die Ansicht der meisten geht aber dahin, daß ihre Zahl viel zu gering ist, um allein das Zustandekommen des mächtigen Epithelpfropfes zu erklären. Außerdem wurden sie gerade am Wundrand vermißt, ebenso in dem Epithelzapfen, welcher in den Wundkanal eindringt. Dagegen zeigte sich übereinstimmend, daß das Epithel sich in ziemlich großer Entfernung vom Wundrand sehr rasch verdünnt, die Zahl der Schichten kann auf 1—2 sinken, die Zellen werden länger und platter, der Charakter der Basalzellen geht verloren, die Zellgrenzen werden undeutlicher. Daraus wird geschlossen, daß die Hauptsache bei der Deckung des Defektes eine Verschiebung ist, hinter der die zweifellos auch vorhandene Vermehrung durch mitotische und amitotische Teilung zurücktritt. Auf die Streitfrage: aktive oder passive Fortbewegung der Zellen gehe ich hier nicht näher ein, will aber hervorheben, daß durch die Untersuchungen besonders von Oppel, welcher Hornhautexplantate untersuchte, die aktive Weiterbewegung als allgemeine Eigenschaft der Epithelzellen nachgewiesen wurde. Während die Epithelschicht seitlich von dem Defekt verdünnt ist, gewinnt sie über demselben eine besondere Mächtigkeit, hier werden die Basalzellen auch wieder deutlich und haben besonders großes und helles Protoplasma.

Schon in sehr frühen Stadien finden sich nun unter dem Epithel im Bereich des Defektes eigentümliche Spindelzellen mit stark gefärbtem Kern und einem Protoplasmaleib, der sich nach den Angaben Salzers ebenso färbt wie die Epithelzellen, während Wolfrum und Boehmig, die andere Färbungsmethoden angewandt haben, dies bestreiten und die charakteristische Verschiedenheit der Färbung behaupten. Diese Zellen, die Salzer Keratoblasten nennt, sind es, welche das neue Hornhautgewebe bilden und um ihre Herkunft dreht sich der Streit. Als solche sind sie längst bekannt und kehren in allen Arbeiten wieder. Während bis Salzer die allgemeine Ansicht (mit Ausnahme von v. Wyss und Retterer) dahin ging, daß sie von den Zellen der Hornhautgrundsubstanz abstammen, bekennt sich Salzer zuerst zurückhaltend und alle Möglichkeiten offenlassend, dann immer bestimmter, zu der Ansicht, daß sich diese Zellen aus dem Epithelverband lösen, also Abkömmlinge des letzteren sind, in das Fibringerinnsel eindringen, von hier aus, wenn auch in beschränktem Maß, in die Saftspalten des anliegenden Hornhautgewebes eindringen, und daß sie allmählich Zwischensubstanz ausscheiden und so die Regeneration bewirken. Das neugebildete Hornhautgewebe ist bei der Färbung mit Hämalaun und nach van Gieson dadurch ausgezeichnet, daß es längere Zeit die gleiche Farbenreaktion zeigt, wie die Keratoblasten und von der der Hornhaut verschieden ist, was sich erst in späteren Stadien ändert. Für seine Deutung nimmt Salzer weiter als Beweis in Anspruch das vollkommen passive Verhalten der angrenzenden Wundränder, in denen die Hornhautzellen zugrunde gingen, aber keine Spur aktiver Tätigkeit erkennen ließen. Das gänzliche Fehlen von Mitosen an den Hornhautkörperchen der Umgebung hebt er als konstanten Befund besonders hervor. Die Keratoblasten ordnen sich in den oberflächlichen Schichten parallel zur Hornhautoberfläche. Weiter nach hinten stehen sie aber in schräger Reihe, manchmal fast senkrecht auf die etwas nach vorne umgebogenen Lamellen des Wundrandes, und dem entspricht die Anordnung des später daraus hervorgehenden lamellären Gewebes, das stets eine schräge Richtung zu den angrenzenden Lamellen mit der Spitze gegen den Rand der Descemet zeigt. Dies Verhalten sei vollkommen unverständlich, wenn man eine Regeneration von Zellen annehmen wollte, die von den Wundrändern herstammt.

Mit der Annahme der Salzerschen Erklärung würde die Lehre von der Spezifität der Keimblätter angefochten, eine Folgerung, die er auf Grund seiner Befunde für unabweisbar hält. Vielleicht würde aber in den Untersuchungen von Mans (vgl. Abschnitt Epithelbefunde), der die Zusammensetzung des Epithels aus ektodermalen und mesenchymalen Bestandteilen annimmt, eine Vermittlung zu finden sein. Die Beteiligung des Endothels an der Regeneration hält Salzer für ganz unwesentlich, zumal die Vorgänge bei der Heilung nicht durchdringender Wunden grundsätzlich die gleichen sind und nur langsamer ablaufen. Eine große Zahl ausgezeichneter Abbildungen ist den Salzerschen Arbeiten beigegeben, aus denen jedenfalls hervorgeht, daß die fraglichen Zellen in so enger Beziehung zum Epithel stehen, daß nur die Möglichkeit besteht, daß sie entweder aus demselben hervorgegangen, oder von hinten in dasselbe hineingelangt sind. SALZER betont selber, daß eine vollkommen sichere Entscheidung nur zu liefern wäre, wenn man die Vorgänge direkt unter dem Mikroskop in ihrer Entwicklung beobachten und kinematographisch aufnehmen könnte, daß aber das zeitliche Auftreten der Keratoblasten, ihre Lage im Wundkanal, ihre färberischen Eigenschaften und das Verhalten der angrenzenden Hornhautsubstanz kaum eine andere Deutung zulasse als die von ihm gegebene. Namentlich will er eine aktive Beteiligung der fixen Hornhautzellen mit absoluter Sicherheit ausschließen, so daß nur noch das Epithel als Bildungsstätte übrigbleibt, wenn man nicht auf Wanderzellen irgendwelcher Art zurückgreifen wolle, deren Auftreten aber in den Präparaten der aufeinanderfolgenden Stadien in keiner Weise ersichtlich sei.

Die Ansicht von RANVIER, welcher angegeben hatte, daß der Defekt einmal durch Fortsetzung der Hornhautzellen des Wundrandes, dann aber auch durch sog. synaptische Fasern, die aus Fibrin gebildet werden, seinen primären Verschluß fände, lehnt SALZER ab und glaubt, daß die von RANVIER angewendete Vergoldungsmethode zu irrtümlichen Deutungen Anlaß gebe.

Nun sind die SALZERschen Angaben in zwei neueren Arbeiten von HANKE sowie von WOLFRUM und BOEHMIG bekämpft und für unzutreffend erklärt worden. Beide haben wie SALZER Wunden gesetzt und die Stadien der Heilung in fortlaufender Reihe an mikroskopischen Präparaten untersucht. HANKE stellt zunächst die wichtige Tatsache fest und gibt Abbildungen davon, daß nämlich vom 3.—9. Tage echte Mitosen an den fixen Hornhautzellen in der Umgebung des Wundrandes auftreten [1]. Die SALZERschen Keratoblasten erscheinen zunächst innerhalb der Hornhautlamellen und wandern von hier in den Fibrinpfropf ein. Sie sind vom Epithel durch einen Spalt getrennt, der durch ein zartes Faserwerk ausgefüllt wird, sie sind auch in ihrer feineren Struktur vom Epithel gänzlich verschieden, Übergangsformen finden sich nicht. In den sog. Keratoblasten sind zu derselben Zeit wie in den fixen Zellen Mitosen sowie Schlingen und Knäuelbildung im Kern zu sehen. Sie vermehren sich also durch indirekte Teilung, manche Befunde sprechen auch für amitotische Teilung. Schon deshalb können sie nicht Abkömmlinge des Epithels sein. (Dieser Schluß ist mir nicht vollkommen klar geworden.) Wenn aus den Epithelzellen Spindelzellen entstehen könnten, so würden diese sich z. T. sicher wieder in echte Epithelzellen zurückdifferenzieren, was aber nicht der Fall sei. Für die Regeneration der tiefen Schichten bei durchdringenden Wunden sei das Endothel von größter Bedeutung, dies ließe sich direkt nachweisen.

Grundsätzlich übereinstimmend sind die Angaben von WOLFRUM und BOEHMIG, die am Meerschweinchen ihre Untersuchungen anstellten. Mit den besten Protoplasmafärbungen konnte erwiesen werden, daß die Epithelzellen stets von den Keratoblasten zu unterscheiden sind, und daß die letzteren ausschließlich von fixen Hornhautzellen ausgehen, die in mitotische (selten) und amitotische (häufig) Teilung geraten, sich aus dem Verband mit den anderen Hornhautzellen lösen und in den Defekt einwandern. Übrigens hat schon NEESE Mitosen der Hornhautkörperchen beschrieben, stellt aber eine Entzündung als regelmäßigen Vorgang bei der Regeneration hin. Von den gewucherten Hornhautzellen werden nach WOLFRUM und BÖHMIG aus dem Ektoplasma Fibrillen ausgeschieden, welche die Grundsubstanz der Narbe darstellen. Versuche, wo mit

---

[1] SALZER bemerkt dazu: „Daß in der subepithelialen Zellansammlung und in ihrer nächsten Umgebung Mitosen vorkommen, habe ich nicht bestritten. Ich bestreite nur, daß die fixen Hornhautzellen Proliferationserscheinungen zeigen, und halte diesen Satz aufrecht, auch nachdem ich durch die Liebenswürdigkeit des Herrn HANKE einige seiner Präparate einsehen durfte.“

einem Diszissionsmesser die Hornhaut von hinten durchschnitten wird mit Schonung des Epithels, werden erwähnt, ihr Ergebnis aber noch nicht mitgeteilt. Auch Salzer hat solche angestellt, hält ihr Ergebnis aber noch nicht für spruchreif. Er gibt nur an, daß das Epithel vollkommen unbeteiligt, aber auch keine Ansammlung von Spindelzellen in dem Defekt vorhanden sei. Das Endothel wuchere über die verletzte Stelle hinüber und scheine die Ausfüllung derselben zu übernehmen. Ob außerdem eine Neubildung von Hornhautgrundsubstanz stattfinde, war bisher nicht zu entscheiden.

Die Verfasser der beiden letztgenannten Arbeiten weisen auch auf die entwicklungsgeschichtlichen Verhältnisse hin, welche die Hornhautgrundsubstanz als mesodermales Gewebe erweisen und es nicht annehmbar erscheinen lassen, daß im erwachsenen Zustande das Epithel Hornhautgrundsubstanz regenerieren könne.

Als unbeteiligter Berichterstatter wird man hervorheben dürfen, daß von Salzers Beweisgründen zwei zum mindesten in ihrer allgemeinen Gültigkeit stark angefochten sind; nämlich einmal ist nach Hanke sowie Wolfrum und Böhmig der Nachweis der Mitosen an den fixen Hornhautzellen erbracht und damit Salzers Behauptung von der gänzlichen Passivität dieser Gewebselemente bestritten [1]), und zweitens wurde erwiesen, daß die Keratoblasten in allen Stadien von Epithelzellen unterscheidbar sind. Offenbar hat die veränderte Technik diesen Nachweis ermöglicht. Soviel ich sehe, ist eine Nachprüfung dieser Angabe der genannten Autoren durch Salzer bisher nicht erfolgt. Im übrigen hat man den Eindruck, daß ähnliche Befunde verschieden gedeutet sind. Dieses ist auch Salzers Standpunkt gegenüber den älteren Autoren, wenn er aber sagt, daß in den beiden letztgenannten Arbeiten keine neuen Befunde enthalten sind, so kann ich mich dem nicht anschließen. Ich betone aber, daß ich in einigen Präparatenserien, die Salzer mir zur Ansicht schickte, nichts anderes habe sehen können, als was er beschrieben hat.

Nun ist aber noch ein anderes Argument anzuführen, das nicht zugunsten von Salzer spricht, nämlich die Möglichkeit der Regeneration des Hornhautgewebes durch die Tätigkeit der fixen Zellen bei anderen Krankheitsprozessen. Ich will hier nur eingehen auf die Äußerungen von Elschnig und von Fuchs. Ersterer sagt, daß bei jeder Keratitis mit Zerstörung von Hornhautgewebe unabhängig von der durch Blutgefäße herbeigeführten Neubildung [2]) eine echte Regeneration von seiten der Hornhautzellen erfolgt, die sich teilen, wuchern, wodurch unregelmäßig durcheinandergewirbelte, neugebildete Zellen auftreten, welche allmählich unter Abscheidung einer immer mehr oberflächen-parallel angeordneten Substanz an Zahl abnehmen und sich gleichfalls oberflächen-parallel lagern. Dies Gewebe kann eine von der normalen Kornea kaum noch unterscheidbare Beschaffenheit annehmen, nur die stärkere Färbbarkeit und eine gewisse Unregelmäßigkeit der Anordnung lassen es als neugebildet erkennen. Je jünger das Individuum ist, um so größer ist seine Fähigkeit, echtes Hornhautgewebe neu zu bilden. Für die oberflächenparallele Anordnung der ursprünglich ganz regellos gewucherten Zellen kommt die Eigenschaft derselben, sich den embryonalen gleich zu verhalten, in Betracht. Außerdem sind richtunggebende Kräfte in dem funktionellen Reiz der Gewebespannung, der Lymphzirkulation in der Kornea und dem Druck der Lider zu erblicken (Elschnig).

Fuchs hat entsprechende Befunde beschrieben, bei den von der Hinterwand der Hornhaut ausgehenden und zu partieller Nekrose führenden Erkrankung.

---

[1]) Von Salzer aber nicht anerkannt.
[2]) Von mir gesperrt.

Auch hier findet ein Ersatz der zugrundegegangenen Hornhautkörperchen durch Wucherung der erhaltengebliebenen statt, die sogar imstande sind, die stehengebliebenen Lamellen in einer auf dieselben senkrechten Richtung zu durchwandern. „Nach meinen Untersuchungen läßt sich eine Beteiligung der Zellen des Hornhautepithels an der Regeneration der Hornhautkörperchen mit Sicherheit ausschließen." Bei diesen Beobachtungen von FUCHS handelt es sich allerdings nur um Ersatz der zugrundegegangenen Hornhautkörperchen, nicht der Lamellen, welche bei den von ihm untersuchten Krankheitsprozessen erhalten blieben. Soviel geht aber wohl aus den angezogenen Befunden, die

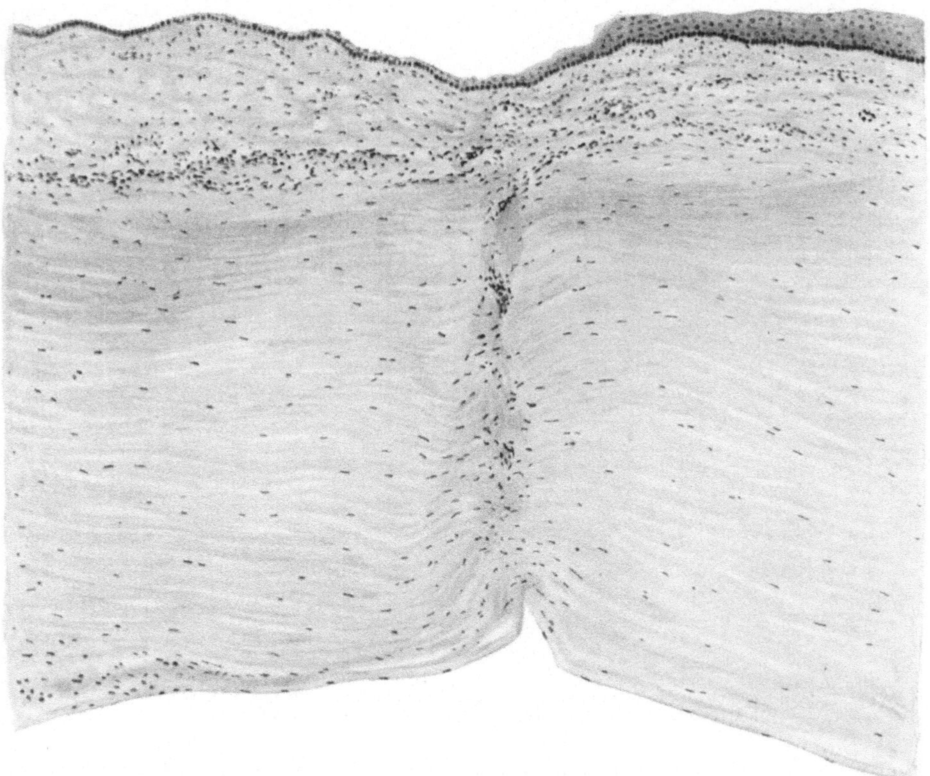

Abb. 32. Narbe einer Extraktionswunde. (Präparat erhalten von A. H. PAGENSTECHER.)

auch mir aus eigener Anschauung bekannt sind, hervor, daß eine Regeneration von Hornhautgewebe durch die Tätigkeit der fixen Zellen unter Bedingungen möglich ist, welche eine Beteiligung des Epithels direkt ausschließen. Und darin sehe ich einen Einwand gegen die Deutung, die SALZER seinen Befunden gegeben hat. Ich fühle mich aber nicht berufen, ohne eigene Untersuchungen diese Fragen entscheiden zu wollen und muß dies den Beteiligten überlassen. Ausdrücklich möchte ich betonen, daß SALZER immer wieder hervorhebt, daß sich seine Angaben auf Verhältnisse beziehen, wo entzündliche Vorgänge ausgeschlossen sind. Dies war aber in den Beobachtungen von ELSCHNIG und FUCHS nicht der Fall.

Betreffs der Bowman ist ganz allgemein zu sagen, daß sie niemals wieder zusammenheilt, es findet auch keine Regeneration in der Art statt, wie wir sie bei der Descemet kennen lernen werden. Über die Vorgänge an dieser Glashaut

werde ich in einem besonderen Abschnitt berichten. Beim menschlichen Auge
bleiben die Narben linearer Wunden klinisch stets als zarte graue Streifen,
zum mindestens mit der Spaltlampe erkennbar bestehen und sind anatomisch
durch einen gegenüber der Umgebung vermehrten Kerngehalt kenntlich.

Ganz anders als die geschilderten Vorgänge verläuft die Heilung bei infizierten
Wunden oder bei Einheilung der Iris. Es kommt zu Gefäßbildung, die Fibroblasten gehen in der Hauptsache von den Gefäßwänden aus und das Ergebnis

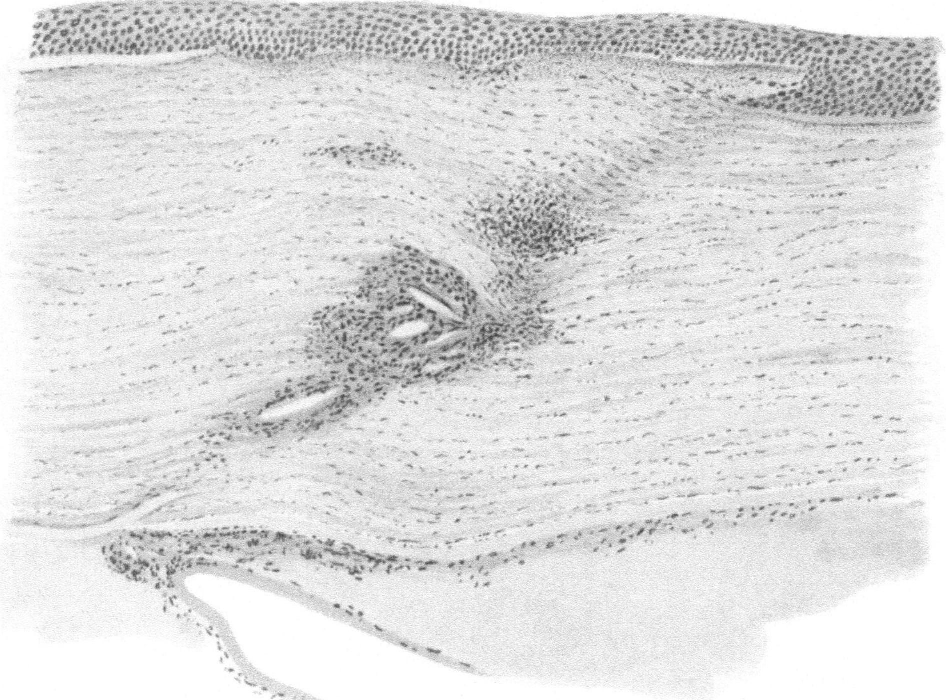

Abb. 33. Chorioretinitis mit Ablatio, Netzhautpigmentierung, Aphakie. Cholesterinkristalle
mit Riesenzellen in einer Hornhautnarbe. (Präparat des Verfassers.)

ist eine undurchsichtige Bindegewebsnarbe (vgl. den Abschnitt Staphylom).
Neuere experimentelle Untersuchungen hierüber liegen vor von Hayashi.

V. Keratoplastik.

Es ist das unzweifelhafte Verdienst von Salzer nachdrücklich darauf
hingewiesen zu haben, daß die Frage nach der Möglichkeit des Durchsichtig-
bleibens in das Gewebe der menschlichen Hornhaut überpflanzter Lappen in
engstem Zusammenhang steht mit den Ergebnissen der Lehre von der Transplantation überhaupt und ferner mit der Frage der Regeneration des Hornhautgewebes. Er hat diese Verhältnisse in einem kritischen Sammelreferat 1900
besprochen und seitdem durch eine große Anzahl eigener Arbeiten wesentlich gefördert. Die neuere Forschung steht auf dem Standpunkt, daß eine
echte Transplantation in der Hauptsache nur als Autoplastik, ganz ausnahmsweise als Homoeoplastik möglich sei, niemals als Heteroplastik. Bei den

Hornhauttransplantationen am Menschen hat sich ergeben, daß die totale, d. h. die ganze Dicke durchsetzende Einpflanzung von klarer Hornhaut in Leukome ausnahmslos mißlingt, indem der Lappen zwar einheilt, aber trübe wird, daß sie dagegen gelungen ist in einzelnen Fällen nur zentraler Trübung und bei Keratitis parenchymatosa. Ferner ist die partielle (lamellierende) Transplantation mehrfach gelungen, sowohl mit menschlicher wie mit tierischer Hornhaut. Ja es ist sogar zur Bildung eines durchsichtigen Regenerates gekommen bei einfacher Ausschneidung des Lappens ohne Überpflanzung eines anderen. Die klinischen Fragen und die ausschließlich hierauf bezügliche Literatur können hier nicht berücksichtigt werden, ich will nur auf die wichtige Arbeit von Ascher aus der Elschnigschen Klinik hinweisen mit ihren bisher unerreichten Ergebnissen.

Hier hat uns die Frage zu beschäftigen, welche anatomischen Befunde erhalten wir an den eingepflanzten Lappen und was ist daraus zu schließen? Es ist zu unterscheiden zwischen den Fällen, die vollständig oder nahezu durchsichtig bleiben, und denen, die sich unter Gefäßbildung trüben. Letzteres geschieht bei der Einpflanzung in Leukome und im Experiment in den Fällen, die nicht aseptisch bleiben oder, wo die Iris einheilt. Für die klarbleibenden ist als wichtigste Tatsache voranzustellen, daß hier, wie Salzer schon für die Regeneration nachgewiesen hat, die Gefäßbildung vollkommen fehlt. Wenn nun der Lappen einheilt und klar bleibt, so ist der nächstliegende Gedanke, daß das überpflanzte Gewebe vollkommen erhalten geblieben ist. Dieser Auffassung ist Salzer entgegengetreten, er betrachtet als Ergebnis seiner zahlreichen Arbeiten die Tatsache, daß mit der Erhaltung der Durchsichtigkeit eine vollkommene Umwandlung des überpflanzten Gewebes vereinbar ist, die regelmäßig stattfindet, indem ganz langsam durch „Gewebszüchtung" aus der Umgebung Zellen des Transplantates durch eindringende Bestandteile der Wirtskornea ersetzt werden, so daß es sich in Wirklichkeit nicht um Transplantation, sondern um Regeneration im anatomischen Sinne handelt. Daher kommt es, daß ein in reines Narbengewebe verpflanzter Lappen von diesem ersetzt wird und deshalb trübe und gefäßhaltig ist, und daß die Transplantation nur erfolgreich ist, wenn die umgebenden Gewebe in genügender Menge normale Hornhautzellen enthalten. Daher auch die besseren Erfolge bei alter Keratitis parenchymatosa. Die Reimplantation, wie sie in den Versuchen Wagenmanns geschah, läßt sich nur mit der Autotransplantation vergleichen, bei der die Erhaltung des Gewebes möglich ist. Fuchs sieht dagegen in einem von ihm veröffentlichten Fall den Beweis dafür, daß Bowman und Descemet sowie ein großer Teil des überpflanzten Parenchyms nach $2^1/_2$ Jahren unverändert erhalten bleiben können. Auch dies war ein Fall von Keratitis parenchymatosa. Ähnliches berichtete Sommer. Salzer erkennt dies Erhaltenbleiben für Glashäute und wahrscheinlich auch für die Hornhautlamellen an, glaubt aber mit Bestimmtheit, daß die Zellen auch hier vom Rande her nach Zugrundegehen der überpflanzten ersetzt seien. Der Beweis dafür, daß zum mindesten in den meisten Fällen ein solcher Ersatz zustande kommt, wird von Salzer darin erblickt, daß es ihm gelungen ist, nicht nur heteroplastisch überpflanzte, frische, lebende Gewebsstücke klar zur Einheilung zu bringen, sondern ebenso oder noch besser und mit viel weniger Verlusten durch Eiterung in Formol konservierte Pferdehornhaut in der Kornea des Kaninchens. Er beschreibt eine größere Zahl histologischer Befunde bei solchen Versuchen. Es handelt sich um eine Fremdkörpereinheilung mit allmählichem Ersatz des fremden Gewebes durch das eigene. Bei genügend langer Dauer des Versuches kann der Lappen selbst mikroskopisch nicht mehr auffindbar sein. Ein Frühstadium wird folgendermaßen beschrieben: „Die Fibrillen sind gleichsam zusammengepreßt, gequollen

und verbogen, am Rande geradezu nekrotisch, die Fibrille ist spiralig gewunden,
die Descemet erhalten, die Bowman nicht zu erkennen, das Epithel zum Teil abgestoßen, dabei können sich Epithelzysten bilden (auch Ribbert). Das Epithel
der Oberfläche geht am Wundrand in die Tiefe, überwuchert den Lappen und
kann auch auf seine Hinterfläche gelangen. Später ist der Zusammenhang
mit der Oberfläche nicht mehr erkennbar. Die Kerne des Parenchyms gehen
rasch zugrunde, dafür wandern neue ein, die sich meist unterscheiden lassen durch
ihre Lagerung in der Grundsubstanz. Diese wird im Lauf der Monate abgebaut,
aber noch nach 11 Monaten ist dieser Prozeß nicht abgelaufen.   Dabei kann
während der ganzen Vorgänge die Durchsichtigkeit erhalten bleiben. Die zart
getrübte Grenzfurche, die so oft bei den Transplantationen beschrieben wird,
hat ihre Ursache in der Retraktion der Lappensubstanz, wodurch eine Dehiszenz
zwischen Wundrand und Lappen sich ergibt, in welche die Epitheleinsenkung
hinein erfolgt." Ascher hat zwei menschliche Augen 6 und 8 Wochen nach
der Operation untersucht, der Lappen war eingeheilt, die Bowman und Descemet
erhalten, das Parenchym zum größten Teil, die elastischen Fasern ebenfalls,
aber es war hier auch Gefäßneubildung, Infiltration und eine Bindegewebsschicht an der Hinterfläche des Lappens vorhanden. Klinisch bestand keine
Durchsichtigkeit. Die Ansicht von Bonnefon und Lacoste, daß das Narbengewebe von eingewanderten Gefäßzellen ausgehe, ist schon bei der Regeneration
erwähnt und wie mir scheint von Salzer überzeugend widerlegt worden.

VI. Spontanperforation an der Sklero-Kornealgrenze nach Einführung aseptischer Stoffe in die vordere Kammer.

Leber hat diesen Vorgang als erster beobachtet. Dann hat auf seine Veranlassung Salzer weitere Untersuchungen angestellt, wobei Indigo und chinesische Tusche, chemisch reiner Kohlenstoff, schwefelsaurer Baryt und Staphylokokkenextrakt zur Anwendung kam. Als zweckmäßigste Methode erwies sich
die Einführung von gehärteten Gelatinestückchen, in denen das betreffende
Pulver verteilt war, in die vordere Kammer. Nach Auflösung der Gelatine
in der Wärme wurden die Stoffe wirksam. Sie führten alle im Verlauf von
10 Stunden zur Perforation. Anatomisch findet man Fibringerinnung und Ansammlung von Leukozyten unter der Conjunctiva bulbi, hart am Limbus und
im Ligamentum pectinatum, sowie dem peripher davon gelegenen Maschen-
gewebe um den Plexus ciliaris und entlang den vorderen Ziliarvenen, ferner
nach hinten zwischen Sklera und Ansatz des Ziliarmuskels. Unten sind die
Veränderungen am stärksten. Ganz unabhängig von der Menge der Leukozyten kommt es zu einer Erweichung der Zone, welche den perforierenden Gefäßen entspricht. Die Fibrillen sind durch Flüssigkeit auseinandergedrängt,
kaum noch färbbar, nur von wenigen Leukozyten durchsetzt, während innen
im Kammerwinkel und außen unter der Konjunktiva die stärkere Anhäufung
der letzteren liegt. Ein Farbstoffstreifen innerhalb dieser Zone kann vorhanden
sein oder fehlen. Die Tusche liegt in den Gefäßscheiden und im Gefäßlumen,
während der Indigo niemals in das letztere hineingelangt. Durch den Augendruck wird die erweichte Stelle immer mehr gedehnt und platzt schließlich.
Die Konjunktiva reißt entweder mit ein oder die Blase bleibt subkonjunktival.
Die vordere Kammer wird eröffnet, oder bleibt bestehen, wenn die Perforation
hinter dem Ansatz der Iriszähne liegt. Die Gefäße des Ziliarkörpers sind auch
schon vor dem Eintritt des Durchbruchs sehr stark erweitert und mit Blutkörperchen vollgepfropft. Es kommt auch zum Austritt von solchen. Nach der Perforation kann Heilung eintreten, weshalb Salzer den Vorgang den Wundheilungs-

und Regenerationserscheinungen an die Seite stellt und ihn als einen zweck-
mäßigen ansieht. LEBER hat den Prozeß damit erklärt, daß die von den Leukozyten gelieferten histolytischen Fermente in der Gegend des Kammerwinkels,

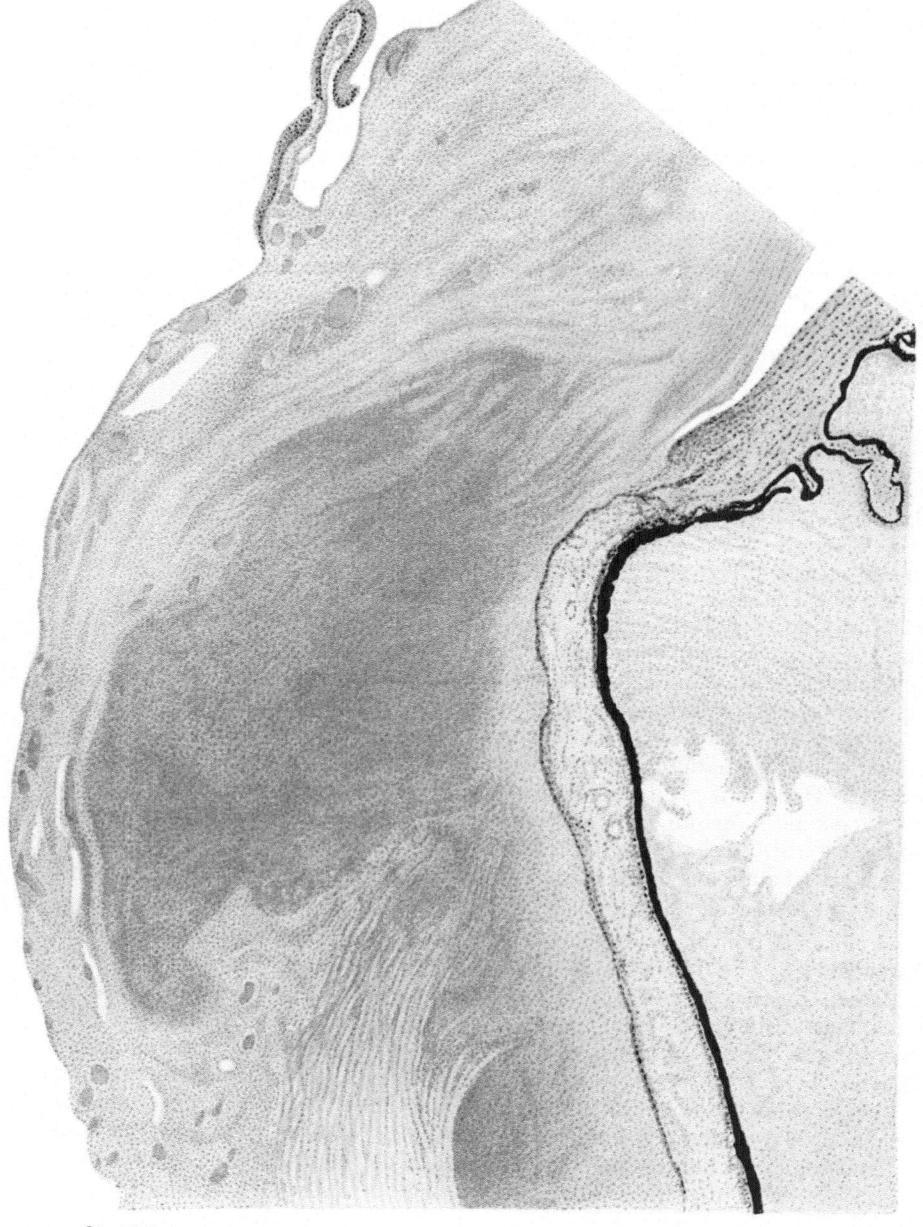

Abb. 34. Spontanperforation an der Korneoskleralgrenze bei Gabelstichverletzung durch die Hornhautmitte mit eitriger Infektion. (Präparat des Verfassers.)

wo die Filtration stattfindet, in besonders großer Menge an die Gewebe heran-
gelangen und so zur Auflösung derselben führen. SALZER glaubt mit dieser Erklärung allein nicht auskommen zu können, da die Perforation in keiner Beziehung zu der Menge der Leukozyten steht. Er ist der Ansicht, daß die beobachtete hochgradige Hyperämie des Ziliarkörpers der Ausdruck für eine zu Ödem

führende Kreislaufstörung ist. Das Ödem der Gegend der perforierenden Gefäße
führt zu der im Leben sichtbaren Chemosis. Die in allen Fällen vorhandene
Blutung beweist die Kreislaufstörung. Vielleicht wird von dem hyperämischen
Ziliarkörper auch mehr Flüssigkeit abgesondert, wodurch eine Erhöhung des
Filtrationsstromes entsteht. Das Ödem drängt die Lamellen auseinander und
an diesem geschädigten Gewebe können die histolytischen Fermente ihre Wirk-
samkeit entfalten. Leber faßt diesen Vorgang als Eindringen von Kammerwasser in die vorher histolytisch erweichten Gewebsteile auf. Es scheint mir
auffallend, daß bei septischen Prozessen, wo massenhafte Eiteransammlung
in der vorderen Kammer vorhanden ist, eine solche spontane Durchbrechung
von innen heraus nach meiner Erfahrung wenigstens zu den Seltenheiten gehört.
Sie kommt aber auch vor wie der abgebildete Fall beweist. Hier hatte eine
Nadel die Kornea ungefähr im Zentrum perforiert, daran schloß sich eine stürmische Eiterung, man sah an einer Stelle des Limbus eine starke Vorwölbung
und sieht am Präparat wie hier die ganze Sklero-Kornealzone aufgelöst und
zur Einschmelzung gebracht wird. Ich möchte den Vorgang aber nicht ohne
weiteres den oben beschriebenen Versuchsergebnissen gleichsetzen.

VII. Makula, Leukom, Leucoma adhaerens, Staphylom.

Nach kleineren Substanzverlusten (Fremdkörper, oberflächliche Geschwürchen
und Infiltrate) bleiben durchscheinende Trübungen zurück. Ebenso nach
linearen, glatt verheilenden Wunden. Je jünger das befallene Individuum
ist, um so größer pflegt die Aufhellungsfähigkeit zu sein. Ein spurloses Verschwinden der Trübung gehört aber zu den größten Seltenheiten. Da in vielen
dieser Fälle eine Gefäßbildung nachweislich unterbleibt, so kann es sich nur
um eine Regeneration von seiten der fixen Hornhautzellen oder (nach Salzer)
des Epithels handeln. Anatomisch sind solche Maculae, wenn es sich um vorausgegangene oberflächliche Defektbildungen handelte, an dem Fehlen der Bowman
und außerdem an einer etwas dichteren und unregelmäßigeren Anordnung der
Kerne und der neugebildeten Lamellen zu erkennen. Das neugebildete Gewebe
ist dem der Hornhaut weitgehend ähnlich, kann sich aber auch durch eine
etwas abweichende Färbung mit Eosin und Säurefuchsin unterscheiden. Natürlich fehlen Gefäße durchaus nicht in allen Maculae, im Gegenteil zeigt schon der
klinische Verlauf meistens ihr Vorhandensein, in solchen Fällen wird die Narbenbildung sowohl vom Hornhautgewebe wie von den Gefäßwandzellen ausgehen.

Das Leukom, klinisch an seiner grellweißen Farbe kenntlich, ist ein bindegewebiger Ersatz, an dessen Aufbau die Gefäße wesentlich beteiligt sind. Je
jünger es ist, desto größer ist sein Reichtum an Zellen, während bei älteren
das geschichtete Bindegewebe überwiegt. An dem Aufbau dieses Narbengewebes
sind sowohl die Grundsubstanz wie die von den Gefäßwänden stammenden
Fibroblasten beteiligt, an dem fertigen Gewebe ist aber eine Unterscheidung
dieser Vorgänge nicht mehr möglich. Auch bei dieser Art der Narbenbildung
tritt ebenso wie bei der echten Regeneration die Neigung der neugebildeten
Bindegewebsschichten hervor, sich oberflächenparallel anzuordnen. Die zwischenliegenden Zellen sind platt, und erscheinen deshalb auf dem Durchschnitt länglich wie die Hornhautkörperchen. Immerhin erreicht die Regelmäßigkeit der
Anordnung längst nicht immer die der normalen Hornhaut. Aber es kann doch
an Schnittpräparaten eine so weitgehende Ähnlichkeit zustande kommen, daß
es schwer ist, normales und Narbengewebe zu unterscheiden. Und manchmal
sagt nur das Fehlen der Bowman und das Vorhandensein einzelner Gefäßdurchschnitte aus, daß wir es mit narbigem Gewebe zu tun haben. Im Laufe der

Zeit kann eine weitgehende Rückbildung der Gefäße durch Verödung des Lumens zustande kommen (Abb. 35).

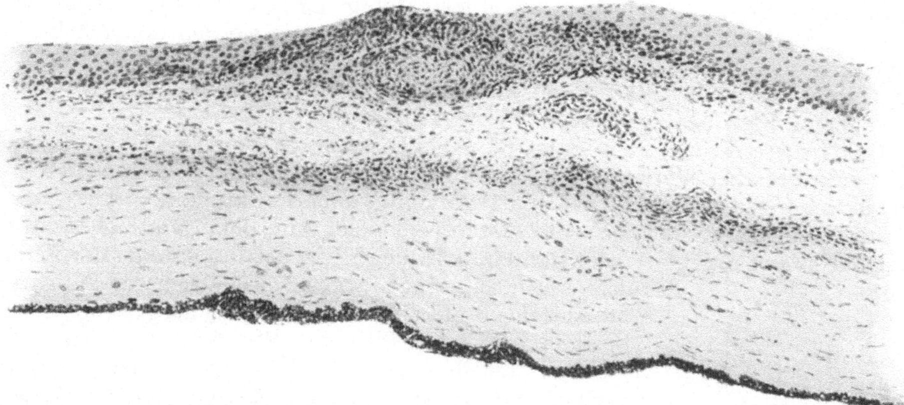

Abb. 35. Aus einem Leucoma adhaerens: Epithel unregelmäßig, Borman fehlt. Narbengewebe mit ungleichem Kernreichtum. Irispigment auf der Hinterfläche. (Präparat des Verfassers.)

Wenn die Hornhaut durch Geschwürsbildung hochgradig verdünnt war, so kann sie dem intraokularen Druck nachgeben und wir bekommen dann ein ektatisches Leukom, das sich klinisch von einem echten Staphylom nicht mehr unterscheiden läßt, da die Trübung eine Beurteilung des Verhaltens von Iris

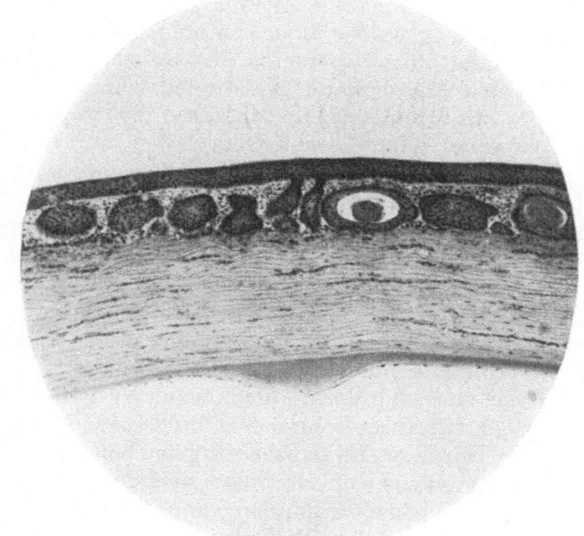

Abb. 36. Aus einem ektatischen Leukom: Zapfen von Epithel wuchern in das pannusartige Bindegewebe, das die vorderen Hornhautlamellen verdrängt bzw. ersetzt. Hohlräume in dem Epithelschlauch. (Präparat des Verfassers.)

und vorderer Kammer unmöglich macht. Letztere kann dabei vorhanden sein oder die Iris ist der hinteren Hornhautwand dicht angelagert und oft hochgradig atrophisch. Eine solche vollständige Keratektasie mit Leukombildung kommt nur bei sehr ausgedehnten Geschwüren zustande. Das Epithel über Leukomen ist stets vorhanden, oft ist die Schichtung unregelmäßig, ebenso die Dicke, da es stets die Tendenz hat, Unregelmäßigkeiten zu glätten. Es kann Zapfen in die Unterlage hineinschicken mit geschichtetem Bau, analog den Karzinomperlen. Dieselben können durch den Schnitt abgetrennt werden und scheinbar isoliert, in den oberflächlichen Schichten des Leukoms liegen. Nicht selten ist die gelbe oder orange Farbe von Leukomen, welche durch kolloide Einlagerungen und Fett bedingt ist. (S. diese Abschnitte.)

Das Leucoma adhaerens entsteht nach Durchbruch von Geschwüren oder bei perforierenden Verletzungen durch Einlagerung der Iris in den Defekt. Die Beziehungen zwischen Iris- und Hornhautgewebe werden nun dadurch verschieden ausfallen, daß sich die erstere entweder nur dem Geschwürsgrund oder der Wand anlagert, oder daß ein wirklicher Irisvorfall entsteht, der nicht kunstgerecht abgetragen wurde. Legt sich der Pupillarrand oder der Rand einer unvollständig ausgeschnittenen Iris an den tiefsten Teil des Wundtrichters an und verwächst mit ihm, so sind die Bedingungen gegeben, welche nach Czermak die Entstehung einer Hornhautfistel begünstigen (s. diese!). Heilt dagegen ein vollständiger Vorfall, der bis an die Oberfläche der Hornhaut reicht, in die Narbe ein, so wird das dieselbe aufbauende Gewebe von Hornhaut und Iris geliefert. Die Folge der hernienartigen Ausstülpung der Iris ist, daß das Narbengewebe sehr dünn wird. Der dunkle Fleck im Zentrum solcher kleineren Leukome entspricht der Kuppe des Irisvorfalles. Die Oberfläche kann aber ihre regelmäßige Wölbung beibehalten. Dies sind die Stellen, welche einer späteren Infektion leicht als Eingangspforte dienen. Ein kleiner Epithelverlust kann den Mikroorganismen die Ansiedlung ermöglichen und nun kann eine floride Eiterung wegen des fehlenden

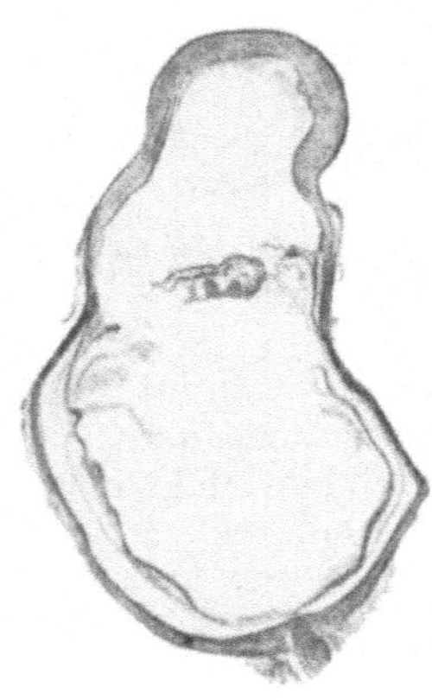

Abb. 37. Totalstaphylom.
(Präparat des Verfassers.)

Schutzes dichteren Gewebes zum raschen Übergreifen auf die Tiefe führen, wodurch Panophthalmitis entsteht, derartige Fälle sind von Wagenmann in mehreren Arbeiten genauer studiert worden.

Gibt eine solche verdünnte Stelle dem in solchen Augen oft gesteigerten Druck nach, so entsteht ein umschriebenes Staphylom. Grundsätzlich ist ein solches zu unterscheiden von der Keratektasie, da sich an dem Aufbau der Wand im ersten Fall wesentlich die Iris, im zweiten wesentlich die Hornhaut beteiligt. Wie Fuchs eingehend dargestellt hat, ist die sichere Unterscheidung bei großen, besonders dem Totalstaphylom nur anatomisch zu machen. Vor allen Dingen gilt aber für viele Fälle, daß eine Verbindung beider Vorgänge vorliegt, indem durch die Einheilung der Iris an umschriebener Stelle Drucksteigerung bewirkt und dadurch später die Hornhaut im ganzen vorgetrieben wird. Hier wird also der größere Teil des Staphyloms von Hornhaut gebildet, während bei großem Durchbruch die Iris fast die ganze Staphylomwand liefert. Wenn man die Bezeichnung nach dem hauptsächlichsten Befund wählt, so würden die ersten Fälle der Keratektasie zuzurechnen sein, in Wirklichkeit liegt aber eine Kombination der beiden Möglichkeiten vor. Es ist klar, daß die anatomische Beschaffenheit des fertigen Gebildes je nach den vorausgegangenen Vorgängen verschieden ausfallen muß. Hier soll zunächst im Anschluß an Fuchs nur von dem durch Irisvorfall entstandenen Staphylom die Rede sein. Die Verschiedenheiten der Form und Größe des Irisvorfalles sind für die Form des späteren Staphyloms von maßgebender Bedeutung, wie aus den zahlreichen klaren Abbildungen der Fuchsschen Arbeit zu ersehen ist. Die vorgefallene Iris ist meist im Zustand der Entzündung. Die Vorgänge, welche von dem Stadium des entzündlichen Prolapses bis zur Staphylombildung führen, teilt FUCHS in folgende Stadien: 1. die frische entzündliche Infiltration, 2. das Auftreten der Fibroblasten und der neugebildeten Gefäße, 3. das Auftreten des ersten Bindegewebes in Form einzelner Züge, 4. die Vermehrung des Bindegewebes bis zur Bildung festen Narbengewebes, 5. degenerative Vorgänge. Im ersten Stadium besteht lebhafte Hyperämie, dichte zellige Infiltration von Leukozyten und Lymphozyten, Fibrinausscheidung, Schwellung der Gefäßwand- und der fixen Iriszellen, allmählicher Zerfall der letzteren mit Austritt und Schwund des Pigments, Zerfall der hinteren Pigmentepithelschicht, später der vorderen, Aufnahme des Pigments in Zellen, allmähliche Verwischung der Grenze der Irisvorderfläche und des ihr aufgelagerten Exsudates, das aus Fibrin und zahlreichen Zellen besteht. Das Epithel wächst sehr früh gegen den Vorfall und auf die Vorderfläche des Exsudates. Im zweiten Stadium sind zahlreiche Fibroblasten vorhanden, ohne daß man ihre Entstehungsweise mit Sicherheit angeben kann. Große Zellen mit reichlichem Protoplasma, oft netzförmig miteinander verbunden. Zahlreiche neugebildete Blutgefäßsprossen (einfache Endothelrohre) wachsen von der Tiefe nach der Oberfläche und bilden ein dichtes Netz. Das Exsudat ist noch sehr zellreich, besonders viele Plasmazellen. Die Fibroblasten dringen in das Exsudat ein (5.—6. Tag). Im dritten Stadium haben die Fibroblasten zarte Bindegewebsfibrillen geliefert, welche noch eine sehr unregelmäßige Anordnung zeigen. Dies gilt sowohl für die Iris wie für das Exsudat. Das Epithel bildet einen vollständigen Überzug und sendet Sprossen nach hinten. Im vierten Stadium überwiegt das neugebildete Bindegewebe, die Zellen treten zurück, die Gefäße verschwinden in den tieferen Schichten, erhalten sich aber am reichlichsten in den oberflächlichen. Das Gewebe des Sphinkters kann der Zerstörung entgehen und sogar hyperplasieren. Das neugebildete Bindegewebe gewinnt immer mehr eine oberflächenparallele Anordnung, besonders in der Tiefe. Die oberflächlichsten Lagen bleiben am unregelmäßigsten. Zur Bildung regelmäßiger Lamellen kommt es durch ein Auseinanderweichen der oberflächenparallelen Bindegewebsfasern infolge Ansammlung einer strukturlosen Zwischensubstanz, die wohl im Leben halb flüssig ist. Die dazwischen liegenden Zellen stellen platte Häutchen dar und liegen in ziemlich regelmäßigem Abstand. Die anfangs ungefärbte Zwischensubstanz nimmt allmählich immer stärkere Färbung mit Eosin und Säurefuchsin an, noch später tritt eine feine Längsstreifung ein als Ausdruck feinerer Lamellierung innerhalb der Lamellen selbst. Die Unterscheidbarkeit vom eigentlichen Hornhautgewebe ist abhängig von dem Vorhandensein oder Fehlen bindegewebiger Streifen zwischen den Lamellen. In den oberflächlichsten lockeren Teilen des Staphyloms kann die Zwischensubstanz in Gestalt einzelner Bröckel auftreten. Die Lamellenbildung findet sowohl in der vorgefallenen Iris wie in dem aufgelagerten Exsudat statt. Nicht in allen Staphylomen tritt die Lamellenbildung zwischen dem Bindegewebe auf, und wo sie vorhanden ist, nicht in allen Teilen. Es gibt aber auch solche, welche auf dem Zustand der Bindegewebsbildung verharren; je stärker die Lamellenbildung, desto dicker die Staphylomwand, welche die Dicke einer normalen Hornhaut um das Mehrfache übertreffen kann. Die Grenze zwischen Staphylom und stehengebliebener Hornhaut ist oft mit Sicherheit nur an der Descemet zu erkennen. Ein seltener Befund sind zahlreiche Riesenzellen, die abgeplattet und eckig zwischen den Lamellen und den Enden der Descemet liegen.

In alten Staphylomen nehmen die Kerne an Zahl immer mehr ab, benachbarte Lamellen verschmelzen miteinander und so können größere kernlose Bezirke entstehen, die sich stark färben im Gegensatz zu größeren homogenen sich nicht mehr färbenden Inseln innerhalb der Staphylomwand, welche durch Gewebsquellung, vermutlich unter dem Einfluß des Kammerwassers entstehen. Spätere Verflüssigung dieser Bezirke kann zur Höhlenbildung führen. Die degenerativen Ablagerungen, Hyalin, Kalk, Kolloid sind an anderer Stelle

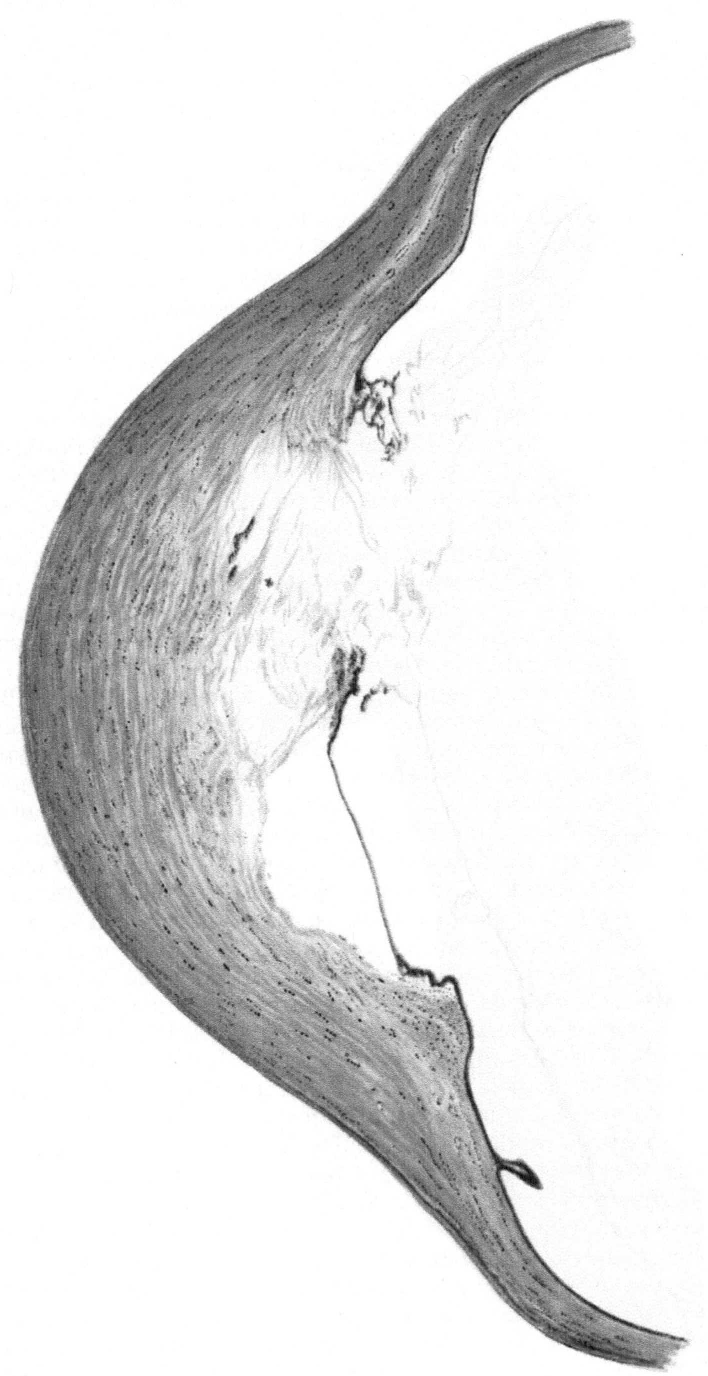

Abb. 38. Klinisch der Eindruck eines riesigen Staphyloms, grellweiß. Anatomisch mächtige Verdickung des ektatischen Bezirks von fibröser Beschaffenheit, in den hinteren Teilen ein ungleichmäßig gequollener Bezirk, der mit feinen Fasern mit den tiefen Schichten der Sklera zusammen- hängt. Von der Iris ist auf der einen Seite ein langer Streifen der Pigmentschicht vorhanden, an seinem vorderen Ende deutliches Bindegewebe, das mit den beschriebenen Fasern zusammenhängt. Entstehungszeit unbekannt, Erkrankung einseitig, Pat. 4 Jahre alt, vielleicht angeboren. (Präparat des Verfassers.)

besprochen. Die Wand eines Staphyloms kann von vornherein sehr dünn sein, sie kann aber auch sekundär durch den erhöhten Druck gedehnt und dadurch verdünnt werden, wobei Einreißungen der hinteren Schichten vorkommen. Das zerrissene Gewebe zieht sich zurück, wodurch es eine unregelmäßige Oberfläche erhält. Durch den Druck kommen auch Ausbuchtungen der Wand mit winkligen Knickungen gegen den stehengebliebenen Hornhautrand vor. Die angrenzende Hornhaut wird ebenfalls ektatisch und oft auch undurchsichtig durch übergreifendes organisiertes Exsudat bei vorher geschwüriger Oberfläche, ferner durch lamelläre Auflagerung oder durch Auflockerung des Gewebes mit Gefäßbildung und Kernvermehrung oder endlich durch Auflagerung auf die Hinterfläche. Die Größe und Form der Durchbruchsöffnung bedingt zusammen mit dem gesteigerten Druck die verschiedenen Formen des Staphyloms (kegelförmig, kugelförmig oder mit maulbeerartiger Oberfläche).

Die Einheilung von Linsenrudimenten und von Linsenkapsel sowie von Glaskörper bewirkt, daß die Fälle im histologischen Bilde von einer außerordentlichen Vielgestaltigkeit sein können. Die raumausfüllende Tendenz des Epithels tritt auch über dem Staphylom sehr deutlich hervor, sehr starke Verdickungen können mit besonders dünnen Stellen abwechseln, die Interzellularlücken sind verbreitert, die Verbindungsbrücken von einer Zelle zur anderen werden besonders deutlich.

Die vorstehende Darstellung fußt auf der Arbeit von Fuchs[1]), die in ihrer Klarheit und Übersichtlichkeit einzig ist und die Orientierung an diesen oft recht verwickelten Präparaten ungemein erleichtert. Ganz besonders sei auf die Abbildungen derselben hingewiesen.

Während die Vorbedingung für die Entstehung der meisten Staphylome eine Durchbrechung der Hornhaut mit Irisvorfall ist, gibt es klinisch als Staphylom erscheinende Fälle, bei denen die anatomische Untersuchung ganz andere Verhältnisse aufdeckt. Eine Gruppe davon sind die Fälle von Hydrophthalmus, bei welchen es unter Aufhebung der vorderen Kammer zu einer Vorwölbung und Trübung mit Gefäßbildung in der ganzen Hornhaut kommt. Dabei liegt die Iris, die in der Peripherie sehr dünn, in den zentralen Teilen dagegen verdickt und gequollen aussieht, der Hornhauthinterfläche an oder ist mit ihr verwachsen, wozu die stets vorhandenen ausgedehnten Risse der Descemet besonders günstige Gelegenheit geben. Ich habe einen solchen Fall abgebildet und beschrieben, die vorderen Hornhautschichten sind hier ungemein kern- und gefäßreich, die hinteren erinnern an streifiges Narbengewebe. Ähnliche Beobachtungen sind von Böhm u. a. mitgeteilt worden. Die nähere Darstellung gehört aber in den Abschnitt Glaukom.

Bei diesen Fällen, aber auch bei den echten Staphylomen sieht es oft so aus, als ob die Hinterwand besonders in der Peripherie einen regelmäßigen Überzug von Pigmentepithel besäße. Dies ist der Rest der angelagerten Iris, deren Stroma zugrundegegangen oder zum mindesten in dem Narbengewebe vollkommen unkenntlich geworden ist. Auf die angeborenen Staphylome gehe ich in einem besonderen Abschnitt ein. Ob der abgebildete Fall dazu gehört, ist fraglich.

Megalokornea, Hydrophthalmus.

Während ich früher selbst den Standpunkt vertreten habe, daß eine sog. Megalokornea einem ausgeheilten Hydrophthalmus entspreche, muß jetzt anerkannt werden, daß die echte Megalokornea ein typischer, durch Vererbung weitergegebener Zustand ist. Eine mikroskopische Untersuchung eines solchen Auges liegt aber meines Wissens bisher nicht vor.

---

[1]) v. Graefes Arch. f. Ophth. Bd. 95.

Über das Verhalten der Kornea beim Hydrophthalmus wird einiges unter den Veränderungen der Descemet und des Endothels berichtet werden. Ich möchte mich hier damit begnügen, auf die Arbeiten von Reis und Seefelder hinzuweisen, in denen alles Wesentliche zu finden ist und selber auf eine genauere Darstellung verzichten, da dieses Thema unter „Mißbildungen und angeborene Anomalien" eine ausführliche Darstellung finden soll.

VIII. Zysten.

Dieselben stellen ein sehr seltenes Vorkommnis dar. Es sind zu unterscheiden intrakorneale und solche auf der Hinterfläche, ferner die präkornealen Zysten. Die ersteren entstehen in der Regel durch Einwachsen des Oberflächenepithel bei Verletzungen oder Operationswunden. Treacher Collins hat unter seinen Fällen eine solche Zyste beschrieben, die von sehr bedeutender Größe und vollständig mit Epithel ausgekleidet war (perforierende Verletzung). Die Vorgänge bei der Entstehung dieser Gebilde sind sehr schön in dem von Fuchs und Meller mitgeteilten Fall zu erkennen, wo der ganze Spalt einer Kataraktoperationswunde bis an die Hinterfläche der Descemet mit Epithel ausgekleidet war. Auch Kümmell, Elscnhig, Stölting haben solche Befunde beschrieben, ich selber besitze mehrere derartige Präparate. Die aus diesen Einsenkungen hervorgehenden Zysten werden ja meistens als Iriszysten oder Vorderkammerzysten bezeichnet. Immerhin möchte ich noch einige Angaben machen, da sich eine scharfe Grenze zwischen kornealen, retrokornealen und Iriszysten nicht ziehen läßt. Wintersteiner hat sogar gesagt, es handle sich immer zunächst um eine korneale Zyste, weil das Epithel die Hornhaut passieren muß. Indessen kann die Verbindung sich später zurückbilden.

Intrakorneal liegt die Zyste in den Fällen Claibornes und Poyales. In einem von Liese beschriebenen Fall bestand eine große Vorderkammerzyste, die durch einen Gang in Verbindung stand mit einer innerhalb der Kornea gelegenen Zyste. Dies erstreckte sich wiederum intraskleral bis in die Gegend der Ora serrata. Die ganze Zyste war mit einem gleichmäßigen Endothel (Epithel?) ausgekleidet. Eine schwere perforierende Verletzung war vorausgegangen. Wenn die Deutung Endothel richtig ist, so hat vielleicht damit Ähnlichkeit ein Fall von Wintersteiner an einem Gliomauge. Hier waren Geschwulstzellen von der Peripherie in die Hornhaut eingedrungen. In der letzteren befanden sich ziemlich dicht vor der Descemet 2 annähernd 1 mm lange Hohlräume, deren Wände von Hornhautlamellen gebildet waren. Diese zeigten einen unvollständigen Zellbelag (Endothelzellen?). Beide Räume waren durch einen schmalen mit endotheloiden Zellen ausgekleideten Gang miteinander in Verbindung. Wintersteiner bezieht die Entstehung dieser Räume auf Lymphstauung, was mir ein ziemlich verschwommener Begriff zu sein scheint. Da die Descemet zerrissen war und Endothelzellen, wenn auch nicht als regelmäßiger Belag der Zysten gefunden wurden, so scheint mir die Möglichkeit vorzuliegen, daß solche Zysten in ähnlicher Weise durch Eindringen des Endothels entstehen können, wie die Vorderkammer- und Iriszysten durch Einwachsen des Oberflächenepithels. In einem hydrophthalmischen Auge sah Grahamer einen zystischen Hohlraum innerhalb der Kornea, der keine Epithel- oder Endothelauskleidung hatte. An einer Stelle war die Descemet eingerissen, so daß der Raum mit der Vorderkammer in Verbindung stand. Der Verfasser glaubt aber, daß es sich um ein Kunstprodukt handle. Gleichfalls ohne Epithel oder Endothel war der zystische Hohlraum in der Kornea, den Jacobellis beschreibt. Die Iris hat sich zwischen die Wundränder der tiefen Hornhautschichten gelagert, Kammerwasser ist eingedrungen und hat den Hohlraum gebildet. In einem

Fall von FILETI soll die intrakorneale Zyste, die keinen Zusammenhang mit
der Kammer hatte, vom Endothel ausgekleidet gewesen sein. Dasselbe wird
von einer Umwandlung der fixen Hornhautzellen abgeleitet (?).

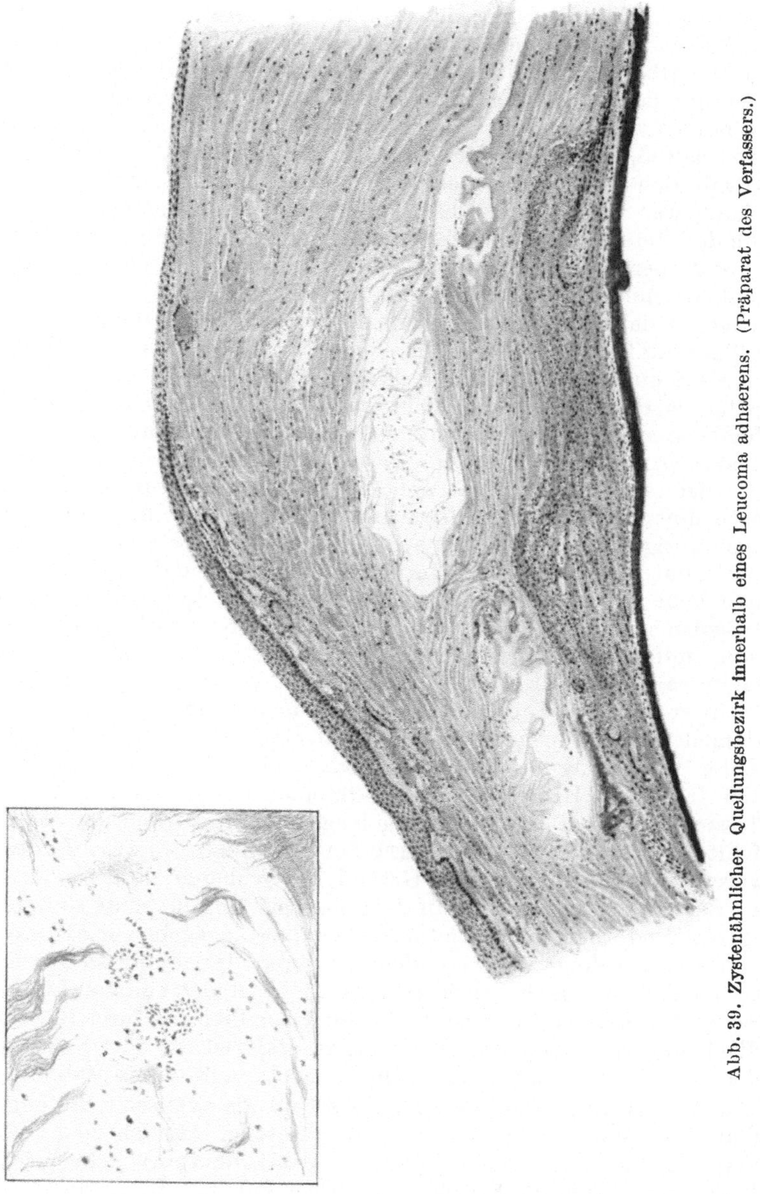

Abb. 39. Zystenähnlicher Quellungsbezirk innerhalb eines Leucoma adhaerens. (Präparat des Verfassers.)

Die retrokornealen Zysten gehen ohne scharfe Grenze in die intrakornealen
über. Vielfach werden sie auch Vorderkammerzysten oder Iriszysten genannt.
Einen sehr merkwürdigen Fall hat GINSBERG beschrieben. Bei einem eben
ausgeschlüpften Hühnchen wurde rechts eine staphylomartige, undurchsichtige
Vorwölbung der Hornhaut gefunden, während die linke trüb war, aber im

Niveau lag. Das scheinbare Staphylom entsprach einer intrakornealen Zyste, Vorder- und Hinterwand bestand aus Hornhautgewebe, einige Fäden, die ebenfalls daraus bestanden, waren durch den Hohlraum ausgespannt. Descemet und Endothel waren normal, auch sonst fehlte jede Veränderung an dem Auge. Eine regelmäßige Zellauskleidung des Hohlraums fehlte, hier und da fanden sich platte Zellen und an einer Stelle eine größere Gruppe von epithelialem Charakter. Das Oberflächenepithel war von zahlreichen kleineren und größeren Hohlräumen durchsetzt, in der Hinterwand der Zyste waren einige Gefäßlumina vorhanden. Am anderen Auge fanden sich kommunizierende kleinere und größere Spalten, gleichfalls ohne Zellbelag, Gefäße fehlten hier vollkommen. GINSBERG will den Fall durch behinderten Lymphabfluß erklären, obwohl er nichts fand, was als Hindernis hätte gedeutet werden können.

Ich kann den Befund nur registrieren, die gegebene Deutung befriedigt mich nicht, ich weiß aber keine bessere und kann nur an irgendeine Entwicklungsstörung denken, ohne dies aber näher begründen zu können.

Als einzige bis dahin bekannt gewordene Zyste an der Hornhauthinterfläche beschreibt TERTSCH folgenden Befund in einem ektatischen Auge: Die Descemet spannt sich als Sehne losgelöst eine Strecke weit über die Hornhauthinterfläche. Auf Schnitten erscheint so ein geschlossener Hohlraum, es zeigt sich aber, daß die Membran an einer Stelle eingerissen ist, so daß eine direkte Verbindung mit dem Kammerinhalt besteht. Die „Zystenwände" sind von Endothel überwachsen. Es ist mir fraglich, ob es zweckmäßig ist, einen solchen Befund als Zyste zu bezeichnen. Das hat auch BÖHM ausgesprochen, der einen ähnlichen Fall beschrieb. Im übrigen möchte ich aber auf die Arbeit von TERTSCH besonders hinweisen, welche eine sorgfältige Literaturübersicht enthält, in der sich auch einige mir unzugängliche Arbeiten befinden, die ich deshalb nicht besonders aufführe.

Einige Beobachtungen werden unter dem Namen Korneoskleralzysten oder Skleralzysten mitgeteilt (FRÜCHTE und SCHÜRENBERG, LAUBER, v. MICHEL). Stets handelte es sich um die Folgezustände von Verletzungen, und zwar meist von sehr schweren. Die Wand der Zyste wurde gebildet, von Skleral- oder Hornhautlamellen, sie war von einem Oberflächenepithel bekleidet, das offenbar in die bei der Verletzung entstandenen Spalten eingedrungen war. Die Einlagerung der Iris in die Hinterwand bewirkte einen unvollständigen Verschluß, so daß Flüssigkeit in den Raum hineingelangen konnte. Eine derartige Verbindung fehlte aber in dem Fall FRÜCHTE-SCHÜRENBERG, wo zwei Zysten vorhanden waren, von denen eine der Gegend der früheren vorderen Kammer angehörte. Bemerkenswert ist, daß in dem oben erwähnten, sonst so ähnlichen Fall von LIESE Endothel- nicht Epithelauskleidung angegeben wird. Der Fall von MICHEL zeigte infolge der besonders schweren Verletzung so verwickelte Verhältnisse, daß sie hier nicht wiederzugeben sind. Ob der Fall von LOOVENICH (entstanden im Anschluß an Gonorrhöe mit Staphylombildung) durch Einwuchern von Oberflächenepithel, wie Verf. annimmt, zu erklären ist, oder mehr zu den in folgendem zu erwähnenden Fällen gehört, möchte ich dahin gestellt lassen.

Die Fälle von BIETTI, SCHIECK und REIS sind als zystische Bildungen an der Hornhautoberfläche zu bezeichnen. Grundsätzlich ähnlich sind die nach Staphylomabtragung entstandenen Zysten an der Bulbusoberfläche, wie BOER einen Fall aus der Hallenser Klinik beschrieben hat mit Beibringung einiger Literaturangaben. In dem Fall von BIETTI, der noch einen nicht veröffentlichten von REID erwähnt, saßen mehrere Zysten auf dem Limbus. An sie schloß sich eine Trübung der Hornhaut. Bei der Abtragung der Vorderwand der größten Zyste trat Perforation ein. Die Vorderwand zeigt außen und innen Epithelbelag. Der erstere entspricht der Konjunktiva. Als Erklärung wird eine Pseudopterygiumbildung nach Randgeschwür mit Verklebung epithelialer Flächen angenommen. Solche Zystenbildungen durch Verklebungen hat Fuchs beim echten Pterygium beschrieben. In den Fällen von Schieck und Reis waren sehr große Zysten vorhanden. Einmal bestand die Blase aus 3 Kammern. Die Hinterwand wurde in beiden Fällen von verändertem Hornhautgewebe gebildet, die Vorderfläche von Konjunktiva. Ein Epithelbelag kleidete das Ganze aus. Als Erklärung wird hier angenommen, daß während des geschwürigen Prozesses eine hochgradige Chemosis die Hornhaut z. T. überlagerte, und daß durch Verklebung mit der Oberfläche der Hornhaut die Bindehaut fixiert wurde. In beiden Fällen war keine Verbindung mit der vorderen Kammer oder dem Konjunktivalsack mehr vorhanden. Ich weise auf die Abbildungen von Boer hin, die grundsätzlich das gleiche zeigen.

IX. Hornhautfistel.

In ziemlich naher Verwandtschaft zu einigen der beschriebenen Zysten, nämlich denen, welche keinen Epithel- oder Endothelbelag zeigen, stehen die Fälle, mit denen sich Czermak in zwei Arbeiten sehr eingehend beschäftigt hat. Es handelt sich um Blasenbildung in Hornhautnarben, welche sich von Zeit zu Zeit stärker wölben, dann platzen und Flüssigkeit entleeren. Er hat ausgeschnittene Stücke solcher Augen untersucht, die Befunde sind im einzelnen sehr verschieden, das Gemeinsame ist, daß der Pupillarrand der Iris, oder wenn Iridektomie gemacht war, der vordere Rand der Iris in den hinteren Teil der Wunde einheilt, ohne daß die Iris sich am Aufbau des Blasendachs beteiligt. Die Einheilung verhindert den glatten Wundverschluß, von der hinteren Narbenfläche zieht sich ein verschieden weiter, trichterförmiger Gang längs der Iris nach vorne, ohne die Blase zu erreichen. Zwischen beide schiebt sich eine Gewebsschicht ein. Es handelt sich demnach um eine defekt gebliebene zystoide Narbe; es wird angenommen, daß durch die Irisbewegung eine fortwährende Zerrung, besonders der hinteren Teile der Narbe zustande kommt. Durch Eindringen von Kammerwasser kommt es zur Bildung von Lücken und Spalten, welche sich erweitern und ein Lakunensystem bilden. In einem Fall fand sich auch ein längerer Fistelgang. Die Flüssigkeit staut sich unter dem oben abschließenden Epithel und hebt dieses als Blase ab. Bei stärkerer Spannung kommt es zur Berstung der Decke. Der in der zweiten Arbeit mitgeteilte Fall ist dadurch abweichend, daß sich ein mit Epithel ausgekleideter Gang noch auf die hintere Narbenfläche scheibenförmig ausbreitet. Da liegen also Verhältnisse vor, wie sie zur Bildung der Vorderkammerzysten führen. Wieder etwas anders liegen die Dinge in dem Fall von Oguchi, wo in dem adhärenten Leukom eine schwarze Stelle vorhanden war, aus der Hervorsickern von Flüssigkeit zu beobachten war. Anatomisch ergab sich aber keine Fistel, auch kein Spalt, die scheinbare Fistel war nichts anderes als die in die Hornhaut eingewachsene Iris. Das Gewebe war ganz verschieden von gewöhnlichem Narbengewebe. Zwischen zerstreuten Stromazellen fand man krümlige Körner. Die Iris bestand aus schlaffem Gewebe, die Vorderfläche zeigte Blasen und war mit Epithel überzogen, dessen einer Teil eine Ruptur aufwies; an der Hinterfläche der Iris fehlte das Pigmentepithel. Oguchi nimmt an, daß das Kammerwasser aus der Hinterkammer durch die Iris hindurchsickert und das Epithel von Zeit zu Zeit bei vorhandener Drucksteigerung zum Platzen brachte.

X. Beschläge der Hornhauthinterwand.

Da diese Befunde mehr zur Uveitis gehören, will ich sie hier der Vollständigkeit wegen nur ganz kurz erwähnen und auf jenen Abschnitt verweisen. Knies,

Fuchs, Groenouw, Baas, Harms, Rubert, Straub, Gilbert haben die wichtigsten Arbeiten geliefert. Fuchs unterscheidet Pseudopräzipitate und echte

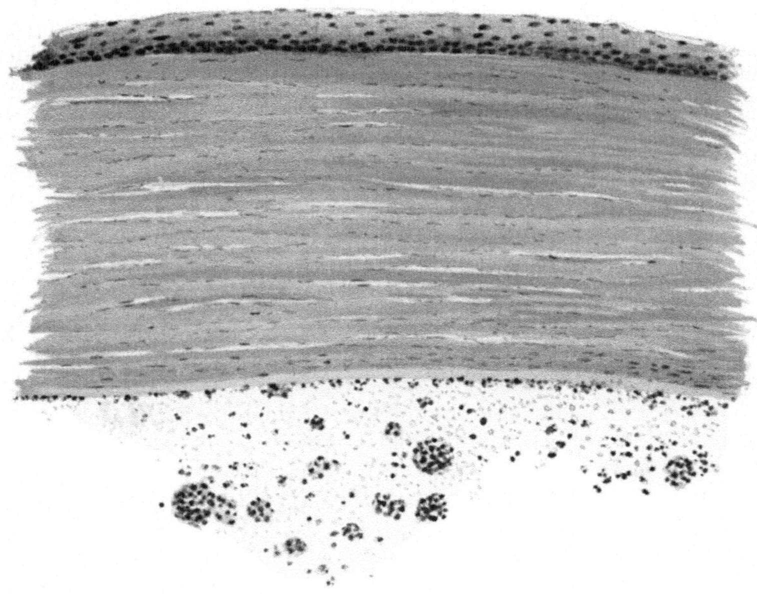

Abb. 40. Frei im Kammerwasser befindliche Präzipitate. (Präparat des Verfassers.)

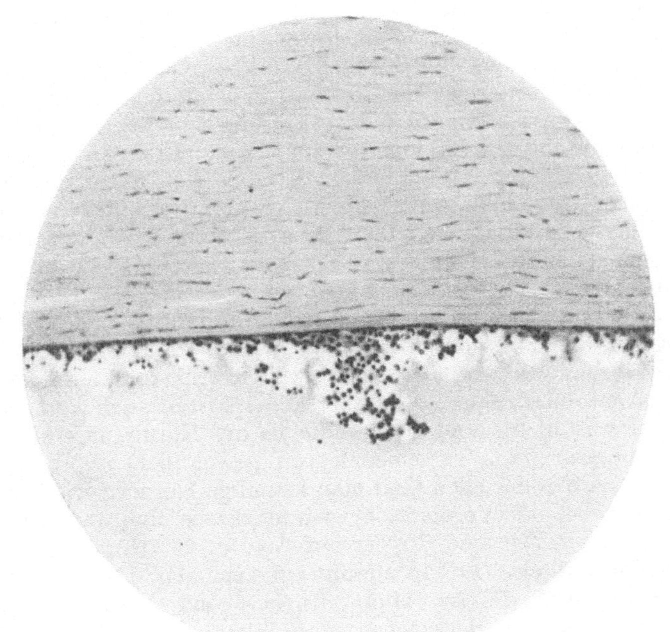

Abb. 41. Pseudopräzipitate (Fuchs). (Präparat des Verfassers.)

Präzipitate. Die ersteren bilden einen ungleichmäßig dicken Zellbelag auf der
ganzen Hinterfläche der Hornhaut, oft auch gleichzeitig über dem Kammer-

winkel und auf der Vorderfläche der Iris. Aus dem Belag heben sich einzelne Stellen hügelförmig heraus, sie haben eine unregelmäßige Oberfläche. Die

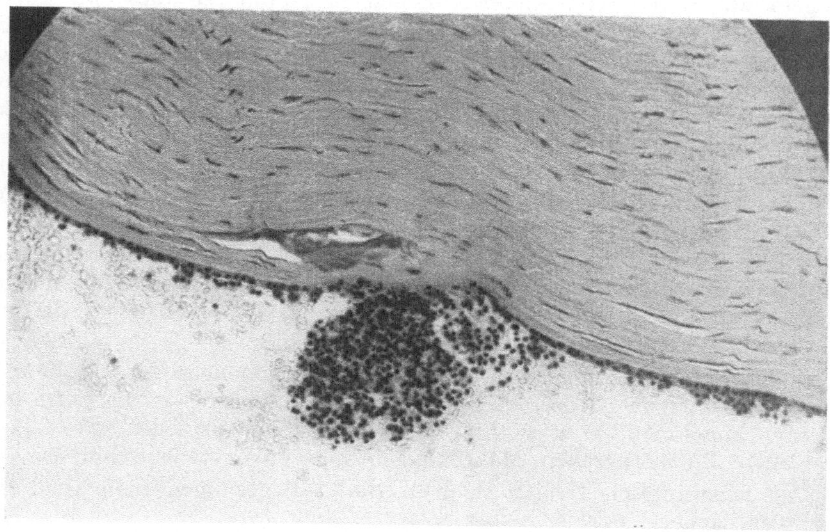

Abb. 42. Großes Präzipitat bei tuberkulöser Iridozyklitis. (Präparat des Verfassers.)

echten Präzipitate liegen isoliert. Zwischen ihnen fehlen zellige Auflagerungen oder sind nur ganz unbedeutend. Aber es gibt Fälle, wo sich beide

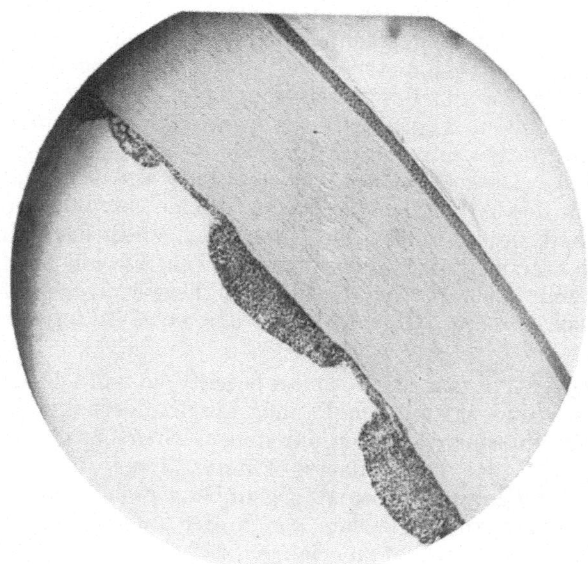

Abb. 43. Massive Präzipitate bei Tuberkulose. (Präparat des Verfassers.)

Formen gemeinsam vorfinden. Die Pseudopräzipitate entstehen durch allmähliche Anlagerung einzelner Zellen aneinander. Die echten haben schon vorher im Kammerwasser als kugelige Klumpen bestanden und gelangen als solche an die Hinterfläche. Hier werden die toten Räume am Rande der Kugeln allmählich von weiteren Zellen ausgefüllt, so daß eine Halbkugelform entsteht. Die Zellen, welche beiden gemeinsam sind, sind die Lymphozyten, und zwar die großen, deren Grenzen anfangs deutlich sind, später aber unkenntlich werden können. Auch einzelne Leukozyten können eingeschlossen sein, ferner Pigment. Fibrinnetze werden meist vermißt. Bei den Pseudopräzipitaten sind sie häufig. Diese kommen besonders bei den traumatischen Entzündungen vor, die echten bei den endogenen Uveitiden. Größere Zellhaufen, an Riesenzellen erinnernd, sind in den Präzipitaten gefunden worden.

Auf die Frage der Herkunft (Iris, Corpus ciliare), sowie die Vorstellungen, die man sich über das Zustandekommen dieser Zellansammlungen macht, gehe ich hier absichtlich nicht ein. Ebensowenig auf die Äußerungen, die von den Fuchsschen Vorstellungen abweichen.

Außer den Beschlägen, die aus Lymphozyten zusammengesetzt sind, können noch andere Arten von Niederschlägen aus dem Kammerwasser die Form von Präzipitaten annehmen, so z. B. Linsenbröckel, Geschwulstzellen, abgefallene Pigmentzellen, Blutkörperchen, Makrophagen mit Leukozyteneinschlüssen.

Bei der tuberkulösen Uveitis nehmen die Auflagerungen manchmal die Form großer flacher Hügel an.

XI. Pannus.

Der Pannus ist ein vom Rande der Hornhaut in diese oberflächlich hineinwachsendes gefäßhaltiges Bindegewebe. Am Rande ist er am breitesten. Die Bindegewebsfasern verlaufen in den verschiedensten Richtungen. Das Gewebe ist zellreich und enthält hauptsächlich Lymphozyten. Allerdings sind die modernen Färbungen zur genaueren Deutung der Rundzellen bisher nicht angewandt worden. Der Pannus findet sich beim Trachom, bei der phlyktänulären Keratitis und in blinden, degenerierten Augen, doch er ist hier nach Fuchs meist verwechselt worden mit der von ihm als lamelläre Auflagerung bezeichneten Veränderung. Die zahlreichen Widersprüche und Meinungsverschiedenheiten, die sich in den Arbeiten über Pannus finden, beruhen sicher z. T. auf der Verschiedenheit des untersuchten Materials. Wirkliche Frühstadien sind nur ganz selten untersucht, aus älteren werden Schlüsse auf die früheren Vorgänge gemacht und vielfach tritt die Neigung hervor, Gesetzmäßigkeiten zu behaupten, die sich bei einer Übersicht über das ganze Material nicht aufrecht erhalten lassen.

Was die Lage des Pannus zur Bowman betrifft, so will ich die Angaben für den trachomatösen und skrofulösen Pannus auseinanderhalten. Die Literatur ist zu groß, um die einzelnen Arbeiten durchzusprechen. Es genügt, die Angabe von Rählmann, daß der trachomatöse Pannus immer hinter der Bowman beginnt, der gegenteiligen von Komoto gegenüberzustellen und die von beiden gegebenen Abbildungen zu vergleichen, um zu der auch von mehreren anderen Autoren ausgesprochenen Ansicht zu gelangen, daß eben beide Arten vorkommen und eine die andere nicht ausschließt. Für den skrofulösen Pannus und die oberflächlichen Infiltrate, die von den Autoren z. T. Hornhautphlyktänen genannt werden, stellt Baas ebenfalls den Beginn hinter der Bowman als typisch hin. Seo und Yamaguchi sahen den Pannus vor und hinter der Bowman, Hayashi sowie Piesbergen auf der Hinterfläche. Nach den Angaben der Literatur scheint es, daß beides vorkommt, daß die primäre Entwicklung auf der Hinterfläche der Bowman häufiger ist, Fuchs ist allerdings der gegenteiligen Ansicht.

Pannus trachomatosus: Die Infiltration beim Pannus besteht aus sehr dicht gelagerten Lymphozyten und Plasmazellen. In den Randteilen liegen sie so dicht, daß über das Verhalten des Kornealgewebes nichts auszusagen ist. Mehr nach dem Zentrum sind die Lamellen noch erkennbar, die Lymphozyten lagern sich dazwischen. Rählmann beschreibt ein feines bindegewebiges Netzwerk, das sich durch Auspinseln darstellen läßt. Die Gefäße bestehen anfangs nur aus einem Endothelrohr, erst allmählich wird eine dünne Wandschicht erkennbar. Innerhalb des Pannus kommen typische Follikel vor (Pascheff).

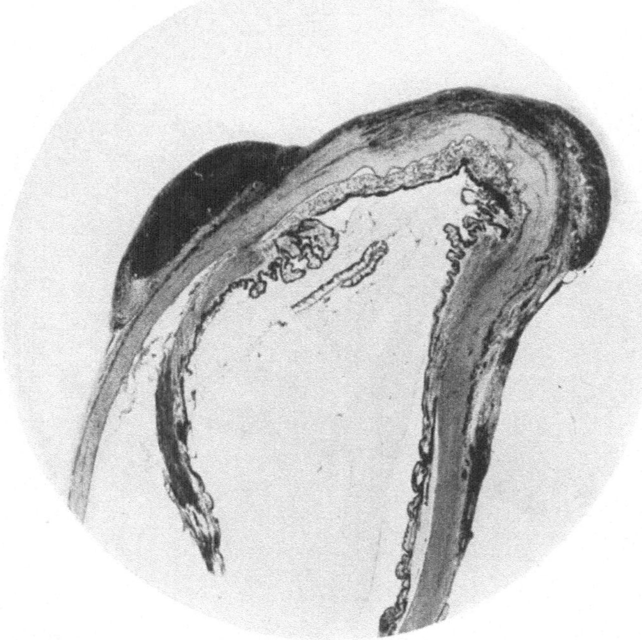

Abb. 44. Pannus trachomatosus bei Phthisis bulbi; die ganze Hornhaut ist überwuchert, in der Conj. bulbi ein trachomatöser Knoten mit Follikeln. (Präparat des Verfassers.)

Andere Autoren haben sie vermißt und bestreiten mit Unrecht ihr Vorkommen, das z. B. auch durch die sorgfältigen klinischen Beobachtungen von Meyerhof erwiesen ist. Die Follikel zeigen das typische helle Keimzentrum, aus großen einkernigen Rundzellen bestehend, der Rand ist von einer dichten Lymphozytenanhäufung gebildet. Die Bowman kann in früheren Stadien unversehrt sein, in älteren ist sie durchlöchert und schließlich kann sie ganz verschwinden. Sie wird durch neugebildetes Bindegewebe zerstört, dabei kann es vorkommen, daß an der Stelle, wo sie noch erhalten ist, der Pannus zwischen sie und das Epithel hineinwächst (Bietti). Während beim Pannus im allgemeinen nur die vorderen Lamellen ergriffen sind, kann beim sog. Pannus crassus die Infiltration viel tiefer greifen und etwa $2/3$ der Hornhautdicke einnehmen. Rählmann beschreibt in den oberflächlichen Lagen zahlreiche mit weißen Blutzellen vollgepfropfte Gefäße; wo die Bowmansche Membran zerstört ist und die Infiltration gegen das Epithel vordringt, kann sie Nester innerhalb desselben bilden oder es drängen sich mehr vereinzelte Zellen ein. Das Epithel ist in diesem Stadium

unregelmäßig, z. T. verdickt und sendet Sprossen und Schläuche in das darunterliegende Gewebe. Diese Gebilde wurden früher auch als Trachomdrüsen
bezeichnet. Auf Schnitten können sie als isolierte Epithelinseln erscheinen.
Rählmann betrachtet den Pannus als adenoides Gewebe, das sich direkt von
der Konjunktiva fortsetzt. Demgegenüber wurde eingewendet, daß die Conjunctiva bulbi des oberen Teils nicht miterkrankt sei. Dies glaubt aber Kreiker
widerlegen zu können, der bei makroskopisch normalem Verhalten an dieser
Stelle eine Plasmazellinfiltration und in 2 von 10 Fällen Follikel fand.
Vergleichsuntersuchungen an gesunden Augen und solchen mit gewöhnlicher

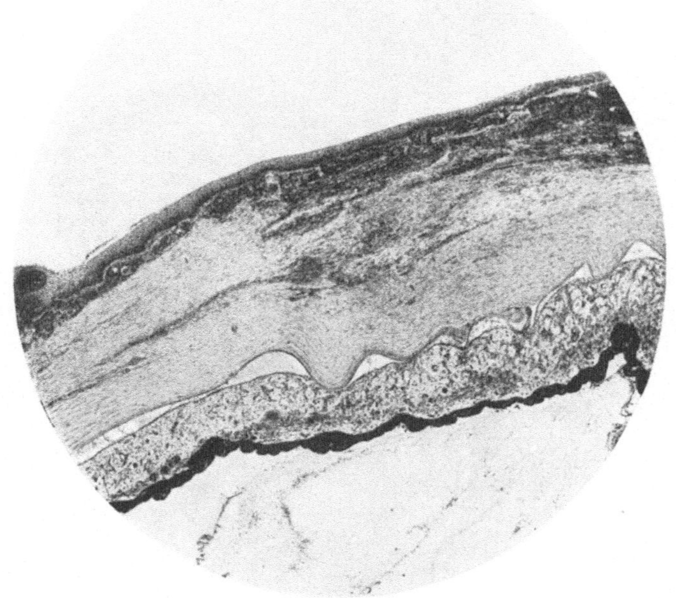

Abb. 45. Pannus trachomatosus. Stärkere Vergrößerung von Abb. 44.

Konjunktivitis fielen negativ aus. Diese Angaben könnten die Bedenken von
Ishikawa zerstreuen, der die Rählmannsche Ansicht nicht gelten lassen will,
weil in der Kornea keine Grundlage für ein adenoides Gewebe vorhanden sei.
Hiwatari beschreibt typische Follikel im Limbus.

In alten und besonders schweren Fällen von Trachom kann eine wesentlich aus
Plasmazellen bestehende geschwulstartige Neubildung die Oberfläche der Kornea
bedecken, so daß man von Plasmomen sprechen kann (Marchi, Pascheff).
Einen amyloiden Tumor, allerdings ohne die chemische Reaktion des Amyloids,
aber histologisch typisch (Riesenzellen, hyaline Gefäßwände, amorphe Schollen
und Stränge) beschreibt Pollack. Ähnlich ist wohl der Fall von Rubert.
Calderaro schildert eine bis dahin unbekannte und für Bleiinkrustation an-
gesehene Fleckenbildung bei trachomatösem Pannus. Die anatomische Grundlage soll Zellwucherung sein mit Abscheidung hyaliner Körnchen und Fett,
die Zellen werden von den Perithelien der Gefäße abgeleitet, was aber nicht recht
dazu stimmt, daß nach der klinischen Beschreibung die Gefäße sich erst zu den
Flecken hinentwickeln.

TABORISKY hat die PROWAZEKschen Körperchen im Pannusepithel nachgewiesen, RUBERT beschreibt unter dem Titel „zur hyalinen Degeneration der Hornhaut" einen Befund, wie er vor ihm von BERLIN und GALLENGA erwähnt worden ist, nämlich das Auftreten einer hyalinen Substanz in Form von Strängen und Balken innerhalb des Pannusgewebes. Die Degeneration betrifft das Retikulum und die Gefäßwände. Die Zellen verhalten sich passiv. Die Gefäße waren z. T. verödet, manchmal vollständig in hyaline Massen verwandelt. Durch Verschmelzung der hyalin entarteten Hornhautlamellen mit den Gefäßen entstehen große Inseln, Bänder und Balken.

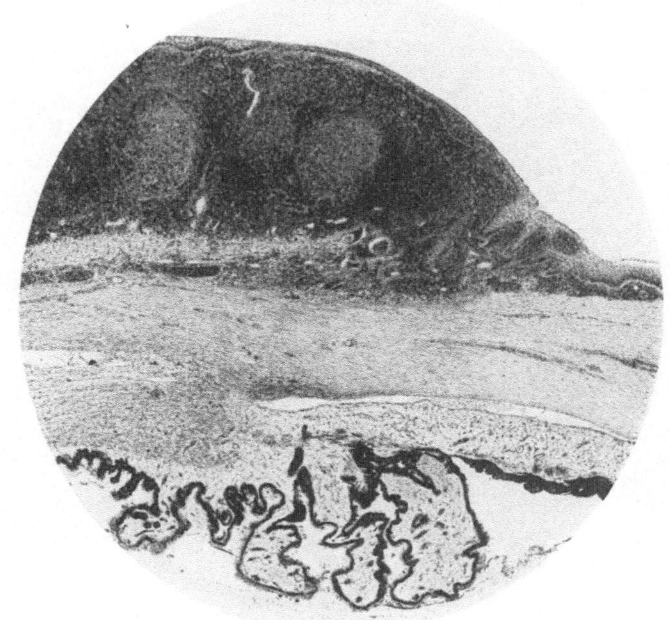

Abb. 46. Trachomknoten der Conj. bulbi mit Fortsetzung in die vorderen Hornhautschichten. (Präparat des Verfassers.) (Starke Vergr. zu Abb. 44.)

Panus scrophulosus und oberflächliche Hornhautinfiltrate: IWANOFF hat als erster die in viele Lehrbücher übergegangenen Befunde beschrieben: Knötchen aus Rundzellen, teils subepithelial vor der unversehrten Bowman gelegen, teils an Nervenkanälen die Bowman durchsetzend. Die Beziehung zu den Nerven hält er für zufällig. Die von H. MÜLLER, DONDERS, ALTHOFF, IWANOFF, PAGENSTECHER und GENTH, WEDL und BOCK, sowie MICHEL mitgeteilten Fälle will BAAS nicht zum skrofulösen Pannus rechnen, da die Befunde an Augen erhoben wurden, welche durch verschiedenste schwere innere Augenkrankheiten erblindet waren. Für den MICHELschen Fall kann ich dies zwar aus Abbildungen und Text nicht ersehen, aber ebensowenig, daß er zur Skrofulose gehört. BAAS hat einen Fall von Maculae corneae auf der Basis früherer phlyktänulärer Keratitis und einen frischen Fall untersucht und kommt zu dem Ergebnis, daß sich das gefäßhaltige Gewebe zuerst unter der Bowman entwickelt, daß diese von hinten her angefressen und zerstört wird, so daß sie in älteren Fällen nicht mehr vorhanden ist. Die Befunde sind also im wesentlichen dieselben wie beim Trachom. HERTEL sah die Gefäße des Pannus im Zusammenhang

mit den episkleralen, Blutkörperchen wurden auch in wandungslosen Spalten
gefunden. Die Bowman war von hinten her unterbrochen, das zellige Infiltrat
setzte sich unter das Epithel fort. Eine Beteiligung von Nervenkanälen kam nicht
zur Beobachtung. GILBERT hat die Lage des Pannus unter der Bowman an
Leichenaugen bestätigt. SEO und YAMAGUCHI bezweifeln die Beweiskraft der
BAASschen Befunde und nehmen an, daß der Pannus sowohl vor wie hinter
der Bowman entstehen kann. Sie besprechen außerdem den Befund an einem
Gefäßbändchen, das neugebildete Gewebe besteht aus Spindel- und Rundzellen
mit Gefäßen. Die Bowman fehlt eine Strecke weit, wo sie wieder auftritt, erschien
sie wie angenagt von hinten. Unmittelbar vor der Descemet fand sich ein Kern-
haufen (Riesenzelle?). Auch auf dem anderen Auge der gleiche Befund. HAYASHI

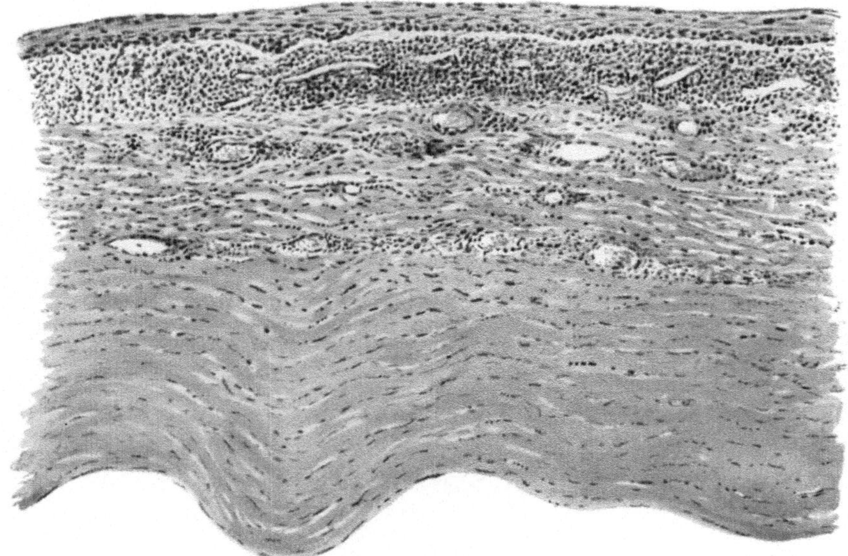

Abb. 47. Schwere Keratitis phlyctaenulosa, Bowman fehlt zum größten Teil, dichte Infiltration
der vorderen Hornhautlamellen, reichliche Gefäße. (Präparat des Verfassers.)

hat 5 Fälle von Kornealphlyktänen anatomisch untersucht und gibt eine schöne
Abbildung, die in das AXENFELDsche Lehrbuch übergegangen ist: Unter der
Bowman gelegene Leukozytenknötchen, dazwischen auch etwas Wucherung
der Hornhautzellen, die Bowman an einer kleinen Stelle von hinten durchbrochen, das Epithel über dem Herd nekrotisch. Aus diesen oberflächlichen
Infiltraten gehen kleine Geschwüre hervor. Für den Pannus bestätigt PIES-
BERGEN die Befunde seiner Vorgänger. Dagegen beschreibt er das frische skrofulöse Infiltrat als einen unter der Bowman gelegenen, im Schnitt spindelförmigen Hohlraum, welcher ausgefüllt ist von eiweißreicher Flüssigkeit, zahlreichen Lymphozyten, Bindegewebs- und Epitheloidzellen. Während anfangs
Bowman und Epithel unverändert sind, tritt bald eine Verschmälerung der
ersteren ein, die Stelle ist etwas vorgewölbt und das Epithel paßt sich durch
verschiedene Dicke der Schichten der Unterlage an, so daß die Oberfläche
glatt bleibt. Die basalen Epithelzellen zeigen sehr früh eine wabenartige
Beschaffenheit.

Während die meisten Untersucher aus ihren Befunden auf eine endogene
Entstehung der Erkrankung schließen, ist PIESBERGEN der Meinung, daß

ektogene Reize vom Epithel aus wirken, und daß dort das Attraktionszentrum für die vom Rande her einwandernden Lymphozyten gelegen sei. Die Bowman

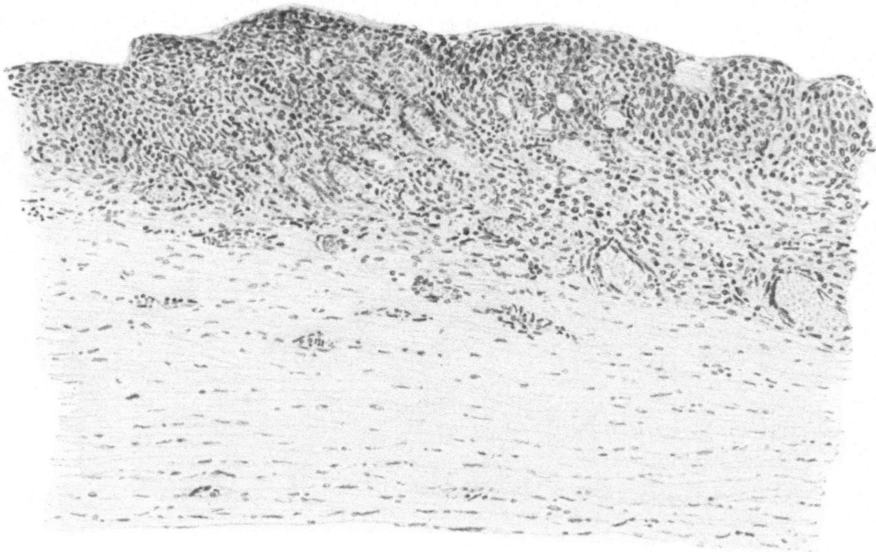

Abb. 48. Pannus crassus. Ganz dünne Epithelschicht, gefäßreiches Granulationsgewebe, die vordere Hälfte der Kornea einnehmend. (Präparat des Verfassers.)

setzt denselben zunächst ein Hindernis entgegen, deshalb ist der Zellreichtum unterhalb derselben größer als am eigentlichen Krankheitsherd. Diese Frage wird wohl erst entschieden werden, wenn das Wesen der phlyktänulären

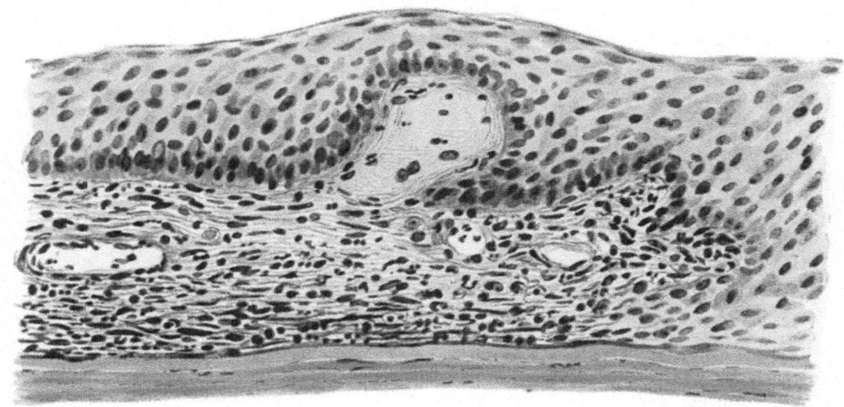

Abb. 49. Pannus degenerativus bei Glaucoma absolutum. (Präparat des Verfassers.)

Entzündung restlos aufgeklärt ist. Tuberkelbazillen sind beim Pannus sowie bei Infiltraten bisher nicht nachgewiesen.

    Pannus degenerativus: BAAS hat als Unterschied des Pannus trachomatosus und scrophulosus auf der einen, des von ihm sog. Pannus degenerativus auf der anderen Seite angegeben, daß die beiden ersten sich hinter, der letztere vor der Bowman entwickelt. Von dem letzteren Typ gibt er zwei Abbildungen eigener Fälle. Er rechnet ebendahin die weiter oben erwähnten Fälle der anderen älteren Autoren. Der Pannus degenerativus bildet kein eigentlich klinisches Krankheitsbild, sondern findet sich bei Augen, die durch die verschiedensten schweren inneren Krankheiten erblindet sind und deshalb entfernt

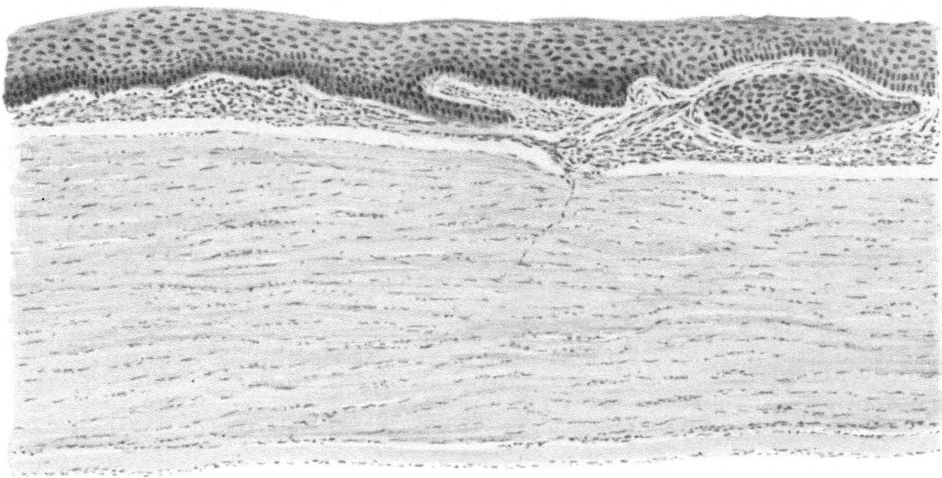

Abb. 50. Pannus degenerativus in einem erblindeten Auge mit Drucksteigerung.
(Präparat des Verfassers.)

werden. Nach Gilbert braucht er nicht einmal eine klinisch sichtbare Trübung zu verursachen. Was die Lage vor oder hinter der Descemet betrifft, so hat die Unterscheidung keine allgemeine Gültigkeit. Fuchs erkennt zwar das Vorkommen eines Pannus degenerativus an und sagt, derselbe schiebe sich durch Vorrücken des Limbusgewebes sowohl vor wie hinter der Bowman gegen die Hornhaut

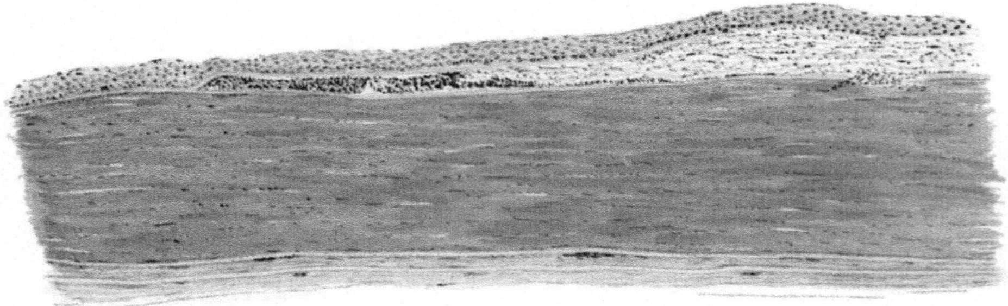

Abb. 51. Spaltung der Bowmanschen Membran durch Pannusbildung bei Glaucoma absolutum.
(Präparat des Verfassers.)

vor. Die Wucherung unter der Membran erreicht bald ihr Ende, der größere Teil wächst vor der Bowman weiter, die aber bald da und dort zerstört wird oder ganz zugrunde geht. Nur ausnahmsweise erreicht die Wucherung das Pupillargebiet. Die Gefäße sind dabei das Wesentliche, sie können ausnahmsweise innerhalb des Epithels verlaufen. Als etwas ganz Ungewöhnliches ist der Fall von „tumorartigem Pannus degenerativus“ zu bezeichnen, den Bietti beschrieben hat: Auf der Hornhaut eines blinden Auges (totale hintere Synechie,

Sekundärglaukom, Netzhautablösung) saß nahe dem nasalunteren Limbus ein 6 mm langer und 4 mm breiter flacher Tumor: derselbe war von Epithel überzogen und bestand aus Rundzellen, spärlichem Bindegewebe und dünnwandigen Gefäßen. Die Bowman war bis auf kleine Defekte vollständig erhalten, das eigentliche Hornhautgewebe ganz normal. Die Deutung Sarkom wird abgelehnt, eine entzündliche Neubildung als sicher angesehen und die Lokalisation damit in Zusammenhang gebracht, daß entsprechend der Geschwulst die Lidspalte infolge narbiger Verkürzung des unteren Lides klaffte.

Was BAAS, GILBERT und zahlreiche ältere Autoren als Pannus degenerativus beschrieben haben, ist nach FUCHS etwas anderes, nämlich die von ihm genannte lamelläre Auflagerung, welche er zu den Erkrankungen rechnet, die durch Schädigung der Hornhaut von hinten her entstehen. Sie ist nach FUCHS viel häufiger als der Pannus degenerativus.

Ein höchst bemerkenswerter Befund, der aber schwer im System unterzubringen ist, wurde von FOSTER als gallertartiger Pannus degenerativus beschrieben.

Bei einem kleinen Kinde bestand schwere Iridozyklitis, wahrscheinlich tuberkulöser Natur. An der Hornhaut fand sich zwischen der vollkommen erhaltenen Bowman und dem fast normalen Parenchym eine breite Schicht einer fast homogenen Grundsubstanz, welche auch nach VAN GIESON fast ungefärbt blieb. „In dieser Substanz sind zahlreiche runde, polynukleäre und spindelförmige Zellen eingelagert, welche ziemlich gleichmäßig zerstreut liegen. Außerdem sieht man zarte arkadenförmige Fasern vom Stroma zur Bowmanschen Membran hinziehen.“ Die Schicht nimmt die ganze Hornhaut ein, ist aber in der Peripherie am dünnsten. Das Endothel fehlte in diesem Fall vollständig, da aber die tiefsten Lamellen nicht gequollen waren, hält FOSTER es nicht für annehmbar, [daß ein Eindringen des Kammerwassers der ganzen Erscheinung zugrunde liege.

XII. Degenerative Prozesse.

a) Knötchenförmige Hornhauttrübung (GROENOUW).

Die Erkrankung besteht im Auftreten zahlreicher kleiner, rundlicher oder zackiger, grauer, nicht zusammenfließender Trübungen in dem im übrigen klaren Hornhautgewebe. Die größeren Trübungen erreichen kaum $1/_4$ mm Durchmesser, zwischen ihnen liegen viele kleinere, fast staubförmige, graue Pünktchen; die Flecken nehmen hauptsächlich die zentralen Hornhautpartien ein und lassen den Rand mehr oder weniger frei. Die größeren Knötchen wölben das Epithel etwas empor und bedingen so eine unregelmäßige Krümmung der Hornhautoberfläche. Die Trübung scheint allmählich ohne Entzündungserscheinungen zu entstehen, sie bleibt jahrelang unverändert. Die ausgesprochene Erblichkeit des Leidens in dominanter Form ist durch zahlreiche Beobachtungen erwiesen. Anatomische Befunde liegen vor von GROENOUW, FUCHS, WEHRLI, VIDÉKY, und M. GOLDZIEHER, PADERSTEIN, PUSCARIN, MIADA, UCHIDA, UHTHOFF, LOEWENSTEIN, WIRTH, sowie von SALZMANN bei einer Form, die er für eine Abart der GROENOUWschen ansieht.

Bei der Betrachtung der anatomischen Befunde, soweit sie nicht übereinstimmen, ist an die Möglichkeit zu denken, daß verschiedene Stadien des Prozesses zur Untersuchung kamen. Fast immer ist die Einlagerung einer fremden, körnigen oder homogenen Substanz in und zwischen die vorderen Hornhautlamellen sowie unter das Epithel beobachtet. Außerdem werden Veränderungen an den Hornhautzellen beschrieben. Die klarste Darstellung hat FUCHS gegeben auf Grund der Färbung nach GIEMSA - LEISHMANN und MAY - GRÜNWALD. Da er sämtliche Fälle bis auf die von UHTHOFF und LÖWENSTEIN berücksichtigen konnte, so folge ich seiner Darstellung. Die Färbung zeigt mit größter Schärfe das Vorhandensein einer azidophilen (rot) und einer basophilen (blau) Substanz. Die erstere findet sich auf der Bowman fleckweise, entweder homogen oder geschichtet. Sie kann die Dicke der Bowman übertreffen. Die Schichtung wird auf schubweise Ausscheidung bezogen. Sie schickt Ausläufer zwischen die Epithelzellen; wo die Bowman unterbrochen ist, überbrückt sie das Loch. Die basophile Substanz wird in umschriebenen Massen und als diffuse Durchtränkung des Gewebes ausgeschieden, am häufigsten als Körnchen und Kügelchen.

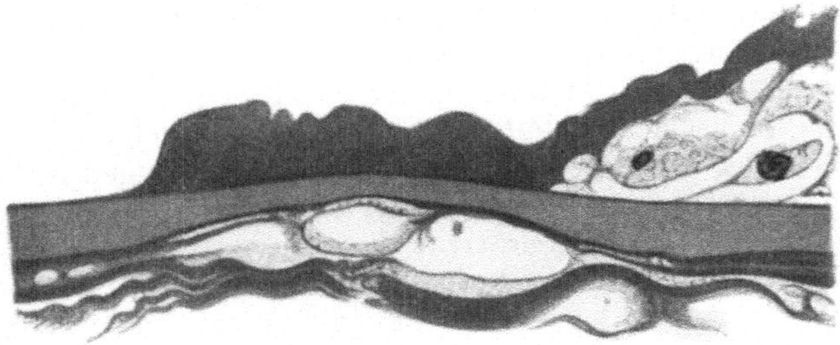

Abb. 52. Knötchenförmige Hornhauttrübung. Auflagerungen auf der Bowman. (Nach FUCHS.)

Sie kommt im Epithel, in der Bowman und in den Lamellen vor, auch im Protoplasma der Hornhautkörperchen und in Wanderzellen. Sowohl vor als hinter der Bowman ist sie untermischt mit azidophiler, sie findet sich in größeren Hohlräumen, welche den Knötchen entsprechen. Wo die Kügelchen sehr massenhaft sind, gehen die Lamellen zugrunde. Die basalen Zellen des Epithels zeigen Lücken. Die Bowman ist verdünnt und z. T. defekt von der Hinterseite her.

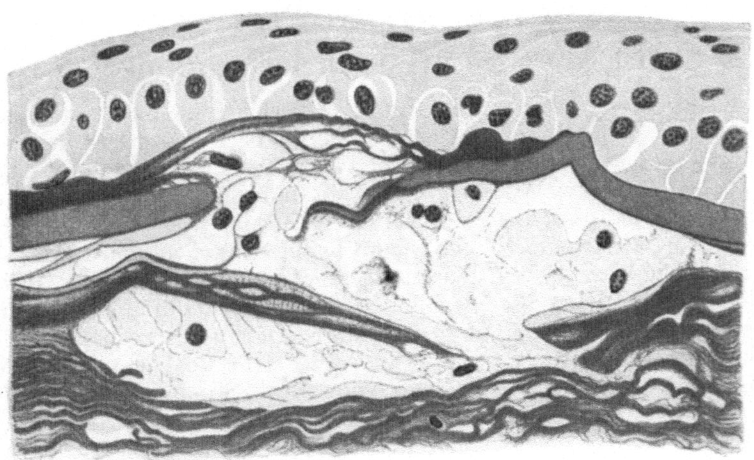

Abb. 53. Knötchenförmige Hornhauttrübung, azidophile und basophile Färbung der Einlagerungen. (Nach FUCHS.)

An den Lamellen tritt die fibrilläre Beschaffenheit stärker hervor, sie müssen also gelockert sein. Eine Vermehrung der Kerne fehlt. Verschiedene Färbbarkeit der Lamellen mit Thionin (violett und blau) fand FUCHS in seinem ersten Falle.

Aus den anderen Beschreibungen führe ich noch an herdförmige Wucherung von Hornhautzellen (GROENOUW), Vergrößerung der Kerne und körnige Beschaffenheit des Protoplasma in den vorderen Lamellen und Aufsplitterung der Bowman (UHTHOFF), eine stärkere Färbung des basalen Endes der Fußzellen mit Hämatoxylin oder Elastinfärbung (PADERSTEIN, LOEWENSTEIN, FUCHS).

Die beiden von Fuchs beschriebenen Substanzen finden sich nicht in allen Fällen, sondern bald die eine, bald die andere, bald beide zusammen. Er hält die Ausscheidung der basophilen körnigen für das Primäre und Wichtigere, während die azidophile vor dem Epithel wohl nicht in allen Fällen vorkommt und als sekundär betrachtet wird. Gleichfalls als sekundär sieht er die Veränderungen des Epithels, die Verdünnung und Zerstörung der Bowman, die Auflockerung und stellenweise Zerstörung der Lamellen, ihre Aufquellung und die geringen Kernveränderungen an. Das Wesen des Prozesses ist eine Dystrophie, welche durch Ausscheidung von unlöslich gewordenen Substanzen aus den Gewebssäften entsteht. Eine Entzündung liegt nicht vor, vielleicht liegen Anomalien der inneren Sekretion zugrunde.

Während alle anderen Autoren einen Degenerationsprozeß annehmen, vertritt Wehrli in verschiedenen Arbeiten die Ansicht, daß es sich um eine chronische Hornhauttuberkulose handele. Seine Ansicht stützt sich auf klinische Gründe, Nachweis anderweitiger Tuberkulose, allgemeiner und lokaler Reaktion auf

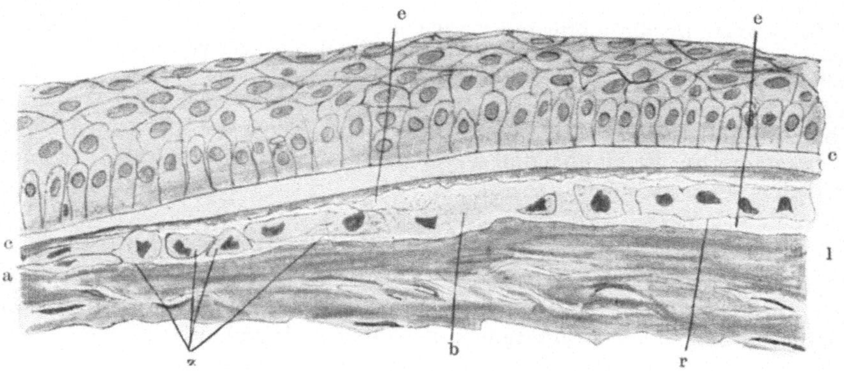

Abb. 54. Flaches interlamelläres Knötchen; a zwei ordentlich erhaltene in Quellung begriffene Bindegewebszellen mit ganz fein gekörntem Protoplasma, z Zellen in epitheloider Anordnung, r vierkerniges riesenzellartiges Gebilde, b käsiger Detritus, l gequollene und artifiziell zerklüftete Lamellen, e künstliche Gewebsspalte, c ziemlich intakte, an einer Stelle atrophisch verdünnte Bowmansche Membran. (Nach Wehrli.)

Tuberkulin und einiger septierter Bazillen durch Much. Anatomisch fand er als Grundlage der Knötchen eine Wucherung der fixen Hornhautzellen, die sich epithelartig aneinanderlagerten, auf dem Flachschnitt trat eine knötchenförmige Anordnung hervor, Rundzellenmäntel fehlen. Im Zentrum der Knötchen wird eine regressive Veränderung beschrieben, die Wehrli direkt Verkäsung nennt. Einlagerungen fremder Substanz fehlten völlig. Mit Thionin färbten sich alle Lamellen gleichmäßig violett. Über Giemsafärbung wird nichts Genaueres berichtet. Wehrli stützt sich auch noch auf die Analogie mit leprösen Herden, bemerkt aber an einer Stelle, daß längst nicht alle Fälle von knötchenförmiger Hornhauttrübung auf Tuberkulose beruhen. Die Erblichkeit nennt er Pseudoheredität und setzt sie in Parallele zu dem familiären Auftreten der Tuberkulose.

Epikritisch möchte ich sagen: Auf Grund der anatomischen Befunde Wehrlis Tuberkulose zu diagnostizieren, scheint mir gewagt und nicht genügend begründet. Seine sonstigen Ausführungen sind aber beachtenswert. Die anatomischen Befunde scheinen nicht unwesentlich von denen anderer Autoren abzuweichen. Es ist zu bedauern, daß eine Angabe über das Verhalten bei Giemsafärbung fehlt, dieselbe hätte einen Vergleich mit den Fuchsschen Fällen erleichtert. Vorläufig hat man die Wahl, ob man annehmen will, daß verschiedene

Stadien desselben Prozesses vorliegen, oder ob sich unter dem Bilde der knötchenförmigen Hornhauttrübung ursächlich und anatomisch ganz verschiedene Vorgänge verbergen. Es gibt ja auch andere Fälle, die Fuchs als atypisch bezeichnet.

Zu den degenerativen Erkrankungen rechnet Uhthoff einen Fall, der vorläufig einzig dasteht. Die Hornhaut war in unregelmäßiger Weise von zapfenförmigen Trübungen eingenommen, die wie ins Gewebe eingeschlagene graue Stifte aussahen. Die Bowman war von hinten her angenagt, aber nicht ganz durchbrochen, das Epithel unversehrt. Am Rande der Herde sind die Lamellen pinselförmig, die Hornhautkörper gewuchert, im Zentrum der Zapfen geht die Lockerung so weit, daß ein Hohlraum entsteht. Nach Giemsa sind die fibrillären Teile bläulich, die normalen rötlich.

Von der gitterförmigen Hornhauttrübung (Biber, Haab, Zaun, Zani u. a.), die auch zu den degenerativen Prozessen gerechnet wird, sind meines Wissens anatomische Befunde nicht erhoben.

Yoshida hat neuestens noch eine Art knötchenförmiger Hornhauttrübung beschrieben, die bei zwei in jugendlichem Alter stehenden Geschwistern auftrat, wobei die ganze Hornhaut diffus erkrankte und die Trübung sehr dicht war. Anatomisch wurde eine enorme Ungleichmäßigkeit der Dicke des Epithels (2—14 Lagen), Verhornung der oberflächlichen Zellen, fleckweise starke Verdickung der Bowman, Einlagerung einer Entartungsmasse unter die Bowman (hyalin) fibrilläre Umwandlung der oberflächlichen Hornhautschichten mit Einlagerung von Entartungsmassen, einzelne Kapillaren und vereinzelte Riesenzellen nachgewiesen.

Verf. weist auf zwei japanische Veröffentlichungen von Nakaizumi und Kagoshima hin, welche je einen Fall untersucht haben, der mit seinem gewisse Ähnlichkeit hatte. Er glaubt, daß dieser von den bisherigen Veröffentlichungen verschieden sei.

b) Bandförmige Hornhauttrübung.

Dieselbe kann für sich allein vorkommen an sonst gesunden und sehtüchtigen Augen (primäre), sehr viel häufiger aber an blinden oder sonst schwer geschädigten Augen in Verbindung mit sonstigen Hornhauttrübungen.

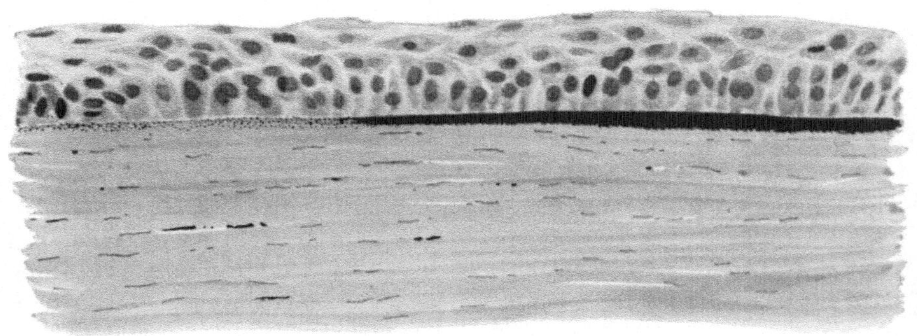

Abb. 55. Bandförmige Hornhauttrübung (und Verkalkung der Bowman, links in feinsten Körnchen). (Präparat des Verfassers.)

Soweit aus dem bisher vorliegenden Material erschlossen werden kann, besteht die erste anatomische Veränderung in der Ablagerung feinster Kalkkörnchen in den vordersten Schichten der Bowmanschen Membran, sie ist kenntlich an der blauschwarzen Färbung mit Hämatoxylin und unter Umständen an dem positiven Ausfall der Kalkreaktion mit Oxalsäure. Ich habe sie an der Hornhaut eines Kaninchens bereits 18 bzw. 20 Tage nach Unterbindung der Venae vorticosae gesehen. Best gibt an, daß ihr ein Stadium vorausgehe, wo die Hämatoxylinfärbung negativ, dagegen die Weigertsche Fibrinfärbung positiv ausfällt. Auch an vorher entkalkten Präparaten findet sich die Hämatoxylinfärbung gebunden an eine organische, körnige Masse. Die Bowman ist unregelmäßig verdickt, an der Hinterfläche oft wie angenagt, auf ihrer Vorderfläche kann eine geschichtete homogene Masse abgelagert werden oder es kommt zur Bildung knolliger, korallenähnlicher Wucherungen, über denen das Epithel fehlt, bis auf eine dünne Schicht über den Randteilen. Diese Auswüchse färben sich nach GRAM und WEIGERT. Die höchst verwickelte Bauart dieser Gebilde ist besonders von LEBER genauer beschrieben. Er vergleicht sie auch mit den Drusen der Glaslamellen.

Als vorgeschritteneres Stadium der Veränderung an der Bowmanschen Membran findet man ausgedehnte Zerstörungen derselben, Brüche, Verschiebung der Stücke gegen und übereinander, Vordringen derselben ins Epithel bis zur völligen Lockerung und Abstoßung nach außen u. dgl. Diese Veränderungen stehen offenbar in ursächlicher Beziehung zu einer mächtigen Bindegewebsneubildung, welche vor und hinter der Bowman angetroffen wird. Dies Gewebe

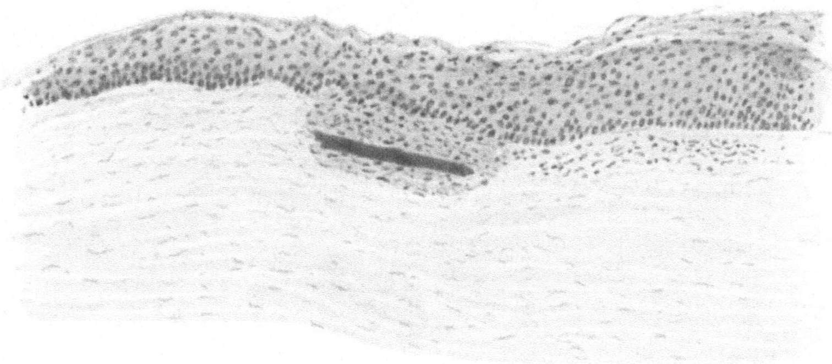

Abb. 56. Aus einer bandförmigen Hornhauttrübung. Verkalktes Stück der Bowmanschen Membran, in Bindegewebe eingeschlossen. (Präparat des Verfassers.)

schließt die Trümmer der Bowman ein. Das Epithel schickt Zapfen in die Tiefe und umwächst solche Bruchstücke. Fremdkörperriesenzellen können ihnen angelagert sein. In diesem Bindegewebe sind häufig verkalkte Platten mit auf dem Durchschnitt eingekerbten Rändern gelegen, die von BOCK für verkalkte Gefäße gehalten werden, während LEBER diese Deutung anzweifelt, obwohl er auch in solchen Hornhäuten Gefäße mit verkalkten Wandungen angetroffen hat.

Die Reihenfolge, in der sich die geschilderten Veränderungen ausbilden, wird verschieden aufgefaßt. Mit Rücksicht auf den Befund von SCHIECK, wo in dem größten Teil der bandförmigen Trübung nur Verkalkung der Bowman, aber kein Bindegewebe vorhanden war und auf meinen eigenen beim Kaninchen möchte ich mich der Auffassung derer anschließen, welche die Einlagerung feinster Kalkkörnchen und evtl. die damit zusammenhängende Abscheidung einer hyalinen Substanz als das Primäre ansehen (LEBER) und die Bindegewebswucherung als einen reaktiven Prozeß betrachten. Die Zerstörung der Bowman und die Verlagerung ihrer Bruchstücke wird auf die Bindegewebswucherung bezogen, aber auch auf rein mechanische Einflüsse (Druck), die nur sehr geringfügig zu sein brauchen, da man eine abnorme Brüchigkeit voraussetzen darf.

Die Entstehung der bandförmigen Hornhauttrübung im Bereich der Lidspalten hat LEBER dadurch erklärt, daß eine abnorm kalkhaltige Ernährungsflüssigkeit vom Rand in die Hornhaut eindringt, und daß der Kalk infolge der

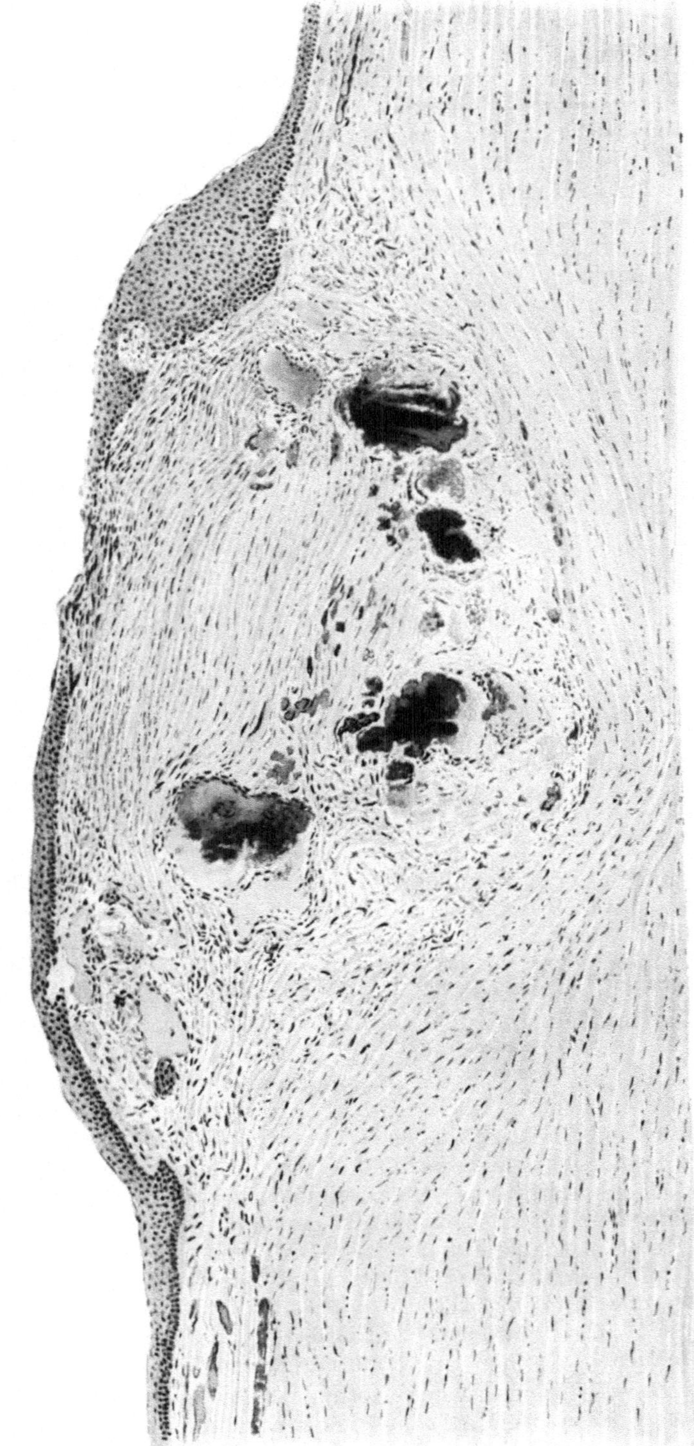

Abb. 57. Durchschnitt einer quer über die Hornhaut verlaufenden, einer bandförmigen Trübung ähnlich sehenden Leiste; aus einem Mikrophthalmus congenitus. (Präparat des Verfassers.)

Verdunstung, welche im Bereich der Lidspalte verstärkt sein muß, zur Ausfällung gebracht wird. Diese Erklärung ist nicht allgemein angenommen, eine

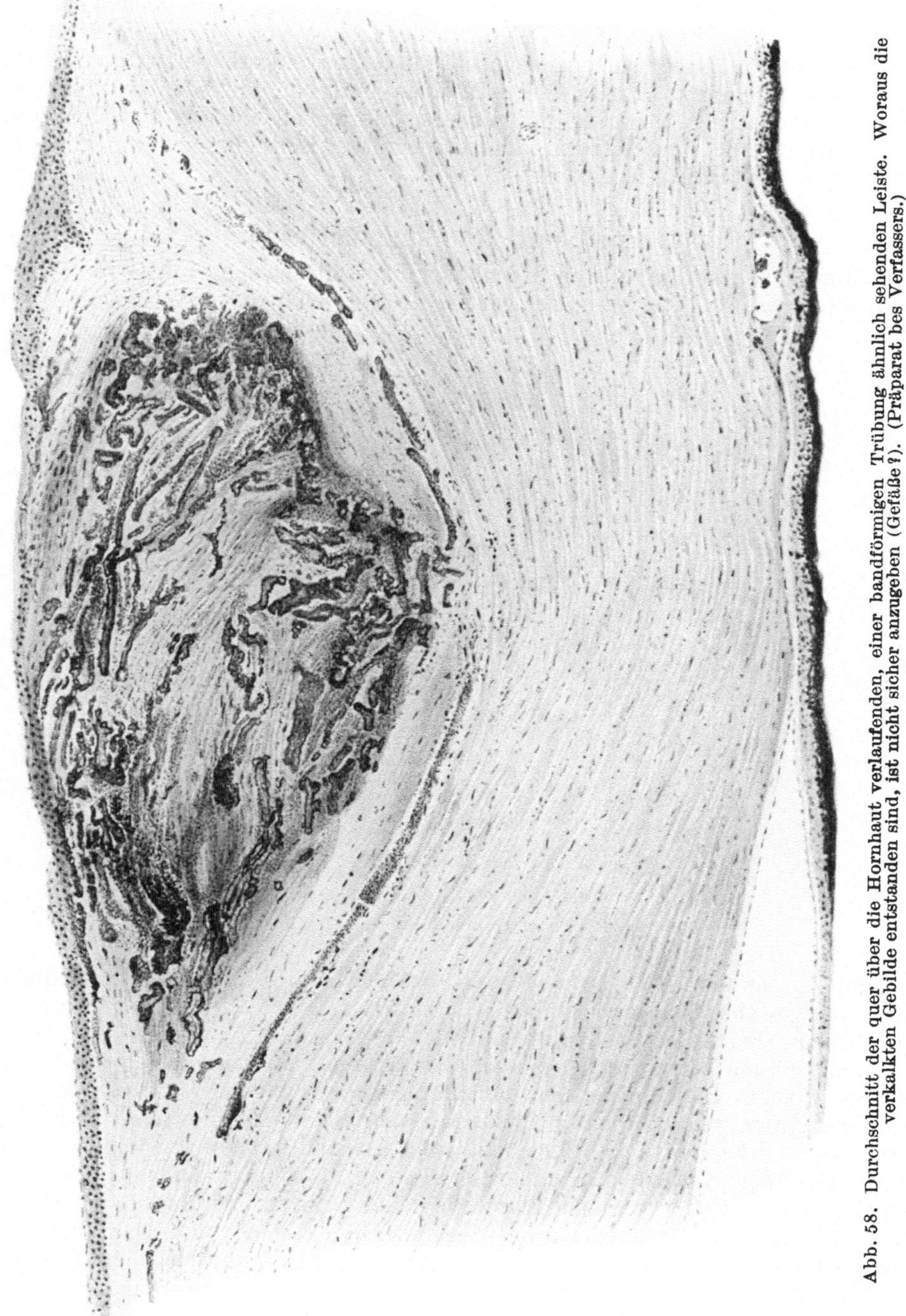

Abb. 58. Durchschnitt der quer über die Hornhaut verlaufenden, einer bandförmigen Trübung ähnlich sehenden Leiste. Woraus die verkalkten Gebilde entstanden sind, ist nicht sicher anzugeben (Gefäße?). (Präparat des Verfassers.)

bessere aber nicht gegeben. Ihre Allgemeingültigkeit wird in Frage gestellt, wenn eine typische bandförmige Trübung bereits beim Neugeborenen vorkommt.

Ich habe sehr ausgesprochene bandförmige Trübung bei 6 Kaninchen mit angeborener Katarakt festgestellt, als die Tiere erst 4 Wochen alt waren, wobei zu betonen ist, daß die Lidspalte erst nach 10 Tagen geöffnet wird.

TOPOLANSKI 1894 hat bei Hutmachern bandförmige Hornhauttrübungen beobachtet. In abgeschabten Teilen wurden Reste von Hasenhaaren nachgewiesen; die Trübung schien hier vollständig oder wenigstens vorwiegend dem Epithel anzugehören. LENZ 1907 hat einen Fall von klinisch bandförmiger Hornhauttrübung beschrieben mit gänzlich abweichendem anatomischen Befund. Ich werde denselben in dem Abschnitt „Epithelveränderungen verschiedener Art" aufführen.

c) Periphere Randdegeneration.

Klinisch: Meist am oberen Hornhautrande eine sichelförmige, verdünnte und öfters stark ektatische, schwach getrübte oder durchscheinende Zone

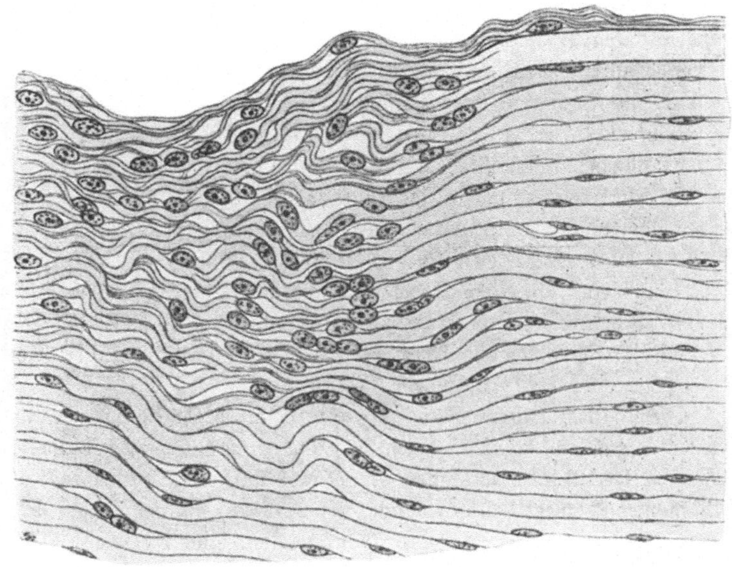

Abb. 59. Periphere Hornhautektasie. (Nach FUCHS.)

mit feinen Gefäßen. Der untere Rand setzt sich scharf gegen das normal dicke Hornhautgewebe ab, das meist eine Trübung zeigt. Nach oben ist der Übergang ein allmählicher (seltenes Krankheitsbild).

Anatomische Befunde liegen vor von FUCHS, RUPPRECHT, SEEFELDER, VOGEL, COATS. Das Epithel über der Rinne ist vorhanden. Es wird ihm teils konjunktivaler, teils kornealer Typus zugeschrieben. Die Bowman fehlt. An Stelle der vorderen Hornhautlamellen findet sich ein feinfaseriges Bindegewebe mit zahlreichen Kernen und feinen Gefäßen. Es färbt sich nach VAN GIESON im Gegensatz zu den normalen Korneallamellen gelblich. Die hintersten Hornhautschichten können ganz normal sein, ebenso Descemet und Endothel. Es kommen aber auch Descemetrisse und Neubildung von endothelogenem Gewebe vor, was auf Ruptur infolge der Ektasie bezogen wird. Hyaline Konkremente sind nicht beschrieben, dagegen eine ausgesprochene Fetteinlagerung, die teils als Ablagerung zwischen die Lamellen, teils als fettige Degeneration derselben gedeutet wird. Entzündliche Erscheinungen sind in den untersuchten Fällen nicht beschrieben. Die meisten Autoren betrachten den Prozeß als einen rein degenerativen. Andere sind der Meinung, daß dasselbe Bild auch infolge Entzündung vorkommen kann, z. B. durch Trachom, FUCHS und SEEFELDER betrachten als Grundlage der peripheren Ektasie den Greisenbogen. Die hierbei vorhandene Verfettung soll zur Auflockerung und Zerstörung der Hornhautlamellen führen, die ihre fibrilläre Struktur verlieren, homogen werden und in Schollen und Klumpen zerfallen. Das lockere Gewebe, welches schließlich an die Stellen der Lamellen tritt, ist vom Rand eingedrungen und stammt nicht vom Hornhautgewebe selber ab. Nimmt man die Entstehung aus dem Greisenbogen an, so ist einstweilen nicht zu erklären, warum bei der ungeheuren Häufigkeit des letzteren die periphere Rinnenbildung so selten ist. GILBERT ist der Ansicht, daß die letztere mit der SCHMIDT-RIMPLERschen Furchenkeratitis identisch ist, was von anderer Seite bestritten wird. Als ganz frühes Stadium der Erkrankung deutet FUCHS seinen letzten Fall. Hier splitterten sowohl die Bowman wie die vorderen Lamellen in viel dünnere Lamellen auf, ein eigentlicher Zerfall war nicht eingetreten, es muß aber angenommen werden, daß Fibrillen, bzw. Lamellen zugrunde gegangen seien, weil eine einfache Aufsplitterung nicht zur Verdünnung führen könne. An der Stelle der Erkrankung war eine starke Vermehrung von Kernen vorhanden, die als geschwollene Hornhautkörperchen gedeutet wurden.

d) Dystrophia epithelialis (FUCHS).

In dem einzigen von FUCHS am ganzen Bulbus anatomisch untersuchten Fall fand sich eine typische lamelläre Auflagerung, in der Tiefe derselben einzelne Gefäße und Riesenzellen. In den eigentlichen Hornhautlamellen auffallend wenige fixe Zellen. Das Epithel verdünnt, die Basalzellen oft kubisch, darauf 3—4 Lagen platte Zellen, keine Verhornung, keine hyaline oder schleimige Degeneration, einzelne Blasen im Epithel. FUCHS hebt hervor, daß dieser Befund den der frischen Fälle nicht genügend aufklärt. Einen weiteren Fall hat UHTHOFF untersucht, aber nur an abgetragenen Stückchen. Hier bestand die Krankheit schon 10 Jahre. Die oberflächlichen Epithelschichten waren glasig verquollen, die Kerne nicht mehr nachweisbar, die Zellen in die Länge gezogen. In den tieferen Schichten bessere Abgrenzung, die Basalzellen wesentlich normal, die Bowman zerstört, das Hornhautgewebe ist in einen feinfaserigen Detritus mit wenigen Kernen verwandelt, keine lamelläre Anordnung, keine entzündlichen Erscheinungen.

Ich möchte an dieser Stelle noch auf drei anatomische Untersuchungen von UHTHOFF hinweisen von Fällen chronischer, ohne wesentliche Entzündung verlaufender Erkrankung mit tiefgreifender Trübung der zentralen Hornhautschichten, die er zu den degenerativen Prozessen rechnet. Es sei besonders auf die Abbildungen der Originalarbeit hingewiesen.

e) Kolloid, Hyalin oder Amyloid in der Hornhaut, Glykogen, Harnsäure, Kalk.

In Leukomen und Staphylomen sowie bei schwerer bandförmiger Hornhauttrübung findet man teils im Narbengewebe, teils zwischen den Hornhautlamellen, ferner in einem unter dem Epithel gelegenen neugebildeten Bindegewebe sowie endlich im Epithel selbst Einlagerungen einer homogenen, aus Schollen und Kügelchen bestehenden, stark lichtbrechenden Substanz, manchmal in großen Massen. Die typischen Fundstätten derselben sind die gelben oder orangefarbenen Leukome, doch betont GILBERT, daß sie auch bei weißen Narben vorkommen, und bei gelben fehlen können. Ganz allgemein wird die große Widerstandsfähigkeit dieser Gebilde gegen chemische Mittel hervorgehoben (Säuren, Alkalien, Alkohol, Äther usw.). Gelegentlich verschwanden die Gebilde bei Zusatz konzentrierter Schwefelsäure und nachträglicher Erhitzung. Wechselvoll ist das Verhalten gegenüber Farbstoffen. Sogar in dem gleichen Schnitt können sich die Gebilde verschieden verhalten. Mit van Gieson pflegt ihre gelbe Farbe besonders hervorzutreten, ebenso bei verschiedenen Karminen. Sie können aber auch mit Hämatoxylin einen violetten Ton annehmen. BAQUIS sah Färbung mit basischem Fuchsin. Ich fand elektive Rotfärbung mit der ZIEHLschen Tuberkelbazillenmethode, ferner in einem Fall leuchtende Rotfärbung bis zu den kleinsten Teilchen mit Safranin, während die Kerne nur schwach rosa wurden.

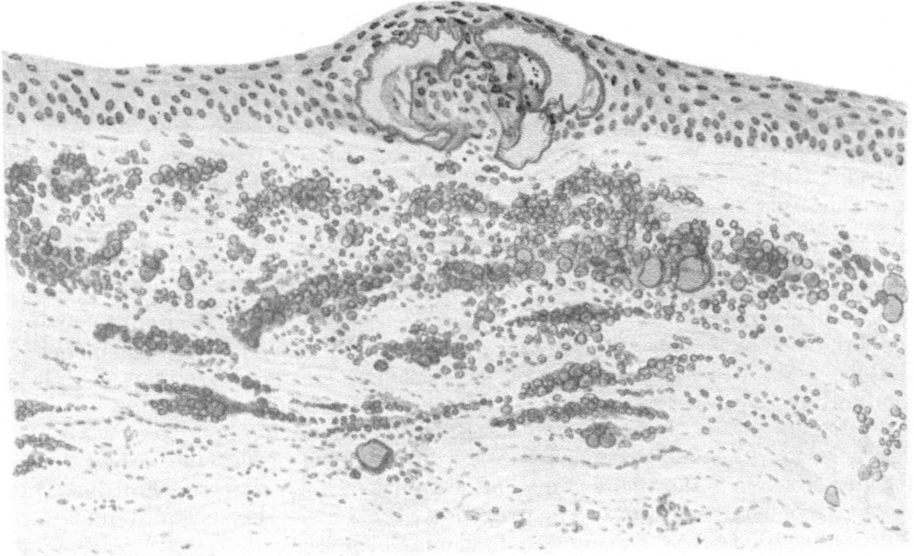

Abb. 60. Hyaline Konkretionen in einem gelben Leukom. (Präparat des Verfassers.)

Ausgesprochene Braunfärbung bei Jodzusatz mit Nachdunkeln durch Schwefelsäure wurde von BESELIN, v. HIPPEL und BAQUIS gefunden. Methylviolett und Gentianaviolett gaben gelegentlich schwache Metachromasie. Auch den Farbenwechsel von Braun bis Violett konnte ich in einem Falle mit Jod und Schwefelsäure feststellen. BEST hat noch eine Reihe anderer Reaktionen angegeben, von denen ich die mit MILLONs Reagens und positive Biuretreaktion anführe.

Nach den morphologischen Befunden und chemischen Reaktionen zu schließen, scheint es mir zweifellos, daß die Gebilde in den beschriebenen Fällen im wesentlichen gleiche Bedeutung haben. Die gefundenen Unterschiede weisen wohl darauf hin, daß verschiedene Stadien der Entwicklung vorliegen. Dafür spricht besonders das verschiedene Verhalten im gleichen Schnitt. Auch die positive Amyloidreaktion berechtigt nicht dazu, grundsätzliche Unterschiede aufzustellen. Fast alle Autoren erörtern die Frage, ob man von Hyalin oder Kolloid sprechen soll und beantworten sie verschieden. Sie heben aber selber hervor, daß eine klare, chemische Definition unmöglich ist und so kommt es mehr auf die gewählte Einteilung der Hyaline an. Eine sichere Unterscheidung durch Farbreaktion ist nicht möglich.

Wichtiger als die Frage der Bezeichnung ist aber die nach dem Entstehungsort der Einlagerungen und hier gehen die Meinungen darüber auseinander, ob das Epithel imstande ist, diese Körper durch einen eigentümlichen Degenerationsvorgang entstehen zu lassen, oder ob sie, wenn sie im Epithel auftreten, sekundär dorthin gelangt sind. Sicher ist so viel, daß sie im Epithel vollkommen fehlen können, wo sie im Gewebe reichlich vorhanden sind, und BIRCH-HIRSCHFELD ist der Ansicht, daß sie auch da, wo sie reichlich im Epithel vorkommen, wahrscheinlich durch Eindringen einer gerinnungsfähigen Masse zwischen die Epithelzellen entstanden sind, während BAQUIS zwei Entstehungsweisen als sicher vorkommend ansieht, einmal „aus epithelialen oder bindegewebigen oder dem Blut zugehörigen Zellelementen und zweitens einer exsudativen, aus den Gefäßen stammenden Flüssigkeit". Bei der Entstehung aus den Zellen unterscheidet er:

1. Bildung glänzender Tröpfchen von Kolloid in noch lebenden Zellen durch einen besonderen Vorgang von Sekretionstätigkeit des Protoplasma.

2. Kolloide Degeneration von schon abgestorbenen, von Koagulationsnekrose betroffenen Zellen.

3. Degeneration des Elementes in seiner ganzen Masse.

Nach der ersten Art sollen ausschließlich einige Epithelzellen, nach der zweiten andere Epithelzellen und die fixen Hornhautzellen, nach der dritten endlich die weißen und roten Blutkörperchen entarten. Ich selber habe geglaubt, eine Entstehung dieser Schollen durch Umbildung ausgetretener roter Blutkörperchen annehmen zu dürfen. Auch VOLTZ vertritt diese Ansicht für einen seiner Fälle. Die Mehrzahl der Autoren ist aber der Meinung, daß es sich um fermentative Gerinnungsvorgänge einer eiweißhaltigen Gewebsflüssigkeit handele. LEBER weist darauf hin, daß mit dem Übertritt von kalkhaltigem Blutserum [1]), das zu den Ausscheidungen der bandförmigen Hornhauttrübung führt, auch gleichzeitig Ausscheidungen hyaliner und kolloider Substanz eintreten können. So wird es verständlich, daß unter dem klinischen Bild der bandförmigen Hornhauttrübung sowohl Verkalkung wie Kolloidablagerung auftritt. Die genauen Schilderungen von BAQUIS über die Veränderung der Epithelzellen, die in ähnlicher Weise auch bei anderen Prozessen (Fädchenkeratitis, Keratitis bullosa) angetroffen werden, kann ich hier nicht wiedergeben. Gelegentlich wurden außer den scholligen Einlagerungen eigentümliche spiralige Gebilde mit den gleichen Reaktionen gefunden. GILBERT hält dieselben für Fibringerinnung mit sekundärer hyaliner Umwandlung.

In die hier besprochene Gruppe gehören vermutlich auch die Gebilde, die SCHIELE bei einem gelbgefärbten Staphylom als Glykogen beschrieben hat.

Eine besondere Art von hyaliner Degeneration der Hornhaut hat RUBERT in 3 Fällen gesehen, er führt entsprechende Beobachtungen von BERLIN und GALLENGA an. Die Veränderung war an Augen aufgetreten, die früher schon an trachomatösem Pannus erkrankt waren, die obere Hälfte der Hornhaut war gelblich getrübt und etwas hervorragend. Mikroskopisch trat das Hyalin in verschiedenen Lokalisationen auf, teils an den Bindegewebszügen eines adenoiden Gewebes, teils an den Gefäßwänden sowie den Hornhautlamellen. Auf die Einzelheiten kann ich hier nicht eingehen und verweise besonders auf die Abbildungen des Autors.

Kristallablagerungen in der Hornhaut beschreibt CHEVALLEREAU (Harnsäure). Ausführlich berichtet UHTHOFF über einen Fall degenerativer Randtrübung, wo in einem ausgeschnittenen Stückchen saures harnsaures Natron in Nadelform

---

[1]) Es ist mir nicht bekannt, ob jemals Untersuchungen angestellt sind, die den erhöhten Kalkgehalt des Serums solcher Fälle bewiesen.

und harnsaures Natron in amorpher Form bei Untersuchung des frischen Objektes nachgewiesen wurde. Nach dem klinischen Bild war es in die oberflächlichen Schichten zu lokalisieren. In den Schnittpräparaten waren die Gebilde nicht mehr sichtbar. Das Epithel zeigte blasige Degeneration, darunter war eine Schicht verquollenen Bindegewebes mit netzförmiger Anordnung vorhanden. Die Bowman war hierdurch zerstört. 1924 hat Weve über 2 Fälle von Keratitis urica berichtet, wo er in ausgeschnittenen Stückchen Harnsäurekristalle nachgewiesen hat.

Einzig in seiner Art scheint der von Axenfeld beschriebene Fall einer primären doppelseitigen fortschreitenden Verkalkung des Hornhautparenchyms zu sein. Der wichtigste anatomische Befund ist dabei die Einlagerung von massenhaften Kalkkörnchen (phosphorsaurer Kalk) zwischen die Lamellen der oberflächlichen Schichten. Das Grundgewebe war aufgefasert, ein Allgemeinleiden bestand nicht.

f) Arcus senilis und sonstige Fettablagerung.

His und Virchow hatten Fettablagerung als anatomische Grundlage des Greisenbogens angegeben. Dem widersprach Fuchs, der kein Fett nachweisen konnte, wohl aber hyaline Körnchen, die er für die Grundlage ansah. Durch die Untersuchungen von Takayasu (Greeff) wurde aber gezeigt, daß bei Sudanfärbung die Einlagerung von Fetttröpfchen, größeren sowie unmeßbar feinen, bewiesen werden kann. Sie liegen in den Lamellen hauptsächlich in den vorderen Schichten, kommen aber gelegentlich auch bis zur Tiefe der Descemet vor, die selber die Färbung annehmen kann (Fuss). Den Hornhautzellen scheinen die Tröpfchen nur angelagert zu sein. An der Oberfläche hören sie immer da auf, wo die Bowman beginnt. Die Anordnung ist treppenartig, von vorn innen nach hinten außen. Mit Osmium ist weniger Fett zu finden als mit Sudan. Die gewöhnlichen Einbettungsmethoden machen den Nachweis unmöglich. Diese Befunde wurden vielfach bestätigt, es kann deshalb nicht mehr zweifelhaft sein, daß die Fettablagerung beim Greisenbogen die Hauptrolle spielt. Es können aber auch andere Ablagerungen das klinische Bild hervorrufen, wie die Mitteilung von Fuchs beweist, ferner hat auch Leber in der Trübungszone große Mengen kleiner Körnchen gefunden, welche sich in Salzsäure lösten und mit Oxalsäure starke Kalkreaktion gaben. Die Verschiedenheit dieser Befunde hat ihr Seitenstück bei der bandförmigen Hornhauttrübung.

Die ausgedehntesten anatomischen Untersuchungen hat neuestens Rohrschneider veröffentlicht. Er untersuchte die Hornhäute von 100 Leichen und stellte fest, daß die Fetteinlagerung mit dem dritten Lebensjahrzehnt beginnt und von 61 Jahren an eine konstante Erscheinung ist. Das erste ist eine diffuse Färbung der Peripherie der Descemet, zunächst in den hinteren Lagen, dann in ganzer Dicke. Sie rückt immer mehr nach dem Zentrum vor, was schon Ginsberg angegeben hat. An der Hornhaut selbst ist zunächst die Bowman betroffen, gleichfalls zuerst in der Peripherie. Die vorderen Lamellen der Hornhaut geben hier noch ganz schwache Färbung. Die weitere Ausbreitung geschieht vor der Descemet und hinter der Bowman, hinten diffus, vorne teils diffus, teils in Form von Tröpfchen. Schließlich ist die ganze Dicke der Hornhaut in der Peripherie durchsetzt. Die über Jahrzehnte sich erstreckende Ausbildung des Greisenbogens unterscheidet ihn von dem sogenannten Arcus iuvenilis. Bei Untersuchungen mit dem Polarisationsmikroskop fanden sich unter 58 Fällen nur zweimal ganz geringe Mengen doppelbrechender Substanz. Das spricht gegen die allgemeine Bedeutung der Cholesterinester. Eine Hypercholesterinämie ist als ursächliches Moment beim Arcus senilis nicht auszuschalten, sie braucht aber nicht erheblich zu sein.

Eine dem Greisenbogen gleichende und nur manchmal weiter nach der Mitte der Hornhaut vordringende Trübung konnte VERSÉ durch Fütterung eines Cholesterinölgemisches bei Tieren erzeugen. Histologisch fand sich Bestäubung der Lamellen und Fettablagerung in den Hornhautzellen. Die Bowman war beteiligt, die Descemet nicht. Die Veränderungen sind reversibel, es handelt sich nicht um eine Degeneration, sondern um Einlagerung von Substanzen, die von den Randschlingen zugeführt werden. Reste der Einlagerungen konnten noch 425 Tage nach Aufhören der Fütterung in einem Fall nachgewiesen werden. Dem entspricht die Feststellung von JOEL, daß bei zahlreichen Fällen von Arcus senilis eine Hypercholesterinämie nachgewiesen werden kann. Nach Abschluß dieser Arbeit ist noch eine weitere experimentelle Arbeit von ROHRSCHNEIDER

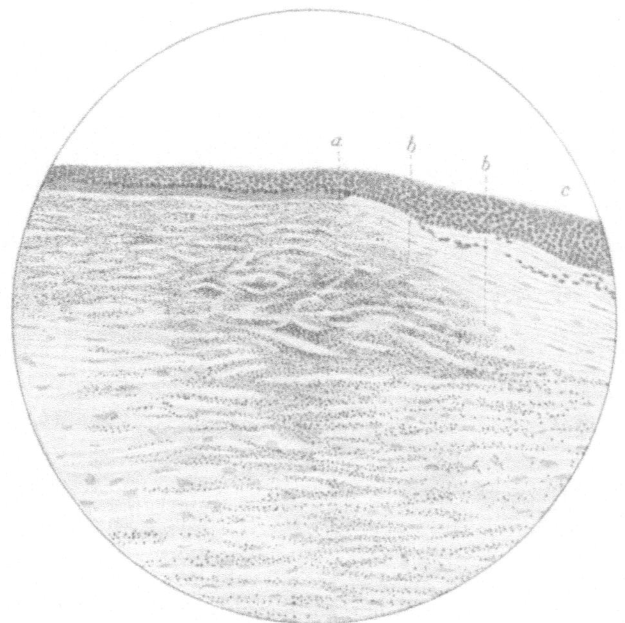

Abb. 61. Arcus senilis. Sudanfärbung. (Nach TAKAYASU: Arch. f. Augenheilk. 43.)

über die infiltrative Verfettung der Kornea beim Kaninchen erschienen. Auch ältere experimentelle Untersuchungen von ARNOLD 1903 sprechen dafür, daß das fettbildende Material in die Kornea eingeführt wird und nicht als Degenerationsprodukt anzusehen ist.

In seiner neuesten Arbeit über den Cholesteringehalt des Blutes beim Greisenbogen des Menschen nimmt VERSÉ an, daß eine leichte Erhöhung des Cholesteringehaltes besteht. Derselbe spielt eine wichtige Rolle bei dem Fetttransport und begünstigt Niederschläge von Neutralfetten an solchen Stellen, wo sie allein nicht vorzukommen pflegen.

Außer dem typischen Befund bei Arcus senilis ist noch eine Anzahl anderer Beobachtungen zu erwähnen, wo Fett in der Kornea gefunden wurde. KAMOCKI sah oberflächliche Massen, die an Kalkniederschläge erinnerten, und fand anatomisch Fettzellennester in hochgradig erweiterten Spalten des Bindegewebes, starke Zerklüftung und Auffaserung der Fibrillen, Fehlen der Bowman, blasse Kerne. ATTIAS sah in abgestoßenen Fetzen eines keratomalazischen Geschwüres weiße Pünktchen, welche die Fettreaktion gaben, ferner Fetttröpfchen zwischen den Lamellen und in den Vakuolen der Epithelzellen, sowie in den fixen Hornhautzellen. Bei Tertsch bestand eine weißgelbe Trübung. Mit Sudan wurde Fett in und zwischen den Epithelzellen, in und zwischen den Hornhautlamellen und in den Hornhautzellen gefunden. Die Bowman war in feinste Fasern aufgesplittert. Ganz entsprechend sind die Fälle von Takayasu. Bemerkenswert ist, daß bei beiden Trachom bestanden hatte. Der erste Fall von Bachstetz stimmt gleichfalls mit dem von Tertsch überein. Der zweite betrifft ein Säuglingsulkus. Bachstetz legt Wert auf Unterscheidung von Fett zwischen und in den Lamellen, woraus er auf eine verschieden schwere Schädigung derselben schließt. Kusama fand an einer dicken scheibenförmigen, gelbweißen Trübung in den Lamellen reichliche Fettablagerung, glasige Quellung und Aufsplitterung der Bowman, die Lamellen gequollen und in Stücke zerfallen, Kernvermehrung.

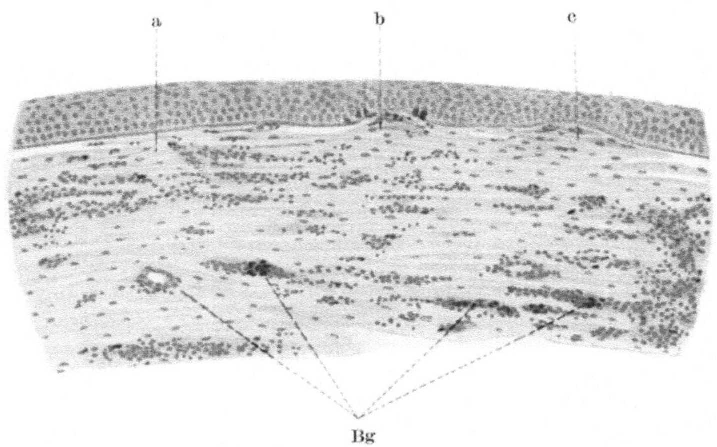

Abb. 62. Primäre Fettdegeneration der Hornhaut. (Nach Takayasu: v. Gräfes Arch. f. Ophth. 82.) Bg Blutgefäße, a Bowmansche Membran im Begriffe zur Aufblätterung, b dieselbe zerfasert oder verfettet, c dieselbe stark aufgeblättert, aber noch kaum degeneriert.

In Elschnigs Fall, wo die Peripherie erkrankt war, wurde eine krümlige Masse ausgeschabt, welche aus Fett bestand. Die Art desselben konnte aber nicht festgestellt werden. Der Befund von Verderame stimmt, soweit die Fettablagerung in Betracht kommt, mit den referierten überein. Die merkwürdigen Fälle von v. Szily von Verfettung im Bereich der vorderen Kammer erwähne ich nur ganz kurz, da die im Leben beobachtete und auf die Hornhaut bezogene orangefarbene Ringtrübung im wesentlichen der vorderen Kammer und Irisoberfläche angehörte und in der sonst normalen Hornhaut selber nur Spuren von Fett gefunden wurden. Etwas genauer möchte ich auf den Fall Meesmann eingehen. Das Auge hatte vor 1 Jahr eine perforierende Verletzung erlitten; zur Zeit der Enukleation war die Hornhaut diffus ödematös, in der unteren Hälfte 7—8 gelbgraue, tiefsitzende Herde, die sich gegen das Epithel erstreckten. Außerdem schräg gerichtete graugelbe, ziemlich gestreckt verlaufende Kanäle. Die untere Hälfte der vorderen Kammer von Cholesterinkristallen ausgefüllt, hintere Synechien, verkalkte Katarakt.

Untersuchung nach Gelatineeinbettung, Fettfärbung: Epithel bis auf leichte Unregelmäßigkeiten über alten Maculae normal. Fetttröpfchen zwischen den Basalzellen. Bowman mit Sudan gelbrot, besonders in der Peripherie. In der oberen Hälfte an den hinteren Lamellen geringere Färbbarkeit, ebenso in den Zellen. Descemet schwach rot, Endothel fehlt. Im hinteren Hornhautdrittel eine ziemlich gleichmäßige Ansammlung feinster Fetttröpfchen, besonders in der Nähe der fixen Zellen. An letzteren ist keine sichere Verfettung nachzuweisen. In der unteren Hälfte sind diese Veränderungen stärker, außerdem die Grundsubstanz um $^1/_3$ durch Quellung verdickt. Die Descemet fehlt bis auf kleine Reste, denen Endothelien aufsitzen. Mit Cholesterin gefüllte Hohlräume, die keine direkte Verbindung mit der Kammer zeigen, finden sich an mehreren Stellen. Die Kristalle sind bedeckt mit Fetttröpfchen und vereinzelten Fettsäurenadeln, in ihrer Nähe stärkere Quellung der Lamellen und Fettinfiltration derselben. Außerdem finden sich feine spaltförmige Gänge, die von Cholesterinkristallen ausgefüllt sind. Sie kreuzen die Lamellen und unterbrechen ihren Zusammenhang. Die vordere Kammer ist mit Kristallen ausgefüllt, welche dicker und länger sind als die intrakornealen.

Als Quelle des Cholesterins wird ein umgewandeltes Exsudat angesehen, da die weißen Blutkörperchen ziemlich viel Cholesterin enthalten. Eine Umwandlung aus roten Blutkörperchen oder Linsenmassen schien nicht in Betracht zu kommen.

Die Zerstörung der Descemet in der unteren Hälfte wird auf chemische und mechanische Ursachen bezogen. Die gelösten Lipoide und Cholesterinester dringen in die Hornhaut ein, die löslichen Bestandteile werden abtransportiert, wobei die Cholesterinester ihre Fettsäure abgegeben haben und Cholesterinkristalle zur Ausfällung gekommen sind. Der Sitz des Fettes ist zunächst interlamellär, also einfache Fettinfiltration. Diese konnte nicht abgebaut werden, es kam zu einer Vergrößerung der Lücken zu Spalten, der eine Schädigung der Lamellen folgte mit Qellung, Nekrose und Fettaufnahme. Es wird auf die Analogie der Vorgänge mit der Atheromatose der Gefäße hingewiesen und deshalb der Hornhautprozeß gleichfalls mit diesem Namen belegt.

Kaninchenversuche mit Einführung von Cholesterin in die vordere Kammer zeigten ähnliche Verhältnisse. Schon an der Spaltlampe war die Aufnahme von Fett in die Hornhaut zu erkennen. In der Substanz der Propria wurde anatomisch eine interlamelläre Fettinfiltration in den vorderen Schichten gefunden, in den mittleren Schichten große interlamelläre Spalten, welche mit Cholesterinestermassen vollgestopft sind. Außerdem Haufen von Cholesterinkristallen. Eine Fettinfiltration der Lamellen selbst ist nicht vorhanden. Auch das hintere Hornhautdrittel zeigt Fett in den Saftlücken, die Descemet ist frei. Geringe Verfettung des degenerierten Endothels. Nach diesem Ergebnis scheint mir die Zerstörung der Descemet, wie sie in dem beschriebenen Bulbus vorhanden war, kein Erfordernis für das Eindringen von Fett in die Hornhaut zu sein. Die angegebene Verfettung der Pigmentepithelien der Retina, die auch auf das Experiment bezogen wird, ist aber beim Kaninchen ein normaler Befund. Die hier etwas genauer wiedergegebenen Einzelheiten spielen auch in den Arbeiten einiger anderen Autoren eine Rolle. Ein in naher Beziehung zu den Fällen von MEESMANN und v. SZILY stehender Befund ist neuestens von BARDELLI veröffentlicht worden.

g) Lamelläre Auflagerung (FUCHS).

Dieselbe tritt inselförmig auf, öfter im Zentrum als in den Randteilen, durch Zusammenfließen kann sie sich ausdehnen und die ganze Hornhaut überziehen, bleibt aber meist durch einen schmalen Zwischenraum vom Rande getrennt. Wo sie mit einem Pannus zusammentrifft, unterscheiden sich die beiden Gewebsarten. Wächst der Pannus weiter, so geht er vor die lamelläre Auflagerung. Dieselbe liegt immer vor der Bowman, die sie nur ausnahmsweise in spätern Stadien zerstört. Im frühesten Stadium sieht man längliche Kerne, deren Herkunft unklar ist. Später findet sich zwischen denselben ein lamelläres, der Kornea ähnliches Gewebe mit Bindegewebskernen, meist ohne Gefäße. Durch Zunahme der Zwischensubstanz rücken die Kerne auseinander und erscheinen spärlicher. Die Auflagerung kann eine sehr bedeutende Dicke erreichen, ja so dick wie die ganze Hornhaut werden. Junge Auflagerung färbt sich nach VAN GIESON gelblich, die ältere rot wie das Hornhautgewebe selbst. Die Auflagerung kann klinisch durchsichtig bleiben, aber auch zur Sklerose führen. Allmählich können die Kerne und die regelmäßige Schichtung schwinden, so daß die ganze Masse homogen erscheinen kann (von einzelnen Autoren als hyalin beschrieben). Manchmal nimmt die vorderste Schicht eine dichtere Beschaffenheit an, so daß sie wie eine zweite Bowman erscheinen kann. Feinkörniges Hyalin kann sich innerhalb der Masse ausscheiden. Die Bowman kann durchbrochen, ihre Enden gegeneinander verlagert werden, sie kann auch Kalk aufnehmen wie bei der bandförmigen Trübung, bei welcher eine gleiche Auflagerung vorkommt. Nur tritt diese dort zur Verkalkung hinzu, hier geht sie ihr voraus. Fuchs hat schon 1881 die lamelläre Auflagerung beschrieben, aber noch nicht so bezeichnet. Er hielt die homogene Membran für geronnene Flüssigkeit. Eine direkte

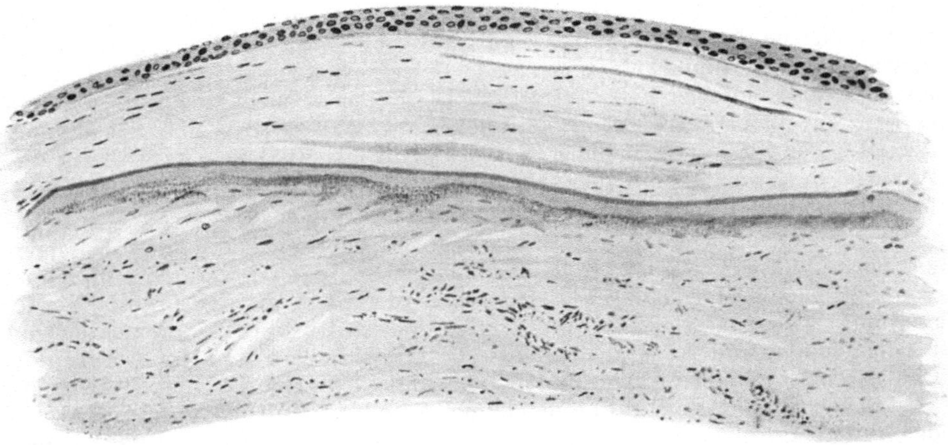

Abb. 63. S. Staphyloma corneae. Bandförmige Hornhauttrübung mit Gewebsneubildung zwischen Bowman und Epithel. Lamelläre Auflagerung. (Auge mit ungewöhnlich starker Verkalkung in der Retina.) (Präparat des Verfassers.)

Umwandlung derselben in zelliges Gewebe, das er gleichfalls fand, konnte er nicht beobachten. Die homogene Schicht wird auch von Leber 1878 beschrieben, eigene derartige Befunde habe ich mitgeteilt.

h) Auflockerung der vordersten Hornhautlamellen (Fuchs).

Unter der Bowman meist zentral entsteht durch Aufspaltung der vorderen Lamellen in feinere sowie durch Auftreten eines faserigen Gewebes eine Verdickung, welche die Bowman emporhebt. In 3 Fällen von Iristuberkulose fand sich hügelige Emporhebung der Bowman unter derselben Ansammlung von Kernen, welche von Hornhautkörperchen abzustammen schienen und Quellung des Gewebes.

i) Sklerose der Hornhaut.

Sklerose der Hornhaut ist ein klinischer Begriff. Dichte Trübung ohne vorausgegangene geschwürige Zerstörung, z. B. bei dem sklerosierten Pannus trachomatosus, der sklerosierenden Keratitis, Ausdehnung eines Greisenbogens über die Hornhaut, Anlagerung eines Exsudates an der Hinterfläche, oder ohne letzteres bei lange dauernder Irido-Zyklitis und altem Glaukom, ferner nach Operationen, besonders mehrmaligen an dem gleichen Auge. Entsprechend den verschiedenen Grundkrankheiten sind auch die anatomischen Befunde sehr verschieden. Der Name ist also nur im klinischen Sinn brauchbar. Anatomische Untersuchungen sind gemacht von MELLER (2 Fälle), FUCHS (10 Fälle) und GILBERT (1 Fall beschrieben unter Herpes). Am häufigsten

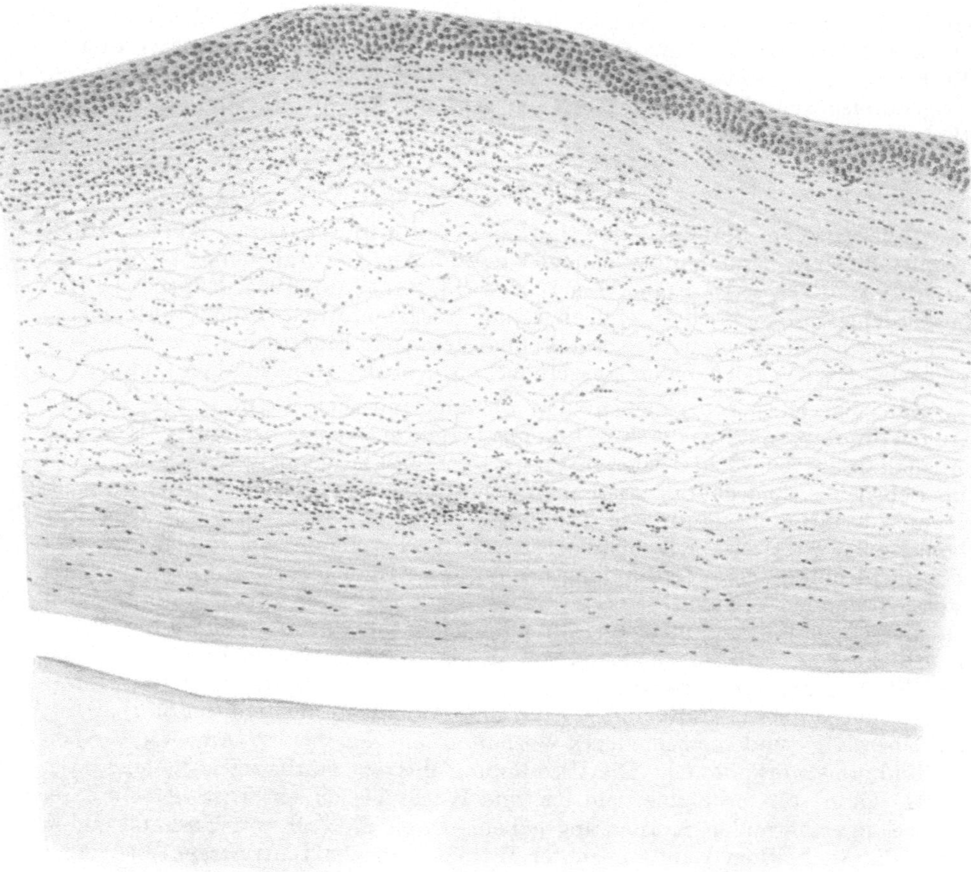

Abb. 64. Doppelseitiger enormer Hydrophthalmus mit ganz trüber Kornea. Hochgradige Auflockerung der Hornhautlamellen, wie sie als anatomische Grundlage der sog. Sklerose beschrieben ist. Das Endothel fehlt im Schnitt vollkommen. (Präparat des Verfassers.)

stellte sich die lamelläre Auflagerung als Ursache der Sklerose dar. Demnächst eine Qellung der Hornhaut mit starker Dickenzunahme und eigentümlich welligem Verlauf der Lamellen, selten eine hyaline Einlagerung, welche in den verschiedensten Schichten vorkommt, endlich eine Bindegewebsauflagerung auf die hintere Hornhautfläche. THIEL schildert einen Fall von porzellanweißer Trübung der zentralen Hornhautteile, der getrübte Teil wurde abgetragen und mikroskopisch untersucht. Unter dem unveränderten Epithel wurde ein zellarmes aus neugebildeten Hornhautlamellen bestehendes lockeres Gewebe gefunden. Hinten lagen die Lamellen wirr durcheinander, vorne regelmäßiger, eine strukturlose Schicht fand sich unter dem Epithel. Fett, Hyalin, Amyloid, Schleim, Kalk wurde vermißt. Der Befund wird als lamelläre Auflagerung gedeutet.

k) Dellen in der Hornhaut (FUCHS).

Vertikal ovale Dellen, die an der Oberfläche leicht xerotisch aussehen, kommen bei verschiedensten Prozessen vor, welche mit Schwellung des Limbus verbunden sind. Anatomisch findet man hochgradige Abplattung der Epithelzellen mit starker Aufnahme des Farbstoffes. Das Gewebe darunter ist etwas verdünnt. Es besteht eine gewisse Ähnlichkeit mit den sog. GAULEschen Grübchen nach Trigeminusdurchschneidung. Auch die Wirkung der Anästhetika auf die Epithelzellen ist ähnlich.

l) Keratokonus[1]).

Außer älteren Befunden von JÄGER, GESCHEIDT, WALKER, HULKE, RAMPOLDI, BRAILEY sind Untersuchungen ganzer Augen vorgenommen von UHTHOFF 1903, 1909, 1916, FLEISCHER 1906, 1913, SALZMANN 1907, ERDMANN 1910. Außerdem wurden noch in einigen Fällen ausgeschnittene Stücke untersucht. Der experimentell erzeugte Keratokonus, der nach Entfernung des Endothels entsteht, ist wie noch näher ausgeführt wird, etwas grundsätzlich anderes.

Zunächst ist hervorzuheben, daß die anatomischen Befunde fast alle an Augen erhoben sind, wo der Keratokonus bereits sehr lange bestand. Als einzige Ausnahme ist das rechte Auge in FLEISCHERs Fall zu nennen, wo die Diagnose im Leben aus dem charakteristischen Schattenwechsel gestellt wurde, wo auch Hämosiderinring bestand, von Trübung aber nichts angegeben ist. Hier war bemerkenswerterweise der histologische Befund vollkommen negativ, es ließ sich nicht einmal eine Verdünnung nachweisen. In den übrigen Fällen ist diese stets vorhanden gewesen. SALZMANN hat geglaubt, zwei Typen unterscheiden zu müssen, nämlich einmal eine allmählich gleichmäßige Abnahme der Hornhautdicke vom Rand nach der Mitte zu, andererseits eine mehr plötzliche an der Stelle stärkster Vorwölbung. Es hat sich aber aus den anderen Untersuchungen ergeben, daß eine solche Unterscheidung nicht durchführbar ist, da Übergänge und verschiedenes Verhalten an den beiden Augen desselben Individuums vorkommen. Die Verdünnung der am stärksten ausgebuchteten Partie kann sehr erheblich sein, es sind Werte bis zu ein Drittel, selbst ein Viertel einer normalen Kornea angegeben. In einem Fall von UHTHOFF nahm zwar die Dicke vom Rande nach der Mitte ab, in den zentralsten Teilen aber wieder zu infolge hyaliner Degeneration in Form von Schollen, die das Epithel vordrängten.

Das Epithel kann normal sein, in anderen Fällen wechselt seine Dicke erheblich, indem es sich welligen Erhebungen der Bowman oder Lückenbildungen derselben anpaßt. Wo diese vorkamen, waren sie durch ein fibrilläres, neugebildetes Gewebe mit länglichen Kernen ausgefüllt. Solche Wucherungen können sich noch seitlich unter das Epithel fortsetzen, in ihnen finden sich Gebilde, die SALZMANN elastoide Fasern genannt hat.

Am Stroma wird eine abnorme Spaltbarkeit der Lamellen, ungleichmäßige Verteilung und lokale Anhäufung der Zellkerne, Verschmälerung und wellige Beschaffenheit der Lamellen, narbig fibrilläre Beschaffenheit, die bis an die

---

[1]) Ob man den Keratokonus zu den degenerativen Krankheiten der Hornhaut rechnen soll, dürfte kaum allgemein zu entscheiden sein.

Descemet reichte, Auftreten hyaliner Massen, die direkt aus den verquollenen Hornhautlamellen hervorgehen, teilweise Wucherung der Hornhautkörperchen, stark markierte Längsstreifung der Lamellen beschrieben.

Die Descemet zeigte einmal eine klaffende Lücke, die zwar von Endothel, aber noch nicht von neugebildeter Glashaut bedeckt war. Einmal wurde ein frischer Riß noch ohne Endothelüberzug, einmal eine ziemlich gleichmäßige Verdickung auf das Dreifache mit Schichtung der glashäutigen Substanz, zweimal normales Verhalten von Descemet und Endothel beobachtet.

Als anatomische Grundlage des FLEISCHERschen braunen Ringes fand sich eine durch die Eisenreaktion nachweisbare Hämosiderinausscheidung in dem Hornhautepithel oder in den Kittleisten desselben. FLEISCHER fand in der Nähe ein kleines Blutgefäßchen und Hämosiderinkörnchen. Sonst wird aber allgemein angegeben, daß Blutgefäße beim unkomplizierten Keratokonus fehlen. MEESMANN hat einen allerdings nicht anatomisch, sondern nur mit der Spaltlampe untersuchten Fall beschrieben, wo sich an der inneren Begrenzung ein kreisförmiger Bruch der Bowman nachweisen ließ, so wird wenigstens der Befund gedeutet. Ein solcher Bruch ist von GRÜNINGER bei der STAEHLIschen Linie (s. diese!) nachgewiesen worden.

Der experimentelle Keratokonus (ELSCHNIG, PLAUT, HESS), der durch mechanische Schädigung des Hornhautendothels, sowie durch künstliche Blitzschläge erzeugt wurde, besteht in einer hochgradigen Quellung der Hornhaut. Es ist nicht notwendig, eine Zerstörung der Descemet zu setzen, wie mir auch aus eigenen Versuchen anläßlich meiner Fluoreszinmethode bekannt ist. Da die Gegend der konischen Vorwölbung hierbei ausgesprochen verdickt ist, ein Befund, der sich aber zurückbildet, so können diese Versuche nicht zur Erklärung des menschlichen Keratokonus herangezogen werden, wohl aber machen sie den bei Keratokonus nicht allzu selten vorkommenden Befund einer akut eintretenden grauen Trübung mit starken Reizerscheinungen verständlich. Hier liegt eben eine Descemetzerreißung zugrunde.

Einige Autoren haben darauf hingewiesen, daß noch andere Anomalien an Augen mit Keratokonus vorkommen, besonders an der Sklera. Die Befunde sind aber widerspruchsvoll, indem sowohl abnorm dünne wie dicke Sklera in der Äquatorialgegend gefunden wurden und die Verdünnung bald nasal, bald temporal vorkam. Zusammentreffen mit angeborener Katarakt sowie Ektasie am hinteren Pol sind vereinzelt beschrieben.

Die geschilderten anatomischen Befunde sind sämtlich als sekundäre Veränderungen anzusehen, die für eine genetische Erklärung des Keratokonus nicht zu verwerten sind. Nicht einmal eine Verdünnung ist in dem einzigen unkomplizierten Fall gefunden worden. Die Unterbrechung der Bowman und Descemet wird meist als Dehnungserscheinung aufgefaßt, die übrigen Befunde als reaktive Veränderung des Bindegewebes. Daß eine abnorme Veranlagung dieser Augen vorhanden ist, kann nicht bezweifelt werden, worin sie aber besteht, können unsere histologischen Methoden bisher nicht aufdecken. Untersuchung von Frühstadien wäre natürlich besonders wichtig, ob es dabei gelingen würde eine mangelhafte Beschaffenheit der elastischen Fasern nachzuweisen, woran man gedacht hat, bleibt abzuwarten. Unklar ist auch noch die Entstehung des FLEISCHERschen Ringes. Die erste Annahme, daß er durch Blutungen aus feinsten neugebildeten Gefäßen entstehe, hat FLEISCHER selber fallen lassen, es wird erwogen, einmal Hineingelangen des Blutfarbstoffes vom Rande der Kornea oder Aufnahme aus der Tränenflüssigkeit. Die Ringform bleibt ungeklärt.

XIII. Die sogenannte „Durchblutung" (Blutfärbung) der Hornhaut; hämatogene und xenogene Siderosis. Verkupferung der Hornhaut.

Die Bezeichnung „Durchblutung" hat sich so eingebürgert, daß sie wahrscheinlich nicht mehr zu beseitigen ist. Ich empfehle aber den ELSCHNIGschen Ausdruck „Blutfärbung", da nach den anatomischen Befunden der Ausdruck „Durchblutung" unzutreffend ist. Klinisch handelt es sich um das Auftreten einer oliv bis moosgrünen oder bräunlich-grünlichen, scheibenförmigen Trübung in den zentralen Teilen der Hornhaut bei Freibleiben der Peripherie. Das Bild entsteht im Anschluß an schwere Blutungen in die vordere Kammer aus den verschiedensten Ursachen. Die Scheibe zieht sich sehr langsam nach der Mitte zusammen und kann vollständig verschwinden.

Anatomisch sind hierbei zwei Dinge zu unterscheiden: 1. Die gleich näher zu beschreibenden farblosen Einlagerungen. 2. Körnige Pigmentierungen, die in irgendeiner Weise dem Blut entstammen. Die klinisch so charakteristische Färbung ist unabhängig von der Einlagerung der farblosen Körperchen, denn sie wird auch beobachtet, wenn diese fehlen. Die körnigen Pigmentierungen müssen, wo sie vorhanden sind, selbstverständlich die Farbe der Kornea verändern, aber auch sie scheinen nicht unentbehrlich für die Färbung zu sein, die vielmehr auf der Durchtränkung mit Blutfarbstoff beruht. Letzterer kann natürlich nicht mikroskopisch, sondern nur spektroskopisch nachgewiesen werden. GUTMANN hatte keinen Erfolg dabei, während BEGLE die Absorptionsstreifen einer Methämoglobinlösung erhielt und daraus auf eine Durchtränkung der Hornhaut mit Hämoglobin schließt und ELSCHNIG angibt, daß bei der spektroskopischen Untersuchung der frischen Hornhaut ein Spektrum erhalten wurde, das einer Hämoglobinlösung von gleicher Dichte entspricht.

Die anatomischen Befunde, die für das Krankheitsbild von Interesse sind, gehen auf BAUMGARTEN zurück: „Die homogene durchsichtige Kornealsubstanz zeigte sich durchsetzt von zahllosen, dicht beieinanderliegenden, stark glänzenden, scharf konturierten, farblosen, meist exquisit stäbchenförmig, seltener länglich oval, zuweilen aber auch rundlich erscheinenden Gebilden von sehr wechselnder Größe, die Mehrzahl 0,0033—0,0048 mm lang und etwa den vierten Teil der Länge breit. Viele jedoch von erheblich geringeren Dimensionen bis zu unmeßbarer Feinheit herunter." Diese Beschreibung trifft auch für die späteren Beobachtungen zu. Die von BAUMGARTEN erwogene Möglichkeit, daß es sich hier um Mikroorganismen handeln könne, wurde für seine Präparate von KOCH und LEBER abgelehnt und braucht nicht mehr erörtert zu werden. An diesen Gebilden ist die Unbeeinflußbarkeit durch die verschiedensten Reagenzien bemerkenswert. Alkohol, Äther, Chloroform, Benzin, Eisessig, Schwefelkohlenstoff, Pyridin, Molybdänsäure, starke Alkalien oder Mineralsäuren verändern sie nicht. Die gewöhnlichen Färbemethoden versagen. RÖMER hat mit Fuchsin-Essigsäurethionin Rotfärbung bekommen, mit Hämatoxylin, Karbolfuchsin etwas bessere, aber nicht haltbare Färbung, die beste noch mit Safranin. Nach WEIGERT färben sie sich nur bei stärkster Überfärbung. BEGLE hat mit GIEMSA-MAY-GRÜNWALD-PAPPENHEIM Färbung bekommen, ebenso ELSCHNIG. KUSAMA sah die Körperchen mit MALLORYs Bindegewebsfärbung rot werden. Zweimal sah ich schwache Eosinfärbung. Von chemischen Reaktionen ist noch folgendes zu erwähnen. RÖMER sah keine Auflösung mit Neurin, während dieses Fibrin löst. Nach Eintauchen der Schnitte während 2 Wochen in unverdünntes Wasserstoffsuperoxyd bei Aufbewahrung im Dunkeln verschwanden sie spurlos,

ebenso bei Behandlung mit Kaliumpermanganat und Oxalsäure (KUSAMA).
16 stündige Behandlung mit Trypsin und Pepsin bei 40⁰ gab keine Veränderung,
ebensowenig MILLONs Reagens. Die Zystin- und Schwefelreaktion, ebenso die
Thyrosin- und Kalziumprobe verliefen negativ, ebenso Erhitzen bis 150⁰
(ELSCHNIG). Letzterer fand auch keine Übereinstimmung der Körnchen mit den
als Detritus bezeichneten körnigen Massen im Glaskörper.

Natürlich hat die Frage, was diese Körnchen sind, die Forscher vielfach
beschäftigt. VOSSIUS, der nach BAUMGARTEN sich darüber äußerte, nahm zunächst an, daß es sich um degenerierte Blutkörperchen handele. Ungefähr
gleichzeitig mit ihm schrieb LEBER eine Arbeit über das Vorkommen von Fibringerinnungen im Gewebe der Kornea. Er hatte bei Aspergilluskeratitis netzförmige

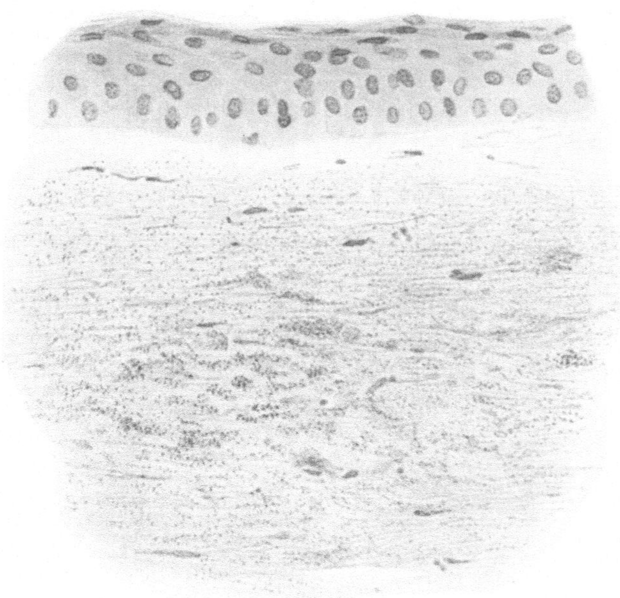

Abb. 65. Feinste staubförmige Einlagerungen in die Hornhaut, die Eosinfärbung annehmen,
vermutlich aus Blutkörperchen hervorgehend, da in demselben Präparat Hornhautblutungen
nachweisbar sind. (Präparat des Verfassers.)

Fibringerinnungen in der Kornea gesehen, die dann in rosenkranzartige Stücke
zerfallen, endlich gehen kurzstäbchenförmige an den Enden zugespitzte oder
ovoide Stücke daraus hervor, die ungemein dicht im Gewebe liegen und den
Fibrillen folgen. Sie sind z. T. von unmeßbarer Feinheit, die größeren 2,5
bis 8 μ lang, 0,75—2,5 μ dick. Die Übergänge aller Formen ineinander sind
zweifellos, es sind dieselben Dinge wie BAUMGARTEN sie beschrieben hat. Bei
LEBER war es eine Entzündung, bei BAUMGARTEN eine Blutung, die fibrinogene
Substanz kann in beiden Fällen in die Hornhaut gelangt sein. Solche
Ausscheidungen kommen auch vor nach Durchschneidung der beiden langen
und einiger kurzer Ziliararterien sowie nach Unterbindung der Venae vorticosae
(WAGENMANN, KOSTER, SIEGRIST, v. HIPPEL). VOSSIUS, der die LEBERschen
Präparate untersuchen konnte, gab die Übereinstimmung zu und zog seine
erste Hypothese zurück, behauptete dann aber, daß die Gebilde hyaline
oder kolloide Degenerationsprodukte der Hornhautfibrillen seien, was LEBER

unter Hinweis auf neue Untersuchungen an frischem Material zurückwies.
Er fand eine Reihe von Reaktionen, die mit denen des Fibrin übereinstimmten,

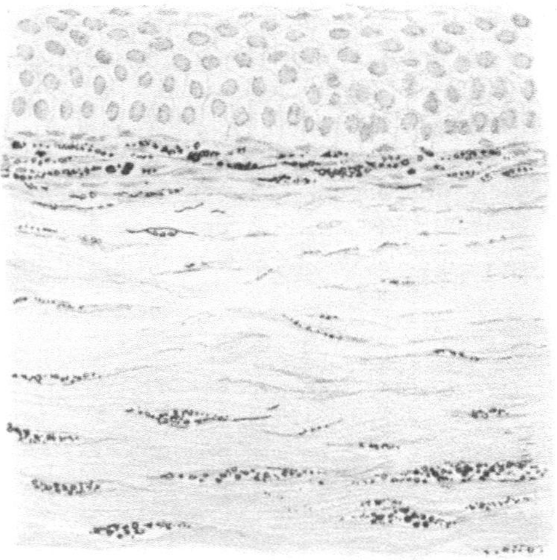

Abb. 66. Xenogene Siderosis corneae. Querschnitt. (Präparat des Verfassers.)

aber negatives Ergebnis der Weigertschen Fibrinfärbung. RÖMER wies darauf
hin, daß bei der sog. Durchblutung niemals netzförmiges Fibrin, sondern nur
Stäbchen beobachtet werden und fand außerdem gewisse Verschiedenheiten

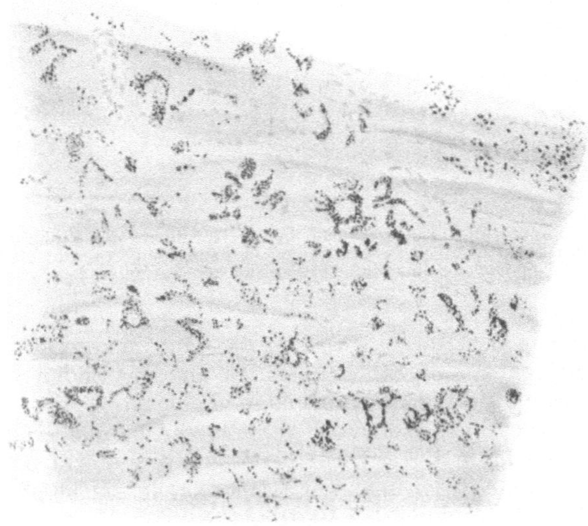

Abb. 67. Xenogene Siderosis corneae. Flachschnitt. (Präparat des Verfassers.)

der Reaktion (Neurin). Er spricht die Ansicht aus, daß die Körperchen als
Niederschläge von Eiweißkörpern des Hämoglobins aufgefaßt werden könnten,
die in kristalloider Form aus der Lösung ausgeschieden werden. Ähnliche Anschauungen sind von FRANK und BEGLE ausgesprochen worden, welch letzterer

die Körperchen für nicht eisenhaltige Bruchstücke des Hämoglobins ansieht. KUSAMA vermutet einen Melaninkörper. Auch ELSCHNIG schließt aus seinen Untersuchungen, „daß die Körnchen elementare, nicht eisenhaltige Spaltstücke von Hämoglobin darstellen, obwohl eine Reihe von positiven Reaktionen für die Endprodukte der Proteinspaltung nicht erhalten wurde". Es scheint danach, daß eine endgültige Klarstellung mit den jetzigen Methoden noch nicht erreicht werden kann. Es ist auch daran zu erinnern, daß gewisse Farbenreaktionen auch bei den als hyalin, kolloid und amyloid beschriebenen Ausscheidungen in Leukomen, die morphologisch absolut übereinstimmen, verschieden ausfallen können, selbst im gleichen Präparat, woraus also wohl zu schließen ist, daß sich bei diesen Gebilden ganz allmählich ablaufende chemische Veränderungen vollziehen können.

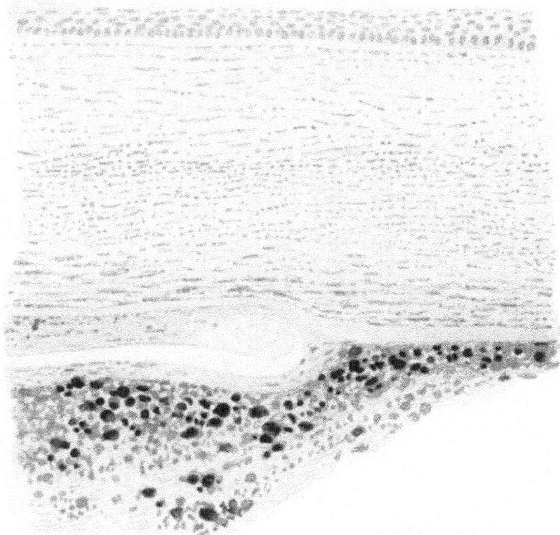

Abb. 68. Hämatogene Siderosis corneae bei einem Hydrophthalmus mit Blutungen in die vordere Kammer. (Präparat des Verfassers.)

Ein Teil der Präparate, in denen unsere Gebilde gefunden wurden, zeigt nun gleichzeitig die Veränderung, die ich als hämatogene Siderosis bezeichnet habe, d. h. es kann die Hornhaut sowohl diffuse Eisenreaktion geben, als auch die Abscheidung von körnigem Hämosiderin zeigen, welches wenigstens in der Hauptsache, wenn nicht ausschließlich, in den Hornhautzellen und ihren Ausläufern abgelagert wird. An Querschnitten sieht man die blauen Körnchen besonders in den tieferen Schichten in Reihen angeordnet, während Flachschnitte in viel klarerer Weise die Ablagerung im Protoplasma der Hornhautkörperchen dartun. BUNGE hat einen solchen Fall als Erster anatomisch untersucht. In einem Teil der Arbeiten über Durchblutung kehrt der Befund wieder. Ich fand ihn an einem Auge, in welchem ein intraokulares Sarkom zu vielfach rezidivierenden Blutungen Anlaß gegeben hatte. Dabei stellte ich auch eine Blaufärbung der tiefsten Schichten des Hornhautepithels fest. Nun bietet diese hämatogene Siderosis der Kornea anatomisch ganz den gleichen Befund dar wie die seltene xenogene, also von einem intraokularen Eisensplitter herstammende Siderosis. Ich hatte es in meiner ersten Arbeit noch für zweifelhaft gehalten, ob nicht die bei einigen Fällen von Eisensplitterverletzung beobachtete Siderosis corneae hämatogenen Ursprungs sei, was Leber damals für überwiegend wahrscheinlich hielt. Hertel hat dann die xenogene Siderosis der Kornea beschrieben und ich selber habe mich längst von ihrem tatsächlichen Vorkommen überzeugt und zweifle nicht mehr daran, daß die gleiche Deutung für meinen damals beschriebenen ersten Fall (Albrecht) die zutreffende ist. Auch Fleischer hat sich über Siderosis corneae geäußert. Auch das Hornhautepithel, besonders seine tieferen Lagen, nehmen mitunter starke Blaufärbung an (Hertel, Jess, Guist, d'Amico, Kranz).

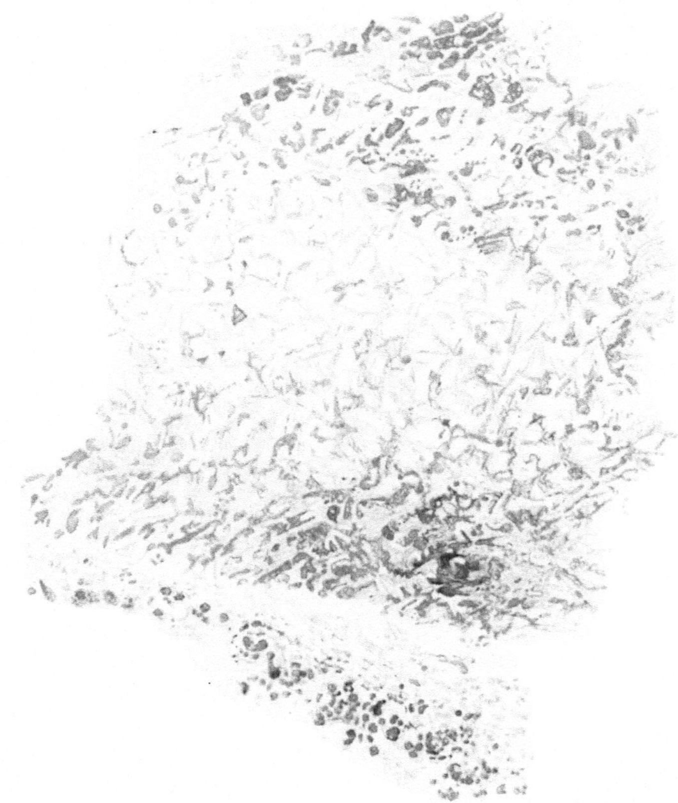

Abb. 69. Hämatogene Siderosis corneae bei einem Hydrophthalmus mit Blutungen in die vordere Kammer. Dasselbe Präparat im Flachschnitt wie Abb. 68. Eisenreaktion. (Präparat des Verfassers.)

Auch ich habe den Befund mehrmals gesehen. Das Eindringen von eisenhaltiger Flüssigkeit in die Hornhaut erfolgt offenbar auf dem Wege der Diffusion, jedenfalls findet die Ausscheidung in unlöslicher Form erst im Kornealgewebe selbst statt. Auszuschließen ist ein Transport durch Zellen. Die gleichen Verhältnisse liegen offenbar vor für das aus dem Hämoglobin abgespaltene Eisen. Jedenfalls sind zum Eindringen in die Kornea keine Gewebszerreißungen nötig, wie das auch angenommen worden ist.

Als direkte Siderosis ist die Eisenabscheidung um einen in der Hornhaut steckenden Splitter zu bezeichnen. Gruber hat sich in experimentellen Untersuchungen genauer damit beschäftigt: „Es stellt sich der Rostring als ein nur am Einstich mit dem Stichkanal unmittelbar zusammenhängender, sonst aber durch eisenfreie Partien von ihm getrennter Mantel dar, dessen Enden das Ende des Stichkanals überragen, während andererseits auch eine Rostablagerung entsprechend der Descemet auftritt." Die Abbildung, die GRUBER gibt, erinnert mich außerordentlich an die sog. Liesegangschen Ringe.

Wegen der positiven Eisenreaktion sei hier auch noch an den beim Keratokonus beschriebenen Fleischerschen Ring erinnert.

Die Verkupferung der Hornhaut beschreibt JESS. Sie tritt in Form einer grünlichen Ringtrübung in den tiefsten Schichten der Hornhaut auf, ein anatomischer Befund wurde gleichfalls von JESS mitgeteilt: an unbehandelten Paraffinschnitten sieht man eine äußerst zarte gelbliche Kupfersalzeinlagerung zwischen Endothelzellen und Descemet. Nirgends fanden sich Kupferteilchen in der Descemet selbst, auch nicht in den Endothelzellen. Das Kupferkarbonat geht offenbar keine organische Bindung mit dem Eiweiß der Zellen ein. Das Kupfer verbreitet sich durch Diffusion, es ist deshalb möglich, daß die beschriebene Lagerung nur in einem bestimmten Stadium vorhanden ist. Die Ferrozyan-Kupferreaktion ist zum Nachweis der intravitalen Lage des Kupfers unzuverlässig.

XIV. Pathologische Befunde am Epithel.

R. MANS hat neuestens in einer Arbeit aus der PETERSschen Klinik über das Epithelfasersystem der Hornhaut im Anschluß an die Untersuchungen von FRIBOES über das Epithel der Haut und der Kalbshornhaut eine neue Auffassung über die normale Zusammensetzung des Hornhautepithels vertreten. Danach sind die Epithelzellen keine selbständigen Individuen, sondern sie bilden ein Syncytium. Ich setze am besten die Zusammenfassung der Ergebnisse hierher: „Durch die ganze Höhe des Epithels geht ein Fasersystem, das sich von der Bowmanschen Membran bis zur Oberflächenschicht erstreckt und nach ganz bestimmten Gesetzen verspannt ist. Es bildet um die Kerne aus ganz dicht verflochtenen Fasern bestehende Faserkörbe — die frühere Zellmembran —, die miteinander durch Fasern innig verbunden sind. Das Fasersystem geht wahrscheinlich in die Bowman über, deutlich tritt der Konnex mit Bindegewebsfasern am Limbus hervor. Bei entzündlichen Prozessen treten im Epithelfasersystem starke Veränderungen ein. Dies tritt ganz besonders in den Fällen zutage, in denen die Bowman vollkommen zerstört ist. Es kann hier nach Rückgang der Entzündung zu einem für die normale Hornhaut vollkommen unphysiologischen Epithel kommen. Überall dort, wo die Bowman zugrunde gegangen ist, geht die Epithelfaserung kontinuierlich in das subepitheliale Bindegewebe über. In der Konjunktiva ist das Epithelfasersystem wie im Epithel der Kornea vorhanden und zeigt bei entzündlichen Prozessen dieselben Veränderungen. Hier, wo keine Grenzmembran vorhanden ist, steht die Epithelfaserung mit dem subepithelialen Bindegewebe in innigem Konnex."

Folgende Punkte aus der Arbeit möchte ich noch hervorheben. Das Fasersystem wird dargestellt durch eine besondere Färbungsmethode von UNNA. An dünnen Flächenschnitten erkennt man drei Arten von Kernen: 1. Mit Safranin rotgefärbte, die innerhalb der polygonalen Felder liegen und als eigentliche Epithelkerne anzusehen sind. 2. Leuchtend rot gefärbte Kerne, die immer an den Knotenstellen liegen, wo mehrere Felder zusammenstoßen. Sie sind von einer dichten Faserung umgeben, die in der Hauptsache konzentrisch zum Kern verläuft und mit den benachbarten Faserkörben fest verbunden ist. 3. Leuchtend rot gefärbte Kerne ohne Beziehung zum Fasersystem, das letztere wird so beschrieben, daß man um die Kerne z. T. konzentrisch verlaufende

Fasern, z. T. ein Gewirr von sich durchkreuzenden und sich verflechtenden Strängen sieht, die nach außen in die Begrenzung der regelmäßig polygonalen Felder übergehen und sich hier zu einem Filz verflechten. Dieser bildet die Faserkörbe, welche weidengeflechtartig miteinander verbunden sind. Die zweite Art der beschriebenen Kerne wird als Kerne von „Epithelfasermutterzellen" gedeutet. Die dritte als Leukozyten (?). Die Ausführungen über die entwicklungsgeschichtlichen Beziehungen und die Ansicht von FRIBOES, daß die Epithelschicht aus ektodermalen und mesenchymalen Teilen zusammengesetzt ist, will ich hier nur kurz erwähnen und auf die Originalarbeit hinweisen.

Die an pathologischen Fällen Glaukom, phlyktänulären Prozessen, Staphylom, gewonnenen Präparate führen den Verfasser zu der Auffassung, daß die Dinge, die man bisher als erweiterte mit Ödem durchtränkte Interzellularräume aufgefaßt hat, nicht als solche zu deuten sind, sondern daß einerseits Schrumpfung durch Härtungsmittel hier Kunstprodukte schaffen kann, und daß die ganze Protoplasmagrundsubstanz stärker mit Flüssigkeit durchtränkt ist. Das Fasersystem ist sehr widerstandsfähig, da es noch erhalten ist, wo Kern und Protoplasma schon zugrunde gehen. Die Epithelfaserung ist es auch, welche die Bilder hervorbringt, die man z. B. an Staphylomen als Stachel- und Riffzellen beschrieben hat. Diese Angaben mögen genügen. Es handelt sich zweifellos um beachtenswerte Befunde, die der Nachprüfung bedürfen und die geeignet sein könnten, die Auffassung über pathologische Veränderungen am Hornhautepithel zu beeinflussen. Vorläufig kann ich mich nicht dazu entschließen, sie in dieser Arbeit weiter zu berücksichtigen, da ich jetzt nicht in eigene Prüfung der Frage eintreten kann. Meine Darstellung muß im wesentlichen die vorhandene Literatur zugrundelegen und es ist nicht möglich, die dort niedergelegten Befunde im Sinne der Darstellung von MANS umzudeuten.

Ödem der Hornhaut ist ein Zustand, der in sehr vielen anatomischen Beschreibungen erwähnt wird. Soweit es sich dabei um Spaltbildungen zwischen den Lamellen handelt, ist größte Vorsicht bei der Beurteilung geboten. LEBER hat schon darauf hingewiesen, daß das Hornhautgewebe wegen seiner enormen Quellbarkeit nicht geeignet ist, freie Flüssigkeit zwischen den Lamellen zu beherbergen. Ich zweifle nicht daran, daß die allermeisten solchen Befunde Kunstprodukte sind. Wo die Hornhaut wirklich Flüssigkeit aufnimmt, ist sie verdickt, auffallend homogen und schwächer gefärbt, gegenüber den normalen Teilen. Sehr viel häufiger tritt die Durchtränkung mit abnormer Flüssigkeit aber an dem Verhalten des Epithels zutage, wie es zuerst von LEBER und FUCHS beschrieben wurde. Durch Einstichinjektion von RÄHLMANN (Tinte) und Leber (Terpentinöl) ließen sich die Wege, die die Flüssigkeit dabei nimmt, besonders deutlich darstellen. Die Epithelschicht bildet ein Hindernis für die Ausscheidung pathologischer Flüssigkeit. Dies wurde auch experimentell von BULLOT und LOR bewiesen, deren Angaben ich eingehend in meiner Arbeit über die Ergebnisse meiner Fluoreszinmethode besprochen habe und auf die ich hier verweisen muß. Dringt Flüssigkeit von hinten her infolge Fehlens oder abnormer Beschaffenheit des Endothels in die Hornhaut ein, so ist das Epithel ein Hindernis für die Ausscheidung und das Auftreten von Flüssigkeit innerhalb desselben die Folge. Epithelabhebungen könnten als ein Selbstheilungsvorgang angesehen werden, der aber klinisch im allgemeinen nicht zum gewünschten Ziel führt.

Die Veränderungen des Epithels bestehen darin, daß Flüssigkeitströpfchen einzeln oder rosenkranzartig aneinandergelagert zwischen die Epithelzellen dringen, sie auseinandertreiben, so daß glänzende Zwischenräume entstehen, durch welche sich die Kernbrücken von einer Zelle zur anderen spannen und dadurch deutlich sichtbar werden. Die Zellen selbst können anschwellen, die der oberflächlichsten Schichten platzen, so daß die Oberfläche dadurch uneben wird. (Abb. bei Fuchs, Bowman lecture.) Die Schwellung kann auch schichtenweise auftreten, dazwischen liegen unveränderte Lagen. (Abb. ebenda.) Die Veränderungen können in raschem Wechsel auftreten und schwinden. Solche Befunde kommen bei den verschiedensten Erkrankungen vor (Glaukom, Iridozyklitis, Keratitis parenchymatosa, Dystrophia epithelialis u. a.). Sie sind die Grundlage für die matte Beschaffenheit der Hornhautoberfläche. Die pathologische Flüssigkeit kann hierbei entweder von der Hornhauthinterfläche oder vom Rand her eindringen. Möglich ist es aber auch, daß sie primären Veränderungen des Epithels selber ihren Ursprung verdankt, worauf noch näher einzugehen ist. Als ein anatomisch bedeutungsvoller Befund ist eine Erweiterung der die Hornhaut durchsetzenden Nervenkanäle anzuführen, welche bei den in Rede stehenden Erkrankungen gar nicht selten zu finden ist. Er scheint darauf hinzuweisen, daß die Flüssigkeit diese Bahn benutzt, um unter und in das Epithel zu gelangen. Ein höherer Grad dieses Ödems ist die

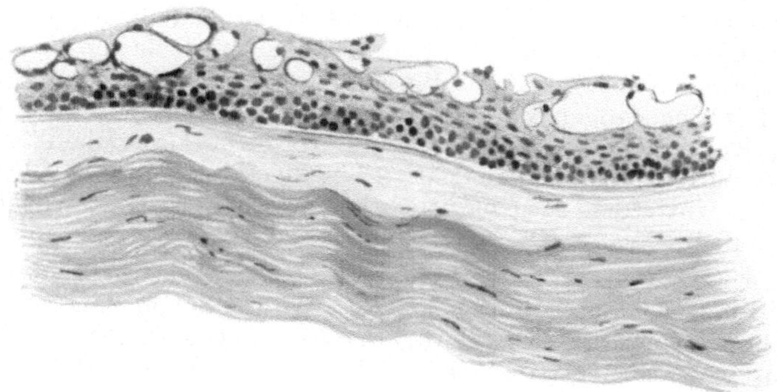

Abb. 70. Vakuolenbildung in den oberflächlichen Epithelzellen bei einem alten Glaukom. (Präparat des Verfassers.)

Blasenbildung an der Hornhautoberfläche (Keratitis bullosa). Letzterer Ausdruck ist nicht glücklich gewählt, da nicht selten eine eigentliche Entzündung fehlt, und da es sich außerdem um kein einheitliches Krankheitsbild handelt. Die Lockerung und Abhebbarkeit des Epithels ist ein ungemein häufiges Vorkommnis bei den verschiedensten Erkrankungen. Bei aufmerksamer Untersuchung kann man dabei auch Blasenbildung klinisch sehr oft sehen. Dem entspricht auch die Tatsache, daß mikroskopische Blasenbildungen im Epithel ein sehr häufiger Befund sind. Die Blasenwand besteht entweder nur aus Epithelzellen, oder aus dem Epithel und einer darunterliegenden homogenen Schicht, die wohl meist der lamellären Auflagerung entspricht, andererseits aber auch besonders nach den Angaben von Gilbert dem degenerativen Pannus zugehört. Wenigstens gibt er mit Bestimmtheit an, daß sie sich vom Rand her entwickelt, was ja nach Fuchs für die lamelläre Auflagerung nicht zutrifft. Wenn man bei Untersuchung abgetragener Stücke der vorderen Blasenwand unter dem Epithel eine homogene Membran gefunden hat, so wurde dadurch die irrtümliche Meinung hervorgerufen, daß sich die Bowman an der Blasenbildung beteiligt, was aber nicht der Fall ist. Das Epithel der Blasenwand ist im allgemeinen nicht normal, die tiefen Lagen können fehlen, die vorhandenen abgeplattete Formen zeigen. Bei flacher Abhebung sieht man die Flüssigkeit zwischen die Epithelzellen eingedrungen, so daß diese durch hellglänzende

Streifen voneinander getrennt sind. Aber es kommt auch Flüssigkeitsansammlung in den Zellen selber vor, wobei der Kern an die Wand gedrängt wird, sich dunkler färbt und schließlich auch ganz verschwinden kann. Endlich platzt die Zelle und die Flüssigkeit tritt aus. Die homogene Masse, welche sich in der Zelle bildet, nimmt Schleim und Fibrinfärbung an und wird von Gilbert als Produkt schleimiger Degeneration angesehen. Falls die Bowman nicht bereits durch andere Krankheitsprozesse zerstört ist, so ist sie am Boden der Blase vorhanden, eine fettige Entartung derselben wie sie Ewing beschrieben hat, ist ein seltener und ursächlich wohl nicht mit der Blasenbildung zusammenhängender Befund. Gilbert glaubt seinen Untersuchungen entnehmen zu dürfen, daß die Pannusbildung, die in einem Teil der Fälle mit der Blasenbildung zusammen angetroffen wird, ein Heilungsvorgang ist. Da, wo der Pannus vorhanden war, fehlte die Abhebung, während sie an den Stellen, wo der Pannus fehlte, vorhanden war. Ich muß dahingestellt sein lassen, ob diese Deutung verallgemeinert werden kann, Zufälligkeiten können bei der Untersuchung von ein paar Fällen doch eine große Rolle spielen. Es müßte auch jetzt nach den Ausführungen von Fuchs genau beachtet werden, ob ein wirklicher Pannus oder eine lamelläre Auflagerung vorliegt; daß letztere kein Hindernis für die Blasenbildung ist, geht ja schon aus der voraufgegangenen Schilderung hervor. Die besprochenen Veränderungen an den Epithelzellen sind nicht für Blasenbildung charakteristisch, es wird auf sie noch näher eingegangen werden. Als Inhalt der Blasen werden geronnene Flüssigkeit, Epithelzellen, Leukozyten und rote Blutkörperchen beschrieben. Die letzteren dürften bei der Enukleation hineingeraten sein. Dies könnte auch für Leukozyten zutreffen, aber natürlich können sie auch einer wirklichen Einwanderung entsprechen.

Fädchen-Keratitis: Die Fäden zeigen einen vielfach gedrehten zentralen Strang und eine ziemlich homogene Hülle. Während von den älteren Untersuchern Leber, Uhthoff, Czermak, Fischer angenommen wird, daß das Fädchen im wesentlichen aus Schleim bzw. aus Fibrin bestehe, beschreibt schon Röder unter dem Titel „Auswachsen des Kornealepithels" einen Fall, der die Lösung der Frage enthält, aber erst durch die fast gleichzeitigen Untersuchungen von Nuel und Hess ist sichergestellt worden, daß hier ganz allgemein eine sehr merkwürdige Umbildung der Epithelzellen vorliegt. In Frühstadien besteht das Fädchen aus einem schmalen, der Unterlage aufsitzenden Stiel, der in ein verschiebliches, knopfartiges Gebilde übergeht. Daraus geht der lange Faden hervor, der bis 1 cm lang werden kann. Die Befunde von Nuel und Hess stimmen in den Hauptpunkten überein. Ich folge der Darstellung von Hess und bilde ein eigenes Präparat ab, wo der Faden im Zusammenhang mit der Unterlage untersucht werden konnte. Das wichtigste Ergebnis ist, daß Faden sowohl wie Hülle epithelialer Abkunft sind. Der erstere ausschließlich, während sich an der Bildung der Hülle vielleicht auch Auflagerungen aus dem Konjunktivalsack, Schleim oder Leukozyten, beteiligen können. Die Schwierigkeit, die Befunde richtig zu deuten, liegt darin, daß in den Fäden die Zahl der Kerne oft eine sehr geringe ist, und daß die Zellen zu ganz langen Fasern auswachsen. Die Kerne sind meist stäbchenförmig, seltener von dem typischen Aussehen des Epithels. Die stark gewundenen Teile des Stranges nehmen Hämatoxylin nur wenig, Eosin dagegen stark an. Die Hülle verhält sich umgekehrt. Am proximalen Ende geht die rote Farbe ganz allmählich in die violette des Epithels über. Der Faden gibt die verschiedenen Hyalinreaktionen. Eine wichtige Tatsache ist, daß sich das Epithel der Hornhaut auf weite Strecken von dem Fädchen entfernt, manchmal auf der ganzen Oberfläche im Zusammenhang ablösen läßt. Schon diese Tatsache beweist eine krankhafte Beschaffenheit des Epithels, die durch die mikroskopische Untersuchung bestätigt wird.

HESS beschreibt folgende Typen der Zellveränderungen, die ineinander übergehen: 1. Scharf konturierte Zellen, von doppelter und dreifacher Größe einer
normalen, während an den umgebenden die Zellgrenzen kaum zu erkennen sind.
Ein, zwei oder viele Kerne in einer Zelle. 2. Zellen von ähnlicher Größe mit
homogen glänzendem Inhalt, der Kern an die Wand gedrückt und kaum sichtbar. 3. Ähnlich große Zellen mit feinkörnigem Inhalt und runden dunkel gefärbten Einschlüssen. 4. Scharf abgesetzte Gebilde, die aus einer zentral gelegenen
Zelle mit mächtigen, hyalinen Schollen bestehen, die kolbige, ebenfalls hyaline
Ausläufer haben. Um diese haben sich die benachbarten Zellen konzentrisch

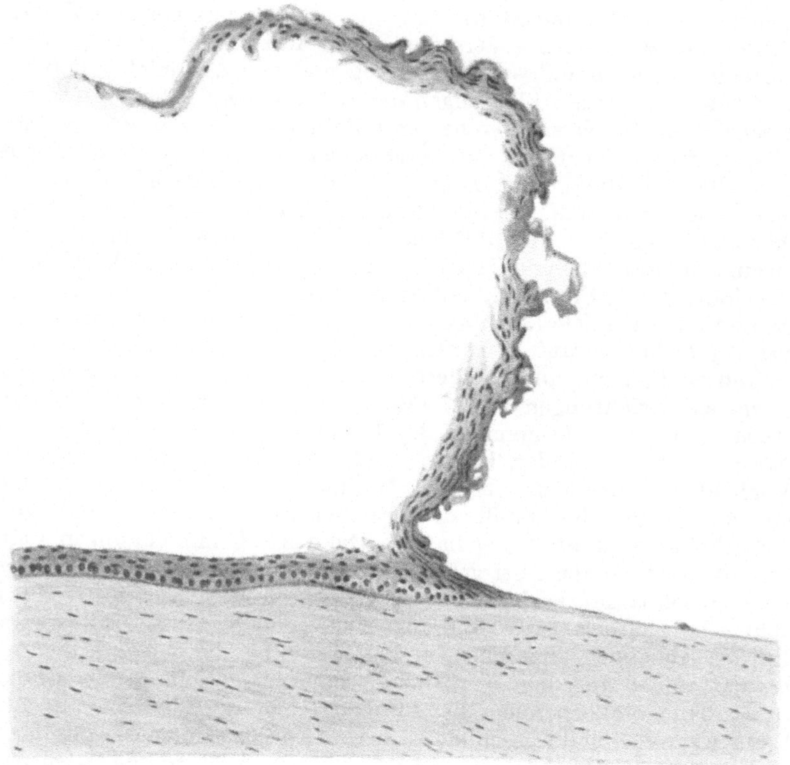

Abb. 71. Epithelfädchen an der Hornhautoberfläche. (Präparat des Verfassers.)

geschichtet. 5. Entsprechende, aber viel größere, aus Zerfallsmasse mehrerer Zellen
gebildete Haufen. 6. Protoplasmatische Haufen mit 50—60 Kernen. Ganz
vereinzelt findet man Mitosen, im wesentlichen sind die Haufen wohl durch
amitotische Teilung entstanden. 7. In der Nähe der Fädchenwurzel langaus-
gezogene, gewundene, band- und spindelförmige Zellen. Diese Veränderungen
betreffen wesentlich die oberen, weniger die mittleren und nur ganz vereinzelt
die tiefen Zellagen.

Von ganz anderer Beschaffenheit sind die an Diszissionswunden auftretenden
Fädchen, die auch einen Faden und eine Hülle zeigen, aber nichts mit dem
Epithel zu tun haben und wahrscheinlich aus Glaskörpersubstanz hervorgehen.
NUEL dagegen leitet auch die an Wunden entstehenden Fäden vom Epithel
ab. Ich kann diesen Widerspruch nur so deuten, daß die Möglichkeit besteht,

daß auch an Wunden Epithelfäden entstehen können, wie ja auch ein Teil der Fälle von HESS bei oberflächlicher Verletzung vorkam. Ich halte es für zweifellos, daß die Glaskörperfäden vorkommen, daß es also zwei Typen von Fäden gibt.

Disjunktion des Hornhautepithels nennt A. SZILY sen. einen Zustand des Epithels, den FRANKE als ballonierende Degeneration bezeichnet. Er findet sich in Fällen, welche durch die Abziehbarkeit meist bei der sog. rezidivierenden Erosion, aber auch ohne nachweisbare Verletzung ausgezeichnet sind. Schon dies stimmt mit den Angaben von HESS bei der Flächenkeratitis überein. Meines Erachtens sind aber auch die beschriebenen Epithelbefunde so weitgehend übereinstimmend mit den von HESS beschriebenen, daß ich überhaupt keine charakteristische Verschiedenheit aufzufinden vermag. Ich verzichte deshalb auf nochmalige Beschreibung und begnüge mich mit dem Hinweis. Der Leser möge die Abbildungen der Autoren vergleichen. Gewisse Ähnlichkeit scheint mir auch zu bestehen mit Befunden, die BACQUIS bei der kolloiden Degeneration der Hornhaut beschrieben hat. Ich weise auch auf den Abschnitt „Blasenbildung" hin, meines Erachtens gehören alle diese Befunde zusammen, und wenn man sie in besondere Gruppen einteilt und bespricht, so geschieht dies nur wegen der üblichen klinischen Gruppenbildung. Die Streitfrage, ob ein primäres Ödem der Hornhaut vorliegt und die Epithelveränderungen durch die eindringende Flüssigkeit entstehen, oder ob es sich um eine selbständige Epithelerkrankung handele (FRANKE u. a.) möchte ich nur ganz kurz erwähnen. A. v. SZILY jun. hat darauf hingewiesen, daß verschiedene Ursachen zur Disjunktion führen können, unter anderen auch Endothelerkrankungen, was mit meinen eigenen Erfahrungen (Fluoreszinmethode) übereinstimmt. Ein Ödem der Kornea kann zustande kommen durch Eindringen von Flüssigkeit von der Hinterfläche, vom Rand der Kornea und vom Konjunktivalsack aus. Die erste Möglichkeit scheint mir bei der traumatischen Erosion ausgeschlossen, die zweite ebenso, denn hier müßte die Abziehbarkeit zuerst den Rand betreffen, wo das Epithel aber gerade fester haftet. Die dritte kommt kaum in Betracht, da für sie die Bedingungen bei größeren Wunden gerade günstiger wären, wo aber keine Abziehbarkeit zu bestehen pflegt. All dieses spricht für eine primäre Erkrankung des Epithels. A. v. SZILY ist mehr geneigt, die Epithelveränderung als Folge der Abhebung anzusehen, er beschreibt bei der Disjunktion Austritt von Chromatinteilen aus dem Kern ins Zytoplasma, welche große Ähnlichkeit mit den als Trachomkörperchen beschriebenen Befunden haben. Später hat er noch ein Krankheitsbild geschildert, das er Epithelstreifenerkrankung nennt und auf eine neurotische Grundlage bezieht. Anatomisch wurde dabei Absplitterung der Deckschicht sowie Vakuolenbildung in und zwischen den Zellen gefunden.

Epithelveränderungen verschiedener Art: In einer großen Zahl von Fällen werden krankhafte Epithelbefunde in den verschiedensten Arbeiten erwähnt. Hierauf kann nicht näher eingegangen werden, dagegen möchte ich einiges wiedergeben, was FUCHS in der bekannten Bowman lecture ausführlich beschreibt und abbildet. 1. Die Fähigkeit des Epithels, sich den Niveauverhältnissen anzupassen: die Tendenz sich die glatte Oberfläche zu erhalten, daher Verdickung über Defekten, Verdünnung über vorragenden Abschnitten. 2. Die ausgesprochene Neigung, durch Wucherung und Verschiebung Lücken zu decken, wie sie bei Wunden und Geschwüren hervortritt, ja selbst nekrotische Massen werden überwachsen. Die Wucherungstendenz kann bei vorhandener Hornhautwunde dazu führen, daß das Epithel durch den Wundkanal in die vordere Kammer eindringt und deren Wandungen überkleidet, wodurch die sog. Vorderkammer- und Iriszysten entstehen können. 3. Das Ödem des Epithels ist schon erwähnt. Die verschiedenen Formen der Abstoßung, die Verdünnung aus den verschiedensten Ursachen, die Atrophie des Epithels infolge ungenügender Ernährung zeigt sich in einer Verminderung der Zahl und Größe der Zellen. Die oberflächlichen verlieren ihren Kern, die mittleren werden platt und können den Basalzellen unmittelbar aufliegen. Schließlich bekommen auch diese eine platte

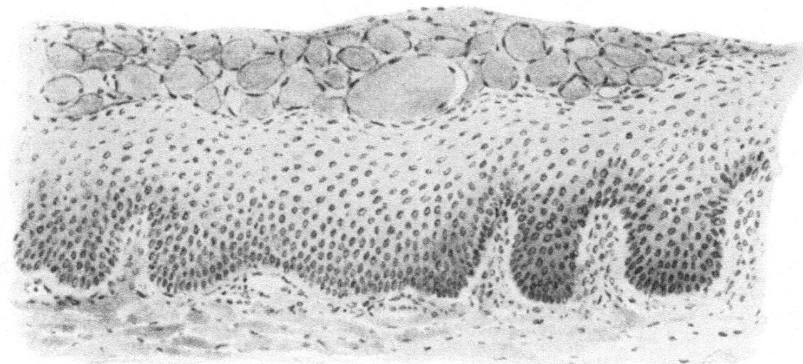

Abb. 72. Keratosis corneae mit homogenen scholligen Einlagerungen (totales Leukom). (Präparat des Verfassers.)

Form. Solche Epithelien sind der Infektion besonders zugänglich. Verdünnung und Nekrose kommt am Rande von Hornhautgeschwüren oder in umschriebenen Herden in der Gegend von Operationswunden vor. Endlich sind die Veränderungen bei Austrocknung der Oberfläche zu erwähnen, die entweder nur die oberflächlichen Zellen betreffen, wobei sie Keratin bilden. Die erhaltenen Zellen

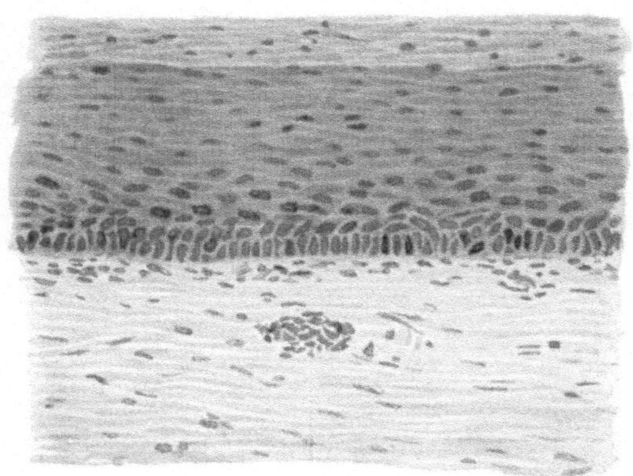

Abb. 73. Keratosis bei mangelhafter Bedeckung des Auges durch die Lider. (Präparat des Verfassers.)

wuchern dann und werden vielschichtig, wenn dagegen die Vertrocknung die ganze Dicke des Epithels betrifft, so stößt es sich ab und es kommt zur xerotischen Keratitis. Einen Fall von Keratosis der Hornhaut bei Lichen acuminatus bespricht KOMOTO. Die erkrankte Schicht der oberen Hornhauthälfte wurde abgetragen, merkwürdigerweise ist danach die Hornhaut fast vollständig ausgeheilt. Auch die Erkrankung der unteren Hälfte bildete sich zurück. Anatomisch fand sich eine sehr starke Vermehrung der oberflächlichen Zellschichten, darunter sehr viele, blasig aufgetriebene Zellen, dann eine Schicht mit Keratohyalin, dann polygonale und schließlich zylindrische Zellen. Die Bowman war zerstört, ein Pannus überzog die Hornhaut (kein Trachom). Ich bilde ein eigenes Präparat ab, besitze auch noch solche eines Falles von Keratosis

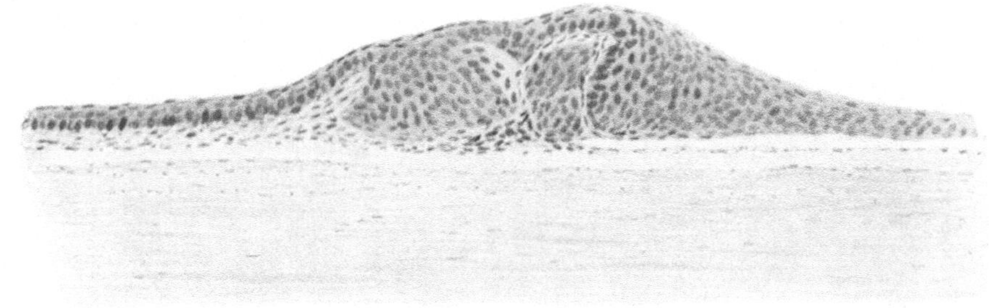

Abb. 74. Sekundärglaukom mit Epithelbase und parenchymatöser Hornhauttrübung. Ein Spalt zwischen Epithel und Bowmanscher Membran. Die mächtige Verdickung des Epithels beruht jedenfalls nur zum Teil auf Wucherung, zum Teil auf seitlicher Zusammenschiebung. Vor der Bowmanschen Membran noch eine schmale Schicht länglicher Kerne, die nicht zum Epithel gehören. (Präparat des Verfassers.)

bei Lidkarzinom, offenbar entstanden durch mangelhafte Bedeckung. Pindikowski wies mit der Oxydasereaktion eine spärliche Einwanderung von Leukozyten in die während der Agonie eingetrockneten Stellen der Hornhaut nach. Die Beteiligung des Epithels bei der primären Keratitis verschiedenster

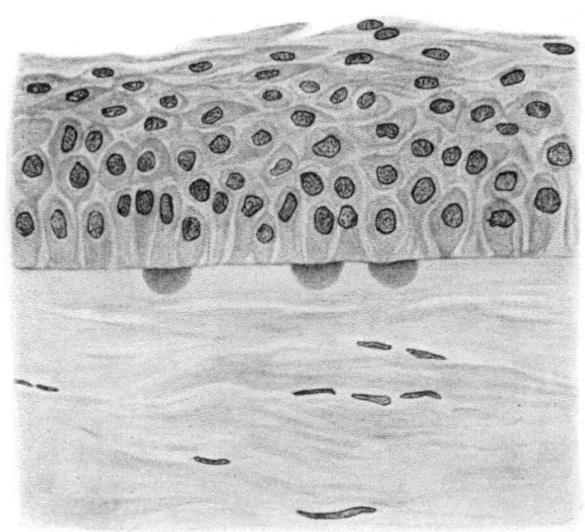

Abb. 75. Hornhautepithel eines glaukomatösen Auges, die halbmondförmigen Figuren in der Bowman sind zahlreich, ihre Bedeutung unbekannt. (Präparat des Verfassers.)

Art hängt von der Bösartigkeit des Prozesses ab und dem Stadium, in dem man untersucht.

Auf die Veränderungen des Epithels bei der glaukomatösen Trübung, wie sie zuerst von Fuchs 1881 beschrieben wurde, bin ich kurz beim Hornhautödem eingegangen. Diese Befunde sind später vielfach bestätigt worden, unter ihnen sind besonders 2 Fälle von Elschnig bei frischem akuten Glaukom hervorzuheben, ich gehe darauf aber nicht näher ein, da das Glaukom in diesem Bande eine eigene Bearbeitung durch ELSCHNIG findet. Ich gebe noch zwei hierhergehörige Abbildungen eigener Präparate, die Unterschrift ersetzt eine weitere Beschreibung.

LENZ hat einen von ihm als Unikum bezeichneten Fall beschrieben, derselbe bot klinisch das Bild der primären bandförmigen Hornhauttrübung. An exzidierten Stückchen waren Bowman und Parenchym normal. In den oberflächlichen Schichten des Epithels trat Kernsubstanz in Form von Körnchen und Kügelchen in das Protoplasma über. Häufig geht der Kern dabei zugrunde und wird unsichtbar. Seltener schrumpft er zu einem länglichen, stark färbbaren Gebilde. Die Zellen wachsen erheblich in die Länge und es bilden sich lange und ziemlich breite Bänder von geringer Erhöhung des Lichtbrechungsvermögens. In diesen Schichten sowie in den tieferen kommen vereinzelt große homogene, runde Gebilde vor (Kolloid). Dies entspricht einer vollständig gleichmäßig degenerierten Epithelzelle. Vorstufen mit Ablagerung von Schollen fehlen gänzlich. Ein Vergleich mit dem was sonst als Kolloid beschrieben ist, ergibt, daß hier etwas anderes vorliegt. Die Gebilde werden abgeleitet von sehr großen Zellen mit „pathologischer Mitosenbildung", deren Aussehen in sehr schönen Abbildungen kenntlich gemacht wird. Außerdem kommen zahlreiche normale Mitosen in den tieferen Schichten vor. Die langen, platten Bänder werden nicht als Verhornungserscheinung aufgefaßt.

Mit diesen Angaben sind selbstverständlich nicht alle in der Literatur niedergelegten Befunde einzeln erwähnt, ich halte das aber auch nicht für erforderlich.

XV. Endothelbefunde.

Seitdem LEBER gezeigt hat, daß der Verlust des Endothels eine parenchymatöse Quellungstrübung durch Eindringen des Kammerwassers hervorruft, haben die Endothelbefunde auch in der menschlichen Pathologie erhöhte Beachtung gewonnen. Ich selber konnte zeigen, daß man durch die tiefe Grünfärbung, die bei Einträufeln von Fluoreszein in den Konjunktivalsack auftritt, Defekte oder Erkrankungen des Endothels nachweisen kann, daß die Trübung aber länger bestehen bleibt als die Färbung, da im allgemeinen eine rasche Regeneration der Endothelzellen stattfindet. Die genannten Ergebnisse waren in der Hauptsache experimentellen Erfahrungen entnommen und durch klinische Befunde beim Menschen gestützt. Nun hat ELSCHNIG in seiner Arbeit über Keratitits parenchymatosa die Ansicht ausgesprochen, daß am menschlichen Auge Endothelverlust im Gegensatz zum Kaninchen kein Eindringen von Kammerwasser in die Hornhaut zur Folge habe, und daß das normale Kammerwasser überhaupt keine schädigende Wirkung für die Hornhaut habe. Er stützt sich dabei auf anatomische Befunde, welche den Defekt des Endothels zeigen, aber die auf Grund der Tierversuche zu erwartende Wirkung auf die Hornhaut vermissen lassen. Auch FUCHS gibt an, daß Fehlen des Endothels keine Hornhautveränderung nach sich zu ziehen braucht. Beim Kaninchen war der Nachweis der schädigenden Wirkung nicht nur durch mechanische Entfernung des Endothels, sondern durch chemische Einwirkung auf dasselbe, besonders durch die Untersuchungen von MELLINGER und BÄRRI erbracht worden. Es fällt schwer, an ein so vollständig gegensätzliches Verhalten von Kaninchen- und Menschenauge zu glauben und es scheint mir, daß doch auch beim Menschen genug Beobachtungen vorliegen dafür, daß ähnliche Folgen wie beim Tier vorkommen. Ich erinnere nur an die Trübungen wie sie nach mechanischen Schädigungen, z. B. bei erschwertem Austritt einer Katarakt, beim Anliegen einer luxierten Linse an die Hinterfläche der Hornhaut, bei wiederholtem Eingehen von Instrumenten in die vordere Kammer, bei der akuten Quellungstrübung beim Keratokonus vorkommen. Ich kann deshalb nicht annehmen, daß eine Schädigung des Endothels belanglos für die Hornhaut ist, sondern glaube, daß die Bedingungen noch nicht genügend bekannt sind, warum unter gewissen Voraussetzungen diese schädigende Wirkung ausbleibt. SEEMER (WESSELY) berichtet über einen Fall, wo genau gegenüber den Stellen, wo vorher dicke, speckige Beschläge gesessen hatten, rezidivierende Blasenbildung und später weißliche Verdickung des Epithels auftrat. Er betrachtet diese Beobachtung als Beweis dafür, daß an den betreffenden Stellen das Endothel erkrankt war und das Kammerwasser durchließ. Nicht nur das pathologisch veränderte Kammerwasser sei von schädlicher Wirkung auf die Hornhaut.

Die anatomischen Veränderungen der Endothelschicht sind folgende: Degeneration und Abstoßung der Zellen, Regenerationsvorgänge, pathologische

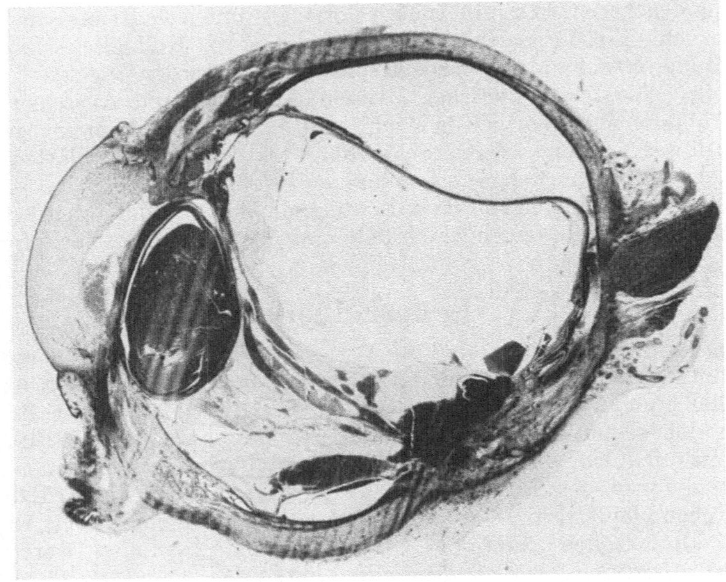

Abb. 76. Hornhautquellung bei Endothelverlust (perforierende Verletzung). (Präparat des Verfassers.)

Wucherung. Zum Endothelverlust können die allerverschiedensten Erkrankungsprozesse führen. Man kann unterscheiden solche, die von der Oberfläche und solche, die von der Hinterfläche her wirken. Sie sind an menschlichen Augen und bei experimentellen Untersuchungen studiert worden. Bei infektiösen Hornhautgeschwüren wird das Endothel gegenüber dem Sitz der Erreger nekrotisch und fällt ab. Bei tiefliegenden Infiltraten und bei typischer Keratitis parenchymatosa können Endotheldefekte vorkommen, die nach ELSCHNIG als Folgezustände des eigentlichen Leidens anzusehen sind. Die allerverschiedensten experimentellen Einwirkungen führen zu Endothelnekrosen. MONESI erhielt sie bei oberflächlicher Kauterisation oder Ätzung mit dem Lapisstift, NAGANO durch Kalkverätzung, Bienen- und Wespenstiche (auch HUWALD), Ammoniak, Argentum nitricum, durch künstliche Blitze und verschiedenes andere, ERDMANN durch Dämpfe von Dimethylsulfat. DUBOIS, PANAS, BULLOT durch Äthylenchloriddämpfe. Nach Unterbindung der Venae vorticosae sowie nach Durchschneidung der langen Ziliararterien und eines Teils der kurzen (KOSTER, WAGENMANN, v. HIPPEL, SIEGRIST u. a.) tritt ausgedehnte Endothelnekrose auf, weniger ausgesprochen nach Naphthalinvergiftung. Das sind einige Beispiele, es gibt noch andere.

Bei veränderter chemischer Beschaffenheit des Kammerwassers wird das Endothel geschädigt, bzw. nekrotisiert. Nur physiologische Kochsalzlösung wird ohne Schaden vertragen. Den chemisch differenten Stoffen, die im Experiment eingeführt werden, entsprechen in der menschlichen Pathologie hauptsächlich Toxine, so z. B. bei Glaskörperabszeß oder bei Infektion der vorderen Kammer, bei Nekrose intraokularer Tumoren. Bei den syphilitischen und tuberkulösen Erkrankungen des vorderen Uvealtraktus ist eine gesetzmäßige Schädigung des Endothels nicht nachzuweisen, obwohl hier Veränderungen in der Zusammensetzung des Kammerwassers angenommen werden müssen. ELSCHNIG hat unter Anführung einer Reihe eigener Beobachtungen betont, daß nur da, wo die entzündliche Neubildung die Hornhaut direkt berührt, Endothelschädigung vorzuliegen pflegt, während dasselbe etwas weiter entfernt ganz normale Beschaffenheit haben kann. Ich habe an 4 Augen, welche längere Zeit nach operativen Eingriffen (3 mal Extraktion, 1 mal Iridektomie) unter heftigen Reizerscheinungen mit parenchymatöser Trübung und Blasenbildung im Epithel erblindet waren, 3 mal fast vollständiges Fehlen des Endothels nachweisen können. In diesen Fällen war anatomisch besonders das Fehlen jeglicher stärkerer Entzündung innerhalb des vorderen Uvealtraktus bemerkenswert. Ich habe damals darauf hingewiesen, daß man solche grobe Veränderung des Endothels durchaus nicht immer finden wird, weil die Regeneration sich sehr rasch einstellen kann, wie auch die Fluoreszeinreaktion bei klinisch unverändertem Aussehen der Kornea in verhältnismäßig kurzen Zeiträumen schwanken kann. Ich habe dort auch die bemerkenswerten Versuche von BULLOT und LOR erwähnt, welche zeigten, daß das unversehrte Epithel ein Hindernis ist für die Ausscheidung von Flüssigkeit aus der Hornhaut, die infolge Endothelverlustes in dieselbe hineingelangt.

Bei der Beurteilung der Endothelien am menschlichen Auge ist nicht zu vergessen, daß Fehlen von Endothelzellen oder krankhafte Veränderung an denselben schon eine sehr erhebliche Ausdehnung haben müssen, wenn sie an den gewöhnlich untersuchten Meridionalschnitten überhaupt erkannt werden sollen. Hier ist demnach Vorsicht geboten. Dies wird einem besonders klar, wenn man Flächenpräparate mit Schnitten vergleicht oder besonders, wenn man die Ergebnisse der Methode von BULLOT und LOR (Einträufeln von Methylenblau auf die Hinterfläche) vergleicht mit den Schnittpräparaten derselben Augen. Die Aufträufelung von Methylenblau ist bei normalem Endothel ohne Folgen, während erkrankte oder defekte Stellen sich stark blau färben. Die beste Darstellung von Endothelbefunden an menschlichen Augen ist die von OELLER, bei experimentellen Untersuchungen vor allen Dingen die von NAGANO. Hier bekommt man erst eine richtige Vorstellung von der Vielgestaltigkeit der Zellbefunde. OELLER beschreibt eine Erweiterung der als physiologisch angesehenen sog. Stomata zwischen den Endothelien, ferner einen teilweisen Schwund der Kittsubstanz, welche die Zellen verbindet. Es bleiben dann Zellbrücken übrig, das Protoplasma wird durch die Lückenbildung gegen den Kern verdrängt. Die so beschaffenen Zellen nennt er ,,Zackenzellen", auch innerhalb derselben treten Vakuolen auf, bei Blutung in die vordere Kammer enthalten die Endothelzellen gelbliches Pigment. Ausgesprochene Pigmentierung des Endothels, aber mit Fuszinstäbchen hat GRAHAMER beim Hydrophthalmus beschrieben. v. HIPPEL fand 4 Wochen nach Unterbindung der Venae vorticosae beim Kaninchen ein pigmentiertes Endothel. OELLER beschreibt auch Leukozyten, die an Stelle der Endothelien zwischen diese eingelagert sind. Er meint, daß sie die Endothelien zur Nekrose gebracht hätten. Ferner bildet er ab und beschreibt homogene, rundliche, mit Eosin gefärbte Schollen, die von den Endothelzellen umgeben sind. Er betrachtet sie als etwas von den Warzen Verschiedenes, während NAGANO sie auf Grund des Vergleiches von Flach- und Querschnitten für Drusen der Descemet ansieht. ERDMANN sah bei seinen Experimenten Eisenkörnchen von den Endothelzellen aufgenommen.

Die Schilderungen von NAGANO, der besonders hergestellte Flächenpräparate untersuchte, kann ich hier nicht im einzelnen wiedergeben. Ich muß auch vor allen Dingen auf seine zahlreichen, sehr schönen Abbildungen verweisen. Das Absterben der Zellen beginnt mit Schrumpfung des Protoplasmas, Vergröße- rung des Kerns und Vakuolenbildung. Sehr bald erscheinen sie nur noch schatten- haft und verschwinden gänzlich. Bei der Regeneration von den benachbarten Teilen kommt es zur Bildung mehrschichtigen Endothels, das sich wallartig um den Defekt anhäuft. Die Zellen können lange Fortsätze erhalten, man findet direkte und indirekte Kernteilung, Bildung von Protoplasmahaufen, welche an Riesenzellen erinnern usw. Ganz besonders schwer und rasch eintretend sind die Endothelveränderungen nach Bienenstich.

Von Befunden an menschlichen Augen erwähnt NAGANO das Verhalten des Endothels bei streifenförmigen Trübungen der Hornhaut und beschreibt unter

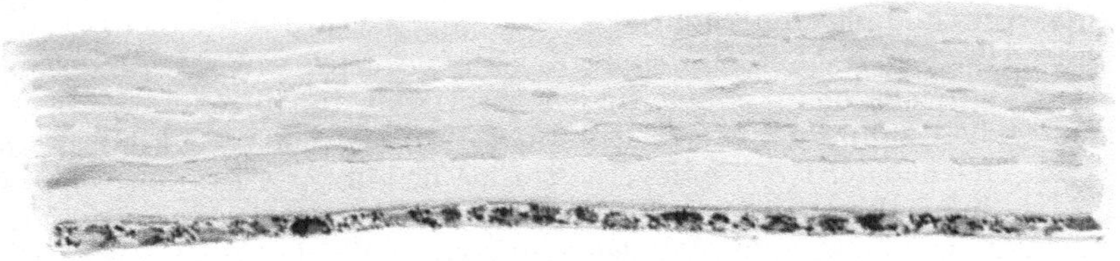

Abb. 77. Kaninchenauge. Pigmentiertes Hornhautendothel nach Unterbindung der Vortex-Venen. (Präparat des Verfassers.)

diesem Titel 4 Fälle mit zahlreichen Drusen, die in der Peripherie der Hornhaut reihenartig angeordnet waren, 3 Fälle von Ulcus serpens und Befunde bei ex- perimentellem Pneumokokkengeschwür, 6 Fälle von Endothelveränderungen bei Verletzungen. Schon bei ganz frischen Verletzungen nach 1—2 Tagen fanden sich ausgedehnte Endothelverluste und Degenerationsformen. Ich möchte besonders auf seine Abb. 1—24 hinweisen; ein Bild wie Abb. 21 kann einem klar machen, wie wenig man von solchen Endothelveränderungen an Meridionalschnitten erkennen wird. Von älteren Arbeiten, die sich mit der Frage der Regeneration der Endothelzellen beschäftigt haben, sind zu nennen PETERS, SCHOTTLÄNDER, MONESI, MELLINGER, BÄRRI. Obwohl nicht ganz hierhergehörig, möchte ich erwähnen, daß KRÜCKMANN in einem Fall von trauma- tischer Iritis einen sog. retrokornealen Pannus beschrieben hat. Das vordere Irisblatt wächst mit Gefäßen und Bindegewebe auf die Rückfläche der Horn- haut, in dem erkrankten Hornhautbezirk waren die Lamellen etwas aufgelockert, die Hornhautkörperchen „desorientiert", aber sonst bestanden normale Ver- hältnisse, die Descemet in dem Pannusbezirk war gequollen und aufgelockert.

Defekte des Endothels finden sich unter länger bestehenden, größeren Beschlägen der Hornhauthinterwand. GROENOUW hat solche Befunde mit- geteilt. Auf die klinischen Beobachtungen von SEEMER habe ich schon hin- gewiesen. HARMS fand das Endothel unter den jüngeren Präzipitaten überall erhalten, bei den älteren ist es nicht immer nachzuweisen, aber größere Defekte fehlen. FUCHS gibt an, daß unter den Pseudopräzipitaten Endotheldefekte vorkommen, während unter den echten das Endothel im allgemeinen normal sei und nur unter alten lückenhaft wird. OPIN fand bei traumatischer Iridozyklitis die Endothelien gewuchert, sie lösten sich in größeren Verbänden ab, zeigten Kernteilungen und fielen in Gruppen ins Kammerwasser, dort vakuolisierten sie sich und veränderten ihre Form. Diese Wucherung kann auch die Richtung nach der Hornhaut einschlagen, es bildete sich eine 4—5fache Lage, die Zellen verwandelten sich in Fibroblasten und verursachten eine Bindegewebsneubildung. Das ist offenbar dasselbe, was WAGENMANN endothelogenes Bindegewebe genannt hat. Ich vermute aber, daß der Fall von OPIN derjenige ist, den FUCHS als irrtümlich gedeutet nachgewiesen hat. Die geschilderten Zellen sind nämlich nicht Endothelien, sondern eingewuchertes Oberflächenepithel. MAZZEI beschreibt nach Punktion der Kammer Vakuolenbildung im Protoplasma der Endothelien, die schon nach 5 Minuten sichtbar ist.

Weitere Angaben über Endothelveränderungen sind in zahlreichen Kapiteln dieser Arbeit erwähnt, besonders möchte ich auf die Keratitis parenchymatosa und die eitrigen Hornhautentzündungen verweisen.

XVI. Befunde an den Glashäuten (Bowman und Descemet).

1. Bowmansche Membran: Hiervon ist in den verschiedensten Kapiteln die Rede gewesen (Pannus, lamelläre Auflagerung, bandförmige Hornhauttrübung, knötchenförmige Trübung, Geschwüre und vieles andere). Diese Befunde sollen hier natürlich nicht wiederholt werden.

Nach SGROSSO und ANTONELLI hat DE VINCENTIIS 1873 unter der Bezeichnung Kanalisation der subepithelialen Schicht einen Befund mitgeteilt, den die Autoren an atrophischen Augen wiedergefunden haben. Es handelt sich um eine Durchsetzung der Bowman durch quer und schräg verlaufende Kanäle. Die geschrumpfte Hornhaut solcher Augen weist Einbiegungen und Falten der Bowman auf, denen sich das Epithel anpaßt. Daran schließt sich Wucherung und sternförmige Verästelung der oberflächlichen Hornhautzellen, deren Fortsätze sich unregelmäßig vermehren und in die Bowman einwuchern. Allmählicher Schwund der letzteren soll der Ausgang sein. NEWOLINA hat in einem glaukomatösen Auge Lücken in der Bowman in großer Zahl gefunden, durch Rekonstruktion wurde ihre Zahl, Form und Lage festgestellt. Dabei ergab sich eine schematische Karte, aus der zu ersehen war, daß ein Teil den physiologischen Durchtrittsstellen der Kornealnerven entspricht, und es ist somit nicht unwahrscheinlich, daß sie alle denselben Ursprung haben. Wie ihre Vergrößerung zustande kommt, bleibt fraglich.

Risse der Membran durch erhöhten intraokularen Druck in jugendlichen Augen beschreiben WINTERSTEINER, SEEFELDER und REIS. Der erstere fand sie 12 mal unter 32 Fällen von Glaukom. Sie sind klein, mit zackigen, flachen Rändern, deren Aussehen darauf hinweist, daß sie von hinten her entstehen, während SEEFELDER auch das entgegengesetzte Verhalten gesehen hat. Die Ansicht WINTERSTEINERs, daß die Bowman weniger elastisch sei als die Descemet, lehnen die beiden anderen Autoren ab. Die Lücken der Bowman werden von lockeren Pfröpfen von Spindel- und Rundzellen ausgefüllt. SEEFELDER sah die Bowman in einem Fall verdickt, sie zeigte drusenartige Auswüchse, ferner kamen zahlreiche Unterbrechungen der oberflächlichen Lagen der Membran vor, so daß eine richtige Abspaltung vorlag.

Über Drusenbildung der Bowman äußert sich ELSCHNIG genauer. Die Hornhaut war in seinem Fall sonst normal. In den mittleren Teilen finden sich halbkugelförmige Einlagerungen, welche sowohl gegen das Epithel wie gegen die Bowman scharf abgegrenzt sind. An anderen Stellen ist der Bowman zuerst eine homogene dünne Schicht aufgelagert und dieser sind die Halbkugeln aufgesetzt. Mitunter ist eine dreifache Schichtung zu erkennen. Von der Unterlage

sind diese Drusen öfter durch einen feinen Spalt abgegrenzt, in welchem sich
noch platte Epithelzellen finden. Auch innerhalb der homogenen Auflagerung
kommen solche Spalten vor. Das Epithel deckt die ganzen Gebilde und ist über
ihnen stark verdünnt. Eine vollständige Umwachsung der Drusen durch Epithelzellen ist sehr selten. Es wird eine Reihe von Farbreaktionen mitgeteilt und
daraus geschlossen, daß die Substanz den Hyalinen nahesteht. Sie wird als
Ausscheidungsprodukt des Epithels angesehen. Rindfleisch hat solche Gebilde
in einem Fall von Irideremie beschrieben. Etwas anders sind die von Loewenstein als Drusen an der Hornhautoberfläche beschriebenen Gebilde, denn sie

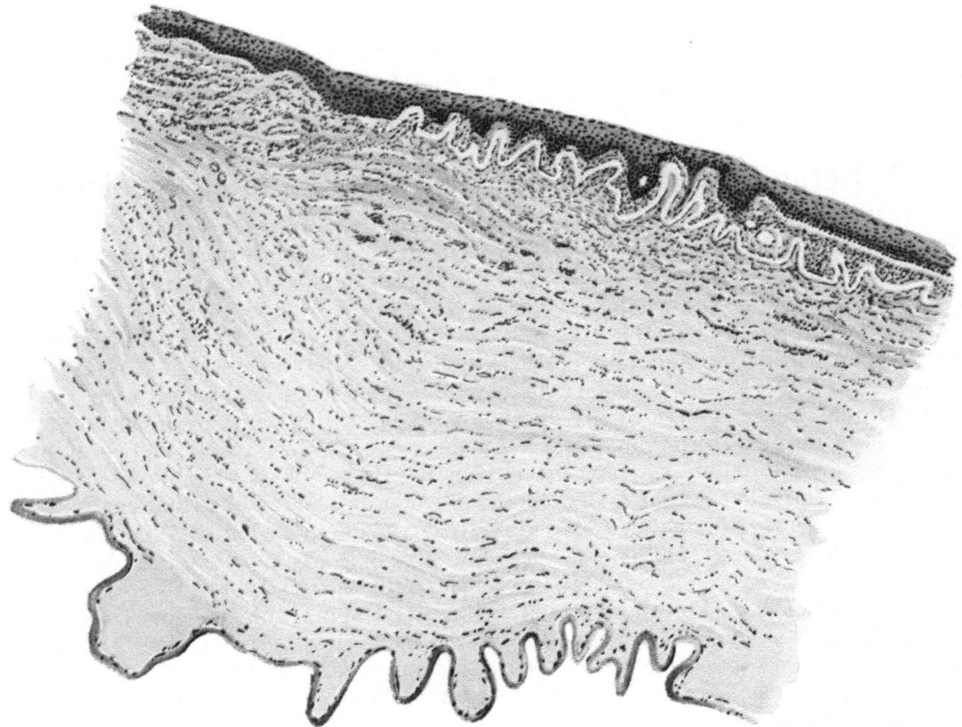

Abb. 78. Falten in der Bowmanschen und Descemetschen Membran. Phthisisches Auge.
(Präparat des Verfassers.)

liegen unterhalb der Bowman. Leber hat, wie schon im Abschnitt „Bandförmige
Hornhauttrübungen" erwähnt wurde, korallenartige Wucherungen an der
Oberfläche der Bowman beschrieben und abgebildet. Unter ihnen befand sich
noch eine gleichmäßige Auflagerungsschicht, die Auswüchse selber zeigten eine
eigentümliche Schichtung. Leber stellt sie den Drusen der anderen Glaslamellen
gleich, an denen er auch solche radiäre Anordnung beobachtet hatte. Er läßt
aber die Frage offen, ob diese Gebilde epithelialer Abkunft sind, da er keine
beweisenden Befunde für eine solche Auffassung bekommen hat. Die gewöhnlichen Drusen, wie sie Elschnig gesehen hat, erwähnt er ebenfalls. Ich selber
habe sie in meiner Arbeit über die Fluoreszeinmethode beschrieben.
    Die Streifentrübungen der Hornhaut, die meist auf Faltung der Hinter-
fläche zurückzuführen sind, können auch durch Faltung der Bowman entstehen.
Schirmer hat sie schon kurz erwähnt, Weiche hat sie in 4 Fällen bei phthisischen
Augen gefunden und scheint sie für selten zu halten, was ich nach der Häufigkeit,

in der ich sie selber an solchen Augen gefunden habe, nicht glaube. Fuchs hat sich in seiner Arbeit über Faltung und Knickung der Hornhaut näher damit beschäftigt. Das Epithel gleicht die Falten aus, welche nach hinten spitz, nach vorne mehr abgerundet sind. Eine wellenförmige Faltung kommt nur bei Auflockerung des Gewebes vor, so bei Pannus hinter der Bowman und bei gewissen Einwirkungen von hinten her. Die vorderen Lamellen machen die Faltung mit, aber weniger steil, so daß sie zu den Seiten des Gipfels der Falte nicht anliegen. Die Zwischenräume werden von lockeren, abgespaltenen Fasern erfüllt. An den Spitzen der Falten färbt sich die Bowman öfter mit sauren Farbstoffen. Die angrenzenden Lamellen sind stärker mit Eosin gefärbt und kernarm. Später kommt es zur Kernvermehrung, und zwar bei den nach vorn vorspringenden im Scheitel, bei den nach hinten vorragenden an den Seiten der Falten. Diese

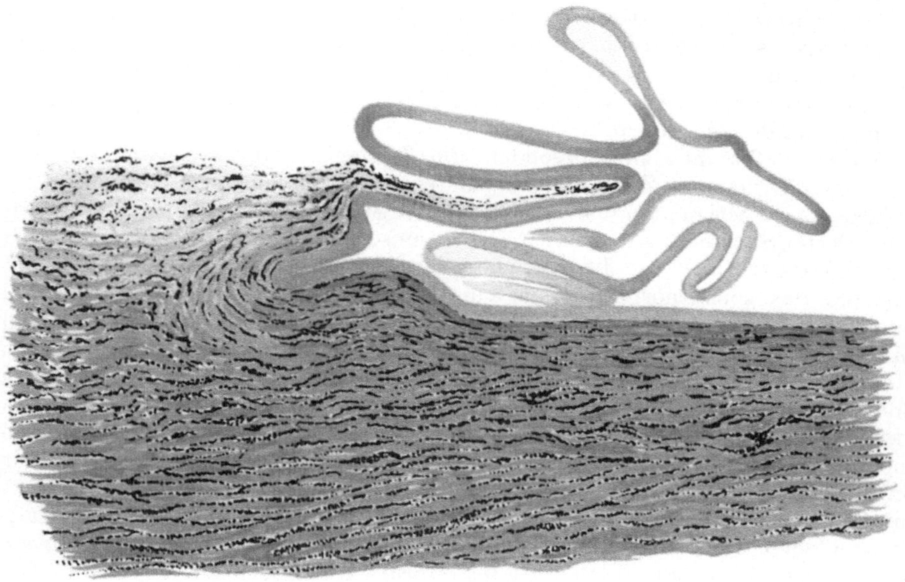

Abb. 79. Ablösung und Faltung der Bowman am Rande eines Hornhautgeschwürs.
(Präparat des Verfassers.)

Zellen sind teils Leukozyten, teils stammen sie von Hornhautkörpern ab. Bei einfacher Knickung der Hornhaut nach hinten, wobei die vordere Oberfläche verkleinert, die hintere vergrößert wird, finden sich nur die Falten ohne Beteiligung des Hornhautgewebes.

Eine eigentümliche streifen- und netzförmige Zeichnung der Hornhautoberfläche beschreibt Pascheff an einem kriegsverletzten Auge. Den klinisch beobachteten Streifen entsprechend ist die Bowman entweder durchbrochen oder abgehoben und gefaltet. Indirekte Rupturen werden als Ursache angenommen. Bei Kriegsverletzungen hat Reis 26 Fälle beobachtet, welche der Haabschen Buchstabenkeratitis entsprechen. Wegen der hochgradigen Hypotonie beschreibt er sie unter dem Namen Ophthalmomalazie. Von 6 anatomisch untersuchten teilt er 2 genauer mit und gibt gute Abbildungen von dem klinischen Bilde. Die Ursache der Streifen sind Faltungen der Bowman, eine eigentliche Keratitis liegt gar nicht vor. Die oberflächlichen Lamellen nehmen an der Faltung teil. Die Befunde stimmen überein mit den von Spicer und Greeves, sowie den von Fuchs als Knickung und Faltung beschriebenen. Die umschriebenen grauen Herdchen, die sich klinisch im Gebiet der Streifen zeigen, sind auf umschriebene Zellansammlung, Kernvermehrung bzw. Zusammendrängung von Zellkernen zu beziehen. Die Hypotonie ist das Wesentliche an dem Prozeß.

Die sog. senile Hornhautlinie, eine pigmentierte, im Lidspaltenbezirk gelegene Linie, die nur mit der voll belasteten Nitralampe oder Bogenlampe an der Spaltlampe erkennbar ist, hat Vogt (Grüninger) in einem Fall anatomisch untersucht und hat an der Stelle einen Bruch der Bowman nachgewiesen.

Ein Auge mit „blauer Sklera" wurde von Buchanan untersucht, der eine sehr dünne Sklera und Hornhaut nachwies. In der letzteren fehlte die Bowman. Treacher Collins glaubt aber an dem demonstrierten Präparat eine sehr dünne Bowman zu erkennen. An Hornhautgeschwüren kann die Bowman in größerer Ausdehnung abgelöst erscheinen, wie die Abb. 79 zeigt.

2. Descemet: Pathologische Befunde an dieser Membran sind natürlich in einer Unzahl von Arbeiten beschrieben worden. Es liegt mir nichts ferner, als alles dieses zu referieren, vielmehr kann es sich nur um Darstellung grundsätzlicher Dinge handeln. Risse der Descemet werden beobachtet infolge von Traumen sowie von intraokularer Drucksteigerung, hauptsächlich an dehnungsfähigen, kindlichen Augen.

Von den Traumen sind besonders die Zangengeburten zu erwähnen. Die durch den Druck des Zangenlöffels entstehenden Descemetrisse führen später zu einseitigem Astigmatismus und sind mit der Spaltlampe als glänzende, doppelt konturierte Streifen zu erkennen. Anatomische Befunde wurden mitgeteilt von v. Hippel (hier ist die Ursache allerdings nicht festgestellt, es handelt sich um das sonst normale Auge eines Neugeborenen), von Thomson und Buchanan, ferner von Peters, Coats, Seefelder, Rupprecht. In meinem Fall waren es kleine Defekte von 0,18—0,38 mm Länge. Die Ränder waren leicht aufgebogen, ein körniges Gerinnsel bedeckte den Defekt. Das angrenzende Endothel und die Hornhaut waren völlig normal. In anderen Fällen, z. B. Peters, waren größere Stücke der Descemet von der Unterlage losgerissen und nur noch oben und unten fixiert. Die abgerissenen Stücke waren spiralig eingerollt und von neugebildetem Endothel überwachsen, während der Defekt auf der Hornhaut noch keinen Endothelüberzug hatte, obwohl das Kind 23 Tage alt geworden war. In Mellers Fall bestand außer multiplen Descemetrisse ein ziemlich tiefer Substanzverlust der Hornhauthinterfläche.

Ehe wir auf die Befunde bei Drucksteigerung eingehen, empfiehlt es sich, einige allgemeine Bemerkungen über die Neubildung von Descemetscher Membran vorauszuschicken. Einerlei, welche Ursache der Defekt der Descemet hat, niemals kommt es zu einem direkten Verheilen der Ränder des Substanzverlustes. Diese rollen sich meistens ein, und zwar immer nach vorn. Selten hören sie wie abgeschnitten oder etwas zugespitzt auf. Der Defekt wird von den Rändern her vom Endothel überwachsen und dieses scheidet neue Glashaut aus. Dabei bleibt die Ausscheidung nicht auf die Stelle des Defektes beschränkt, sondern kann sich weit über denselben hinaus erstrecken, so daß dann in großer Ausdehnung eine Verdoppelung der Membran auftreten kann. Solche Befunde waren schon älteren Untersuchern bekannt und man hat von Spaltung und Verdoppelung der Membran gesprochen. Es ist aber in erster Linie durch die Arbeiten von Wagenmann bewiesen worden, daß es sich hierbei wohl regelmäßig um eine kutikulare Neubildung von seiten des Endothels handelt. Dabei kann die neugebildete Membran sowohl dünner wie dicker als die alte sein. Das Flächenwachstum des Endothels und die Fähigkeit, neue Glashaut auszuscheiden kann so groß sein, daß es z. B. zum Hinüberwachsen über den Kammerwinkel auf die Iris kommt, so daß diese eine vollständige Glashaut auf ihrer Vorderfläche erhält. Es können aber auch eingerollte und frei in die vordere Kammer ragende Stücke der Descemet wieder von Endothel überwachsen werden mit sekundärer Ausscheidung einer dünnen Glashaut, so daß dann solche spiralig eingerollten Gebilde eine neue Glashaut sowohl an der Vorder- wie an der Hinterfläche erhalten. Eine ganz abwegige Theorie von WEINSTEIN über die Neubildung von Glashaut ist von HALBEN und SEE-FELDER zurückgewiesen worden.

Die Fähigkeit des Endothels, glashäutige Substanz auszuscheiden, ist damit noch nicht erschöpft, sondern es kommt in gewissen Fällen, besonders in der Gegend des meistens durch periphere Synechie verschlossenen Kammerwinkels, zur Neubildung eines dem Bindegewebe ähnlichen, lamellär geschichteten Gewebes mit im Schnitt länglichen Kernen. Ein solches kann auch den mittleren Teilen der Hornhauthinterfläche aufgelagert sein. Wo es vorhanden ist, fehlt das Endothel auf der Descemet, während eine neugebildete Endothelschicht vom Rande

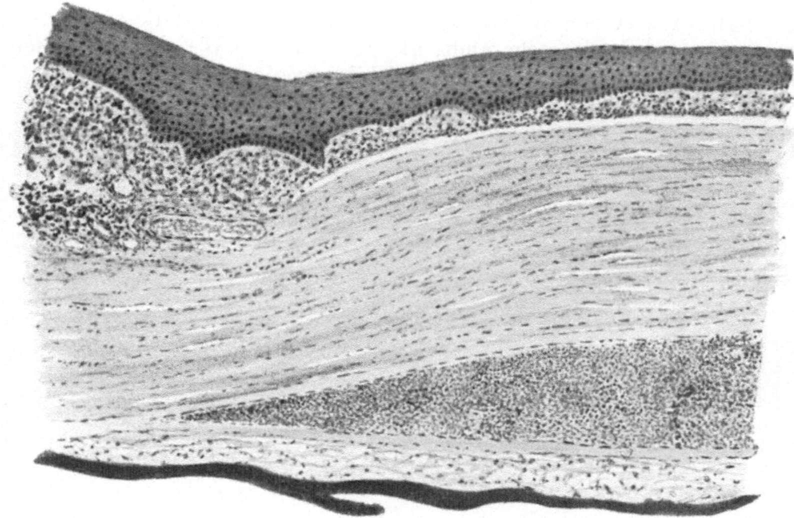

Abb. 80. Erblindetes Auge mit Pannus degenerativus und Glaukom. Kammerwinkel verwachsen, über denselben ist das Endothel auf die Iris gewachsen und hat eine neue Glashaut gebildet. In der Kammer Blut. (Präparat des Verfassers.)

her wieder auf die Hinterfläche der Neubildung hinüberwachsen und dort wiederum neue Glashaut ausscheiden kann. WAGENMANN hat für diese Neubildung den bezeichnenden Ausdruck endothelogenes Bindegewebe geprägt. Über die Befunde solchen endothelogenen Gewebes an der Hinterfläche der Hornhaut bei luetischer Keratitis parenchymatosa ist an anderer Stelle genauer eingegangen. Neuerdings hat nun FUCHS auf Grund von 10 Fällen eine „homogene Auflagerung auf der hinteren Hornhautwand" beschrieben, der er diesen Namen gibt, „um sie von anderen glashäutigen Neubildungen zu unterscheiden". Sie überzieht entweder die ganze Hinterfläche gleichmäßig oder sie ist in den Randteilen dicker, sie kann ein Vielfaches der Dicke der Descemet erreichen, ihre hintere Oberfläche ist meist glatt, sie ist vollkommen homogen und färbt sich nach VAN GIESON bei richtiger Differenzierung rot, die Descemet gelb. Sie kann eine regelmäßige Streifung zeigen, welche ihre Zusammensetzung aus Lamellen beweist. Die Streifung ist am deutlichsten in der Nähe der Descemet. Die Ausscheidung scheint schubweise zu erfolgen, sie kann vereinzelte Endothelzellen, Pigment-körnchen oder gelegentlich hyaline, schollige Massen enthalten. Das Endothel

an der Hinterfläche der Auflagerung ist spärlich oder fehlt ganz. In einem Fall
war sie von eingewuchertem Oberflächenepithel überzogen. FUCHS schließt
aus seinen Befunden, daß eine Entstehung der Auflagerung aus dem Endothel
unwahrscheinlich sei und glaubt, daß sich eine unlösliche Eiweißmasse aus
dem Kammerwasser niedergeschlagen habe und die Auflagerung bilde. Da
sie sich meist bei vorhandener Drucksteigerung findet, könne sie den Zweck
haben, eine Verstärkung der Descemet herbeizuführen. Es ist mir nicht ganz
klar geworden, wie sich FUCHS zu der von WAGENMANN näher begründeten Auffassung der Neubildung von Glashaut durch die Tätigkeit des Endothels stellt,
da er sagt: „Dies war auch meine Ansicht in bezug auf die homogene Auflagerung
auf die Hornhaut, welche sich, wie auch WAGENMANN hervorhebt, nicht selten
auch auf die Vorderfläche der Iris erstreckt. Es bestehen aber andererseits
Tatsachen, welche schwer mit dieser Rolle des Endothels vereinbar sind." Es
könnte hiernach scheinen, als ob er jetzt die WAGENMANNsche Auffassung für
unrichtig hält. Ich selber möchte glauben, daß es sich bei diesen FUCHSschen
Befunden um etwas anderes handelt, als das, was den WAGENMANNschen vielfach bestätigten Beschreibungen und Abbildungen zugrunde liegt. Ich habe

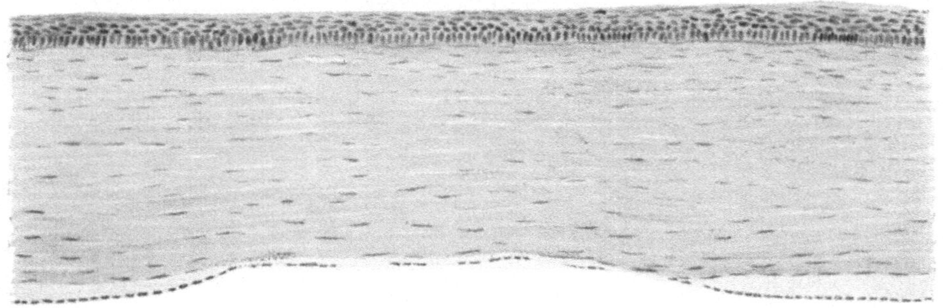

Abb. 81. Kaninchenhydrophthalmus. Defekt der Descemet, gedeckt durch Endothel und eine
ganz dünne, neugebildete Glashaut in einem Hydrophthalmus des Kaninchenauges (spontan).
(Präparat des Verfassers.)

eine große Anzahl von Abbildungen in den einschlägigen Arbeiten durchgesehen
und meine eigenen Präparate damit verglichen. Nirgends habe ich Auflagerungen
von dieser Mächtigkeit und ohne Endothelüberzug gefunden, auch nicht in meinen
Fällen von glashäutiger Neubildung auf der Vorder- und Hinterfläche der Iris,
die ich nicht veröffentlicht habe. Ich möchte deshalb für die Mehrzahl der
Fälle von sog. glashäutiger Neubildung durchaus an der alten Lehre festhalten
und die FUCHSschen Befunde für etwas Seltenes und Abweichendes ansehen,
das ich selber bisher zu sehen nicht Gelegenheit hatte. Während es sich bei
den Rupturen der Descemet durch Geburtstrauma um ganz frisch untersuchte
Fälle handelte, betreffen die anatomischen Befunde bei den durch Drucksteigerung
entstandenen Rissen fast ausschließlich Fälle von langem Bestand, daher ist
es begreiflich, daß hierbei die geschilderten Heilungs- und Neubildungsvorgänge
sehr oft beoachtet und beschrieben worden sind.

Risse der Descemet mit glashäutiger Neubildung in Hydrophthalmen sind
schon in der älteren Literatur mehrfach erwähnt. Ich habe die wichtigsten Befunde in meiner Arbeit über Hydrophthalmus 1897 angeführt, dieselben aber
damals mit dem Geschwür an der Hinterfläche der Hornhaut in Verbindung gebracht, eine Auffassung, die ich für den Hydrophthalmus aufgegeben habe. Dies
gilt auch für die Ruptur der Descemet in einem hydrophthalmischen Kaninchenauge, das ich 1901 beschrieb. Später haben diese Descemetrupturen

mit ihren Folgezuständen besondere Würdigung gefunden durch WINTERSTEINER, COATS, SEEFELDER und REIS, um nur die wichtigsten Arbeiten anzuführen. Ferner hat sie BERBERICH in 2 Fällen beschrieben, wo er die Defekte der Descemet als Folge hinterer Geschwürsbildung bei Einführung von Staphylokokkenextrakt ansieht, die aber wohl wahrscheinlicher als Folge der hochgradigen Dehnung der Hornhaut zu betrachten sind. ERDMANN fand ähnliches bei seinen Versuchen mit fein verteiltem Eisen. Während WINTERSTEINER beim Gliom unter 32 Fällen nur 4 mal Risse sah, fand SEEFELDER dieselben in seinen sämtlichen Fällen von Hyrophthalmus. Auch bei REIS und ERDMANN kehren sie als sehr häufiger Befund wieder. COATS fand die Ruptur 12 mal unter 13 Fällen von Buphthalmus. Bei einem lagen die Verhältnisse nicht klar. Bei Glaukom mit Dehnung unter 8 Fällen 2 mal. Bei einfacher Myopie vermißte er sie, fand sie aber einmal bei Kombination von hochgradiger Myopie mit leichtem Buphthalmus und führt einige klinische Beobachtungen anderer Autoren an, wo sie bei Myopie ohne stärkere Dehnung der Kornea gefunden wurde. In den genannten Arbeiten finden sich zahlreiche gute Abbildungen. Es sei hier auch auf die vielen Fälle von Descemetrupturen an Pferdeaugen hingewiesen, die HEUSSER beschrieben und mit zahlreichen Bildern belegt hat.

Größere Defekte der Descemet finden sich in den Fällen angeborener zentraler Hornhauttrübung, ferner bei Keratitis parenchymatosa, hier sind die betreffenden Abschnitte einzusehen. Gleichfalls hierher gehören die Befunde von Cataracta pyramidalis mit Adhäsion an der Hornhaut. In HARINGs Fall war die Adhäsion Folge eines perforierten Geschwürs, der Strang war von Glashaut überzogen und diese trug ein Endothel. Auch im Falle von DE VRIES bestanden ähnliche Verhältnisse.

Die streifenförmigen Trübungen der Hornhaut nach Starextraktion, über deren Wesen früher irrtümliche Ansichten bestanden, sind besonders von HESS und von SCHIRMER näher untersucht worden, und zwar sowohl an menschlichen Augen wie auf Grund von Versuchen. Es hat sich dabei herausgestellt, daß die Streifen der optische Ausdruck von Faltungen der Descemet sind, die in der Hauptsache senkrecht zur Richtung der Wunde verlaufen. Die hintersten Lamellen nehmen an der Faltung teil. Das Hornhautgewebe kann dabei ganz normal sein oder eine leichte Aufquellung zeigen. Nach SCHIRMER sind im letzteren Fall die Streifen klinisch leichter zu sehen. HESS erklärt die Entstehung dadurch, daß die Entspannung im vertikalen Meridian wie eine Kompression im horizontalen wirken müsse, während SCHIRMER der Narbenschrumpfung die hauptsächliche Bedeutung zuerkennen wollte. Dafür sprach ihm die Beobachtung, daß die Streifen nicht direkt nach der Operation, sondern erst nach Tagen entstehen, beim Kaninchen sogar 8—10 Tagen. HESS bestreitet das, da er die Streifen schon nach 6 Stunden beobachtet hat. Ich habe darauf hingewiesen, daß man direkt bei der Operation während der Führung des Messers beobachten kann, wie sich die Kornea in Falten legt, die später den Streifen, entsprechen. Da es mir hier aber weniger auf die Erklärung als auf die tatsächlichen Befunde ankommt, so begnüge ich mich mit diesen Angaben.

SCHIRMER macht dann auf die jetzt jedem Untersucher bekannten, von einem Hornhautgeschwür ausstrahlenden Trübungsstreifen aufmerksam, die er gleichfalls auf Descemetfalten zurückführt, im Tierversuch aber nur andeutungsweise erzeugen konnte. Dann beschreibt er eine felderförmige Trübung, die auf Grund der anatomischen Untersuchungen durch Knickungen der Descemet entsteht. Diese entsprechen den Streifen, welche die Felder voneinander trennen. Diese selbst sind getrübt durch ein leichtes Ödem. Es handelt sich um phthisische Augen, wo die Verkleinerung die Faltenbildung ohne weiteres erklärt. Entsprechende Befunde beschreibt sein Schüler WEHOWSKI, auch FUCHS erwähnt

die Falten nach Staroperation, macht aber darauf aufmerksam, daß außerdem
ein durch Aufnahme von Kammerwasser bedingtes Ödem zu diffuser Trübung
führen kann.

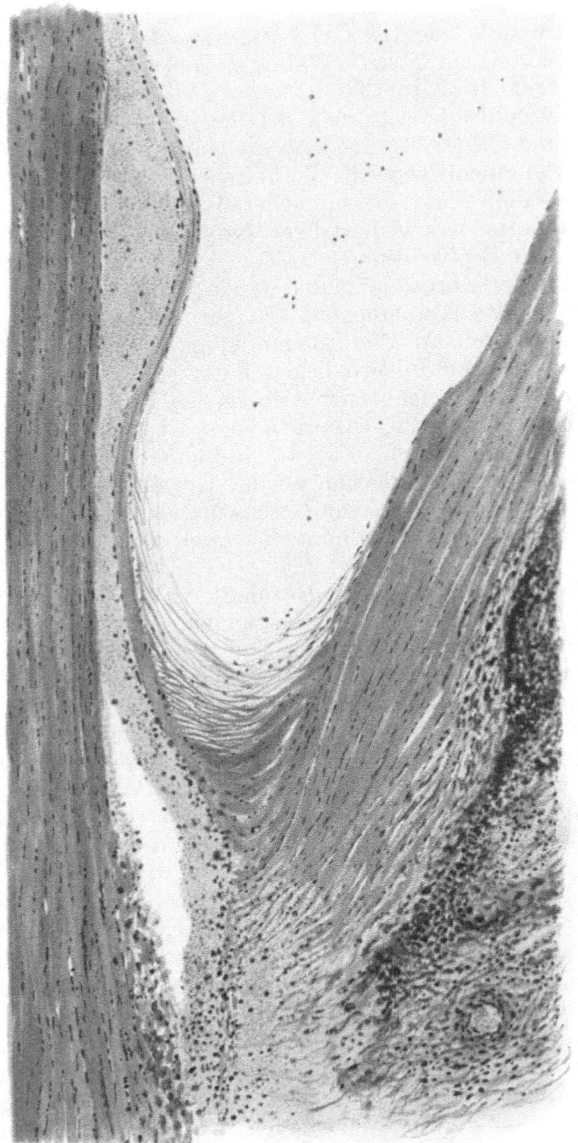

Abb. 82. Ablösung der Descemet durch Zug einer neugebildeten Bindegewebsschicht auf der Iris, Bluterguß zwischen Hornhautparenchym und Descemet. (Präparat des Verfassers.)

Eine Abhebung der Descemet von der Hornhautsubstanz kommt nach
FUCHS entweder durch Zug von Schwarten an ihrer Hinterfläche oder durch
Zusammenschiebung bei Verkleinerung der Hornhaut zustande. Der Zusammenhang mit der Hornhaut kann aber ein so fester sein, daß bei Zugwirkung die
hinteren Lamellen mitabgezogen werden. Bei ausgedehnter Abhebung können
so viele Falten entstehen, daß die Descemet auf dem Schnitt zwei und mehrmals

erscheint. Über die Verhältnisse in schrumpfenden Augen gibt Fuchs folgende
Übersicht: Die hintere Hornhautfläche kann ihre Wölbung behalten, dabei kann
die Descemet glatt anliegen und ausnahmsweise die Oberflächenverminderung
durch Verdickung ausgleichen, oder aber sich in Falten abheben, zwischen denen
sich Flüssigkeit ansammelt, falls sich die Blätter nicht direkt aneinanderlegen,
was er bei Hydrophthalmus sah. Wenn sich die ganze Hornhauthinterfläche
faltet, so bleibt die Descemet entweder anliegend oder sie faltet sich stärker
und ganz selten tritt die Spaltung innerhalb der Hornhautsubstanz ein und die
hintersten Lamellen folgen den steileren Falten. Der Raum zwischen denselben
wird teils von Flüssigkeit eingenommen, teils von einem lockeren Gewebe,

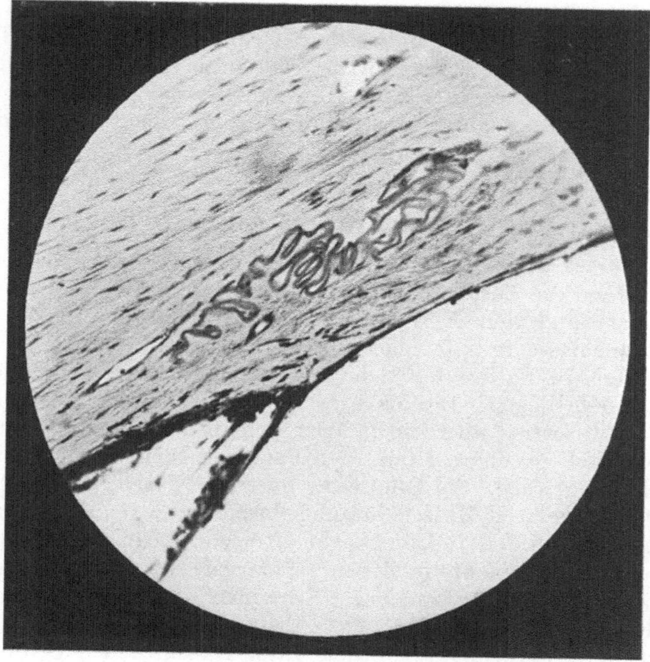

Abb. 82a. Klinisches Leukom: Gefaltete Descemet, dahinter hornhautähnliche Gewebe.

das aus den Hornhautzellen hervorgeht. Es kann schließlich zu einer ziemlich
derben bindegewebigen Ausfüllung kommen. Bei Entzündungen sind diese
Räume ein Sammelpunkt für Leukozyten. Fuchs vertritt die Ansicht, daß die
Descemet, wenn auch nur ausnahmsweise, für Rundzellen durchgängig ist.
Er bildet ein Präparat ab, wo sich in den Räumen zwischen den Descemetfalten
und der Hornhautsubstanz solche Zellen in großer Menge angesammelt hatten,
während die vorderen Schichten der Hornhaut ganz frei davon waren. Ich kann
gegenüber dieser Deutung gewisse Zweifel nicht unterdrücken. Es wäre doch
auffallend, wenn bei der Annahme einer Durchwanderung keine einzige Zelle
in der Descemet selber säße, was hier nicht der Fall ist; die, wenn auch geringe
Möglichkeit einer übersehenen Perforation gibt Fuchs selbst zu, aber auch wenn
sie fehlt, so könnte es sich doch um eine Randeinwanderung in den tiefsten
Schichten handeln, wenn auch ein Zusammenhang mit dem Rande nicht mehr
nachweisbar ist. Was wir im Schnitt sehen, sind doch vielfach Augenblicksbilder,
es könnte ein besonderer Grund vorliegen, warum chemotaktische Einflüsse

die Leukozyten gerade an dieser Stelle festhalten. Ich verweise auf die Ausführungen über hinteren Abszeß und Frühperforation der Descemet.

Einschluß von Stücken der Descemet in die hinteren Schichten der Hornhaut ist ein Befund wie er bei alten Leukomen, bei Hydrophthalmus, bei alter Keratitis parenchymatosa und bei Fällen, die als angeborene Defektbildung der Hornhauthinterfläche aufgefaßt wurden, mehrfach beschrieben ist. Das Gemeinsame ist in diesen Fällen, daß sich nach hinten von der gefalteten Descemet ein Gewebe findet, das in Schnittpräparaten die größte Ähnlichkeit mit normaler Kornea zeigt. Es kann sogar auf seiner Rückfläche einen Endothelbelag und neugebildete Glashaut aufweisen. Ich habe solche Fälle 1918 beschrieben und gebe eine Abbildung wieder. Es hat keinen Zweck hier die Literatur vollständig anzugeben, da die Befunde sich immer gleichen. Sie können wohl nur so erklärt werden, daß aus irgendwelchen Gründen (perforiertes Geschwür, Ruptur durch Dehnung usw.) Defekte der Membran entstanden sind, auf die sich entweder wirkliches regeneriertes Hornhautgewebe oder narbiges Bindegewebe aufgelagert hat. Beides ist im Schnittpräparat nicht immer mit Sicherheit zu unterscheiden.

XVII. Pigmentierungen der Hornhaut.

In einigen Fällen wurden vorher tätowierte Hornhäute histologisch untersucht. PONCET fand die Tusche in den unteren Lagen des Epithels sowie in den Lymphkörperchen und den Kernen (?) der Hornhautkörperchen. BROWICZ sah die Injektionsmasse teils in platten Zellen eingeschlossen, teils, und zwar in größerer Menge, in Ballen und Schollen in den Spalträumen zwischen den Bindegewebsbündeln liegen. Die als Einstichstelle gedeutete Partie war dicht mit Farbstoff infiltriert. Außerdem fand er sich in den Wänden von Gefäßen, das Epithel war frei. Auch ALT fand den Farbstoff nicht im Epithel, sondern lediglich im Narbengewebe. Bei GOLDBERG hatte die Tusche die interlamellären und die interkanalikulären Zwischenräume durchsetzt. HIRSCHBERG fand das Epithel, abgesehen von den tiefsten Lagen, frei von Färbung. In der Narbenmasse ist ein Teil des Pigments in Zellen abgelagert, es kommt aber auch freier Farbstoff in den Gewebsspalten vor, Körnchen finden sich auch in den Kapillarwänden.

Pigmentierung des Hornhautendothels unter verschiedenen Bedingungen ist im Abschnitt „Endothelbefunde" näher erwähnt.

LEBER hat bei zahlreichen Experimenten über die Entstehung der Entzündung beobachtet, daß der beim Kaninchen normalerweise oben und unten am stärksten pigmentierte Epithelsaum sich verbreitert, so daß der zentrale Rand immer weiter nach der Mitte der Kornea vorrückt, während der periphere an Ort und Stelle bleibt. Er kann von $^1/_2$ bis auf 5 mm Breite zunehmen, wird aber lichter. Für die Betrachtung mit bloßem Auge können sogar Unterbrechungen vorkommen, während das Mikroskop eine schwache Pigmentierung nachweist. Bei umschriebenem Auftreten kann eine zungenförmige Verbreiterung entstehen. Die zwischen den nicht pigmentierten Epithelien gelegenen pigmentierten Zellen haben oft lange Fortsätze und erinnern in ihrem Aussehen an pigmentierte Bindegewebszellen. LEBER gibt in der Umgebung und den Randteilen der Hornhaut eine interstitielle Epithelwucherung an. Die neugebildeten Zellen wachsen über die Hornhaut und drängen sich zwischen die vorhandenen, während die am Rande befindlichen Pigmentzellen weiter in die Hornhaut vorgeschoben und voneinander entfernt werden müssen, es kann auch eine Vermehrung der Pigmentzellen selbst stattfinden, die Fortsätze weisen auf Wachstums- und Kontaktilitätsvorgänge hin. In einem Teil der Fälle war ein Epitheldefekt vorausgegangen und wenn man einen solchen absichtlich setzt, so wird auch hier ein Vordringen des Pigmentsaums beobachtet. Es ist aber nicht sicher, ob ein Epitheldefekt immer vorhanden ist. Manche Beobachtung spricht direkt dagegen. Der Befund zeigt, daß chemische Entzündungsreize verschiedener Art Epithelzellproliferation hervorrufen können. Wahrscheinlich liegen ähnliche Vorgänge älteren Beobachtungen von DE JAGER beim Hunde zugrunde.

Eine epitheliale Melanose ist anatomisch mehrfach bei pigmentierten Gewächsen beschrieben worden. In 2 Fällen von HOCHHEIM (epibulbäres melanotisches Sarkom) fand sich eine auffallende Pigmentierung des Kornealepithels und in geringem Umfang auch der oberen Parenchymschichten. Während an den Schnitten die Eisenreaktion negativ ausfiel, ergab die chemische Analyse doch einen geringen Eisengehalt. Das Pigment ist aus dem Gewächs zwischen die Epithelien der Konjunktiva bis zum Limbus und von hier in die Epithelien der Kornea gelangt. Im zweiten Fall ist das Pigment sehr unregelmäßig im Epithel verbreitet, teils liegt es über melanotischen Stellen des Tumors, teils in einiger Entfernung davon. Deshalb denkt Verfasser an eine Aufnahme von außen. Ich lasse die Erklärung dahingestellt. ALBRICH beschreibt einen Fall von schwach pigmentiertem Limbustumor, wo er im ganzen Epithel der Hornhaut reichliches Pigment in Form von gruppenweiser Ansammlung und von kleinen Pünktchen findet. Die Geschwulst wurde abgetragen, die Hornhaut regenerierte sich, das Epithel war dabei wieder pigmentiert. Während das Epithel über der Geschwulst selber frei von Pigment war, zeigte es sich am Rand derselben pigmentiert, und zwar so, daß ein Kranz von Pigment in der Zelle den Kern umgibt, oder daß sich ganz lange, dünne Züge von Pigment vorfinden. Von letzteren läßt sich nach des Autors Ansicht nachweisen, daß es sich um ganz gestreckte Epithelzellen handelt. Solche kommen auch ohne Pigment vor. Daß Pigment zwischen den Zellen war, konnte nicht erwiesen werden. Nach seiner Ansicht gibt es folgende 3 Formen von Hornhautmelanosen: 1. die endotheliale, 2. die epitheliale, die in umschriebenen Flecken auftritt und auf Pigmentversprengung uvealen Charakters beruht, daher findet man Chromatophoren, die auch in die Tiefe dringen; 3. rein epitheliale Melanosen, weil das Pigment von den Zellen selbst geliefert wird. Man könne sich vorstellen, daß die beiden letzten Gruppen den Ausgangspunkt von Geschwülsten bilden, dabei würden dann die einen zu den Sarkomen, die anderen zu den pigmentierten Karzinomen zu rechnen sein. Fast alles, was ich sonst über epitheliale Melanosen gefunden habe, bezieht sich auf klinische Beobachtungen und bleibt deshalb hier unerörtert. Ich erwähne nur WESTHOFF, der bei einer 77jährigen Frau eine schwarze Pigmentierung der Konjunktiva im ganzen dem Licht ausgesetzten Bereich fand, außerdem war das ganze Kornealepithel mit sehr feinem Pigment infiltriert. Pigmentflecke in der Hornhaut der Javanen beobachtete STEINER. In der Konjunktiva sind sie bei dieser Rasse sehr häufig, in der Kornea selten. Im ersten Fall befand sich neben einem pigmentierten Nävus des Limbus in der klaren Hornhaut ein Pigmentfleck. Im zweiten saß ein 4 mm großer Pigmentfleck in der Hornhaut eines trachomatösen Auges mit trüber Kornea, er überschritt den Limbus nur an einer kleinen Stelle. Ein oberflächliches Stückchen wurde abgetragen und von der Fläche betrachtet. Die vordersten Epithellagen sind frei, in den tieferen sieht man lange schwarze Pigmentzüge zwischen den Zellen. Genauere Einzelheiten konnten nicht ermittelt werden. YAMAGUCHI hat an beiden Augen eines Schweines eine zentral gelegene, scharf umschriebene Pigmentierung der Hornhautoberfläche gefunden. Das Pigment befand sich ausschließlich in der basalen Zellschicht des Epithels. Dort lagen Chromatophoren mit Ausläufern zwischen den Zellen. In diesen selbst feinste Pigmentkörnchen, manchmal spärlich, manchmal sehr dicht. Der Kern scheint frei zu sein. Viel spärlicher sind solche Befunde in den mittleren und oberen Schichten. Das Verbreitungsgebiet war aber erheblich größer als es makroskopisch erschien. Sonst war die Kornea normal. Der Befund wird als angeboren angesehen und auf eine metabolische Zelltätigkeit zurückgeführt. Da es kaum möglich ist, eine Einwanderung pigmentierter Bindegewebszellen anzunehmen, so glaubt er, daß diese Chromatophoren gar keine Bindegewebszellen sind, sondern daß es sich um eine Pigmentierung der peripheren Protoplasmafaserung der Epithelzellen handele. Aber auch in Lebers Beobachtungen waren ja die pigmentierten Epithelzellen mit langen Ausläufern versehen.

Kreibich hat epitheliale Pigmentierung beim Pferde beobachtet. Die Pigmentierung betraf nicht nur den Rand, sondern reichte in Dreiecksform tief hinein oder zog Streifen von Rand zu Rand. In zwei Augen war die ganze Hornhaut pigmentiert. Die Pigmentierung des eigentlichen Epithels schnitt scharf mit dem Hornhautrand ab, die Chromatophoren (mesodermal) reichten unter dem Epithel ein langes Stück in die Hornhaut hinein. Diese Zellen wandern nicht ins Epithel ein. Das ist der eine Befund, dann aber gibt es Pigment im Kornealepithel, dieses liegt einmal in pigmentierten Zellen zwischen dem Epithel und zweitens in den Epithelzellen selbst. Die Zellen zwischen den Epithelien sind Melanoblasten und nicht Chromatophoren. Sie stehen in der Kornea meist einzeln, durch nichtpigmentierte Zwischenräume getrennt und haben Hirschgeweihform. Es wird angenommen, daß sie nicht eingewandert, sondern an Ort und Stelle entstanden sind. Das Pigment ist kristallinisch. Wo diese Pigmentzellen sind, finden sich Blutgefäße in den obersten Schichten der Hornhaut, sowie ein unmittelbar unter dem Epithel gelegenes Lymphgefäßnetz. Die Pigmentierung der Epithelien, welche nicht zu Melanoblasten umgewandelt werden, ist sehr stark. Die Entstehung des Pigments soll aus dem Kern hervorgehen, der zuerst alkohollösliches Lipoid, später Myelin oder Myelineiweißgemisch sezerniert, das in den Chromatophoren einer mehr allmählichen, in den Melanoblasten einer rascheren dunklen Färbung zugeführt wird. Heusser beschreibt ebenfalls beim Pferde pigmentierte Hornhautflecken, das Pigment sitzt in den tiefen Epithelschichten. Vom Limbus läßt sich eine dünne Straße verfolgen, die sich später zurückbilden kann, so daß nur das Zentrum noch pigmentiert erscheint.

Über die angeborene melanotische Färbung der tiefsten Hornhautschichten bzw. der Hinterfläche (Krukenberg, Weinkauff u. a.), scheinen anatomische Untersuchungen nicht vorzuliegen. Wenigstens kann man den Befund von Hanssen nur dann dazu rechnen, wenn die Auffassung der anderen Autoren, daß ein angeborener Zustand vorliegt, irrtümlich wäre, denn bei Hanssen handelt es sich um einen erworbenen. Er fand die Endothelien dicht mit Pigmentstaub erfüllt, das Gerüstwerk des Kammerwinkels war mit Pigment infiltriert, am Ende der Descemet lag auch Pigmentierung derselben vor. Hochgradige Veränderungen zeigte das Pigmentblatt der Irishinterfläche. Aus der Zerstreuung des Pigments an dieser Stelle ist die Ansammlung an der Hornhaut zu erklären. Ob dieselbe etwa an diabetischen Augen aus dem gleichen Grunde vorkommt, wäre zu prüfen. Ich habe ausgedehnte Pigmentierung des Hornhautendothels 4 Wochen nach Unterbindung der Venae vorticosae beobachtet (Abb. 77).

Auch de Graaf hat sich mit den erworbenen Pigmentflecken der hinteren Hornhautwand beschäftigt. Er erörtert die Frage, woher das Pigment stammt, das bei vorderen Synechien noch ein Stück über die Stelle der Verletzung hinaus gefunden wird. Seine Ergebnisse faßt er dahin zusammen, daß folgende Möglichkeiten bestehen: 1. durch Verklebung der vorderen Irisfläche mit der Descemet und nachträglicher Lösung unter Zurückbleiben von Chromatophoren, 2. durch Hinüberziehen von Pigment infolge Schrumpfung eines Exsudates, 3. durch aktives Hinüberwandern der Chromatophoren, 4. durch aktives Hinüberwandern des pigmentierten Epithels, 5. durch Pigmentauflagerung seitens der Endothelien, 6. durch Aufnahme seitens der Hornhautkörperchen.

Die braune STÄHLIsche Linie ist beim Keratokonus erwähnt. Eine besondere Art der Hornhautpigmentierung ist der von FLEISCHER entdeckte grünliche Ring bei der Pseudosklerose, der dann von einer Anzahl von Autoren beschrieben worden ist. FLEISCHER hat nachgewiesen, daß die Pigmentierung ausschließlich in der Descemet sitzt. Das Pigment gibt keine Eisenreaktion und löst sich in Schwefelammonium. Er nimmt an, daß es aus dem Blute stammt. JENDRALSKI hat in einem Falle im hinteren Teil der Descemet eine pigmentierte Linie gefunden. Dieselbe bestand aus grau-schwarzen Körnchen, hier fehlte die Pigmentierung in den übrigen Glaslamellen des Auges, wo sie FLEISCHER bei der Pseudosklerose beschrieben hat.

Die Siderosis der Kornea ist in dem Abschnitt „Durchblutung" mitbesprochen, weil sie anatomisch der sog. hämatogenen Siderosis gleichzusetzen ist. Die gelben Färbungen in Leukomen sind in den Abschnitten „Kolloid", „Hyalin" erwähnt.

Einen Fall von „hämatogener Hornhautargyrose" beschreibt ASCHER auf Grund des Spaltlampenbefundes.

ZIMMERMANN beschrieb bei einem Hunde die Kornea als zum Teil klar, zum Teil pigmentiert und sklerosiert. Außerdem habe an dem einen Auge ein Makulakolobom, am anderen ein ringförmiger Konus bestanden. Makroskopisch war der Übergang der normalen in die pathologische Beschaffenheit ein plötzlicher. Am Limbus ist das Epithel vollständig mit Pigment überladen, auch ein Teil der dichter zusammengedrängten Fibrillen zeigt Pigmentierung. An der sklerosierten Kornea selbst ist das Epithel um die Kerne pigmentiert. Die Bowman fehlt. Dann folgt junges, fibrilläres Bindegewebe mit Gefäßen. Dahinter Gewebe von skleraler Beschaffenheit. Am oberen Hornhautrand bestand eine Narbe. Die Veränderungen werden als angeboren bezeichnet. SALFFNER fand an einem Pferdebulbus als angeborene Anomalie an Stelle der Hornhaut einen großen schwarzen Fleck. Derselbe bestand aus Bindegewebe, in das zahlreiche Drüsen mit Ausführungsgängen eingelagert waren. Pigment fand sich sowohl in dem mehrschichtigen Plattenepithel als auch im Bindegewebe.

Nach Untersuchungen FISCHELs kommt es bei Fröschen, denen das Auge unter Erhaltung der Hornhaut entfernt wird, zum Auftreten von Pigmentkörnchen in den obersten Schichten des Hornhautepithels und zur Einwanderung von Melanophoren vom Rande her, und zwar bis zur Mitte der Hornhaut, während die feine Pigmentierung nur die Randschichten betrifft. Das Epithel bekommt somit die Beschaffenheit der Haut. Daraus folgert FISCHEL, daß die normale physiologische Eigenschaft des Epithels nur erhalten bleibt, wenn die Hornhaut ein normales Auge deckt. Dies wird erklärt durch die Annahme von Bildungsstoffen im Auge mit trophischen Eigenschaften.

Hornhautveränderungen bei Morbus Addisonii sind offenbar sehr selten, ich bringe sie als Anhang zu dem Kapitel „Pigmentierung", obwohl in dem einzigen mir bekannten anatomisch untersuchten Falle eine solche fehlte. MEESMANN hat dagegen klinisch eine Pigmentierung des Hornhautrandes beschrieben.

UHTHOFF beschreibt folgenden Fall: Ausgedehnte Hornhauttrübung von unten her mit oberflächlichen und tiefen Gefäßen, ziemlich scharf begrenzt, nur im oberen Teil geringer oberflächlicher Zerfall. Anatomisch handelt es sich um eine entzündliche Infiltration in den vorderen und mittleren Schichten, während die hintersten im wesentlichen frei sind. Die Infiltration besteht in den oberflächlichen Schichten im wesentlichen aus Lymphozyten, während etwas tiefer mehr eine Wucherung der fixen Zellen vorliegt, die durch ihre großen und blassen Kerne als solche erkennbar sind. Außerdem finden sich zahlreiche Gefäße mit perivaskulärer Infiltration.

Da der anatomische Befund nicht für Tuberkulose spricht, auch keine Bazillen nachweisbar waren, wird eine charakteristische Erkrankung, die mit dem Addison zusammenhängt, als wahrscheinlich angesehen. Auf die guten Abbildungen sei besonders hingewiesen.

XVIII. Veränderungen der Hornhaut durch chemische und physikalische Einwirkungen.

Kalktrübungen: Die Arbeiten über dieses Thema beschäftigen sich im wesentlichen mit chemischen Problemen und erörtern die Art, wie die Trübung zustande kommt. Hierauf gehe ich nicht ein. Die pathologisch-anatomischen Untersuchungen treten dahinter ganz zurück und sind z. T. an Versuchsaugen, nur ganz vereinzelt an menschlichem Material angestellt worden. Bei den letzteren handelt es sich naturgemäß um alte Prozesse. ROSENTHAL (experimentell) fand nicht nur das Epithel zerstört, sondern etwa $^1/_3$ der Hornhautdicke durch diffuse Blaufärbung mit Hämatoxylin gegenüber den normalen hinteren Schichten gekennzeichnet. PAGENSTECHER beschreibt die Fibrillen als starr und geradlinig verlaufend. Sie ziehen sich nicht wie die normalen an der ausgeschnittenen Hornhaut wellig zusammen, weil eine Verbindung des Kalks mit dem Kollagen eingetreten ist. GUILLERY gibt an, daß in ganz frühen Stadien die Epithelzellen erhalten sein können, aber unregelmäßig gequollen, die Zellumrisse sind unkenntlich, die Kerne gebläht oder stäbchenförmig geschrumpft. Die Hornhautkörper zeigen der Ätzstelle entsprechend bis in die Tiefe geblähte und unregelmäßige, blasse Formen, die Descemet ist unverändert, nach einigen Tagen ist das alte Epithel abgestoßen, das neue sehr unregelmäßig. Im Ätzbezirk kaum ein normales Hornhautkörperchen, sondern nur ein regelloses Gewirr von Kernen. Zwischen diesen ein- und mehrkernige Rundzellen. Eine Einlagerung fremder Massen fehlt. In den Randteilen Rundzelleninfiltration. In einem Fall war eine keratoglobusartige Vorwölbung eingetreten, die in der Mitte platzte, und dann zurückging. 4 Wochen nach der Ätzung zeigte die Hornhaut in der Mitte noch eine erhebliche Verdickung. Hier bestand ein sehr kernreicher, ödematöser Bezirk. Das Endothel hatte reichlich faseriges Gewebe neugebildet. JICKELI fand in einem älteren Stadium die Hornhaut mäßig verdickt, das Epithel darüber gewachsen, die darunter gelegene Schicht aus fibrillärem Bindegewebe bestehend, das von zahlreichen Leukozyten durchsetzt war. Einzelne Blutgefäße und Blutaustritte waren darin, Fremdkörper oder Körnchen aber nicht nachweisbar, auch kein Kalk. BRAUN und HOROWITZ konnten bei histologischer Untersuchung Kalk nachweisen. Dies kann aber mißlingen, wenn Formol oder MÜLLERsche Lösung verwandt war. FUCHS hat in alten kalkverätzten menschlichen Augen größere und kleinere, nicht durchleuchtbare Kugeln gefunden, welche nachweislich aus kohlensaurem Kalk bestanden. ZADE untersuchte eine Auge, das infolge Kalkverätzung glaukomatös geworden war. Hier hatte sich ein sichelförmiges Randgeschwür gebildet. Die Bowman bestand aus zwei Schichten. Die hinteren $^2/_3$ färbten sich mit Eosin dunkler und waren homogen, die vorderen heller gefärbt und etwas aufgeblättert. Die zellige Infiltration der Hornhaut war ziemlich diffus. Verschont waren die hintersten Schichten, wo aber die Kernfärbung fehlte. Eine Perforation bestand nicht.

Bei den Hornhauttrübungen durch Äthylenchlorid (PANAS, DUBOIS, ROUX, FARAVELLI, BULLOT) handelt es sich um ein sehr rasches Zugrundegehen des

Endothels, das sich in großen Fetzen abstößt, und um ein sekundäres Eindringen von Kammerwasser, also Quellungserscheinungen.

Hornhautveränderungen durch Dimethylsulfat hat ERDMANN im Experiment untersucht, dabei entsteht Quellung der Hornhaut zunächst im Lidspaltenbezirk, schwere Veränderungen mit Blasenbildung, hydropische Veränderung

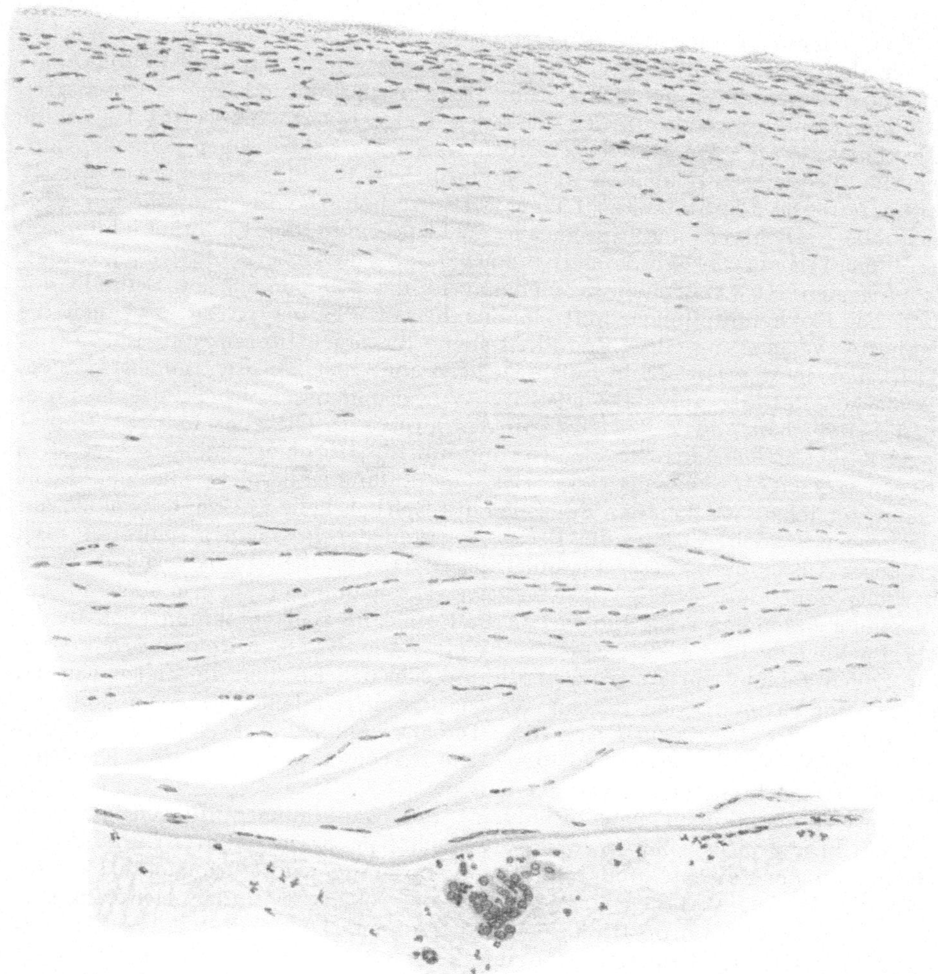

Abb. 83. Enucl. Vier Wochen nach sehr schwerer Kalkverätzung wegen Schmerzen und Drucksteigerung. Kornea völlig trüb. Mikroskop. Fehlen des Epithels, ausgedehnte Nekrose der Hornhaut. In den oberflächlichen Schichten mehr gefärbte Kerne. In den mittleren fast gar keine, in den tiefen wieder mehr, die den normalen ähnlich. Endothel fehlt zum großen Teil, an einer Stelle zusammengeballt wie eine Riesenzelle. (Präparat des Verfassers.)

der Endothelien, letztere vor Aufquellung der Hornhaut. Diese geht von hinten nach vorn, ein Flüssigkeitserguß hebt das schon vorher gelockerte Epithel ab. Die Regenerationserscheinungen am Epithel treten schon nach 24 Stunden auf. Es wachsen lange Spindelzellen reihenförmig vor, dann treten zwischen diesen und der Grundsubstanz kubische auf, die den Anschluß an die zylindrischen gewinnen. In den ersten Tagen liegt das neugebildete Epithel nur locker auf. Mit der Neubildung des Endothels verschwindet die Quellung des Parenchyms.

Durch Ätzung mit Anilinfarben (Tintenstift) erhielt KUWABARA Nekrose des Epithels und der Grundsubstanz, Schwund des Endothels, stärkere Quellung der Hornhaut, Infiltration derselben mit Rundzellen, sogar umschriebene Abszeßbildung und Abstoßung der ganzen Hornhaut.

Über Hornhautveränderungen nach Bienen- und Wespenstich haben HUWALD, KOYNAGI und v. HERRENSCHWAND gearbeitet. Nur letzterer hatte Gelegenheit, ein menschliches Auge zu untersuchen, die Angaben der anderen beziehen sich auf Versuchstiere. In dem erwähnten Fall wurde das Auge 5 Wochen nach dem Stich untersucht. Epithel und Bowman war vollständig abgestoßen, die vorderen Parenchymschichten nekrotisch und von degenerierten Leukozyten durchsetzt. In den zentralen Teilen reichte ein Defekt bis an die Descemet heran. Am Rande desselben waren die nekrotischen Lamellen aufgerollt, die tieferen Schichten so dicht infiltriert, daß das Bild eines Abszesses entstand. Die allerhintersten Lagen waren verhältnismäßig gut erhalten, aber gequollen. Dicht vor der Descemet lagen Leukozyten, das Endothel fehlte zum größten Teil, in der vorderen Kammer fand sich fibrinös eitriges Exsudat.

Aus den HUWALDschen Versuchen geht die Ähnlichkeit der Befunde mit den bei Kokkenimpfungen auftretenden hervor. Ferner ist zu erwähnen die lebhafte Wucherung der Endothelzellen, die auch durch die Lücke der Descemet in die Hornhaut hineinwuchern und hier Mitosen bilden können. Bemerkenswert ist auch die mächtige Wucherung des Epithels, das in Form von Schläuchen und Zellzwiebeln in das infiltrierte Gewebe eindringt.

Mit den Folgen der Strahlenwirkung auf die Hornhaut hat sich besonders BIRCH-HIRSCHFELD beschäftigt. Bei Bestrahlung mit ultraviolettem Licht treten zunächst zwischen den Fußzellen des Epithels helle Lücken hervor. Wenn sie größer werden, werden die Basalzellen von der Bowman abgedrängt. Bei größerer Ausdehnung dieser Veränderungen verlieren die Epithelkerne an Färbbarkeit, ohne daß sonstige degenerative Erscheinungen zu erkennen wären. In einem besonders ausgesprochenen Fall ging die Lückenbildung auch in die oberflächlichen Lagen des Epithels hinein. Die Kerne waren unregelmäßig, die Zellen gebläht, im Zentrum verdünnte sich das Epithel, die Zellen wurden platter und es entstanden Blasen. Wo das Parenchym beteiligt war, entstanden die Bilder der interstitiellen Keratitis. Die aus Leukozyten bestehende Infiltration ging bis in die tiefsten Schichten. Die Descemet war intakt, das Endothel zeigte nicht selten Quellungserscheinungen.

Die Veränderungen nach Röntgen- und Radiumbestrahlungen stimmen überein: Die Epithelzellen nehmen unregelmäßige Form an, Kern und Protoplasma quellen, direkte und indirekte Kernteilung wurde beobachtet, in der Nähe der Mitosen zerfallen die Kerne und die Zellen verwandeln sich in homogene Gebilde mit Chromatinkörnchen. Dann erscheinen Vakuolen, die sich vergrößern und Spalträume sowie rundliche Lücken bilden. Diese enthalten Kerntrümmer und Leukozyten. Das Epithel im Zentrum wird einschichtig und die übrigbleibenden Zellen nehmen den Charakter platter Bindegewebszellen an. Dann bilden sich wieder allmählich normale Formen aus. An der Grundsubstanz sieht man erweiterte Spalträume, in der Peripherie Leukozyten. Die Hornhautkörper sind blaß und geschrumpft, die tieferen Schichten nehmen einen bläulichen Farbenton an, die oberflächlichen sind rötlich.

Die Untersuchung eines menschlichen Auges ergab folgendes: Die zwei äußeren Drittel waren von einer grauweißen Gewebsmasse überzogen, das nasale Drittel erschien matt und getrübt. Die anhaftende Masse bestand aus lockerem Bindegewebe mit neugebildeten Gefäßen und reichlichen Rundzellen. Die Hornhautlamellen waren aufgefasert und von dem Bindegewebe auseinandergedrängt, doch scheint hier mehr eine Folge des Krankheitszustandes (Ca) als der Strahlenwirkung vorzuliegen. Die vorderen Epithelschichten waren kernarm, die Kerne ungleich groß und zeigten Veränderungen bis zum Zerfall. In den tiefen Schichten waren nur vereinzelte geblähte Zellen, ferner zweikernige, sowie Mitosen zu sehen. Unter dem Epithel Leukozyten und Lymphozyten, die auch ins Epithel eindrangen. Die Gefäße in der die Hornhaut deckenden Bindegewebsschicht zeigten Verengerung des Lumens durch Endothelquellung. In dem nicht von der Neubildung bedeckten Teil fehlte das Epithel oder war abgehoben, die vordersten Hornhautschichten stark infiltriert, die tiefsten sowie Descemet und Endothel normal.

Experimentelle Untersuchungen mit anatomischem Befund liegen noch vor von CHOTZEN und KUZNITZKY.

XIX. Tuberkulose der Hornhaut.

Wenn man nur solche Fälle als Tuberkulose anerkennt, bei denen der Nachweis von Bazillen gelungen oder ein Impfversuch positiv ausgefallen ist, so ist die Zahl der Fälle außerordentlich klein. Ich glaube aber, daß man hier die Skepsis nicht zu weit treiben sollte, nachdem unsere Ansichten von der Häufigkeit der Augentuberkulose sich so stark gewandelt haben und wir außerdem in der Lage sind, Syphilis mit großer Wahrscheinlichkeit nachzuweisen oder auszuschließen. Die Stellungnahme der Autoren, ob die in folgendem von mir aufgeführten Beobachtungen alle oder zum größeren Teil zur Tuberkulose zu rechnen sind, ist eine verschiedene, je nachdem man strengste Anforderungen an die Beweisführung stellt oder nicht. Ich stehe auf dem Standpunkt, den ich auch in meiner Arbeit über die sog. proliferierende Uveitis vertreten habe, daß die Befunde in keiner Weise gegen, sondern durchaus für Tuberkulose sprechen und daß es wohl noch für längere Zeit nicht möglich sein wird, den sicheren Beweis für die tuberkulöse Natur solcher Fälle zu erbringen, da in den meisten Fällen von chronischer Augentuberkulose der Bazillennachweis in Schnitten nicht gelungen ist.

Die Hornhauttuberkulose kann auftreten: 1. Primär, und zwar in der Form des Geschwürs, sowie des tiefen Infiltrats, 2. sekundär fortgeleitet von der Konjunktiva, der Sklera und dem Ligamentum pectinatum, 3. wahrscheinlich auch durch Aussaat von Bazillen ins Kammerwasser bei primärer Erkrankung der Iris oder wie VERHOEFF annimmt, auch ohne solche, wobei die Bazillen aus den Gefäßen ins Kammerwasser gelangen würden, ohne vorher Veränderungen erzeugt zu haben, 4. in der Form tuberkulöser Limbustumoren[1]).

Geschwüre: (ARCOLEO vielfach angeführt, am besten aber auszuschalten, da die Beschreibung der ausgekratzten Massen keine Diagnose erlaubt). PANAS und VASSAUX: tuberkulöse Frau, knötchenförmiges Infiltrat mit serpiginösem Zerfall. Hier fehlt ein anatomischer Befund. ROY und ALVAREZ, ulzeriertes Knötchen, Bazillennachweis. RACHET, Auskratzung, Bazillennachweis. GIGLIO, Auskratzung, Bazillennachweis durch Kultur; der anatomische Befund des enukleierten Auges ist aus dem Referat nicht erkennbar. HILBERT, Geschwür, Auskratzung, Bazillennachweis. GREEFF, ebenso. Ich habe es für richtig gehalten, diese Fälle anzuführen, obwohl sie ja streng genommen nicht zur pathologischen Anatomie gehören. Ich habe folgenden Fall beschrieben. L. A. erste Erkrankung 1914: 2 Hornhautgeschwüre, Heilung; zweite Erkrankung 1917: großes perforiertes Geschwür. R. Randphlyktänen, 2 tiefe Randgeschwüre, nasal und temporal, trotz Auskratzung und Deckung Perforation, schließlich Heilung. L. Enukleation. Serienschnitte. Nasal reicht das Geschwür bis zum Rand, temporal steht noch ein Streifen Hornhaut. Letzterer zeigt oberflächliche und tiefe Gefäße. Die hinteren Schichten bis an den Geschwürsrand sind normal. Dieser ist nicht stärker infiltriert, nur einzelne Lymphozyten

---

[1]) Neuestens hat noch MARGOTTA 4 anatomisch untersuchte Fälle mitgeteilt, auf deren Einzelheiten ich nicht mehr eingehen kann.

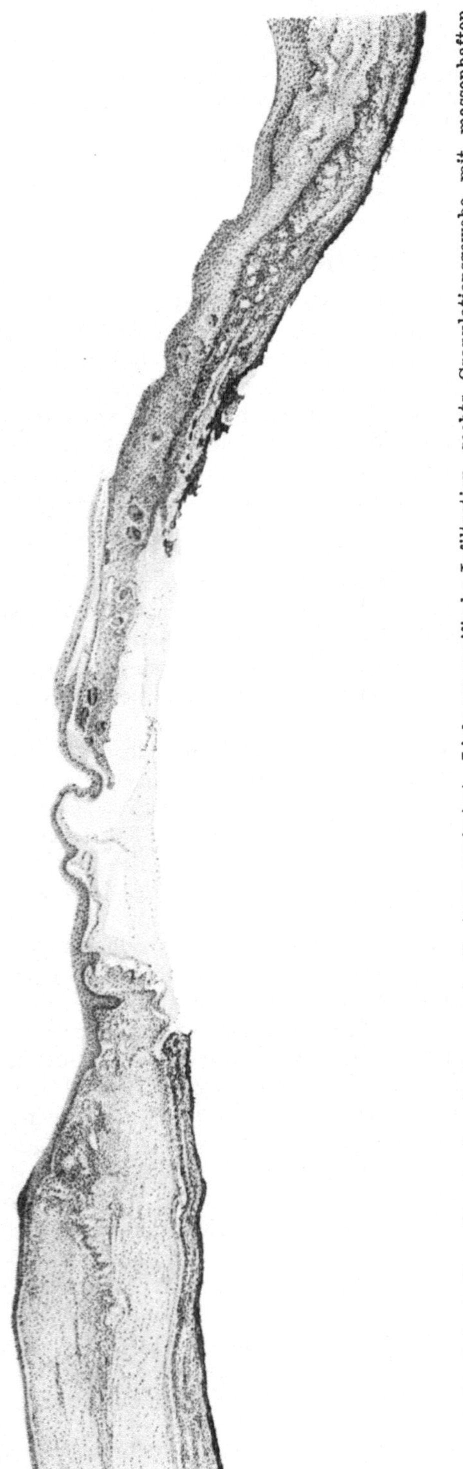

Abb. 84. Tuberkulöses Hornhautgeschwür, war im Zentrum perforiert. Links unspezifische Infiltration, rechts Granulationsgewebe mit massenhaften großen Langhansschen Riesenzellen, nur die hintersten Schichten der Kornea noch vorhanden. (Präparat des Verfassers.)

und Eosinophile. Das Hornhautgewebe hört ganz unvermittelt auf, das Epithel ist weit hinübergewachsen und liegt der gefalteten Descemet auf, letztere zeigt Unterbrechungen. An dieser Stelle bildet den Grund des Geschwürs ein der Iris aufliegendes Granulationsgewebe mit epitheloiden und großen Langhansschen Riesenzellen. Die Iris selbst ist frei, keine Bazillen gefunden. Daß die Erkrankung primär der Hornhaut und nicht der Iris zugehört, bewies mit völliger Sicherheit die klinische Beobachtung. Schönfelder hat im Vorderkammerexsudat bei einem perforierten Hornhautgeschwür Langhanssche Riesenzellen inmitten von Fibroblasten gefunden. An dem anderen Auge saßen große Limbusphlyktänen. Das Ulkus wird offenbar nicht als tuberkulös angesehen, ich führe den Fall aber hier mit an, da der Verf. sagt: „Da es sich um ein tuberkulöses Individuum handelt, ist mit Sicherheit anzunehmen, daß im Körper Tuberkelbazillentoxine kreisen, die zu einer Schädigung der Hülle der Fibroblasten und weiter zur Bildung der für die Tuberkulose spezifischen Riesenzellen geführt haben.“

Tiefes Infiltrat: Reis beschreibt eine auf die tiefen zentralen Teile beschränkte Erkrankung ohne Zusammenhang mit dem Rand. Die ältesten Veränderungen sind narbiges Bindegewebe, dazwischen Knoten, welche die Descemet vorwölben, sie bestehen aus Granulationsgewebe mit spärlichen Riesenzellen. In den zentralen Teilen ist deutliche Nekrose vorhanden. Bazillennachweis nicht gelungen. Hierher gehört auch der Fall von Bietti, der schon bei der Keratitis pustuliformis kurz erwähnt wurde. Es handelte sich um ein Auge mit Iridozyklitis, Geschwür der Hornhauthinterfläche und zentraler parenchymatöser

Keratitis. Es wurden Tuberkelbazillen im Exsudat der Hornhauthinterfläche sowie Herdreaktion auf Tuberkulin nachgewiesen, dagegen verliefen Impfexperimente mit Material von der Iris negativ.

Sekundäre tuberkulöse Keratitis parenchymatosa im weitesten Sinne, einschließlich sog. sklerosierender Keratitis: Unter den hierher gehörigen Arbeiten sind wohl folgende betreffs Ätiologie ziemlich zweifellos: GRADENIGO, von BAUMGARTEN zwar beanstandet, aber wohl doch hierher gehörig. BAUMGARTEN, BENSON, MEYER, PERLS, FUCHS, HARTRIDGE, SCHULTZE, ZIMMERMANN, STOCK (experimentell), STRAUB, WEMMERSLAGER VAN SPARWOUDE, ORESTE, v. HIPPEL, SUGANUMA, NEAME, CHON, ROLLET und COBRAS Fall 1. Besonders beachtenswert sind die Fälle von SUGANUMA in seiner zweiten Arbeit.

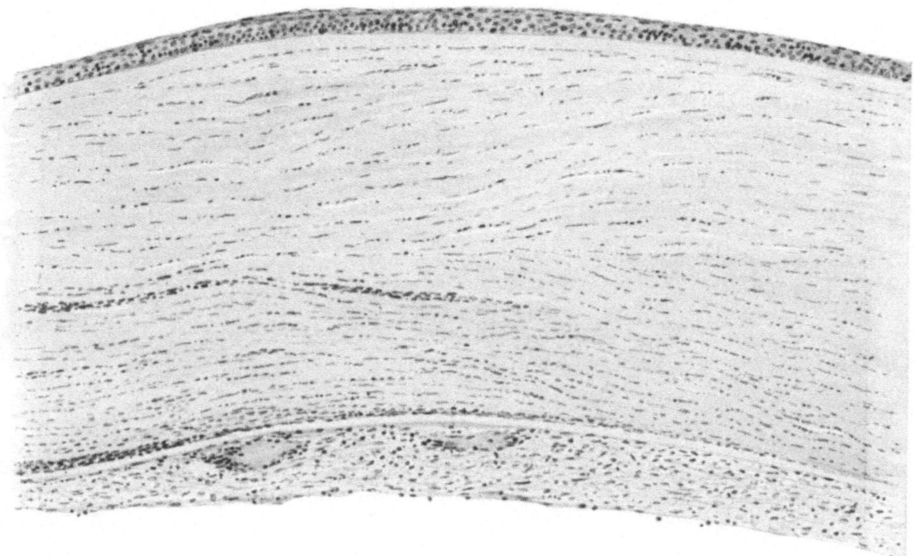

Abb. 85. Klinisch: Stat. glauk. Tiefliegende Hornhauttrübung. Anatomisch: Auf der Descemet Epitheloidzellen, Lymphozyten und Riesenzellen (Präp. d. Verf.)

Die anatomischen Befunde sind ziemlich mannigfaltig. Regelmäßig wird eine Gefäßneubildung gefunden. Die Gefäßscheiden sind stärker von Rundzellen infiltriert. Die größeren Infiltrate, welche in den verschiedenen Schichten, mit Vorliebe in den tiefen, angetroffen werden, haben keinen spezifischen Charakter. Die tuberkulöse Natur wird aus den spezifischen Veränderungen anderer Teile des Auges erschlossen, es können aber auch in der Hornhaut richtige Tuberkelknötchen aus Epitheloiden und Riesenzellen, ja mit Verkäsung angetroffen werden, z. B. ZIMMERMANN. Sitzen sie in den tiefsten Lagen, so drängen sie die Descemet nach hinten oder durchbrechen sie, so daß die Infiltration der Hornhaut mit einem Kammerexsudat in Verbindung steht. Dabei kann es zweifelhaft bleiben, ob die Descemet von vorn oder von hinten her zerstört ist. Es wurde aber auch eine nicht mit dem Kammerwinkel zusammenhängende, flache Auflagerung auf der Descemet aus Epitheloiden und Riesenzellen bestehend beobachtet (v. HIPPEL). Der Befund spricht sehr für direkte Infektion von der Kammer aus, besonders da Tuberkelknoten im Ligamentum pectinatum vorhanden waren. In den tiefsten Schichten der Hornhaut bestand teils knötchenförmige, teils diffuse Infiltration, ebenfalls mit Riesenzellen. Vielfach wird in den Arbeiten eine Unterscheidung zwischen einfacher

Entzündung und wirklich tuberkulösen Veränderungen gemacht, je nachdem es
sich nur um Lymphozytenansammlung oder Epitheloidzellen und Riesenzellen
handelt. Ich möchte nicht glauben, daß dies jetzt noch berechtigt ist, wo wir
wissen, daß bei zweifelloser Tuberkulose ein ganz unspezifisch aussehendes
Gewebe auftreten kann, es ist aber richtig, daß man diese Fälle allein aus dem
anatomischen Befund nicht diagnostizieren kann. Die tuberkulösen Limbustumoren hat Lafon Tuberkulome genannt, sie gehören eigentlich zu den Erkrankungen der Bindehaut, bzw. der Sklera und sind dort näher zu erörtern.
Hier genügt die Angabe, daß sie in einzelnen Fällen zu einer sekundären Beteiligung der Hornhaut führen können, indem diese sich im Anschlusse an den
Tumor trübt und mikroskopisch von einer Infiltration von Lymphozyten oder
Leukozyten eingenommen sein kann. In neuester Zeit sind 2 Fälle dieser Art
aus meiner Klinik von Schulz veröffentlicht worden, der auch die Literatur

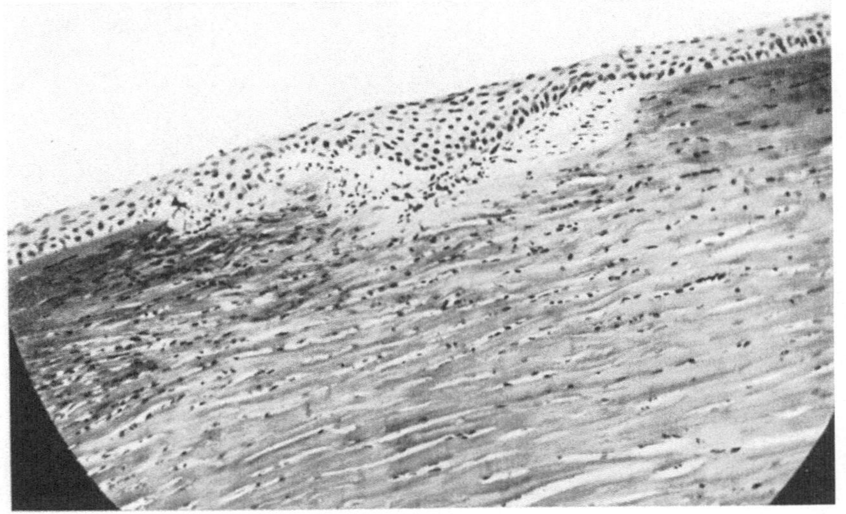

Abb. 86. Oberflächlicher Substanzverlust bei tuberk. Sklerokeratitis. (v. Gräfes Arch. 116.)

anführt. Axenfeld hat in seiner Arbeit über den Frühjahrskatarrh einen
Fall von umschriebener Tuberkulose des Limbus beschrieben, der zuerst für
eine atypische Form des kornealen Frühjahrskatarrhs gehalten war. Ich habe
zwei entsprechende Beobachtungen gemacht.

Ich möchte hier ganz kurz einen Fall erwähnen, den ich inzwischen an anderer
Stelle ausführlich mitgeteilt habe[1]). Derselbe hat in vieler Hinsicht große
Ähnlichkeit mit dem von Schlodtmann als sulzige Infiltration der Kon-
junktiva und Sklera beschriebenen Fall 1.

Für die pathologische Anatomie der Hornhaut sind folgende Angaben von Bedeutung:
Der Beginn des Leidens bestand in dem Auftreten multipler oberflächlicher Randinfiltrate,
die zum Teil zusammenflossen und kauterisiert wurden. Auch am anderen Auge traten
sie auf, um hier vollständig auszuheilen. Auf dem linken, später entfernten Auge kamen
noch einige Rückfälle vor. Hieran schloß sich eine Iritis, weiter eine ausgedehnte Skleritis.
In der Hornhaut entwickelten sich diffuse Randtrübungen, genauere Feststellungen waren
aber wegen der hochgradigen Lichtscheu und Schmerzhaftigkeit nicht möglich. Eine hinzutretende Netzhautablösung veranlaßte die Enukleation.

Die Randteile der Hornhaut sind in ihren vorderen und mittleren Schichten von einer
Fortsetzung des Granulationsgewebes eingenommen, das die Konjunktiva und Sklera

---

[1]) v. Graefes Arch. f. Ophth. Bd. 117, S. 606.

infiltriert. Von diesem will ich hier nicht weiter sprechen. Außerdem aber fanden sich ohne Zusammenhang mit dem eben erwähnten Gewebe oberflächliche Herde, die zum Teil wie mit dem Locheisen durch Bowman und vordere Lamellen durchgeschlagen aussehen. Dieselben sind überall mit Epithel bedeckt, der Substanzverlust ist ausgefüllt teils von einer Epithelwucherung, teils von Epitheloidzellen, großen Riesenzellen und Lymphozyten. Dieses Gewebe kann sich noch hinter der stehengebliebenen Bowman eine Strecke weit fortsetzen. Wie man auf der einen Abbildung sieht, können solche Herde sich in ganz erhebliche Tiefe erstrecken, man findet aber auch ohne sicheren Zusammenhang mit der Oberfläche in den mittleren und tieferen Schichten des Parenchyms gelegentlich ein ähnliches Herdchen.

Da ich die ganze Erkrankung mit Wahrscheinlichkeit zur Tuberkulose rechne, so scheint mir diese Deutung auch für die Hornhautveränderungen durchaus in Betracht zu kommen. Man könnte sie evtl. als eine Art Keratitis

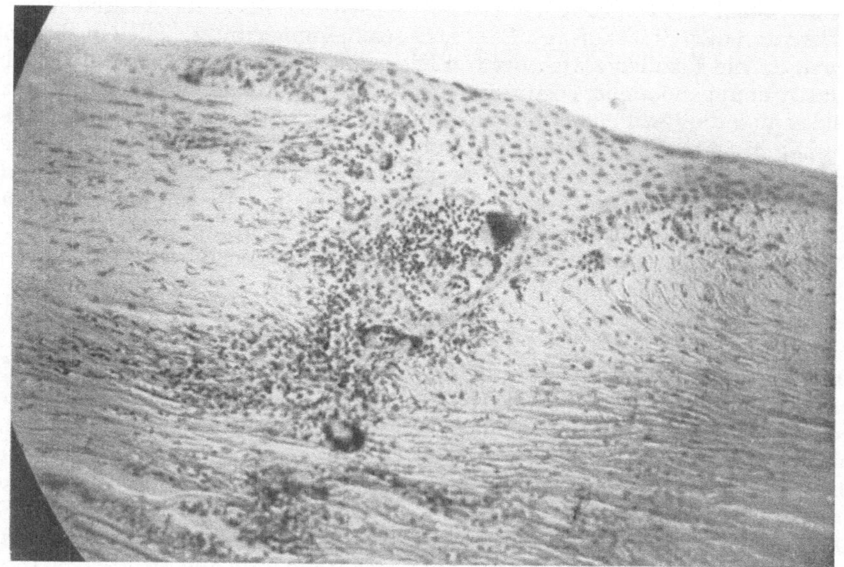

Abb. 87. Oberflächliche, wahrscheinlich tuberkulöse Infiltrate bei einem Fall von tuberkulöser Sklerokeratitis (v. Gräfes Arch. f. Ophth. 116). (Präparat des Verfassers.)

punctata superficialis tuberculosa bezeichnen. (Vgl. den Abschnitt Keratitis superficialis punctata.) Ich bemerke aber ausdrücklich, daß der Beweis für die tuberkulöse Natur dieses und anderer Fälle, mit denen er sonst zusammengehört (vgl. v. HIPPEL: v. Graefes Arch. f. Ophth., Bd. 105, S. 1035) nicht mit Bestimmtheit erbracht werden kann, vielmehr wird diese Deutung von den anderen Autoren im allgemeinen abgelehnt.

Die sekundäre Erkrankung der Hornhaut in Gestalt einzelner oder mehr diffuser Infiltrate in verschiedenen Schichten des Parenchyms ist in einem Teil der in jener Arbeit aufgeführten Fälle von maligner Skleritis und Uveitis beschrieben worden, manchmal hatten sie das Aussehen von Knötchen. Ich glaube mich mit diesem Hinweis begnügen zu dürfen, da die genauere Besprechung dieser Fälle in das Kapitel Sklera gehört.

Es dürfte richtig sein, an dieser Stelle auch ganz kurz auf die Impftuberkulose einzugehen. Schon vor der Entdeckung des Tuberkelbazillus hat HAENSELL mit Verimpfung tuberkulösen Eiters positive Ergebnisse gehabt. Mit Bazillen arbeiteten PANAS und VASSAUX, KOSTENITSCH und WOLKOW, HEYDEMANN, BACH, SCHIECK, NAKAGAWA, KRUSIUS, IGERSHEIMER. Es ist natürlich ausgeschlossen, alle diese Arbeiten zu besprechen. SCHIECK betont, daß die Bilder recht mannigfaltiger Art sein können. Die ersten Epitheloidzellen entstehen durch Aufblähung der fixen Hornhautzellen in der Nachbarschaft von Bazillen. Letztere liegen in der Mehrzahl frei, nicht in Zellen. Riesenzellen sind ganz spärlich. Die Epithelzellen über den Herden degenerieren und werden schließlich abgestoßen. Dann dringen von der Oberfläche, aber auch vom Rand Leukozyten ein und bilden die Randzone der jungen Knötchen. Der Prozeß entsteht um so langsamer und die Einzelheiten können um so besser auseinandergehalten werden, je weniger virulent die Bazillen sind. In NAKAGAWAS erstem Versuch ist bemerkenswert, daß nach ganz oberflächlicher Hornhautinfektion Knötchen in der Iris entstanden sind. Es wurde ein tiefer Knoten vor der Descemet gefunden, der dieselbe zur Aufsplitterung und Zerreißung brachte. In dem Knoten waren die Bazillen in Massen, auch über denselben hinaus im Kammerwinkel, der Sklera und dem Ziliarkörper. Es kann Verschleppung durch Zellen in Betracht kommen, da die Bazillen z. T. aber frei liegen, so wird ein Transport durch den Lymphstrom angenommen. Ganz anders sind die Ergebnisse von IGERSHEIMER, der findet, daß die Bazillen auf das von ihnen erzeugte Infiltrat und seine nächste Umgebung beschränkt bleiben. Er konnte auch zeigen, daß eine Superinfektion der Hornhaut nach vorausgegangener subkutaner Allgemeininfektion entweder resultatlos blieb, oder es trat sofort eine Entzündung auf, die dann aber stationär wurde, d. h. die Hornhaut nahm an der allgemeinen Immunität teil.

Syphilis der Hornhaut ist im Abschnitt Keratitis parenchymatosa bearbeitet.

XX. Lepra.

Die Lepra der Hornhaut tritt unter verschiedenen Formen auf: 1. als Keratitis punctata superficialis; 2. als Keratitis interstitialis diffusa; 3. in Form der sog. Leprome, die am Limbus sitzen und ein Stück in die Hornhaut hineinragen; 4. aus diesen können in ganz seltenen Fällen große Tumoren hervorgehen, welche die ganze Hornhaut einnehmen und klinisch die größte Ähnlichkeit mit Sarkomen haben.

Die Keratitis punctata leprosa in ihrer reinen Form ist anatomisch genau untersucht in einem Fall von AXENFELD, während MELLER in abgeschabtem Material reichliche Bazillen nachgewiesen hatte und JEANSELME und MORAX einen Bulbus untersuchten, der neben einer diffusen Infiltration auch einzelne unter der Bowman gelegene Knötchen zeigte, von denen Abbildungen gegeben werden. Die Knötchen waren aus Leprazellen zusammengesetzt, die massenhafte Bazillen enthielten. Die Bowman war emporgehoben, das Epithel normal. AXENFELD fand an der Stelle der grauen Fleckchen dicht unter der Bowman im gefäßlosen Gebiet Nester von Leprabazillen. Die obersten Lamellen waren etwas aufgeblättert, die Hornhautkörperchen unregelmäßig vermehrt und z. T. geschrumpft. Eine Infiltration von Wanderzellen war nicht vorhanden. Die Bazillen füllen Teile der Zellen oder liegen frei. Die Bowman ist teils intakt, teils von hinten etwas arrodiert, vereinzelt kommen auch im Epithel Bazillen vor, ohne Beziehung zu den Herdchen. In den mittleren Parenchymschichten finden sich einige mit Leprabazillen gefüllte Zellen. AXENFELD erörtert die Schwierigkeiten, die sich der Erklärung dieser Bazillenmetastasen entgegenstellen, da es sich um Bazillen ohne Eigenbewegung handelt. Auch GREEFF hat massenhafte Bazillen in den Saftlücken gefunden, während nur mit der Lupe kleinste Infiltrate zu erkennen waren. Der genauere anatomische Befund ist hier nicht erwähnt.

Veränderungen der Epithelzellen, Aufquellung und Vakuolenbildung, Vorkommen von Bazillen in und zwischen den Epithelien beschreibt SHIKANO.

TRANTAS fand Bazillen im abgeschabten Material. Auch in der anatomisch unveränderten Hornhaut können sich bei Leprakranken in den Saftlücken massenhafte Bazillen finden (NEISSER, UHLENHUTH und WESTPHAL). Um eine mehr diffuse Keratitis ebenfalls mit reichlichen Bazillen handelte es sich in dem Fall von DOUTRELEPONT und WOLTERS.

Leprome sind beschrieben von CHISOLM, PHILIPPSON, CHIARINI und FORTUNATI, FRANKE und DELBANCO, SPATARO, SAUVINEAU und MORAX, KARNITZKY und WEINSTEIN. In dem genau beschriebenen Fall von PHILIPPSON saß das eigentliche Leprom auf der Conjunctiva bulbi. An der Kornea fand sich eine dem Arcus senilis ähnliche gelbliche Trübung. Im Epithel Häufchen von gelbem Pigment. Die Bowman zeigt mehrfache Lückenbildung mit Kerneinlagerungen, und zwar sowohl gewöhnlichen Rundzellen wie Leprazellen. Bazillen in den Leprazellen, im Epithel sowie in den Saftspalten. Im Falle MORAX war der erkrankte Teil der Hornhaut auf das Zwanzigfache (?) der normalen Dicke verbreitert. Dichte zellige Infiltration, Gefäßneubildung, Zerstörung von Bowman und Descemet beherrschten das Bild. KARNITZKY und WEINSTEIN beschreiben ausgedehnte Epithelveränderungen, dasselbe hob sich in dünnen Lagen ab, die tieferen waren ödematös auseinandergedrängt, die Stachelzellen besonders deutlich. In dem Bindegewebe finden sich große Nester von Leprazellen, die mit Bazillen vollgepfropft sind.

Ein ganz ungewöhnliches Bild bot der Fall von MEYER und BERGER. Hier handelte es sich um einen riesigen Tumor, welcher den ganzen Bezirk der Hornhaut und der angrenzenden Teile einnahm. Auch Iris und Corpus ciliare waren mitergriffen. Der Hornhauttumor besaß die mehrfache Dicke einer normalen Hornhaut, zwischen einer bindegewebigen Grundsubstanz lagen große Nester, teils spindelförmiger, teils epitheloider Zellen. An einzelnen Teilen des Tumors war schleimige Erweichung zu finden. Die Geschwulst wurde zuerst für ein Leukosarkom gehalten, LEBER sprach die Vermutung aus, daß es sich um Lepra handeln könne, der Bazillennachweis bestätigte diese Ansicht. Ältere ähnliche Fälle sind von BULL und HANSEN sowie von DE VINCENTIIS mitgeteilt. Der Nachweis der Hornhautlepra ist im Gegensatz zur Tuberkulose ein sehr einfacher, sofern man nur an die Möglichkeit denkt, denn der Bazillennachweis scheint regelmäßig leicht zu gelingen.

XXI. Variola und Vakzine.

Anatomische Befunde von Variola oder Vakzine der Hornhaut beim Menschen sind mir nicht bekannt geworden. Wenn so erkrankte Augen entfernt werden, ist die Zerstörung der Kornea durch Sekundärinfektion so weitgehend, daß charakteristische Veränderungen nicht mehr erkannt werden können. Ich möchte aber doch nicht unterlassen, hier die experimentelle Pocken- und Vakzineepitheliosis zu schildern, weil der Hornhautimpfversuch für die Pockendiagnose eine außerordentliche Bedeutung gewonnen hat. Es ist aber nicht nötig, die ganze einschlägige Literatur zu besprechen, sondern es genügt für unseren Zweck, die maßgebende und grundlegende Arbeit von PAUL für meine Ausführungen zu benutzen. Ich fühle mich zu dieser Beschränkung um so mehr berechtigt, als PAUL hervorhebt, daß eine Orientierung in der Literatur dieses Gegenstandes selbst für den vollkommen Sachkundigen auf außerordentliche Schwierigkeiten stößt. In der angeführten Arbeit von PAUL ist die wichtigste ältere Literatur zu finden.

Die anatomische Diagnose der Pockenepitheliose kann nach PAUL makroskopisch gestellt werden: 36 Stunden nach der Impfung sieht man kleine Wucherungsherde im Epithel des Impfstrichs, die sich als vollkommen durchsichtige

Höcker erheben und rasch wachsen. Taucht man eine solche Kornea in Sublimat-alkohol, so heben sich schon nach 1—2 Minuten gesättigt weiße, isolierte Knöpfchen von dem Grunde ab, die bei sehr virulentem Impfmaterial zusammen-fließen können. 48 Stunden nach der Impfung beginnt im Zentrum der Kuppe des Variolahügels die Epithelabstoßung. Nach 96 Stunden ist ein Krater vor-handen, der für die Variola pathognomonisch ist.

Bei der Vakzineimpfung tritt die Zellquellung und Wucherung viel rascher auf und in diffuser Form längs den Impfstrichen. Die Epithelabstoßung erfolgt ebenfalls rascher und ausgedehnter, so daß schon nach 36—48 Stunden das Bild eines Systems von sich kreuzenden Gräben mit wallartig aufgeworfenen Rändern entsteht.

Bis zu den Untersuchungen von Paul wurden die Guarnierischen Kör-perchen für das wichtigste und entscheidende Merkmal des histologischen Befundes gehalten. Paul dagegen hebt hervor, daß sie nur ein Teilsymptom darstellen, das bei der Vakzineimpfung am häufigsten und frühesten beobachtet wird, während die Körperchen bei der Pockenepitheliose erst in verhältnismäßig spätem Stadium, d. h. zur Zeit der Kraterbildung zur Beobachtung kommen. Diese Körperchen haben das Aussehen eines rundlichen oder ovalen Tröpfchens, das fast stets unmittelbar neben dem Zellkern gelagert und in eine Delle des-selben eingesenkt ist, umgeben von einem mehr oder minder breiten hellen Hof.

Im Schnittpräparat ist das Epithel an der Impfstelle mächtig verdickt, was von einer Quellung der Zellen durch Flüssigkeitsaufnahme herrührt, die in den basalen Zellen beginnt und nach vorne vorschreitet. Die Vergrößerung der Zellen bedingt eine gegenseitige Verschiebung, wodurch das Epithellager als Ganzes sehr unregelmäßig wird. Zellhyperplasie tritt erst spät ein. Die Zell-durchtränkung steigert sich zum ausgesprochenen Hydrops. Die Epithelzellen dringen in die Impfschnitte ein und können auf Schnitten als abgetrennte Epithelinseln im Bindegewebe erscheinen.

Das Studium von sog. Klatschpräparaten ist geeignet, die Entstehungsweise der Guarnierischen Körperchen zu erkennen. Dieselben gehen aus der Kern-substanz hervor. Paul schildert den Austritt von Kernsubstanz in Form eines Chromatinnebels, der pilzhutartig einem Kernpol aufsitzt. Er verdichtet sich zu einem tropfenartigen, zunächst hüllenlosen Gebilde, dann erscheint eine Plasmahülle, durch Volumenzunahme entsteht eine neugebildete epitheloide Zelle, welche den durch Verlust von Kernsubstanz schlaff gewordenen Kern der Mutterzelle einbuchtet, wodurch sie ein protozoenartiges Aussehen gewinnt. (Cytorrhyktes). In weiterer Entwicklung, und zwar wesentlich im Kraterteil, kommt es zur Bildung monströser Gebilde, sog. Schachtelzellen, hier wiederholt sich der Vorgang, der zur Bildung der Tochterzelle geführt hat infolge Fort-wirkens des auslösenden pathologischen Reizes. Die Guarnierischen Körperchen sind nach dieser Darstellung endogen entstandene, sich verjüngende Epithel-zellen, aber weder Parasiten, noch Degenerationsprodukte. Außer den Schachtel-zellen werden auch Riesenzellen gefunden, beide sind Zeichen der vorhandenen Zellentartung. Die degenerierten Zellpartien werden ausgestoßen, die Schachtel-zellen im Gebiete des Kraters spontan, die peripheren Teile des Hügels in zu-sammenhängenden größeren Schollen, es folgt das Stadium der Regeneration.

Die Vielgestaltigkeit der Zellveränderungen in dem gleichen Krankheits-herd ist die Folge des durch Kontaktinfektion bedingten, peripherisch fort-schreitenden Wachstums der spezifischen Epithelwucherung. Gerade diese Vielgestaltigkeit ist für die Diagnose maßgebend. Entzündliche Veränderungen gehören nicht zu dem Bild, da die Pockenerreger streng obligate Epithel-schmarotzer sind.

XXII. Angeborene Hornhauttrübungen bzw. Entzündungen.

In der älteren Literatur ist eine Anzahl angeborener Hornhautstaphylome beschrieben, auf die ich noch zurückkomme. Ferner sind angeborene Hornhauttrübungen an mikrophthalmischen Augen auch anatomisch untersucht. Dabei wurde mehrfach Vaskularisation sowie starker Kerngehalt, manchmal eine skleraähnliche Beschaffenheit festgestellt. Ich habe in meiner Darstellung der Mißbildungen im GRAEFE-SAEMISCH ausgesprochen, daß diese Veränderungen der sichere Beweis für eine entzündliche Entstehung seien. Diese Auffassung habe ich aber schon in der Bearbeitung in SCHWALBES Handbuch der Mißbildungen fallen gelassen und stehe jetzt auf dem Standpunkt, daß solche Befunde weder als Beweise für noch als solche gegen die entzündliche Entstehung verwandt werden können, und daß sicher für die Mehrzahl der Fälle wegen der gleichzeitig vorhandenen anderen Anomalien anzunehmen ist, daß es sich um abnorme Entwicklungsvorgänge handelt, indem sich der betreffende Teil des Mesoderms aus Gründen, die wir noch nicht näher kennen, nicht in klare Hornhaut differenziert hat. Ich will hier nicht alles bringen, was über angeborene Hornhauttrübungen veröffentlicht ist, sondern nur ein paar Beispiele bemerkenswerter Fälle. In einer Beobachtung von STEIN zeigte das Auge eines Pferdes an der Oberfläche der Hornhaut haarpapillenähnliche Gebilde, die Descemet war durch enorme Faltenbildung mit der Iris verklebt, die Linse fehlte bis auf die Kapsel, im Glaskörper fand sich ein großes Stück Fettgewebe, es lag also eine zweifellose Mißbildung vor.

Membrana pupillaris persistens corneae adhaerens hat WINTERSTEINER bei einem 6 Wochen alten Kinde beschrieben und sie auf den Durchbruch eines blennorrhoischen Geschwüres bezogen. Es ist fraglich, ob der Fall nicht ebenso zu deuten ist wie ein eigener, in dem folgender Befund erhoben wurde. Bei einem mit Kolobom behafteten Mikrophthalmus trat aus der das Kolobom ausfüllenden mesodermalen Leiste ein einzelnes bluthaltiges Gefäß, das in eine ziemlich dicke Scheide von Zellen mit regelmäßig gestellten länglichen Kernen eingeschlossen war, in die vordere Kammer, verlief in dieser bis zur Hinterfläche der Hornhaut, war mit derselben durch seine Scheide an umschriebener Stelle verwachsen, zog dann in einer zur ersten annähernd senkrechten Richtung abermals frei durch die vordere Kammer und trat in die Pupillarmembran über. Die Hornhaut zeigte an der Verwachsungsstelle völlig normales Verhalten. Die nach hinten etwas konkav ausgebogenen Lamellen gingen ohne scharfe Grenze in den Mesodermzapfen über. Das Endothel reichte bis an diesen und auch noch etwas auf ihn hinauf. Die sehr dünne Descemet hörte zugespitzt auf. Es handelte sich um eine typische Entwicklungsanomalie. In gleichem Sinne sprechen die Fälle von BALLANTYNE, TREACHER COLLINS und SEEFELDER.

Das Vorkommen bereits bei der Geburt vorhandener Keratitis parenchymatosa und dadurch bedingter Hornhauttrübung ist durch die anatomischen Untersuchungen von REIS, SEEFELDER und v. HIPPEL sichergestellt. Auf die Befunde bin ich im Abschnitt „Keratitis parenchymatosa" eingegangen. Ob diese Fälle alle auf angeborene Lues zurückzuführen sind, ist nicht sicher, da sie z. T. vor der Wassermannzeit untersucht wurden. Nur in meinem Falle wurden Spirochäten nachgewiesen. MEISNER hat fötale Keratitis beim Meerschweinchen beschrieben, die er auf endogene Infektion bezieht. In der Mitte der Hornhautgrundsubstanz fand sich ein entzündliches Infiltrat, das in einem Auge das Epithel emporhob und unmittelbar vor der Perforation stand. Auch Kammerwinkel und Iris waren entzündlich verändert. SEEFELDER bemerkt dazu, daß MEISNER das Tier erst am 3. Lebenstag gesehen hat.

Die Frage, ob intrauterin entstandene Hornhautgeschwüre vorkommen, d. h. solche, welche nicht bei einer sehr lange dauernden Geburt durch vorzeitigen Blasensprung bedingt sind, ist vielfach Gegenstand der Erörterung gewesen. Es besteht heute die Neigung, alle so gedeuteten Befunde als nicht genügend gesichert abzulehnen, angesichts der unbestreitbaren Tatsache, daß man sich eine ektogene Infektion vom Fruchtwasser aus sehr schwer vorstellen kann. SAEMISCH führt aus der Literatur 2 Fälle an, wo eine gonorrhoische Konjunktivitis bei Kindern bestand, welche in erhaltenen Eihäuten geboren waren und berichtet über einen eigenen Fall, wo die Geburt ganz normal verlief, die Mutter keinen Ausfluß hatte und sofort nach der Geburt bemerkt wurde, daß die Lider nicht normal gewölbt waren. Im Konjunktivalsack fand sich nach dem erhaltenen Bericht eine gelbliche Flüssigkeit, am folgenden Tag stellte SÄMISCH selber am linken Auge an der Bindehaut die Erscheinungen einer Blennorrhöe im zweiten Stadium fest. Die Hornhaut war fast vollständig zerstört, die Iris lag frei zutage. Gonokokken wurden nicht gefunden, das andere Auge war normal. In dem Fall von TERSON wurde sofort nach dem Austritt des Kopfes bei Kaiserschnitt eine eitrige Konjunktivitis festgestellt, im Sekret Kokken, vom Typus des Tetragenus. SANZ BLANCO berichtet über einen Fall, wo 4 bis 6 Stunden nach der Geburt auf dem einen Auge ein großes perforiertes Geschwür mit Irisvorfall, auf dem anderen dichte Infiltration gefunden wurde, dabei bestand keine Entzündung der Bindehaut. SEEFELDER will diese Fälle nicht als beweiskräftig gelten lassen, da in den Fällen von SÄMISCH und BLANCO keine genaueren Angaben über den Geburtsverlauf vorlägen und im Falle von TERSON die Pathogenität der gefundenen Kokken nicht geprüft sei. Nun muß aber doch für letzteren anerkannt werden, daß die Kokken im Bindehautsack vorhanden waren. Selbst wenn sie nun nichts mit der Entzündung zu tun hatten, so scheint mir der Befund doch die Möglichkeit des Hineingelangens von Mikroorganismen bei unveränderten Eihäuten zu beweisen. In dem Fall von SÄMISCH, wo unter der Annahme einer gonorrhoischen Entzündung, die ja allerdings nicht nachgewiesen ist, nach dem klinischen Befunde die Infektion eine ganze Reihe von Tagen hätte zurückliegen müssen, ist es mir wenigstens wahrscheinlich, daß SÄMISCH sich nicht mit der Angabe normale Geburt begnügt hätte, wenn darüber etwas Besonderes zu sagen gewesen wäre. Der Fall von TERSON, den er als angeborene Hornhautfistel beschreibt, ist für die Frage einer ektogenen Infektion nicht zu verwerten, da er auch in der Weise gedeutet werden könnte, wie die im folgenden beschriebene Gruppe von Fällen. Im ganzen scheint mir aber aus den berichteten Fällen hervorzugehen, daß man die Möglichkeit einer intrauterinen Infektion der Hornhautoberfläche einstweilen nicht ausschließen darf, wenn sie auch sicher sehr selten vorkommt.

Angeborene zentrale Defekte der Descemet und der hinteren Hornhautschichten.

Der erste anatomische Befund dieser Art stammt von TEPLJASCHIN, er ist aber unvollkommen beschrieben und hat keine besondere Beachtung gefunden. Die eigentliche Kenntnis des hier zu erörternden Krankheitsbildes geht von meiner Arbeit aus dem Jahre 1897 aus. Ich beschrieb damals die beiden Augen eines 4 Wochen alten Kindes, das mit dichten zentralen Trübungen geboren war und anatomisch folgenden Befund zeigte: Faltung und Verdickung der Bowman, darunter eine Schicht von etwa $1/_4$ der Hornhautdicke mit sehr starker Wucherung von fixen Zellen. Die dazwischenliegenden Lamellen gequollen. Dahinter ein auf dem einen Auge zentral, auf dem anderen etwas höher gelegener Teil hochgradig gequollenen, ungefärbt gebliebenen Gewebes, hinter dieser Zone wieder starke Kernvermehrung, dahinter ein Defekt der Descemet und des Endothels, auf dem einen Auge $3:2^{1}/_{2}$, auf dem anderen $2:1^{1}/_{2}$ mm im Durchmesser. Die Descemet endete zugespitzt ohne Einrollung.

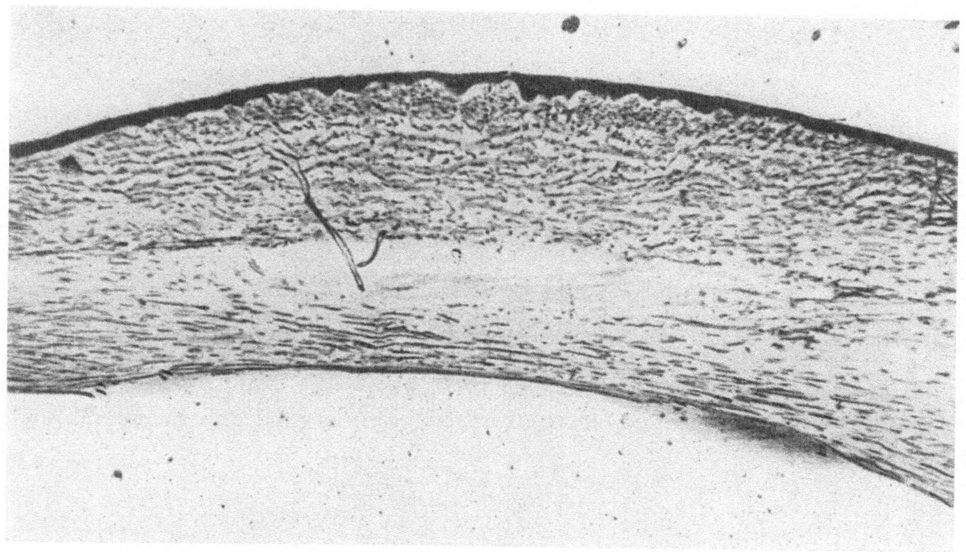

Abb. 88. Beginnender Hydrophthalmus. Angeborener zentraler Defekt der Descemet und der hinteren Hornhautschichten, Quellung der Hornhaut, enorme Wucherung der fixen Hornhautzellen. Linkes Auge (v. Graefes Arch. f. Ophth. 44). (Präparat des Verfassers.)

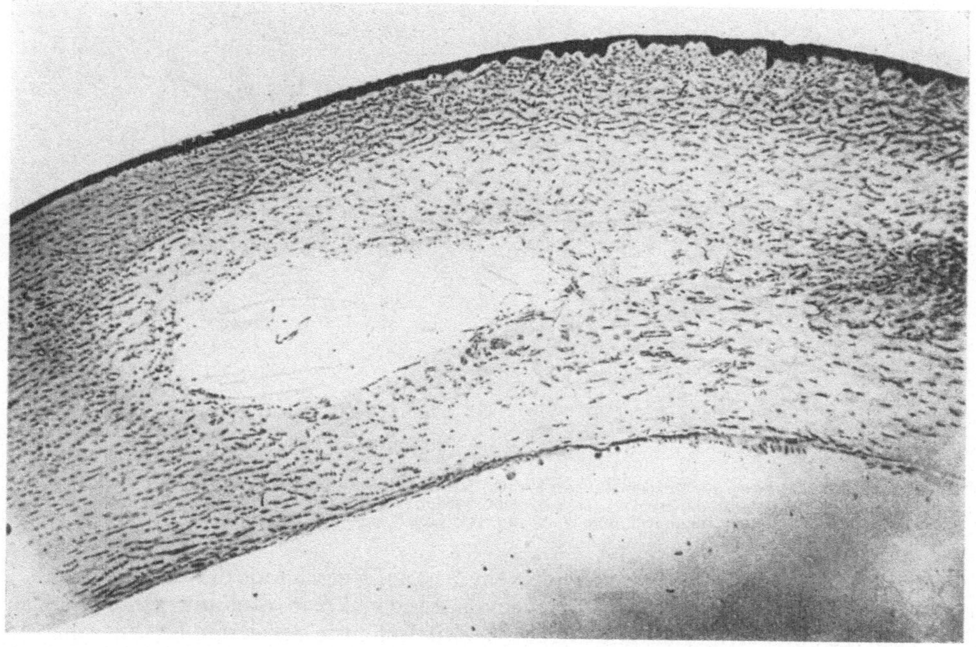

Abb. 89. Beginnender Hydrophthalmus. Rechtes Auge: Angeborener zentraler Defekt der Descemet, sehr starke Hornhautquellung, sonst wie links (v. Graefes Arch. f. Ophth. 44). (Präparat des Verfassers.)

Die Augen waren leicht hydrophthalmisch, das uveale Gerüstwerk des Kammerwinkels war erhalten, der Schlemmsche Kanal fehlte, es bestand ein angeborenes
Iriskolobom. Von diesem Fall geht eine lebhafte Erörterung über die Bedeutung

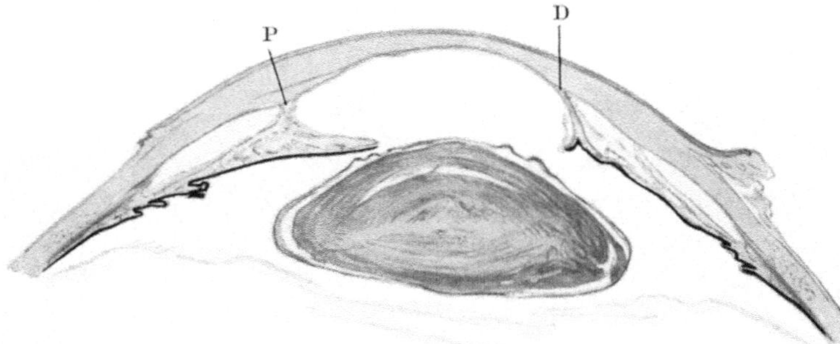

Abb. 90. Angeborener Defekt der Descemetschen Haut. Zwischen P und D fehlt die Membran.
Hier hängt die rudimentäre Iris an der Hornhauthinterfläche. (Präparat von A. PETERS.)

des Befundes aus, an der sich vor allen Dingen PETERS und eine Anzahl seiner
Schüler, ferner SEEFELDER, REIS, MELLER, UHTHOFF und sein Schüler MOHR,

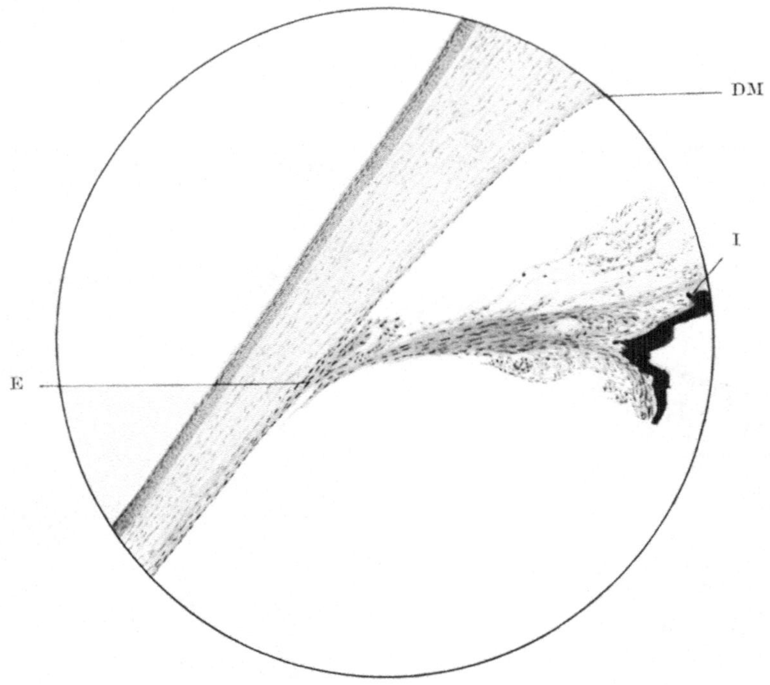

Abb. 91. Defektbildung der Descemetschen Haut. Die Descemetsche Membran (DM) endet bei E.
Hier ist die rudimentäre Iris (I) mit einer vorderen Synechie an die Hinterfläche
der Hornhaut angewachsen. (Präparat von A. PETERS.)

sowie FUCHS beteiligt haben. Ich gebe ein genaues Verzeichnis der einschlägigen
Arbeiten, ich selber habe noch mehrmals zu der Frage Stellung genommen.
Was die objektiven Befunde angeht, so tritt schon in der ersten PETERSschen
Arbeit als etwas Neues das Vorhandensein von partieller Verwachsung der Iris
mit den Rändern des Substanzverlustes, und zwar in Ringform hervor. Das

Sphinktergewebe ist in anderen Fällen an solchen Verwachsungen beteiligt. Peters beschreibt außerdem eine eigentümliche, schleifenartige Beschaffenheit der Hornhautlamellen vor dem Defekt. Im Gegensatz zu meinem Fall wurde aber in den übrigen die lebhafte Wucherung der Hornhautkörper vermißt bis auf den ersten Fall von Mohr. In der Literatur finden sich auch Untersuchungen von Augen älterer Individuen, wo aus dem anatomischen Befunde auf die Zugehörigkeit zu unserem Krankheitsprozeß geschlossen wurde. Ich besitze auch noch zwei dahingehörige Fälle, die ich nicht veröffentlicht habe. Der Befund ist sowohl an Augen erhoben worden, die zweifellos hydrophthalmisch waren, als auch an solchen, wo kein Anhaltspunkt für diese Annahme bestand. Von anderen Anomalien dieser Augen ist noch das Vorkommen eines sog. Embryotoxon (abnorm weites Hinaufreichen des Limbusgewebes auf die Hornhaut) zu erwähnen. Das Krankheitsbild ist wiederholt bei mehreren Geschwistern beobachtet, die Hornhauttrübung ist weitgehender Aufhellung fähig, so daß eine klare (Spaltlampenuntersuchung fehlt allerdings) normal große oder vergrößerte Hornhaut zurückbleiben kann, sowie das ausgesprochene Bild eines Hydrophthalmus mit klarer oder getrübter Kornea. Diese Angaben beziehen sich auf direkte klinische Beobachtungen von mir und anderen.

Es ist nicht möglich, an dieser Stelle die sehr zahlreichen anatomischen Befunde zu besprechen. Der interessierte Leser sei auf das Literaturverzeichnis verwiesen. Hier soll vielmehr nur noch von den verschiedenen Auffassungen gesprochen werden, welche bei dem Versuch einer Erklärung zutage traten. Ich selber habe in meiner ersten Arbeit angenommen, daß ein Ulcus internum, verursacht durch endogene eitrige Infektion der Hornhauthinterfläche die Grundlage bilde. Ich habe diese Ansicht später zurückgenommen und es als wahrscheinlich hingestellt, daß ein nicht näher bekannter Krankheitsvorgang in den letzten Monaten des intrauterinen Lebens an einer ausgebildeten Hornhaut zur Entstehung des Defektes und daran anschließender Quellungstrübung mit reaktiver Wucherung der Hornhautzellen geführt hat. Peters dagegen betrachtete den Befund als eine Hemmungsbildung, entstanden in frühester Fötalzeit durch zu langes Anliegen der Linse an der Hornhauthinterfläche. Später änderte er seine Ansicht dahin ab, daß das Primäre eine abnorme Differenzierung des Epithels am Hornhautscheitel und eine dadurch bedingte Störung in der Abschnürung der Linse sei. Seefelder hat seine Ansicht mehrfach geändert, steht aber jetzt wie die Mehrzahl der Autoren auf dem Standpunkt von Peters, daß eine Entwicklungsstörung vorliegt, wobei er aber die Theorie der gestörten Linsenabschnürung ablehnt. Er nimmt eine Entwicklungsstörung des Hornhautendothels an, für deren Entstehung man keine Erklärung geben könne. Die Synechienbildung wurde von Peters als Folge von ausgebliebener Differenzierung von Pupillarmembran und Hornhautstroma angesehen. Ich habe diese Auffassung aus entwicklungsgeschichtlichen Gründen abgelehnt und Seefelder ist ebenfalls der Ansicht, daß es sich nur um eine wirkliche Verwachsung handeln könne. Peters hat dies später anerkannt, das bedingt aber die Schwierigkeit, daß man die Entstehung des Defektes der Hornhaut und die Synechienbildung in weit auseinanderliegende Zeiträume verlegen muß.

Sehr eigentümlich ist es meinem ersten Fall in der Beurteilung der Autoren ergangen: Während Peters und ich selbst der Ansicht waren, daß unsere Fälle grundsätzlich übereinstimmend sind, ist von Meller die Ansicht ausgesprochen worden, daß es sich in meinem Falle ebenso wie in dem seinen gar nicht um das Peterssche Bild der angeborenen Defektbildung handele, sondern vielmehr um eine sekundäre Ruptur der Descemet infolge der Dehnung beim hydrophthalmischen Prozeß und Seefelder schließt sich dieser Ansicht in seiner neuesten Arbeit an. Ich sowohl wie Peters halten diese Deutung nicht für zutreffend, ich kann sie zwar nicht bündig widerlegen, muß aber behaupten, daß sie ebensowenig sicher zu beweisen ist. Ein $3^1/_2-2^1/_2$ mm großer, annähernd kreisförmiger Defekt der Hornhautmitte ohne jede Einrollung der Descemet ist mir als Folge einer Dehnungsruptur doch wenig wahrscheinlich, zumal es sich um einen geringen Grad von Hydrophthalmus handelte. FUCHS hat meinen Fall für eine luetische Keratitis parenchymatosa erklärt mit sekundärer Nekrotisierung der hintersten Schichten, eine Auffassung, die mir wenig wahrscheinlich ist. Wenn auch in meinem Fall gewisse Verdachtsmomente für angeborene Lues bestanden, so traf das für die anderen Fälle nicht zu. Man könnte allerdings sagen, die mächtige Wucherung der Hornhautkörper wie in meinem Fall fehlt in den übrigen und dies könnte eine verschiedene Auffassung rechtfertigen, immerhin bleibt das alles unsicher. MELLER ist der Ansicht, daß hier eine so heftige Reaktion des Hornhautgewebes vorliegt, weil die Zerreißung erst frischeren Datums sei, während in den Fällen, die als wirkliche angeborene Defekte zu betrachten sind, bei der allmählichen Ausbildung das Hornhautgewebe die Möglichkeit gehabt habe, sich den veränderten Verhältnissen anzupassen. Man wird nicht sagen können, daß diese Erklärungsversuche sehr befriedigend sind. Eine restlose Klärung dieser ganzen Frage wäre wohl nur zu erwarten, wenn einmal ein glücklicher Zufall einem Untersucher embryonales Material in die Hände spielte. Es ist zu bedauern, daß es SEEFELDER nicht möglich war zu versuchen, ob die Hündin, bei der er die Defektbildung untersuchen konnte, dieselbe auf die Nachkommenschaft vererbt hätte. Wäre ein solcher Versuch erfolgreich, dann würde die Ansicht von PETERS, daß es sich um eine idiotypische Mißbildung handelt, bewiesen sein. In dem erwähnten Falle beschreibt übrigens SEEFELDER ein neugebildetes, den Hornhautdefekt ausfüllendes Bindegewebe und spricht von dem ersten anatomischen Nachweis der Heilung einer PETERSschen Defektbildung. Das Bindegewebe ist von der Hornhaut aus entstanden ohne Beteiligung der Pupillarmembran.

Will man meinen Fall als wesensverschieden von dem PETERSschen hinstellen, so wäre noch daran zu erinnern, daß gerade die von mir dabei beobachteten Entwicklungsstörungen (Kolobom usw.) bisher ein wichtiges Beweismittel für PETERS abgegeben haben. Für mich ist bei der ganzen Streitfrage der wichtigste Punkt der, ob anzunehmen ist, daß die Anomalie in den frühesten Stadien der Entwicklung oder in den letzten Monaten des intrauterinen Lebens entsteht. Im letzteren Fall wäre die Synechienbildung in die gleiche Zeit zu verlegen wie die Entstehung des Hornhautdefekts, im ersten Falle ist dies gänzlich ausgeschlossen, da die Iris erst viele Monate später an die Stelle gelangen kann, wo man sie im fertigen Präparat findet. Wenn PETERS bemängelt hat, daß ich gesagt habe, es könne sich um einen bisher nicht näher bekannten Krankheitsprozeß handeln, so möchte ich darauf hinweisen, daß die zahlreichen Versuche sog. peristatische Mißbildungen zu erzeugen gelehrt haben, daß eine toxische Beeinflussung der Frucht und dadurch bedingte Störung in der Ausbildung in verschiedenen Stadien der Entwicklung möglich ist, und daß dabei auch Störungen im Bereich der vorderen Kammer vorkommen können (PAGENSTECHER). Es liegt also kein Grund vor, solche Möglichkeiten von vornherein auszuschließen, selbst wenn die Anomalie bei Geschwistern vorkommt. Denn wenn sie sich in einer Schwangerschaft geltend machen kann, so ist dies auch für andere denkbar. Ich vertrete hier wie schon früher den Standpunkt, daß ich es nicht für richtig halte, bei Veränderungen, deren Entstehungsweise auf Grund des vorhandenen Materials noch gar nicht einwandfrei erklärt werden kann, sich dogmatisch festzulegen. Das gilt z. B. auch für die Frage, ob eine intrauterin entstandene eitrige Infektion am Auge denkbar ist, bzw. ob sie vorkommt. Zweifellos sind die Schwierigkeiten für die Annahme einer Infektion von der Bulbusoberfläche aus groß, auch für die Annahme einer metastatisch entstandenen Eiterung war bis vor kurzem kein einwandfreier Beweis erbracht. Nun hat ihn aber gerade SEEFELDER für das angeborene Hornhautstaphylom geliefert, das mit der oben beschriebenen Mißbildung offenbar in sehr naher Beziehung steht. SEEFELDERs Urteil ist jedenfalls als maßgebend anzuerkennen, für voreingenommen wird ihn nach seiner bisherigen Stellungnahme zu unserer Frage niemand halten können. Ich hatte Gelegenheit, seine Präparate selber zu sehen und habe nicht den geringsten Zweifel an der Richtigkeit seiner Deutung. Man sieht also auch hier wieder, daß eine Entstehungsmöglichkeit andere nicht auszuschließen braucht, und daß eine gewisse Zurückhaltung, wie ich sie in den letzten Jahren geübt habe, ihre Berechtigung hat.

Angeborenes Hornhautstaphylom: Wenn man die FUCHSsche Begriffs-bestimmung zugrunde legt, daß als Staphylom nur die Gebilde bezeichnet werden sollten, welche aus der Iris hervorgehen, so wird man für die Mehrzahl der hier in Frage kommenden Fälle genauer den Ausdruck Keratektasie anzuwenden haben.

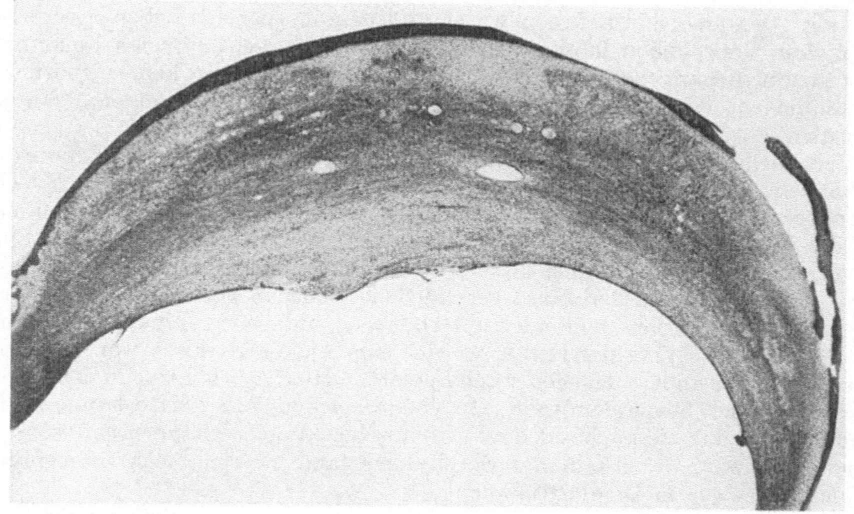

Abb. 92. Angeborenes Hornhautstaphylom. Ungleiche Dicke der Wandung, Kerngehalt sehr ungleichmäßig. Pigmentepithelbelag der Hinterfläche. (Präparat des Verfassers.)

Da nun aber alle beschriebenen Fälle mit dem Namen Staphylom bezeichnet sind, will ich ihn beibehalten. Meine Zusammenstellung gibt im ganzen 30 Fälle. Vielleicht könnte der eine oder andere ausgeschieden werden, weil gewisse Ab-weichungen vorliegen, es scheint mir aber nicht viel darauf anzukommen. Die einseitigen Fälle überwiegen, doch sind öfters am anderen Auge Anomalien vorhanden (Hornhauttrübungen, Mikrophthalmus, „Phthisis bulbi"). Während manche Augen sehr frühe entfernt wurden, so bei HIRSCHBERG und BIRNBACHER 4 Tage nach der Geburt, sind in der Literatur auch Fälle mitverwertet, die viele Jahre später enukleiert wurden, manchmal sogar solche, wo es in der Vorgeschichte heißt, daß die Augen bei der Geburt normal ausgesehen hätten. Derartige Fälle zu verwerten, ist natürlich unberechtigt.

Der makroskopisch-anatomische Befund, der am häufigsten wiederkehrt, läßt sich etwa folgendermaßen beschreiben: Der vergrößerte Bulbus trägt an Stelle der Kornea eine ektatische, öfters höckrige, trübe, vaskularisierte, wie Narbenmasse aussehende Vorwölbung. Das Verhalten von vorderer Kammer und Iris ist oft nicht zu beurteilen. Wo dies möglich ist, pflegt die Kammer zu fehlen und die Iris der Hinterfläche anzuliegen.

Mikroskopisch war die Staphylomwand überzogen von einem ungleich dicken Epithel von der gleichen Beschaffenheit wie man es sonst von Staphylomen kennt. Die Bowman war mehrfach in den Randteilen vorhanden. In den mittleren fehlte sie im allgemeinen, manchmal war überhaupt nichts von ihr nachzuweisen. Die Wand war von sehr verschiedener Dicke, nicht nur in den verschiedenen Fällen, sondern auch im einzelnen Präparat. So kamen Unterschiede zwischen 0,15 und 4 mm zur Beobachtung. Das Bindegewebe der Staphylomwand war von Gefäßen durchzogen, manchmal auffallend weiten. Kernvermehrung wurde beschrieben, sowie pigmentierte Einlagerungen in die tieferen Teile. Die Descemet fehlte ganz oder teilweise in den meisten Fällen. Eine vollständige Erhaltung derselben ist wohl nirgends angegeben. Der Hinterwand war fast immer die sehr atrophische Iris angelagert, die oft bis auf die Schicht des Pigmentepithels verdünnt war. In der Mitte wurden tiefe, grubenförmige Einsenkungen gefunden, die auch mit Pigmentepithel ausgekleidet waren. Mehrfach stand das erhaltengebliebene Sphinktergewebe mit der Staphylomwand in fester Verbindung. Dies alles sind Befunde, wie sie an jedem im späteren Leben erworbenen Staphylom vorkommen können. Letztere teilen übrigens, wie ich hinzufügen möchte, mit den angeborenen auch die Eigenschaft, daß meist keine eigentlichen entzündlichen Veränderungen mehr nachgewiesen werden können, während sie früher natürlich bestanden haben.

Verschieden ist das Verhalten der Linse. In über der Hälfte der Fälle ist sie vorhanden, und zwar entweder in normaler Größe, kataraktös oder auch nicht, in anderen Fällen abnorm klein, öfters mit zerfallenem Inhalt, mehrfach war nur die Kapsel erhalten. In dem kleineren Teil der Fälle fehlen sowohl Linse wie Kapsel vollständig, dabei können Zonulafasern vorhanden sein oder auch nicht. Da das Fehlen der Linse verschiedene Deutung gefunden hat (Austritt durch eine Perforationsstelle oder unterbliebene Anlage der Linse), so erwähne ich den Fall von WINTERSTEINER, wo das eine Auge atrophisch war und keine Linse hatte, das andere dagegen staphylomatös. Hier lag die Linse in der Durchbruchsstelle der Staphylomwand. In einem solchen Fall dürfte kaum zu bezweifeln sein, daß sie auch auf dem atrophischen Auge vorhanden gewesen und ausgetreten war. Innerhalb des Staphyloms fand sie sich noch in mehreren Fällen, und zwar meist als Rudiment.

Von sonstigen Befunden sei noch erwähnt, daß in einem Fall innerhalb der Hornhautektasie eine bindegewebige Zyste, die mit Iris und Ziliarkörper zusammenhing, angetroffen wurde. Die Auskleidung der inneren Wand war ein schön ausgebildetes Flimmerepithel (KRÜKOW). Eine innerhalb der Iris gelegene, mit Epithel ausgekleidete Zyste beschreibt MONESI, WIRTHS einen mit mehrschichtigem Epithel ausgekleideten Hohlraum mitten im Staphylomgewebe. Der Inhalt war eine strukturlose Masse. Ein eigentümliches Konvolut, das aus Gliagewebe bestand und keinen Zusammenhang mit anderen retinalen Abkömmlingen zeigte, fand sich in meinem Fall vor. Etwas Ähnliches hat MEISNER beschrieben. In einem Fall von WIRTHS sah man peripher von der ektatischen Hornhaut innerhalb der Sklera einen hornartig aussehenden Bezirk, der auch mikroskopisch in seiner Struktur einer Hornhaut glich. Die hinteren Teile des Auges, Sklera, Aderhaut und Retina waren vielfach normal, es kamen aber auch eigentümliche Bogen-, Arkaden- und Rosettenbildungen der äußeren Netzhautschichten vor, und zwar bemerkenswerterweise auch in dem neuesten Fall von SEEFELDER, wo er die Staphylomentstehung mit Sicherheit auf Entzündung zurückführt.

In zahlreichen Fällen ist es mehr oder weniger Deutungssache, ob man vermehrten Kerngehalt und perivaskuläre Infiltration als entzündlich oder nicht entzündlich ansehen will. In einigen Fällen waren dagegen ausgesprochen entzündliche Veränderungen vorhanden (RUNTE, PETERS, CLAUSEN). PETERS hat sogar Mikroorganismen nachgewiesen, betrachtet aber das Staphylom als Entwicklungsanomalie, die Entzündung als Sekundärinfektion. Der oben erwähnte neueste Fall von SEEFELDER ist aber wohl eindeutig[1]).

In der Mitte der ektatischen Hornhautpartie wurden mehrfach hyaline Konkretionen gefunden, die ich erwähne, weil PETERS sie bei der Deutung der Befunde verwertet. Im Fall von BERNHEIMER saßen zwei Dermoide der Staphylomwand auf. Die Fülle der sonst beschriebenen Einzelheiten kann hier nicht wiedergegeben werden, sondern ist den Originalarbeiten zu entnehmen.

Während in der älteren Literatur die in allen wesentlichen Punkten vorhandene Übereinstimmung mit den nach Hornhautdurchbruch entstandenen Staphylomen zu der Ansicht geführt hatte, daß auch die angeborenen gleichen Ursprungs seien und ich selber früher diesen Standpunkt uneingeschränkt vertreten habe, TREACHER COLLINS allerdings den Fall von PARSONS schon als Entwicklungsanomalie erklärt hatte, trat ein wesentlicher Umschwung der Ansichten ein im Anschluß an die von PETERS gegebene und weiter oben bereits besprochene Deutung der angeborenen Defekte der Hornhauthinterfläche. PETERS setzte die angeborenen Staphylome zu jenen Befunden in engste Beziehung und kam zu der Auffassung, daß wahrscheinlich sämtliche angeborenen Staphylome echte Mißbildungen seien und mit intrauterinen Entzündungsvorgängen nichts zu tun hätten. Die Schwierigkeit, intrauterine ektogene Infektionen der Hornhaut mit Geschwürsbildung und Durchbruch anzunehmen, war durchaus geeignet, diese Anschauung zu unterstützen. Er formulierte eine Hypothese, wonach alle in diesen Fällen gefundenen Veränderungen auf eine fehlerhafte Abschnürung des Linsenbläschens zurückzuführen seien, ,,wobei es vorläufig unentschieden bleiben muß, ob sowohl das Ektoderm wie das Mesoderm Träger der abnormen Differenzierung sein könne.'' Bezüglich der Linse ergaben sich folgende Möglichkeiten: 1. ,,Es wird überhaupt kein Linsenbläschen abgeschnürt (Fehlen der Linse). 2. Das rudimentär entwickelte, abgeschnürte Linsenbläschen bleibt in der Nähe des Ektoderms liegen und wird von Mesoderm umwachsen und gibt so Veranlassung zur Entstehung eines angeborenen Staphyloms, oder es liegt die rudimentär entwickelte Linse der Hornhauthinterfläche, resp. der Pupillarmembran auf, oder es wird bei normaler Linse ein rudimentärer linsenähnlicher Körper in das Hornhautgewebe eingeschlossen, oder endlich die Entwicklung der Linse vollzieht sich in normaler Weise.''

Wie ich schon früher betont habe, stehe ich in Übereinstimmung mit PETERS, SEEFELDER und anderen auf dem Standpunkt, daß zweifellos angeborene Staphylome (richtiger wäre allerdings wohl im allgemeinen die Bezeichnung leukomatöse Keratektasie) ohne Durchbruch der Hornhaut und ohne eitrige Einschmelzung derselben entstehen können. Diese Möglichkeit ist unabhängig davon, ob die Defekte der Hornhauthinterfläche als Mißbildungen oder Krankheitsprodukte gedeutet werden. Im übrigen möchte ich meinen jetzigen Standpunkt noch etwas genauer kennzeichnen: Es ist Sache der persönlichen Veranlagung, ob man das Bedürfnis empfindet, vorgefundene schwer deutbare Befunde unter allen Umständen zu erklären. In diesem Fall sind Hypothesen nicht zu entbehren. Eine solche ist die von der Abschnürung des Linsenbläschens, dabei wird der Befund von Linse oder Linsenrudimenten innerhalb des Staphylomgewebes so gedeutet, daß sie sich hier von vornherein befanden, die Möglichkeit aber, daß sie erst sekundär hineingelangt sein könnten, nicht berücksichtigt. Das Fehlen der Linse wird als Bildungsmangel bezeichnet, die Möglichkeit eines sekundären Austritts steht dem gegenüber. Gänzlich unklare Befunde wie die Zystenbildung im Falle WIRTHS, die Gliawucherung in meinem und MEISNERS Fall werden als Lentoide oder Pseudolinsen bezeichnet, sogar bei vorhandener normaler

---

[1]) Inzwischen von PETERS angefochten.

Linse keine wesentliche Schwierigkeit für die Deutung gesehen. Es liegt im Wesen von Hypothesen, daß sie nicht sicher beweisbar sind, sonst wären es eben keine Hypothesen, ebenso aber, daß sie nicht bündig widerlegt werden können. Ich selber habe ebenso wie SEEFELDER schwere Bedenken, vor allen Dingen angesichts der Fälle mit normal entwickelter Linse. Die Befunde von Muskelgewebe innerhalb des Staphyloms sowie die hyalinen Konkretionen im Scheitel desselben halte ich für die Erklärung der Entstehung für bedeutungslos, da alle solche Befunde sich auch an gewöhnlichen, adhärenten Leukomen und Staphylomen vorfinden können. Die genetische Erklärung der Einzelheiten solcher verwickelten Bildungen ist meines Erachtens nur in sehr beschränktem Maße möglich. Es ist durchaus nicht unwahrscheinlich, daß die Auffassung von PETERS, daß in der Mehrzahl der Fälle Bildungsanomalien vorliegen, zu Recht besteht. Ihre formale Genese aufzuklären wird aber, wie ich schon oben hervorhob, nicht eher in befriedigender Weise gelingen, als sich vielleicht einmal die embryologische Analyse auch auf diese Befunde wird anwenden lassen. Außerdem kann man jetzt schon auf Grund des neuesten SEEFELDERschen Falles behaupten, daß nicht alle Fälle von angeborenem Staphylom die gleiche Auffassung zulassen, denn der Beweis für die Möglichkeit entzündlicher Entstehung scheint mir jetzt erbracht zu sein. Die Wahrheit dürfte also auch hier wieder einmal in der Mitte liegen und ich betrachte es als die Aufgabe der Zukunft, nicht mehr beliebige Fälle zu veröffentlichen, die wegen ihrer Kompliziertheit und Unklarheit den verschiedensten Deutungen zugänglich sind, sondern nur möglichst klare Fälle mitzuteilen. Ich vermeide es auch mit voller Absicht, nunmehr den SEEFELDERschen Fall als Grundlage zu nehmen, um von den veröffentlichten wiederum einen Teil für die entzündliche Entstehung in Anspruch zu nehmen,was an sich durchaus möglich wäre.

Ich besitze die Präparate eines noch nicht veröffentlichten Falles von angeborenem Hornhautstaphylom[1]) in einem mikrophthalmischen Auge (das andere zeigte reinen Mikrophthalmus mit vollständiger Hornhauttrübung). Die Staphylomwand war z. T. papierdünn, so daß ein äquatorialer Rasiermesserschnitt durch den gehärteten Bulbus das Staphylom zum Platzen brachte. An anderen Stellen besaß die Wand eine beträchtliche Dicke. Die anatomischen Verhältnisse sind sehr verwickelt und können hier nicht wiedergegeben werden. Die Deutung Entwicklungsanomalie ist mir für diesen Fall die wahrscheinliche.

XXIII. Geschwülste.

a) Papillom.

Die Mehrzahl der Papillome geht vom Limbus aus. Man könnte sie also auch im Abschnitt „Konjunktiva" besprechen. Da sie aber auf die Hornhaut übergreifen und ihr klinisches Interesse hauptsächlich in der Miterkrankung der letzteren liegt, da außerdem in einigen Fällen die Geschwulst primär auf der Hornhaut entstand, so ist eine Darstellung an dieser Stelle unerläßlich. Die Geschwulst wächst aus unscheinbaren Anfängen mitunter zu enormer Größe heran und kann wie ein Blumenkohlgewächs die ganze Hornhaut überlagern. Die Oberfläche ist unregelmäßig höckerig, die Farbe weißlich grau oder grau-rötlich, mit der Lupe können die Gefäße im Innern der Papillen sichtbar sein. Ich besitze das klinische und mikroskopische Bild eines selbstbeobachteten Papilloms der Conjunctiva bulbi, bei welchem schon klinisch mit unübertrefflicher Klarheit die Bauart des Tumors erkennbar war. Die epitheliale Wucherung war nämlich so durchsichtig, daß man jedes feinste

---

[1]) Vgl. v. HIPPEL: Über angeborene Hornhautstaphylome. Ophth. Ges. z. Heidelberg, 1927.

Gefäßchen erkennen konnte. Man ist erstaunt, wie im mikroskopischen Bild im Gegensatz zum klinischen Befund das Epithel ganz im Vordergrund steht.

Das Papillom gehört zu den an sich gutartigen Geschwülsten, es kann aber leicht bei unvollständiger Abtragung rezidivieren und einzelne Fälle sind beschrieben, wo es in Karzinom überging (AYRES, weitere Literatur bei CONTINO und STEINOHRT). Es gibt auch eine Anzahl von Fällen, die als Karzinome beschrieben sind, während spätere Autoren sie den Papillomen zurechnen, so daß eine scharfe Abgrenzung innerhalb der Literatur auf Schwierigkeiten stößt. Ich verweise in dieser Hinsicht auf die beiden zuletzt erwähnten Arbeiten. Vom Papillom kann ein Kontakttumor des gegenüberliegenden Lidrandes ausgehen (BIRCH-HIRSCHFELD).

Gemeinsam ist allen Papillomen, daß sie sich aus zwei Bestandteilen zusammensetzen, einer oft sehr mächtigen Wucherung des Epithels und einem gefäßhaltigen Bindegewebe, welches das Zentrum der einzelnen Papillen bildet. Da diese nicht alle die gleiche Richtung haben, können im Schnitt die verschiedensten Bilder vorkommen und scheinbar isolierte Gefäße innerhalb des Epithels auftreten. Die Masse des Epithels im Verhältnis zum Bindegewebe ist sehr verschieden, bei den jüngeren Formen überwiegt

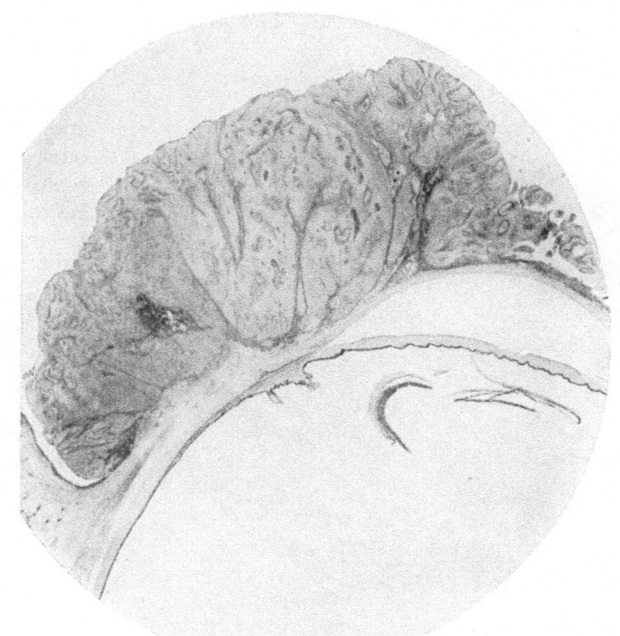

Abb. 93. Papillom der Kornea. (Publ. von HEILBRUN.) v. Graefes Arch. f. Ophth. 77. (Präparat des Verfassers.)

das Epithel, bei den älteren kann die Bindegewebswucherung ebenso reichlich sein, es sind aber trotzdem nur verschiedene Stadien desselben Prozesses. Das Bindegewebe des Papilloms zeigt die Struktur eines normalen reifen Gewebes, innerhalb dessen kleinzellige Infiltration vollkommen fehlen, aber auch vorkommen kann.

Als primär auf der Hornhaut entstanden (nicht vom Limbus ausgehend) werden beschrieben Fälle von BLAISE, GAYET (nach CONTINO, ich selber kenne die Fälle nicht), DEMICHÉRI, ELSCHNIG, DEAN, JUDIN, LAGRANGE, de WECKER, KALT, CONTINO Fall III. Bei weit vorgeschrittenen Fällen, wie z. B. SCHÄFLER, ist die Entscheidung, ob primärer Sitz in der Hornhaut anzunehmen ist, unsicher. Die klinische Differentialdiagnose gegenüber dem Karzinom wird vielfach als schwierig bezeichnet, CONTINO legt den größten Wert auf das Fehlen jeder Ulzeration, auch bei den größten Papillomen, während sie bei den Karzinomen sehr häufig sei. Betreffs der anatomischen Unterscheidung ist hervorzuheben, daß die Papillome sich an die Oberfläche halten und nicht ins Stroma einwuchern, während die Karzinome, mindestens bei längerem Bestand, entgegengesetztes

Verhalten zeigen können. Ferner betont Contino, daß das Epithel bei den Papillomen trotz der enormen Verdickung normale Beschaffenheit behält, d. h. die drei typischen Schichten erkennen läßt. Die regressiven Veränderungen an den Epithelzellen sollen nach Contino auf die mittleren Lagen beschränkt sein, während auf Abbildung 94 zu erkennen ist, daß auch die oberflächlichen Schichten daran teilnehmen können. Die Veränderungen können sowohl Kern wie Protoplasma, aber auch beide gleichzeitig betreffen. Dabei werden sowohl die Erscheinungen der Schrumpfung wie der Schwellung beobachtet, ferner Verhornung und Bildung von Epithelperlen, Auftreten mehrkerniger Zellen, Homogenisierung kleinerer und größerer Bezirke. Die Mitosen liegen meistens in der Keimschicht, senkrecht zur Oberfläche der Papillen. Contino bildet zahlreiche Epithelveränderungen in seiner Arbeit ab.

Zu den Papillomen möchte ich auch die sog. epithelialen Plaques oder epithelialen Hyperplasien rechnen. Heilbrun hat aus meiner Klinik in Halle einen solchen Fall beschrieben und abgebildet. Ich gebe die Figur wieder. Er hat damals mit meinem Einverständnis die Deutung „Papillom" abgelehnt, weil keine Beteiligung des Bindegewebes nachweisbar war. Fast analog ist aber der erste Fall von Contino, wo der Papillenbeginn gerade erkennbar ist, und von hier aus finden sich weitere Übergänge. Das oberflächliche Wachstum, die große Neigung zu Rezidiven stimmt ganz mit dem Papillom überein. Auf die ähnlichen Beobachtungen hat Heilbrun hingewiesen. Dahin gehört auch die Beobachtung von Reis

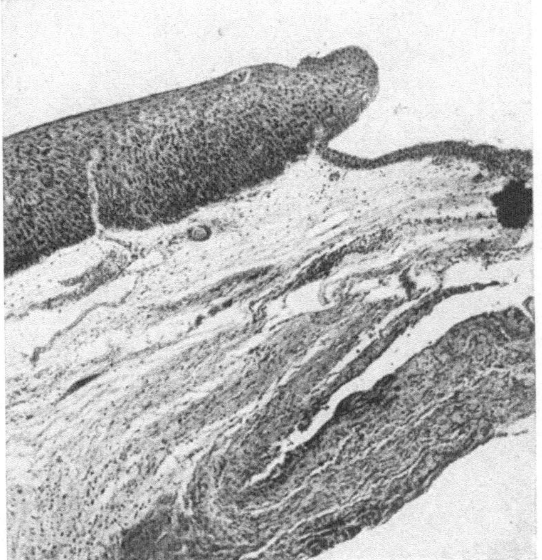

Abb. 94. Papillom des Limbus corneae früher als epitheliale Hyperplasie veröffentlicht von Heilbrun. (v. Graefes Arch. f. Ophth. 77.)

über diffuse Papillomatose, der Verlauf des Falles entsprach völlig dem von Heilbrun. Reis fand die Bowman z. T. durchbrochen, letzteres nicht nur durch die operativen Eingriffe, sondern auch durch das Wachstum der Geschwulst selber. Vor der Bowman lag ein gefäßhaltiges Bindegewebe, aus dem die zarten und spärlichen Papillen aufstiegen. Ob die in seiner Figur 4 abgebildete Veränderung die Deutung einer karzinomatösen Umwandlung erfordert, lasse ich dahingestellt.

In den meisten Fällen von primärem Hornhautpapillom saß der Tumor auf bindegewebiger Grundlage, einem Pannus trachomatosus, der Spitze eines Pterygiums oder dgl. Lauber ist der Ansicht, daß stets eine frühere Vaskularisation der Kornea, sei es entzündlicher oder traumatischer Art, bestehen muß, wenn ein Papillom zustande kommen soll.

b) Karzinom.

Auch diese Geschwülste gehen in der Regel vom Limbus aus und verbreiten sich von hier gegen das Hornhautgewebe. Ihre Neigung, in die Tiefe des letzteren einzudringen, ist aber auffallend gering. Daß sie die Hornhaut durchwachsen und in die vordere Kammer oder in dem Suprachorioidealraum eindringen, ist eine besondere Ausnahme. SÄMISCH führt als solche an REMAK, ALT, PARISOTTI, SGROSSO, LAGRANGE, GREEFF (bei Xeroderma pigmentosum), CASPAR, WEDEL und BOCK. NEUHANN erwähnt noch Fälle von SNELL und de BRUTTO. FUCHS berichtet über 6 eigene Fälle, ich bilde einen solchen aus meiner Sammlung ab, den LEBER 1895 in Heidelberg demonstriert hat. Die

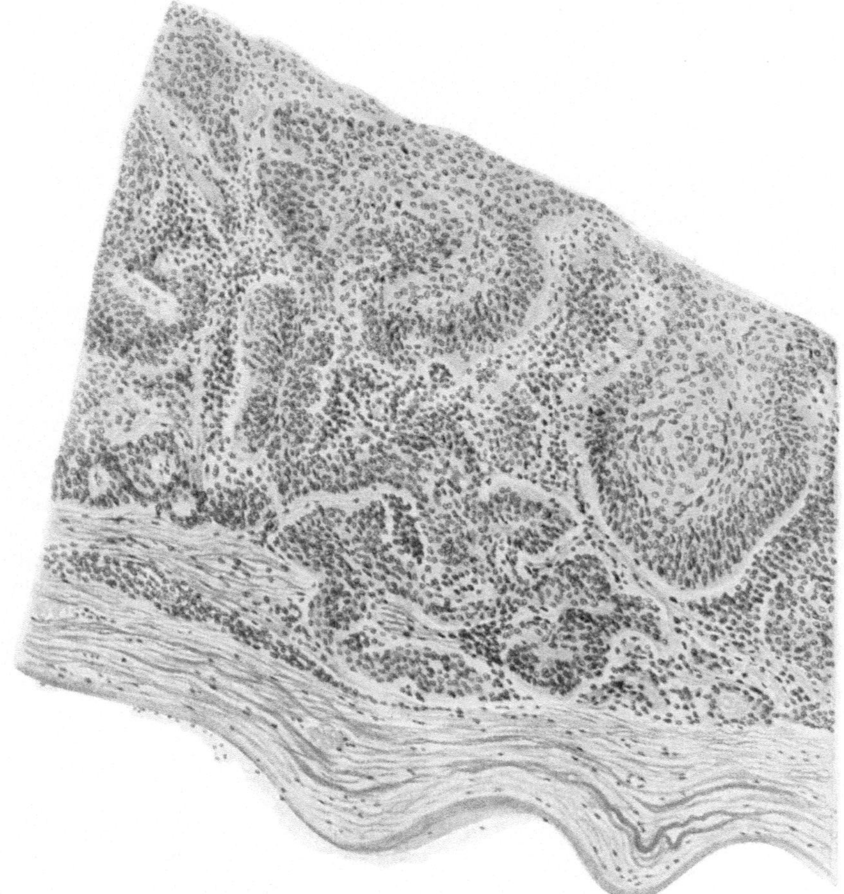

Abb. 95. Karzinom vom Limbus ausgegangen, tief in die Kornea eindringend, fast bis zur Descemet. (Präparat des Verfassers.)

Hornhautkarzinome kommen in allen Altersstufen vor, bei kleinen Kindern sind sie von GREEFF beschrieben in Verbindung mit dem Xeroderma.

Wegen ihrer Seltenheit sind die Fälle von primärem Karzinom in der Hornhaut besonders bemerkenswert, d. h. diejenigen, die nicht vom Limbus ausgehen, sondern, wo ausdrücklich erwähnt wird, daß dieser frei war. Es ist keine sehr befriedigende Aufgabe, das vorliegende Material kritisch zu sichten und wir sehen deshalb, daß die Auffassung der Autoren, die den Fall mitteilten, nicht selten von späteren bezweifelt oder bestritten wird. GALEZOWSKIS Fall, den ich selber nicht kenne, wird von STEINOHRT als zweifellos betrachtet. Der mehrfach in diesem Zusammenhang zitierte von MANZ ist aber von der Bindehaut ausgegangen. Von NOYES wurden nur Zupfpräparate abgetragener Stückchen

gemacht. Über den Fall von Dolgenkow, der auch öfters zitiert wird, sagt das
Referat in Arch. f. Augenheilk. „der Tumor reicht bis an den Limbus, von dem er
möglicherweise ausging". Den ersten Fall von Heyder halte ich für ein Papillom,

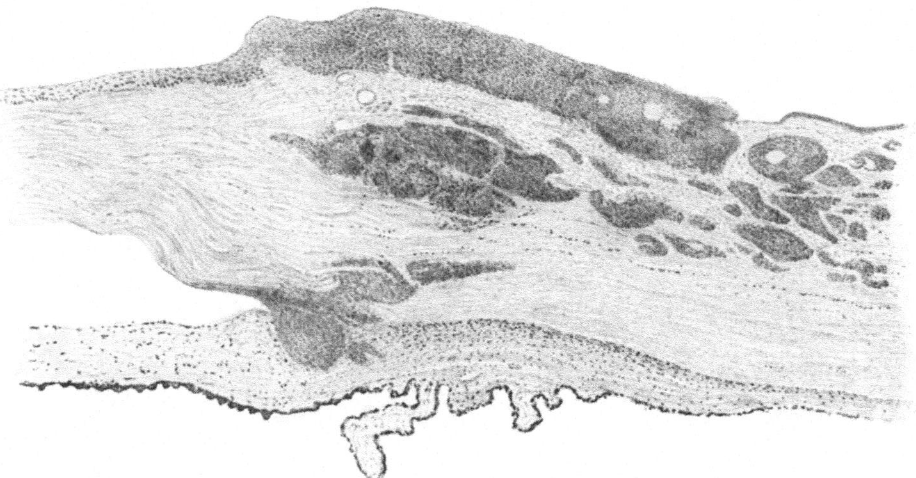

Abb. 96. Karzinom des Limbus, Krebszellennester wachsen entlang den vorderen perforierenden
Gefäßästen bis in den Kammerwinkel. (Präparat von Th. Leber.)

der zweite scheint in der Tat im Bereich der Kornea von einer Geschwürsnarbe
ausgegangen zu sein. Die Fälle von Sgrosso sind von Ginsberg und Steinohrt
angezweifelt worden, ich kenne nur das Referat und enthalte mich deshalb
eines Urteils. Snellens Tumor scheint primär auf der Kornea entstanden

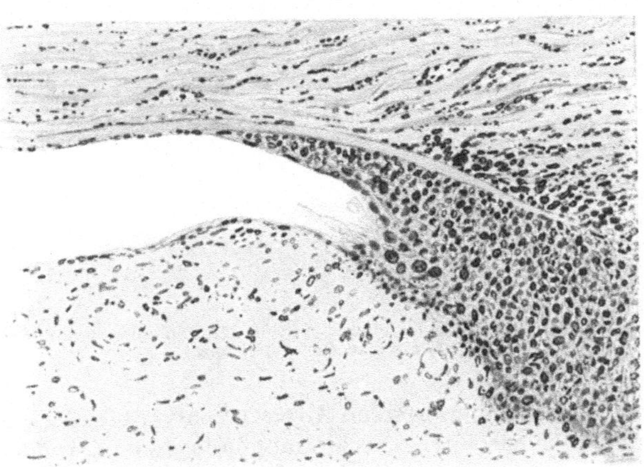

Abb. 97. Dasselbe bei stärkerer Vergrößerung.

zu sein. Als ganz zweifellos wird überall der Fall von Alfieri bezeichnet. Die
Hornhaut war leukomatös und das Gewächs saß mitten auf derselben. Dreyer-
Dufers Fall kenne ich gleichfalls nur aus dem Referat. Wenn der erwähnte
gelappte Bau nicht für Papillom spricht, so ist der Fall mitzuzählen, da er zweifellos unabhängig vom Limbus war. Lagrange rechnet noch einen von Aubineau
hinzu. Sicher erscheint mir der Fall von Baas, der von Gasparrini ist wohl

ebenfalls anzuerkennen. KRÄMER erwähnt in der Aussprache zu BERGMEISTER, der ein karzinomatös entartetes Hornhautpapillom demonstriert hatte, einen Fall, wo sich die Geschwulst vor der Pupille in normaler Hornhaut entwickelt hatte. Der Tumor war vom Limbus durch einen freien Saum getrennt, welcher von einer pannösen Auflagerung bedeckt war. Ob die Deutung, die EYMANN seinem Fall gibt, wo sich gegenüber einem Karzinom der Conjunctiva tarsi eine Hornhauterkrankung eingestellt hatte, daß es sich nämlich um ein Kontaktkarzinom der Hornhaut handele, das Richtige trifft, ist mir nach der Beschreibung nicht klar geworden. MENACHO hat ein Epitheliom beschrieben, das von allen Seiten durch normale Kornea vom Limbus getrennt war. In ADAMS Fall war 1877 eine Geschwulst (Epitheliom) vom nasal unteren Limbus entfernt worden, 1881 fand sich im Zentrum der Hornhaut eine Geschwulst, die rapide wuchs. Enukleation. Anatomische Diagnose: Epitheliom, nach der Abbildung halte ich Papillom nicht für ausgeschlossen.

c) Hornhauthorn.

Zu den gutartigen Geschwülsten gehört das Hornhauthorn. Während der unter dieser Bezeichnung beschriebene Fall von LAWSON zu den entzündlichen Pseudotumoren zu gehören scheint, hat der von BAAS mitgeteilte eine andere Bedeutung. Die Geschwulst saß auf der Hornhaut einer Kuh und hatte zur Zeit der Untersuchung die Länge von 6,5 cm, obwohl gelegentlich Stücke abgebrochen sein sollen. Der Durchmesser betrug 5—6 mm, die Oberfläche war trocken und rissig. Die umgebende Hornhaut war oberflächlich nach Art eines Pannus getrübt. In den Randteilen war die Bowman erhalten, sonst zerstört. Die Hauptmasse der Geschwulst wird von Epithelzellen gebildet, zwischen ihnen finden sich größere Kanäle, welche Bindegewebe und Gefäße enthalten. Gewöhnlich liegen mehrere Gefäße, arterielle sowie venöse in einem Kanal, die größeren Stämme steigen von der Basis rechtwinklig empor, verästeln sich vielfach, so daß man an Querschnitten um so mehr Lumina antrifft je weiter distal die Schnitte gelegt sind. Die Wucherung der Epithelzellen beginnt schon etwas entfernt von dem Rande der Geschwulst, um dann ungeheure Mächtigkeit zu erreichen. Je weiter entfernt die Epithelmassen von den Gefäßen sind, desto mehr tritt die Färbbarkeit zurück und die Verhornung nimmt zu. Epithelzapfen dringen auch an der Basis in das darunterliegende Gewebe ein. BAAS erörtert die Frage, ob bei der Bildung dieser Geschwulst die Wucherung des Epithels oder die Papillenbildung das Primäre sei und entscheidet sich für die erste Annahme. Die gefäßhaltigen Bindegewebszapfen will er nicht als echte Papillen gelten lassen. Der Tumor hat zweifellos eine gewisse Verwandtschaft mit den Papillomen, die ja auch in einzelnen Fällen primär auf der Hornhaut vorkommen, wenn diese durch einen vorausgehenden Erkrankungsprozeß gefäßhaltig geworden war. Nach Angabe von BAAS ist in dem Lehrbuch der allgemeinen Pathologie von PERLS-NEELSEN 1894 gleichfalls an dem Auge einer Kuh ein Horn beschrieben worden, das sich pinselförmig auffaserte und dadurch „den papillären Charakter auch äußerlich erkennen ließ". Offenbar haben also die genannten Autoren eine Beziehung zum Papillom angenommen, was BAAS ablehnt.

d) Fibrom, Fibromyxom, Myxom, Keloid.

Es ist eine sehr undankbare Aufgabe, sich über dieses Gebiet näher zu äußern, vor allen Dingen über die Frage, ob die Fälle, die unter diesem Namen beschrieben sind, überhaupt etwas mit echten Geschwülsten zu tun haben. Dieses Gefühl haben wohl auch frühere Bearbeiter gehabt, so LAGRANGE, GINSBERG u. a. Wie soll man anatomisch ein Fibrom von einer hyperplastischen Narbe oder

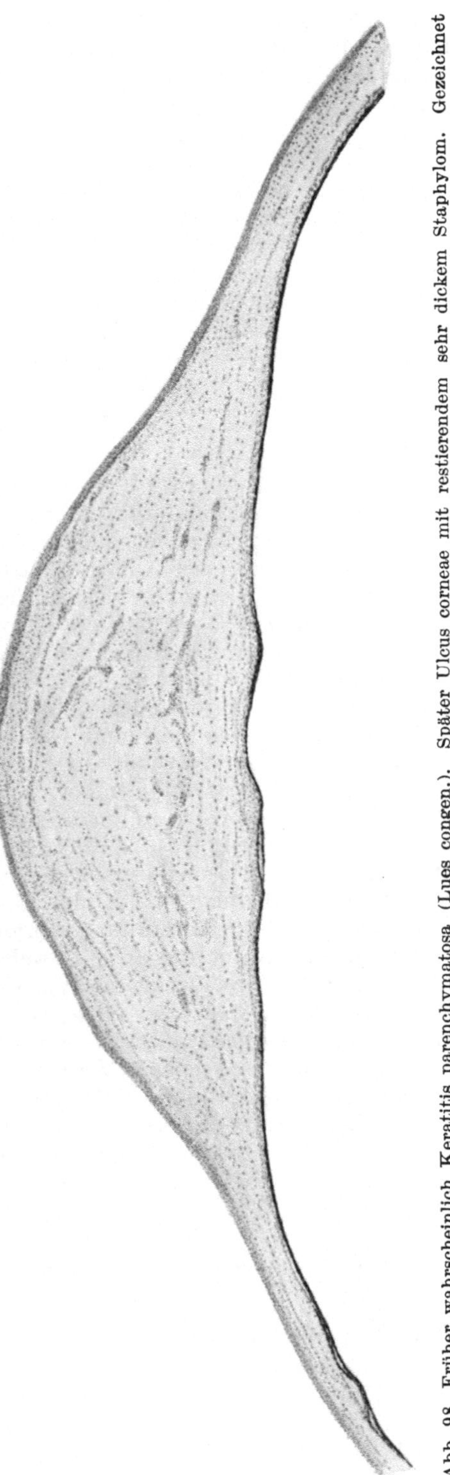

Abb. 98. Früher wahrscheinlich Keratitis parenchymatosa (Lues congen.). Später Ulcus corneae mit restierendem sehr dickem Staphylom. Gezeichnet wegen der Ähnlichkeit des Befundes mit vielen Angaben der Literatur über „Fibrom" der Hornhaut.

einem Keloid unterscheiden? Meines Erachtens ist das nur dann möglich, wenn sich eine solche „Geschwulst" auf einer vorher normalen oder nur in geringem Grade veränderten Hornhaut entwickelt, nicht aber, wenn vorher ein dichtes Leukom oder Staphylom bestand, oder gar, wenn ein solches abgetragen war und sich dann auf dem Stumpf ein vorstehendes fibröses Gebilde entwickelt. Hat aber der Tumor ein aggressives Wachstum und dringt in die Tiefe oder führt gar zur Perforation, so wird man mehr geneigt sein, ihn zu den Sarkomen zu rechnen. Ich tue dies mit dem vielfach in der Fibromliteratur zitierten Fall von Hirschberg.

Ich gebe die Literatur über Fibrome usw., soweit ich sie aufgefunden habe, im Verzeichnis wieder; da ich z. T. auf Referate angewiesen war, kann ich nicht durchweg angeben, ob sich die Geschwulst auf vorher normaler oder wenig veränderter Hornhaut entwickelt hat. Dies wird berichtet von Rogman und Benson. Im Falle Rogman zeigte die Haut der Nase dabei einen Lupus erythematodes. In Bensons Falle hing der ziemlich große Tumor an einem dünnen Stiel, der auf der Hornhaut des glaukomatösen Auges festsaß. Benson erwähnt noch einen früher von ihm veröffentlichten Fall, der mir nicht zugänglich ist, Als fibröse Geschwulst möchte ich noch den zweiten Fall von Capellini anerkennen, wo sich nach einer kleinen Verletzung eine Geschwulst entwickelte, die schließlich fast die ganze Hornhaut einnahm und als teleangiektatisches Fibrom bezeichnet wird. In dem kleinen Tumor, den Reishaus als Fibrom deutet, wurden stark gefärbte runde Gebilde gefunden, die Busse als Hefen gedeutet hat, eine Kultur fehlt aber. Ein wirkliches Myxom scheint der Fall von Bussy zu sein. Die

Hornhaut hatte sich nach Ausheilung eines Randgeschwürs total getrübt. Es kam Glaukom hinzu. Auf dem Durchschnitt hatte die Hornhaut eine Dicke von 12 mm. Das Gewebe bestand aus großen anastomosierenden sternförmigen Zellen, die homogene Zwischensubstanz gab Schleimreaktion.

Den größten Teil der beschriebenen Fälle kann ich für nichts anderes halten als für Leukome oder Staphylome mit besonders dicken Wandungen. Es ist ja bekannt, daß die letzteren an verschiedenen Stellen von ganz ungleicher Dicke sein können. Auch an die lamelläre Auflagerung ist zu denken, die ja nach FUCHS gewaltige Ausmaße annehmen kann. BLASKOVICS vertritt, wie ich sehe, auch den Standpunkt, daß fast alles, was als Fibrom beschrieben ist, entzündlicher Natur ist, also nicht zu den Geschwülsten gehört, mit Ausnahme des von mir oben erwähnten Falles von HIRSCHBERG, den ich aber wegen der Art des Wachstums zu den Sarkomen zähle. Auch WINTERSTEINER hat sich dahin geäußert, daß die beschriebenen „Fibrome" nur hypertrophische Narben, Keloide seien.

Als seltenen Fall von Hornhautgeschwulst beschreiben HIRSCHBERG und GINSBERG folgenden Befund:

Eine hahnenkammartige Wucherung war makroskopisch auf den vorderen Teil der Hornhaut beschränkt. In der Mitte war sie 1—2, nach den Rändern 4 mm dick, die mittleren Teile stellen nur ein von massenhaften Leukozyten durchsetztes Granulationsgewebe dar, die Randteile dagegen bestehen aus „Schleimgewebe". Die Neubildung gehört deshalb nach der Ansicht der Autoren zu den entzündlichen Pseudotumoren. Sehr bemerkenswert ist, daß das Gebilde gar keinen Epithelüberzug hat. Die tieferen Hornhautschichten sind normal, in den vorderen ist das Parenchym durchsetzt von Plasma- und Mastzellen. Die Lamellen sind z. T. zerstört. In einer Anzahl von Schnitten finden sich vielkernige Zellen, von denen die größten als typische Riesenzellen zu bezeichnen sind, Bazillen wurden nicht gefunden. Trotzdem ist es sehr wohl möglich, daß es sich hier um eine Wucherung auf einem tuberkulösen Geschwür handelte, wofür auch die schwere Allgemeintuberkulose des Kindes sprach.

Es ist nicht unmöglich, daß dieser Fall gewisse Beziehung hat zu einem von LAWSON als Kornealhorn beschriebenen und als Unikum bezeichneten. Das Gebilde bestand aus einem weichen Kern und einer harten Schale. Der Kern war sehr zellreich, die Schale bestand aus einer seiner Konsistenz nach knorpelähnlichen Masse, nach der Beschreibung aber nicht aus verhorntem Epithel. Die Basis des Gebildes ging über in eine stark veränderte, staphylomatöse Hornhaut, die Iris war mit der Hinterfläche fest verwachsen, eine Perforation hatte stattgefunden. Am anderen Auge bestand gleichfalls eine Vortreibung, die ganze Kornea war trüb. Nach der Beschreibung scheint es mir, daß hier eine sehr ungewöhnliche Granulationswucherung vorliegt, die oberflächlich eingetrocknet war wegen ihres Hinausragens aus der Lidspalte. Wie die Entstehung zu denken ist, vermag ich aber nicht anzugeben.

Eine Beobachtung von ZIRM, die in kein Kapitel dieser Arbeit mit einiger Sicherheit einzuordnen ist, mag hier noch erwähnt werden: nach abwärts vom Zentrum der Hornhaut fand sich eine runde etwa linsengroße Trübung, welche die Oberfläche etwa um 1 mm überragte und eine sulzig durchscheinende Beschaffenheit und graue Farbe besaß. Innerhalb derselben traten etwa 20 gesättigtere Fleckchen hervor. Der obere Rand des ganzen Gebildes war steil und scharf, der untere weniger. Die Erkrankung bestand seit $1^1/_2$ Jahren, im Verlauf traten sehr oft Epithelblasen auf, mehrfache Kauterisationen waren vorangegangen. Die anatomische Untersuchung des abgetragenen Gebildes ergab am Epithel zahlreiche Lücken und zystoide Räume, Einlagerung heller Tröpfchen in die Zellen, darunter lag ein feinfaseriges Bindegewebe, in dasselbe drangen Epithelzapfen, die von konzentrischen Faserbündeln umgeben waren. Spärliche spindelige und ovale Zellen durchsetzten das Gewebe, oberflächlich fanden sich kleine Rundzellenhäufchen. Zwischen den Bindegewebsfasern lagen helle Spalten, die mit den Lücken im Epithel in Verbindung standen. Die

Bowman fehlte. Eine befriedigende Deutung der seltsamen Befunde vermag Zirm nicht zu geben, er rechnet die Beobachtung zu den entzündlichen Neubildungen und hebt hervor, daß er etwas Ähnliches in der Literatur nicht gefunden habe.

Anhangsweise sei noch erwähnt, daß Manzutto ein Plasmom und Montanelli ein kapillares hypertrophisches Angiom der Kornea beschreiben. Die Deutung des letzteren Falles erscheint mir zweifelhaft, da vielfache Hornhautentzündungen vorausgegangen waren.

e) Sarkom.

Wie bei den übrigen Tumoren gehen auch die Sarkome meist von der Limbusgegend aus und können sich von hier über die ganze Hornhaut ausbreiten. Sie sind z. T. ausgesprochen melanotisch, z. T. fast oder völlig pigmentlos. Ihr Hervorgehen aus angeborenen Pigmentflecken ist vielfach beobachtet worden. Sie zeigen sehr häufig einen alveolären Bau, so daß die Ähnlichkeit mit Karzinomen eine sehr große werden kann, dem entsprechen die zahlreichen Meinungsverschiedenheiten über die Stellung beschriebener Fälle im System. Für manche ist die Pigmentierung ein Beweis der Sarkomnatur, andere lassen pigmentierte Karzinome gelten. Ich habe stets den Eindruck gehabt, daß die Versuche, die Histogenese zu bestimmen, wenig befriedigend ausgefallen sind. Die Tumoren sind in der Zeit, wo sie untersucht werden, meist schon viel zu groß, um eine Feststellung über den Ursprung der Geschwulstzellen zuzulassen. Ein Übergang pigmentierter Zellen in Epithel braucht noch durchaus nicht zu beweisen, daß der Tumor epithelialer Herkunft ist. Die Literatur der Limbustumoren führe ich nicht im einzelnen an, zumal diese Geschwülste wohl dem Abschnitt Bindehaut zugehören.

Primäre Sarkome der Hornhaut, die nicht vom Limbus ausgehen, sind eine außerordentliche Seltenheit. Ich habe 10 Fälle gefunden, die mir einwandfrei erscheinen und möchte diesen noch zuzählen den Fall von Hirschberg, der bisher unter der Bezeichnung Fibroma lipomatodes geführt wird. Bei völlig reizlosem Auge war hier auf der Hornhaut eine Wucherung entstanden, die v. Graefe zweimal abtrug. Beim zweiten Mal ergab sich, daß sie in das Parenchym eindrang. Nach der zweiten Abtragung kam es zu einem Rezidiv. Die erste Rezidivgeschwulst bestand zum kleineren Teil aus kleinen Granulationszellen, zum größeren aus großen, verästelten und großkernigen Zellen „wie man sie bei einem größeren Gebilde ohne Bedenken als Sarkom ansprechen würde.“ Die Basis der Geschwulst war mit Fettkörnchennestern reichlich infiltriert. An dem enukleierten Auge war die Hornhaut selbst völlig in dem Tumor aufgegangen, dieser war in die vordere Kammer eingedrungen und mit der Iris verwachsen. Die Geschwulst hatte eine Dicke von 7—8 mm, war sehr zellreich. Auffallend war der Gehalt an Fett, dasselbe war ziemlich grobkörnig. Der Patient litt an multiplen Hauttumoren, also wohl ein Fall Recklinghausenscher Krankheit, die Geschwulst hatte ein zweifellos malignes Wachstum und kann deshalb nicht zu den Fibromen gerechnet werden.

Im Falle von Rumschewicz ist die Bowman am Rande vorhanden, über dem Tumor unterbrochen. „Die oberen Hornhautlamellen traten in die Substanz der Geschwulst in radiärer Richtung ein.“ Die Zellen sind teils rund, teils spindelförmig, die Deutung, daß sie aus lymphoiden Elementen bestehen, welche aus den Gefäßen austreten, wird man nicht mehr anerkennen. Bei Chatinière war mehrfache Unterbrechung der Bowman vorhanden, durch diese traten die Geschwulstzellen in direkte Beziehung zum deckenden Epithel, Gefäße waren spärlich. Im Fall von Blanquinque war das deckende Epithel zweischichtig, zwischen den tiefen Zellen fanden sich kleinere mit Pigment gefüllte.

Das Sarkomgewebe bestand aus Spindelzellen, die nur ganz spärliches Pigment enthielten. Reichlicher fand sich solches um die Gefäße. Die pigmentierten Zellen sind sehr vielgestaltig, der Kern meist durch das Pigment verdeckt. Der Tumor von DONNALDSON ist ein alveoläres Rundzellensarkom von 9 mm Durchmesser. In GONINs Fall besteht ebenfalls ein alveolärer Typus, sehr bemerkenswert ist hier der reichliche Pigmentgehalt der Geschwulst, die pigmentierten Zellen liegen teils vereinzelt, teils als große Haufen zusammen. Die Eisenreaktion ist negativ, trotzdem glaubt der Autor an hämatogene Entstehung, was man aber keineswegs für erwiesen ansehen kann. Einen Fall von ROGMAN, der zitiert wird, konnte ich nicht auffinden. SEMPÉ und VILLARD beschreiben einen rein kornealen Tumor, der zuerst von einem Arzt mit dem Kauter zerstört wurde, aber sofort wieder gewachsen war. Die Enukleation wurde erst 15 Jahre nach der ersten Feststellung gemacht, die Geschwulst nahm die ganze Kornea ein. Es handelt sich um ein plexiformes Sarkom, das stellenweise bis an die Descemet reichte. Es fehlen alle entzündlichen Erscheinungen, merkwürdigerweise ist angegeben, daß die Oberfläche frei von Epithel war. REIS stellt Durchbrechungen der Bowman und Vordringen zwischen die Lamellen fest. Das Gewächs war ein sehr wenig pigmentiertes Chromatophorom im Sinne von RIBBERT. Genetisch leitet er die Geschwulst von versprengten Pigmentzellen des Hornhautrandes ab. Es fanden sich auch über dem Ende der Bowman ganze Nester von typischen Chromatophoren, daher ist zu vermuten, daß die lediglich auf die Hornhaut beschränkte Wucherung der Geschwulst durch die Wucherung des kornealen Anteils eines am Hornhautrande gelegenen angeborenen Naevus pigmentosus bedingt ist. PALMIERI hatte die Geschwulst in seinem Fall für ein Epitheliom gehalten. Die Untersuchung ergab aber ein Sarkom. Die von DEAN beschriebene Geschwulst besteht aus spindeligen und eiförmigen Zellen mit spärlichen Faserzügen und reichlichen Gefäßen. DERBYs Fall betrifft ein schwach pigmentiertes Spindezellensarkom, gleichzeitig besteht ein trachomatöser Pannus, Geschwulstzellen sind in die Gefäße desselben eingedrungen.

f) Dermoid und Teratom.

Die Dermoide des Limbus sind so häufig untersucht und beschrieben, daß es überflüssig erscheint, auch nur im Literaturverzeichnis alle Arbeiten aufzuführen, zumal sie wohl mehr in das Kapitel Konjunktiva gehören. Die meist kleinen, halbkugeligen Geschwülste haben eine gelblich-rötliche Farbe und platte Oberfläche, an der man nicht selten feine Härchen sieht. Mikroskopisch enthalten sie die Bestandteile der Haut: Epidermis, Kutis evtl. mit Papillen, Haarbälge, Talgdrüsen, die entweder zu den Haarbälgen gehören oder frei sind, selten Schweißdrüsen (HEYFELDER, VASSAUX, REYMOND, NOTA und GALLENGA, RUMSCEVICZ), gelegentlich azinöse Drüsen, die sich von Talgdrüsen unterscheiden, ferner glatte und quergestreifte Muskulatur sowie Knorpel. OELLER hat als erster einen ganzen Bulbus mit dem daraufsitzenden Dermoid untersucht, es handelte sich um ein Schweineauge, in dem Dermoid saß eine einzige mächtige tubulöse Drüse mit vielen Läppchen und einem Ausführungsgang, der nicht genau verfolgt werden konnte, aber wahrscheinlich in die Tasche eines Haarbalgs mündete. Das eigentliche Geschwulstgewebe bestand nur aus ganz derbem Bindegewebe mit spärlichen elastischen Elementen. Nirgends fanden sich Fettzellen. Die oberen Bindegewebsschichten waren oberflächenparallel, die unteren regellos angeordnet. Ganz den gleichen Befund habe ich bei einem menschlichen Auge erhoben, von dem ich eine Abbildung gebe. Auch hier war nur eine einzige verzweigte Drüse vom Typus der Talgdrüsen vorhanden, ebenso fehlte Fettgewebe vollkommen. In anderen Fällen nahm

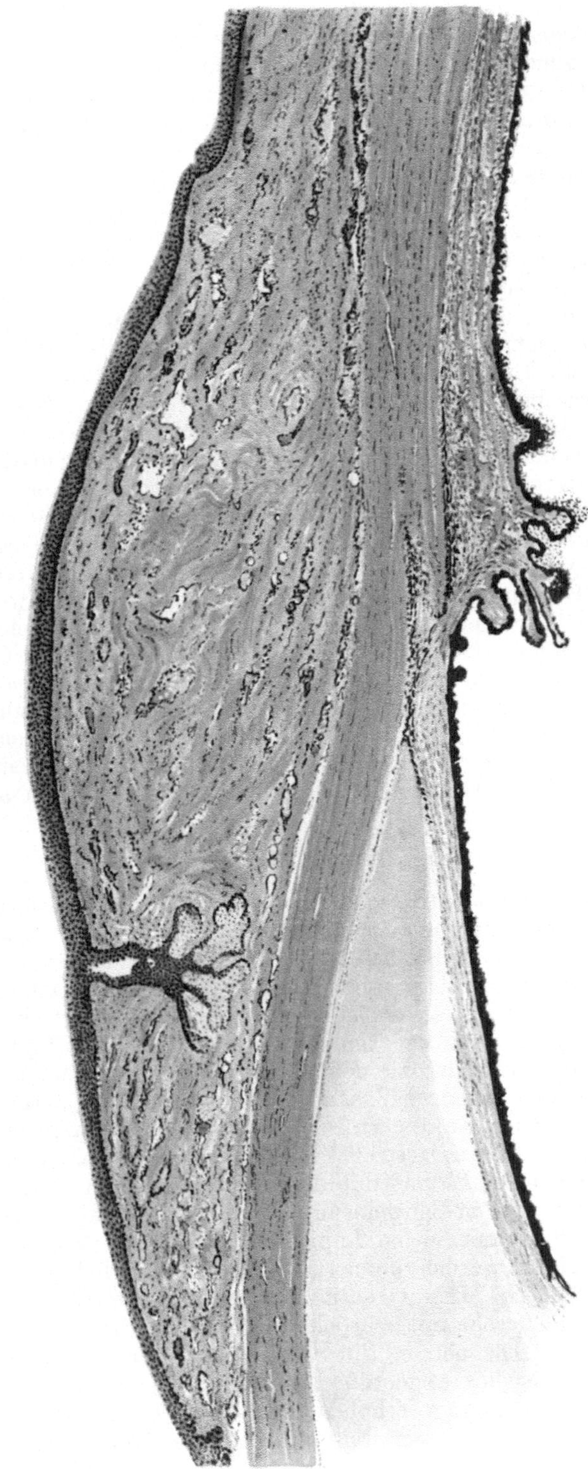

Abb. 99. Dermoid der Sklerokornealgrenze, hauptsächlich aus derbem Bindegewebe bestehend, viele Gefäße, eine einzige Talgdrüse, kein Fett. (Präparat des Verfassers.)

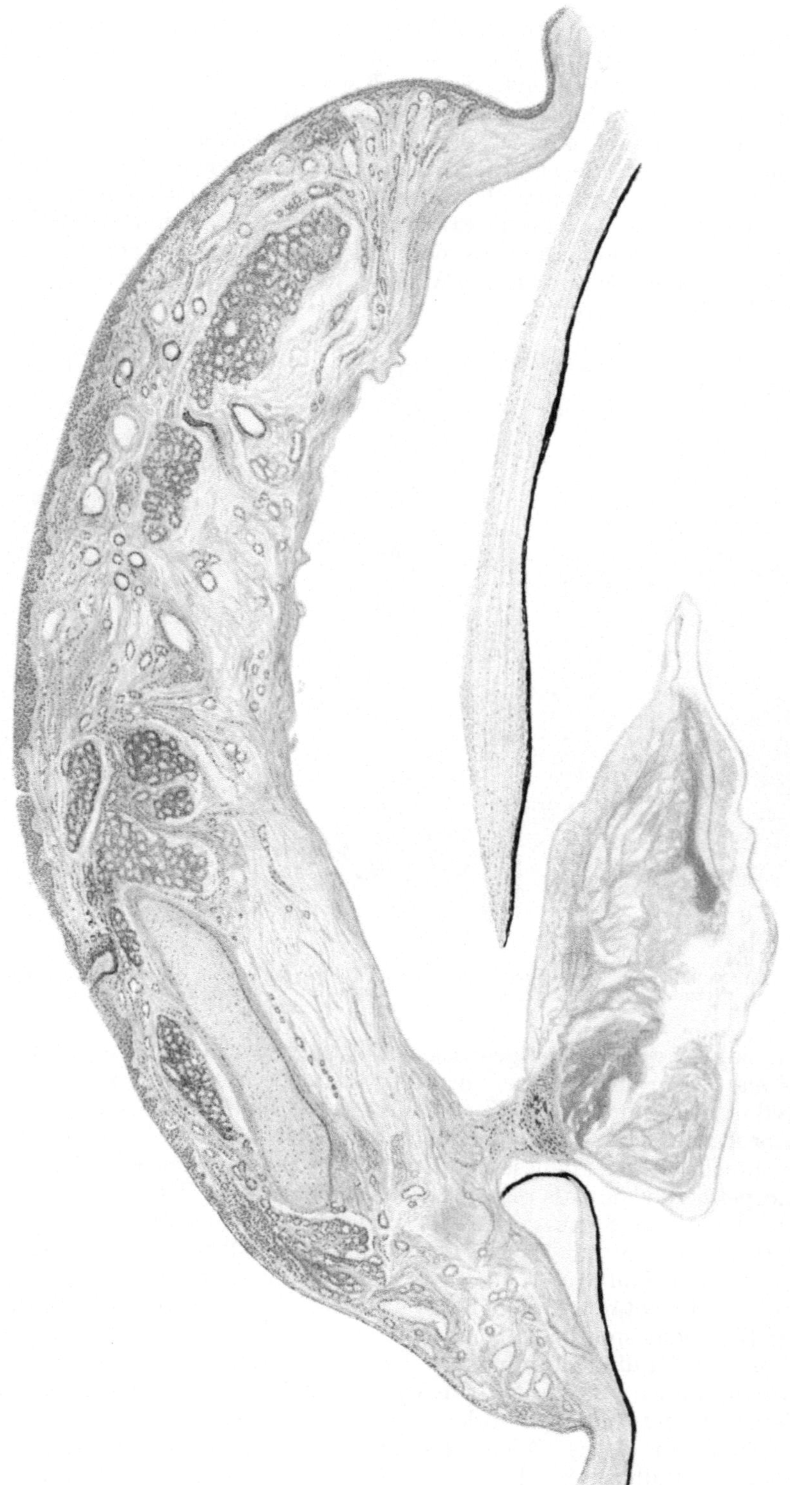

Abb. 100. Teratom der Kornea mit vorderer und hinterer Synechie. (Präparat von TH. LEBER.[1]) (Beschrieben in der Dissertation von D. R. COHN.)

34*

dieses dagegen den größten Teil der Neubildung ein. So wird dies z. B. angegeben für die Fälle von REYMOND und MANFREDI (nach GALLENGA). COSMETTATOS, der die Entstehung dieser Dermoide der der Karunkel gleichsetzt, indem von dem Lidrand Gewebe nach hinten wuchert, sich mit der Bulbusoberfläche verbindet und dann abschnürt, gibt an, daß auch das Karunkelgewebe nach den Angaben von 6 Autoren, die er zitiert, nur eine einzige, mächtige, zentrale Drüse enthalte. Da dies Verhalten aber offenbar bei den Dermoiden kein regelmäßiges ist, so wird diese genetische Erklärung unsicher. Bekanntlich sind ja verschiedene Hypothesen aufgestellt worden, u. a. die sehr verbreitete Amniontheorie, ich halte es aber nicht für meine Aufgabe, diese Fragen der Mißbildungslehre hier ausführlich zu erörtern.

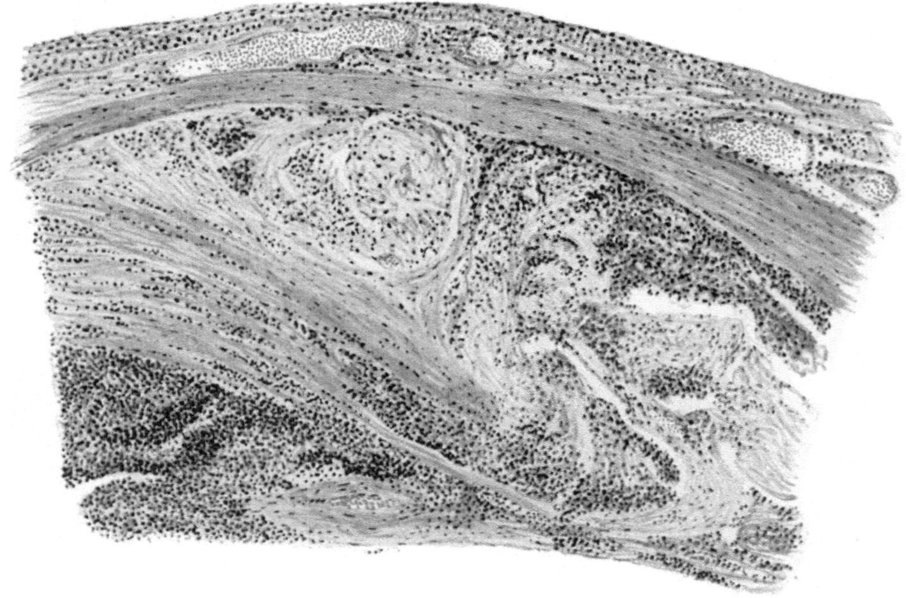

Abb. 101. Hornhautlamellen auseinandergedrängt und zum Teil zerstört durch Gliomzellen, die vom Rande aus eingedrungen sind. (Präparat des Verfassers.)

Die Dermoidgeschwülste der eigentlichen Kornea sind viel seltener und auch hier könnte man, wenn man wollte, noch den einen oder den anderen Fall ausschalten, weil er nicht nur auf der Kornea sitzt, so z. B. den von A. v. GRAEFE, wo $^2/_3$ der Kornea bedeckt waren, aber nach oben und unten noch ein Fortsatz in die Sklera hineinreichte. In diesem Fall wurde als Besonderheit ein Plättchen von Netzknorpel gefunden. Als reine Kornealdermoide, bzw. Teratome sind zu erwähnen die Fälle von SWANZY-LEBER, EMMERT, SCHMIDT-RIMPLER, FUCHS, GALLENGA-REYMOND, COHN, FRIEDLAND, HANKE, v. HIPPEL, NAPP, RUMSZEVICZ, STOLL. Der Fall von WAGENMANN sei erwähnt, da es sich aber nur um einen ganz rudimentären Bulbus handelte, kann man eigentlich nicht von Dermoid der Hornhaut sprechen, ebenso bei MANFREDI. Bis zu einem gewissen Grade gilt dies auch für die Fälle von HANKE und von v. HIPPEL, wo das Dermoid einem Mikrophthalmus aufsaß. In dem einen Fall fehlte die Linse gänzlich, in dem anderen war ein Rudiment vorhanden, ebenso fehlte sie in dem SWANZY-LEBERschen Fall. In vielen Fällen liegen verschiedenartige schwere Mißbildungen am ganzen Bulbus vor, die hier nicht genauer erörtert werden können.

Die Hornhaut selbst ist in den meisten Fällen durch das Dermoid ersetzt. Besonders bemerkenswert ist der Befund von Cohn. Der Tumor enthielt azinöse Drüsen, Fettinseln und hyalinen Knorpel. Die Descemet war perforiert und eingerollt, die Iris mit den Resten der Hornhaut z. T. verwachsen. Die Linsenkapsel ebenfalls perforiert, die kataraktösen Linsenreste ebenfalls mit der Hornhaut verwachsen. In Bernheimers Fall, wo zwei große Dermoide der Kornea aufsaßen, ergab die anatomische Untersuchung, daß die letztere in ein Totalstaphylom verwandelt war, wobei gleichfalls die Substanz der Hornhaut zum größten Teil durch das Dermoid ersetzt war. Die Descemet war mehrfach perforiert und eingerollt.

Sämisch zitiert in seiner Bearbeitung der Konjunktiva noch die Fälle von Friedberger, Egelen, Müller und Wimmer, die bei verschiedenen Tieren

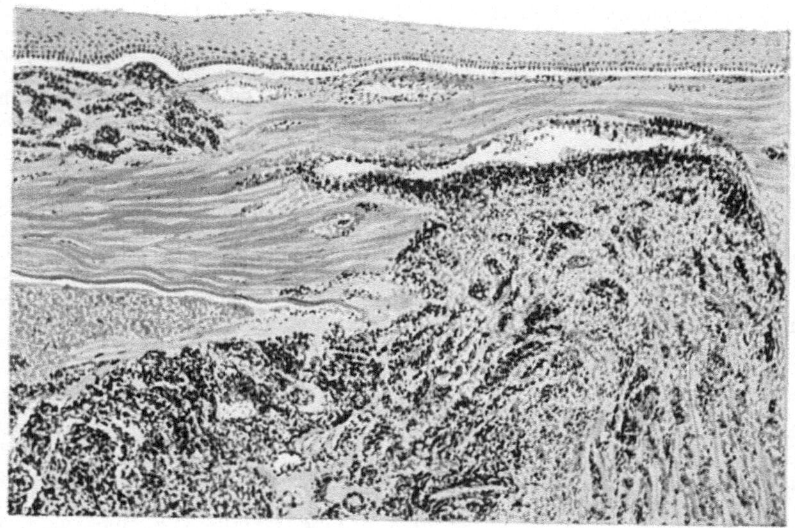

Abb. 102. Gliom der Retina. Stad. glauc. Einbruch von der vorderen Kammer in die Hornhaut. (Präparat des Verfassers.)

Dermoide der Kornea beschrieben haben. Da ich die Arbeiten nicht kenne, kann ich nicht angeben, wieweit es sich um primäre Hornhaut- oder Limbustumoren handelt.

g) Gliom.

Das Eindringen von Gliomzellen in die Hornhaut kann entweder dadurch erfolgen, daß der Ziliarkörper und die Iriswurzel in Geschwulstmasse verwandelt wird und die Zellen sich in direkter Fortsetzung zwischen die Lamellen der Hornhaut vorschieben. Oder es können von der vorderen Kammer aus, nachdem durch den erhöhten Druck Sprengungen des Descemet erfolgt sind, die Geschwulstzellen direkt ins Hornhautgewebe einwachsen, große Nester zwischen den zerstörten Lamellen bilden und schließlich eine Durchbrechung der Hornhaut hervorrufen. Wintersteiner hat in seinem bekannten Buch auf diese Tatsachen hingewiesen, sie finden auch anderwärts Erwähnung. Ich selber besitze einige Präparate und gebe 2 davon wieder.

Literatur.

Allgemeines über Keratitis.

BACH: v. Graefes Arch. f. Ophth. Bd. 41, S. 56. 1895. — BRÜCKNER: v. Graefes Arch. f. Ophth. Bd. 100, S. 179. 1919. — BUCHANAN: Transact. of the ophth. soc. of the united Kingdom. Vol. 23, S. 239. 1903. — BUSSE: v. Graefes Arch. f. Ophth. Bd. 117, S. 366. 1926. — DOLGANOFF und SOKOLOFF: Arch. f. Augenheilk. Bd. 47, S. 361. 1903. — GÖCKE: Beitr. z. pathol. Anat. u. z. allg. Pathol. Bd. 20, H. 2. 1896. — GRAWITZ (1): Virchows Arch. Bd. 144, S. 1 u. Dtsch. med. Wochenschr. 1896. Nr. 26. — GRAWITZ (2): Wien. med. Wochenschr. 1897. Nr. 4/5. — GRAWITZ (3): Dtsch. med. Wochenschr. 1898. S. 697. — GRAWITZ (4): Virchows Arch. Bd. 158, H. 1. 1900. — GRAWITZ (5): Dtsch. med. Wochenschr. S. 1345. 1913. — HANNEMANN: Zeitschr. f. exp. Pathol. u. Therapie Bd. 21, S. 28. 1920. — KLEMENSIEWICZ (1): Beitr. z. pathol. Anat. u. z. allg. Pathol. Bd. 32. 1903. — KLEMENSIEWICZ (2): Festschr. f. ROLLET. Jena 1893. — KLUG: Inaug.-Diss. Greifswald 1898. — KRUSE: Virchows Arch. Bd. 128. 1892. — LANGE: Zentralbl. f. allg. Pathol. u. pathol. Anat. Nr. 15/16. 1897. — LEBER: Die Entstehung der Entzündung. Leipzig: Engelmann 1891. — LIPPMANN u. BRÜCKNER: Zeitschr. f. exper. Pathol. u. Therapie. 1917. H. 2. — LIPPMANN und PLESCH (1): Dtsch. med. Wochenschr. 1913. Nr. 29. — LIPPMANN und PLESCH (2): Dtsch. Arch. f. klin. Med. Bd. 118, S. 283. 1915. — LÖHLEIN: Ophth. Ges. Heidelb. u. Zentralbl. f. d. ges. Ophth. Bd. 12, S. 330. 1924. Ferner: Arch. f. Augenheilk. Bd. 96, S. 265. 1925 und v. Graefes Arch. f. Ophth. Bd. 118, S. 395. 1927. — — LUBARSCH: Dtsch. med. Wochenschr. 1898. Nr. 32, 35, 50. — MARCHAND: Verhandl. d. dtsch. pathol. Ges. 1913. — NAKAMURA: Klin. Monatsbl. f. Augenheilk. Bd. 69, S. 669. 1922. — NEUMANN: Virchows Arch. Bd. 236, S. 45. 1922. — ORTH: Virchows Arch. Bd. 158, H. 2. 1900. — SCHNAUDIGEL (1): v. Graefes Arch. f. Ophth. Bd. 47, S. 387. 1898. — SCHNAUDIGEL (2): v. Graefes Arch. f. Ophth. Bd. 86, S. 93. 1913. — SCHÜNEMANN: Virchows Arch. Bd. 237, S. 449. 1922. — v. SICHERER: Arch. f. Augenheilk. Bd. 32, S. 219. 1895. — SILVESTRI: v. Graefes Arch. f. Ophth. Bd. 37, 2. S. 220. 1891. — SKLAWUNOS (1): Verhandl. d. dtsch. pathol. Ges. Göttingen 1923. S. 82. — SKLAWUNOS (2): Krankheitsforschung Bd. 1, S. 507. 1925. — SUGANUMA: Klin. Monatsbl. f. Augenheilk. Bd. 67, S. 240. 1921. — DE WAELE: v. Graefes Arch. f. Ophth. Bd. 56, S. 66. 1903. — YAMAGIWA: Virchows Arch. Bd. 137, S. 77. 1894.

Die vorausgegangene Literatur führe ich nicht im einzelnen an, da sie bei LEBER vollständig zu finden ist.

Pilzkeratitis.

CALDERARO: Clin. ocul. Vol. 13, p. 1209. 1913. — CAVARA: Ann. di ottalmol. Vol. 42, p. 650. 1913. — DAVIDS: Klin. Monatsbl. f. Augenheilk. Bd. 67, S. 69. 1921. — FUCHS: Wien. klin. Wochenschr. 1894. Nr. 17. — GRÜTER: Klin. Monatsbl. f. Augenheilk. Bd. 52, S. 192. 1914. — LEBER: v. Graefes Arch. f. Ophth. Bd. 25, Abt. 2, S. 285. 1879. — LINDNER: v. Graefes Arch. f. Ophth. Bd. 85, S. 186. 1913. — LÖWENSTEIN: Klin. Monatsbl. f. Augenheilk. Bd. 52, S. 859. 1914. — MARTIN: Arch. f. Augenheilk. Bd. 50, S. 177. 1905. — ORLOW: Westn. Ophth. S. 749. 1913. — SCHIRMER: v. Graefes Arch. f. Ophth. Bd. 42, S. 131. 1896. — UHTHOFF: v. Graefes Arch. f. Ophth. Bd. 29, Abt. 3, S. 178. 1883. — ZADE: v. Graefes Arch. f. Ophth. Bd. 65, S. 417. 1907.

Ulcus serpens.

ARMAIGNAC: Réc. d'opht. 1907. p. 319. — BIETTI (1): Arch. di ottalmol. Vol. 15, p. 107. 1907. — BIETTI (2): Klin. Monatsbl. f. Augenheilk. 1908. p. 195. — BOKOWA: Inaug.-Diss. Zürich 1871. — COLOMBO e RICCI: Ann. di ottalmol. e Lav. della clin. ocul. di Napoli Vol. 33. 1904. — DRUAULT et PETIT: Arch. di ottalmol. Tome 19, p. 401. 1899. — ELSCHNIG (1): v. Graefes Arch. f. Ophth. Bd. 45, S. 400. 1898. — ELSCHNIG (2): Klin. Monatsbl. f. Augenheilk. S. 462 u. v. Graefes Arch. f. Ophth. Bd. 52, S. 370. 1901. — GREEN and EWING: Transact. of the Americ. ophth. soc. 1896. p. 716. — FUCHS (1): Lehrbuch 3. Aufl., 1909. S. 182. — FUCHS (2): Lehrbuch. 1907. — FUCHS (3): Wien. klin. Wochenschr. 1909. Nr. 1. — HERTEL: Ophth. Ges. Heidelb. 1901. S. 59 und v. Graefes Arch. f. Ophth. Bd. 53, S. 316. — HIPPEL, E. v.: v. Graefes Arch. f. Ophth. Bd. 47, S. 157. 1899. — HIRSCH: Inaug.-Diss. Freiburg 1905. — HORNER: Ophth. Ges. Heidelb. 1877. S. 131. — JENSEN: v. Graefes Arch. f. Ophth. Bd. 73, S. 579. 1910. — LEVY: Klin. Monatsbl. f. Augenheilk. 1901. S. 469. — MIYASHITA: Arch. f. vergl. Ophth. Bd. 2, S. 131. 1911. — NUEL: Arch. d'opht. 1895. p. 337. — PETIT: Klin. Monatsbl. f. Augenheilk. Bd. 39, Abt. 1, S. 36. 1901. — PFLÜGER: v. Graefes Arch. f. Ophth. Bd. 37, Abt. 1, S. 208. 1891. — SACHSALBER: Zeitschr. f. Augenheilk. Bd. 13, Erg.-H. S. 640. 1905. — SCHÜTZE: Inaug.-Diss. Jena 1900. — SPEHR: Inaug.-Diss. Jena 1906. — STANKA: Klin. Monatsbl. f. Augenheilk. Bd. 75, S. 776. 1925. — UHTHOFF und AXENFELD (1): v. Graefes Arch. f. Ophth.

Bd. 42, S. 1. 1896. — UHTHOFF und AXENFELD (2): v. Graefes Arch. f. Ophth. Bd. 44, S. 172. 1897. — URRA MUNNOZ: Arch. de oft. Vol. 20, p. 309. 1920. — VERDESE: Ann. di ottalmol. Vol. 17. p. 67. 1887. — VILLARD: Ann. d'oculist. Tome 129, p. 401. 1903. — WAGENMANN: Ophth. Ges. Heidelb. S. 320. 1905. — WARD A. HOLDEN: Arch. f. Augenheilk. Bd. 38. 1899. — WIDMARK: Nord. med. Ark. Bd. 16, Nr. 25. 1884. — WINTERSTEINER: v. Graefes Arch. f. Ophth. Bd. 52. S. 452. 1901.

Keratitis neuroparalytica.

ELSCHNIG: v. Graefes Arch. f. Ophth. Bd. 62, S. 535. 1906. — v. HIPPEL: v. Graefes Arch. f. Ophth. Bd. 47, S. 157. 1899. — DE SCHWEINITZ: Arch. of Ophth. Vol. 20, p. 26. 1891. — SGROSSO: Arch. di ottalmol. Vol. 21, p. 241. 1913. — TREITEL: v. Graefes Arch. f. Ophth. Bd. 22, 2, S. 239. 1876.

Keratomalazie.

ARLT: v. Graefes Arch. f. Ophth. Bd. 16, Abt. 1, S. 1. 1870: — BERGEMANN: Zentralbl. f. Bakteriol., Parasitenk. u. Infektionskrankh. Bd. 62, S. 200. 1912. — DENK: Inaug.-Diss. München 1884. — DÖTSCH: v. Graefes Arch. f. Ophth. Bd. 49, S. 405. 1900. — ELSCHNIG: Wien. med. Wochenschr. 1899. Nr. 18. — GOLDSCHMIDT: v. Graefes Arch. f. Ophth. Bd. 90, S. 354. 1915. — v. GRAEFE: v. Graefes Arch. f. Ophth. Bd. 12, Abt. 2, S. 250. 1866. — v. HIPPEL: v. Graefes Arch. f. Ophth. Bd. 47, S. 157. 1899. — LEBER: v. Graefes Arch. f. Ophth. Bd. 29, Abt. 1, S. 328 u. Bd. 29, Abt. 3, S. 225. 1883. — PANCOAST: Ophth. Rec. p. 135. 1908. — RÖMER: Dtsch. med. Wochenschr. 1907. Nr. 49, S. 2071. — SCHIMMELPFENNIG: v. Graefes Arch. f. Ophth. Bd. 43, S. 41. 1897. — STEPHENSON: Ophthalmoscope. 1908. p. 628. — ZLOCISTI: Klin. Monatsbl. f. Augenheilk. Bd. 59, S. 572. 1917.

Diplobazillengeschwür.

LÖWENSTEIN (1): Klin. Monatsbl. f. Augenheilk. Bd. 43, Abt. 2, S. 191. 1910. — LÖWENSTEIN (2): Ebenda. Bd. 51, Abt. 2. S. 286. 1912. — PAUL: Klin. Monatsbl. f. Augenheilk. Bd. 43, Abt. 1, S. 154. 1905. — WAGENMANN: v. Graefes Arch. f. Ophth. Bd. 38, Abt. 3. S. 213. 1892. — WEEKERS: Ann. d'oculist. Tome 142, p. 15. 1909.

Geschwürsbildung an der Hornhauthinterfläche.

MELLER: v. Graefes Arch. f. Ophth. Bd. 72, S. 463. 1909.

Seltene Hornhautgeschwüre.

DE BERARDINIS: Ann. di ottalmol. Vol. 33, p. 18. 1904. — DINKLER: v. Graefes Arch. f. Ophth. Bd. 34, Abt. 3, S. 21. 1888. — ERGGELET: Ophth. Ges. Jena. 1922. S. 301. — FUCHS: v. Graefes Arch. f. Ophth. Bd. 53, S. 61. 1901. — HEGNER: Klin. Monatsbl. f. Augenheilk. Bd. 59, S. 624. 1917. — LEBER und WAGENMANN: v. Graefes Arch. f. Ophth. Bd. 34, Abt. 4, S. 250. 1888. — LINDNER: Zeitschr. f. Augenheilk. Bd. 52, S. 61. 1924. — MIZUO: Arch. f. Augenheilk. Bd. 65, S. 1. 1909. — MURAKAMI: Klin. Monatsbl. f. Augenheilkunde. Bd. 51, Abt. 1, S. 215. 1913. — ZUR NEDDEN (1): v. Graefes Arch. f. Ophth. Bd. 54, S. 1. 1902. — ZUR NEDDEN (2): v. Graefes Arch. f. Ophth. Bd. 59, S. 360. 1904. — PAGENSTECHER: v. Graefes Arch. f. Ophth. Bd. 79, S. 132. 1911. — ROLF BARTELS: Klin. Monatsbl. f. Augenheilk. Bd. 42, Abt. 2, S. 239. 1904.

Ringabszeß.

AKIYA: Japan. ophth. Ges. Ref.: Zentralbl. f. d. ges. Ophth. Bd. 9, S. 76. 1922. — ATTIAS: Arch. di ottalmol. Vol. 21, p. 1. 1913. — AXENFELD: v. Graefes Arch. f. Ophth. Bd. 40, Abt. 1, S. 1 u. Bd. 40, Abt. 2, S. 103. 1894. — FLIERINGA: Klin. Monatsbl. f. Augenheilk. Bd. 69, S. 241. 1922. — FUCHS: v. Graefes Arch. f. Ophth. Bd. 56, S. 1. 1903. — GIRI: Brit. journ. of ophth. Dezember 1918. 1919. — HANKE (1): Zeitschr. f. Augenheilk. Bd. 10, S. 373. 1903. — HANKE (2): Klin. Monatsbl. f. Augenheilk. Bd. 43, Abt. 1, S. 724. 1905. — HAPPE: Odhth. Ges. Heidelb. 1907. S. 343. — LÖHLEIN: Arch. f. Augenheilk. Bd. 74, S. 33. 1913. — MORAX: Ann. d'oculist. Tome 132, p. 409. 1904. — STÖLTING: Klin. Monatsbl. f. Augenheilk. Bd. 51, Abt. 1, S. 5 u. 51, Abt. 2, S. 304. 1913. — STOEWER: Klin. Monatsbl. f. Augenheilk. Bd. 45, Abt. 1, S. 372. 1907. — TERTSCH: v. Graefes Arch. f. Ophth. Bd. 73, S. 314. 1910. — TREACHER COLLINS: Ophth. Rev. p. 221. 1893. — VIRCHOW: Zellularpathologie. 1871. S. 376.

Keratitis pustuliformis profunda.

BIETTI: Ann. di ottalmol. Vol. 37, p. 231. 1908. — BRYN: Klin. Monatsbl. f. Augenheilk Bd. 73. S. 680. 1924. — FUCHS: v. Graefes Arch. f. Ophth. Bd. 90, S. 13. 1915. — MELLER: Zentralbl. f. prakt. Augenheilk. Bd. 42, S. 1. 1918.

Keratitis disciformis.

BARTELS: Inaug.-Diss. Rostock. 1907.. — HADANO: Zeitschr. f. Augenheilk. Bd. 10, S. 500. 1903. — JUNIUS: v. Graefes Arch. f. Ophth. Bd. 105, S. 177. 1921. — KNAPP: Rev. gén. d'opht. Tome 36, p. 289 u. Zentralbl. f. d. ges. Ophth. Bd. 9, S. 73. 1922. — MELLER: Klin. Monatsbl. f. Augenheilk. Bd. 43, Abt. 2, S. 335. 1905. — PETERS: Klin. Monatsbl. f. Augenheilk. Bd. 43, Abt. 2, S. 535. 1905. — WAGNER: Diss. Amsterdam u. Klin. Monatsbl. i. Augenheilk. Bd. 58, S. 629. 1916.

Traumatische Hornhauttrübungen.

MELLER: v. Graefes Arch. f. Ophth. Bd. 85, S. 172. 1913.

Herpes corneae.

DOERR und SCHNABEL: Schweiz. med. Wochenschr. Nr. 51, S. 469 u. Zentralbl. f. d. ges. Ophth. Bd. 6, S. 40. 1921. — FUCHS und LAUDA: Zeitschr. f. Augenheilk. Bd. 49, S. 9. 1922. — GILBERT: Arch. f. Augenheilk. Bd. 89, S. 23. 1921. — GRÜTER (1): Ophth. Ges. Jena. 1920. S. 227. — GRÜTER (2): Ophth. Ges. Heidelb. 1924. S. 220. — KAYOSHIMA: Japan. Ophth.-Ges. u. Zentralbl. f. d. ges. Ophth. 1922. S. 74. — LIPSCHÜTZ (1): Wien. klin. Wochenschr. 1920. Nr. 33, S. 836. — LIPSCHÜTZ (2): Wien. med. Wochenschr. 1921. Nr. 71, S. 232. — LIPSCHÜTZ (3): Wien. klin. Wochenschr. S. 183. 1924. — LÖWENSTEIN: Klin. Monatsbl. f. Augenheilk. Bd. 64, S. 15 u. Ophth. Ges. Heidelb. 1920. S. 167. — LUGER und LAUDA: Wien. klin. Wochenschr. Bd. 34, Nr. 12, S. 132. 1921.

Ich habe von den experimentellen Arbeiten über Herpes einige zur leichteren Orientierung angeführt, dabei aber keine Vollständigkeit beabsichtigt.

Keratitis superficialis punctata.

AXENFELD: Ophth. Ges. Heidelb. 1905. S. 307. — FONTAN: Rev. gén. d'opht. 1888. p. 641. — MIYASHITA: Klin. Monatsbl. f. Augenheilk. Bd. 70, Abt. 1, S. 90. 1923. — NUEL: Arch. d'opht. Tome 14, p. 145. 1894. — VERHOEFF: Arch. f. Augenheilk. Bd. 70, S. 290. 1912. — WEHRLI: Klin. Monatsbl. f. Augenheilk. Bd. 44, Abt. 2, S. 224. 1906.

Ulcus rodens.

ASAYAMA: Japan. ophth. Zeitschr. Bd. 6. 1902 u. Ophth. Klinik 1903. S. 127. — EPALZA: Klin. Monatsbl. f. Augenheilk. Bd. 54, S. 266. 1915. — FRANK: Inaug.-Diss. Marburg. 1896. — HAYASHI: Klin. Monatsbl. f. Augenheilk. Bd. 46, Abt. 2, S. 497. 1908. — HILLE-MANNS: Arch. f. Augenheilk. Bd. 40, S. 1. 1900. — ISCHIKAWA: Klin. Monatsbl. f. Augenheilkunde. Bd. 51, Abt. 2, S. 84. 1913. — JUNIUS (1): Klin. Monatsbl. f. Augenheilk. Bd. 63. S. 743. 1919. — JUNIUS (2): Zeitschr. f. Augenheilk. Bd. 43, S. 480. 1920. — KOEPPE: Zeitschr. f. Augenheilk. Bd. 38, S. 301. 1917. — LISTER and HANCOCK: Ophth. Hosp. rep. Vol. 15, p. 352. 1903. — PETERS: Wochenschr. f. Therapie u. Hyg. d. Auges. Bd. 16, S. 5. 1912. — FEINGOLD: Americ. journ. of ophth. Vol. 4, p. 161. 1921. — ROCHAT: Nederlandsch tijdschr. v. geneesk. Bd. 2, S. 285. 1911. — SALUS: Klin. Monatsbl. f. Augenheilk. Bd. 63, S. 14. 1919. — SCHMIDT-RIMPLER: Arch. f. Augenheilk. Bd. 38, S. 1. 1899. — DE SCHWEINITZ: Ophth. Rec. 1911. p. 83. — STEPHEN MAYOU: The Ophthalmoscope 1915. p. 430. — SUGANUMA: Klin. Monatsbl. f. Augenheilk. Bd. 78, S. 19. 1927.

Die korneale Form des Frühjahrkatarrhs.

AXENFELD und RUPPRECHT: Klin. Monatsbl. f. Augenheilk. Bd. 44, Beil.H. S. 105. 1907. — FRANK: Klin. Monatsbl. f. Augenheilk. Bd. 34, S. 271. 1896.

Keratitis parenchymatosa — menschliches Material.

CLAUSEN: v. Graefes Arch. f. Ophth. Bd. 83, S. 399. 1912. — ELSCHNIG (1): Ophth.-Ges. Heidelb. Bd. 32, S. 44. 1905. — ELSCHNIG (2): v. Graefes Arch. f. Ophth. Bd. 62, S. 481. 1906. — FUCHS: Arch. de oft. hisp. amer. Vol. 20. p. 49 u. Zentralbl. f. d. ges. Ophth. Bd. 4, S. 522. 1920. — GILBERT: Arch. f. Augenheilk. Bd. 82, S. 59. 1920. — v. HIPPEL (1): v. Graefes Arch. f. Ophth. Bd. 39, Abt. 3, S. 204. 1893. — v. HIPPEL (2): v. Graefes Arch. f. Ophth. Bd. 68, S. 354. 1908. — v. HIPPEL (3): v. Graefes Arch. f. Ophth. Bd. 105, S. 1037. 1921. HOFFMANN, E.: Zeitschr. f. Augenheilk. Bd. 43, S. 123. 1918. — JAEGER: Klin. Monatsbl. f. Augenheilk. Bd. 74, S. 488. 1925. — KOMOTO: Klin. Monatsbl. f. Augenheilk. Bd. 47, Abt. 2, S. 761. 1909. — KRÜKOW: Ophth.-Ges. Heidelb. 1875. S. 488. — KUNZE: v. Graefes Arch. f. Ophth. Bd. 102, S. 205. 1920. — MEYER, O.: Inaug.-Diss. Göttingen 1887. — REIS (1): Ophth.-Ges. Heidelb. S. 307. 1906. — REIS (2): v. Graefes

Arch. f. Ophth. Bd. 66, S. 201. 1907. — SEEFELDER: v. Graefes Arch. f. Ophth. Bd. 64, S. 1. 1906. — STÄHLI: Arch. f. Augenheilk. Bd. 74, S. 13. 1913. — STANCULÉANO: Klin. Monatsbl. f. Augenheilk. Bd. 42, Abt. 2, S. 456. 1904. — STOCK (1): Ophth.-Ges. Heidelb. 1902. S. 347. — STOCK (2): Klin. Monatsbl. f. Augenheilk. Bd. 43, Beil.-H. S. 31. 1905. — STOCK (3): in Ergebn. d. allg. Pathol. u. pathol. Anat. 1910. S. 146. — UHTHOFF: Ophth.-Ges. Heidelb. S. 266. 1907. — WATANABE: Klin. Monatsbl. f. Augenheilk. Bd. 52. S. 408. 1914. — WEVE: Nederlandsch tijdschr. v. geneesk. Bd. 68, Abt. 2, S. 1438. Ref.: Zentralbl. f. d. ges. Ophth. Bd. 14, S. 347. 1924.

Spontane Keratitis parenchymatosa bei Tieren.

HENNICKE: Klin. Monatsbl. f. Augenheilk. Bd. 32, S. 133. 1894. — KAKO: Klin. Monatsbl. f. Augenheilk. Bd. 40, Abt. 1, S. 406. 1902. — DE MORAES: Arch. f. Augenheilk. Bd. 57, S. 20. 1907. — POSSEK: Klin. Monatsbl. f. Augenheilk. Bd. 45, Beil.-H. S. 1. 1907. — SONTAG: Inaug.-Diss. Rostock 1912.

Experimentelle Keratitis parenchymatosa.

BÄRRI: Inaug.-Diss. Basel 1895. — BERTARELLI: Zentralbl. f. Bakteriol., Parasitenk. u. Infektionskrankh. 1906/7. Abt. I, S. 41. — BOSSALINO: Ann. di ottalm. 1909. p. 861. — GREEFF und CLAUSEN: Ophth.-Ges. Heidelb. S. 314 u. Dtsch. med. Wochenschr. 1906. S. 1454. — GRIGNOLO: Ann. di ottalmol. Ref.: Klin. Monatsbl. f. Augenheilk. Bd. 62, S. 660. 1917. — GROUVEN: Med. Klinik. 1908. S. 267. — HAENSELL: v. Graefes Arch. f. Ophth. Bd. 27, Abt. 3, S. 93. 1881. — v. HIPPEL: v. Graefes Arch. f. Ophth. Bd. 105, S. 1043. 1921. (Hier Literatur über Gumma des Ziliarkörpers.) — HOFFMANN, E. (1): Münch. med. Wochenschrift. 1910. S. 608. — HOFFMANN, E. (2): Münch. med. Wochenschr. 1911. S. 665. — IGERSHEIMER: (1): Syphilis und Auge. Berlin: Julius Springer 1918. — IGERSHEIMER (2): v. Graefes Arch. f. Ophth. Bd. 109, S. 265. 1922. — KÖLLNER: Arch. f. Augenheilk. Bd. 77, S. 289. 1914. — LEBER: v. Graefes Arch. f. Ophth. Bd. 19, Abt. 2, S. 133. 1873. — LEBER, A.: Dtsch. med. Wochenschr. 1908. S. 1850. — LEAVADITI et YAMANOUCHI: Cpt. rend. des séances de la soc. de biol. 1908. p. 408. — MELLINGER: v. Graefes Arch. f. Ophth. Bd. 37, Abt. 4, S. 159. 1891. — RÄHLMANN: Arch. f. exp. Pathol. u. Pharmakol. Bd. 7, S. 464. 1877. — SALMON: Cpt. rendu de la soc. de biol. Tome 56, Nr. 21, p. 953. 1904. — SCHERBER (1): Wien. klin. Wochenschr. 1906. Nr. 24, S. 726. — SCHERBER (2): Zeitschr. f. Augenheilk. Bd. 17, S. 132. 1907. — STARGARDT: Ophth.-Ges. Heidelb. 1913. S. 316. — STEPHENSON: Brit. journ. of ophth. Vol. 1. p. 754. 1917. — STOCK: Ophth.-Ges. Heidelb. 1907. S. 263. — v. SZILY: Anaphylaxie in der Augenheilkunde. Verlag: Enke 1914. — UHLENHUTH und MULZER: Arb. a. d. Reichs-Gesundheitsamte 1903. Bd. 44. — WESSELY: Münch. med. Wochenschr. 1911. S. 1713.

Wundheilung und Regeneration.

ASUHIKO MASUGI: Klin. Monatsbl. f. Augenheilk. 1901. S. 634 u. 731. — AXENFELD und JUSELIUS: Dtsch. med. Wochenschr. 1909. S. 1460. — BONNEFON und LACOSTE: Arch. d'opht. Tome 32, p. 65 u. 210. 1912. — COLOMBO: Ann. di ottalmol. Vol. 33, p. 291 u. 341. 1904. — DINKLER: v. Graefes Arch. f. Ophth. Bd. 34, Abt. 3, S. 21. 1888. — EBERTH: Virchows Festschr. 1891, Abt. 2, S. 75. — ELSCHNIG: Zeitschr. f. Augenheilk. Bd. 15, S. 379. 1906. — FUCHS: v. Graefes Arch. f. Ophth. Bd. 92, S. 145. 1916. — GÜTERBOCK: Virchows Arch. Bd. 50, S. 465. 1870. — HANKE: v. Graefes Arch. f. Ophth. Bd. 89, S. 350. 1915. — HAYASHI: Zentralbl. f. d. ges. Ophth. Bd. 8, S. 35. 1922. — HENDERSON: Ophth. Rev. 1907. p. 127. — JUSELIUS: Zeitschr. f. Augenheilk. Bd. 22, S. 260. 1909. — LANDREAU: Rev. gén. d'opht. 1913. p. 344. — MONESI: Ann. di ottalmol. Vol. 27, p. 472. 1898. — MONTALCINI: Giorn. d. R. Accad. di med. di Torino. 1899. p. 696. — NEESE: v. Graefes Arch. f. Ophth. Bd. 33, Abt. 1, S. 1. 1887. — OVIO (1): Ann. di ottalmol. Vol. 34, p. 771. 1905. — OVIO (2): Ann. di ottalmol. Vol. 35, p. 58. 1906. — PETERS (1): Inaug.-Diss. Bonn 1885. — PETERS (2): Arch. f. mikroskop. Anat. Bd. 33, S. 153. 1888. — RANVIER: Cpt. rend. hebdom. des séances de l'acad. des sciences. Tome 12, 3, p. 1228 u. Tome 124, Nr. 8. 1897. — REDDINGIUS: Weekbl. van het Nederlandsch tijdschr. v. geneesk. II, Nr. 19. 1891. — REICH: Klin. Monatsblätter f. Augenheilk. Bd. 11, S. 197. 1873. — RIBBERT: Berlin. klin. Wochenschr. 1889. Nr. 38. — SALZER (1): Ophth.-Ges. Heidelb. S. 244. 1910. — SALZER (2): Arch. f. Augenheilk. Bd. 69, S. 272. Bd. 70, S. 166. 1911. — SALZER (3): Arch. f. Augenheilk. Bd. 71, S. 221. 1912. — SALZER (4): Internat. med. Kongr. London. 1913. S. 175. — SALZER (5): Münch. med. Wochenschr. 1914. S. 1503. — SALZER (6): Arch. f. Augenheilk. Bd. 79, S. 61. 1915. — SACHSALBER: Zeitschr. f. Augenheilk. Bd. 9, S. 395. 1903. — SCHOTTLÄNDER: Arch. f. mikroskop. Anat. Bd. 33, S. 131. 1888. — SZILY, A.: v. Graefes Arch. f. Ophth. Bd. 51, S. 486. 1900. — VILLARD et DELORD: Arch. d'opht. Tome 24, p. 515. 1904 — VOSSIUS: v. Graefes Arch. f. Ophth. Bd. 27, Abt. 3,

S. 225. 1881. — Wadsworth and Eberth: Virchows Arch. Bd. 51, S. 361. 1870. — Weinstein: Arch. f. Augenheilk. Bd. 48, S. 1. 1903. — Wolfrum und Boehmig: v. Graefes Arch. f. Ophth. Bd. 104, S. 175. 1921. — v. Wyss: Virchows Arch. Bd. 69, S. 24. 1877.

Keratoplastik.

Ascher: Ophth.-Ges. Jena. 1922. S. 198. — Bonnefon et Lacoste (1): Arch. d'opht. Tome 32, p. 390. 1912. — Bonnefon et Lacoste (2): Arch. d'opht. Tome 33, p. 206, 267, 326. 1913. — Dürr: Klin. Monatsbl. f. Augenheilk. S. 317. 1881. — Fuchs: Zeitschr. f. Augenheilk. Bd. 5, S. 1. 1901. — de Lieto Vollaro: Lav. d. clin. ocul. di Napoli. Vol. 4, p. 293. 1896. — Magitot (1): Arch. d'opht. 32, p. 361. 1912. — Magitot (2): Ann. d'oculist. 1916. p. 369. — Marchand: Naturf.-Ges. Marburg, 1897. Nr. 3. — Neelsen und Angelucci: Klin. Monatsbl. f. Augenheilk. Bd. 18, S. 286. 1880. — Power: 4. Internat. Kongr. London 1872. — Salzer (1): Zeitschr. f. Augenheilk. Bd. 3, S. 516. 1900. — Salzer (2): Ophth.-Ges. Heidelb. S. 227. 1908. — Salzer (3): Arch. f. Augenheilk. Bd. 64, S. 379. 1909. — Salzer (4): Ophth.-Ges. Heidelb. S. 312. 1910. — Salzer (5): Arch. f. Augenheilk. Bd. 65, S. 214. 1911. — Salzer (6): Arch. f. Augenheilk. Bd. 73, S. 109. 1917. — Salzer (7): v. Graefes Arch. f. Ophth. Bd. 105, S. 469. 1921. — Sommer: v. Graefes Arch. f. Ophth. Bd. 115, S. 620. 1925. — Wagenmann: v. Graefes Arch. f. Ophth. Bd. 34, Abt. 1, S. 211. 1888.

Leukom, Staphylom.

Falchi: Giorn. d. R. Accad. di med. die Torino. Vol. 8. August. 1884. — Fuchs: v. Graefes Arch. f. Ophth. Bd. 95, S. 215. 1918. — Gilbert: Ophth.-Ges. Heidelb. 1908. S. 345. — Haensell: Bull. de la clin. nat. opht. de l'hôsp. des Quinze-Vingts, Tome 3, p. 95. 1885. — Hocquardt: Ann. d'oculist. Tome 82, p. 111 u. Tome 83, p. 41. u. Tome 84, p. 45. 1879. — Michail: Ref.: Zentralbl. f. d. ges. Ophth. Bd. 7, S. 179. 1921. — Valudé: Ophth.-Ges. Heidelb. 1889. S. 187. — Valude (2): Arch. d'opht. Tome 10, p. 155. 1890. — Wagenmann (1): v. Graefes Arch. f. Ophth. Bd. 35, Abt. 4, S. 116. 1889. — Wagenmann (2): v. Graefes Arch. f. Ophth. Bd. 38, Abt. 1, S. 171. 1892. — Yamaguchi: Klin. Monatsbl. f. Augenheilk. Bd. 42. Abt. 1, S. 353. 1904.

Spontanperforation an der Sklerokornealgrenze.

Leber: Entstehung der Entzündung. 1891. — Salzer: v. Graefes Arch. f. Ophth. Bd. 42, Abt. 2, S. 55. 1896.

Zysten.

Alt (1): Kompendium 1880. S. 38. — Alt (2): Americ. journ. of ophth. März. 1889. — Bietti: Klin. Monatsbl. f. Augenheilk. Bd. 38, S. 234. 1900. — Böhm: Klin. Monatsbl. f. Augenheilk. Bd. 70, S. 171. 1923. — Brailey: Ophth. Hosp. Reports Vol. 8, p. 293. 1875. — Claiborne: Transact. of the Americ. ophth. soc. Vol. 10, p. 588. 1905. — Clausnitzer: Klin. Monatsbl. f. Augenheilk. Bd. 49, Abt. 2, S. 434. 1911. — Elschnig: Klin. Monatsbl. f. Augenheilk. Bd. 41, Abt. 1, S. 247. 1903. — Fileti: Ann. di ottalmol. Vol. 53, p. 696. 1925. — Fridenberg: New York Eye and Ear Infirm. Rep. Januar. 1900. — Früchte und Schürenberg: Klin. Monatsbl. f. Augenheilk. Bd. 44, Abt. 2, S. 404. 1906. — Fuchs: v. Graefes Arch. f. Ophth. Bd. 38, Abt. 2, S. 32. 1892. — Ginsberg: Zentralbl. f. prakt. Augenheilk. 1897. S. 358. — Grahamer: v. Graefes Arch. f. Ophth. Bd. 30, 3, S. 275. 1884. — Heine: Ophth.-Ges. Jena, 1922. S. 25 u. 35. — Ischreyt: Klin. Monatsbl. f. Augenheilk. Bd. 45, Abt. 1, S. 59. 1907. — Jacobellis: Arch. di ottalmol. Vol. 29, p. 361. 1922. — Just: Ann. d'oculist. Tome 70, p. 255. 1873. — Kümmell: Klin. Monatsbl. f. Augenheilk. Bd. 45, Abt. 2, S. 421. 1907. — Lauber: v. Graefes Arch. f. Ophth. Bd. 58, S. 222. 1904. — Liese: Inaug.-Diss. Heidelb. 1918. — Loovenich: Inaug.-Diss. Rostock 1911. — Meller: v. Graefes Arch. f. Ophth. Bd. 52, S. 436. 1901. — v. Michel: Zeitschr. f. Augenheilk. Bd. 6, S. 1. 1901. — Nagano: Arch. f. Augenheilk. Bd. 65, S. 116. 1909. — Oehlrich: Inaug.-Diss. Rostock 1909. — Poyales: Progr. de la clin. Vol. 25, p. 86 u. Zentralbl. f. d. ges. Ophth. Bd. 10, S. 240. 1923. — Reis: Klin. Monatsbl. f. Augenheilk. Bd. 2, S. 297. 1902. — Samelsohn: Klin. Monatsbl. f. Augenheilk. Bd. 10, S. 310. 1872. — Schieck: v. Graefes Arch. f. Ophth. Bd. 52, S. 285. 1901. — Stölting: v. Graefes Arch. f. Ophth. Bd. 31, Abt. 3, S. 99. 1885. — Tertsch: v. Graefes Arch. f. Ophth. Bd. 56, S. 303. 1903. — Treacher Collins: Transact. of the Americ. ophth. soc. Vol. 12, p. 64. 1892. — Wagenmann: Ophth.-Ges. Heidelb. S. 269. 1907. — Wernicke: Arch. f. Augenheilk. Bd. 59, S. 23. 1907. — Wintersteiner (1): Arch. f. Augenheilk. Bd. 32, S. 170. 1896. — Wintersteiner (2): Ophth.-Ges. Heidelb. 1900. S. 4.

Hornhautfistel.

CZERMAK (1): v. Graefes Arch. f. Ophth. Bd. 36, Abt. 2, S. 163. 1890. — CZERMAK (2): v. Graefes Arch. f. Ophth. Bd. 37, Abt. 2, S. 58. 1891. — OGUCHI: v. Graefes Arch. f. Ophth. Bd. 70, S. 88. 1909. — SATTLER. C. H.: v. Graefes Arch. f. Ophth. Bd. 105, S. 502. 1921.

Präzipitate.

BAAS: Zeitschr. f. Augenheilk. Bd. 9, S. 30. 1903. — FUCHS: Arch. f. Augenheilk. Bd. 84, S. 201. 1913. — GROENOUW: Klin. Monatsbl. f. Augenheilk. Bd. 38, S. 186. 1900. — HARMS: Klin. Monatsbl. f. Augenheilk. Bd. 42, Abt. 2, S. 25. 1904. — KNIES: Klin. Monatsbl. f. Augenheilkunde. Bd. 17, Beil.-H. u. Arch. f. Augenheilk. Bd. 9. 1879. — RUBERT: v. Graefes Arch. f. Ophth. Bd. 78, S. 268. 1911. — STRAUB: v. Graefes Arch. f. Ophth. Bd. 86, S. 1. 1913.

Pannus trachomatosus.

BERLIN: Graefes Arch. f. Ophth. Bd. 33, Abt. 3, S. 211. 1887. — BIETTI (1): Ann. di ottalmol. Vol. 31, p. 696 u. 834. 1902. — BIETTI (2): Klin. Monatsbl. f. Augenheilk. Bd. 41, Beil.-H., S. 78. 1903. — CALDERARO: Arch. f. Augenheilk. Bd. 69, S. 35. 1911. — CANGE: Arch. d'opht. Tom. 42, p. 449. 1925. — GALLENGA: Arch. di ottalmol. Vol. 1, Fasc. 12. 1894. — GREEFF: Pathol. Anat. d. A. S. 164. 1902 bis 1906. — HIWATARI: Americ. journ. of ophth. Vol. 4, p. 200. 1921. — HUBER: Klin. Monatsbl. f. Augenheilk. Bd. 71, S. 627. 1924. — ICHIKAWA: v. Graefes Arch. f. Ophth. Bd. 73, S. 303. 1910. — JUNIUS: Zeitschr. f. Augenheilk. Bd. 8. 1902. — IWANOFF: Ophth.-Ges. Heidelb. 1878. S. 12. — KOMOTO: Klin. Monatsbl. Bd. 47, Abt. 1, S. 55. 1909. — KREIKER: Orvosi Hetilap Bd. 65, S. 267 u. Zentralbl. f. d. ges. Ophth. Bd. 6, S. 346. 1921. — LEBER: Ophth.-Ges. Heidelb. 1896. S. 156. — MARCHI: Arch. di ottalmol. u. Klin. Monatsbl. f. Augenheilkunde Bd. 62, S. 661. 1919. — MEGARDI: Arch. di ottalmol. Vol. 14, p. 185. 1906. — MEYERHOF: Klin. Monatsbl. f. Augenheilk. Bd. 46, Abt. 2, S. 353. 1908. — PASCHEFF: v. Graefes Arch. f. Ophth. Bd. 87, S. 474. 1914. — POLLACK: Klin. Monatsbl. f. Augenheilkunde. Bd. 64, S. 849. 1920. — RÄHLMANN: v. Graefes Arch. f. Ophth. Bd. 33, Abt. 3, S. 1. 1887. — RITTER: v. Graefes Arch. f. Ophth. Bd. 4, Abt. 1, S. 355. 1858. — RUBERT: Arch. f. Augenheilk. Bd. 65, S. 271. 1911. — TABORISKY: Klin. Monatsbl. f. Augenheilk. Bd. 52, S. 548. 1914. — DE VINCENTIIS: Ref.: Klin. Monatsbl. f. Augenheilk. Bd. 41, Abt. 1, S. 320. 1906.

Pannus scrophulosus und ähnliches.

BAAS (1): Klin. Monatsbl. f. Augenheilk. Bd. 36, S. 415. 1898. — BAAS (2): Klin. Monatsbl. f. Augenheilk. Bd. 38, S. 417. 1900. — CHEN HUNG HSÜN: Klin. Monatsbl. f. Augenheilk. Bd. 57, S. 549. 1916. — GILBERT: v. Graefes Arch. f. Opthth. Bd. 69, S. 1. 1908. — GRUBER: v. Graefes Arch. f. Ophth. Bd. 46, S. 360. 1898. — HAYASHI: Klin. Monatsbl. f. Augenheilk. Bd. 47, Abt. 2, S. 557. 1909. — HERTEL: v. Graefes Arch. f. Ophth. Bd. 46, S. 630. 1898. — IWANOFF: Ophth.-Ges. Heidelb. S. 12. 1878. — PIESBERGEN: Klin. Monatsbl. f. Augenheilk. Bd. 71, S. 130. 1923. — RUBERT: Klin. Monatsbl. f. Augenheilk. Bd. 50, Abt. 2, S. 273. 1912. — SEO und YAMAGUCHI: Klin. Monatsbl. f. Augenheilk. Bd. 41, Abt. 1, S. 38. 1903. — WAGENMANN: Diskuss. zu AXENFELD. Ophth.-Ges. Heidelb. S. 222. 1897. — WAINSTEIN: Westn. Ophth. S. 777. 1907.

Pannus degenerativus.

ALTHOFF: v. Graefes Arch. f. Ophth. Bd. 8, Abt. 1, S. 126. 1861. — BAAS: Klin. Monatsbl. f. Augenheilk. Bd. 38, S. 417. 1900. — BIETTI: Klin. Monatsbl. f. Augenheilk. Bd. 46, Abt. 1, S. 337. 1908. — BIRNBACHER und CZERMAK: v. Graefes Arch. f. Ophth. Bd. 34, S. 1. 1886. — DONDERS: v. Graefes Arch. f. Ophth. Bd. 3, Abt. 1, S. 150. 1857. — FOSTER: Klin. Monatsbl. f. Augenheilk. Bd. 42, Abt. 1, S. 330. 1904. — FUCHS (1): The Bowman lect. 1902. — FUCHS (2): v. Graefes Arch. f. Ophth. Bd. 92, S. 197. 1916. — GILBERT (1): Ophth.-Ges. Heidelb. S. 290. 1907. — GILBERT (2): v. Graefes Arch. f. Ophth. Bd. 69, S. 1. 1908. — IWANOFF: Beobacht. a. d. Augenheilanstalt Wiesbaden 3. 1866. — MÜLLER, H.: Würzburger Verhandl. 7. Sitzung. 1855.

Knötchenförmige Hornhauttrübung (GROENOUW).

BIBER: Inaug.-Diss. Zürich. 1890. — DEUTSCHMANN: Deutschmanns Beitr. H. 61. 1904. — FLEISCHER: Arch. f. Augenheilk. Bd. 53, S. 263. 1905. — FUCHS (1): v. Graefes Arch. f. Ophth. Bd. 53, S. 423. 1901. — FUCHS (2): v. Graefes Arch. f. Ophth. Bd. 89, II, S. 337. 1915. — GROENOUW (1): Arch. f. Augenheilk. Bd. 21, S. 281. 1890. — GROENOUW (2): v. Graefes Arch. f. Ophth. Bd. 46, S. 85 und Ophth.-Ges. Heidelb. S. 300. 1898—1899. —

LÖWENSTEIN: Klin. Monatsbl. f. Augenheilk. Bd. 61, S. 636. 1918. — MANZ: Wiener med. Wochenschr. 1891. Nr. 3/4. — MIADA: Ref.: Klin. Monatsbl. f. Augenheilk. Bd. 52, S. 559. 1914. — PADERSTEIN: Klin. Monatsbl. f. Augenheilk. Bd. 47, I, S. 156. 1909. — PUSCARIN: Arch. d'opht. Tome 33, p. 362 u. 758. 1913. — SALZMANN: Zeitschr. f. Augenheilk. Bd. 57, S. 92. 1925. — UCHIDA: Ref.: Klin. Monatsbl. f. Augenheilk. Bd. 52, S. 567. 1914. — UHTHOFF: Klin. Monatsbl. f. Augenheilk. Bd. 54, S. 377 u. Bd. 55, S. 290. 1915. — VIDEKY und GOLDZIEHER: Klin. Monatsbl. f. Augenheilk. Bd. 44, I, S. 242. 1906. — WEHRLI (1): Zeitschr. f. Augenheilk. Bd. 13, S. 322, 461 u. 558. 1905. — WEHRLI (2): Arch. f. Augenheilk. Bd. 55, S. 126. 1906. — WEHRLI (3) Ophth.-Ges. Heidelb. 1907. S. 175. — WEHRLI (4): Klin. Monatsbl. f. Augenheilk. Bd. 47, II, S. 241. 1909. — WIRTH: Zeitschr. f. Augenheilk. Bd. 58, S. 106. 1925. — YOSHIDA: v. Graefes Arch. f. Ophth. Bd. 114, S. 91. 1924.

Bandförmige Hornhauttrübung.

BEST: Ophth.-Ges. Heidelb. 1902. S. 348. — BISSMEYER: Inaug.-Diss. Bonn 1884. — BOCK: Wien: Braumüller 1887. — DIXON: Brit. med. journ. Vol. 1, p. 443. 1871. — FUCHS: Klin. Monatsbl. f. Augenheilk. Bd. 61, S. 10. 1918. — GIFFORD: Klin. Monatsbl. f. Augenheilkunde. Bd. 73, Abt. 2, S. 346. 1924. — HEERLICH: Inaug.-Diss. Marburg 1900. — v. HIPPEL: Ophth.-Ges. Heidelb. 1901. S. 52. — JACKSON: Ophth. Rec. 1907. p. 392. — KEYSER: Med. a. surg. reports. 10. Jan. 1874. — NETTLESHIP: Arch. f. Augenheilk. Bd. 9, S. 184. 1880. — LEBER: Ophth.-Ges. Heidelb. 1897. S. 53. — OBERTÜSCHEN: Inaug.-Diss. Bonn 1872. — SAMTER: Inaug.-Diss. Königsberg. 1892. — SCHIECK: Festschr. f. A. v. HIPPEL: MARHOLD S. 141 u. Internat. Kongr. Utrecht 1899. S. 394. — SCHMITZ: Inaug.-Diss. München 1886. — SCHRADER: Inaug.-Diss. Jena 1884. — TOOKE: Arch. of ophth. Januar 1913. — TOPOLANSKI: Wien. klin. Wochenschr. 1894. Nr. 6. — UHTHOFF: Klin. Monatsbl. f. Augenheilkunde. Bd. 60, S. 11. 1918. — USHER: Ophth. hosp. reports. Vol. 13, p. 508. 1893. — VELHAGEN: Klin. Monatsbl. f. Augenheilk. Bd. 43, Abt. 1, S. 428. 1904. — VOSSIUS: Ophth.-Ges. Heidelb. 1896. S. 294. — WATSON: Brit. med. journ. Vol. 1, p. 502. 1871. —

Periphere Hornhautektasie.

COATS: Transact. of the ophth. soc. Vol. 30, p. 25 u. Vol. 31, p. 5. 1911. — FUCHS (1): v. Graefes Arch. f. Ophth. Bd. 52 S. 317. 1901. — FUCHS (2): v. Graefes Arch. f. Ophth. Bd. 89, S. 386. 1915. — GIFFORD: Americ. journ. of opht. Vol. 8, S. 16. 1920. — RUPPRECHT: Klin. Monatsbl. f. Augenheilk. Bd. 45, Abt. 1, S. 34. 1907. — SEEFELDER (1): Klin. Monatsbl. f. Augenheilk. Bd. 45, Abt. 1, S. 475. 1907. — SEEFELDER (2): Klin. Monatsbl. f. Augenheilk. Bd. 48, Abt. 1, S. 321. 1910. — VOGEL: Inaug.-Diss. Tübingen 1910.

Die zahlreichen klinischen Arbeiten sind absichtlich im Literaturverzeichnis übergangen.

Dystrophia epithelialis (FUCHS).

FUCHS: v. Graefes Arch. f. Ophth. Bd. 76, S. 478. 1910. — UHTHOFF (1): Ophth.-Ges. Heidelb. Bd. 42, S. 308. 1920. — UHTHOFF (2): v. Graefes Arch. f. Ophth. Bd. 105, S. 205. 1921.

Kolloid, Hyalin oder Amyloid in der Hornhaut, Glykogen, Harnsäure, Kalk.

ADAMÜCK: Zentralbl. f. prakt. Augenheilk. Bd. 38, S. 33. 1914. — AXENFELD (1): Klin. Monatsbl. f. Augenheilk. Bd. 54, S. 383. 1915. — AXENFELD (2): Klin. Monatsbl. f. Augenheilkunde Bd. 58. 1917 u. Ophth.-Ges. Heidelb. 1916. S. 387. — BACQUIS (1): Ann. di ottalmol. Vol. 24, p. 307. 1895. — BACQUIS (2): v. Graefes Arch. f. Ophth. Bd. 46, S. 553. 1898. — BAUMGARTEN: v. Graefes Arch. f. Ophth. Bd. 22, Abt. 2, S. 185. 1876. — BERLIN: v. Graefes Arch. f. Ophth. Bd. 33, Abt. 3, S. 211. 1887. — BESELIN (1): Arch. f. Augenheilk. Bd. 16, S. 130. 1888. — BESELIN (2): Arch. f. Augenheilk. Bd. 20, S. 90. 1890. — BEST (1): Deutschsmanns Beitr. Bd. 33, S. 1. 1900. — BEST (2): Ophth.-Ges. Heidelb. 1901. S. 63. — BIRCH-HIRSCHFELD: v. Graefes Arch. f. Ophth. Bd. 48, S. 328. 1899. — BODENSTEIN: Deutschmanns Beitr. Bd. 60, S. 48. 1904. — CHEVALLEREAU: France méd. 1891. — FRISCH: Akad. d. Wiss. Wien. Bd. 76. 3. Juli 1877. — FRUGINELE: Giorn. internat. d. scienze med. Anno XXI, p. 114. 1899. — FUCHS (1): v. Graefes Arch. f. Ophth. Bd. 37. Abt. 3, S. 143. 1891. — FUCHS (2): v. Graefes Arch. f. Ophth. Bd. 38, Abt. 2, S. 1. 1892. — GIFFORD: Klin. Monatsbl. f. Augenheilk. Bd. 73, S. 346. 1924. — GILBERT: v. Graefes Arch. f. Ophth. Bd. 72, S. 377. 1909. — GOLDZIEHER: Zentralbl. f. prakt. Augenheilk. 1879. S. 2. — HEATH: Ophth. Rec. 1908. p. 357. — v. HIPPEL: v. Graefes Arch. f. Ophth. Bd. 41, Abt. 3. S. 13. 1895. — LASKIEWICZ: Przeglad lekarski. Nr. 27—28. 1876. — LEBER: v. Graefes Arch. f. Ophth. Bd. 19, Abt. 1, S. 163. 1873. — LIBBY: Ref.: Klin. Monatsbl. f. Augenheilk. Bd. 54, S. 340. 1915. — DE LIETO VOLLARO: Lav. d. clin. d. Napoli. Vol. 4, p. 347. 1896. — MEESMANN: Arch. f. Augenheilk. Bd. 94, S. 56. 1924. — MOULTON: Ophth.

Rec. 1903. p. 299. — Rubert: Arch. f. Augenheilk. Bd. 65, S. 271. 1910. — Sachsalber: Deutschmanns Beitr. 1901. H. 48. S. 1. — Schiele: Arch. f. Augenheilk. Bd. 19, S. 277. 1889. — de Vincentiis: Lav. d. clin. d. Napoli. Vol. 4, p. 2C5. 1896. — Voltz: Inaug.-Diss. Freiburg 1901. — Weve: Ophth.-Ges. Heidelb. S. 236. 1924.

Arcus senilis und sonstige Fettablagerung.

Arnold: Zentralbl. f. allg. Pathol. u. pathol. Anat. 1903. S. 785. — Attias (1): Klin. Monatsbl. f. Augenheilk. Bd. 49, Abt. 2, S. 745. 1911. — Attias (2): Zeitschr. f. Augenheilk. Bd. 28, S. 539. 1912. — Attias (3): Arch. di ottalmol. Vol. 20, p. 365. 1913. — Aubineau: Ann. d'oculist. Tome 159, p. 580. 1922. — Bachstetz: v. Graefes Arch. f. Ophth. Bd. 105, S. 997. 1921. — Bardelli: Boll. d'oculist. Vol. 3, S. 833. 1924. — Dodd: Oph. Rec. 1902. p. 590. — Elschnig: H.: Klin. Monatsbl. f. Augenheilk. Bd. 71, S. 720. 1923. — Ewing: Americ. journ. of ophth. 1904. p. 161. — Fuss: Virchows Arch. Bd. 182, S. 407. 1905. — Ginsberg: v. Graefes Arch. f. Ophth. Bd. 52, S. 317. 1901. — Hanssen (1): Klin. Monatsbl. f. Augenheilk. Bd. 68, S. 391. 1922. — Hanssen (2): Klin. Monatsbl. f. Augenheilk. Bd. 70, Abt. 1, S. 732. 1923. — Joel: Klin. Wochenschr. S. 269. 1924. — Kaiser: Klin. Monatsbl. f. Augenheilk. Bd. 76, S. 126. 1926. — Kawamura: Die Cholesterinesterverfettung. Jena. Marie und Laroche. Semaine méd. 1911. p. 361. — Kusama: Klin. Monatsbl. f. Augenheilk. Bd. 66, S. 111. 1921. — Leber: Ophth.-Ges. Heidelb. 1897. S. 63. — de Lieto Vollaro (1): Ophth.-Ges. Heidelb. 1902. S. 348. — de Lieto Vollaro (2): Ann. di ottalmol. Vol. 32, p. 478. 1903. — de Lieto Vollaro (3): Arch. di ottalmol. Vol. 18, p. 345. 1910. — Meesmann: Arch. f. Augenheilk. Bd. 94, S. 56. 1924. — Parsons: Ophth. hosp. rep. Vol. 15, 2, p. 141 u. Ophth. rev. 1902. p. 109. — Rohrschneider: Klin. Monatsbl. f. Augenheilk. Bd. 74, S. 93. 1925 und v. Graefes Arch. f. Ophth. Bd. 115, S. 535. 1925 und Virchows Arch. Bd. 256, S. 150. 1925 und v. Graefes Arch. f. Ophth. Bd. 118, S. 131. 1927. — Seefelder (1): Klin. Monatsbl. f. Augenheilk. Bd. 45, S. 475. 1907. — Seefelder (2): Klin. Monatsbl. f. Augenheilk. Bd. 48, S. 321. 1910. — v. Szily: Klin. Monatsbl. f. Augenheilk. Bd. 71, S. 30. 1923. — Takayasu (1): Arch. f. Augenheilk. Bd. 43, S. 154. 1901. — Takayasu (2): v. Graefes Arch. f. Ophth. Bd. 82, S. 475. 1912. — Tertsch: Klin. Monatsbl. f. Augenheilk. Bd. 49, Abt. 2, S. 1. 1911. — Verderame: Boll. d'oculist. Vol. 1, p. 509. 1922. — Versé (1): Ber. d. pathol. Ges. Göttingen. 1923. S. 163. — Versé: Klin. Monatsbl. f. Augenheilk. Bd. 74, S. 110. 1925.

Sklerose, Dellen.

Alt: Americ. journ. of ophth. Vol. 30, p. 39. (Gehört nach Fuchs zur Sklerose.) — Fuchs (1): v. Graefes Arch. f. Ophth. Bd. 78, S. 82. 1911. — Fuchs (2): v. Graefes Arch. f. Ophth. Bd. 102, S. 208. 1916. — Gilbert: Arch. f. Augenheilk. Bd. 89, S. 23. 1921. — Meller: Klin. Monatsbl. f. Augenheilk. Bd. 43, Abt. 2, S. 209. 1905. — Thiel: Ophth.-Ges. Heidelberg S. 281. 1924.

Keratokonus.

Elschnig: Klin. Monatsbl. f. Augenheilk. Bd. 32, S. 25. 1894. — Erdmann: v. Graefes Arch. f. Ophth. Bd. 75, S. 88. 1910. — Fleischer (1): Münch. med. Wochenschr. S. 625. 1906. — Fleischer (2): Arch. f. Augenheilk. Bd. 73, S. 242. 1913. — Fleischer (3): Klin. Monatsbl. f. Augenheilk. Bd. 57, S. 353. 1916. — Fleischer (4): Klin. Monatsbl. f. Augenheilk. Bd. 68, S. 41. 1922. — Meesmann: Klin. Monatsbl. f. Augenheilk. Bd. 70, S. 740. 1923. — Newolina: Deutschmanns Beitr. H. 71. 1909. — Plaut: Klin. Monatsbl. f. Augenheilkunde. Bd. 38, S. 65 u. 334. 1900. — Salzmann: v. Graefes Arch. f. Ophth. Bd. 67, S. 1, 1907. — Uhthoff (1): Naturforsch.-Vers. Karlsbad II, 2, S. 378. 1903. — Uhthoff (2): Klin. Monatsbl. f. Augenheilk. Beil.-H. 1909. S. 41. — Uhthoff (3): Klin. Monatsbl. f. Augenheilk. Bd. 56, S. 385. 1918. — Wolfrum und Boehmig: v. Graefes Arch. f. Ophth. Bd. 105, S. 708. 1921.

Durchblutung und Siderosis. Verkupferung.

d'Amico: Ann. di ottalmol. e Clin. ocul. Vol. 53, p. 449. 1925. — Baumgarten: v. Graefes Arch. f. Ophth. Bd. 29, Abt. 3, S. 117. 1883. — Begle: Arch. of ophth. Juli 1914. Nr. 4. — Buchanan: The Ophtalmoscope. Vol. 10, p. 190. 1912. — Elschnig: Klin. Monatsbl. f. Augenheilk. Bd. 63, S. 10. 1919. — Fleischer: Münch. med. Wochenschr. 1906. S. 626. — Frank: Inaug.-Diss. Rostock 1902. — Griffith: Transact. of the Americ. ophth. soc. Vol. 14, p. 74. 1894. — Gruber: v. Graefes Arch. f. Ophth. Vol. 40, Abt. 2, p. 154. 1894. — Guist: Zeitschr. f. Augenheilk. Bd. 57, S. 335. 1925. — Gutmann: Zentralbl. f. prakt. Augenheilk. 1907. S. 43 u. 77. — Hertel: v. Graefes Arch. f. Ophth. Bd. 44, S. 283. 1897 und Arch. f. Augenheilk. Bd. 91, S. 147. — v. Hippel (1): v. Graefes Arch.

f. Ophth. Bd. 40, Abt. 1, S. 123. 1894. — v. Hippel (2): v. Graefes Arch. f. Ophth. Bd. 44, S. 539. 1897. — v. Hippel (3): Klin. Monatsbl. f. Augenheilk. Bd. 51, Abt. 1, S. 520. 1912. — Jess: Sitzungsber. d. Verein. hess. Augenärzte. 6. April 1924. — Jocqs: Ophth. Klinik. Nr. 4. 1900. — Kranz: Klin. Monatsbl. f. Augenheilk. Bd. 76, S. 469. 1926. — Kusama: Klin. Monatsbl. f. Augenheilk. Bd. 53, S. 99. 1914. — Lawford: Transact. of the Americ. ophth. soc. Vol. 8, p. 60. 1888. — Leber (1): v. Graefes Arch. f. Ophth. Bd. 35, Abt. 1, S. 271. 1889. — Leber (2): v. Graefes Arch. f. Ophth. Bd. 35, Abt. 2, S. 250. 1889. — Löhlein: Dtsch. med. Wochenschr. 1907. S. 909. — Maghy: California a Western med. Vol. 24, p. 637 und Zentralbl. f. d. ges. Ophth. Bd. 17, S. 278. 1926. — Matsuoka: Americ. journ. of ophth. Vol. 3, p. 564 u. Zentralbl. f. d. ges. Ophth. Bd. 4, S. 142. 1920. — Römer: Samml. zwangl. Abh. a. d. Geb. d. Augenheilk. Marhold. Bd. 2, Nr. 8. 1899. — Sallmann: Zeitschr. f. Augenheilk. Bd. 57, S. 373. 1925. — Treacher Collins (1): Transact. of the Americ. ophth. soc. Vol. 11, S. 43. 1891. — Treacher Collins (2): Transact. of the Americ. ophth. soc. Vol. 15, p. 69. 1895. — Vossius: v. Graefes Arch. f. Ophth. Bd. 35, Abt. 2, S. 207. 1889. — Wadsworth: Ophth. Rec. 1905. p. 368 — Weeks: New York, Eye a. Ear Infirm. 1893. — Wernicke: Ref.: Klin. Monatsbl. f. Augenheilk. Bd. 63, S. 764. 1919. — Wirths: Zeitschr. f. Augenheilk. Bd. 45, S. 15. 1921.

Fädchenkeratitis.

Chance: Ophth. Rec. 1906. p. 289. — Czermak: Klin. Monatsbl. f. Augenheilk. Bd. 29, S. 229. 1891. — Fischer: v. Graefes Arch. f. Ophth. Bd. 35, Abt. 3, S. 201. 1889. — Hess (1): v. Graefes Arch. f. Ophth. Bd. 38, Abt. 1, S. 160. 1892. — Hess (2): v. Graefes Arch. f. Ophth. Bd. 39, Abt. 2, S. 199. 1893. — Leber: Ophth.-Ges. Heidelb. 1882. S. 165. — Mazza: Ann. di ottalmol. Vol. 19, p. 50. 1898. — Monesi: Ann. d'oculist. Vol. 125, p. 270. 1901. — Nuel (1): Arch. d'opht. Tome 12, p. 593. 1892. — Nuel (2): Arch. d'opht. Tome 13, p. 193, 596 u. 608. 1893. — Piccaluga: Ann. di ottalmol. Vol. 42, p. 496 u. 506. 1913. — Roeder: Klin. Monatsbl. f. Augenheilk. Bd. 25, S. 279. 1887. — Uhthoff: v. Graefes Arch. f. Ophth. Bd. 29, Abt. 3, S. 181. 1883. — Zentmayer: Ophth. Rec. 1904. p. 288.

Sog. Keratitis bullosa und Verwandtes.

Bock: Klin. Monatsbl. f. Augenheilk. 1886. S. 443. — Bossalino: Klin. Monatsbl. f. Augenheilk. Bd. 33, S. 419. 1895. — Brugger: Inaug.-Diss. München 1886. — Dimmer: Klin. Monatsbl. f. Augenheilk. Bd. 23, S. 312. 1885. — Dor: Ophth.-Ges. Heidelberg 1902. S. 359. — Ewing: Americ. journ. of ophth. 1904. — Fuchs (1): Ophth.-Ges. Heidelb. 1879. S. 212.. — Fuchs (2): The Bowman lecture. 1902. — Fuchs (3): v. Graefes Arch. f. Ophth. Bd. 92, S. 145. 1916. — Gilbert: v. Graefes Arch. f. Ophth. Bd. 69, S. 1. 1908. — v. Graefe: v. Graefes Arch. f. Ophth. Bd. 2, Abt. 1, S. 206. 1855. — v. Hippel: v. Graefes Arch. f. Ophth. Bd. 54, S. 509. 1902. — Kleinschmidt: Inaug.-Diss. Bonn 1876. — Krause: Inaug.-Diss. Rostock 1903. — Leber: v. Graefes Arch. f. Ophth. Bd. 24, Abt. 1, S. 252. 1878. — Marx: Klin. Monatsbl. f. Augenheilk. Bd. 46, 2, S. 259. 1908. — Meighan: Transact. of the ophth. soc. of the united Kingdom. Vol. 44, p. 46. 1924. — Meller: Klin. Monatsbl. f. Augenheilk. Bd. 43, Abt. 2, S. 209. 1905. — Scalinci: Ann. di ottalmol. Vol. 38, p. 166. 1909. — de Schweinitz and Shumway (1): Proc. of the aethol. soc. of Philadelphia. März 1903. — de Schweihitz und Shumway (2): Arch. f. Augenheilk. Bd. 52, S. 239. 1905. — Wirths: Zeitschr. f. Augenheilk. Bd. 16, S. 99. 1906.

Epithelerkrankungen verschiedener Art.

Franke (1): Klin. Monatsbl. f. Augenheilk. Bd. 44, Abt. 1, S. 508 u. Münch. med. Wochenschr. S. 940. 1906. — Franke (2): Ophth.-Ges. Heidelb. 1910. S. 133. — Fridenberg: New York Eye a. Ear Infirm. Rep. Januar 1898. — Klebs: Beitr. z. pathol. Anat. u. z. allg. Pathol. Bd. 17, H. 3. 1895. — Komoto: Bd. 47, Abt. 1, S. 259. 1909. — Lenz: Klin. Monatsbl. f. Augenheilk. Bd. 45, 2, S. 406. 1907. — Mans: Klin. Monatsbl. f. Augenheilk. Bd. 73, S. 289. 1924. — Peters: v. Graefes Arch. f. Ophth. Bd. 57, S. 92. 1903. — Pindikowski: Klin. Monatsbl. f. Augenheilk. Bd. 61, S. 562. 1918. — Szily, A.: v. Graefes Arch. f. Ophth. Bd. 51, S. 486. 1900. — v. Szily (2): Ophth.-Ges. Heidelb. 1911. S. 357. — v. Szily (3): Ophth.-Ges. Heidelb. S. 56. 1913. — v. Szily (4): Ophth.-Ges. Heidelb. 1918. S. 394. — Würdinger: Münch. med. Wochenschr. Nr. 8, 9 u. 10. 1886.

Endothelbefunde.

Alt: Americ. journ. of ophth. 1896. p. 33. — Baas: Zeitschr. f. Augenheilk. Bd. 9, S. 30. 1903. — Bärri: Inaug.-Diss. Basel 1895. — Dubois: Progr. méd. 17. Nov. Bull. ann. d'oculist. Tome 117, p. 61. 1887. — Fuchs: v. Graefes Arch. f. Ophth. Bd. 92, S. 145. 1917.. — Gräflin: Zeitschr. f. Augenheilk. Bd. 9, S. 281 u. 520. 1903. — Grahamer: v. Graefes

Arch. f. Ophth. Bd. 30, Abt. 3, S. 265. 1884. — Happe: Dtsch. med. Wochenschr. S. 1016. 1906. — v. Hippel (1): Ophth.-Ges. Heidelb. 1901. S. 44 u. 217. — v. Hippel (2): v. Graefes Arch. f. Ophth. Bd. 54, S. 509. 1902. — Krückmann: Ophth.-Ges. Heidelb. 1911. S. 16. — Mazzei: Arch. di ottalmol. Vol. 28, p. 109. 1921. — Mellinger: v. Graefes Arch. f. Ophth. Bd. 37, 4, S. 159. 1891. — Monesi: Ann. di ottalmol. Vol. 31, p. 46. 1902. — Nagano (1): Ophth.-Ges. Heidelb. 1911. S. 361. — Nagano (2): Arch. f. Augenheilk. Bd. 76, S. 26. 1914. — Odinzow: Russki oph. Journ. Bd. 2, S. 156 u. Zentralbl. f. d. ges. Ophth. Bd. 10, S. 524. 1923. — Oeller: Beitr. z. Biol., Jubiläumsschrift f. Bischoff. 1882. — Opin: Arch. d'opht. Tome 31, p. 501. 1911. — Panas: Cpt. rend. hebdom. de l'acad. des sciences. 1888. — Seemer: Inaug.-Diss. Würzburg 1919. — Wagenmann: v. Graefes Arch. f. Ophth. Bd. 34, Abt. 1, S. 211. 1888.

Befunde an der Descemet.

Alt: Ophth. Rec. p. 37. 1908. — Axenfeld (1): Ophth.-Ges. Heidelb. S. 275. 1902. — Axenfeld (2): Klin. Monatsbl. f. Augenheilk. Bd. 43, Abt. 2, S. 157. 1905. — Becker: Atlas d. pathol. Topogr. Tafel 17 u. 18. 1875. — Berberich: v. Graefes Arch. f. Ophth. Bd. 40, Abt. 2, S. 113. 1894. — Coats: Transact. of the ophth. soc. of the united Kkingdom. Vol. 27, p. 48. 1907. — Dürr und Schegtendal: v. Graefes Arch. f. Ophth. Bd. 35, Abt. 2, S. 88. 1889. — Elschnig, H. H.: Klin. Monatsbl. f. Augenheilk. Bd. 73, S. 395. 1924. — Erdmann (1): v. Graefes Arch. f. Ophth. Bd. 66, S. 325. 1907. — Erdmann (2): v. Graefes Arch. f. Ophth. Bd. 75, S. 88. 1910. — Faber: Inaug.-Diss. Tübingen 1906. — Filippoff: Klin. Monatsbl. f. Augenheilk. Bd. 47, Abt. 2, S. 420. 1909. — Fleischer: Klin. Monatsbl. f. Augenheilk. Bd. 44, Abt. 1, S. 64. 1906. — Fuchs (1): v. Graefes Arch. f. Ophth. Bd. 29, Abt. 4, S. 209. 1882. — Fuchs (2): Bowman lecture. 1902. p. 15. — da Gama Pinto: Untersuchungen über intraokulare Tumoren. 1886. S. 39. — Gepner: v. Graefes Arch. f. Ophth. Bd. 36, Abt. 4, S. 255. 1890. — Grahamer: v. Graefes Arch. f. Ophth. Bd. 30, S. 265. 1884. — v. Grolman: v. Graefes Arch. f. Ophth. Bd. 33, Abt. 2, S. 47. 1887. — Halben: Arch. f. Augenheilk. Bd. 49, S. 220. 1903. — Haring: v. Graefes Arch. f. Ophth. Bd. 43, S. 25. 1897. — Hess (1): v. Graefes Arch. f. Ophth. Bd. 38, Abt. 4, S. 1. 1892. — Hess (2): Arch. f. Augenheilk. Bd. 33, S. 204. 1895. — Heusser: v. Graefes Arch. f. Ophth. Bd. 106, S. 10. 1919. — v. Hippel (1): v. Graefes Arch. f. Ophth. Bd. 44, S. 539. 1897. — v. Hippel (2): v. Graefes Arch. f. Ophth. Bd. 45, S. 316. 1898. — Müller, H.: v. Graefes Arch. f. Ophth. Bd. 2, Abt. 2, S. 48. 1856. — Parsons: The Pathol. of the Eye. Vol. 1, p. 173. 1904. — Peters: Arch. f. Augenheilk. Bd. 56, S. 311 u. Ophth.-Ges. Heidelb. 1906. S. 269. — Reis: v. Graefes Arch. f. Ophth. Bd. 60, p. 1. 1905. — Rolf Bartels: Klin. Monatsbl. f. Augenheilk. Bd. 43, Abt. 2, S. 15. 1905. — Rupprecht: Naturforsch.-Vers. II. Abt. 2, S. 316 u. Klin. Monatsbl. f. Augenheilk. Bd. 46, Abt. 1, S. 134. 1908. — Schirmer: v. Graefes Arch. f. Ophth. Bd. 42, Abt. 3, S. 131. 1896. — Seefelder: Klin. Monatsbl. f. Augenheilk. Bd. 43, Abt. 2, S. 321. 1905. — Stähli (1): Ref.: Klin. Monatsbl. f. Augenheilk. Bd. 58, S. 596. 1917. — Stähli (2): Klin. Monatsbl. f. Augenheilk. Bd. 63, S. 336. 1919. — Thomson and Buchanan: Transact. of the ophth. soc. of the united Kingdom. Vol. 23, p. 296. 1903. — de Vries: v. Graefes Arch. f. Ophth. Bd. 54, S. 500. 1902. — Wagenmann (1): v. Graefes Arch. f. Ophth. Bd. 35, Abt. 1, S. 172. 1889. — Wagenmann (2): v. Graefes Arch. f. Ophth. Bd. 37, Abt. 2, S. 21. 1891. — Wagenmann (3): v. Graefes Arch. f. Ophth. Bd. 38, Abt. 2, S. 91. 1892. — Wagenmann (4): v. Graefes Arch. f. Ophth. Bd. 42, Abt. 2, S. 1. 1896. — Wehowski: Inaug.-Diss. Greifswald 1901. — Wiener: Arch. f. Augenheilk. Bd. 48, S. 51. 1903. — Wintersteiner: Arch. f. Augenheilk. Bd. 32, S. 154. 1896.

Befunde an der Bowmanschen Membran.

In einem Teil der Arbeiten, die sich auf Befunde an der Descemet beziehen, kommen auch Angaben über die Bowman vor. So Schirmer 1896, Seefelder 1905 u. a.

Buchanan: Transact. of the ophth. soc. of the united Kingdom. Vol. 43, p. 352. 1923. — Elschnig: Klin. Monatsbl. f. Augenheilk. Bd. 37, S. 453. 1899. — Fuchs: v. Graefes Arch. f. Ophth. Bd. 96, S. 315. 1918. — Löwenstein: Klin. Monatsbl. f. Augenheilk. Bd. 50, Abt. 1, S. 513. 1912. — Newolina: Klin. Monatsbl. f. Augenheilk. Bd. 46, Abt. 2, S. 360. 1908. — Pascheff: Klin. Monatsbl. f. Augenheilk. Bd. 61, S. 678. 1918. — Reis: v. Graefes Arch. f. Ophth. Bd. 105, S. 617. 1921. — Sgrosso e Antonelli: Ann. di ottalmol. Vol. 19, p. 166. 1890. — Spicer and Greeves: The Ophthalmoscope. März u. Klin. Monatsbl. f. Augenheilk. Bd. 56, S. 577. 1916. — Vogt: Klin. Monatsbl. f. Augenheilk. Bd. 71, S. 632. 1924. — Weiche: Inaug.-Diss. Greifswald 1905. — Wintersteiner: Ophth.-Ges. Heidelb. 1895. S. 255.

Tätowierung.

Alt: Americ. journ. of ophth. Vol. 1, p. 8 1884. — Browicz: v. Graefes Arch. f. Ophth. Bd. 23, Abt. 3, S. 212. 1877. — Goldberg: Ophth. Rec. p. 450. 1910. — Hirschberg:

v. Graefes Arch. f. Ophth. Bd. 28, Abt. 1, S. 245. 1882. — PONCET: Gaz. des hôp. civ. et milit. Nr. 28, p. 221. 1876.

Pigmentierung.

ASCHER: Klin. Monatsbl. f. Augenheilk. Bd. 73, S. 414. 1924. — BERBERICH: v. Graefes Arch. f. Ophth. Bd. 40, S. 113. 1894. — FISCHEL: Klin. Monatsbl. f. Augenheilk. Bd. 62, S. 1. 1919. — FLEISCHER (1): Klin. Monatsbl. f. Augenheilk. Bd. 41, Abt. 1, S. 489. 1903. — FLEISCHER (2): Ophth.-Ges. Heidelb. 1910. S. 128. — FLEISCHER (3): Dtsch. Zeitschrift f. Nervenheilk. Bd. 44, S. 179. 1912. — DE GRAAF: v. Graefes Arch. f. Ophth. Bd. 86, S. 463. 1913. — HANSSEN: Klin. Monatsbl. f. Augenheilk. Bd. 71, S. 399. 1923. — HEUSSER: v. Graefes Arch. f. Ophth. Bd. 106, S. 10. 1921. — DE JAGER: Virchows Arch. Bd. 101, S. 193. 1885. — JESS: Klin. Monatsbl. f. Augenheilk. Bd. 69, S. 218. 1922. — JENDRALSKI: Klin. Monatsbl. f. Augenheilk. Bd. 71, S. 750. 1922. — KAYSER: Klin. Monatsbl. f. Augenheilk. Bd. 40, Abt. 2, S. 22. 1902. — KOLL: Zeitschr. f. Augenheilk. Bd. 13, S. 220. 1905. — KRAUPA: Arch. f. Augenheilk. Bd. 82, S. 67. 1917. — KREIBICH: Arch. f. Dermatol. u. Syphilis. Bd. 135, S. 277. 1921. — KRUKENBERG: Klin. Monatsbl. f. Augenheilk. Bd. 37, S. 254 u. 478. 1899. — KUBIK: Klin. Monatsbl. f. Augenheilk. Bd. 69, S. 214. 1922. — LEBER: Die Entstehung der Entzündung. 1891. S. 500. — MEESMANN: Klin. Monatsbl. f. Augenheilk. Bd. 65, S. 316. 1920. — OELLER: Arch. f. Augenheilk. Bd. 48, S. 293. 1903. — STÄHLI: Klin. Monatsbl. f. Augenheilk. Bd. 60, S. 721. 1918. — STEINER: Ann. d'oculist. Tome 160, p. 137. 1923. — Weinkauff: Klin. Monatsbl. f. Augenheilk. Bd. 38, S. 345. 1900. — YAMAGUCHI: Klin. Monatsbl. f. Augenheilk. Bd. 42, Abt. 1, S. 117. 1904.

Addison.

MEESMANN: Klin. Monatsbl. f. Augenheilk. Bd. 65, S. 316. 1920. — UHTHOFF: Klin. Monatsbl. f. Augenheilk. Bd. 61, S. 145. 1918.

Hornhautveränderungen durch chemische und physikalische Einflüsse.

Kalk. BRAUN und HOROWITZ: Klin. Monatsbl. f. Augenheilk. Bd. 70, S. 157. 1923. — FUCHS: Ophth.-Ges. Heidelb. 1905. S. 225. — GUILLERY (1): Arch. f. Augenheilk. Bd. 56, S. 221. 1906. — GUILLERY (2): Arch. f. Augenheilk. Bd. 65, S. 139. 1911. — JICKELY: v. Graefes Arch. f. Ophth. Bd. 91, S. 380. 1916. — PAGENSTECHER: Beitr. z. pathol. Anat. u. z. allg. Pathol. Bd. 7. Festschr. f. ARNOLD u. Ophth.-Ges. Heidelb. 1905. S. 222. — ROSENTHAL: Zeitschr. f. Augenheilk. Bd. 7, S. 126. 1902. — ZADE: v. Graefes Arch. f. Ophth. Bd. 72, S. 507. 1909.

Andere chemische Körper. BULLOT: Ann. d'oculist. Tome 117, p. 61. 1896. — DUBOIS et ROUX: France méd. 1887. Nr. 78, p. 985. — ERDMANN: Arch. f. Augenheilk. Bd. 62, S. 178 u. Ophth.-Ges. Heidelberg. S. 316. 1908. — FARAVELLI: Arch. per le scienze méd. Tome 16, p. 79. 1892. — KUWAHARA: Arch. f. Augenheilk. Bd. 49, S. 157. 1904.

Strahlenwirkung. BIRCH-HIRSCHFELD (1): v. Graefes Arch. f. Ophth. Bd. 58, S. 469. 1904. — BIRCH-HIRSCHFELD (2): v. Graefes Arch. f. Ophth. Bd. 59, S. 229. 1904. — CHOTZEN und KUZNITZKY: Klin. Monatsbl. f. Augenheilk. Bd. 60, S. 198. 1908.

Bienen- und Wespenstich. v. HERRENSCHWAND: Klin. Monatsbl. f. Augenheilk. Bd. 73, S. 330. 1924. — HUWALD: v. Graefes Arch. f. Ophth. Bd. 59, S. 46. 1904. — KOYNAGI: Klin. Monatsbl. f. Augenheilk. Bd. 65, S. 854. 1920.

Tuberkulose.

ARCOLEO: Resoconto ret. 1871. p. 109 und Nagels Jahresber. S. 231. — BACH: Arch. f. Augenheilk. Bd. 32, S. 149. 1896. — BAUMGARTEN: v. Graefes Arch. f. Ophth. Bd. 24, Abt. 3, S. 185. 1878. — BENSON: Transact. of the ophth. soc. of the united Kingdom. 1885. S. 147. — BONGARTZ: Inaug.-Diss. Würzburg 1891. — BIETTI: Ann. di ottalmol. Vol. 37, p. 178 u. 231. 1908. — BÜRSTENBINDER: v. Graefes Arch. f. Ophth. Bd. 41, S. 85. 1895. — CHOU: Americ. journ. of ophth. Vol. 7, p. 670. 1924. — DRIVER: Inaug.-Diss. Jena. 1901. — ELSCHNIG: v. Graefes Arch. f. Ophth. Bd. 62, S. 524. 1906. — GIGLIO (1): Sicilia med. 1889. p. 797. — GIGLIO (2): Arch. di ottalmol. Vol. 2, p. 324. 1895. — GRADENIGO: Ann. d'oculist. 1870. p. 177 u. 260. — GREEFF: Fortschr. d. Med. Bd. 19. 1901. — GUZMANN: Klin. Monatsbl. f. Augenheilk. Bd. 50, Abt. 2, S. 376. 1912. — HAENSELL: v. Graefes Arch. f. Ophth. Bd. 25, Abt. 4, S. 1. 1879. — HARTRIDGE: Transact. of the ophth. soc. of the unit. Kingdom. Vol. 15, p. 87. 1895. — HESS: Berlin. klin. Wochenschr. Nr. 36, S. 789. 1897. — HEYDEMANN: Inaug.-Diss. Greifswald. 1893. — v. HIPPEL (1): v. Graefes Arch. f. Ophth. Bd. 39, Abt. 3, S. 204. 1893. — v. HIPPEL (2): Ophth.-Ges. Heidelb. 1913. S. 387. —

v. HIPPEL (3): v. Graefes Arch. f. Ophth. Bd. 95, S. 259. 1918. — IGERSHEIMER: Klin. Monatsblatt f. Augenheilk. Bd. 69, S. 486. 1922. — JESSOP: Transact. of the ophth. soc. of the Kingdom. Ophth. Rev. 1885. p. 219. — KOSTENITSCH et WOLKOW: Arch. de méd. expér. Tome 4. 1892. — LAFON: Ann. d'oculist. Tome 140, p. 108. 1908. — MAKAWA: Arch. f. Augenheilkunde. Bd. 49, S. 191. 1903. — NEAME: Brit. journ. of ophth. Vol. 6, p. 204. Zentralbl. f. d. ges. Ophth. Bd. 8, S. 185. 1922. — MARGOTTA: Boll. d'oculist. Vol. 4, p. 321 und Zentralbl. f. d. ges. Ophth. Bd. 15, S. 778. — ORESTE: Ann. d'oculist. Tome 144, p. 178. 1910. — PANAS et VASSAUX: Arch. d'opht. Tome 5, p. 81 u. 177. 1885. — PERLS: v. Graefes Arch. f. Ophth. Bd. 19, Abt. 1, S. 221. 1873. — RACHET: Thèse de Paris. 1887. — REIS: Ophth.-Ges. Heidelb. S. 315. 1907. — ROLLET et COLRAT: Lyon. méd. Tome 134. p. 539. Ref.: Zentralbl. f. d. ges. Ophth. Bd. 14, S. 681. 1924. — ROY et ALVAREZ: Rev. clin. d'oculist. Tome 5, p. 185. 1885. — SATTLER: Ophth.-Ges. Heidelb. S. 64. 1877. — SCHIECK: Inaug.-Diss. Heidelb. 1896. — SCHÖNFELDER: Klin. Monatsbl. f. Augenheilk. Bd. 73, S. 220. 1924. — SCHULTZE: Arch. f. Augenheilk. Bd. 33, S. 145. 1895. — SCHULTZ: Klin. Monatsbl. f. Augenheilk. Bd. 72, S. 495. 1924. — SPARWOUDE: Inaug.-Diss. Amsterdam. 1909. — STOCK: v. Graefes Arch. f. Ophth. Bd. 66, S. 1. 1907. — STRAUB: Nederlandsch tijdschr. v. geneesk. Bd. 1, S. 789. 1908. — SUGANUMA (1): Ref.: Zentralbl. f. d. ges. Ophth. Bd. 9, S. 68. 1920. — SUGANUMA (2): v. Graefes Arch. f. Ophth. Bd. 114, S. 332. 1924. — VERHOEFF (1): Transact. of the Americ. ophth. soc. p. 566. 1910. — VERHOEFF (2): Arch. of ophth. Vol. 42, p. 471. 1912. — ZIMMERMANN (1): v. Graefes Arch. f. Ophth. Bd. 41, S. 215. 1895. — ZIMMERMANN (2): v. Graefes Arch. f. Ophth. Bd. 44, S. 258. 1897. — ZIMMERMANN, CH.: Arch. of ophth. Vol. 26. Nr. 1. 1897.

Lepra.

AXENFELD: Klin. Monatsbl. f. Augenheilk. Bd. 54, S. 201. 1915. — BULL and HANSEN: The leprous diseases of the eye. Christiania 1873. — CHIARINI e FORTUNATI: Ann. di ottalmol. Vol. 23. 1894. — CHISOLM: Ophth. Hosp. Rep. Vol. 6, p. 126. 1869. — DOUTRELEPONT und WOLTERS: Arch. f. Dermatol. u. Syphilis. Bd. 34, S. 55. 1896. — FRANKE: Ophth.-Ges. Heidelb. 1901. S. 241. — FRANKE und DELBANCO (1): v. Graefes Arch. f. Ophth. Bd. 50, S. 380. 1900. — FRANKE und DELBANCO (2): v. Graefes Arch. f. Ophth. Bd. 59. S. 496. 1904. — GREEFF: Ophth.-Ges. Heidelb. 1901. S. 243. — JEANSELME et MORAX: Ann. d'oculist. Tome 120. p. 321. 1898. — KARNITZKY und WEINSTEIN: Klin. Monatsbl. f. Augenheilkunde. Bd. 47, Abt. 1, S. 253. 1909. — LYDER-BORTHEN: Die Lepra des Auges. Leipzig: Engelmann 1899. — MELLER: Klin. Monatsbl. f. Augenheilk. Bd. 43, Abt. 1, S. 66. 1905. — MEYER, E. und BERGER: v. Graefes Arch. f. Ophth. Bd. 34, Abt. 4, S. 219. 1888. — MEYERHOF und SOBHY BEY: Bull. of the ophth. soc. of Egypt. p. 60. 1924 und Zentralbl. f. d. ges. Ophth. Bd. 16, S. 319. — NEISSER: Virchows Arch. Bd. 103, S. 355. 1886. — PHILIPPSON: Beitr. z. Augenheilk. 1893. H. 11, S. 31. — SAUVINEAU et MORAX: Ann. d'oculist. Tome 140, p. 132. 1908. — SHIKANO: Ref.: Klin. Monatsbl. f. Augenheilk. Bd. 52, S. 567. 1914. — SPATARO: Gazz. sicil. di med. e chirurg. III Luglio. 1904. — TRANTAS: Arch. d'opht. Tome 32, p. 193. 1912. — UHLENHUTH und WESTPHAL: Zentralbl. f. Bakteriol., Parasitenk. u. Infektionskrankh. Bd. 29, S. 233. 1901. — DE VINCENTIIS: Ann. di ottalmol. Vol. 9. 1880.

Variola.

PAUL: Dtsch. med. Wochenschr. Nr. 22, S. 900 u. 1415. 1917.

Angeborene Hornhauttrübungen.

BALLANTYNE: Transact. of the ophth. soc. of the united Kingdom. Vol. 25, p. 319. 1905. — HESS: v. Graefes Arch. f. Ophth. Bd. 36, Abt. 1, S. 135. 1890. — HINNEBERG: Klin. Monatsbl. f. Augenheilk. Bd. 57, S. 477. 1916. — v. HIPPEL (1): Klin. Monatsbl. f. Augenheilk. Bd. 44, Abt. 2, S. 1. 1906. — v. HIPPEL (2): v. Graefes Arch. f. Ophth. Bd. 44, S. 539. 1897. — v. HIPPEL (3): v. Graefes Arch. f. Ophth. Bd. 68, S. 354. 1908. — HOSCH: v. Graefes Arch. f. Ophth. Bd. 52, S. 490. 1901. — MASCHIMO: Klin. Monatsbl. f. Augenheilk. Bd. 71, S. 184. 1923. — MEISNER (1): v. Graefes Arch. f. Ophth. Bd. 79, S. 308. 1911. — MEISNER (2): Arch. f. vergl. Ophth. Bd. 3, S. 11. 1912. — MEISNER (3): v. Graefes Arch. f. Ophth. Bd. 94, S. 301. 1917. — MEISNER (4): Ophth.-Ges. Heidelb. Bd. 42, S. 334. 1920. — MELLER: v. Graefes Arch. f. Ophth. Bd. 72, S. 463. 1909. — MOHR: Klin. Monatsbl. f. Ophth. Bd. 48, Abt. 2, S. 338. 1910. — PETERS (1): Klin. Monatsbl. f. Augenheilk. Bd 44, Abt. 1, S. 27. 1906. — PETERS (2): Klin. Monatsbl. f. Augenheilk. Bd. 46, Abt. 2, S. 241. 1908. — PETERS (3): Anat. Hefte. Bd. 57, H. 171—173. 1919. — REIS: Ophth.-Ges. Heidelb. S. 307 u. v. Graefes Arch. f. Ophth. Bd. 66, S. 201. 1907. — SÄMISCH: Krankheiten der Konjunktiva in GRAEFE-SÄMISCH 2. Aufl. S. 234. 1904. — SALFFNER: Arch. f. Augenheilk. Bd. 45, S. 17. 1902. — SANZ BLANCO: Klin. Monatsbl. f. Augenheilk. Bd. 46, Abt. 2, S. 328. 1908. — SCHOMANN (1): Inaug.-Diss. Rostock 1913. — SCHOMANN (2): Klin. Monatsbl. f. Augenheilk. Bd. 55, S. 532.

1915. — SEEFELDER (1): Arch. f. Augenheilk. Bd. 53, S. 105. 1905. — SEEFELDER (2): Ophth.-Ges. Heidelb. S. 302. 1906. — SEEFELDER (3): v. Graefes Arch. f. Ophth. Bd. 64, S. 224. 1906. — SEEFELDER (4): Arch. f. Augenheilk. Bd. 54, S. 85. 1906. — SEEFELDER (5): Ergebn. d. allg. Pathol. u. pathol. Anat. 1910. S. 758. — SEEFELDER (6): Arch. f. Augenheilk. Bd. 69, S. 164. 1911. — SEEFELDER (7): Klin. Monatsbl. f. Augenheilk. Bd. 65, S. 539. 1920. — STEIN: Klin. Monatsbl. f. Augenheilk. Bd. 40, Abt. 1, S. 286. 1902. — TEPLJASCHIN: Arch. f. Augenheilk. Bd. 30, S. 318. 1895. — TERRIEN: Arch. d'opht. Tome 22, p. 329. 1902. — TERSON (1): Clin. ophth. Vol. 11, p. 121. 1899. — TERSON (2): Ann. d'ocul. Tome 138, p. 21. 1907. — TREACHER COLLINS: Ophth. Rev. Vol. 26, p. 28. 1906. — TRIEBENSTEIN: Klin. Monatsbl. f. Augenheilk. Bd. 67, S. 410. 1921. — UHTHOFF: Zeitschr. f. Augenheilkunde. Vol. 22, S. 363. 1909. — WINTERSTEINER: v. Graefes Arch. f. Ophth. Bd. 57, S. 53. 1903. — ZIMMERMANN: Klin. Monatsbl. f. Augenheilk. Bd. 35, S. 226. 1897.

Hydrophthalmus.

Wegen des engen Zusammenhanges mit dem Thema der angeborenen Hornhauttrübungen gebe ich noch die wichtigste Literatur der pathologischen Anatomie des Hydrophthalmus.

BÖHM: Klin. Monatsbl. f. Augenheilk. Bd. 52, S. 831. 1914. — REIS: v. Graefes Arch. f. Ophth. Bd. 60, S. 1. 1905. — SCHLAEFKE: v. Graefes Arch. f. Ophth. Bd. 86, S. 106. 1913. — SEEFELDER (1): v. Graefes Arch. f. Ophth. Bd. 63, anat. Teil 2, 1906. S. 481. — SEEFELDER (2): Ophth. Ges. Heidelb. 1910. S. 308. — STIMMEL und ROTTER: Zeitschr. f. Augenheilk. Bd. 28, S. 114. 1912.

Angeborenes Hornhautstaphylom.

BERNHEIMER: Arch. f. Augenheilk. Bd. 18, S. 171. 1889. — BERTHOLD: v. Graefes Arch. f. Ophth. Bd. 17, Abt. 1, S. 169. 1871. — CLAUSEN: Klin. Monatsbl. f. Augenheilk. Bd. 68, S. 238. 1922. — COATS: The Ophthalmoscope. Vol. 8, p. 248. 1910. — COLLINS and HUDSON: Transact. of the ophth. soc. of the united Kingdom. 1913. p. 158. — FUCHS: v. Graefes Arch. f. Ophth. Bd. 90, S. 13. 1915. Hinweis auf Fall 3 und 4. — GALLENGA: Arch. di ottalmol. Vol. 11, p. 1. 1902. — HAAB: v. Graefes Arch. f. Ophth. Bd. 24, Abt. 2, S. 272. 1878. — v. HIPPEL (1): v. Graefes Arch. f. Ophth. Bd. 67, S. 354. 1908. — v. HIPPEL (2): v. Graefes Arch. f. Ophth. Bd. 95, S. 184. 1918. — HIRSCHBERG und BIRNBACHER: Zentralbl. f. prakt. Augenheilk. 1886. S. 225. — KRÜKOW: v. Graefes Arch. f. Ophth. Bd. 21, Abt. 2, S. 213. 1875. — LAWSON and COATS: Transact. of the ophth. soc. of the united Kingdom. Vol. 26, p. 37. 1906. — MAYOU: Transact. of the ophth. soc. of the united Kingdom. Vol. 30, p. 120. 1910. — MEISSNER: v. Graefes Arch. f. Ophth. Bd. 112, S. 433. 1923. — MONESI: Ann. di ottalmol. Vol. 41, p. 76. 1912. — NAHMMACHER: Inaug.-Diss. Rostock 1910. — PARSONS: Transact. of the ophth. soc. of the united Kingdom. Vol. 24, p. 47. 1904. — PETERS: Klin. Monatsbl. f. Augenheilk. Bd. 70, S. 629. 1923. — PINCUS: Inaug.-Diss. Königsberg 1887. — RUNTE: Arch. f. Augenheilk. Bd. 48, S. 62. 1903. — SCHIESS-GEMUSEUS (1): v. Graefes Arch. f. Ophth. Bd. 9, Abt. 3, S. 171. 1863. — SCHIESS-GEMUSEUS (2): v. Graefes Arch. f. Ophth. Bd. 30, Abt. 3, S. 204. 1884. — SCHNAUDIGEL: Arch. f. vergl. Ophth. Bd. 4, S. 265. 1914. — SEEFELDER (1): Arch. f. Augenheilk. Bd. 54, S. 85. 1906. — SEEFELDER (2): v. Graefes Arch. f. Ophth. Bd. 64, S. 224. 1906. — SEEFELDER (3): Ergebn. d. allg. Pathol. u. pathol. Anat. S. 487. 1912. — SEEFELDER (4): Zentralbl. f. d. ges. Ophth. Bd. 12, S. 327. 1924. — STEFENSON: The Ophthalmoscope. Vol. 10, p. 184. 1912. — TREITEL: v. Graefes Arch. f. Ophth. Bd. 22, Abt. 2, S. 231. 1876. — WINTERSTEINER: Zeitschr. f. Augenheilk. Bd. 21, S. 554. 1909. WIRTHS (1): Beitr. z. Augenheilk. Bd. 86, S. 521. 1913. — WIRTHS (2): Klin. Monatsbl. f. Augenheilk. Bd. 61, S. 625. 1918.

Papillom.

AGRICOLA: Klin. Monatsbl. f. Augenheilk. Bd. 51, Abt. 1, S. 650. 1913. — AYRES (1): Ophth. Rev. 1891. p. 257. — AYRES (2): Americ. journ. of ophth. 1905. p. 242. — BIRCH-HIRSCHFELD: Zeitschr. f. Augenheilk. Bd. 34, p. 291. 1916. — BLAISE: Gaz. hebd. de Montpellier p. 180. 1879. — BÖHM: Zeitschr. f. Augenheilk. Bd. 45, S. 22. 1921. — COGGIN: Arch. of ophth. Vol. 23. 1894. — CONTINO: Arch. f. Augenheilk. Bd. 68, S. 366. 1911. — COOVER: ophth. Rec. 1903. p. 496. — DEAN: Ophth. Rev. 1903. p. 269. — DEMICHERI: Arch. d'opht. Tome 19, p. 561. 1899. — ELSCHNIG: Ophth.-Ges. Heidelb. 1902. S. 274. — FISCHER: Inaug.-Diss. Tübingen 1905. — FLEISCHER: Ophth. Klinik. 1905. S. 211. — GARRAGHAN: Americ. journ. of ophth. Vol. 4, p. 717. 1921. — GAYET: Lyon méd. Zit. nach CONTINO. 1879. — HEILBRUN: v. Graefes Arch. f. Ophth. Bd. 77, S. 541. 1910. — HORNER: Klin. Monatsbl. f. Augenheilk. 1871. S. 8. — JACOVIDES: Ref.: Klin. Monatsbl. f. Augenheilk. 1910. — JUDIN: Westn. Ophth. Vol. 26, p. 644. 1909. — KALT: Arch. d'opht. Tome 20, p. 126. 1899. — LAGRANGE: Arch. d'opht. 1899. p. 227. — LAUBER:

Zeitschr. f. Augenheilk. Bd. 16, S. 254. 1906. — Moissonnier: Arch. d'opht. Tome 28, p. 686. 1908. — Pascheff: The Ophth. Hosp. Rep. October 1905. — Piccaluga: Klin. Monatsbl. f. Augenheilk. Bd. 51, Abt. 1, S. 73. 1913. — Poleff: Inaug.-Diss. Würzburg. 1910. — Reis: Zeitschr. f. Augenheilk. Bd. 24, S. 129. 1910. — Raggi: Riv. clin. p. 37. 1870. — Roche, L.: Ann. d'oculist. April. Tome 125, p. 267. 1901. — Rosenhauch: Klin. Monatsbl. f. Augenheilk. Bd. 50, Abt. 2, S. 222. 1912. — Lo Russo: Ann. di ottalmol. Vol. 53, p. 1061 und Zentralbl. f. d. ges. Ophth. Bd. 16, S. 258. 1925. — Schäfler: Klin. Monatsbl. f. Augenheilkunde. Bd. 52, S. 855. 1914. — Sims: Arch. of ophth. Vol. 21, p. 91. 1892. — Steinohrt: (1): Inaug.-Diss. Rostock 1912. — Steinohrt (2): Klin. Monatsbl. f. Augenheilk. Bd. 55, S. 325. 1915. — Valli: Ann. di ottalmol. Vol. 44 u. Ref. Klin. Monatsbl. f. Augenheilk. Bd. 59, S. 702. 1917. — de Wecker: Clin. ophth. p. 268. 1899.

Karzinom.

Hier wird nur eine kleine Anzahl der veröffentlichten Fälle wiedergegeben.

Adams: Transact. of the ophth. soc. of the united Kingdom. p. 255. 1882. — Alfieri: Arch. di ottalmol. Vol. 5, p. 277. 1898. — Baas: Zeitschr. f. Augenheilk. Bd. 10, S. 485. 1903. — Bergmeister: Zeitschr. f. Augenheilk. Bd. 23, S. 184. 1909. — Dolgenkow: Westn. Ophth. Vol. 2, p. 23 u. Arch. f. Augenheilk. Bd. 15, S. 461. 1885. — Dreyer-Dufer: Rev. gén. d'opht. p. 121. 1899. — van Duyse: Arch. d'opht. Tome 40, p. 705. 1923. — Eymann: Klin. Monatsbl. f. Augenheilk. Bd. 55, S. 339. 1915. — Fuchs: Klin. Monatsbl. f. Augenheilk. Bd. 57, S. 1. 1916. — Galezowski: Traité des maladies des yeux. 1875. — Gasparrini: Ann. di ottalmol. Vol. 34, p. 95. 1905. — Greeff: Arch. f. Augenheilk. Bd. 42, S. 99. 1901. — Heyder: Arch. f. Augenheilk. Bd. 17, S. 294. 1887. — Hirschberg: Virchows Arch. Bd. 51, S. 515. 1870. — Lagrange: Arch. d'opht. Tome 19, p. 209. 1899. — Manfredi: Riv. clin. p. 35. 1870. — Manz: Ophth.-Ges. Heidelb. S. 44. 1879. — Menacho: Ref. Klin. Monatsbl. f. Augenheilk. Bd. 56, S. 337. 1916. — Migliorino: Ann. di ottalmol. Vol. 42, p. 675. 1913. — Neuhann: Inaug.-Diss. Leipzig 1904. — Noyes: Arch. f. Augenheilk. Bd. 9, S. 127. 1880. — Remak: Arch. f. Augenheilk. Bd. 16, S. 276. 1888. — Rogman: Ann. d'oculist. Tome 125, p. 81. 1901. — Saemisch: Krankheiten der Bindehaut. Graefe-Saemisch. 2. Aufl. 1904. S. 706. — de Schweinitz: Transact. of the Americ. ophth. soc. Vol. 18, p. 194. Ref.: Zentralbl. f. d. ges. Ophth. Bd. 5, S. 449. 1920. — Sgrosso: Ann. di ottalmol. Vol. 21, p. 3. 1892. Ref.: Jahresbericht S. 177. — Snellen: Ref.: Ann. d'oculist. Tome 113, p. 197. 1895. — de Vries: Nederlandsch tijdschr. v. geneesk. Bd. 1, S. 918. 1902.

Hornhauthorn.

Baas: Zentralbl. f. allg. Pathol. u. pathol. Anat. Bd. 8, S. 295. 1897.

Fibrome, Myxome usw.

Adler: Wien. med. Wochenschr. 1871. — Bajardi: Giornale d. R. Accad. di med. di Torino. 1900. p. 452. — Benson (1): Transact. of the Royal acad. of med. in Ireland. p. 250 u. 287. 1886. — Benson (2): Transact. of the ophth. soc. of the united Kingdom. 1890. p. 80. — Blaskowics: Schuleks ungarische Beiträge z. Augenheilk. S. 131. 1899. — Bussy: Arch. d'opht. Tome 42, p. 33. 1925. — Capellini: Klin. Monatsbl. f. Augenheilk. Bd. 39, Abt. 1, S. 213. 1901. — Dalquem: Inaug.-Diss. Gießen 1896. — Falchi: Atti d. R. Accad. di med. di Torino. Vol. 6, p. 99. 1884. — Favaloro: Lett. oft. Vol. 3, p. 246 und Zentralbl. f. d. ges. Ophth. Bd. 17, S. 397. 1926. — Fehr: Zentralbl. f. prakt. Augenheilk. S. 14. 1899. — Gallenga: Arch. di ottalmol. Vol. 3, p. 269. 1896. — Hirschberg und Ginsberg: Zentralbl. f. prakt. Augenheilk. 1905. S. 33. — Lamb: Arch. of ophth. Vol. 50, p. 535. 1921. — Lawson: Transact. of the ophth. soc. of the united Kingdom. Vol. 20, p. 73. 1900. — Levitzkaya: Westn. ophth. Vol. 27, p. 421 u. Klin. Monatsbl. f. Augenheilk. Bd. 60, S. 705. 1918. — Manzetto: Ann. di ottalmol. Vol. 54, p. 356. 1926. — Mitvalsky: Arch. d'opht. Tome 14, p. 480. 1894. — Montanelli: Lett. oft. Vol. 3, p. 185 und Zentralbl. f. d. ges. Ophth. Bd. 17, S. 280. 1926. — Polignani: Rep. oft. ed institut. anat. patol. del osped. degli incurabili. 1893. — Reishaus: Deutschmanns Beitr. Bd. 32, S. 100 u. Inaug.-Diss. Greifswald 1898. — Silex: Klin. Monatsbl. f. Augenheilk. Bd. 26, S. 321. 1888. — Simon: Zentralbl. f. prakt. Augenheilk. Juli 1893. — Story and Scott: Ophth. Rev. 1888. p. 214. — Szokalski: Ann. d'oculist. Tome 54, p. 209. 1866. — Viciano: Arch. de oft. hisp. mex. 1904. — Vossius (1): Ophth.-Ges. Heidelb. 1895. S. 229. — Vossius (2): Lehrbuch. 1898. 3. Aufl. S. 422. — Wintersteiner: Geschwülste der Hornhaut in Enzyklopädie d. Augenheilk. 1921. — Zirm: v. Graefes Arch. f. Ophth. Bd. 37, 3, S. 253. 1891.

Primäres Hornhautsarkom.

Addario la Ferla: Ann. di ottalmol. Bd. 42, p. 33. 1913. — Blanquinque: Rec. d'opht. p. 214. 1892. — Chatinière: Nouv. Montpellier méd. 1891. — Dean: Ophth. Rev.

p. 385. 1913. — DERBY: Transact. of the Americ. ophth. soc. Vol. 19, p. 191. 1921. — DONALDSON: Transact. of the Americ. ophth. soc. Vol. 15, p. 90. 1895. — GONIN: Beitr. z. pathol. Anat. u. z. allg. Pathol. Bd. 24. 1898. — HIRSCHBERG: Arch. f. Augenheilk. Bd. 4, S. 63. 1874. — LAGRANGE (1): Arch. d'opht. Tome 19. p. 209. 1899. — LAGRANGE (2): Traité des tumeurs de l'oeil de l'orbite et des annexes. Tome 1, p. 203. 1901. — LUDWIG: Inaug.-Diss. Leipzig (mit eingehender Literatur). 1902. — PAGENSTECHER und GENTH: Atlas Tafel 13. 1875. — PALMIERI: Ann. di ottalmol. Vol. 39, p. 511. 1910. — PANAS: Thèse de Paris. 1887. — REIS: Ophth.-Ges. Heidelb. S. 322. 1908. — ROGMAN: Soc. belg. 25. Nov. Zit. nach SEMPÉ und VILLARD. 1900. — RUMSCEWICZ: Arch. f. Augenheilk. Bd. 23, S. 52. 1891. — SEMPÉ et VILLARD: Ann. d'oculist. Tome 129, p. 241. 1903.

Dermoid und Teratom.

BAKER: Americ. journ. of ophth. 1897. p. 52. — BERNHEIMER: Arch. f. Augenheilk. Bd. 18, S. 171. 1887. — BUTLER: The Ophthalmoscope. Bd. 10, S. 72. 1912. — COHN: Inaug.-Diss. Heidelberg. 1897. — COSMETTATOS: Klin. Monatsbl. f. Augenheilk. Bd. 43, Abt. 2, S. 252. 1906. — DUCLOS: Ann. d'oculist. Tome 147, p. 35. 1912. — EGELEN: Dtsch. klin. Wochenschr. f. Tierheilk. 1896. Nr. 4, S. 415. — EMMERT: Korresp. Blatt f. Schweiz. Ärzte. 1873. — FRIEDBERGER: Jahresber. d. Zentr. Tierarzneischule München. 1874. S. 46. — FRIEDLAND: Deutschmanns Beitr. 1900. H. 44, S. 108. — FUCHS: Klin. Monatsbl. f. Augenheilkunde. Bd. 18, S. 131. 1880. — GALLENGA: Ann. d'oculist. Tome 94, p. 215. 1885. — v. GRAEFE (1): v. Graefes Arch. f. Ophth. Bd. 1, Abt. 2, S. 287. 1855. — v. GRAEFE (2): v. Graefes Arch. f. Ophth. Bd. 7, Abt. 2, S. 3. 1860. — HANKE: v. Graefes Arch. f. Ophth. Bd. 57, S. 38. 1903. — v. HIPPEL: v. Graefes Arch. f. Ophth. Bd. 63, S. 38. 1906. — KAUFMANN: Münch. med. Wochenschr. S. 1446. 1903. — MANFREDI (1): Riv. clin. 1869. — MANFREDI (2): Giorn. di med. vet. p. 137. 1870. — MÜLLER: Sächs. tierärztl. Ber. 1896. S. 27. — NAPP: Zeitschr. f. Augenheilk. Bd. 23, S. 240. 1910. — OELLER: Arch. f. Augenheilkunde. Bd. 10, S. 181. 1881. — PAGENSTECHER und GENTH: Atlas d. pathol. Anat. des Augapfels. Wiesbaden Taf. 13. 1875. — RUMBAUR: Klin. Monatsbl. f. Augenheilk. Bd. 64, S. 790. 1920. — RUMSZEVICZ: (1): Ref. Jahresber. Bd. 42, S. 234. 1911. — RUMSZEVICZ: (2): Ref. Jahresber. Bd. 43, S. 709. 1912. — SCHMIDT-RIMPLER: v. Graefes Arch. f. Ophth. Bd. 23, Abt. 4, S. 172. 1877. — STOLL: Americ. journ. of ophth. Vol. 30, p. 1. 1913. — SWANZY-LEBER: Dublin. Quarterl. journ. of med. science. 1871. — TISCHNER: Klin. Monatsbl. f. Augenheilk. Bd. 49, Abt. 2, S. 13. 1911. — VASSAUX: Arch. d'opht. Tome 3, p. 16. 1883. — WAGENMANN: v. Graefes Arch. f. Ophth. Bd. 35, Abt. 3, S. 111. 1889. — WEDL und BOCK: Pathol. Anat. des Auges. Wien. 1886. S. 404. — WIMMER: Wochenschr. f. Tierheilk. 1896. S. 173. — WOOD und SCOTT: Trans. of the ophth. soc. of the united Kingdom. Vol. 45, p. 112. 1925.

3. Uvea.

Von

Siegmund Ginsberg-Berlin.

Mit 105 Abbildungen.

Vorbemerkungen zur normalen Histologie.

Die folgende Darstellung kann die normalen Verhältnisse der Uvea nur in den gröberen Umrissen wiedergeben. Für eingehenderes Studium sei auf das mit schönen Abbildungen und reichhaltigem Literaturverzeichnis versehene Buch von SALZMANN, „Anatomie und Histologie des menschlichen Augapfels im Normalzustande, seine Entwicklung und sein Altern", Franz Deuticke, 1912 verwiesen.

Die Uvea — Aderhaut, Ziliarkörper und Iris — differenziert sich aus dem die Augenblase umgebenden Mesoderm als gefäßreiche Haut, die aber bald mit dem ektodermalen äußeren Blatt der Augenblase in innige histologische Verbindung tritt. An Ziliarkörper und Iris besteht eine solche auch mit dem inneren Blatt. Auf Aderhaut und Ziliarkörper entsteht aus dem äußeren Blatt das Pigmentepithel, auf dem Ziliarkörper aus dem inneren das ungefärbte Ziliarepithel, und auf der Irisrückseite wird das äußere Blatt in eigentümlicher Weise zum Muskulus dilatator umgebildet, während hier nur das innere Blatt sich zum Pigmentepithel umwandelt. Aus dem äußeren Blatt der sekundären Augenblase geht auch der Musculus sphincter iridis hervor.

Die Pupille wird ursprünglich nur vom Rande der sekundären Augenblase gebildet, das Mesoderm füllt die Öffnung als Gefäßhaut aus, die mit dem vorderen Abschnitt der die Linse umgebenden Gefäßhaut (Membrana vasculosa capsularis lentis) zusammenhängt. Im späteren Fötalleben verschwindet dann normalerweise der pupillare Teil des Mesoderms; geschieht das nicht vollständig, so bleiben Fäden zurück, die von der Irisvorderfläche, gewöhnlich von der deren Pupillarteil vom Ziliarteil scheidenden, zackigen Kreislinie (s. S. 394) ausgehen und meist an der Linsenvorderkapsel sich anheften.

a) Chorioidea.

Die Dicke der Aderhaut ist nicht nur je nach dem Grade der Blutgefäßfüllung, sondern auch dem Konservierungsverfahren sehr verschieden. Bei Formolfixierung ist sie am dünnsten, Chrompräparate (ZENKERsche, MÜLLERsche Flüssigkeit, auch in Kombination mit Formol) erhalten die Gefäßlichtungen und lockeren Gewebe besser in den natürlichen Verhältnissen. SALZMANN gibt für blutgefüllte Stellen am hinteren Pol 0,22 mm, Wolfrum für die dickste Stelle 0,3 mm an. Gegen die Peripherie hin verdünnt sich die Aderhaut allmählich bis auf die Hälfte (Salzmann).

Von außen nach innen unterscheiden wir: 1. Die Suprachorioidea, 2. Schicht der großen Gefäße (Hallersche Schicht), 3. Sattlersche Schicht der mittleren und kleinen Gefäße, 4. die Choriokapillaris, 5. die Glashaut (Vitrea, Bruchsche Membran) welcher 6. das Pigmentepithel aufsitzt.

1. **Die Suprachorioidea** ist ein aus elastischen Fasern und Bindegewebsfibrillen mit Zellen gebildetes Lamellenwerk, welches den zwischen der eigentlichen Aderhaut und der Sklera gelegenen spaltförmigen perichorioidalen Raum durchzieht. Die Zellen sind erstens Endothelien, welche nach Schwalbe die Lamellen überkleidende Häutchen bilden und von denen gewöhnlich nur die Kerne sichtbar sind, und zweitens pigmentierte, sternförmige oder breite, platte, mit Ausläufern versehene oder auch rundliche Bindegewebszellen, deren Pigmentelemente als gelbbräunliche, rundliche mehr weniger feine Körnchen erscheinen (Chromatophoren).

Durch den Perichorioidalraum ziehen die uvealen Gefäße und Nerven hindurch. Letztere bilden dann im Aderhautstroma gangliöse Geflechte, einzelne Ganglienzellen kommen nach Salzmann noch in den inneren Lagen der Gefäßschicht vor.

2. Die **großen Gefäße** bilden die dickste Lage der Aderhaut. Die Venen sind weit zahlreicher als die Arterien. Zwischen ihnen liegen elastische und kollagene Fasern und zahlreiche Chromatophoren wie in der Suprachorioidea, doch fehlen hier die rundlichen Zellformen.

3. Die **mittleren und kleinen Gefäße** liegen in einem feinen elastischen Netzwerk mit nicht so zahlreichen Chromatophoren; diese treten in größerer Menge zusammen mit den gröberen elastischen Netzen erst nach der Hallerschen Schicht zu auf. Sowohl gegen diese wie gegen die ganz pigmentfreie Choriokapillaris ist die Sattlersche Schicht (nach diesem Autor) durch je ein Endothelhäutchen abgegrenzt, nach neueren Autoren (Wolfrum, Salzmann) liegen aber an diesen Grenzflächen nur Bindegewebszellen. Die Venen haben eine endotheliale Scheide (Perithelscheide) um das innerste Endothelrohr, auf die eine zarte fibrilläre adventitielle Hülle folgt. Nach Sattler gehen die perivaskulären Scheiden da wo die Venen aus den Kapillaren sich sammeln oder austreten in das ,,Endothelhäutchen" über, während die Adventitia nicht so weit reicht, so daß die Scheidenräume der Venen in offener Verbindung mit den Interkapillarräumen stünden.

4. Das Maschenwerk der **Choriokapillaris**, das sich am besten an Flächenpräparaten darstellen läßt, ist in der Gegend des hinteren Pols am engsten; die hier rundlichen Maschenräume werden nach vorn hin weiter und mehr länglich. Die das Endothel umgebenden Kapillarwände sind zart und homogen. Das Kaliber ist größer als das der Kapillaren anderer Körperstellen, im übrigen nicht ganz gleichmäßig. Im höheren Alter erscheinen die Umrisse manchmal undeutlicher, manchmal schärfer. Die Substanz der Interkapillarräume erscheint homogen oder sehr feinkörnig, mit besonderen Färbungsmethoden lassen sich feine elastische und kollagene Fasern darin nachweisen; sie ist aber durchaus frei von Zellen. In der Gegend der Ora serrata kommt — im jugendlichen Alter wie es scheint konstant (Kerschbaumer), im höheren nach Salzmann nicht sehr häufig — auf der Kapillaris ein zweites aus feineren Zweigen mit weiteren Maschen bestehendes Kapillarnetz vor.

5. Die **Vitrea** besteht aus zwei Schichten. Die der Kapillaris aufliegende ist durch Elastinfärbungen stark färbbar und erscheint auf dem Querschnitt als scharfgezeichnete Linie, doch ist sie aus einem Netzwerk feiner Fasern zusammen-

gesetzt, wie alle elastischen Häute. Die retinalwärts gelegene Schicht nimmt Protoplasmafarben an und wird als eine Art „Kutikularabscheidung" seitens der Pigmentepithelien aufgefaßt, trotzdem sie an der Basis der Zellen und nicht an deren freien Ende liegt. SMIRNOW beschreibt die Vitrea als eine nicht-elastische Haut, unter der aber ein feines Netz elastischer Fasern liegt, das mit den subkapillaren Netzen zusammenhängt.

Zwischen der elastischen und der kutikularen Schicht der Vitrea konnte WOLFRUM mit besonderen Färbungsmethoden feine kollagene Fasern nachweisen.

An der Sehnervenpapille ist die Glashaut am dicksten, namentlich die äußere Schicht, deren Rand hier öfter um die innere nach vorn umgebogen ist. An den Ziliarfortsätzen löst sich die elastische Lamelle im Bindegewebe ausstrahlend allmählich auf, während die kutikulare als „äußere Glashaut des Ziliarkörpers" (SALZMANN) weiter zieht (s. S. 393).

6. Das **Pigmentepithel** setzt sich aus niedrigen, kubischen, in Flächenansicht polygonalen (4—6eckigen) Elementen mit ziemlich kugligem Kern zusammen. Die Zellen senden Fortsätze zwischen die Außenglieder der Neuroepithelien hinein. Die Pigmentkörperchen (Fuscin) sind meist spießförmig, zum kleineren Teil rundlich. Die Farbe ist — wie die Dichtigkeit individuell verschieden — heller oder dunkler braun. Die Pigmentepithelien sind am hinteren Pol am kleinsten und gleichmäßigsten; nach vorn hin, besonders vom Äquator an, treten immer mehr größere und mehrkernige Zellen auf, am reichlichsten an der Ora serrata (Großzellenzone SCHWALBE!).

b) Ziliarkörper.

Der Ziliarkörper bildet einen 5—6 mm breiten Gürtel, der aus einem glatten und einem radiär gefalteten Teil besteht. Ersterer (Pars plana oder Orbiculus ciliaris) etwa 3—4 mm breit, bildet die unmittelbare Fortsetzung der Aderhaut, doch fehlt die Kapillaris. Letzterer (Pars plicata, Corona ciliaris), nur etwa 2 mm breit, zeigt die etwa 70—80 radiär gestellten Processus ciliares, die sich allmählich ansteigend aus der Pars plana erheben. Gestalt und Größe der Fortsätze ist meist nicht ganz gleichmäßig. Die Ziliarfortsätze sind auf dem Meridionalschnitt dreieckig, die schmale Seite des Dreiecks, von der nach vorn von der Mitte die Iris entspringt, begrenzt mit ihrem vor der Iriswurzel gelegenen Abschnitt die Vorderkammer, mit dem weitaus größeren nach hinten davon gelegenen ist sie gegen die Linse gerichtet, die äußere Längsseite sieht gegen die Sklera, die innere gegen den Glaskörper, die Spitze äquatorialwärts. Da es sich um unregelmäßige Faltenbildungen handelt, so erhält man auf dem Meridionalschnitt öfter abgetrennte Stücke eines benachbarten Fortsatzes oder sonstige Faltendurchschnitte.

Das sehr gefäßreiche Bindegewebe enthält zahlreiche Chromatophoren und pigmentfreie Bindgewebszellen. Es ist fibrillär, nimmt aber nach dem Rande der Ziliarfortsätze hin besonders in höherem Alter eine mehr gleichmäßige, derbe Beschaffenheit an und kann auch glasig aussehen.

Die Hauptmasse des Ziliarkörpers bildet der aus Bündeln glatter Fasern bestehende Ziliarmuskel, der auf dem Meridionalschnitt als Ganzes ebenfalls dreieckig erscheint: die Außenseite begrenzt die spaltförmige Fortsetzung des perichorioidalen Raumes, die beiden anderen Seiten sind von der dicken Bindegewebsmasse des Corp. cil. bedeckt. Am Muskel sind zwei Portionen zu unterscheiden: der äußere meridional angeordnete BRÜCKEsche und der einwärts davon an der inneren Ziliarkörperkante gelegene zirkuläre MÜLLERsche Muskel; zwischen beiden vermitteln radiäre Bündel einen Übergang. Die verschieden starke Ausbildung beider Teile bedingt auch eine verschiedene Form des Ziliarkörpers.

Diese Verschiedenheiten können schon beim Neugeborenen vorhanden sein
(Lange), sie treten bei ametropischen Augen Erwachsener noch deutlicher
hervor, indem in der Regel bei kürzeren Augen („hypermetropischer Typus")
die zirkuläre Portion sehr stark, die meridionale schwach ausgebildet ist oder
sogar, nach Salzmann, ganz fehlen kann, während bei längeren Augen („myopischer Typus") das umgekehrte der Fall ist. Daher ist der Muskel und der ganze
Ziliarkörper beim myopischen Typus länger als beim hypermetropischen, und
die bei diesem stark entwickelte Ringmuskulatur läßt die innere Kante des Ziliarkörpers weiter einwärts, d. h. achsenwärts vorspringen. Es kommt auch vor, daß
die Gestalt des Ziliarkörpers (nicht des Muskels) sich auf der temporalen Seite
eines Bulbus mehr dem myopischen, auf der nasalen mehr dem hypermetropischen
Typus nähert. Ob eine Beziehung der beiden Muskeltypen zur Akkommodations-
tätigkeit besteht, ist nach Salzmann zweifelhaft, wenn auch Heine gezeigt hat, daß
der durch Eserin zur Kontraktion gebrachte Muskel sich dem hypermetropischen,
der durch Atropin erschlaffte dem myopischen Typus nähert, so daß man die
verschiedenen Typen als Bilder verschiedener Kontraktionszustände deuten
könnte. Nach Salzmann muß man „zu dem Schlusse kommen, daß die Gestalt
des Ziliarmuskels von seiner Länge abhängt, d. h. je länger der Muskel aus irgendeinem Grunde wird, desto mehr prägt sich der myopische Typus aus, je kürzer
er wird, desto mehr tritt der hypermetropische Typus hervor. Und die vorübergehende Veränderung seiner Länge durch Kontraktion hat denselben Effekt wie
die bleibenden Veränderungen, die sich, sei es als angeborene Variation, sei es
im Gefolge der Verlängerung oder Verkürzung des sagittalen Augendurch-
messers ausbilden". Die Muskelbündel bilden ein Geflecht, dessen Maschen
von Bindegewebe ausgefüllt sind.

Der Muskel entspringt vorn an der durch das Lig. pectinatum gebildeten
Begrenzung des Schlemmschen Kanals, hinten verlieren sich die Längsbündel
in den tieferen Schichten der Aderhaut. Außer an der Ansatzstelle haftet
der Ziliarkörper noch an der Stelle fester an der Sklera, wo Blutgefäße und Nerven
von außen in ihn hineintreten, d. h. etwa an der Grenze zwischen vorderem und
mittlerem Drittel.

Die hier eintretenden Gefäße sind die aus den Augenmuskelästen stammenden
Arteriae ciliares anteriores, die die Sklera durchsetzen und mit Zweigen der
Arteriae ciliares posterior. longae anastomosieren. Sie bilden im Ziliarkörper nahe
der Iriswurzel ein Ringgefäß, den Circulus arteriosus iridis major, dessen Zweige
die Processus und namentlich die Iris versorgen. Die Venen des Ziliarkörpers
sind klein und an Zahl gering, sie leiten das Blut teils nach hinten in die Gefäßschicht der Aderhaut, teils als Venae ciliares ant. durch die Sklera hindurch
nach außen ab (Salzmann).

Die Ziliarnerven bilden schon vor dem Eintritt in den Ziliarmuskel einen
gröberen Plexus, der aus meist markhaltigen Fasern mit größeren und besonders
kleineren bipolaren (wahrscheinlich motorischen) Ganglienzellen besteht (Salzmann).

In das Ziliarkörperbindegewebe strahlen vom Lig. pectinatum her elastische
Fasern ein. Sie bilden unter dessen kammerwärts gerichteter Kante dicht an
der Iriswurzel einen wie es scheint individuell verschieden starken aus einem
Geflecht quer und schräg verlaufender Fasern bestehenden Ring, von dem aus
sich Fasern dem intermuskulären und dem perimuskulären Bindegewebe bis in
die Fortsätze hinein beimengen. Mit den elastischen Fasernetzen dieses Bindegewebes tritt auch jene elastische Membran in Verbindung, die als Fortsetzung
der Lamina elastica chorioideae (= äußere Lage der Vitrea) das Ziliarkörperbindegewebe bis zum Anfangsteil der Fortsätze überkleidet. Die Vitrea chorioideae spaltet sich nämlich in der Gegend der Ora serrata, des Anfangsstückes der

Pars ciliaris retinae, in zwei Blätter, deren äußeres jene das Ziliarkörperbindegewebe überziehende Elastika ist, während das innere, unmittelbar unter dem Pigmentepithel gelegene nicht-elastische, homogene Häutchen die äußere Glashaut des Ziliarkörpers bildet; beide Blätter sind durch zellarmes, normalerweise wie es scheint gefäßloses, welliges Bindegewebe voneinander getrennt. Die Elastika hört nach vorn im Orbiculus ciliaris allmählich auf, die sonst zarte, dünne äußere Glashaut des Ziliarkörpers wird im Bereich der Ziliarfortsätze dicker, oft so dick wie die Peripherie der Membr. Descemeti (0,01 bis 0,012 mm) (SALZMANN).

Dieser äußeren Glashaut sitzt das Pigmentepithel, diesem das ungefärbte kubische bis zylindrische Ziliarepithel auf. Letzteres ist von der zarten, homogenen inneren Glashaut des Ziliarkörpers überkleidet, welche nach SALZMANN das Hauptursprungsgebiet für die Zonulafasern darstellt und sich nach hinten in die sogenannte Hyaloidea des Glaskörpers fortsetzt. Die Pigmentepithelien sind auf dem Ziliarkörper höher als auf der Aderhaut, nur auf den Firsten der Fortsätze, den freien, gegen Linse und Glaskörper gekehrten Rändern der Prozessus, sind sie niedriger und auch pigmentärmer als an den Seiten und in den Tälern. Die Pigmentelemente sind runde, dunklere und gröbere Körner.

Im Bereich der Pars plana und dem angrenzenden Stück der Pars plicata bildet das Pigmentepithel viele kurze kolben- und drüsenartig aussehende Einsenkungen, bleibt aber nach SALZMANN auch hier einschichtig. Die äußere Glashaut hat nämlich hier nach innen vorspringende, leistenartige, netzförmig miteinander verbundene Verdickungen, deren maschen- oder kästchenähnliche Zwischenräume im hinteren Teil des Orbiculus ciliaris größer sind (Großmaschenzone) als im vorderen und der benachbarten Korona (Kleinmaschenzone); dieses Retikulum ist individuell verschieden ausgebildet, am besten bei Individuen jenseits der vierziger Jahre zu sehen (KUHNT, SALZMANN). Das Pigmentepithel füllt nun diese Maschen durch kolbige Einsenkungen aus, die in größeren Maschen Drüsen ähneln können. Für solche hielt sie TREACHER-COLLINS, doch betont SALZMANN, daß ein Ausführungsgang fehlt und höchstens an der Oberfläche eine kleine Einsenkung vorkommt. Das Retikulum gehört ausschließlich der äußeren Glashaut an, die Elastika wird dadurch nicht berührt. Die Pigmentepitheleinsenkungen reichen im allgemeinen nur bis an diese heran, nur selten durchbohren sie, von der äußeren Glashaut umkleidet, diese Schicht, so daß sie sich bis in das Ziliarkörperbindegewebe hinein erstrecken.

Ganz vorn treten auch im Ziliarepithel Pigmentkörner auf, so daß ein allmählicher Übergang in das dicht pigmentierte Epithel der Irishinterfläche vermittelt wird.

Das ungefärbte Ziliarepithel bildet in höherem Alter ziemlich häufig kleine flache Auswüchse oder auch mehr sproßartige oder faltenähnliche Erhebungen nach dem Glaskörper zu; letztere können im Schnittpräparat den Eindruck zystoider Bildungen machen. In geringerem Grade kann sich auch das Pigmentepithel an solchen Wucherungen beteiligen (KUHNERT, KERSCHBAUMER).

c) Iris.

Wie die übrige Uvea entsteht auch die Iris aus mesodermalen und ektodermalen Teilen. Erstere bilden die Hauptmasse, das gefäßhaltige Stroma, letztere die glatte Muskulatur (Sphinkter und Dilatator) sowie das pigmentierte Epithel der Rückseite.

Das Aussehen der Vorderfläche ist nicht nur durch den verschiedenen Pigmentgehalt der Zellen, sondern auch durch die sehr variable Anordnung der

Gewebselemente individuell verschieden. Dazu kommt noch das je nach der Pupillenweite verschiedene Reliefbild.

Wir unterscheiden eine Ziliar- und eine Pupillarzone. Erstere ist an der Iriswurzel der dünnste Abschnitt der Iris. Die beiden Abschnitte sind durch eine zickzackförmig verlaufende zirkuläre Linie voneinander getrennt, die etwa 4—5 mm vom Pupillarrande entfernt ist. Sie wird gewöhnlich „kleiner Kreis" genannt, weil hier der so bezeichnete Anastomosenkranz der Irisgefäße liegt. KRÜCKMANN nennt sie „Krause". Sie stellt die „Ansatzstelle" der fötalen Pupillarmembran dar.

Die Pupillarzone zeigt zahlreiche Leisten und Balken, die von der Zackenlinie ausgehen. Durch Auseinanderweichen dieser Balken entstehen scharf begrenzte Gruben, Krypten genannt.

Die Oberfläche der Ziliarzone bietet eine mehr gleichmäßige, aus radiären, welligen Streifen zusammengesetzte Zeichnung, der die Anordnung der Blutgefäße zugrunde liegt. In der äußeren Hälfte verlaufen zum Rande konzentrische „Kontraktionsfurchen", die bei weiterer Pupille tiefer, bei engerer flacher werden. Nahe dem Ziliarrande treten wieder Krypten auf, die aber kleiner und flacher sind als die im Pupillarteil gelegenen.

Die Hauptmasse der Iris bildet das Stroma, in dem die Blutgefäße und Nerven verlaufen. Es ist ein lockeres Gewebe, in der Hauptsache aus miteinander durch Ausläufer verbundenen Chromatophoren, weniger zahlreichen farblosen verzweigten Zellen und spärlichen Bindegewebsfibrillen zusammengesetzt. Die Irisgefäße besitzen eine dicke, fast homogen aussehende bindegewebige Hülle. Die Muskularis der Arterien wird allgemein als dünn oder schwach angegeben; ich selbst habe eine deutliche zusammenhängende Muskelschicht nur ganz ausnahmsweise in einer Arterie nahe dem Ziliarrande gesehen. Die Venen haben eine peritheliale, zellige Schicht um das innere Endothelrohr.

Elastische Fasern kommen im Stroma nicht vor.

Die vordersten Lagen des Stromas heben sich von dem übrigen Teil dadurch ab, daß sie dichter zellig gefügt, sehr faserarm und völlig gefäßfrei sind. Man nennt sie „vordere Grenzschicht" (vorderes Stromablatt nach KRÜCKMANN). In den Krypten fehlt dieses Blatt ganz oder teilweise. Die Krypten stellen richtige Lücken im Gewebe dar, die mehr oder weniger tief in das Stroma hineinreichen und sich, manchmal auch in schiefer Richtung, ziemlich weit erstrecken können. Ihr Eingang kann von vereinzelten Gewebsbalken überbrückt sein. Durch die Krypten steht das Irisstroma in offener Verbindung mit dem Kammerwasser. Stärkere Anhäufung von Chromatophoren an einzelnen Stellen der vorderen Grenzschicht bedingt die bekannten gelben bis braunen Flecke auf der Iris. Nach SALZMANN wird die Irisfarbe vorzugsweise durch den Grad des Pigmentgehalts und der Dicke dieser Schicht bedingt.

Auf der vorderen Grenzschicht finden sich endotheliale Zellen, ein richtiges zusammenhängendes Endothelhäutchen kommt aber hier normalerweise beim Menschen nicht vor.

Dem tieferen Stroma ist am Pupillarrande der Sphincter iridis als etwa 0,9 mm breites Band eingelagert. Er grenzt pupillenwärts unmittelbar an die Pigmentschicht, das zwischen den Muskelbündeln und besonders das nach hinten von ihm liegende Bindegewebe ist viel dichter als im übrigen Stroma. Hinter dem Stroma liegt die „hintere Grenzschicht" (BRUCHsche Membran), eine fast homogen oder leicht längsgestreift aussehende, etwa 4 μ dicke, stets gestreckt verlaufende Gewebsschicht, der schließlich der Pigmentbelag der Irishinterfläche aufsitzt. Durch besondere Methoden (Depigmentierung u. a.) ist festgestellt, daß dieser Pigmentbelag aus zwei Schichten besteht, deren äußere, der BRUCHschen Membran unmittelbar aufsitzende aus spindelförmigen Elementen zusammengesetzt, den kernhaltigen Anteil des Dilatator bildet, dessen faserig-membranösen Bestandteil die BRUCHsche Membran darstellt, während die innere, die den Abschluß der Iris nach hinten bildet, eine einfache Schicht dicht mit Pigment erfüllter Epithelzellen ist. Der Dilatator entsteht also durch eine eigentümliche Umwandlung des äußeren Blattes der sekundären Augenblase, aus dem im übrigen Bereich der Uvea das Pigmentepithel hervorgeht, während das die Iris hinten abschließende Pigmentblatt ein umgewandeltes Stück des inneren Blattes der Augenblase ist, aus dem die Retina und auf dem Ziliarkörper das pigmentfreie Ziliarepithel sich entwickelt.

Die Differenzierung des vorderen Pigmentblattes zu Muskelelementen hört schon vor dem Pupillarrande auf, so daß hier eine einfache Pigmentzellenlage bleibt, die am Pupillarrande umbiegend in das ganz epithelial gebliebene hintere Pigmentblatt übergeht. Die Umschlagstelle springt meist etwas über den Pupillarrand des mesodermalen Gewebsteils vor, besonders bei enger Pupille.

Zwischen den Muskelbündeln des Sphinkter und des Dilatator finden Verbindungen statt die, wenn sie pigmentiert sind, auf dem Meridionalschnitt als dunkle schräge Züge erscheinen (Pigmentsporn v. MICHELs).

MÜNCH hält die pigmentierten Stromazellen der Iris für Muskelelemente, die ungefärbten für Nervenzellen. Die Erweiterung der Pupille soll durch Kontraktion des Muskelzellnetzes vor sich gehen, während der sog. „Dilatator" die Aufgabe habe, die Irishinterfläche zu reffen.

Aus der ektodermalen oder retinalen Anlage, aus der die Irismuskulatur entsteht, stammen auch dicht pigmentierte unregelmäßig rundliche oder eckige Zellen, die innerhalb des Sphinkter sowie nach vorn von ihm nicht selten vorkommen, aber niemals einen epithelialen Verband bilden (Klumpenzellen von KOGANEI).

Eine besondere Darstellung erfordert die Gegend der Kammerbucht, die von der Irisoberfläche zusammen mit dem die innere Skleralfurche zum SCHLEMMschen Kanal abschließenden Balkenwerk begrenzt wird. Das Descemet'sche Endothel setzt sich auf die Trabekel dieses Balkenwerks, sie umkleidend, fort. Außerdem sind die Balken von zahlreichen im ganzen ringförmig angeordneten elastischen Fasern umsponnen und durchbohrt. Das Balkenwerk wird Ligamentum pectinatum, seine Maschen FONTANAsche Räume genannt. Auf einsem Meridionalschnitt des Bulbus sieht man die schräg durchschnittenen Balken als grade, platte, länglich runde Stückchen, die quer durchschnittenen als runde Scheibchen. Das Ganze hat die Form eines prismatischen Ringes, auf dem Durchschnitt die eines spitzwinkligen Dreiecks. Dessen Spitze liegt am Ende der Descemet, die äußere Längsseite bildet die Innengrenze des SCHLEMMschen Kanals und endet äquatorialwärts an der Sklera, die innere begrenzt die Vorderkammer und stößt äquatorialwärts in individuell verschiedener Weise entweder in der Gegend der skleralen Anheftungsstelle des Ziliarmuskels an den Ziliarkörper oder weiter axialwärts an die Iriswurzel.

Die Bezeichnung „Ligamentum pectinatum" ist den Verhältnissen bei Haustieren entnommen. Bei diesen ist der Kammerwinkel von einem lockeren Gewebe ausgefüllt, dessen Balken, von der Kammer her betrachtet, wie Zähne eines Kammes vorspringen. Die Maschenräume dieses Balkenwerks bei Tieren, welches nach außen in das oben beschriebene Trabekelsystem, wie es sich beim Menschen findet, übergeht, hat FONTANA untersucht. Beim Menschen ist im sechsten Fötalmonat dieses eigentliche, kammförmige „Band" noch vorhanden, später aber verschwindet es in der Regel vollständig.

d) Blut- und Nervenversorgung der Uvea.

Sämtliche Augenarterien sind Zweige der Arteria ophthalmica, die zwei Gefäßgebiete versorgen: das retinale System durch die Arteria centr. ret. und das ziliare System. Beide Systeme sind voneinander unabhängig und haben in der Regel höchstens kapillare Verbindungen am Ende des Sehnerven. Größere Gefäßverbindungen (optiko-ziliare Venen, zilio-retinale Arterien oder, ganz selten, zilio-retinale Venen) haben wenig Bedeutung für die Uvea.

Die Arterien sind die Arteriae ciliares posteriores und anteriores. Letztere kommen von den graden Augenmuskeln, durchbohren die Sklera und treten in den Ziliarkörper ein, wo sie mit Zweigen der hinteren Ziliararterien in Verbindung treten. Die Arteriae ciliares posteriores treten um den Sehnerven herum und am hinteren Pol an den Augapfel heran und durchbohren die Sklera in gerader oder schiefer Richtung. Die meisten treten dann direkt in die Aderhaut über (Arteriae ciliares posteriores breves), nur zwei Arteriae ciliares longae, eine auf der nasalen und eine auf der temporalen Seite, ziehen im horizontalen Meridian des Bulbus durch den Perichorioidalraum nach vorn und dringen am hinteren Ende des Ziliarkörpers in diesen ein, wo sie, wie erwähnt, mit den Zweigen der anderen Arterien in Verbindung treten (Circ. art. iridis major, s. S. 392).

Der Abfluß des venösen Blutes erfolgt in der Hauptsache durch die Wirtel-venen (Venae vorticosae). Nur an dem vorderen Teil des Ziliarkörpers treten kleine Venae ciliares ant. nach außen zum Limbus. Alle Venen münden in die Orbitalvenen. — Es sind meist 4 Wirtelvenen vorhanden, ein oberes und ein unteres Paar, jedes Paar hinter dem Äquator und so, daß der vertikale Meridian zwischen je zwei Venen eines Paares hindurchgeht.

Lymphgefäße sind im Augeninnern nicht nachgewiesen, für die Lymphbewegung in der Uvea kommen also nur die Gewebspalten, die perivaskulären Scheiden und die Binnenräume des Bulbus, hier besonders der Perichorioidalraum in Betracht.

Die Nervi ciliares entspringen als Nervi ciliaris breves aus dem Ganglion ciliare und als Nervi ciliares longi aus dem Nasociliaris. Häufig enthalten sie an der Sklera Ganglienzellen. Vorn kommen im intraskleralen Verlauf Schleifenbildungen der Nerven vor. Je ein Ziliarnerv verläuft neben einer Arteria ciliaris longa. —

Alle für die Uvea bestimmten Gefäße und Nerven gehen durch die Sklera in eigenartigen Kanälen, mit deren Wand sie nur durch lockeres Gewebe verbunden sind, sogenannte Emissarien. Das lockere Gewebe ist hinten eine Fortsetzung des unter der Tenonschen Kapsel gelegenen Bindegewebes, vorn des perichorioidalen Gewebes, der Suprachorioidea. Die Pigmentierung durch Chromatophoren erstreckt sich manchmal auch auf den hinteren Abschnitt. Beide Teile stoßen in der Mitte zusammen. Perichorioidalraum und Tenonscher Raum erstrecken sich also in die Sklera hinein, ob aber eine offene Verbindung zwischen beiden besteht ist zweifelhaft.

I. Die entzündlichen Veränderungen der Uvea.

Allgemeines.

Die Entzündungen der Uvea können anatomisch als exsudative und parenchymatöse unterschieden werden, je nachdem die Absetzung eines Exsudats auf die Oberfläche oder die infiltrativen und granulierenden Vorgänge im Gewebe selbst in den Vordergrund treten. Zu den erstgenannten gehören die akuten ektogen nach Trauma entstandenen oder von einem alten Leucoma

adhaerens, selten von der Orbita aus (durch die unversehrte Sklera) fortgeleiteten Entzündungen, besonders die eitrigen, sowie die durch Metastase
von Eiterungen auf dem Blutwege entstandenen. Zu der zweiten Gruppe sind
die sog. spezifischen Entzündungen — Tuberkulose, Lues, Lepra, sympathische
Ophthalmie — zu rechnen, außerdem aber viele Fälle chronischer endogener
Uveitis von unbekannter Ätiologie.

Vorbemerkungen zur Pathologie der Uveitiden.

Bei den eitrigen Entzündungen des inneren Auges sehen wir, trotzdem sie auf
verschiedene Weise zustande kommen und von verschiedenen Teilen des Bulbus ihren Ausgang nehmen können, bei vorgeschritteneren Fällen (Panophthalmie) im allgemeinen sehr
ähnliche Befunde. Dies erklärt sich daraus, daß bei allen solchen Infektionen die Keime
die Gewebe bald verlassen und in den Glaskörper gelangen. Da in diesen, bei seiner
Gefäßlosigkeit, Schutzstoffe nur schwer übertreten (STRAUB, FUCHS, AXENFELD), können
sich die Keime hier stärker vermehren. Wir finden daher in solchen Fällen meist dichte
Pilzrasen im Glaskörper, in den Geweben dagegen in der Regel keine oder spärliche Keime,
da sie hier meist bald zugrunde gehen. Vom Glaskörper aus wirken die Keime dann durch
ihre Toxine chemotaktisch auf die die Augenbinnenräume begrenzenden Teile, deren Gefäße
das flüssige und, zusammen mit Gewebselementen, das zellige Exsudatmaterial auf den
Reiz hin in den Glaskörperraum liefern. So entsteht der Glaskörperabszeß. Da die Aderhaut vom Glaskörper durch die Netzhaut getrennt ist, bleibt sie der Einwirkung der Gifte
zunächst entzogen und daher frei von Reaktionserscheinungen, im Gegensatz zum Ziliarkörper.

STRAUB hat das Verdienst, diese Verhältnisse zuerst klargestellt und den Gegensatz
zu jener anderen, mit geringerer Exsudation einhergehenden Gruppe von Fällen, bei denen
die Erreger im Gewebe selbst (Uvea, Retina) bleiben und wirken, scharf herausgearbeitet zu
haben. Auf Grund klinischer und experimenteller Untersuchungen (Einspritzung von
Aspergillussporen in den Kaninchenglaskörper) unterschied er die eitrige Panophthalmie als
„Hyalitis"(traumatica oder metastatica) von jener reinen Gewebsinfektion, der „Zyklitis"
oder „Uveitis". Die Bezeichnung „Hyalitis" sollte ausdrücken, daß Sitz der Erreger
und Ort des Zusammentreffens von deren Toxinen mit den Abwehrstoffen des Organismus
der Glaskörper ist, während die das Exsudat liefernden Augenhäute selbst nicht eigentlich
klinisch erkrankt seien und diesen Verhältnissen entsprechend im wesentlichen nur in den
oberflächlichen, dem Glaskörper zugekehrten Schichten infiltriert sind. FUCHS hat die
beiden verschiedenartigen Prozesse als „Endophthalmitis (septica)" und „Uveitis"
unterschieden und, im Anschluß an STRAUB und auf breiterer Grundlage dann besonders
die sympathische Ophthalmie als eine im Uvealgewebe ablaufende Erkrankung von der sie
gelegentlich begleitenden fibrinös-plastischen oder eitrigen Entzündung (Mischinfektion)
abtrennen können.

Ähnlich wie die von Eitererregern gebildeten Toxine können auch andere chemotaktisch
wirksame Stoffe von den Augenbinnenräumen aus auf die begrenzenden Membranen
einwirken. So können nach FUCHS Reizstoffe aus den primär parenchymatös
erkrankten Teilen in den Glaskörper und das Kammerwasser übertreten und
von hier aus Oberflächenexsudation hervorrufen. Es würde sich so die bei spezifischen
Prozessen vorkommende, meist allerdings in mäßigen Grenzen bleibende Oberflächenexsudation erklären. Das gleiche gilt für einen Teil der chronischen endogenen Uveitiden
unbekannter Ätiologie, bei denen exsudative Prozesse zusammen mit proliferativen Vorgängen des ziliaren Oberflächenepithels (s. S. 417) gegenüber den geringen Parenchymveränderungen im Vordergrund stehen. FUCHS nimmt hier eine bei der Ausscheidung vor
sich gehende Veränderung der Reizstoffe an, vergleichbar etwa der Jodausscheidung auf
den Schleimhäuten nach Einnahme von Jodkali.

Auch pathologische Stoffwechselprodukte könnten in Frage kommen. Die
bakterienfreien eitrigen Exsudationen, die bei alter Netzhautablösung und bei nekrotischem
Aderhautsarkom vorkommen, führt FUCHS auf toxisch wirkende Substanzen der subretinalen Flüssigkeit bzw. der abgestorbenen Teile des Tumors zurück, ebenso die aus der
Organisation von Exsudaten entstehenden Schwartenbildungen, die bei Zystizerkus und
bei Iridozyklitis nach Ablatio gefunden werden.

Intraokulare Eiterung durch Einspritzung reiner keimfreier Toxine in die Blutbahn
zu erzeugen ist niemals gelungen. STOCKS Experimente mit Diphtherietoxin, Staphylo-
toxin und Filtrat von Bact. coli verliefen vollkommen negativ. KOSKE erzielte mit Subtilis,
Prodigiosus, Staphylokokken, Schweinerotlauf, Pestbakterien, weißer und roter Hefe
Panophthalmie, aber mit Äther-Alkoholextrakten sowie Stoffwechselprodukten der Keime
aus flüssigen Nährböden nur geringe und vorübergehende Reizerscheinungen.

　　Danach ist nicht anzunehmen, daß zirkulierende Toxine vom Blut aus eine eitrige Entzündung des Auges verursachen können.

　　Wohl aber erhielt GUILLERY durch Bakterienfermente (Prodigiosus, Subtilis, Proteus) und andere Gifte bei intraokularer und bei intravaskulärer Einspritzung eine diffuse und herdförmige parenchymatöse Uveitis, die sogar die Vitrea chorioideae und die Ziliarfortsätze durchbrach. GUILLERYs Befunde sind von WOODS bestätigt worden. Hier ist also die parenchymatöse Entzündung der Ausdruck der Gewebsreaktion auf Toxine.

　　Andererseits müssen eitererregende Keime, wenn sie beim Menschen auf der Blutbahn ins Auge gelangen, nicht immer schwere Panophthalmie erzeugen, sie können auch eine mildere, nicht zur Vereiterung des Bulbus führende Entzündung hervorrufen, so besonders die Meningokokken, relativ häufig auch Pneumokokken, selten die Staphylokokken (AXENFELD). Solche milderen metastatischen Entzündungen können zerstreute, spontan ausheilende Herde in den Augenhäuten setzen, führen aber oft zur exsudativen Chorioiditis mit Netzhautablösung unter dem Bilde des Pseudoglioms (s. S. 407). Seltner entsteht dies auch ektogen nach Fremdkörperverletzung.

　　Experimentell sind nichteitrige intraokulare Entzündungen, selbst leichten Grades, durch Einbringen virulenter pyogener Keime in die Blutbahn besonders von STOCK sowie von SELENKOWSKY und WOIZECHOWSKY erzeugt worden.

a) Akute Uveitis.

　　Die akuten intraokularen Entzündungen, die ektogen nach Verletzung oder auf metastatischem Wege entstehen, werden als eitrige oder fibrinös-plastische bezeichnet, doch bedeutet dies keine scharfe Trennung. Eine solche ist im allgemeinen um so weniger möglich, als zahlreiche Übergänge zwischen eitrigen und fibrinös-plastischen Prozessen sogar in einem und demselben Auge nebeneinander vorkommen.

　　Wirken entzündungserregende Reize akut von der Kammer aus auf die Iris — sei es, daß die Stoffe nach Infektion von außen in der Kammer gebildet oder, z. B. bei eitrigen Hornhautprozessen oder bei Glaskörperabszeß, erst durch Diffusion hineingelangt sind — so entsteht eine eitrige oder eitrig-fibrinöse Iritis. Bei nur geringer Giftwirkung kann es zu einer mäßigen, auch in akuten Stadien wesentlich aus Lymphozyten und vermehrten Gewebszellen — neben den Polynukleären — bestehenden Infiltration kommen, doch ist dies hier seltener als bei den übrigen Teilen der Uvea, da die Iris der Einwirkung von Reizstoffen in ganzer Fläche direkt offen liegt. Mikroskopisch finden wir bei der akuten eitrigen oder eitrig-fibrinösen Iritis die Regenbogenhaut durch Flüssigkeitsausscheidung (Ödem) und dichte Zellinfiltration geschwollen, verdickt. In der diffusen Infiltration können die Leukozyten zu knötchenförmigen Gruppen dichter angehäuft sein. Hauptsitz der Infiltration ist in der Regel die Sphinktergegend, oft sind auch die hinteren Schichten (Dilatator) besonders dicht infiltriert. Die Elemente sind Polynukleäre, spärlicher und später kommen große Einkernige und mehr vereinzelt kleine Lymphozyten vor. Häufig sieht man zahlreiche Mastzellen, in manchen Fällen auch Eosinophile, ohne daß deren besondere Bedeutung angegeben werden könnte. FUCHS fand Eosinophile besonders häufig bei ektogener Iritis, wenn diese einen mehr chronischen Verlauf nimmt. Die Chromatophoren verlieren vielfach ihre zarte verästelte Form, die Zellen werden unter Schwund der Fortsätze und Verklumpung des feinkörnigen Pigments zu plumpen, rundlich eckigen Gebilden und viele gehen unter Kernverlust zugrunde. Andererseits werden auch Stromazellen mobil und mischen sich dem Exsudat bei (BRÜCKNER). Auch Pigmentzellen des hinteren Irisbelags können in die Iris einwandern.

　　Die Blutgefäße zeigen die bekannte Wandinfiltration, die Endothelien können vermehrt, die Adventitia kann glasig gequollen sein. Hyaline und fibrinöse Thromben kommen bei schwereren Prozessen vor. Als Folge der Zirkulationsstörung und der Gefäßveränderungen treten Blutungen im Gewebe auf. In späteren Stadien findet man dann auf der Irisvorderfläche häufig große Mononukleäre, die als Makrophagen rote Blutkörperchen aufgenommen haben.

Nach v. MICHEL, der beim Kaninchen eitrige Iritis durch Einspritzung von Argentum nitricum in die Vorderkammer hervorrief, wird das vordere Endothelhäutchen durch die fibrinöse Ausschwitzung abgehoben, was auch FUCHS bestätigt. Demgegenüber hält BAUMGARTEN[1]) diese Abhebung für ein exzeptionelles Vorkommnis, und ich selbst habe das Exsudat immer nur auf dem Endothel, das beim Menschen bekanntlich keinen kontinuierlichen Belag bildet und häufig ganz fehlt (WOLFRUM), gesehen.

Die hämatogenen und histiogenen Exsudatzellen, an deren Lieferung sich auch der die Vorderkammer begrenzende Abschnitt des Ziliarkörpers beteiligt, wandern in die Kammer. Hier häufen sie sich am Boden als Hypopyon an und bilden oft einen dichten Überzug auf der Irisvorderfläche und der Descemet.

Bei jeder Entzündung im vorderen Bulbusabschnitt wird das Kammerwasser eiweißreicher. Wir finden es daher im Präparat mehr oder weniger vollständig geronnen, entweder homogen oder feinkörnig. War das flüssige Exsudat fibrinhaltig, so sehen wir ein Häutchen, das als zierliches Netzwerk das ganze Augendiaphragma, Iris und Vorderkapsel im Pupillargebiet, überziehen kann (Abb. 1). In leichteren oder wenig vorgeschrittenen Fällen sieht man, daß die Fibrinabscheidung am Pupillarrand beginnt. Das Netzwerk kann auch die ganze Kammer ausfüllen. Auch im Irisgewebe selbst kommt es zur Fibrinausscheidung in Form kleiner Flöckchen oder von Ausgüssen der Gewebsspalten.

Die Zellinfiltration und Exsudatdurchtränkung bedingt eine Schwellung des Gewebes, durch welche der Pupillarteil an die Linsenkapsel angepreßt wird. Das Pigmentepithel verklebt dann durch das Exsudat mit der Kapsel (hintere Synechie).

Ist auch die Hinterkammer von Exsudat gefüllt, so liegt Beteiligung des Ziliarkörpers vor. Wohl sieht man auch im Pigmentepithel der Iris durchwandernde Leukozyten, auch ohne Depigmentierung der Schnitte, wenn diese Zellen in bläschenförmigen Hohlräumen des Epithels liegen. Aber im wesentlichen wird das die Hinterkammer füllende Exsudat vom Ziliarkörper geliefert, und zwar von den Fortsätzen. Dies zeigt sich darin, daß bei exsudatgefüllter Hinterkammer die Irisveränderungen öfter nur gering sind und umgekehrt bei stärkster Veränderung des Irisgewebes die Hinterkammer frei sein kann, während die entzündlichen Veränderungen der Processus ciliares der Menge des Exsudats in der Hinterkammer entsprechen (FUCHS).

Die Fortsätze sind dann stark hyperämisch und zellig infiltriert, zuerst an den Spitzen, während die zwischen den Firsten gelegenen Täler weniger beteiligt sind (FUCHS). Die Infiltration betrifft zunächst die oberflächlichen Gewebsschichten und besteht hier in der Hauptsache aus kleinen Lymphozyten

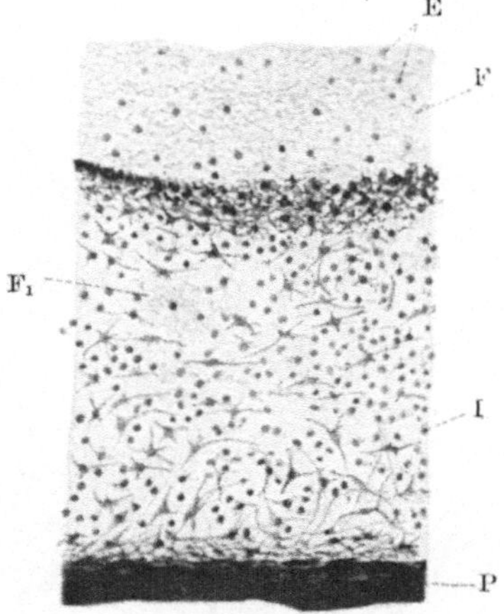

Abb. 1. Iritis fibrinosa. Vergr. 100/1. Auf der Vorderfläche der Iris liegt ein feines Netz von Fibrinfäden F, welches abgestoßene und zugrunde gegangene Zellen E enthält. Auch in der Iris selbst ist es zu feinen Fibrinniederschlägen gekommen (F₁). Das Gewebe der Iris ist nur mäßig kleinzellig infiltriert. F Fibrinnetz auf der Vorderfläche der Iris. E abgestoßene und zugrunde gegangene Endothelien. F₁ Fibrinniederschläge im Gewebe der Iris. I Iris. P Pigmentschicht. (Sammlung v. MICHEL.)

[1]) Experimentelle und pathologisch-anatomische Untersuchungen über Tuberkulose. Zeitschr. f. klin. Med. Bd. 9, S. 135, 1885.

mit weniger zahlreichen Polynukleären. Die Exsudatzellen bilden auf der Oberfläche einen Eiterbelag, sie gelangen dann weiter in den zirkumlentalen Raum und schließlich in den Glaskörper.

Die Epithellagen des Ziliarkörpers werden also von den wandernden Exsudatzellen durchsetzt. Das Pigment des Epithels wird dabei zum Teil ausgeschwemmt und von den Zellen aufgenommen. Auch Pigmentepithelien durchwandern die ungefärbte Schicht und mischen sich, zusammen mit abgestoßenen Elementen des Ziliarepithels, dem Exsudat bei. Nach Brückner betätigen sich die Ziliarepithelien, ebenso die Pigmentepithelien und Irisstromazellen als Makro-, zum Teil auch als Mikrophagen.

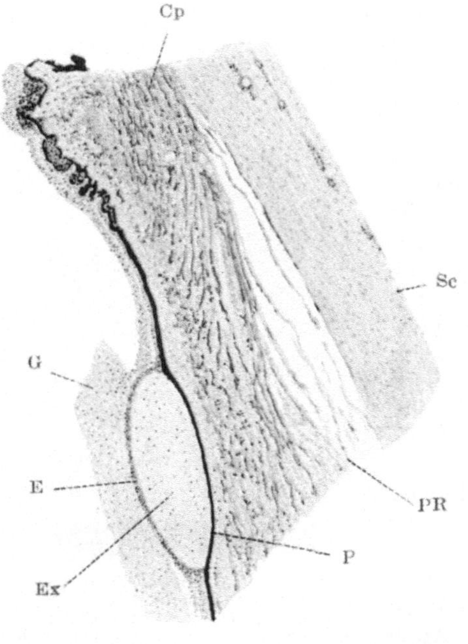

Bei der Durchwanderung des Epithels sammeln sich die Exsudatzellen häufig in kleinen blasenförmigen Hohlräumen zwischen den beiden Epithelblättern an, so daß im Schnitt das Ziliarepithel in Form kleiner Bögen abgehoben erscheint. Nicht selten kommt es zu blasigen Abhebungen der Epithelschichten durch eiweißreiche, fibrinös oder feinkörnig gerinnende Flüssigkeit oder auch zu umschriebener Exsudation zwischen die beiden Epithelblätter, wobei das Pigmentepithel in der Regel stark geschädigt wird (Abb. 2).

Ähnliche Epithelblasen zwischen den beiden Epithellagen der Ziliarfortsätze fand Greeff experimentell beim Kaninchen nach Ablassen des Kammerwassers, Brückner ohne Punktion nach Applikation eines entzündlichen Reizes in der Vorderkammer. Bei langsamem Abfluß des Kammerwassers bleibt die Blasenbildung aus. Sie ist also als Ausdruck stürmischer Exsudation seitens der Prozessus aufzufassen. Beim Menschen kann man derartige Blasenbildungen besonders bei fibrinös-eitriger Entzündung beobachten, sie kommen aber auch nach Kammerwasserabfluß vor, besonders nach mehrmaligem (Greeff, v. Hippel)[1].

Der Ziliarkörper ist bei den auf den Vorderabschnitt beschränkten exsudativen Vorgängen also im wesentlichen nur mit dem gefalteten Abschnitt beteiligt. Dagegen kommt die Pars plana wesentlich für das Glas-

Abb. 2. Umschriebenes Exsudat zwischen Epithel- und Pigmentschicht bei Iridocyclitis purulenta. Vergr. 15/1. Es besteht eine eitrige Iridozyklitis sowie Glaskörperabszeß, in dem sich teilweise schon Granulationsgewebe (G) entwickelt hat. Der ganze Ziliarkörper (Cp.) ist ödematös und kleinzellig infiltriert. Der Perichorioidalraum (PR) ist so stark mit Flüssigkeit angefüllt, daß der Ziliarkörper ganz abgedrängt wird. Das Ziliarepithel ist an einer umschriebenen Stelle von der Pigmentschicht abgehoben. In dem so entstandenen Raume liegt ein Exsudat, welches zwischen Fibrin zahlreiche zugrunde gegangene Pigmentzellen und Epithelien birgt. Cp ödematöser und infiltrierter Ziliarkörper. PR ödematöser perichorioidaler Raum. G Granulationsgewebe im Glaskörper. P Pigmentschicht. E Epithel. Ex Exsudat zwischen Pigmentschicht und Epithel. (Sammlung v. Michel.)

körperexsudat in Betracht. Straub und nach ihm besonders Brückner haben nachdrücklich auf die verschiedene Rolle hingewiesen, die beide Abschnitte des Ziliarkörpers unter normalen wie pathologischen Verhältnissen spielen. Für die normale Ernährung des Corpus vitreum betont Straub, daß nur an der Pars plana ein inniger Zusammenhang mit dem Glaskörpergewebe vorhanden ist, indem

---

[1] Vgl. Wessely: Bemerkungen zu einigen Streitfragen aus der Lehre vom intraokularen Flüssigkeitswechsel. — Arch. f. Augenheilk. Bd. 88. Heft 3/4, S. 217. 1921. Dagegen Hagen: Klin. Monatsbl. f. Augenheilk. Bd. 47, S. 259. 1921.

hier die als „Pferdeschweife" bekannten welligen Faserbündel in den Glaskörper einstrahlen. Nur hier besteht eine unmittelbare Verbindung beider Gewebe, während die Ziliarfortsätze den Glaskörper nicht berühren, sondern, durch die Zonula von der Hyaloidea geschieden, vor ihm liegen. BRÜCKNER hat dann aus seinen Untersuchungen den Schluß gezogen, daß für die normale und die pathologische Flüssigkeitsabsonderung im Vorderabschnitt die Ziliarfortsätze (neben der Iris) in Betracht kommen, für den Hinterabschnitt aber wesentlich nur die Pars plana: chemotaktisch wirksame Reizstoffe gelangen aus dem

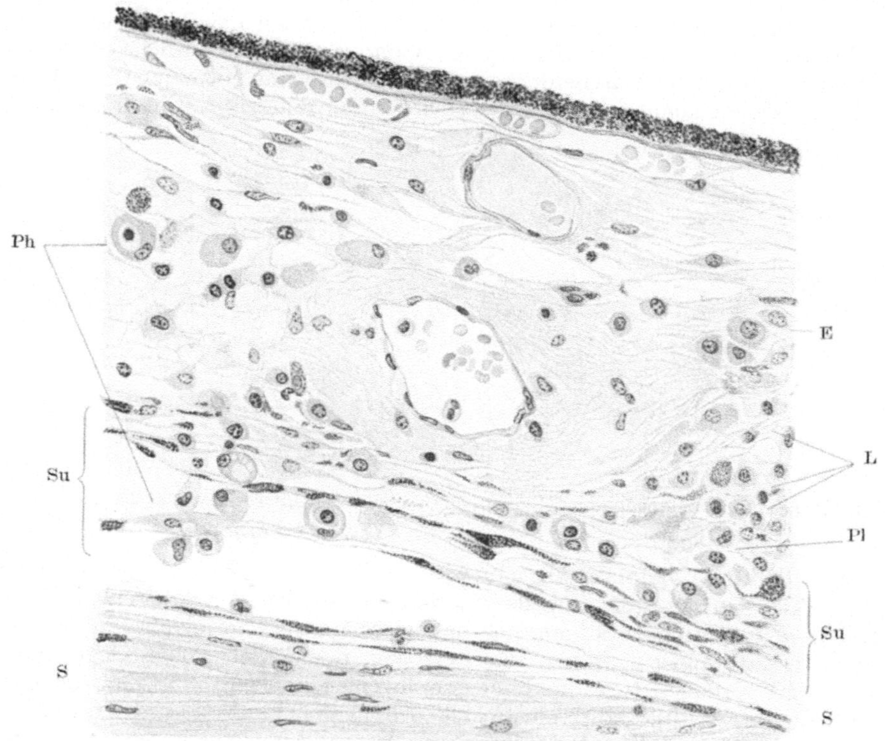

Abb. 3. Aderhaut mit Epitheloiden und Phagozyten. Rechts Rand eines umschriebenen Infiltrationsherdes. Häm.-Eosin. Vergr. etwa 330. S Sklera. Su Suprachorioidea. Ph Phagozyten. E Epitheloide. L Lymphozyten. Pl plasmazellenähnliche Zelle.

Glaskörper deswegen so leicht an die Pars plana, weil hier schon normalerweise der Ort des lebhaftesten Flüssigkeitsstromes bzw. Stoffwechsels zwischen beiden Geweben ist. So erscheint die Pars plana als ein für die Ernährung des Glaskörpers äußerst wichtiges Organ, „sie vermittelt den Abtransport nicht nur der normalerweise sondern auch bei pathologischen Verhältnissen entstehenden Stoffwechselprodukte" (vgl. auch S. 422).

Im Gegensatz zum Vorderabschnitt der Uvea ist die Chorioidea der direkten Einwirkung von Giftstoffen, die sich in den Binnenräumen des Auges befinden, zunächst entzogen und bleibt daher z. B. beim Glaskörperabszeß, oft intakt oder zeigt nur unbedeutende Lymphozyteninfiltrate. Diese sitzen, wie FUCHS hervorhob, besonders an zwei typischen Stellen: vorn in dem an die Pars plana anschließenden Teil und hinten in der unmittelbaren Umgebung der ödematösen und perivaskulär infiltrierten Papille, die — als Ausdruck der hier stärkeren

Konzentration positiv chemotaktisch wirkender Stoffe — auch Exsudatzellen
auf der Oberfläche zeigt. Auch vom Perichorioidalraum aus kann eine Toxinwirkung auf die Aderhaut ausgeübt werden, wenn in diesen Keime hineingelangt
sind. Die als Reaktion auftretende Zellinfiltration ist herdförmig oder mehr
diffus aber ungleichmäßig und nimmt die tiefen und mittleren Aderhautschichten
ein. Sie besteht in der Regel im wesentlichen aus Lymphozyten mit Plasmazellen
und großen Mononukleären, oft auch Mastzellen, seltener Eosinophilen. Aber
auch die Endothelien und Bindegewebszellen der Suprachorioidea und der Aderhaut können erheblich vermehrt sein. Es können große mononukleäre Zellen auftreten, die von den großen Mononukleären des Blutes ohne spezifische Granula-
färbungen nicht zu unterscheiden sind (Abb. 3). Nach den Untersuchungen
von RADOS spielen auch die Histiozyten ASCHOFFs eine wesentliche Rolle. —
Die großen, mit einem bläschenförmigen oder auch etwas eingebuchteten Kern
versehenen Zellen können einen erheblichen Anteil der Infiltration ausmachen

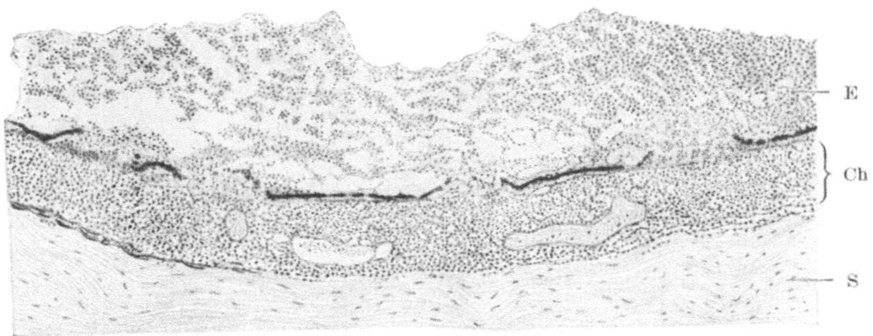

Abb. 4. Eitrige Aderhautentzündung. S Sklera. Ch Chorioidea. E Eitriges Exsudat im subretinalen
Raum. V = 62.

und bei dichtem Zusammenliegen wie „epitheloide" Zellen (die ja zum
größten Teil nichts weiter sind als vergrößerte Gewebszellen) aussehen. Diese
großen Mononukleären betätigen sich besonders im Perichorioidalraum hervorragend als Makrophagen, indem sie Eiterzellen, namentlich Polynukleäre, aufnehmen und verdauen (wie die Bindegewebszellen einer Abszeßwand, die sog.
„Eitermakrophagen"). Dabei entwickelt sich in der Freßzelle um den aufgenommenen Leukozyten eine Vakuole. Die Zelle geht schließlich unter zunehmender Vakuolisierung und Kernverlust zugrunde.

Eitrige Aderhautentzündung kann bei Glaskörperabszeß sekundär
durch Infektion von der vereiterten Netzhaut her oder vom Perichoriodalraum aus
entstehen. Die Aderhaut ist dicht von Leukozyten und Lymphozyten durchsetzt und oft auf das mehrfache der Norm verdickt (Abb. 4). Sehr oft findet
man Zellen mit großem, chromatinarmem, gewundenem, wurstförmigem oder ge-
kerbtem Kern. Häufig erscheinen die Zellen in Wanderung nach der inneren
Oberfläche zu begriffen, die Kerne sind langgestreckt, senkrecht zur Oberfläche
der Membran gerichtet. Die Pigmentepithelien werden durch das Exsudat abgehoben und abgelöst und degenerieren. Im Pigmentepithel findet man dann
immer Kerne, die teils Leukozyten angehören, teils aber auch jenen größeren,
chromatinärmeren Kernen entsprechen, deren Träger als hämatogene oder
histiogene große Mononukleäre anzusehen sind. Die Kerne der Pigmentepithelien, die allmählich ihre Form verändern, länglich oder eingebuchtet werden
oder schrumpfen, können jenen Kernen sehr ähnlich werden, ja es kommen
Bilder von Kernansammlungen im Pigmentepithel vor, die den Eindruck eines

mehrschichtigen Epithels hervorrufen, und bei denen im gewöhnlichen Präparat (ohne spezifische Färbungen) nicht zu entscheiden ist, ob es sich um vermehrte Pigmentepithelien oder irgendwelche eingedrungenen Zellen handelt.

Lücken in der Vitrea sind bei der Zelldurchwanderung schwer nachzuweisen, auch wenn die Zellinfiltration nicht besonders dicht ist, da die Elastika wegen der Spannungsabnahme solcher Bulbi meist nicht glatt zu verlaufen, sondern leicht gefaltet zu sein pflegt, was die Beurteilung der Kontinuität wegen der Schrägschnitte sehr erschwert. Auch scheint die Färbbarkeit der elastischen Elemente bei eitriger Infiltration zu leiden. Aber es gelingt doch bei sorgfältiger Untersuchung mit Immersion ab und zu kleine Lücken in der Vitrea zu finden und sogar Leukozytenkerne bei der Durchwanderung der intakten Elastika, die ja wie die sonstigen elastischen Häute, z. B. in der Arterienintima, ein feines Netzwerk darstellt, zu sehen. Diese Kerne sind oft zu langen, gewundenen, fadenförmigen Gebilden ausgezogen, die an einem oder beiden Enden Anschwellungen zeigen können und mit einem Teil in der Aderhaut, mit dem anderen außerhalb derselben stecken. Bereiten sich größere Durchbrüche vor, so sammelt sich oft zunächst etwas flüssiges Exsudat unter dem Pigmentepithel an, das dadurch leicht von der Elastika abgehoben erscheint. Dann sieht man dichte Haufen von Exsudatzellen mit lang ausgezogenen Kernen an einer solchen Stelle stecken, von der Aderhaut her nach der Oberfläche konvergierend und weiter von einem solchen Punkt aus wieder auseinanderstrahlend. Es sieht so aus als ob die durch enge Öffnungen herausgepreßten Kerne und deren kuglige und bröcklige Zerfallsprodukte mit Gewalt unter erheblichem Druck hervorspritzten. Der Eiter ergießt sich dann in den subretinalen Raum. Waren stärkere Blutungen vorhanden, die bei den Blutgefäßveränderungen (hyaline und fibrinöse Thromben, Auflösung der Gefäßwände) nicht selten sind, so ist das mikroskopische Bild so als ob Blut mit Eiter vermischt aus der geplatzten Aderhaut hervorquillt.

Bei geringerer toxischer Affektion der Aderhaut ist das Exsudat meist mehr serös, selten zellreich. Daher wird es bei Rückgang des Prozesses häufig restlos resorbiert. Es findet sich sowohl im Stroma als auf beiden Oberflächen, also subretinal und suprachorioidal.

In der Suprachorioidea tritt in der Regel Exsudat nur auf, wenn die Aderhaut infiltriert ist, und zwar örtlich entsprechend den Aderhautherden (FUCHS). Stärkere Exsudation findet sich aber, nach dem genannten Autor, nur wenn der Raum, von der Uvea aus infiziert, selbständig erkrankt, wobei dann die Stelle der Exsudatablagerung den Aderhautherden nicht zu entsprechen braucht. Die Beschaffenheit des Exsudats ist natürlich auch hier je nach der Schwere der Entzündung verschieden, meist ist es serös mit Beimengung von Lymphozyten oder Eiterflöckchen oder Fibringerinnseln, im Präparat homogen oder feinkörnig oder netzförmig geronnen. Häufig finden sich in der homogenen Masse länglichovale, etwas abgeplattete, bläschenförmige Hohlräume. Durch Vergrößerung dieser Bläschen entstehen dann unter Zerreißung der anliegenden Perichorioidallamellen größere zystenartige Gebilde, die später durch bindegewebige Verdichtung der Umgebung eine dickere Wand bekommen und von platten Zellen ausgekleidet sein können. Bei schweren Fällen enthält das Exsudat eitrige und blutige Beimengungen, nach FUCHS kommen dann auch Nekrosen vor.

Durch die Flüssigkeitsansammlung zwischen den Lamellen der Suprachorioidea erscheint die Aderhaut von der Sklera abgedrängt.

Metastatische Uveitis. Infolge von Keimverschleppung auf dem Blutwege entsteht beim Menschen eitrige Uveitis seltener als Retinitis, die metastatische Ophthalmie geht meist von der Netzhaut aus (s. d.). Selten ist der Nachweis verstopfender Kokkenmassen in kleinen Gefäßen der Iris, des Ziliarkörpers, der Aderhaut gelungen (AXENFELD, GOH). Intravaskuläre Kokken ohne Reaktion der Umgebung sind auf agonale oder postmortale Vermehrung zu beziehen (Herrnheiser, Axenfeld). Auch die vorderen Ziliargefäße können Sitz der Emboli sein, so daß zunächst nur der Vorderabschnitt erkrankt (Abb. 5).

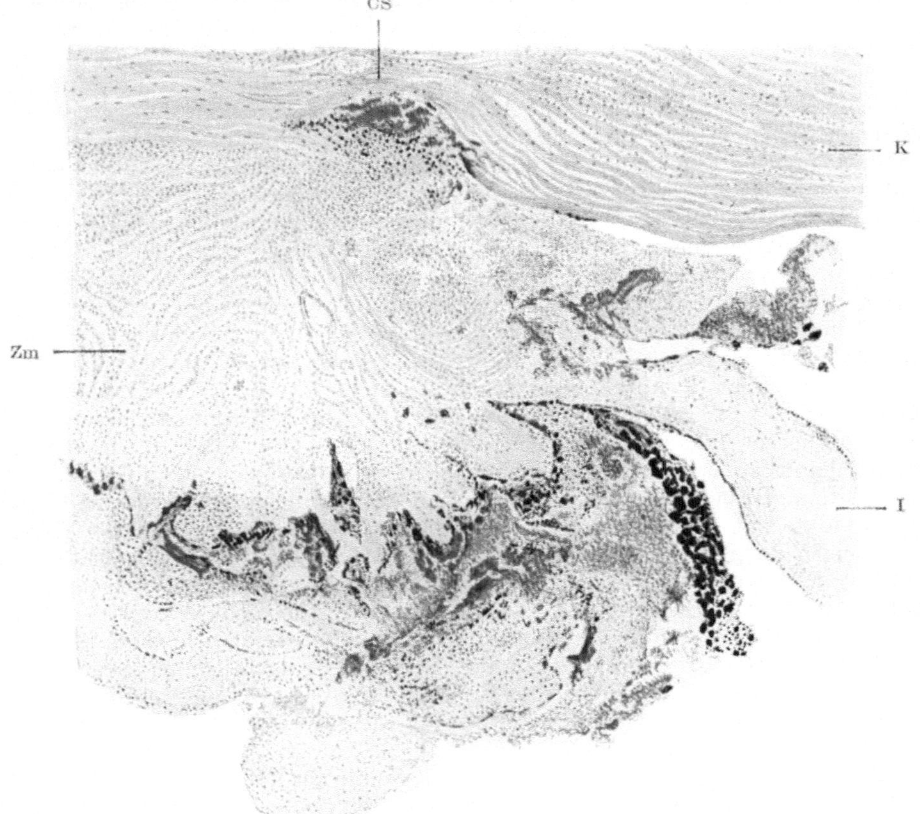

Abb. 5. Streptokokkenmetastase im vorderen Bulbusabschnitt. Alaunkarmin, Gram. K Kornea. I Iris. Zm Ziliarmuskel. CS Canalis Schlemmi. V = 50.

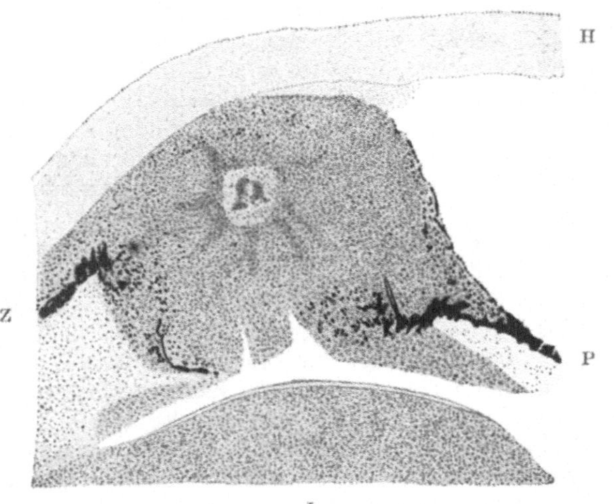

Abb. 6. Metastatischer Irisabszeß. H Hornhaut. P Pupillarrand. Z Ziliarteil. L Linse. V = etwa 40.

Die Kokken können sich auch vom Randschlingennetz aus ins Auge hinein
verbreiten (LINDNER). Um die Embolien herum bilden sich eitrige Infiltrationen
oder Abszesse oder Nekrosen, also zunächst umschriebene knötchenförmige Herde; diese können in großer Anzahl vorhanden sein.

In der Iris kommen isolierte Abszesse vor, die als umschriebene größere
Tumoren imponieren können (Abb. 6). RAUBISCH hat zwei derartige Fälle
untersucht. Im ersten entleerte sich bei der Iridektomie ein Tröpfchen Eiter
aus dem Knötchen, das aus Fibroblasten, Lymphozyten, Plasmazellen und

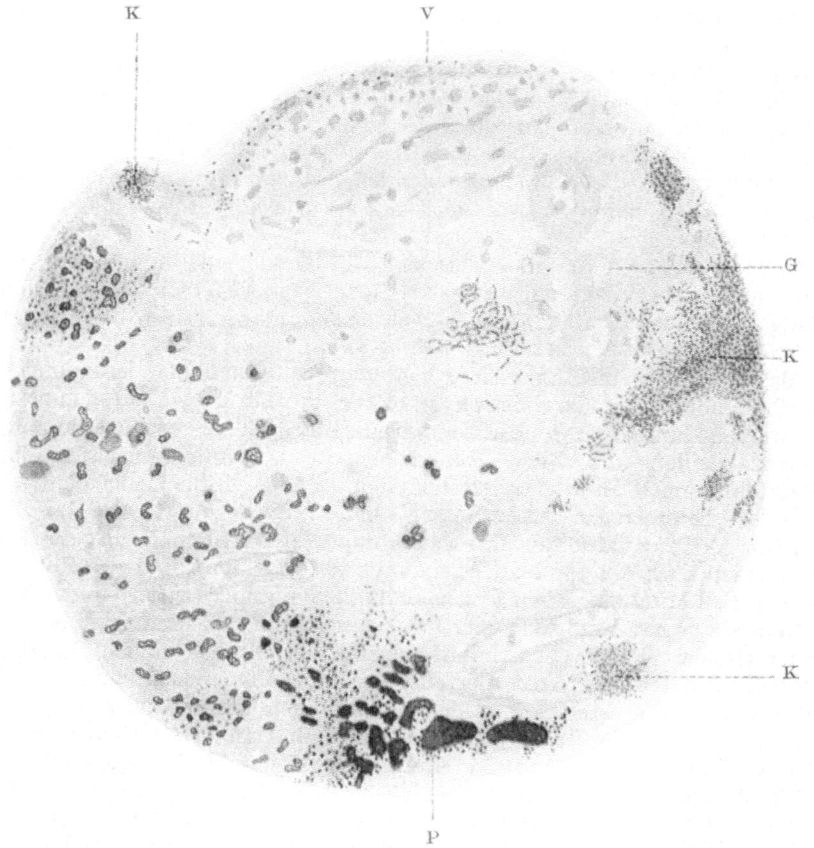

Abb. 7. Nekrose der Iris bei Streptokokkenmetastase. V Vorderfläche der Iris. P Reste des
Pigmentblattes. G Gefäße. K Kokkenhaufen. Alaunkarmin GRAM. V = etwa 500.

spärlichen Mastzellen bestand. Die Gefäße waren von massenhaften fast
ausschließlich eosinophilen Polynukleären erfüllt, in den Gewebsspalten fand
sich entzündliches fibrinöses Exsudat. Bakteriologisch negativ. — Ähnlich
war der Befund im zweiten Fall, doch war dieser, entsprechend der längeren
Dauer, bereits in ein chronisches Stadium eingetreten, wie die zahlreicheren
Mononukleären und Degenerationen zeigten. Das Knötchen war ein Granulationstumor, der einen von einem Fibroblastenwall umgebenen Abszeß enthielt.

Die Einzelherde können rasch nach innen durchbrechen oder die Eiterung
dehnt sich auf größere Strecken der Uvea aus.

HEINE sah multiple Irisabszesse neben einem größeren sekundären perilentalen Abszeß bei Pyämie nach einem Gesäßfurunkel (Klin. Monatsbl. f. Augenheilk. Bd. 71, S. 108. 1923).

Bei metastatischer Ophthalmie wird die Iris nicht selten total nekrotisch, wenn Kokkenembolie in das Gebiet der vorderen tiefen Ziliargefäße hinein erfolgt. Man erkennt dann noch Pigmentklumpen als Reste von Chromatophoren, die Umrisse der Gefäßwände und einzelner nicht mehr färbbarer Kerne, aber keine Spur von Infiltration (Abb. 7). Die Gefäße können leer sein oder noch einzelne Blutkörperchen enthalten. LINDNER nahm für seinen Fall an, daß die Nekrose Folge eines Verschlusses der zuführenden Gefäße sei, doch kommt wohl auch eine direkte Giftwirkung in Frage, da eine Anzahl zuführender Gefäße, besonders der Circulus arteriosus iridis major, bei meinem Material blutführend war. Die nekrotische Regenbogenhaut ist von dichtem Pilzrasen durchwachsen, die besonders die (meist erweiterten) Spalten erfüllen, die Gefäßwände aber stets frei lassen. Wie bereits hervorgehoben (s. S. 397) pflegen die Keime im lebenden Gewebe bald zu verschwinden, man findet sie in größeren Massen sonst nur im Glaskörper, seltener auch in der Vorderkammer.

Daß die Kokken in metastatischen Herden degenieren und verschwinden wird durch experimentelle Untersuchungen bestätigt, bei denen Eitererreger anfangs aus dem Auge gezüchtet werden konnten, später aber nicht mehr (SELENKOWSKY und WOIZECHOWSKY, RADOS).

Als Erreger metastatisch-eitriger Augenprozesse kommen besonders Strepto und Pneumokokken, dann Staphylokokken in Betracht. In Augenmetastasen bei inneren Krankheiten sind in vereinzelten Fällen Typhus-, Pneumonie-, Influenzabazillen und Bact. coli nachgewiesen worden, bei metastatischer Entzündung nach Influenza wurden aber seltener Influenzabazillen gefunden als andere Eitererreger (AXENFELD: Lehrb. d. Bakteriol. d. Auges). Ob metastatische Aktinomykose der Uvea vorkommt, ist zweifelhaft. FUCHS beschrieb eine metastatisch entstandene Aktinomykose der Sklera und des Ziliarkörpers, in einem Fall MÜLLERs saßen Epitheloidknötchen (ohne Drusen) in der Netzhaut.

Neuerdings hat VERHOEFF einen Fall beschrieben, bei dem er in einem wegen metastatischer eitriger Ophthalmie entfernten Bulbus neben Netzhautinfiltrationen und teilweise abszedierten Aderhautherden im subretinalen Exsudat zahlreiche Gebilde fand, die Aktinomyzesdrusen ähnlich aussahen, sich aber doch auch von diesen durch geringere Größe und anderes unterschieden (Arch. f. Ophth. Bd. 55, S. 225. 1926. Ref. Klin. Monatsbl. f. Augenheilk. Bd. 77, S. 581. 1926). In dem früher vom gleichen Verfasser beschriebenen Fall mit ähnlichen Gebilden handelte es sich nicht um metastatische Ophthalmie, sondern um sympathische Erkrankung nach Staroperation (Americ. Arch. of ophth. Vol. 53, p. 517. 1924. Ref. Klin. Monatsbl. f. Augenheilk. Bd. 74, S. 842. 1925).

Im Gegensatz zur menschlichen Pathologie sitzen beim Kaninchen die experimentell erzeugten Metastasen fast ausschließlich in der Uvea, hier ist die typische Form dieser Entzündung eine Chorioiditis disseminata und eine knötchenförmige Iritis (STOCK). Bei Katzen (RADOS) erkrankt auch die Retina häufiger. Auch hier entsteht eine eitrig fibrinöse Entzündung mit Veränderungen der Gefäße, namentlich kleiner Venen (entzündliche Wandinfiltration mit Thrombose), als deren Folge Blutungen und Endovaskulitis auftreten (RADOS).

Der Verlauf der metastatischen Entzündung hängt von der Art der Erreger, dem Grad ihrer Virulenz und den Abwehrkräften des Organismus ab. Streptokokken machen meist stürmische Panophthalmie, Staphylokokkenmetastasen sind selten und spärlich untersucht, AXENFELD bildet einen chorioretinalen Abszeß mit Nekrose ab. Bekanntlich können aber, wie auch experimentell festgestellt ist (vgl. S. 398), pyogene Keime selbst bei ursprünglich hoher und zum Exitus führender Virulenz, wenn sie auf dem Blutwege ins Auge gelangen, hier eine mildere, nicht zur Panophthalmie führende Entzündung hervorrufen. Besonders bei den Pneumokokken ist dies verhältnismäßig nicht selten, bei Meningokokken bildet es nach AXENFELD fast die Regel.

Solche milderen Fälle von metastatischer Entzündung sind fast immer einseitig, verlaufen meist als schleichende Chorioiditis exsudativa mit Netzhautablösung, oft ohne äußerlich sichtbare Entzündungserscheinungen und

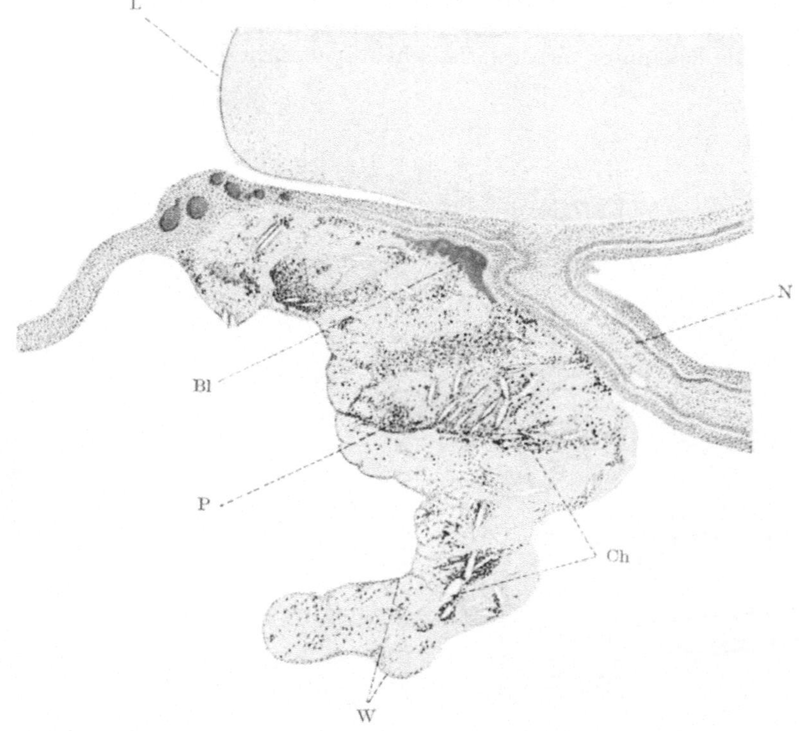

Abb. 8. Altes Exsudat zwischen Aderhaut und Netzhaut. Vergr. 14/1. Phthisis bulbi. Die Netzhaut ist in toto abgelöst, gefaltet und durch Gliawucherung stark verändert. Von der Netzhaut aus spannt sich eine feine Membran um eine Masse eingedickten Exsudates, welches aus Resten alter Blutung, zahlreichen atrophischen Pigmentzellen und Cholesterinkristallen besteht. Diese Membran besteht aus einer Lage platter Zellen. Stellenweise sind die Zellen gewuchert und bilden mehrere Lagen oder sogar umschriebene Anhäufungen (Basalzellen der Lamina?). L Linse. N durch Gliawucherung stark veränderte Netzhaut. Bl Blut. P Haufen atrophischer Pigmentzellen. Ch Cholesterin. W Wucherung der einschichtigen endothelialen Umkleidung des Exsudates. (Sammlung v. MICHEL.)

führen häufig zum Bilde des Pseudoglioms. Bei ektogener Infektion, besonders mit intraokularem Fremdkörper, kommt gelegentlich der gleiche Verlauf vor. Bei dieser Uveitis kann der Vorderabschnitt bis an die Pars plana normal oder wenig atrophisch erscheinen und nur die Aderhaut diffus oder herdförmig atrophisch oder sklerosiert sein, während das Ziliar- und Pigmentepithel die für chronische Reizung kennzeichnenden Veränderungen aufweist (s. S. 421).

Die besonderen Züge im anatomischen und klinischen Bilde des Pseudoglioms kommen durch die Veränderungen der Exsudatbestandteile zustande, die nicht resorbiert werden. Das Exsudat ist zellig serös, oft mit hämorrhagischer Beimengung und enthält außer Leuko- und Lymphozyten zahlreiche abgestoßene häufig zu rundlichen Gebilden aufgequollene Pigmentepithelien, die auch als

Makrophagen sich betätigen. Diese Epithelien werden zum großen Teil unter allmählichem Verlust der Pigmentmoleküle und Schrumpfung, selbst Verlust des Kernes zu Fettkörnchenkugeln umgewandelt. Dabei entstehen vielfach maulbeerartige Kugeln, in denen die rundlichen Lücken, die nach Auflösung der Fett- und Lipoidtröpfchen durch die Präparationsmittel zurückbleiben, durch Reste der Pigmentmoleküle voneinander abgegrenzt werden, oder die Zellen verwandeln sich in schattenhafte, schmutziggrau verfärbte Gebilde (Gespensterzellen COATS). Seltener bilden sich größere synzytiale Zellmassen. Bei dem chemischen Umwandlungsprozeß des Exsudats entstehen viel Cholestearinkristalle, auch Fettsäurenadeln, nach deren Auflösung im Schnittpräparat die bekannten charakteristischen Spalten in dem homogen geronnenen

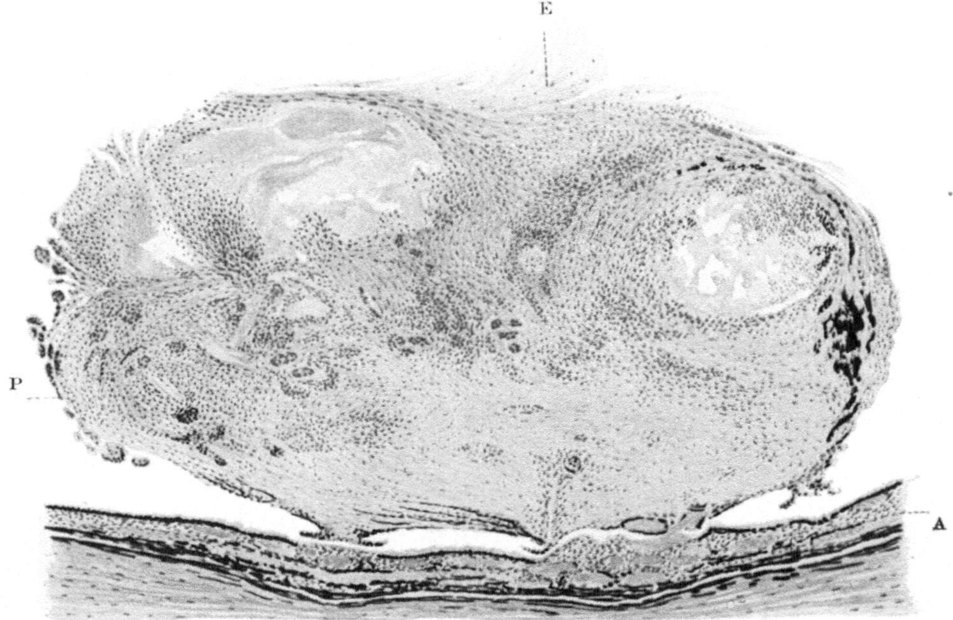

Abb. 9. Älteres Exsudat in Tumorform auf der Aderhaut mit Zerfallsherden, Kristallspalten und Fremdkörperriesenzellen. Häm.-Eos. A Aderhaut. P Pigmentepithelien. E Exsudat. V = etwa 40.

Exsudat zurückbleiben (Abb. 8). — Das Bild des „amaurotischen Katzenauges" (Pseudogliom) entsteht hier dadurch, daß, wenn die Linse durchsichtig bleibt, hinter der oft erweiterten Pupille die Buckel der abgelösten Netzhaut, besonders wohl durch die ihnen hinten aufgelagerten verfetteten Zerfallsmassen, gelblich reflektieren.

Das Bild des Pseudoglioms kann nach GILBERT (GRAEFE-SAEMISCH, II. Aufl. 2. Teil, 5. Bd., Kap. XVI$_2$, S. 103) auch bei anliegender Netzhaut dadurch hervorgerufen werden, daß nach metastatischer Ophthalmie die Schwarten, die an der Irishinterfläche haftend die Linse umgreifen, nun durch ihren Zug einerseits zur flächenhaften Verwachsung der Iris mit der Linse unter starker Vertiefung der Vorderkammer, andererseits zur Ablösung des Ziliarkörpers führen, so daß dieser seitlich und hinten unmittelbar der Linse sich anlegt.

Exsudate von gleicher Beschaffenheit bilden sich bei der Retinitis exsudativa externa, nach LEBER soll diese sogar häufiger dem klinischen Bilde des Pseudoglioms zugrunde liegen; aber auch hier geht wohl die Exsudation von der

Aderhaut aus, wenn auch diese selbst histologisch oft frei von Infiltraten gefunden wird.

Liegen Klumpen von Kristallen und Exsudatzellen der Aderhaut auf, so verkleben sie mit der Oberfläche und werden durch Einwanderung von Pigmentepithelien, Lymphozyten und Bindegewebszellen zu geschwulstartigen Knoten umgewandelt, die eine Größe von mehreren Millimetern erreichen können. Ein solcher Knoten hängt mit der Aderhaut breit oder nur an einzelnen Stellen zusammen (Abb. 9). Die Kristalle geben Veranlassung zur Bildung von Fremdkörperriesenzellen und finden sich dann häufig in solchen eingeschlossen. Im übrigen enthält ein solcher stets sehr gefäßarmer oder gefäßloser Knoten meist

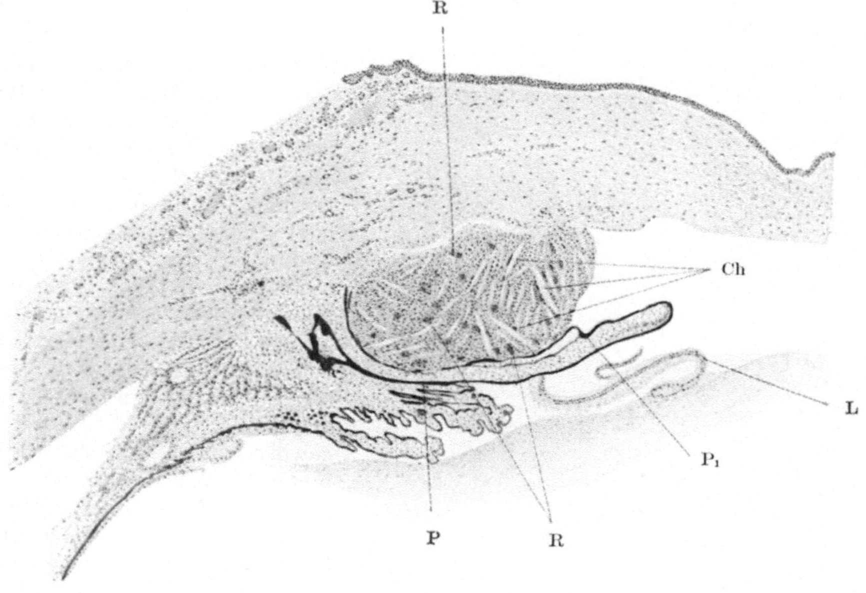

Abb. 10. Cholesterintumor mit Fremdkörperriesenzellen im Kammerwinkel. Häm.-Eos.
L Linsenkapsel.   P Pigmentblatt, bei P₁ Ende des umgeschlagenen Randes.
Ch Cholesterinkristallspalten.   R Riesenzellen.   V = 16.

zellfreie Teile, an denen nur amorphe Masse (Eiweiß, Fett- und Lipoidsubstanzen) mit staubförmigen Pigmentresten liegt, ferner stellenweise sklerotisches Bindegewebe und oft strangförmig gewuchertes Pigmentepithel. Die Oberfläche kann streckenweise oder gänzlich von Bindegewebe oder Pigmentepithel oder platten Zellen überzogen sein oder sie entbehrt eines besonderen Überzugs und das Gewebe geht direkt in aufgelagerte Häufchen von Exsudatzellen und Fibringerinnsel über. Solche Fremdkörperriesenzellen enthaltende Knoten kommen auch in der sklerotischen Aderhaut vor, wo sie Stellen unvollkommen resorbierter Abszesse anzeigen (Cramer und Schultze).

Die gleichen tumorartigen Gebilde entstehen auch im Kammerwinkel, wenn sich hier Kristalle in größerer Menge niedergeschlagen hatten. Hier entwickelt sich Granulationsgewebe aus der Iris, das die Massen einschließt (Abb. 10). Geht die Ablagerung hier weiter, so können besonders große Knoten entstehen, die im wesentlichen aus Riesenzellen, Kristallen, Fett- und Lipoidtropfen und diese Massen durchsetzenden Bindegewebszügen zusammengesetzt sind (Ginsberg und Carsten; vgl. auch Jaensch: Klin. Monatsbl. f. Augenheilk. Bd. 76, S. 476. 1926).

Der gewöhnliche Ausgang der Panophthalmie, mag sie nun ektogen oder metastatisch entstanden sein, ist, soweit überhaupt ein Rückgang des Prozesses stattfindet, Schwartenbildung durch Organisation der Exsudate mit Atrophia bulbi, oder auch Abkapselung des Glaskörperabszesses durch Granulationsgewebe mit Bindegewebsneubildung, bei Durchbruch des Eiters nach außen Phthisis bulbi (hochgradige Schrumpfung des Augapfels). Bei jeder, auch der nicht-eitrigen, plastischen Endophthalmitis, bei der das Exsudat nicht resorbiert wird, kommt es zur intraokularen Schwartenbildung.

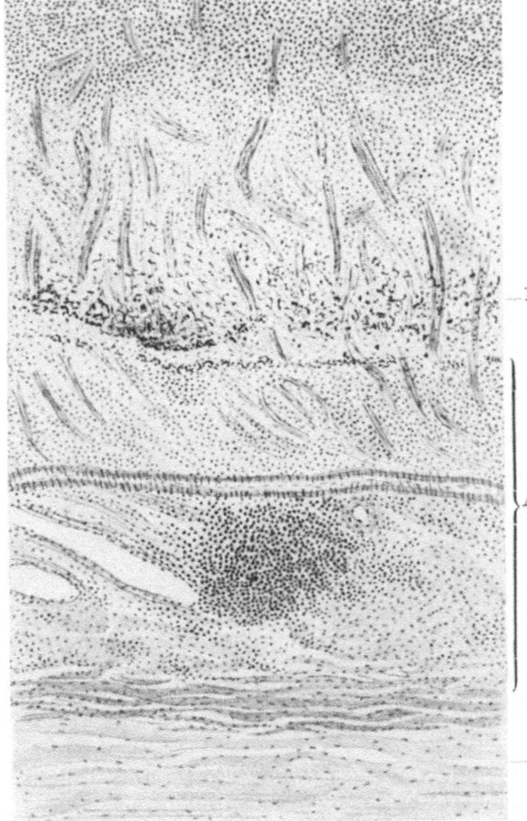

Abb. 11. Chorioiditis hyperplastica. Häm.-Eos. S Sklera. A Aderhaut. P Pigmentepithelien im Granulationsgewebe. V = 39.

Die einzelnen Teile der Uvea können dabei ein sehr verschiedenartiges Verhalten zeigen. Sie können fast normal erscheinen, sind oft nur leicht atrophiert oder haben Reste kleinzelliger Infiltration. In anderen Fällen ist die Atrophie sehr hochgradig, oder die Gewebe sind, wohl wenn sie stark mit Exsudat durchsetzt oder infiltriert waren, sklerosiert und fibrös umgewandelt. Es kann auch zur Ausheilung eines Glaskörperabszesses durch Organisation mit Resorption von der Aderhaut aus kommen, wenn diese nicht vereitert war. Dann dringt typisches Granulationsgewebe von der Chorioidea aus in den Glaskörperraum vor. Die jungen Gefäße dieses Gewebes entspringen aus Aderhautgefäßen, verlaufen meist senkrecht in das Exsudat hinein und biegen ohne Zwischenschaltung von Kapillaren bogenförmig in rückläufige Stämmchen um.

Das Granulationsgewebe kann auch die erhaltene Netzhaut an einzelnen Stellen durchbrechen. Es kann schließlich den ganzen Glaskörperraum erfüllen. Schöbl unterscheidet den zur Organisation von Exsudatmassen dienenden Prozeß von der Bildung des Granulationsgewebes innerhalb der Uvea selbst und nennt letzteren Vorgang „Chorioiditis hyperplastica" (Abb. 11). Er fand dies besonders in verletzten Augen heruntergekommener Personen. Der Endausgang beider Prozesse ist Ausfüllung des Glaskörperraumes durch Granulationsgewebe.

Exsudatmassen, welche die Irisvorderfläche und das Pupillargebiet überziehen, den Ziliarkörper bedeckend die Hinterkammer erfüllen, die Linse umgeben und in sowie auf der Aderhaut und im perichorioidealen Raum liegen, werden bindegewebig organisiert, in derbe, zell- und gefäßarme Schwarten umgewandelt. Die Organisation des Glaskörpers geht von der Pars plana des Ziliarkörpers aus, von der Gefäße in das Exsudat hineinsprossen. Ferner wuchert das gefärbte und ungefärbte Ziliarepithel, besonders der Pars plana, in verzweigten Strängen zum Teil im Anschluß an Gefäße (keineswegs aber regelmäßig, wie STRAUB behauptet), meist ohne Beziehung zu diesen in das Bindegewebe hinein (vgl. chronische Uveitis S. 421).

Auf der Iris kann sich Granulationsgewebe entwickeln oder man findet ein bindegewebiges Häutchen. Dieses setzt sich in eine gleichartige, die Pupille ausfüllende Membran fort, in die auch Gewebszellen aus dem Pupillarrand, dessen Umriß dabei aufgelöst erscheint, übergehen. Der im frischen Zustand der Entzündung mit der Linsenkapsel nur verklebte Pupillarteil verwächst dann durch Wucherung der Gewebszellen (v. MICHELs Epitheloide) mit der Kapsel. Im Irisgewebe selbst sind viele Stromaelemente und Gefäße zugrunde gegangen, dafür finden wir mehr faseriges oder derbes Bindegewebe und schmale Bindegewebskerne. Dazu kommen Reste verklumpten Stromapigments, Blutpigment und eingewanderte Epithelien der Irishinterfläche bzw. deren Pigment, so daß die Struktur völlig verändert ist. Dabei ist die Regenbogenhaut in der Regel erheblich dünner geworden. Erhaltene Gefäße zeigen vielfach eine verbreiterte Adventitia und ein verkleinertes Lumen, das häufig von eingeschwemmtem Pigment erfüllt ist, so daß der Querschnitt eines solchen Gefäßes im Giesonpräparat als rote Scheibe mit zentralem Pigmentfleck erscheint.

War auch die Hinterkammer von Exsudat erfüllt, also der Ziliarkörper mitbeteiligt, so durchbricht bei der Organisation das Granulationsgewebe mit seinen Gefäßen auch die Hinterfläche der Iris. Es kommt dann zu breiter schwartiger Verwachsung der Irisrückseite mit der Linsenkapsel (Flächensynechie) (s. Abb. 34). Das derbe Bindegewebe enthält viel Pigment aus dem stark zerworfenen hinteren Irisepithel, das auch proliferieren und in zottenartigen Fortsätzen gewuchert sein kann.

Das im PETITschen Raum und unmittelbar hinter der Linse abgesetzte Exsudat wird vom Ziliarkörper aus organisiert, wobei außer Gefäßen besonders das pigmentierte, daneben auch das unpigmentierte Epithel in Form von Strängen und Netzen hinein zu wuchern pflegt. Die resultierende Schwarte steht dann mit dem Ziliarkörper in fester Verbindung, und die Fortsätze werden oft bei der Schrumpfung des neugebildeten Gewebes zu langen fingerförmigen Gebilden ausgezogen, die häufig nur aus dünnen Strängen derben, gefäßlosen Bindegewebes mit Epithelbekleidung bestehen. Bei stärkerer Schrumpfung kann der Ziliarkörper selbst von der Sklera abgezogen werden, er bleibt dann nur an der Ansatzstelle des Muskels am SCHLEMMschen Kanal haften. Die Muskelmasse bleibt in der Regel von schwereren Veränderungen verschont, kann aber auch stark verschmälert werden.

Nach SCHIRMER sind die Processus in abgelaufenen Fällen häufig frei von Schwarten, besonders in älteren Fällen von Phthisis bulbi. Da anzunehmen ist, daß auch hier früher Exsudat vorhanden war, schließt SCHIRMER, daß allmählich die Fortsätze sich von der Schwarte wieder freimachen, und zwar durch Regeneration des Epithels sowie durch Ausscheidung von Flüssigkeit, wobei die Schrumpfung der Schwarte den Vorgang der Loslösung unterstützt.

Im Perichorioidalraum führt die Bindegewebsentwicklung zu netzförmiger Verdichtung oder zu anfangs parallelfaserigen, später sklerotisch werdenden Membranen (FUCHS). Diese können mehrere Millimeter dick werden, entweder an einzelnen Stellen sich entwickeln oder den Raum in größerer Ausdehnung ausfüllen. Sie sind meist von Ader- und Lederhaut durch Suprachorioidallamellen getrennt, seltener mit einer der Häute oder mit beiden verwachsen. Im letzteren Fall besteht Obliteration des Perichorioidalraums. FUCHS, der die Bindegewebsentwicklung in ihrem Verhältnis zu den vorgebildeten Zellen eingehend untersucht hat, bezeichnete den Prozeß als „Suprachorioiditis“; die

„Endothelien" bekommen ein reichliches Protoplasma mit Fortsätzen und sollen sich später, während kollagene Zwischensubstanz entsteht, zu spindelförmigen oder platten Elementen, die wie Bindegewebszellen aussehen, umwandeln. Nach Wolfrum, dem sich Salzmann anschließt, sind die normalen Gewebszellen der Suprachorioidea zum Teil, die der Aderhaut überwiegend keine Endothelien, sondern gewöhnliche Bindegewebszellen.

Über die Pigmentepithelwucherungen in den Schwarten s. S. 419.

Fuchs fand netzförmige Verdichtung der Suprachorioidea mit Membranbildungen häufig bei Atrophia bulbi nach schwerer traumatischer Entzündung. Besonders ausgedehnte, scharf abgesetzte Membranen sah er nach Veränderungen, die geringere aber lang andauernde Reizung verursacht hatten, z. B. nach serösem Erguß oder chorioidaler Blutung.

In all diesen Schwartenbildungen kann es zur Ablagerung von Kalksalzen kommen, an den meisten Stellen auch zur Knochenbildung. Letzteres geschieht

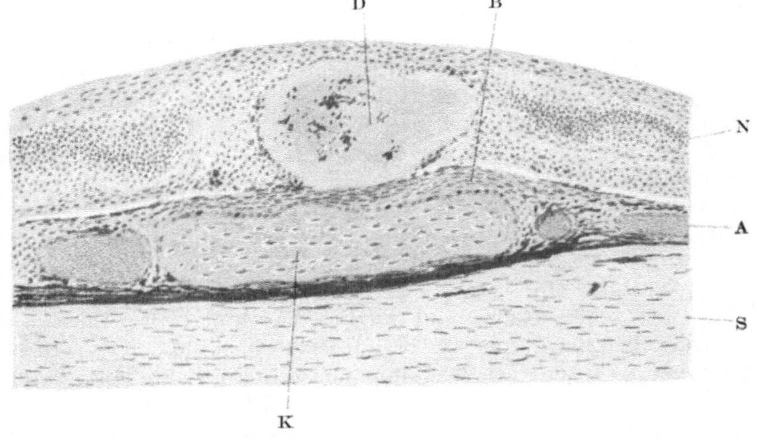

Abb. 12. Knochen in der Aderhaut. Häm.-Eos. S Sklera. A Aderhaut. N Netzhaut. K Knochen. B Bindegewebige Schwiele. D Drusenbildung. V = 70.

auf und in der Aderhaut (Abb. 12), seltener auf dem Ziliarkörper und in der Hinterkammer, ganz ausnahmsweise auch auf der Iris (Rollet: Révue gén. d'Ophtalm. 1908, p. 450, Original nicht zugänglich). Im Perichorioidalraum ist eine solche bisher nicht beobachtet worden. Die Knochenbildung vollzieht sich nach dem Typus der Bindegewebsverknöcherung ohne vorhergehendes Knorpelstadium, wie bei den platten Schädelknochen. Nach Pagenstecher spielen die jungen Bindegewebszellen am Rande der im Bindegewebe auftretenden verkalkten Bälkchen die Rolle von Osteoblasten, der Knochen wächst durch Apposition. Nach Poscharissky geht die Verknöcherung im Auge (ebenso in Tumoren, im Magen, in der Dura) so vor sich, daß kleine Verkalkungsherde nur den Anstoß zur Knochenbildung zu geben scheinen, dann aber der Knochen sich so lange selbständig weiter entwickelt, bis das ganze in ungünstiger Ernährung befindliche Gebiet ausgefüllt ist. Der genannte Autor gibt drei Bedingungen an, bei deren Vorhandensein in allen Organen Knochenbildung möglich ist und die dafür notwendig sein sollen: 1. Nekrose oder wenigstens starke, von Kalkinkrustation begleitete Sklerose, 2. fortschreitende Vertrocknung der verkalkten Massen, die sich der Zusammensetzung des Amyloids nähern, 3. Entwicklung gefäßhaltigen Granulationsgewebes in der Umgebung der Herde. — Die Gestalt des Knochens kann sehr verschieden sein. Man findet einzelne Herde kompakter Knochensubstanz oder mehrere Balken, die übereinander geschichtet sind und durch kleinere Brücken miteinander zusammenhängen, oder es entstehen größere Massen, oft mit konzentrischer Schichtung um Gefäße herum. Endlich kann auch typische spongiöse Knochensubstanz mit Hohlräumen entstehen, die wie Markräume mit Gefäßen und Fettgewebe gefüllt sind.

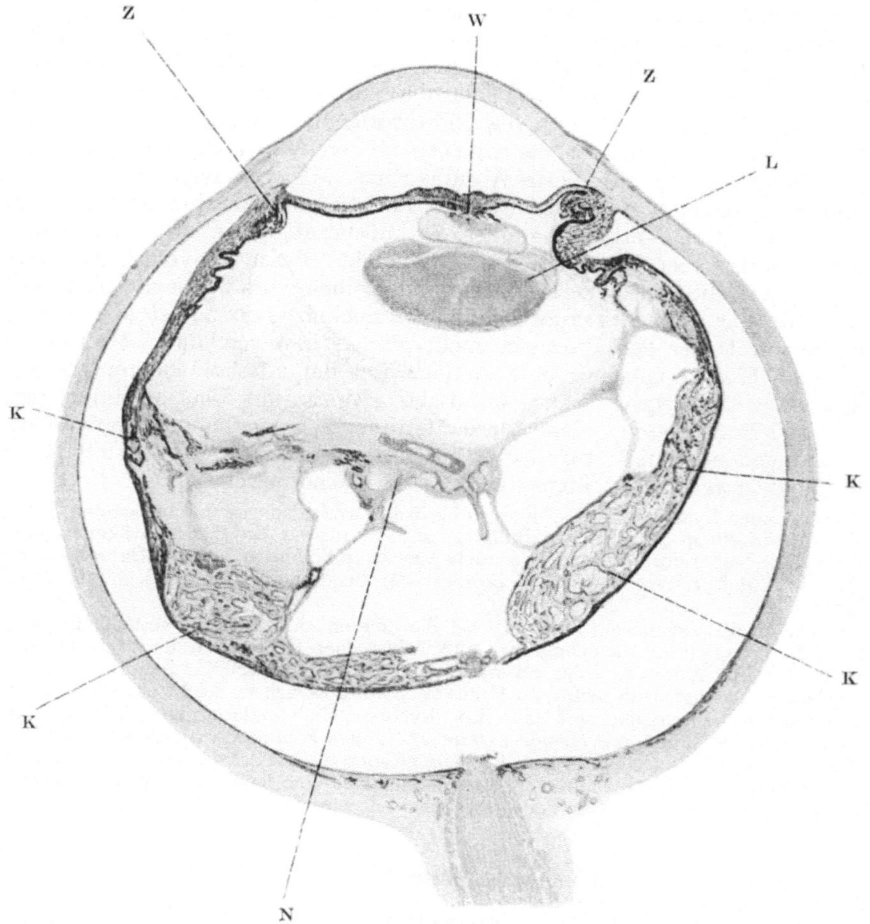

Abb. 13. Knochenbildung in der abgelösten Aderhaut. Vergr. 4/1. Die gesamte Aderhaut ist abgelöst. Ihr Gewebe ist ersetzt durch Knochengewebe, welches völlig ausgebildet ist und große mit Fett gefüllte Markräume enthält. Z Z abgelöster Ziliarkörper. L Linse. W Kapselwucherung. N Reste von Netzhaut. K K neugebildeter Knochen in der Aderhaut.
(Sammlung v. MICHEL.)

Die Knochenbildung kann so erheblich sein, daß der größte Teil des atrophischen Bulbus davon ausgefüllt wird, so daß bei der Exenteration eine fast vollkommene Knochenkugel herauskommt, die nur hinten entsprechend der Durchtrittsstelle des Sehnerven ein kleines Loch und vorn eine größere, zum Teil durch unregelmäßige Spangen überbrückte Öffnung hat (Abb. 13). Bei der mikroskopischen Untersuchung findet man in einer solchen Knochenkapsel Reste der Retina, der meist verkalkten Linse, gewuchertes Ziliar- und Pigmentepithel sowie oft massenhafte und besonders große Drusenbildungen (s. S. 496) auf der Aderhaut.

In ganz vereinzelten Fällen sind auch kleine Stückchen hyalinen Knorpels bei chronischer Uveitis beschrieben worden, so von Sgrosso in einer zyklitischen Schwarte und im neugebildeten epichorioidalen Bindegewebe eines hochgradig geschrumpften Bulbus, von Pes in einem 38 Jahre früher verletzten Augapfel eines 78jährigen Mannes (Bulbus etwas atrophisch, Leucoma adhaerens, Aphakie, Ablatio). Hier lag eine hyaline knorplige Platte zwischen Makula und Papille, vom temporalen Rande der letzteren ausgehend. Sie „besteht aus einer homogenen Grundsubstanz, in der zerstreute weit auseinanderliegende Zellen vorhanden sind. Der Umriß der Zellen grenzt sich gegen die Grundsubstanz durch einen hellen perizellulären Hof ab, dessen Entstehung durch die Schrumpfung des Zellprotoplasmas und durch die Einwirkung des Alkohols erklärlich ist". In den peripheren Teilen ist der „Knorpel" von feinen Blutgefäßen durchgezogen, deren eines pigmentierte Wandung hat. Als Ausgangspunkt wird das entzündlich neugebildete Bindegewebe in den tieferen Aderhautschichten angenommen. — Von Verkalkung oder Verknöcherung fand sich keine Spur, der Autor weist aber bezüglich des auffallenden Befundes von Gefäßen im „Knorpel" auf die einer Verknöcherung desselben vorhergehende Gefäßentwicklung hin. Daß eine Verknöcherung hier noch bevorstand ist aber bei der bereits langen Dauer des Prozesses nicht gerade wahrscheinlich. Michel beschrieb als „Fibrochondrom" eine Auflagerung der Glaslamelle am hinteren Pol bei einer 68jährigen Frau (chronische Uveitis mit Chorioretinitis peripherica und Präzipitaten). Das Aderhautstroma ließ hier keine entzündlichen Veränderungen erkennen, auf der Vitrea lag ein faseriges Gewebe mit Rundzellen, Bindegewebszellen, Pigmentzellen und „Knorpelzellen".

Sonst ist noch hyaliner Knorpel in der abgelösten und bindegewebig entarteten Retina von Moauro in einem atrophischen Bulbus, von Seeligsohn bei Hydrophthalmus (chronische Uveitis) beschrieben worden, besonders aber in mißbildeten Augen (Mikrophthalmus und Anophthalmus congenitus) im Glaskörper oder im embryonalen Bindegewebe hinter der Linse.

Mir scheint die Diagnose „Knorpel" bei den Fällen chronischer Uveitis keineswegs gesichert, da diese sich auf die chemischen und färberischen Reaktionen der Grundsubstanz stützen muß (vgl. Apolant: Über Faserknorpel, D. 1. Berlin 1890). Das Bild der sog. „Knorpelzellen" genügt dazu nicht. In Michels Fall hat es sich vielleicht um entzündliche epichorioidale Auflagerungen mit teilweiser hyaliner Umwandlung der Grundsubstanz gehandelt. Knorpelähnlich aussehende hyaline Bildungen kommen, wo chronisch-entzündliche Prozesse in der Uvea sich abgespielt haben, zusammen mit Schwarten und Verknöcherungen nicht so selten vor. Jedenfalls ist in derartigen Gebilden, selbst wenn Kalkablagerung erfolgt, bisher noch niemals Ossifikation beobachtet worden.

b) Chronische Uveitis.

Allgemeines.

Lassen wir die spezifischen Entzündungen (Tuberkulose, Lues, Lepra, sympathische Entzündung), die eine gesonderte Besprechung erfordern, zunächst außer acht, so haben wir zu berücksichtigen: a) die Veränderungen, die sich im Gewebe selbst abspielen, b) solche des epithelialen Überzugs, c) die Exsudate.

a) Die Infiltration des Gewebes wird in der Hauptsache aus kleinen Lymphozyten gebildet, die bald unregelmäßig verstreut, bald zu mehr weniger scharf abgegrenzten Knötchen angehäuft sind. Dazu kommen große Mononukleäre (Histiozyten). Unter noch unbekannten Bedingungen können sich in der chronisch entzündeten Uvea echte Lymphfollikel mit Keimzentren bilden. Uhthoff fand sie in der Aderhaut, Ginsberg in Ziliarkörper und Iris (Abb. 14). In der Regel finden sich auch Plasmazellen, die sogar in manchen Fällen vorwiegend und in enormer Menge vorhanden sein können. Bei plasmazellulärer Infiltration kann die Iris kolossal verdickt sein. Beim Vorhandensein von Plasmazellen finden sich auch häufig die in ihnen entstehenden, später frei werdenden hyalinen Kugeln, teils einzeln, teils zu mehreren in Form maulbeerartiger Gebilde angehäuft (RUSSELsche Körperchen). FUCHS sah solche hyalinen Kugeln und Plasmazellen auch in der Wand von Irisgefäßen zwischen Endothel und Adventitia. Außer Lymphozyten und Plasmazellen finden sich häufig auch vermehrte Mastzellen, während Polynukleäre

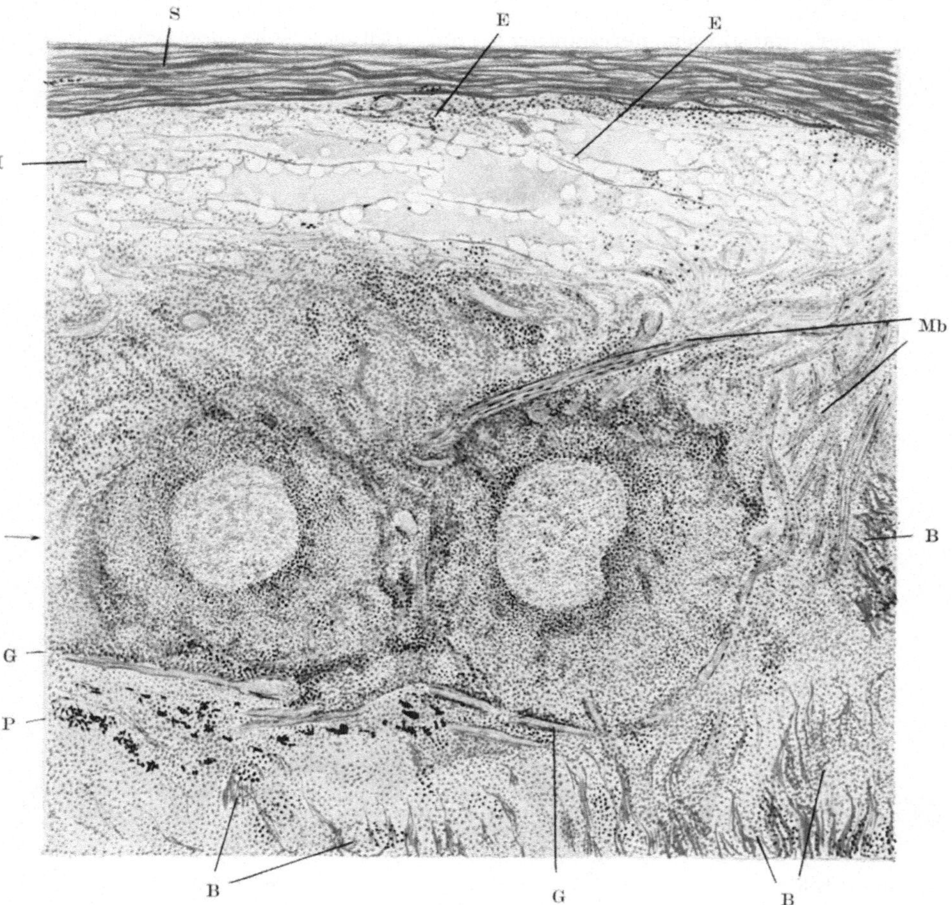

Abb. 14. Lymphfollikel im Ziliarkörper bei chronischer Zyklitis. v. GIESON. S Sklera. Mb Muskelbündel. G Gefäße. P Pigmentepithelreste. B Bindegewebe des Ziliarkörpers. I Infiltration. E Flüssiges (geronnenes) und zelliges Exsudat in der Suprachorioidea. Der Pfeil weist auf zwei Follikel. V = 50.

wesentlich zurücktreten und Eosinophile nur selten vorkommen. Außerdem wuchern in das Irisstroma öfter Pigmentepithelien von der Hinterfläche ein (Abb. 15).

In der Iris durchsetzt die Zellinfiltration das ganze Stroma oder tritt besonders in der Gegend der Muskulatur, also am kapillarreichen Pupillarrand und an der Hinterfläche stärker hervor, pflegt sich auch hier, besonders in der Sphinktergegend, am längsten zu halten. Im Ziliarkörper ist besonders das Bindegewebe außerhalb des Muskels betroffen. In der Aderhaut nimmt die Infiltration bei gewissen spezifischen Entzündungen, wenn nicht die ganze

Dicke der Membran betroffen ist, manchmal typische Lagen ein (bei sympathischer Ophthalmie die tieferen Schichten, bei Lues manchmal die Kapillaris), doch können alle Schichten betroffen sein. Die Infiltrate können auf das Stroma beschränkt bleiben oder die Vitrea durchbrechen und sogar in die Netzhaut eindringen.

Auf der Iris finden wir bei chronischer Entzündung häufig Granulationsgewebe oder, unter neugebildetem Endothel, eine Glashaut. Beides geht vom Kammerwinkel aus und erstreckt sich bis zum Pupillarrand, das Endothel kann sogar, um diesen herumbiegend, die Irishinterfläche überziehen. Die

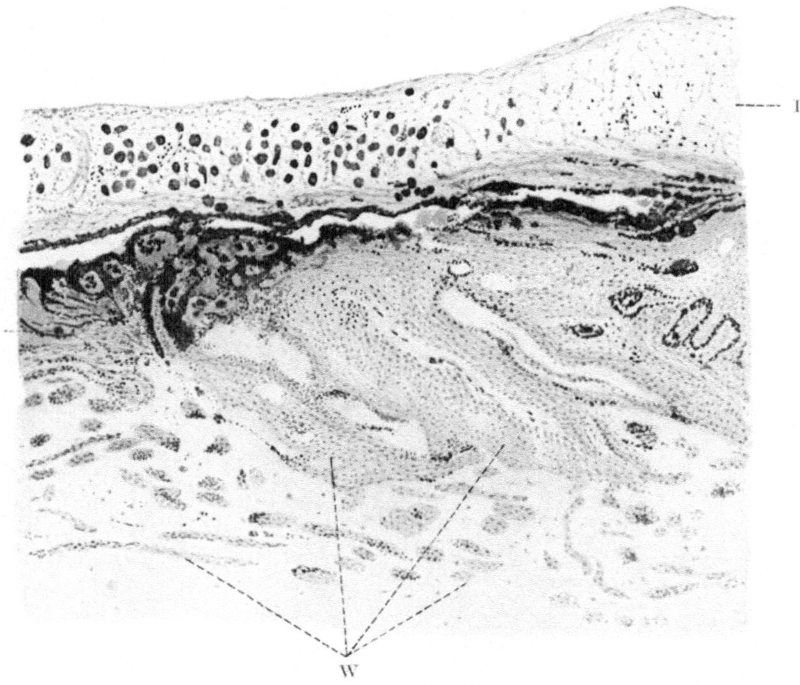

Abb. 15. Einwanderung von Pigmentepithelien in die Iris und retroiridische Schwartenbildung mit Ziliarepithelwucherungen bei chronischer Iridozyklitis. Häm.-Eos. I Iris. W Wucherungen des Ziliarepithels. V = 62.

Glashaut bildet, wie das Endothel, eine Fortsetzung der Descemet. Das Endothel kann umschriebene knospenartige Auswüchse zeigen, in denen es durch Einschmelzung manchmal zur Bildung von Lumina kommt. Die Gefäße des Granulationsgewebes können makroskopisch sichtbar sein, es kann auch zur Ausbildung eines Netzes sehr weiter, nur aus Endothelröhren bestehender Gefäße unter der neugebildeten Glashaut von den erweiterten Kapillaren der vorderen Irisschichten aus kommen. Unter dem Granulationsgewebe kann die vordere Grenzschicht der Iris erhalten sein, so daß man den Eindruck gewinnt, als sei hier das neue Gewebe nicht in größerer Breite aus der Iris selbst hervorgegangen, im Gegensatz zu manchen spezifischen Entzündungen.

Die Blutgefäße der Uvea können normal bleiben oder Wucherung des Endothels und der Adventitialzellen zeigen. Bei vorgeschrittenen Fällen ist die Adventitia oft verbreitert und auch mehr homogen, glasig (hyalin), doch pflegen diese Veränderungen bei der gewöhnlichen chronischen Uveitis sich in mäßigen Grenzen zu halten (vgl. im Gegensatz dazu chronische Nephritis S. 510).

Bei stärkeren Gefäßveränderungen kommen Blutungen vor, als deren Reste später Schollen von Blutpigment nachweisbar sind.

b) Die Veränderungen des Epithels sind einerseits degenerative, ähnlich wie bei den akuten Prozessen, besonders aber proliferative Prozesse.

Die degenerativen Vorgänge zeigen sich in Pigmentverlust der Zellen oder in Verklumpung der Pigmentmoleküle zu tiefschwarzbraunen Kugeln oder Tröpfchen. Dieser Verschmelzung geht wohl eine teilweise Auflösung der Moleküle voran. Solches Pigment ist von dem der Stromazellen, welches ähnliche Veränderungen eingehen kann, manchmal kaum zu unterscheiden, besonders in der Iris, was auch Fuchs hervorhebt. Im übrigen werden die Epithelien zum Teil abgestoßen, quellen auf usw., wie das bei den akuten Prozessen in noch stärkerer Weise hervortritt (s. S. 400). Die Kerne können dabei unverändert erscheinen, vielfach kommt es aber auch zu Kernschrumpfung und Zellzerfall.

Proliferationserscheinungen des epithelialen Überzugs der Uvea sind sehr häufig: also an der Iris solche des Pigmentblattes, am Ziliarkörper des pigmentierten und unpigmentierten Epithels, an der Aderhaut des Pigmentepithels.

Alle diese genetisch einander nahestehenden Zellarten sind auf Reize hin stark vermehrungsfähig, und es kommt ihnen auch , besonders den beiden letztgenannten, die Fähigkeit zur Makrophagie in erheblichem Maße zu. Für die Pigmentepithelien hat dies schon Leber in seinem klassischen Werke über die Entzündung nachgewiesen.

Die Pigmentepithelien sind auch in ganz besonders hohem Grade wanderungsfähig. Daß

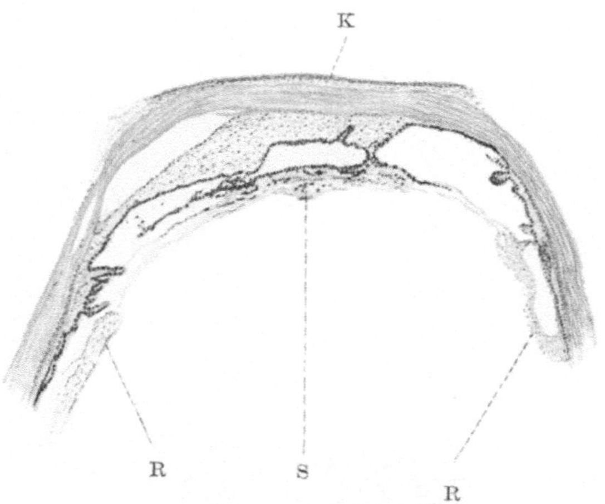

Abb. 16. Wucherung des Pigmentepithels bei Leucoma corneae totale. Häm.-Eos. K Kornea. R Retina. S Schwarte. Lupenvergrößerung.

sie von der Hinterfläche der Iris aus in diese selbst einwandern können, wurde bereits erwähnt. Pigmentepithelien der Aderhaut wandern nicht nur in Exsudate und in die Netzhaut und durch Defekte der Vitrea in die Chorioidea (nach Krückmann hier in erweiterten, besonders perivaskulären Lymphbahnen) ein (Ret. pigmentosa, Chorioretinitis), sondern können sogar durch die Papille in den Sehnervenstamm eindringen, wie ich bei einem Fall von Leukosarkom der Aderhaut sah.

Die Epithelien aller Teile der Uvea besitzen nicht nur eine besonders starke Regenerationsfähigkeit, sondern auch die Neigung, unter pathologischen Verhältnissen benachbarte Flächen zu überkleiden (Abb. 16). So kann eine von einem in die Hornhaut eingewachsenen Kolobomschenkel (nach Iridektomie) ausgehende Pigmenthaut die Hinterfläche der Kornea überziehen. Von gedehnten hinteren Synechien aus kann die Linsenvorderfläche überkleidet werden. Häufiger noch sind vom Ziliarepithel ausgehende Epithelbekleidungen, die den Vorderrand der vorgezogenen und abgelösten Netzhaut (an der Rißstelle) bedecken oder den vorderen Glaskörperrand überziehen (Abb. 17). Fuchs beschrieb einen Fall von Ablatio retinae, bei dem die flächenhafte Wucherung des Epithels sich über das präformierte Ziliarepithel, an den Fortsätzen die Täler überbrückend, erstreckte und außer der Linse auch noch die vordere und hintere Irisfläche überzog. Dabei war das hintere Irisepithel stellenweise depigmentiert. — Das Pigmentepithel der Aderhaut hat weniger die Neigung in Form von Flächen als in Haufen, Strängen und mehrschichtigen Platten zu wuchern.

Die Form der Zellen kann in diesen neugebildeten Membranen stark verändert sein. Innerhalb der Membran gehen die kubischen oder zylindrischen Zellen, die auch meist kleiner sind als die Mutterzellen, streckenweise in platte oder spindlige Elemente mit flachem, im Querschnitt manchmal strichförmig

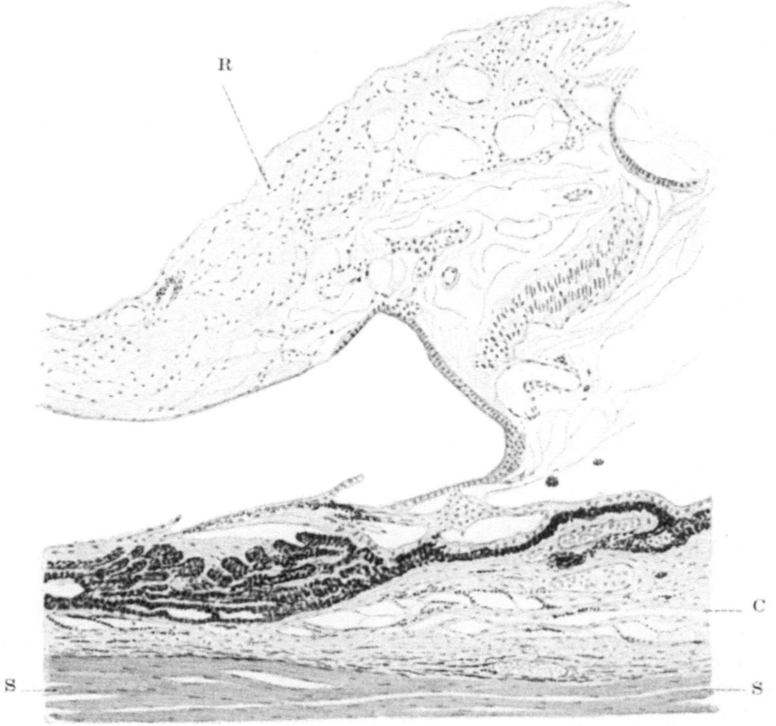

Abb. 17. Wucherungen des pigmentierten und unpigmentierten Ziliarepithels mit Überkleidung der abgelösten Netzhaut bei chronischer Zyklitis. v. GIESON. S Sklera. C Ziliarkörper. R Retina. V = 62.

aussehendem Kern über. Auch der Pigmentgehalt ist sehr wechselnd. Die Pigmentepithelien können ihr Pigment zum Teil oder vollständig verlieren, andererseits können die sonst pigmentfreien Ziliarepithelien Pigment enthalten, so daß eine Unterscheidung beider Zellarten nicht immer möglich ist. Innerhalb der Epithelmembran können schwarze mit wenig oder gar nicht pigmentierten Strecken abwechseln (s. Abb. 15).

Nicht ausschließlich auf Wucherung dürften die Faltenbildungen des Pigmentblattes der Iris beruhen, die man nicht selten bei älterer chronischer Iridozyklitis antrifft (Abb. 18). Hier spielen wohl oft Zerrungen und Dehnungen von Verwachsungen mit der Hornhaut oder der Linsenkapsel ebenfalls mit. Aus solchen Faltenbildungen, die in kleinem Maßstabe als Zotten imponieren, können größere Zysten hervorgehen, deren epitheliale Wand die gleiche Vielgestaltigkeit der Zellen zeigt, wie das Epithel der flächenhaften Wucherungen (Abb. 19 u. 20).

Die bei chronischer Uveitis am häufigsten vorkommende Proliferationsform aller dieser Epithelien ist aber die in mehrfachen Platten oder in Strängen und Netzen. Sie kann sich auf einzelne Stellen beschränken oder den ganzen Umfang der Pars plana und der angrenzenden Pars plicata des Ziliarkörpers einnehmen. Wie wir gesehen haben (S. 417), kann das gefärbte und ungefärbte Ziliarepithel solche Stränge und Netze in organisierten Exsudaten nach fibrinös-eitriger Entzündung bilden. Das gleiche geschieht bei chronischer Iridozkylitis, wenn Schwarten entstanden waren, sowohl hinter der Linse als auch — seltner — in der hinteren Kammer (Abb. 21). Aber die gleiche Wucherungsform finden wir bei chronischer Uveitis ohne jede Spur von Schwartenbildung sehr häufig. Fuchs hat dies als „freie Epithelwucherung“ (im Gegensatz zu der in Schwarten) bezeichnet (Abb. 22). Sie geht meist vom ebenen Teil des Ziliarkörpers, seltener vom Anfangsstück des gefalteten Abschnittes aus. Während in Schwarten vorwiegend das Pigmentepithel gewuchert ist, sind bei der „freien Epithelwucherung“ beide Lagen beteiligt, und zwar scheint (nach Fuchs) die Proliferation des Pigmentepithels hier später einzusetzen. Das Pigmentepithel wuchert nicht nur nach innen, indem es die pigmentfreie Lage durchbricht, sondern

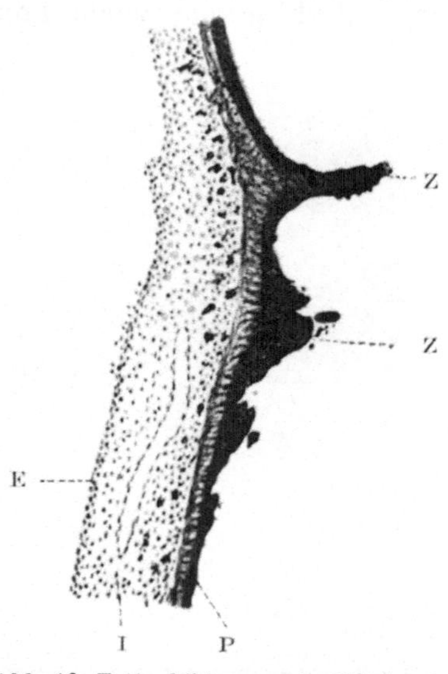

Abb. 18. Zottenbildung an der Hinterfläche der Iris. Vergr. 60/1. Das Präparat stammt von einer chronischen Iridozyklitis. Infolge umschriebener Wucherung des Pigmentblattes ist es zur Zottenbildung gekommen. I Iris. E Endothel. P Pigmentschicht. Z Z Zottenbildung durch umschriebene Wucherung des Pigmentes. (Sammlung v. Michel.)

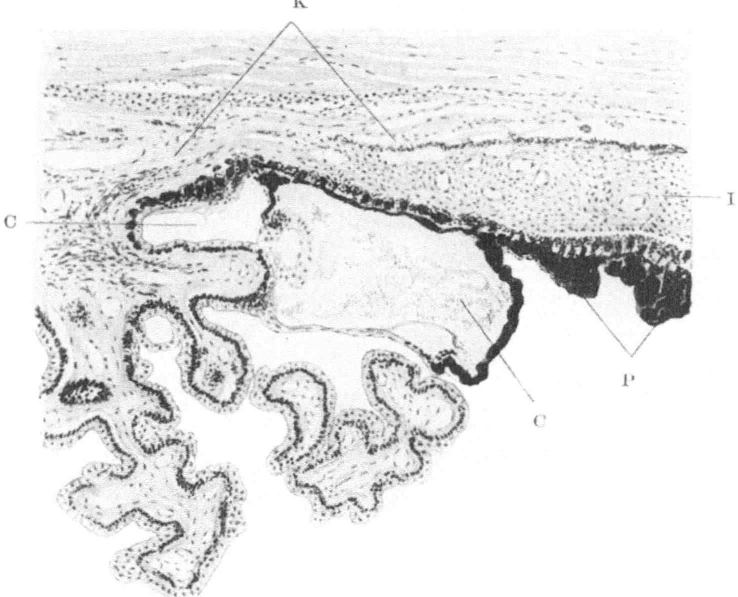

Abb. 19. Zysten der Irishinterfläche bei chronischer Zyklitis. Häm.-Eos. I Iris. K Gegend des verwachsenen Kammerwinkels. C Zysten. P Pigmentzotten. V = 62.

auch nach außen in das Bindegewebe hinein, indem es dieses verdrängt, nach FUCHS sogar bis an die Oberfläche des Ziliarmuskels. Ob in solchen Fällen nicht doch granulierende Prozesse im Bindegewebe mitgespielt haben, erscheint aber nicht ausgeschlossen, da eine bis zum Schwund gehende Verdrängung des Stromas durch einwachsendes Epithel doch sonst nur bei Tumoren vorzukommen pflegt. Allerdings gibt es bekanntlich normalerweise am Ziliarkörper bei den durch das Leistensystem bedingten Ausstülpungen des Pigmentepithels auch flaschenförmige Epithelzapfen, die, umhüllt von der kutikularen Lamelle, die Elastika durchsetzen und mit ihrem verdicktem Ende bis in die Gefäßschicht hineinragen (SALZMANN: Normale Anatomie des Auges, S. 131). Möglicherweise gingen die Wucherungen in der FUCHSschen Beobachtung von solchen Stellen aus.

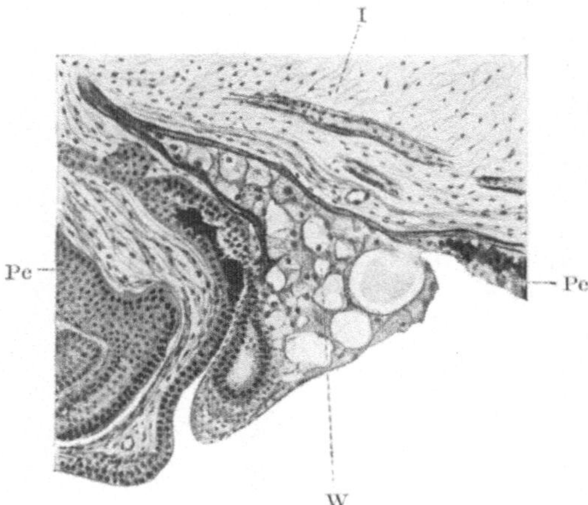

Abb. 20. Zystenbildung in zyklitischer Epithelwucherung. Depigmentierter Schnitt. Häm. I Iris. Pc Processus ciliaris. Pe Pigmentepithel. W Epithelwucherung mit Zystenbildung. V = 125.

Die gewucherten Pigmentepithelien, die auch hier nach Zellform und Pigmentgehalt wechselnde Bilder bieten, können auch zu einem Synzytium verschmelzen oder Zellplatten und Schläuche bilden.

Die pigmentfreien Epithelien weisen die gleichen Zellformen auf wie die

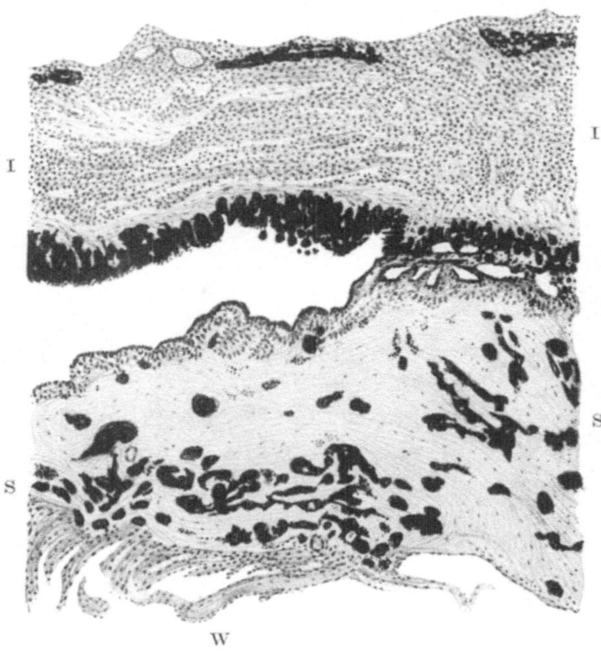

Abb. 21. Epithelwucherung in zyklitischer Schwarte bei alter Iridozyklitis nach Scharlach. v. GIESON. I Iris mit jungem Bindegewebe. S Schwarte mit Pigmentepithelwucherungen, vorn und hinten von unpigmentiertem Epithel überzogen. W Zottenförmige Wucherungen der letzteren. V = 50.

pigmentierten, wachsen aber nur nach innen, glaskörperwärts. Sie können auch hier Pigment enthalten, wie bei der flächenhaften Wucherung. Schon ALT bemerkte, daß jüngere Zotten der zyklitischen Epithelwucherungen unpigmentiert sind (Kompendium S. 131, Abb. 65). Die Ansicht STRAUBs, daß

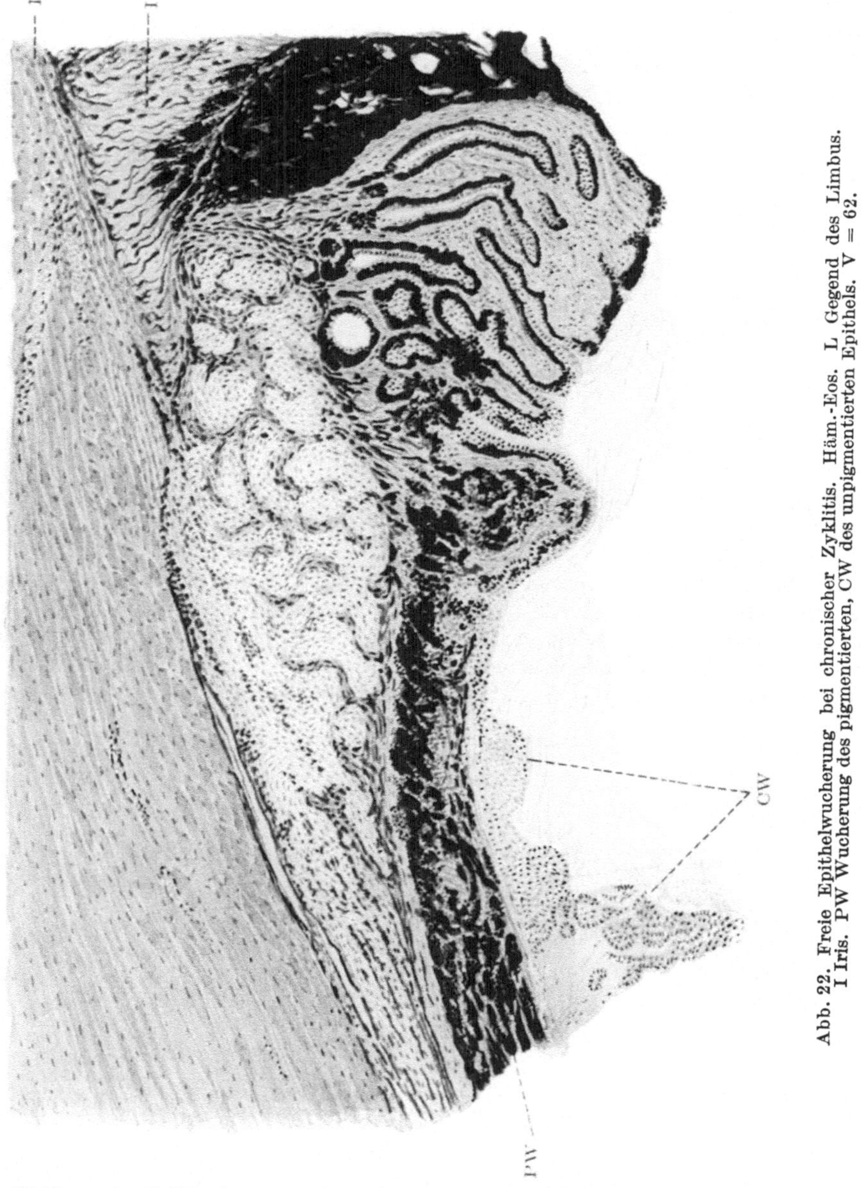

Abb. 22. Freie Epithelwucherung bei chronischer Zyklitis. Häm.-Eos. L Gegend des Limbus. I Iris. PW Wucherung des pigmentierten, CW des unpigmentierten Epithels. V = 62.

die Stränge und Netze ursprünglich neugebildete Blutgefäße seien, denen die wuchernden Epithelien sich anschließen, entspricht in dieser allgemeinen Fassung nicht den Tatsachen.

Die glaskörperseitigen Zellproliferationen können flache oder knotige Verdickungen auf der Pars plana bilden. Sie haben eine Zwischensubstanz, die entweder homogen glasig oder feinstreifig aussieht, manchmal ein schleimähnliches,

mit Hämatoxylin blau, mit Methylenblau metachromatisch sich färbendes Netzwerk erkennen läßt und mindestens zum Teil sicher als Sekretionsprodukt
der Epithelien aufzufassen ist. Seltener besteht sie aus Bindegewebe mit spärlichen Zellen und Gefäßen. Nach FUCHS beginnt auch in diesem Fall die Auflagerung mit der Epithelwucherung, die er als Folge eines schwachen Reizes

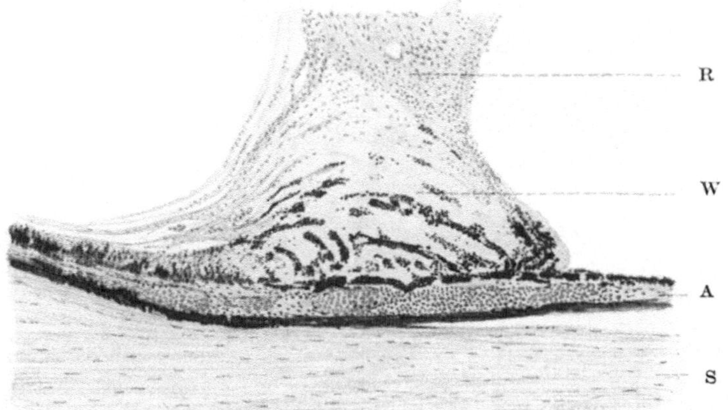

Abb. 23. Pigmentepithelwucherung bei chorioiditischem Herd (chron. Sklero-uveitis unbekannter
Ätiologie). Häm.-Eos. S Sklera. A Aderhaut. W Epithelwucherung. R Retina. V = 62.

auffaßt. So sah er z. B. bei einem auf der Iris liegenden Kupfersplitter die Wucherung nur auf dem dem Fremdkörper entsprechenden Quadranten des Ziliarkörpers, an den also die gelösten Salze des Splitters, die durch die Iris diffundieren, in stärkster Konzentration gelangen mußten. (Im Gegensatz dazu
betrachtet er die Exsudation mit nachfolgender Epithelwucherung, wie sie

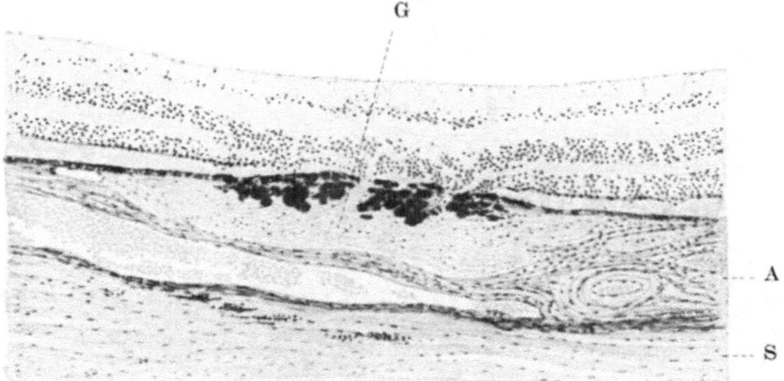

Abb. 24. Pigmentepithelwucherung und Glia in der Aderhaut bei altem chorioretinischem Herd
mit Netzhautverwachsung. (Alte Chorioret. dissem. tuberculosa.) v. GIESON. S Sklera. A Aderhaut,
bindegewebig. G Glia. V = 62.

besonders bei der Endophthalmitis septica vorkommt, als Folge eines starken
Reizes). An die Epithelwucherung soll sich dann die Proliferation des bindegewebigen Stromas anschließen. KRÜCKMANN führt aus, daß bei granulierenden
Prozessen im Ziliarkörperbindegewebe kleine baumförmige Granulationspfröpfe
vorsprossen, welche von Epithel überzogen werden und bei der späteren Schrumpfung der entzündlichen Gewebsneubildung dichter aneinander zu liegen kommen

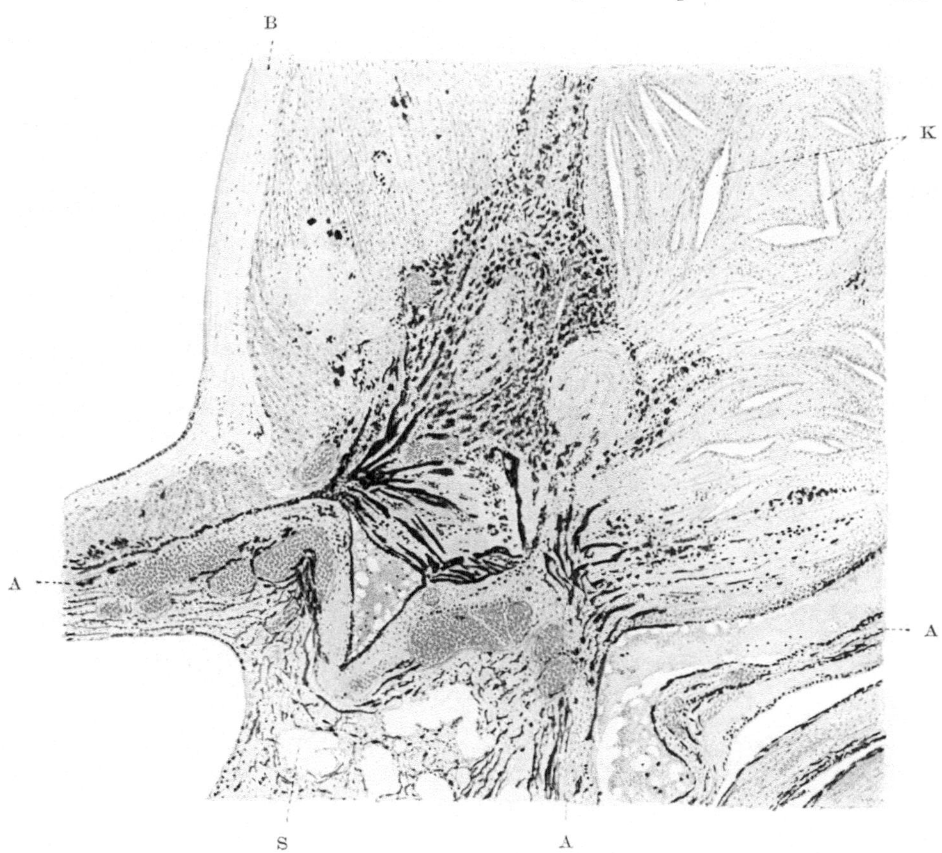

Abb. 25. Organisiertes subretinales Exsudat mit Cholestearin und Pigmentepithelwucherungen. Häm.-Eos. S Suprachorioidea, ödematös. A Aderhaut (gefaltet). B Bindegewebige Schwarte. K Cholestearinkristallspalten. V = 39.

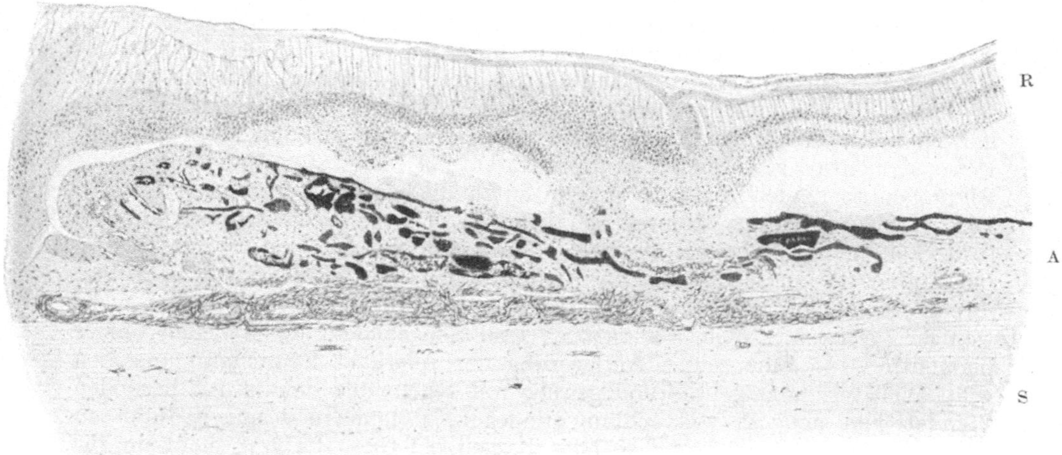

Abb. 26. Pigmentepithelschläuche und Stränge in chorioiditischer Schwiele. (Narbe nach Rupt. Chor. ?). Häm.-Eos. S Sklera. A Aderhautschwiele. R Retina. V = 57.

und verkleben, so daß epithelausgekleidete Räume innerhalb des neugebildeten Bindegewebes entständen.

Sind solche Epithelwucherungen umschrieben, so können sie wie kleine Adenome aussehen. Manchmal gewinnt man aber den Eindruck, als handle es sich nur um eine vielfach gefaltete Epithelmembran, ähnlich wie bei den Pseudoadenomen und gewissen malignen Tumoren des Ziliarepithels (s. S. 551 u. 555).

Freie Epithelwucherungen kommen nach FUCHS außer bei chronischer Uveitis am häufigsten in Augen vor, die nach Drucksteigerung ektatisch geworden sind (Staphylome der Hornhaut u. dgl.).

Das Pigmentepithel der Aderhaut ist bei chronischer Entzündung sehr häufig in Form von Platten oder Schläuchen oder verzweigten Strängen gewuchert (Abb. 23). Manchmal sieht man das innerhalb der Aderhaut selbst (Abb. 24), wenn nämlich Epithel durch Defekte der Elastika in das Gewebe eindringen konnte (so auch bei den myopischen Dehnungsrissen), fast regelmäßig aber auf der Oberfläche bei chronischer Chorioiditis, besonders wenn

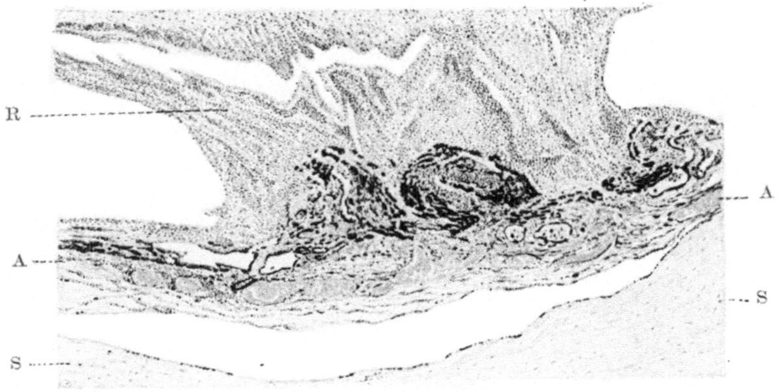

Abb. 27. Pigmentepithelschläuche und Stränge in altem chordoretinischem Verwachsungsherd. v. GIESON. S Sklera. A Aderhaut. R Retina. V = etwa 35.

granulierende Prozesse bestanden oder Blutklumpen oder Exsudate organisiert werden (Abb. 25). In einem Fall, der nach der Anamnese und dem ophthalmoskopischen Bilde von HIRSCHBERG als alte Aderhautruptur aufgefaßt wurde, fand sich eine mit der Aderhaut zusammenhängende Schwiele von massenhaften, meist mit einem Lumen versehenen verzweigten Schläuchen des teilweise pigmentlos gewordenen Epithels durchsetzt (Abb. 26). Man findet diese Bildungen aber auch genau so in rein entzündlichen alten Herden (Abb. 27). Die Pigmentepithelien können, ähnlich wie bei gewissen Drusenbildungen (s. u. S. 496), eine Substanz abscheiden, die hyalin aussieht und oft mit Elastinfarbstoffen stärker färbbar ist als Bindegewebe. Die Zellen können auch hier ihre Form verändern, platt oder spindelförmig werden, und ihr Pigment mehr weniger verlieren. Nach KRÜCKMANN sind neugebildete junge Zellen immer pigmentfrei. — Eine solche Auflagerung der Aderhaut kann dann aussehen wie lamelläres, homogenes Bindegewebe mit regelmäßig dazwischen liegenden Spindelzellen und ist von echtem Bindegewebe manchmal nur dadurch zu unterscheiden, daß die Lamellen oder Balken bei Giesonfärbung nicht die für kollagenes Gewebe kennzeichnende tiefrote, sondern eine mehr gelbrote Färbung annehmen. Auch fuszinhaltige Gliaelemente können in der epichorioidalen Auflagerung vorhanden sein (KRÜCKMANN). Meist sind solche Auflagerungen von der Aderhaut durch die Elastika getrennt, diese kann aber auch defekt sein und dann können auch Gefäße und Bindegewebszellen aus der Chorioidea einwachsen. Die Lücken der Glashaut sind manchmal nicht aufzufinden (Abb. 28). Solche epithelialen Bildungen kommen auch mit bindegewebigen Auflagerungen, die meist aus organisierten Exsudaten hervorgegangen sind, zusammen vor.

Die Proliferation des Epithels ist einerseits der Ausdruck einer sehr starken Regenerationsfähigkeit, die, wenn die Zellneubildung durch degenerative Prozesse, Zerfall von Zellen u. dgl. infolge entzündlicher oder anderer Ernährungsstörungen angeregt ist, zu exzessiven, über das Ziel der Verlustdeckung hinausschießenden Wucherungen Veranlassung gibt. Andererseits sind aber wohl mit FUCHS auch primär hyperplastische Vorgänge (neben regressiven) anzunehmen, die, ohne daß nennenswerte Defektbildungen vorhergehen, durch Reize ausgelöst werden, die von den Binnenräumen des Bulbus her bei chronisch-entzündlichen Zuständen auf das Epithel einwirken, wenigstens am Ziliarkörper.

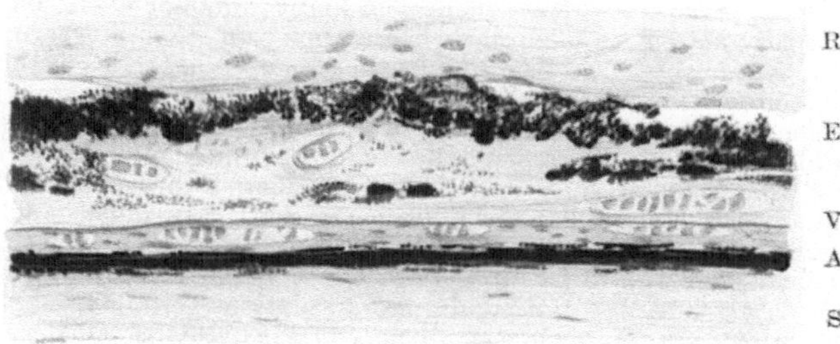

Abb. 28. Epichorioidales Gewebe mit Blutgefäßen. WEIGERTs Elastinfärbung, Häm.-Eos. S Sklera. A Aderhaut, atrophisch. V Lamina vitrea. E Epichorioidales Gewebe. R Retina. V = 200.

Für die Ernährung des chorioidalen Pigmentepithels ist die Zirkulation in den Aderhautgefäßen, besonders den Kapillaren, von größter Bedeutung. Das Pigmentepithel leidet bei jeder nennenswerten Ausschaltung von chorioidalen Stromgebieten, wie sie durch erheblichere Wanderkrankung oder Abklemmung oder sonstige zum Gefäßschwund oder zur Stromunterbrechung führende Vorgänge bedingt wird. Bei bloßer Verengerung der Kapillaren durch lumenverkleinernde Prozesse in den zuführenden Arterien (z. B. bei altem Glaukom) können die Epithelveränderungen gering sein, sich auf Niedrigerwerden und Ungleichmäßigkeit des Pigmentepithels beschränken. Ist aber die Blutzufuhr zu einem größeren Gebiet der Aderhaut stärker behindert oder gar unterbrochen, so treten bedeutende Reaktionserscheinungen des Pigmentepithels ein, die, da dann regelmäßig auch die Stäbchen-Zapfenschicht der Retina zerfällt und die Limitans externa lückenhaft wird, auch zur Pigmenteinwanderung und -einschleppung in die Netzhaut führt.

Diese Pigmentepithelveränderungen sind auch experimentell besonders von WAGENMANN, CAPAUNER, KRÜCKMANN untersucht worden.

WAGENMANN sah bereits 5 Tage nach der Durchtrennung einzelner hinterer Ziliargefäße beim Kaninchen Pigmentierung des entsprechenden Netzhautbezirks, wobei er annahm, daß freigewordenes Pigment von anderen Zellen, besonders Lymphozyten aufgenommen und verschleppt werde. CAPAUNER sprach sich für aktive Einwanderung von Pigmentepithelien in die Retina aus. KRÜCKMANN wies die hervorragende Beteiligung gliöser Elemente nach, die Epithelpigment transportieren, während LEBER die Pigmentzellen für aktiv eingewanderte Epithelien erklärt.

Auch beim Menschen kann es nach Durchschneidung der hinteren Ziliargefäße (bei Optikusresektion) zu atrophischen Veränderungen der Aderhaut und Netzhaut mit teilweiser Pigmentierung der letzteren kommen. Doch liegen die anatomischen Verhältnisse des ziliaren Gefäßsystems hier anders als beim Kaninchen, indem die Möglichkeit der Ausbildung eines Kollateralkreislaufs durch Erweiterung präformierter Verbindungsbahnen zwischen den Gebieten der vorderen und hinteren Ziliararterien besteht. Besonders interessant ist in dieser Beziehung eine Beobachtung Studers. Hier war bei einer 24jährigen Frau, die seit 7 Jahren an schmerzhafter chronischer Uveitis mit Glaukom litt, die Neurektomia opticociliaris und 3 Wochen später die Enukleation ausgeführt worden. Bei der Neurektomie war auf der temporalen Seite des Bulbus eingegangen, hier die Bindehaut ausgiebig abgelöst und der Abduzens tenotomiert worden. — Im Präparat zeigte sich auf der nasalen Seite Netzhaut und Aderhaut bis auf einzelne kleine atrophische Herde ziemlich normal, auf der temporalen dagegen war die Retina total atrophisch und pigmentiert. Da hier sämtliche hinteren Ziliargefäße durchschnitten waren, die Pigmentierung usw. aber nur auf der temporalen Seite eingetreten war, so ergibt sich auch hier, daß beim Menschen die hinteren Ziliargefäße nicht wie beim Kaninchen, Endgefäße sind, sondern mit den vorderen in kapillarem Zusammenhang stehen, so daß diese für jene eintreten können. So wurde die Zirkulation auf der nasalen Seite aufrecht erhalten. Auf der temporalen war dies nicht möglich, weil hier bei den operativen Manipulationen auch die vorderen Arterien ausgiebig durchschnitten worden waren.

Wenn im Experiment die Pigmentepithelien auf Aderhautgefäßveränderungen reagieren, so treten neben pigmentärmeren degenerierenden Elementen auch um das 4—5fache größere sehr dicht pigmentierte Zellen auf, die nach Depigmentierung meist einen gut färbbaren Kern erkennen lassen. Siegrist sah solche großen Pigmentgebilde auch bei Arteriosklerose (s. S. 493). Krückmann, der sie auch nach Einbringen von Fremdkörpern in den Bulbus fand, erörtert die Natur dieser großen Pigmentklumpen eingehend. Es könnte sich um Phagozytose von seiten neugebildeter Epithelien handeln, die Pigment zerfallener Zellen gleicher Art aufgenommen haben. Auch könnten mehr weniger stark degenerierte Epithelien oder Zellderivate sich zusammenballen und Klumpen bilden. Vielleicht komme auch Neubildung von Pigment in Frage, doch sei bisher autochthone Entwicklung von Organpigment in ausgebildeten Zellen nicht nachgewiesen. Man müsse auch an Vorgänge indirekter Kernteilung denken, wobei der Kern durch das Pigment verdeckt sei. Mitosen in Pigmentepithelien sind von Kerschbaumer bei seniler Netzhautpigmentierung (Degeneration des Epithels und der Retina durch Zirkulationsstörung in der Aderhaut und folgende Pigmenteinwanderung) gesehen worden, von Tepljaschin auch nach experimentellen Verletzungen, während Krückmann sie hierbei vermißte. Bei den Experimenten kommen schließlich auch noch pigmenthaltige Leukozyten und Gefäßadventitiazellen vor.

Auch in dem oben angeführten Fall Studers fanden sich die großen Pigmentklumpen auf der Vitrea, im subretinalen Raum, am häufigsten einzeln oder reihenweise in der Retina, ebenso lagen in der Gegend der Ora serrata mehrere Reihen übereinander. In den meisten war ein Kern nachweisbar. Da hier andere Zellen (Leukozyten) nicht in Frage kommen, kann es sich nach Studer hier nur um präformierte oder neugebildete Pigmentepithelien handeln, die andere degenerierte und zerfallene Zellen gleicher Art phagozytiert haben.

Wenn auch die degenerativ-proliferativen Veränderungen des Pigmentepithels sehr häufig auf Zirkulationsstörungen der Aderhaut zurückzuführen sind, so ist doch daran festzuhalten, daß die gleichen Veränderungen auch bei anatomisch intakter Aderhaut vorkommen, wie das z. B. für die Retinitis pigmentosa einwandfrei nachgewiesen ist (Stock, Ginsberg). Aber auch bei der „Chorioretinitis adhaesiva" findet man häufig trotz hochgradiger epichorioidaler Veränderungen die Aderhautgefäße ganz normal. Das Pigmentepithel kann also auch unabhängig von einer anatomisch nachweisbaren Störung der chorioidalen Blutzirkulation erkranken. Gar nicht selten zeigt dann sogar das Stroma normale Verhältnisse. Dann können frühere Infiltrate zurückgegangen sein, als deren Reste man sonst häufig Herde leichter Lymphozytenvermehrung oder unauffälliger Bindegewebsverdichtung findet. Aber oft sind dabei die Veränderungen des Pigmentepithels so hochgradig, daß man sich der Annahme nicht verschließen kann, eine durch die Aderhaut herangebrachte Noxe habe gerade auf das Epithel gewirkt, ohne das Stroma zu schädigen. Auch durch primäre Schädigung des Neuroepithels kann das Pigmentepithel in Mitleidenschaft gezogen werden.

Das Augenspiegelbild gibt bei Pigmentherden über die Beteiligung der Aderhaut keinen Aufschluß, und die Bezeichnung „Chorioretinitis" ist daher nicht immer im strengen Wortsinn zutreffend.

c) **Exsudation.** Die flüssige Exsudation ist bei chronischer Uveitis in der Regel gering und im wesentlichen serös mit spärlichem Fibringehalt, oder die fibrinöse Ausschwitzung beschränkt sich auf die Oberfläche einzelner Herde (der Aderhaut) oder auf einzelne Gewebsstellen wie den Pupillarrand der Iris. Sind die Ziliarfortsätze nicht erkrankt, so reicht das Exsudat in der Hinterkammer, wenn ein solches vorhanden ist, gewöhnlich nur soweit als es sich vom Pupillarrand her hineinschiebt. Doch gibt es auch Fälle von chronischer, rezidivierender Uveitis, bei denen die ganze Hinterkammer von organisiertem Exsudat ausgefüllt gefunden wird.

Der Pupillarrand verklebt durch das Exsudat mit der Linsenkapsel (s. oben bei akuter Iritis S. 399). Bei chronischer Iritis kommt es aber öfter auch zu einer Verwachsung der benachbarten vorderen Irisfläche, indem bei der starken Schwellung dieses Teils das Stroma gewissermaßen um eine hintere Synechie herumgewälzt wird. Bei Verklebung oder Verwachsung des gesamten Pupillarrandes ist die vordere Kammer von der hinteren abgeschlossen (Seclusio pupillae). Sind die Ziliarfortsätze dabei noch einigermaßen intakt, geht also

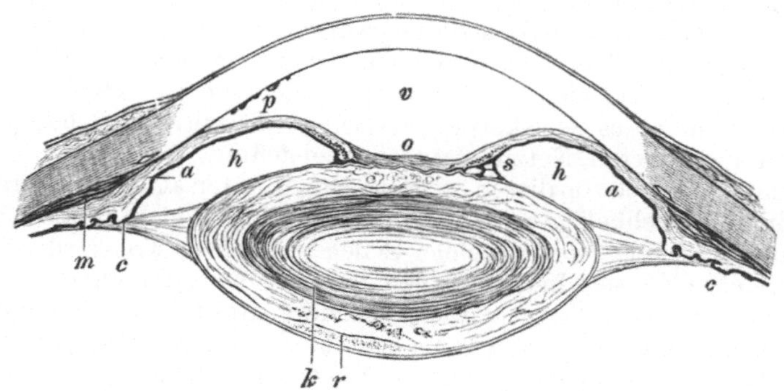

Abb. 29. Se- und Occlusio pupillae mit Napfkucheniris. (Nach Fuchs: Lehrbuch der Augenheilkunde.) v. Vorderkammer. h vertiefte Hinterkammer. a Iriswurzel, an die Hornhaut angepreßt. s beginnende Ablösung des Irispigmentblattes (durch Zerrung), das zum Teil an der Linse haften bleibt. o Occlusio pupillae durch entzündliche Bindegewebshaut. P Präzipitate. c Ziliarfortsätze. m Ziliarmuskel. k Linsenkern. r zerfallene und verflüssigte Rindenmasse der Linse.

die Flüssigkeitsabsonderung in die Hinterkammer weiter, so wird diese dann immer mehr ausgedehnt, und die am Pupillarrand ringförmig fixierte Iris wird dadurch napfkuchen- oder butterglockenförmig gegen die Hornhaut vorgewölbt (Abb. 29).

In der Pupille bildet sich ein bindegewebiges Häutchen (Occlusio pupillae), das mit der die Irisvorderfläche überziehenden Bindegewebsmembran zusammenhängen kann, aber auch ohne eine solche vorkommt.

Stärker als die flüssige ist die zellige Exsudation. Die aus den Geweben in die Augenbinnenräume austretenden Zellen sind vorwiegend kleine Lymphozyten und große Mononukleäre, außerdem Stromazellen, während Polynukleäre keine Rolle spielen.

Besonders kennzeichnend für die Exsudatzellen bei chronischer Uveitis ist, daß sie sich gern in den Augenflüssigkeiten zu Haufen zusammenballen und so sich auf den Geweben niederschlagen, besonders auf der Hornhauthinterfläche, aber auch auf der Iris, der Linsenkapsel usw. (Präzipitate). Auf der Descemet ist die Form zunächst meist kuglig und wird durch weitere Zellanlagerung im toten Winkel der Ballen mehr flach halbkuglig oder hügelförmig. Nach Harms beginnt bei einer gewissen Größe dieser Zellballen die Resorption, und zwar an der Basis, so daß das Gebilde pilzförmig wird.

Die diese Präzipitate zusammensetzenden Zellen sind hauptsächlich Lymphozyten, und zwar nach FUCHS große, die sich aus den kleinen im Kammerwasser durch Quellung bilden sollen. Mit zunehmendem Alter werden die Zellgrenzen undeutlicher, die Kerne größer, blasser, länglich oder nierenförmig, sind auch manchmal halbkreisförmig angeordnet wie in Riesenzellen (FUCHS). Sie können andere Elemente zwischen sich einschließen, wie Polynukleäre, Fibrinflöckchen, Chromatophorenpigment. Letzteres kann in Form großer Tropfen die ganze Zelle erfüllen. Solche Pigmentkugeln kommen auch im Kammerwinkel und dessen Wand vor.

Das Hornhautendothel bleibt unter den Beschlägen zunächst intakt und wird nur unter größeren, älteren lückenhaft. Später können Fibroblasten sich entwickeln — ob aus den Endothelien oder aus den aufgelagerten Zellen ist nicht sicher — oder die Präzipitate werden spurlos oder unter Zurückbleiben des eingeschlossenen Pigments resorbiert.

Die Präzipitate bilden sich durch Zusammenbacken von lymphozytären Exsudatzellen, wo diese in Flüssigkeit schwimmen und bewegt werden. Sie kommen daher nicht nur in der vorderen und hinteren Kammer zur Beobachtung, sondern auch in subretinalen Exsudaten, wo sie sich auf der Aderhaut und der hinteren Netzhautoberfläche niederschlagen, sowie in den mit Flüssigkeit gefüllten Hohlräumen, die sich bei Glaskörperabhebung vor der Netzhaut oder durch Verflüssigung des Glaskörpergewebes in diesem selbst bilden. FUCHS hat sie auch in größeren Netzhautzysten beobachtet.

FUCHS unterscheidet von diesen „echten" Präzipitaten als „Pseudopräzipitate" mehr gleichmäßige Zellbeläge auf Deszemet und Iris, die nicht durch Anlagerung von Zellhaufen, sondern von einzelnen Zellen entstehen, wobei allerdings auch einzelne Verdickungen sich bilden können, die aber nicht die scharfe Abgrenzung wie die echten Präzipitate haben. Diese Pseudopräzipitate bestehen nach FUCHS aus den gleichen Lymphozyten wie die echten, sie kommen aber, im Gegensatz zu diesen, nicht bei endogener, sondern bei traumatischer Uveitis, überhaupt bei den mehr akut verlaufenden Fällen vor. Nach STRAUB bilden sich auch die sog. echten Präzipitate nicht in den Flüssigkeiten, sondern erst auf den Geweben. wie die von FUCHS als Pseudopräzipitate bezeichneten Beschläge, durch Anlagerung einzelner Zellen. GILBERT, der sich der Auffassung von FUCHS anschließt, schlägt statt der Bezeichnungen „echte und Pseudo-Präzipitate" vor, von „Kugel- oder Haufen- und Flächenbeschlägen" zu sprechen, da es sich bei beiden Formen um tatsächliche Beschläge von Zellen handelt, die aus der Kammer an die Hornhaut angelagert sind.

Bei chronischer Iridozyklitis können diese Zellen aus der Iris und aus dem Ziliarkörper stammen. Fälle chronischer Uveitis, bei denen ohne nennenswerte Beteiligung der Iris Präzipitate bestehen, wurden mit dem unzutreffenden Namen „Iritis serosa" bezeichnet. Die anatomische Untersuchung derartiger Bulbi hat ergeben, daß die entzündlichen Veränderungen hauptsächlich im Ziliarkörper saßen, daß aber auch die gesamte Uvea und sogar der Sehnerv betroffen sein kann (KUHNT, GROENOUW). SCHIECK sah dabei die Präzipitate klinisch aus der Hinterkammer durch die Pupille hervortreten. FUCHS hat auf Grund seines großen, sehr eingehend durchgearbeiteten Materials versucht, die Fälle von chronischer Uveitis, soweit sie endogen entstanden sind, in Gruppen einzuteilen: 1. Fälle, bei denen die Gewebsinfiltration, Exsudation und Epithelproliferation gering ist. Diese führt er auf länger dauernde Einwirkung eines leichten Reizes (Toxin) zurück, der von den Binnenräumen des Auges aus auf die Gewebsoberflächen ausgeübt wird. 2. Fälle mit stärkerer Schwartenbildung, die er, soweit sie sicher endogen sind, auf Metastasen zurückführt, ohne reine Toxinwirkung auszuschließen. 3. Proliferierende Formen mit stärkerer

Infiltration der Gewebe, die auch Riesenzellen oder Nekrosen enthalten können und dadurch von den beiden anderen Gruppen wesentlich unterschieden sind.

Die Fälle der dritten Gruppe dürften größtenteils sehr wahrscheinlich zur Tuberkulose gehören (s. diese). —

Die Folgezustände der chronischen Uveitis sind, soweit nicht einfache Resorption der Infiltrate und Exsudate eintrat, umschriebene oder ausgedehnte, mehr weniger hochgradige Atrophie mit entsprechendem Gefäßschwund und Umbau oder schwartige Umwandlung der Gewebe.

In solchen Augäpfeln, die lange Zeit, oft viele Jahre nach klinischem Ablauf der Entzündung zur anatomischen Untersuchung kamen, findet man nun nicht selten noch Rundzelleninfiltrate. Ob diese noch Reste der durch die ursprüngliche Entzündung selbst gesetzten Reaktion darstellen, ist sehr fraglich, daß sie ein Fortbestehen des entzündlichen Reizes bedeuten, ist unwahrscheinlich. E. FUCHS (v. Graefes Arch. f. Ophth. Bd. 115, Heft 4, S. 584.

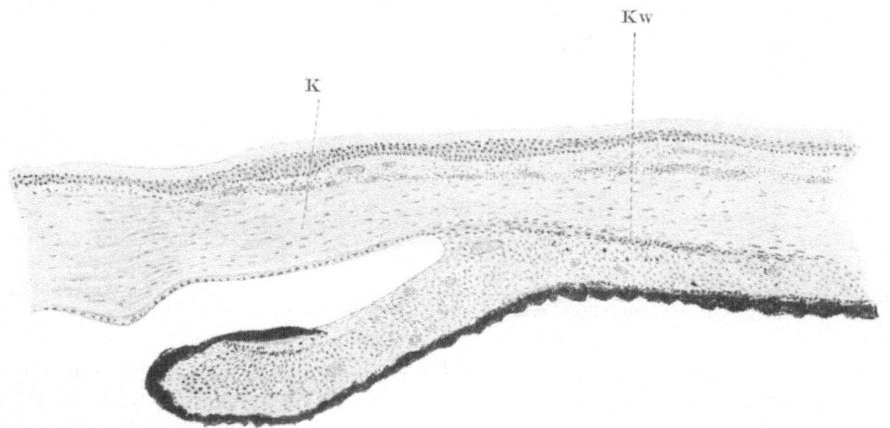

Abb. 30. Ectropium uveae bei altem Sekundärglaukom. Häm.-Eos. K Kornea.
Kw Kammerwinkelverwachsung. V = 52.

1925) führt Herdchen, die aus kleinen Lymphozyten, Histiozyten und Elementen mit feinster eosinophiler Körnelung bestehen und die er auch in sonst normalen Augen fand, auf abnorme Stoffe zurück, die bei der Erkrankung, der der Träger des Auges erlag, im Blute kreisten und in der Chorioidea die gleiche lymphozytäre und histiozytäre Reaktion auslösten, die LUBARSCH in anderen Organen nachgewiesen hat. Solche Stoffe können auch im Auge selbst gebildet werden, z. B. bei Tuberkelknötchen, Sarkomen, Hornhautgeschwüren, Verletzungen. FUCHS lehnt eine frische Entstehung solcher Infiltrate lange nach Ablauf des ursprünglichen Prozesses in Abhängigkeit von diesem ab. Die Aderhaut mit ihrem Reichtum an endothelialen Elementen erscheint ihm für diese Reaktionsform besonders geeignet. Ungefähr gleichzeitig mit dieser Arbeit erschien eine Untersuchung von ZIMMERMANN über Rundzellenherde in der Uvea atrophischer Augen (Zeitschr. f. Augenheilk. Bd. 57, S. 279. 1925), in der darauf hingewiesen wurde, daß in längst reizlos gewordenen Augen aus Lymphozyten und Plasmazellen bestehende Infiltrate besonders an solchen Stellen auftreten, die einer Zugwirkung ausgesetzt erschienen, so bei zyklitischen Schwarten an der Ora serrata oder wo die Aderhaut mit der Sklera durch die Augenmuskeln nach außen gezogen wird, in der Iris bei hinteren Synechien im Sphinktergebiet, im Ziliarteil wenn hier schwartige Verwachsungen mit der Umgebung bestanden.

Auch am intraokularen Ende von Ziliarnerven, die an den Eintrittsstellen in die Sklera, wo sie fixiert sind, gezerrt werden können, kommen die Infiltrate vor. Nach ZIMMERMANN ist aber das mechanische Moment nicht allein ausschlaggebend, sondern es müßten noch schädigende Substanzen dazu kommen, die z. B. aus subretinalem Exsudat oder aus nekrotischen Teilen des Bulbus, aber auch extraokular von irgendeinem Krankheitsherde im Körper herstammen könnten. Es werden also ähnliche Gedankengänge für dieses Material atrophischer Bulbi entwickelt wie bei FUCHS für seine Befunde in normalen Augen.

An der Iris wird durch Schrumpfung der auf der Vorderfläche entwickelten endothelialen oder glashäutigen oder bindegewebigen Membran der Pupillarrand nach vorn umgebogen (Ektropium), so daß das Pigmentblatt weit über die Vorderfläche der Iris reichen und der Sphinkter auf dem Meridionalschnitt hufeisenförmig umgebogen erscheinen kann (Abb. 30). FUCHS mißt bei dieser Umkrempelung des Pupillarrandes der Atrophie des Irisstromas, bei welcher das Pigmentblatt verhältnismäßig zu breit wird, wesentliche Bedeutung bei. Neuere Autoren nehmen neben diesen mechanischen Momenten aktive Vermehrung der Pigmentepithelien an (GALLENGA).

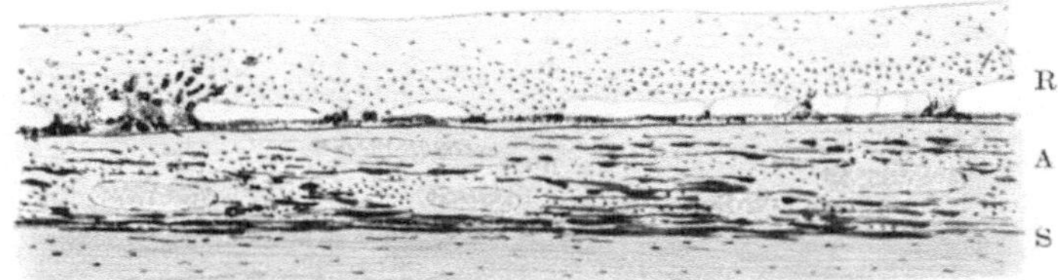

Abb. 31. Alte Chorioretinitis bei Lues. v. GIESON. S Sklera. A Aderhaut, bindegewebig und atrophisch. R Retina, atrophisch, an vielen kleinen Stellen an der Aderhaut adhärent. V = 94.

Der Ziliarkörper kann stark verkleinert werden, besonders die Fortsätze pflegen in alten Fällen stark reduziert zu sein. Dabei sind auch viele Gefäße verödet. Auf diesen Gefäßschwund und die dadurch bedingte Beeinträchtigung der intraokularen Flüssigkeitsabsonderung führt SCHIRMER die Druckabnahme und Atrophie derartiger Augen zurück.

Die Aderhaut zeigt sklerotische Stellen oder ist zu einem dünnen, zellig faserigen, etwas pigmentierten Häutchen verschmälert, in dem die Gefäße verschwunden sind. Mit solchen Herden ist die Netzhaut, die dann hier auch meist atrophisch und pigmentiert ist, verwachsen (Chorioretinitis adhaesiva), soweit sie nicht durch flüssige Exsudation abgelöst war (Abb. 31). Ist der Rand eines solchen chorio-retinitischen Verwachsungsherdes stärker pigmentiert, so findet man hier ein aus pigmentierten Zellen und Gliafasern zusammengesetztes Gewebe (epithelial-gliöse Verbindungszone nach KRÜCKMANN), welches den Übergang zur gesunden Umgebung vermittelt. Häufig liegen auf der Aderhaut mehr weniger pigmentierte, bindegewebige, manchmal an elastischen Fasern reiche Schwarten (Abb. 32 u. 32a), oft mit Verknöcherung (s. S. 412), und die Wucherungen des Pigmentepithels, das selten nach Pigmentgehalt und Zellgröße intakt geblieben ist. Auch mit solchen epichorioidalen Auflagerungen ist die Retina oft verwachsen. Dazu kommen, besonders bei Netzhautablösung, noch Drusenbildungen und andere Abscheidungen des Epithels (s. unten S. 493). Die Vitrea verläuft in atrophischen Augen nicht glatt, sondern gefaltet, da sie sich nicht einfach beliebig zusammenziehen kann, wenn bei der Verminderung der Bulbusflüssigkeiten die Spannung abnimmt, analog der Elastika der Gefäßintima und auch der Sklera. War die Vitrea durchbrochen worden, so kann außer dem Pigmentepithel auch das über die Netzhautaußenfläche gewucherte

Gliagewebe bei der Rückbildung der Infiltrate in das Aderhautgewebe hineingelangen und sich hier noch ausbreiten. Die Gliamasse ist gegen die bindegewebige Umgebung, die gar keine Reaktion aufweist, scharf abgegrenzt und
liegt im Stroma wie ein reizloser Fremdkörper (Gliahernie nach KRÜCKMANN).
Die Beteiligung von Netzhautgewebe an solchen Verwachsungsherden hat
schon IWANOFF 1869 bei einem Fall von Chorioiditis areolaris beschrieben: die
Aderhautinfiltrate gehen bei der Rückbildung eine bindegewebige Umwandlung

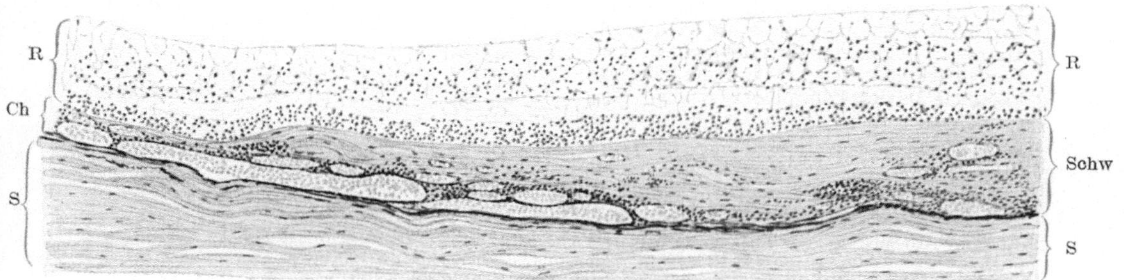

Abb. 32. Alter chorioretinitischer Herd bei abgelaufener Chorioretinitis unbekannter Ätiologie.
Sektionsbefund: Melanosarcomatosis cutis, keine Anzeichen von Lues oder Tuberkulose.
Bindegewebsschwarte mit geringer kleinzelliger Infiltration. v. GIESON. S Sklera. Ch Chorioidea.
Schw Schwarte. R Retina, atrophisch. V = 62.

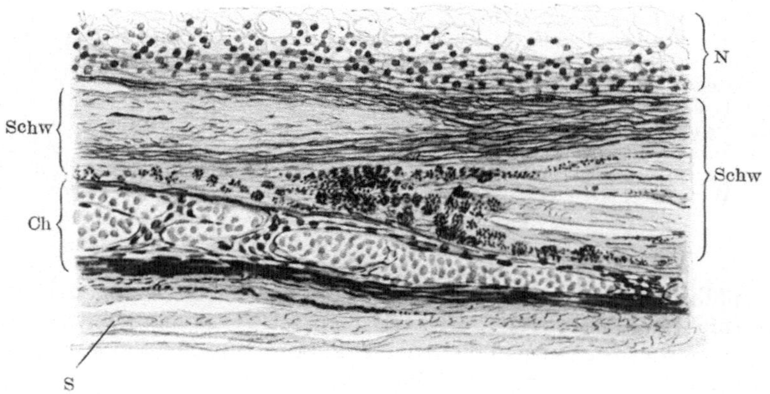

Abb. 32 a. Aus demselben Herd wie Abb. 32. Elastinfärbung nach HART. Bezeichnungen wie Abb. 32.
V = 250. (NB. Die horizontalen Fasern in der äußeren Netzhautschicht sind zu blau eingezeichnet.)

ein; „indem sie narbig einschrumpfen, ziehen sie die adhärente Netzhaut mit
sich abwärts gegen die Sklera".
Der gleiche Befund wurde aber auch bei einem myopischen Konus ohne
entzündliche Veränderungen erhoben (BEHSE).

II. Spezifische Entzündungen.

Vorbemerkungen.

Lues, Tuberkulose, Uveitis sympathica, Lepra bezeichnen wir als spezifische Entzündungen, weil sie besondere pathologisch-anatomische bzw. mikroskopische Kennzeichen
aufweisen, deren Eigentümlichkeiten zum Teil als mit den biologischen Verhältnissen des
Erregers in Zusammenhang stehend angesehen werden. Aber unsere Anschauungen über die

„Spezifität" der mikroskopischen Bilder und ihre diagnostische Bedeutung haben sich in den letzten 15 Jahren wesentlich gewandelt. — In alten abgelaufenen Fällen immer spezifische Veränderungen zu finden, dürfen wir nicht erwarten. Wir wissen heute, daß die Tuberkulose, sogar die akute miliare Form, ausheilen kann, wobei nur banale Veränderungen, Atrophie oder Sklerose des Gewebes zurückbleiben. In solchen ausgeheilten Fällen von Uvealtuberkulose ist, wie besonders das reichhaltige Material v. Hippels zeigt, von den sog. spezifischen Veränderungen nichts zu sehen. Während Fuchs bei chronischer endogener Uveitis die tuberkulöse Natur ausschließen wollte, weil er nur die Zeichen leichter Reizung, Oberflächenexsudation und Epithelwucherung am Ziliarkörper fand, weist v. Hippel darauf hin, daß auch von einem intraokularen, tuberkulösen Herd aus toxinartig oder als Reiz wirkende Stoffe in den Glaskörper gelangen und von hier aus jene Veränderungen hervorrufen können, die dann nach Ausheilung des Herdes allein noch nachweisbar sein könnten. — Manchmal findet man in der Uvea z. B. bei einer rezidivierenden Iritis in der Regenbogenhaut nur gewöhnliche kleinzellige Infiltration, aber ein Paar typische Tuberkelknötchen in der Pars ciliaris retinae, oder die für Tuberkulose recht bezeichnenden präretinalen Häutchen mit oder ohne Riesenzellen und Tuberkel.

Aber auch bei Untersuchung frischerer Stadien, in denen noch spezifische Veränderungen vorliegen, ist eine sichere Differentialdiagnose zwischen tuberkulöser, luetischer und sympathischer Uveitis nicht immer möglich: es gibt histologische Bilder, die bei jeder der genannten Krankheiten vorkommen können.

Die Auffassung des Tuberkels und des tuberkuloiden Granulationsgewebes, besonders auch in deren Bedeutung für die ätiologische Diagnose, ist aber überhaupt eine ganz andere geworden. Lewandowskys experimentelle und histologische Untersuchungen an der Haut führten zu dem Ergebnis, daß tuberkuloide Strukturen des Granulationsgewebes mit Epitheloidknötchen, Riesenzellen usw. überall da auftreten, wo Keime unter Antikörperwirkung abgebaut werden und zugrunde gehen, während das Gewebe in Form der banalen entzündlichen Infiltration reagiert, wenn die Keime sich, bei ungenügender Antikörperwirkung, schrankenlos vermehren können. Hat somit der Befund von verstreuten Riesenzellen und Epitheloiden die differentialdiagnostische Bedeutung für Tuberkulose gegen andere chronische Infektionskrankheiten verloren, so dürfte diese doch dem typischen Wagner-Schüppelschen Tuberkel, dem gefäßlosen, aus Epitheloiden aufgebauten Knötchen mit Riesenzellen und Verkäsung geblieben sein. Bekanntlich hat die Betrachtung der in Rede stehenden Erkrankungen unter dem Gesichtspunkte des Verhältnisses zwischen den Immunitätszuständen des Organismus und der Virulenz der Erreger ja nicht nur zu einer neuen Auffassung der histologischen Bilder, sondern auch zu der Dreistadieneinteilung der Tuberkulose von Ranke geführt. Auf diese mehr klinischen Verhältnisse näher einzugehen ist hier nicht der Ort. Es sei besonders auf die Arbeiten Schiecks, Gilberts und die Darstellung Werdenbergs (Klin. Monatsbl. f. Augenheilk. Bd. 75, 1925) verwiesen.

a) Lues.

Die syphilitische Uveitis tritt bekanntlich meist im ersten bis dritten Jahr nach der Infektion auf, nur ausnahmsweise später. Dies gilt nicht nur für die histologisch unspezifischen entzündlichen Veränderungen, sondern auch für die geschwulstartigen Prozesse im Ziliarkörper, die wir wegen ihres aggressiven Wachstums mit Zerstörung der angrenzenden Teile und der zentralen Nekrose anatomisch alle gummös zu bezeichnen gewohnt sind. Über die Benennung ist folgendes zu sagen: Bei den geringen Dimensionen der Augenhäute stößt die Unterscheidung kleiner Knötchen als Papeln oder Gummata oft auf große Schwierigkeiten, besonders in der Iris, so daß die extraokularen klinischen Erscheinungen und die Anamnese wesentlich mit ausschlaggebend sind. Man bezeichnet die früh auftretenden Knötchen in der Regel mit dem indifferenten Namen „Syphilome", als Gummata nur dann, wenn gleichzeitig andere gummöse Erscheinungen z. B. der Haut vorhanden sind (Tertiarisme précoce Fournier).

Das anatomische Material genügt nicht, um eine zusammenhängende Darstellung des Ablaufs der Veränderungen zu geben, so daß auf die Kasuistik hier nicht verzichtet werden kann. Die eigenen Erfahrungen beruhen auf der Untersuchung von 7 luetischen Augäpfeln.

Zur anatomischen Untersuchung kamen naturgemäß ganze Bulbi — auch diese nicht in großer Zahl — meist nur von schweren oder solchen abgelaufenen

Fällen, deren Enukleation wegen schwerer Folgeerscheinungen (Sekundär-glaukom, schmerzhafte Erblindung oder Schrumpfung durch Iridozyklitis mit Netzhautablösung) erforderlich wurde. Für die Frühstadien liegt noch viel weniger Material vor, besonders was die erworbene Lues betrifft. Namentlich für abgelaufene Fälle kommt noch Leichenmaterial hinzu.

Zwischen den Befunden bei L. hereditaria und acquisita bestehen keine grundsätzlichen Verschiedenheiten.

Bei dem anatomisch untersuchten Material waren meist alle Teile der Uvea, wenn auch häufig in sehr verschiedenem Grade, erkrankt. In zahlreichen Fällen war nur die Aderhaut, nicht selten auch nur der Vorderabschnitt (Iris und Ziliarkörper) betroffen, ausnahmsweise war bei erkrankter Aderhaut und Iris der Ziliarkörper frei (FUCHS). Bulbi mit bloßer Irisaffektion bei normalem Verhalten der übrigen Uvea sind bisher nur vereinzelt zur mikroskopischen Untersuchung gekommen (SPICER, BENOIT, RUMSCHEWITSCH). Sind mehrere Teile der Uvea erkrankt, so sind oft die Veränderungen verschieden alt, in einem Abschnitt abgelaufen, in einem anderen auf der Höhe der Entwicklung. Im allgemeinen ist zu bemerken, daß noch Jahre nach Ablauf der klinischen Ent-zündungserscheinungen lymphozytäre Infiltrationsherde gefunden werden können, ein Befund, in dem sich nach BAAS der eminent chronische Verlauf der Augenlues mit ihrer Neigung zu Rückfällen spiegelt (vgl. aber S. 429).

Die mikroskopisch festgestellten Veränderungen sind sehr häufig unspezifisch und bestehen bei frischeren Krankheitsherden oft nur in diffuser oder knötchen-förmiger Durchsetzung der Gewebe mit Lymphozyten und meist auch Plasma-zellen, verbunden mit meist sehr unbedeutender zellig-fibrinöser Exsudation, mit oder ohne besondere Gefäßveränderungen, in späteren Stadien in Neubildung von Bindegewebe bei mehr weniger ausgesprochener Atrophie des Stromas, wie bei chronischer Entzündung nicht-syphilitischer Ätiologie. In zahlreichen anderen Fällen sieht man Papeln, besonders der Iris, oder gummöse Prozesse, die, besonders vom Ziliarkörper, viel seltener von der Aderhaut ausgehend, meist mit starker zellig-fibrinöser Exsudation verbunden, die benachbarten Augenhäute befallen und zerstören und nach innen oder außen durchbrechen (EWETZKY, UHTHOFF) und im letzteren Fall ulzerieren. Es kann so der ganze Bulbus bis auf Reste der Sklera gummös zerfallen (BRÜCKNER). Kommt es bei diesen Syphilomen zur Ausheilung, so bleiben an ihrer Stelle bindegewebige Schwarten im Bulbus zurück (BRIXA).

Sehr auffallend sind fast immer die Veränderungen des Pigmentepithels, das Unregelmäßigkeiten des Pigmentgehalts, der Zellgröße und Zellform, Wuche-rungen und bis zum Schwund gehende Degenerationserscheinungen aufweist.

Gefäßveränderungen werden in einem nicht unbeträchtlichen Teil selbst der vorgeschrittenen Fälle nicht erwähnt (z. B. HANKE) oder als gering bezeichnet (z. B. SCHERL). Meist handelt es sich um hyaline Degeneration der Gefäßwände oder um perivaskuläre Zellanhäufungen, wie sie bei jeder chronischen Ent-zündung vorkommen. Veränderungen, die für die hier in Betracht kommenden kleinen Augengefäße als „spezifisch" zu bezeichnen wären, d. h. kleinzellige Infiltration der Wand, besonders der Adventitia, verbunden mit Endovaskulitis, werden keineswegs häufig beobachtet, selbst bei hochgradigen Prozessen nicht, wie ich aus eigener Erfahrung bestätigen kann, und es ist daher nicht wahr-scheinlich, daß, wie v. MICHEL annahm, die Syphilis der Augenhäute mit einer spezifischen Erkrankung der Gefäße beginnt oder wesentlich in einer solchen besteht. Auch in den wenigen verhältnismäßig frühen Stadien, die bisher untersucht werden konnten, z. B. bei Augen syphilitischer Früchte und Säuglinge, waren Gefäßveränderungen gering oder fehlten gänzlich (SCHLIMPERT). RAUBER meint, daß die von Michel, Baas, Fuchs bei Uveitis e lue acquisita beschriebenen Intimaveränderungen charakteristisch seien, daß diese aber bei Iritis e lue congenita, wie z. B. in seinem eigenen Fall — 24 Tage alter Säugling mit angeborener exsudativ-plastischer Iritis —, fehlten, weil die kindlichen Gefäße gegen das Virus anders reagierten. Dies trifft aber nicht zu, Gefäßveränderungen fehlen auch bei Erwachsenen häufig oder sind unspezifisch. Bei den älteren Stadien sind weder die hyalinen Degenerationen der Gefäßwandungen noch die Endothelwucherungen, die bekanntlich ganz verschiedene Bedeutung haben können (Rückbildungserscheinungen neugebildeter Gefäße, kompensatorische Verengerung des Lumens bei Ausfall peripherer Stromgebiete, bei Degeneration der Gefäßwand u. a.), für die Beurteilung des Ausgangspunktes

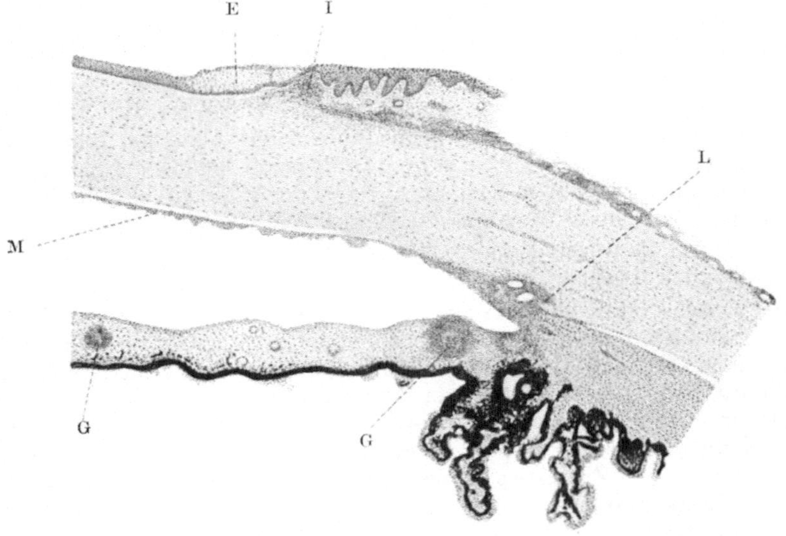

Abb. 33. Syphilitische Gefäßerkrankung der Iris. (Nach v. Michel: Zeitschr. f. Augenheilk. Bd. 18. 1907). Häm.-Eos. E Epithel in Auflockerung und Abstoßung begriffen. I kleinzellige Infiltration. M Zellenauflagerung auf der Hinterwand der Hornhaut (Flächenpräzipitate). L Kleinzellige Infiltration im Lig. pectinatum. GG Entzündlich erkrankte Irisgefäße. V = 20.

des Prozesses maßgebend (vgl. auch Igersheimer). Daß Endovasculitis obliterans der Aderhautgefäße sehr häufig bei chronischer Nephritis vorkommt, ist längst bekannt und schon von Schöbl bei der differentialdiagnostischen Überlegung besonders hervorgehoben worden. So sind auch meines Erachtens die von Fuchs bei einer 41jährigen luetischen Patientin gefundenen Veränderungen der Aderhautarterien und der extraskleralen Ziliararterien — bindegewebige Intimawucherung mit neugebildeten elastischen Membranen, vereinzelt auch hyaline Umwandlung der gesamten Wand mit Verdickung oder auch Degeneration mit Verdünnung, wobei das Stroma bis auf ganz leichte diffuse Lymphozytenvermehrung und Blutungen normal war —, nicht als spezifisch oder für Lues kennzeichnend anzusehen. Dagegen dürften die Irisgefäßveränderungen, auf Grund deren v. Michel in einem klinisch allerdings nicht sichergestellten Fall Lues diagnostizierte, als spezifisch aufzufassen sein. Hier fand sich an vielen Irisgefäßen dichte knötchenförmige, lymphozytäre Infiltration, besonders der Adventitia und ihrer Umgebung sowie der Intima, die auch Wucherungserscheinungen aufwies [1] (Abb. 33).

---

[1] Auch sonst spricht in dem histologischen Befund vieles für Lues. Da mir mehrere

Nicht selten findet man extraskleral, ganz außerhalb der entzündlich infiltrierten Gewebe, spezifische Veränderungen der hinteren Ziliararterien, dichte kleinzellige Infiltration der Adventitia, meist mit Endothelwucherung, bei intakter Media, in die höchstens einige Lymphozyten eingedrungen sind (BAAS, RUMSCHEWITSCH). Dies kommt sogar bei auf die Iris beschränkter Syphilis bei im übrigen normaler Uvea vor (RUMSCHEWITSCH).

Spirochäten wurden in der Uvea bisher sehr selten gefunden. KRÜCKMANN gibt an, sie nach Zerquetschung von Frühpapeln im Ausstrich des mit Kammerwasser vermischten Breis nachgewiesen zu haben. Sonst fanden sie sich nur bei kongenitaler Lues. BAB sah sie bei einer syphilitischen Tot-Frühgeburt massenhaft, zum Teil zu Klumpen geballt, in Aderhautgefäßen, auch in der Suprachorioidea, spärlich im Irisstroma, bei normalem Verhalten der Gefäße und Gewebe. SCHLIMPERT untersuchte die Augen einer im vierten Monat ausgestoßenen Frucht, und eines ausgetragenen syphilitischen Kindes, das 14 Tage post partum starb.

Im ersten Fall lagen Spirochäten im Zwischengewebe der Lamina vasculosa chor., stellenweise auch in und um Aderhautkapillaren, vereinzelt in der Suprachorioidea. Ferner fanden sie sich in mäßiger Menge in den Gefäßen und im Gewebe der Pupillarmembran, sowie spärlich in den Venen und zwischen den Muskelbündeln des Ziliarkörpers. Dabei war die Aderhaut schwer verändert, am stärksten die Choriokapillaris. Diese war meist stark infiltriert, je nach dem Stadium der Entzündung mit Rundzellen oder jungem Bindegewebe (Zellen und Fasern) durchsetzt. In der Gefäßschicht der Aderhaut fanden sich, vielfach in unmittelbarer Nähe normaler Gefäße, zahlreiche, vorwiegend aus Rundzellen gebildete Infiltrate. Im übrigen zeigte die Aderhaut Hyperämie und Blutungen. Pupillarmembran und Ziliarkörper ebenfalls hyperämisch, in ersterer fielen große eosinophile Zellen auf, Ziliarteil der Membran und Corpus ciliare selbst mäßig stark rundzellig infiltriert, bei normalen Gefäßen. — Im zweiten Fall lagen die Spirochäten in relativ großer Menge in der Aderhaut, im Stroma und in der Kapillaris vereinzelt, zahlreicher in den mittleren und großen Gefäßen, und zwar fleckweise, am zahlreichsten am hinteren Pol. In dieser Gegend war die Aderhaut durch Hyperämie und starke Rundzelleninfiltration um die Gefäße, besonders die Kapillaren, verdickt, weiter vorn war das Gewebe normal. Einzelne Arterien und Venen zeigten Endothelwucherung mäßigen Grades. Die Suprachorioidea war am hinteren Pol sowie an einer anderen Stelle, wohl im Zusammenhang mit einem hier vorhandenen Aderhautinfiltrat, kleinzellig infiltriert. Das Pigmentepithel war im hinteren Abschnitt mehrschichtig.

Der Prozeß zeigte also in den Augen des älteren Individuums histologisch die frischeren Veränderungen. SCHLIMPERT betont, daß die Zahl der Parasiten in den Aderhäuten beider Fälle relativ spärlich war im Vergleich zu der massenhaften Überschwemmung in anderen inneren Organen. IGERSHEIMER, der Spirochäten auch bei hämatogen erzeugten Veränderungen in der Uvea nicht finden konnte, meint, daß der Nachweis gerade in den Augenhäuten besonders schwierig zu sein scheine.

Präparate des Falles vorgelegen haben, möchte ich zur Ergänzung des Befundes einiges nachtragen, was v. MICHEL, dem es wohl hauptsächlich auf die Gefäßveränderungen ankam, in seiner Beschreibung übergangen hat. Im Irisgewebe neben mäßiger, diffuser, kleinzelliger Infiltration auch ziemlich zahlreich größere Elemente mit großem chromatinarmem Kern (große Mononukleäre?), während Chromatophoren nur spärlich zu sehen sind. Auf der Irishinterfläche Lymphozytenknötchen, in die auch Pigmentepithelien des Irispigmentsblattes eingewandert sind. Im Bindegewebe der Pars plana spärliche herdförmige und diffuse Lymphozytenanhäufungen, die Ziliarfortsätze sind, zum Teil sehr dicht, infiltriert, auf ihrer Oberfläche sowie in und auf dem Epithel der Pars plana, mit Pigmentzellen vermischt, kleine und größere Rundzellen, die gleichen Elemente zahlreich im Glaskörper, Pigmentepithel im vorderen Teil der Aderhaut erheblich gewuchert. In der Aderhautinfiltration fand ich nahe der Vitrea eine Riesenzelle mit wandständigen Kernen. Zwischen Vitrea und Pigmentepithel liegen vielfach flache Haufen von Lymphozyten, an einer Stelle der Präparate hat die Infiltration die Vitrea durchbrochen, so daß Lymphozyten und Pigmentepithelien durcheinandergemischt sind. Die Netzhaut ist jenseits der Makula und nasal in entsprechendem Abstand von der Papille bis fast zur Ora hin völlig nekrotisch, von Blutungen, epithelialem Pigment und einigen polynukleären Leukozyten durchsetzt.

Experimentell gelang es Igersheimer durch Injektion von Spirochätenkulturmaterial in die Blutbahn bei Kaninchen Veränderungen der Augenhäute, besonders der Uvea, zu erzielen. In der Aderhaut kam es (bei Mischkulturen 25 mal unter 36, bei Reinkulturen 16 mal unter 40 Impfungen) fast unmittelbar nach der Injektion zu den Erscheinungen akuter Entzündung, diffuser und umschriebener Anhäufung von Leukozyten in der Schicht der großen Gefäße und der Kapillaris. Am Pigmentepithel kamen Wucherungserscheinungen vor. Dabei waren selbst im Levaditipräparat Spirochäten nicht nachweisbar, ebensowenig in Iris und Ziliarkörper, in denen mehrfach umschriebene und diffuse Lymphozytenansammlungen beobachtet wurden. Die Gefäße verhielten sich verschieden: entweder waren sie normal oder sie zeigten·Wanderkrankung, indem die Adventitia kleinzellig infiltriert und ihre Zellen vermehrt waren. Alle diese Veränderungen traten sehr bald nach der Injektion auf. — Außer diesen Früherscheinungen zeigten sich aber nach Wochen oder Monaten manchmal neue Uvealveränderungen. So fand sich in einem Fall nach 3 Monaten als anatomisches Substrat einer kleinfleckigen Chorioiditis bei intakter Aderhaut Wucherung und Ablösung von Pigmentepithelien, die als große, schmutzig grau gefärbte, spärlich Fuszin enthaltende Elemente im subretinalen Raum lagen und die wohl mit jenen aus den Pigmentepithelien hervorgegangenen Fettkörnchenzellen identisch sind, wie sie bei verschiedenen Erkrankungen des menschlichen Auges (Ret. exsudativa Coats, Ret. album. u. a.) gefunden werden. Auch ein tiefgelegenes Irisknötchen kam vor, und das Ziliarepithel war stark geschädigt. In einem anderen Fall fand sich nach 6 Monaten eine Chorioretinitis. Dabei war die Aderhaut erheblich, vielfach herdförmig, mit kleinen und großen Lymphozyten infiltriert, ein Teil der Gefäße zeigte Wandverdickung mit Intimawucherung, während das Pigmentepithel stark zerstört war. In anderen Spätfällen fanden sich atrophische Prozesse in Iris und Aderhaut.

Sind auch diese Experimente, wie Igersheimer selbst hervorhebt, nicht ohne weiteres der syphilitischen Infektion des Menschen und deren Folgen gleichzusetzen, so bieten sie doch manchen wertvollen Fingerzeig für die Pathogenese einiger hier beobachteter Befunde. Besonders interessant sind in histologischer Beziehung die degenerativen und proliferativen Veränderungen des Pigmentepithels, die, wenn sie auch bei anderen Prozessen vorkommen, gerade bei der luetischen Aderhauterkrankung des Menschen besonders auffällig hervorzutreten pflegen.

1. Iritis und Iridocyclitis specifica.

Nach Igersheimer ist die häufigste Ausdrucksform der Lues an der Regenbogenhaut die diffuse, fibrinöse Iritis, während Krückmann, im Anschluß an v. Michel, angibt, daß die Syphilis der Regenbogenhaut regelmäßig in Form von Einzelherden auftritt, durch deren Zusammenfließen erst die flächenhafte Erkrankung zustande kommt.

Als Folge der fibrinösen Exsudation, die sich meist auf die Gegend des Pupillarrandes beschränkt, finden wir hintere Synechien. War der Sphinkterteil besonders stark geschwollen, z. B. durch Entwicklung einer Papel, so kann hier auch ein Stück der angrenzenden Irisvorderfläche in Berührung mit der Linsenkapsel und zur Verklebung mit ihr kommen. Selten finden sich Fibringerinnsel auf der Oberfläche oder im Gewebe selbst oder in der Hinterkammer.

Verhältnismäßig frischere Stadien sind von v. Michel an iridektomierten Stücken, von Fuchs bei einem im Abklingen begriffenen Fall an einem ganzen Bulbus untersucht worden. v. Michel hat als erster darauf hingewiesen, daß in der syphilitisch erkrankten Iris Knötchen vorhanden sein können, auch wenn von solchen makroskopisch-klinisch nichts oder nichts mehr zu erkennen ist. Er fand in seinen beiden Fällen, 4 bzw. 3 Monate nach Ablauf der entzündlichen Erscheinungen, Wucherung „epitheloider" Zellen teils diffus, besonders aber in Form rundlicher oder länglicher Knötchen um Gefäße herum, deren Lumen zum Teil durch Endothelwucherung verlegt war. Die Gefäßwand selbst war aber nicht entzündlich infiltriert. In einem als Flächenpräparat hergerichtetem iridektomierten Stückchen von 7 mm Ziliarbreite zählte er 13 Knötchen. Er führte die syphilitische Iritis auf eine Erkrankung der Gefäßwand, Endarteriitis der kleinen Gefäße zurück, was wohl in dieser Allgemeinheit nicht zutrifft (vgl. auch Igersheimer und oben S. 433). Die Knotenbildung erklärte v. Michel als eine sekundäre, durch die Zirkulationsstörung hervorgerufene Proliferation epitheloider Elemente in Herdform.

Knötchenförmige Zellanhäufungen, die besonders aus Lymphozyten bestehen, werden allerdings, außer einer diffusen Infiltration, so häufig gefunden, daß die Annahme gerechtfertigt erscheint, daß sie in der syphilitisch erkrankten Regenbogenhaut wohl regelmäßig, mindestens vorübergehend vorkommen. Eine differentialdiagnostische Bedeutung gegenüber Iritiden nicht-syphilitischer Ätiologie haben sie jedoch nicht.

FUCHS sah bei seinem ziemlich frischen Fall in der Iris besonders im Ziliarteil Knötchen, die aus Lymphozyten mit zentral gelegenen Riesenzellen und zartwandigen Gefäßen zusammengesetzt waren. Mäßige diffuse Rundzelleninfiltration fand sich besonders nahe der vorderen Grenzschicht. Die Chromatophoren waren durch kleine, Pigmentkörnchen enthaltende Rundzellen ersetzt. Ferner zeigten sich Endothelwucherungen der Gefäße. Der Ziliarkörper war in geringem Grade kleinzellig infiltriert, zum Teil herdförmig, auf seiner Oberfläche lag etwas zelliges Exsudat. Die Aderhaut zeigte vorn alte chorioretinitische Verwachsungsherde, außerdem am hinteren Pol Infiltration der tiefen Schichten.

Auf die Iris beschränkte spezifische Bildungen kamen selten zur Untersuchung, häufiger solche, die vom Ziliarkörper ausgehend die Iris ergriffen haben.

Frühpapeln sitzen gewöhnlich im Pupillargebiet, meist im Sphinkter, der die zahlreichsten Gefäße enthält. Außerhalb des Pupillargebiets liegende Papeln „entwickeln sich im Verzweigungsgebiet von Irisgefäßen, die mikroskopisch in ihrer ganzen Ausdehnung eine zellige Infiltration zeigen", während die am Ziliarrand auftretenden Knoten meist nur die Begleiterscheinungen von Ziliarkörperherden sind (KRÜCKMANN).

Einen sicheren Fall von Iritis papulosa beschreibt ANDERSEN.

In der Sphinktergegend fand sich ein Herd, in dessen Zentrum die Zellgrenzen undeutlich, die Kerne schlecht färbbar, also im Absterben begriffen waren, während der übrige Teil aus kleinzelliger Infiltration mit Pigmenteinschwemmung bestand. Im übrigen Irisgewebe sah der Autor Infiltration mit Lymphozyten und spärlichen Plasma- und Mastzellen sowie Blutungen. Epitheloide und Riesenzellen fehlten. Das Pigmentepithel war in der Peripherie der Papel stark zerstört, dicke Pigmentklumpen lagen in dem infiltrierten Irisgewebe. Das Bindegewebe des Ziliarkörpers war überall mit den gleichen Elementen infiltriert wie die Iris, an einer Stelle hatte eine dichte Zellansammlung das Epithel durchbrochen. Auch das Pigmentepithel des Ziliarkörpers war stark zerstört. Die etwas dickwandigen Gefäße zeigten Rundzelleninfiltration ohne Endothelwucherung.

Die übrigen Untersuchungen von der Iris ausgegangener spezifischer Bildungen stammen von A. GRAEFE und COLBERG, LIEBRECHT, BÉNOIT, RUMSCHEWITSCH, GREEVES. Die Fälle der beiden letztgenannten Autoren waren sichere Gummata, bei den drei anderen wird die Diagnose „Gummigeschwulst", die von den Autoren gestellt wurde, von mancher Seite angezweifelt und die Bezeichnung als „papulöse Iritis" vorgezogen. SPICER erwähnt nur kurz bei der Beschreibung eines Bulbus mit Sekundärglaukom und syphilitischen Veränderungen der Netzhautgefäße, der von einem hereditär luetischen 14jährigen Mädchen stammte, daß sich in der Iriswurzel ein „Gumma" gefunden habe.

COLBERG fand einen von A. GRAEFE bei „Iritis gummosa" exstirpierten Irisknoten aus Granulationsgewebe mit neugebildeten Blutgefäßen zusammengesetzt, ohne Nekrose und ohne Riesenzellen und bezeichnet den Befund als übereinstimmend mit dem von VIRCHOW als frühes Stadium eines Gummi geschilderten.

In BÉNOITs Fall war ein Irisknoten vereitert und hatte seinen Inhalt in die Vorderkammer ergossen. Bei der mikroskopischen Untersuchung fand sich in einer dicken hinteren Synechie eine Abszeßhöhle mit Polynukleären, Epitheloiden und Riesenzellen, umgeben von Bindegewebe. Besonders vor diesem Herd verliefen viele neugebildete Blutgefäße mit normaler Wandung. Dagegen zeigten einige präformierte Irisgefäße Wandverdickung, wobei manchmal das Lumen verschwunden war. Im Ziliarkörper bestand nur „entzündliches Ödem".

LIEBRECHT untersuchte ein iridektomiertes Stück von einer knotig verdickten Iris, das von einem 7 Monate alten hereditär-syphilitischen Kinde stammte. In diesem Präparat fand er das Stroma durch dichte Infiltration mit Lymphozyten und wenigen Riesenzellen vollständig verdeckt, aber ohne knötchenförmige Anordnung der Elemente. Zwischen den Zellen lagen zahlreiche Gefäßschlingen. Wandveränderungen werden nicht erwähnt.

In dem Fall von RUMSCHEWITCH waren im Laufe von 12 Jahren häufige Rückfälle von Iritis voraufgegangen, dann hatte sich im Pupillargebiet ein $1^1/_2$ zu $3^1/_2$ mm großer Knoten entwickelt. Die mikroskopische Untersuchung ergab: Iris atrophisch, zum Teil bindegewebig umgewandelt, mit Resten entzündlicher Veränderungen, neugebildeten Blutgefäßen und vermehrten Epitheloiden, letztere auch perivaskulär, in knötchenförmig erscheinender Anordnung. Der in diesem veränderten Irisgewebe liegende Knoten war im Zentrum strukturlos, nicht färbbar, verkäst, in der Peripherie lagen kleine Zellen. Vom Rande her zogen obliterierte Blutgefäße zum Teil bis in die Tiefe des Knotens hinein. Das Ganze war kapselartig von Spindelzellen umgeben, die nur in der Mitte der Vorderfläche fehlten, so daß hier die feinkörnige Zerfallsmasse direkt in die Vorderkammer überging. Die Irisgefäße zeigten vielfach Intimawucherung verschiedenen Grades. — Im Ziliarkörper fanden sich nur einige perivaskuläre Zellanhäufungen, der Pigmentgehalt des Epithels war verringert, keine Endothelveränderungen der Gefäße. Aderhaut normal, aber kleinzellige Wandinfiltration der hinteren kurzen Ziliararterien.

GREEVES beobachtete ein Irisgummi, welches durch starke Einwanderung von Pigmentepithelien (Klumpenzellen) so stark pigmentiert erschien, daß die Fehldiagnose ,,Melanosarkom" gestellt wurde. Gleichzeitig bestand spezifische Chorioretinitis.

Aus neuerer Zeit stammt noch die Arbeit von WEEKERS über papulöse Iritis, die mir im Original nicht zugänglich war (Arch. d'opht. 1919).

Sonst wurde, wenn die Iris bei syphilitischer Uveitis beteiligt war, meist nur Infiltration mit den Elementen des Granulationsgewebes, Lymphozyten, Plasmazellen, junge Bindegewebszellen (nur selten, wie bei STÄHLI, Riesenzellen) gefunden, die stellenweise dichter zu herd- oder knotenförmigen Bildungen angehäuft waren. RUMBAUR untersuchte iridektomierte Stückchen von einem 24 Monate alten Säugling mit angeborener schwerer plastischer Iritis, die zu Sekundärglaukom geführt hatte. Es fand sich eine auffallend gleichmäßige Infiltration mit Lymphozyten und auch Plasmazellen, die zum Teil, besonders in den Vorderschichten zu unscharf begrenzten Haufen dichter gelagert waren. Dazu kamen Fibroblasten, Kapillarneubildungen, atrophische Gewebsveränderungen. Die Gefäße waren frei von wesentlichen Wandveränderungen. Das Pigmentepithel war stark verändert, das Pigment ausgetreten und in der Umgebung verstreut. In hochgradigen Fällen, wie IGERSHEIMER deren zwei bei syphilitischen Säuglingen beschrieben hat, kann die Iris ganz in diesem Granulationsgewebe aufgegangen sein, das die Regenbogenhaut nach hinten durchbrochen, die Linse bis auf die Kapsel zerstört hat und sich an der Ora serrata quer wie ein Diaphragma durch den Bulbusraum zieht. Im Ziliarkörper, dessen Fortsätze in die Geschwulstmasse einbezogen waren, bestand knötchenförmige Infiltration. Die Gefäße, die besonders in der Iris neugebildet sind, wiesen im ersten Fall eine mäßige Wucherung der Intima und kleinzellige Infiltration der Adventitia auf. Im zweiten Fall waren die gleichen Veränderungen ebenfalls an einem Teil der Gefäße nachweisbar, hier war es bei einigen sogar zur Obliteration gekommen.

Über die Vorderfläche der Iris scheint das Granulationsgewebe — im Gegensatz zur Tuberkulose — nicht in größerem Umfange hinauszuwachsen.

In einem eigenen Fall von chronischer Iridozyklitis bei einer etwa 50 jährigen syphilitischen Frau fand ich die vordere Uvea von wesentlich plasmazellulärer Infiltration durchsetzt, ein gleichfalls zahlreiche Plasmazellen enthaltendes Granulationsgewebe nahm die Gegend der Linse ein, von der nur noch Kapselreste nachweisbar waren, und spannte sich quer durch den Bulbus. Stellenweise hatte bereits Umwandlung in Schwarte stattgefunden, die zum Teil nekrotisch war. Die uvealen Gefäße verhielten sich normal. Als interessanter Befund ergab sich noch die Ausbildung typischer Lymphfollikel mit schön entwickeltem Keimzentrum in Corpus ciliare und Iris (s. Abb. 14).

In manchen Fällen dürften die entzündlichen Veränderungen der Iris eher auf die Wirkung eines durch Zerfallsprodukte anderer Bulbusgewebe hervorgerufenen Reizes als auf lokale Spirochätenansiedlung zurückzuführen sein. So beschrieb VERHOEFF einen Fall von Syphilom des Optikus bei einer 55 jährigen

Frau, bei der erst Glaskörpertrübungen und gelblichweiße Aderhautherde festgestellt wurden, dann eine schleichende Iritis auftrat. Mikroskopisch zeigten sich die fixen Zellen der Iris gewuchert, das Stroma war stellenweise schon fibrös, aber die Rundzelleninfiltration war verhältnismäßig sehr gering. Auf der Vorder- und Hinterfläche der Iris lag streckenweise Granulationsgewebe, das auch die Pupille ausfüllte. Die Hinterfläche war, ebenso wie die Fortsätze des bis auf Hyperämie normalen Ziliarkörpers von zellreichem Exsudat (Epitheloide, Lymphozyten, Eiterzellen) bedeckt.

Ebenso wie die Exsudation seitens der Iris sich auf geringe Fibrinabscheidung besonders am Pupillarrand und mäßige Zellansammlung auf der Oberfläche zu beschränken pflegt, ist sie auch am Ziliarkörper meist nur gering. Die Infiltration des Gewebes ist histologisch unspezifisch und besteht in mehr weniger reichlicher diffuser und herdförmiger Anhäufung von Lymphozyten und Plasmazellen im Bindegewebe, namentlich zwischen Muskel und Epithel, wo die großen Venen verlaufen. Wie bei anderen chronischen Entzündungen durchsetzen Lymphozyten das Epithel, besonders an der Pars plana, sammeln sich in Häufchen auf der Oberfläche an, aber es kommt in der Regel nicht zu stärkerer fibrinös-plastischer Exsudation. Daher finden wir bei gewöhnlicher syphilitischer Zyklitis meist keine nennenswerte Schwartenbildung.

Anders verhält sich dies bei den Fällen schwerer papulöser oder gummöser Zyklitis, die durch knotige, geschwulstartige, vom Ziliarkörper ausgehende Wucherungen ausgezeichnet, eine einheitliche Gruppe bilden. Sie treten meist in der Frühperiode der erworbenen, nur ausnahmsweise bei der angeborenen Syphilis auf, können von Sekundär-, viel seltener von Tertiärerscheinungen begleitet sein und werden daher klinisch teils zu den papulösen, teils zu den gummösen Prozessen gerechnet. Ewetzky hat die mehr allgemeine Bezeichnung „Syphilom des Ziliarkörpers" gewählt. Im histologischen Sinne handelt es sich bei allen bisher untersuchten Fällen, soweit sie auf dem Höhepunkt der Entwicklung waren, um gummöse Veränderungen, es wurde stets Granulationsgewebe mit Nekrose (käsige Degeneration) und aggressives Wachstum mit Zerstörung der vorgebildeten Gewebe festgestellt. In seltenen Fällen gehen derartige geschwulstmäßige Wucherungen auch von der Aderhaut im hinteren Bulbusabschnitt aus (Uhthoff).

Syphilome des Ziliarkörpers können vor, nach sowie während einer Iridozyklitis auftreten.

Ewetzky hat in seiner Monographie (1904) 67 Fälle aufgeführt, von denen 23 zur Enukleation und 21 zur anatomischen Untersuchung kamen. Den hier mitgezählten dritten Fall (Woinow), den Ewetzky untersucht hat, halte ich wegen der zu kurzen klinischen Angaben nicht für einwandfrei, anatomisch fanden sich umschriebene Schwartenbildungen nur auf der Oberfläche des Ziliarkörpers und der Aderhaut. Die spätere spärliche Literatur s. bei Igersheimer, über einen eigenen Fall soll unten zusammenhängend kurz berichtet werden.

Nach Ewetzky kann das Syphilom sich vielleicht als umschriebener Tumor im Ziliarkörper entwickeln, aber typisch ist die Form eines mehr oder weniger vollständigen Ringes, was der Autor auf die ringförmige Ausbreitung der Gefäßzweige des Circulus art. iridis major zurückführt. Aus der klinischen Beobachtung ist zu schließen, daß der Prozeß meist im vorderen Teil des Ziliarkörpers beginnt. Er greift häufig auf Iris und Aderhaut über. Erstere wird dabei durch die Elemente des Granuloms stark verdickt, makroskopisch kann das Bild der Iridodialyse entstehen. Nach Krückmann können die vom Ziliarkörper aus in die Iris eindringenden Gummata das vordere Stromablatt der Iris vor sich herdrängen oder abspalten. Bei weiterem Wachstum wird dann die Vorderkammer von einer Gewebsmasse ausgefüllt, in der Iris und Ziliarkörper aufgegangen und höchstens noch an Pigmentresten zu erkennen sind. In anderen Fällen ergießt sich nur der erweichte Inhalt des käsig degenerierten Granuloms in die Kammer.

Der Tumor ist auf dem Durchschnitt gewöhnlich weiß oder gelblich, zuweilen von einem schwarzen Pigmentsaum umgeben, auch im Innern findet sich in Zügen oder Inseln angeordnetes, eingeschwemmtes Pigment. Das Zentrum ist, im Gegensatz zu der festen Beschaffenheit der peripheren Teile, gewöhnlich weich, oft schleimig oder sogar eitrig.

Mikroskopisch findet man in den nicht degenerierten Teilen die Struktur des Granulationsgewebes mit oder ohne Riesenzellen. Manchmal kommt Zusammensetzung aus einzelnen Herden vor, die in der Peripherie aus epitheloiden Zellen bestehen, während die Mitte nekrotisch ist.

In frischen Stadien findet sich wenig neugebildetes Bindegewebe, in älteren mehr oder weniger Narbengewebe an Stelle des abgestorbenen und resorbierten Materials. Nach der Ausheilung besteht der Befund nur in älterem und jüngerem Bindegewebe mit geringer Infiltration (Brixa, nach 7 Monate langer Erkrankung).

Während man in den degenerierten Bezirken keine Gefäße sieht, sind die übrigen Partien reichlich vaskularisiert, wobei viele Gefäße mehr weniger hochgradige Peri- und Endovaskulitis aufweisen. Mit den Gefäßveränderungen stehen die häufigen Blutungen in Zusammenhang. Daß in den gummösen Partien die Gefäße zugrunde gegangen sind und daß die Degeneration außer durch Toxinwirkung wesentlich durch Verschluß von Gefäßen herbeigeführt wird, steht wohl fest. Andererseits sind die Gefäße aber in gar nicht seltenen Fällen normal (Hanke, Matsukawa, eigener Fall) oder zeigen nur mäßige Veränderungen (Scherl), so daß auch hier der Gefäßerkrankung eine Rolle als Ausgangspunkt der Gesamtaffektion nicht zukommt.

Den Verlauf faßt Ewetzky kurz so zusammen: anfangs Granulationsgewebe, dann käsige Degeneration, Resorption der abgestorbenen Teile mit Substitution durch junges Bindegewebe, das schließlich narbig-sklerotisch wird. Die Schwartenbildung führt in schweren Fällen zur Atrophia bulbi, wobei auch die begleitende Iridocyclitis plastica eine Rolle spielt.

Bei weiterem Wachstum erfüllt der mehr weniger ringförmige Tumor oft den zirkumlentalen Raum, kann auch die Rückseite der Linse überziehen, pflegt sich jedoch nicht weiter in den Glaskörper hinein zu erstrecken. Aber in schweren Fällen wird der gesamte Vorderabschnitt des Augapfels ergriffen, der ganz in der Tumormasse aufgehen und ulzerieren kann (Ewetzky, Brückner).

Nach außen wächst das Syphilom weitaus am häufigsten durch die Sklera und erscheint dann subkonjunktival als schwärzlicher Tumor, oder es ergießen sich käsige Massen unter die Bindehaut. Die schwarze Farbe der Oberfläche beruht auf einer Ansammlung kleiner, runder, pigmentierter Zellen, deren Herkunft Ewetzky nicht feststellen konnte. Das Pigment stammt aus dem zerstörten Epithel, aus dem es in den Tumor und dessen Umgebung (bis in die Episklera im Falle Coppez) eingeschwemmt wird.

Bei dem Durchbruch durch die Sklera hält sich das Syphilom nicht — wie das bei sympathischer Uveitis und auch beim Sarkom die Regel ist — an die präformierten Kanäle der durchtretenden Gefäße und Nerven, sondern es usuriert zunächst die Lederhaut an der Berührungsstelle: anfangs treten in den innersten Lamellen mikroskopisch kleine Granulationsherde auf, die bei weiterem Wachstum miteinander verschmelzen, während das von ihnen durchwachsene Bindegewebe der Lederhaut verschwindet als ob es aufgelöst würde. So wird die Usur immer breiter und größer, das Syphilomgewebe zerstört vordringend die

Lederhaut immer mehr, bis nur noch die dann staphylomatös vorgebauchten
äußersten Lamellen übrig sind, die schließlich auch durchbrochen werden.

Meistens ist das Syphilom von fibrinös-plastischer Iridozyklitis begleitet,
wobei auch die Hinterkammer von fibrinös-zelligem Exsudat oder, in späteren
Stadien, von Bindegewebe erfüllt erscheint.

Im Ziliarkörper bleibt der Muskel als Ganzes zunächst erhalten, zuweilen
ist er an die Sklera angedrückt. Aber dann dringt das Granulationsgewebe auch
zwischen die Muskelbündel ein, drängt sie auseinander und bringt sie dann oft
zum Schwund. Auch das bei kleineren Tumoren noch erhaltene Ziliarepithel

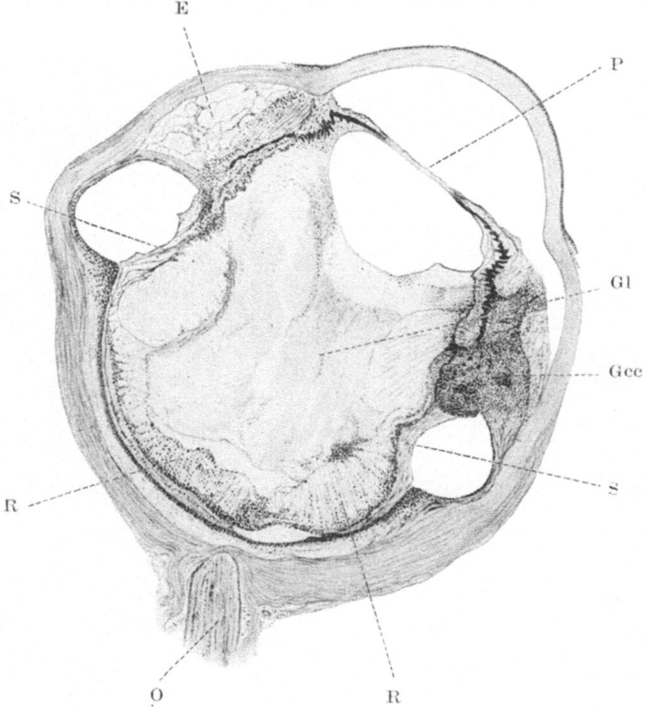

Abb. 34. Gummöse Zyklitis. v. Gieson. O Optikus. R Retina. Gl Glaskörper. S Entzündliche
Schwarte. E Exsudat. Gcc Gumöse Wucherung, vom Ziliarkörper ausgehend. P Pupille, durch
neugebildetes Bindegewebe verschlossen. Flächensynechie der Iris. V = Lupenvergrößerung.

verschwindet in schweren Fällen vollständig. Im übrigen ist der Ziliarkörper,
wo er nicht von Tumormasse durchsetzt ist, entzündlich verändert, das Gewebe
ist kleinzellig infiltriert, besonders um die Gefäße herum, die auch Endothelwucherungen aufweisen können, die Oberfläche ist von zellig-fibrinösem Exsudat bedeckt, wobei die Epithelien teils zugrunde gehen, teils die bekannten
Proliferationserscheinungen (s. oben S. 417) zeigen.

Die Linse wird entweder, wie bei sonstigen schwerer chronischer Iridozyklitis, durch die gesetzte Ernährungsstörung kataraktös und schrumpft,
oder sie erleidet Form- und Lageveränderungen durch den andrängenden Tumor.
Besonders interessant ist aber, daß nicht selten die Kapsel zerreißt und dann
das Granulationsgewebe in die Linsensubstanz eindringt, die schließlich verschwindet. Auch in den beiden oben erwähnten Fällen Igersheimers, die
keine eigentlichen Syphilome darstellen, war die Kapsel zerrissen und die
Linsensubstanz resorbiert. Die Kapsel reißt immer auf der Seite des Tumors.

Die Ursache ist wohl weniger in mechanischen als in chemischen Umständen,
in einer auflösenden Eigenschaft der Syphilomzellen (ähnlich den Fermenten
des Eiters) zu suchen, da bei entsprechend lokalisierten Sarkomen eine solche
Kapselzerreißung nur selten, beim Syphilom aber ziemlich häufig beobachtet
wird. Daß die intakte Kapsel für Spirochäten durchgängig ist, ist unwahrscheinlich und auch nach der Analogie mit den Ergebnissen der experimentellen Untersuchungen Hertels über die Spirochäten der Weilschen Krankheit nicht
anzunehmen.

Die Aderhaut kann, wenn sich die gummöse Wucherung nicht direkt in sie
fortsetzt, normal sein (Brixa) oder sie ist mehr weniger infiltriert, später

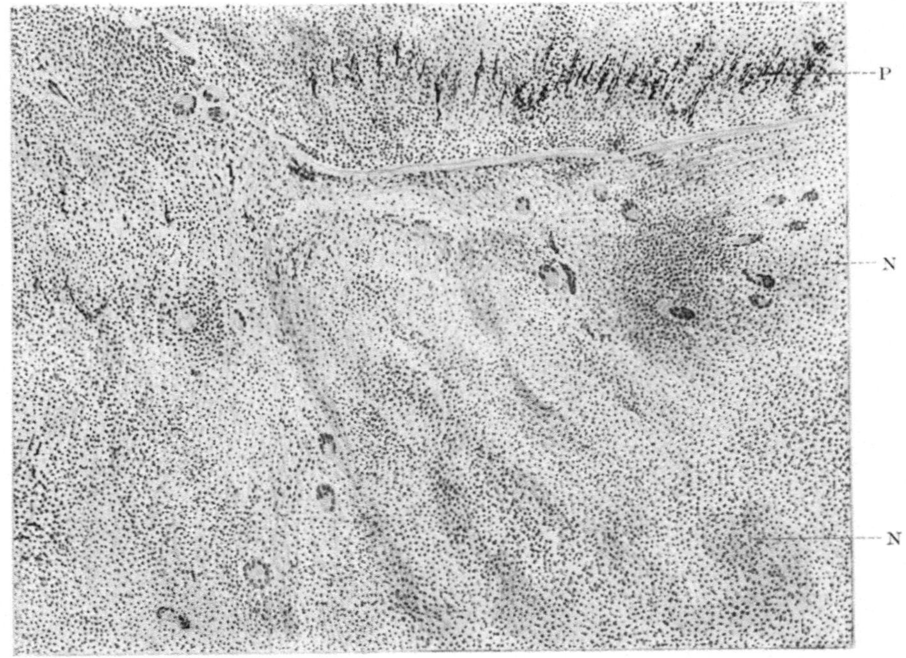

Abb. 35. Gummöse Zyklitis. Häm.-Eos. P Reste des Ziliarpigmentepithels. NN Nekrotische
Stellen. V = 62.

atrophisch. Die Gefäße können Peri- und Endovaskulitis aufweisen, häufig ist die
Wandung nur hyalin entartet. Die Suprachorioidea ist manchmal ödematös,
besonders in der Nähe des Tumors, so daß das Bild einer Aderhautablösung
entstehen kann.

Der eigene Fall, den ich Herrn Geh.-Rat Krückmann verdanke, stammt von einer
etwa 50jährigen Frau. — Der Bulbus war leicht atrophisch und etwas deformiert (Abb. 34).
Die gummöse Wucherung nahm den Ziliarkörper hinter dem Muskel auf der einen Seite des
Präparats ein (Abb. 35). Sie bestand aus gefäßarmem Granulationsgewebe mit Epitheloid-
knötchen, zahlreichen Riesenzellen und Nekrosen und hatte das Epithel durchbrochen, so
daß sie in den Glaskörper vorsprang. Im übrigen war der Ziliarkörper allseitig durch
Exsudat mit zelligen Infiltraten, die hauptsächlich an den durchtretenden Gefäßen und
Nerven saßen, von der Sklera abgelöst. Zwischen den Muskelbündeln Zellinfiltration,
besonders an größeren Gefäßen, Fortsätze sklerotisch, von zelligem Exsudat bedeckt. Die
Blutgefäße haben vielfach zellig infiltrierte Wand, keine nennenswerte Endothelwucherung.
An der Grenze von Ziliarkörper und Aderhaut findet sich in Organisation begriffenes
Exsudat, durch dessen Schrumpfung eine schmale Falte der Chorioidea emporgehoben
wird. Das Exsudat haftet nämlich nur an dieser Stelle fester an der Aderhaut, sonst ist es

durch zellhaltige Flüssigkeit von ihr getrennt, so daß im Schnittpräparat auf beiden
Seiten Hohlräume entstehen, die mit flüssigem Exsudat gefüllt sind.

Übrige Chorioidea in den tiefen und mittleren Schichten, ebenso wie die Suprachorioidea,
von Exsudat durchtränkt und ungleichmäßig zellig infiltriert. Ganz dicht ist die Infiltration
in der Kapillarschicht, deren Gefäße dadurch vollkommen verdeckt sind. Die Zellen sind
kleine und größere Lymphozyten und Plasmazellen, die Chromatophoren der mittleren und

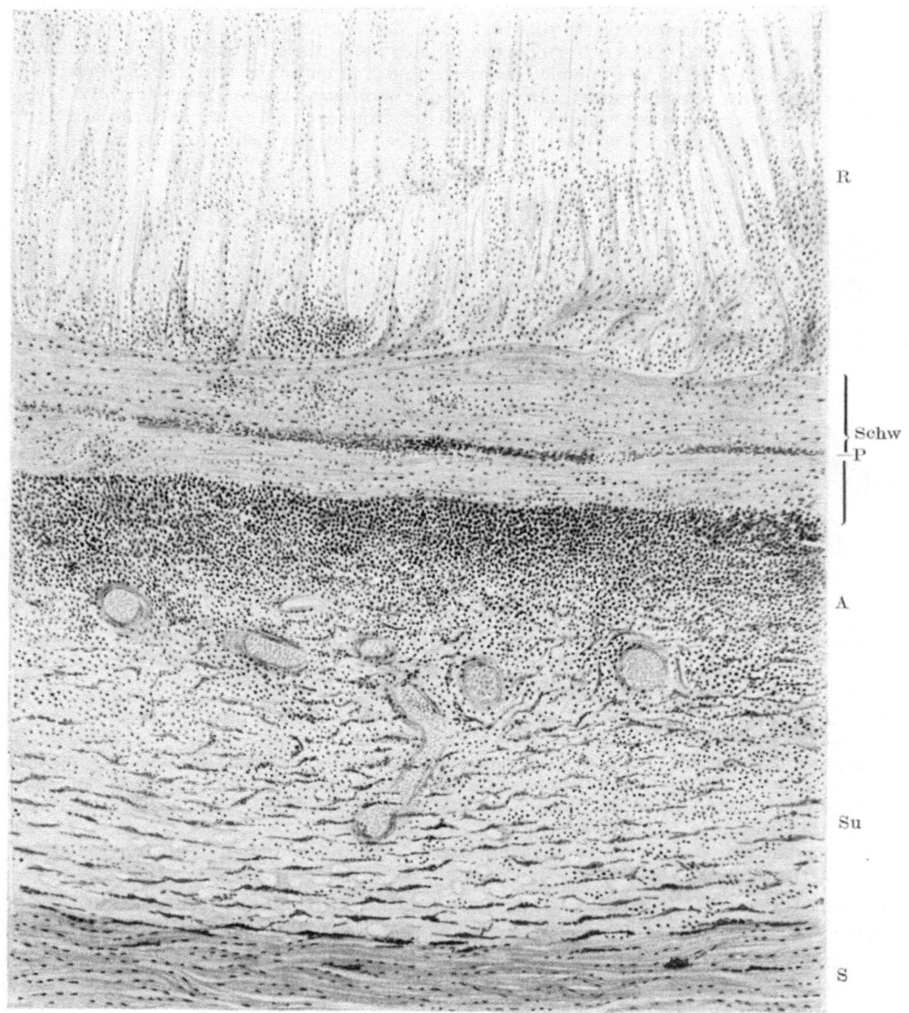

Abb. 36. Syphilitische diffuse Chordoretinitis bei gummöser Zyklitis. v. GIESON. S Sklera. Su Suprachorioidea. A Aderhaut. Schw Schwarte. P Pigmentepithelien. R Retina (äußere Hälfte), stark
verdickt durch Ödem, die Stützfasern hochgradig gedehnt und ausgezogen. V = 62.

tieferen Schichten sind größtenteils erhalten. Die Gefäße erscheinen hier unregelmäßig
verteilt, vielfach weit und dünnwandig, also wohl aus Erweiterung feinerer Zweige hervorgegangen oder ganz neugebildet. Wandveränderungen fehlen hier durchaus (Abb. 36).

Auf der Aderhaut liegt Schwarte mit Resten fibrinösen Exsudats. Von der Schwarte
gehen Ausläufer in die Netzhaut hinein, die total gliös entartet und dabei stark ödematös
ist. Die Retina besteht im wesentlichen aus senkrecht zur Oberfläche verlaufenden Glia-
faserbündeln und gliösen Pfeilern, die kleinere und größere Hohlräume abgrenzen. Zellen in
größerer Menge finden sich mehr in den äußeren Lagen, von der regelmäßigen Schichtung

ist nichts zu erkennen. Außer den gliösen Elementen sieht man auch unregelmäßig verstreute Lymphozytenhäufchen. Die noch sichtbaren Netzhautgefäße haben oft infiltrierte Wand mit perivaskulären knotenförmigen Lymphozytenherden. Die Netzhaut ist durch die Flüssigkeitsansammlung auf das Mehrfache verbreitert. An manchen Stellen sind die Gliafasern durchgerissen, so daß hier größere Zysten entstanden sind.

Der Glaskörper ist in ein gefäßreiches Gewebe umgewandelt, in dem massenhafte kleinzellige Infiltrationsherde und freie Zellen teils an, teils zwischen den Gefäßen verstreut sind.

Iris atrophisch, mit Infiltrationsherden und eingewandertem Epithelpigment durchsetzt, stellenweise bindegewebig verdichtet. Auf der Vorderfläche Granulations- bzw. junges Bindegewebe, welches den Kammerwinkel ausfüllt und sich in die Pupillarmembran fortsetzt. In das die Pupille ausfüllende Häutchen sind Pigmentepithelien der Hinterschicht und Chromatophoren eingewandert. In der Hinterkammer Exsudat, Bindegewebe, Pigmentzellen, zottenartige Wucherungen des hinteren Pigmentblattes sowie Lymphozytenknötchen. Es besteht also Flächensynechie mit Se- und Occlusio pupillae (Abb. 37).

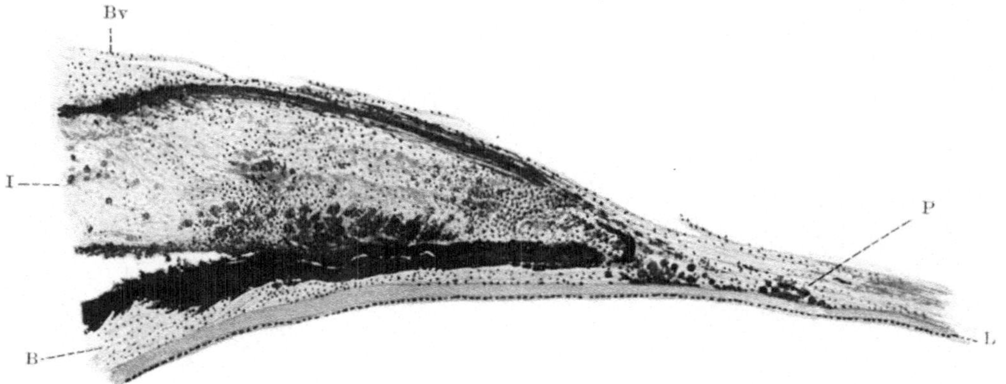

Abb. 37. Pupillarschwarte mit Flächensynechie der Iris (gummöse Zyklitis). v. Gieson. L Linsenkapsel. P Pupillarschwarte. I Iris. Bv neugebildetes Bindegewebe auf der Vorderfläche der Iris. B Neugebildetes Bindegewebe in der hinteren Kammer (Flächenverwachsung zwischen Iris und Linsenkapsel). V = 68.

Die Linse, deren Epithel erhalten ist, ist kataraktös.

Hornhaut ohne Besonderheit.

Episkleral fast überall Lymphozytenherde und Infiltration der Gefäßwände, auch extraskleral an hinteren Ziliargefäßen, aber nur vereinzelt, Endothelwucherung. Auf der Seite des Ziliargummi zahlreiche weite Lumina in Sklera und Episklera. Auch in der Lederhaut vielfach, besonders an Gefäßen, Lymphozytenanhäufungen.

Im Optikus dichte, aber ganz ungleichmäßige Infiltration der Septen und Scheiden, oft in Form großer unregelmäßiger Knoten.

Es handelt sich hier außer dem Gummi des Ziliarkörpers um eine syphilitische Panophthalmie schweren Grades. Dabei wäre hervorzuheben, daß außerhalb des Ziliarknotens keine Nekrosen vorhanden sind und daß die Gefäße hier sehr häufig kleinzellige Infiltration der Wandung aber keine nennenswerte Endothelwucherung aufweisen.

In den klinisch seit längerer Zeit abgelaufenen Fällen syphilitischer Iritis und Iridozyklitis finden wir die Iris meist atrophisch, dabei in der Regel das Stroma größtenteils oder nur stellenweise bindegewebig verändert, je nach dem Stadium noch mit Spindelzellen durchsetzt oder mehr faserig oder derb, darin dann noch Reste der Infiltration besonders in der Sphinktergegend. Baas sah in vier derartigen seit Jahren entzündungsfrei gebliebenen Fällen jedesmal unter der Vorderfläche nester- bis knötchenartige Anhäufungen verfilzter, pigmentierter und pigmentloser Bindegewebszellen, die er als Endprodukte früherer entzündlicher Knötchenbildungen deutete. Krückmann vergleicht die seichtnarbigen Vertiefungen, die an der Stelle einer früheren

Papel zurückbleiben können, mit den flachen Dellen, die an der Haut, besonders der Stirn, den früheren Sitz papulöser Effloreszenzen anzeigen (Corona veneris). Charakteristisch für frühere spezifische Knötchenbildung (bei Lues wie bei Tuberkulose) ist das Vorhandensein umschriebener atrophischer Stellen des Stromas, das fast bis auf das Pigmentblatt geschwunden sein kann.

Die Blutgefäße zeigen, soweit sie nicht zugrunde gegangen sind, meist nur die auch nach chronischer Iritis anderer Ätiologie gewöhnlich vorkommenden Veränderungen, homogene Verbreiterung der Bindegewebshülle, Verengerung des Lumens mit Pigmenteinwanderung oder Einschwemmung, so daß der Querschnitt wie eine Scheibe mit zentralem Pigmentfleck aussieht.

Alte Synechien erscheinen oft glasig und enthalten eingewanderte epitheliale Pigmentzellen. Das Stroma kann direkt in das die Pupille füllende und auch die Irisrückseite streckenweise mit der Linsenkapsel verlötende Bindegewebe übergehen. In die Pupillarmembran können auch Chromatophoren aus dem Stroma des zerstörten, aufgefaserten Pupillenrandes einwandern (Abb. 38). In der Hinterkammer kommen, wenn nicht gerade granulierende Prozesse mit

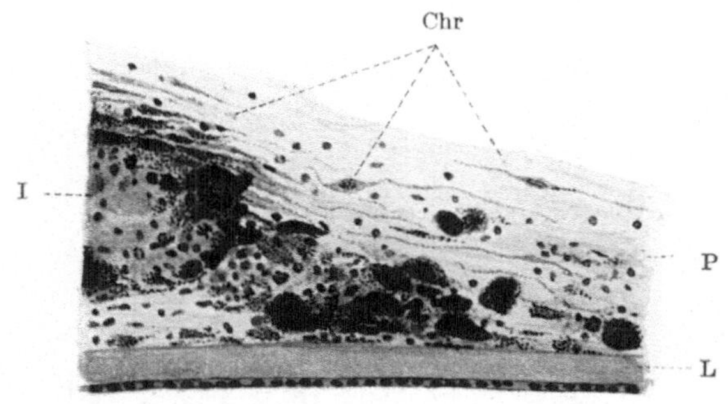

Abb. 38. Übergang des Pupillarrandes der Iris in die Pupillarschwarte (bei syphilitischer Iridozyklitis). v. GIESON. I Iris. P Pupillarschwarte. Chr Chromatophoren. L Linsenkapsel. V = 250.

Durchbruch der Irishinterfläche oder des Ziliarkörpers bestanden haben, meist nur geringe Mengen von Bindegewebe mit Pigmentresten vor.

Der Ziliarkörper zeigte nach Ablauf der Entzündung in den Fällen von BAAS Bindegewebsvermehrung und Zellarmut, wobei das Stroma der Fortsätze sklerotisch geworden war, und noch Reste kleinzelliger Infiltrate bestanden. Organisiertes Exsudat auf der Oberfläche des Ziliarkörpers wird in solchen Fällen nicht beobachtet.

Verf. hatte Gelegenheit, die Bulbi einer 50jährigen Frau zu untersuchen, die als junges Mädchen an einer viele Monate dauernden Augenentzündung gelitten und jetzt tiefe Hornhauttrübungen mit Resten von Iritis hatte. Das Irisstroma, das peripher locker mit der Descemet verwachsen war, erschien im ganzen schwammig, wie ödematös, doch zeigten die Chromatophoren und die Gefäße nichts Besonderes. Auf dem Sphinkter noch Infiltrationsherde von kleinen Lymphozyten und größeren Rundzellen mit chromatinarmem Kern. Der Ziliarkörper sieht, dem Alter entsprechend, etwas sklerotisch aus. Im Anfangsteil der Pars plana finden sich Lymphozyten und vermehrte Bindegewebszellen zwischen Elastika und Pigmentepithel, das im ganzen hier unregelmäßig ist, und auf der Oberfläche, wo das Ziliarepithel teils Defekte teils Regenerationserscheinungen (Knospenbildung) aufweist, verstreute Lymphozyten und Pigmenthäufchen. Dicht hinter der Ora finden sich zwischen atrophischen Netzhautstellen und der sonst normalen Aderhaut außer den gleichen lockeren Zellansammlungen sogar blutführende Kapillaren. In der Hornhaut sieht man, als Zeichen der überstandenen Keratitis parenchymatosa, Reste von Gefäßen besonders in der Tiefe, sowie teils höckerige drusenartige Verdickung teils richtige Verdoppelung der Descemet.

2. Chorioiditis syphilitica.

Die Aderhaut kann selbständig und isoliert, ohne Affektion von Iris und Ziliarkörper, erkranken. Wie bei der Syphilis der vorderen Uvea überwiegt auch hier im anatomischen Material die Lues congenita bzw. hereditaria. Lieblingssitz chorioiditischer Herde bei Erbsyphilis ist die Gegend vor dem Äquator und dieser selbst.

Es handelt sich einerseits um entzündliche Infiltration der Aderhaut mit oder ohne die

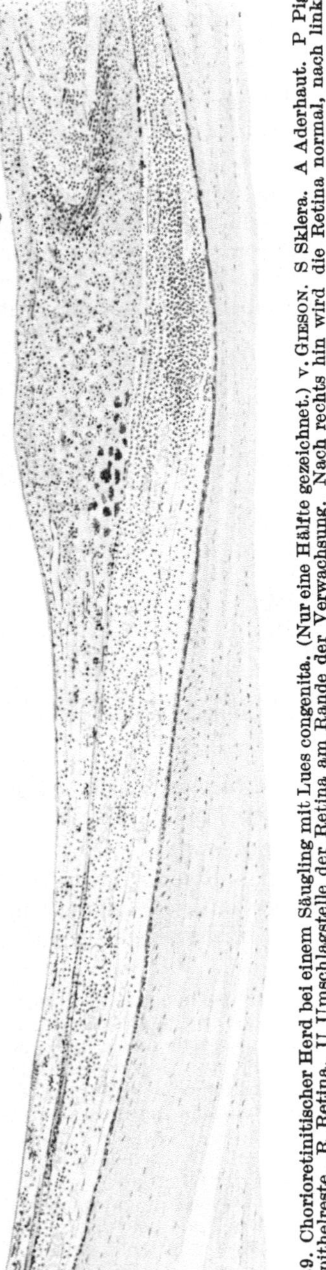

Abb. 39. Chorioretinitischer Herd bei einem Säugling mit Lues congenita. (Nur eine Hälfte gezeichnet.) v. GIESON. S Sklera. A Aderhaut. P Pigmentepithelreste. R Retina. U Umschlagstelle der Retina am Rande der Verwachsung. Nach rechts hin wird die Retina normal, nach links, der Mitte des Herdes, zunächst nekrotisch, dann stark verdünnt. V = 62.

Abb. 40. Mitte des Herdes von Abb. 39 bei stärkerer Vergrößerung. Häm.-Eos. Su Suprachorioidea. A Aderhaut. P Pigmentepithel. Pw Pigmentepithelwucherungen. R Atrophische Retina. Eosinophile, Lymphozyten und Plasmazellen. V = 210.

eine solche häufig begleichenden epichorioidalen Veränderungen (s. S. 410), andererseits um scheinbar isolierte Erkrankung des Pigmentepithels ohne pathologischen Befund im Stroma. Dabei können die Gefäße normal oder erkrankt sein. Manchmal zeigen sich nur die extraskleralen Abschnitte der hinteren Ziliararterien Infiltration der Adventitia mit oder ohne Intimawucherung.

Die Infiltration des Stromas tritt in der Regel zunächst herdförmig auf und scheint erst durch Zusammenfließen der Einzelherde diffus zu werden, doch ist öfter von einer solchen Zusammensetzung aus Einzelherden nichts zu sehen, und die Aderhaut kann in ganzer Ausdehnung gleichmäßig in Granulationsgewebe verwandelt sein (ITO). Die Zellen sind, entsprechend der Sekundärperiode der Lues, Lymphozyten mit meist zahlreichen Plasmazellen, zwischen denen auch Mastzellen und Eosinophile vorkommen können (Abb. 39 u. 40). KUNZE fand in einem Bulbus mit Keratitis parenchymatosa neben narbigen chorioretinischen Herden, die mit den Befunden v. HIPPELs und IGERSHEIMERs übereinstimmten, noch Infiltrationsherde der Aderhaut, die teilweise einen tuberkuloiden Bau zeigten, indem sie aus Lymphozyten und Epitheloiden zusammengesetzt waren, auch vereinzelt Riesenzellen enthielten. Diese Herde hatten stellenweise auch die äußeren Netzhautschichten zerstört. Die Chromatophoren sind meist degenerativ verändert, werden eckig oder klumpig und gehen zugrunde. Die Gefäße schwinden in der Infiltration, indem diese in die Wand eindringt, während das Lumen durch Intimawucherung verschlossen wird.

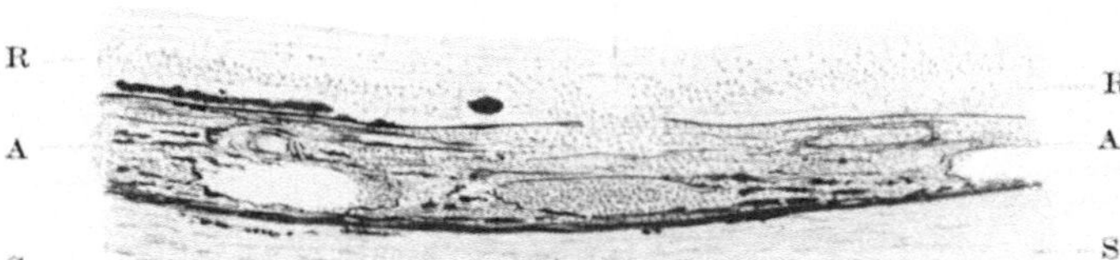

Abb. 41. Infiltrationsherd der Aderhaut bei alter Lues. Elastinfärbung nach HART. S Sklera. A Aderhaut. R Retina, atrophisch, mit eingewandertem Pigmentepithel. D V Defekt der Elastica laminae vitreae. V = 62.

Häufig ist zuerst die Kapillarschicht erkrankt, wie NETTLESHIP bei auf die Aderhaut beschränkter Augenlues nachwies. Doch beobachtet man auch oft die Infiltration ausschließlich in den mittleren Schichten (BRIXA, VERHOEFF, RUGE, FUCHS u. a.), so daß der Satz des genannten Autors, der erste und hauptsächliche Sitz der Veränderung sei die Kapillaris, in dieser Allgemeinheit als zu weitgehend bezeichnet werden muß. Die Suprachorioidea aber bleibt selbst in vorgeschrittenen Fällen, in denen die Aderhaut in ganzer Dicke zellig infiltriert ist, von entzündlicher Infiltration fast immer frei, zeigt höchstens Ödem oder in schweren Fällen fibrinös zelliges Exsudat. Eine Ausnahme von diesem Verhalten beschrieb FUCHS, der in einem Fall am hinteren Pol dichte Rundzellenansammlung gerade besonders in der Schicht der großen Gefäße und der Suprachorioidea sah.

Die in der Choriokapillaris liegenden Herde haben mehr die Neigung sich seitlich auszubreiten als in die Tiefe zu wachsen. Diese Lokalisation gibt, wenn vorhanden, ein differentialdiagnostisches Merkmal gegenüber der sympathischen Uveitis, bei der gerade die Kapillaris lange frei zu bleiben pflegt.

Über den Herden ist die Vitrea meist erhalten, öfter durch die Infiltration leicht vorgebaucht. Sie kann auch von dieser durchbrochen werden, die Zellmassen breiten sich dann seitlich zwischen Ader- und Netzhaut aus oder dringen auch in letztere ein. Defekte der Membran treten bei Elastinfärbung scharfrandig hervor (Abb. 41).

Aber auch ohne sichtbare Perforation können zweifellos Lymphozyten und Bindegewebszellen die Elastika durchwandern und allmählich Zellhäufchen zwischen ihr und dem Pigmentepithel bilden (ähnlich den Dalénschen Herden bei sympathischer Uveitis, vgl. S. 481), aus denen später flache kuppenförmige Herde eines zellig-faserigen Bindegewebes hervorgehen. Auch Gefäße sieht man manchmal in diesen epichorioidalen Auflagerungen, die nur aus der Aderhaut eingewachsen sein können, wenn auch ihre Durchtrittsstellen durch die Vitrea, wie auch Fuchs hervorhebt, nicht immer zu finden sind. Am Aufbau solcher Herde beteiligt sich meistens auch das Pigmentepithel in der oben angegebenen Weise.

Diese kleinen bindegewebigen oder bindegewebig-epithelialen Plaques haben nicht die Neigung zur Verknöcherung, im Gegensatz zu den Auflagerungen, die aus organisierten Exsudaten bei Chorioiditis anderer Ätiologie hervorgehen. Größere fibrinöse Exsudatmassen, die später organisiert werden könnten, treten bei Lues auf der Aderhautoberfläche nur in ganz schweren Fällen auf.

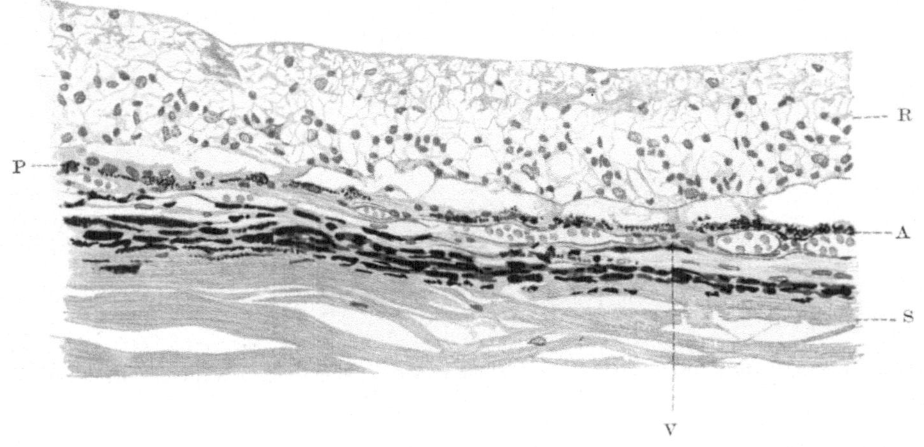

Abb. 42. Pigmentepithel bei altem luetischen chorioretinitischem Herd (alte Keratitis parench.) Häm.-Eos. S Sklera. A Aderhaut, stark atrophisch. R Retina, stark atrophisch. V Gliöse Verwachsungsstellen. P Reste des Pigmentepithels. V = 210.

Nettleship sah faseriges Gewebe, das durch Löcher in der Vitrea aus der Aderhaut herausgewachsen zu sein schien. Aber häufiger findet man gewucherte Glia durch solche Defekte in die Aderhaut einstrahlen. Nicht selten dringen durch die Lücken der Vitrea Pigmentepithelien in die Aderhaut ein; man sieht dann hier entweder kleinere und größere Pigmentklumpen, oder in neugebildetem Bindegewebe kleine Hohlräume, die von einem ungleichmäßigen, meist kernlosen Pigmentbelag ausgekleidet sind.

Das Pigmentepithel ist fast immer erkrankt, und zwar auch dann, wenn das Stroma einschließlich der Kapillaris normal aussieht, also scheinbar auch unabhängig von einer Affektion der Aderhaut oder der Gefäße. Allerdings könnte eine leichte Infiltration der Chorioidea wieder zurückgegangen sein. Man kann zwei verschiedenartige Veränderungen unterscheiden, die aber auch zusammen vorkommen. Einmal finden wir Proliferation der Epithelien, die unter Abscheidung von sog. Kutikularsubstanz (s. S. 391 u. 425) zur Bildung kalottenförmiger epichorioidaler Auflagerungen führt. Zweitens finden wir eine über große Strecken ausgebreitete Erkrankung der Epithelien, bei der proliferative und degenerative Veränderungen nebeneinander hergehen: einzelne Zellen vergrößern sich und ragen aus der Reihe hervor, der Pigmentgehalt wird ganz ungleichmäßig, einige Elemente erscheinen dunkler, andere weniger pigmentiert, selbst pigmentlos (Abb. 42). Es kommt teils zum Schwund von Zellen, wobei Häufchen von Pigment auf der Vitrea liegen bleiben können, teils zur Vermehrung auch in Form mehrfach übereinander liegender Platten, so daß das Bild der Pigmentepithelschicht ein ganz unregelmäßiges wird. Dabei können die Fuszinnadeln zu kugligen, tropfenartigen, dunkel schwarzbraunen Gebilden umgewandelt sein. Derartige Unregelmäßigkeiten im Pigmentgehalt, verbunden mit .meist degenerativen Veränderungen der Zellen selbst, bei geringer oder fehlender Affektion des Aderhautstromas liegen dem sog. „Pfeffer- und Salzfundus" bei Erbsyphilis zugrunde (Stähli, Igersheimer) und treten auch bei der von Igersheimer experimentell erzeugten Uveitis hervor (s. S. 436). Aber sie finden sich auch bei Chorioiditisfällen anderer Ätiologie, bei denen weder klinisch noch bei der Sektion Lues nachweisbar ist, wie ich selbst wiederholt feststellen konnte.

Dies gilt auch für die umschriebenen Pigmentepithelwucherungen, die mit Bildung hyaliner Substanz einhergehen und die auch bei intakter Kapillaris vorkommen (s. S. 426), sowie für die weitergehenden Folgeerscheinungen, Zerfall der Stäbchen-Zapfen, Atrophie der äußeren Netzhautschichten, Eindringen der Epithelien und des Pigments in die Retina, wo es besonders um die Gefäße, in ihrer Wand und schließlich im Lumen erscheint. Es entsteht so ein Bild wie bei der typischen Ret. pigmentosa, bei der die Aderhaut ja auch vollkommen normal sein kann.

Etwas für Lues Beweisendes haben also alle diese Pigmentepithelveränderungen nicht.

Die Retina verhält sich bei Chorioiditis luetica verschieden. Sie kann unabhängig von dieser erkranken, indem z. B. nur die Gefäße der Netzhaut verändert sind oder eine zellige Infiltration sich auf die inneren Schichten beschränkt. Sehr häufig aber, wohl in der Mehrzahl der Fälle, ist die Netzhauterkrankung sekundär. Es kann umschriebene Atrophie zunächst der äußeren Schichten eintreten, und zwar nicht nur über einzelnen Aderhautherden, sondern auch bei ausgedehnter Chorioiditis an einzelnen Stellen, so besonders am hinteren Pol (Rochon-Duvigneaud). Meist kommt es zur Verwachsung beider Häute, entweder nur an einzelnen Punkten oder in größerer Ausdehnung. Vorbedingung ist Alteration des Pigmentepithels und der Außenglieder. Wir finden dabei die Limitans externa direkt mit der Vitrea oder mit den epichorioidalen Plaques verwachsen, oder man sieht wohl als ein Vorstadium eine Verbindung derart hergestellt, daß feinere und gröbere Fortsätze der Pigmentepithelien in die Fasern eines über die Netzhautaußenfläche hinausgewucherten gliösen Netzwerkes überzugehen scheinen. An den Verwachsungstellen kann das Aderhautstroma mikroskopisch normal sein oder mehr weniger ausgesprochene Infiltration oder Bindegewebsneubildung zeigen, sehr häufig ist die Chorioidea atrophiert, alles dieses je nach dem Stadium des Prozesses und je nachdem die Infiltration einfach zurückgegangen war oder zu weitergehenden Folgeerscheinungen geführt hatte.

Gummöse Aderhautveränderungen sind selten beschrieben worden und kommen wohl überhaupt nicht häufig vor. Unter den 23 anatomisch untersuchten Fällen von Gumma der Uvea, die Ewetzky zusammengestellt hat, lag nur einmal der Ausgangspunkt nach hinten vom Ziliarkörper. Wenn Nettleship die von ihm beobachteten, oberflächlichen, kleinzelligen Aderhautknötchen als Gummata bezeichnete, so dürfte diese Bezeichnung doch Bedenken erregen, wenn auch einmal in einem dieser Herde zentral beginnende Degeneration der Zellen zu bemerken war. Sichere Fälle gummöser Chorioiditis sind von Schöbl, Stock und Uhthoff beschrieben worden.

Schöbl fand bei einer seit 10 Jahren an Lues und etwa ebensolange an Sehstörung leidenden Frau mittleren Alters im rechten Auge neben zahlreichen kleinen, brotlaibförmigen, aus Rundzellen bestehenden Aderhautknötchen, am hinteren Pol einen über 1 mm dicken Rundzellenherd, der zentral regressive Veränderungen wie undeutliche Zellgrenzen, mangelhaft gefärbte Kerne, kernlose Zellen und Detritus aufwies. In diesen Herd waren zahlreiche Pigmentepithelien eingewandert. Die Aderhautgefäße hatten eine (meist hyalin) verdickte Intima und Adventitia, in dem zentralen Herd waren fast gar keine Blutgefäße aufzufinden. Im linken Auge, dessen Netzhaut abgelöst war, zeigte sich äquatorial eine stärkere Aderhautverdickung, die durch einen dem zentralen Herd des rechten Auges gleichenden Knoten mit weit in die Umgebung hinein sich erstreckender Infiltration hervorgerufen war.

In STOCKS Fall von Optikusgummi wurde die Diagnose nur anatomisch gestellt. Die Aderhaut war nasal an der nekrotischen Papille gleichfalls vollkommen nekrotisch, hier fand sich ein nur aus Detritusmasse bestehender Herd. Temporal bestand massenhafte Rundzelleninfiltration, die stellenweise besonders um Blutgefäße herum herdförmig noch etwas dichter war. Im Zentrum einzelner Herde lagen Epitheloide, ganz selten auch Riesenzellen. Weiter nach vorn hin fanden sich noch kleinere Infiltrationsknötchen in der Chorioidea.

Einen sehr schweren Fall von Gumma des Uvealtraktus mit Perforation der Sklera sah UHTHOFF. Aderhaut, Ziliarkörper, Retina und Sklera waren im unteren äußeren Quadranten durch gummöse Wucherung zerstört, die Iris aber nur mäßig entzündlich infiltriert und am Pupillarrand mit der Linsenkapsel verwachsen. Medial war die Netzhaut

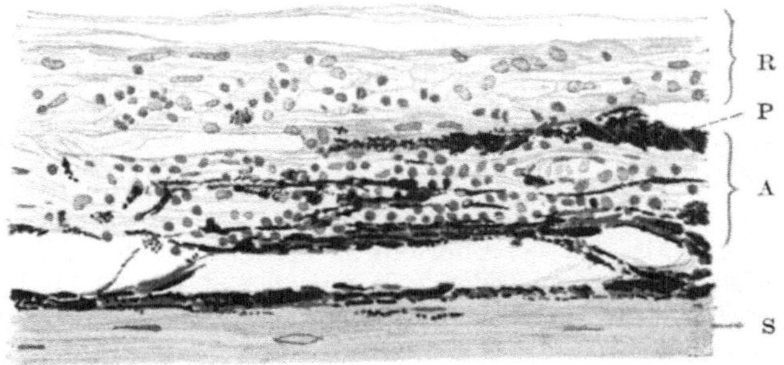

Abb. 43. Alter atrophischer chorioretinitischer Herd in der Äquatorgegend (aus demselben Auge wie Abb. 42). Häm.-Eos. S Sklera. A Aderhaut, stark atrophisch, mit kleinzelliger Infiltration. P Reste des Pigmentepithels, zum Teil gewuchert. R Retina, stark atrophisch. V = 210.

durch homogenes Exsudat buckelförmig abgelöst. Der Herd selbst bestand aus Granulationsgewebe mit ausgedehnten Nekrosen und Kerntrümmern und dichten Massen von Lympho- und Leukozyten. Stellenweise zeigte sich beginnende Bindegewebsentwicklung. Die innerhalb des Herdes und in dessen nächster Umgebung verlaufenden Gefäße hatten perivaskuläre Infiltrationen. Dicht vor dem Gumma lag in der aufgetriebenen Aderhaut noch ein zweiter, langgestreckter Nekroseherd.

Die folgenden als Gummata der Aderhaut beschriebenen Fälle sind vielleicht nicht ganz einwandfrei (FIALHO, HANSSEN).

FIALHO beschrieb eine tumorartige Verdickung der Aderhaut bei Iridozyklokeratitis im Sekundärstadium der Lues. Die medial gelegene Verdickung war aus Knötchen zusammengesetzt, die aus Epitheloiden mit zentralen Riesenzellen und peripherem Lymphozytenwall bestanden. Nekrosen fehlten, Tuberkelbazillen wurden nicht gefunden, Gefäßveränderungen sind nicht erwähnt. Lateral bestand Hyperämie und kleinzellige Infiltration. Der Ziliarkörper war, der Form nach noch erkennbar, in Exsudat eingebettet. Die Iris war auf der lateralen Seite hochgradig entzündlich infiltriert, medial in „entzündlichem" Gewebe aufgegangen. Nach der Abbildung sieht der Tumor so aus wie ein Konglomerattuberkel ohne Verkäsung sich darstellen würde.

Ein von HANSEN als „Gumma chorioideae" beschriebener etwa papillengroßer Tumor bei Lues hereditaria war am hinteren Pol mit relativ dünnem Stiel aus der Aderhaut unter Durchbruch der Vitrea herausgewachsen und hatte sich hier pilzförmig seitlich ausgebreitet. Er bestand zentral aus sklerotischem Bindegewebe mit spärlichen Gefäßen und Resten von Pigmentepithel, peripher aus Granulationsgewebe. Außerhalb des Herdes war die Aderhaut stellenweise diffus oder mehr herdförmig von Lymphozyten infiltriert. Ferner fand sich um die Gefäße bis in die weitere Peripherie hinein Rundzellenansammlung, die von außen in die Wand eindrang und so auch zu Durchsetzung der Adventitia mit Rundzellen geführt hatte. Riesenzellen oder Nekrosen wurden nicht beobachtet. — Liegt hier ein Gumma vor, so wäre es in bindegewebiger Ausheilung begriffen. Doch ist die Art des Herauswucherns aus der Aderhaut auffallend. Es handelt sich vielleicht doch nur um einen jener in bindegewebiger Umwandlung begriffenen Granulationspröpfe, wie sie in kleinerem Umfang nicht selten beobachtet werden.

Die Ausgangsstadien abgelaufener spezifischer chorioiditischer Prozesse stellen sich anatomisch entweder als einfacher Schwund oder als Sklerosierung des Gewebes dar, beides entweder diffus über größere Strecken der Aderhaut ausgedehnt oder herdförmig, in der Regel mit Verwachsung der besonders in den äußeren Schichten atrophisch gewordenen und mehr weniger pigmentierten Netzhaut. Das Bild hat gegenüber einer alten Chorioretinitis anderer Ätiologie nichts Charakteristisches. Geringfügige Infiltrationen können wohl einfach zurückgehen und nur Veränderungen des Pigmentepithels zurücklassen. Andererseits findet man auch in ganz alten Fällen noch kleinzellige Infiltration (Abb. 43). Dazu kommen die bleibenden epichorioidalen Plaques auf der Vitrea, die oft Lücken aufweist, durch die dann auch Pigmentepithelien in die Aderhaut eindringen konnten (Abb. 44). Das Pigmentepithel ist fast immer schon durch den floriden Prozeß in der oben beschriebenen Weise verändert, die Reihe der Zellen im Schnittpräparat gelichtet und sehr ungleichmäßig pigmentiert, wohl nur ganz ausnahmsweise intakt wie in einem Fall Uhthoffs, in dem auch die atrophischen Stromaveränderungen nur gering waren.

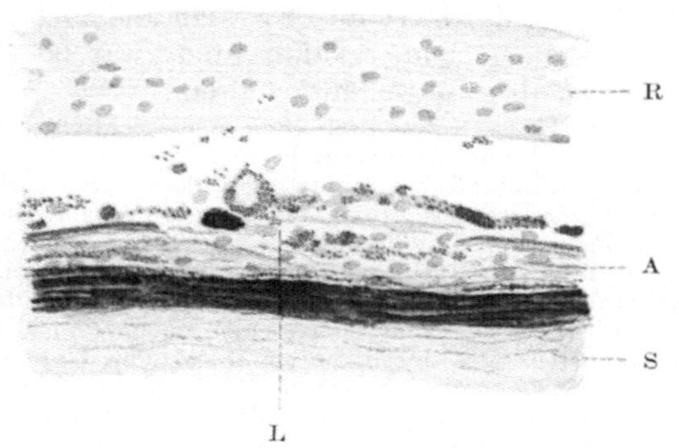

Abb. 44. Atrophischer äquatorialer Aderhautherd mit Defekten der Elastika und Einwanderung von Pigmentepithel in die Aderhaut. Elastinfärbung nach Hart. S Sklera. A Aderhaut. R Retina, stark atrophisch und in ein dichtfaseriges Gliahäutchen umgewandelt. L Lücken in der Elastica vitreae. V = 200.

Die Kasuistik ist auch hier spärlich. Einiges wurde bereits im Verlauf unserer Darstellung erwähnt.

Nagel berichtet über zwei Fälle alter spezifischer Chorioretinitis. Im ersten Fall (Paralyse) fand er herdförmige pigmentierte Verwachsungen zwischen Netzhaut und Aderhaut. Letztere war hochgradig degeneriert, die Kapillaris zugrunde gegangen, an ihrer Stelle findet sich, wie die beigegebene Abbildung (Abb. 1) zeigt, ein aus länglichen Kernen und Fasern bestehendes Bindegewebe. Im zweiten Fall (hereditäre Lues) war die Aderhaut ebenfalls hochgradig entartet, das Pigmentepithel in dichten Massen in das Stroma hineingewuchert, und zwar nicht nur an Stellen von Netzhautverwachsung, sondern auch mitten in Herden ausgesprochener Infiltration. Die größeren Gefäße waren intakt, von Kapillaren und kleineren Gefäßen war in den Pigmentmassen nichts zu unterscheiden.

Bei den Fällen von Baas, die klinisch als seit Jahren abgelaufen anzusehen waren, ist außer den auch anatomisch als Endstadien zu bezeichnenden Veränderungen (Sklerose usw.) besonders das Bestehen kleinzelliger Infiltrationen hervorzuheben (vgl. oben S. 429 u. 433). In den beiden Bulbi seines ersten Falles fand sich auf der Vitrea faseriges kernarmes Bindegewebe. Soweit die Kapillaren nicht zugrunde gegangen waren, zeigten sie sich in sklerotisches Bindegewebe eingebettet und komprimiert. Diffuse und herdförmige Infiltration bestand noch in den mittleren Aderhautschichten. Im zweiten Fall war hier die Infiltration nur vereinzelt nachweisbar, dagegen umgaben größere Rundzellenherde die Papille. Im dritten Fall war die Kapillaris normal, die kleinzellige Infiltration war diffus und gering in der Sattlerschen Schicht, stärker und mehr herdförmig in den mittleren Lagen. Baas hält die Beteiligung des Stromas an der Entzündung nach seinen Befunden für nicht sehr wesentlich; die Anzeichen einer solchen bestanden in Atrophie, Bindegewebsneubildung, Wucherung der Chromatophoren und Umwandlung derselben in rundliche oder eckige Gebilde. Pigmentepithelwucherungen bildeten vielfach aus 7 bis 8 Lagen zusammengesetzte Höcker, in denen auch Gefäße vorkamen. Die extraskleralen Arteriae cil. post. hatten verdickte Adventitia, hin und wieder mit Rundzelleninfiltration und Intimawucherung.

Fuchs sah bei einem 10 Wochen alten luetischen Säugling die Aderhaut einschließlich der Gefäße in Bindegewebe umgewandelt, darin noch spärliche Reste von Plasmazellen.

Einen isolierten atrophischen, am Rande pigmentierten Makulaherd von 2 P. D. Größe bei einem Paralytiker untersuchte Stargardt. Hier war die Aderhaut bis auf geringe Reste geschwunden. Kapillaren und Pigmentepithel fehlten vollständig, nur einzelne gröbere Gefäße mit Intimawucherung waren übrig geblieben. Am Rande des Herdes war das Pigmentepithel proliferiert, außerdem aber bestand hier eine die ganze Dicke der Aderhaut einnehmende Infiltration mit Plasmazellen, die sich auch noch ein ziemliches Stück in die Umgebung des Herdes hineinerstreckte. — Es zeigt sich auch hier, daß das atrophische Aussehen eines Herdes im Augenspiegelbilde keineswegs das Bestehen florider Entzündung ausschließt.

b) Tuberkulose.

Die tuberkulöse Infektion der Uvea tritt in zwei Formen auf: als akute disseminierte Miliartuberkulose und als chronische tuberkulöse Entzündung, die auch zu geschwulstartiger Wucherung (Solitärtuberkel) führen kann.

Schon Jahrzehnte vor Klärung des Wesens der Tuberkulose wurde die Beteiligung der Uvea an Prozessen, die auch im modernen Sinne als tuberkulöse zu bezeichnen sind, erkannt (und zwar bei der Aderhaut früher als der Iris), zunächst aber für selten gehalten.

A. v. Graefe beschrieb 1855 einen Solitärtuberkel der Aderhaut in einem Schweinsauge. Im gleichen Jahr berichtete E. v. Jaeger über den ophthalmoskopischen und anatomischen Befund bei Miliartuberkulose der Aderhaut, doch fand die Veröffentlichung keine besondere Beachtung, bis Manz 1858 eine ausführlichere anatomische Beschreibung eines Falles von Beteiligung der Chorioidea an akuter allgemeiner Miliartuberkulose gab, die er 1863 durch Untersuchung zweier neuer Fälle erweiterte und vervollständigte. Er führte die tuberkulöse Zellwucherung auf die Adventitiazellen der mittleren Aderhautgefäße zurück. 1863 beschrieb Busch einen neuen Fall, bei dem er 23 Tuberkel in der Aderhaut zählte. Aber erst durch die grundlegenden Untersuchungen Cohnheims 1867 wurde die Häufigkeit der Aderhauttuberkel bei akuter Miliartuberkulose erkannt. Cohnheim fand Sitz und Ausbreitung kleinerer Knötchen „hauptsächlich, ja allein" in der Kapillaris (wie Busch) und leitete sie nicht von Gefäßwand- oder Stromazellen, sondern von „lymphkörperchenartigen Zellen" ab. 1868 folgte die erste eingehende ophthalmoskopische Beschreibung der miliaren Aderhauttuberkel von A. v. Graefe, mit anatomischer Untersuchung von Leber.

Die späteren anatomischen Arbeiten, von denen nur die von Weiss 1877, Brückner 1880, Dinkler 1889, Margulies 1898 und Botteri 1909 hervorgehoben seien, bestätigten und erweiterten Cohnheims Angaben.

Noch spärlicher waren anfangs die Arbeiten über die chronische tuberkulöse Uveitis, was zum Teil mit den noch ungeklärten Anschauungen über die Tuberkulose zusammenhängt. Submiliare Tuberkel in der Iris wurden zum erstenmal von Gradenigo beschrieben: Auf dem rechten an Iritis mit Beschlägen und Hornhautknötchen erkrankten Auge eines 21jährigen Mannes fanden sich halbhirsekorngroße Knötchen im Stroma; im Verlauf der Erkrankung traten dann ähnliche Knötchen in der linken Iris ohne Entzündungserscheinungen auf. Bei der Sektion fand sich allgemeine Miliartuberkulose der inneren Organe. Den ersten Fall von chronischer Iridocyclitis tuberculosa beim Menschen (mit Konglomerattuberkel der Iris und Miliartuberkeln der Retina) beschrieb Perls 1873. Vier Jahre später folgte eine Veröffentlichung von Hirschberg über einen Solitärtuberkel der Aderhaut und eine ausführliche Arbeit von Weiss, der unter kritischer Besprechung der gesamten älteren einschlägigen Literatur über einen Konglomerattuberkel der Aderhaut, über einen Fall von Miliartuberkulose und über eine „primäre" chronische Tuberkulose der Uvea mit Beteiligung der Retina und Bildung von Konglomerattuberkeln in Iris-Ziliarkörper und im Sehnerven berichtete. Einen wesentlichen Fortschritt brachte 1878 die Arbeit von Haab, die auch die erste reichhaltigere Kasuistik der Augentuberkulose überhaupt enthält. Haab beseitigte endgültig den Begriff des „Granuloma iridis", indem er dessen tuberkulöse Natur erkannte, nachdem schon 1875 Manfredi die Ansicht ausgesprochen hatte, daß ein Teil der in der Literatur als Granulome der Iris beschriebenen Fälle als Tuberkelknoten aufzufassen seien. Bei der Tuberkulose der vorderen Uvea, auf deren Heilbarkeit er nachdrücklich hinwies, unterschied er zwei Gruppen: Iritis tuberculosa mit Knötchenbildung und Hornhautbeschlägen, bei der das Auge in gutem Zustand bleiben oder durch schleichende Chorioiditis zugrunde gehen kann, und eine häufiger vorkommende Form, bei der es zu größeren Wucherungen kommt, die nach außen perforieren, mit Ausgang in Phthisis bulbi. Die Aderhaut war in allen Fällen von Tuberkulose des Vorderabschnitts frei.

Die Erkenntnis von der großen ätiologischen Bedeutung der Tuberkulose bei chronischen Entzündungen der Uvea sowie den Ausbau der klinischen und pathologisch-anatomischen Grundlagen, namentlich auch soweit die disseminierte Form der chronischen Aderhautentzündung in Frage kommt, verdanken wir in erster Linie v. MICHEL und seiner Schule (BONGARTZ, BACH, DENIG) seit Anfang der 90er Jahre.

Eine weitere Vertiefung unserer Kenntnisse brachten dann in neuerer Zeit besonders die experimentellen Untersuchungen STOCKs und die klinisch-anatomischen E. v. HIPPELs.

STOCK konnte durch intravenöse Einspritzung von Tuberkelbazillen bei Kaninchen in der Uvea, besonders der Aderhaut (seltner in anderen Teilen des Auges), Knötchen hervorrufen die spontan abheilten, und zwar entweder durch einfache Resorption oder unter Bildung von narbig-bindegewebigen Herden, in diesem Fall meist mit Verdünnung der Aderhaut. Solche hämatogen entstandenen Knötchen, in die Vorderkammer von Kaninchen (einmal auch eines Meerschweinchens) gebracht, können reizlos einheilen. Diese hämatogen erzeugte Tuberkulose zeigte also große Neigung zur Ausheilung, im Gegensatz zu der durch Vorderkammerimpfung mit tuberkulösem Material entstandenen, fast immer für das Auge (und den ganzen Organismus) deletären Tuberkulose. Allerdings kommen sogar bei direktem Einbringen von Tuberkelbazillenreinkultur in die Vorderkammer Ausnahmen von der Regel vor, daß danach immer schwere Augentuberkulose eintritt, der Prozeß kann sogar unter diesen Bedingungen ausheilen (SCHIECK).

Schon SAMELSOHN hatte festgestellt, daß Tuberkelknötchen der Iris trotz starker Virulenz der Keime spontan unter Zurücklassung von Gewebslücken oder narbigen Bindegewebswucherungen ausheilen können. Er wies auch auf die Schwierigkeit der Diagnose hin, indem bei sicherer Tuberkulose sowohl Bazillenfärbung wie Überimpfung von Gewebsstückchen im Stich lassen können. Kammerwasserübertragung vom Menschen auf Kaninchen blieb immer negativ, einmal bei sicherer Iristuberkulose (STOCK).

Was das histologische Verhalten der experimentellen hämatogenen Tuberkulose betrifft, so fand STOCK, daß die Irisknötchen zunächst nur aus Lymphozyten zusammengesetzt sind, Epitheloide treten erst später darin auf, Riesenzellen erst nach Monaten. Verkäsung fand sich nur in schwer erkrankten Augen. In der Iris hinterließen die Knötchen nach der Abheilung niemals irgendwelche Gewebsveränderungen.

Auch bei der Uveatuberkulose des Menschen kommen nicht selten Knötchen vor, die nur aus Lymphozyten bestehen, meist neben mehr weniger typischen Tuberkeln. Tuberkelbazillen sind in diesen Lymphoidknötchen bisher nicht gefunden worden. Die klinisch meist rasch aufschießenden und wieder verschwindenden Knötchen, die wohl mit diesen Lymphoidknötchen identisch sind, wurden zuerst von GILBERT als „Tuberkulide" gedeutet (vgl. LEWANDOWSKY: Die Tuberkulose der Haut, 1916, Verlag J. Springer, S. 68ff.). Von der bunten Vielgestaltigkeit des histologischen Bildes der chronischen Uvealtuberkulose — je nach der durch den Virulenzgrad der Bazillen und die Menge wirksamer Antikörper bedingten Schwere des Krankheitsverlaufs sowie nach dem Stadium des Prozesses — gibt die reichhaltige Kasuistik v. HIPPELs ein anschauliches Bild.

1. Die akute Miliartuberkulose.

Miliartuberkel der Uvea entstehen akut bei allgemeiner disseminierter Miliartuberkulose durch Verbreitung der Bazillen auf dem Blutwege. Unter welchen Bedingungen es aber zum Haften der Keime im Gewebe kommt, ist noch unbekannt. Das bloße Vorhandensein im Blut ist zur Erklärung nicht ausreichend, da nach den Befunden v. LIEBERMEISTERs u. A. virulente Tuberkelbazillen jahrelang im Blut kreisen können, ohne nachweisbare Krankheitserscheinungen hervorzurufen. Die miliaren Tuberkel sind bisher unter diesen Verhältnissen meist in der Aderhaut, nur selten in der Iris beobachtet worden. Nach GILBERT (GRAEFE-SAEMISCH, 2. Aufl., 2. Teil, Bd. 5, Kap. 6_2, S. 177) sieht man die Knötchenbildung in der Iris am besten und frischesten an den Augen von Kindern, die an Miliartuberkulose verstorben sind. Die in der Regenbogenhaut bei chronischer Augentuberkulose ohne begleitende oder nachfolgende Entzündungserscheinungen aufschießenden flüchtigen Knötchen, die schon GRADENIGO beobachtet hat, sind wohl mit GILBERT als Tuberkulide, nicht als eigentliche Tuberkel aufzufassen.

Die Größe dieser Aderhautknötchen schwankt zwischen mikroskopischer Kleinheit und 2—3 mm Durchmesser (wobei die größeren durch Zusammenfließen kleinerer entstanden sind), sie können, vom Moment des ophthalmoskopischen

Sichtbarwerdens an gerechnet, in 8 Tagen bis zu dieser Größe heranwachsen (Botteri). Cohnheim fand meistens einen Durchmesser von 0,6—1 mm. Sie sind selten nur in einem, fast immer in beiden Augen vorhanden, meist in der Mehrzahl zu 4—6 oder mehr, selbst in großer Masse; in je einem Fall zählte Cohnheim 40 und 52 Knötchen, Morton 70, Fraenkel 60—70. Die Mehrzahl sitzt im hinteren Bulbusabschnitt, doch kommen sie auch vor dem Äquator, selbst dicht an der Ora serrata vor, wo sie sich natürlich dem ophthalmoskopischen Nachweis entziehen.

Die Knötchen können in allen Schichten der Aderhaut entstehen. Nach Cohnheim sitzen sie in der Kapillaris, Dinkler fand sie an der Grenze zwischen dieser und der mittleren Schicht, seltner kommen sie im tieferen Stroma vor. In Cohnheims Fällen ragten nur größere, nach vorn prominierende Knötchen rückwärts bis in die mittleren Schichten hinein: von 0,6 mm Durchmesser ab prominierten sie über die innere Oberfläche der Aderhaut, erst von 1 mm ab auch gegen die Sklera, wo sie deutlich sichtbare Abdrücke hervorgerufen hatten. Aber man beobachtet auch, wie Verf. bestätigen kann, größere die

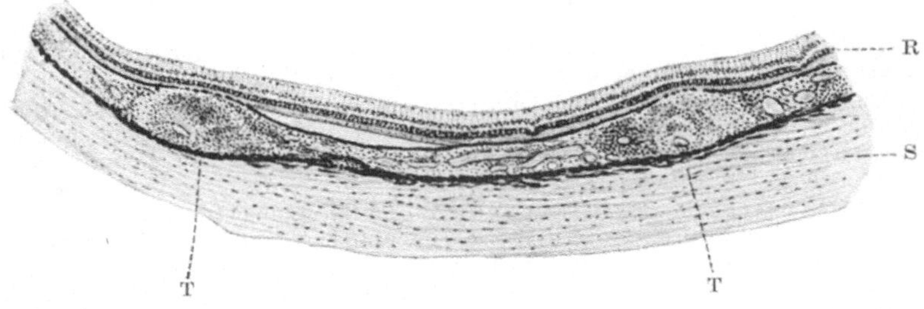

Abb. 45. Zwei miliare Tuberkel der Aderhaut bei akuter Miliartuberkulose. v. Gieson. T Tuberkel. S Sklera. R Retina, durch die Tuberkel leicht vorgedrängt. Pigmentepithel über den Tuberkeln schütter. Lupenvergrößerung.

ganze Aderhautdicke durchsetzende Knötchen, die nach hinten sich mehr vorwölben als nach vorn, und die daher wohl in den tieferen Schichten entstanden (Margulies), jedenfalls in dieser Richtung mehr gewachsen sind (Abb. 45).

Der histologischen Zusammensetzung nach bestehen die kleinsten Knötchen nach Dinkler u. A. lediglich aus Lymphozyten. Knötchen von 0,5 mm Durchmesser liegen gewöhnlich als linsenförmige Herde im Aderhautgewebe und bestehen aus Epitheloiden, meist mit einer oder mehreren Riesenzellen und mehr weniger ausgesprochenem Lymphozytenwall. Die Riesenzellen können, wie auch sonst in der Uvea, feinkörniges bis staubförmiges Pigment enthalten, entweder haufenförmig in der Mitte oder kranzförmig an der Grenze gegen die randständigen Kerne angeordnet. Dinkler gibt an, daß das Pigment zunächst körnchen- und spießförmig sei und erst später bei der zentralen Nekrose der Zelle staubförmig aufgelöst werde. Auch im übrigen Tuberkel findet sich staubförmiges Pigment, das aber aus Chromatophoren stammt. Häufig sind ferner kleine Blutungen. Tuberkel von über 1 mm Durchmesser sind stets in mehr oder weniger ausgedehnter Weise regressiv verändert, meist verkäst (Abb. 46).

Daß auch präformierte Gefäße die Tuberkel durchziehen, ist bei dem Bau der Aderhaut nicht weiter auffallend. Gewöhnlich sieht man in den verkästen Knoten um ein Lumen, das leer oder mit Blutresten oder hyalinen Klumpen oder zerfallenen Zellmassen gefüllt ist, eine hyaline, gleichförmige Wandung, die meist keine Schichten mehr erkennen läßt. Nur elastische Elemente lassen sich

in dieser Wand durch spezifische Färbung meist nachweisen. MANZ nahm an,
daß die Knötchen, wie etwa die kleinen Tuberkel der Pialarterien, an den Gefäßen
sitzen, von denen aber in der Aderhaut nicht zu entscheiden sei, ob es sich um
Venen oder Arterien handele, da letztere dicht vor den Kapillaren ihre Muskularis verlieren, und glaubte, daß die Elemente des Tuberkels im wesentlichen
auf die Adventitiazellen der Gefäße zurückzuführen seien, neben denen noch
farblose Stromazellen in Betracht kämen. Schon COHNHEIM wies diese Auffassung zurück und erklärte die Abstammung der Knötchenelemente von den
Adventitiazellen nicht für die gewöhnliche (s. o. S. 452). GREEFF legt, wie
MARGULIES, auf die Beziehung zu den Gefäßen, die meist Venen seien, wieder
besonders Gewicht. Da Tuberkel beobachtet worden sind, die im Wurzelgebiet
einer Vortexvene liegen (WEDL-BOCK) oder von solchen abgeleitet wurden
(MARGULIES), glaubte er, daß es sich bei den Miliartuberkeln der Aderhaut
„meist um Venentuberkel" handelt und, wie MARGULIES, daß die Infektion

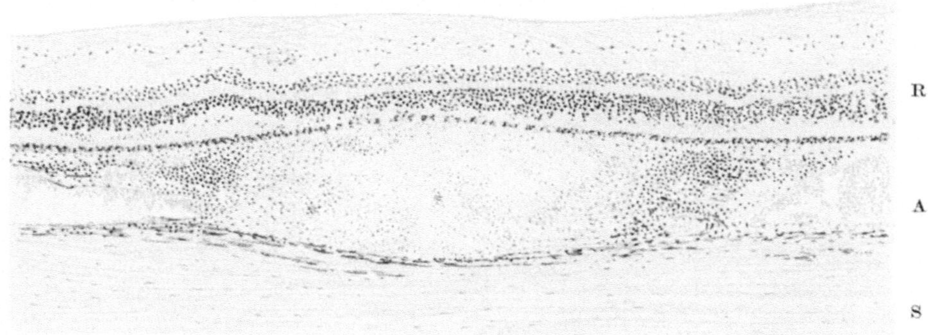

Abb. 46. Verkäster Miliartuberkel der Aderhaut bei akuter Miliartuberkulose. Färbung nach
SCHMORL. S Sklera. A Aderhaut. R Retina. Der Tuberkel drückt die innere Skleraloberfläche
und die äußeren Netzhautschichten ein, die innere Netzhautoberfläche verläuft aber glatt. V = 62.

auf dem Wege der Lymphbahnen erfolge und so in die perivaskulären Scheiden
der Aderhautvenen gelange. Es ist wohl aber ungezwungener anzunehmen,
daß die Bazillen auf dem Blutwege in die Aderhaut hineingelangen und sich hier
auf den Lymphbahnen nur weiter verbreiten, als daß sie, entgegen dem gewöhnlichen Verhalten bei miliarer Aussaat, auf diesen Bahnen retrograde in die
Aderhaut hineinkommen. Übrigens kann man durch Elastinfärbungen leicht
nachweisen, daß die Gefäße in den Tuberkeln oft Arterien sind, da die Elastica
interna in der verkästen Masse lange erkennbar bleibt. Auch kommen nicht
selten Tuberkel vor, die von Zweigen hinterer kurzer Ziliararterien durchzogen
werden. Man kann auch gelegentlich den Hauptstamm bis an den Tuberkel
heran verfolgen, das Lumen ist dann dicht davor thrombosiert.

Bazillen finden sich in sehr wechselnder Menge. Manchmal sieht man
dichte Rasen in der verkästen Masse, nicht selten auch in der Gefäßwand (Verf.,
MARGULIES, BOTTERI), manchmal auch im Lumen, in anderen Fällen sieht man
nur spärliche Exemplare oder der Befund ist ganz negativ.

Durch das Wachstum des Tuberkels leidet das Pigmentepithel. Es ist nur
über kleinen Knötchen, nach COHNHEIM bis 0,8 mm Durchmesser, unverändert.
Über größeren wird der Pigmentbelag der Vitrea lichter, so daß die Tuberkel
schon bei makroskopischer Betrachtung durchschimmern. Dabei tritt zunächst
nur eine Verschiebung der Pigmentmoleküle und eine Verminderung ihrer
Menge ein. Nach DINKLER häufen sich die Elemente mehr um den Kern an,

so daß in der Zellkuppe über diesem nur eine dünne Schicht bleibt, später platzt die Zelle und ergießt ihren Inhalt in den subretinalen Raum. Über Knötchen von 1,5 mm Durchmesser fehlt nach COHNHEIM das Pigment stets, es ist dann häufig am Rande ringförmig dichter angehäuft. Jedenfalls gehen schließlich die Epithelien selbst zugrunde.

Die äußeren Netzhautschichten sind über den Aderhautknötchen öfter ödematös, die Außenglieder können dann verlängert sein. Die Vorwölbung der Retina durch prominierende Knötchen kann sich bei einer Prominenz von 0,125 mm ab bis auf die Innenfläche erstrecken, oft aber ist nur die Netzhaut- außenfläche eingedrückt, ohne daß die innersten Lagen wesentlich mitbetroffen sind. Die Elemente der Suprachorioidea werden durch das wachsende Knötchen zerstört oder einfach verdrängt.

Die Miliartuberkel können wie reizlose Fremdkörper in der Aderhaut liegen, die höchstens in der Umgebung hyperämisch ist. In anderen Fällen aber ist das Gewebe zwischen den Knötchen von kleinen Lymphozyten, manchmal auch von großen einkernigen Zellen in ungleichmäßiger Weise durchsetzt, und

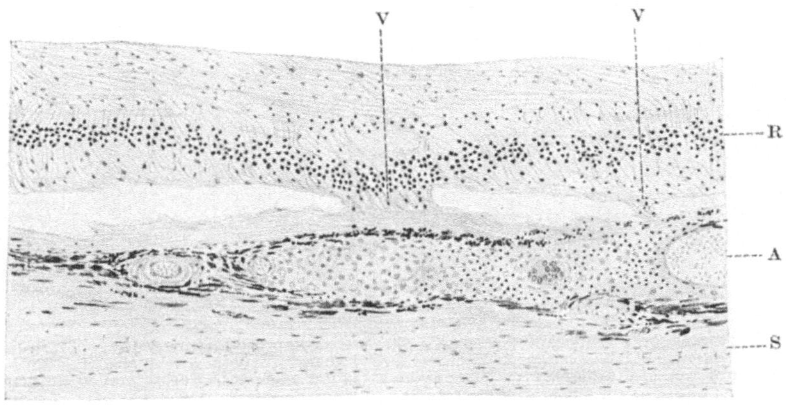

Abb. 47. Epitheloidtuberkel mit Riesenzelle der Aderhaut mit Netzhautverwachsung bei Miliar- tuberkulose der Aderhaut, allgemeiner chronischer Tuberkulose und Konglomerattuberkel des Gehirns. v. GIESON. S Sklera. A Aderhaut. R Retina. VV Verwachsungsstellen. V = 90.

auch die Bindegewebszellen des Stromas zeigen sich fleckweise stark vergrößert. Es besteht also ein Reizzustand, der offenbar auf Gifte zurückzuführen ist, die aus dem Tuberkel stammen und in der Aderhaut sich verbreiten. Das histo- logische Bild der Ansammlungen großer einkerniger Zellen, von denen nicht immer zu entscheiden ist, ob sie von großen Lymphozyten oder von Gewebszellen ab- stammen, und die dem Aussehen nach als Epitheloide zu bezeichnen sind, ist das gleiche, wie wir es als Ausdruck einer Toxinreaktion bei Vorhandensein von Eiterkokken im subchorioidalen Raum kennengelernt haben (s. o. S. 401 u. 402). DINKLER, der die Verteilung der Bazillen in seinem Falle besonders studierte, fand die Keime nur in den Tuberkeln selbst, nicht aber in der diffusen Infiltration (vgl. dagegen das Verhalten bei chronischer disseminierter Tuberkulose S. 462). Auch über den Knötchen können zellig-exsudative Prozesse vorkommen, man sieht dann Leukozyten mit den bekannten auf Ortsbewegung zu beziehenden bizarren Kernformen zwischen den Pigmentepithelien und zwischen den Außen- gliedern der Stäbchen und Zapfen. Es kommt dann auch zur Verwachsung zwischen Tuberkel und Netzhaut (Abb. 47). Die zellige Infiltration der Ader- haut kann, wie in einem Fall von WEISS, so stark sein, daß eine Verdickung der Membran zustande kommt.

Es ist mit solchen Infiltrationen also der Übergäng zu chronischen Entzündungszuständen gegeben.

2. Chronische Tuberkulose der Uvea.

Von allen Teilen des inneren Auges erkrankt die Uvea weitaus am häufigsten an chronischer Tuberkulose durch Ansiedlung hämatogen hineingelangter Bazillen, viel seltener wird sie von Nachbarteilen aus infiziert (Sehnerv, Episklera nach Perforation nach innen) (Abb. 48). SCHULZE nahm auch die Möglichkeit einer Infektion der vorderen Uvea von der Bindehaut aus an.

Man pflegt drei Formen zu unterscheiden: 1. Iritis und Chorioiditis mit multipler Knötchenbildung, wobei die entzündlichen Erscheinungen sehr gering

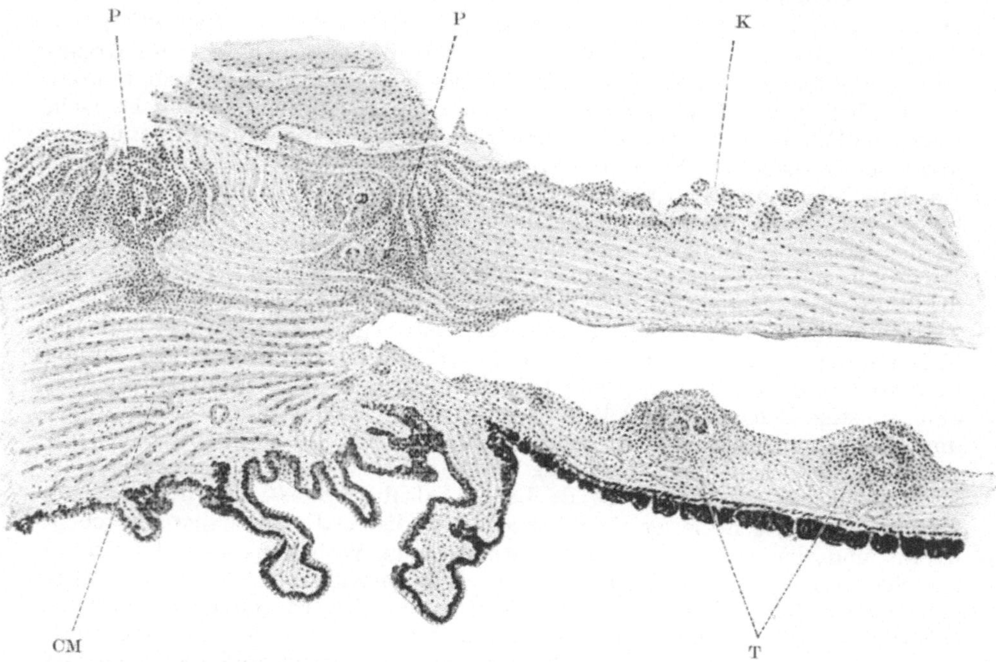

Abb. 48. Sekundäre Iristuberkulose nach Durchbruch von der Episklera her. Häm.-Eos. K Kornea, oberflächlich ulzeriert. PP Die beiden Durchbruchstellen, eine entsprechend der Anheftungsstelle des Ziliarkörpers, die andere in der Gegend des Canal. Schlemmi. CM Ziliarmuskel T Zwei Tuberkel auf der Irisvorderfläche. V = 39.

sein können (Iritis und Chor. disseminata). 2. Diffuse Entzündung. 3. Die Tumorform, den Konglomerattuberkel. Die Grenze zwischen diesen drei Typen ist aber keine absolut scharfe, es kommen Übergänge und Mischformen vor. Die diffuse Entzündung wurde von v. MICHEL auf Toxinwirkung zurückgeführt (vgl. oben S. 456). Besonders die unter dem Bilde multipler kleiner Einzelherde auftretende Erkrankung hat die Neigung spontan auszuheilen (vgl. HAAB, SAMELSOHN, STOCK S. 453).

Die Infektion kann sowohl auf den Vorder- wie auf den Hinterabschnitt der Uvea beschränkt bleiben, sogar wenn es zur Perforation des Bulbus kommt, oder es wird die gesamte Uvea ergriffen. Manchmal findet man in einigen Teilen z. B. im Vorderabschnitt der Uvea und in der Netzhaut histologisch spezifische Veränderungen, während die Aderhaut nur banale kleinzellige Infiltration aufweist (LUBOWSKI); es kommt hier außer Toxinwirkung und den oben S. 431

erwähnten Immunitätsverhältnissen auch das Stadium des Prozesses in Betracht, das ja in den einzelnen Augenhäuten ein verschiedenes sein kann.

Der Prozeß kann sich in der Kontinuität von einem Teil auf den andern fortsetzen, oder es erkranken von einem primären Herde aus andere Teile durch Aussaat tuberkulösen Materials, z. B. der untere Teil der Retina bei Tuberkulose des oberen Ziliarkörperabschnittes, indem tuberkulöse Partikel in den Glaskörper gelangen und auf die Netzhaut herabsinken. In entsprechender Weise kommt es zur Tuberkelbildung auf der hinteren Linsenkapsel oder von der Iris aus durch Aussaat im Kammerwasser auf der Hornhauthinterfläche, oder die Bazillen werden von einem klinisch nicht immer sichtbaren Ziliarkörperherd aus auf den perivaskulären Lymphbahnen von Netzhautgefäßen weiter verschleppt, selbst bis in den Sehnerven hinein, und erzeugen dann, wo sie haften bleiben, spezifische Veränderungen (Periphlebitis retinae usw.).

Die Tuberkulose der Uvea ist nicht selten die erste nachweisbare Organerkrankung, die eine tuberkulöse Infektion des Körpers anzeigt (Weill, Schöbl u. a.). Nicht selten folgt dann Erkrankung eines anderen Organs später nach. Bei einem Fall Samelsohns (tuberkulöse Iritis, Exitus an tuberkulöser Meningitis) und einer Beobachtung Schultz-Zehdens (multiple Aderhautherde im hinteren Abschnitt eines Auges) wurde auch bei der Sektion keine anderweitige tuberkulöse Erkrankung im Körper gefunden, die als „primär" hätte angesehen werden können. Damit ist allerdings nicht gesagt, daß nicht doch ein alter Herd in irgendeiner Lymphdrüse vorhanden war. Denig fand bei dem Material der Würzburger Klinik unter 86 Fällen von Tuberkulose der Iris und des Ziliarkörpers bei 67 keine sonstige nachweisbare Tuberkulose im Körper, von diesen 67 Patienten waren 27 verdächtig, 4 hatten früher eine tuberkulöse Erkrankung überstanden. Unter 31 Fällen von Tuberkulose der Aderhaut waren 16 zur Zeit ohne sonstige Zeichen von Tuberkulose, davon 3 verdächtig und 3 mit früher durchgemachten anderen tuberkulösen Affektionen. Denig schließt dementsprechend, daß die Augentuberkulose als Metastase von einem anderen Primärherd im Körper aus seltener ist als die „Lokaltuberkulose". Bei beiden Arten kommen im übrigen die gleichen Formen vor: die relativ gutartige Knötchenuveitis und der wegen des lokal destruierenden Verhaltens und der ausgesprochenen Neigung zu Wachstum und Metastasenbildung bösartigere Konglomerattuberkel. Eine eingehende Erörterung der chronischen Aderhauttuberkulose in bezug auf Infektionsweg, Beziehungen zwischen histologischem Befund und Immunitätszustand des Organismus, Verlauf und die Frage des Verhältnisses zur sympathischen Ophthalmie bringt in neuerer Zeit auf Grund von 165 Fällen aus der Literatur Dekač (Zeitschr. f. Augenheilk. Bd. 54, S. 212. 1924).

α) Chronische Tuberkulose der vorderen Uvea.

Bei den tuberkulösen Knötchen der Iris sind die entzündlichen Veränderungen im Parenchym nicht selten sehr gering und zeigen sich mikroskopisch dann nur in unbedeutender Lymphozytenvermehrung, doch werden auch dann mäßige exsudative Vorgänge (Fibrinabscheidung, hintere Synechien) nicht vermißt. In der Mehrzahl der Fälle sind aber die mikroskopischen entzündlichen Erscheinungen stärker ausgeprägt. Die Beteiligung des Ziliarkörpers, der oft nur einfache kleinzellige Infiltration aufweist, zeigt sich in den Präzipitaten. Das gleiche Verhalten des Irisgewebes hat Cohnheim schon 1877 bei seinen Kammerimpfungen hervorgehoben.

Die Knötchen sitzen mit Vorliebe im Ziliarteil der Iris, besonders auch im Ligamentum pectin. (v. Michel), seltener im Sphinkterteil, können aber auch hier in größerer Menge auftreten. Sie ragen häufig über die Irisvorderfläche hervor, kommen aber auch in den tieferen Schichten vor, selbst dicht über dem Pigmentblatt, das dann nach hinten ausgebuchtet sein kann. Die tiefer gelegenen Knötchen entziehen sich der makroskopischen Beobachtung. Auch wenn sie in stärker entzündetem Gewebe liegen, sind sie klinisch häufig durch die diffuse Infiltration verdeckt.

Die mikroskopische Zusammensetzung ist verschieden. Häufig findet man nur kleine Lymphozyten, die in nicht ganz scharf und unregelmäßig begrenzten Haufen dicht zusammenliegen oder wohlumschriebene rundliche Knötchen bilden, wie solche auch bei anderen nichttuberkulösen Affektionen, wie Lues, Pseudoleukämie u. a. vorkommen. Seltener scheinen miliare Knötchen aus Epitheloiden mit Riesenzellen zu bestehen. Größere Knötchen sind aus

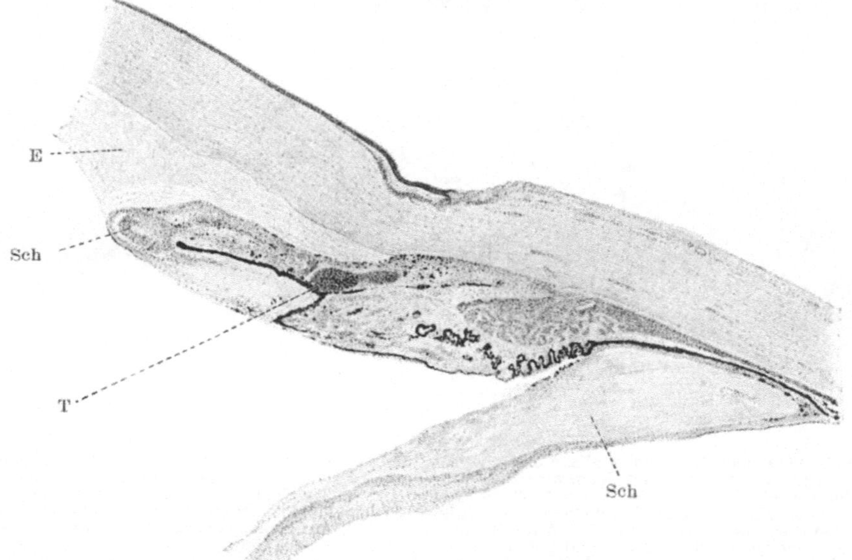

Abb. 49. Tuberkulose der Iris. Die vordere Kammer ist mit fibrinösem Exsudate angefüllt. Der Pupillarteil und die Rückfläche der Iris ist eingehüllt in eine ältere zyklitische Bindegewebsschwarte. Eine gleiche Schwarte erstreckt sich vom Ziliarkörper in den Glaskörper hinein. Die Iriswurzel ist durch die Schwarte nach hinten gezogen. Im Stroma der Iriswurzel sieht man ein Tuberkelknötchen. E fibrinöses Exsudat in der vorderen Kammer. Sch ältere zyklitische Bindegewebsschwarte. T Tuberkelknötchen.
(Sammlung v. MICHEL.)

miliaren und submiliaren Tuberkeln zusammengesetzt und meist teilweise verkäst, man könnte dann von ganz kleinen Konglomerattuberkeln sprechen. Solche finden sich sowohl im Irisstroma als besonders im Kammerwinkel, wobei nicht selten einfache Lymphoidknötchen im übrigen Irisgewebe zu sehen sind. Der Ziliarkörper ist auch bei dieser leichteren Form der Iristuberkulose, der „Knötcheniritis", in der Regel mit erkrankt.

Die Knötchen können spurlos oder unter Zurücklassung von bindegewebigen Verdichtungen oder von Lücken im Gewebe verschwinden.

Sind die entzündlichen Gewebsveränderungen stärker ausgeprägt, sei es daß Knötchen sichtbar sind oder nicht, so kann sich aus der Infiltration des Irisgewebes Granulationsgewebe mit eingelagerten Tuberkeln oder auch nur verstreuten Riesenzellen entwickeln, welches das Stroma durchsetzt und zerstört, die Vorder- und Hinterfläche der Iris durchbricht und einerseits die Vorderkammer ausfüllen, andererseits in die Hinterkammer eindringen kann. Iris und Ziliarkörper können ganz in dem tuberkulösen Granulationsgewebe aufgegangen sein. Die Verkäsung braucht darin nicht sehr bedeutend zu sein (WEILL). In anderen Fällen sitzen in den Fortsätzen Tuberkel und der übrige Ziliarkörper ist nur kleinzellig infiltriert. Auch dieses Granulationsgewebe zeigt häufig Heilungstendenz, und zwar unter Schwartenbildung, welche Iris, Ziliarkörper und Linse einhüllen kann (Abb. 49). In der Schwarte bleiben manchmal einzelne Riesenzellen und selbst Tuberkel längere Zeit erhalten, ebenso in dem durch Organisierung von Ziliarkörperexsudat entstandenen Bindegewebe.

Der Konglomerattuberkel kommt sowohl in der Iris wie im Ziliarkörper vor. Auch hier ist der hintere Bulbusabschnitt meist unbeteiligt. Der Knoten kann sogar auf einen Teil der Iris beschränkt bleiben, so bildet z. B. KRÜCKMANN einen Konglomerattuberkel des Pupillarteils mit Freibleiben des Ziliarteils ab.

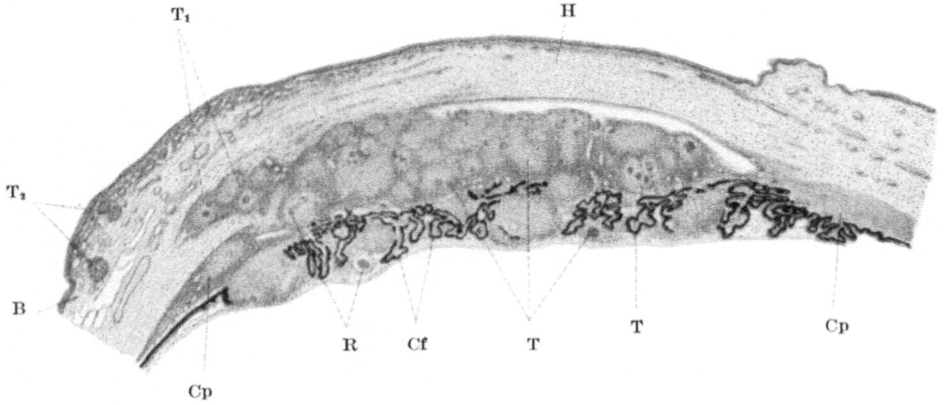

Abb. 50. Tuberkulose des Corpus ciliare und der Iris. (Tuberkulose des vorderen Bulbusabschnittes). (Schnitt liegt im Bereiche des Kammerwinkels.) Vergr. 10/1. Corpus ciliare, die Ziliarfortsätze, sowie die vordere Kammer sind durchsetzt von einem Gewebe, welches aus zahlreichen Tuberkeln besteht. Die einzelnen Tuberkel enthalten Lymphozyten, epitheloide Zellen und zahlreiche Riesenzellen vom LANGHANSschen Typus. An der Kornea-Skleralgrenze ist das tuberkulöse Gewebe in die Hornhaut eingewachsen. Ebenso sieht man schon einzelne Tuberkelknötchen in der Conjunct. sclerae. Cp Cp Corpus ciliare. TT Tuberkelknötchen zwischen den Ziliarfortsätzen. Cf Ziliarfortsätze. H Hornhaut. B Bindehaut der Sklera. T₁ Tuberkel in der Hornhaut an der Korneo-Skleralgrenze. T₂ Tuberkel in der Bindehaut der Sklera. R Riesenzellen. (Sammlung v. MICHEL.)

Der Konglomerattuberkel kann nach außen oder nach innen, in den Glaskörperraum, durchbrechen (Abb. 50). Die Perforation nach außen pflegt an der Sklerokornealgrenze einzutreten, geht die Geschwulst vom Ziliarkörper aus, so kann der Durchbruch auch weiter hinten vor sich gehen. Die Lederhautlamellen werden von tuberkulösem Gewebe durchsetzt und zerstört, welches sich dann episkleral weiter ausbreitet. Nach der Perforation tritt Phthisis bulbi ein, doch gibt der Konglomerattuberkel auch quoad vitam eine schlechtere Prognose als die Knötchenuveitis oder die diffuse Entzündung. Auch beim Konglomerattuberkel kann es zu reaktiver Bindegewebswucherung, zu Vernarbungsprozessen mit Schwartenbildung vor und hinter der Iris kommen (v. HIPPEL) wie bei dem nicht in Tumorform auftretenden tuberkulösen Granulationsgewebe (s. o.).

BERGMEISTER (Die tuberkulösen Erkrankungen des Auges. — S. Karger 1927) gibt folgende übersichtliche Darstellung der Ziliarkörpertuberkulose: „Ausgangspunkt der Ziliarkörpertuberkulose ist die Pars plicata, das Endigungsgebiet der hinteren langen Ziliargefäße. In seltenen Fällen kann sich auch schon gleichzeitig innerhalb des Ziliarmuskels ein tuberkulöser Herd finden. Die Ziliarfortsätze werden durch die Knötchen aufgetrieben. Nach Durchbrechung des Epithelzellenbelages vereinigen sich mehrere so erkrankte Zotten; die Ziliartäler verschwinden durch Ausfüllung mit tuberkulösen Massen. Es entwickelt sich rasch eine ans Geschwulstmäßige grenzende Infiltration und Anschwellung des Ziliarkörpers. Reste von Pigmentzellenzügen lassen noch die Entwicklung aus einzelnen Knoten erkennen. Stellenweise kann die tuberkulöse Wucherung gegen die hintere Kammer frei zutage liegen. Auf der Pars plana finden sich typische Präzipitate (E. FUCHS). Dagegen bleibt die Pars plana von der tuberkulösen Entzündung und Infiltration meist frei. Ausbreitung des Wachstums durch das Lig. pectinatum ist sehr häufig. In schweren Fällen erkrankt zunächst der Perichorioidealraum und die Sklera selbst entlang den vorderen Emissarien. Gewöhnlich ist in vorgeschrittenen Fällen auch die Iris spezifisch erkrankt (konglobierte Iris- und Ziliarkörpertuberkulose). Doch gibt es abortive Formen von Ziliarkörpertuberkulose, bei welchen die Entzündung der Iris nur als Fernwirkung oder perifokale Entzündung infolge der Toxine zu deuten ist" (S. 74/75).

β) Chronische Tuberkulose der Aderhaut.

Auch in der Chorioidea tritt die chronische tuberkulöse Erkrankung unter verschiedenen Bildern auf. Während hier der Konglomerattuberkel lange bekannt war (s. o. S. 452), ist die in mehrfachen Einzelherden auftretende Entzündung, die Chorioiditis tuberculosa disseminata, die man auch als chronische Miliartuberkulose der Aderhaut bezeichnen kann, erst seit etwa 1890 durch v. MICHEL und seine Schüler (BONGARTZ, BACH, DENIG) bekannt geworden. Die histologische Untersuchung von BONGARTZ zeigte tuberkulöse Knötchen in allen Augenhäuten. Anatomische Untersuchungen auch ophthalmoskopisch beobachteter auf die Aderhaut beschränkter disseminierter Knötchen lieferten SCHULTZ-ZEHDEN, GINSBERG, GILBERT.

Diffuse tuberkulöse Entzündung wurde zuerst von WAGENMANN beschrieben. Das Auge eines 15jährigen Mädchens war an chronischer Iridozyklitis erblindet und leicht phthisisch geworden. Die Aderhaut zeigte sich größtenteils, bis auf einen außen unten gelegenen Abschnitt, stark verdickt, in den inneren und mittleren Schichten fibrös umgewandelt, in den tiefen kleinzellig infiltriert und von Tuberkeln, deren Zellen schlecht färbbar waren, durchsetzt. Der nicht verdickte Abschnitt war nur sehr wenig infiltriert aber stark hyperämisch. Über diesem Teil bestand eine erhebliche Ablösung der Netzhaut durch homogenes Exsudat, die Fasern des hier stark fibrillären Glaskörpers standen mit der Retina in inniger Verbindung. An der Grenze zwischen anliegender und abgelöster Netzhaut bzw. zwischen verdickter und nicht verdickter Aderhaut bestanden chorioretinitische Verwachsungen.

In diesem Fall war also auch flüssiges Exsudat vorhanden. Ob dieses als entzündlich aufzufassen ist, steht dahin, WAGENMANN erklärt die Ablatio entsprechend der LEBER-NORDENSONschen Theorie der Netzhautablösung (s. d.) durch die Schrumpfung des fibrillär entarteten Glaskörpers. Im allgemeinen pflegt flüssige Exsudation bei Aderhauttuberkulose gering und, wenn sie vorkommt, auf die Gegend der Herde beschränkt zu sein und nur bei vollentwickelten Solitärtuberkeln hochgradiger zu werden.

Die verschiedensten Stadien der diffusen und der herdförmigen tuberkulösen Chorioiditis und ihrer Mischformen finden sich in E. v. HIPPELs Material. In noch floriden Fällen liegen in der gleichmäßig und dicht mit Lymphozyten infiltrierten Aderhaut Inseln von Epitheloiden ohne Riesenzellen oder richtige Tuberkel. Dabei können sowohl die tieferen wie die oberflächlichen Schichten vorwiegend betroffen sein, oder die Infiltration durchsetzt die Aderhaut in ganzer Dicke. Regressive Veränderungen (Nekrose, Verkäsung) pflegen gering zu sein. Der Ausgang ist, soweit Heilung eintritt, Bindegewebsentwicklung, Fibrose des Gewebes, wobei jeder Rest tuberkulöser Struktur verschwinden kann, mit oder ohne chorioretinitische Verwachsungen. Sehr selten ist Vereiterung des Augapfels bei tuberkulöser Erkrankung der inneren Augenhäute. Ein solcher Fall ist von De Lieto-Vollaro bei einem schwächlichen Knaben, von Lüttge bei einer Puerpera beschrieben worden. Im letztgenannten Fall fanden sich, auch kulturell, keine Eiterpilze, überhaupt keine Mikroorganismen außer Tuberkelbazillen, die durch Übertragung von Eiter in die Vorderkammer von Kaninchen nachgewiesen wurden.

Wie bei der akuten Miliartuberkulose hervorgehoben wurde (s. o. S. 456) können die Knötchen wie reizlose Fremdkörper im Gewebe liegen, wobei letzteres höchstens in der Umgebung der Herde hyperämisch ist, oder das Stroma ist auch zwischen den Herden entzündlich infiltriert. Es ist also schon hier ein Übergang von der reinen Herdform zur diffus-entzündlichen gegeben, und so ist das gleiche bei der chronischen Miliartuberkulose nicht weiter auffallend.

Die diffuse kleinzellige Infiltration wird meist mit v. Michel auf Toxinwirkung bezogen. Nach der allgemeinen Auffassung machen toxinarme Bazillen vorwiegend proliferative Veränderungen, während exsudative Vorgänge dann in den Vordergrund treten, wenn reichlich Toxin gebildet wird. Durch die Untersuchungen Lewandowskys hat diese Auffassung eine Abänderung und Vertiefung erfahren: die gewöhnliche kleinzellige Infiltration tritt (bei allen chronischen Infektionskrankheiten) überall da in Erscheinung, wo Bazillen wegen ungenügender Menge wirksamer Antikörper sich schrankenlos vermehren können, während die tuberkuloiden Strukturen, die ja im wesentlichen auf proliferativen Veränderungen der Gewebszellen beruhen, sich ausbilden, wenn die Keime unter Antikörperbildung abgebaut werden und zugrunde gehen. Man müßte dann allerdings erwarten, in der nur kleinzellig infiltrierten Aderhaut — wie in der Haut bei Lewandowskys Experimenten — massenhafte Bazillen zu finden, was aber nicht der Fall ist. Der Bazillenbefund ist überhaupt bei der chronischen Uvealtuberkulose (wie bekanntlich meist auch bei der chronischen Tuberkulose anderer Organe) in der Regel sehr gering, sowohl in den tuberkuloiden wie in den nur lymphozytär infiltrierten Geweben, mit Ausnahme der mit starker Verkäsung einhergehenden Prozesse.

Bei der chronischen Miliartuberkulose der Aderhaut, der klinisch ohne ausgeprägte entzündliche Erscheinungen verlaufenden Chorioiditis disseminata, treten die Einzelherde in den Vordergrund, während das übrige Gewebe im ganzen normal sein kann oder nur sehr wenig infiltriert ist. Die vier folgenden Beobachtungen gestatten ein Bild der Entwicklung der Herde bis zu ihrer schließlichen Vernarbung zu geben.

Bei dem 46 jährigen Patienten Gilberts waren die Veränderungen am wenigsten vorgeschritten. Seit einigen Wochen bestanden Sehstörungen des linken Auges, ophthalmoskopisch fanden sich zwei kleine und ein größerer Herd in der Umgebung der Papille. Exitus $2^1/_2$ Wochen nach der Untersuchung. Anatomisch zeigten sich außer den klinisch festgestellten Aderhautherden noch zahlreiche kleinere graugelbliche Knötchen auch in der Peripherie. In Iris und Ziliarkörper auffallend geringe Infiltration, kein Exsudat. Die Aderhautherde sind alle, mit Ausnahme einiger kleiner, aus Riesenzellen, Epitheloiden und Lymphozyten zusammengesetzter Tuberkel, in Zerfall begriffen, bestehen aus körniger, mit Hämatoxylin blau gefärbter Masse, pyknotischen Kernen und Zellstaub. Der größere Herd, der die ganze Dicke der Aderhaut einnahm und die gleichen Zerfallserscheinungen aufwies, war aus mehreren Einzelknötchen zusammengesetzt. Die Vitrea war nirgends durchbrochen, doch war das Pigmentepithel darüber erheblich gelichtet und zeigte auch kleine Lücken. Stellenweise fand

sich auch Pigment in der Außengliederschicht. Die Aderhaut außerhalb der
Herde war diffus und ungleichmäßig, hier mehr dort weniger, infiltriert. Von
Exsudation oder reaktiver Bindegewebsentwicklung findet sich nichts. Bazillen
konnten mehrfach in der diffusen Infiltration nachgewiesen werden, nicht in
den Knötchen. — Nach GILBERT sind alle Zerfallsherde ungefähr gleich alt,
schätzungsweise nicht viel über drei Wochen. Er vergleicht sie wegen ihres
klinischen und histologischen Verhaltens mit den papulonekrotischen Tuberkuliden der Haut.

Ein etwas späteres Stadium mit reaktiver Bindegewebsentwicklung und
etwas Exsudation zeigt der Fall SCHULTZ-ZEHDENs. (76jähriger Mann, bei dem

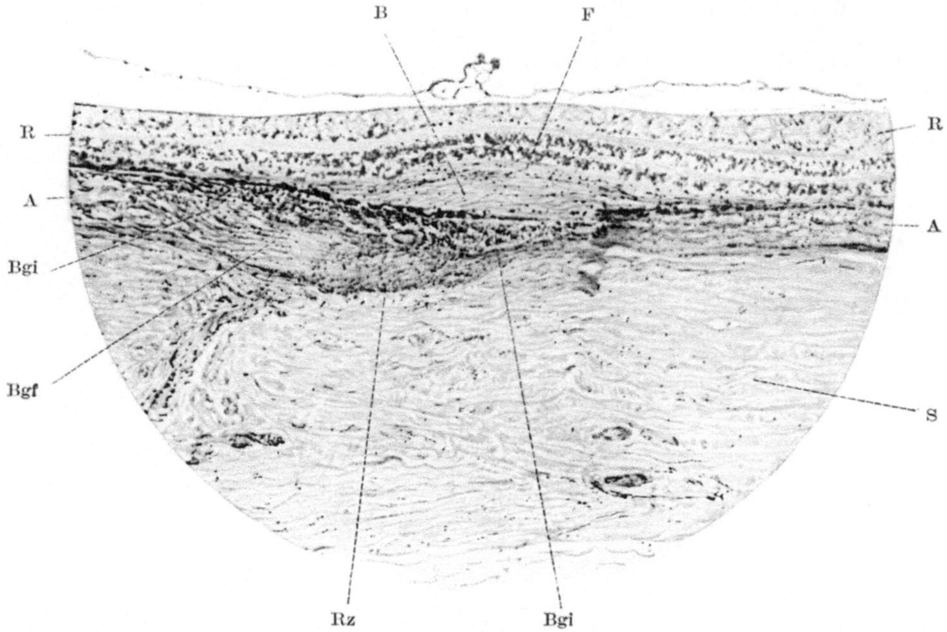

Abb. 51. Chronische disseminierte Aderhauttuberkulose in Ausheilung mit Bindegewebseinkapselung.
v. GIESON. (Aus GINSBERG: Zur Kenntnis der chronischen herdförmigen Aderhauttuberkulose.
Arch. f. O. G. Bd. 73. 1910.) B neugebildete Bindegewebskalotte auf der Aderhaut, von Fibrin (F)
überzogen. Rz Riesenzelle. Bgi junges, zellreiches und infiltriertes, Bgf älteres faseriges Bindegewebe
(neugebildet). R Retina. A Aderhaut. S Sklera.

einen Tag vor dem Tode dicht unterhalb der linken Papille ein großer weiß-
gelber Herd und mehrere kleine rosagelbliche und weißgraue in der Umgebung
festgestellt wurden. Exitus an Pneumonie. Bei der Sektion keine Zeichen
tuberkulöser Erkrankung der inneren Organe.) Der größere Herd war aus Riesenzellen, Epitheloiden und Lymphozyten zusammengesetzt und zeigte stellenweise hyaline und körnige Degeneration. Darüber war die Glashaut mehrfach
durchbrochen, das Pigmentepithel durch zelliges Exsudat abgehoben und im
Zerfall. Skleralwärts war stellenweise fibröse Umwandlung festzustellen. Die
kleinen Herde bestanden nur aus Lymphozyten mit wenigen Epitheloiden.
Bazillenbefund positiv, aber spärlich. Für ein „jahrelanges“ Bestehen der
Erkrankung, wie der Autor annimmt, scheint mir ein Anhaltspunkt nicht vorzuliegen, jedenfalls ist aber der Prozeß, wie die Exsudation und die beginnende
Vernarbung zeigt, weiter vorgeschritten als in dem GILBERTschen Fall.

Während in diesen beiden Fällen ein größerer und mehrere kleine Herde
vorhanden waren, so daß man wenigstens bei SCHULTZ-ZEHDEN, wo die kleinen

Herde dem histologischen Verhalten nach sicher jünger sind als der große, eine Verbreitung durch Aussaat von diesem aus anzunehmen berechtigt ist, sind in dem von GINSBERG untersuchten Fall die drei Aderhautherde ungefähr gleich groß, das Entwicklungsstadium ist wesentlich älter als in den beiden anderen Fällen, aber bei den einzelnen auch etwas verschieden. Bei einem $2^1/_2$ jährigen Knaben zeigten sich ophthalmoskopisch rechts, oberhalb und unterhalb der Makula, drei unregelmäßig geformte Herde, einer mit scharfer Begrenzung, weiß mit schwarzer Pigmentierung, die beiden anderen grauweißlich, davon einer scharf, der andere unscharf begrenzt. Form, Größe, Schärfe des Randes und Pigmentierung änderte sich im Laufe der Beobachtung, die bis zu dem fast drei Monate nach der ersten Untersuchung eingetretenen Tode des Patienten fortgesetzt werden konnte. Die Sektion ergab multiple Konglomerattuberkel des Gehirns, disseminierte Miliartuberkulose der inneren Organe, Schwellung

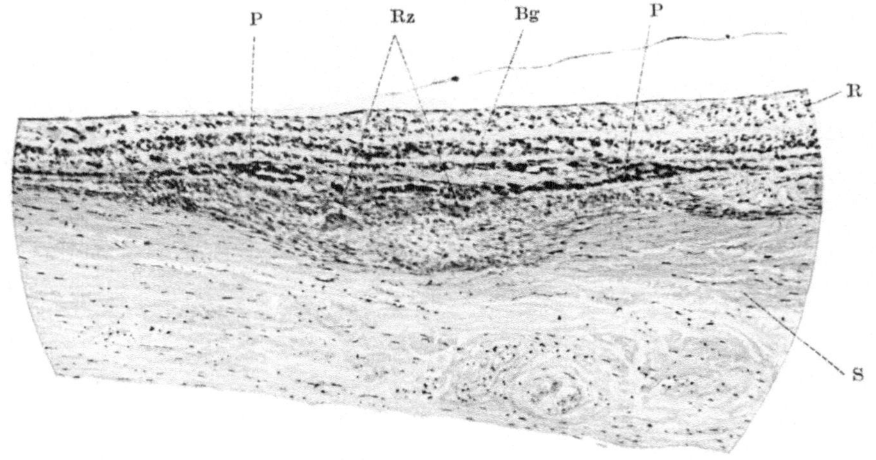

Abb. 52. Ein anderer Herd desselben Falles wie Abb. 51. Epichorioidales Gewebe mit Pigmentepithelwucherung. v. GIESON.
R Retina. S Sklera. Rz Riesenzellen. P Pigmentepithelwucherungen. Bg junges Bindegewebe.

und Verkäsung mesenterialer Lymphdrüsen. — Mikroskopisch bestanden alle drei Herde aus größtenteils stark verkäster Infiltration der Aderhaut mit Lymphozyten, Epitheloiden und meist sehr großen Riesenzellen und einem schmalen Lymphozytenwall. Zwei Herde waren in die Sklera eingebrochen und zeigten fast an allen Stellen des Randes, oben, unten und seitlich, mehr weniger weit vorgeschrittene Ausheilung unter Entwicklung von Bindegewebe in jüngerem und älterem Stadium, stellenweise unter Atrophie der Aderhaut (Abb. 51). Bei dem einen dieser beiden Herde war auch die verkäste Masse von Bindegewebe durchsetzt. Auch bei dem dritten Herde, der noch ganz innerhalb der Chorioidea lag, war besonders in der Tiefe bedeutende Bindegewebsentwicklung festzustellen. — Schnitte, die tangential solche Randstellen trafen, zeigten dementsprechend keine Spur von spezifischen tuberkulösen Veränderungen.

Die Oberfläche der Aderhaut ist über den Herden von einem mit gewucherten Pigmentepithelien durchsetzten und zum Teil umhüllten Granulationsgewebe bzw. Bindegewebe bedeckt, dessen weite, dünnwandige Gefäße aus der Chorioidea stammen (Abb. 52). Die Vitrea ist also durchbrochen, überhaupt nicht deutlich nachzuweisen. Das verschiedene Alter der Herde oder wenigstens das verschiedene Stadium der Entwicklung zeigte sich namentlich auch in der Beschaffenheit des epichorioidalen Gewebes: im jüngsten waren die Gefäße und die zelligen Bestandteile am zahlreichsten, hier war auch noch reichlich flüssiges und zelliges Exsudat auf der Oberfläche vorhanden, während bei den älteren die Gefäße, die schmalen Zellen und das Exsudat gegenüber 'der mächtiger entwickelten derberen Grundsubstanz mehr in den Hintergrund treten. Tuberkelbazillen fanden sich nur ganz vereinzelt in den beiden als jünger anzusprechenden Herden.

Die übrige Aderhaut zeigte nur eine geringe ungleichmäßige Lymphozytenvermehrung, auch das Blut in den Gefäßen hatte, ebenso wie in dem anderen Auge, vermehrten Lymphozytengehalt. Die hinteren Ziliararterien sind normal bis auf zwei, die in die Herde eintreten. Eine davon zeigt Endarteriitis obliterans, die andere frische Thrombose.

Die Retina war über den Herden ödematös, über dem jüngsten Herd ist an einer Vene Phlebitis mit Thrombose festzustellen. Beides ist auf Toxinwirkung zu beziehen.

Die Herde waren also sämtlich in mehr weniger vorgeschrittener Ausheilung unter Bindegewebsentwicklung begriffen, die von den Rändern her eingesetzt hatte. Die Vitrea war durchbrochen gewesen, ohne daß die Netzhaut von der tuberkulösen Wucherung ergriffen worden wäre. Dagegen waren zwei Herde in die Sklera eingedrungen.

Nach der Beschaffenheit des Bindegewebes und unter Berücksichtigung der langsam während der klinischen Beobachtung eingetretenen Veränderungen dürfte das Alter aller drei Herde auf viele Monate, wahrscheinlich mindestens ein Jahr anzusetzen sein.

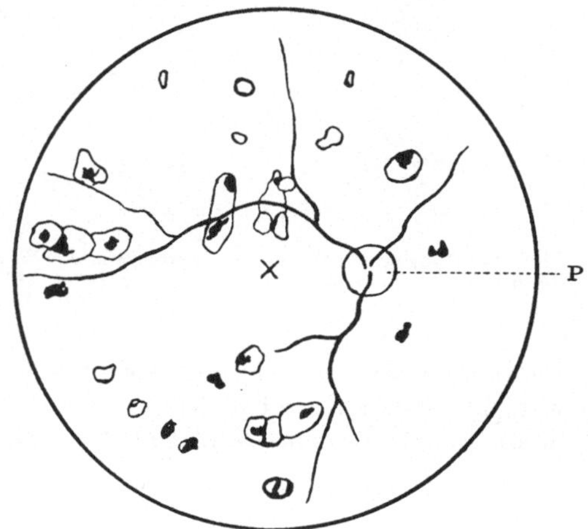

Abb. 53. Chorioiditis dissem. tuberculosa. Skizze des Hintergrundbildes, nach dem Präparat gezeichnet. × Makula. P Papille. Lupenvergrößerung.

Ein bisher nicht veröffentlichter Fall (GINSBERG) zeigt den Endausgang in völlige Ausheilung der Herde unter Bildung von Narben und chorioiretinitischen Verwachsungen verschiedener Form. Bei einem 22jährigen hochfiebernden Mädchen, das in der Kindheit skrofulös gewesen war und auch häufig an Augenentzündungen gelitten hatte, schwankte die Diagnose zwischen Typhus und Miliartuberkulose. In der linken Hornhaut fanden sich alte Makulä, in der rechten Pannus scrofulosus. Der vordere Augenabschnitt war sonst normal. Ophthalmoskopisch zeigte sich beiderseits bei klarem Glaskörper und normaler Papille das typische Bild der Chorioiditis disseminata: zahlreiche atrophische, weiße, meist teilweise pigmentierte, rundliche Herde bis zu Papillengröße, außerdem kleine, rötlich geränderte Pigmentfleckchen und unregelmäßig geformte, meist unscharf begrenzte rötliche Herdchen über den ganzen sichtbaren Hintergrund verstreut (Abb. 53). Die Pigmentierung der größeren atrophischen Herde war ganz unregelmäßig, sie betraf bald nur den Rand, bald mehr die Mitte, oder der ganze Herd war von schwarzen Linien durchzogen. Rundliche frischere, als Miliartuberkel anzusprechende Herde fanden sich nicht (Abb. 54). Der Exitus trat wenige Tage nach der Augenuntersuchung ein. Die Sektion ergab: alte Spitzenherde, frische basale tuberkulöse Meningitis

und akute Miliartuberkulose der inneren Organe. — Die anatomische Untersuchung zeigte, daß die Herde nicht über den Äquator hinaus nach vorn
reichten. Der Befund war in beiden Augen der gleiche. Es zeigten sich in
der im ganzen etwas verdünnten Aderhaut folgende, und zwar herdförmige

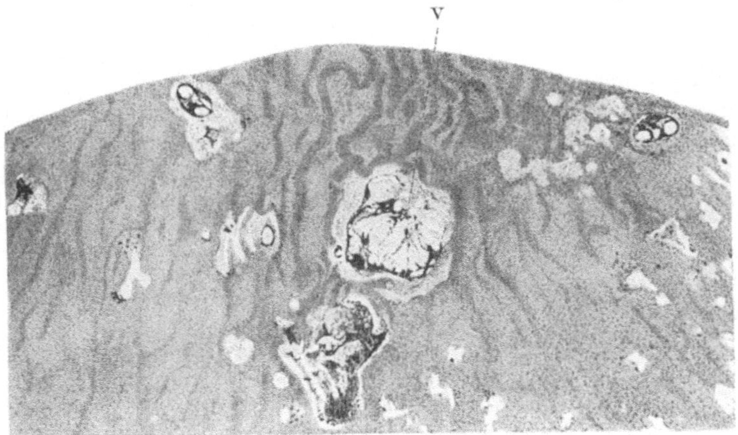

Abb. 54. Chorioretinitis dissem. tuberculosa. Flächenpräparat der Aderhaut. V Verwachsungsstelle mit der Netzhaut, von der Reste beim Abziehen an der Aderhaut haften geblieben sind.
Lupenvergrößerung.

Veränderungen: 1. Einfach atrophische Stellen, an denen das Stroma mehr
weniger reduziert, selbst völlig geschwunden war. Solche Stellen bestanden
meist aus faserigem Bindegewebe mit schmalen Kernen, einigen Chromato-

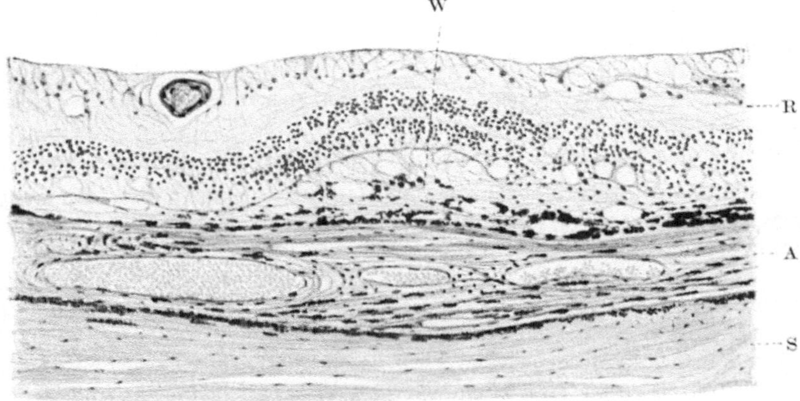

Abb. 55. Chorioretinitis dissem. tuberc. v. Gieson. S Sklera. A Aderhaut, bindegewebig. R Retina.
W Wucherung der Glia. V = 125.

phoren und manchmal noch spärlichen Venen und Kapillaren sowie einigen
Lymphozyten. Die Gewebsfasern können dabei eng aneinanderliegen oder sie
sind durch leere Lücken voneinander getrennt (Ödem oder Kunstprodukt).
2. Herde von Bindegewebe, welche manchmal die ganze Dicke der Aderhaut,
häufiger aber nur einzelne Schichten, besonders die oberflächlichen einnehmen
(Abb. 55). Die Aderhaut ist dabei unter Gefäßschwund verschmälert oder

ebenso dick wie an normalen Stellen. Das Bindegewebe ist teils feinfaserig und macht dann oft den Eindruck einer fleckweisen Vermehrung des präformierten Bindegewebes in der sonst bezüglich der Struktur besonders auch der Gefäße kaum veränderten Aderhaut, oder aber es ist derber, mehr sklerotisch und ersetzt dann wie eine Narbe das präformierte Gewebe an der betroffenen Stelle gänzlich. 3. Verwachsungsstellen zwischen Aderhaut und Netzhaut in drei verschiedenen Formen: entweder haftet nur die Limitans externa direkt an der Vitrea, oder es ist kernhaltiges, faseriges Gliagewebe über die Netzhautaußenfläche hinausgewachsen, welches in oberflächenparalleler Faserung oder netzförmig mit der Vitrea verbunden ist, wobei die Fasern oft wie gequollen, mit homogen geronnener Flüssigkeit durchtränkt aussehen. Das Chorioidalstroma unter solchen

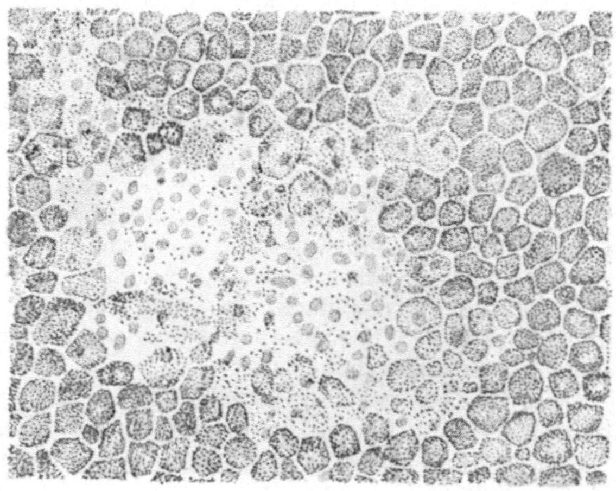

Abb. 56. Pigmentepithel bei Chorioretinitis dissem. tuberc. Flächenpräparat. Häm. Tiefere Teile nicht wesentlich verändert. Die Stelle entspricht einem kleinen rötlichen Herd im Augenspiegelbilde. V = 150.

umschriebenen Verwachsungen ist normal, oder die oberflächlichen Schichten sind durch Bindegewebe ersetzt. Diese beiden Arten der Verwachsung waren nicht sehr fest, bei der dritten dagegen ließ sich die Netzhaut nicht ohne Substanzverlust von der Aderhaut abziehen. An solchen Stellen war die Vitrea durchbrochen, oft mehrfach dicht nebeneinander, und durch die Lücken war netzförmig faserige Glia und gleichzeitig meist Pigmentepithel in dichten zusammenhängenden Haufen und Strängen in das Stroma, manchmal bis an die Suprachorioidea, eingedrungen (s. Abb. 55). Die Kerne der Gliazellen waren oft sehr groß. Unterhalb der Lücken hatte sich die Glia in zusammenhängender Masse weiterhin ausgebreitet, war aber dabei gegen das angrenzende Aderhautgewebe, das normal war oder höchstens mäßige Bindegewebsentwicklung oder geringe Lymphozyteninfiltration aufwies, stets scharf abgegrenzt und lag wie eine Hernie im Stroma. Solche Herde, allerdings ohne Pigmentwucherung, sind schon 1869 von Iwanoff, bei disseminierter Chorioiditis eines Syphilitikers in neuerer Zeit von Murakami beschrieben und abgebildet worden (vgl. S. 431).

Außer den herdförmigen atrophischen und bindegewebigen Veränderungen findet sich in der Chorioidea eine im ganzen nicht bedeutende, ungleichmäßig diffuse Infiltration mit kleinen Lymphozyten und Vermehrung der Lymphozyten, besonders größerer, und Übergangsformen in den Gefäßen, wie das bei allgemeiner Miliartuberkulose öfter beobachtet wird. Auch in der Papille, die nicht geschwollen und kaum ödematös ist, finden sich vereinzelte kleine Lymphozyten.

Das Pigmentepithel weist ausgedehnte Veränderungen auf. Zwar ist es über größere Strecken hin normal, selbst über atrophischen oder bindegewebig verdichteten Stellen oft höchstens etwas abgeflacht, aber im allgemeinen ist Pigmentierung wie Zellbelag ganz ungleichmäßig: man findet ganz dicht und dunkel pigmentierte Epithelien, oft auch kleine klumpige Wucherungen solcher Zellen oder auch Vermehrung zu zwei bis drei übereinander geschichteten Lagen, andererseits vielfach Stellen, wo die Epithelien sehr niedrige Form haben und die Kerne ganz platt sind, oder wo sie nur spärliches Pigment (dann meist in der Kuppe) enthalten oder auch, bei normaler Zellform, ganz pigmentfrei sind (Abb. 56). Die stärker pigmentierten oder gewucherten Zellen finden sich häufig am Rande pigmentarmer oder pigmentfreier Bezirke. Durch das Nebeneinander hellerer und dunklerer Partien entsteht im Flächenpräparat ein fleckiges Aussehen, der Querschnitt bietet bei Betrachtung mit schwacher Vergrößerung das Bild einer ganz ungleichmäßig dicken, vielfach unterbrochenen schwarzen Linie.

Das Verhältnis dieser Epithelveränderungen zu den Stromaherden ist nicht einheitlich. Über stark atrophischen Aderhautstellen finden sich meist niedrige, pigmentarme Zellen, aber öfter sieht man auch einen der Form nach normalen, nur pigmentfreien Epithelbelag über normaler Aderhaut oder über solchen Stellen, die bei wohlerhaltener Kapillaris nur einen Bindegewebsherd in den mittleren Schichten aufweisen. Die vollsaftigen aber pigmentfreien Epithelien dürften als neugebildet anzusprechen sein.

An den chorioretinitischen Verwachsungsstellen fehlt natürlich ein zusammenhängender Epithelbelag. Hier finden sich nur spärliche Pigmentreste und einzelne größere klumpige Gebilde auf der sonst zell- und pigmentfreien Oberfläche der Aderhaut. Pigment ist auch in die über die Netzhautaußenfläche gewucherte Glia eingedrungen, manchmal auch in die äußeren Schichten der Retina selbst. Daß zusammenhängende Pigmentepithelmassen sich auch in und neben den intrachorioidalen Gliawucherungen finden, wurde bereits erwähnt. Am Rande dieser Herde sieht man manchmal einen dicken Epithelwulst.

In den epichorioidalen Epithelwucherungen sind auch hier und da einige weite Kapillaren sichtbar.

Die Netzhaut ist zwischen dicht nebeneinander liegenden Verwachsungsstellen bogenförmig abgelöst, sonst liegt sie an. An den Herden selbst erscheint die äußere Körnerschicht aufgelockert, aber nur wo Glia in die Aderhaut eingedrungen ist, sieht man eine bis in die inneren Schichten gehende Atrophie, manchmal mit narbiger Einziehung. In der Äquatorgegend, wo die Aderhaut stark atrophisch ist, sind die Körnerschichten sehr verschmälert, stellenweise zusammengeflossen, die Stäbchen und Zapfen aber erhalten.

Die geschilderten Veränderungen des Pigmentepithels, die also in Schwund des Pigments mit und ohne Verkleinerung bzw. Schwund der Zellen selbst, untermischt mit umschriebenen Wucherungen der Epithelien und Verdichtung des Fuszingehalts bestehen, sind lokal nicht streng an die Veränderungen der Aderhaut gebunden und decken sich nicht durchaus mit ihnen.

Den pigmentfreien Epithelbezirken über normalen oder wenig veränderten Stroma entsprechen, wie besonders Flächenpräparate zeigen, im ophthalmoskopischen Bilde die kleinen unregelmäßigen rötlichen Flecke (denen also hier nicht frische Infiltrate der Aderhaut zugrunde lagen), die weißen und pigmentierten Herde finden in den histologischen Verhältnissen ihre einfache

Erklärung. Die gliösen Einwucherungen in die Aderhaut sind so entstanden zu denken, daß ein tuberkulöser Herd die Vitrea durchbrochen hatte und in die äußeren Netzhautschichten eingedrungen war, sich dann aber unter Schrumpfung zurückbildete, wobei reaktiv gewucherte Gliaelemente durch die Glashautlücke ins Aderhautstroma hineingelangten und hier unter Neubildung faseriger Glia weiterwuchern. Vielleicht würde auch schon genügen, daß Exsudat eine Verklebung der Retina mit der Oberfläche eines perforierten Knotens bewirkte, ohne daß ein solcher in die Netzhaut selbst eingewuchert zu sein brauchte.

Alle diese Vorgänge haben nichts für Tuberkulose Kennzeichnendes, sondern kommen grundsätzlich in allen Einzelheiten genau so bei Lues vor (vgl. S. 448).

Die völlige bindegewebige Ausheilung entspricht als Endausgang dem, was wir bei dem vorher angeführten Fall als noch im Gange befindlichen Prozeß sahen und was im Beginn auch schon im Fall SCHULTZ-ZEHDENs zu beobachten

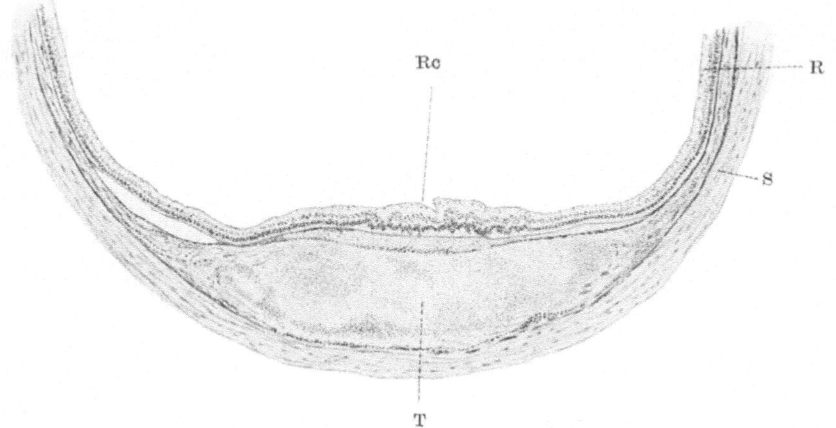

Abb. 57. Konglomerattuberkel der Aderhaut. Häm.-Eos. S Sklera. T Tuberkel. R Retina. R c Verwachsung der hier ödematösen Netzhaut mit dem den Tuberkel überlagernden Gewebe. V = Lupenvergrößerung.

war. Im übrigen decken sich alle diese Befunde durchaus mit dem, was auch bei den nicht ophthalmoskopisch beobachteten Fällen (BONGARTZ - BACH, E. v. HIPPEL u. a.) sowie bei Tuberkulose anderer Organe bekannt ist.

Ob die im ganzen nicht sehr erhebliche Lymphozyteninfiltration der Aderhaut noch auf den alten Prozeß zu beziehen ist (vgl. S. 429 und BAAS über entsprechende Befunde bei Lues S. 451) erscheint zweifelhaft. Sie ist wohl eher, wie die Lymphozytose des Blutes, auf die akute Miliartuberkulose zu beziehen, oder vielleicht auch auf die Zirkulationsstörungen, welche durch die Ausschaltung immerhin zahlreicher Gefäßabschnitte und die narbigen Herde bedingt sein können.

Der Konglomerattuberkel der Aderhaut ist eine seltene Form der intraokularen Tuberkulose. In der Literatur bis 1903 fand ZUR NEDDEN 34 Fälle (darunter ein doppelseitiger von HIRSCHBERG), zu denen 4 eigene Beobachtungen kamen; die von da bis 1910 veröffentlichten Fälle (12) nebst 2 eigenen stellte NATANSON zusammen. In der weitaus überwiegenden Mehrzahl ist das jugendliche, besonders das kindliche Alter betroffen, doch kommt die tuberkulöse Granulationsgeschwulst auch im höheren Alter vor, nach ZUR NEDDEN von $1\frac{1}{2}$ bis zu 62 Jahren.

Der tuberkulöse Knoten wächst zunächst innerhalb der Aderhaut selbst, und zwar besonders in den tiefen Schichten und in der Suprachorioidea. Ist er

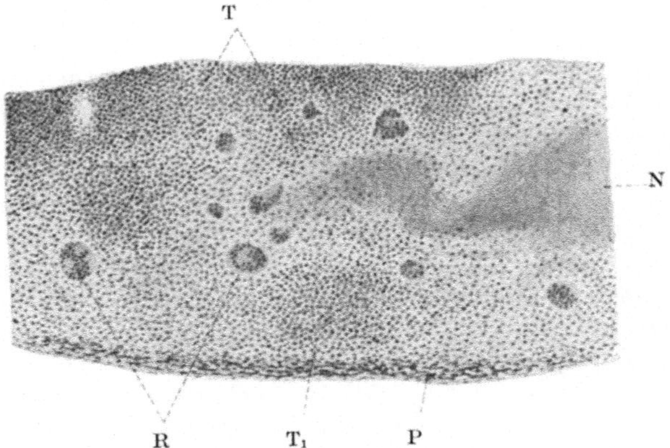

Abb. 58. Konglomerattuberkel der Aderhaut. (Tuberkulöses Granulationsgewebe der Aderhaut.)
Vergr. 50/1. Das Gewebe der Aderhaut ist als solches nicht mehr zu erkennen. Es ist umgewandelt
in ein tuberkulöses Granulationsgewebe mit zahlreichen Riesenzellen und ausgedehnten Käseherden.
Stellenweise besteht noch eine Gruppierung von Rundzellen in Form der Tuberkelknötchen.
T tuberkulöses Granulationsgewebe. T_1 Tuberkelknötchen. N nekrotischer Käseherd. P Reste der
Pigmentschicht, R Riesenzellen. (Sammlung v. Michel.)

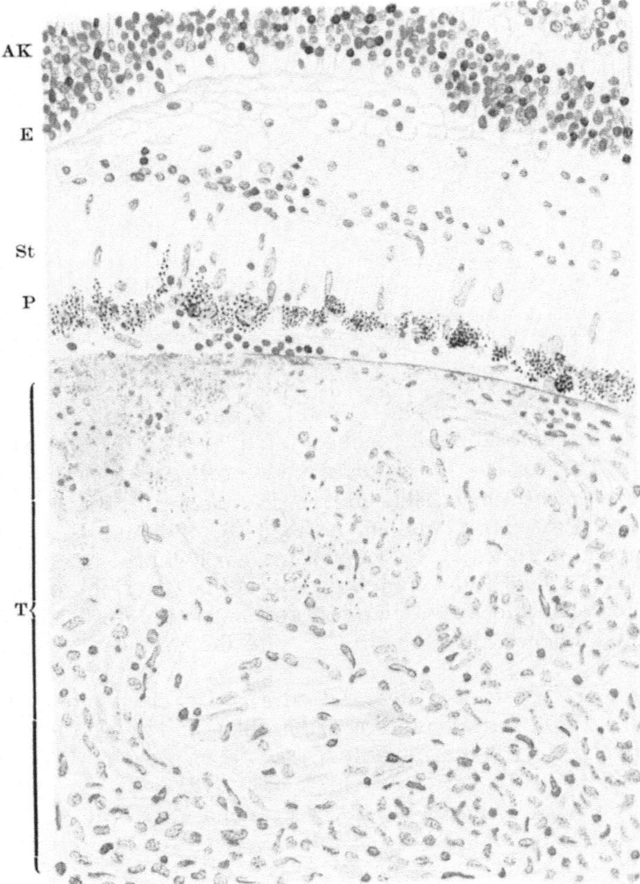

Abb. 59. Aus einem großen Konglomerattuberkel der Aderhaut. Färbung nach Schmorl. T Tuberkel.
P Pigmentepithelreste. St Stäbchenaußenglieder, stark in die Länge gezogen. E Exsudat zwischen
äußerer Körnerschicht und Außengliedern. AK Äußere Körnerschicht. V = 250.

in letzterer entstanden, so kann er Aderhautablösung verursachen (v. MICHEL).
BEHR beschrieb einen linsengroßen Tumor. Öfter findet man die Form eines
sanft ansteigenden Hügels, der sich von einer breiten, in der Tiefe auf der Sklera
gelegenen breiteren Basis in der Mitte bis zu etwa 5 mm Höhe erhebt (Abb. 57).
Der Tumor besteht meist aus einem größtenteils verkästen Granulationsgewebe,
das gewöhnlich nur an einzelnen Stellen, besonders am Rande, kleine Rundzellen, Epitheloide und Riesenzellen entweder ohne typische Anordnung oder
in Form von submiliaren und miliaren Knötchen erkennen läßt. Oder man
findet Granulationsgewebe mit einzelnen Riesenzellen und unregelmäßigen

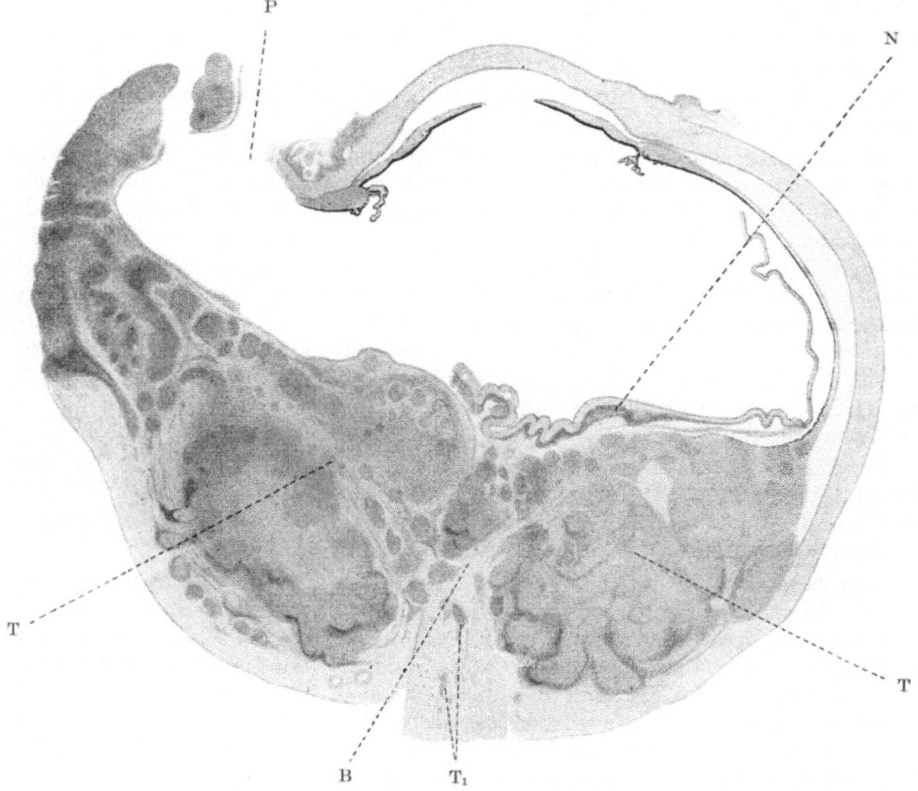

Abb. 60. Tuberkulose der Aderhaut mit Perforation (kindlicher Bulbus). N erhaltene Netzhaut.
TT käsige Tuberkulose der Aderhaut. T₁ Tuberkelknötchen im Sehnervenstamm. P Perforationsstelle.
(Sammlung v. MICHEL.)

Nekroseherden. Er erscheint gefäßlos, Reste der präformierten, aber thrombosierten Gefäße lassen sich besonders durch Elastinfärbungen nachweisen (Abb. 58).
In der verkästen Masse können Tuberkelbazillen so zahlreich vorhanden sein,
daß sie haufenweise dichte Rasen bilden und nach spezifischer Fuchsinfärbung
schon bei Betrachtung mit schwacher Vergrößerung als rote Flecke sichtbar
sind. In anderen Fällen finden sie sich spärlicher. Auf dem Gipfel des Tumors
ist die Vitrea größtenteils zerstört, man findet hier zelliges und fibrinöses, mit
Pigmentepithelien bzw. freiem Pigment vermischtes Exsudat, die Retina ist
mit der Oberfläche der Geschwulst in mehr oder weniger großer Ausdehnung
verklebt oder verwachsen (Abb. 59). In dem Exsudat kommen auch Organi-
sationsvorgänge zur Beobachtung. Man findet dann ein Pigmentepithelien und

weite blutführende zartwandige Gefäße enthaltendes nichttuberkulöses Granulationsgewebe epichorioidal, in ganz derselben Weise wie über Einzelherden
bei Chorioiditis disseminata (s. oben S. 464). Wächst der Tumor weiter, so
kann das tuberkulöse Gewebe in die Retina eindringen.

Die übrige Aderhaut ist manchmal unverändert, häufiger aber kleinzellig
infiltriert, mit einzelnen Tuberkeln in der Umgebung des Knotens oder auch
an entfernteren Stellen, oder sie ist gleichfalls vollständig in tuberkulösem Granulationsgewebe aufgegangen. Im letzteren Fall entwickelt sich also der Tumor
flächenhaft, so daß die Chorioidea größtenteils oder vollständig in eine schalenförmige Geschwulst umgewandelt ist, sonst als höckriger Knoten, der aber
stets mit breiter Basis in der Tiefe der Aderhaut sitzt. Auch ringförmige Ausbreitung kommt vor (E. v. Hippel).

Sehr charakteristisch für den Solitärtuberkel der Aderhaut ist das Verhalten der benachbarten Gewebe.

Die Netzhaut kann in der weiteren Umgebung des Knotens erhalten und
anliegend bleiben; es können dann Tuberkel in den inneren Schichten durch
Aussaat auftreten. Meist wird sie im weiteren Verlauf des Prozesses durch
seröses oder hämorrhagisches Exsudat von der Aderhaut abgelöst, soweit sie
nicht am Tumor festhaftet. Sie kann total nekrotisch werden (Toxinwirkung,
Folge von Gefäßverschlüssen) oder sie geht schließlich in der tuberkulösen
Wucherung unter. In den vorgeschrittensten Fällen ist von den inneren Augenhäuten kaum noch etwas zu erkennen, selbst die Vitrea ist verschwunden,
und der Glaskörperraum ist zum großen Teil oder vollständig von dem stark
verkästen Tumor ausgefüllt, so daß, wie in einem Fall Natansons, die Sklera
die Wand eines mit tuberkulöser Masse vollgestopften Sackes darstellt (Abb. 60).

Der Ziliarkörper wird bei ausgedehnter Aderhautaffektion meist in der
Kontinuität ergriffen, oft ist er, ebenso wie die Iris, nur kleinzellig infiltriert.
Iritis bzw. Iridozyklitis ist eine fast regelmäßige Begleiterscheinung des solitären
Aderhauttuberkels, doch kommen Ausnahmen vor.

Ganz besonders wichtig ist, daß die Sklera sehr frühzeitig von dem tuber-
kulösen Prozeß ergriffen wird. Die Lederhautlamellen werden direkt von dem
Granulationsgewebe durchsetzt, sequestriert, zerstört. Oft findet man auch
die Umgebung der durchtretenden Gefäße und Nerven tuberkulös infiltriert,
doch kann der Prozeß an jeder beliebigen Stelle in die Lederhaut eindringen.
Besonders leicht tritt dies natürlich bei tiefem Sitz des Knotens ein, was die
Regel bildet. So hatte der linsengroße Knoten im Falle Behrs bereits auf die
Sklera übergegriffen. Das tuberkulöse Granulationsgewebe dringt dann innerhalb der Lederhaut weiter vor, wobei einzelne Stücke der letzteren sequestriert
und in dem Gewebe längere Zeit noch erkennbar liegen bleiben können. Die
Sklera wird so immer mehr verdünnt, es kommt zu einer Vorbuchtung der
äußeren Schichten (Staphylom), die dann schließlich durchbrochen werden.
Danach breitet sich der Tumor episkleral und orbital aus. — Der relativ frühzeitig, in wenigen Wochen bis Monaten, erfolgende Durchbruch ist das wichtigste
differentialdiagnostische Merkmal gegenüber den echten intraokularen Geschwülsten (besonders den Gliomen), bei denen eine Perforation erst nach dem
glaukomatösen Stadium einzutreten pflegt. Drucksteigerung kommt auch beim
Solitärtuberkel der Aderhaut vor, nicht nur sekundär als Folge entzündlicher
Veränderungen im Vorderabschnitt (Irisverwachsungen mit Pupillarabschluß),
sondern manchmal schon frühzeitig, vor der Iritis (Dupuis-Dutemps). Bei dem
meist jugendlichen Alter der Patienten, in dem die Sklera noch nachgiebig ist,
kann es dann in solchen Fällen bei Solitärtuberkel im hinteren Aderhautabschnitt
zur Staphylombildung der Sklera im Vorderteil des Bulbus kommen.

Nicht selten dringt die Wucherung von der Aderhaut aus auch in die Papille, in den Zwischenscheidenraum und den Sehnerven ein, wobei sie aber fast immer an der Lamina cribrosa mit scharfer Grenzlinie halt macht. Die Papille kann dabei gänzlich durchwachsen und in einen käsigen Knoten umgewandelt werden, oder sie wird zum Teil nur verdrängt. Die Zentralgefäße können vollständig zerstört werden, so daß auch in der Netzhaut selbst, wenn sie sonst erhalten ist, kaum noch Gefäße sichtbar sind (AXENFELD). Nur ausnahmsweise setzt sich die tuberkulöse Wucherung über die Lamina cribrosa hinaus weiter nach hinten fort. Meist werden dann die Sehnervenscheiden bevorzugt, doch kann auch der ganze Nervenstamm selbst, bis an das Foramen opticum hin, tuber-kulös degeneriert sein (NATANSON, ähnlich JUNG).

Die Häufigkeit der Skleralperforation mit Ausbreitung der Tuberkulose auf die Orbita ist ein wesentlicher Grund für die quoad vitam besonders schlechte Prognose des Solitärtuberkels der Aderhaut. Für die öfter beobachtete Meningitis kommt jedenfalls auch die direkte Fortpflanzung des Prozesses in den Sehnervenscheiden oder im Nervenstamm in Betracht.

Pseudotuberkulose.

Tuberkelähnliche Knötchen können sich um kleine, ins Auge eingedrungene Fremdkörper bilden. Besonders kommen gewisse Raupenhaare in Betracht (Ophthalmia nodosa SAEMISCH, Pseudotuberkulose WAGENMANN), seltener pflanzliche Partikel (Holzsplitter).

Einen Fall dieser Art beobachtete STOCK: Bei einem 13jährigen Mädchen, das vor 14 Tagen mit einer Weide ins Auge gestochen worden war, fanden sich tuberkelartige Knötchen der Iris. Die pathologisch-anatomische Untersuchung zeigte in jedem Knötchen Pflanzenzellen als Fremdkörper, um diese herum dichte kleinzellige Infiltration sowie epitheloide Zellen, zum Teil auch Riesenzellen. Das innere Auge war fast frei von Entzündungserscheinungen, es bestand aber starke Neuritis optica, die auf Diffusion entzündungserregender Stoffe von den Fremdkörpern her zurückgeführt wurde.

Durch Raupenhaare hervorgerufene Knötchen sind anatomisch in der Bindehaut, Sklera, Iris festgestellt worden, kommen aber wohl auch im Ziliar-körper vor. REIS beschrieb den ophthalmoskopischen Befund eines Stranges in der Aderhaut, der auf die Verschiebung eines Haarstückes in der Chorioidea bezogen wurde.

Der Patient war vor 10 Jahren, ca. $2\frac{1}{2}$ Jahre nach der Verletzung, wegen Iritis nodosa in Behandlung gewesen. Damals war die Umgebung der Papille frei von pathologischen Veränderungen gewesen. Jetzt fand sich bei reizlosem Auge ein streifenförmiger, gleichmäßig schmaler, scharfbegrenzter Aderhautherd, der bis dicht an die Papille heranreichte und dessen peripheres Ende nicht sichtbar war. Die Richtung entsprach einer Gegend der Iris, in der früher ein Haar gesessen hatte, das jetzt verschwunden war. Der distale, ältere Teil des Herdes stellte sich als reiner Pigmentstrang dar, näher der Papille nahm er mehr das Aussehen eines atrophischen Aderhautherdes an.

PAGENSTECHER beschrieb 1883 Knötchen mit Haaren in Konjunktiva und Iris. WEISS bestätigte 1889 den Befund: ein exzidiertes Irisstückchen war mit Haarbruchstücken wie gespickt. Weitere Untersuchungen verdanken wir besonders WAGENMANN, STARGARDT, TEUTSCHLÄNDER u. a. Die beiden letztgenannten Autoren untersuchten auch experimentell den Vorgang des Eindringens der Haare, STARGARDT auch besonders die Art der in Betracht kommenden Raupen und der verschiedenen Haarsorten, wobei er feststellte, daß es sich um die kurzen starren festen „Stacheln" handelt.

In frischen Stadien der Entwicklung sind die Irisknötchen, die auch dicht zusammenliegend einen größeren Haufen bilden können, weniger scharf abgegrenzt, da auch die Umgebung zellig infiltriert ist. Auch im inneren sind noch verhältnismäßig zahlreiche Leukozyten vorhanden (WAGENMANN). Etwas später findet sich dann der Knoten aus gefäßlosem Granulationsgewebe mit typischer Anordnung der Elemente aufgebaut: die Randzone bilden vorwiegend einkernige Lymphozyten, dann folgen Epitheloide und schließlich meist zahlreiche

Fremdkörperriesenzellen mit selten randständigen, häufiger regellos im Innern verteilten Kernen. In der Mitte des Knotens findet man ein Bruchstück des Haares oder auch mehrere solche. Weiterhin treten dann am Rande Bindegewebszellen auf, die eine Art Kapsel um das Knötchen bilden. Die Zellen des Pseudotuberkels können Zerfallserscheinungen aufweisen, wie ungleichmäßige Kernfärbung, Kerntrümmer u. dgl., aber Verkäsung kommt nicht vor (Wagenmann). Schließlich kann es zu totaler narbiger Umwandlung des Knötchens kommen: man findet dann dichtes zellarmes Bindegewebe, in dem ein Haarstück eingekapselt liegt.

Die Knötchenbildung ist von heftigen Entzündungserscheinungen (Iritis fibrinosa oder Iridozyklitis) begleitet. Mikroorganismen wurden dabei nicht gefunden (Wagenmann).

Die Haare können ausgestoßen werden. Häufig weisen sie (wie auch andere vom Mutterboden gelöste Haare, z. B. in Dermoidzysten) Resorptionserscheinungen auf: Auszackungen, tief eingreifende Buchten, ferner Längsspalten und Risse. Auch finden sich Haartrümmer sowohl extra- wie intrazellular.

Die Ophthalmia nodosa entsteht in der Regel nur, wenn das Auge direkt von der Raupe getroffen wird und Stacheln in der Bindehaut oder Hornhaut stecken bleiben. In die Iris gelangen sie nach den Experimenten Stargardts u. a. dadurch, daß entweder Haare auf den Boden der Kammer gelangen oder daß die Spitze direkt in die Iris eindringt und dann, durch rasche Pupillenbewegungen, vom Schaft abgebrochen wird und stecken bleibt. Verschleppung von Bruchstücken auf dem Wege der Blutgefäße (Hanke) ist unwahrscheinlich, wenn auch die Möglichkeit vorliegt, daß kleinere Bruchstücke (Spitzen) die Ziliargefäße passieren können (Teutschländer).

Die Knötchenbildung selbst führte Stargardt (ebenso wie die anfänglichen vorübergehenden Reizerscheinungen) auf die rein mechanische Fremdkörperwirkung zurück, dagegen die im zweiten Stadium der Erkrankung auftretenden heftigen entzündlichen Erscheinungen auf chemische Wirkung durch giftige Reizstoffe, die bei der allmählichen Auflösung der Haare frei werden. Demgegenüber betont Wagenmann, daß auch die Knötchen durch chemischen Reiz entstehen müssen, da ein chemisch indifferenter Fremdkörper nie so auf die Umgebung einwirke und nicht eine solche Knötchenbildung verursache. Bayer nimmt an, daß chemische Stoffe den mechanischen Reiz verstärken.

Das Kaninchenauge ist, wie sich aus Versuchen ergeben hat, gegen die Raupen unempfindlicher und verträgt selbst Haare „giftiger" Arten. Ophthalmia nodosa konnte nie hervorgerufen werden; obwohl es Teutschländer gelang, Haare experimentell bis in die Iris hinein zu treiben, blieben diese reaktionslos in dem nur hier und da hyperämischen Gewebe liegen.

c) Lepra.

Der Augapfel erkrankt bei Lepra fast immer sekundär, und zwar durch Infektion auf dem Blut- oder Lymphwege, selten durch direktes Übergreifen von der Nachbarschaft aus. Die Uvealerkrankung ist meist von der Hornhaut oder Episklera her fortgeleitet. Nach Borthen ist die Uvea bei Lepra maculoanaesthetica in 37%, bei der tuberösen Form in 74% der Fälle beteiligt. Vorzugsweise erkrankt der Ziliarkörper, während die Iris sekundär von diesem aus ergriffen wird, und der hinter dem Äquator gelegene Abschnitt meist verschont bleibt.

Lepröse Neubildungen sind dabei selten. Kleine Knötchen kommen besonders im Pupillarteil vor, größere im Kammerwinkel. Neve sah im Stroma der Iris Leukozytenansammlungen mit zahlreichen Bazillen, aber keine isolierten

Knoten. Auch im Ziliarkörper hält sich die Zellwucherung meist in mäßigen Grenzen. Die Bazillen liegen dabei häufig in der Umgebung der Gefäße, besonders des Circulus art. iridis major, auch in anderen Lymphbahnen, im Bindegewebe um die Muskelbündel, kommen aber auch in Chromatophoren vor. Oft finden sie sich in den Scheiden und Stämmen der kleinen Nerven.

Viel seltener als die geringfügigen Gewebswucherungen kommen massige, die Vorderkammer erfüllende Granulationsgeschwülste vor, in denen Iris und Ziliarkörper aufgegangen sein können (MEYER und BERGER, FRANKE und DELBANCO). Die tiefen Teile können dabei schwartig umgewandelt sein. Der Befund hat manche Ähnlichkeit mit der granulierenden Form der Iristuberkulose, bei der auch manchmal typische Tuberkelbildung und Verkäsung fehlt und die Riesenzellen unregelmäßig im Granulationsgewebe verstreut vorkommen können. Im Fall MEYER-BERGER, in dem die Erkrankung von der Hornhaut ausgegangen war, war Leukosarkom diagnostiziert worden. Das entscheidende Merkmal gegenüber der Tuberkulose ist die Massenhaftigkeit und typische Lagerung der Bazillen.

Auf die Aderhaut kann sich der Prozeß vom Ziliarkörper her fortsetzen, aber er geht nicht weit nach hinten. Namentlich wird Ödem der Suprachorioidea, in der auch die Bazillen am zahlreichsten liegen, mit Atrophie der entsprechenden Stromaabschnitte beschrieben, aber auch kleinzellige Infiltration der Choriokapillaris wurde beobachtet. Bei Nervenlepra sind oft die Stämme der die Suprachorioidea durchziehenden Nerven von mehr weniger zahlreichen, vereinzelt oder in Haufen liegenden Bazillen und kleinzelliger Infiltration durchsetzt.

Vielfach sind Übertragungsversuche der Lepra auf Tiere, besonders auch auf das Kaninchenauge, angestellt worden, ohne aber zu einem eindeutigen Resultat zu führen (ältere Literatur bis 1903 siehe bei WAGENMANN). STENZJALE (1911) erhielt ein negatives Resultat, wenn er Flüssigkeit aus Knötchen, die reichlich Bazillen enthielt, in das subkonjunktivale Gewebe oder in die Vorderkammer einspritzte; brachte er aber Lepraknötchen in die Kammer, so entwickelten sich unter Vermehrung der Bazillen neue Knötchen in der Hornhaut und auf der Iris auch an Stellen, die vom Implantat entfernt lagen. SERRA erzielte durch Einbringen frischer Kultur in die Vorderkammer typische, knotenförmige Veränderungen, die Bazillen enthielten. Kulturversuche aus diesen Knoten waren negativ.

d) Die sympathische Uveitis.

Nach den bahnbrechenden Untersuchungen von FUCHS stellt sich der Krankheitsprozeß bei der sympathischen Ophthalmie (nach Eröffnung des Bulbus durch Verletzung, Operation oder auch, allerdings sehr selten, nach perforiertem Hornhautgeschwür oder bei nekrotischem Aderhautsarkom) anatomisch im sympathisierenden wie im sympathisierten Auge als infiltrierende Entzündung der Uvea dar[1]). Die Exsudation ist in der Regel gering, auf die vordere Uvea beschränkt, in seltenen Fällen tritt aber doch frühzeitig Netzhautablösung ein, die auf ein Aderhautexsudat zu beziehen ist. Fibrinösplastische Entzündung gehört, wie FUCHS gegen die früher von SCHIRMER und RUGE vertretene Ansicht hervorhob, nicht zum Wesen der sympathischen Entzündung. Sie beruht vielmehr, ebenso wie gelegentlich vorhandene Eiterung, auf einer gleichzeitigen Infektion mit anderen Keimen. Durch eine solche auf Mischinfektion beruhende Endophthalmitis ist das Bild der sympathischen

---

[1]) Von früheren Forschern sind namentlich SCHIRMER und RUGE, von späteren besonders MELLER, ELSCHNIG, v. HIPPEL, KÜMMELL, GUILLERY, v. SZILY zu nennen.

Uveitis im ersterkrankten Auge nicht selten kompliziert, während das zweit-
erkrankte Auge natürlich immer das reine Bild gibt. Wie aus den Untersuchungen von Deutschmann, Zimmermann, Schirmer, Grunert, Asayaam,
Lenz, Wagenmann, Pöllot (hier Literatur bis 1912) hervorgeht, handelt
es sich in beiden Augen um den gleichen anatomischen Prozeß.

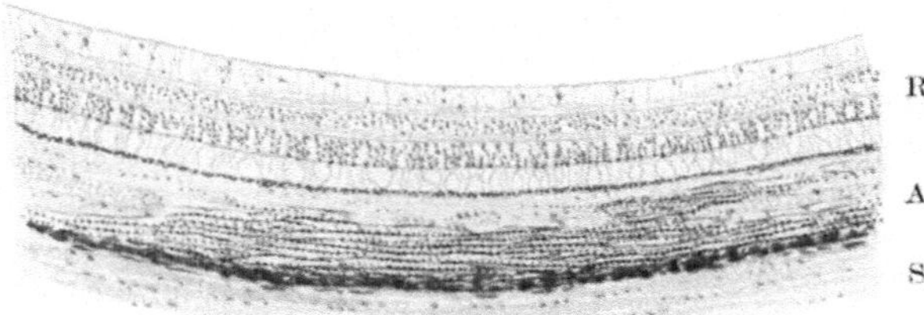

Abb. 61. Sympathische Chorioiditis. (Einfache kleinzellige Infiltration der tieferen Schichten.)
Enukleation zwei Monate nach Kataraktextraktion mit anschließender Infektion und Iridozyklitis.
v. Gieson. S Sklera. A Aderhaut. R Retina. V = 62.

Die einzelnen Teile der Uvea können sehr verschieden stark betroffen sein,
auch kommen in den verschiedenen Abschnitten eines Auges manchmal verschiedene Stadien der Entzündung nebeneinander vor. Doch ist in der Regel
die Aderhaut am stärksten, oft sogar fast ausschließlich ergriffen, nur selten ist
sie weniger erkrankt als Iris und Ziliarkörper.

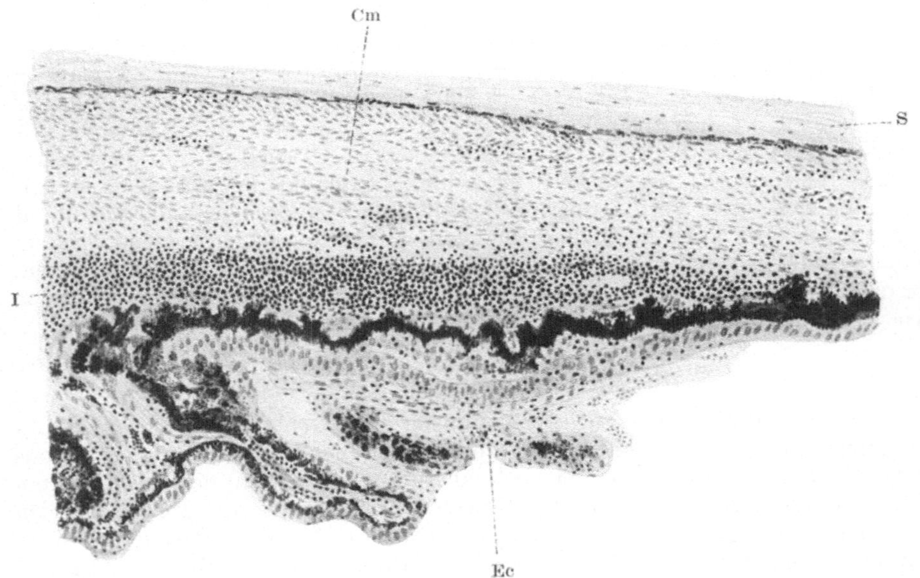

Abb. 61 a. Infiltration des Ziliarkörpers bei sympathischer Ophthalmie. (Enukleation sofort nach
Ausbruch der sympathischen Ophthalmie, sechs Wochen nach Extraktion eines drei Stunden zuvor
eingedrungenen Eisensplitters.) Häm.-Eos. S Sklera. Cm Ziliarmuskel. I Infiltration mit kleinen
Rundzellen. Ec Abhebung des unpigmentierten Epithels durch zelliges Exsudat. V = 90.

Den einfachsten Befund bilden herdförmige Infiltrate in den tieferen und
mittleren Gewebsschichten, während die Kapillaris sehr lange frei bleibt.
Die einzelnen Herde können zu einer diffusen Infiltration zusammenfließen
(Abb. 61). Die infiltrierenden Zellen sind zunächst kleine und größere Rundzellen vom Aussehen der Lymphozyten. Ihnen können Polynukleäre beigemengt

sein. Auch Eosinophile kommen vor, manchmal sogar in erheblicher Menge. Häufig sind die Mastzellen stark vermehrt. Die Lymphozyten können sich zu Plasmazellen entwickeln (Abb. 61a).

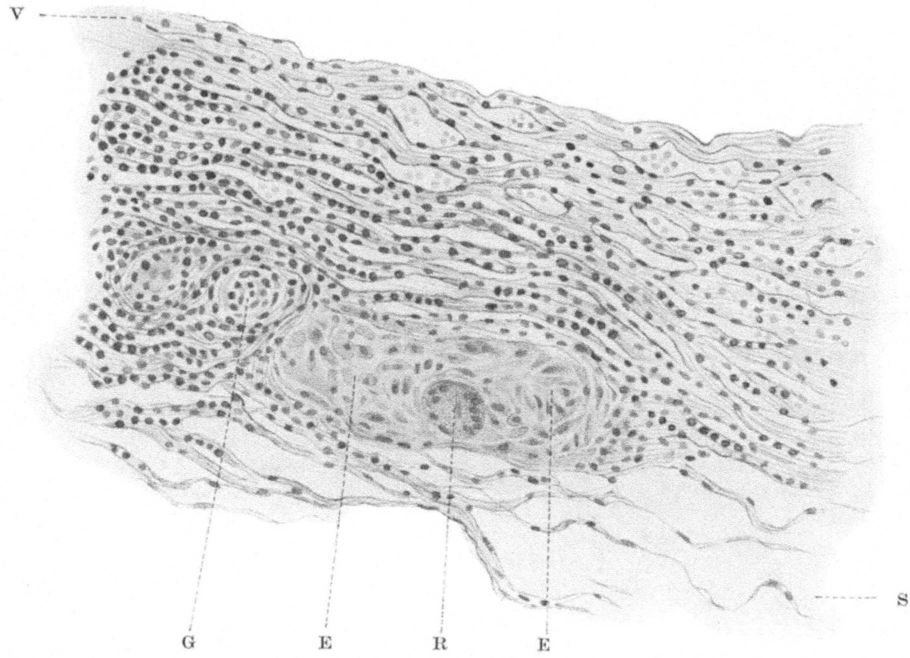

Abb. 62. Sympathisierende Chorioiditis. Epitheloide mit Riesenzelle in kleinzelligem Infiltrat. (Sympathische Iritis des zweiten Auges fünf Wochen nach Messerstichverletzung des ersten.) v. GIESON. S Suprachorioidea. V Vitrea. E Epitheloide. R Riesenzelle. G Gefäß mit Endovaskulitis. V = 210.

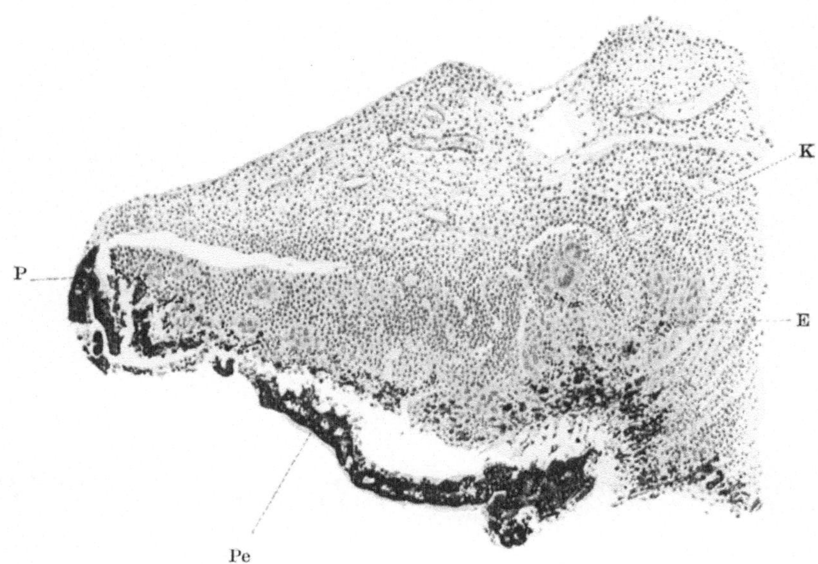

Abb. 63. Iritis sympathica. Epitheloide Infiltration der tieferen Schichten. (Enukleation sofort nach Ausbruch der Iritis sympathica drei Wochen nach Verletzung bei reizlosen Augen, 2¼ jähr. Kind.) Häm.-Eos. P Pupillarrand. Pe Pigmentblatt. E Infiltration mit Epitheloiden. K Tuberkelähnliche Knötchen mit zentralen Riesenzellen ohne Verkäsung. V = 79.

Häufig findet man nun in der kleinzelligen Infiltration Nester von dicht aneinander liegenden Epitheloiden und dann auch meist mehr weniger zahlreiche

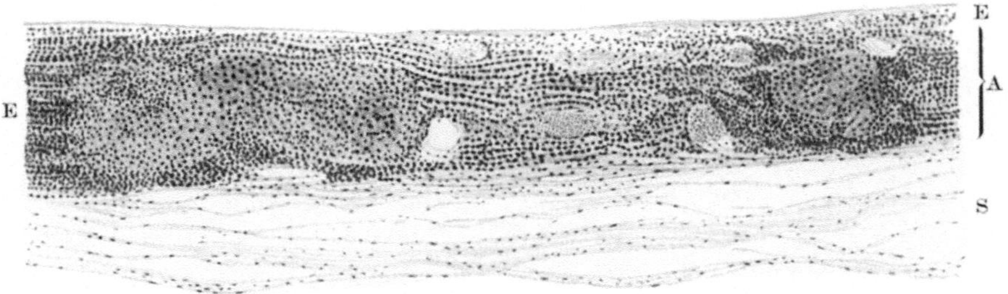

Abb. 64. Chorioiditis sympathica. Epitheloidhaufen in kleinzelliger Infiltration. (Aus demselben Auge wie Abb. 62.) Häm.-Eos. S Suprachorioidea. A Aderhaut. E Epitheloidhaufen. V = 90.

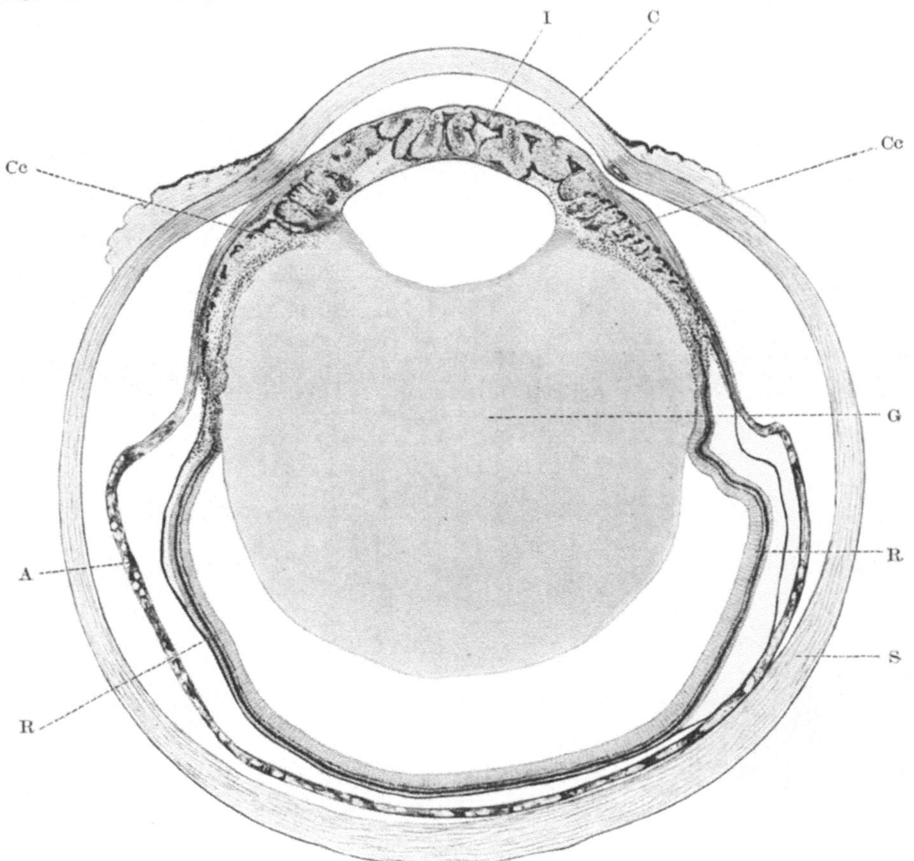

Abb. 65. Sympathische Ophthalmie. Übersichtsbild. (Auge von Abb. 62.) Häm.-Eos. C Kornea. I verdickte und gefaltete Iris. C c Corpus ciliare. G Glaskörper. R Retina. A Aderhaut. S Sklera. Lupenvergrößerung.

Riesenzellen (Abb. 62), sowohl runde mit unregelmäßiger Lagerung der Kerne als auch, seltner, solche vom Langhansschen Typus zwischen den anderen Zellen regellos verstreut.

Sehr selten kommen außerhalb der Infiltration isolierte kleine, nur aus Epitheloiden mit zentralen Riesenzellen bestehende Zellhäufchen oder Knötchen vor, die sich vom Epitheloidtuberkel durch das Fehlen eines Retikulum unterscheiden (Abb. 63).

Das Bild der Epitheloidzellhaufen in der die tieferen bis mittleren Uvealschichten einnehmenden kleinzelligen, herdförmigen oder über größere Strecken ausgebreiteten Infiltration, die sich bei schwacher Vergrößerung als unregelmäßig begrenzte hellere Flecke aus der Masse der dunkel gefärbten Lymphozytenkerne abheben, das sog. „Vollbild", ist für die sympathische Entzündung besonders charakteristisch, findet sich aber keineswegs regelmäßig (Abb. 64).

Vielleicht darf man auf Grund der oben S. 402 angeführten Beobachtung,

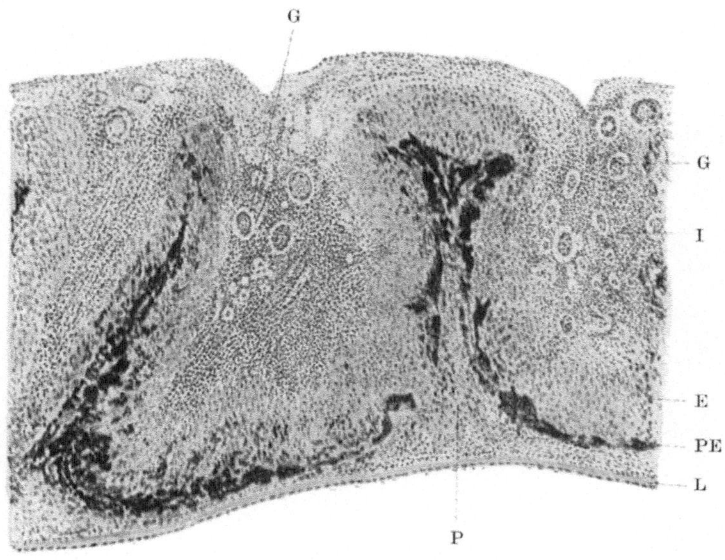

Abb. 66. Iris vom gleichen Auge wie Abb. 65. Häm.-Eos. I Kleinzellige Infiltration. E Epitheloide. G Gefäße, vielfach mit Endovaskulitis. PE Pigmentepithel. P Durchbruchstelle der Infiltration. L Linsenkapsel. V = 30.

bei der ähnliche Knötchen in den tieferen Aderhautschichten auf Toxinwirkung von Eiterpilzen in der Suprachorioidea zurückzuführen waren, der Vermutung näher treten, daß auch bei der sympathischen Entzündung der Aderhaut die unbekannte Noxe zunächst vom Suprachorioidalraum her wirkt.

Im weiteren Verlauf kommt es zur Entwicklung von Granulationsgewebe, welches die vorgebildeten Teile durchsetzt und zerstört, wie eine infektiöse Granulationsgeschwulst Iris und Ziliarkörper in eine unförmige Masse umwandeln (Abb. 65 u. 66), die Aderhaut auf das Mehrfache verdicken, die Sklera durchwuchern und in den Sehnerven eindringen kann. Schon drei bis vier Wochen nach Ausbruch der Entzündung können mächtige tumorartige Wucherungen vorhanden sein (MELLER). Die Entwicklung des Prozesses verläuft aber in sehr verschiedenem Tempo, andere Fälle zeigen selbst nach Monaten nur „Anfangsstadien" der Infiltration. Bei einem Fall KÜMMELLs fanden sich sogar nur vereinzelte Lymphozytenherde im ersterkrankten Auge, trotzdem die Erkrankung des zweiten bereits ein Jahr bestand. Vielleicht ist in solchen Fällen anzunehmen, daß der Prozeß im Rückgang begriffen ist. Plasmazellen in größerer Menge sind selten. Sehr zahlreich waren sie in einem Fall Marchesanis in der Iris.

Regressive Veränderungen kommen verschwindend selten vor, Nekrose ist nur von Meller in zwei Fällen beschrieben worden. Hier fanden sich im Vorderabschnitt der in einen Granulationstumor umgewandelten Uvea streifenförmige Züge von Verkäsung zwischen den Zellmassen, also in anderer Lokalisation als bei Tuberkulose.

Die Chromatophoren gehen zugrunde. Die Gefäße zeigen, besonders in Iris und Ziliarkörper, öfter Degenerationserscheinungen, Quellung der Adventitia unter Zellschwund, Verlust des Endothels. Auch Endothelwucherung

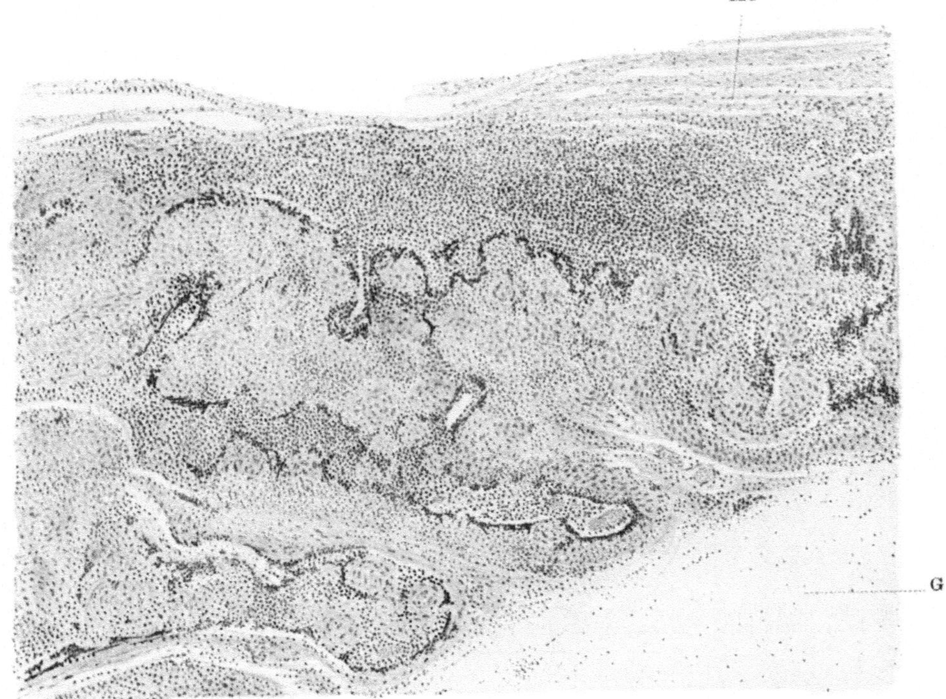

Abb. 67. Ziliarkörper vom gleichen Auge wie Abb. 65. Durchbrechung der Ziliarfortsätze. Häm.-Eos. MC Ziliarmuskel. G Glaskörper. V = 62.

kommt vor. Nicht selten bricht die Infiltration, wie auch sonst in entzündlichem Granulationsgewebe, in die Gefäße ein. Die Gefäße verschwinden schließlich spurlos. Fuchs fand in dem infiltrierten Gewebe neugebildete, nur aus Endothelröhren bestehende Blutgefäße mit mehr weniger senkrecht zur Oberfläche gerichtetem Verlauf.

Außer der Lokalisation in den tieferen und mittleren Schichten der Uvea bei Freibleiben der Kapillaris und den Zellformen ist nun weiter für den Prozeß charakteristisch die Neigung zum Durchbruch durch die Gewebe. Schon kleine Herde der Iris zeigen die Tendenz, die Pigmentschicht zu durchbrechen. Dieser Vorgang bildet in der vorderen Uvea die Regel. Dabei bleibt aber das ungefärbte Epithel des Ziliarkörpers und die Pars ciliaris retinae lange erhalten, kann sogar zur Bildung epitheloider Zellmassen beitragen, während das Pigmentepithel zerstört wird (Abb. 67 u. 68).

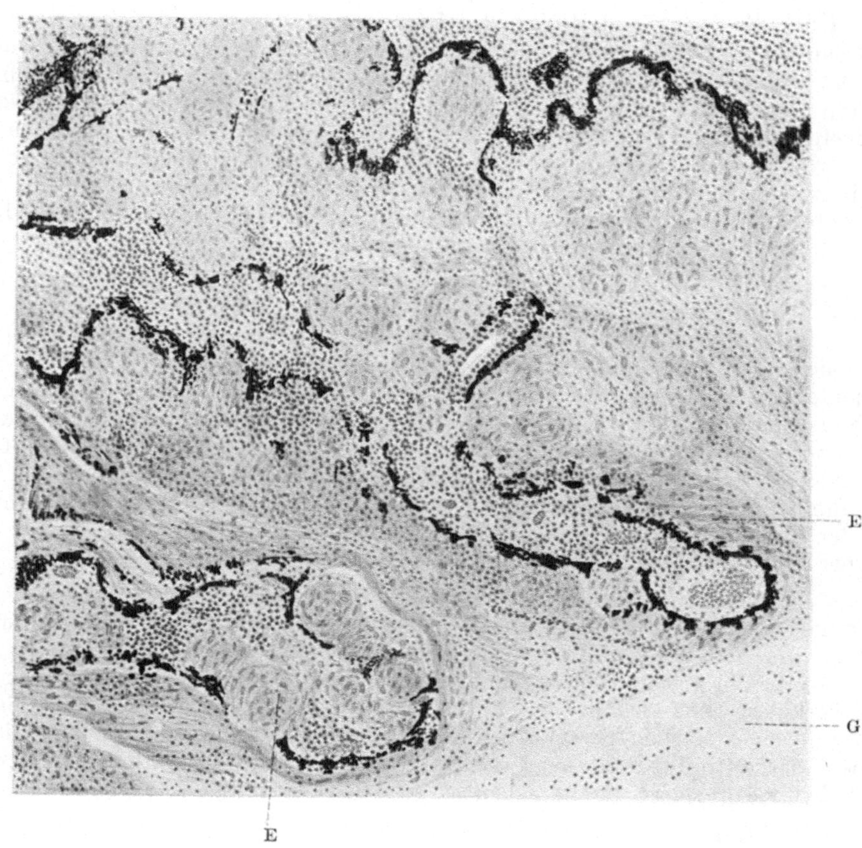

Abb. 68. Teil aus dem gleichen Präparat wie Abb. 67 bei stärkerer Vergrößerung. Beteiligung des Epithels der Ziliarfortsätze an den epitheloiden Zellmassen. G Glaskörper. E Epithel der Ziliarfortsätze. V = 90.

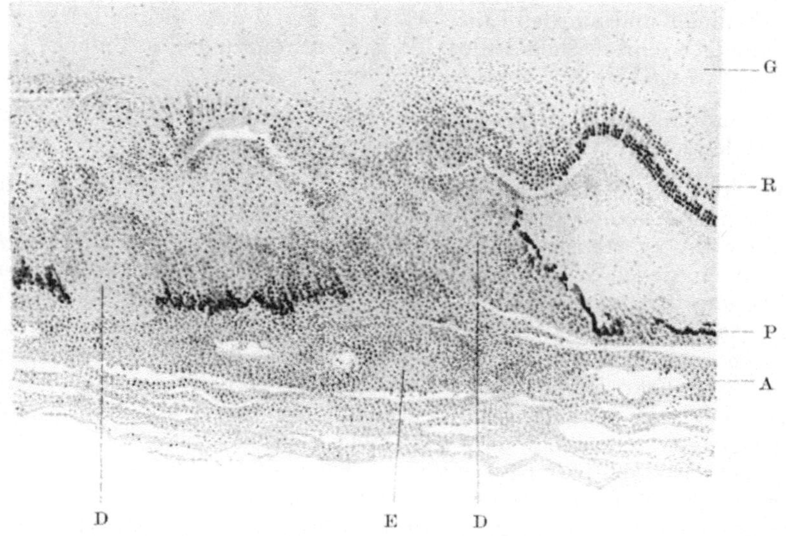

Abb. 69. Aus dem Bulbus von Abb. 65. Einbruch der uvealen Infiltration in die Retina. Häm.-Eos. A Aderhaut. P Pigmentepithel. R Retina. G Glaskörper. DD Durchbruchstellen der Aderhaut. E Epitheloidhaufen. V = 50.

Über die freie Vorderfläche der Iris wuchert das Granulationsgewebe, im Gegensatz zur Tuberkulose, niemals hinaus. In der Aderhaut kommt Durchbruch durch Vitrea und Pigmentepithel nur sehr selten vor, gewöhnlich ist dann das Granulationsgewebe in eine der Chorioidea aufliegende Schwarte hineingewuchert (FUCHS). Doch sind andererseits sogar kleine Einbrüche in die Netzhaut beschrieben worden (Abb. 69). Bei Schwartenbildung ist die Vitrea gewöhnlich nicht mehr intakt, so daß Durchbrüche in diesem Fall leichter erfolgen können (MARCHESANI). Jedenfalls ist Schwartenbildung dafür nicht erforderlich (vgl. auch Abb. 67).

Selten finden sich auf der dem Anschein nach intakten Vitrea flache Zellknötchen, die von Pigmentepithel überzogen sind (DALÉNsche Herde). Wie bei Chorioiditis anderer Ätiologie können auch hier die Pigmentepithelien ihre Größe und Form verändern, rundlich oder spindelförmig werden, und der Pigmentgehalt kann sehr wechseln. Daß sich auch andere Zellen den Epithelien beimengen können, etwa Lymphozyten oder sogar Epitheloide die Vitrea durchwandern, ist nicht ausgeschlossen, aber auch nicht erwiesen. Nach FUCHS handelt es sich bei den Zellen der DALÉNschen Herde ausschließlich um Abkömmlinge von Pigmentepithelien. Reine Pigmentepithelwucherungen kommen jedenfalls vor, sie stellen vielleicht die erste Reaktion auf Prozesse dar, die einer Durchwanderung der Granulationszellen voraufgehen.

Der Durchbruch durch die Sklera geschieht in der Regel entlang den präformierten Gefäßen und Nerven. Eine direkte Einschmelzung der Sklera kommt, wenn überhaupt, jedenfalls nur ganz ausnahmsweise vor. Ein derartiger von FUCHS beschriebener Fall ist nicht einwandfrei, es kann sich hier auch um Tuberkulose gehandelt haben. Allerdings sieht man gelegentlich Bilder, die als Beginn einer solchen Einschmelzung aufgefaßt werden könnten, indem die an die Aderhautinfiltration angrenzenden Lederhautschichten an umschriebenen Stellen kernreicher, die Lamellen verschmälert erscheinen.

Der Ausgang ist in leichteren Fällen wohl Rückgang der Infiltrationsknötchen durch Resorption. In der Regel aber ist der Verlauf schwerer und es kommt dann durch bindegewebige Umwandlung des Granulationsgewebes und durch Organisation von Exsudaten zur Schwartenbildung namentlich in der Hinterkammer und auf den Ziliarfortsätzen, sowie den übrigen schweren Folgeerscheinungen chronischer Iridozyklitis (Schrumpfung des Bulbus, Netzhautablösung, ausgedehnte Drusenbildung usw.)

Die anatomische Differentialdiagnose bleibt, wie sich aus der Darstellung der histologischen Veränderungen ergibt, häufig unsicher.

Bei dem von MELLER untersuchten Material klinisch sichergestellter sympathischer Ophthalmie war die Diagnose mikroskopisch in fast $4^0/_0$ der Fälle deshalb nicht zu stellen, weil kein typischer Befund vorlag, und zwar waren dies Fälle, in denen die sympathische Entzündung erst nach der Enukleation in Erscheinung trat. Auch KÜMMELL fand in zwei derartigen Fällen nur geringe, wenig oder gar nicht charakteristische Veränderungen. Aber dies kommt gelegentlich auch dann vor, wenn das ersterkrankte Auge erst längere Zeit, z. B. 1 Jahr nach Erkrankung des zweiten entfernt worden war, wie in KÜMMELLs drittem Fall. Es ist mit der Möglichkeit zu rechnen, daß selbst „typische“ Veränderungen manchmal deswegen nicht sichtbar sind, weil sie durch eine begleitende Endophthalmitis septica verdeckt sind. Oder sie könnten sich in weitgehendem Maße zurückgebildet haben. Es kommt auch vor, daß solche Veränderungen sich nur an einer einzigen Stelle des Bulbus finden, wie in einem Fall MELLERs in dem das Auge nur an einer peripheren Stelle des Schnittblocks Epitheloidknötchen in der Uvea und Durchwucherung der Sklera, sonst aber nur zwar verdächtige doch nicht beweisende Lymphozytenherde aufwies.

Gegen die Endophthalmitis septica ist nach dem Gesagten die Differentialdiagnose leicht zu stellen. Allerdings muß vor einer Verwechslung der „Epitheloiden" mit gewissen großen Mononukleären gewarnt werden, die jenen sehr ähnlich werden können und die auch in umschriebenen Infiltraten der tiefen und mittleren Schichten bei endophthalmitischen Prozessen vorkommen (vgl. S. 402). Aber vereinzelte Epitheloide, wie sie in jedem Granulationsgewebe vorkommen, beweisen an sich nichts. Für die sympathische Uveitis kennzeichnend ist das dichte Zusammenliegen dieser Zellen, ohne Retikulum, in kleinzelliger Infiltration der tiefen bis mittleren Schichten und das Fortkriechen der Entzündung längs den durchtretenden Gefäßen und Nerven.

Bei der Unterscheidung gegen chronische Uveitis anderer Ätiologie, besonders Tuberkulose, können aber selbst bei weit vorgeschrittenen Stadien der sympathischen Uveitis oder gerade dann erhebliche Schwierigkeiten entstehen. Bei Tuberkulose kann die Uvea Veränderungen darbieten, die von den geschilderten Befunden der S. O. gar nicht zu unterscheiden sind. MELLER hat zwar eine ganze Reihe im allgemeinen durchaus zutreffender Unterscheidungsmerkmale angegeben, doch stimme ich v. HIPPEL vollkommen bei, der ausführt, daß alle diese Unterschiede bei dem vielgestaltigen Bild der Tuberkulose nicht durchgreifend sind und im Einzelfall im Stich lassen können.

Welche Bedeutung, auch in differentialdiagnostischer Beziehung, den „spindelförmigen Körperchen" zukommt, die ICHICAWA bei der Untersuchung von sieben sympathisch erkrankten Augen 5mal in der infiltrierten Uvea fand, steht dahin. Die Körperchen (6,6 bis 2,8 μ groß) waren fuchsinophil, nicht säure- aber alkoholfest, stehen in Beziehung zu Eosinophilen und waren in drei Fällen nicht-sympathischer traumatischer Uveitis und einem Fall von Tuberkulose der Iris und des Ziliarkörpers nicht nachweisbar. Sie haben manche Ähnlichkeit mit CHARCOT-LEYDENschen Kristallen. Ihre Natur ist unklar. (Amer. Journ. of Ophth. Vol. 2, p. 1, nach Ref. in Klin. Monatsbl. f. Augenheilk. Bd. 65, S. 964. 1920. Das Original war mir nicht zugänglich.)

Ehe wir nicht den Erreger oder (FUCHS) spezifische, chemische bzw. färberische Reaktionen der Gewebe kennen, ist also die Diagnose nur unter Zuhilfenahme klinischer Gesichtspunkte zu stellen. Zu diesem Ergebnis kommen die meisten Autoren, so auch KÜMMELL auf Grund seines reichhaltigen Materials.

Die Pathogenese der S. O. ist noch völlig in Dunkel gehüllt.

Bei Übertragungsversuchen mit Gewebsteilen von erkrankten menschlichen Augen auf Tiere ist es niemals gelungen, ein der S. O. entsprechendes Krankheitsbild hervorzurufen. Allerdings weist v. HIPPEL mit Recht darauf hin, daß systematische Versuche in größerem Umfang bisher nicht angestellt worden sind. Eine große Schwierigkeit für das Gelingen solcher Übertragungsversuche besteht auch darin, daß wir meist die erkrankten Stellen des Gewebes makroskopisch nicht mit Sicherheit erkennen können und somit nicht wissen, ob wir überhaupt ein zur Überimpfung geeignetes Stück übertragen.

Neuerdings hat MELLER die Hypothese LEWANDOWSKYs über den Zusammenhang zwischen dem histologischen Bilde der Entzündung und der Vitalität bzw. Virulenz der Erreger auf die histologischen und bakteriologischen Verhältnisse der S. O. anzuwenden versucht. Nach LEWANDOWSKY (vgl. oben S. 432) treten bekanntlich tuberkuloide Gewebsstrukturen unabhängig von der Art der Erreger da auf, wo Keime unter der Einwirkung von Antikörpern abgebaut werden, während es zu der gewöhnlichen entzündlichen Infiltration kommt, wenn die Keime bei mangelhafter Antikörperbildung sich schrankenlos vermehren können. MELLER meint, daß man bei Annahme dieser klinisch und experimentell gut begründeten Anschauung gar nicht erwarten dürfe, bei dem

„Vollbild" der S. O., das ja oft eine tuberkuloide Gewebsstruktur darstellt, Keime zu finden, da diese eben dann schon völlig zugrunde gegangen sein könnten; man müßte ganz frühe Stadien untersuchen, wie sie etwa vor der Erkrankung des zweiten Auges bestehen. Daß in solchen Fällen wieder die Diagnose zweifelhaft bleibt, liegt auf der Hand. Wir können eben bei dem heutigen Stand unserer Kenntnisse eine sympathische Ophthalmie ohne Zuhilfenahme klinischer Gesichtspunkte, besonders auch ohne die Verletzung des ersterkrankten Auges, nicht diagnostizieren.

Durch Einbringen steriler Gewebsstückchen und Blutbestandteile in Tieraugen erhielt Kümmell eine die tieferen Uvealschichten einnehmende Infiltration als Reaktion auf die zerfallenden Fremdkörper. Auf Übertragung von Stückchen sympathisierender Augen in das Kaninchenauge (Schirmer, Ruge) folgte öfter schleichende Iridozyklitis ohne irgendwelche spezifischen histologischen Merkmale und ohne Erkrankung des zweiten Auges.

Marchesani[1]) brachte sieben Kaninchen je ein Stückchen der frisch an S. O. erkrankten menschlichen Uvea in eine Ziliarkörpertasche nach der Impfmethode von v. Szily (s. u. S. 486). Einmal erfolgte Sekundärinfektion durch Staphylokokken, in allen anderen Fällen heilte das transplantierte Stückchen klinisch reaktionslos ein bzw. wurde, wie die mikroskopische Untersuchung bei drei Tieren zeigte, unter Schrumpfung in Narbengewebe umgewandelt. Voimer berichtete auf der 45. Versammlung der Deutschen Ophthalmologischen Gesellschaft in Heidelberg (nach Ref. in Klin. Monatsbl. f. Augenheilk. Bd. 75, S. 219. 1925) über Versuche, bei denen Material von 5 Fällen von S. O. (darunter drei mit Erkrankung des zweiten Auges) in Ziliarkörpertaschen von etwa 60 Kaninchen verimpft wurde. Von den geimpften Tieren erkrankten nur drei am zweiten Auge. Aber selbst diese spärlichen positiv ausgefallenen Resultate waren, besonders nach dem Ergebnis der histologischen Untersuchung, nicht eindeutig verwertbar.

Der Nachweis von Mikroorganismen ist bisher weder durch Färbung im Schnittpräparat, noch sonstwie geglückt. Demnach wird angenommen, daß es sich um ein unsichtbares Virus wie beim Herpes handelt, oder daß überhaupt keine lebenden Keime im Spiele sind, sondern toxisch wirkende Stoffe, über deren Entstehung und Wirkungsweise auch wieder die Ansichten geteilt sind.

So faßt Elschnig die Erkrankung des zweiten Auges als anaphylaktischen Vorgang auf, der durch Stoffe, die beim Zerfall von Uvealgewebe des ersterkrankten Auges entstehen, ausgelöst wird. Elschnig hat diese Anschauung durch zahlreiche experimentelle Untersuchungen zu stützen gesucht. Aber wenn auch bei nekrotisierenden Tumoren gewiß zum Zerfall von Uvealgewebe reichlich Gelegenheit gegeben ist, so ist dasselbe doch bei vielen anderen Prozessen, z. B. bei Konglomerattuberkel, in mindestens dem gleichen Maße der Fall, ohne daß dabei bisher ein der S. O. vergleichbares Krankheitsbild beobachtet wäre. v. Szily[2]) betont, daß das histologische Bild der anaphylaktischen Entzündung beim Versuchstier — beim Menschen kennen wir es ja nicht — viel mehr dem der Endophthalmitis septica als dem der S. O. entspricht. Überdies verliefen seine eigenen Versuche mit Uvealpigment völlig negativ.

Für die pathogenetische Bedeutung toxischer Produkte tritt auf Grund seiner Versuche, über die unten im Zusammenhang berichtet wird, Guillery ein.

Ganz ungeklärt ist auch die Frage, wie die Noxe in das Auge hineingelangt. In das ersterkrankte könnte sie durch die Verletzungstelle oder von einem verborgenen Herde im Körperinnern aus etwa durch die Blutbahn, also auf metastatischem Wege hineinkommen. Für die letztgenannte Möglichkeit tritt besonders Meller ein, der sich darauf stützt, daß das klinische und histologische Bild der sympathischen Uveitis, wenn auch in seltenen Fällen, doch auch ohne vorhergegangene Eröffnung der Bulbuskapsel vorkommt, und zwar bei spontaner, ätiologisch ganz unaufgeklärter Entzündung und bei nekrotischem Aderhautsarkom. Fuchs hatte unter seinen 35 Fällen von S. O. drei, bei denen das ersterkrankte Auge nicht verletzt, sondern infolge der nach Nekrose eines Ader-

---

[1]) Marchesani: Beiträge zur sympathischen Ophthalmie. Zeitschr. f. Augenheilk. Bd. 57, S. 44. 1925.

[2]) Deutsch. med. Wochenschr. 1926. Nr. 38, S. 1598.

hautsarkoms eingetretenen Entzündung (s. S. 424) phthisisch geworden war. Aber es ist eben hier wie bei anderen „spontan“, d. h. ohne Verletzung entstandenen Fällen (Botteri u. a.) zu bedenken, daß, wie bereits betont, das histologische Bild der sympathischen Uveitis keineswegs so charakteristisch ist, daß man auf Grund desselben etwa Tuberkulose immer mit Sicherheit ausschließen könnte. Wolfrum weist sogar auf die Möglichkeit einer Kombination von Sarkom und Tuberkulose hin. Allerdings ist eine solche im Auge bisher noch nicht mit Sicherheit beobachtet worden, der so gedeutete Fall von Offret (Arch. d'opht. 1909. p. 152) war zweifellos eine reine Tuberkulose. Andererseits ist die Ansicht mancher Autoren, daß die S. O. immer eine tuberkulöse Infektion darstelle, trotz mancher Ähnlichkeiten im histologischen oder auch im klinischen Bilde, die vorhanden sein können, unbegründet und viel zu weitgehend. — Dagegen schließt Marchesani[1]) aus seinen Untersuchungen sympathisierender Augen, bei denen er auffallend häufig schwere spezifische Veränderungen in der Gegend der Verletzungsstelle fand, daß diese als Eintrittspforte der Noxe anzusehen sei.

Endlich ist auch noch nicht festgestellt, ob die Noxe, mag sie nun belebt oder unbelebt sein, auf dem Weg über die Sehnerven oder auf der Blutbahn ins zweite Auge gelangt. Die alte Leber-Deutschmannsche Theorie nahm direkte Überwanderung auf der Sehnervenbahn an. Ein zwingender mikroskopischer Nachweis ist dafür nicht geliefert worden, auch klinische Gesichtspunkte sprechen nicht dafür. (Relative Seltenheit des Ausbruchs der Krankheit im zweiten Auge mit Papillitis gegenüber der Uveitis anterior). Eine eingehende Untersuchung über die Beteiligung des Optikus verdanken wir A. Fuchs[2]), der ein mehr minder großes Sehnervenstück sympathisierender Bulbi in 71 Fällen untersuchen konnte. Von diesen Sehnerven waren 17 nicht verändert, und zwar bei 11 Fällen mit leichter und bei 6 Fällen mit schwerer Infiltration der Uvea. In den anderen 54 Sehnerven fanden sich entzündliche Veränderungen. Aber diese waren meist abhängig von der Endophthalmitis oder Iritis serosa, nur in 24 Fällen konnte daneben eine Erkrankung besonderer Art festgestellt werden, die sich namentlich durch die Beteiligung der Pialscheide manifestierte. Diese Erkrankung, die nach dem Autor als Beteiligung des Optikus an der S. O. anzusehen ist, besteht in lymphozytären Infiltraten der Pia in der Kuppe des Zwischenscheidenraumes und weiter hinten, gewöhnlich nur 1—2 mm, doch fanden sich einzelne kleine Herde noch 12 mm nach rückwärts, von der Innenfläche der Sklera an gerechnet. Die Piainfiltration steht mit der Infiltration der Sklera und Uvea in Zusammenhang, ist nicht von einer Papillitis abhängig und kommt bei der gewöhnlichen eitrigen Entzündung nicht vor. In vier Fällen fanden sich außerdem Epitheloidzellknötchen am und im Optikus, und zwar bestanden in diesen Fällen besonders starke Veränderungen der Uvea, aber nur geringe der Papille. — Es fanden sich also vom Autor als spezifisch angesprochene Veränderungen des Sehnerven in fast genau $^1/_3$ der Fälle. Ein Beweis für die Überwanderung des Prozesses auf der Sehnervenbahn kann in diesen Befunden wohl nicht erblickt werden. — E. Fuchs hatte sich schon 1905 auf Grund der histologischen Befunde gegen die Annahme einer Übertragung auf dem Wege über die Optici ausgesprochen.

Auch in den von Marchesani untersuchten Fällen von S. O. war der Optikus in sehr wechselndem Grade und in zerebralwärts abnehmender Stärke infiltriert, und zwar in Abhängigkeit von der Stärke der übrigen extrachorioidalen Aus-

---

[1]) Zeitschr. f. Augenheilk. Bd. 56, S. 275. 1925. „Über die Fortleitung der sympathisierenden Entzündung in den Sehnerven.“
[2]) Zeitschr. f. Augenheilk. Bd. 57, S. 44. 1925. „Beiträge zur sympathischen Ophthalmie.“

breitung der Entzündung, d. h. der perivaskulären Infiltration der Netzhautgefäße einerseits, der hinteren Ziliargefäße andererseits.

Nach den bisher vorliegenden Befunden von menschlichen an S. O. erkrankten Augen kann also weder die Überwanderungs- noch die Metastasenhypothese als bewiesen gelten.

Die Ergebnisse der Tierversuche, die für die Pathologie der menschlichen S. O. überhaupt nur mit größter Vorsicht und Kritik zu verwerten sind, haben ebenfalls keine völlige Klärung der erörterten Fragen gebracht.

Die Ergebnisse der älteren Versuche, experimentell Augenmetastasen zu erzeugen, und die Beobachtungen über das Haften von Keimen im gereizten und ungereizten Auge (Panas, Moll, Stock u. a.) waren allerdings weniger geeignet, einigermaßen sichere Schlüsse auf die Art der Verbreitung des Virus ins zweite Auge zu ermöglichen. In neuerer Zeit haben einerseits v. Szily, andererseits Guillery — dieser in Fortsetzung und im Ausbau seiner früheren Methode — originelle Wege eingeschlagen, um einer Lösung der Rätsel, die uns die S. O. aufgibt, näher zu kommen. v. Szily [1]) ging von der Überlegung aus, daß der Erreger der S. O., wenn es einen solchen gibt, jedenfalls nicht dem bisher bekannten Formenkreis angehören und daß er möglicherweise einem unsichtbaren, aber in seiner Pathogenität bekannten Virus, wie dem Herpeserreger, nahestehen könne. Er ging nun so vor, daß er zunächst die Kaninchenhornhaut mit Material von menschlichem Herpes corneae impfte. Von dem dann entstandenen Impfherpes wurde nach 2—3 Tagen ein Stückchen in ein anderes Kaninchenauge gebracht, und zwar in eine „Ziliarkörpertasche“, die von einem Hornhautschnitt aus mit dem Spatel, also durch eine blind im Suprachorioidalraum endigende „Zyklodialyse von vorn her“ geschaffen wurde. Es erkrankte dann nicht nur das geimpfte, sondern, in $10\,^0/_0$ der Fälle, nach 14 Tagen auch das unberührte Auge an einer Uveitis. Mikroskopisch zeigte sich die Uvea durch lymphozytäre Infiltration, in der auch Nester von Epitheloiden vorkamen, verdickt. Bei sehr starker Infiltration der Aderhaut war die Netzhaut nekrotisch. Die kleinzellige Infiltration setzte sich durch den Sehnerven des geimpften Auges über das Chiasma und den anderen Sehnerven in das zweite Auge hinein fort; auch die Ergebnisse vitaler Färbung sowie Impfversuche mit Optikus- und Chiasmasubstanz sprechen nach v. Szily für die besondere Rolle dieser Bahn beim Übergreifen der Erkrankung auf das zweite Auge. Die Tiere hatten außerdem eine Meningitis und, in $50\,^0/_0$, einen Herpes corneae des unberührten Auges bekommen. Der Autor drückt sich in seinen Schlußfolgerungen sehr vorsichtig aus. Die Frage nach dem Übertragungsweg bei der S. O. läßt er offen, er behauptet auch nicht, daß das Herpesvirus der Erreger der menschlichen S. O. sei. Er sieht die Bedeutung seiner Methode darin, daß es mit dieser gelingt, „durch unsichtbare Erreger einen mit der menschlichen S. O. in den wesentlichen Punkten übereinstimmenden Krankheitsprozeß hervorzurufen (Verletzung der Ziliarkörpergegend, Übertragung auf das zweite Auge mit gleichartiger Erkrankung).“ In diesem Sinne bezeichnet v. Szily sein Experiment als „Modellversuch“.

Gegen die Annahme, daß die Übertragung des Herpesvirus direkt auf dem Wege der Sehbahn stattfinde, wendet sich Grüter („Der Verbreitungsmodus des Herpesvirus im Tierkörper und seine Bedeutung für das Problem der S. O.“ Arch. f. Augenheilk. Bd. 95. 1925). Er weist darauf hin, daß auch von einem

---

[1]) v. Szily: „Experimentelle endogene Infektionsübertragung von Bulbus zu Bulbus usw.“ Klin. Monatsbl. f. Augenheilk. Bd. 72, S. 593. 1924 und „Neue Wege zur experimentellen Erforschung der sympathischen Ophthalmie.“ Deutsch. med. Wochenschr. 52. Jahrg., Nr. 38, S. 1598. 1926.

Hornhautherpes aus das Virus auf dem Nervenlymphwege ins Gehirn gelangen könne, da es die Descemet nekrotisiere und dann die Möglichkeit habe, sich in den inneren Augenhäuten auszubreiten, wie experimentell-histologische und anatomische Untersuchungen zeigten. Das Virus verbreite sich unter elektiver Bevorzugung der präformierten Nervenbahnen, gleichgültig ob es subdural bzw. intrazerebral oder peripher angreift. Im ersten Fall verbreite es sich über das ganze Gehirn und Rückenmark, gelange an die austretenden Nerven und so auch über den Sehnerven an den Augapfel, wo sich dann Neuritis opt. zeige. Im zweiten Fall geschehe die Wanderung umgekehrt, das Virus komme z. B. vom Ischiadikus oder vom Auge her ins Zentralnervensystem, und so könne auch bei primärer Hornhautimpfung die Infektion auf dem Wege über die Sehbahn ins andere Auge übertragen werden. Aber es sei nicht auszuschließen, daß ein Teil des Virus auf dem Blutwege ins Gehirn gelangt. Da bei v. Szilys Versuchstieren das Virus sich diffus im Gehirn verbreitet hatte, haben dessen Versuche keine Beweiskraft für die Migrationstheorie.

In gleichem Sinne spricht sich Marchesani [1]) aus. Bei drei Kaninchen hatte er übrigens Uvealgewebe von einem frisch an S. O. erkrankten Auge (in Emulsion) subdural eingeimpft, ohne daß die Tiere Enzephalitis bekamen; das verimpfte Material enthielt also jedenfalls kein Herpesvirus.

Abe [2]) dagegen spricht sich für die direkte Überwanderung des Herpesvirus auf der Optikusbahn aus. Er impfte die Kaninchenhornhaut mit Bläscheninhalt von menschlichem Herpes genitalis und erzielte auf diesem Wege eine Enzephalitis. Das Hirnmaterial wurde emulgiert und von dem Filtrat etwas in den Glaskörper von Kaninchen eingespritzt. Es erkrankte dann auch das zweite Auge, und zwar in allen 15 Fällen, in denen darauf geachtet wurde, zuerst mit einer Papillitis. Auch das Ergebnis der mikroskopischen Untersuchung sprach für die Überwanderung des Virus entlang den Sehnerven. Daß es sich dabei um eine direkte Überwanderung, nicht um eine absteigende Neuritis von einer Enzephalitis aus handelte, schließt Abe aus Versuchen, bei denen er einige Zeit vor der Glaskörperinfektion den Sehnerven des zu impfenden Auges durchschnitt. Von den so behandelten 36 Tieren bekamen dann nach der Infektion 23 Enzephalitis (in gleichem Häufigkeitsverhältnis wie ohne Optikusdurchschneidung), aber keines erkrankte am zweiten Auge. Im übrigen aber betont auch Abe, daß die durch Herpesvirus erzielten Augenveränderungen von der S. O. des Menschen stets qualitativ verschieden seien und daß die Übereinstimmung nur darin bestehe, daß der Krankheitsprozeß des ersterkrankten Auges nach bestimmter Zeit im zweiten Auge dieselben Veränderungen hervorrufe.

Auf ganz anderen Wegen ging Guillery vor. Er hatte schon in früher mitgeteilten Versuchen durch keimfreie Bakterienfermente (von Subtilis, Proteus, Prodigiosus) und andere Gifte sowohl bei direkter Einspritzung ins Auge als auch bei Injektion in die Blutbahn diffuse und herdförmige Uveitis mit Lymphozyten und oft zahlreichen Epitheloiden, auch mit Durchbruch der Vitrea und der Ziliarfortsätze, hervorrufen können. So war z. B. in einem Versuch 7 Tage nach Injektion von Subtilistoxin in den Glaskörper die Aderhaut auf mehr als das 6—7fache verdickt, „von einer Wucherung durchsetzt, die fast nur aus epitheloiden Zellen besteht. Unter diesen liegen zahlreiche ein- und mehrkernige Protoplasmaklumpen, welche teils als Riesenzellen, teils als in der Entwicklung zu solchen begriffene phagozytäre Gebilde angesprochen werden

---

[1]) Marchesani: Beiträge zur sympathischen Ophthalmie. Zeitschr. f. Augenheilk. Bd. 57. S. 44. 1925.
[2]) Abe: Experimente über die durch Herpesvirus erzeugte S. O. Arch. f. Ophth. Bd. 117, S. 375. 1926.

müssen". Das Pigmentepithel war von dieser Gewebsmasse vielfach durchbrochen. — Bouilloninjektion allein machte Rundzellenansammlungen und Fibrinabscheidung im Glaskörper, ließ aber die Uvea so gut wie unverändert.

Guillery schließt aus diesen Versuchen, daß sich durch Gifte im Kaninchenauge ein der S. O. des Menschen ähnliches Bild erzeugen läßt, und daß auf rein toxischem Wege von der Blutbahn aus auch in vorher gesunden Augen ein Reizzustand erzielt werden kann. Anaphylaktische Erscheinungen wurden dabei an den Versuchstieren nicht beobachtet.

Frühere Versuche anderer (Stock, s. S. 397) mit Injektion von Toxinen waren negativ verlaufen. Guillerys Ergebnisse wurden von Woods bestätigt.

Das der Tuberkulose oft so ähnliche mikroskopische Bild veranlaßte aber Guillery zu weiterem Ausbau seiner Versuche. Tuberkelbazillen hatte er bei S. O. auch mit der Antiforminmethode nicht nachweisen können. Es kam aber die Möglichkeit einer Fernwirkung des Giftes von einem tuberkulösen Herd aus in Betracht. Eine solche Fernwirkung glaubte er in Versuchen [1] nachgewiesen zu haben, bei denen er bakteriendichte Schilfsäckchen, in die ein Partikelchen Kultur von Tuberkelbazillen (Typus humanus und bovinus verhielt sich gleich) hineingebracht, und die an beiden Enden mit Seidenfäden zugebunden und hier mit Kollodium gedichtet waren, in die Bauchhöhle von Kaninchen einführte: die Tiere bekamen dann Nekrose der Leberläppchen mit frühzeitiger Wucherung der Gallengänge und im Netz, aber weit entfernt von der Implantationsstelle des Säckchens, deren Umgebung höchstens die gewöhnliche Fremdkörperreaktion erkennen ließ, „tuberkuloide" Infiltrationen, d. h. Anhäufungen von Epitheloiden, auch Riesenzellen, zum Teil in umschriebener Form, mit lymphozytärer Umwallung, aber ohne Verkäsung. Eine an solche erinnernde Nekrose fand sich nur einmal in der das Säckchen umgebenden Infiltration. — In Fortsetzung dieser Versuche erzielte er aber keine Erkrankung des Auges, auch nicht, wenn dieses in der verschiedensten Weise verletzt wurde. Er brachte daher linsengroße Schilfsäckchen, die mit einem Tröpfchen flüssiger oder einem Bröckelchen fester Kultur von T. B. Typus human. beschickt waren, 3 Kaninchen in den Glaskörper [2]. Dann erkrankte die Uvea in typischer Weise, im Sehnerven fand sich mäßige zerstreute kleinzellige Infiltration. Daß die Säckchen bakteriendicht waren, schloß er daraus, daß sich niemals in ihrer Nähe Tuberkel zeigten, wie nach Einbringung freien tuberkulösen Materials in den Glaskörper. Auch das zweite Auge erkrankte an Uveitis, es fanden sich in allen Teilen der Uvea sowohl kleine Lymphozytenherde als auch diffuse Infiltrationen, außerdem starke Hyperämie, Blutungen und Ödem der Ziliarfortsätze mit Greeffschen Blasen. Guillery erklärte danach die S. O. als Folge einer Toxinwirkung: in dem erkrankten Auge bilden sich Stoffe, die pathogen auf das andere wirken. Durch Gewebszerfall und aus Blutungen hervorgehende Abbauprodukte bereiten den Boden vor; so bei Zerfall von Tumoren und ebenso auch beim Trauma. Als Weg für die Giftübertragung zwischen beiden Augen ist der Blutweg anzunehmen. In weiteren Versuchen [3] ging Guillery von dem Gedanken aus: wenn es richtig ist, daß die durch das Trauma im Auge gesetzten Veränderungen in Verbindung mit dem Gift des Tuberkelbazillus das Krankheitsbild erzeugen, so muß von außen in das Auge geleitetes T. B.Gift in Verbindung mit einem Trauma dieselbe Wirkung haben. Dieser Ver

---

[1] Guillery: Über toxische tuberkuloide Strukturen. Zeitschr. f. Tuberkulose. Bd. 38, S. 1. 1923.

[2] Guillery: Experimentelle Sympathisierung des Kaninchenauges. Arch. f. Augenheilk. Bd. 94. 1924.

[3] Guillery: Die sympathische Ophthalmie eine tuberkuloide Erkrankung. Münch. med. Wochenschr. Bd. 72, S. 298. 1925.

such ist gelungen. Es wurde von einem kleinen Lanzenschnitt aus dem Ziliarkörper eine geringe Verletzung mit der Fliete beigebracht und ein lebende T. B. enthaltendes Schilfröhrchen hinter dem Optikus in die Orbita versenkt. Wieder gab es eine chronische Uveitis mit Lymphozyten und stellenweise massenhaften Epitheloiden, und das zweite Auge erkrankte an Uveitis der gleichen Art.

Die Pathogenese der S. O. stellt sich GUILLERY so vor: Das Trauma liefert die Abbauprodukte, welche eine toxische Uveitis erzeugen. Diese ist an sich rückbildungsfähig, nimmt aber bösartigen Charakter an, wenn das Gift der Tuberkelbazillen dazutritt. Dann entsteht die sympathisierende Uveitis. Das zweite Auge wird beteiligt, indem die toxische Uveitis, wie die früheren Versuche zeigen, schon auf dem Blutwege entstehen kann; so können dieselben Produkte, die im verletzten Auge tätig sind, auch im unverletzten wirken. Durch Hinzutreten des T.-B.-Giftes entwickelt sich auch in diesem der gleiche Krankheitsprozeß.

Von den Einwänden klinischer Natur, die gegen diese Theorie zu machen sind, ist hier abzusehen. Es sei daran erinnert, daß ein der sympathischen Uveitis ähnliches Bild — in den tiefen Aderhautschichten gelegene Infiltrate aus Lymphozyten und großen einkernigen Zellen (Epitheloiden, Histiozyten) zusammengesetzt — auch bei Endophthalmitis entstehen kann, wenn Eitererreger vom Suprachorioidalraum aus wirken bzw. ihre Gifte von dort her in die Aderhaut diffundieren (s. S. 402). — v. SZILY [1]) berichtet, daß Kontrollversuche der GUILLERYschen Methode an 20 Tieren bezüglich des unberührten Auges gänzlich negativ verliefen, während der Befund auch an den geimpften Augen zwischen reizloser Einheilung und schwerster Entzündung schwankte. In 5 Fällen entstand typische Knötchentuberkulose. Prüfung der Säckchen in Glyzerinbouillon ergab oft teils Durchlässigkeit für T. B., teils Anhaften anderer Keime. Daraus folgt allerdings nicht, daß GUILLERYs Säckchen nicht steril und bakteriendicht gewesen sind, in der Arbeit über toxische tuberkuloide Strukturen geht GUILLERY auf diese Fragen der Sterilität und Bakteriendichtigkeit ausführlich ein. — Es bedarf hier jedenfalls noch einer weit größeren Zahl von entsprechenden Versuchen, um das Tatsächliche sicherzustellen.

III. Altersveränderungen und Degenerationsvorgänge.

Mit zunehmendem Alter treten allmählich, ohne besondere Erkrankungen, Veränderungen der Uvea ein, die besonders die Blutgefäße (Angiosklerose), ferner die Glashaut (Drusen), das Ziliar- und Pigmentepithel und das Stroma selbst betreffen.

a) Angiosklerose.

Außer der großen Arbeit von ROSA KERSCHBAUMER (1892) gibt es in der Literatur nur spärliche histologische Befunde von Altersveränderungen der Uvealgefäße. Die neueste größere Arbeit von MONOURI (1919) war mir leider nicht zugänglich.

Schon H. MÜLLER hatte als Altersveränderung der Choriokapillaris Verdichtung der Wand mit Lumenverengerung und Zunahme der Sprödigkeit festgestellt. KERSCHBAUMER untersuchte 242 Augen von 121 Individuen zwischen 40 und 90 Jahren. Sie fand, daß der Prozeß in einzelnen kleinen und mittleren Arterien fleckweise mit Verfettung der Intima beginnt. Dann zeigt sich auch die Muskularis verfettet oder durch Bindegewebe ersetzt, oft sind

---

[1]) v. SZILY: Neue Wege usw. Deutsch. med. Wochenschr. 1926. S. 1598.

sämtliche Häute in Bindegewebe umgewandelt, wobei die Wand verdickt, das Lumen verengt wird. Das Gefäß bekommt (Flächenpräparat!) das Aussehen einer weiß-opaken Röhre mit dicker streifiger Wand. Manchmal ist die Wandverdickung hyalin entartet. Nicht selten tritt vollständiger Verschluß ein, das Gefäß ist dann in einen bindegewebigen oder hyalinen Strang umgewandelt. — Die Kapillaris erkrankt in Abhängigkeit von den zuführenden Arterien, also insel- oder fleckförmig, in ähnlicher Weise: die Wand wird trüber und dicker, das Lumen unregelmäßig verengt, selbst verschlossen, mit dazwischen liegenden spindelförmigen oder sackförmigen Erweiterungen. Letztere kommen nach Salzmann schon normalerweise vor. Auch hyaline Degeneration der veränderten Kapillarstücke tritt ein. Dabei sind andere Kapillargebiete unter Wandverdünnung vikariierend erweitert. Schließlich kommt es zu Atrophie der Kapillarwand mit Schwund der Kerne und zur völligen Verödung von Strecken der Kapillarschicht (Kuhnt).

Die Venen erscheinen im wesentlichen ähnlich, aber weniger intensiv und später verändert als die Arterien. Bei höheren Graden des Prozesses entwickelt sich Bindegewebe in den „perivaskulären Räumen", schließlich ist auch hier die ganze Wand durch fibrilläres Bindegewebe ersetzt.

Die gleichen Veränderungen finden sich an den hinteren kurzen Ziliararterien extra- und intraskleral. Entsprechendes gilt für die Vortexvenen, in deren perivaskulären Räumen anfangs das „Auftreten von Wanderzellen und Wucherung der Endothelien", später Bindegewebsentwicklung zu bemerken ist. Das Vorkommen perivaskulärer Rundzellen bei alten Leuten bestätigt Bartels.

Im allgemeinen erscheinen die Kapillaren am hinteren Pol früher und stärker verändert als die übrigen Gebiete (Müller, Kerschbaumer).

Zwischen dem 40. und 50. Lebensjahr fand Kerschbaumer in der Hälfte, zwischen 50 und 60 in etwa $^4/_5$ der Fälle, zwischen 60 und 90 in allen Fällen mehr weniger bedeutende Gefäßveränderungen. —

Spätere Untersuchungen mit feineren Methoden (Fett- und Elastikafärbungen) ergaben, daß die Arteriosklerose der Uvealarterien — in Übereinstimmung mit den übrigen Körperarterien (vgl. Benda) — unter dem Bilde der hyperplastischen Intimaverdickung (Jores) verläuft, wobei eine zellig-bindegewebige, meist abgespaltene elastische Fasern und Netze enthaltende Wucherung das Lumen einseitig oder konzentrisch einengt oder selbst zum Verschluß bringt (Abb. 70). Dazu kann derbfibröse oder sklerotische Umwandlung der Adventitia und Durchsetzung der Media mit zelligem und faserigem Bindegewebe, auch mit Einwachsung elastischer Fasern aus der Intima kommen (Kümmell), häufiger wohl ist die Media verdünnt. Neubildung elastischer Fasern in der Intimawucherung dürfte nicht zur eigentlichen Arteriosklerose, sondern zur kompensatorischen Endarteriitis obliterans gehören, die auf Grund der durch die Arteriosklerose verursachten Zirkulationsstörungen in den zuführenden Arterien eintreten kann, wenn Gefäßgebiete verengert oder verschlossen werden.

Das Wesentliche sind nun die in der Intimawucherung auftretenden regressiven Veränderungen, Verfettung und Zerfall der bindegewebigen und elastischen Elemente. Nicht selten sieht man Körnchenzellen, die teils Fett, teils Lipoid (Ginsberg) (Abb. 71) enthalten und nach Extraktion dieser Substanzen als große polygonale, dicht aneinanderliegende, mehr weniger deutlich gekörnte Elemente (s. Abb. 70e und 71) einen großen Teil, selbst die Gesamtmasse der Wucherung namentlich in der tiefsten, der Elastika aufsitzenden Schicht ausmachen, auf dem Querschnitt auch als ein dicker Kranz das eingeengte Lumen umgeben können (Ammann, Siegrist, Ginsberg). Ammann sah zwei solche

Zellen auch zwischen Media und Adventitia. Die Kerne bleiben vielfach intakt, aber die Zellgrenzen werden oft undeutlich. Die Gebilde gleichen oft weniger den gewöhnlichen Körnchenzellen als den sog. Xanthomzellen.

Verfettete Zellen können abgestoßen werden, sich dem Blutstrom beimischen oder in Thromben eingeschlossen werden.

Zerfallen die Zellen, so bleibt ein aus Fettdetritus und bei der Zersetzung des Fettes entstandenen Kristallen (Fettsäuren, Cholestearin) bestehender Brei

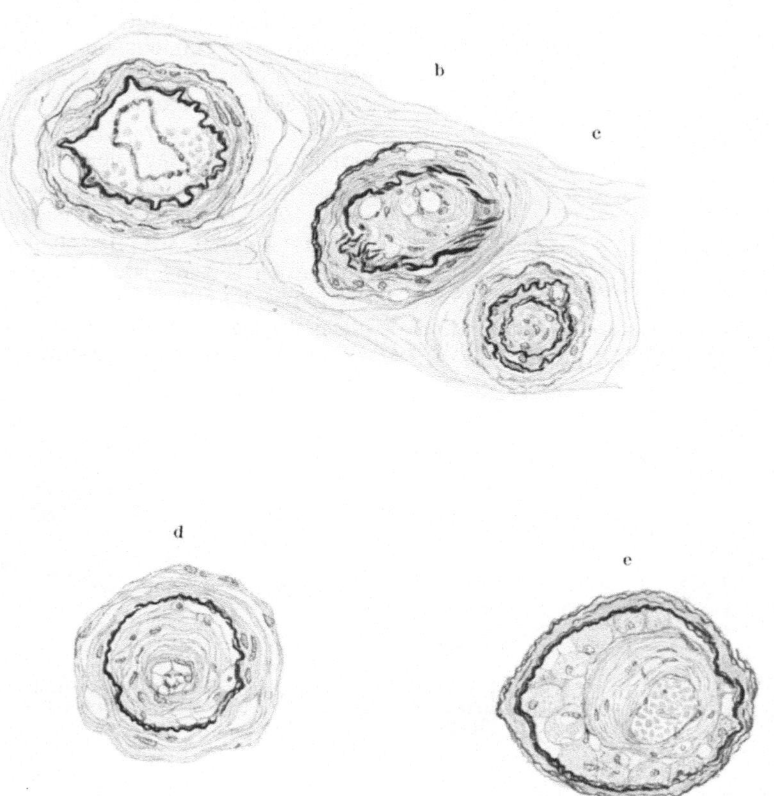

Abb. 70. Arteriosklerose der Aderhaut. Elastinfärbung mit Orzein, Kernfärbung mit Methylenblau nach ZIELER. Die leeren Räume um die Gefäßquerschnitte a b c sind durch Schrumpfung entstandene Kunstprodukte. In Abb. e dichte Lage von Fettkörnchenzellen zwischen der alten Elastica interna und dem neugebildeten Bindegewebe. V = 250.

zurück, der noch von Endothel überzogen sein kann oder das Lumen ausfüllt (Abb. 72).

Die höchsten Grade der uvealen Angiosklerose finden wir bei Nephritis, namentlich bei Ret. albumin. (s. S. 510). In diesen Fällen fanden sich auch besonders häufig hyaline Degenerationen der Intimawucherung, sie kommen aber auch ohne Nephritis vor. In das aufgelockerte Gewebe der Intima und auch der Media kann eiweißreiche, manchmal rote Blutkörperchen enthaltende Flüssigkeit eindringen. Diese sieht man zuweilen auch zwischen Endothel und Elastika. Durch Gerinnung der Flüssigkeit, die teils die Gewebe durchtränkt, teils die Gewebslücken (Abb. 73) erfüllt, entsteht dann einerseits ein homogenes Aussehen der Teile mit den Kennzeichen des Hyalins, andererseits kommt es zu scholligen Ablagerungen im Gewebe, auch in der Media (Herzog Carl Theodor). Oeller beschrieb Übergangsbilder zwischen roten Blutkörperchen und hyalinen Schollen. Besonders oft sieht man eine hyaline Schicht von ungleichmäßiger Dicke zwischen Media und Endothel, die häufig mit buckelförmigen Verdickungen lumenwärts vorspringt.

In den Kapillaren, die einzeln oder in kleinen Bezirken (dann wohl in Zusammenhang mit den zugehörigen Arteriolen) hyalin entarten können, liegt die Substanz zunächst nach außen von den Endothelkernen und umgibt diese als gleichmäßiger oder mit Buckeln versehener homogener Ring, wobei das Lumen je nach der Dicke der hyalinen Schicht mehr oder weniger verengt wird. Zu diesen Veränderungen der Wand können dann noch hyaline Thromben treten. Nicht selten ist auch die ganze Kapillare in einen hyalinen, meist knotigen Strang verwandelt, was schon H. Müller beschrieben hat.

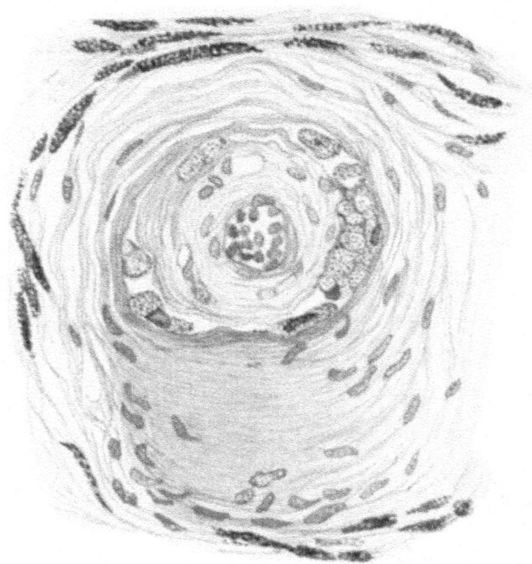

Abb. 71. Arteriosklerose der Aderhaut mit Körnchenzellen. Ciaccios Lipoidmethode, Färbung mit Sudan, Hämatoxylin. V = 375.

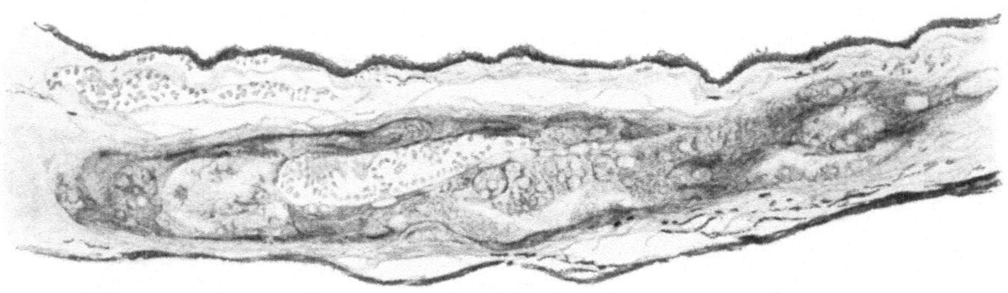

Abb. 72. Atheromatöser Herd in einem stark veränderten Aderhautgefäß, aus Zerfall gewucherter und „verfetteter" Intimazellen entstanden. Ciaccios Lipoidmethode, Färbung mit Sudan, Hämatoxylin. V = 125.

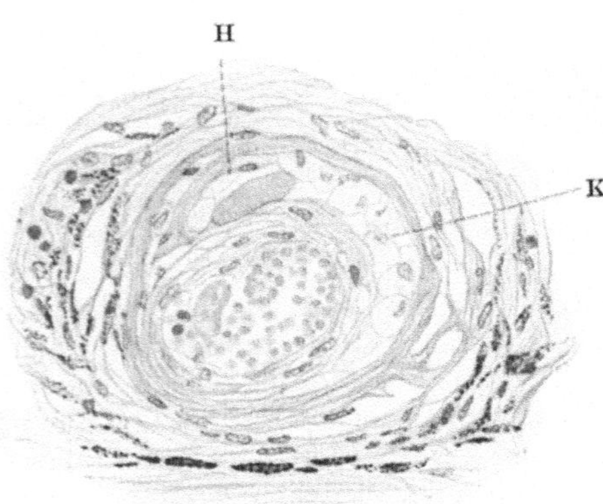

Abb. 73. Arteriosklerose der Aderhaut mit Körnchenzellen, Hyalin und bindegewebiger Intimawucherung. v. Gieson. H Hyalin. K Fett- und Lipoidkörnchenzellen. V = 375.

Ewetzky fand kleine Zellen mit relativ großem Kern, die nach außen von der Endothelschicht auftreten und hyalin degenerieren.

Außer bei Nephritis fanden sich sehr hochgradige Gefäßveränderungen auch bei Glaucoma haemorrhag. (Kümmell), und zwar hier am stärksten an den Ziliararterien, namentlich den hinteren kurzen im extraskleralen Verlauf. In sonst gesunden Augen alter Leute sah Bartels an den vorderen und hinteren Ziliargefäßen bei verengtem Lumen meist verdickte, hier und da auch verdünnte Wand, sowohl extra- als intraskleral.

Infolge der durch die fleckweise auftretenden Gefäßveränderungen bedingten Zirkulationsstörung verlaufen die Gefäße stark geschlängelt, was die Beurteilung im Schnittpräparat oft erschwert (Serien!), ferner finden wir stellenweise ein die Aderhautlamellen auseinanderdrängendes Ödem, vereinzelte Rundzellenanhäufungen und gelegentlich auch Blutungen.

Über obliterierten Kapillaren degenerieren meist einzelne Pigmentepithelien. Da hierbei Verklebungen erhaltener Epithelien mit gewucherter Netzhautglia ebenfalls nur gering zu sein pflegen, ist auch eine darauffolgende Netzhautpigmentierung in der Regel gering, stärker nur bei ausgedehnteren Defekten der Choriokapillaris (KRÜCKMANN). Das Pigmentepithel kann über sklerotischen Aderhautgefäßen auch proliferieren. SIEGRIST untersuchte einen Fall von Arteriosklerose, in dem über erkrankten aber nicht verschlossenen Aderhautgefäßen rosenkranzartig angeordnete, warzenförmige Wucherungen von Pigmentepithelien saßen. Die Zellen waren dabei meist größer als normal, der Pigmentgehalt vermehrt. Von degenerativen Prozessen war am Epithel nichts zu bemerken. Vitrea und Netzhaut waren frei von Veränderungen. Eine primäre Hypertrophie und Hyperplasie der Epithelien, vielleicht als Folge eines schwachen chronisch wirkenden Reizes, der von den erkrankten aber nicht wesentlich verengten Gefäßen in diesem Fall ausging, kann hier nach dem Autor wohl nicht ohne weiteres in Abrede gestellt werden. Die Gefäßveränderungen bestanden in einfacher Wanddegeneration mit Umwandlung in eine kernarme Hülle ohne Verengerung des Lumens, in Hyperplasie der Intima mit hyaliner Degeneration der Wand und der Wucherung, sowie in xanthomatöser Umwandlung gewucherter Intimaelemente. Einige Chorioidalgefäße waren total sklerosiert und obliteriert. Kapillaren sind nicht erwähnt, in der entsprechenden Abbildung (Abb. 4) nicht sichtbar. Alle Ziliargefäße zeigten hochgradige „Endarteriitis" mit Verengerung des Lumens.

Arteriosklerose im Bereich des Ziliarkörpers und der Iris scheint sehr selten zu sein, anatomische Befunde darüber sind mir nicht bekannt.

b) Drusen der Glaslamelle.

Die sog. Drusen der Glaslamelle erscheinen im ausgebildeten Zustande als warzige Auflagerungen der Innenfläche der BRUCHschen Membran von kugliger Oberfläche. Alles Wesentliche hierüber enthält bereits die ausführliche Arbeit H. MÜLLERs (1857), deren Ergebnisse durch die reichhaltige spätere Literatur zwar vertieft und erweitert, aber meines Erachtens nicht umgestoßen worden sind. Man muß aber bei der Beurteilung der Befunde nicht nur das Alter bzw. das Entwicklungsstadium der Gebilde berücksichtigen, sondern auch besonders bezüglich der Entstehung streng zwischen den gewöhnlichen „senilen" Drusen, die MÜLLER untersucht hat, und anderen ähnlichen, bei Degenerationsvorgängen der Pigmentepithelien auftretenden Gebilden unterscheiden, die bei chronischen Ernährungsstörungen auftreten, besonders in solchen Bulbis, die nach langdauernder, meist mit Netzhautablösung verbundener Entzündung atrophisch geworden sind. Beide Arten können auch kombiniert vorkommen, auch können einfache Drusen unter dem Einfluß und unter Beteiligung der bei entzündlichen Zuständen oder intensiveren, lange andauernden Ernährungsstörungen degenerierenden Pigmentepithelien besondere Veränderungen erleiden und sich anders entwickeln als ohne solche Einflüsse. Diese verschiedenartige Verhältnisse (Stadium, chronisch-entzündende Ernährungsstörung, einfaches Senium) bedingen eine ziemlich große Mannigfaltigkeit des histologischen Bildes.

Die Bezeichnung „Druse" ist eingebürgert, aber schlecht gewählt. In der Mineralogie nennt man so Kristallmassen, welche sich in Hohlräumen aus eingesickerten Lösungen ausscheiden. Hier aber wird (H. Müller) die Oberfläche mancher zusammengesetzter Auswüchse als „drusig" bezeichnet, was mit „knollig" oder „höckrig" gleichbedeutend sein soll. Donders, der die Gebilde als Erster eingehend untersuchte, nannte die „kolloide Körperchen", gegen welche Bezeichnung Alt anführte, daß die Gebilde sich durch ihre bedeutende Härte von sonstigen kolloiden Produkten unterschieden. Auch von anderen wird der Ausdruck „kolloide" Auswüchse und ähnliches gebraucht. Am besten scheint mir die auch von Salzmann angewandte Bezeichnung „Warzen".

1. Die gewöhnlichen senilen Drusen gehen aus Veränderungen der Glaslamelle hervor, die sich nach H. Müller bei älteren Individuen von 60 bis 70 Jahren fast konstant, über 45 Jahre sehr gewöhnlich, über 30 nicht gar selten, aber mitunter auch bei Jüngeren finden; bei Berücksichtigung ganz lokaler Anfänge jener Veränderungen scheine die Mehrzahl der Augen bei allen Erwachsenen jeden Alters nicht davon frei zu sein.

Es handelt sich also, wie bei den meisten sog. Alterserscheinungen, um Veränderungen, die mit zunehmendem Alter früher oder später und in sehr verschiedenem Grade auftreten (Abb. 74).

Die häufigste Veränderung ist Verdickung der Vitrea, wobei sich bald ausgedehnte flachere Platten mit mehr oder weniger welliger Oberfläche, bald

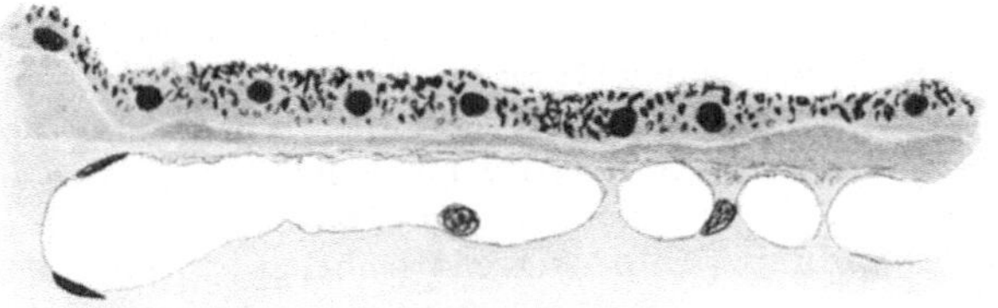

Abb. 74. Drusen der Vitrea chorioidea. Häm.-Eos. Pigmentepithel normal (etwas schematisiert) Choriokapillaris normal. V = 660.

kuglig-knollige Hervortreibungen auf der Netzhautseite bilden (Müller), die auch nach meiner Erfahrung zunächst immer homogen sind, wie auch Coats, Salzmann u. a. angeben. Kleinere Drusen (nach Müller unter 0,01 mm) sind von normal aussehendem Pigmentepithel überzogen, über größeren ist der Epithelüberzug aber besonders auf der Kuppe mehr weniger verändert, abgeflacht, lückenhaft oder fehlt auch gänzlich, so daß dann die Gebilde als grauweißliche oder auch mehr gelbliche Fleckchen schon makroskopisch sichtbar werden können. Sie finden sich vorzugsweise aber keineswegs ausschließlich an drei Stellen: erstens peripher zwischen Äquator und Ora serrata, zweitens in der Gegend des hinteren Pols, drittens am Rande des Aderhautloches um die Papille herum, doch kann auch der ganze Augenhintergrund damit übersät sein. Müller beschrieb die eigentlichen senilen Drusen zutreffend als „Erhebungen von verschiedener Form und Höhe, welche aber alle deutlich sich in eine kontinuierliche Schicht fortsetzen oder, wenn man lieber will, Verdickungen derselben darstellen." Diese kontinuierliche Schicht ist die Bruchsche Membran, und zwar nur die retinalwärts gelegene homogene, nach Wolfrum protoplasmatische Schicht; die äußere, elastische Schicht, die zwar wie alle elastischen Häute aus einem Netzwerk besteht, im Querschnitt aber als ununterbrochene, scharf gezeichnete, stark lichtbrechende und mit Elastinfarbstoffen intensiv färbbare Linie erscheint (wie z. B. auch die Elastica interna der Arterien), ist ganz unbeteiligt. (Über die Zusammensetzung der Bruchschen Membran s. Sattler, Wolfrum, Salzmann, Coats u. oben S. 390.) Die der Elastika zugekehrte Seite der Vitrea bleibt stets glatt.

Nach anderen Autoren (AD. MEYER, KERSCHBAUMER) bestehen die ersten Anfänge der Altersdrusen im Auftreten feinster, hyaliner Körnchen oder Tröpfchen bis zur Größe von Kernkörperchen in der Glaslamelle. Diese Körnchen gruppieren sich zu kleineren und größeren Anhäufungen und bilden so die Anfänge der Drusen, „in welchen diese Körnchen mehr oder weniger zahlreich vorkommen und die Neigung zeigen, miteinander zu größeren homogenen Kugeln zu konfluieren, wodurch die Drusen ein gleichartiges, strukturloses Aussehen erhalten" (KERSCHBAUMER).

Ich kann mich der Darstellung MÜLLERs nur anschließen). Auch SALZMANN gibt eine entsprechende Abbildung. Feinste homogene Körnchen, die mit Hämatoxylin stark färbbar sind, habe ich in der Vitrea öfter gefunden, meist bei kranken Augen, wo sie im Schnittpräparat als schmale spindelförmige Figuren erscheinen (s. Abb. 72), aber ich habe keine Beziehung zu Drusen feststellen können und jedenfalls die gewöhnlichen Altersdrusen ohne derartige Körnchen gefunden. In späteren Stadien kann es zur Ablagerung feiner Kalkkörnchen in den Warzen (wie in der Vitrea s. S. 497) kommen.

Die meist als kalottenförmige bis halbkuglige Auftreibungen der Vitrea erscheinenden Gebilde sind ebenso wie die nur leicht verdickten Stellen der Glashaut gegen Reagentien sehr widerstandsfähig, sie verschwinden nach H. MÜLLER nur beim Kochen mit Kalilauge, lösen sich weder in Alkalien noch Säuren, Äther oder Chloroform und geben keine Amyloidreaktion. Das Verhalten gegen Farbstoffe hängt natürlich etwas von der Konservierungsmethode ab, ist aber auch sonst bekanntlich bei hyalinen Substanzen nicht einheitlich. Mit Eosin färben sich die Drusen lebhaft rosa bis rot, nach v. GIESON gelb (im Gegensatz zu gewissen drusenartigen Abscheidungen des Pigmentepithels, die sich rot färben, s. S. 499). Mit WEIGERTs Fibrinmethode sowie mit Säurefuchsin-Jodgrün habe ich keine besondere Färbung der Altersdrusen erzielen können, auch Fettfarbstoffe nehmen sie nicht an.

Das Pigmentepithel zieht, wie bereits erwähnt, über kleine Drusen (nach MÜLLER unter 0,01 mm) glatt hinweg. Es erscheint zwar, je nach der Größe der Gebilde, mehr weniger emporgehoben, läßt aber sonst mikroskopisch absolut keine Veränderung erkennen. Über größeren Drusen aber ist es verändert. Der Überzug wird nach der Mitte zu flacher, schließlich lückenhaft, es gehen Zellen zugrunde, wobei oft Pigmentmoleküle liegen bleiben. Am basalen Rande der Drusen sind die Epithelien zunächst verdrängt und zusammengedrückt, erscheinen aber auch zu unregelmäßigen Klumpen vergrößert (Flächenpräparate!), die dunkler aussehen als die normalen Zellen. Dies liegt nicht nur an der dichten Zusammendrängung der Pigmentmoleküle, sondern diese selbst werden verändert, in gröbere, diffus und dunkel gefärbte Klümpchen umgewandelt. Nach MÜLLER kommt auch eine Farbenänderung ins Rotbraune vor. — Diese Veränderungen der Pigmentepithelien bedingen den gelegentlich makroskopisch sichtbaren dunklen Ring um die hellen Drusen.

Dicht nebeneinanderliegende Drusen können beim weiteren Wachstum miteinander verschmolzen, wobei biskuit- oder nierenförmige Gebilde entstehen. Dabei werden oft Reste des Pigmentüberzugs eingeschlossen.

Während das erste Wachstum zu homogenen Bildungen führt, erfolgt die weitere Vergrößerung in späteren Stadien häufig durch schichtweise Ablagerung auf die Oberfläche. Deutliche Schichtenbildung findet sich nach MÜLLER in der Regel nur bei höheren Graden der Affektion, wohl bei einer späteren Periode energischeren Wachstums. Die jüngeren peripheren Teile sind dann im Durchschnitt nicht selten durch eine deutliche Linie von den älteren Teilen getrennt, sie scheinen gegen Reagentien weniger widerstandsfähig (MÜLLER) und färben sich oft anders, meist stärker als die älteren zentralen.

Die Vergrößerung der Drusen kann eine ganz gleichmäßige sein, so daß einfach größere kalottenförmige Auflagerungen entstehen. Nicht selten wachsen auch die basalen Teile weniger als die übrigen, so daß die Druse immer mehr kuglig wird und mit einem immer kleiner werdenden Abschnitt ihres Umfangs mit der Vitrea in Zusammenhang bleibt. Die Altersdrusen können eine Größe von über $^3/_4$ mm erreichen.

Die Ablagerung neuer Substanz kann auch ungleichmäßig erfolgen, so daß auf der ursprünglichen kugligen Oberfläche knollige Höcker und stalaktitenartige Auswüchse entstehen, wie sie sich besonders am Sehnervenrande des Chorioidalloches finden. Gerade dieses Aussehen wird von Müller als „drusig" bezeichnet.

Es zeigen sich dann weiterhin Veränderungen, wie sie bei den ähnlichen, aber auf Grund chronischer Entzündung und Ernährungsstörung entstehenden Gebilden auftreten (s. u.). Besonders findet man dann, auch ohne Verschmelzung benachbarter Drusen, Reste von Pigmentepithelien eingeschlossen: die letzteren wachsen über neue Schichten hinüber, degenerieren unter Abscheidung neuer hyaliner Substanz oder indem ihr Protoplasma sich in solche umwandelt, wobei Pigmentreste zurückbleiben, und dieser Vorgang kann sich mehrfach wiederholen, so daß auch das Pigment schichtweise abgelagert erscheint. Große Drusen zeigen mitunter (Salzmann) eine an Stärkekörner erinnernde Schichtung um einen zentral gelegenen und oft degenerierten Kern.

Größere Drusen können die Stäbchen-Zapfenschicht mechanisch schädigen, worauf dann weitere Netzhautveränderungen (wie Pigmenteinwanderung, Gliawucherung usw. folgen können (vgl. Krückmann, Arteriosklerose. Bericht d. 33. Vers. d. Ophthalmol. Ges. Heidelberg 1906. S. 65).

Die Altersdrusen entstehen ohne erkennbare Veränderungen des Pigmentepithels. Wie schon Müller ausführte, ist wohl eine unregelmäßige Tätigkeit dieser Zellen anzunehmen, unter deren Einfluß sich ja wahrscheinlich auch unter normalen Verhältnissen die Glashaut bildet, wobei zweifellos eine gewisse Analogie mit der Entstehung der sog. Interzellularsubstanzen vorhanden ist. Leber vermutete, daß die Drusen wie eine Kutikularabscheidung der Pigmentepithelien entstehen. Wie Müller weiter betont, ist nicht anzunehmen, daß jede Zelle ihr Produkt „genau an ihrer Oberfläche deponiere", man dürfe „vielleicht den Einfluß einer Zelle auf Anbildung bestimmter Substanzen nicht überall auf die unmittelbare Kontiguität beschränken, sondern der Zellschicht im ganzen einen Einfluß auf die Ablagerungen in benachbarten Teilen zuschreiben". Mit dem Hinweis Müllers, daß anscheinend „das Dickenwachstum der Membran noch fortdauert an Stellen, wo die Zellen völlig zerstört oder wenigstens ihrer normalen Eigenschaften in hohem Grade beraubt sind" wird das noch nicht gelöste Problem vom Wachstum der Interzellularsubstanzen angeschnitten. Man könnte hier an Quellungsvorgänge oder an solche Prozesse denken, wie sie beim Wachstum von Kristallen vor sich gehen.

Bei diesen einfachen Drusen also läßt das Pigmentepithel mikroskopisch keine primären Veränderungen erkennen, wenn auch ein Einfluß dieser Zellen sicher anzunehmen ist. Auch die Choriokapillaris wie überhaupt die Aderhaut kann dabei ein histologisch ganz normales Aussehen darbieten.

2. Im Gegensatz zu den auch bei sonst normalen Augenhäuten vorkommenden Altersdrusen lassen sich nun bei chronischen, meist entzündlichen Ernährungsstörungen deutliche sekretorische und degenerative Veränderungen der Pigmentepithelien erkennen, die zur Warzenbildung führen können. Dabei entstehen oft nicht nur besonders bizarre, unregelmäßige Formen auf der Vitrea, sondern sie verhalten sich häufig auch färberisch anders als jene.

Es kommt hinzu, daß die Pigmentepithelien unter diesen pathologischen Verhältnissen die sekretorischen Eigenschaften nicht nur zeigen solange sie auf der Vitrea sitzen, sondern auch nach Loslösung von ihrem natürlichen Standort, sogar wenn sie in die Netzhaut eingewandert sind.

Weitaus die meisten Untersuchungen der Literatur beziehen sich auf Augen, die langdauernde Entzündungen durchgemacht hatten oder sonst krank waren (Tumoren), doch machen nur wenige Autoren, wie RUMSCHEWITSCH, SCHIECK, SILVA, einen Unterschied zwischen den einfachen Altersdrusen und den auf entzündlichem Boden entstandenen.

Nach SCHWEIGGER, KNAPP, SATTLER sollen sich auch bei akuter intraokularer Eiterung Drusen entwickeln können.

In den mit chronischen Ernährungsstörungen der Uvea behafteten Bulbis treten bekanntlich mannigfache degenerative und proliferative Veränderungen der Pigmentepithelien auf (s. o. S. 417). Schon AD. MEYER beschrieb als erste Veränderung bei dieser Drusenbildung Abscheidung feinster, hyaliner Tröpfchen seitens der Pigmentepithelien in die Substanz der Vitrea. Durch Ineinanderfließen und Zusammenballen entstehen biskuitförmige, rundhöckrige, knollige

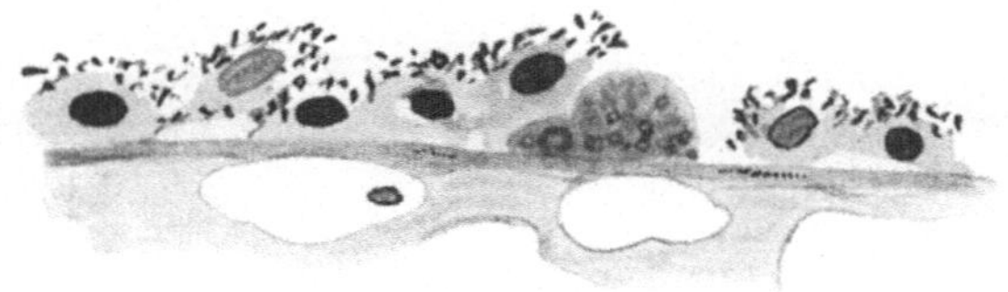

Abb. 75. Degeneration des Pigmentepithels und Ablagerung feiner Körnchen in der Vitrea. Häm.-Eos. Epithelien pigmentarm. Eine Zelle oder Druse von hyalinen Tröpfchen erfüllt. V = 867.

Massen, die den Kern der Konkretionen bilden und durch Emporhebung des Epithels eine stärkere, zu scholligen Ablagerungen führende Sekretion anregen sollen. Dem Wachstum der Drusen entsprechend finde Neubildung von Epithel statt, höre diese auf, so werde die epitheliale Hülle durch die Dehnung in ein zartes, pigmentarmes oder ganz pigmentfreies Häutchen umgewandelt, das sekretorische Vermögen sei erschöpft, der Prozeß zum Ende gekommen. MEYER legt somit der epithelialen Sekretion die Hauptbedeutung bei und glaubt durch seine Befunde die schon 1871 von LEBER ausgesprochene Vermutung, daß die Drusen als Kutikularabscheidungen des Pigmentepithels aufzufassen seien, bestätigen zu können. Die meisten Autoren heben mit Recht die hyalinen Veränderungen innerhalb der Epithelzellen selbst hervor, die unter Pigmentverlust teils mit Tröpfchen erfüllt, teils in homogene, zusammenbackende Massen umgewandelt sein können (Abb. 75). Auf der Vitrea selbst sieht man unter den in Rede stehenden Verhältnissen nicht selten einzelne Zellen sich keulen- oder zottenförmig erheben (DE BONO, RUMSCHEWITSCH u. a.). Nach SCHIECK (Pseudogliom bei einem 12jährigen Knaben) legen abgestoßene gequollene und unter Pigmentschwund schollig degenerierte Epithelien den ersten Grund zum Bau der Drusen, manchmal nur eine einzelne Zelle, meist aber mehrere zu einer einheitlichen mehr weniger homogenen Masse zusammengebackene oder verschmolzene Elemente. Junge Drusen hatten in SCHIECKs Fall keinen Zellbelag, sondern lagen als Konglomerat degenerierender Pigmentepithelien der Glaslamelle oder dem Pigmentepithelsaum auf, jedoch entwickele sich schon frühzeitig eine sekundäre Epithelwucherung, die sich als Belag allseitig auf die Druse hinaufschiebe. Das Wachstum der Drusen erfolge teils durch Niederschlag

neuer desquamierter Pigmentepithelien, teils durch Degeneration des Überzugs.
So können große geschichtete Drusen entstehen, manchmal mit pigmentierter
Streifung, da eine zugrunde gehende Pigmentepithelschicht nach der andern
ihr Pigment ablegt und in der Druse aufgehen läßt (Abb. 76).

Diese Art der Drusenbildung kann sich mit den auf der entzündlich oder
regressiv veränderten Uvea häufig vorkommenden schichtförmigen Ablagerungen und Gewebsneubildungen des Pigmentepithels (s. o. S. 425), die wie

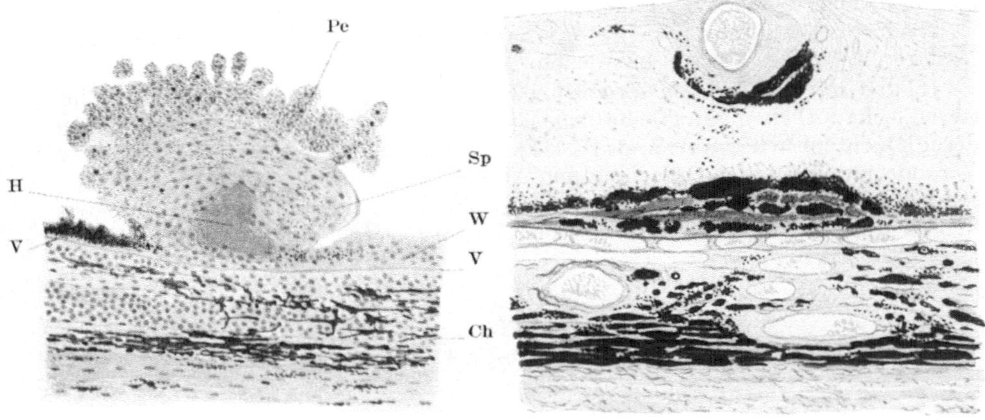

Abb. 76. Drusenbildung bei Chorioiditis.
Ch Chorioidea. V Vitrea. W Wucherung fuszin-
freier Pigmentepithelien. Sp Wucherung der Pigmentepithelien zu spindelförmigen Elementen. Pe
fuszinhaltige Pigmentepithelien auf der Oberfläche
der Druse. H hyaliner Kern der Druse.

Abb. 77. Elastinähnliche Abscheidungen des ge-
wucherten Pigmentepithels. Aderhaut normal.
Pigmenteinwanderung in die Netzhaut. (Keine
sicheren Anzeichen von Lues, bei der Sektion
Myelitis des Lendenmarks.) Weigerts
Elastinfärbung. V = 125.

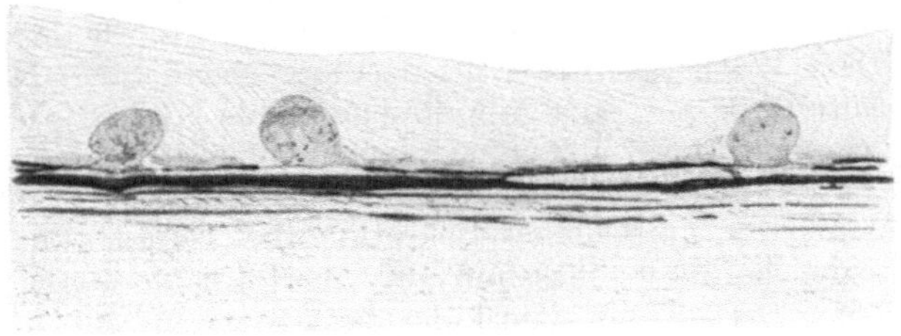

Abb. 78. Elastindrusen in der ganz gliös-atrophischen Netzhaut. Weigerts Elastinfärbung. V = 62.

sklerotisches Bindegewebe aussehen, kombinieren. Auch kommen derartige
Gewebsneubildungen um hyaline Massen herum vor.

Aber die Pigmentepithelien haben die Fähigkeit zur Absonderung hyaliner
Substanzen nicht nur an ihrem präformierten Standort, sondern sie behalten
sie auch nach Loslösung von der Vitrea, selbst wenn sie in die Retina eingedrungen
sind (Abb. 77 u. 78). Man findet demnach zwischen Schichten von Epithelzellen
Platten homogener Substanz, die im Querschnitt als Bänder erscheinen (s.
Abb. 77 u. 79), ferner freie, der Vitrea höchstens lose aufliegende homogene oder
geschichtete oder in scholligem Zerfall begriffene Kugeln, oder, in der Retina,
Haufen und Stränge von Pigmentepithelien, die von homogener oder geschichteter hyaliner Substanz umgeben sind. Schreiber fand derartige Gebilde, die
„wegen ihrer Beziehung zum Pigmentepithel und wegen ihrer meist deutlichen

konzentrischen Schichtung zweifellos als Analoga der sog. Drusen der Glaslamelle des Menschen anzusprechen sind" neben eingewanderten Pigmentepithelien auch in der Netzhaut eines Kaninchenauges, bei dem eine kurze hintere Ziliararterie durchschnitten worden war. SILVA unterscheidet zwei Arten intraretinaler Drusen: erstens solche, die vom Pigmentepithel abstammen, zweitens aber pigmentfreie zum Teil miteinander verschmolzene, konzentrisch geschichtete hyaline Massen, die wahrscheinlich nicht aus Zellen, sondern aus hyalinen, zwischen den Zeilen abgelagerten Tröpfchen entstehen. Selbstverständlich dürfen nicht alle hyalinen Konkretionen der Retina aus Pigmentepithelien abgeleitet werden, es kommen hier auch Ablagerungen anderer Herkunft (hyalin thrombosierte Kapillaren u. a.) in Betracht. Entscheidend ist die Beziehung der Ablagerungen zu den Pigmentepithelien. —

Die „entzündlichen" drusenartigen Gebilde können durch Auflagerung, Verschmelzen und Quellung immer neuer Massen eine ganz abenteuerliche

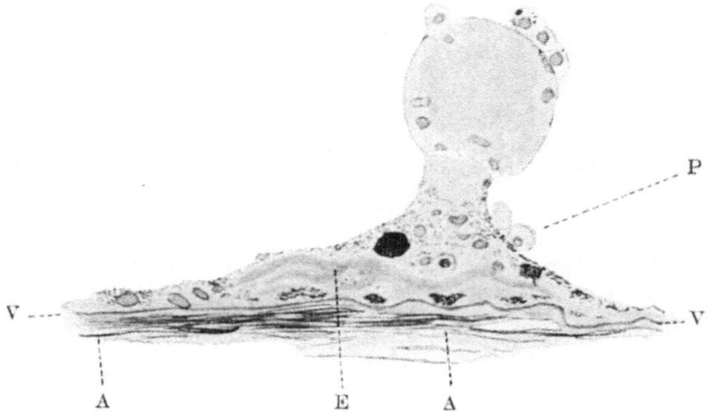

Abb. 79. Pilzförmige Druse bei alter Netzhautablösung nach Eisensplitterverletzung. Karmin, WEIGERTs Elastinfärbung. A Atrophische Aderhaut. V Vitrea. E Elastinartige Ablagerungen. P Fuszinfreie Pigmentepithelien auf der Oberfläche des Auswuchses. V = 300.

Form, pilzförmige Gestalt und sehr erhebliche Größe erreichen. Eine Riesendruse, die sogar irrtümlich für einen Zystizerkus angesprochen worden war, sah DE VINCENTIIS[1]) (Abb. 79).

War bei entzündlich-granulierenden Prozessen der Aderhaut die Vitrea durchbrochen worden, so kann es auch zur bindegewebigen Organisation der Drusen kommen, indem Granulationsgewebe diese umwächst oder zwischen sie und den Pigmentüberzug, falls dieser noch vorhanden ist, eindringt. Es können sich dann Knochenschalen um die hyaline Masse herum bilden, dann auch unter Resorption des ursprünglichen Kernes sogar scheinbar total verknöcherte Drusen entstehen. RUMSCHEWITSCH sah an den in Knochen eingeschlossenen Drusen auch Riesenzellen, die offenbar bei der Resorption beteiligt waren.

Die Farbreaktionen dieser Gebilde sind zum Teil andere als die der einfachen Altersdrusen. Sie färben sich, besonders in der Retina, nach v. GIESON nicht gelb, sondern rot[2]). Nach SCHIECK wird bei Anwendung der Dreifarbenmischung nach HEIDENHAIN-BIONDI die innere Zone weinrot, die äußere grünlichblau. Sehr häufig färben sie sich mit den Elastinfarbstoffen intensiv, viel

---

[1]) Lavori della clinica oculist. di Napoli. Vol. IV, 1894—1896, p. 189. — (Zit. nach AXENFELD: Klin. Monatsbl. f. Augenheilk. 1904. Bd. XLII, 1, S. 173.)

[2]) Über die verschiedenartige Färbbarkeit des Hyalins nach v. GIESON, vgl. GROOL und KRAMPF: „Involutionsvorgänge an den Milzfollikeln". Zentralbl. f. allg. Pathol. u. pathol. Anat. 1920. Bd. 31, S. 145 und AMMANN: Arch. f. Augenheilk. 1897, Bd. 35, S. 128.

stärker als das gewöhnliche Bindegewebe und die normale protoplasmatische Glashautschicht im gleichen Präparat, wenn auch wohl kaum so stark wie das elastische Gewebe. So kann z. B. die Rückseite der abgelösten Netzhaut von einer mit Resorzinfuchsin tiefblauviolett gefärbten Membran überzogen sein, auf der zahlreiche knollige, tief in die Retina hineinreichende Auswüchse sitzen (Abb. 80).

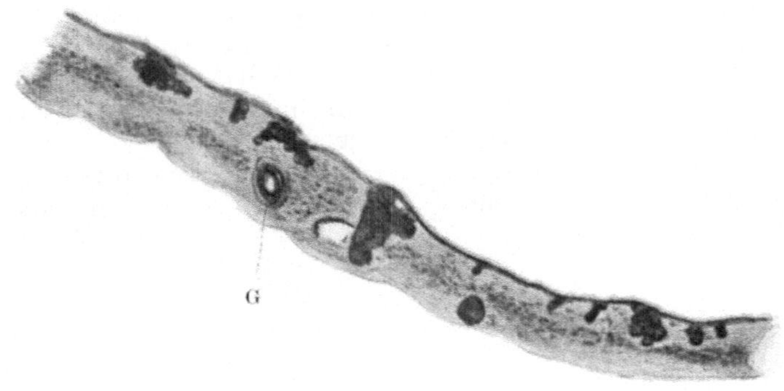

Abb. 80. Elastinartiger Überzug der Netzhauthinterfläche mit knolligen Drusen. Retina abgelöst und atrophisch. Alaunkarmin, Weigerts Elastinfärbung. G Gefäß mit starker Vermehrung der elastischen Elemente in der endovaskulitischen Wucherung. V = 60.

Auch gewöhnliche Altersdrusen können, wohl wenn entzündliche Prozesse im Bulbus auftreten, den gleichen Veränderungen unterliegen wie die erst bei der Entzündung entstandenen (Abb. 81).

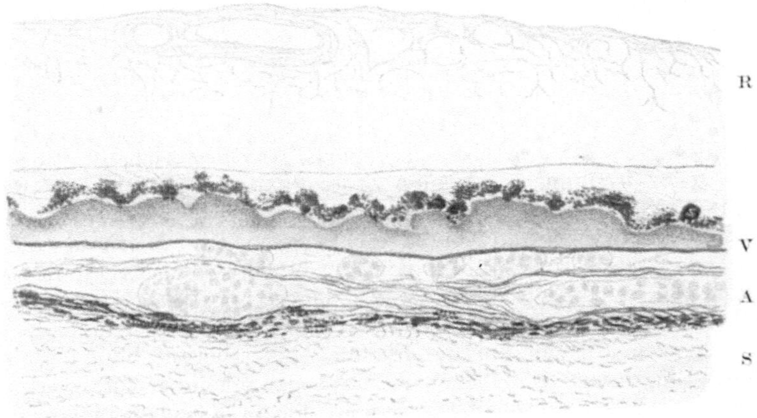

Abb. 81. Elastinfärbung von Drusen bei alter Netzhautablösung (Myopie?). Weigerts Elastinfärbung. S Sklera. A Atrophische Aderhaut. V Elastica vitreae. R Atrophische Retina, die an der abgebildeten Stelle fest mit der Unterlage zusammenhängt. V = 250.

Wir dürfen jedenfalls zusammenfassend über die Entstehung der verschiedenen warzigen, drusigen und ähnlichen Ablagerungen in den sonst gesunden Augen älterer Individuen und bei chronischen Ernährungsstörungen, in Übereinstimmung mit H. Müller und vielen späteren Autoren, besonders Coats, folgendes aussagen: Unter dem Einfluß einer — morphologisch allerdings bisher weder an den Aderhautgefäßen noch an den Pigmentepithelien regelmäßig nachgewiesenen — Ernährungsstörung wird zunächst die Anbildung von Glasmembransubstanz ungleichmäßig. Dann treten, bei länger dauernder oder stärkerer (besonders entzündlicher) Störung degenerative Prozesse der meist gewucherten, häufig auch von der Vitrea abgelösten Pigmentepithelien auf, deren durch Abscheidung hyaliner Substanz und hyaline Entartung des Zellleibes gekennzeichnete Veränderungen zu den aus einfachen Verdickungen der Glashaut hervorgegangenen Gebilden hinzutreten können und dann oft das Bild beherrschen.

Von anderen Vorstellungen sei noch erwähnt, daß DONDERS die Entstehung der Drusen aus den Epithelkernen annahm, wogegen H. MÜLLER darauf hinwies, daß schon die ersten Anfänge stets unterhalb der Epithelzellen liegen.

Nach PES sollen glasartige Körper auch aus „fibrovaskulären Exkreszenzen" (aus der Kapillarschicht bei Uveitis hervortretenden Granulationsknospen) und aus „Papillen" entstehen können, die sich bei Aderhautentzündung bilden, später hyalin werden und bei Schrumpfung und Sklerose der Chorioidea bestehen bleiben. Nach den Abbildungen des Autors hat es sich hier mindestens zum großen Teil um Flachschnitte durch Falten des homogen gewordenen Aderhautgewebes gehandelt.

HOFMANN sah in einem Fall von ausgebreiteter hyaliner Degeneration und Thrombose der Choriokapillaris bei Nephritis hyaline, drusenähnliche Gebilde teils unter teils auf der Vitrea. Er nahm an, daß die hyalin entartete Vitrea, dem Druck der in hyaline Stränge umgewandelten Kapillaren nachgebend, platzt, worauf die zum Teil schon konfluierten, zum Teil noch die Kapillarform tragenden hyalinen Massen austreten und außerhalb der Vitrea koagulieren. — Es wäre meines Erachtens möglich, daß in einem derartigen Falle die hyalinen Thromben sich mit den eigentlichen auf der Vitrea entstandenen Abscheidungen vermischen könnten, doch darf ein solcher Vorgang jedenfalls nicht verallgemeinert und für die Drusenbildung selbst zur Erklärung herangezogen werden.

Auch COATS hält diese beiden „Theorien" für unwahrscheinlich.

c) Altersveränderungen des Stroma und des Epithels.

In den beiden letzten Abschnitten mußten auch Zustände besprochen werden, die außerhalb des Seniums vorkommen, indem auch bei Jugendlichen die Arteriosklerose durch chronische Nephritis, drusenähnliche Bildungen durch entzündliche Prozesse hervorgerufen werden können. Bei den im Stroma auftretenden Veränderungen handelt es sich ausschließlich um echte „Alterserscheinungen".

Mit zunehmendem Alter tritt allmählich Vermehrung des Bindegewebes in der gesamten Uvea ein, die zunächst in der Umgebung der Gefäße und in deren Adventitia hervorzutreten scheint.

In der Iris wird das hinter dem Sphinkter gelegene Bindegewebe dichter, manchmal auch hyalin (FUCHS, MELLER, ATTIAS), wobei das Gewebe, dessen Kerngehalt vermindert ist, an Dicke zunimmt. In vorgeschrittenen Fällen kann die Hyalinisierung über den Sphinkterbereich auf den eigentlichen Pupillarrand übergreifen und hier einen $1/_2$ mm breiten, von Endothel überzogenen Ring bilden. Eine feine, ungleichmäßig dicke, aus dem Endothel hervorgegangene hyaline Membran kann sich auch auf die Rückseite des Pigmentbelags fortsetzen. Die Sphinktermuskelfasern sind frei von bemerkenswerten Veränderungen, auch wenn die Hyalinisierung sich bis auf die Septen erstreckt. — Häufiger fand ATTIAS das Endothel defekt oder in ein strukturloses Häutchen umgewandelt. Hauptsächlich werden die Gefäße, namentlich größere Arterien, verändert, Media und Adventitia werden verdickt, nicht selten hyalin. Da auch die Umgebung hyalin wird, so ist die Abgrenzung der Gefäßwand verwischt. Dabei besteht keine Neigung zur Obliteration. Fett- und Kalkablagerung fand ATTIAS als rein senile Veränderung nur selten. — Nicht häufig sind wahre Exkreszenzen des Pigmentblattes.

Im Stroma des Ziliarkörpers sieht man ähnliche Veränderungen wie in der Iris. Auch hier nimmt das Bindegewebe, besonders in den Fortsätzen, häufig eine homogene, hyalinartige Beschaffenheit an, auch kann es hier zur Ablagerung feiner Kalkkörnchen und (ATTIAS) Fetttröpfchen kommen, nach SALZMANN besonders im vorderen Abschnitt der Basis. Regelmäßig findet man fetthaltige Pigmente im Bindegewebe, spärlich Fetttropfen ohne Pigment (ATTIAS). Die radiären Muskelbündel werden durch Zunahme und Verdichtung des interstitiellen Bindegewebes verschmälert (SALZMANN). Neben und (nach VOLLARO) auch in den Muskelfasern treten Fetttröpfchen auf.

Die Form des Ziliarkörpers wird dadurch verändert, daß die Fortsätze länger und mehr verzweigt werden, wodurch die Oberfläche unregelmäßig wird und die Prozessus sich mehr nach der Augenachse zu und gleichzeitig nach vorn verschieben. Das Volumen des Ziliarkörpers wird dadurch vermehrt, die Zwischenräume sind verkleinert. Das Stroma der breiteren Fortsätze ist oft dicht von Fett erfüllt, in den schmäleren ist es spärlicher und nur in einer subepithelialen Schicht zu finden. Die hyalinen Stellen des Stromas können die fettreichsten sein.

Die Gefäße nehmen in dem verdichteten und zellärmer gewordenen Bindegewebe an Zahl ab, haben oft hyaline Wand und ein verengtes bis verschlossenes Lumen (ATTIAS).

Die Glashaut des Ziliarkörpers wird durch Einlagerung feinster Hyalin- und Kalkkörnchen trüber, das Retikulum dadurch verdickt (H. MÜLLER).

Über die Veränderungen der Vitrea chor. s. oben S. 494 u. 495.

Im Aderhautstroma werden die subkapillaren elastischen Fasern gröber. Die Chromatophoren können unter Schwund der Fortsätze zu plumpen Gebilden werden und unter Kernverlust entarten, die sonst feinen Pigmentkörnchen können unregelmäßig werden und auch zu größeren Klumpen zusammenfließen. Auch im Stroma der Aderhaut beobachtete H. MÜLLER Kalkablagerungen, sogar in Form größerer Konkremente, und zwar fast nur im hinteren Abschnitt, aber nicht in der Nähe der Papille.

Das Pigmentepithel zeigt Veränderungen teils hyperplastischer teils regressiver Natur (DONDERS, MÜLLER, GOLDZIEHER, KERSCHBAUMER, ATTIAS). Nach KERSCHBAUMER treten diese Erscheinungen häufiger, stärker und frühzeitiger an der Ora, nur selten am hinteren Pol auf. Vorn — wo bekanntlich schon normalerweise die Zellen nach Größe, Form und Pigmentgehalt ein sehr ungleichmäßiges Verhalten zeigen — sah KERSCHBAUMER dabei Vermehrung der Kerne, bisweilen Mitosen, daneben fand sie Kern- und Zellverfall. ATTIAS fand Fetttröpfchen in den Epithelien. Der Pigmentgehalt der vergrößerten Zellen kann unverändert, vermehrt oder vermindert sein. Pigmentschwund findet sich auch in nicht vergrößerten Epithelien. Tritt Zellzerfall vor Schwinden des Pigments ein, so bleibt letzteres auf der Basalmembran liegen.

Auch die Pigmentmoleküle ändern Gestalt und Farbe, sie werden teils kleiner, rund und dunkler, teils bilden sie größere kuglige dunkelbraune Klumpen.

Diese Veränderungen sah KERSCHBAUMER bei Individuen zwischen dem 40. und 50. Lebensjahr in etwa $^1/_3$, zwischen 50. und 60. in etwa $^2/_3$, zwischen 60. und 90. in etwa $^3/_4$ der untersuchten Fälle.

Nach SALZMANN tritt nur eine teils diffuse teils umschriebene Atrophie des Pigmentepithels ein, die am Sehnervenrande als halo- oder konusähnliche Bildung sichtbar wird.

Das Ziliarepithel zeigt im Alter teils Unregelmäßigkeiten, teils aber auch wirkliche Wucherungen. Sie sitzen meist auf den Kuppen der Fortsätze als kleine, knotige oder knospenartige Zellauswüchse, aber auch auf der Pars plana (KERSCHBAUMER, SALZMANN). Ferner kommen in sonst gesunden Augen älterer Individuen (ALT, HANKE) an den Firsten oder zwischen den Fortsätzen kleine, umschriebene, rundliche Wucherungen des ungefärbten Epithels vor, die wie Drüsenschläuche in homogener Grundsubstanz, also adenomähnlich aussehen. Diese können das Pigmentepithel eindrücken und beiseite drängen, so daß ein solcher Knoten am Rande eine Strecke weit vom Pigmentepithel überzogen erscheint. Manchmal liegt ein solcher kleiner Tumor zwischen den Falten der Ziliarfortsätze wie eingeklemmt. Es handelt sich wohl immer bei den scheinbaren Drüsenschläuchen nur um Faltenbildungen des ursprünglich flächenhaft gewucherten und dabei abgehobenen Epithels. (Näheres siehe unter Pseudoadenom des Ziliarkörpers S. 551.)

KERSCHBAUMER beschreibt 2 Formen der senilen Hyperplasie, die sie vom 40. Jahr an fast regelmäßig, in früherem Lebensalter selten antraf: erstens kleine festonartige Erhabenheiten des Epithels an der Pars plana und deren Nachbarschaft, die also ein Lumen haben, dann die Gestalt größerer, sprossenartiger Exkreszenzen annehmen, deren Enden kolbig angeschwollen sind, und zweitens flache Auswüchse, die aus vielfachen übereinander liegenden Reihen von Ziliarzellen — auch mit Pigmentepithelien untermischt — bestehen und in denen sich Hohlräume, Lumina, durch Einschmelzung bilden. Durch Erweiterung der Lumina können Zysten entstehen. Auch ATTIAS unterscheidet die beiden Typen.

IV. Veränderungen der Uvea bei Erkrankungen anderer Organe.

a) Leukämie.

Bei Leukämie und verwandten Krankheiten kommen, wie in der Retina und Orbita, auch in der Uvea Veränderungen vor. Es handelt sich hier einmal um eigenartige Gefäßerweiterungen, ferner um Infiltrationen des Gewebes, Lymphome. Bei den letzteren ist in der Regel die Aderhaut betroffen, nur in zwei Fällen ging die Infiltration vom Ziliarkörper aus (MELLER, DEUTSCHMANN), dreimal wurden Knötchen in der Iris beobachtet (v. MICHEL).

Bei den Irislymphomen bestand keine Vermehrung der weißen Blutzellen, nur Drüsenschwellung und zweimal auch Milzvergrößerung, die Knötchen gingen in einem Fall unter Arsen vollkommen zurück. Diese Irisknötchen, die mit entzündlichen Erscheinungen verbunden waren, untersuchte v. MICHEL an iridektomierten Stückchen. Sie lagen einmal als Lymphozytenknötchen im retikulierten Gewebe, zum Teil in diffuser Infiltration. In einem anderen Fall fanden sich ovale oder spindelförmige, scharf abgegrenzte Knoten zwischen Gefäßlage und hinterer Begrenzungsschicht der Iris: die Herde waren aus großkernigen lymphoiden Elementen und epitheloiden Zellen zusammengesetzt, welche dicht aneinandergelagerte Zellstränge bildeten, einige enthielten auch neugebildete Gefäße. Die vordere und seitliche Begrenzung der Knötchen bildete faseriges, von Lymphozyten durchsetztes Gewebe. Dabei war das Irisgewebe über größeren Knötchen atrophisch, über kleineren von Epitheloiden und Rundzellen durchsetzt. Außerdem fanden sich Nester geschichteter Kalkkonkremente in der retikulären und Gefäßschicht. — Während bei diesen beiden Beobachtungen die Knötchen in der Tiefe lagern und so der klinischen Beobachtung entzogen waren, zeigte sich im dritten Fall die Oberfläche der Iris mit weißlich grauen Knötchen übersät. Sie lagen in den vordersten Schichten. Die Peripherie der Herde bildeten dicht gedrängte Spindelzellen mit spärlichen Epitheloiden, die zentrale Masse bestand vorwiegend aus Epitheloiden mit verstreuten Rund- und spärlichen Spindelzellen, außerdem auch relativ schwach sich färbenden größeren protoplasmatischen Gebilden. Diesen Befund deutete v. MICHEL als späteres Stadium der Lymphombildung, analog der Induration der Milz im zweiten Stadium. — Die Ätiologie (Leukämie bzw. Pseudoleukämie) erscheint jedenfalls nicht ganz sichergestellt.

In der Aderhaut selbst kommen, wie eingangs erwähnt, zwei ganz verschiedene Veränderungen vor: 1. pralle Ausfüllung der stark erweiterten Gefäße mit den pathologischen Blutzellen, wobei letztere im Stroma höchstens ganz spärlich zu finden sind; 2. dichte Infiltration des intervaskulären Gewebes selbst mit solchen

Zellen, Lymphombildung, ohne Erweiterung der Aderhautgefäße. Erstere Veränderung ist bisher nur bei myeloider Leukämie beobachtet worden, die Lymphombildung meist bei lymphoider, einmal (Triebenstein) bei Aleukämie. Der Versuch, jede dieser beiden Veränderungen mit einer bestimmten Leukämieform in Beziehung zu bringen, stößt deswegen auf Schwierigkeiten, weil bei den Fällen der Literatur der Blutbefund für die modernen Anforderungen (Auszählung nach besonderer Färbung) nicht genau genug angegeben ist, so daß eine sichere Entscheidung, ob lymphoide oder myeloide Leukämie vorlag, nicht immer getroffen werden kann. Kümmell, der, unter Berücksichtigung der gesamten Literatur, einen solchen Versuch gemacht hat, kam zu folgendem Ergebnis: Lymphoide Leukämie sicher in 7 Fällen[1]) (darunter ein eigener), wahrscheinlich in 3 Fällen, myeloide Leukämie sichere 7 Fälle, wahrscheinliche 11. Dazu kommen 4 Fälle, die von den betreffenden Autoren zur myeloiden Form gerechnet werden (Stock, Baeck, Osterwald) und auch nach Kümmell „myeloide Kennzeichen“ haben, aber „eine eigenartige Stellung“ einnehmen. Bei den sicheren Fällen myeloider Leukämie fanden sich nun niemals Infiltrate, sondern immer nur die enorm erweiterten und strotzend gefüllte Gefäße in der Aderhaut, bei der lymphoiden Form umgekehrt niemals diese Gefäßerweiterungen, dagegen fast immer Lymphombildung. Den vier Fällen akuter myeloischer Leukämie mit Lymphombildung, die von dieser Feststellung eine Ausnahme bildeten, weist Kümmell eine besondere Stellung zu, indem er sie nicht, wie die Autoren, zu der gewöhnlichen myeloiden Leukämie, sondern zu jenen unbestimmten großzelligen Formen rechnet, über deren Stellung im System auch hämatologisch die Anschauungen noch nicht geklärt sind. Aber in dem genau untersuchten Fall Stocks handelt es sich auch nach dem Organbefund (Schultze) zweifellos um eine myeloide Form, und auch in den drei anderen Fällen sind ganz sicher im Blut Myelozyten bzw. Myeloblasten vorhanden, die sich hier von „großen Lymphozyten“ unterscheiden lassen. Zur Sicherstellung der Zellarten müßte in ähnlichen Fällen, außer dem Organbefund, die Oxydasereaktion herangezogen werden, die bekanntlich bei Zellen lymphoider Herkunft negativ, bei solchen leukozytärer dagegen positiv ausfällt.

Vorläufig ist meines Erachtens daran festzuhalten, daß auch bei der myeloiden Form wie in anderen Organen so auch in der Aderhaut Wucherungen vorkommen.

Nach Kümmell handelt es sich bei den durch Auszählung der Blutzellen sichergestellten lymphoiden Leukämien mit Lymphombildung — es sind im ganzen 3 Fälle — stets um die großzellige Form, die oft als „Leukosarkomatose Sternberg“ bezeichnet wird, worauf schon Meller hingewiesen hatte. Ob die Aderhautinfiltration auch bei der kleinzelligen Form vorkommt, hält Kümmell mit Meller bei dem heutigen Stande unserer Kenntnisse nicht für erwiesen (vgl. über die Zellen der Lymphome S. 505).

Zu den von Kümmell wiedergegebenen Fällen kommt noch ein Fall chronischer lymphoider Leukämie mit Aderhautlymphom von Koyanagi und eine aleukämische uveale und extrasklerale Lymphombildung (kleine und mittelgroße Lymphozyten) ohne Drüsen-, Milz- oder Leberschwellung von Triebenstein.

Auch bei lymphoider Leukämie mit Chlorom kommt die Aderhautinfiltration vor (Leber im Handb. v. Graefe-Saemisch, II. Aufl., Krankheiten der Netzhaut, Bd. VII. 2, S. 944, Abb. 172).

---

[1]) Unter diesen 7 Fällen ist der Fall Kerschbaumer nicht mit aufgeführt, den Kümmell auf S. 120 und 123 seiner Arbeit zur lymphatischen Leukämie rechnet, auf S. 115 aber zu den Fällen „mit eigenartigem Befund, an akute großzellige myeloische Leukämie erinnernd“.

1. Die Lymphome der Uvea.

Nur in zwei Fällen der Literatur war die Zellinfiltration vom Ziliarkörper ausgegangen und von hier auf den angrenzenden Teil der Aderhaut übergegangen (DEUTSCHMANN, MELLER). Bei MELLER hatte sich eine tumorartige Zellwucherung außerdem auf die Iriswurzel, den Kammerwinkel und die hintere Kammer ausgebreitet, hatte also die Gewebsgrenzen des Ursprungbodens durchbrochen. Ein solches Verhalten ist sonst bei den Lymphomen der Uvea nicht beobachtet worden. Es ist aber zu bedenken, daß in diesem Fall entzündliche Prozesse mitgespielt hatten, wie eine hinter der Linse die Tumoroberfläche bedeckende und bis zum Bulbusäquator reichende Schwarte zeigte, so daß hier möglicherweise entzündliche Vorgänge den Durchbruch des Lymphoms vorbereitet oder begünstigt haben. Die Zellen des Tumors waren in der überwiegenden Anzahl große, meist sehr große Elemente mit mittelgroßem, rundem oder etwas gelapptem Kern, daneben, aber in bedeutend geringerer Zahl, kleine Lymphozyten, vereinzelt auch rundliche Riesenzellen.

Die Iris war größtenteils nekrotisch. Auch der ganze Bulbusraum war mit nekrotischer Masse angefüllt, in der Reste von Tumor, von Retina und von Blutungen erkennbar waren, ohne daß der Anteil, den jede dieser Komponenten an der Zerfallsmasse hatte, im einzelnen festgestellt werden konnte.

Alle übrigen bisher bekannt gewordenen Fälle von Uveallymphom betrafen den hinteren Abschnitt der Aderhaut, die durch die Zellansammlung um das Mehrfache (bis zum 5fachen) der Norm schalenförmig verdickt war, bald ein- bald doppelseitig. Die größte Dicke fand sich gewöhnlich in der Gegend des hinteren Pols. Nur im Fall ROTHs saß die lockere Infiltration in einem Auge innen oben von der Papille. Öfter umgab der flache Tumor auch den Sehnerven, reichte aber auch dann auf der temporalen Seite weiter nach vorn als nasal, hatte also auch dann sein Zentrum ungefähr am hinteren Pol. Die Infiltration macht meist vor oder an dem Äquator halt, kann sich aber auch weiter nach vorn bis in den Ziliarkörper fortsetzen. Bei der aleukämischen Lymphomatose TRIEBENSTEINs war auch die Iris noch stark infiltriert.

Die Elemente der Infiltration entsprechen i. a. denen des Blutes im Einzelfall, doch kommen Abweichungen insofern vor, als z. B. im Blut vorwiegend mittelgroße, im Tumor kleine Lymphozyten beobachtet werden (KOYANAGI, MELLER), oder die Zellen in der Geschwulst vielgestaltiger sind (Riesenzellen, KERSCHBAUMER). In KERSCHBAUMERs Fall fanden sich an den Tumorzellen Zeichen des Zerfalls (Verfettung, bis zu fettigem Detritus) und der Vermehrung (Mitosen), ein- bis dreikernige Zellen werden auch von anderen Autoren erwähnt.

Das Infiltrat kann die ganze Dicke der Aderhaut von der Sklera bis zur Vitrea einnehmen, läßt aber in der Regel die Kapillaris frei. Im Lymphom liegen die Zellen so dicht, daß vom Aderhautgewebe kaum etwas zu sehen ist. Die Venen sind meist zusammengepreßt oder erscheinen, seltener, als Löcher in der Zellmasse, die Arterien stellen sich als Gewebsstränge dar oder als klaffende leere oder Blut enthaltende Lumina mit meist dünner, ausnahmsweise auch verdickter und hyaliner Wand.

Zwischen den Geschwulstzellen kommen auch kleine Blutungen vor.

Der Übergang der verdickten Aderhautpartie in die normale vollzieht sich allmählich. Öfter erscheint die Infiltration in der Peripherie in lockere Einzelherde aufgelöst, an denen MELLER feststellen konnte, daß die jüngeren Zellanhäufungen nicht in perivaskulären Räumen lagen und auch nicht um Gefäße herum angeordnet waren. Auch KÜMMELL fand isolierte Herde nur mit einem kleinen Teil der Gefäßwand anliegend, $^2/_3$ der letzteren war frei. Diese isolierten Haufen liegen gewöhnlich in den mittleren und tieferen Schichten, kommen aber auch in der Kapillaris vor (KERSCHBAUMER). Mehrfach wird berichtet, daß Lymphomzellen dem Anschein nach in Gefäßwände eingebrochen waren (MELLER, TRIEBENSTEIN).

Während die Vitrea stets intakt bleibt, kann sich die Infiltration zwischen die oberflächlichen Lederhautlamellen fortsetzen. Das Pigmentepithel ist fast immer völlig normal. Niemals greift das Lymphom direkt auf die Retina über. Sitzen Herde in der Netzhaut, so sind diese immer selbständig, ohne jeden unmittelbaren Zusammenhang mit der Aderhautinfiltration.

Auch in den perivaskulären und perineuralen Räumen der kurzen hinteren Ziliararterien und der durchtretenden Nerven kann die Zellinfiltration vorhanden sein. [Manchmal ist das intrasklerale Stück frei und erst das extrabulbäre infiltriert. KÜMMELL fand die Zellansammlung auch um eine lange hintere Ziliararterie, die ganz außerhalb des Aderhautlymphoms verlief, was beweist, daß diese Lokalisation auf einer selbständig und autochthon entstandenen Wucherung beruht und nicht das Zeichen einer Ausschwemmung von Lymphomzellen aus der Aderhaut (MELLER) oder umgekehrt einer Einschwemmung aus einer extrabulbären Infiltration zu sein braucht.

In den Fällen von chorioidaler Lymphombildung war die Orbita 5 mal in gleicher Weise erkrankt (OSTERWALD, KERSCHBAUMER, KOYANAGI, MELLER, TRIEBENSTEIN), darunter einmal einseitig (MELLER, Fall I), also sowohl bei lymphatischer wie bei myeloider und der aleukämischen Form. Auch Lymphombildung auf der Außenfläche der Lederhaut fand sich in drei Fällen, einmal vorn (BAECK), zweimal hinten, wo dann die äußere Skleraloberfläche bzw. der TENONsche Raum wie die Aderhaut von einem flachen Tumor eingenommen war (MELLER Fall II, TRIEBENSTEIN). Auch diese Lokalisation ist selbständig, nicht in Abhängigkeit von dem Aderhautlymphom entstanden.

Zur Frage der Pathogenese tragen die bei uvealen Lymphomen erhobenen Befunde höchstens insofern bei, als sie erneut zeigen, daß solche Bildungen auch in Organen vorkommen, die normalerweise keine Spur adenoiden Gewebes enthalten, in denen also die Wucherungen entweder von anderen Zellarten aus (Gefäßwandzellen SCHRIDDE, MARCHAND, Histiozyten ASCHOFF) oder auf metastatischem Wege entstehen müßten, da die Geschwulstbildung durch Diapedese mit nachfolgender Vermehrung unwahrscheinlich ist (vgl. KÜMMELL, MELLER). Die Frage ist noch nicht geklärt, wenn auch die Metastasentheorie unter den Pathologen nicht mehr viel Anhänger zählt (vgl. die Ausführungen von KAUFMANN: Lehrb. d. spez. pathol. Anat. V. Aufl. 1909, S. 118ff.). Daß in der Uvea bei entzündlichen Prozessen sogar lymphatisches Gewebe mit echten, Keimzentren enthaltenden Lymphfollikeln entstehen kann, ist für die Aderhaut von UHTHOFF, für Ziliarkörper und Iris von GINSBERG nachgewiesen worden.

TRIEBENSTEIN sieht den Ursprungsort des Aderhautlymphoms in der Gefäßadventitia, während MELLER und ebenso KÜMMELL eine genetische Beziehung zu den Gefäßhüllen nicht feststellen konnte.

MELLER suchte Züge von Aggressivität nachzuweisen, die das leukämische und pseudoleukämische Lymphom den echten malignen Geschwülsten annähern sollten. Ich kann dem Autor hierin nicht folgen. Auch KÜMMELL hat sich gegen die Gleichsetzung ausgesprochen, wie ja auch die Pathologen i. a. für die Trennung eintreten. Im Fall KERSCHBAUMERs, auf den sich MELLER zur Stütze seiner Ansicht bezieht, war die Retina zwar besonders in den äußeren Schichten erkrankt, aber durchaus unabhängig von dem Aderhautlymphom, das nirgends die Vitrea durchbrochen hatte. Ein weiteres Argument MELLERs, die Infiltration angrenzender Skleralschichten, die auch bei den sog. infektiösen Granulationsgeschwülsten beobachtet wird, ist für die Charakterisierung des

Lymphoms als „maligner Tumor" gewiß nicht zu verwerten; bekanntlich ist auch bei leukämischen Drüsengeschwülsten die Kapsel meist infiltriert. Auch der Einbruch in Gefäße, den MELLER weiter anführt, kommt bei jedem infektiösen Granulationsgewebe vor. Die Lymphome wachsen, im Gegensatz zu den Sarkomen, nicht „destruierend", sondern „komprimierend", sie bringen Nachbargewebe mehr durch Verdrängung als durch direkte Zerstörung zum Schwund.

Die flache, schalenförmige Gestalt des Lymphoms sucht MELLER durch die Annahme zu erklären, daß die in der Aderhaut neugebildeten oder angesammelten Zellen leicht durch die perivaskulären Lymphräume der hinteren Ziliargefäße aus dem Bulbus herausgeschwemmt oder herausgepreßt würden, so daß die Zellwucherung in der Chorioidea nicht sehr hochgradig werden könne und sich innerhalb der Grenzen des Gewebes halten müsse, solange diese Ausfuhrwege im Verhältnis zur Proliferationsfähigkeit der Zellen genügend funktionieren. Daß aber eine solche Ausschwemmungsmöglichkeit keine Rolle spielt, geht daraus hervor, daß einerseits die perivaskulären Räume meist frei sind, andererseits auch Gefäße infiltriert sein können, die ganz außerhalb der Aderhautinfiltration verlaufen (KÜMMELL, s. o. S. 506). Die flache Form zeigen bekanntlich auch echte Tumoren (worauf auch KÜMMELL hinweist, der dabei von der „gegenseitigen Korrelation der Gewebe" spricht), sowie infektiöse Granulationsgeschwülste, z. B. Solitärtuberkel, und zwar die Tumoren nicht nur in den Anfangsstadien, sondern manchmal auch im ganzen Verlauf der Entwicklung (Flächensarkome, besonders metastatische Karzinome, auch die Angiome der Aderhaut).

2. Blutstauung ohne Lymphombildung

bestand in den von KÜMMELL zusammengestellten Fällen myeloider Leukämie, mit Ausnahme der vier oben (S. 504) erwähnten Fälle, die dieser Autor zu der unsicher klassifizierten „großzelligen Form" rechnet. Dabei sind die Venen und Kapillaren enorm ausgedehnt, nur ein Fall SCHULTZ-ZEHDENs (72jähriger Mann) machte hiervon eine Ausnahme, bei dem die Gefäßwände durch Angiosklerose mehr weniger verdickt waren. Im Schnittpräparat liegen die meist enorm erweiterten, strotzend mit Blutzellen gefüllten Lumina so dicht aneinander, daß vom intervaskulären Stroma kaum etwas zu sehen ist, und bei oberflächlicher Betrachtung der Eindruck entsteht, als wäre das Gewebe der Aderhaut, die natürlich auch hier stark verbreitert erscheint, zellig infiltriert. Dieser Anschein wird noch dadurch verstärkt, daß die gedehnten Gefäßwände gewöhnlich stark verdünnt, auch selbst infiltriert sein können, was die Erkennbarkeit noch erschwert. Die Schwierigkeiten, die die Unterscheidung der Lokalisationen machen kann, werden durch die Ausführungen MELLERs illustriert. In einem Fall VERDERAMEs brachte erst Elastikafärbung den sicheren Nachweis, daß auch an Stellen dichtester Infiltration die Zellen ausschließlich intravaskulär lagen. Wo nur einzelne Venen betroffen waren, war die Feststellung natürlich leichter.

Die Zusammensetzung der die Gefäße erfüllenden Elemente kann eine ungleichmäßige sein, man findet Venen, die ausschließlich weiße Blutzellen enthalten und andere, bei denen spärlicher oder reichlicher rote Blutkörperchen beigemischt sind, wobei im letzteren Fall die roten für sich gesondert das Lumen erfüllen. Diese Sonderung beruht auf agonalen oder postmortalen Vorgängen.

Das intervaskuläre Stroma ist bei diesen Fällen myeloider Leukämie frei von weißen Blutzellen oder enthält solche nur spärlich. Im letzteren Fall handelt es sich um Diapedese vereinzelter Blutelemente, die auch großen Zellen (z. B. eosinophilen Myelozyten im Fall OELLERS) zukommt.

b) Diabetes.

Bei schwerem Diabetes mellitus sind dreierlei verschiedene Veränderungen der Uvea beobachtet worden: 1. hydrophische Quellung und Lockerung des hinteren Irisepithels, 2. Glykogenablagerung an bestimmten Stellen, 3. Lipämie.

1. Die Quellung des Irispigmentepithels zeigt sich in einer enormen Auftreibung der Zellen unter Rarefizierung und Auflösung der Pigmentmoleküle zu feinen Körnchen, die meist nur noch die Randpartien der Zelle einnehmen, auch am Kern haften bleiben können. Die Kerne sind zum Teil schlecht färbbar oder im Zerfall (Deutschmann), zum Teil aber ganz normal. Die Vergrößerung der Epithelien kann bis zum Platzen und Zusammenfließen zu größeren Hohlräumen führen. Freies Pigment findet sich dann in den beiden Augenkammern. Klinisch war bei Irisoperationen, die an Diabetikern vorgenommen wurden, schon die beim Fassen der Iris eintretende Trübung des Kammerwassers, die bis zu tintenschwarzer Verfärbung gehen kann, bekannt. Anatomisch sah die zugrunde liegende Veränderung zuerst Becker, eingehender wurde sie von Kamocki, Deutschmann, Reis untersucht.

Das Irisepithel kann durch die Größenzunahme der Elemente in steilen Falten sich erheben.

Ob außer dem degenerativen Vorgang auch eine Proliferation der Zellen stattfindet, wie die älteren Autoren angeben, ist nicht ganz sicher. Nach Reis kann die Mehrschichtigkeit, die im Schnittpräparat hervortritt, eine nur scheinbare sein, hervorgetäuscht dadurch, daß die vergrößerten Zellen sich gegenseitig beeinflussen und durcheinanderschieben, so daß Schrägschnitte unvermeidlich sind, zumal die Iris in dem eingebetteten Bulbus nicht ganz straff transversal ausgebreitet bleibt.

Die Epithelveränderung betrifft nicht gleichmäßig die gesamte Hinterfläche, sondern es wechseln Abschnitte veränderter Zellen mit normalen ab. Am Ziliarrand hört die Veränderung fast immer auf; nur einmal fand Kamocki auch die pigmentfreien Epithelien der Ziliarfortsätze und die Zylinderzellen der Pars ciliaris dabei gleichfalls hydropisch und in wasserhelle Bläschen umgewandelt, während die von Deutschmann beschriebenen unregelmäßigen Wucherungen des Pigmentepithels, die sich bis über die Ora hinaus erstrecken, wohl mit der Affektion der Irispigmentschicht nicht in Parallele zu setzen sind.

Das Irisstroma kann normal sein, häufiger scheinen geringere und stärkere atrophische Veränderungen, auch mit Bindegewebsvermehrung, vorzukommen. Die hydrophische Quellung der Zellen ist in dieser Weise nur bei Diabetes beobachtet worden, wenn auch geringere ödematöse Zustände der Pigmentschicht bei entzündlichen und degenerativen Prozessen im Auge vorkommen. Kamocki konnte das Untersuchungsresultat von 23 Fällen verwerten, wobei die Veränderung 21 mal festgestellt werden konnte. Sie findet sich also fast regelmäßig bei schwerem Diabetes.

Die Ursache ist nicht aufgeklärt. Deutschmann nimmt schleichend entzündliche Vorgänge im Stroma an. Reis, der auf die ganz analogen Veränderungen an den gequollenen Epithelien der Henleschen Schleifen in Diabetikernieren hinweist, sieht die Ursache der Entartung in der spezifischen Tätigkeit der Zellen bei der Verarbeitung toxisch wirkender Produkte des krankhaft gestörten Stoffwechsels.

2. Glykogen findet sich zwar im Bulbus bei den verschiedensten entzündlichen und nicht-entzündlichen Erkrankungen (Entzündung, Eiterung, Tumoren Best, Leukämie, Verderame), aber bei schwerem Diabetes ist es in besonderer Menge und besonderer Lokalisation gefunden worden, nämlich in den hydropischen Pigmentepithelien der Irishinterfläche und im Sphinktergebiet von

REIS, außerdem im Dilatator und in den Augennerven von HOFFMANN. In 10 Augen von Nicht-Diabetikern fand REIS das Irisepithel frei.

Im Irispigmentepithel lagen die zahlreichsten und größten Tröpfchen in den am stärksten gequollenen Zellen, aber auch normal aussehende Elemente waren nicht frei davon (Untersuchung depigmentierter Schnitte). Im Sphinkter lagen kleinere und weniger zahlreiche Tropfen in und zwischen den Muskelbündeln, ohne daß an den Muskelfasern und Kernen etwas Krankhaftes zu bemerken gewesen wäre.

Bei der Erkrankung der Nervenfasern handelt es sich nach HOFFMANN um eine ohne entzündliche Erscheinungen ablaufende Schädigung besonders der Markscheiden, aber auch der Achsenzylinder, mit Ablagerung von Glykogen in Achsenzylinder und Hüllen. In der Aderhaut sah HOFFMANN Glykogenstränge bis an die Kapillaris heran von typischen Nervenzellkernen begleitet. Glykogenablagerung in Augennerven kommt nach HOFFMANN auch bei anderen Erkrankungen vor.

Ob Glykogen ohne lokale Ursache und in besonderer Menge nur bei Diabetes auftritt, ob das Stadium (Koma, Lipämie) dabei eine Rolle spielt, ist angesichts des spärlichen Materials (bisher nur die zwei Fälle HOFFMANNs) noch nicht festzustellen, auch wäre zu untersuchen, ob nicht auch bei anderen Allgemeinkrankheiten ähnliches vorkommt.

HOFFMANN sah in seinem zweiten Fall auch feinste Tröpfchen von Glykogen zwischen den inneren Ziliarmuskelfasern, nach dem Epithel zu größere und zahlreichere, die schließlich konfluierten und bis an die kutikulare Lamelle heranreichten. Auch hier handelt es sich bisher um einen vereinzelten Befund, der wohl zunächst zu weitergehenden verallgemeinernden Schlüssen nicht berechtigt.

3. Der anatomische Nachweis der Lipämie in den Augengefäßen wurde von REIS gebracht, von HOFFMANN bestätigt. Ophthalmoskopisch sieht man bekanntlich in solchen Fällen die Netzhautgefäße lachsfarben. REIS konnte an den Gefäßen der Retina und der Aderhaut feststellen, daß bei längerer Behandlung mit Sudan Rotfärbung auftrat, die an feinste intravaskuläre Körnchen gebunden war. Die Osmiummethode versagte.

c) Lebererkrankungen.

Bei Leberzirrhose, eitriger Cholangitis und anderen mit Ikterus einhergehenden Affektionen der Leber kommen bekanntlich Augenstörungen vor, deren häufigste die Xerosis conjunctivae ist, außerdem aber disseminierte Herde veränderter Pigmentierung im Hintergrund. Funktionell wird besonders Hemeralopie, seltener konzentrische Gesichtsfeldeinengung beobachtet.

Die anatomischen Untersuchungen der inneren Bulbusteile sind sehr spärlich. Dabei sind manche Fälle noch durch entzündliche Prozesse (metastatische von eitriger Hepatitis aus bei PURTSCHER, fortgeleitet von nekrotischen Hornhautgeschwüren bei VOLLBRECHT und bei HORI) kompliziert.

BAAS fand bei einem 16 jährigen Patienten mit Leberzirrhose, bei dem die Hemeralopie in wechselnder Weise über 1 Jahr bestand während der Ikterus vor 11 Jahren zum erstenmal aufgetreten war, in allen Blutgefäßgebieten der Augen, Arterien wie Venen, Endothelwucherungen und bindegewebige Neubildungen unterhalb des Endothels. In der Aderhaut zeigten auch die Kapillaren erhebliche Unregelmäßigkeiten. Im vorderen Teil der Uvea, besonders an den Ziliarfortsätzen, bestand im wesentlichen starke Atrophie, im hinteren Abschnitt außer narbig bindegewebigen Herden diffuse und mehr umschriebene Rundzelleninfiltration in den mittleren und tieferen Schichten, wobei die Chromatophoren hier geschwunden, dort gewuchert waren. Das Pigmentepithel wies von der Ora ab nach hinten degenerative Veränderungen auf. Die Zellen waren niedrig, das Pigment vermindert, vielfach nur noch am Rande der Zellen vorhanden, zu Körnern und Detritus zerfallen oder zu gröberen Klumpen zusammengesintert, also Veränderungen, wie man sie auch sonst als Folge von Chorioiditis sieht. Auffallend war die große Zahl zweikerniger Zellen im hinteren Bulbusabschnitt.

Baas nahm an, daß die durch den Übertritt von Gallenbestandteilen veränderte Blut-beschaffenheit zuerst auf die Gefäße, dann auf die Gewebe wirke. Für den zur Atrophie führenden entzündlichen Aderhautprozeß (Chorioiditis hepatitica) schlug er die Bezeichnung „Cirrhosis chorioideae" vor.

Im Gegensatz zu Baas fanden Hori und Purtscher keine nennenswerten Gefäß-veränderungen. Die entzündlichen und bindegewebig-atrophischen Veränderungen bei Hori stimmten mit den Befunden von Baas überein, bei Purtscher bestand nur hoch-gradige Hyperämie im hinteren Abschnitt. Im übrigen war auch in diesen beiden Fällen der Prozeß vorn älter als hinten. Bei Purtscher fand sich ferner ein Pigmentnävus am Ziliarkörper sowie ein als „Aderhautsarkom" diagnostiziertes zelliges Gebilde mit aufge-lagerter vaskularisierter Gewebsschicht, außerdem sehr ungleichmäßige Pigmentierung des Stromas, die aber nicht sicher als pathologisch bezeichnet werden konnte, Drusen der Vitrea und Lageveränderungen der Pigmentepithelien. Letztere waren bei Hori normal. Weiss sah in und zwischen den Pigmentepithelien rote homogene Kugeln, „die wohl eine Beziehung zu den veränderten Pigmentepithelien haben dürften und durchaus nicht mit konglomerierten Pigmentkörnchen zu verwechseln sind".

Wesentlich erscheint der Befund von Koyanagi bei einem 10jährigen Mäd-chen, mit Xerosis conj., das seit 1 Jahr dauernd ikterisch, seit etwa 1 Monat hemeralopisch war. Hier waren die inneren Augenhäute völlig frei von ent-zündlichen oder atrophischen Erscheinungen. Veränderungen zeigten sich aus-schließlich an den Pigmentepithelien, und zwar von zweierlei Art: erstens er-schienen die Zellen hinten pigmentärmer als vorn, wobei das Pigment in der Kuppe und den Fortsätzen zwischen den Außengliedern angesammelt war, wie in der Netzhaut des Hellfroschauges. Die zweite Veränderung war im Gegen-satz dazu über den ganzen Bereich des Hintergrundes bis zur Ora serrata hin gleichmäßig ausgedehnt: der basale Zellteil enthielt nämlich zahlreiche, verschieden große, unregelmäßig würfelförmige Körnchen, die im Gefrierschnitt wie in nach Ciaccio behandelten Präparaten bei längerer Sudanfärbung (2 Tage) gelbrot wurden. Auf Doppelbrechung wurde leider nicht untersucht. Nach der Farb-reaktion handelte es sich also wahrscheinlich um Lipoid. Koyanagi setzt den Befund in Parallele zu der der Xerose zugrunde liegenden Verfettung des Bindehautepithels und nimmt an, daß in den Fällen, in denen ophthalmoskopisch ausgedehnte grauweiße Trübung des Hintergrundes sichtbar ist, dies vielleicht auf besonders erheblicher Lipoidablagerung in den Pigmentepithelien beruht. Daß ein enger Zusammenhang zwischen der Hemeralopie und den hier gefun-denen Veränderungen des Pigmentepithels sehr wahrscheinlich ist, dürfte klar sein. Ob die Cholämie die Ursache der Erkrankung ist, erscheint dem Autor fraglich, weil die Hemeralopie erst lange Zeit nach dem Ikterus auftrat.

In den Augen von vier Hunden, denen der Gallenausführungsgang unterbunden worden war und die die Operation um 2—3 Monate überlebten, fand Dolganoff in der Aderhaut zellig-infiltrative und exsudative Veränderungen, Austritt des Pigments aus den Epithelien und degenerative Zustände der Netzhautelemente, besonders auch Verfettung der Ganglien-zellen.

d) Nephritis.

Bei chronischer Nephritis, besonders wenn Retinitis dabei ist, tritt in der Uvea frühzeitige und hochgradige Angiosklerose auf. In erster Linie handelt es sich um fleckweise Erkrankung von kleineren und mittleren Arterien sowie von Kapillaren. In den Venen besteht dann oft nur Blutstauung mit Anhäufung weißer Blutzellen im Lumen und anderen Zeichen verlangsamter Zirkulation, es kann auch zu Thrombosen kommen, die Wand erscheint aber in der Regel normal oder nur wenig erkrankt. Ewetzky sah in einer Vene eine umschriebene aber erhebliche Ablagerung von Detritus mit einer Kalkplatte darin.

Über die Histologie der erkrankten Gefäße (Angiosklerose mit fettiger oder auch hyaliner Degeneration) s. Arteriosklerose S. 489.

Die Arterienerkrankung ist dabei im wesentlichen ebenso wie die Kapillar-
degeneration auf den hinteren Bulbusabschnitt, also entsprechend der albuminurischen Netzhautveränderung, beschränkt und erstreckt sich nur ausnahmsweise weiter nach vorn bis zur Ora serrata, wie in einem Fall OELLERs.
Bei den Arterien ist zu berücksichtigen, daß diese im hinteren Abschnitt am
dichtesten liegen und daß es sich häufig um nebeneinanderliegende Durchschnitte
ein- und desselben Gefäßes handelt, das wegen der pathologischen Schlängelung
mehrfach getroffen ist.

v. MICHEL beschrieb einen Fall von amyloider Entartung von Arterien
und Kapillaren. Morphologisch und der Lokalisation nach unterschied sich
die Veränderung nicht von der hyalinen. Auffallend ist die Angabe, daß auch
Zellen der Endothelwucherung amyloid waren, da sonst — abgesehen von
Geschwulstzellen — die Substanz niemals innerhalb des Zelleibes sondern immer
nur zwischen den Elementen abgelagert wird.

Sichere amyloide Entartung im Bereich des Ziliargefäßsystems wurde von M. B. SCHMIDT
bei allgemeiner Amyloidosis (unter 7 Fällen 4 mal) beobachtet. Dabei waren die Gefäße
und Gewebe der Augen sonst frei von pathologischen Veränderungen.

Die bei Retinitis album. auftretenden Veränderungen der Uvealgefäße sind
nicht als Teilerscheinung einer allgemeinen oder auch nur einer okularen Arteriosklerose aufzufassen, wie das HERZOG KARL THEODOR auf Grund seiner Befunde
angenommen hatte. SCHIECK fand in zwei einschlägigen Fällen alle übrigen
Organe außer der Aderhaut frei von Arteriosklerose. Daß von den Bulbus-
gefäßen in der Regel, wenigstens zunächst und in höherem Grade, nur die
der Aderhaut erkranken, geht auch aus den Befunden von OPIN und ROCHON-
DUVIGNEAUD, LEBER, LAUBER und ADAMÜK, GINSBERG hervor.

Außer den gewöhnlichen Folgen der Angiosklerose (Ödem, Lymphozytenansammlungen, Blutungen) kommt hier auch fibrinöse Exsudation im Gewebe
der Uvea vor (LEBER). Häufiger findet man homogen gewonnene Flüssigkeit,
besonders in flacher Schicht auf der Vitrea, so daß kurze Strecken des Epithels
abgehoben sind. EWETZKY sah als Folge der vermehrten Transsudation Ansammlung serofibrinöser Flüssigkeit unter der Aderhaut und der Netzhaut mit
Ablösung beider Membranen.

Besonders hervorzuheben ist bei Ret. album. die Verfettung, die an einzelnen Stromazellen, namentlich aber am Pigmentepithel auftritt. Im Verband
sind meist nur einzelne Zellen mit Fett und Lipoid gefüllt, in besonderer
Menge zeigen dagegen die abgestoßenen Epithelien die Veränderung. Auch die
Verfettung des Pigmentepithels entspricht in der Lokalisation im wesentlichen
der Gegend der Netzhauterkrankung (vgl. Ret. albuminurica). Der subretinale
Raum kann mit massenhaften fett- und lipoidhaltigen Pigmentepithelien
angefüllt sein.

V. Die myopischen Aderhautherde.

Die atrophischen weißen oder mehr weniger pigmentierten Herde, die in
myopischen Bulbis besonders in der Gegend des hinteren Pols und um die Papille
auftreten, unterscheiden sich nur unwesentlich von solchen, die nach Ablauf
entzündlicher Stromaprozesse zurückgeblieben sind. Es handelt sich dabei
entweder um Verwachsung zwischen der stark veränderten Aderhaut und Netzhaut, wobei im Bereich des Herdes von ersterer Pigmentepithel, Glashaut und
Kapillaris, von letzterer Sinnesepithel und äußere Körnerschicht fehlen oder
aber um ein mehr weniger tiefes Loch in der Aderhaut, in das Netzhautgewebe
— außer der äußeren Körnerschicht, die am Herdrande aufhört — hinein-
gezerrt erscheint, oft so als wäre es hernienartig eingeklemmt. Gliöse Einlagerungen wie bei entzündlichen Herden (s. S. 431) scheinen aber hier noch

nicht beobachtet zu sein. Das Pigmentepithel kann durch die Risse der Vitrea in Form dicker Schläuche und kompakter Massen in das atrophische Struma einwuchern (Behse). Der Riß kann dabei sehr klein sein, ist auch manchmal nicht auffindbar, von Pigmentepithelwucherungen verdeckt. Proliferation der Epithelien findet sich aber auch ohne Risse der Glashaut, wobei die Pigmentzellen vergrößert, abgerundet, mit braunschwarzem Pigment gefüllt sein können, genau wie bei den entzündlichen Wucherungen. Das Pigment kann auch hier in die atrophische Retina eindringen. Auf einer solchen Pigmentwucherung beruht auch der myopische schwarze Fleck der Makula (Lehmus).

Kleinzellige Infiltration findet sich nur selten in nennenswertem Grade. Behse sah sie nur einmal bei einem kleinen Riß und faßt sie als Frühstadium der Herdbildung auf, jedoch nicht als Ursache sondern als Folge des Elastikarisses. Wo Lymphozytenanhäufungen um ein in die Aderhaut verlagertes Stück Netzhaut herum vorkommen, können sie wohl als Reaktionserscheinung auf das Fremdgewebe aufgefaßt werden, sie können aber auch vorhanden sein, wenn keine solche Einstülpung vorliegt (Gilbert).

Die Risse der Vitrea, deren Form zuerst von Salzmann, dann auch von Behse durch Rekonstruktion von Schnittserien in der Flächenansicht dargestellt worden sind, sind meist unregelmäßig rundlich mit gezacktem Rand, seltner mehr länglich bogenförmig. Die Rißränder können nach der Chorioidea zu umgeschlagen sein. Im Bereich eines Herdes kommen auch mehrere kleine Einrisse vor. Die Risse sind Folgeerscheinungen der der Myopieentwicklung zugrunde liegenden Dehnung der Augenhäute, ebenso wie der Schwund der Choriokapillaris und die sich daran anschließenden degenerativen und proliferativen Veränderungen des Pigmentepithels.

An den Aderhautherden ist das Stroma meist bis zu größerer oder geringerer Tiefe einfach geschwunden, es kommen aber auch Veränderungen vor, die auf vorhergegangene proliferative Prozesse im Stroma hindeuten, wie Bildung von derbem, gefäßarmem, schwartigem Bindegewebe (Heine, Behse, Gilbert).

Gegenüber den entzündlich entstandenen Veränderungen ist, außer dem Fehlen gliöser Aderhauteinlagerungen, als Unterscheidungsmerkmal noch zu berücksichtigen, daß bei den myopischen Prozessen die Chorioidea auch zwischen den Herden wohl immer größtenteils atrophisch ist, während diese Atrophie bei herdförmiger Chorioiditis, namentlich wenn nur wenige Herde vorhanden sind, in der Regel fehlt, so lange nicht andere schwere Folgeerscheinungen (Glaukom, Ziliargefäßverödung usw.) eingetreten sind.

Natürlich ist es nicht ausgeschlossen, daß man ausgeheilte tuberkulöse oder syphilitische Herde in einem durch myopische Dehnung veränderten Bulbus findet. Inwieweit derartige Prozesse gelegentlich auch primär sein können und die Nachgiebigkeit der Augenhäute erst bedingen, steht dahin. Daß auch durch entzündliche Infiltration die Vitrea einreißen und so ein verminderter Widerstand der Augenhäute herbeigeführt werden kann, ist sicher (vgl. Abb. 41), von skleritischen Prozessen mit der folgenden Staphylombildung ganz zu schweigen.

VI. Aderhautablösung.

Abhebung der Aderhaut von der Sklera kann auf verschiedene Weise zustande kommen. Fuchs unterschied vier Arten: 1. postoperative Ablösung durch Eindringen von Kammerwasser unter die Aderhaut nach Einreißen des Ligam. pectin., 2. durch Zug zyklitischer Schwarten, 3. durch Blutung, 4. durch entzündliches Exsudat. Dazu kommt die besonders von Meller untersuchte spontane Abhebung als fünfte Gruppe. Die Netzhaut verhält sich bei den verschiedenen Typen verschieden: sie ist entweder von vornherein oder frühzeitig ebenfalls abgelöst oder sie bleibt für lange Zeit der Aderhaut anliegend.

1. Die postoperative Aderhautablösung, die nach operativer Eröffnung der Vorderkammer, besonders nach Glaukomiridektomie, aber auch nach Staroperation auftritt, ist recht häufig. Es kommt eine Früh- und eine Spätablösung vor. Fuchs fand Einrisse im Kammerwinkel, durch die, wie er annahm, Kammerwasser hinter den Ziliarkörper und weiter hinter die Aderhaut gelange. Demgegenüber wies Meller darauf hin, daß solche Einrisse nicht immer nachgewiesen sind, daß sogar das Kammerwinkelgewebe stark verdichtet sein kann. Als mechanische Bedingungen der postoperativen Ablösung führt er an: Verlust von Augeninhalt, Vorrücken des Iris-Linsendiaphragmas und eine gewisse Starrheit der Bulbuskapsel (Elastizitätsabnahme der Sklera alter Leute, besonders bei Glaukom). Die subchorioidale Flüssigkeit wäre ein Transsudat aus den (vorderen) Uvealgefäßen, hervorgerufen durch die intraokulare Druckverminderung. Die physiologischen Verhältnisse nach Eröffnung der Vorderkammer führen zu vermehrtem Flüssigkeitsaustritt aus den erweiterten Ziliarkörpergefäßen bzw. zu vermehrter Ziliarkörpersekretion, d. h. also veränderter Absonderung von Kammerwasser (nach der Leberschen Anschauung, auf die durch Hamburger wieder in Fluß gekommene Frage nach der Herkunft des Kammerwassers einzugehen ist hier nicht der Ort). Andererseits tritt als Folge der Operation ein Flüssigkeitsverlust des Glaskörpers ein. Es sei wahrscheinlich, daß der vermehrte Flüssigkeitsstrom, wenn er nicht rasch genug das Ziliarepithel durchdringen kann, die Richtung nach dem subchorioidalen Raum einschlägt. Meller nimmt also wie Fuchs an, daß die subchorioidale Flüssigkeit Ziliarsekret (= Kammerwasser) sei, aber der Weg, den dieses einschlägt, geht nach Fuchs von der Kammer aus durch einen Riß im Ligamentum pect. hinter die Uvea, nach Meller dagegen direkt aus den Ziliargefäßen in den subchorioidalen Raum.

Nach Hagen, der bezüglich der Herkunft des Kammerwassers auf dem Hamburgerschen Standpunkt steht, ist die subchorioidale Flüssigkeit ein Transsudat aus den Aderhautgefäßen. Das bei eröffnetem Bulbus abfließende Kammerwasser wird nicht durch Absonderung seitens des Ziliarkörpers, sondern durch nachsickernde Glaskörperflüssigkeit ersetzt, solange die Wunde nicht geschlossen ist. Daher verringert sich das Volumen des Glaskörpers und damit der auf den Binnenhäuten lastende Druck. Es kommt zu einer Zugwirkung im Vorderabschnitt; wo die Aderhaut nur locker mit der Sklera verbunden ist, entsteht dadurch ein zunächst spaltförmiger Raum, und dieser wird durch Transsudat aus den wegen der Druckherabsetzung stark blutüberfüllten Aderhautgefäßen ausgefüllt und erweitert. Hört nach dem Wundverschluß der Flüssigkeitsverlust aus dem Glaskörper auf, so wird dieser wahrscheinlich vom Ziliarkörper her wieder aufgefüllt. Mit zunehmendem Glaskörpervolumen wird dann unter Resorption der subchorioidalen Flüssigkeit Aderhaut und Netzhaut wieder an die Sklera angedrängt.

Bei den postoperativen Spätablösungen, die Wochen bis Monate nach der Operation eintreten können, kann entweder Wundsprengung stattgefunden haben oder, wie in einem Fall Mellers, eine epithelausgekleidete Kammerfistel bestehen, die auf eine Störung des Heilungsverlaufs, zu langes Offenbleiben der Wunde mit folgender Einwucherung von Hornhautepithel zurückzuführen ist.

Die postoperative Abhebung sitzt in der Regel seitlich, selten oben oder unten und ist flach oder buckelförmig. Sie beginnt vorn am Ziliarkörper. Bei ihrer Ausdehnung nach hinten leisten die Vortexvenen einen gewissen Widerstand, so daß die Ablösung hier oft halt macht, wie nach subchorioidaler Paraffineinspritzung (Fuchs), oder der Buckel durch die gespannten Venen Einziehungen bekommt. Schließlich können die Venen auch einreißen. Dies gilt auch für die anderen Typen der Ablösung. In der Umgebung des Sehnerven bleibt die Aderhaut fast immer haften, da sie hier, besonders auch durch die Ziliargefäße und -Nerven, fester mit der Sklera verbunden ist.

Meller wies darauf hin, daß durch Schrumpfung in Härtungsflüssigkeiten buckelförmige Aderhautablösung mit der gleichen Begrenzung künstlich hervorgerufen werden kann. Die Netzhaut bleibt dabei mit der Aderhaut verbunden.

2. Sehr häufig und gut bekannt ist die Ablösung des Ziliarkörpers und weiterhin der Aderhaut durch zyklitische Schwarten, wie wir dies oft in atrophischen Bulbis finden. Nach Fuchs kann unter diesen Umständen auch der Zug der in diesen Fällen stets abgelösten Netzhaut an der Ora serrata in gleichem Sinne wirken, daher bilde dann in dieser Gegend die Chorioidea eine gegen die Augenachse steil vorspringende Falte.

Die subchorioidale Flüssigkeit ist serös oder etwas sanguinolent, doch können entzündliche Produkte aus der Uvea beigemengt sein.

3. Bei Traumen oder bei Bersten erkrankter Gefäße kann eine retrochorioidale Blutung entstehen, wobei die Netzhaut der abgehobenen Aderhaut anliegen oder auch ihrerseits von dieser abgelöst werden kann. Die Blutungen führen zur Bindegewebsentwicklung im Suprachorioidalraum, wodurch die Blutung abgekapselt werden kann. Diese Bindegewebsentwicklung setzt frühzeitig ein. Bloom fand bereits 12 Tage nach der Blutung junges Bindegewebe im hinteren Bulbusabschnitt in dem Winkel zwischen abgelöster Aderhaut und Sklera, Harms schon 6 Tage nach Glaukomiridektomie kernreiches faseriges Bindegewebe auf der Rückseite der blutig abgelösten Aderhaut (Arch. f. Ophthalm. Bd. 61, S. 90). Später wird das Bindegewebe meist derber, selbst schwartig, die innerste Schicht aber bleibt zellig, und die platten Elemente können eine fast epithelartig aussehende Auskleidung des Hohlraumes bilden. Bei experimentell erzeugtem Glaukom des Kaninchenauges fand Erdmann (Arch. f. Ophthalm. Bd. 66, S. 387) subchorioidale Blutungen nach 15 Tagen von lockerem Bindegewebe durchwachsen.

4. Abhebung durch entzündliches Exsudat ist sehr selten. Sie kommt nach Fuchs nur bei schwerer tiefer Chorioiditis und Skleritis vor, bei der auch Schwartenbildung in der Suprachorioidea auftritt. Chronische Chorioiditis führt in der Regel nicht oder nur in geringem Maße zur Absetzung von Exsudat in die Suprachorioidea, eher eitrige Prozesse.

5. Die pathogenetisch am wenigsten geklärte Gruppe ist die der spontanen Aderhautabhebung. Meller unterscheidet nach dem klinischen Befund zwei Typen: Bei dem einen scheint die Ablösung, wie die postoperative, vorn zu beginnen und nach hinten fortzuschreiten, später kommt es durch Transsudation auf die Aderhautinnenfläche zur Netzhautablösung. Der zweite Typus wird als „hintere Chorioidealabhebung" bezeichnet, da sie im hinteren Bulbusabschnitt auftritt. Hier entsteht frühzeitig Netzhautablösung, indem eine — meist nichtentzündliche — Transsudation auf beide Seiten der Aderhaut erfolgt.

Hierher scheint ein von Dor auch anatomisch untersuchter Fall zu gehören: 77 jährige Frau. Zwischen Aderhaut und Netzhaut grünliches, in Formol gallertig geronnenes Exsudat oder Transsudat, Aderhaut ödematös, von Blutungen und vereinzelten perivaskulären Rundzellenherden durchsetzt, Gefäßwände hyalin.

Eine besondere Untergruppe der spontanen Aderhautablösungen bilden schließlich die mit spontaner seröser Netzhautablösung kombinierten, wie sie sich namentlich in hochgradig myopischen Bulbis finden. Es ist nicht unwahrscheinlich, worauf auch Meller hinweist, daß zwischen der Ablösung der Aderhaut und der der Netzhaut ein innerer Zusammenhang besteht. Müller fand in der Mehrzahl der von ihm wegen Ablatio retinae mit Lederhautausschneidung operierten Augen zwischen Sklera und Aderhaut die gleiche gelbliche oder gelblich-grüne, fadenziehende Flüssigkeit wie zwischen Aderhaut und Netzhaut. Anatomische Untersuchungen solcher Fälle, soweit sie nicht durch entzündliche Vorgänge komplizierte Spätstadien darstellen, sind spärlich (NORDENSON bei Emmetropie, GINSBERG und SIMON bei exzessiver Myopie). Die Kammern, der subretinale und der Glaskörperraum waren von gleichartiger eiweißhaltiger Flüssigkeit erfüllt, während subchorioidal reichliche Blutbeimengungen aus zerrissenen Wirtelvenen stattgefunden hatte. In dem SIMONschen Fall war die Vorderkammer enorm vertieft, die Irisperipherie nach hinten dicht an die Ziliarfortsatzköpfe angepreßt, es mußte hier eine bedeutende Druckdifferenz zwischen Vorderkammer und Glaskörperraum angenommen werden (Abb. 82).

Retina und Aderhaut können sogar von ihrem Ansatz aus Sehnerven abreißen und zusammengefaltet hinter der Linse liegen (BRET, ähnlich MELLERs Fall 1 bei sympathischer Ophthalmie).

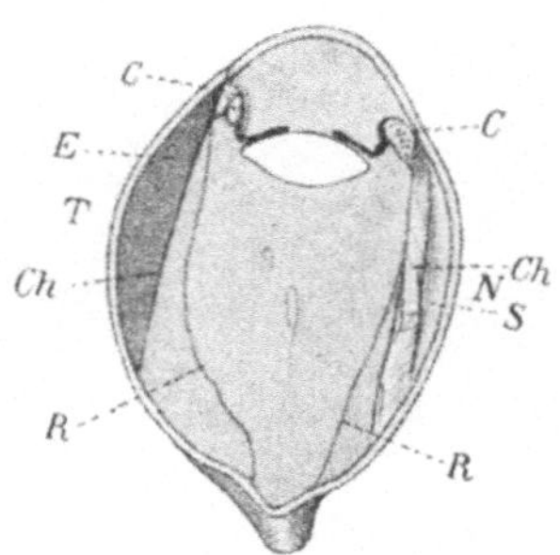

Abb. 82. Aderhaut- und Netzhautablösung bei höchstgradiger Myopie (GINSBERG u. SIMON: Zentralbl. f. Augenheilk. 1898). N Nasal. T Temporal. C Ziliarkörper. R Retina. Ch Chorioidea. E Subchorioidales Exsudat, auf der nasalen Seite entfernt. S Suprachorioidea. Lupenvergrößerung.

Daß Schrumpfungsprozesse im Glaskörper auch ohne daß eine Verbindung zwischen den schrumpfenden Massen und den Augenhäuten besteht ebenso wie Ablösung der Netzhaut auch eine solche der Aderhaut hervorrufen können, zeigen die Versuche PRÖBSTINGs, der Blut in den Glaskörper des Kaninchens injizierte. Die Aderhautablösung begann schon in den ersten Tagen nach der Einspritzung. Dabei fanden sich zwar stellenweise Verklebungen oder Verwachsungen zwischen Ader- und Netzhaut, doch waren diese nicht als Vorbedingungen für das Zustandekommen der Aderhautablösung anzusehen.

Zu der Gruppe der spontanen Ablösung dürfte auch der Fall EWETZKYs bei Retinitis albuminurica zu rechnen sein. Hier fand sich serofibrinöse Flüssigkeit in den Geweben wie im subchorioidalen und subretinalen Raum, die Aderhaut war stark, die Netzhaut flach abgelöst, die Gefäße beider Häute waren stark verändert. EWETZKY weist darauf hin, daß infolge der durch die Gefäßveränderungen bedingten Zirkulationsstörung eine vermehrte Transsudation aus den Gefäßen in die Gewebe, in den Glaskörper, den subretinalen und subchorioidalen Raum erfolge und daß dadurch Netzhaut und Aderhaut abgelöst werden können. Er hält aber diesen Weg nicht für den einzigen, vielmehr nimmt er, da die Ablösung vorn begann und die größte Menge des Transsudats hinter dem Ziliarkörper lag, ein Durchsickern von Flüssigkeit aus dem Kammerwinkel in den vorderen Abschnitt des perichorioidalen Raumes an: der pathologisch veränderte Canalis Schlemmi sei dem Abfluß der vermehrten Augenflüssigkeit nicht gewachsen, so daß die Flüssigkeit in größerer Menge in die Spalten des angrenzenden Skleralgewebes übertreten, von hier in den Ziliarkörper und weiter in den subchorioidalen Raum ihren Weg nehmen mußte.

Bei den spontanen Aderhautablösungen scheint jedenfalls die Glaskörperschrumpfung mit folgender Transsudation aus den Aderhautgefäßen die Hauptrolle zu spielen.

VII. Geschwülste der Uvea.

a) Primäre Geschwülste.

1. Sarkom.

Das Sarkom der Uvea ist im ganzen selten, am häufigsten ist das Aderhaut-Sarkom (85%), viel seltener sind Ziliarkörper und Iris Ausgangsort (9% bzw. 6% nach FUCHS). Was das Lebensalter betrifft, so steigt die Zahl stetig bis zum 40. Jahr, ist zwischen 40 und 60 am höchsten und nimmt dann allmählich wieder ab, wobei bemerkenswert ist, daß allerkleinste Aderhautsarkome relativ häufig bei alten Leuten beobachtet worden sind (bei 12 von FUCHS zusammengestellten Fällen mit Altersangabe je einmal 64, 76, 71 Jahre). Die jüngsten

Patienten mit Aderhautsarkom waren $2^1/_2$—4 Jahre alt, ein Ziliarkörpersarkom bei einem $1^1/_2$jährigen Kinde beobachtete Kopp. Bei einem von Iwumi beschriebenen Leukosarkom der Uvea eines 3jährigen Mädchens war der Bulbus vom Tumor ausgefüllt, der hinten die Sklera durchbrochen und sich auch extraskleral mächtig entwickelt hatte. Die ersten Anzeichen der Erkrankung waren aber bereits bemerkt worden, als das Kind noch nicht ganz 9 Monate alt war.

Wie bei allen bösartigen intraokularen Geschwülsten unterscheiden wir auch beim Uvealsarkom vier Stadien: 1. Periode des auf den Mutterboden

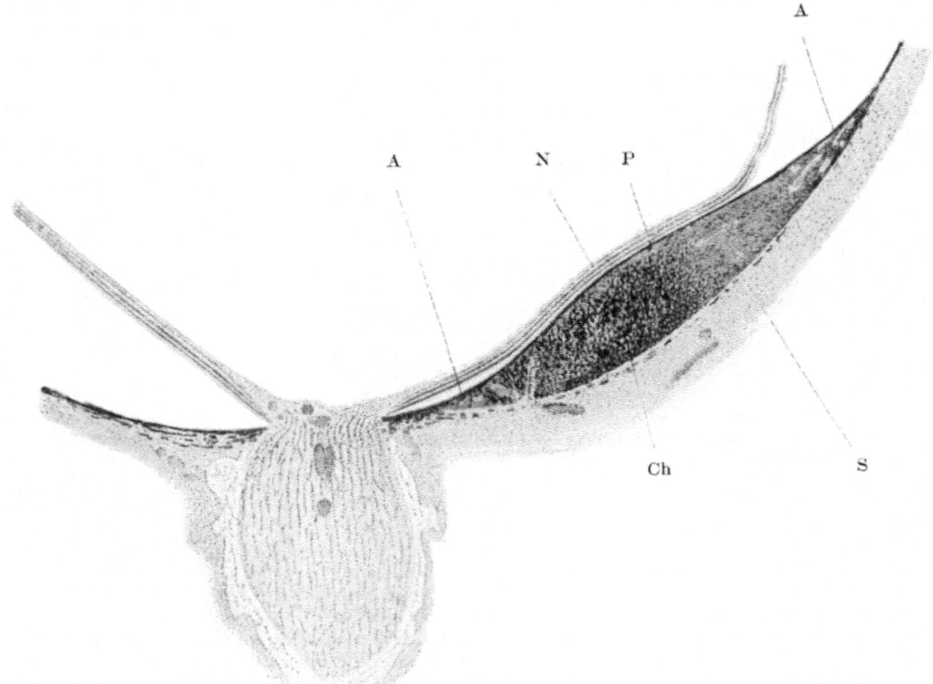

Abb. 83. Kleines Sarkom. Häm.-Eos. A Aderhaut. P Pigmentepithel. S Sarkom. N Netzhaut. Ch Chromatophoren. V = 9.

beschränkten, bei Ziliarkörper und Aderhaut oft unbemerkt bleibenden Wachstums. 2. Stadium der Drucksteigerung. 3. Durchbruch nach außen. 4. Metastasierung. Die Drucksteigerung kann auch ausbleiben. Bei der nicht ganz seltenen Nekrose der Ziliarkörper- und besonders der Aderhautsarkome tritt plastische Iridozyklitis auf, die zur Atrophia bulbi führen kann.

Im Beginn finden wir in der Regel in der Aderhaut nur einen einheitlichen Tumor. Doch sah Fuchs in einem Fall 5 kleinste Sarkomherde in der Aderhaut, die durch kurze Strecken gesunden Gewebes voneinander getrennt waren. In den als größte Seltenheiten anzusehenden Fällen von zwei Tumoren in der Aderhaut eines Auges erhebt sich die Frage, ob beide sich unabhängig voneinander entwickelt haben oder ob der eine als Metastase vom andern her entstanden ist. Übereinstimmung oder Abweichung im Bau, Größenverhältnis, Entwicklungsstadien, Lage und klinische Gesichtspunkte sind bei der Überlegung zu berücksichtigen. In den beiden bisher veröffentlichten Fällen scheint bei Velhagen der größere, einfacher gebaute Tumor von dem kleineren aus, der auch die Glasmembran durchbrochen und die Sklera ergriffen hatte,

entstanden zu sein, wobei vielleicht eine zwischen beiden gelegene Skleral-
metastase vermittelnd gewirkt hatte. In dem anderen Fall dagegen (Rochat:
Klin. Monatsblatt f. Augenheilk. Bd. 76, S. 651. 1926) hält der Autor die beiden
gleichgroßen, gleichgebauten Spindelzellensarkome, die, durch eine 11 mm lange
Strecke normalen Gewebes voneinander getrennt, temporal oben und temporal
unten von der Papille saßen, für unabhängig voneinander entstanden.

α) Sarkom der Aderhaut.

Die Form, unter der das Aderhautsarkom sich darstellt, ist zunächst durch
die im wesentlichen annähernd oberflächenparallele Anordnung der Gewebe des
Mutterbodens und den stärkeren Widerstand, den die Vitrea einem Dickenwachstum entgegenstellt, bedingt. Daher sind kleine Sarkome stets flach, kuchen-
oder linsenförmig (Abb. 83). Schon bei kleinsten Sarkomen mit einem Dickendurchmesser von 0,09—0,9 mm (15 Fälle der Fuchsschen Zusammenstellung)

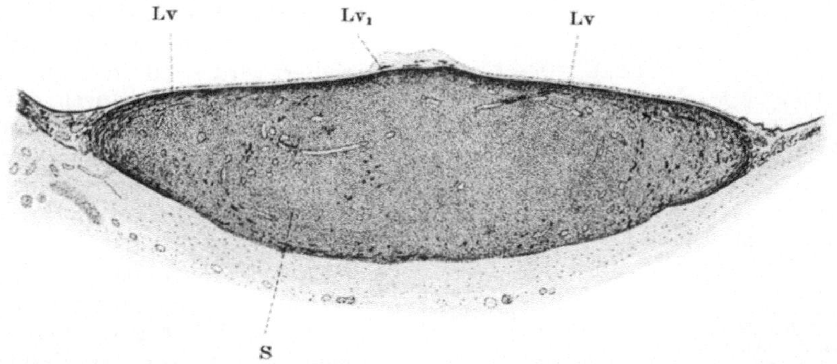

Abb. 84. Leukosarkom der Aderhaut (Spindelzellensarkom) mit umschriebener Verdickung der Lamina vitrea. Vergr. = 10/1. Das Sarkom besteht aus rundlichen quergetroffenen Zellen, welche auseinander-gedrängt werden durch breite Längszüge von ausgesprochenen Spindelzellen. Nur in den Rand-partien sieht man Chromatophoren, während die Mitte der Geschwulst fast frei von Chrom. ist. Die Lamina vitrea ist erhalten, aber verbreitert. Ihr Spaltraum ist sichtbar und angefüllt mit einem kollagenen bröckeligen Gewebe. Auf der Kuppe des Tumors ist diese Ausscheidung besonders stark, so daß hier die Lamina vitrea eine umschriebene Verdickung wie eine kleine Bindegewebsplatte bildet. Kerntrümmer und Reste von Pigmentzellen liegen an dieser Stelle in den ausgeschiedenen Massen. S Sarkom aus Spindelzellen bestehend, welche zum Teile quergetroffen sind. Lv scharlachrote Lamina vitrea. Lv₁ umschriebene Verdickung der Lamina vitrea durch Ausscheidung kollagener Massen in den Spaltraum. (Sammlung v. Michel.)

betrug die Flächenausdehnung stets ein Mehrfaches der Höhe. Auch beim
weiteren Wachstum breitet sich die Geschwulst zunächst unter geringer Dickenzunahme mehr in der Fläche der Aderhaut aus (Abb. 84). In der Minderzahl der
Fälle bleibt diese Neigung dauernd bestehen, so daß die ganze Uvea durch sarkomatöse Infiltration schalenförmig verdickt sein kann, ohne daß ein umschriebener
Tumor entsteht (Flächensarkom Ewetzki, diffuses Sarkom Fuchs, Tumeur en
nappe). Während Fuchs ursprünglich die Meinung vertreten hatte, daß auch
das diffuse Sarkom der Aderhaut schließlich den ganzen Bulbusraum erfüllen
könne, entweder durch gleichmäßig fortschreitende Verdickung der Chorioidea
oder durch Erhebung einzelner knotiger Buckel, die sich schließlich mit den
Kuppen berührten, betonte zuerst Mitwalski, dem sich Ewetzki anschloß,
mit Nachdruck, daß es sich bei dem Flächensarkom um eine bestimmte, seltene
Variation der Aderhautsarkome handle, „die hauptsächlich nur der Fläche
nach wachsen, die ganze Uvea zur sarkomatösen Infiltration bringen können,
den Bulbus aber geschwulstmäßig nie erfüllen, dagegen leicht zu Episkleralknoten
führen". Tatsächlich gibt es Fälle, in denen selbst bei zwei- und dreijähriger

klinisch beobachteter Dauer des Prozesses der Tumor nur zu einer flachen Ver-
dickung der Uvea in mehr weniger großer Ausdehnung geführt hatte (Abb. 85).
Wagner vergleicht das Flächensarkom mit dem „cancer en cuirasse" der Haut.
Zur Erklärung des dauernd flächenhaft bleibenden Wachstums wird neben
den mechanischen Momenten noch eine größere Beweglichkeit (Wolfrum,
Fuchs) bei geringerer Aggressivität der Tumorzellen (Fuchs) angenommen.
Am Ziliarkörper entspricht dem Flächensarkom der Aderhaut in aus-
gebildeter Form das Ringsarkom (Ewetzki).

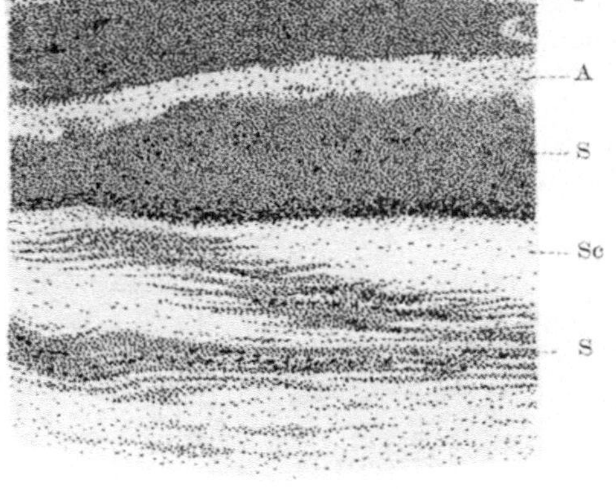

Das Flächensarkom ist aber eine
seltene Geschwulstform. Meist tritt
bald das Dickenwachstum des Tumors
hervor, er erhebt sich in der Mitte
hügelförmig. Dann durchbricht er
die Vitrea. Die hierbei manchmal
vorhandene stärkere Fältelung der
Elastika am Perforationsrande zeigt,
daß diese in solchen Fällen nicht breit
arrodiert wird, sondern an einer Stelle
einreißt und dann durch den hin-
durchwachsenden Tumor seitlich zurückgedrängt wird. Wegen der beim
Flächensarkom geringeren Spannung
tritt hier die Perforation der Vitrea
erst spät ein (Fuchs).

Nach der Perforation wuchert die
Geschwulst im Binnenraum des Auges
gewöhnlich allseitig stärker, oft zu
einem kugligen Kopf, der dann durch
einen schmaleren Halsteil mit einem
flachen, skleralwärts sich verbreiten-
den Fuß zusammenhängt. So entsteht eine pilzförmige Gestalt. In
anderen Fällen finden wir mehr
walzenförmige oder kuglige und

Abb. 85. Flächenhaft wachsendes Rundzellensarkom
der Aderhaut, welches in die Sklera eingewuchert ist.
Vergr. 25:1. Das aus runden Zellen verschiedener
Größe bestehende Sarkom der Aderhaut ist flächenhaft in der Aderhaut gewachsen in der Weise, daß
zwischen den Zügen der Geschwulst noch Reste
unversehrter Aderhaut stehen geblieben sind. Die
Pigmentschicht ist völlig atrophisch. Die Zellen
haben ihre hexagonale Form völlig verloren. Chromatophoren liegen nur spärlich zwischen den Sarkomzellen. Die Faserzüge der Sklera werden auseinandergedrängt durch eingewucherte Sarkomzüge.
A Reste von Aderhautgewebe. P atrophische Pigmentepithelschicht. S Sarkom aus Rundzellen verschiedener Größe bestehend. Sc Sklera, von Zügen
des Sarkoms durchwachsen.

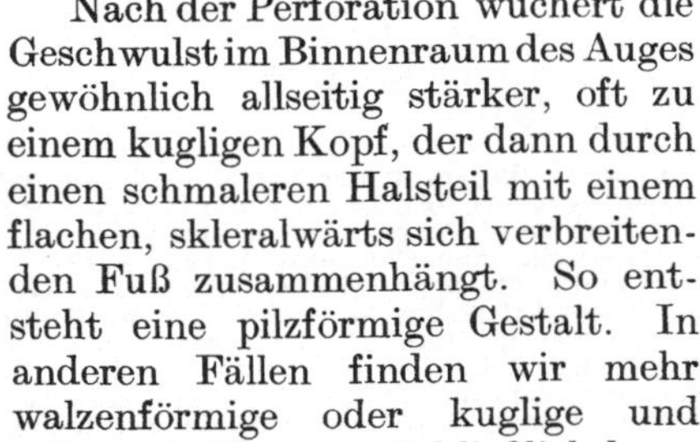

knollige Gebilde, auch mehrere nebeneinanderliegende Knoten. Schließlich kann
der Binnenraum des Auges mehr weniger vollständig von Tumormasse ausgefüllt sein; die inneren Augenhäute sind dann größtenteils in der Geschwulst
aufgegangen.
Meistens sind die Tumoren, ganz oder teilweise, braun bis schwarz pigmentiert, melanotisch. Leukosarkome sind viel seltener. Fuchs fand unter 259 Aderhautsarkomen 88% melanotische und nur 12% weiße Geschwülste. Lagrange
stellte in seinem großen Geschwulstwerk (1901) 76 Fälle von Leukosarkom der
Uvea zusammen (Iris 8, Ziliarkörper 5, Aderhaut 63), denen er 6 eigene Beobachtungen von Chorioidealtumoren hinzufügte. Die Zahl der pigmentfreien Geschwülste ist sicher noch geringer als es diese Ziffern erscheinen lassen, da unter
diesen Fällen mehrere zweifelhafte sind, bei denen eine Verwechslung mit entzündlichen Prozessen, besonders auch Tuberkulose, oder mit Netzhautgliom
wahrscheinlich ist oder mindestens nicht ausgeschlossen erscheint.
Letzteres gilt meines Erachtens auch für die drei ersten Fälle Lagranges. Die differentialdiagnostischen Schwierigkeiten solcher Fälle werden durch die eingehende Besprechung dieses Forschers treffend beleuchtet, aber absolut bindend scheinen mir seine
Schlußfolgerungen nicht zu sein. Es handelt sich hier meist um vorgeschrittene Tumoren,
die, zum Teil stark nekrotisch, den ganzen Bulbus erfüllen und große extrasklerale Knoten

gebildet haben. Bei der hochgradigen Zerstörung der Augenhäute ist der Ausgangsort nicht mehr zu bestimmen. LAGRANGE führt aus, daß in seinen drei Fällen das Geschwulstgewebe vom Typus des „Sarcome embryonnaire" (kleine Rundzellen) dem Gliom ähnelt, daß aber folgende Momente gegen dieses und für Sarkom sprächen: 1. Erhaltenbleiben von Resten der Retina, 2. Gefäßarmut, 3. Fehlen von Blutungen, 4. Fehlen von Verkalkungsherden. — Aber auch weniger vorgeschrittene Fälle können zu Verwechslungen Anlaß geben. So war die von MOISSONNIER als Leukosarkom bei einem 2 jährigen Kinde beschriebene Geschwulst zweifellos ein Gliom. Dies geht schon daraus hervor, daß beide Augen ergriffen waren, was beim Sarkom bisher noch niemals beobachtet ist. Als Mutterboden des Tumors sah der Autor die Gefäßschicht des Ziliarkörpers an, hier handelte es sich aber sicher um sekundäre Knötchen; sonst war ein Zusammenhang zwischen Geschwulst und Ziliarkörper nicht festzustellen.

WOLFRUM weist darauf hin, daß scheinbarer Ursprung aus der Choriokapillaris im mikroskopischen Bilde für Gliom spreche. In der Tat sind in vorgeschrittenen Fällen häufig von hier ausgehende sekundär-metastatische Wucherungen lebensfrischer Zellen zu beobachten, auch wenn der Primärtumor hochgradig nekrotisch geworden ist.

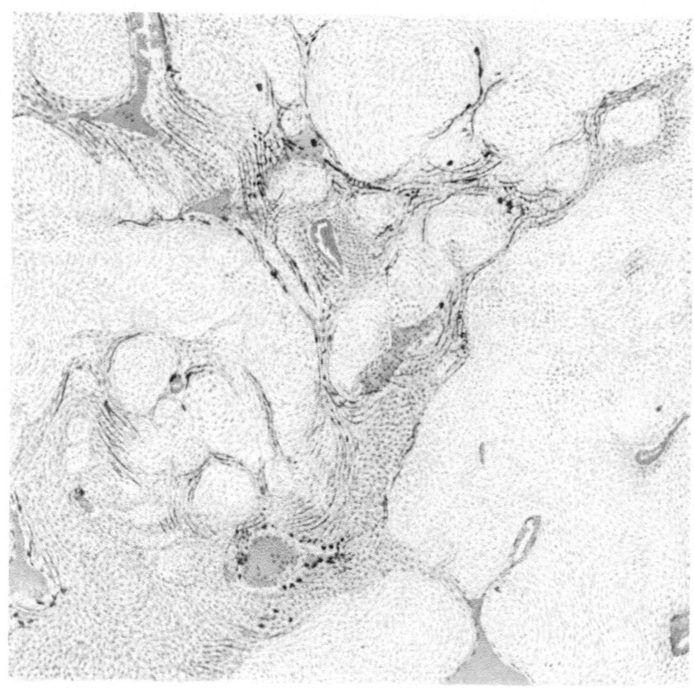

Abb. 86. Aderhautsarkom, aus meist ungefärbten dichteren und weniger dichten Spindelzellzügen mit spärlichen Pigmentzellzügen dazwischen zusammengesetzt. Die Chromatophoren haben Beziehungen zu den dichteren Spindelzellpartien. Häm.-Eos. V = 39.

Im Verlauf unterscheiden sich die melanotischen Tumoren von den unpigmentierten Geschwülsten nur dadurch, daß bei ihnen noch häufiger Rezidive und Metastasen auftreten. Nach FUCHS finden sich Rezidive bei den pigmentierten Tumoren in 14%, bei den unpigmentierten in 3%; für die Metastasen sind die entsprechenden Zahlen 19% und 7%. Zur Erklärung führt FUCHS an, daß die Leukosarkome häufiger vor dem Äquator (im Verhältnis von 59 : 41), die Melanosarkome dagegen häufiger hinter dem Äquator (64 : 56) sitzen, daß erstere daher früher zur Diagnose und zur Enukleation kommen, als letztere. Doch erhebt schon LAGRANGE Einspruch gegen solche aus kleinen Zahlen gezogenen Schlüsse, da in einer sehr großen Zahl der Fälle der genauere Sitz überhaupt nicht angegeben ist. LAGRANGE glaubt nach einer Statistik seines Schülers BAUDOUIN, daß das Melanosarkom in jedem Abschnitt der Uvea ungefähr gleich häufig vorkäme (130 Fälle: 38 vor, 7 an, 24 hinter dem Äquator, 61 ohne genauere Angabe).

Die Pigmentierung der melanotischen Geschwülste erscheint auf der Schnittfläche bei Betrachtung mit bloßem Auge oder mit der Lupe entweder über

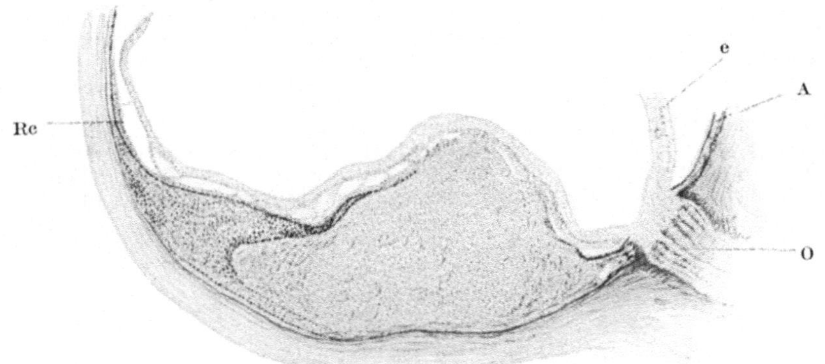

Abb. 87. Melanotische Teile besonders am Rand des Sarkoms. Links scharfe Grenze zwischen dem stark und dem weniger stark pigmentierten Teil. Dieser scheint in jenen hineinzuwachsen. HARTS Elastinfärbung. O Optikus. A Aderhaut. R Retina, bei Rc zystoid. Lupenvergrößerung.

größere Teile gleichmäßig ausgebreitet oder sie tritt in Form vereinzelter oder zusammenhängender, ein unregelmäßiges Maschenwerk bildender Züge auf (Abb. 86). Manchmal ist eine pigmentierte Partie am Rande und an der Basis der Geschwulst am stärksten entwickelt (Abb. 87), auch dicht unter der freien

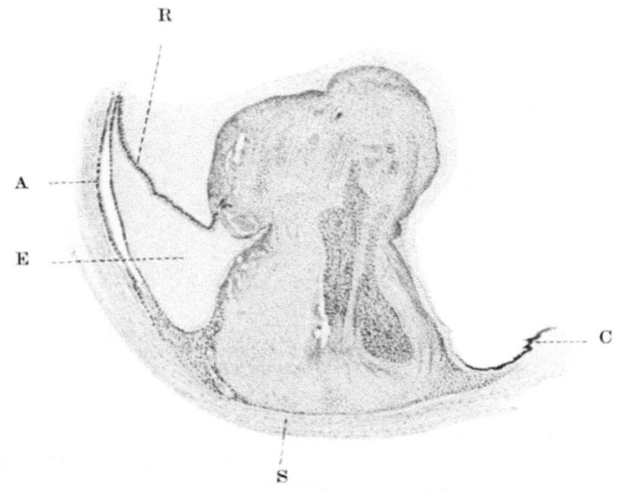

Abb. 88. Aderhautsarkom, melanotische Teile einschließend. Aderhaut durchbrochen. Häm.-Eos. S Sklera. C Ziliarkörper. A Aderhaut. R Retina, zum Teil im Tumor aufgegangen. E Subretinale geronnene Flüssigkeit. Lupenvergrößerung.

Oberfläche kommt besonders dichte Pigmentierung vor. Häufig finden sich auch gefärbte und ungefärbte Teile neben- und durcheinander, z. B. so, daß ein weißer Kern von pigmentiertem Gewebe umgeben wird, seltener liegen in ungefärbten Abschnitten ausgedehntere melanotische Partien (Abb. 88). Auch kommen melanotische und makroskopisch ungefärbte Knoten nebeneinander vor.

Die Netzhaut verhält sich beim Aderhautsarkom verschieden. Sie kann schon frühzeitig, d. h. wenn der Tumor noch klein ist, abgelöst sein, andererseits findet man sie nicht ganz selten selbst bei großen Geschwülsten anliegend. Die abgelöste Retina ist vor Auftreten der Drucksteigerung faltig, nachher aber vorgetrieben und ausgeglättet. Die Ablösung steht mit der Drucksteigerung aber nicht in erkennbarem Zusammenhang, sie kann auch bei den höchsten Graden derselben fehlen. Fuchs hat auch 5 Fälle von Aderhautsarkom mit Hypotonie (ohne entzündliche Veränderungen) untersucht: bei diesen bestand viermal Netzhautablösung. Ob bei dieser Ablatio die subretinale Flüssigkeit aus den gestauten Aderhautgefäßen oder aus dem Tumor stammt, ist noch unentschieden, doch ist ersteres wahrscheinlicher. Umschriebene Ablösungen kommen auch an Stellen vor, die sich ganz entfernt vom Sitz der Geschwulst befinden. Hinsichtlich des Vorkommens der Netzhautablösung konnte bisher weder eine Beziehung zur Größe noch zur Lokalisation des Tumors festgestellt werden.

Mit der Tumoroberfläche ist die Retina in der Regel in mehr weniger großer Ausdehnung verwachsen, breit oder an mehreren Punkten, und zwar meist nicht mit dem Geschwulstgewebe direkt, sondern mit einer den Tumor überziehenden Schwarte.

Ein Hindurchwachsen durch die anliegende Netzhaut in der Weise, daß der Tumor frei im Glaskörper vorliegt, ist sehr selten. Am leichtesten kommt dies, nach Fuchs, bei Tumoren vor, die dicht an der Papille sitzen, wo die Retina wegen der Verbindung mit dem Sehnerven sich weniger leicht ablösen kann. Mehrfach ist dieses Verhalten bei Tumoren beobachtet worden, die am hinteren Pol saßen (Reis).

Ist die Netzhaut an der Tumorkuppe durchbrochen, so hört sie nur ausnahmsweise am Rande der Geschwulst glatt auf. Sie ist nämlich meist im Bereich der Zwischenhörnerschicht infolge zystoider Degeneration flächenhaft gespalten. Die äußeren Schichten erscheinen dann in größerer Entfernung von dem Tumorgipfel nach rückwärts umgeschlagen (ähnlich wie das auch ohne Netzhautspaltung bei chorioretinitischen Verwachsungen nicht selten vorkommt), während die inneren zunächst noch allein die Geschwulst überziehen, um schließlich auch durchbrochen zu werden. Der Tumor kann sich auch zwischen den beiden Netzhautblättern ausbreiten.

Bei vorn sitzenden Sarkomen kann die Retina, wenn sie mit der Oberfläche der Geschwulst verwachsen ist, durch die sich vergrößernde Neubildung und die subretinale Flüssigkeit so stark gespannt werden, daß sie von der Ora oder noch weiter vorn abreißt (Wintersteiner).

Histologie. Die häufigste Zellform ist die mehr weniger pigmentierte, mit meist gegabelten Fortsätzen versehene Spindelzelle, weniger häufig sind klein- und großzellige Rundzellensarkome, die auch meist spärlicher pigmentiert sind. Häufig finden sich in ein- und derselben Geschwulst spindelzellige und rundzellige Teile durch- und nebeneinander, die rundzelligen namentlich in den Randpartien.

Von den Spindelzellen zu typischen Chromatophoren kommen alle Übergangsformen vor.

Mikroskopisch findet sich auch in makroskopisch ganz weiß erscheinenden Leukosarkomen wohl immer etwas Pigment. Soweit nicht Blutpigment vorliegt, das in Körnchen oder Klümpchen längs der Gefäße angeordnet ist, handelt es sich um Reste der präformierten Gewebselemente, besonders in den Randteilen der Geschwulst. Ob vereinzelte Chromatophoren inmitten pigmentfreier Tumorzellen eingeschlossene Überbleibsel der präformierten Aderhautzellen oder weiter entwickelte Geschwulstzellen sind, dürfte schwer zu entscheiden

sein. Jedenfalls gibt es Leukosarkome, in denen pigmenthaltige Teile vorhanden
sind, die sich an der Geschwulstbildung gar nicht zu beteiligen scheinen (Literatur
bei LAGRANGE), wie ich bestätigen kann.

Bei starkem Pigmentgehalt sind die Pigmentzellen, ähnlich wie bei entzündlichen Zuständen, häufig besonders groß, plump, die Fortsätze sind kürzer,
dicker, die ganze Zelle wird oft mehr rundlich. Bei dichter Aneinanderlagerung
können solche Zellen sich gegenseitig abplatten und „epithelial" aussehen.
Nach Depigmentierung findet man den Kern in der Regel geschrumpft, eckig,
die Formänderung der intensiv pigmentierten Zelle ist also wohl als Degenerationserscheinung aufzufassen, wie bei den entzündlich in gleichem Sinne
veränderten Chromatophoren. Im übrigen finden sich häufig Übergangsformen
zwischen spindligen, rundlich-eckigen und „epitheloiden" Zellformen sowie
zwischen solchen epitheloiden, die Pigment enthalten und solchen, die pigmentfrei sind.

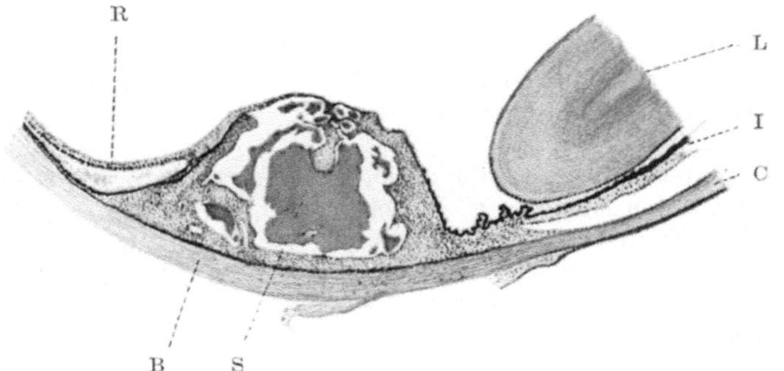

Abb. 89. Sarkom der vorderen Aderhaut mit großen Bluträumen. VAN GIESON. C Kornea. S Sklera.
I Iris. L Linse. R Retina. B Blut. Lupenvergrößerung.

Die Pigmentierung ist aber nicht ausschließlich an Tumorzellen gebunden.
In den Melanosarkomen sieht man häufig große rundliche mit Pigment vollgestopfte Zellen in der Nähe von Blutgefäßen oder bluthaltigen kavernösen
Räumen sowie auch im Lumen selbst, die, namentlich wenn Blutungen im Tumor
stattgefunden hatten, oft mikrochemisch nachweisbares Eisen enthalten und
als Wanderzellen aufzufassen sind. Auch Chromatophoren des Tumors können
bei Blutungen die PERLSsche Eisenreaktion geben, aber hier färbt sich dann
niemals das präformierte Pigment, sondern der Zelleib diffus blau.

Eine weitere Pigmentquelle (außer den Tumorzellen und Blutungen) bietet
das Pigmentepithel, das in die Geschwulst einwachsen kann, doch möchte ich
diesen Vorgang mit SCHIECK entgegen der LEBERschen Ansicht für sehr selten
halten. Die Epithelien sind meist, wenn sie nicht unter Pigmentverklumpung
usw. zu stark degeneriert sind, an der Spießform der Pigmentmoleküle zu erkennen, ferner geben sie oft Eisenreaktion. Letzteres ist auch bei den auf der
Tumoroberfläche befindlichen, meist in der bei Aderhautentzündung und Zirkulationsstörung der Kapillaris bekannten Weise veränderten, gewucherten
und abgestoßenen, gequollenen oder verfetteten Epithelien der Fall.

Das Gerüst der Geschwulst besteht im wesentlichen aus kapillaren Gefäßen.
Manchmal sind gerade die septenähnlichen Züge und ihre Umgebung besonders
stark pigmentiert. In anderen Fällen sieht man ein Scheingerüst aus Chromato-
phorenzügen zwischen unpigmentierten Zellschläuchen. Nach WOLFRUM beruht
dieses Bild auf gegenseitiger Durchwachsung von Sarkomzellbündeln, wobei
manche Abschnitte rascher wachsen und reifen als andere.

Von den Randteilen der Neubildung her strahlen Züge des präformierten kollagenen und elastischen Gewebes in den Tumor ein, die sich nach der Mitte zu verlieren, sie verschwinden aber meist bald und bleiben nur in der äußersten Peripherie länger sichtbar, wo die Geschwulstentwicklung noch nicht weit fortgeschritten ist. Ein feines zwischen den Zellen gelegenes Retikulum läßt sich besonders bei den rundzelligen Formen nachweisen. Durch bogenförmige Verbindungen der Gefäße und des sie nicht selten begleitenden spärlichen Bindegewebes werden im Schnittpräparat scheinbar alveoläre Räume abgegrenzt. Besonders in leukosarkomatösen Abschnitten können die Zellen, wie an den länglichen Kernen deutlich sichtbar ist, senkrecht der Gefäßwand aufsitzen und Mäntel um die zahlreichen Endothelröhren bilden, so daß ein „angiosarkomatöser Habitus" zustande kommt, was aber bekanntlich noch nicht die Abstammung der Sarkomzellen von der Gefäßwand beweist (s. Glioma retinae).

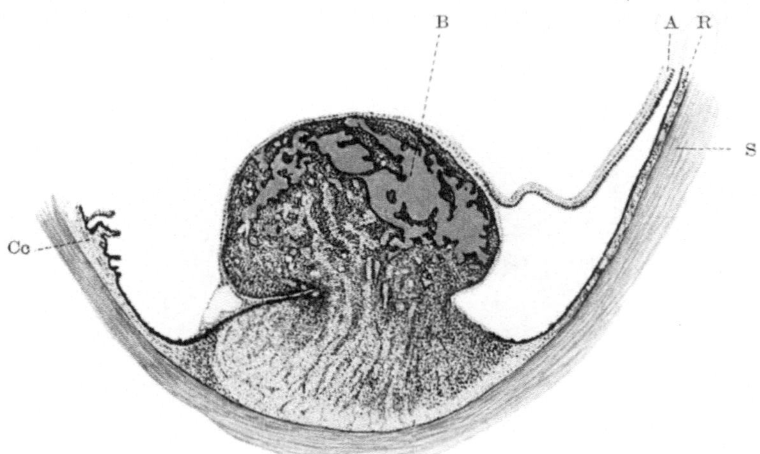

Abb. 90. Pilzförmiges Sarkom, Durchbruch durch die Vitrea. v. GIESON. Cc Ziliarkörper. S Sklera. A Aderhaut. R Retina. B Mit Blut gefüllte kavernöse Räume im Kopf des Tumors. Lupenvergrößerung.

In derartigen Fällen war auch die Gefäßneubildung eine besonders lebhafte. Die gleiche perivaskuläre Anordnung können auch pigmentierte Geschwulstzellen zeigen.

Außer den aus Endothelröhren bestehenden neugebildeten Blutgefäßen des Tumors kommen auch weite, unregelmäßige blutführende Räume vor, die einer eigenen Wandung entbehren (Abb. 89). Besonders finden sich stark erweiterte Blutbahnen im Kopf einer durch die Glashaut durchgebrochenen Geschwulst, wenn der Hals eng ist (Abb. 90).

In einigen Fällen sind Knorpelstückchen im Tumor beschrieben worden. ALT fand in zwei Sarkomen Inseln hyalinen Knorpels, die von einer Bindegewebshülle umgeben waren; in den jüngeren verlief ein Blutgefäß. ALT nimmt an, daß die Knorpelinseln aus eingeschlossenen Glaskörperresten entstanden seien (vgl. oben S. 414). In dem von BOTTERI veröffentlichten, als „gefäßreiches, diffuses, schalenförmiges Spindelzellenchondrosarkom" bezeichneten Fall beschreibt der Autor Inseln eines „homogenen, mit Eosin gleichmäßig intensiv rosa gefärbten Gewebes, welches mehrere große ovale schwach rosig gefärbte Zellen, die einen bis zwei kleine Kerne besitzen, enthält". Daß dieses Gewebe Knorpel sei, geht meines Erachtens aus der Beschreibung nicht hervor (vgl. auch S. 414).

Über Knochenbildung in Sarkomen s. u. S. 525.

Nicht selten tritt Nekrose im Tumor auf, zuerst meist inselförmig, aber zuweilen auch rasch in großer Ausdehnung. Die ganze Geschwulst kann vollständig nekrotisch werden (Abb. 91). Oft, aber keineswegs regelmäßig, beginnen die regressiven Veränderungen an den von den Gefäßen am weitesten entfernten Teilen. Die Zellen gehen unter Aufquellung durch Verfettung, selten durch Verschleimung zugrunde. Lipoid kommt auch in normal aussehenden Sarkomzellen, besonders aber zwischen ihnen, in Form feiner Tröpfchen vor, manchmal in großer Menge (GINSBERG). Bei dem Verfettungsprozeß kann auch Cholestearin auftreten. Die Verschleimung ist sehr selten. Zwar kommt sogar Ausbildung richtigen Schleimgewebes mit sternförmigen anastomosierenden Zellen vor (EWETZKY Fall II), aber gewöhnlich wird nur glasige, durchsichtige, gelatinöse Beschaffenheit der Substanz erwähnt, ohne eine Bemerkung über die Struktur oder über Farbreaktionen, so daß es sich auch um Hyalin oder Kolloid gehandelt haben kann und die Bezeichnung der Degeneration als „myxomatöse" nicht immer begründet ist.

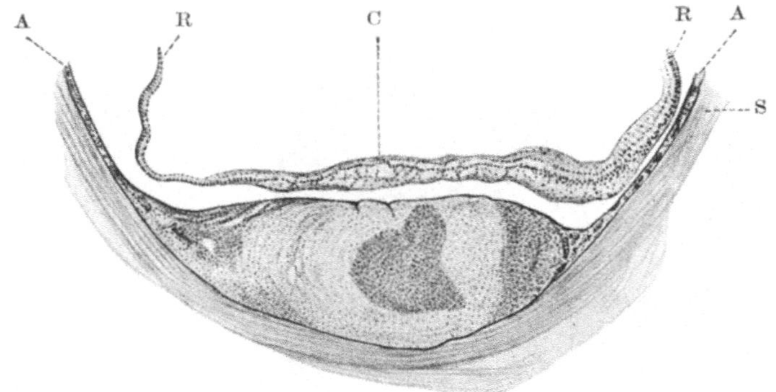

Abb. 91. Beginnende Degeneration der Sarkomzellen. (In den hellen Teilen sind die Kerne geschrumpft, die Zelleiber erscheinen wabig, wohl durch die nach Lösung vom Fett zurückgebliebenen Lücken.) Elastinfärbung nach ZIELER. S Sklera. A Aderhaut. R Retina, bei C zystoid. Lupenvergrößerung.

Die regressiven Veränderungen können schon in relativ kleinen Tumoren auftreten, besonders wenn diese gestielt sind, sie finden sich aber auch in Flächensarkomen häufig. FUCHS weist darauf hin, daß gerade bei dieser Geschwulstform schon frühzeitig nekrotische Herde auftreten, bei der gewöhnlichen Form dagegen in der Regel erst wenn die Blutversorgung ungenügend geworden ist.

Um die abgestorbenen Teile herum besteht nicht selten kleinzellige Infiltration.

Die wahrscheinliche Ursache der Nekrose ist eine Ernährungsstörung, die entweder durch Gefäßkompression hervorgerufen wird (EWETZKY, NEESE), oder dadurch, daß die Gefäßentwicklung mit dem Geschwulstwachstum nicht Schritt hält. Die manchmal beobachtete Endarteriitis ist wohl nicht als primär anzusehen. WINTERSTEINER wies auf die Bedeutung eines dünnen Stiels hin, bei dem die Möglichkeit der Gefäßabklemmung eine besonders große sei. LEBER nahm eine bakterielle Infektion an: ein tumorhaltiges Auge verhalte sich im Blut kreisenden Mikroben gegenüber als Locus minoris resistentiae, daher siedelten sich solche Keime leicht im Auge an, machten Iridozyklitis und brächten durch ihre Toxine die Tumorzellen zum Absterben. Kennzeichnend für diese Art der Nekrose sei die scharfe, ohne Beziehung zur Gewebsstruktur durch die Geschwulst verlaufende Grenze zwischen lebendem und abgestorbenem Gewebe.

In der Regel ist aber jedenfalls das Verhältnis zwischen Entzündung und Nekrose ein anderes. Als Folge ausgedehnterer Tumornekrose tritt nämlich eine hochgradige oberflächliche oder tiefgreifende Nekrose der inneren Augenhäute ein, besonders im vorderen Bulbusabschnitt, und zwar dadurch, daß aus den absterbenden Tumorzellen entstehende Giftstoffe durch die Augenflüssigkeiten hindurch diffundieren (FUCHS, PALICH-SZÂNTÓ). Die Aderhaut bleibt, besonders im hinteren Abschnitt, gewöhnlich von der Nekrose verschont. Als Reaktion auf diese Nekrose folgt dann schwere plastische Iridozyklitis und Chorioiditis, oft auch Neuritis optici. Dann kann der Tumor von entzündlichen Produkten (Schwarten usw.) überlagert werden, es können sich Knochenschalen auf der Geschwulst bilden, oder nekrotische Tumormassen liegen zwischen

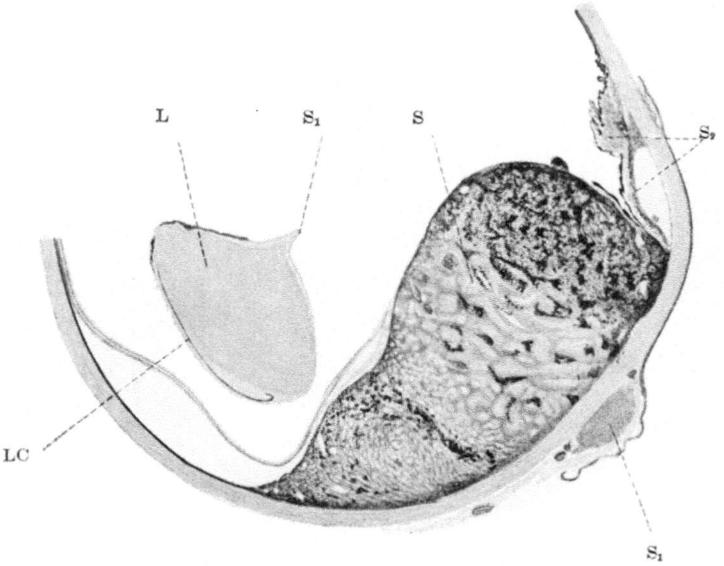

Abb. 92. Sarkom der Aderhaut mit regionären Metastasen. Häm.-Eos. S Sarkom der Aderhaut. S₁ Episkleraler Knoten. S₂ Sarkom auf der Iris und im Ziliarkörper. L Linse. LC Kapselepithel.
V = 4.

Knochenbälkchen. Lebensfähige Sarkomzellen können wohl auch Knochenstückchen umwachsen. Eine im Sarkom eingeschlossene Knocheninsel fand DUTOIT (zit. nach LAGRANGE). Die Iridozyklitis führt in der Regel zu Atrophie des Augapfels.

Im allgemeinen scheint Phthisis bulbi mit Sarkom selten zu sein. LEBER und KRAHNSTÖVER stellten 34 Fälle zusammen. Darunter waren 5 mit Entzündung auch des zweiten Auges, PALICH-SZÂNTÓ fügte noch zwei derartige Beobachtungen (von LAURENCE und von HIRSCHBERG) hinzu. Nach den anatomischen Befunden handelte es sich in diesen Fällen von Erkrankung des zweiten Auges im Sarkomauge nicht um Endophthalmitis septica (s. S. 397), sondern um das Bild der sympathischen Uveitis. WOLFRUM hält in derartigen Fällen eine Komplikation des Sarkoms mit Tuberkulose für möglich, die ja von der sympathischen Uveitis oft nicht zu unterscheiden ist (s. o. S. 482), wobei auch die Erkrankung des zweiten Auges leicht erklärlich wäre. Bisher ist allerdings noch kein sicherer Fall einer solchen Kombination im Auge bekannt geworden.

Es kommt aber auch vor, daß das Sarkom sich in einem schon vorher atrophisch gewordenen Auge entwickelt, nach DE LAPERSONNE besonders bei Kindern. Der Prozeß, der zur Atrophie geführt hat, kann dabei lange Zeit zurückliegen (WOLFRUM 10, ZETSCHE 42 Jahre). Eine Entscheidung darüber, ob die Atrophia bulbi dem Sarkom gegenüber primär oder sekundär ist, kann nur nach klinischen Gesichtspunkten getroffen werden.

Die Weiterverbreitung des Aderhautsarkoms geschieht teils durch kontinuierliches Wachstum, teils durch Dissemination im Glaskörper und im Kammerwasser.

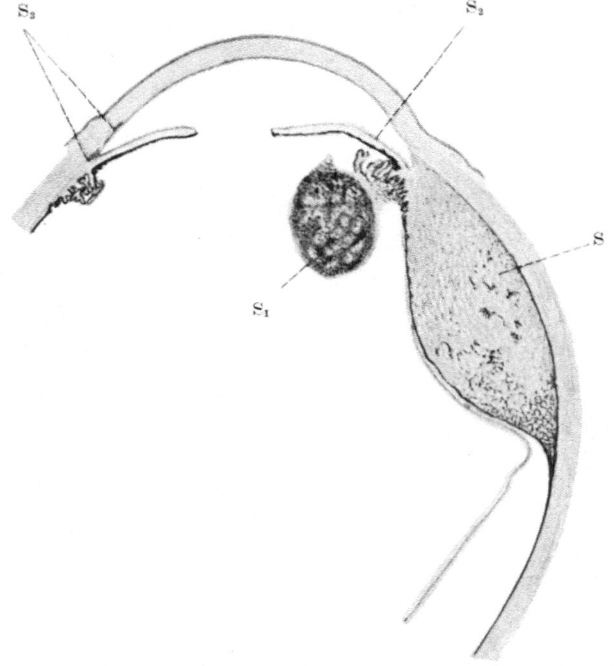

Abb. 93. Gemischtzelliges Aderhautsarkom mit Metastasen in einem Ziliarfortsatze und auf der Iris. Vergr. 4/1. Gemischtzelliges Sarkom der Aderhaut hat Metastasen in einem Ziliarfortsatze und der Iris gemacht. Der Tumor hat sich im Kammerwinkel angesiedelt und wächst auf der der Mutterstelle entgegengesetzten Seite der Hinterfläche der Hornhaut entlang. Auf derselben Seite schiebt er sich entlang der Irisoberfläche vor. Eine größere Metastase pendelt an einem Ziliarfortsatze. Auffallend ist der reiche Gehalt der Metastasen an Chromatophoren, während der eigentliche Tumor relativ arm an Chromatophoren ist. S Sarkom der Aderhaut wenig Chromatophoren enthaltend. S₁ Metastase in einem Ziliarfortsatze mit reichlichen Chromatophoren. S₂ S₃ Metastasen der Iris. (Sammlung v. MICHEL.)

Die Geschwulst kann von der Aderhaut nach vorn in den Ziliarkörper und die Iris eindringen, den Kammerwinkel unter Abdrängen der Regenbogenhaut durchwachsen oder auch die letztere flächenhaft als Rasen überziehen (Abb. 92). Selten kommen freie Metastasen an Ziliarfortsätzen vor (Abb. 93). Auch frei im Kammerwasser schwimmende oder locker der Irisoberfläche aufliegende Tumorzellen kommen zur Beobachtung, wenn das Sarkom den Kammerwinkel durchwuchert hat, BERGMEISTER sah in solchen als Sarkomzellen angesprochenen Elementen Mitosen. Auch in der Aderhaut selbst findet nicht ganz selten eine Aussaat statt. Man sieht manchmal kleine Sarkomzellennester in der Chorioidea verstreut oder sogar eine große Anzahl kleiner Tumoren um einen größeren herum (CAKEMBERG). Ganz ausnahmsweise finden sich sogar zwei richtige größere Geschwülste, die durch eine nur entzündlich veränderte

Aderhautstrecke voneinander getrennt sind und die nach Zellform und Pigmentgehalt nicht miteinander übereinzustimmen brauchen, indem sie verschiedene Entwicklungsstadien darstellen (VELHAGEN) (vgl. S. 530).

In der Netzhaut und im Glaskörperraum finden sich Sarkomzellen nicht häufig. Die öfter zu beobachtende Pigmentierung der Retina oder die Ansammlung von Pigmentzellen im Kammerwinkelgewebe und auf der Aderhaut, besonders bei Netzhautablösung in dem toten Winkel, wo die Abhebung beginnt, beruht in der Regel nicht auf Sarkomzellen. Vielmehr handelt es sich hier meist um Pigmentepithelien oder um Wanderzellen (nach FUCHS Lymphozyten), die Epithel- oder Blutpigment aufgenommen haben. Dringen Tumorzellen eines Melanosarkoms in die Retina ein, so bilden große plumpe Chromatophoren

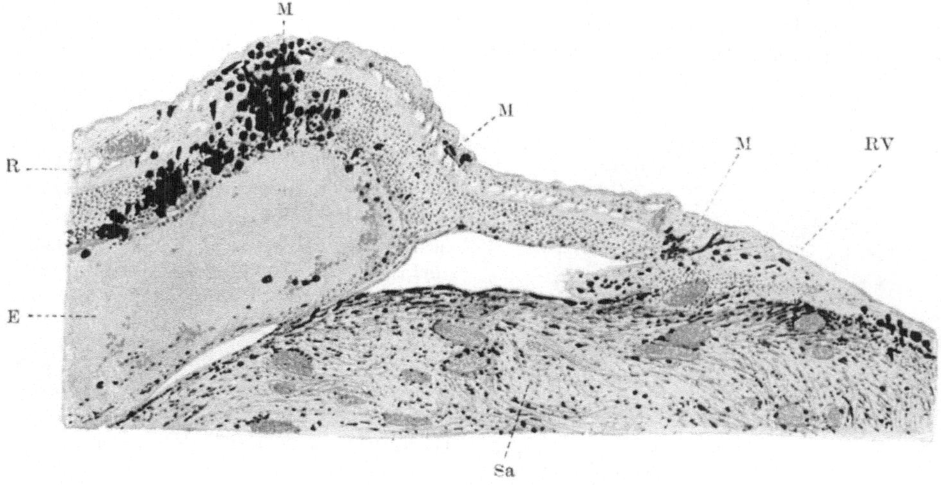

Abb. 94. Sarkomzellen in der Netzhaut. Häm.-Eos. Sa Spindelzellensarkom. E Subretinale Flüssigkeit. R Retina. RV Verwachsung der Retina mit dem Tumor. M Sarkomzellen in der Retina. V = 39.

hier Geschwulstknoten, auf der Netzhautinnenfläche breiten sie sich flächenhaft in Form von Platten aus (Abb. 94).

Netzhautknötchen können auch, außer durch Dissemination, so zustande kommen, daß Tumorzellen sich in der Pigmentepithelschicht kontinuierlich ausgebreitet haben und von hier aus stellenweise in die Retina eingedrungen sind (MITVALSKY).

In die Papille scheint das Sarkom nur schwer einwachsen zu können. Diese wird zunächst, wenn der Tumor sich in ihrer Nähe entwickelt, umwachsen und dann erst von der Wucherung befallen. Durch die Lamina cribrosa hindurch kann die Geschwulst dann auch in den Sehnervenstamm eindringen. Hier verbreitet sie sich zunächst meist zwischen den Septen und der Nervensubstanz, um schließlich den ganzen Querschnitt einzunehmen. Häufiger wuchert das Sarkom aber neben dem Sehnerven durch die hier nur dünne Skleraldecke in den Scheidenraum hinein.

Der wichtigste und häufigste Weg, den die Geschwulst bei der Weiterverbreitung einschlägt, ist der durch die Sklera hindurch nach außen. Sie benutzt dabei die präformierten Bahnen, die Scheiden der perforierenden Gefäße und Nerven, aber auch sonstige geeignete Stellen, wie z. B. Iridektomienarben. In den Venen selbst findet man nicht selten schon bei kleinen Tumoren Geschwulstmaterial. Beim Durchwachsen der Sklera sind die Gefäße und Nerven in der

Regel nur von einem sarkomatösen Zellmantel eingescheidet, während ein größerer Tumor erst extraskleral wächst; doch können von den Scheiden aus auch die angrenzenden Lederhautlamellen durch das Sarkom aufgefasert und zerstört werden. Die verdünnte Lederhaut wird dann manchmal an solcher Stelle staphylomatös ausgebuchtet. Eine scheinbar direkte Arrosion der Sklera in größerer Breite sieht man zwar ebenfalls nicht selten, doch könnte hier das als Leitbahn dienende Emissarium, das oft nur eine fadenförmige Verbindung zwischen intra- und extraskleraler Geschwulst herstellt, übersehen oder bereits in der Wucherung aufgegangen sein.

Auch in den Plexus venosus des Canalis Schlemmi können Sarkomzellen eindringen und auf diesem Wege das Auge verlassen, wenn der Tumor vom Kammerwinkel aus das Lig. pectinat. infiltriert hat.

Das Eindringen in die Lederhaut und die extrasklerale Geschwulstbildung kann schon eintreten, wenn das Aderhautsarkom noch ziemlich klein ist. Namentlich findet man nicht ganz selten dünne Flächensarkome mit großen extraskleralen Tumoren, so daß erwogen worden ist, ob nicht der extrasklerale Knoten der primäre sei. Besonders auffällig ist das Bild, wenn die intraokulare Geschwulst total nekrotisch zerfallen ist, während extrasklerale Teile in üppigster Wucherung begriffen sind (Abb. 95).

Nach dem Durchbruch pflegt das Sarkom stark zu wachsen. Es kann vorn apfelgroße Knoten bilden, die Hornhaut bedecken oder verdrängen und zerstören, hinten erfüllt es die Orbita und kann weiter in die Nebenhöhlen und die Schädelhöhle eindringen.

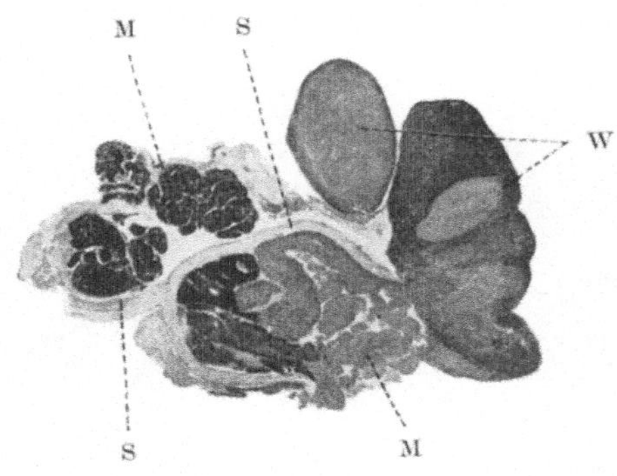

Abb. 95. Nach außen durchgebrochenes Sarkom mit extrabulbären Knoten. Intraokularer Tumor größtenteils nekrotisch. S Sklera. M Melanotische Tumoren. W Ungefärbte Teile. Lupenvergrößerung. (Sammlung v. MICHEL.)

Metastasierung. Der lokalen Metastasenbildung in der Aderhaut selbst wurde bereits gedacht (s. o. S. 516). Auch auf der Außenfläche der Sklera kommen Metastasen vor, die in dem lockeren Gewebe der Orbita eine große Ausdehnung gewinnen können, so daß bezüglich der Größe ein starkes Mißverhältnis zwischen Primär- und Sekundärgeschwulst entstehen kann. Die entferntere Metastasenbildung erfolgt auf dem Blutwege, besonders in der Leber, aber auch in der Haut, den Knochen und anderen Organen.

Manchmal kommt es zu lokalen Rezidiven oder allgemeiner Metastasenbildung, ohne daß die Untersuchung des enukleierten Bulbus irgendwo Durchbruch durch die Uvea erkennen läßt. Dann können Tumorelemente in die Venen gelangt sein oder es spielen andere Momente mit, z. B. die in früherer Zeit öfter vorgenommenen Probepunktionen. So zeigte sich in einem Falle FREUDENTHALS (Fall V) 10 Jahre nach Entfernung eines Bulbus, der ein bohnengroßes, durchaus auf das Gewebe der Uvea beschränktes Aderhautsarkom enthielt, ein etwa 2 cm dicker Tumorknoten im Orbitalgewebe. Unmittelbar vor der Enukleation war eine Probepunktion vorgenommen und dabei waren Gewebsfetzen mit Sarkomstruktur herausbefördert worden. Einen ähnlichen Fall, aus der HIRSCHBERGschen Klinik, habe ich selbst zu untersuchen Gelegenheit gehabt, hier war es 5 Jahre nach der Enukleation zu multiplen mikroskopischen Melanosarkomknötchen in und unter der Bindehaut der Orbita gekommen.

Die Metastasenbildung tritt häufig erst Jahre nach der Enukleation des Bulbus in Erscheinung, in der Regel innerhalb der ersten fünf Jahre, aber es sind auch viel längere Zwischenräume, bis zu 24 Jahren, beobachtet worden. Das widerspricht der allgemeinen Erfahrung von dem raschen Wachstum der metastatischen Tumoren. (Daß die primären Uvealsarkome manchmal sehr langsam wachsen, ist durch jahrelange Beobachtungen von Iris- und Aderhautsarkomen sichergestellt.) In diesen Ausnahmefällen könnte man mit WOLFRUM daran denken, daß die neu auftretenden Geschwülste keine Metastasen darstellen, sondern auf Grund einer allgemeinen Tumordisposition selbständig entstanden sind.

Schon bei kleinen Geschwülsten, die noch ganz innerhalb der Aderhaut liegen, findet man nicht selten Tumorzellen in chorioidalen oder intraskleralen Venen, besonders bei Sitz am hinteren Pol. SCHULTZ-ZEHDEN gibt an, sogar bei dem von ihm untersuchten, zu den „kleinsten“ Sarkomen gehörenden Tumor (2 mm Breite, 3 mm Dicke) in den Venen der Randteile Geschwulstmaterial gesehen zu haben. Mit Recht weist FUCHS darauf hin, daß, da hiermit die Möglichkeit der Metastasierung gegeben ist, die Primärgeschwulst leicht übersehen werden kann, wenn die Metastasen rascher wachsen als diese, und daß sich so vielleicht manche scheinbar primären Melanosarkome innerer Organe erklären ließen.

Ursprung des Aderhautsarkoms. Das Sarkom der Aderhaut entsteht in den tieferen Lagen, in der Schicht der mittleren und großen Gefäße, auch in der Suprachorioidea, aber niemals in der Choriokapillaris. Dafür spricht schon, daß man häufig die oberflächlichen Schichten der Aderhaut den Tumor am Rande eine Strecke weit überziehen sieht, was wenigstens die Ausbreitung in den tieferen Schichten anzeigt. Beweisend ist aber die Tatsache, daß die allerkleinsten Sarkome, die bis jetzt bekannt geworden sind — mit einem Dickendurchmesser von 0,1 bis höchstens 1 mm — sämtlich in der Suprachorioidea oder in der Schicht der gröberen und mittleren Gefäße lagen. FUCHS hat 15 solcher Fälle zusammengestellt. Davon reichten nur 4 bis in die Kapillarschicht hinein. In einem dieser Augen war zwar die Glashaut vom Sarkom durchbrochen, aber hier handelte es sich um einen nach Verletzung atrophisch gewordenen Bulbus, mit von dem Trauma abhängigen alten entzündlichen Veränderungen der Uvea.

Ist somit der Ausgangsort der Geschwulst eindeutig festgestellt, so ist doch die Frage, aus welcher Zellart das Sarkom hervorgeht, noch nicht sicher entschieden. Nach der RIBBERTschen Theorie stammen alle Melanosarkomzellen von Chromatophoren ab, die pigmentfreien oder pigmentarmen Rund- und Spindelzellen sind nur Jugendformen der melanotischen Elemente. SCHIECK, der ursprünglich — ähnlich wie schon KNAPP — die Ansicht vertrat, daß ungefärbte Partien von angiosarkomatösen Habitus von adventitiellen Gefäßwandzellen abzuleiten wären, hat in seinen späteren Arbeiten diesen Standpunkt aufgegeben und sich, wie die meisten Autoren, RIBBERT angeschlossen. Gegen die Behauptung SCHIECKs, daß die unpigmentierte Rundzelle die Jugendform darstelle, erhebt WOLFRUM Bedenken; er sieht vielmehr als die Jugendform die unpigmentierte Spindelzelle an, entsprechend der normalen Entwicklung der Chromatophoren.

Nun können schon kleinste Sarkome aus pigmentierten und unpigmentierten Zellen zusammengesetzt sein, wie ein eigener Fall zeigte. Dieser kleine Tumor, 0,8 mm breit und 0,3 mm hoch, der zufällig bei der anatomischen Untersuchung in der Aderhaut eines 32jährigen Nephritikers als punktförmige Verdickung gefunden wurde, reichte nach vorn bis an die Choriokapillaris heran und wölbte sich hinten gegen die Suprachorioidea vor. Die Geschwulst besteht im wesentlichen aus dicht aneinander liegenden plumpen, spindligen bis unregelmäßig rundlich-eckigen, meist intensiv pigmentierten Elementen, die im Schnittpräparat oft Bänder bilden. Dazwischen finden sich, teils vereinzelt teils in kleinen Gruppen, wenig und gar nicht pigmentierte Zellen von unregelmäßiger, meist rundlich-eckiger Form, mit großen, feinkörniges Chromatin und ziemlich große Kernkörperchen enthaltenden Kernen. Nach der Tiefe hin nimmt die Zahl dieser größtenteils pigmentfreien Zellen zu, sie bilden gegen die Reste der Suprachorioidea hin oberflächenparallel verlaufende Stränge oder Bänder, in denen die Elemente bei dichter Aneinanderlagerung vielfach auch kubische Formen aufweisen. Einige größere im Tumor sichtbaren Gefäßdurchschnitte zeigen, wie auch mehrere Aderhautgefäße außerhalb der Geschwulst, hyaline Quellung der Intima, was auf die Nephritis (mit Retinitis alb.) zu beziehen ist. Die Adventitia erscheint kaum verändert und grenzt an das Sarkomgewebe.

Auch ein ganz kleines Melanosarkom des Ziliarkörpers, das Derby beschreibt (2 mm lang, 1 mm dick, etwa $1^1/_2$—2 mm breit), war aus Zellen sehr verschiedener Form und verschieden reichlicher Pigmentierung zusammengesetzt. Es fanden sich Spindelzellen, unregelmäßige mit Fortsätzen versehene Elemente sowie runde und polygonale Formen. Auf der Abbildung (Tafel V) sieht man zwischen den verschieden stark . pigmentierten Elementen auch ganz pigmentfreie unregelmäßige und dreieckige Formen.

Aber die meisten dieser kleinsten Sarkome bestanden aus pigmentierten Spindelzellen, einige aus pigmentfreien Rundzellen. Fuchs sagt, daß das Sarkom von vornherein, d. h. sobald es überhaupt als solches zu erkennen ist, so aussieht wie im späteren Stadium der Entwicklung, und hält es für unentschieden, ob sich außer den Chromatophoren nicht auch die übrigen Zellen der Aderhaut an der Geschwulstbildung beteiligen. Allerdings ist hier zu betonen, daß es nach den neueren Untersuchungen Wolfrums in der Aderhaut nirgends Endothelhäutchen, sondern — außer den Chromatophoren — nur Bindegewebszellen gibt, die durch Protoplasmafortsätze miteinander zusammenhängen, und daß auch die sogenannten Perithelien nichts weiter sind als lockere Adventitialzellen vom Charakter der Bindegewebszellen. Auch Lymphräume oder deren Anfänge sind, nach Wolfrum, in der Aderhaut nicht gefunden worden. Die Bezeichnungen „Peritheliom", „Endotheliom", „Lymphangiosarkom" (Lagrange) sind daher schon aus diesen Gründen hier unstatthaft. Nach Salzmann gibt es Endothelien im wesentlichen nur in der Suprachorioidea, schon in den tieferen Aderhautschichten treten sie immer mehr gegenüber den Bindegewebszellen zurück, um bald ganz zu verschwinden.

Aber wenn auch die kleinsten bisher beobachteten Sarkome nach Zellform und Struktur schon so aussehen wie größere Tumoren, so ist damit doch durchaus nicht entschieden, ob die Zellen nicht schon hier ein Entwicklungsstadium über die Form der ursprünglichen Anlage hinaus erreicht haben. Diese „kleinsten Sarkome" stellen zwar frühe Stadien, aber doch nicht die allerersten Anfänge der Geschwulstentwicklung dar, wenn solche überhaupt unserer Erkenntnis zugänglich sind. Ebensowenig können die Ergebnisse der intraokularen Übertragung von Rattensarkom (Ruben: Arch. f. Ophthalm. Bd. 81, S. 199) Aufschlüsse über die Urform der Sarkomzelle geben. Jedenfalls sprechen die Befunde bei den kleinsten Sarkomen, weil sie eben nicht mehr solche Urformen zu enthalten brauchen, wohl nicht, wie Fuchs will, gegen die Ribbertsche Anschauung. Das Tempo des Wachstums und der Entwicklung kann ja sicherlich bei den einzelnen Zellen oder Zellgruppen ein verschiedenes sein, so daß auch bei den sog. „kleinsten" Tumoren das Zusammenvorkommen pigmentierter und pigmentfreier Zellen verständlich erscheint, auch wenn diese Zellen eine einheitliche Abstammung haben.

Eine sichere Entscheidung darüber, ob außer den Chromatophoren nicht auch die gewöhnlichen Bindegewebszellen der Aderhaut sich an der Sarkombildung beteiligen können, ist somit heute noch nicht zu fällen, soviel Wahrscheinlichkeit auch die RIBBERTsche Hypothese für sich hat.

Eine neuartige, aber nicht genügend begründete Anschauung von der Art der Chromatophoren und der aus ihnen entstehenden Tumoren in der Aderhaut entwickelt REDSLOB (Annal. d'Oculist. Tome 162, p. 921. 1925). Wie in der Pia mater sollen auch in der Aderhaut Gliazellen vorhanden sein, die er bei Embryonen (Huhn und Mensch) gesehen haben will, wo sie sich vom Optikusrande her den mesenchymalen Zellen beimischen. Die Chromatophoren sind ektodermaler Herkunft. Entsprechend dieser morphologischen und histologischen Analogie stehen auch die sog. Sarkome der Aderhaut auf einer Linie mit den Meningoblastomen. Die histologischen und biologischen Eigentümlichkeiten hätten die Aderhautgeschwülste durch ihre Entwicklung in einer besonderen, von der Pia abweichenden Umgebung angenommen. Aber alle diese Geschwülste stammten von neuro-epithelialen Mutterzellen ab.

β) Sarkom der Iris.

Das primäre Irissarkom erscheint als sehr selten. KNAPP sah 5 Fälle unter 325111 Augenkranken (= 1 : 65023), KOMOTO 1 : 35000. Im ganzen sind etwas über 100 sichere Fälle bekannt. WOOD und PUSEY weisen darauf hin, daß es unter Berücksichtigung des Größenverhältnisses von Iris und Chorioidea wohl verhältnismäßig nicht seltener sei als das Aderhautsarkom.

WOOD und PUSEY haben 1903 aus der Literatur 65 Fälle, deren Diagnose histologisch oder (zweimal) durch die Metastasenbildung gesichert war, zusammengestellt und 23 neue Fälle hinzugefügt. Zu diesen 88 Fällen brachte WINTERSTEINER 1906 weitere 6, strich aber 5 Fälle der WOOD-PUSEYschen Tabelle als wahrscheinliche Tuberkulosen, darunter bemerkenswerterweise 3 bei Kindern unter 10 Jahren. Bezüglich der Fälle ALT (Ziliarstaphylom), LIMBOURG (Zyklitis mit Beschlägen), SAUER (Perforation am Limbus, im Tumor massenhafte, in Rundzellen und einem feinen Retikulum eingebettete Riesenzellen), CARTER (Knötchen auf beiden Regenbogenhäuten) kann ich WINTERSTEINER nur beistimmen, den Fall ADAMS (Keratitis punctata profunda) halte ich nur für zweifelhaft. Bei THALBERG handelte es sich wahrscheinlich nur um banale entzündliche Produkte nach postoperativer Iridozyklitis. Zu diesen schon von WINTERSTEINER beanstandeten Fällen kommt noch, als nicht hierher gehörig, der Fall MARSHALL, bei dem ein nicht von der Iris, sondern vom Ziliarkörper ausgegangener Tumor an Stelle der Linse lag. Sehr ungewöhnlich ist auch der Befund COLOMANs insofern als in der aus unregelmäßigen großen Zellen bestehenden Geschwulst und in deren Umgebung erhebliche entzündliche Veränderungen vorlagen, entzündliches Ödem und zahlreiche polynukleäre Leukozyten, nach der der Arbeit beigegebenen Abbildung auch viele Eosinophile.

Das primäre Sarkom der Iris beginnt stets als umschriebener, knotenförmiger Tumor, und zwar meist in den Vorderschichten (Abb. 96). In seltenen Fällen finden sich auch mehrere Knötchen. Nach WOOD und PUSEY war das Sarkom 11 mal sicher, 17 mal sehr wahrscheinlich aus einem angeborenen Fleck, einem Nävus hervorgegangen, einmal (KAYSER) aus einem Naevus vasculosus. Doch ist zu berücksichtigen, daß sich diese Auffassung nur auf anamnestische Angaben stützen konnte.

Wie in der Aderhaut sind auch in der Iris ganz pigmentfreie Geschwülste seltener als pigmenthaltige, wenn auch die Mehrzahl auf dem Durchschnitt makroskopisch farblos aussieht. Rein melanotische Tumoren lagen in den Beobachtungen von ALT, JULER, ELSCHNIG, STEPHENSON, LATTORF vor. Die Leukosarkome sind vielfach als Endo- oder Peritheliome beschrieben worden, besonders wenn sie alveolär gebaut sind. Aber auch diese makroskopisch farblos aussehenden Geschwülste enthalten nicht selten Pigmentzellen. Diese liegen entweder als verzweigte Elemente zwischen pigmentfreien polygonalen und epithelartig aussehenden Zellen überall verstreut (FRANKE) oder so, daß die Tumorzellen bei einheitlicher Form zum Teil stark pigmentiert sind (FLEISCHER Fall II) oder endlich nur im Gerüstwerk der Neubildung, ohne daß Übergangsbilder zu den die Maschenräume füllenden Elementen zu finden wären (WALD-

STEIN). Auch die einzelnen Abschnitte der Geschwulst können sich nach Zellform und Pigmentierung verschieden verhalten; RAUBITSCHEK betrachtete einen derartigen Fall als Mischung aus Endotheliom und Melanosarkom (gegen diese Auffassung vgl. Aderhautsarkom S. 530).

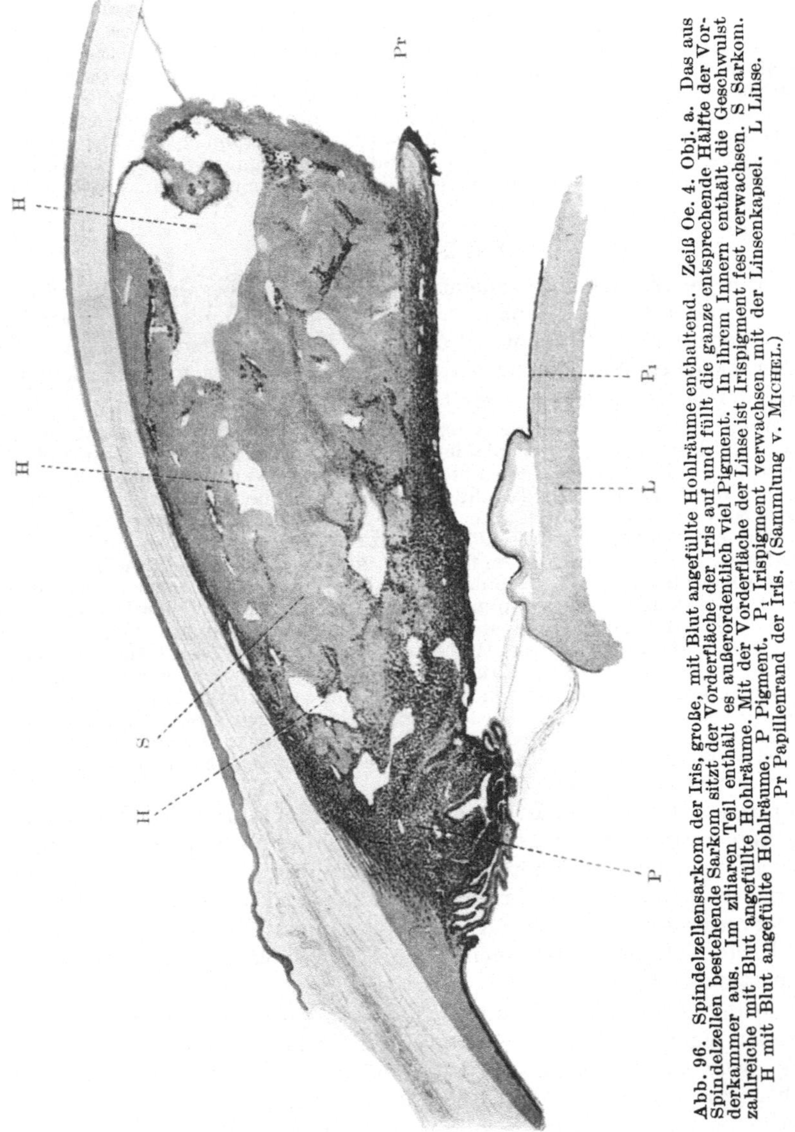

Abb. 96. Spindelzellensarkom der Iris, große, mit Blut angefüllte Hohlräume enthaltend. Zeiß Oe. 4. Obj. a. Das aus Spindelzellen bestehende Sarkom sitzt der Vorderfläche der Iris auf und füllt die ganze entsprechende Hälfte der Vorderkammer aus. Im ziliaren Teil enthält es außerordentlich viel Pigment. In ihrem Innern enthält die Geschwulst zahlreiche mit Blut angefüllte Hohlräume. Mit der Vorderfläche der Linse ist Irispigment fest verwachsen. S Sarkom. H mit Blut angefüllte Hohlräume. P Pigment. P_1 Irispigment verwachsen mit der Linsenkapsel. L Linse. Pr Papillenrand der Iris. (Sammlung v. MICHEL.)

Die Zellform ist in der Regel keine einheitliche, wenn auch reine Spindelzellensarkome vorkommen. Meist finden sich polygonale, bipolare, kurzspindlige (WINTERSTEINER) oder rundliche und polygonale Elemente gemischt. Im Fall KAYSERs waren die Zellgrenzen nur bei den pigmenthaltigen Zellen zu erkennen, bei WALDSTEINs Beobachtung gar nicht, hier bestand nur eine zusammenhängende, von gleichartigen Kernen durchsetzte synzytiale Protoplasmamasse.

FEHR beschrieb ein ausgedehntes Rezidiv eines durch Iridektomie entfernten Irissarkoms. Der Tumor, der Knoten im Ziliarkörper sowie den Vorderschichten der Iris gebildet und, von der Iridektomienarbe aus, Kammerwinkel und Hornhaut infiltriert hatte, bestand aus rundlichen und länglichen Elementen mit den typischen ovalen Kernen und großen Kernkörperchen. Zwischen diesen ganz pigmentfreien Zellen fanden sich in einzelnen Irisknötchen ganz spärliche, große, meist sehr dunkel gefärbte Chromatophoren und deren Reste, im Ziliarkörper vereinzelte Züge von Zellen, die Epithelpigment enthielten. Das Irisstroma dieses Patienten war sehr wenig pigmentiert, das Pigment der spärlichen Chromatophoren erschien sehr hell. Als besonders bemerkenswert möchte ich hervorheben, daß, wie ein mir überlassenes Präparat dieses Falles zeigt, in zwei der Hornhauthinterfläche aufsitzenden Knötchen Zellen, die sonst genau wie die pigmentfreien Tumorzellen der Irisknötchen aussahen, mit feinkörnigem bis staubförmigem hellgelbbraunem Pigment erfüllt waren, das vollständig dem Stromapigment glich. Da eine Pigmentphagozytose seitens der Geschwulstzellen an dieser Stelle wohl kaum in Frage kommt, scheint mir auch dieser Befund dafür zu sprechen, daß die pigmentierten und unpigmentierten Sarkomzellen nur verschiedene Entwicklungsstufen einer genetisch einheitlichen Zellart darstellen.

Aber außer den mesodermalen Elementen sind hier auch ektodermale Zellen in Betracht zu ziehen, nämlich die sog. „Klumpenzellen", Pigmentepithelien der Irisrückseite, die bei der Entwicklung der glatten Irismuskulatur in das Stroma gelangt sind und hier bis an die Vorderfläche wandern können. Sie kommen vielleicht für manche alveolar gebauten Sarkome in Betracht, deren große Zellen epithelial angeordnet sind (vgl. Melanome der Irisrückseite und Pigmentzysten S. 537 u. 545). WINTERSTEINER hat als erster diese Möglichkeit erörtert und unter Hinweis auf andere sicher vom hinteren Pigmentbelag der Iris ausgegangene Tumoren sowie die aus dem gleichen Epithel erfolgende Regeneration der Linse beim Triton bemerkt, daß diese Pigmentepithelien ganz pigmentfreie Produkte liefern können. (Für die Pigmentepithelien der Retina war dies längst bekannt.) WALDSTEIN, der sich im allgemeinen gegen die „Endotheliome" sehr skeptisch verhält, lehnt für seinen Fall die ektodermale Herkunft ab, weil hier die Klumpenzellen sich nach Begrenzung und Kernform ganz anders verhielten als die Tumorzellen. Dagegen tritt WOLFRUM wieder für die Möglichkeit der ektodermalen Genese besonders der alveolär gebauten Irissarkome ein. Zu diesen gehört höchstwahrscheinlich auch die von ROBERTSON als „Carcinoma iridis" beschriebene Geschwulst. WOLFRUM betont ähnlich wie WINTERSTEINER, daß die Klumpenzellen sowohl selbst pigmentfrei werden als auch pigmentfreie Zellen bilden können, ferner daß ihr Rand auffallend scharf und stärker färbbar sei, was vielleicht bei der Ableitung von Tumorzellen in Betracht komme und daß er selbst ein Irissarkom untersucht habe, bei dem der Ausgang von Klumpenzellen anzunehmen sei.

Wie beim Aderhautsarkom können auch beim Irissarkom in seltenen Fällen Pigmentepithelien in die Neubildung einwachsen, ohne sich am geschwulstmäßigen Aufbau zu beteiligen. WOOD und PUSEY berichten über eine solche Beobachtung.

Wenn auch das primäre Irissarkom im Beginn nie diffus, sondern stets als umschriebener Tumor auftritt, so kann doch bei ganz geringer Größe eines solchen Knötchens die makroskopisch scheinbar intakte Umgebung weithin diffus sarkomatös infiltriert sein. So war bei dem klinisch etwa $^1/_2$ mm groß erscheinenden Geschwülstchen FLEISCHERs (Fall II) die ganze Iris von pigmentarmen Sarkomzellen durchsetzt, und STEPHENSON fand bei der mikroskopischen Untersuchung eines Melanosarkoms, welches klinisch als 1,5 : 2 mm großes

Knötchen der Iris erschienen war, daß sich der Tumor bis in die Ziliarfortsätze hinein ausgebreitet hatte.

Das Wachstum des Irissarkoms ist meist lange Zeit hindurch ein außerordentlich langsames, Angaben über 20—30 Jahre langes Bestehen der Geschwulst sind nicht selten (v. Duyse, Groenouw, Fehr, Pflüger u. a.). Damit hängt die Seltenheit von mehrkernigen Zellen und von Mitosen im Tumor zusammen (Wood und Pusey). Aber nach einer langen Periode kaum merklicher Vergrößerung fängt das Sarkom oft plötzlich rasch zu wachsen an. Manche Tumoren scheinen von vornherein die Neigung zu raschem Wachstum zu besitzen (Franke, Lagrange, Fleischer).

Die diffuse Infiltration kann, wie erwähnt, schon bei einem noch sehr kleinen Knötchen bereits sehr weitgehend sein. Der Tumor kann sich dann weiter im Kammerwinkel und dessen Umgebung ausbreiten, in Sklera und Kornea eindringen, Ziliarkörper und Aderhaut ergreifen. Schließlich kann er den ganzen Bulbus ausfüllen und nach außen durchbrechen.

γ) Sarkom des Ziliarkörpers.

Das sehr seltene Sarkom des Ziliarkörpers unterscheidet sich weder histologisch noch im Verlauf von dem der Aderhaut. Es bildet in der Regel anfangs einen linsenförmigen, wenn es größer ist einen mehr weniger halbkugligen oder brotlaibförmigen Knoten. Die Ziliarfortsätze können frei bleiben. Werden sie von der sarkomatösen Wucherung ergriffen, so erscheinen sie nicht selten durch die Infiltration bei Erhaltung der äußeren Form stark verdickt. Der Tumor kann einerseits das Epithel durchbrechen und sich um den Linsenrand herum hinter der Linse ausbreiten, andererseits auch zungenförmig in die Vorderkammer eindringen, indem er die Iriswurzel durchwächst oder die Iris einfach vom Ziliaransatz abdrängt. Leicht kommt es dann auch zur Infiltration der Iris selbst und das Ligam. pectin. Durch Eindringen in die zahlreichen Venen der Sklerokornealgrenze ist dann Gelegenheit zur Metastasierung gegeben.

Sehr selten sind andere Wachstumsrichtungen. So beschrieb Akatsuka ein Melanosarkom des Ziliarkörpers, das durch die Pupille in die Vorderkammer gewachsen war und pilzförmig mit überhängendem Rande den Pupillarrand der Iris zum Teil verdeckte. Der Tumor war fast in ganzer Ausdehnung von beiden Epithelblättern überzogen und stellte gewissermaßen einen enorm vergrößerten Ziliarfortsatz dar.

Die Muskulatur geht gewöhnlich zugrunde, indem die Sarkomzellen zuerst in das intermuskuläre Bindegewebe eindringen oder die Muskelbündel werden, soweit sie nicht der direkten Zerstörung durch die Geschwulst unterliegen, gegen die Sklera angepreßt. Schon das oben (S. 530) erwähnte kleine Sarkom Derbys von 2 mm Länge, 1 mm Dicke und $1-1^1/_2$ mm Breite hatte den Ziliarmuskel gegen die Sklera plattgedrückt und zur Atrophie gebracht.

Entsprechend dem Sitz des Tumors kann sich frühzeitig ein Skleralstaphylom ausbilden.

Eigentümlicherweise pflegt das Ziliarkörpersarkom nach hinten in die Aderhaut nur wenig oder gar nicht einzudringen.

Dem Flächensarkom der Aderhaut entspricht hier das sog. Ringsarkom (Ewetzky). Bis 1914 waren 12 Fälle bekannt, von denen aber nach Wolfrum nur 8 einer strengeren Kritik standhalten. Das ausgesprochene Flächenwachstum kann hier so weit gehen, daß ein vollständiger Geschwulstring entsteht, in den nicht nur der Ziliarkörper sondern auch Iriswurzel und Kammerwinkel, manchmal sogar der vorderste Abschnitt der Aderhaut einbezogen ist. Dabei kann die Infiltration aber ungleichmäßig sein. Meist ist der Ring nicht geschlossen sondern nur teilweise ausgebildet, so daß der Tumor wurstförmig gestaltet ist. Ein Fall EWETZKYs, in dem Iris und Ziliarkörper bei Erhaltung der äußeren Form gänzlich in Sarkomgewebe umgewandelt waren, stellt ein Unikum dar; hier war das Ringsarkom aber nicht primär, sondern 11 Jahre nach Entfernung eines umschriebenen, knotenförmigen Irissarkoms aufgetreten.

Das Ringsarkom verrät sich manchmal durch episklerale Knötchen, die äquatorial angeordnet, in der Ziliarkörpergegend sitzen.

Die Zellform des Ziliarkörpersarkoms ist meist die mehr weniger pigmentierte Spindel- oder Rundzelle, seltener kommen größere pigmentfreie, polygonale Elemente (Epitheloide) vor (GROENOUW, ISCHREYT).

In einigen Fällen ist als Ausgangspunkt das Kammerwinkelgewebe angesprochen worden. Die von MICHEL und von SCHLEICH als teilweise pigmentierte Endotheliome bezeichneten Geschwülste sind als Sarkome mit vielen großen „epitheloiden" Elementen aufzufassen. Die Entstehung aus den Endothelien des Kammerwinkels ist nicht bewiesen und nicht wahrscheinlich. Von diesen Endothelien leitet auch HANKE das von ihm beobachtete Melanosarkom ab, das außen unten an umschriebener Stelle den Ziliarkörper infiltriert, sich mehr flächenhaft weit ringsherum ausgebreitet hatte und das Ligament. pect. sowie die Iris erfüllt hatte. Vielleicht lag aber hier doch der Ausgangspunkt im Ziliarkörper. Im Fall KRAUS war ein pigmentarmes Melanosarkom vom Ligament oder dem periphersten Teil der Iris ausgegangen. Die erbsengroße halbkuglige Geschwulst war sonst von der Iris, die sie nach hinten ausgebuchtet und zur Atrophie gebracht hatte, überall scharf getrennt, hatte aber vereinzelte Ausläufer bis zur Sphinktergegend ausgebreitet. Soweit der Tumor den Kammerwinkel erfüllte, war das Ligament verschwunden, an seiner Stelle lag aber nur viel Pigment, kein Spindelzellengewebe.

Ein Melanosarkom, bei dem FUCHS als Ausgangspunkt das Lig. pect. oder die Suprachorioidea hinter der Ansatzstelle des Ziliarkörpers ansprach, war meines Erachtens zu weit vorgeschritten um diesbezüglich eine Entscheidung treffen zu können.

2. Myom.

Myome und Myosarkome der Uvea sind mehrfach beschrieben worden, doch ist die Diagnose nicht einwandfrei. Erstens ist, wenn glatte Muskulatur in Sarkomen gefunden wurde, nicht nachgewiesen, daß diese sich am Aufbau der Neubildung geschwulstmäßig beteiligte, daß es sich nicht bloß um Reste der präformierten Muskelfasern handelte. Zweitens aber erscheint es nicht als ausgemacht, daß die fraglichen Gebilde überhaupt glatte Muskelzellen darstellten. Wie schon MITVALSKY ausgeführt hat, ist die Unterscheidung pathologischer glatter Muskelfasern von andersartigen spindligen Elementen in Sarkomen außerordentlich schwierig. LAGRANGE hält allerdings für die meisten der als Myome oder Myosarkome veröffentlichten Fälle an der Deutung der fraglichen Elemente als Muskelzellen fest, während MITVALSKY auf Grund eigener Untersuchungen an Spindelzellensarkomen anderer Lokalitäten und an Uterustumoren zu dem Ergebnis kommt, daß die Deutung der Autoren objektiv nicht haltbar ist, und GROENOUW diese Fälle, da sie doch wahrscheinlich Sarkome seien, in seine Tabelle der Ziliarkörpersarkome aufgenommen hat. Auch PANAS und ROCHON-DUVIGNEAUD haben sich mit äußerster Vorsicht über die Unterscheidungsmöglichkeit glatter Muskelfasern von Sarkomspindelzellen ausgesprochen. Bemerkenswerterweise bildet aber MITVALSKY ein fibrös aussehendes, lange, spitz auslaufende, dünne Kerne enthaltendes Gewebe als „gewucherte Bündel glatter Muskulatur" in einem Flächensarkom der Aderhaut ab.

Iristumoren mit glatter Muskulatur wurden von DRESCHFELD, HELLEBERG, VAN DUYSE beschrieben. Der erstgenannte Autor fand zahlreiche gut erhaltene glatte

Muskelfasern in einem die untere Kammerhälfte einnehmenden Spindelzellensarkom. Helleberg stellte in seinem Fall die Wahrscheinlichkeitsdiagnose Leiomyom mit einem gewissen Vorbehalt für Leukosarkom (Michels Jahresbericht 1899, S. 266). Der Tumor wuchs im Ziliarkörper infiltrierend, Wood und Pusey führen ihn in ihrer Tabelle als Irissarkom auf. Der Tumor van Duyses (28 jähriges Mädchen) war in den letzten 20 Jahren kaum gewachsen. Er bestand größtenteils aus sich kreuzenden Bindegewebsfasern, zwischen denen glatte Muskelfasern mit länglichen Kernen und vereinzelte Pigmentzellen lagen. Ein Abschnitt hatte das Aussehen eines unpigmentierten Spindelzellensarkoms. Der Autor nahm eine sarkomatöse Umwandlung von Muskelzellen an.

In Ziliarkörpergeschwülsten wurden ebenfalls myomatöse Bestandteile beschrieben (Iwanoff, Lange, Lagrange u. a.). Es gelten hier die gleichen Bedenken (Mitvalsky).

Ein Myom der Aderhaut, das sich aus den hinter dem eigentlichen Ziliarmuskel im vordersten Teil der Chorioidea manchmal vorkommenden glatten Muskelfasern entwickelt haben sollte, beschrieb Guaita. Mit Wintersteiner halte ich den Tumor überhaupt nicht für eine echte Geschwulst sondern für eine entzündliche prächorioidale Neubildung. Es bestand entzündliche Infiltration, die gefäßarme, im wesentlichen schwielige Neubildung breitete sich vor der Aderhaut aus und stand mit dieser nur an vielen punktförmigen Stellen in Zusammenhang.

3. Naevi.

a) Als Pigmentmäler oder Melanome werden zwei ganz verschiedene Arten kleiner Geschwülste bezeichnet: erstens Anhäufungen von Chromatophoren in Iris, Ziliarkörper und Aderhaut, zweitens vom Pigmentbelag der Iris ausgehende, ektodermale Geschwülstchen. Über die letztgenannten s. S. 537.

Eine eingehende Darstellung der Melanome erster Art verdanken wir Fuchs. Sie bestehen aus vergrößerten, plumpen, dicht aneinanderliegenden Chromatophoren. Die Kerne dieser Zellen entsprechen denen normaler Chromatophoren, die Kernkörperchen sind nie so groß wie die der Sarkomzellkerne, die saftige Spindelform der Sarkomzelle wird im Melanom nie erreicht. Fuchs hat 6 Fälle zusammengestellt, die sich alle in stärker pigmentierten Aderhäuten fanden. Der Durchmesser betrug höchstens 2 mm, sie breiteten sich mehr in den äußeren als in den inneren Schichten aus, in die Kapillaris reichte das Gebilde nur zweimal hinein. Ganz entsprechend verhielt sich ein kürzlich von v. Szily untersuchter Fall, es fanden sich dicht aneinander liegende Nestei von Chromatophoren, das Pigmentepithel war unbeteiligt, die Kapillaris fast ganz frei von Pigmentierung, die Aderhaut auf das Zwei- bis Dreifache verdickt.

Solche Chromatophorenanhäufungen kommen auch in der Suprachorioidea und in den Scheiden der intraskleralen Gefäße und Nerven vor.

Dreimal sah Fuchs solche Melanome im Ziliarkörper in der hinteren Hälfte der Pars plicata, einmal noch in die Pars plana hineinreichend. Sie erstreckten sich von der Glashaut bis in den Ziliarmuskel hinein, einmal sogar bis an dessen Außenfläche.

Die von Fuchs beschriebenen Pigmentnaevi der Iris bildeten warzige Vorsprünge der vorderen Grenzschicht. Der Pigmentgehalt kann auch gering sein, sogar fehlen, dann sieht man in der Regel eine dichte Anhäufung unregelmäßig gelagerter Kerne in einer wohl aus den dicht aneinanderliegenden protoplasmatischen Zelleibern bestehenden färbbaren Zwischensubstanz. Die Vorderfläche des Naevus ist nach Fuchs ziemlich glatt und von Endothel überzogen. Die hintere Fläche dagegen ist niemals scharf gegen das Stroma abgegrenzt, es ragen vielmehr einzelne pigmentierte Zellfortsätze weit in dieses hinein, und unter dem Knötchen liegen oft reichlich Chromatophoren von klumpiger oder verzweigter Gestalt. Pigmentflecke der Iris sind bekanntlich sehr häufig.

Die Bezeichnung „Naevus" verwirft Fuchs für die Uvealmelanome, weil sie keine Naevuszellen enthalten, sondern nur aus Chromatophoren zusammengesetzt sind. Da der Name „Chromatophorom“ bereits von RIBBERT für die Melanosarkome vergeben ist, wählt FUCHS die Bezeichnung „Melanom“. Bei diffuser Ausbreitung der Pigmentierung spricht man von „Melanosis“.

Diese Pigmentmäler stehen nach FUCHS nicht in engerer Beziehung zur Sarkomentwicklung; er fand unter 300 Melanosarkomen nur 1% mit Melanose. Aber wenn sich bei einseitiger Melanose ein Sarkom fand, so saß es stets im melanotischen Bulbus. Darauf weist auch MERKEL hin (Arch. f. Augenheilk. Bd. 97, S. 305. 1926), der ein Melanosarc. chorioid. in einem kongenital melanotischen Bulbus untersuchen konnte. Stark pigmentiert war die gesamte Uvea, Lig. pect., Can. Schlemmi und die oberflächlicher Sklerallagen. Ferner ist in einer Anzahl von Fällen das Hervorgehen eines Sarkoms aus einem angeborenen Fleck der Iris sichergestellt (s. o. S. 532). In den wenigen Fällen, in denen Aderhautmelanome längere Zeit hindurch klinisch beobachtet werden konnten (SEGALOWITSCH, WOLFRUM), konnte eine Veränderung nicht festgestellt werden. Es handelt sich hier, nach WOLFRUM, um eine stationäre, angeborene Pigmentanomalie, die zwar mit dem Wachstum des Bulbus ihre Vergrößerung, dann aber weitere Veränderungen nicht erfahren hat. Eine progressive Melanose der Bindehaut, die sich bei einer 75 jährigen Patientin angeblich seit 9 Jahren entwickelt hatte, beschrieb MERKEL; hier war der Fundus frei von Pigmentanomalien.

b) Als Naevus vasculosus der Iris beschrieb FUCHS eine umschriebene Gewebsverdichtung kollagener Natur mit reichlichen wandungslosen Gefäßen kleineren und größeren Kalibers. Diese Bildungen sind vorwiegend vor und hinter dem Sphinkter lokalisiert, der auch oft von ihnen durchbrochen ist, so daß die vor und hinter ihm liegenden Abschnitte durch gleichartige Gewebsbrücken miteinander verbunden erscheinen. Seltener findet sich eine ähnliche Gewebsverdickung von geringerer Ausdehnung am Ziliarteil, ausnahmsweise auch an anderen Stellen der Iris. — Diese Bildungen waren Zufallsbefunde in 7 Fällen intraokularer Entzündung mit Iritis, doch lehnt FUCHS einen Zusammenhang mit dieser ab. Er nimmt eine Wucherung von Kapillaren und Kapillarwandzellen an, die später unter Entwicklung von Grundsubstanz auseinanderrücken und erklärt diese „Naevi vasculosi“ als pathologische Gewebsneubildungen, die sich aber aus angeborener Anlage entwickeln. — FUCHS sah auch einmal eine reine Gefäßneubildung ohne Gewebsverdichtung, Konvolute weiter dünnwandiger Gefäße durch die ganze Iris verbreitet und erwähnt einen ähnlichen, aber mit Gewebsverdichtungen verbundenen Fall VERHOEFFs.

Angiomatöse Naevi der Vorderfläche sind durch anatomische Untersuchung noch nicht sichergestellt.

4. Vom Pigmentblatt der Iris ausgehende Geschwülste.

a) Melanome der Irishinterfläche.

ANARGYROS, STOCK, ALT, GILBERT haben gutartige melanotische Tumoren der Irishinterfläche beschrieben, die klinisch keine Störungen hervorgerufen hatten und Neben- oder Zufallsbefunde darstellten. Die Geschwulst wird als „Melanom“ der Iris (ANARGYROS, WINTERSTEINER) oder als „papilläres Epitheliom der Irishinterfläche“ (STOCK) bezeichnet.

Die Zellen des Tumors sind stets große, bei GILBERT meist zylindrische Epithelien, die mehr oder weniger gleichmäßig dicht mit retinalem Pigment gefüllt sind. Ein Stroma kann fehlen (ANARGYROS), oder es besteht aus zahlreichen gut entwickelten Blutgefäßen (STOCK) oder aus spärlichem, zartem, gefäßarmem Bindegewebe (GILBERT).

Bei Anargyros handelte es sich um zwei Tumoren. Der größere war 3 mm lang, walzenförmig, überragte den Pupillarrand und verengte die hintere Kammer. Er stand mit dem vorderen Pigmentblatt in Zusammenhang, über das Verhältnis zum hinteren Blatt war nichts auszusagen, weil dieses bei der Iridektomie abgestreift war. Ein zweites nur ½ mm dickes Melanomknötchen lag näher dem Ziliarrande der Iris. Dieses ging in das hintere Pigmentblatt über und war sicher von ihm ausgegangen, das vordere Blatt war durch entzündliches Exsudat — es handelte sich um eine vereiterte Staroperation — von ihm getrennt.

Das Melanom Alts fand sich in einem wegen Aderhautsarkom enukleierten Bulbus. Es saß nahe dem Pupillarrand und war wahrscheinlich vom vorderen Pigmentblatt ausgegangen.

Stocks Tumor war 3 mm lang und saß am Pupillarteil, diesen um ½ mm überragend, vom Sphinkter durch Bindegewebe getrennt. Er erschien im Schnitt gegen das Stroma durch eine scharfe aber buchtig verlaufende Linie begrenzt, so daß das Stroma papillomartige Erscheinungen bildete. Von diesen Erhebungen aus gingen die Blutgefäße in den Tumor hinein. Das hintere Pigmentepithel überzog als einschichtige Lage die Geschwulst vom Ziliarrande her bis zur Mitte, wo es fehlte, und von dieser Stelle war der Tumor nach Stocks Annahme ausgegangen.

Der Fall Gilberts ist dadurch ganz besonders interessant und wichtig, daß der solide Tumor mit multipler Zystenbildung vergesellschaftet war (vgl. S. 546). Die sehr vertiefte Hinterkammer war von einer stark pigmentierten Geschwulst eingenommen, die im wesentlichen der Irisrückseite ohne feste Verbindung nur auflag; nur temporal nahe dem Ziliarrande drang die Geschwulst in die Iris ein, aber auch hier das Gewebe bloß verdrängend, nicht infiltrierend oder destruierend. Von dieser Stelle aus ging spärliches, zartes, gefäßarmes Bindegewebe in den Tumor hinein. Die Begrenzung bildete vorn Iris, unten Ziliarkörper, hinten Linsenkapsel, oben aber eine mehrkammerige, von Pigmentepithel umrandete Zyste, die noch ein Teil des Tumors war. Mehrere kleine, ebenfalls ausschließlich vom Pigmentepithel gebildete Zysten lagen temporal oben der Irisrückseite auf und setzten sich zum Teil in ununterbrochener Reihe bis an die große heran fort. Im Lumen dieser kleinen Zysten war manchmal das Pigmentepithel gewuchert, so daß dann eher von beginnenden Geschwülstchen als von Zysten zu sprechen war. Gilbert hält für das Primäre eine idiopathische Zystenbildung zwischen den beiden Pigmentblättern, die er, wie Wintersteiner, auf Persistenz embryonaler Zustände (Spalten zwischen den beiden Blättern der sekundären Augenblase, zurückführt. Durch Wucherung des Pigmentepithels, und zwar wohl beider Blätter, entstehen dann aus den Zysten solide Tumoren.

β) Maligner (?) Tumor des Irispigmentblattes.

Ganz anders als die Melanome verhält sich eine von Hirschberg und Birnbacher als „Schwammkrebs der Irishinterfläche" beschriebene Geschwulst, die regionäre Metastasen gesetzt hatte und wohl den auf entzündlichem Boden entstandenen Tumoren des Pigmentepithels des Ziliarkörpers und der Aderhaut (s. S. 537) nahe steht.

Es handelte sich um einen 26 jährigen Mann, dessen linkes Auge vor 1½ Jahren an einer Entzündung litt, die sich zwar besserte aber erhebliche Sehstörung zur Folge hatte. Seit vier Wochen bestand schmerzhafte Iridozyklitis mit Drucksteigerung. Hinter der Iris war eine teils dunkle teils wolkig graue Geschwulst sichtbar, die an Größe zunahm. 16 Tage nach erfolgloser Iridektomie waren in der atrophischen und hyperämischen Iris zahlreiche kleine, perlgraue Knötchen sichtbar. Nach weiteren 12 Tagen Enukleation. Ein Rezidiv war in der über zwei Jahre dauernden Beobachtungszeit nicht eingetreten. Die Neubildung hatte locker poröse Struktur. Sie bestand aus großen Epithelzellen mit wohlentwickelten, manchmal vakuolisierten Kernen und reichlichem Protoplasma, die zu Strängen oder vielfach gewundenen und ineinander verflochtenen Röhren verbunden waren; letztere waren zum Teil aus den Strängen durch hydropische Entartung der zentralen Zellen entstanden. Manche Geschwulstzellen enthielten Pigmentkörner. Das Irispigmentblatt war an einer Stelle aufgelöst, hier zeigten sich Übergänge von pigmentierten Epithelien zu pigmentfreien Tumorzellen. Zwischen den Epithelsträngen fand sich kernarmes, faseriges, als entarteter Glaskörper gedeutetes Gewebe mit weiten, wandungslosen Blutbahnen, die mit den Irisgefäßen in Zusammenhang standen. Die Knötchen der Irisvorderfläche erwiesen sich als konzentrisch geschichtete Massen von Epithelien, deren Form der der Tumorzellen glich. Außerdem zeigte die Iris chronisch-entzündliche Veränderungen, der Ziliarkörper war normal, sein Epithel zwar durch die anliegende Geschwulst gedrückt und verschoben, aber nirgends gewuchert.

Krückmann rechnet diesen Fall zu den atypischen Epithelwucherungen, wogegen aber die durch Aussaat entstandenen Irisknötchen sprechen. Mit

Rücksicht auf diese regionären Metastasen hält auch WINTERSTEINER die Tumordiagnose für gerechtfertigt. Ein „Karzinom" müßte allerdings doch in das Gewebe des Mutterbodens eingedrungen sein. Später hat WINRERSTEINER auf die Möglichkeit hingewiesen, daß auch dieser Tumor aus Blasenbildungen des Irispigmentepithels hervorgegangen sein könnte.

Durch den GILBERTschen Fall würde diese Vermutung gestützt werden.

Ob die klinisch vorangegangene Entzündung die Tumoranlage zum Wachsen gebracht hat oder ihrerseits durch das Wachstum der Geschwulst ausgelöst wurde, dürfte zweifelhaft bleiben.

5. Angiom.

Das Angiom ist bisher mit Sicherheit nur in der Aderhaut beobachtet worden. Die als Irisangiome beschriebenen Fälle, die übrigens meist nur klinisch unter-

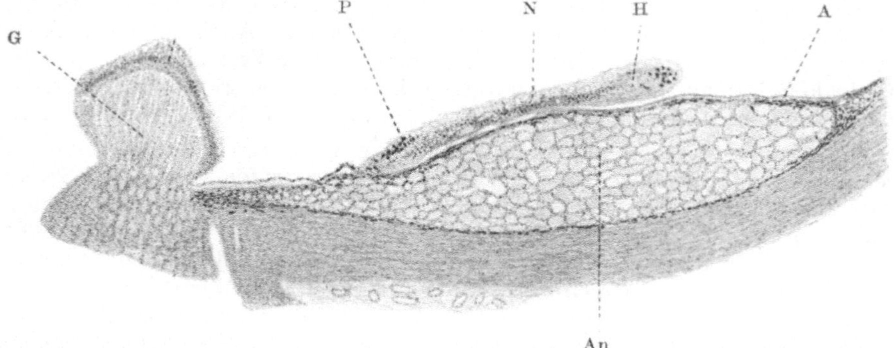

Abb. 97. Angiom der Aderhaut. Vergr. 10/1. Unmittelbar neben der Papille gelegener halbkugelig die Netzhaut vorwölbender Tumor. Mikroskopisch besteht er aus einem System stark erweiterter Blutgefäße, welche mit einem Endothelbelag ausgekleidet sind. Hervorgegangen ist das Angiom aus der Schicht der großen Gefäße. Gegen die angrenzende Aderhaut ist die Geschwulst deutlich abgegrenzt. Das Pigmentepithel ist durch den Druck atrophisch geworden und zum Teil in die zystisch veränderte Netzhaut ausgewandert. Durch Wucherung der Lamina vitrea hat sich eine Platte hyalinen Gewebes gebildet, welches bei starker Vergrößerung (Zeich. 2) noch erkennen läßt, daß es hervorgegangen ist aus hyalin umgewandelten platten Zellen. Die Papille zeigt eine starke Gliawucherung. G Wucherung der Glia auf der Papille. N zystös veränderte Netzhaut. P in die Netzhaut ausgewandertes atrophisches Pigment. A Aderhaut (kapillare Schicht). H Platte hyalinen Gewebes. An Hohlräume des Angioms.
(Sammlung v. MICHEL.)

sucht wurden, sind nicht einwandfrei. Es hat sich wohl zum Teil um traumatische Bildungen, Zysten oder Granulome (SCHIRMER) oder um kavernöse Sarkome (RAY-AMOS-ALT, vgl. den Fall KAYSER oben S. 531) gehandelt.

Vom Aderhautangiom sind bis 1913 etwa 20 Fälle beschrieben worden. Zu den von FEHR 1905 angeführten 10 Fällen, von denen der NORDENSONsche zweifelhaft, vielleicht als Sarkom zu deuten ist, kommen die Beobachtungen von FEHR, BERGMEISTER, QUACKENBOSS, WAGENMANN, STOEWER, REIS, E. v. HIPPEL, SALUS.

Das Bild ist typisch. Die Geschwulst ist flach kuchenförmig, allmählich in die Umgebung übergehend oder schärfer abgegrenzt. Sie nimmt die ganze Dicke der Aderhaut ein oder ist durch Suprachorioidallamellen von der Sklera getrennt. Sie kann an jeder Stelle des hinteren Abschnittes sitzen, sich aber dabei vom Sehnervenrande bis zur Ora serrata erstrecken. Meist grenzt sie an den Sehnerven (Abb. 97).

Der Tumor besteht meist aus weiten, mit Endothel ausgekleideten Bluträumen, die unmittelbar aneinander liegen oder durch Reste des präformierten

Aderhautgewebes voneinander getrennt sind, er enthält aber außer den Blut-räumen nicht selten auch vermehrte und erweiterte Blutgefäße. Es handelt sich also in der Regel um das Angioma cavernosum, dem aber manchmal tele-angiektatische Teile beigemengt sind. Reine Teleangiektasien scheinen hier nur ausnahmsweise vorzukommen. Eine solche Beobachtung stammt von Deyl, der bei einem sog. Coloboma maculae unter dem Netzhautrest am hinteren Pol Konvolute dünnwandiger, stellenweise ausgebuchteter Gefäße fand, die flache Erhabenheiten bildeten.

Das Angiom kommt gewöhnlich erst spät zur anatomischen Untersuchung, wenn die stets eintretenden Folgezustände, die in Netzhautablösung, Irido-zyklitis und Glaukom bestehen, die Enukleation erfordert haben. Man findet dann auch immer außer den sonstigen für diese Zustände typischen Veränderungen (besonders auch zahlreichen Drusen) auf dem Tumor eine bindegewebige, meist verknöcherte Platte mit Pigmentepithelwucherungen und Netzhaut-verwachsung und auffallend starke zystoide Degeneration der Retina, die bis zur Bildung großer intraretinaler Blasen gehen kann. Auch in der Makula kommen, selbst bei nasalem Sitz des Angioms, ähnliche Veränderungen — epi-chorioidale Schwarte mit Pigmentepithelwucherungen und zystoider Netzhaut-degeneration vor (Houwer: Klin. Monatsbl. f. Augenheilk. Bd. 75, S. 657. 1925).

Als Ursache dieser sekundären Veränderungen wurde meist eine Entzündung angenommen, die irgendwie durch das Angiom hervorgerufen sein sollte. Salus konnte aber in einem Frühfall zeigen, daß ohne jede Spur von Anzeichen einer Entzündung bereits eine Schädigung des Pigmentepithels mit konsekutiver Wucherung in einer zum Teil verknöcherten Platte auf dem Tumor sowie neben ihm, außerdem über der Geschwulst in der mit der Platte verwachsenen Netz-haut starke zystoide Degeneration vorhanden war. In der nächsten Nähe des Angioms fanden sich auch bereits Drusen der Vitrea. Alle diese Veränderungen sind demnach nicht entzündlicher Natur. Salus nimmt als Ursache eine all-mähliche Transsudation einer keine entzündungserregenden Stoffe enthaltenden Flüssigkeit aus den erweiterten Bluträumen des langsam wachsenden Tumors an.

Houwer führt die sekundären Veränderungen darauf zurück, daß von den Gefäßen des Angioms und seiner Umgebung aus ein Strom veränderter Flüssig-keit sich nach der Retina bewegt. Wo die „toxische" Wirkung dieser Flüssig-keit am stärksten — über dem Tumor — oder die Netzhaut am empfindlichsten — in der Makula — sei, werden zunächst die nervösen Elemente geschädigt, worauf es durch einen noch unbekannten Mechanismus zu zystoider Schwellung dieser Stellen komme. Bei diesen Netzhautvorgängen treten Substanzen auf, die reizend auf Pigmentepithel und Aderhaut wirken und dadurch die Bildung der epichorioidalen Gewebsplatte, die danach also erst sekundär entstünde, bewirken.

Blutungen auf der Geschwulst sind bisher nur von Quackenboss beobachtet worden.

In dem relativ wenig vorgeschrittenen Fall von Salus, ähnlich aber auch bei Bergmeister, fanden sich in der benachbarten Aderhaut ausgebreitete angeborene Teleangiektasien. Houwer sah erweiterte Venen aus dem Gebiet einer V. vorticosa in die den Tumor bildenden Gefäße übergehen. In den Spät-fällen ist die Chorioidea meist stark atrophisch.

Bergmeister sah bei einem 26jährigen Mädchen in den das Angiom ver-sorgenden kurzen hinteren Ziliarserien knötchenförmige Intimawucherungen mit neugebildeten elastischen Fasern, besonders an den Teilungsstellen. Der Autor möchte diese Endarteriitis als kompensatorische im Sinne Thomas auf-fassen und mit den durch das Angiom bedingten Zirkulationsstörungen in

Beziehung bringen. Doch zeigten auch die Vortexvenen und die Zentralgefäße gleichartige Wucherungen, zusammen mit Verdickungen der Media, die auf das Glaukom bezogen wurden.

Das Aderhautangiom ist wohl sicher immer angeboren. Manchmal wird ausdrücklich angegeben, daß das betreffende Auge von jeher schlecht oder gar nicht gesehen habe (WAGENMANN, STÖWER). Sonst wird die Geschwulst entweder zufällig bemerkt oder eine Sehstörung ist erst vor kurzem aufgetreten. So gab FEHRs Patient bei der ersten Untersuchung durch HIRSCHBERG an, bis vor fünf Monaten auf beiden Augen gleich gut gesehen zu haben. HIRSCHBERG fand damals ophthalmoskopisch einen Tumor am hinteren Pol. Zur Enukleation kam es erst zwanzig Jahre später. Daraus ist zu schließen, daß die Netzhaut über den angeborenen Gefäßanomalien bei dem außerordentlich langsamen Wachstum der Geschwulst ihre Funktion ohne gröbere Schädigung lange Zeit hindurch bewahren kann (FEHR); doch ist dies als Ausnahme anzusehen.

Sehr häufig, etwa in der Hälfte der bekannt gewordenen Fälle, ist das Aderhautangiom mit Gefäßmälern der Gesichtshaut vergesellschaftet. In dem Fall v. HIPPELs bestand zugleich eine Angiomatose der Netzhaut.

6. Zysten.

α) Iriszysten.

Zysten der Iris entwickeln sich entweder idiopathisch, ohne bekannte Veranlassung, oder als traumatische nach perforierender Verletzung. Eine eingehende Darstellung der gesamten älteren Literatur bis 1903 gibt STREIFF.

Die Innenfläche ist immer mit Epithel ausgekleidet, das entweder einer Basalmembran oder ohne eine solche unmittelbar dem Irisstroma aufsitzt.

Idiopathische Zysten.

Die spontan entstandenen Zysten liegen entweder im Stroma oder auf der Hinterfläche der Iris. Die beiden Arten erfordern eine gesonderte Besprechung.

Stromazysten. Die idiopathischen Stromazysten sind oft schon im frühen Säuglingsalter (GUAITA, BERGEMANN, WOLFRUM), sogar gleich oder bald nach der Geburt (v. ROSENZWEIG, GINSBERG, CLARK) als kleine Flecke der Regenbogenhaut bemerkt worden. In anderen Fällen haben sie sich erst später bemerkbar gemacht, fast immer aber im jugendlichen Alter (PUCCIONI, LAGRANGE, TERRIEN, JUSÉLIUS, RADOS), und zwar fast ausnahmslos in bis dahin gesunden, sonst normalen Augen, nur im Fall SCHMIDT-RIMPLERs war Keratitis mit leichter Iritis vorausgegangen. Im Frühstadium erscheinen sie als kleine graue oder dunkle Flecke mitten auf der Iris, können aber schon in wenigen Monaten zu Erbsengröße heranwachsen. Sie sind dann meist nicht rein kuglig, sondern entsprechend dem Irisrande in die Länge gezogen, manchmal besteht auf der dem Pupillarrand zugekehrten Seite eine leichte Einziehung, so daß eine Nierenform zustande kommt.

Die Zysten sitzen im Stroma der Iris, meist näher der vorderen als der hinteren Fläche, so daß die Iris in zwei Blätter gespalten erscheint, deren vorderes meist dünner ist. Diese Verdünnung des Vorderblattes nimmt beim weiteren Wachstum der Zyste immer mehr zu.

Der Inhalt ist stets seröse Flüssigkeit, in der Gerinnsel, Leukozyten und abgestoßene Elemente der Wandbekleidung vorkommen.

Der Hohlraum ist meist einheitlich. Allerdings kommen polypenartige Auswüchse oder auch unvollständige Scheidewände vor, auch Ausbuchtungen,

Divertikel werden beschrieben. Doch ist zu beachten, daß solche Gebilde in den Präparaten der durch Iridektomie entfernten und fast immer im eröffneten und zusammengefallenen Zustand geschnittenen Zysten auch durch Faltungen der Wand vorgetäuscht werden können. Eine von ENGELEN beschriebene Zyste war am Übergang der hinteren zur vorderen Wand so gefaltet, daß hier das Bild einer tubulösen Drüse ähnlich sah.

Die Innenfläche ist von einem zusammenhängenden, ein- oder mehrschichtigen Zellbelag bekleidet, der ein verschiedenes Aussehen darbieten kann (Abb. 98).

a) Entweder sieht man eine ein- bis zwei-, seltener mehrschichtige Wand-bekleidung, die aus kleinen kubischen und platten, stellenweise auch schmal zylindrischen Elementen besteht. Im Fall SCHMIDT-RIMPLER fanden sich in einigen dieser Zellen spärliche Pigmentkörnchen um den Kern herum, sonst

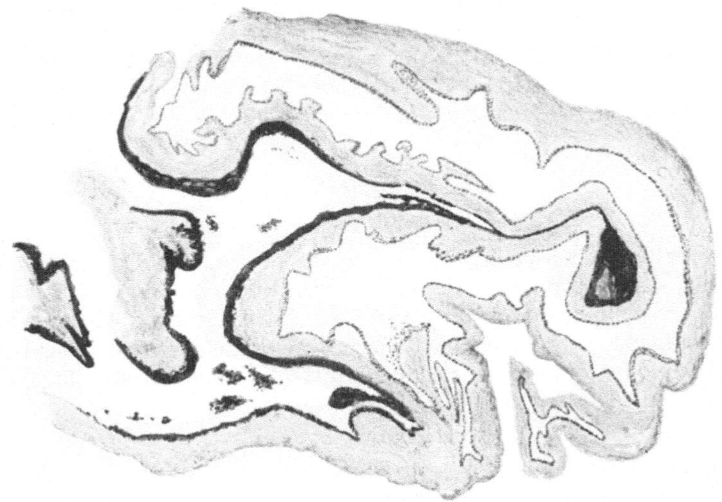

Abb. 98. Angeborene, seröse Iriszyste bei einem Kinde, durch Iridektomie entfernt. Alaunkarmin. V = 50. (GINSBERG: Zentralbl. f. Augenheilk. 1895.)

waren die Zellen immer pigmentfrei. Eine Basalmembran ist in der Mehrzahl der Fälle nicht vorhanden, so daß die Zellen meist unmittelbar dem Irisstroma aufsitzen (SCHMIDT-RIMPLER, COLLINS, GINSBERG, CLARK, TERRIEN).

b) In einem anderen Teil der Fälle sind die Zysten mit typischem mehr-schichtigem, meist zylindrischem, seltener plattem Epithel ausgekleidet (SCHRÖTER, LAGRANGE, v. ROSENZWEIG, JUSÉLIUS, BERGEMANN, BARDELLI, RADOS). Die mittlere Lage kann aus unregelmäßig vieleckigen, mit Stacheln und Riffeln versehenen Zellen bestehen (v. ROSENZWEIG). Die Formation ist oft ungleichmäßig, indem das sonst vielschichtige Epithel stellenweise auf zwei Lagen vermindert ist oder indem das im allgemeinen zylindrische Epithel durch Strecken geschichteten Plattenepithels (LAGRANGE) unterbrochen ist. Das Epithel kann teilweise (LAGRANGE, ENGELEN, RADOS) oder vollständig (RADOS, Fall II) pigmentiert sein. Mehrfach wird das Vorkommen nicht nur hydropisch gequollener Elemente sondern echter Schleimzellen erwähnt (BAR-DELLI, ENGELEN, WOLFRUM). Fast immer findet sich zwischen Epithel und Irisstroma, mindestens stellenweise, eine Basalmembran.

Bei dem Typus der ersten Gruppe, der in den früheren Beobachtungen häufiger vertreten war als der zweite, sehen die Wandzellen den Endothelien ähnlich, die ja unter pathologischen Verhältnissen auch Formänderungen zeigen können, indem an Stelle der normalerweise platten Elemente kubische bis zylindrische auftreten. Allerdings sind diese dann vollsaftiger als die Zystenwandzellen. Schmidt-Rimpler deutete den Wandbelag als Endothel und nahm an, daß die Zyste sich durch Abschluß einer Iriskrypte als „Lymphretentionszyste" bilde, wobei das Endothel der Kryptenwand zu einem zusammenhängenden Zellbelag wuchere. Ginsberg fügte hinzu, daß wohl auch Abschluß eines tiefer innerhalb der Iris gelegenen Lymphraumes zu der gleichen Zystenbildung führen könne, wodurch die Lage innerhalb des Irisgewebes selbst, auch in den tieferen Schichten, leichter verständlich wäre.

Dieser Auffassung fügten sich aber die mit vielschichtigem zylinder- oder pflasterepithelförmigem Wandbelag versehenen Zysten nur schwer ein. Dieser Zellbelag, der typischem ektodermalem Epithel glich, legte den Gedanken an ektodermale Abstammung nahe. So dachte v. Rosenzweig an eine Verlagerung ektodermaler Keime, aus der eine Art Dermoid hervorgehe. Ähnlich erklärte Bardelli das Epithel seiner Zyste, die auch drüsenschlauchartige Ausstülpungen und Schleimzellen aufwies, als wirkliche „Dermoidzyste", aus konjunktivalen Keimen entstanden. Eine derartige Verlagerung ektodermaler, extrabulbärer Keime lag wohl im Fall Krückows vor, bei dem die Zyste mit Flimmerepithel ausgekleidet war, aber hier hatte eine intrauterine Hornhautentzündung mit Ausgang in Narben- und Staphylombildung bestanden, so daß auf eine Hornhautperforation geschlossen werden konnte, durch die möglicherweise Epithel, vielleicht aus den Atmungswegen, in das Bulbusinnere eingeschwemmt worden war. — Streiff nahm eine Versprengung von Ektodermteilen an, aus denen normalerweise die Linse oder das Hornhaut-Bindehautepithel gebildet wird. Passera dachte an Elemente der sekundären Augenblase, die abgesprengt und im Irisstroma eingeschlossen würden.

Den tatsächlichen Nachweis aber, daß aus ektodermalem Epithel, und zwar dem der Irishinterfläche, also der Wand der sekundären Augenblase, seröse Iriszysten hervorgehen können, erbrachte Jusélius. Er zeigte, daß bei der Entwicklung des Sphinkter, der bekanntlich aus dem Epithelblatt der Iris (und zwar nach Jusélius aus dessen vorderer Schicht, d. h. dem äußeren Blatt der sekundären Augenblase) hervorgeht, manchmal einzelne Zellgruppen dieser Schicht nicht in Muskelzellen umgewandelt und auch nicht zu Pigmentepithelien werden, sondern als unpigmentierte, nicht mehr in die Epithelschicht eingeordnete Zellhäufchen hier und da liegen bleiben können. In einem Fall von spontaner, durch Iridektomie entfernter Iriszyste fand Jusélius nun folgendes: 1. eine vom Pigmentepithel der Iris ausgehende, mit diesem durch einen Stiel zusammenhängende pigmentierte Zyste. 2. eine diese umgebende[1]) nichtpigmentierte, mit geschichtetem „Scheibenepithel" ausgekleidete zweite Zyste. Das in der Tiefe kubische, nach obenhin immer flacher werdende Epithel bildete 7—9 Schichten. — Beide Zysten hatten eine Basalmembran. 3. Mehrere kleinere unpigmentierte Epithelgebilde zwischen Stroma und Pigmentblatt, von beiden ganz scharf abgegrenzt — ein Epithelhaufen nach der Abb. 4 auch vollständig innerhalb der Pigmentschicht selbst liegend —, deren Zellen völlig den Epithelien der unpigmentierten Zyste glichen. In einigen dieser Epithelhaufen war ein zentrales Lumen vorhanden, in dem Degenerationsprodukte der Zellen lagen. Indem der Autor die überraschende Ähnlichkeit hervorhebt, die diese Zellgruppen nach Lage und Aussehen mit jenen nicht zur Bildung von Muskelfasern verbrauchten unpigmentierten Zellkomplexen haben, führt er aus, daß

---

[1]) Die Verhältnisse gehen meines Erachtens aus der Beschreibung nicht klar hervor. Es macht fast den Eindruck, als ob es sich um eine Einstülpung beider Epithelblätter in das Irisstroma gehandelt habe.

aus solchen pigmentfreien Epithelresten sich wohl unter Umständen Tumoren entwickeln könnten, die zunächst das Aussehen der kleinen Epithelgebilde darbieten, beim weiteren Wachstum aber größere unpigmentierte Zysten bilden. Auch die Fälle v. Rosenzweig und Lagrange seien wohl so entstanden.

In der Folge wurden dann Beobachtungen veröffentlicht, die diese Anschauung stützten. So fand Wolfrum bei einer epithelialen Iriszyste eines 6 Monate alten Kindes den Übergang der Zystenwand in das Pigmentepithel der Iris, und zwar an der Umschlagstelle des letzteren. Er verweist als auf ektodermale Zellen, aus denen sich Zysten bilden könnten die nicht mit dem Pigmentblatt in Zusammenhang stehen, auf die als nicht weiter differenzierte Elemente im Irisstroma liegenden „Klumpenzellen" und deutet an, daß diese vielleicht auch an der Entstehung anderer Tumoren, wie der sog. Alveolarsarkome, beteiligt seien. Daß Pigmentepithelien ihr Pigment verlieren und farblose Wucherungen bilden können, ist eine auch bei entzündlichen Vorgängen bekannte Tatsache (vgl. S. 417 u. 420). Kürzlich beschrieb Rados zwei interessante Fälle von spontaner Iriszyste. Beide Zysten waren mit ein- bis mehrschichtigem Epithel ausgekleidet, das alle Übergänge von Platten- zu Zylinderepithel zeigte. Die Epithelien des ersten Falles, zwischen denen sich auch zahlreiche echte „Schleimzellen" fanden, enthielten nur vereinzelt und ganz verstreut einige Pigmentkörnchen. Im zweiten Fall bestand eine verschieden starke Pigmentierung in allen Schichten; manche Zellen waren von braunen bis tiefschwarzen Kügelchen so dicht erfüllt, daß der Kern verdeckt war.

Besonders durch die Befunde von Jusélius, Wolfrum, Rados ist also die ektodermal-epitheliale Herkunft der spontanen Iriszysten, die dann also mindestens der Anlage nach immer angeboren wären, für einen beträchtlichen Teil der Fälle sicher nachgewiesen. Das Epithel stammt vom äußeren Blatt der sekundären Augenblase (Pigmentepithel der Iris, unverbrauchte Zellen der Sphinkteranlage, Klumpenzellen). Wahrscheinlich gehören alle Fälle mit mehrschichtigem Epithel hierher, um so mehr, als auch diese Zellen pigmentiert sein können.

Es bleibt nur noch fraglich, ob die Zysten mit mehr endothelähnlicher Auskleidung als endotheliale Lymphretentionszysten anerkannt bleiben sollen oder ob sie ebenfalls unter die ektodermale Gruppe zu rechnen sind. Berücksichtigt man die Vielgestaltigkeit der Zellen die auch eine aus mehrschichtigem Epithel bestehende Zystenauskleidung darbieten kann und die manchmal so weit geht, daß stellenweise nur noch einige niedrige oder platte Zellen der Wand aufliegen, so wird man die Möglichkeit, daß auch bei den sog. endothelialen Zysten nur eine Umwandlung, gewissermaßen eine Verkümmerung echten ektodermalen Epithels vorliegt, nicht von der Hand weisen dürfen. Ob hierfür auch die Tatsache zu verwerten ist, daß bei Schmidt-Rimpler zwischen den „Endothelien" vereinzelt runde Zellen mit einigen perinukleären Pigmentkörnchen lagen, steht dahin; denn auch von Natur pigmentlose Epithelien können Pigment aus zerfallenen oder durchwandernden Pigmentzellen aufnehmen, wie das z. B. bei traumatischen, aus Hornhautepithel entstehenden Iriszysten beobachtet ist.

Von dem gewöhnlichen Verhalten abweichend sind die Beobachtungen von Tertsch und von Coats.

Tertsch fand an der Hinterwand einer seit zwei Monaten rasch gewachsenen Zyste in das Lumen hineinragende zottenartige Gebilde, deren Bau an Ziliarfortsätze erinnerte. Er nahm an, daß es im embryonalen Leben zu einer Hohlraumbildung hinter der Iris durch Verwachsung eines Ziliarfortsatzes mit dem Pupillarrande oder mit einem der dort manchmal persistierenden Ziliarfortsätze

(SEEFELDER) gekommen sei. Die Zyste säße also hinter der Iris, diese bilde die vordere Wand, die hintere dagegen werde von Ziliarfortsatzgewebe dargestellt. Da letzteres fester sei als das Irisgewebe, werde die Vorderwand mehr gedehnt und verdünnt, besonders in ihrem schwächsten peripheren Teil an der Iriswurzel.

Die zottenartigen oder polypösen in das Lumen vorspringenden Gebilde, die bei einigen Iriszysten beschrieben worden sind und die TERTSCH mit den „Ziliarfortsätzen" seines Falles auf eine Stufe stellen möchte, bestanden aber aus Irisgewebe, auch lagen diese Zysten gänzlich innerhalb des Stromas (SCHMIDT-RIMPLER, GINSBERG). Die Verhältnisse des Falles erscheinen nicht ganz klar, woran zum Teil die unzweckmäßige Schnittrichtung, parallel zum Ziliarrand der Zyste, die Schuld trägt, besonders aber der auch sonst die Beurteilung oft erschwerende Umstand, daß die Zyste bei der Iridektomie platzte, worauf sich die eingerissene Wand fast immer, wenn nicht bei der Präparation besondere Vorsichtsmaßregeln getroffen werden, einrollt.

Auch COATS führt die Entstehung einer ganz peripher sitzenden Iriszyste bei einem 81 jährigen Manne auf Verklebung von Ziliarfortsätzen zurück. Die Zyste bot einen besonderen Befund, indem sie von zwei Epithellagen, einer äußeren pigmentierten und einer inneren pigmentfreien, ausgekleidet war, die beide in die entsprechenden Epithelschichten des Ziliarkörpers übergingen. Der Hohlraum war in seinem hintersten, am Ziliarkörper liegenden Abschnitt von Epithelsträngen in allen Richtungen durchkreuzt und zum großen Teil ausgefüllt. Diese Epithelstränge bildeten auch Falten, die drüsenschlauchähnlich aussahen, in denen aber die Zellen einander die Grundflächen zukehrten. Außer den Resten alter äquatorialer Chorioretinitis zeigte der Bulbus sonst nichts Pathologisches. COATS nahm an, daß ein entzündlicher Reiz zur Verklebung zweier Ziliarfortsätze geführt habe. In den so entstandenen Hohlraum, der durch fortdauernde Absonderung von Humor aqueus immer größer werde, sei das unpigmentierte Ziliarepithel hineingewuchert. Durch die fortdauernde Flüssigkeitsabsonderung wachse die Zyste, und zwar nach dem Ort des geringsten Widerstandes, gegen die Iriswurzel, dringe in die Iris ein und spalte diese in zwei Blätter, deren vorderes durch den Druck des wachsenden Tumors zu Atrophie gebracht werde.

FUCHS deutet an, daß es sich hier um eine sich vergrößernde Hohlraumbildung in einem sog. Adenom des Ziliarkörpers (s. S. 451) gehandelt haben könne.

Die Fälle von TERTSCH und von COATS würden demnach jedenfalls nicht zu den Iriszysten zu rechnen sein, sondern zu den Ziliarkörperzysten, wobei als Besonderheit zu bemerken wäre, daß sie in die Iris eingedrungen sind.

Spontane Zysten der Irishinterfläche. Die idiopathischen Zysten der Irisrückseite sind viel seltener als die bisher besprochenen Stromazysten. Der erste genauer untersuchte Fall stammt von WINTERSTEINER 1906, im ganzen sind sieben Fälle bekannt. Sie können die Linse verdrängen und besonders wenn sie den Pupillarrand überragen, zur Verwechslung mit Melanosarkom Veranlassung geben.

Es handelt sich hier um umschriebene Abhebung des hinteren Pigmentblattes vom vorderen, so daß, ähnlich wie bei der Netzhautablösung, der Raum der primären Augenblase wieder hergestellt wird.

Bei WINTERSTEINER (28 jähriger Mann) wie bei PAGENSTECHER (60 jähriger Mann) erstreckte sich die Spaltung ziliarwärts bis zur Iriswurzel, ging aber zentral nicht bis zum Pupillarrand, vielmehr hob sich das hintere Pigmentblatt eine kurze Strecke vor diesem ab und schlug sich pupillarwärts um. In beiden Fällen fanden sich auch an zahlreichen anderen Stellen feine Spalträume zwischen den beiden Epithelblättern, aber nie in der Nähe des Pupillarrandes. Auch auf den Ziliarfortsätzen sah man viele kleine teils pigmentierte teils unpigmentierte Epithelblasen. In PAGENSTECHERS Fall bestanden auch ausgiebige Epithelwucherungen, zum Teil mit Lumenbildung, am Ziliarkörper, die aber bei dem hohen Alter des Patienten wohl als senile aufzufassen und nicht mit der Zystenbildung in Zusammenhang zu bringen waren.

Eine von GILBERT untersuchte Zyste war mehrkammerig und bildete einen Teil eines im übrigen soliden melanotischen Tumors der Irishinterfläche (vgl. S. 538). Mehrere kleine, ebenfalls aus Pigmentepithel gebildete Zysten saßen außerdem auf der Rückseite der Iris und setzten sich, zum Teil in ununterbrochener Reihe, bis an die große Zyste heran fort. Der Fall bildet einen Übergang zwischen den epithelialen Stromazysten und den Zysten der Irisrückseite, andererseits aber auch zwischen den Iriszysten und den soliden Tumoren des Irisepithels und zeigt wiederum die Bedeutung dieses Epithels für die Entstehung spontaner seröser Iriszysten.

Über ähnliche auf entzündlicher Basis entstandene zystoide Bildungen s. o. S. 418.

Zur Erklärung nahm WINTERSTEINER eine unvollkommene, lückenhafte Obliteration des Raumes zwischen den beiden Epithelblättern durch mangelhafte Verklebung derselben an, also eine im embryonalen Leben geschaffene Disposition als Vorbedingung der Zystenbildung. Dabei wäre nur das häufig hohe Alter der Patienten auffallend, in dem diese Zysten zur Beobachtung kamen.

Eine ebenfalls auf embryonale Verhältnisse zurückgehende Erklärung gab bald nach WINTERSTEINERs Vortrag und unabhängig von ihm GALLEMAERTS 1907. Bei einem 18 Monate alten Knaben wurde eine am Pupillarteil der Iris sitzende Zyste durch Iridektomie entfernt. Die mikroskopische Untersuchung zeigte ein zwei- bis fünf- und mehrschichtiges Pflasterepithel, dessen unterste Elemente kubisch bis zylindrisch waren. In einigen der inneren Zellen fanden sich spärlich Pigmentkörnchen, zwischen den Epithelien ab und zu Becherzellen. Eine Basalmembran war nicht vorhanden. Die epitheliale Wand saß eine Strecke weit dem Irisstroma auf und erhob sich dann frei von diesem. Die Zyste stand aber durch einen schmalen Hals mit einem Hohlraum in Verbindung, der von Pigmentepithel ausgekleidet war, in welches das Zylinderepithel überging. GALLEMAERTS führt die Zystenbildung auf den Ringsinus v. SZILYs (Arch. f. Ophthalmol. Bd. 53) zurück, den im embryonalen Leben eine Zeitlang am Pupillarrande bestehenden ringförmigen Hohlraum zwischen den beiden Blättern der sekundären Augenblase: ein Teil dieses Ringsinus obliteriert nicht sondern bleibt offen, es kommt dann zur zystischen Ausdehnung dieses abgeschlossenen Raumes, wobei ein Teil der Wandepithelien das Pigment verliert.

Traumatische Iriszysten.

Nach perforierenden Verletzungen (auch Operationen) des Bulbus entstandene Zysten sind nicht ganz selten. Sie sind meist serös und erscheinen dann, wie die idiopathischen Zysten, als der Iris aufsitzende in die Vorderkammer vorspringende Blasen, oder, seltener, atheromatös, mehr weniger von Zellen und Zelldetritus angefüllt, mit seiden- oder perlmutterartig glänzender Oberfläche (Atheromzysten, Cholesteatome, Perlzysten, Epidermidome, die auch solide Zellgebilde darstellen können). Die serösen Zysten sind nach WINTERSTEINER viermal so häufig als die epidermoidalen.

ROTHMUND und BUHL[1]) unterschieden 1871 die traumatischen Iriszysten nach der Entstehungsweise und der histologischen Zusammensetzung in 1. Epi-

---

[1]) Die Erklärung stammt von BUHL, ROTHMUND hat sie unter BUHLs Namen auf der Heidelberger Versammlung vorgetragen.

dermidome, aus Epidermiszellen bestehend, die wahrscheinlich so zustande
kommen, daß durch gleichzeitige Verletzung von Kutis und Iris Teilchen der
Oberhaut oder auch Haarbälge in die Iris mitgerissen werden und hier weiter
wachsen, und 2. wahre Zysten mit serösem Inhalt, mit umhüllender Membran
und epithelialer Auskleidung, die dadurch entstehen, daß bei Verletzungen
Teile des Hornhautepithels in die Iris gelangen.

STÖLTING hat dann 1885 den Nachweis geliefert, daß das Oberflächenepithel
nach Hornhautverletzungen auch kontinuierlich in die Vorderkammer und auf
die Iris wachsen kann.

Bekanntlich wird ein die Hornhaut durchsetzender Wundspalt rasch von
Epithel ausgefüllt, normalerweise nur in der oberen Hälfte, da in der Mitte die

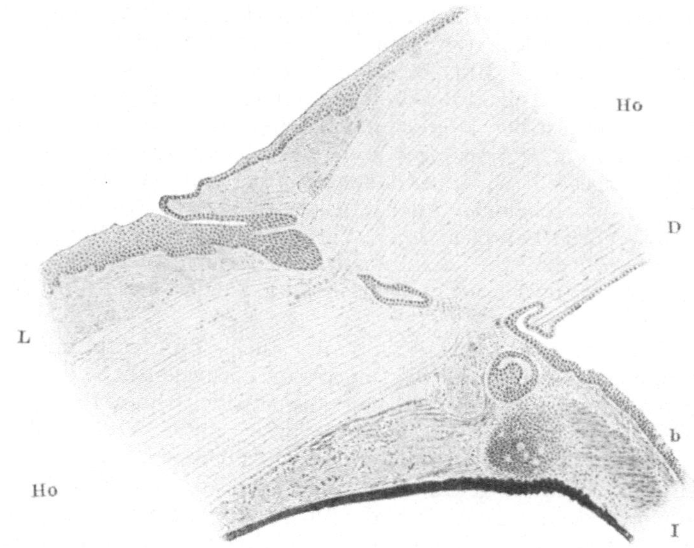

Abb. 99. Traumatische Iriszyste. (Nach MELLER: Arch. f. O. G. Bd. 52. 1901.)
Ho Hornhaut. L Limbus. D Descemet. I Iris, bei b Epithelüberzug.

durchtrennten Hornhautlamellen durch Quellung miteinander in Berührung
treten, sich überhaupt weniger retrahieren als die oberflächlichen und tiefen Teile.
Das aus den Wundrändern sich entwickelnde Bindegewebe durchwächst dann
das Epithel und drängt es nach oben. Bei gestörter Wundheilung aber kann
das Epithel an den Wundrändern entlang durch die ganze Hornhautdicke in
die Vorderkammer eindringen und dann nicht nur deren Wandung sondern alle
benachbarten Flächen überkleiden (Irisrückseite, Ziliarfortsätze), zu denen es
hingelangt. Nicht selten sieht man in Hornhautnarben Epithelinseln eingeschlossen, manchmal auch zusammenhängende, zum Teil gewundene Zapfen
oder Schläuche, welche deutlich den Weg angeben, auf dem die Einwucherung
des Epithels stattfinden konnte.

Nach STÖLTING überzieht das Epithel, wenn bei gestörtem Heilungsvorgang
die Wunde längere Zeit klafft, zunächst nur die Wundränder. Man hat also
,,einen Epithelschlauch im Inneren der Kornea selbst, dessen dem inneren Auge
zugewandte Öffnung durch die angelagerte Iris verschlossen wäre. Geht nun
das Epithel auf die Iris selbst über, ... und überzieht es die der Hornhaut-

wunde anliegende Iris, so hat man einen Epithelschlauch, bei welchem es nur des oberflächlichen Verschlusses der Hornhautwunde bedürfte, um ein Bläschen daraus zu machen".

Dies ist zweifellos der weitaus häufigere Vorgang bei der posttraumatischen Zystenbildung, die Epithelimplantation isolierter losgerissener Teile nach Rothmund-Buhl kommt wesentlich seltener in Frage. Besonders anschauliche Abbildungen finden sich in den Arbeiten von Meller und von Urmetzer.

Streiff unterscheidet die nach Rothmund durch Implantation loser Teilchen entstandenen Zysten als Implantationszysten von den im Sinne Stöltings durch direktes Einwachsen von Hornhaut- oder auch Bindehautepithel entstandenen Epitheleinsenkungszysten. Letztere sind nur in den seltensten Fällen lediglich von Irisgewebe, das natürlich auf der Oberfläche stark verdünnt sein kann, umschlossen, vielmehr wird fast immer wenigstens ein Teil des Umfangs von der präformierten Wandung der Vorderkammer oder von endophthalmitisch entstandenen Schwarten gebildet. Wintersteiner nennt sie daher „Kammerzysten", während Meller sie als „Iriskammerzysten" (Sitz zum Teil im Irisparenchym, zum Teil in der Vorderkammer, so daß Kammerwinkel und Hornhauthinterfläche an der Begrenzung beteiligt sind) von den „eigentlichen Kammerzysten", deren Begrenzung von der Oberfläche aller die Vorderkammer bildenden Teile dargestellt wird, bei denen also die ganze Kammer vom Epithel ausgekleidet ist, unterscheidet. Auch Urmetzer spricht bei der totalen Epithelisierung der Vorderkammer von „Vorderkammerzysten". Diese können mit einer Sklerokornealzyste, deren Hohlraum durch das Trauma entstanden ist und dann mit eingewachsenem Epithel ausgekleidet wurde, in Verbindung stehen (Abb. 99).

a) Die Epitheleinsenkungszysten, auch Proliferationszysten (Urmetzer) genannt, sind von einem dem normalen kornealen bzw. konjunktivalen Epithel gleichen oder ähnlichen Zellbelag ausgekleidet, man findet also meist geschichtetes Pflasterepithel. Doch kann dieser unter Verlust der basalen Lagen bis auf zwei Schichten vermindert sein. Andererseits sind die oberflächlichen Zellen manchmal abgerundet und können der Oberfläche in kleinen Häufchen lose aufliegen. Auch Zylinderepithel kommt vor. So sah Meller in einer nach Ausschneidung eines durch Geschwürsperforation entstandenen Irisprolapses aufgetretenen Zyste auf einer großen Strecke geschichtetes Zylinderepithel mit schönen Becherzellen auf der iritischen Schwarte, in der auch drüsenschlauchartige Ausstülpungen der Zyste vorkamen. Auch Urmetzer fand besonders im Lumen solcher Ausstülpungen ein- bis mehrschichtiges kubischzylindrisches Epithel mit Becherzellen und führt die wechselnde Beschaffenheit der Zystenauskleidung auf die Verschiedenheit des Druckes zurück, dem das Epithel ausgesetzt sei, was allerdings bei kommunizierenden Hohlräumen schwer verständlich erscheint.

Meller, der das Hornhautepithel vom Bindehautepithel in der Kammer durch die bei ersterem hohen zylindrischen, bei letzterem niedrigen Basalzellen zu unterscheiden sucht, meint, daß das Epithel sich unter veränderten Wachstums- und Druckverhältnissen in geschichtetes Zylinderepithel umwandelt. Eine befriedigende Erklärung dieses Wechsels in der Epithelform steht also noch aus.

In Stöltings zweitem Fall (Perforation am Limbus) enthielten die Wandzellen der Zyste zum Teil feines, um den Kern angeordnetes Pigment, ebenso in einem von dem Autor angeführten Fall Gonellas. In das Lumen waren Pigmentzellen aus der Iris eingewandert. Der Befund erscheint wichtig, weil er zeigt, daß Pigmentgehalt der Wandzellen nicht ohne weiteres deren Abstammung von pigmentiertem Epithel beweist, daß das Pigment vielmehr auch von anderen, ursprünglich unpigmentierten Zellen, wie den Hornhautepithelien, aufgenommen werden kann. Da übrigens die Zyste spontan geplatzt war und sich dann wieder gebildet hatte, war vielleicht eine besonders günstige Gelegenheit zur Pigmentaufnahme aus sekundär hineingelangten Pigmentzellen gegeben.

Die Folge der Epitheleinwanderung ist die teilweise oder vollständig eintretende Epithelauskleidung der Vorderkammer, wobei durch die Epithelisierung des Kammerwinkels Glaukom entsteht.

In das Irisgewebe kann das Epithel hineingelangen, wenn die Iris der Hornhautwunde längere Zeit anlag oder vielleicht auch (URMETZER), wenn nach der Epitheleinwucherung in die Kammer dafür besonders günstige Verhältnisse entstehen, z. B. wenn durch den Zug schrumpfender Glaskörperschwarten die atrophische, mit Hornhaut oder Linsenkapsel verwachsene Iris einreißt. STREIFF hatte auf die individuell verschiedene, mit der Rückbildung der Pupillarmembran zusammenhängende Ausbildung des vorderen „Kryptenblattes" der Iris, das durch die FUCHSsche Spalte von dem tieferen „Kryptengrundblatt" getrennt ist, hingewiesen und die Spalte als den präformierten Raum angesprochen, durch dessen Epithelisierung Zysten entstehen könnten. Daß Hohlräume im Irisgewebe durch Trauma oder Blutung entstehen, durch deren Epithelisierung sich Zysten bilden (EVERSBUSCH), ist anatomisch nicht nachgewiesen.

b) Die aus losen, mit der Verletzung in oder auf die Iris gelangten Fetzchen des Oberflächenepithels entstandenen Implantationszysten verhalten sich je nach dem Ort, von dem das Epithel herstammt, verschieden. Aus Hornhaut- oder Bindehautepithel entstehen seröse Zysten, die sich nach der histologischen Beschaffenheit nicht von den Proliferationszysten unterscheiden, aus Hautteilchen aber (Epidermis, Haare oder Wimpern mit anhaftenden Talgdrüsenelementen) seiden- oder perlmutterartig glänzende, weißliche Tumoren, die sog. Perlzysten (Cholesteatom, Epidermidom, von Monoyer Epithelioma perlé genannt). Ihre Wand besteht aus mehr weniger vollständig verhorntem Plattenepithel, der Inhalt aus degeneriertem epidermoidalem Zellmaterial, Hornschüppchen, Fettdetritus, Cholestearinkristallen. Das innere kann auch durch abgestoßene, verhornte, lamelläre Zellmassen vollständig ausgefüllt sein, so daß solide Tumoren entstehen (ROTHMUND, KORN, WINTERSTEINER). Die kugligen oder ovoiden Geschwülste, die mehr als erbsengroß werden können, sitzen auf oder teilweise in der Iris, nicht selten neben einer Zilie, die ganz ausgebleicht sein kann. Gegen das Irisgewebe ist das Epithel manchmal durch eine Basalmembran abgegrenzt (FRÜCHTE). Nach WINTERSTEINER erzeugen die epidermoidalen Teile, wenn sie bloß auf die Iris gelangen, klavusartige Hornschwielen, ins Gewebe selbst verlagert aber rundliche Tumoren.

Die erste Beobachtung einer solchen Geschwulst stammt von v. GRAEFE, der einen nach Trauma entstandenen, mit Haaren versehenen Iristumor operierte.

Ein nach 21 Jahre zurückliegender perforierender Verletzung beobachteter Tumor WINTERSTEINERs bestand nur aus verhornten Plattenepithelschuppen, die von Granulations- und Bindegewebe mit massenhaften Cholestearinkristallspalten und Fremdkörperriesenzellen umgeben und durchwachsen waren.

Für die aus Epidermisteilen hervorgegangenen Tumoren kann nur die von BUHL angegebene, von ROTHMUND veröffentlichte Hypothese der Entstehung aus losgerissenen Teilchen der Bulbusumgebung in Frage kommen. Daß auch Teilchen des Hornhaut- oder Bindehautepithels auf solche Weise ins Auge gelangen können, wo sie zur Entstehung seröser Zysten Veranlassung geben, zeigte einwandfrei wohl zuerst eine (von STREIFF besonders hervorgehobene) Beobachtung AHLSTRÖMs 1903: $2^{1}/_{2}$ Jahre nach Entfernung eines kleinen Eisensplitters aus der Iris zeigten sich an der Stelle, wo dieser gesessen hatte, zwei

Iriszysten, deren Wand aus geschichtetem Pflasterepithel ohne Basalmembran
bestand. Auch frühere Fälle, bei denen sich eine seröse Zyste um einen kleinen
Fremdkörper herum entwickelt hatte (ANDRÉ, BASTIDE) sprechen für diesen
Entstehungsmechanismus.

Auf diese Weise können Oberflächenteilchen auch hinter die Iris verlagert
werden. WAGENMANN untersuchte einen einige Monate zuvor durch Messer-
stich verletzten Bulbus, der eine sklerale, bis nahe zum Limbus reichende Narbe
aufwies. In dem hinter der retrahierten Iris und neben den einwärts gezogenen
Ziliarfortsätzen befindlichen Schwartengewebe lag eine wie das Hornhautepithel gebaute Epithelinsel, von der aus Zapfen in die Umgebung hineingingen,
und darin fanden sich mehrfache Hohlraumbildungen. Nach dem Autor stellt
dieser Befund vielleicht das Anfangsstadium einer Zystenbildung dar.

Auch experimentell wurde die Frage, ob aus dem in die Kammer implantierten Epithel
Zysten entstehen können, zu klären gesucht, aber im ganzen ohne Erfolg (DOOREMAAL,
GOLDZIEHER, SCHWENINGER, MASSE, HOSCH, bei letzterem Literatur). MASSE gibt an,
in einem Stückchen implantierter Bindehaut beim Kaninchen die Entwicklung einer kleinen
Zyste beobachtet zu haben. In einer anderen Versuchsreihe brachte er Stückchen der
oberflächlichen Hornhautschichten auf die Iris und sah bereits nach 10 Tagen in der Nachbarschaft des Implantats kleine durchsichtige Bläschen entstehen. Dagegen fand HOSCH
implantierte Hornhautstückchen als kleine Tumoren in Vertiefungen der Irisoberfläche
eingelassen oder im Irisgewebe selbst eingebettet. Bulbusbindehaut wurde entweder resorbiert, oder es entwickelte sich eine kleine von einschichtigem Zylinderepithel überzogene
Granulationsgeschwulst. Ein in die Kammer gebrachtes Stückchen mit Haaren versehener
Haut gab zur Bildung von Atheromzysten Veranlassung, aber diese hatten sich aus den
präformierten Talgdrüsen als Retentionszysten entwickelt. HOSCH meinte, daß im Experiment Zysten nur aus einer solchen Schleimhaut entstehen könnten, die präformierte
Drüsen enthielte, wie die Nasenschleimhaut in einem Versuch GOLDZIEHERs, und daß
daher die Versuche mit Bindehaut negativ ausgefallen wären. Nach STREIFF konnte bei
dem angeführten positiven Experiment MASSEs, eine präformierte Zyste der Bindehaut
vorgelegen haben. Die um Zilien sich entwickelnden Zysten führte HOSCH auf Teile der
Haarbalgdrüsen zurück. Haare ohne Balg führten nie zur Zystenbildung, vielmehr ver-
wuchs nur die äußere Wurzelscheide mit der anliegenden Iris.

Der Schluß, den HOSCH aus seinen Versuchen zog, daß Perlzysten und seröse Zysten
der Iris in der Regel dadurch entstehen, daß mit der Verletzung solche Gewebsteile in die
Vorderkammer geschleudert werden, die drüsige, zur Retention geeignete Organe enthalten,
geht aber, wie wir gesehen haben, zu weit.

β) Zysten des Ziliarkörpers.

Zystenartige Bildungen am Ziliarkörper finden sich am häufigsten als Altersveränderungen in der Gegend des hinteren Randes, als mikroskopische Abhebungen des inneren Epithels oder auch beider Blätter (KUHNT). Als Ursache
wird eine auf Verödung von Gefäßbahnen beruhende Transsudation angenommen.
PAGENSTECHER sah bei einem hochbetagten Individuum (neben einer intraepithelialen Iriszyste s. S. 545) zahlreichere und größere Zysten am Ziliarkörper
zusammen mit starker seniler Epithelwucherung.

Größere Ausdehnung können auf entzündlicher Basis entstandene
Zysten erreichen. So beschrieb GREEFF in einem Auge mit intraokularem
Fremdkörper, das nach Extraktion der getrübten Linse an schleichender Uveitis
erblindet war, zwei erbsengroße bis dicht an die Hornhaut heranreichende
Zysten des atrophischen Ziliarkörpers, die von flachen Zellen ausgekleidet und
von atrophischem Uvealgewebe umgeben waren. Die Zystenbildung wurde
darauf zurückgeführt, daß durch entzündliche Verklebung von Ziliarfortsätzen
untereinander und mit der Iris Hohlräume entstehen, die durch Flüssigkeitsabsonderung erweitert werden.

In einem nur klinisch beobachteten Fall fand MAYER eine nach Trauma
entstandene Zyste am Ziliarkörper, die spontan platzte. Danach sah man an
Stelle der Zyste eine flache Mulde, auf der rostbraunes Pigment lag. Diese

Mulde unterbrach die Reihe der Ziliarfortsätze, die hier sichtbar waren. Der Autor nahm eine Blutung im Ziliarkörper nach der von EVERSBUSCH entwickelten Anschauung als Grundlage der Zystenbildung an.

Idiopathische Zysten des Ziliarkörpers in sonst gesunden Augen sind sehr selten. Sie entsprechen den intraepithelialen Zysten der Irishinterfläche (s. S. 545). RABITSCH sah eine ziemlich große seröse Zyste als Zufallsbefund im myopischen Auge eines 54jährigen Mannes, die durch Trennung der beiden Epithelblätter auf der Strecke von einem vordersten Ziliarfortsatz bis über die Iriswurzel hinaus entstanden war. Die Vorderwand wurde nur vom hinteren Pigmentblatt der Iris und dem größtenteils pigmentierten, nur an der hinteren Umschlagsstelle pigmentfrei gebliebenen Ziliarepithel gebildet. Da es sich einfach um Erweiterung eines embryonal präformierten Spaltraumes handelt, möchte der Autor derartige Gebilde aber nicht als Zysten bezeichnen, sondern sie eher den akantolytischen Blasenbildungen der Epidermis vergleichen.

Hierher gehört auch der Fall ISCHIKAWAs. Bei einem 9jährigen Kinde mit familiärer amaurotischer Idiotie fand sich eine 1 mm lange eiförmige Zyste des sonst normalen Ziliarkörpers nahe der Iriswurzel. Die Wand bestand aus dem blasig abgehobenen Ziliarepithel, das aber hier stark pigmentiert war.

Auch durch embryonale Verklebungen von Ziliarfortsätzen können wohl Zysten entstehen. LAUBER fand derartige Verklebungen nach dem dritten Fötalmonat, in welchem die Ziliarfortsätze als Falten des Ektoderms der sekundären Augenblase angelegt werden. Durch Verklebung benachbarter Fortsätze entstehen komplizierte Hohlräume, deren Epithel beim weiteren Wachstum des Auges zu Fäden ausgezogen werden kann. Ein solcher Hohlraum kann aber auch abgeschlossen bleiben und dann die Grundlage der Zystenbildung abgeben. So sah LAUBER eine kleine dem Ziliarkörper anliegende Zyste in einem bis auf Retinitis album. normalen Auge eines 21jährigen Mannes. „Die laterale Wand bildete das unpigmentierte innere Epithelblatt des Ziliarkörpers, das abgeflacht ist und das Aussehen einer endothelialen Membran angenommen hat. Die innere Wand wird von einer aus unpigmentierten, flachen Epithelzellen gebildeten Membran gebildet und schließt den Hohlraum gegen die Kammer ab."

Über die auf Ziliarfortsatzverklebungen zurückgeführten „Iriszysten" von COATS und von TERTSCH s. S. 544.

Ob die einfachen blasigen Epithelabhebungen nennenswerte Größe erreichen können ist zweifelhaft, sie platzen wohl eher. Daher kommt diese Genese für klinisch sichtbare Zystenbildungen wohl nicht in Betracht. Eher wäre in solchen Fällen an Zystenbildung in den sog. Adenomen des Ziliarkörpers zu denken (FUCHS).

7. Vom Ziliarepithel ausgehende Tumoren.

1. Das gutartige Epitheliom (Pseudoadenom). (Benignes Adenom ALT, Papillom PARSONS, Endotheliom LAGRANGE, gutartige epitheliale Geschwulst des Ziliarkörpers FUCHS.)

Als Nebenbefund sieht man gelegentlich mikroskopisch bei älteren Individuen in Augen, die sonst normal sind (ALT, HANKE) oder wegen anderen Veränderungen (Glaukom, Iridozyklitis, epibulbäre oder intraokulare Geschwülste, akute Eiterung u. a.) zur Enukleation kamen, an einem Ziliarfortsatz eine kleine umschriebene Geschwulst, welche eine Verdickung des Fortsatzes bedingt. Etwa 30 Fälle sind beschrieben, zu den von FUCHS angeführten kommen noch die von MELLER, VELHAGEN und drei von WUNDERLICH. Doch ist der Befund sicher häufiger, ich habe ihn auch gesehen.

Es handelt sich um kleine am First eines Ziliarfortsatzes sitzende epitheliale Geschwülste von $^1/_3$—1 mm Durchmesser. Nur der Tumor von COATS war größer, 4—5 mm, doch war hier die Größenzunahme wesentlich durch Quellung der Zwischensubstanz bedingt.

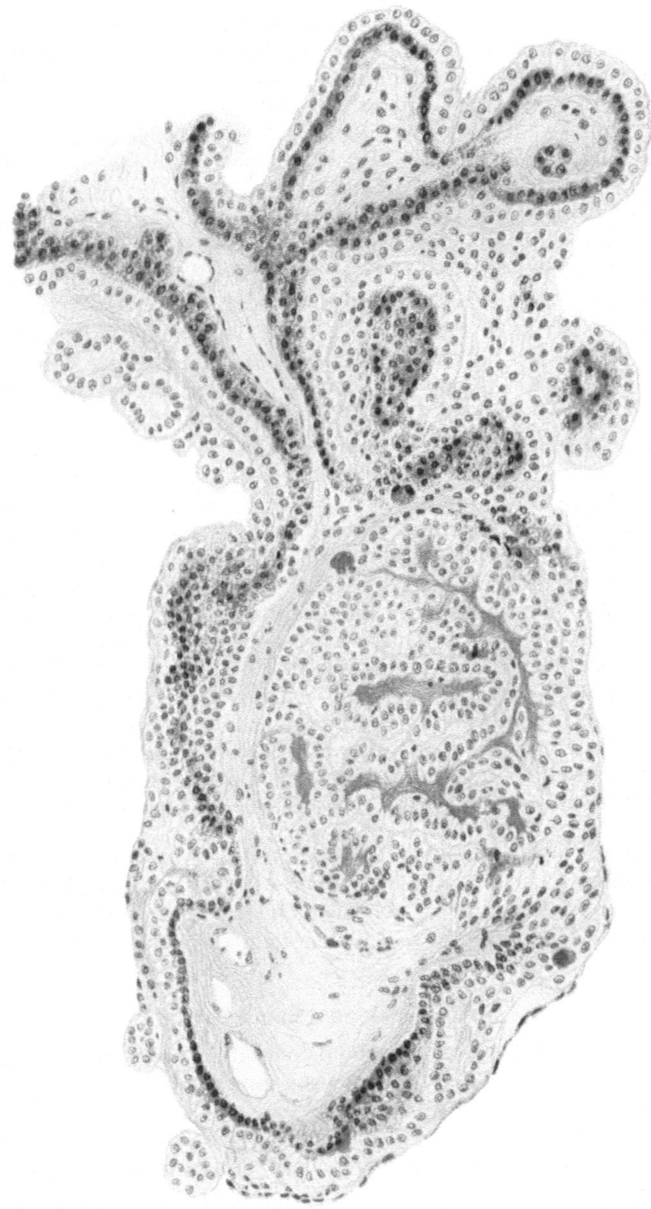

Abb. 100. Gutartiges Adenom des Ziliarkörpers. (Nach VELHAGEN: Klin. Monatsbl. f. Augenheilk. Bd. 58, S. 1. 1917.)

Das mikroskopische Bild ist einheitlich. Eine kuglige oder auch nieren-förmige, nach außen gerichtete Wucherung des ungefärbten Ziliarepithels, in Form von Bändern, Falten und Strängen mit homogener Zwischensubstanz, hat das Ziliarbindegewebe etwas verdrängt. Das Pigmentepithel ist nur passiv gegen das Bindegewebe gepreßt, die Zellen sind abgeplattet, durch die Dehnung ist die Lage auch stellenweise schütter geworden, aber niemals von der Wucherung durchbrochen (Abb. 100).

Am Ausgangspunkt, an dem beide Epithellagen nach außen, ziliarkörperwärts, umbiegen, besteht eine Art Hilus. Hier liegt die Oberfläche der Wucherung frei zutage, die interzellulären, mit homogener Substanz gefüllten Räume stehen mit der Hinterkammer (nicht mit dem Glaskörper, der durch die Zonula von jenen getrennt ist) in offener Verbindung.

Die Zellstränge sind oft so aneinander gelegt, daß sie im Schnitt ein schmales Lumen begrenzen. Daher entsteht ein dem Adenom ähnliches Bild. Aber die scheinbaren Drüsenschläuche sind nur der Ausdruck von Faltenbildung, die Zellen kehren einander die Basen zu, die Kerne liegen in den basalen Zellteilen an dem scheinbaren Lumen. Die Zellen sind manchmal vakuolisiert, durch Zusammenfließen der Vakuolen können größere Hohlräume entstehen (Fuchs).

Die Grundsubstanz ist homogen und gibt keinerlei positive Farbreaktion (Schleim usw.), nach v. Gieson färbt sie sich höchstens etwas stärker rot als das Ziliarkörperbindegewebe (Velhagen). Sie enthält weder Gefäße noch Bindegewebe, nur Wunderlich fand feine Kapillaren und ganz wenig Bindegewebe, was er als eingeschlossene Reste präformierter Teile des Corpus ciliare auffaßt, indem hier die Wucherung von einem Punkte aus sich nach mehreren Seiten erstreckt habe. In der Zwischensubstanz, die wohl auf eine sekretorische Tätigkeit der Epithelien zurückzuführen ist, können auch Vakuolen auftreten, durch deren Druck die Epithelien abgeplattet oder sternförmig werden können. In der quellenden Substanz kommt es manchmal zu einer Art zystoider Degeneration, dann kann durch Druck eine höhergradige Atrophie der Zellen herbeigeführt werden.

Die Tumoren wachsen nicht infiltrierend oder destruierend sondern nur verdrängend. Eine Ausnahme scheint nur der Fall Coats zu bilden, bei dem die Wucherung in die Iriswurzel eingedrungen war und die Irisvorderschichten stark vorwölbte.

Den vermutlichen Entstehungsmodus hat Fuchs in folgender Weise anschaulich dargestellt: Beide Epithellagen stülpen sich an einer Stelle eines Ziliarfortsatzes so ein, daß in diesem unter Verdrängung des Bindegewebes eine ampullenartige Höhle im Fortsatz entsteht. Die unpigmentierte Schicht proliferiert in Form von Falten in den Hohlraum hinein. Die Falten können dann in mehr minder großer Ausdehnung miteinander verkleben und verschmelzen, wobei oft die Zellgrenzen undeutlich werden. Im Schnitt sieht man auch häufig einfache Zellbänder und Membranen. Alle diese Bildungen verbinden sich zu einem Fachwerk, dessen Zwischenräume von homogener Substanz gefüllt sind.

Die Ursache der Wucherung ist unbekannt. Sie findet sich öfter mit senilen Epithelwucherungen zusammen, aber diese fehlen auch häufig und sind überdies stets nach innen, glaskörperwärts, gerichtet. Auf Grund eines Falles, bei dem starke senile, mit Quellung verbundene Vakuolisierung des Ziliarepithels bestand, gab Fuchs der Möglichkeit Ausdruck, daß an einer Stelle, wo das Epithel eine präformierte Einbuchtung der Oberfläche auskleidet, diese durch die Volumenzunahme der quellenden Epithelien vertieft wird und dann das Epithel hineinwuchert. Aber in vielen Fällen fehlt eine solche senile Aufquellung des Epithels. Velhagen sah in dem wegen Glaukom nach Chorioiditis exsudativa enukleierten Auge einer 38jährigen Frau (das jüngste Lebensalter, in dem der Tumor bisher beobachtet wurde, die Patienten waren meist 50 bis über 70 Jahre alt) außer massenhaften zystischen Epithelwucherungen eine Epithelgeschwulst an einem mit besonders viel knospenartigen Wucherungen versehenen Ziliarfortsatz. Er hob hervor, daß in 4 Fällen noch andere

Tumoren in oder am Auge vorhanden waren (Melanoma iridis oder Bindehautsarkom ALT, Ziliarkörpersarkom MEYERHOF, Iriszyste COATS) und daß dreimal wie in seinem eigenen Fall besonders starke Proliferation des Ziliarkörperepithels vorlag. Er möchte daher annehmen, daß diese Tumoren besonders in solchen Augäpfeln vorkämen, die auch sonst zur „Zellproliferation neigen". Was aber den Fall COATS betrifft, so liegt hier wohl nicht eine Zyste neben dem Pseudoadenom vor, sondern es ist in einem Teil der Zyste zur Epithelwucherung gekommen, wenn nicht, wie FUCHS meint, die Zyste aus dem Epitheltumor hervorgegangen ist.

Um angeborene Anlagen kann es sich kaum handeln, da die Wucherung sich nie bei Jugendlichen findet.

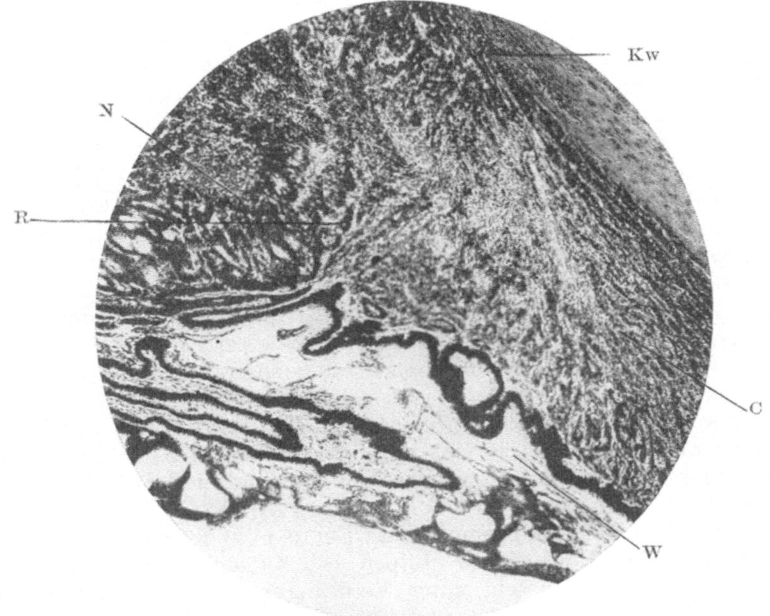

Abb. 101. Malignes Epitheliom des Ziliarkörpers. (Aus KUTHE und GINSBERG: Festschrift f. HIRSCHBERG, 1905. Veit u. Co.) Häm.-Eos. C mit Tumor infiltrierter Ziliarkörper. R Rest der pupillaren Kante des Ziliarkörpers. Kw Kammerwinkelgegend. W Wucherung zwischen Ziliarkörper und Tumor. N Nekrose. V = etwa 60.

Gewöhnlich wird die Zellproliferation einfach als senile aufgefaßt. Dagegen wird aber geltend gemacht, daß nie mehr als eine solche Bildung in einem Auge gefunden wurde. Auch einen entzündlichen Vorgang kann man nicht immer zur Erklärung heranziehen, so daß man zusammenfassend wohl nur mit WUNDERLICH sagen kann: es handelt sich um gutartige epitheliale Geschwülste, die bei älteren Leuten auf unbekannte Reize hin entstehen, wobei wohl entzündliche Vorgänge, Glaukom, Verletzungen eine Rolle spielen mögen.

Was den Namen betrifft, so ist die Bezeichnung „Adenom" unzutreffend, da es sich nicht um richtige drüsenartige Epithelschläuche handelt, sondern, worauf schon viele Autoren hingewiesen haben, nur um Faltenbildungen, wobei die im Schnitt sichtbaren Epithelreihen einander die Basen zukehren und dicht aneinander liegen können. Um der Ähnlichkeit des Bildes mit dem Adenom Ausdruck zu geben und zugleich einen kurzen Namen zu haben, möchte ich „Pseudo-Adenom" vorschlagen. Vom gewöhnlichen Papillom (PARSONS) unterscheidet sich die Wucherung doch wesentlich durch das völlige Fehlen des dort stets vorhandenen bindegewebigen gefäßführenden Grundstocks, wenn auch die in Form von Faltenbildungen vor sich gehende Sprossung des Epithels ähnlich ist.

2. Die bösartigen Geschwülste des Ziliarepithels. FUCHS, dem wir eine Zusammenstellung der bis 1908 veröffentlichten Fälle dieser seltenen Geschwülste verdanken, unterscheidet zwei Gruppen: 1. Tumoren mit der Struktur embryonaler Netzhaut (Diktyome), 2. Tumoren, die nicht die Netzhaut im ganzen, sondern höchstens das einreihige Ziliarepithel bald mehr bald weniger typisch nachbilden.

Von der ersten Gruppe, den Diktyomen, stellt FUCHS 4 Fälle zusammen: LAGRANGE (als Adenokarzinom beschrieben), LEBER-EMANUEL (Gliom der Pars ciliaris), VERHOEFF und KUTHE-GINSBERG. Dazu kommt ein späterer Fall von GREEVES und einer von VELHAGEN, der insofern etwas wesentlich

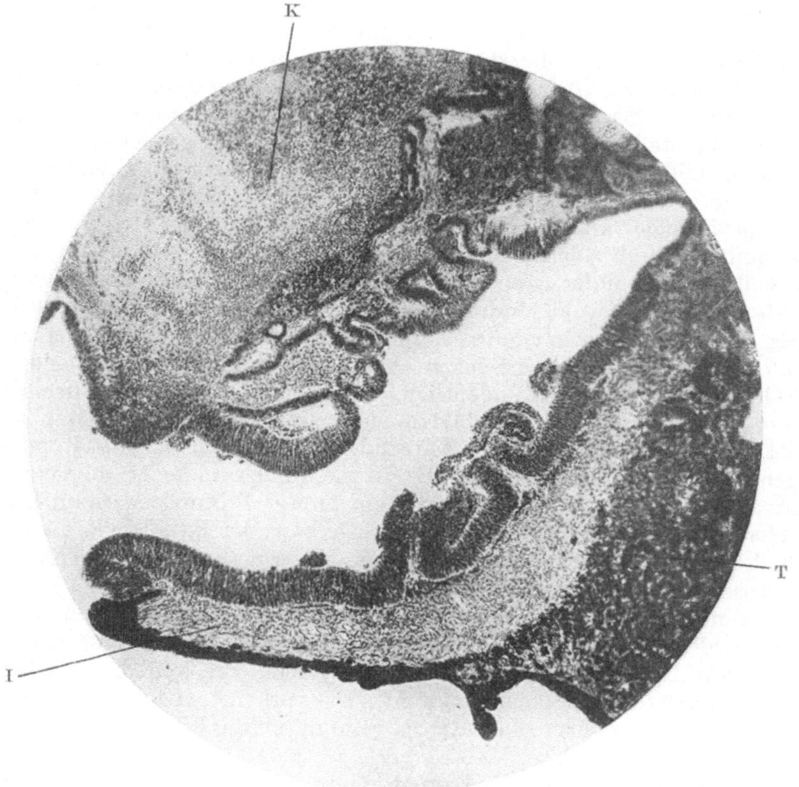

Abb. 102. Wie Abb. 101. Membranartige Wucherung auf der Iris und um den in der Mitte nekrotischen Knoten der Vorderkammer. Häm.-Eos. Vorderkammerknoten K und Iris I von Tumorepithel überzogen. T Tumor zwischen Iris und Pigmentblatt. V = 90.

Neues brachte, als der Tumor außer den Epithelgebilden noch sehr reichlich Gliagewebe enthielt.

Von diesem letzteren Umstand abgesehen, sind die 6 Fälle ganz einheitlich. Alle betreffen Kinder im Alter von 1—8 Jahren. Es handelt sich um pigmentfreie Tumoren, die von der inneren Oberfläche des Ziliarkörpers ausgehend, in Form von faltenbildenden, oft miteinander verschmelzenden Membranen wuchern, so daß eine Art Netzwerk entsteht, andererseits freie Oberflächen (Iris, Hornhauthinterfläche) flächenhaft überziehen (Abb. 101 u. 102). Sie dringen in kompakten Massen oder einzelnen Strängen in den Ziliarkörper ein, wo sie karzinomartige Nester bilden, können die Iriswurzel durchwachsen und so in der Vorderkammer zum Vorschein kommen, und auch in schmalen Zügen die Sklera durchsetzen. Einmal (Velhagen) wurden auch epibulbäre Knoten beobachtet.

Verhoeff sah an einer Stelle auf der Linsenkapsel echtes faseriges Gliagewebe. Einen bedeutenden Anteil an der Geschwulstbildung hatte die Glia im Fall Velhagens, wo sie zwischen den epithelialen Formationen, besonders aber nach der temporalen Seite der Geschwulst hin einen größeren Raum einnahm. An der letztgenannten Stelle fand sich eine große Zyste, deren äußere nur 1 mm dicke aus Glia bestehende Wand hier die äußerste Begrenzung des Tumors bildete. In den Fällen von Lagrange und Emanuel wird nichts von Glia erwähnt, in dem meinigen war keine Spur davon vorhanden.

Das mikroskopische Bild ist sehr eigenartig: man sieht drüsenschlauchartige Bildungen, Bänder, Girlanden, Rosetten oder auch mehr flach getroffene Membranstücke. Man kann sich die Struktur der Geschwulst am einfachsten durch die Vorstellung klar machen, „daß membranartige Zellschichten einerseits Falten bildeten, die sich vielfach berührten und an den Berührungsstellen miteinander verschmolzen, andererseits wohl auch blindsackartige oder handschuhfingerförmige Ausstülpungen produzierten. Durch Quer-, Schräg- und Flachschnitte, durch solche membranösen Gebilde lassen sich die vorhandenen Schnittbilder am einfachsten erklären: die Schnittfläche eines zusammengeknüllten Tuches würde ähnliche Verhältnisse darbieten" (Ginsberg).

Die Zellen sind hochzylindrisch oder auch kubisch. Erstere haben lange schmale, senkrecht zur Oberflächenausdehnung der Membranen stehende Kerne. Die Zellgrenzen sind meist undeutlich, besonders in den aus mehrschichtigem Zylinderepithel bestehenden Gebilden sind sie nicht sichtbar. Man sieht im Schnitt ein- und mehrschichtige Zellbänder, die ganz unvermittelt ineinander übergehen können. Dabei liegen die Kerne immer in einer mittleren Zone, so daß an beiden Rändern der Bänder ein breiter Protoplasmasaum freibleibt. Besonders ist das an der freien, der Unterlage bzw. der Basis abgewandten Seite der Fall, wo auch die meist zahlreichen Mitosen liegen. Diese Anordnung der Mitosen gibt den embryonalen Charakter wieder (Ginsberg), da nach Altmann nur embryonales Ekto- oder Entoderm so wächst, daß die Keimschicht an der freien Oberfläche liegt, im Gegensatz zur Zellvermehrung des geschichteten Epithels in postembryonalen Leben, die von der tiefsten, dem Mesoderm aufsitzenden Schicht ausgeht. Die verkehrte Lage der Keimschicht erklärt sich bei der embryonalen Retina wohl durch die Einstülpung bei Bildung der sekundären Augenblase.

Die Zellmembranen zeigen, besonders am freien Rande, eine scharfe Begrenzung. Eine Membrana limitans war bei Lagrange, Emanuel, Verhoeff vorhanden, im erstgenannten Fall ragten Zellfortsätze darüber hinaus. Velhagen erwähnt eine Limitans nicht, ich selbst habe sie auch nicht gesehen; doch gibt Fuchs an, in Präparaten meines Falles eine solche an wenigen Stellen in Rosetten gefunden zu haben. Ich muß demgegenüber betonen, daß ich genau wie bei den Rosetten des Netzhautglioms zwar eine scharfe innere Begrenzungslinie gesehen habe, aber nie eine von den Zellenden unabhängige der Limitans retinae vergleichbare Membran, über die etwa die Zellenden hinausragten: die scharfe Linie folgte vielmehr stets dem Kontur der Zellenden, ob dieser nun kreisförmig oder zackig war.

Ein Stroma ist, wenn überhaupt vorhanden, sehr spärlich, findet sich nur stellenweise und besteht höchstens aus zartem Bindegewebe, das hyalin oder schleimig entartet sein kann (Velhagen), und kapillaren Gefäßen. Niemals findet sich Mesoderm im Innern der schlauchartigen oder rosettenförmigen

Gebilde, hier kommen nur Reste einzelner durchgewanderter oder abgestoßener Zellen oder schleimartige Tröpfchen und Fäserchen vor.

Nekrosen sind wohl immer vorhanden, in Form umschriebener Herde feinkörniger Substanz mit pyknotischen Kernen, wie beim Netzhautgliom. Auch Blutungen kommen vor.

Die Tumoren gehen von der Schicht der ungefärbten Ziliarepithelien aus. Diese sind nach SCHWALBE als undifferenzierte Reste der embryonalen Netzhautanlage aufzufassen. Das histologische Bild der Membranen entspricht, soweit diese mehrschichtig sind, durchaus dem Bilde der embryonalen Retina in einem Zeitpunkt vor der Schichtendifferenzierung der Pars optica bzw. vor der Reduktion des ursprünglich mehrschichtigen Ziliarteils auf eine Lage, also vor der 6. Woche (FALCHI u. a.). Daher wählt FUCHS die Bezeichnung „Diktyom". FUCHS beschreibt eine Mißbildung der embryonalen Retina, bei der das im übrigen einreihige Ziliarepithel durch Inseln mehrschichtigen Zylinderepithels unterbrochen, also zum Teil auf früherer Entwicklungsstufe stehen geblieben war, und ähnliches ist später wiederholt gesehen worden (SEEFELDER).

Wir dürfen nach allem annehmen, daß der Tumor aus unverbrauchten Resten, die den Charakter von Epithelien einer früheren embryonalen Entwicklungsstufe beibehalten, hervorgeht, und man hat wohl kaum bei anderen Geschwülsten Gelegenheit, so eindeutige Merkmale embryonaler Verhältnisse festzustellen wie sie sich hier in dem eigentümlichen mehrschichtigen Zylinderepithel und der Lokalisation der Mitosen zeigen.

Das Ziliarepithel ist dem Epithel der HISschen Boden- und Deckplatte im Gehirn analog, nicht aber den zu Spongioblasten differenzierten Ependymzellen. Trotzdem kann sich in den Tumoren echtes Gliagewebe entwickeln, wie besonders der Fall VELHAGENs gezeigt hat. Die Verwandtschaft der malignen Ziliarepithelgeschwülste mit dem Netzhautgliom des Pars optica wird aber nicht nur durch diese Fähigkeit der Gliabildung erwiesen, sondern auch durch die im Gliom so häufigen Rosetten und ähnlichen epithelialen Bildungen, die nach Zellform und Lage der Mitosen (im freien Randsaum) genau den Bildern entsprechen, die die Diktyome an vielen Stellen darbieten. (Bezüglich des Verhältnisses dieser epithelialen Gliomeinschlüsse der Retina zu solchen des Zentralnervensystems, des Neuroepithels zum Neuralrohrepithel usw. darf ich wohl auf meine Ausführungen in der HIRSCHBERGschen Festschrift (S. 152ff.) verweisen.)

Die zweite Gruppe der FUCHSschen Einteilung bilden drei Fälle, die sich von den Diktyomen wesentlich dadurch entscheiden, daß sie bei Erwachsenen beobachtet wurden und daß die Geschwulstbildung ausschließlich oder zum Teil vom Pigmentepithel abzuleiten war, einmal von dem des Ziliarkörpers, in den beiden anderen auch von dem der Aderhaut. Auch die Zellformation war insofern eine andere, als es weniger oder gar nicht zur Membranbildung, sondern mehr zur Bildung von Zellschläuchen oder wesentlich nur von kompakten Zellhaufen gekommen war. Ferner hatten sich die beiden zuletzt von FUCHS aufgeführten Fälle (FUCHS, SCHLIPP) auf dem Boden schwerer chronischer Entzündung entwickelt; ebenso verhielt es sich in den später bekannt gegebenen Beobachtungen von MELLER und von MÄRTENS.

Im ersten Fall dieser Gruppe (COLLINS) fand sich der Tumor in dem mikroskopisch entzündungsfreien Auge einer 68jährigen Frau, das allerdings vor 25 Jahren durch Schlag erblindet war, am Ziliarkörper, mit dem die Geschwulst aber nur an einer kleinen Stelle in fester Verbindung stand. Die Geschwulst bestand aus tief pigmentierten Zellmembranen und Zellschläuchen und war in Form von Knoten in den Ziliarkörper, in die Iris und in die Vorderkammer eingedrungen. Vielleicht gehört hierher auch der Fall von GRIFFITH bei einem

37jährigen Manne: ein aus tief pigmentierten Zellschläuchen und Zellsträngen zusammengesetzter Tumor füllte den Bulbus aus, und war am temporalen Korneoskleralrand nach außen perforiert. Als Ausgangspunkt, der sich mit Sicherheit nicht mehr feststellen ließ, wurde das Pigmentepithel der Aderhaut hinter dem Ziliarkörper angenommen. Wintersteiner spricht sich wegen der vorn gelegenen Durchbruchstelle für die Gegend des Ziliarkörpers oder der Iriswurzel aus. 7 Monate nach der Enukleation trat ein lokales Rezidiv in der Orbita auf, nach weiteren 3 Monaten starb Patient, wahrscheinlich an Lebermetastasen.

Bei den beiden anderen Fällen der Fuchsschen Zusammenstellung und den späteren von Meller und Märtens war schon in der Kindheit plastische Entzündung mit sehr starker Schwarten- und Knochenbildung eingetreten. Zur Zeit der Enukleation waren die Patienten 34 Jahre (Fuchs), 10 Jahre (Schlipp), 26 Jahre (Meller) und 46 Jahre (Märtens) alt.

Fuchs' Tumor war aus beiden Lagen des Ziliarepithels, dem ungefärbten und dem pigmentierten, hervorgegangen, war nur in den jüngeren Wucherungen pigmentiert und bildete in und auf dem Ziliarkörper eine ringförmige Infiltration, in der Schwarte und der dicken Knochenschale multiple Knoten. Der Tumor bestand aus Epithelschläuchen mit bindegewebigem Stroma. Der die Knoten umgebende Knochen zeigte Erscheinungen der Auflösung und der Resorption.

Ähnlich verhielt sich der früher von Schlipp beschriebene Fall, den Fuchs erneut untersucht hat, nur war hier die Wucherung fast ganz pigmentfrei und die Zellen waren zwar in epithelialer Weise aber regellos, Haufen bildend, aneinandergelagert und bildeten nur in den jüngsten Partien Schläuche. Ein bindegewebiges Stroma war hier nicht vorhanden, nur wenige dünne Gefäße durchzogen die Geschwulst. In größerer Ausdehnung fand sich Vakuolisierung der Tumorzellen, außerdem waren kleine von Leukozyten durchsetzte Nekroseherde und große hyaline Konkremente zu sehen. Außer in Ziliarkörper und Aderhaut war Tumormasse entlang einer hinteren Ziliararterie bis an die äußeren Sklerallagen heran gewuchert.

Im Fall Mellers hatte die in der Kindheit vorhergegangene Entzündung zu dicker Schwartenbildung im vorderen Augapfelabschnitt geführt. Neben entzündlichen Epithelwucherungen fand sich ein vom ungefärbten Ziliarepithel ausgegangener, wenig pigmentierter Tumor, der Ziliarkörper und Iris der einen Seite vollständig ersetzt, die Schwarte durchwuchert hatte und als großer pilzförmiger Knoten im Glaskörperraum wuchs. Wie im Fuchsschen Fall brachte der Tumor das Schwarten- und Knochengewebe zur Auflösung. Die Geschwulst bot auf dem Durchschnitt ein drüsenähnliches Aussehen, indem Schläuche und Stränge kubischer bis zylindrischer Epithelien ein zierliches Flechtwerk bildeten, an dessen Knotenpunkten Zellhaufen mit verschmolzenem Protoplasma lagen. Die Räume zwischen den Epithelgebilden füllte Bindegewebe, das stellenweise stark gequollen und in Auflösung begriffen war. Während bei Fuchs die Tumorzellen nur Schläuche bildeten, waren bei Meller auch Stränge und Membranen vorhanden, so daß der Fall nach der Zellformation sich dem Fall Collins nähert, von dem er sich aber wieder durch die nur geringe Pigmentierung unterscheidet.

Der von Märtens (Arch. f. Augenheilk. Bd. 89, S. 1. 1921) beobachtete Fall wies ebenfalls als Zeichen früherer plastischer Endophthalmitis ausgedehnte Schwarten- und Knochenbildung auf. Die Tumorbildung bestand in Wucherung sowohl des Ziliar- als des retinalen Pigmentepithels in Form einzelner später zusammengeflossener Knoten. Die Elemente waren große, epithelial aneinanderliegende, zum Teil spärlich pigmentierte Zellen, die Bänder und

Schläuche bildeten. Auch hier fand sich weitgehende Vakuolisierung der Tumorzellen. Die Bösartigkeit der Geschwulst zeigte sich auch darin, daß der Optikus ergriffen war und daß nach dem 6 Wochen nach der Exenteratio orbitae an septischer Endokarditis erfolgten Exitus bei der Sektion auch Tumor an der Basis cranii (und zwar sonst nirgends im Körper) gefunden wurde. Die intrakranielle Geschwulst war in direktem Anschluß an die intraokulare entstanden, wie MÄRTENS angibt.

Hierher gehört auch ein von MERKEL unter der Bezeichnung „Primäres Karzinom des Ziliarkörpers mit melanotischer Pigmentierung" beschriebener Tumor im entzündungsfreien Auge eines 65jährigen Mannes (Arch. f. Augenheilk. Bd. 97, S. 308. 1926). Es fand sich die Iris im unteren Abschnitt des reizlosen Auges durch einen dunkelbraunen Tumor von der Linse abgedrängt. Der Patient war noch $5^1/_2$ Jahre nach der Enukleation gesund. Die mikroskopische Untersuchung ergab, daß der erbsengroße Tumor von der Rückfläche des Ziliarkörpers ausging, nach hinten frei in den Glaskörperraum hineinragte, medial den Linsenäquator umkreiste. Der Kammerwinkel war an der Stelle der Geschwulst durch die an die Hornhaut angedrängte Iris aufgehoben. Der Tumor ist in Form pigmentierter Schläuche bis an den Ziliarmuskel vorgedrungen und hat den übrigen Teil des Ziliarkörpers in dieser Gegend völlig zerstört und ersetzt. „Die intensiv melanotisch pigmentierten Epithelzellen sind krebsig entartet, sie sind rund oder polymorph und liegen in dem Maschenwerk eines bindegewebigen Stromas. So verleihen sie dem Tumor den Typus eines melanotischen Karzinoms." Man sieht stellenweise, besonders am vorderen Tumorende, dichte Pigmentflecke, die MERKEL auf Zerfall von Zellen mit überstürzter Pigmentbildung zurückführt. Im allgemeinen springt aber eine besondere Anordnung des Pigments in die Augen, nämlich in Form eines mehr weniger miteinander zusammenhängenden braunen Netzwerks, in dessen rundlichen Maschen weniger oder gar nicht pigmentierte Zellen in epithelialer Anordnung liegen. MERKEL deutet das Netzwerk als bindegewebiges Stroma, das von den Zerfallsherden der Pigmentzellen her durch Resorptionsvorgänge melanotisch pigmentiert worden sei. An den pigmentarmen Teilen „erscheinen einzelne große epithelartige Parenchymzellen in Zügen und Schläuchen aneinandergereiht, andere nesterförmig gruppiert". Gefäße finden sich spärlich, die meisten übrigens nicht sehr weit vom Circ. art. major; sie bestehen aus Endothelröhren teils ohne teils mit Adventitia. Die intensive melanotische Pigmentierung läßt annehmen, daß die Geschwulst aus der pigmentierten Lage des Ziliarepithels hervorgegangen ist. „Diese Annahme wird dadurch gestützt, daß man am hinteren Rande der Geschwulst deutlich den Übergang der pigmentierten Lage in dickere Zellstränge sieht, während die unpigmentierte Lage immer mehr zurücktritt und endlich verschwindet. Die Wucherungen des Ziliarepithels in den Geschwulstkörper lassen von den Resten der erhaltenen Ziliarfortsätze aus den unmittelbaren Übergang in Geschwulstzellen verfolgen." Die Bösartigkeit des Tumors zeigt sich darin, wie er destruierend in den Ziliarkörper eindringt. Retina, Aderhaut und Optikus waren frei von pathologischen Veränderungen, die Linse kataraktös und etwas geschrumpft

Da mir Herr Geh. Rat WESSELY freundlichst Gelegenheit gab, zwei Präparate dieses Falles zu studieren, möchte ich zunächst einige ergänzende Bemerkungen hinzufügen, dann aber der Möglichkeit einer anderen Deutung der von MERKEL als „bindegewebiges Stroma" bezeichneten Gebilde Ausdruck geben.

Was das Pigment betrifft, so handelt es sich ausnahmslos um Körnchen, die nach der Form, der Farbe und der etwas ungleichen Größe vollkommen dem epithelialen Pigment des Ziliarkörperepithels entsprechen.

Die Gefäße zeigen fast ausnahmslos starke Durchsetzung der Wandung mit Lympho- und Leukozyten. Bei einigen ist auch das Lumen mit intensiv gefärbten rundlichen kleinen Kernen dicht angefüllt. Auch im Tumor finden sich zwischen den Epithelzellen vielfach kleine einkernige Rundzellen. — Dieser Befund ist wohl als Ausdruck einer Stauung anzusehen.

Ob an den Stellen, wo die dichte Anhäufung von Pigment Zellen nicht erkennen läßt, solche wirklich zugrunde gegangen sind, wie Merkel meint, ließe sich nur an depigmentierten Schnitten entscheiden. In vielen stark pigmenthaltigen Zellen läßt sich jedenfalls mit Immersion und guter Beleuchtung deutlich ein anscheinend unversehrter Kern erkennen.

Die wenig oder gar nicht pigmentierten Zellen sind meist so stark vakuolisiert, daß der Kern in einem leeren Raum zu liegen scheint. Wo das der Fall ist, treten die Zellgrenzen als scharf gezeichnete Linien hervor. Dadurch wird das Bild eines aus feinen Fasern gebildeten Maschenwerks hervorgerufen, in dem Zellen — eigentlich nur Kerne — liegen. Dieses Bild ist aber sicher nicht Ausdruck eines „bindgewebigen Stromas". Ein Stroma von so feiner Aufsplitterung, daß nur eine einzige Zelle in einem Maschenraum liegt, kommt bei Karzinom nicht vor. Wo die Zellen weniger vakuolisiert sind und daher die Grenzen der aneinanderliegenden Zellen weniger deutlich hervortreten, sieht man auch dies „Maschenwerk" viel weniger oder gar nicht.

An einigen vereinzelten kleinen Stellen zeigt sich ein gröberes Maschenwerk, aus breiteren durch Eosin rosa gefärbten homogenen Zügen bestehend (Abb. 7 der Arbeit Merkels). Zellen habe ich in diesen Gebilden nie gefunden, ebensowenig Gefäße. Unregelmäßiger geformte, sonst ebenso aussehende Fleckchen und Streifen finden sich auch sonst an einzelnen Stellen zwischen den Zellmassen. Daß die feinen Linien und die gröberen homogenen Züge ein Stroma darstellen, scheint mir nicht erwiesen. Vielmehr halte ich die feinen „Fasern" für die bei den vakuolisierten, ganz aufgehellten Zellen besonders scharf hervortretenden Zellgrenzen, die breiteren homogenen durch Eosin rosagefärbten Balken, Bögen, Flecke usw. eher für Ablagerungen einer hyalin aussehenden Substanz, die um einzelne Zellstränge und Zellhaufen abgesondert ist, als für hyalines Bindegewebe. Derartige Abscheidungen von seiten des Pigmentepithels sind ja auch sonst bekannt (vgl. S. 498). Auch das Fehlen von Gefäßen in den fraglichen Gebilden spricht gegen deren Stromanatur. Denn wenn ein Karzinom über die freie Oberfläche seines Mutterbodens hinaus, „exstruktiv" (Borst) wächst, erfolgt mit der Neubildung von Stroma auch immer eine solche von Gefäßen.

Ob die meist stark vakuolisierten Zellen vom gefärbten oder ungefärbten Epithel abstammen, dürfte kaum zu entscheiden sein. Die Vakuolisierung der vom Ziliarepithel abstammenden Tumorzellen wird auch sonst hervorgehoben (siehe oben Fall Märtens).

Die in großen, ja den meisten Abschnitten der Geschwulst hervortretende Anordnung des Pigments bzw. der Pigmentzellen in Ringen oder rundlichen, mehr weniger miteinander zusammenhängenden Bögen um die weniger pigmentierten oder pigmentfreien Zellen ist schwer zu erklären. Möglicherweise liegen diese Pigmentmassen in spaltförmigen Räumen, die zwischen den aneinanderstoßenden Epithelsträngen oder Schläuchen, besonders wo diese blind endigen, entstehen und vielleicht zum Teil mit einem Sekret der Zellen ausgefüllt sind. Man könnte dann der ja sehr ungezwungen anmutenden Erklärung Merkels, daß es sich hier um Resorptionsvorgänge handele, beistimmen, auch wenn man das Vorhandensein eines Stromas in Abrede stellt. Vielleicht kommen diese Bilder aber auch so zustande, daß um und zwischen die Schläuche und Balken, die im Schnitt als Bänder oder runde Scheiben erscheinen und die meist aus wenig oder gar nicht pigmentierten Zellen bestehen, Pigmentzellen eindringen, die bei der Wanderung in diesen engen Zwischenräumen, die sie sich vielleicht selbst erst durch Erweiterung schmaler Spalten zwischen jenen Zellkomplexen schaffen, zum Teil zugrunde gehen oder ihr Pigment verlieren. Es wäre schließlich auch die Möglichkeit zu erwägen, ob nicht beide Epithellagen zusammen geschwulstmäßig gewuchert sind, so daß ihr gegenseitiges Lageverhältnis auch im Tumor stellenweise erhalten geblieben ist.

Das Fehlen eines eigentlichen bindegewebigen Gerüsts ist allen diesen Fällen eigentümlich, soweit nicht entzündliche Gewebsneubildungen, Schwartenbildung und ähnliches, vorhergegangen waren. Der Fall MERKELs reiht sich somit der zweiten Gruppe von FUCHS zwanglos ein.

Die Bezeichnung „Karzinom" erscheint vom histologischen Standpunkt aus nicht gerechtfertigt. Es handelt sich im wesentlichen, wie bei den anderen Fällen um geschwulstmäßige Wucherung des Ziliarepithels in Form von Balken, Strängen, Schläuchen, zum Teil auch in kompakten Massen (soweit hier nicht Flachschnitte durch Wandteile größerer Balken usw. vorliegen). Für diese Tumorart scheint die Bezeichnung „malignes Epitheliom des Ziliarkörpers" zutreffend und ausreichend.

Das Ziliar- wie das Pigmentepithel zeichnet sich durch eine besonders starke Neigung zur Proliferation aus, die sich nicht nur bei entzündlichen und senilen degenerativen Vorgängen in Form atypischer Epithelwucherungen und exzessiv regenerativer Hyperplasien ausspricht, sondern auch zu einer biologischen Selbständigkeit dieser Zellen führen kann, die sich z. B. in der Wanderung von Pigmentepithelien bis in den Optikusstamm hinein (GINSBERG) und sogar in der Entwicklung maligner Tumoren äußert.

Nach dem bisher vorliegenden Material können wir also zusammenfassend sagen:

Maligne epitheliale Tumoren des Ziliarkörpers können sowohl vom pigmentierten wie vom unpigmentierten Epithel ausgehen. Sie sind teils bei Kindern in sonst gesunden Augen auf Grund embryonaler Anlagen entstanden — bisher immer unpigmentiert —, teils haben sie sich bei Erwachsenen und zwar hier meistens auf dem Boden chronisch entzündlicher Veränderungen entwickelt. Die Wucherung zeigt sich teils in Form von Balken oder Schläuchen, teils von Membranen oder auch von ungeordneten Zellhaufen. Die Bösartigkeit zeigt sich in infiltrierendem und destruierendem Wachstum, in regionären, und, wie bei MÄRTENS, entfernteren Metastasen (der Fall GRIFFITH mit dem unsicheren Ausgangspunkt bleibe hier unberücksichtigt). Ob die Seltenheit der bisher nur bei VELHAGEN beobachteten Perforation der Bulbuskapsel auf die Langsamkeit des Wachstums oder auf die frühzeitige Enukleation zurückzuführen ist, mag dahingestellt bleiben. Vorstadien des Durchbruchs in Gestalt skleraler Tumorinfiltration wurden mehrfach festgestellt.

Von sonstigen primären Tumoren der Uvea wären nur noch zwei Unika zu erwähnen.

Ein zwischen Aderhaut und Retina gelegenes D e r m o i d hat (nach LAGRANGE) FOLLIN 1861 in dem bis auf Katarakt gesunden Auge einer 70 jährigen Frau gefunden. Die der Aderhaut zugekehrte Seite der Geschwulst war höckrig und trug ein mehrschichtiges Epithel mit Haaren und Haarbälgen, dann folgte fibrilläres, schließlich derbes, Fettzellen enthaltendes Bindegewebe.

Eine Geschwulst von alveolarsarkomähnlichem Aussehen, die als M y e l o m angesprochen wurde, beschrieb STOCK. Die Geschwulst fand sich in einem nach Ablatio retinae degenerierten Auge eines 54 jährigen sonst anscheinend gesunden Mannes, saß der Sklera in der Umgebung der Papille und dieser selbst auf und reichte, bei 15 mm Länge und 12 mm Breite fast bis an die Linse heran. Tumorzellen waren an Gefäßen entlang in die Sklera und die umgebende Aderhaut eingedrungen. Die Geschwulst war sehr blutreich, die Bluträume hatten nur zum Teil eigene Wandung. Es fanden sich Blutungen und Nekrosen. Die Zusammensetzung schildert STOCK, indem er aus der STERNBERGschen Darstellung des

Myeloms zitiert: Zellnester, in weitmaschige Grundsubstanz eingelagert, Zellen mit relativ breitem Protoplasma, Kerne ziemlich groß, rund oder oval, blaß färbbar mit zahlreichen Kernkörperchen, die oft ähnlich wie in Plasmazellen angeordnet sind. Zellen, die Hämoglobin oder Vorstufen davon enthielten, waren färberisch nicht nachweisbar.

Stock nimmt an, daß in dem degenerierten Auge eine Knochenplatte mit Knochenmark sich gebildet habe und daß aus den Knochenmarkzellen die Geschwulst hervorgegangen sei. Ein großer Teil des früher vorhanden gewesenen Knochens sei jedenfalls durch den Tumor wieder resorbiert worden.

b) Metastatische Geschwülste der Uvea.

Metastatische Tumoren des Auges sind im ganzen selten, die Uvea ist dabei von allen Teilen des Bulbus noch am häufigsten ergriffen. Die Augenmetastase kann die erste sichtbare Metastase des Primärtumors sein, oder aber sie ist nur Teilerscheinung der allgemeinen Aussaat. Besonders häufig sind dann gleichzeitig Hirnmetastasen vorhanden, was ja bei dem Ursprung der Art. ophthalmica aus dem Stromgebiet der Carotis interna ohne weiteres verständlich ist.

Metastatische Sarkome der Uvea gehören zu den allergrößten Seltenheiten, entsprechend dem Virchowschen Satz, daß Organe, die Prädilektionsstellen für die Entwicklung bestimmter primärer Geschwulstarten abgeben, nur ausnahmsweise von derselben Geschwulstart metastatisch ergriffen werden.

Bisher sind nur wenige Fälle bekannt geworden. Von diesen ist der Fall Pflüger (ausgebreitete allgemeine Metastasenbildung nach einem pigmentierten Naevustumor nur klinisch beobachtet. Brömser untersuchte ein Melanosarkom der Aderhaut, das sich ein Jahr, nachdem ein rasch gewachsener Naevus pigmentosus der Wange durch Ligatur entfernt worden war, auf dem gleichseitigen Auge bemerkbar gemacht hatte. Der Naevus war nicht mikroskopisch untersucht worden. Ein Rezidiv war nach mehreren Jahren nicht eingetreten. Brömser hielt das Aderhautsarkom für metastatisch, ebenso Leber, während Fuchs dieser Auffassung skeptisch gegenüber steht.

Neese beschrieb ein Aderhautsarkom bei Brusttumor. Letzterer wird als Cystosarcoma proliferans phyllodes bezeichnet, die Aderhautgeschwulst als Alveolarsarkom mit Rund- und Spindelzellen. Wegen des verschiedenen Baues hielt der Verfasser die beiden Tumoren eher für unabhängig voneinander, doch soll sich Orth für die metastatische Natur der Augengeschwulst ausgesprochen haben, da wohl auch der Brusttumor einige zylinderzelluläre Geschwulstherde enthalten habe (nach v. Michels Jahresbericht 1907, S. 220).

Eindeutig ist der Fall Adamük-Lauber. Ein diffuses Melanosarkom der Lid- und Augapfelbindehaut linkerseits war durch Exenteratio orbitae und Entfernung beider Lider operiert worden. Mikroskopisch zeigte sich, daß das Sarkom nur unbedeutend entlang den Gefäßen in die Sklera eingedrungen war und die oberflächlichen Schichten am Limbus infiltriert hatte. 2½ Jahre nach der Operation bestand diffuse Melanosarkomatose der Haut, Taubheit, Geistesstörung (also Anzeichen von Hirnmetastasen), das rechte Auge war normal. Bald traten dann weitere Metastasen auf, und nach vier Wochen zeigte sich unter iridozyklitischen Erscheinungen ein Melanosarkom am Boden der Vorderkammer, nach kurzer Zeit traten auch Knoten in der Iris auf. Die mikroskopische Untersuchung des rechten Auges ergab ein Melanosarkom des Ziliarkörpers, das vorn in die Vorderkammer, hinten in den prääquatorialen Abschnitt der Aderhaut eingedrungen war und Zellaussaaten im Glaskörper und auf der Retina gemacht hatte.

Ein weiter sichergestellter Fall wurde von ten Doorschaate beschrieben. Nach primärem Melanosarkom des rechten Auges erfolgten Metastasen im ganzen Körper. Es fand sich ein sarkomatös entarteter Naevus unter der linken Brustdrüse, Metastasenbildung im Gehirn, in der Haut und in der Uvea des linken Auges.

Wagenmanns höchst eigenartiger Fall von Beteiligung des Auges bei allgemeiner Melanosarkomatose ist nur klinisch beobachtet. Hier zeigte sich im Verlauf der Metastasenbildung ein Vorderkammertumor, der unter Arsen zurückging. Später traten beiderseits Pigmentbeschläge der Hornhauthinterfläche und pigmentierte Glaskörperflocken auf, die als Tumoraussaat von einer Ziliarkörpermetastase her gedeutet wurden.

Meiggs und de Schweinitz beschrieben ein Rundzellensarkom des Mediastinum mit Metastasen im Gehirn, in beiden Augenhöhlen, Sehnerven und Aderhäuten. Es handelte sich aber hier wohl, wie Wintersteiner bemerkt, um malignes Lymphom.

Auch bei einem nur kurz mitgeteiltem Befund Wieners saß der Primärtumor im Mediastinum, es sollen Sarkommetastasen in beiden Aderhäuten vorhanden gewesen sein.

Sehr bemerkenswert ist der Fall Elschnigs (Arch. f. Ophth. Bd. 117, S. 2. 1926): Bei einer 26jährigen Frau mit Ovarialsarkom zeigte sich ein Iristumor, der, etwa 4 Wochen nach Auftreten der Sehstörung, exstirpiert wurde. Nach einer Woche traten Hirnerscheinungen auf, denen die Patientin, etwa 8 Wochen nachdem der Kammertumor in Erscheinung getreten war, erlag. Die Sektion bestätigte die Diagnose, die Untersuchung des Bulbus ergab, daß hier die Metastase vom Ziliarkörper ausgegangen war.

Häufiger als die von entfernten Organen auf dem Blutwege zustande gekommenen Metastasen sind sekundäre Aderhautsarkome, die durch direkte, kontinuierliche Durchwucherung der Sklera von epibulbären Primärtumoren her entstehen. In der Regel kommt das nur bei solchen Geschwülsten vor, die epibulbär in der Limbusgegend sitzen, wo die anatomischen Verhältnisse ein Hineinwuchern in den Bulbus begünstigen, sehr selten dagegen bei epibulbären Sarkomen am hinteren Augapfelabschnitt. Einen solchen Fall hat A. W. Mulock Houwer beschrieben (Klin. Monatsbl. f. Augenheilk. Bd. 72, S. 99. 1924). Ein taubeneigroßes, wenig pigmentiertes Sarkom saß hinten dem Bulbus auf. In der Aderhaut fanden sich mehrere (bis zu 10) kleine Geschwülstchen und zwar in der Suprachorioidea, nur das größte war bis in die Gefäßschicht vorgedrungen. Von jedem Geschwulstknötchen aus ließen sich Tumorzellstränge durch die Sklera hindurch verfolgen, welche um Nerven herum nach dem epibulbären Tumor hin konvergierend zusammenliefen. Die Bilder sind wohl mit dem Autor so zu deuten, daß Tumorzellen von der extrabulbären Geschwulst her entlang den kurzen Ziliarnerven in die Aderhaut hinein gewuchert sind. Wenn allerdings der Autor meint, daß weiteres Wachstum der kleinen Geschwülstchen zum Bilde eines flächenhaften Tumors geführt hätte und daß vielleicht manche Fälle, die als „Flächensarkom der Aderhaut mit epibulbärem Sekundärtumor" beschrieben sind, ebenso entstanden seien wie sein Fall, so halte ich diese Vermutungen für recht unwahrscheinlich, schon deswegen, weil hier die sekundären Geschwülstchen in der Suprachorioidea saßen.

Ein Unikum stellt der von Wintersteiner mitgeteilte Fall von Aderhautmetastase eines Endothelioms der Optikusscheiden dar.

Neben der Papille saß in der Aderhaut ein miliares Knötchen, welches aus den gleichen großen, konzentrisch gelagerten und alveolär angeordneten Zellen bestand wie der Primärtumor. Mehrere Arterien und Venen in und neben der kleinen Geschwulst waren teilweise oder gänzlich mit Tumormaterial angefüllt.

Karzinommetastasen in der Uvea sind wesentlich häufiger. Etwa 70 Fälle sind veröffentlicht, davon ungefähr ein Viertel doppelseitiger Tumoren (Lit. s. Wintersteiner bis 1904, spätere bei Krukenberg, Ullmann, Wolfrum, Steicheler).

Die erste Beobachtung stammt von Perls aus dem Jahre 1872.

Primäres Lungenkarzinom mit Metastasen in vielen Organen, auch im Gehirn und in beiden Aderhäuten. In der rechten Chorioidea fanden sich mehrere kleine Tumoren, links war die Aderhaut schalenförmig verdickt, die Retina abgelöst. Die kleinsten Knötchen bildeten nur eine Verdickung der Choriokapillaris, am Rande der krebsigen Teile waren die Kapillaren mit Krebszellen gefüllt. Das Uvealkarzinom wäre also auf Kapillarembolien zurückzuführen, die Verstopfung der Gefäße am Rande der Herde führe wahrscheinlich durch Vermehrung der Zellen unter Schwund der Kapillarwand und Zusammenfließen der Krebsschläuche zu den größeren sichtbaren Knoten im Stroma.

Der Primärtumor sitzt meistens in der Mamma dann folgt der Häufigkeit nach Magen und Lunge, der Rest verteilt sich auf Leber, Mediastinum, Thyreoidea, Nebenniere, Prostata. Krukenberg gibt folgende Zahlen: Mamma 65%, Lunge 10%, vereinzelt Magen, Leber, Schilddrüse, Prostata (Greenwood). Ullmann fand bei 61 Fällen als Primärsitz: Mamma 38 Fälle, Magendarm 9,

Lunge 6, Leber 3, Schilddrüse 2, Mediastinum 2, Nebenniere 1 (Bentzen). Wie selten im ganzen auch die Karzinommetastasen im Auge sind, zeigt sich darin, daß Török und Wittelsdörfer unter 366 Brustkrebsen nur einen, Paquet unter 733 keinen Fall mit Augenmetastasen fanden.

Eine Erklärung der offenbaren Prädisposition der Aderhaut für Brustkrebsmetastasen steht noch aus. Man nimmt an, daß die Aderhaut besonders günstige Lebensbedingungen für die Entwicklung der metastatisch verschleppten Krebszellen biete. Steicheler weist darauf hin, daß die Lebensdauer bei Mammakarzinom eine längere sei als bei Primärkrebs lebenswichtiger Organe, daß daher mehr Zeit zu allgemeiner Metastasierung gegeben sei.

Sezierte Fälle von Uvealkarzinom zeigen zwar meist auch Metastasen in anderen Organen, aber doch in der Regel nicht in solcher Masse wie das bei allgemeiner Überschwemmung des Organismus mit Krebsmaterial zu erwarten wäre. Man muß annehmen, daß die Uvea einen besonders günstigen Nährboden für die Brustkrebsmetastasen darstellt (lockerer Bau, Gefäßreichtum Perls, Lagrange) oder man muß daran denken, daß Metastasen in anderen Organen viel leichter übersehen werden, als im Auge, wo sie sehr frühzeitig Störungen machen, worauf unter anderen auch Paul hinweist.

Die Uvealmetastasen kommen auf dem Blutwege zustande. Geschwulstemboli in Ziliararterien sind öfter nachgewiesen worden. Für die größere Häufigkeit der linken Seite gegenüber der rechten (26 : 15, bei 12 doppelseitigen Metastasen nach Ullmann) kommt der direkte Abgang der linken Karotis aus der Aorta in Betracht. Da die Arteria ophthalmica rechtwinklig aus der Karotis entspringt, so gehen die Geschwulstemboli meist an ihr vorbei ins Gehirn, in dem bei sezierten Fällen immer gleichfalls Metastasen gefunden wurden (Steicheler).

Die Metastasierung im zweiten Auge, die in etwa $^1/_4$ der Fälle beobachtet worden ist, kann ihren Ausgangspunkt vom Optikus oder der Orbita der zuerst befallenen Seite nehmen und auf der Bahn der Sehnerven bzw. ihrer Scheiden vor sich gehen (Uhthoff). Doch muß man schon aus dem klinischen Verhalten des zweiten Auges (Fehlen der Protrusio bulbi und der Papillenveränderungen) den Schluß ziehen, daß dieses Verhalten, das auch anatomisch nur ausnahmsweise nachgewiesen ist, nicht die Regel bildet, sondern daß in der Regel eine neue Keimverschleppung auf dem Blutwege, vielleicht nicht vom Primärtumor sondern vom Gehirn aus, stattgefunden hat.

Die Aderhautmetastase tritt überhaupt erst im Endstadium des Leidens ein, in einer Periode in der allgemeine Metastasenbildung mit größter Wahrscheinlichkeit anzunehmen ist. Dementsprechend ist die Lebensdauer nach Erkrankung auch nur eines Auges nur noch eine kurze und pflegt wenige Monate nicht zu überschreiten.

Die Uvealmetastase erfolgt fast immer auf dem Wege der hinteren kurzen Ziliararterien. Nur ganz ausnahmsweise kommen die vorderen Ziliargefäße in Frage, so daß isolierte Metastasen im Ziliarkörper und in der Iris ohne Beteiligung der Aderhaut sehr selten sind (Cutler, Proctor und Verhoeff, Uhthoff, Briehn, Paul), was sich aus der größeren Zahl und Kürze der hinteren kurzen Ziliararterien ohne weiteres erklärt. Die Krebszellen gelangen aus den Ziliararterien in die Kapillaris, wo man sie, ebenso wie in den Arterien, gelegentlich findet, sie scheinen aber meist erst in den Venen weiter zu wuchern. Sie durchbrechen dann die Gefäßwandung und wuchern perivaskulär in den (nach Wolfrum allerdings hypothetischen) Lymphbahnen und im Stroma weiter, wobei sie dann wieder häufig in Gefäße, Arterien und Venen, einbrechen können. Die Geschwulst ist in der Regel flach, schalenförmig, sitzt meist im hinteren Bulbusabschnitt und hört gewöhnlich, allmählich an Dicke abnehmend, vor dem Äquator auf. Die Höhe des Tumors beträgt in der Regel höchstens 2 mm, stärkere Prominenz ist sehr selten. Eine Ausnahme bildet der Fall KRUKENBERGs, bei dem der Tumor $^2/_3$ des Bulbusraumes ausfüllte. Der Autor führt aber dies Verhalten auf die sehr hochgradige hydropische Quellung des Geschwulststromas zurück.

Die Glasmembran bleibt meist lange unversehrt oder zeigt sich nur stellenweise

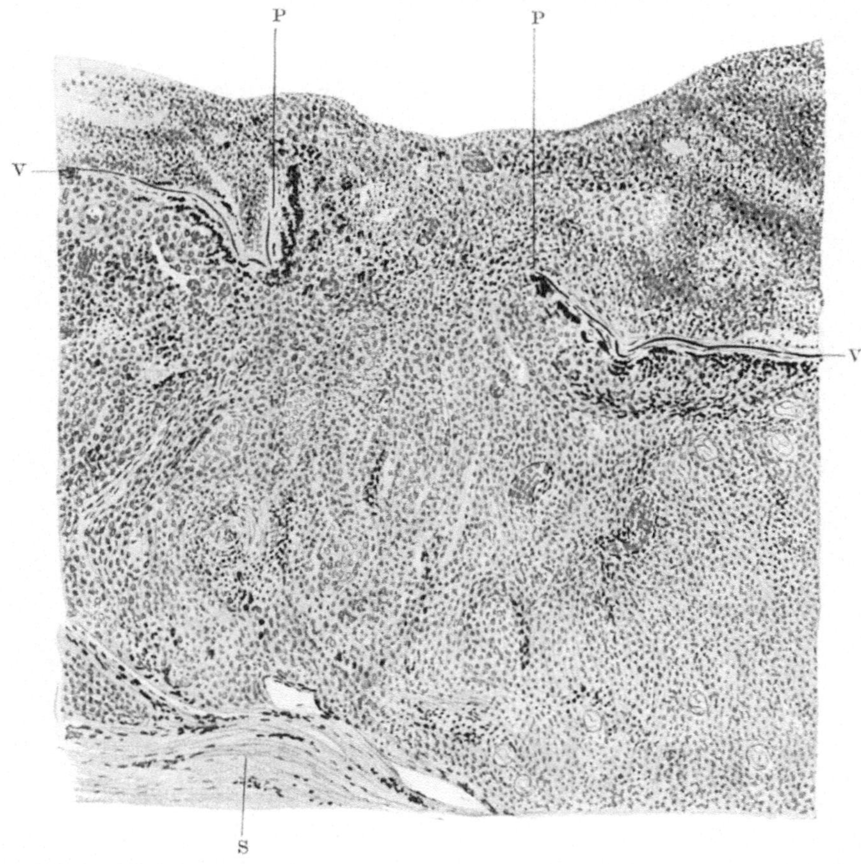

Abb. 103. Metastatisches Aderhautkarzinom nach primärem Magenkrebs. Häm.-Eos. S Sklera. V Vitrea chorioideae. PP Ränder der Durchbruchsöffnung. V = 62.

von einzelnen Tumorzellen durchbrochen, doch kommt auch wie beim Sarkom richtiger Durchbruch der Geschwulst in den subretinalen Raum vor (Abb. 103).

Beim weiteren Wachstum verhält sich die Geschwulst genau wie ein primärer Aderhauttumor, sie kann Netzhautablösung, Glaukom, Entzündung hervorrufen — letzteres durch Nekrosen (s. u.) — in Sehnerv und Sklera eindringen, nach außen perforieren usw. Besonders bemerkenswert ist aber, daß das Aderhautkarzinom relativ häufig Dissemination im Bulbus macht. Man findet nicht nur in der Aderhaut selbst einzelne Knötchen ohne Zusammenhang mit dem Haupttumor, durch normale oder atrophische Gewebsstreifen von diesem getrennt, sondern auch im Ziliarkörper, sogar in der Iris (ABELSDORFF, EWING, LAGRANGE u. a.). MICHEL beschrieb ein zwischen zwei Ziliarfortsätzen sitzendes

Knötchen, das er als freie Metastase des Aderhautkarzinoms in dem betreffenden Auge ansprach; doch ist hier wohl eher eine einfache Epithelhyperplasie anzunehmen (Ginsberg, Wintersteiner).

Das Karzinom gibt fast immer den Bau des Primärtumors wieder, zeigt sich daher bei Brustkrebs meist als Medullarkarzinom, bei Schleimhautkrebs oft als Adenokarzinom. Besonders interessant ist ein Fall von Bock (Virchows Arch. Bd. 91. 1883): Ein Adenom der Leber hatte Metastasen in Haut, Muskulatur Arachnoidea, Lunge, Orbita und Aderhaut. In letzterer saß ein bohnengroßer, auf dem Durchschnitt tief serpentingrün gefärbter Tumor, dessen große, polygonale oder auch mehr zylindrische, in Schläuchen angeordnete Zellen vielfach Leberzellen glichen. Im Lumén der Schläuche fand sich grüne Galle, chemisch

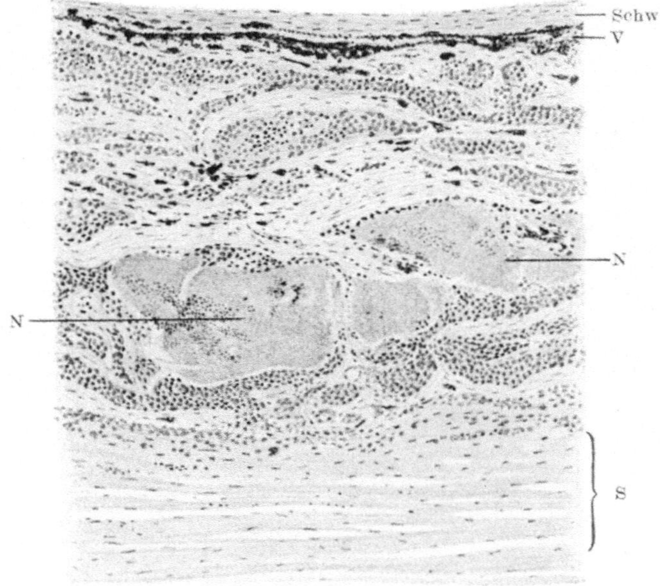

Abb. 104. Metastatisches Aderhautkarzinom nach primärem Mammakrebs. v. Gieson. S Sklera. N Nekrosen. V Vitrea. Schw Schwartiges Bindegewebe. V = 62.

wurde Biliverdin nachgewiesen. Während die Geschwülste der Leber und der Muskulatur stark verfettet waren, glichen die in Arachnoidea und Lunge der Aderhautmetastase.

Die Umwucherung der Gefäße und die Arrosion derselben durch die Tumorzellen hat Blutungen in der Geschwulst und in der Umgebung zur Folge, die bei einigermaßen entwickelten Geschwülsten wohl regelmäßig festzustellen sind. Auch die besonders bei den medullären und szirrhösen Krebsen ausnahmslos vorhandenen Nekrosen (Abb. 104), die sowohl Geschwulstzellen als Stroma betreffen können, sind wesentlich auf die durch Abknickung und Arrosion von Gefäßen bedingten Zirkulationsstörungen zurückzuführen und als ischämische aufzufassen. Es wird außerdem geltend gemacht, daß für die Neubildung zur Ernährung ausreichender Gefäßbahnen, wie sie bei den rasch wachsenden metastatischen Geschwülsten erforderlich sind, in der geschlossenen Bulbuskapsel die Verhältnisse besonders ungünstig liegen. Die Nekrosen kommen schon in verhältnismäßig jungen Tumoren vor (Uhthoff). Sie zeigen meist keinen allmählichen Übergang gegen das lebensfähige Krebsgewebe, sondern sind in der Regel gegen dieses ziemlich gut abgegrenzt, was wohl so zu deuten ist, daß die nekrotischen Teile wieder von jungem Krebsgewebe umwachsen werden. —

Auch bei Hypernephrom sind Aderhautmetastasen beobachtet worden. Ich fand in einem Fall mit Hirnmetastasen zufällig in der Aderhaut des einen mikroskopisch untersuchten Auges die Kapillaren und Übergangsgefäße einer Stelle mit Tumorzellen vollgestopft. Außerdem war eine geringe extravaskuläre Tumorbildung festzustellen, die sich histologisch wie ein Karzinom verhielt, aber frei von Nekrosen war.

Geschwulstzellenanhäufung in Blutgefäßen sah neuerdings auch STOCK in seinem Fall von doppelseitigen Uvealmetastasen eines Nebennierentumors

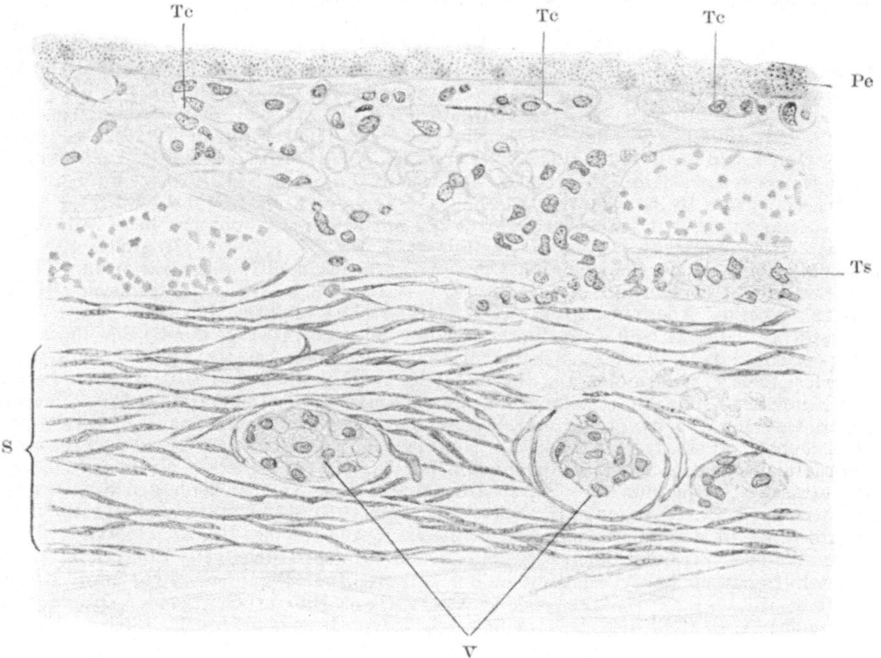

Abb. 105. Metastasen eines Hypernephroms. Häm.-Eos. S Suprachorioidea. V Tumor in Venen. Ts Solider Tumorzapfen im Gewebe. Pe Pigmentepithel. Tc Tumorzellen in Kapillaren. V = 250.

(Med.-naturw. Verein Tübingen, 14. Januar 1927. Ref. Klin. Wochenschr. 1927. Nr. 12, S. 572). Außer Metastasen in der Thyreoidea waren viele Gehirngefäße vollständig mit Geschwulstzellen gefüllt, in Aderhaut und Ziliarkörper beider Augen die Blutgefäße mit Tumorzellen geradezu ausgegossen. Daneben bestand erhebliche reaktive Entzündung.

Literatur.

Lehrbücher.

ALT: Kompendium der normalen und pathologischen Histologie des Augapfels. Wiesbaden 1880. — GREEFF: Die pathologische Anatomie des Auges. Lehrb. d. spez. pathol. Anat. v. ORTH, Ergänzungsband 1, 2. Berlin 1901—1906. — GILBERT: Die Erkrankungen des Uvealtraktus. Handb. d. Augenheilk. v. GRAEFE und SAEMISCH. II. Aufl., II. Teil, Bd. 5, Kap. VI,2. 1922. — GINSBERG: Grundriß der pathologischen Histologie des Auges. S. Karges 1903. — PARSONS: The Pathology of the eye. London 1904.

Die entzündlichen Veränderungen der Uvea.

ALT: Beiträge zur pathologischen Anatomie des Auges. Arch. f. Augenheilk. Bd. 7, S. 381. 1878. — AXENFELD (1): Über mildere und gutartige metastatische Augenentzündungen. Ber. üb. d. 25. Vers. d. ophth. Ges. Heidelberg 1896. S. 282. — AXENFELD (2): Über die eitrige metastatische Ophthalmie usw. v. Graefes Arch. f. Ophth. Bd. 40, 3, S. 1 und Bd. 40, 4, S. 103. 1894. — AXENFELD (3): Die Bakteriologie in der Augenheilkunde. Jena 1907. — BEHSE: Über den anatomischen Bau des Konus und die Aderhautveränderungen im myopischen Auge. v. Graefes Arch. f. Ophth. Bd. 67, S. 379. 1908. — BRÜCKNER: Zytologische Studien am menschlichen Auge. v. Graefes Arch. f. Ophth. Bd. 100, S. 179. 1919. — CAPAUNER: Das Zustandekommen der Netzhautpigmentierung. Ber. üb. d. 23. Vers. d. ophth. Ges. Heidelberg 1893. S. 45. — CRAMER und SCHULTZE: Beitrag zur Kasuistik und Anatomie der Pseudogliome der Retina. Arch. f. Augenheilk. Bd. 29, S. 288. 1894. — FUCHS, E.: (1) Anatomische Veränderungen bei Entzündung der Aderhaut. v. Graefes Arch. f. Ophth. Bd. 58, S. 391. 1904. — FUCHS, E. (2): Über sympathisierende Entzündung usw. v. Graefes Arch. f. Ophth. Bd. 61, S. 365. 1905. — FUCHS, E. (3): Über chronische endogene Uveitis. v. Graefes Arch. f. Ophth. Bd. 84, S. 201. 1913. — FUCHS, E. (4): Über anatomische Veränderungen bei chronischer endogener Uveitis. v. Graefes Arch. f. Ophth. Bd. 98, S. 122. 1919. — FUCHS, E. (5): Der zentrale schwarze Fleck bei Myopie. Zeitschr. f. Augenheilk. Bd. 5, S. 171. 1901. — FUCHS, E. (6): Ein Fall intraokularer Aktinomykose. v. Graefes Arch. f. Ophth. Bd. 101, S. 24. 1919. — FUCHS, E. (7): Über flächenhafte Wucherung des ziliaren Epithels usw. Klin. Monatsbl. f. Augenheilk. Bd. 64, 1, S. 1. 1920. — FUCHS, E. (8): Über lymphozytäre Infiltration der Aderhaut. v. Graefes Arch. f. Ophth. Bd. 115, S. 584. 1925. — GINSBERG (1): Chronische Iridozyklitis mit echten Lymphfollikeln in Ziliarkörper und Iris. Klin. Monatsbl. f. Augenheilk. Bd. 64, 1, S. 226. 1920. — GINSBERG (2): Über epitheloide Zellen in der entzündeten Uvea als Ausdruck der Gewebsreaktion auf Toxine. v. Graefes Arch. f. Ophth. Bd. 104, S. 36. 1921. — GINSBERG (3): Ein anatomischer Befund bei alter verheilter Aderhautruptur. v. Graefes Arch. f. Ophth. Bd. 44, S. 26. 1897. — GINSBERG (4): Über Retinitis pigmentosa. Klin. Monatsbl. f. Augenheilk. Bd. 46, 2, S. 1. 1908. — GINSBERG (5): Pigmentepithelien im Sehnervenstamm bei Leucosarcoma chorioideae. v. Graefes Arch. f. Ophth. Bd. 68, S. 232. 1908. — GINSBERG und PAUL COHN: Pseudotumor bei einem Kinde. v. Graefes Arch. f. Ophth. Bd. 81, S. 189. 1912. — GOH: Beiträge zur Kenntnis der Augenveränderungen bei septischen Allgemeinerkrankungen. v. Graefes Arch. f. Ophth. Bd. 43, 1, S. 147. 1897. — GREEFF: Befund am Corpus ciliare nach Punktion der vorderen Kammer. Arch. f. Augenheilk. Bd. 28, S. 178. 1894. — GUILLERY: s. unter „Sympathische Ophthalmie". — HESS: Über individuelle Verschiedenheiten des normalen Ziliarkörpers. Arch. f. Augenheilk. Bd. 67, S. 341. 1910. — ISCHREYT: Zirkulation und Druckabnahme in atrophierenden Augen. Arch. f. Augenheilk. Bd. 37, S. 305. 1898. — KOSKE: Welche Veränderungen entstehen nach Einspritzung von Bakterien, Hefen, Schimmelpilzen und Bakteriengiften in die vordere Augenkammer? Arb. a. d. Kaiserl. Gesundheitsamt. Bd. 22, S. 411. 1905. — KRÜCKMANN: Die pathologischen Veränderungen des retinalen Pigmentepithels. v. Graefes Arch. f. Ophth. Bd. 48, S. 237. 1899. — KUHNT: Über einige Altersveränderungen im menschlichen Auge. Ber. üb. d. 13. Vers. d. ophth. Ges. Heidelberg 1881. S. 38. — LEBER: Krankheiten der Netzhaut, in Handb. d. Augenheilk. v. GRAEFE u. SAEMISCH. 2. Aufl. Bd. 7, 1. 1915. — LINDNER: Ein eigenartiger Weg metastatischer Ophthalmie usw. Klin. Monatsbl. f. Augenheilk. Bd. 64, 1, S. 217. 1920. — — MEYER, H.: Über die Entstehung des erworbenen Ektropium uveae. Arch. f. Augenheilk. Bd. 73, S. 16. 1912. — v. MICHEL: Über Iris und Iritis. v. Graefes Arch. f. Ophth. Bd. 27, 2, S. 171. 1881. — MONAUNI: Contributo all istologia dell occhio senile. Arch. di ottalmol. Vol. 26, H. 11/12. 1919. — MÜLLER, L.: Über Veränderungen im Augenhintergrunde bei miliarer Aktinomykose. Klin. Monatsbl. f. Augenheil. Bd. 41, 2, S. 236. 1903. — MURAKAMI: Beitrag zur Kenntnis der pathologischen Anatomie der Chorioretinitis disseminata usw. v. Graefes Arch. f. Ophth. Bd. 53, S. 459. 1902. — PES: Über einen Fall von Knorpelbildung in der Chorioidea. Arch. f. Augenheilk. Bd. 48, S. 309. 1903. — RADOS (1): Experimentelle Untersuchungen über die hämatogene Metastase im Auge. v. Graefes Arch. f. Ophth. Bd. 86, S. 213. 1913. — RADOS: (2) Die Ausscheidung von intravenös injiziertem Karmin und Trypanblau im Auge. v. Graefes Arch. f. Ophth. Bd. 85, S. 381. 1913. — RAUBITSCHEK: Über Iristumoren. Klin. Monatsbl. f. Augenheilk. Bd. 52, 1, S. 683. 1914. — RUMSCHEWITSCH: Über Verknöcherungen und Kalkablagerungen im Auge. Arch. f. Augenheilk. Bd. 48, S. 113. 1903. — SCHIRMER: Die Hypotonie ein konstantes Symptom der Entzündung des Ziliarkörpers. v. Graefes Arch. f. Ophth. Bd. 74, S. 224. 1910. — SCHÖBL (1): Über hyperplastische Entzündungen der Augenhäute. Arch. f. Augenheilk. Bd. 20, S. 98. 1889. — SCHÖBL (2): Beiträge zur pathologischen Anatomie der Panophthalmitis. Arch. f. Augenheilk. Bd. 21, S. 368. 1890. — SCHÖN: Chorioriditis disseminata. Ber. üb. d. 9. Vers. d. ophth. Ges. Heidelberg. Klin. Monatsbl. f. Augenheilk. Bd. 13, S. 410. 1875. — SEELIGSOHN: Hydrophthalmus congenitus mit Knorpelbildung im Inneren des Auges. Arch. f.

Augenheilk. Bd. 32, S. 32. 1905. — Selenkowsky und Woizechowsky: Experimentelles über die endogene Infektion des Auges. Arch. f. Augenheilk. Bd. 47, S. 299. 1903. — Sgrosso (1): Neoformatione di Cartilagine etc. Ann. di ottalmol. Vol. 19, p. 179. 1890. (Nach Ref. in v. Michels Jahresber. 1890. S. 160. — Sgrosso (2): Contributo all' anatomia pathologica delli occhi atrofici etc. Rif. med., Napoli. Vol. 6, p. 848. 1890. Nach Ref. in v. Miches Jahresber. 1890. S. 160.) — Stock: Experimentelle Untersuchungen über Lokalisation endogener Schädlichkeiten besonders infektiöser Natur im Auge usw. Klin. Monatsbl. f. Augenheilk. Bd. 41, 1, S. 81 u. 228. 1903. — Straub (1): Über Hyalitis und genuine Uveitis. Ber. üb. d. 25. Vers. d. ophth. Ges. Heidelberg 1896. S. 10. — Straub (2): Zur Klinik der Hyalitis. Ber. üb. d. Verhandl. d. 9. internat. ophth. Kongr. Utrecht 1899. S. 26. — Straub (3): Über Hyalitis und Zyklitis. v. Graefes Arch. f. Ophth. Bd. 86, S. 1. 1913. — Studer: Über Netzhautpigmentierung nach Resectio opticociliaris beim Menschen. Arch. f. Augenheilk. Bd. 53, S. 206. 1905. — Wagenmann: Experimentelle Untersuchungen über den Einfluß der Zirkulation in den Netz- und Aderhautgefäßen auf die Ernährung des Auges usw. v. Graefes Arch. f. Ophth. Bd. 36, 4, S. 1. 1890. — Wolfrum (1): Über die Struktur der Irisvorderschicht. Ber. üb. d. 42. Vers. d. ophth. Ges. Heidelberg. 1920. S. 14. — Wolfrum (2): Beiträge zur Histologie der Aderhaut beim Menschen und bei den höheren Wirbeltieren. v. Graefes Arch. f. Ophth. Bd. 67, S. 307. 1908. — Woods: Aktion, Nature and Source fo the „uveal poison" of ferment-producing bakteria. Arch. of ophth. Vol. 45, p. 451. 1916. Ref. Klin. Monatsbl. f. Augenheilk. Bd. 64, 1, S. 712. 1920. — Zimmermann: Über Rundzellenherde in der Uvea atrophischer Augen. Zeitschr. f. Augenheilk. Bd. 57, S. 279. 1925.

Lues.

Andersen: Ein histologisch untersuchter Fall von papulös luetischer Iritis. v. Graefes Arch. f. Ophth. Bd. 84, S. 172. 1913. — Baas: Beiträge zur Kenntnis der durch Syphilis am Auge hervorgerufenen Veränderungen. v. Graefes Arch. f. Ophth. Bd. 45, S. 641. 1897. — Bab: Spirochätenbefunde im menschlichen Auge. Dtsch. med. Wochenschr. 1906. S. 1945. — Bénoit: Déscription anatomique d'une gomme de l'iris. Arch. d'opht. Tome 18, p. 189. 1898. — Brixa: Über Gumma des Ziliarkörpers usw. v. Graefes Arch. f. Ophth. Bd. 48, 1, S. 123. 1899. — Brückner: Gummöse Umwandlung des Augapfels. Ber. üb. d. 36. Vers. d. ophth. Ges. Heidelberg 1910. S. 340. — Coppez: Un cas d'iridochorioidite grave etc. Arch. d'opht. Tome 18, p. 376. 1898. — Ewetzky: Das Syphilom des Ziliarkörpers. Berlin: S. Karger 1904. — Fialho: Über eine ausgedehnte luetische Erkrankung des Auges usw. v. Graefes Arch. f. Ophth. Bd. 52, S. 446. 1901. — Filatoff: Der syphilomes du corps ciliaire. Westnik ophthalmol. 1911. p. 7 u. 281. Ref. Arch. d'ophth. Tome 32, p. 770. 1912. — Fuchs (1): Anatomische Miszellen. Iritis syphilitica. v. Graefes Arch. f. Ophth. Bd. 30, 3, S. 139. 1884. — Fuchs (2): Über luetische Chorioiditis. v. Graefes Arch. f. Ophth. Bd. 97, S. 85. 1918. — Greeves: Irisgummi. Transact. of the ophtalm. soc. 1915. — Hanke: Gummen der Iris und des Ziliarkörpers. v. Graefes Arch. f. Ophth. Bd. 48, 2, S. 300. 1899. — Hanssen: Gumma der Aderhaut. Klin. Monatsbl. f. Augenheilk. Bd. 56, 1, S. 66. 1916. — v. Hippel, A.: Fall von gummöser Neubildung in sämtlichen Häuten des Auges. v. Graefes Arch. f. Ophth. Bd. 13, 1, S. 65. 1867. — Igersheimer: Syphilis und Auge. Berlin: Julius Springer 1918. — Ito: Beitrag zur Kenntnis der pathologischen Anatomie bei Retinitis syphilitica hereditaria. Arch. f. Augenheilk. Bd. 73, S. 4. 1912. — Krückmann: Uvea in Axenfelds Jahrbuch der Augenheilkunde. 4. Aufl. Jena 1915. — Kunze: Anatomische Untersuchung eines Falles von Keratitis parenchymatosa e lue hereditaria. v. Graefes Arch. f. Ophth. Bd. 102, S. 205. 1920. — Liebrecht: Iritis gummosa bei Lues hereditaria tarda. Klin. Monatsbl. f. Augenheilk. Bd. 29, S. 184. 1891. — Matsukawa: Über einen Fall von Ziliar- und Sehnervengumma nach Salvarsaninjektion. Klin. Monatsbl. f. Augenheilk. Bd. 51, 2, S. 665. 1913. — v. Michel (1): Über die pathologisch-anatomischen Veränderungen der Blutgefäße des Augapfels bei Syphilis. Zeitschr. f. Augenheilk. Bd. 18, S. 295. 1907. — v. Michel (2): Über Iris und Iritis. v. Graefes Arch. f. Ophth. Bd. 27, 2, S. 171. 1881. — Murakami: Beitrag zur Kenntnis der pathologischen Anatomie der Chorioretinitis disseminata usw. v. Graefes Arch. f. Ophth. Bd. 53, S. 459. 1902. — Nagel: Untersuchung zweier Fälle alter Chorioretinitis specifica. Arch. f. Augenheilk. Bd. 36, S. 369. 1898. — Nettleship: On the pathological changes in syphilitic chorioditis and retinitis. Royal London ophth. hosp. reports. Vol. 11, p. 1. 1886. — Rochon-Duvigneaud: Examen histologique d'une choriorétinite maculaire d'origine hérédo-syphilitique. Arch. d'opht. Tome 15, p. 764. — Ruge: Pathologisch-anatomische Untersuchungen über die sympathische Ophthalmie usw. v. Graefes Arch. f. Ophth. Bd. 57, 3, S. 401. 1904. — Rumbaur: Ein Beitrag zur Histologie der Iritis e lue congenita. Klin. Monatsbl. f. Augenheilk. Bd. 66, S. 61. 1921. — Rumschewitsch: Anatomische Beschreibung eines Falles von selbständigem Gumma der Regenbogenhaut. Klin. Monatsbl. f. Augenheilk. Bd. 41, 1, S. 27. 1903. — Scherl: Gummöse Neubildung der Iris und des Ciliarkörpers.

usw. Arch. f. Augenheilk. Bd. 25, S. 287. 1892. — Schlimpert: Pathologisch-anatomische Befunde an den Augen bei zwei Fällen von Lues congenita. Dtsch. med. Wochenschr. 1906. S. 1972. — Schöbl: Einige Worte über Chorioiditis specifica und tuberculosa. Zentralblatt f. prakt. Augenheilk. 1888. S. 321. — Sidler-Huguenin: Über hereditär-syphilitische Augenhintergrundsveränderungen. Deutschmanns Beitr. z. prakt. Augenheilk. 1902. H. 51. — Stähli: Ein Beitrag zur Anatomie und Pathologie der Lues hereditaria tarda oculi. Arch. f. Augenheilk. Bd. 74, S. 13. 1913. — Stein: Zur pathologischen Anatomie und Differentialdiagnose der Chorioretinitis syphilitica und der Retinitis pigmentosa. v. Graefes Arch. f. Ophth. Bd. 56, S. 463. 1903. — Stock: Über einen Fall von gummöser Geschwulst des Opticus usw. Klin. Monatsbl. f. Augenheilk. Bd. 43, 1, S. 640. 1905. — Tooke: Pathologisch-anatomische Untersuchung einer Gummigeschwulst des Ziliarkörpers. Klin. Monatsbl. f. Augenheilk. Bd. 41, Beilageheft, S. 158. 1903. — Uhthoff (1): Untersuchungen über die bei Syphilis des Zentralnervensystems vorkommenden Augenstörungen. v. Graefes Arch. f. Ophth. Bd. 39, 1, S. 1. 1893. — Uhthoff (2): Ein Fall von Gumma des Uvealtraktus mit Durchbruch usw. Klin. Monatsbl. f. Augenheilk. Bd. 61, 1, S. 20. 1918. — Verhoeff: Ein Fall von Syphilom des Opticus und der Papille mit Spirochätenbefund. Klin. Monatsbl. f. Augenheilk. Bd. 48,2, S. 315. 1910. — Wagner: Zur Kenntnis der anatomischen Veränderungen bei sekundär-luetischen Optikuserkrankungen. Klin. Monatsbl. f. Augenheilk. Bd. 41, 2, S. 1. 1903. — Weekers: Infiltration gommeuse de la conjonctive. Contribution à l'anatomie pathologique des papules de l'iris. Arch. d'opht. Tome 39, p. 600. 1919. Ref. Klin. Monatsbl. f. Augenheilk. Bd. 63, 2, S. 767. 1919.

Tuberkulose.

Axenfeld: Über solitäre Tuberkulose der Aderhaut. Med. Klinik. 1905. Nr. 16. — Bach: Die tuberkulöse Infektion des Auges. Arch. f. Augenheilk. Bd. 28, S. 36. 1894. — Botteri: Beitrag zur pathologischen Anatomie der Ziliartuberkulose der Chorioidea. Klin. Monatsbl. f. Augenheilk. Bd. 47, 1, S. 490. 1909. — Carpenter und Stephenson: Über Tuberkulose der Aderhaut. Ophthalmol. Klinik. Bd. 10, S. 484. 1906. — Cohnheim: Über Tuberkulose der Chorioidea. Virchows Arch. Bd. 39, S. 49. 1867. — Dinkler: Ein Beitrag zur Kenntnis der Miliartuberkulose der Chorioidea. v. Graefes Arch. f. Ophth. Bd. 35, 4, S. 309. 1889. — Gilbert (1): Über tuberkulöse Gefäßhautentzündung. Ber. üb. d. 41. Vers. d. ophth. Ges. Heidelberg 1918. S. 16. — Gilbert (2): Zur Klinik und pathologischen Anatomie der disseminierten Aderhauttuberkulose. Arch. f. Augenheilk. Bd. 84, S. 153. 1919. — Gilbert (3): Über chronische Uveitis und Tuberkulide der Regenbogenhaut. Arch. f. Augenheilk. Bd. 82, S. 179. 1917. — Ginsberg: Zur Kenntnis der chronischen herdförmig disseminierten Aderhauttuberkulose. v. Graefes Arch. f. Ophth. Bd. 73, S. 538. 1910. — Gradenigo: Observation d'irite tuberculeuse. Ann. d'oculist. Tome 64. 1870. — v. Graefe und Leber: Über Aderhauttuberkeln. v. Graefes Arch. f. Ophth. Bd. 14, 1, S. 183. 1868. — Haab: Zur Tuberkulose des Auges. v. Graefes Arch. f. Ophth. Bd. 25, 4, S. 163. 1879. — Hayashi: Über einen bemerkenswerten Fall von Tuberkulose der Aderhaut mit Sektionsbefund usw. Klin. Monatsbl. f. Augenheilk. Bd. 49, 1, S. 274. 1911. — Hirschberg: Über Chorioiditis tuberculosa. Zentralbl. f. prakt. Augenheilk. 1877. S. 17. — v. Hippel: Über tuberkulöse, sympathische und proliferierende Uveitis usw. v. Graefes Arch. f. Ophth. Bd. 92, S. 421. 1917. — v. Hippel (2): Weiterer Beitrag zur Kenntnis seltener tuberkulöser Erkrankungen des Auges. v. Graefes Arch. f. Ophth. Bd. 95, S. 255. 1918. — Lüttge: Panophthalmitis tuberculosa. v. Graefes Arch. f. Ophth. Bd. 55, S. 53. 1903. — Manz: Tuberkulose der Chorioidea. v. Graefes Arch. f. Ophth. Bd. 4, 2, S. 120. 1858 und Bd. 9, 2, S. 133. 1863 — Margulies: Die Miliartuberkulose der Chorioidea usw. Zeitschr. f. klin. Med. Bd. 48, S. 238. 1903. — Natanson: Zwei Fälle von solitärer Tuberkulose des hinteren Augenabschnittes im frühen Kindesalter usw. Klin. Monatsbl. f. Augenheilk. Bd. 48, 1, S. 113. 1910 (Literatur!). — Zur Nedden: Beitrag zur Kenntnis der tuberkulösen Aderhautgeschwulst. Klin. Monatsbl. f. Augenheilk. Bd. 41, 2, S. 351. 1903. — Perls: Beiträge zur Geschwulstlehre. Virchows Arch. Bd. 56, S. 437. 1872. — Schultze S.: Tuberkulöse Iritis mit Keratitis parenchymatosa. Arch. f. Augenheilk. Bd. 33, S. 145. 1896. — Schultz-Zehden: Die chronische herdförmige Chorioretinitis tuberculosa. Zeitschr. f. Augenheilk. Bd. 14, S. 213. 1905. — Stargardt: Über Pseudotuberkulose und gutartige Tuberkulose des Auges usw. v. Graefes Arch. f. Ophth. Bd. 55, S. 469. 1903. — Stock: Tuberkulose als Ätiologie der chronischen Entzündungen des Auges. v. Graefes Arch. f. Ophth. Bd. 66, S. 1. 1907. — Taylor and Thompson: Tubercular tumor of the chorioid. Transact. of the ophth. soc. Vol. 26, p. 98. 1906. — Terrien: Tubercule congloméré de la chorioide. Arch. d'opht. Vol. 32, p. 684. 1912. — Verderame: Anatomischer Beitrag zur Solitärtuberkulose der Papilla nervi optici. Klin. Monatsbl. f. Augenheilk. Bd. 40, 1, S. 401. 1908 (Literatur!) — Wagenmann: Beiträge zur Kenntnis der tuberkulösen Erkrankungen des Sehorgans. v. Graefes Arch. f. Ophth. Bd. 34, 4, S. 145. 1888. — Weiss: Über die Tuberkulose des Auges. v. Graefes Arch. f. Ophth. Bd. 23, 4, S. 57. 1877 (Literatur!).

Pseudotuberkulose.

BAYER: Ein Fall von Raupenhaarophthalmie. Münch. med. Wochenschr. 1900. S. 730. — PAGENSTECHER: Interessante Präparate von Eindringen feiner Raupenhaare usw. Ber. üb. d. 15. Vers. d. ophth. Ges. Heidelberg. 1883. S. 176. — REIS: Über eine eigentümliche Aderhautveränderung nach Ophthalmia nodosa. Arch. f. Augenheilk. Bd. 46, S. 250. 1902. — STARGARDT: Über Pseudotuberkulose usw. v. Graefes Arch. f. Ophth. Bd. 55, S. 469. 1903. — STOCK: Pseudotuberkulose der Iris. Münch. med. Wochenschr. 1901. S. 1229. — TEUTSCHLÄNDER: Über die durch Raupenhaare verursachten Erkrankungen. Arch. f. Augenheilk. Bd. 61, S. 117. 1908. — WAGENMANN: Über pseudotuberkulöse Entzündung der Konjunktiva und Iris durch Raupenhaare. v. Graefes Arch. f. Ophth. Bd. 36, 1, S. 126. 1890.

Lepra.

BORTHEN und LIE: Die Lepra des Auges. Leipzig 1889. — FRANKE und DELBANCO: Zur pathologischen Anatomie der Augenlepra. Bd. 50, S. 380. 1900. — GILBERT: Lepra. In Handb. d. Augenheilk. v. GRAEFE und SAEMISCH. 2. Aufl., Bd. 5, 3. 1922. — STANZIALE: Ulteriori ricerche sulla inoculazione di materiale leproso nella camera anteriore dell' ochio dei conigli. Communicazione fatta alla R. accademica med. chir. Napoli 30. 4. 1911. Ref. Michels Jahreber. 1911. S. 320.

Sympathische Ophthalmie.

ABE: Experimente über die durch Herpesvirus erzeugte sympathische Ophthalmie. v. Graefes Arch. f. Ophth. Bd. 117, S. 375. 1926. — BOTTERI: Idiopathische Iridochorioiditis unter dem Bilde einer sympathisierenden Entzündung. v. Graefes Arch. f. Ophth. Bd. 69, S. 172. 1908. — BROWN: Über eine besondere Art proliferierender Chorioiditis. v. Graefes Arch. f. Ophth. Bd. 82, S. 300. 1912. — DALÉN: Zur Kenntnis der sog. Chorioiditis sympathica. Mitt. a. d. Augenklinik d. Carolin. med.-chirurg. Instituts zu Stockholm. 1904. H. 6, S. 3. — ELSCHNIG (1): Über sympathische Ophthalmie. Münch. med. Wochenschr. 1910. S. 2374. — ELSCHNIG (2): Studien zur sympathischen Ophthalmie. 1. Wirkung von Antigenen vom Augeninnern aus. v. Graefes Arch. f. Ophth. Bd. 75, S. 459. 1910. 2. Die antigene Wirkung des Augenpigments. Ibidem. Bd. 76, S. 509. 1910. 3. Studien zur sympathischen Ophthalmie. Ibidem. Bd. 78, S. 549. 1911. — ELSCHNIG und SALUS: Studien zur sympathischen Ophthalmie. 4. Die antigene Wirkung der Augenpigmente. Ibidem. Bd. 79, S. 428. 1911. — ELSCHNIG: Studien zur sympathischen Ophthalmie. Erwiderung auf v. HIPPELs Kritik. v. Graefes Arch. f. Ophth. Bd. 81, S. 340. 1912. — FUCHS, E. (1): Über sympathisierende Entzündung usw. v. Graefes Arch. f. Ophth. Bd. 61, S. 365. 1905. — FUCHS, E. (2): Über Ophthalmia sympathica. v. Graefes Arch. f. Ophth. Bd. 70, S. 465. 1909. — FUCHS, A.: Über die Fortleitung der sympathisierenden Entzündung in den Sehnerven. Zeitschr. f. Augenheilk. Bd. 56, S. 275. 1925. — GILBERT: Untersuchungen über die Ätiologie und pathologische Anatomie der schleichenden traumatischen intraokularen Entzündungen, sowie über die Pathogenese der sympathischen Ophthalmie. v. Graefes Arch. f. Ophth. Bd. 77, S. 199. 1910. — GRÜTER: Der Verbreitungsmodus des Herpesvirus im Tierkörper und seine Bedeutung für das Problem der sympathischen Ophthalmie. Arch. f. Augenheilk. Bd. 95. 1925. — GUILLERY (1): Über experimentelle sympathisierende Entzündung. Klin. Monatsbl. f. Augenheilk. Bd. 49, 2, S. 49. 1911. — GUILLERY (2): Über Fermentwirkungen am Auge und ihre Beziehungen zur sympathischen Ophthalmie. Arch. f. Augenheilk. Bd. 68, 3, S. 242. 1911. — GUILLERY (3): Über Fermentwirkungen am Auge usw. II. Arch. f. Augenheilk. Bd. 72, S. 99. 1912. — GUILLERY (4): Über Fermentwirkungen am Auge usw. III. Arch. f. Augenheilk. Bd. 74, S. 132. 1913. — GUILLERY (5): Über toxische tuberkuloide Strukturen. Zeitschr. f. Tuberkulose. Bd. 38, S. 1. 1923. — GUILLERY (6): Experimentelle Sympathisierung des Kaninchenauges. Arch. f. Augenheilk. Bd. 94. 1924. — GUILLERY (7): Die sympathische Ophthalmie, eine tuberkuloide Erkrankung. Münch. med. Wochenschr. Bd. 72, S. 298. 1925. — v. HIPPEL: Über tuberkulöse, sympathische und proliferierende Uveitis usw. v. Graefes Arch. f. Ophth. Bd. 92, S. 421. 1917. — KITAMURA: Beiträge zur Kenntnis der sympathischen und sympathisierenden Entzündung. Klin. Monatsbl. f. Augenheilk. Bd. 45, 2, S. 207. 1907. — KÜMMELL: Grenzfälle der sympathischen Ophthalmie. v. Graefes Arch. f. Ophth. Bd. 86, S. 143. 1920. — LENZ: Zur Histologie und Pathogenese der sympathischen Ophthalmie. Klin. Monatsbl. f. Augenheilk. Bd. 45, 2, S. 220. 1907. — MARCHESANI: Beiträge zur sympathischen Ophthalmie. Zeitschr. f. Augenheilk. Bd. 57, S. 44. 1925. — MELLER (1): Zur Frage einer spontanen sympathisierenden Entzündung. Zeitschr. f. Augenheilk. Bd. 30, S. 379. 1913. — MELLER (2): Über Fälle von sympathischer Ophthalmie ohne charakteristischen Befund. v. Graefes Arch. f. Ophth. Bd. 88, S. 282. 1914. — MELLER (3): Über den histologischen Befund in sympathisierenden Augen bei Ausbruch der sympathischen Ophthalmie nach der Enukleation. v. Graefes Arch. f. Ophth. Bd. 89,

S. 39. 1914. — Meller (4): Über Nekrose bei sympathisierender Entzündung. Ibidem.
S. 248. — Meller (5): Sympathisierende Entzündung ohne Erkrankung des zweiten Auges.
Ibidem. S. 427. — Meller (6): Zur Histologie der Ophthalmia sympathica. Ibidem. S. 437.
— Pöllot: Ein Fall von sympathischer Ophthalmie mit Untersuchung beider Augen.
v. Graefes Arch. f. Ophth. Bd. 81, S. 264. 1912. — Reis: Flächensarkom der Aderhaut
und sympathisierende Entzündung. Ber. üb. d. 34. Vers. d. ophth. Ges. Heidelberg. 1907.
S. 313. — Ruge (1): Pathologisch-anatomische Untersuchungen über die sympathische
Ophthalmie usw. v. Graefes Arch. f. Ophth. Bd. 57, 3, S. 401. 1904. — Ruge (2): Kritische
Bemerkungen über die histologische Diagnose der sympathischen Ophthalmie nach Fuchs.
v. Graefes Arch. f. Ophth. Bd. 65, S. 135. 1906. — v. Szily (1): Experimentelle endogene
Infektionsübertragung von Bulbus zu Bulbus usw. Klin. Monatsbl. f. Augenheilk. Bd. 72,
S. 593. 1924. — v. Szily (2): Neue Wege zur experimentellen Erforschung der sympathi-
schen Ophthalmie. Dtsch. med. Wochenschr. 1926. Nr. 38, S. 1598. — Wagenmann: Über
den mikroskopischen Befund eines Falles von sympathischer Ophthalmie usw. v. Graefes
Arch. f. Ophth. Bd. 74, S. 489. 1910. — Weigelin: Zur Frage der pathologisch-anatomischen
Diagnosenstellung der sympathischen Ophthalmie. v. Graefes Arch. f. Ophth. Bd. 75,
S. 411. 1910.

Angiosklerose.

Ammann: Ein Fall von Retinitis circinata usw. Arch. f. Augenheilk. Bd. 7, S. 381.
1878. — Attias: Über Altersveränderungen des menschlichen Auges. v. Graefes Arch. f.
Ophth. Bd. 81, S. 405. 1912. — Ewetzky: Zur Pathologie der Retinitis albuminurica.
Klin. Monatsbl. f. Augenheilk. Bd. 36, 1, S. 381. 1898. — Garnier: Einiges über die End-
arteriitis der Augengefäße. Zentralbl. f. prakt. Augenheilk. 1892. S. 9. — Ginsberg: Über das
Vorkommen lipoider Substanzen im Bulbus usw. v. Graefes Arch. f. Ophth. Bd. 82, S. 1.
1912. — Hofmann: Ein Beitrag zur Kenntnis der Gefäßveränderungen im Auge bei
chronischer Nephritis. Arch. f. Augenheilk. Bd. 44, S. 339. 1902. — Kerschbaumer:
Über Altersveränderungen der Uvea. v. Graefes Arch. f. Ophth. Bd. 38, 1, S. 127. 1892.
— Krückmann: Über Netzhautdegeneration, insbesondere im Anschluß an Arteriosklerose.
Ber. üb. d. 33. Vers. d. ophth. Ges. Heidelberg. 1906. S. 65. — Kümmell: Untersuchungen
über das hämorrhagische Glaukom. v. Graefes Arch. f. Ophth. Bd. 72, S. 133. 1905. —
Leber: Über Amyloid der Bindehaut. v. Graefes Arch. f. Ophth. Bd. 19, 1, S. 187. 1873.
— v. Michel: Über das Vorkommen von Amyloid am Augapfel und an den Augengefäßen.
Zeitschr. f. Augenheilk. Bd. 15, S. 13. 1906. — Müller, H.: Gesammelte und hinterlassene
Schriften. Leipzig 1872. — Oeller: Über hyaline Gefäßdegeneration als Ursache einer
Amblyopia saturnina. Virchwos Arch. Bd. 86, S. 329. 1881. — Schmidt, M. B.: Über die
Beteiligung des Auges an der allgemeinen Amyloiddegeneration. Zentralbl. f. pathol. Anat.
u. allg. Pathol. Bd. 16, S. 49. 1905. — Siegrist: (1) Über eine wenig bekannte Form von
Netzhauterkrankung infolge von Zirkulationsstörungen. Ber. üb. d. 25. Verd. d. ophth.
Ges. Heidelberg. 1896. S. 83. — Siegrist (2): Beitrag zur Kenntnis der Arteriosklerose
der Augengefäße. Ber. üb. d. Verhandl. d. 9. internat. ophth. Kongresses. Utrecht 1899.
S. 36.

Drusen.

de Bono: Ricerche sulle alterazione dell' epitelio retinico e specialmente sulla formazione delle cosi dette „glandule corioideali" o „corpi vitrei". Ann. di ottalmol. Vol. 20,
p. 329. 1891. — Coats: The structure of the membrane of Bruch and its relations to the
formation of colloid excrescences. Ophth. Hosp. reports. Vol. 16, 2, p. 164. 1908. — Hanssen:
Zur Frage der Glashautdrusen der Aderhaut. Klin. Monatsbl. f. Augenheilk. Bd. 58, 1,
S. 249. 1917. — Liebreich: Histologisch-ophthalmologische Notizen. v. Graefes Arch. f.
Ophth. Bd. 4, 2, S. 286 (290). 1858. — Meyer, Adolf: Zur Entstehung der geschichteten
Drusen der Lamina vitrea chorioideae. v. Graefes Arch. f. Ophth. Bd. 23, 4, S. 159. 1877.
— Müller, H.: Gesammelte und hinterlassene Schriften. Leipzig 1872. — Pes: Die glasigen
Körper und Papillarbildungen der Chorioidea. v. Graefes Arch. f. Ophth. Bd. 59, S. 472.
1904 (italienische Literatur!). — Rumschewitsch: Zur pathologischen Anatomie der sog.
Drusen der Glaslamelle der Aderhaut. Klin. Monatsbl. f. Augenheilk. Bd. 42, 2, S. 358.
1904. — Salzmann: Anatomie und Histologie des menschlichen Augapfels usw. Wien
1912. — Schieck: Zur Genese der sog. Drusen der Glaslamelle. Ber. üb. d. 31. Vers. d.
ophth. Ges. Heidelberg 1903. S. 320. — Schreiber: Über Drusenbildung nach experimenteller Ziliararteriendurchschneidung beim Kaninchen. Ber. üb. d. 33. Vers. d. ophth,
Ges. Heidelberg 1906. S. 286. — Sgrosso: Contributo all' anatomia pathologica delli occhi
atrofici, con speciale reguardo della degenerazione ialina dell' epitelio pigmentato etc. Rif.
med. Vol. 6, p. 848. Napoli 1890. Ref. v. Michels Jahresber. 1890. S. 160. — Silva: Über
Drusen der Chorioidea und der Retina. Klin. Monatsbl. f. Augenheilk. Bd. 49, 2, S. 379.
1911.

Senile Veränderungen des Stroma und des Epithels.

ALT: Compendium. — ATTIAS: Über Altersveränderungen des menschlichen Auges. v. Graefes Arch. f. Ophth. Bd. 81, S. 405. 1912. — FUCHS: Wucherungen und Geschwülste des Ziliarepithels. v. Graefes Arch. f. Ophth. Bd. 68, S. 534. 1908. — HANKE: Zur Kenntnis der intraokularen Tumoren. v. Graefes Arch. f. Ophth. Bd. 47, 3, S. 463. 1899. — KERSCH-BAUMER: Über Altersveränderungen der Uvea. v. Graefes Arch. f. Ophth. Bd. 38, 1, S. 127. 1892. — KUHNT: Über einige Altersveränderungen im menschlichen Auge. Ber. üb. d. 13. Vers. d. ophth. Ges. Heidelberg 1881. S. 38. — MONAUNI: Contributo all' istologia dell ochio senile. Arch. di ottalmol. Vol. 26, H. 11/12. 1919. — MÜLLER, H.: Gesammelte und hinterlassene Schriften. Leipzig 1872. — SALZMANN: Anatomie und Histologie des menschlichen Augapfels usw. Wien 1912.

Leukämie.

KAMBE: Über Stauungspapille bei Leukämie und Gelbfärbung des Augenhintergrundes durch ein Lymphom der Chorioidea. Klin. Monatsbl. f. Augenheilk. Bd. 52, 1, S. 79. 1914. — KOYANAGI: Über eine leukämische Erkrankung in der Retina. Americ. journ. of ophth. 1917. p. 203. Ref. Klin. Monatsbl. f. Augenheilk. Bd. 60, S. 127. 1918. — KÜMMELL: Über leukämische Augenveränderungen. v. Graefes Arch. f. Ophth. Bd. 95, S. 105. 1918 (Literatur!). — MELLER (1): Die lymphomatösen Geschwulstbildungen in der Orbita und im Auge. v. Graefes Arch. f. Ophth. Bd. 62, S. 130. 1906. — MELLER (2): Weitere Mitteilungen über lymphomatöse Geschwulstbildungen usw. Klin. Monatsbl. f. Augenheilk. Bd. 45, S. 491. 1907. — ROTH: Ein Fall von Retinitis leucaemica. Virchows Arch. Bd. 49, S. 441. 1870. — SCHULTZ-ZEHDEN: Die Augenhintergrundsveränderungen bei Leukämie usw. Med. Klinik. 1907. S. 603. — SCHULTZE: Ein Beitrag zur Kenntnis der akuten Leukämie. Zieglers Beitr. z. pathol. Anat. u. allg. Pathol. Bd. 39, S. 258. 1906. — STOCK: Über Augenveränderungen bei Leukämie und Pseudoleukämie. Klin. Monatsbl. f. Augenheilk. Bd. 44, 1, S. 326. 1906. — VERDERAME: Über Augenveränderungen bei der akuten und der chronischen Leukämie. Virchows Arch. Bd. 200, S. 667. 1910.

Diabetes.

BEST: Über Glykogen, insbesondere seine Bedeutung bei Entzündung und Eiterung. Zieglers Beitr. z. pathol. Anat. u. allg. Pathol. Bd. 33, S. 585. 1903. — DEUTSCHMANN: Pathologisch-anatomische Untersuchungen einiger Augen von Diabetikern usw. v. Graefes Arch. f. Ophth. Bd. 33, 2, S. 229. 1887. — HOFFMANN: Über Erkrankungen der Nerven des Auges bei Diabetes mellitus. Arch. f. Augenheilk. Bd. 73, S. 261. 1912. — KAMOCKI (1): Pathologisch-anatomische Untersuchungen von Augen diabetischer Individuen. Arch. f. Augenheilk. Bd. 17, S. 247. 1887. — KAMOCKI (2): Weitere pathologisch-anatomische Mitteilung zur Kenntnis diabetischer Augenerkrankungen. Arch. f. Augenheilk. Bd. 25, S. 209. 1892. — REIS: Zur Kenntnis eines bisher kaum beschriebenen Augenspiegelbildes bei Lipämie infolge schweren Diabetes usw. v. Graefes Arch. f. Ophth. Bd. 55, S. 437. 1903.

Leberleiden.

BAAS: Über eine Ophthalmia hepatica. v. Graefes Arch. f. Ophth. Bd. 40, 5, S. 212. 1894. — DOLGANOFF: Über die Veränderungen des Auges nach Ligatur der Gallenblase. Arch. f. Augenheilk. Bd. 34, S. 196. 1887. — HORI: Zur Anatomie einer Ophthalmia hepatica. Arch. f. Augenheilk. Bd. 31, S. 393. 1895. — KOYANAGI: Über die pathologisch-anatomischen Veränderungen des retinalen Pigmentepithels bei Cirrhosis hepatis usw. Klin. Monatsbl. f. Augenheilk. Bd. 64, S. 836. 1920. — PURTSCHER: Beitrag zur Kenntnis der Ophthalmia hepatica. v. Graefes Arch. f. Ophth. Bd. 50, S. 83. 1900.

Nephritis (s. auch unter Angiosklerose. S. 572).

HERZOG CARL THEODOR: Ein Beitrag zur pathologischen Anatomie des Auges bei Nierenleiden. Wiesbaden 1887. — EWETZKY: Zur Pathologie der Retinitis albuminurica. Klin. Monatsbl. f. Augenheilk. Bd. 36, 1, S. 381. 1898. — GINSBERG: Über das Vorkommen lipoider Substanzen im Bulbus usw. v. Graefes Arch. f. Ophth. Bd. 82, S. 1. 1912. — HOFMANN: Ein Beitrag zur Kenntnis der Gefäßveränderungen im Auge bei chronischer Nephritis. Arch. f. Augenheilk. Bd. 44, S. 339. 1902. — LAUBER und ADAMÜK: Über das Vorkommen von doppelbrechendem Lipoid in der Netzhaut usw. v. Graefes Arch. f. Ophth. Bd. 71, S. 429. 1909. — LEBER: Chorioidea bei Nephritis. Handb. v. GRAEFE und SAEMISCH. II. Aufl. Bd. 7, 1, S. 865, 867 u. 872. — v. MICHEL: Über das Vorkommen von Amyloid am Augapfel und an den Augengefäßen. Zeitschr. f. Augenheilk. Bd. 15, S. 13. 1906. — SCHMIDT: Über die Beteiligung des Auges an der allgemeinen Amyloiddegeneration. Zentralbl. f. pathol. Anat. u. allg. Pathol. Bd. 16, S. 49. 1905.

Myopie.

BEHSE: Über den anatomischen Bau des Konus und die Aderhautveränderungen im myopischen Auge. v. Graefes Arch. f. Ophth. Bd. 67, S. 379. 1908. — FUCHS: Der zentrale schwarze Fleck bei Myopie. Zeitschr. f. Augenheilk. Bd. 5, S. 171. 1901. — GILBERT: Zur Anatomie der myopischen Augenhintergrundsveränderungen. Arch. f. Augenheilk. Bd. 86, S. 282. 1920. — LEHMUS: Die Erkrankung der Makula bei progressiver Myopie. Inaug.-Diss. Zürich 1875. — SALZMANN: Die Atrophie der Aderhaut im kurzsichtigen Auge. v. Graefes Arch. f. Ophth. Bd. 54, S. 337. 1902. — WEISS: Beiträge zur Anatomie des myopischen Auges. Mitt. a. d. ophth. Klinik in Tübingen. Herausgeg. v. NAGEL. Bd. 1, H. 3. 1882.—

Ablösung.

FUCHS: Ablösung der Aderhaut nach Staroperation. v. Graefes Arch. f. Ophth. Bd. 51 S. 199. 1900. — GINSBERG und SIMON: Ein Fall von nichttraumatischer Ablösung der Aderhaut und des Ziliarkörpers. Zentralbl. f. prakt. Augenheilk. 1898. S. 161. — HAGEN: Die seröse postoperative Chorioidealablösung und ihre Pathogenese. Klin. Monatsbl. f. Augenheilk. Bd. 66, 1, S. 161. 1921. — MELLER: Über postoperative und spontane Chorioidealabhebung. v. Graefes Arch. f. Ophth. Bd. 80, S. 170. 1911. — MÜLLER, L.: Eine neue operative Behandlung der Netzhautablösung. Klin. Monatsbl. f. Augenheilk. Bd. 41, 1, S. 459. 1903 und Münch. med. Wochenschr. 1903. S. 845. — PRÖBSTING: Über Blutinjektionen in den Glaskörper. v. Graefes Arch. f. Ophth. Bd. 38, 3, S. 114. 1892.

Primäres Sarkom.

AKATSUKA: Über einen eigentümlichen Fall von Ziliarkörpersarkom. Klin. Monatsbl. f. Augenheilk. Bd. 50, 2, S. 586. 1912. — ALT: Beiträge zur pathologischen Anatomie des Auges. Über ein intraokulares Sarkoma alveolare teleangiectodes mit Knorpelbildung. Arch. f. Augenheilk. Bd. 6, S. 1. 1877. — BERGMEISTER: Das Ringsarkom des Ziliarkörpers. v. Graefes Arch. f. Ophth. Bd. 75, S. 474. 1910. — BOTTERI: Beitrag zur pathologischen Anatomie des Chorioidealsarkoms. Klin. Monatsbl. f. Augenheilk. Bd. 48, 1, S. 529. 1910. — DERBY: Ein Melanosarkom des Ziliarkörpers im allerersten Beginn der Entwicklung. Klin. Monatsbl. f. Augenheilk. Bd. 41, Beilageheft, S. 124. 1903. — DRESCHFELD: On a case of sarcoma of the iris. Lancet. 1875. p. 82. — v. DUYSE: Leiomyome „sarcomatode", leiomyome malin de l'iris. Arch. d'opht. Tome 31, p. 13. 1911. — EWETZKY (1): Über Dissemination der Sarkome des Uvealtraktus. v. Graefes Arch. f. Ophth. Bd. 42, 1, S. 170. 1896. — EWETZKY (2): Weitere Studien über intraokulare Sarkome. v. Graefes Arch. f. Ophth. Bd. 45, 3, S. 563. 1898. — FEHR: Primäres Sarkom der Iris. Beitr. z. Augenheilk. Festschrift für HIRSCHBERG. S. 106. Veit u. Co. 1905. — FLEISCHER: Demonstration mikroskopischer Präparate von Iristumoren. Ber. üb. d. 35. Vers. d. ophth. Ges. Heidelberg. 1908. S. 343. — FRANKE: Ein Beitrag zur Kenntnis der Irisgeschwülste. v. Graefes Arch. f. Ophth. Bd. 70, S. 332. 1909. — FREUDENTHAL: Über das Sarkom des Uvealtraktus. v. Graefes Arch. f. Ophth. Bd. 37, 1, S. 137. 1891. — FUCHS (1): Das Sarkom des Uvealtraktus. Wien 1882. — FUCHS (2): Über Pigmentierung, Melanom und Sarkom der Aderhaut. v. Graefes Arch. f. Ophth. Bd. 94, S. 43. 1917. — FUCHS (3): Über Sarkom der Aderhaut nebst Bemerkungen über Nekrose der Uvea. v. Graefes Arch. f. Ophth. Bd. 77, S. 304. 1910. — GINSBERG: Über das Vorkommen lipoider Substanzen im Bulbus usw. v. Graefes Arch. f. Ophth. Bd. 82, S. 1. 1912. — GROENOUW (1): Ein Fall von unpigmentiertem, alveolärem Flächensarkom des Ziliarkörpers usw. v. Graefes Arch. f. Ophth. Bd. 47, 2, S. 282. 1898. — GROENOUW (2): Über das Sarkom des Ziliarkörpers usw. v. Graefes Arch. f. Ophth. Bd. 47, 2, S. 398. 1898. — HANKE: Zur Kenntnis der intraokularen Tumoren. v. Graefes Arch. f. Ophth. Bd. 47, 3, S. 463. 1899. — HELLEBERG: Ein Fall von Iristumor. Mitt. a. d. Augenklinik d. karol. med.-chirurg. Inst. in Stockholm. Herausgegeben von WIDMARK. Jena 1899. H. 2. — JESS: Ein Fall von Sarkom der Chorioidea im frühen Kindesalter. v. Graefes Arch. f. Ophth. Bd. 69, S. 281. 1909. — ISCHREYT: Ein Fall von Ringsarkom des Ziliarkörpers. v. Graefes Arch. f. Ophth. Bd. 81, S. 220. 1912. — IWUMI: Ein Fall von intraokularem Sarkom im frühen Kindesalter. Klin. Monatsbl. f. Augenheilk. Bd. 48, 2, S. 619. 1910. — KAYSER: Über ein primäres Irissarkom, entstanden in einem Naevus vasculosus iridis. Klin. Monatsbl. f. Augenheilk. Bd. 41, Beilageheft, S. 136. 1903. — KRAUS: Ein Fall von Sarkom des Ligamentum pectinatum. Inang.-Diss, München 1903. — LAGRANGE (1): Traité des tumeurs de l'oeuil etc. 2 Tomes. Paris 1901. — LAGRANGE (2): Un cas de sarcoma angioplastique de l'iris etc. Arch. d'opht. Tome 29, p. 152. 1909. — LATTORF: Primäres

Melanosarkom der Iris. Zentralbl. f. prakt. Augenheilk. 1911. S. 227. — LEBER und KRAHNSTÖVER: Über die bei Aderhautsarkom vorkommende Phthisis bulbi usw. v. Graefes Arch. f. Ophth. Bd. 45, S. 164. 1898. — MELLER: Intraokulares Sarkom und sympathisierende Entzündung. v. Graefes Arch. f. Ophth. Bd. 72, S. 167. 1909. — MEYERHOF: Seltene Verbreitungsformen und Folgezustände von Uvealsarkomen. Klin. Monatsbl. f. Augenheilk. Bd. 39, S. 917. 1901. — v. MICHEL: Über Geschwülste des Uvealtraktus. v. Graefes Arch. f. Ophth. Bd. 24, 1, S. 131. 1878. — MITWALSKY (1): Eine Ziliarkörpergeschwulst nebst Bemerkungen. Arch. f. Augenheilk. Bd. 28, S. 152. 1894. — MITWALSKY (2): Zur Kenntnis der Aderhautgeschwülste. Ibidem. S. 321. — NEESE: Zwei Fälle von intraokularem Sarkom im atrophischen Auge (metastatisches Sarkom). Westnik Ophthalmol. 1907. Nr. 1. Ref. v. MICHELS Jahresber. 1907. S. 221. — PALISZ-SANTÒ: Über das Auftreten einer Sehnervenentzündung bei Chorioidealsarkomen. Arch. f. Augenheilk. Bd. 84, S. 118. 1919. — PAWEL: Beitrag zur Lehre von den Choriodealsarkomen. v. Graefes Arch. f. Ophth. Bd. 49, S. 71. 1900 (Literatur). — RAUBITSCHEK: Über Iristumoren. Klin. Monatsbl. f. Augenheilk. Bd. 52, 1, S. 683. 1914. — REIS: Topische Fehldiagnose eines Aderhautsarkoms. Ber. üb. d. 36. Vers. d. ophth. Ges. Heidelberg 1910. S. 351. — ROBERTSON: Carcinoma involving iris and ciliary body. Ophth. review. Vol. 14, p. 374. 1895. — SCHIECK (1): Über die Ursprungsstätte und die Pigmentierung der Chorioidealsarkome. v. Graefes Arch. f. Ophth. Bd. 45, 2, S. 1. 1898. — SCHIECK (2): Ein weiterer Beitrag zur Lehre von den Leukosarkomen der Choriokapillaris. v. Graefes Arch. f. Ophth. Bd. 48, 2, S. 319. 1899. — SCHIECK (3): Das Melanosarkom des Uvealtraktus in seinen verschiedenen Erscheinungsformen. v. Graefes Arch. f. Ophth. Bd. 60, S. 377. 1905. — SCHULTZ-ZEHDEN: Allerkleinstes Aderhautsarkom. Klin. Monatsbl. f. Augenheilk. Bd. 43, 2, S. 150. 1905. — VELHAGEN: Über den Befund von zwei Chorioidealsarkomen in einem Auge. Klin. Monatsbl. f. Augenheilk. Bd. 64, 1, S. 252. 1920. — WAGENMANN: Multiple Melanosarkomatose usw. Münch. med. Wochenschr. 1906. S. 375. — WAGNER: Zur Kasuistik der intraokularen Tumoren. Zeitschr. f. Augenheilk. Bd. 14, S. 533. 1905. — WALDSTEIN: Zur Kasuistik der Iristumoren. Klin. Monatsbl. f. Augenheilk. Bd. 48, 1, S. 313. 1910. — WINTERSTEINER (1): Geschwülste des Uvealtraktus usw. LUBARSCH-OSTERTAG Ergebn. d. allg. Pathol. u. pathol. Anat. Jg. 10, Ergänzungsband, 2. Hälfte, S. 1044. 1906. (Literatur 1895—1904.) — WINTERSTEINER (2): Über Irissarkom und Irisendotheliom. v. Graefes Arch. f. Ophth. Bd. 69, S. 75. 1908. — WOLFRUM: Tumoren. LUBARSCH-OSTERTAG Ergebn. d. allg. Pathol. u. pathol. Anat. Bd. 16, Ergänzungsband. 1914. (Literatur 1910—1913.) — WOOD and PUSEY: Primäres Sarkom der Iris. Arch. f. Augenheilk. Bd. 47, S. 97. 1903. (Literatur!)

Myom.

DRESCHFELD: On a case of sarcoma of the iris. Lanzet. 1875. p. 82. — v. DUYSE: Leiomyome „sarkomatode", leiomyome malin de l'iris. Arch. d'opht. Tome. 31, p. 13. 1911. — HELLEBERG: Ein Fall von Iristumor. Mitt. a. d. Augenklinik d. karolin. med.-chirurg. Instit. in Stockholm. Herausgeg. v. WIDMARK. Jena 1899. H. 2. — LAGRANGE: Traité des tumeurs de l'oeuil. 2 Tomes. Paris 1901. — MITWALSKY: Zur Kenntnis der Aderhautgeschwülste. Arch. f. Augenheilk. Bd. 28, S. 321. 1894. — WINTERSTEINER: Geschwülste des Uvealtraktus usw. LUBARSCH-OSTERTAG Ergebn. d. allg. Pathol. u. pathol. Anat. Jg. 10, Ergänzungsband, 2. Hälfte, S. 1044. 1906.

Naevi.

FUCHS (1): Melanoma iridis. Arch. f. Augenheilk. Bd. 11, S. 435. 1882. — FUCHS (2): Naevus pigmentosus und Naevus vasculosus der Iris. v. Graefes Arch. f. Ophth. Bd. 86, S. 155. 1913. — v. SZILY: Klinisch und anatomisch untersuchter Fall von Melanom der Aderhaut. Ber. üb. d. 42. Vers. d. ophth. Ges. Heidelberg 1920. S. 313. — MERKEL: Ein Beitrag zur Kenntnis der Chromatophorome und seltener melanotischer Tumoren im Auge. Arch. f. Augenheilk. Bd. 27, S. 305. 1926. — WOLFRUM: Der Nävus der Bindehaut des Augapfels und der Aderhaut usw. v. Graefes Arch. f. Ophth. Bd. 71, S. 195. 1909.

Vom Pigmentblatt der Iris ausgehende Geschwülste.

ALT: On a benign epithelial growth of the iris. Americ. journ. of ophth. 1911. p. 391. — ANARGYROS: Melanom der Iris. Arch. f. Augenheilk. Bd. 46, S. 62. 1903. — GILBERT: Über Zysten und Geschwulstbildung des Pigmentepithels der Iris. Klin. Monatsbl. f. Augenheilk. Bd. 48, 1, S. 149. 1910. — HIRSCHBERG und BIRNBACHER: Schwammkrebs der Irishinterfläche. Zentralbl. f. prakt. Augenheilk. 1896. S. 289. — STOCK: Ein epithelialer Tumor der Iris, vom hinteren Pigmentepithel ausgehend. Klin. Monatsbl. f. Augenheilk. Bd. 43, 1, S. 503. 1905. — WINTERSTEINER: Über primäre (idiopathische) pigmentierte Zysten der Irishinterfläche. Ber. üb. d. 33. Vers. d. ophth. Ges. Heidelberg 1906. S. 345.

Angiom.

Bergmeister: Ein Fall von Angiom der Chorioidea. v. Graefes Arch. f. Ophth. Bd. 79, S. 285. 1911. — Giulini: Über das kavernöse Angiom der Aderhaut. v. Graefes Arch. f. Ophth. Bd. 36, 4, S. 247. 1880. — Reis: Angioma chorioideae. Ber. üb. d. 36. Vers. d. ophth. Ges. Heidelberg 1910. S. 348. — Salus: Angiom der Aderhaut. Zeitschr. f. Augenheilk. Bd. 30, S. 317. 1913. — Stöwer: Ein Fall von Angiom der Aderhaut. Klin. Monatsblatt f. Augenheilk. Bd. 46, 2, S. 323. 1908.

Idiopathische Iriszysten.

Coats: An unusual form of cyste of the iris. Ophth. hosp. reports. Vol. 17, p. 143. 1908. — Fischer: Ein neuer Fall einer spontanen pigmentierten Zyste der Irishinterfläche. Klin. Monatsbl. f. Augenheilk. Bd. 65, 2, S. 876. 1920. — Früchte: Über Iriszysten usw. Klin. Monatsbl. f. Augenheilk. Bd. 44, 2, S. 42. 1906. — Fuchs: Zysten der Iris usw. Klin. Monatsbl. f. Augenheilk. Bd. 48, 1, S. 104. 1910. — Gallemaerts: Kyste séreux congénitale de l'iris. Arch. d'opht. Tome 37, p. 689. 1907. — Ginsberg: Über seröse idiopathische Iriszyten. Zentralbl. f. prakt. Augenheilk. 1895. S. 332. — Greeff: Zur Kenntnis der intraokularen Zysten. Arch. f. Augenheilk. Bd. 25, S. 395. 1892. — Iuselius (1): Die Entwicklung des hinteren Pigmentepithels der Iris usw. Klin. Monatsbl. f. Augenheilk. Bd. 46, 2, S. 19. 1908. — Iuselius (2): Die spontanen Iriszysten, ihre Pathogenese und Entwicklung. Ibidem. S. 300. — Lauber: Beiträge zur Entwicklungsgeschichte und Anatomie der Iris und des Pigmentepithels der Netzhaut. v. Graefes Arch. f. Ophth. Bd. 68, S. 1. 1908. — Pagenstecher, A. H.: Multiple Zysten an der Irishinterfläche und am Corpus ciliare. v. Graefes Arch. f. Ophth. Bd. 74, S. 290. 1910. — Rabitsch: Ein Beitrag zur Kenntnis der intraepithelialen Uvealzysten. Zentralbl. f. prakt. Augenheilk. 1904. S. 321. — Rados: Über spontane Iriszysten usw. v. Graefes Arch. f. Ophth. Bd. 99, S. 152. 1919. — Schieck: Über pigmentierte Zysten an der Irishinterfläche. Klin. Monatsbl. f. Augenheilk. Bd. 42, 2, S. 341. 1904. — Schmidt-Rimpler: Zur Entstehung der serösen Iriszysten. v. Graefes Arch. f. Ophth. Bd. 35, 1, S. 147. 1889. — Streiff: Kryptenblatt und Kryptengrundblatt der Regenbogenhaut und die Entstehung seröser Zysten usw. Arch. f. Augenheilk. Bd. 50, S. 56. 1904. (Literatur!) — Terrien: Etudes sur les kystes de l'iris. Arch. d'opht. Tome 21, p. 651. 1901. — Tertsch: Die spontane Iriszyste. v. Graefes Arch. f. Ophth. Bd. 88, S. 72. 1914. — Treacher Collins: Researches into the anatomy and pathology of the eye. London 1894—1897. p. 68 ff. u. 84 ff.

Traumatische Iriszysten.

Ahlström: Zur Kenntnis der traumatischen serösen Iriszysten. Zentralbl. f. prakt. Augenheilk. 1903. S. 257. — Hirschberg: Ein Fall von Vorderkammerzyste. Zentralbl. f. prakt. Augenheilk. 1909. S. 225. — Hosch: Experimentelle Studien über Iriszysten. Virchows Arch. Bd. 99, S. 448. 1885. — Meller: Über Epitheleinsenkung und Zystenbildung im Auge. v. Graefes Arch. f. Ophth. Bd. 52, S. 436. 1901. — Rothmund (1): Zur Pathogenese der Iriszysten. Ber. üb. d. Vers. d. Ophth. Ges. Heidelberg 1871. Klin. Monatsbl. f. Augenheilk. Bd. 9, S. 397. 1871. — Rothmund (2): Über Zysten der Regenbogenhaut. Klin. Monatsbl. f. Augenheilk. Bd. 10, S. 189. 1872. — Rumbaur: Beiträge zur Klinik und Anatomie einiger seltener Tumoren des Auges und der Orbita. Klin. Monatsbl. f. Augenheilk. Bd. 64, S. 790. 1920. — Stölting: Die Entstehung seröser Iriszysten. v. Graefes Arch. f. Ophth. Bd. 35, 3, S. 99. 1885. — Urmetzer: Über Epitheleinwanderung und Entwicklung von Epithelzysten im Auge. v. Graefes Arch. f. Ophth. Bd. 68, S. 494. 1908. — Wagenmann: Epithelimplantation hinter der Iris mit beginnender Zystenbildung usw. Ber. üb. d. 34. Vers. d. Ophth. Ges. Heidelberg 1907. S. 269. — Wintersteiner: Über traumatische Iriszysten. Ber. üb. d. 28. Vers. d. ophth. Ges. Heidelberg 1900. S. 4.

Zysten des Ziliarkörpers.

Greeff: Zur Kenntnis der intraokularen Zysten. Arch. f. Augenheilk. Bd. 25, S. 395. 1892. — Ichikawa: Über eine der amaurotischen familiären Idiotie verwandte Krankheit usw. und zur Pathogenese der primären Zysten der Pars ciliaris retinae. Klin. Monatsbl. f. Augenheilk. Bd. 47, 1, S. 73. 1909. — Kuhnt: Über einige Altersveränderungen im menschlichen Auge. Ber. üb. d. 13. Vers. d. Ophth. Ges. Heidelberg 1881. S. 38. — Lauber: Beiträge zur Entwicklungsgeschichte und Anatomie der Jris und des Pigmentepithels der Netzhaut. v. Graefes Arch. f. Ophth. Bd. 68, S. 1. 1908. — Mayer: Ein Beitrag zur Lehre von den intraokularen Zysten usw. Münch. med. Wochenschr. 1899. Nr. 26/27. — Pagenstecher, A. H.: Multiple Zysten an der Irishinterfläche und am Corpus ciliare. v. Graefes Arch. f. Ophth. Bd. 74, S. 290. 1910. — Rabitsch: Ein Beitrag zur Kenntnis der intraepithelialen Uvealzysten. Zentralbl. f. prakt. Augenheilk. 1904. S. 321. — TREACHER COLLINS: Researches into the anatomy and pathology of the eye. London 1894—1897, p. 68ff.

Vom Ziliarepithel ausgehende Tumoren.

EMANUEL: Ein Fall von Gliom der Pars ciliaris usw. Virchows Arch. Bd. 161, S. 338. 1900. — FUCHS: Wucherungen und Geschwülste des Ziliarepithels. v. Graefes Arch. f. Ophth. Bd. 68, S. 534. 1908. — GREEVES: A rare case of primary malignant growth of the ciliary body. Transact. of the ophth. soc. 1911. p. 261. — KUTHE und GINSBERG: Malignes Epitheliom des Ziliarkörpers bei einem fünfjährigen Kinde. Beitr. z. Augenheilk. Festschr. f. HIRSCHBERG. S. 127. Veit u. Co. 1905. — MÄRTENS: Eine primäre bösartige epitheliale Geschwulst des Augeninnern beim Erwachsenen. Arch. f. Augenheilk. Bd. 89, S. 1. 1921. — MELLER: Über eine epitheliale Geschwulst des Ziliarkörpers. v. Graefes Arch. f. Augenheilk. Bd. 85, S. 151. 1913. — VELHAGEN (1): Beitrag zur Kenntnis der vom Epithel des Ziliarkörpers ausgehenden Wucherungen. Klin. Monatsbl. f. Augenheilk. Bd. 58, 1, S. 239. 1917. — VELHAGEN (2): Gliomähnliche Geschwulst des Ziliarkörpers. Klin. Monatsbl. f. Augenheilk. Bd. 62, 1, S. 571. 1919. — VERHOEFF: A rare tumor arising from the pars ciliaris retinae etc. Transact. of the Americ. ophth. soc. 1904. — WUNDERLICH: Ein Beitrag zur Pathologie der epithelialen Ziliarkörpergeschwülste. Klin. Monatsbl. f. Augenheilk. Bd. 66, 1, S. 217. 1921.

Dermoid.

v. GRAEFE: Über eine haarhaltige Balggeschwulst im Innern des Auges. v. Graefes Arch. f. Ophth. Bd. 3, S. 412. 1857. — LAGRANGE: Traité des tumeurs de l'oeuil etc. Paris 1901.

Myelom.

STOCK: Ein Myelom im Augeninnern. Klin. Monatsbl. f. Augenheilk. Bd. 61, 2, S. 14. 1918.

Metastatische Geschwülste.

ABELSDORFF: Karzinommetastasen im Uvealtraktus beider Augen. Arch. f. Augenheilk. Bd. 33, S. 34. 1896. — ADAMÜK: Ein Fall von metastatischem Melanosarkom der Uvea. Zeitschr. f. Augenheilk. Bd. 21, S. 505. 1909. — CUTLER: Metastatisches Karzinom der Iris und des Ziliarkörpers. Arch. f. Augenheilk. Bd. 56, S. 295. 1907. — TEN DOESSCHATE: Über metastatische Sarkome des Auges. Neederlandsch. tijdschr. v. geneesk. 1919. p. 1432. Ref. Klin. Monatsbl. f. Augenheilk. Bd. 66, 1, S. 766. 1921. — EWING: Metastatischer Krebs der Aderhaut, des Ziliarkörpers und der Iris. v. Graefes Arch. f. Ophth. Bd. 36, 1, S. 120. 1890. — KRUCKENBERG: Zur Lehre vom metastatischen Karzinom der Chorioidea. Klin. Monatsbl. f. Augenheilk. Bd. 41, Beilageheft, S. 145. 1903. — MEIGGS and DE SCHWEINITZ: Round celled Sarcoma of the anterior mediastinum. Americ. journ. of the med. sciences. 1894. Ref. Zentralbl. f. prakt. Augenheilk. 1894. p. 515. — PAUL: Ein Fall von metastatischem Adenokarzinom des Ziliarkörpers. Arch. f. Augenheilk. Bd. 53, S. 1. 1905. — PROCTOR und VERHOEFF: Ein Fall von metastatischem Karzinom der Iris. Arch. f. Augenheilk. Bd. 59, S. 58. 1908. — STEICHELE: Über das metastatische Aderhautkarzinom. Arch. f. Augenheilk. Bd. 84, S. 201. 1919. — UHTHOFF: Ein Beitrag zum metastatischem Karzinom des Ziliarkörpers. Dtsch. med. Wochenschr. 1904. S. 1423. — WIENER: Metastatic sarcoma of the chorioid. Americ. journ. of ophth. 1902. p. 345. Ref. v. Michels Jahresber. 1902. S. 599. — WINTERSTEINER (1): Endothelioma vaginae nervi optici. Verhandl. d. 71. Vers. Dtsch. Naturf. u. Ärzte in München 1899. Teil 2, Abt. 2, S. 330. — WINTERSTEINER (2): Geschwülste des Uvealtraktus in LUBARSCH-OSTERTAG Ergebn. d. allg. Pathol. u. pathol. Anat. Jg. 10, Ergänzungsband, 2. Hälfte, S. 1044. 1906. (Literatur 1895—1904.) — WOLFRUM: Tumoren in LUBARSCH-OSTERTAG Ergebn. d. allg. Pathol. u. pathol. Anat. Bd. 16, Ergänzungsband. 1914. (Literatur 1910—1913).

4. Netzhaut.

Von

F. Schieck-Würzburg.

Mit 118 Abbildungen.

Normale Anatomie.

Man unterscheidet eine Pars optica und eine Pars coeca retinae, die als Pars ciliaris und Pars iridica den vorderen Teil des Uvealtraktus in Gestalt eines Überzugs mit einer doppelten Lage von Epithelzellen rückwärts bekleidet. Dort, wo der sehende Teil der Netzhaut endet, unmittelbar vor dem Beginne des Corpus ciliare, liegt die Ora serrata. Hier geht die Pars optica in die coeca in einer nur 0,1 mm breiten Zone plötzlich über. Aber schon die an die Ora angrenzenden Teile der Retina zeigen einen vereinfachten Bau.

Nur an der Ora serrata und dort, wo die Netzhaut mit ihren Nervenfasern in die Sehnervenpapille mündet, ist die Membran fest mit der Unterlage verbunden. Im übrigen liegt sie mit den Außengliedern des Sinnesepithels nur lose dem Pigmentepithel auf, allerdings mit dessen feinen Fortsätzen gewissermaßen verzahnt. Im belichteten Auge wird die Berührung mit diesen inniger, im beschatteten geringer. Man kann aber die Netzhaut vom Pigmentepithel, das der Glaslamelle der Aderhaut fest anhaftet, mühelos abziehen.

Wahrscheinlich kommt dem Pigmentepithel eine sekretorische Funktion zu, indem es den Sehpurpur in den Außengliedern erneuert.

Rechnen wir das entwicklungsgeschichtlich zur Netzhaut gehörige Pigmentepithel hinzu, so besteht die Netzhaut aus 10 Schichten, die von außen nach innen sich folgendermaßen aneinander reihen:

1. Pigmentepithel.
2. Schicht der Stäbchen und Zapfen.
3. Membrana limitans interna.
4. Äußere Körnerschicht und deren Unterabteilung 4a. HENLEsche Faserschicht, die in der Makulagegend deutlich ist.
5. Äußere plexiforme (retikulare oder granulierte) Schicht.
6. Innere Körnerschicht.
7. Innere plexiforme (retikulare oder granulierte) Schicht.
8. Ganglienzellenschicht.
9. Nervenfaserschicht.
10. Membrana limitans interna.

Man kann auch diese Gliederung in einzelne Leitungsabschnitte (Neurone) einordnen. Wir bekommen dann als erstes Neuron die in Außen- und Innenglieder trennbare Schicht des Neuroepithels (Stäbchen und Zapfen), das durch die Limitans externa hindurch an seine in der äußeren Körnerschicht liegenden Zellkerne Anschluß gewinnt. Diese entsenden wiederum Fortsätze nach innen zu und treten mit denjenigen des zweiten Neurons in der äußeren plexiformen Schicht in Berührung. Das zweite Neuron bilden die bipolaren Zellen. Sie haben ihren Zellkern in der inneren Körnerschicht liegen, der je einen Fortsatz in die äußere und in die innere plexiforme (granulierte) Schicht schickt. Der nach innen abgehende tritt in Verbindung mit dem dritten Neuron, einer Nervenfaserleitung, deren Zellkern durch die Ganglienzellen gebildet wird. Aus diesen setzen sich die Nervenfasern fort, welche in ihrer Gesamtzahl dann den Sehnerven bilden. Die Membrana limitans interna stellt den inneren Überzug der Netzhaut dar, welcher die Grenze zum Glaskörper bedeutet.

Das Pigmentepithel besteht aus niedrigen sechseckigen Prismen, unter denen ab und an auch vier- bis achteckige Formen vorkommen. In der Gegend des hinteren Augenpoles sind die Zellen am schmalsten, während sie nach dem Äquator zu breiter werden. In der Gegend der Ora serrata werden sie klein und flach. Hier büßen sie auch ihre regelmäßige Gestalt ein. Die der Glaslamelle der Aderhaut zugekehrte Fläche ist geradlinig, die nach der Netzhaut zu gewandte jedoch trägt feine lange Protoplasmafortsätze, die sich zwischen die Außenglieder des Neuroepithels einschieben. Das zum Unterschied gegenüber dem Melanin der Chromatophoren der Chorioidea säurebeständige Pigment (Fuszin) wird in der Nähe des Zellkerns in Gestalt feiner Körnchen, in den Fortsätzen als nadelförmiger Farbstoff angetroffen. Wahrscheinlich ist die Glaslamelle der Aderhaut, der sie fest aufsitzen, teilweise ein Produkt der Pigmentepithelien (Kutikularbildung).

Das Neuroepithel besteht aus zwei verschiedenen Arten von Sinneszellen, den Stäbchen und den Zapfen, an denen wir ein Außenglied, ein Innenglied und das Korn mit seiner Faserendigung unterscheiden. Die Stäbchen sind schlanke, zylindrische Gebilde, die außerordentlich leicht nach dem Tode zerfallen. Sie beherbergen den Sehpurpur. In der Netzhautmitte fehlen sie. Ein Bezirk von ungefähr 0,5 mm Durchmesser in der Makula ist völlig stäbchenfrei. Das Außenglied ist stark lichtbrechend, das Innenglied granuliert. Beide sind durch eine scharfe Linie voneinander getrennt. Die Zapfen haben die Gestalt einer Flasche mit langem Halse, und zwar stellt das Innenglied den bauchigen Anteil derselben dar. Während die Stäbchen sich beim Durchtritt durch die Membrana limitans externa bereits zur Stäbchenfaser verdünnt haben, schieben sich die Zapfen mit ihrem nur wenig verjüngten Innenglied durch die äußere Grenzhaut hindurch. Jenseits der Limitans schwillt das Innenglied wieder etwas stärker an und umschließt hier das Zapfenkorn. Die Gesamtmenge der Kerne der Stäbchen und der Zapfen bildet die äußere Körnerschicht. Die darauf folgende äußere plexiforme (granulierte) Schicht wird von dem Fasergewirr der aufsteigenden Fortsätze der Stäbchen und Zapfenzellen sowie von den absteigenden Fortsätzen der Bipolaren (inneren Körner) eingenommen. Man nennt die innere Körnerschicht auch Ganglion retinae. Neben den Bipolaren beherbergt diese Schichte noch Horizontalzellen mit tangential gerichteten Ausläufern, die am weitesten nach außen liegen, und sogenannte amakrine Zellen in der innersten Lage, denen ein Nervenfaserfortsatz fehlt. Nun reiht sich weiter nach innen zu die innere plexiforme (granulierte) Schicht an, in der die Endausbreitungen der Bipolaren, sowie die Dendriten der Ganglienzellen verlaufen. Die Ganglienzellen samt den Nervenfasern sind am weitesten nach einwärts gelagert. Man faßt diese innerste Schicht auch als Gehirnschicht zusammen. Ihre Nervenfasern vereinigen sich zu Bündeln und ziehen zur Papilla nervi optici.

37*

Neben diesen nervösen Bestandteilen enthält die Netzhaut noch ein Glia-gerüst und zwar ziehen die Müllerschen Stützfasern von der Membrana limitans externa zur interna. Hier vereinigen sich ihre Fußplatten zur inneren Grenzhaut. Die zugehörigen Kerne finden wir in die innere Körnerschichte eingestreut. Die Stützfasern schieben sich mit Fortsätzen zwischen die Nerven-fasernbündel ein und bilden um die Blutgefäße herum einen abdichtenden Gliafilz. Außer den Stützfasern treffen wir gliöses Gewebe in Form von Spinnenzellen an, die im wesentlichen nur in der Nervenfaserschichte liegen und vor allem nahe der Papille an Häufigkeit zunehmen.

Eine besondere Würdigung muß noch die Netzhautmitte erfahren. Hier liegt die Area mit der Fovea centralis. Am aufgeschnittenen Auge fällt die Fovea sofort durch ihre gelbe Farbe auf (Macula lutea). Die Fovea ist dadurch gekennzeichnet, daß ihr Neuroepithel nur aus Zapfen zusammen-gesetzt ist, die hier besonders schlank sind, und daß die übrigen Schichten an ihrem Rande aufhören und nur die den Boden der Grube bildenden Zapfen noch vorhanden sind. Zuerst verschwinden die Ganglienzellen und Nerven-fasern, weiter nach der Mitte zu die inneren Körner mit den plexiformen Schichten. Auch die äußeren Körner werden immer spärlicher und zuletzt bleibt nur noch die Neuroepithelschicht, innen bedeckt von der Limitans interna, übrig. Die Fasern, welche die Zapfeninnenglieder mit den zugehörigen Bipolaren verbinden, sind sehr lang, verlaufen entsprechend der seitlichen Lage der inneren Körner-schicht in der Umgebung der Makula ganz schräg und bilden hier die Henlesche Faserschicht.

Anatomisch ist die Netzhautmitte dadurch ausgezeichnet, daß sie als Organ des zentralen Sehens eine besonders fein gegliederte Struktur insofern hat, als jede Zapfenzelle eine für sie allein bestimmte Bipolare und wiederum Ganglien-zelle und Nervenfaser hat, während nach der Peripherie zu immer größere Mengen Neuroepithelien und Bipolaren an eine Ganglienzelle und Nervenfaser angeschlossen sind.

Die Endausbreitungen der Zentralarterie reichen bis in die äußere plexi-forme Schicht. Demgegenüber erhält das erste Neuron der Netzhaut sein Ernährungsmaterial von der Choriokapillaris, also durch eine die Glaslamelle und das Pigmentepithel durchfließende Flüssigkeit. Lymphgefäße hat die Netz-haut nicht. Die sogenannten perivaskulären Scheidenräume entbehren des Endothels.

I. Die allgemeine Pathologie der Netzhaut.

Die Bedeutung der Netzhaut als in das Gesichtsskelett vorgeschobener Gehirnteil und des Sehnerven als zwei Gehirngebiete verbindende Kommissur ordnet die Pathologie dieser beiden wichtigsten Organe des Sehapparates in das große Kapitel der krankhaften Zustände des Zentralnervensystems ein. Nirgends tritt jedoch die nervöse Substanz des Gehirns in so enge Beziehungen zum Mesoderm wie im Auge, und außerdem zeigt der nach vorn verlagerte Gehirnabschnitt eine so feine Gliederung seines anatomischen Aufbaues, daß zwar Anklänge an die Struktur der Hirnrinde, vor allem des Sehzentrums unverkennbar sind, aber sowohl im normalen als auch im pathologischen Zustande Bilder entstehen, die eine besondere Eigenart aufweisen und ein spezielles Studium erheischen. Es ist somit keinesfalls angängig, die Erfah-rungen, die über die Pathologie des Zentralorgans gesammelt sind, ohne weiteres auf die der Retina und des Nervus opticus zu übertragen.

Andererseits begegnen wir bei der Betrachtung der mikroskopischen Bilder, welche die verschiedenen klinisch wohl unterscheidbaren Krankheitszustände der Netzhaut liefern, immer wiederkehrenden Veränderungen der nervösen und der Stützsubstanz, so daß eine exakte Diagnose über die zugrunde liegende Erkrankungsart lediglich an der Hand des Präparates vielfach zur Unmöglichkeit wird, und hierin stimmen die Ergebnisse der pathologischen Anatomie der Netzhaut mit derjenigen des Gehirns überein; denn auch der Neurologe, geschweige denn der Psychiater ist bislang in der Analyse der Erscheinungen so weit vorgedrungen, daß er ganz bestimmte mikroskopische Befunde mit wohl gekennzeichneten klinischen Merkmalen in Übereinstimmung zu bringen und aus dem Präparat das klinische Geschehen, abgesehen von Erkrankungen der Fasersysteme, zu rekonstruieren vermag.

Deshalb ist es unbedingt nötig, vor der Schilderung der pathologischen Anatomie der einzelnen Netzhauterkrankungen, der Frage näher zu treten, wie denn im allgemeinen die Retina auf entzündliche oder degenerative Reize reagiert und wie sich die proliferative und die regressive Metamorphose ihrer Bestandteile gestaltet.

Es ist dabei zweckdienlich, die Zustände der nervösen Substanz, der Neuroglia, dann des Pigmentepithels gesondert zu behandeln und anschließend die lokale Wirkung von Fremdsubstanzen sowie die Einlagerung von Pigment und Fett, von Zysten, Kalk usw. in einer übersichtlichen Darstellung zu betrachten.

a) Die krankhaften Prozesse der nervösen Substanz.

Die Entwicklungsgeschichte lehrt, daß mit dem Abschluß des Fötallebens die Netzhaut bereits alle diejenigen Nervenzellen besitzt, deren sie zur Aufrechterhaltung ihrer Funktion für die Dauer des ganzen Lebens bedarf, ja daß die benötigte Zellmasse schon in verhältnismäßig frühen Entwicklungsstadien des Embryo bereitgestellt ist. Man glaubte daher früher, daß mit Ausnahme der Vorgänge bei der Entstehung der Geschwülste die Netzhautnervenzelle einer Vermehrung nicht fähig sei. L. SCHREIBER und F. WENGLER konnten jedoch dartun, daß auch die Nervenzelle des ausgebildeten Auges zweifellos auf bestimmte Reize mit einer Zellvermehrung, und zwar auf mitotischem Wege, zu antworten vermag. Spritzt man Scharlachöl in die Vorderkammer der Kaninchen ein, so tauchen, wahrscheinlich unter dem Einfluß einer erzeugten Drucksteigerung, deutliche Kernteilungsfiguren an den Ganglienzellen der Netzhaut auf und außerdem gewinnen diese Gebilde die Fähigkeit, aktiv ihren Ort zu verändern. Unter denselben Bedingungen kann es zu einer Hypertrophie der Ganglienzellen des Kaninchens kommen; denn der normalerweise 30 μ große Zellkörper kann bis zu 75 μ anschwellen.

Den eben geschilderten proliferativen Vorgängen gegenüber sind die degenerativen ein viel häufiger vorkommender Befund und der eigentliche·Ausdruck einer Gewebsschädigung der Netzhaut. Die einzelnen Phasen dieser Entartung sind vor allem experimentell studiert worden, und zwar hat man Ernährungsstörungen durch Absperren der Blutversorgung, sowie durch Abtrennen der Netzhaut von ihrer natürlichen Verbindung mit dem Gehirn einerseits und gewaltsame Schädigungen der Membran auf dem Wege der Vergiftung, Blendung, sowie direkten Verletzung andererseits herangezogen.

Was den Einfluß von Gefäßunterbindungen auf das Verhalten der Netzhaut anlangt, so geht aus den Experimenten A. WAGENMANNs hervor, daß die Durchtrennung der Netzhautzentralgefäße am Kaninchenauge (unter gleichzeitiger Durchschneidung des Optikus) keine anderen Folgezustände setzt, als wie die Durchschneidung des Optikus allein unter Schonung der Zentralgefäße. Werden die langen und die kurzen hinteren Ziliararterien der einen Bulbushälfte durchschnitten, so setzt eine rasche Entartung sämtlicher Netzhautschichten ein, die im Augenspiegelbilde mit einer grauweißen Trübung der betreffenden Retinabezirke beginnt. In die degenerierende Netzhaut wandert Pigment ein. Diese Angaben Wagenmanns sind von vielen Seiten bestätigt worden, wenn auch die Schilderung der mikroskopischen Veränderungen durch Vervollkommnung der Untersuchungsmethoden überholt worden ist. So hat Gustav Guist jüngst Experimente über den Einfluß der zeitlich begrenzten Blutabsperrung auf die Netzhaut an Ratten angestellt, bei denen er den Sehnerven unterband. Die Ligatur blieb 5—90 Minuten liegen und die Augen wurden nach einigen Tagen enukleiert. Es zeigte sich dabei, daß die Ausschaltung der Blutzirkulation bereits nach ungefähr einer Viertelstunde bleibende Schädigungen in der Netzhaut setzt, während eine kürzere Dauer der Kreislaufunterbrechung noch eine Wiedererholung des nervösen Gewebes gestattet. Natürlich kommt bei einer solchen Versuchsanordnung auch die Folge der degenerativen Vorgänge in Betracht, die sich an eine Umschnürung des Optikus anschließen, doch hat Guist im wesentlichen die durch die Optikusquetschung und Nervenfaserschädigung verursachten Zustände von den durch die Gefäßwandschädigung und die Unterbindung der Ernährung bedingten Veränderungen trennen können. Kurz zusammengefaßt handelt es sich bei den durch die Drosselung der Blutzirkulation gesetzten Prozessen in der Stäbchen- und Zapfenschicht zunächst um eine Verbreiterung und dann um eine Granulierung der Sinneszellen, und zwar besteht die Körnelung anfänglich aus feinsten Bestandteilen, während es mit der Zeit wohl durch Zusammenfließen mehrerer kleinerer zur Bildung grobkörniger Einlagerungen kommt. Auch geht die Begrenzung der Zellelemente verloren. Die äußere Körnerschicht zeigt eine Schrumpfung und eckige Beschaffenheit der Form der Körner. Im Verlaufe von 10 Tagen geht die Kernmembran verloren und bilden die Chromatinschollen einen Detritus. An den inneren Körnern verursacht eine 30 Minuten anhaltende vollständige Ernährungsausschaltung eine Blähung, schwächere Färbbarkeit und Homogenisierung der Zellkerne, doch bewahren die Zellen besser als die äußeren Körner die Zellbegrenzung. Äußerst empfindlich sind die Ganglienzellen; denn schon eine kürzer als 30 Minuten während Aufhebung der Ernährung bringt in ihnen das Auftreten kleinerer und größerer Vakuolen zu Wege. Bereits 3 Tage nach dem Insult setzt eine Schrumpfung, bzw. Zerstörung des Chromatins, und eine Schwellung und Verlagerung des Kernkörperchens ein, und es schreitet die Entartung dann weiter fort, bis am 17. Tage der Kern der Ganglienzellen überhaupt nicht mehr färbbar ist. Der hiermit eingeleitete Zerfall der Zellen setzt sich nun rasch weiter fort und ihre Reste mischen sich als Detritus in die innere plexiforme Schichten.

Einen anderen Weg, um die Folgen der Hemmung der Blutzufuhr zu beobachten, ging A. Birch-Hirschfeld (1), indem er Embolisierungen der Zentralarterie durch Einspritzung von chemisch reinem Quecksilber in die Karotis vornahm. 6—7 Stunden nach dem Zustandekommen einer Astembolie traten in dem versorgten Netzhautgebiet eine Schrumpfung, sowie unregelmäßige Begrenzung und Chromatolyse der Ganglienzellen und leichte Veränderungen an den Körnerschichten auf. Ähnliche Zustände ergaben sich 8 Tage nach Unterbindung der Arteria carotis interna, jedoch gingen sie mit Wiederausgleich der Zirkulation zurück. Auch die Verblutungsanämie erzeugt bei den Kaninchen eine beginnende Chromatolyse, und Versuche mit Erhöhung der tierischen Eigenwärme während zwei Stunden auf 42° C hatten dasselbe Ergebnis.

Ganz ähnlich gestalten sich die Veränderungen bei Unterbrechung der Verbindung der Netzhaut mit dem Gehirn, wenn der Sehnerv durchtrennt wird. A. BIRCH-HIRSCHFELD (1) sah 55 Stunden nach der Operation an Nißl-präparaten [1]) eine Chromatolyse der Ganglienzellen, während die inneren und äußeren Körner intakt erschienen. E. HERTEL beobachtete die späteren Folgezustände der Sehnervendurchschneidung an jungen Tieren. Hierbei gewinnt es den Anschein, als wenn die Ganglienzellen nicht einheitlich auf den Eingriff antworten; denn nach 5—6 Monaten ließen sich neben den verschiedensten Degenerationsstadien noch wohlerhaltene Ganglienzellen nach-weisen. Wichtig ist jedoch, daß auch in der Folgezeit die übrigen Netzhaut-schichten an der Entartung nicht sonderlich teilnehmen. Namentlich die plexi-formen und die Körnerschichten bleiben gut erhalten und die Sinnesepithelien zeigen nur geringfügige Veränderungen. Die Ergebnisse LUDWIG SCHREIBERs (1) decken sich mit denen von BIRCH-HIRSCHFELD (1) und HERTEL. Vom 12. Tage ab war eine Abnahme der Zahl der Ganglienzellen unverkennbar, nach 15 Tagen zeigte sich an Marchipräparaten ein Zerfall der Markscheiden in dem Mark-flügelgebiet der Kaninchennetzhaut, doch waren sowohl mit dem Nißl- wie mit dem Marchiverfahren noch nach $6^1/_2$ Monaten keine Veränderungen der anderen Netzhautschichten festzustellen. Störungen der Blutzirkulation in der Ader-haut bringen dafür die äußeren Schichten zum Zerfall (s. unten).

Was die Wirkungen des Lichtes anlangt, so wird in dem Stadium der Ruhe (Dunkeladaption) die chromatische Substanz in der Nervenzelle aufgespeichert und während der Belichtung an Menge verringert. In der ruhenden Netzhaut ist die Nißlsubstanz der Ganglienzelle scharf begrenzt, während sie im hell-adaptierten Auge diffuser angeordnet ist und den Eindruck der Verflüssigung macht. Auch an den inneren Körnern tritt unter dem Einfluß des Lichtes eine Verwaschenheit des sonst feinkörnigen Chromatins ein, indem gleichzeitig die im Ruhestande runde Gestalt der Körner in eine länglichovale übergeht. Dem-gegenüber prägt sich an den äußeren Körnern die Lichtwirkung dadurch aus, daß die im Dunkelauge vorhandene Zackung der Chromatinkörper vergeht [A. BIRCH-HIRSCHFELD (5)].

Übermäßige Belichtung, also Blendung steigert den physiologischen Vorgang der Chromatinabnahme zu krankhaftem Schwunde. Unter Volumen-vermehrung der Ganglienzelle und Vergrößerung ihres Kernes tritt zunächst eine diffuse Hyperchromatose des Protoplasma ein, welche einen Schrumpfungs-prozeß sowohl des Chromatins als auch der ganzen Zelle samt Kern einleitet. Bei kurz dauernder Blendung sind diese Veränderungen noch rückbildungs-fähig. Ultraviolette Strahlen bewirken fast die gleichen Veränderungen (BIRCH-HIRSCHFELD).

Recht eingehende und vielseitige Versuche liegen über den Einfluß einer allgemeinen Vergiftung auf das Verhalten der nervösen Substanz der Netz-haut vor. Chinin und Extractum filicis maris rufen einen Zerfall der chromatophilen Zellbestandteile verbunden mit Auftreten von Vakuolen im Protoplasma hervor und hieran schließen sich die schon bei den anderen Degene-rationsformen der Retina geschilderte anfängliche Schwellung und ihr folgend die Schrumpfung des Kerns und des Zelleibs. Auch bei diesen Zuständen er-weisen sich die Ganglienzellen leichter zerstörbar als die inneren Körner und

---

[1]) Wendet man zur Darstellung der feineren Veränderungen in der nervösen Substanz der Netzhaut die Färbung mit dem Nißlschen Seifenmethylenblau an, so bedarf es allerdings einer gewissen Vorsicht bei der Härtung und der Notwendigkeit, frisches Material zu ver-arbeiten. Nach den Erfahrungen A. BIRCH-HIRSCHFELDs bekommt die Ganglienzelle be-reits zwei Stunden nach dem Tode eine leichte Fältelung ihrer Membran verbunden mit einer Unschärfe der Nißlkörper und es werden nach fünf Stunden unter Auftreten von Vakuolen im Protoplasma die Chromatinkörper so unscharf, daß die ganze Zelle diffus den Farbstoff aufnimmt. Nach sieben Stunden sind die Nißlkörper ganz verschwunden.

diese wieder mehr als die Kerne des Neuroepithels. Intoxikationsversuche mit Methylalkohol, Äthylalkohol, Nikotin, Thyreoidin und anderen Stoffen zeitigen im wesentlichen dieselben Erfolge (A. Birch-Hirschfeld, Nobuo Jnouye). Bemerkenswert ist jedoch die Tatsache, daß bei der chronischen Nikotin- und Alkoholamblyopie die Zerfallserscheinungen am Chromatin der Ganglienzellen nicht, wie man nach dem klinischen Befunde des zentralen Skotoms erwarten sollte, auf die Gegend der Netzhautmitte beschränkt sind, sondern nach allen Seiten von der Papille aus angetroffen werden. Auch zeigt die Makulagegend neben kranken Ganglienzellen eine Anzahl ganz intakter Elemente. In den von Henning Roenne (1) untersuchten Fällen von alkoholischer Intoxikationsamblyopie bestand indessen ein bedeutender Zellschwund vor allem in dem Makulabezirk und auf der Strecke zwischen Papille und Fovea (Abb. 1). Hier fand er besondere Zellformen vor, die er als Reste der zugrunde gegangenen Ganglienzellen anspricht. Ihr Zellleib ist klein, der ebenfalls kleine Kern ist rund und randständig und das wenige vorhandene Protoplasma weist kein Chromatin auf[1]). Die mikroskopische Untersuchung eines Falles von diabetischer Intoxikationsamblyopie mit zentralem Skotom zeitigte einen ähnlichen Befund. Eine schwere Degeneration hatte die Ganglienzellen der zentralen Bezirke ergriffen und eine beträchtliche Anzahl davon war spurlos verschwunden.

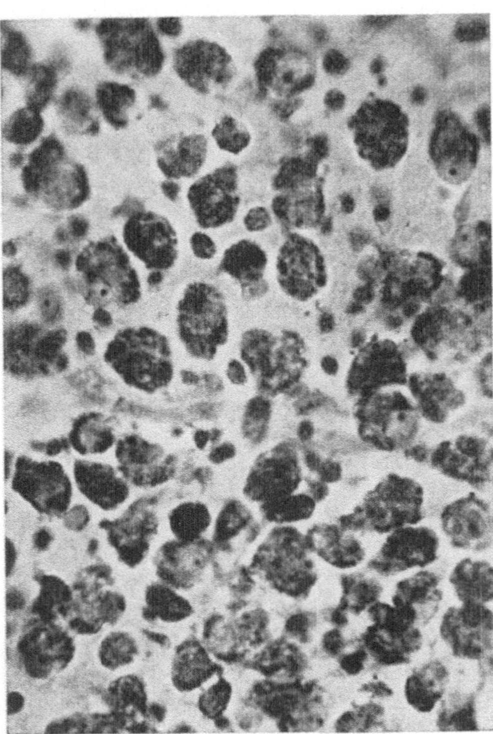

Abb. 1. Flächenschnitt aus der Ganglienzellenschicht der Retina zwischen Papille und Fovea in einem Falle von Alkoholintoxikation. Thioninfärbung. 250:1. Eine große Anzahl kleiner atrophischer Ganglienzellen ist zwischen großen Zellen sichtbar. (Nach Henning Roenne.)

Wenn wir im Vorhergehenden Entartungsvorgänge kennen gelernt haben, die die Ganglienzellen- und Nervenfaserschichte bevorzugen, so begegnen wir als Gegenstück dazu auch Degenerationen, welche das Neuroepithel und die äußere Netzhautschichten heimsuchen. Die Ursache der Störung ist dann in erster Linie in einer Einwirkung von Schädlichkeiten zu sehen, die die Ernährungsbasis dieser Netzhautteile, die Aderhaut, in Mitleidenschaft ziehen. Zumeist sind diese Formen der Entartung deswegen auch mit pathologischen Zuständen im Pigmentepithel (s. S. 594) verbunden. Die in der Chorioidea eine Rolle spielenden Veränderungen sind teils entzünd-

---

[1]) Roenne konnte an mit Thionin gefärbten Schnitten in der normalen Netzhaut bereits zwei Formen von Ganglienzellen unterscheiden. Von diesen kommt der kleine Typus vor allem in den parazentralen und zentralen Teilen der Netzhaut vor, während die große Zellart zwar auch in den Partien der Netzhautmitte zu finden ist, aber vornehmlich zu den Bestandteilen der Netzhautperipherie gehört. Anscheinend unterliegen die kleinen Ganglienzellen dem Angriffe des Giftstoffes in höherem Maße.

licher Natur, teils handelt es sich um atrophierende Prozesse. So kann z. B. in kurzsichtigen Augen an denjenigen Stellen, an denen die Choriokapillaris geschwunden ist und die Glasmembran Lücken aufweist, das ganze erste Netzhautneuron (äußere Körner und Neuroepithel) fehlen (MAXIMILIAN SALZMANN). In der äußeren plexiformen Schicht macht dieser Schwund in der Regel halt. Am Rande des atrophischen Netzhautbezirks ist die Limitans externa retinae mit den ihr anhängenden Resten des ersten Neurons meistens nach außen umgeschlagen. Dieselbe Folge wie ein Zugrundegehen der Aderhaut kann natürlich auch die Entstehung einer malignen Neubildung haben. Abb. 2 zeigt das völlige Fehlen des Neuroepithels über einem Melanosarcoma chorioideae, bei guter Erhaltung der inneren Netzhautschichten. Die rasch hohe Werte

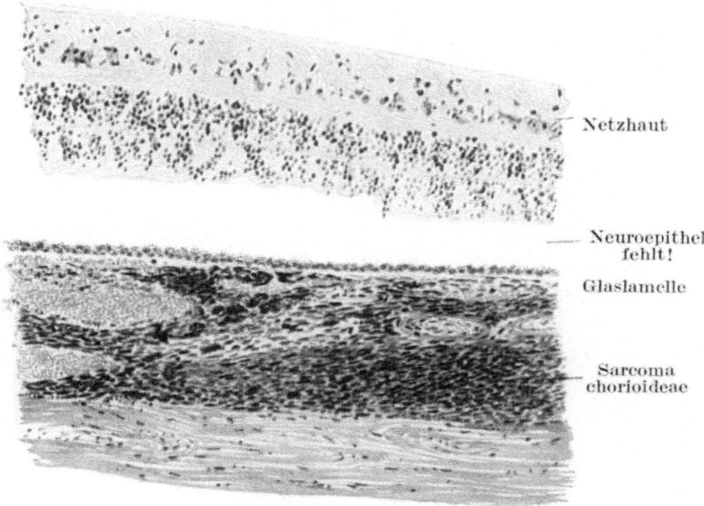

Abb. 2. Das Neuroepithel ist über dem melanosarkomatös entarteten Abschnitt der Aderhaut vollständig verloren gegangen. Das Pigmentepithel samt Glaslamelle trennt die Aderhaut von der Retina, ohne daß hier eine Lücke vorhanden ist. (Nach einem Präparat von E. v. HIPPEL.)

erreichende, durch Injektion von Scharlachöl in die Vorderkammer herbeigeführte intraokulare Drucksteigerung wird ebenfalls in erster Linie dem Neuroepithel gefährlich (L. SCHREIBER und F. WENGLER, YOZO SUGITA).

Von dem im Tierversuch studierten Giften scheinen das Atoxyl und der Phosphor eine besondere Wirkung auf die Netzhautaußenschichten zu entfalten; denn J. IGERSHEIMER sah bei Ratten nach subkutaner Atoxyleinspritzung eine nahezu isolierte Entartung des Neuroepithels und YOZO SUGITA bei Tieren, die mit Phosphor vergiftet waren, eine blasige Quellung der Außenglieder der Sehzellen. Die Blasen enthielten Tröpfchen geronnenen Eiweißes (kein Lipoid). Das Presojod in der konzentrierten Form des Septojod zerstört unter Umständen das Neuroepithel vollständig (W. RIEHM) (s. Abb. 7).

Anscheinend kommt jedoch ein Untergang des Neuroepithels auch ohne nachweisbare Ursache vor. Wenigstens hat EUGEN v. HIPPEL (1) in einem Bulbus, der wegen auf die Hornhaut gewucherten Limbuskarzinoms enukleiert worden war, einen nahe der Papille gelegenen ungefähr 12 mm im Durchmesser haltenden Bezirk angetroffen, der trotz völlig normalen Verhaltens der Aderhaut und der inneren Schichten eine auf die Sehzellen beschränkte Degeneration der Netzhaut aufwies. Als letzter Rest fand sich eine nach innen von der gut erhaltenen Limitans externa liegende epithelähnliche angeordnete Reihe von runden Zellen mit großem Kern (s. Abb. 3). Leider war wegen der Hornhauterkrankung die Feststellung, wie der Bezirk im ophthalmoskopischen Bilde aus gesehen hat, unmöglich.

Das Studium der feineren, beim Zerfall des Neuroepithels eine Rolle spielende Veränderung erfordert allerdings eine gewisse Vorsicht; denn nach Richard Greeff können durch mangelhafte Härtung an den zarten Gebilden leicht Kunstprodukte entstehen, die pathologische Zustände vortäuschen. So ist vor allem die Auflösung der Außenglieder in „Tröpfchen" und „Plättchen" leicht die Folge einer unzweckmäßigen Behandlung des Materials.

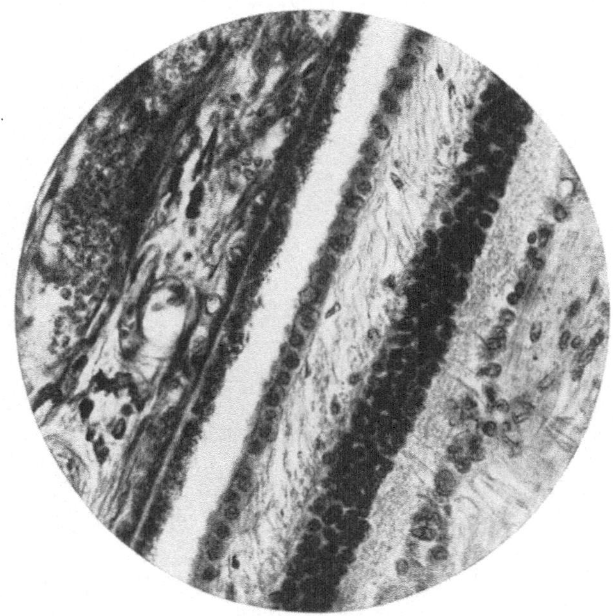

Abb. 3. Schwund des Neuroepithels aus unbekannter Ursache. Von links nach rechts folgt auf die normale Aderhaut die unveränderte Glaslamelle mit aufsitzendem einreihigen Pigmentepithel. Nun folgt ein breiter Zwischenraum an Stelle der spurlos verschwundenen Außenglieder. Die Spalte wird nach oben von der Membrana limitans externa begrenzt, der eine Reihe großer Zellen (Reste der äußeren Körner) aufsitzt. Übrige Schichten normal. (Nach Eugen v. Hippel.)

Nach den Schilderungen E. Krückmanns (2) beobachtet man in einigen Fällen als erstes Kennzeichen der einsetzenden Entartung eine eigentümliche knollige Umwandlung des Außengliedes und des Innengliedes, bis die verödende Zelle nur noch durch eine Endfaser mit der Netzhaut in Verbindung steht. Sie hinterläßt in dem Gewebe einen becherförmigen Hohlraum, den später die Limitans externa wieder zuschließt. Nach Ausfüllung der entstandenen Lücke liegen die Trümmer der Sehzelle dann als gekörnte rundliche Gebilde in dem subretinalen Raume. In einem Falle von Retinitis metastatica purulenta konnte ferner Th. Axenfeld die einzelnen Stadien der Entartung des Neuroepithels, wie folgt, beobachten. Zunächst verlieren die Außenglieder ihre parallele Richtung. Sie beginnen sich zu kreuzen und von der Limitans externa abzulösen. Vielfach treten, wie dies auch Krückmann schildert, die zugehörigen Körner mit dem Außengliede gleichzeitig aus der Limitans aus, und es kann bei stärkerem Fortschreiten des Zerfalls zum Vorrücken ganzer Gruppen von äußeren Körnern außerhalb der Grenzmembran kommen. Dann erscheinen sie als papillenartige Vorsprünge der äußeren Körnerschichte und bilden vielfach auch von ihr getrennte Zellhaufen. Manchmal umgeben die Außenglieder ihre vorgefallenen Körner radien- und halbsternförmig und es entstehen dort, wo die Körner sich vollständig von der Netzhaut getrennt haben, zierliche rosetten- und raupenartige Figuren. An anderen Stellen heben sich die Außenglieder als stark gefaltetes homogenes Band im ganzen von der Limitans ab.

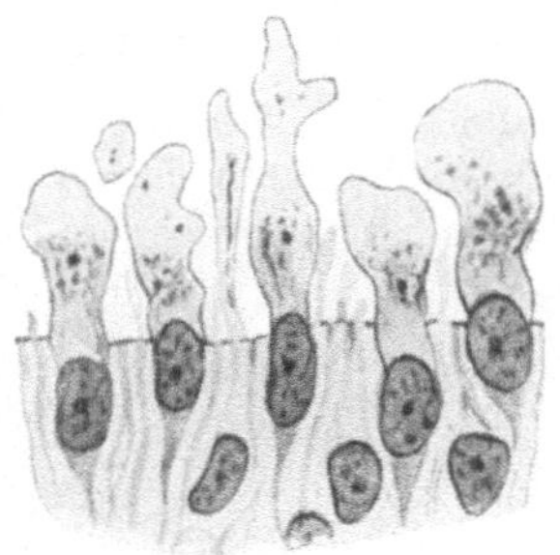

Abb. 4. Degenerationszustände der Sehzellen. (Nach E. KRÜCKMANN.)

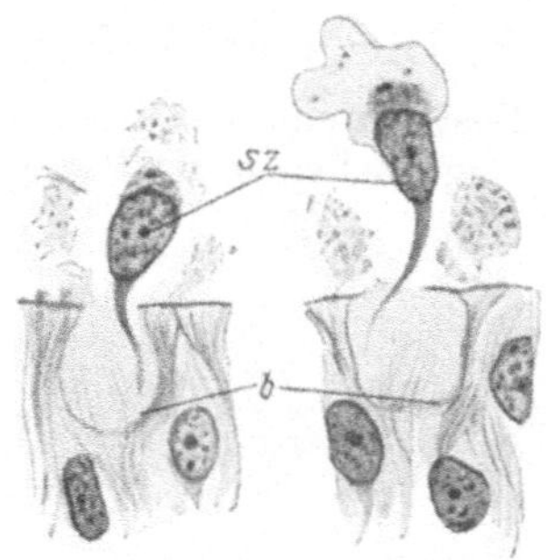

Abb. 5. Entartung der Neuroepithelien. Die Sehzellen (SZ) treten nach klumpiger Umwandlung aus und liegen nach Verschluß der entstandenen Lücke (b) durch die Limitans externa als freie kugelige Gebilde im subretinalen Raume. (Nach E. KRÜCKMANN.)

Auch die inneren Körner können (z. B. durch Herabsetzung des Glaskörperdrucks auf dem Wege der Glaskörperabsaugung) vorfallen und keulenartig über die innere Grenzmembran in das Glaskörpergebiet hineinragen [A. BIRCH - HIRSCHFELD und NOBUO INOUYE].

Wenn wir im obigen nur Degenerationszustände des Neuroepithels beschrieben haben, ist damit gleichzeitig das pathologische Geschehen, welches sich an diesen Zellen abspielen kann, erschöpft; denn die Sehzellen haben weder die Fähigkeit der Wiederherstellung entstandener Lücken, noch überhaupt die Eigenschaft wuchern zu können.

Die chemischen Vorgänge bei Entartung der nervösen Substanz äußern sich in dem Auftreten von Fett. Wir müssen bei der Schilderung des Zustandekommens eines Fettherdes indessen von der Tatsache ausgehen, daß die Netzhaut bereits im normalen Zustande lipoide Stoffe beherbergt. Übereinstimmend mit den Ergebnissen OGUCHIs hat YOZO SUGITA gefunden, daß vor

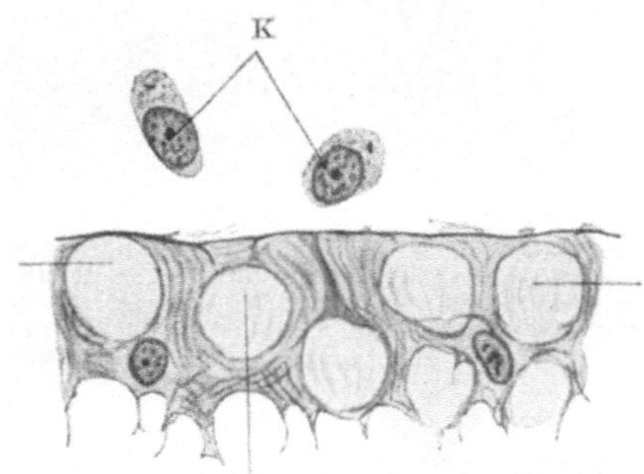

Abb. 6. Verschluß der durch den Austritt der Kerne (K) des Neuroepithels gebildeten Lücken seitens der Glia. (Nach E. KRÜCKMANN.)

allem die Außenglieder der Sehzellen reich an derartigen Stoffen sind, wenn auch der Gehalt bei den daraufhin färberisch untersuchten Netzhäuten der Ratten, Kaninchen, Meerschweinchen und Affen schwankt. Die Innenglieder weisen ebenfalls, wenn auch in geringerem Grade Lipoid auf und die äußeren Körner lassen nur noch Spuren davon erkennen. Dieser Gehalt an Fett ist jedoch in keine Parallele mit der pathologischen Fettansammlung zu setzen; denn die nervöse Substanz der Netzhaut ist im intakten Zustande einer Lipoidspeicherung nicht fähig. Es ist dabei nur die Annahme

möglich, daß das in pathologischen Zuständen der Retina vorzu-
findende Fett ein Produkt der chemischen Umsetzung ist, welches
bei der Nekrobiose der nervösen Substanz frei wird. Doch bleibt es,
wie wir noch sehen werden, nicht in dem Nervengewebe selbst liegen, sondern
es wird von dem Pigmentepithel und seinen Abkömmlingen, sowie von dem Glia-
gerüste aufgenommen (s. S. 598).

b) Die krankhaften Veränderungen der Neuroglia.

Als Bestandteile der Neuroglia sind die Müllerschen Stützfasern sowie
spinnenartige Zellen in der Ganglien- und Nervenfaserschicht anzusehen. Auch

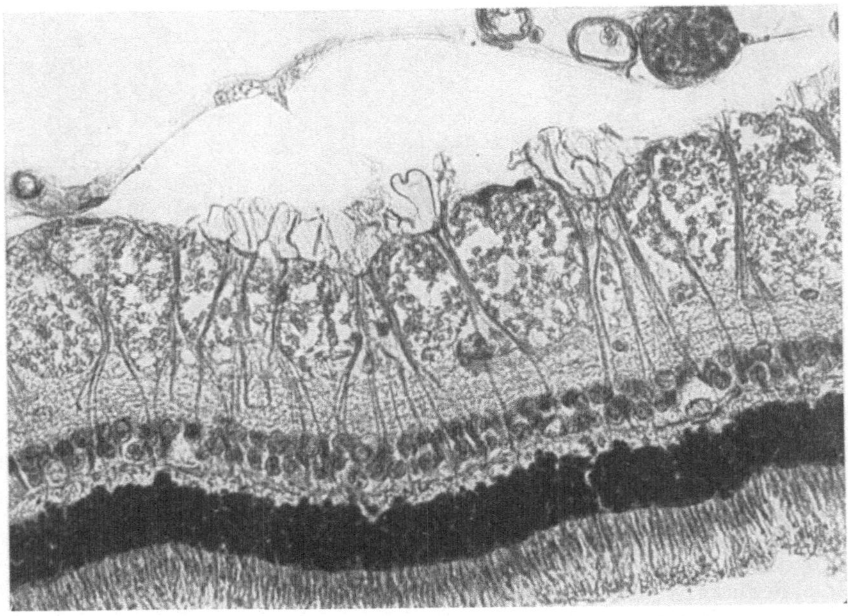

Abb. 7. Presojodwirkung auf die Netzhaut des Kaninchenauges. Dosis 1,0 auf 1 Kilo Körpergewicht
intravenös einverleibt. Enukleation nach 48 Stunden. Das Neuroepithel ist zusammengeklumpt.
Schweres Ödem der inneren Netzhautschichten. Die Limitans interna ist durch einen Erguß von der
Retina getrennt. Die Fußplatten der Müllerschen Fasern sind kolbig und glasig aufgetrieben.
(Nach W. Riehm.)

in der inneren Körnerschicht, sowie den äußeren Schichten sind reichlich Gliazellen eingestreut [E. Krückmann (2)]. Die Membrana limitans interna muß
gleichfalls zum gliösen Stützgerüst gerechnet werden; denn sie bildet die Fuß-
fläche für die Stützfasern und eine Wiederholung der als Gliahäute des Gehirns
bekannten Grenzflächen. Demgegenüber gehört zwar die Membrana limitans
externa auch zur Glia, doch stellt sie keine wirkliche Grenzhaut dar, sondern
sie ist infolge Durchtritts der vielen Sehzellen so stark durchlöchert, daß Krückmann (2) den Namen einer Membrana reticularis für treffender erklärt. Besonders
beachtenswert ist das Gliagerüst, welches wie ein abdichtender Filz die Netzhautgefäße umkleidet, indem sich die Stützfasern, Spinnenzellen und die anderen
Gliabestandteile zu einem Gliamantel vereinen. Diese „Limitans perivascularis"
liegt der Gefäßwandung nicht unmittelbar an, sondern zwischen sie und die
äußere Begrenzung des Gefäßrohres ist der „perivaskuläre Lymphraum" ein-

geschaltet, den KRÜCKMANN für die Netzhautkapillaren mit Sicherheit nachgewiesen hat und wohl auch die größeren Gefäße umgibt.

Die gesamte Glia bildet eine einheitlich zusammenhängende Masse, die neben
der Aufgabe als Stützgerüst zu dienen den Zweck hat, das nervöse Gewebe
überall gegen das mesodermale Gewebe abzugrenzen. Nur eine unversehrte Glia

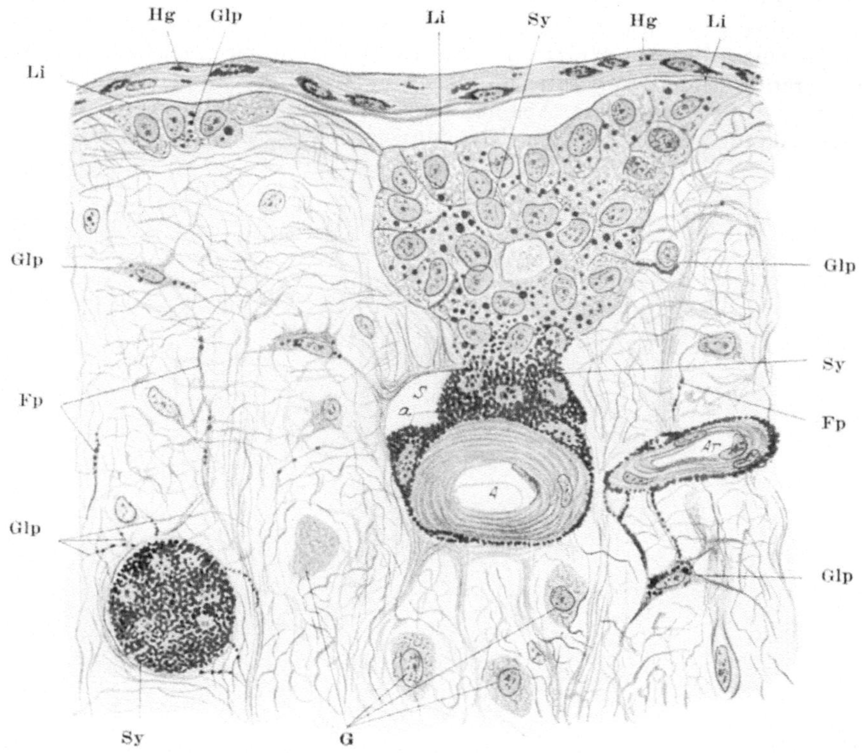

Abb. 8. Entartungsherd der Netzhaut nach einer Blutung in einem myopischen Auge. Die Zellansammlung Sy unter der Limitans interna (Li) wird gebildet von geblähten Gliazellen. Um das Gefäß A und Ar
herum zieht sich ein Kranz pigmentierter Gliazellen, zum Teil mit Farbkörnchen enthaltenden Ausläufern (a). Auch das Zellkonglomerat Sy unten links ist von gedunsenen und pigmentierten Gliazellen
zusammengesetzt. Hg verdickte Grenzschicht des Glaskörpers; G Ganglienzellen; Fp pigmentierte
Gliafasern; Glp pigmentierte Gliazellen; S perivaskulärer Spaltraum. (Nach E. KRÜCKMANN.)

gewährleistet die normale Ernährung des Nervengewebes, indem sie von den in der Blut- und Lymphbahn umlaufenden Stoffen lediglich diejenigen
hindurchtreten läßt, die dem Nervengewebe nützlich
sind. Wir sehen daher überall dort, wo eine
Lücke in der Gliastruktur entsteht, eine
reaktive Gliawucherung einsetzen, damit
der Zusammenhang des Gliaüberzugs wieder-
hergestellt wird. Außerdem liegt ihr die Aufgabe ob, an Stelle der zugrundegehenden Nervensubstanz durch Anbildung vermehrten Stützgewebes die
Architektur der Retina in groben Umrissen aufrecht
zu erhalten. Damit hängt die Tatsache zusammen,
daß die Glia an denjenigen Stellen, an welchen die
Nervensubstanz unter pathologischen Verhältnissen

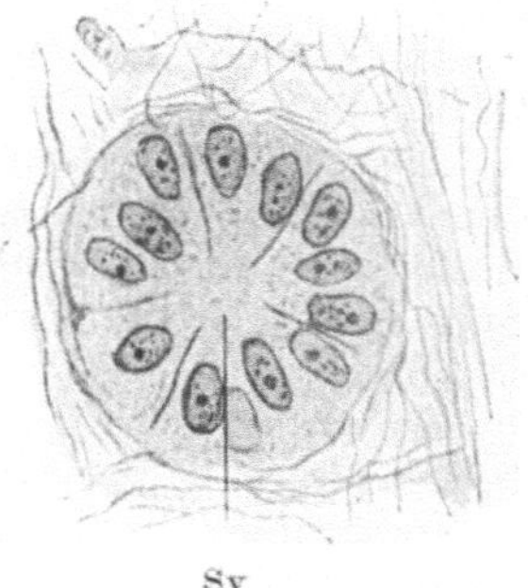

Abb. 9. Gliazellen von epithel-
artigem Habitus (Sy), die wie
Drusenzellen aneinander gelagert sind. Derselbe Fall, wie
Abb. 8. (Nach E. KRÜCKMANN.)

in direkte Berührung mit dem Mesoderm kommt, eine Brücke zwischen beiden Gewebsarten bildet. So vermag z. B. bei einer Chorioretinitis, welche die Grenze zwischen Netzhaut und Aderhaut verwischt, nicht etwa die nervöse Substanz selbst den Anschluß an die Narbe herzustellen, sondern die Glia (und das ihr nahestehende Pigmentepithel) heftet die degenerierende Netzhaut an das Mesoderm der Aderhaut an.

Neben diesen wichtigen Funktionen kommt der Glia wahrscheinlich noch die Rolle eines die Bedürfnisse des Stoffwechsels an die einzelnen nervösen Zellen herantragenden Apparates zu. Hierfür ist die Aufnahme von Fett und Pigment (S. 598) durch die Abkömmlinge der Glia ein deutlicher Hinweis. Jedenfalls können die Fußplatten der Müllerschen Stützfasern bei einem von

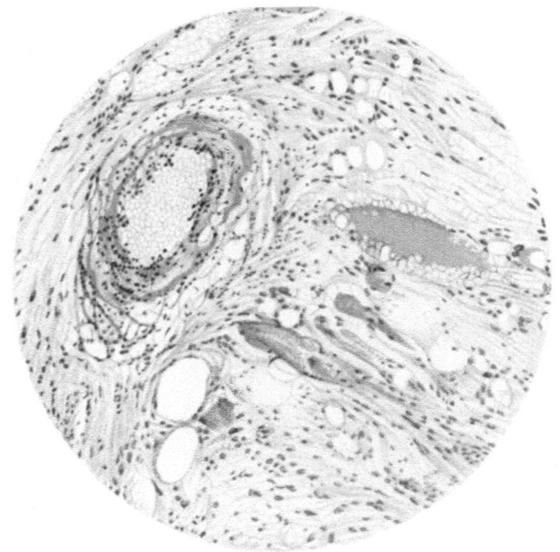

Abb. 10. Stellen von „Gliosis retinae" in einem Präparate von Angiomatosis retinae. In die aufgefaserte Wandung eines Gefäßes, sowie in unregelmäßige Hohlräume ist (gelbgefärbtes) Fibrin eingelagert. Andere Hohlräume sind leer. Das ganze Gewebe besteht im wesentlichen aus gewucherter Glia. (Nach einem Präparate von E. v. Hippel.)

der äußeren Netzhautseite einströmenden Ödem kolbig aufgetrieben werden (s. Abb. 7).

Im Vordergrunde des Interesses stehen die Wucherungsvorgänge der Glia.

Abgesehen von der im Kapitel über die Gliome noch eingehend zu erörternden Frage, ob diese maligne Neubildung nervösen oder gliösen Ursprungs ist, treffen wir eine Gliawucherung überall dort an, wo es gilt, geschwundene nervöse Substanz zu ersetzen oder eine neue Grenzschicht für das Nervengewebe zu schaffen.

Die Neubildung gliöser Fasern geht vielfach mit einer Zunahme des Protoplasmas der Gliazelle Hand in Hand, und dadurch werden Zelltypen hervorgerufen, die denjenigen der Ganglienzellen, teilweise auch der Pigmentepithelien täuschend ähneln. Die Entscheidung, welche Zellart vorliegt, ist dann nur dadurch möglich, daß man die Zellfortsätze darauf hin verfolgt, ob sie mit anderen Gliazellen unmittelbar in Verbindung stehen. In Reihen angeordnet ähneln solche gedunsene Gliazellen sehr den Epithelzellen. So sind die auf

Abb. 8 dargestellten großen Zellen nicht Epithel-, sondern Gliazellen. Auch in Zylinderform können sie auftreten, indem sie wie Drüsenzellen (scheinbar) ein Lumen umgeben.

Ein weiteres Kennzeichen der einsetzenden Gliawucherung ist die Verdichtung des Gliafilzes. Vor allem in der Nachbarschaft von erkrankenden Gefäßen sehen wir die Adventitia auffallend reichlich von Gliafasern umsponnen, und es kann dabei eine so starke Faserverfilzung der gliösen Substanz des Nervengewebes mit dem perivaskulären Gliamantel zustande kommen, das beide Gebilde zu einem nicht mehr voneinander zu trennenden Fasergewirr zusammenschmelzen. Man wird nicht fehlgehen, wenn man diese Vorgänge als die Grundlage der oft mit dem Augenspiegel sichtbaren Einscheidungen der Netzhautgefäße ansieht [KRÜCKMANN (2)]. Jedenfalls wohnt der Glia der Netzhaut gleich

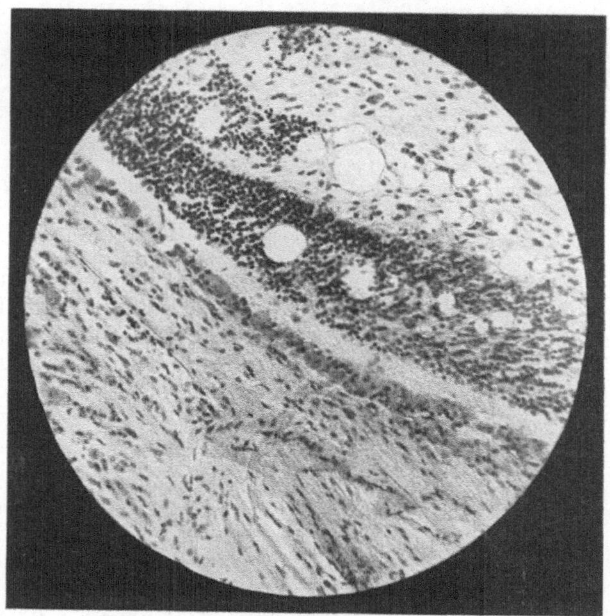

Abb. 11. Diffuse (sekundäre) Gliose der Netzhaut nach lange zurückliegender perforierender Verletzung. Die Gliafasern bilden, sich vielfach durchkreuzend, ein festes tumorartiges Gewebe. Reste noch erkennbar erhaltener Netzhautschichten sind eingeschlossen. (Nach E. v. HIPPEL.)

derjenigen des Gehirns eine außerordentliche Wucherungsfähigkeit inne, und man spricht, wenn die Bildung an Gliafasern über den Bedarf zur Ausfüllung entstandener Lücken beträchtlich hinausgeht, von einer Gliose, die in Gestalt von unpigmentierten oder pigmenthaltigen Fasermassen auftreten kann (Abb. 11). Hierdurch wird es erklärlich, daß dergleichen Vorgänge ophthalmoskopische Bilder zu liefern vermögen, die alle Abstufungen vom grellen Weiß bis zum tiefen Schwarz durchlaufen [E. KRÜCKMANN (2)]. Die neugebildete Glia nimmt unter Umständen sogar einen tumorartigen Charakter an, d. h. nicht in dem Sinne, daß wie beim Gliom zellreiche Geschwülste entstehen, sondern daß die Fasermassen geschwulstartige Knoten hervorrufen. So ist von manchen Seiten die Angiomatosis retinae (v. HIPPELsche Erkrankung) als eine diffuse Gliose gedeutet worden (s. S. 682). Bemerkenswert ist auch folgender von E. v. HIPPEL (2) beschriebener Fall.

Das Innere eines vor 26 Jahren durch eine Stichverletzung erblindeten Auges war von einer Masse angefüllt, die mikroskopisch den Eindruck eines Tumors machte. In Wirklichkeit handelte es sich indessen um eine Gliawucherung, die eine sehr große Zahl von Hohlräumen einschloß, welche Fibrin enthielten (s. Abb. 11). Die Gliamassen stellten sich als ein Gewirr länglich, nach allen Richtungen verlaufender Fasern dar, die ein kompaktes, Reste von Netzhautschichten einschließendes Gewebe gebildet hatten.

An den schwartigen Narben bei Zerstörungen der nervösen Netzhautsubstanz beteiligen sich neben der Glia auch das Bindegewebe der obliterierenden Gefäße und neugebildete mesodermale Elemente, die aus organisiertem Fibrin

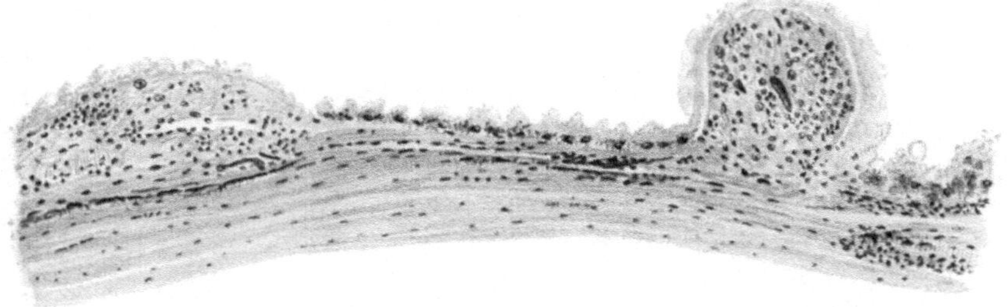

Abb. 12. Gliöse Wucherung in Knötchenform. Retina samt Aderhaut vollständig entartet. Das Auge wurde wegen „Tumor" entfernt. (Nach einem Präparat von Hanssen.)

und Blutungen entstehen. Durch die so hervorgerufenen knolligen und umfangreichen Wucherungen wird sehr leicht der Eindruck hervorgerufen, daß im Augeninnern eine Geschwulst vorhanden ist. Namentlich die Fälle von Retinitis exsudativa bei kleinen Kindern führen dann zur falschen Diagnose eines Glioms. Die Abb. 12 zeigt die anatomische Grundlage eines solchen Pseudotumors und

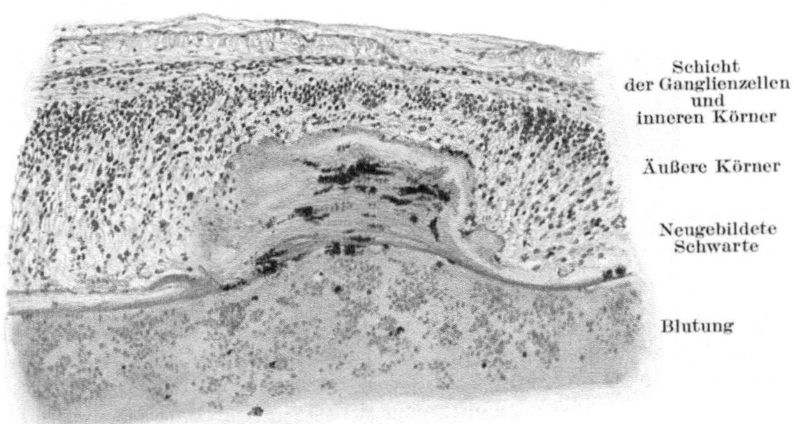

Abb. 13. Glashäutige schwartige Bildung an der Außenfläche der Netzhaut infolge einer subretinalen Blutung. Die mit Eosin rot gefärbte Masse besteht aus Bindegewebe und Gliafasern. Eingelagert sind Pigmentschollen. (Nach einem Präparat von E. v. Hippel.)

die Abb. 13 schildert die Entstehung einer kompakten Schwarte von glashäutiger Beschaffenheit an der Außenfläche der Retina im Gefolge einer subretinalen Blutung. Wir werden auf diese Bildungen im Kapitel der Retinitis exsudativa (s. S. 668) zurückkommen.

Schon oben wurde auseinandergesetzt, daß die Glia auch die Aufgabe hat, nötigenfalls eine **Abschlußmembran gegenüber dem Mesoderm** zu bilden. Die Schaffung einer solchen Haut geschieht, indem sich die protoplasmareichen Gliafüße zu einer Fläche vereinigen und die benachbarten Gliafasern in sie einbiegen. Auf diese Art erscheint z. B. die neu erstandene Limitans externa als eine einfach konturierte strukturlose zusammenhängende Lamelle, die unmittelbaren·Anschluß an das Mesoderm gewinnen kann.

Darüber hinaus vermag die in Proliferation geratene Glia sogar in die Unterlage, also z. B. das Mesoderm der lückenhaft gewordenen Aderhaut, hinein-

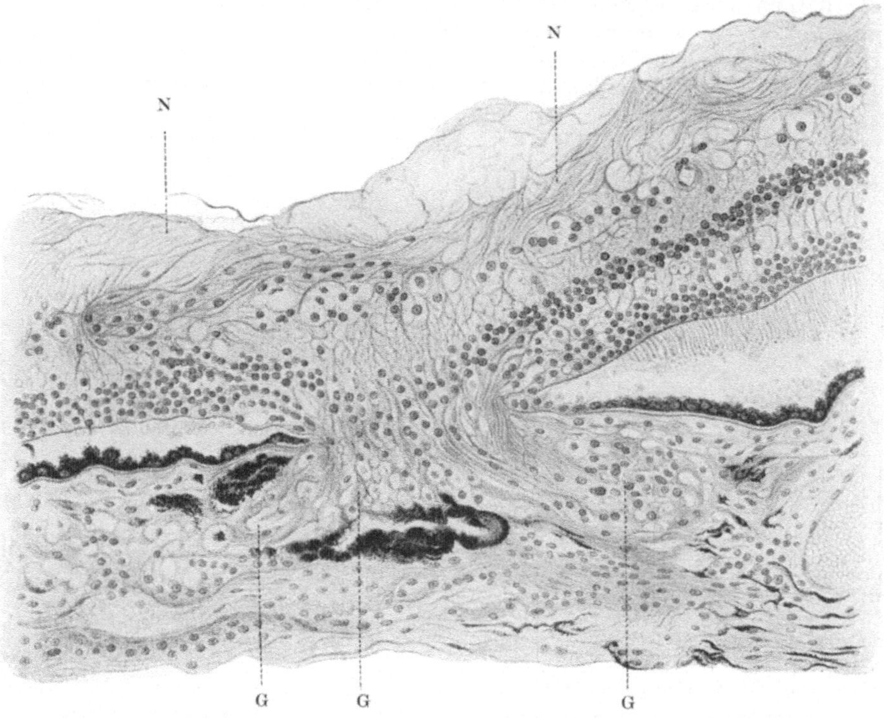

Abb. 14. Fall von Chorioiditis disseminata. An einer umschriebenen Stelle sind Pigmentepithel, Stäbchen-, Zapfen- und äußere Körnerschichte zugrunde gegangen; die Lamina elastica chorioideae zeigt daselbst eine umschriebene Lücke, durch welche Gliazellen (G) in deutlich verfolgbaren Zügen in die Chorioidea hineintreten und sich fächerartig nach allen Seiten verbreiten, um ein dichtes, wohl abgegrenztes Nest zu bilden. N atrophische Nervenfaserschichte mit hyperplastischem Gliagerüst. (Nach J. MURAKAMI.)

zuwuchern. So beschreibt J. MURAKAMI einen Einbruch von Glia in die degenerierende Aderhaut in einem Falle von Chorioiditis disseminata (s. Abb. 14).

Die Verschmelzung der Glia mit den mesodermalen Fasern des Bindegewebes geschieht nicht durch einen direkten Übergang, sondern derart, daß die Bindegewebsfibrillen von dem weichen Protoplasma der Gliazellen umsponnen und umflossen werden. Es handelt sich also nur um eine innige Aneinanderlagerung der beiden Gewebsbestandteile [E. KRÜCKMANN (2)].

Äußerst wichtig ist die Fähigkeit der **proliferierenden Glia, Anastomosen mit den Abkömmlingen des Pigmentepithels** einzugehen. Eine besonders anschauliche Darstellung eines solchen Vorgangs gibt die Abb. 15. Hier bilden die als Astrozyten erscheinenden Gliazellen die Brücke zwischen dem teilweise entarteten Pigmentepithel und der nervösen Netzhaut, die im

vorliegenden Falle der Außenglieder der Sehzellen beraubt ist. Auch die Wiederanlegung einer abgelöst gewesenen Netzhautpartie auf dem Wege einer organischen
Verwachsung mit der darunterliegenden Aderhaut dürfte anatomisch wohl
auf dieselbe Art zur Enwicklung gelangen [E. KRÜCKMANN (2)]. Die hierbei
zu beobachtende sekundäre Pigmentierung der Glia wird ebenso wie die Aufnahme von lipoiden Substanzen durch den gliösen Apparat in dem Kapitel von
der Pigmentierung, bzw. Fettinfiltration der Netzhaut noch eingehender gewürdigt werden (s. S. 598). Im Rahmen der vorliegenden Schilderung sei nur
bemerkt, daß die proliferierende Gliafaser ab und zu eine Vermehrung ihres
sonst spärlich vorhandenen Protoplasmas zeigt, das dann die ursprüngliche
Kontur der Faser manschettenartig umkleidet. Hierdurch ist die Möglichkeit
gegeben, daß die Gliafasern eine feine Auflagerung von Pigmentkörnchen
bekommen, die in Wirklichkeit in ihrem Protoplasma selbst liegen.

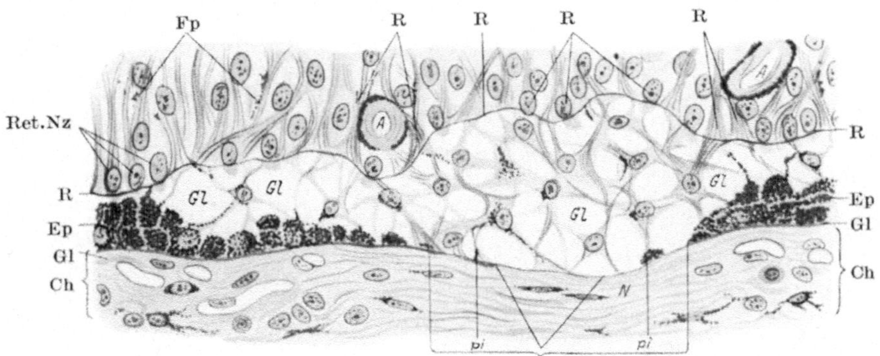

Abb. 15. Einzelheit aus einem Präparat von herdförmiger luetischer Chorioretinitis. Zwischen
Chorioidea (Ch) und Retina (Ret) ist eine Spalte entstanden, die von sternförmigen Gliazellen (Gl)
überbrückt wird. Das Pigmentepithel (Ep) ist zu Haufen zusammengeschoben. Das freigewordene
Pigment (pi) wird an die Glia abgegeben, wodurch pigmentierte Gliafasern (Fp) und Pigmentringe
um die Gefäße (A) entstanden sind. R Membrana reticularis (Limitans externa). Nz Zellen der
Netzhaut. Gl Glaslamelle. N narbig veränderte Chorioidea. (Nach E. KRÜCKMANN.)

Wie die Glia in den subretinalen Raum und in die Aderhaut einwuchern
kann, so ist auch ein Vorwärtssprießen in den Glaskörperraum zu
beobachten; denn die bei der Retinitis proliferans auftauchenden weißen
Stränge auf der Innenfläche der Netzhaut bestehen nicht nur aus Bindegewebe,
sondern auch aus Glia. Bei Blutinjektionen in den Glaskörper zwecks experimenteller Erzeugung dieses Netzhautleidens wachsen die Müllerschen Stützfasern mit neugebildeten feinen Zügen in den Glaskörperraum und verflechten
sich hier mit dem aus der Blutmasse entstehenden Bindegewebe. Die von den
Stützfasern ausgehende Gliawucherung kann auch zur Bildung von Fasernetzen
führen, die der Limitans interna parallel laufen und durch sekundäre Schrumpfung
eine Netzhautablösung erzeugen (Y. KOYANAGI, CH. OGUCHI).

c) Die krankhaften Vorgänge an dem Pigmentepithel.

Wie über die Veränderungen der Glia, so verdanken wir auch über diejenigen
des Pigmentepithels die grundlegenden Untersuchungen EMIL KRÜCKMANN (1).
Schon vor ihm hatte A. WAGENMANN durch seine Experimente mittels der
Durchtrennung der Ziliargefäße den Nachweis erbracht, daß das Pigmentepithel
in unmittelbarer Abhängigkeit von dem Verhalten der darunter liegenden

Aderhaut steht. Die feineren Vorgänge bei der Entartung dieser Zellen, die sich nach künstlich hervorgerufenen Ernährungsstörungen der Chorioidea einstellen, sind nach Krückmann (1) die folgenden. Zunächst ändert sich ihre Gestalt, indem sie oft länger werden oder eine zylinderische, spindelige, ovale, bauchige oder kugelige Form annehmen. Auch tauchen in ihnen kleine Hohlräume auf. Mit der Zunahme des Umfanges des Zelleibes erscheint der Pigmentgehalt spärlich und verlieren die Farbstoffkörner ihre gleichmäßige Beschaffenheit. Neben größeren Klumpen sieht man staubförmige Partikelchen. Pigmentverlust kann eintreten, indem der Farbstoff den Zelleib verläßt. Vielleicht

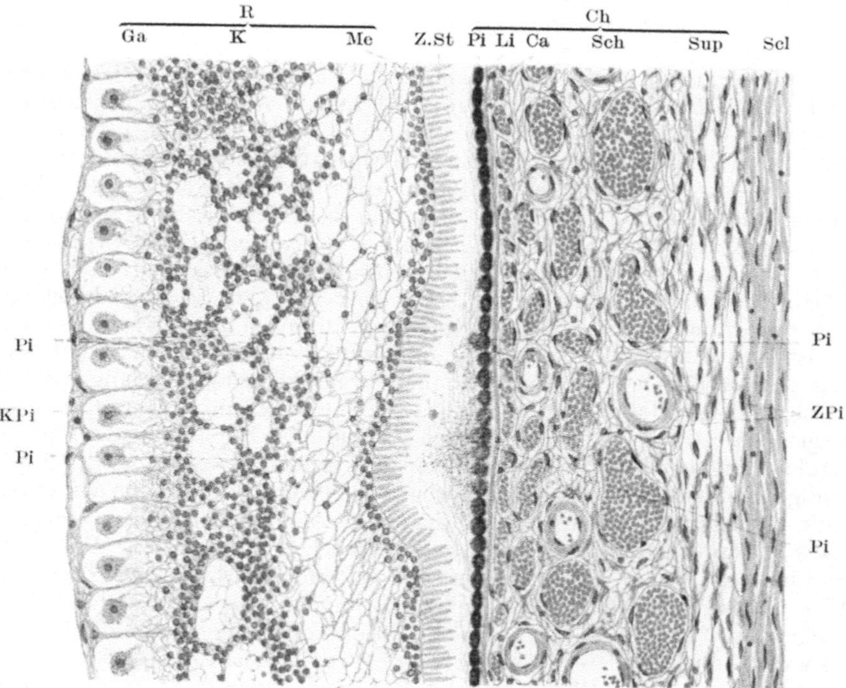

Abb. 16. Beginnende Zerstörung des Pigmentepithels (ZPi) in einem Falle von Chorioiditis luetica. R Retina. Ga Ganglienzellen. K Körnerschichte. Me Membrana limitans externa. Z.St Zapfen und Stäbchen. Ch Chorioidea. Pi Pigmentepithel. KPi Kerne degenerierter Pigmentzellen. Li Glashaut der Aderhaut. Ca Choriokapillaris. Sch Schicht der größeren Gefäße. Sup Suprachorioidea. Scl Sklera. Die Retina ist über dem Herde leicht abgelöst, die Pigmentepithelien gehen zugrunde und geben ihr Pigment (F) frei. Ein starkes Ödem durchsetzt alle Schichten der Retina, Hohlräume erzeugend. (Nach Emil Krückmann.)

ist jedoch noch in einem solchen Zustande, wenigstens bei nicht zu erheblicher Farbstoffverarmung, eine Erholung der Zelle möglich. Zumeist verfallen die Epithelien allerdings einer fortschreitenden Zerstörung. Sie werden zu aufgeblähten Gebilden und lösen sich von der Glaslamelle der Aderhaut ab, so daß sie als abgestoßene, glasige, nicht mehr gut färbbare Zellen zwischen Aderhaut und Netzhautaußenfläche liegen. George Coats nennt diese Gebilde, die im subretinalen Erguß bei der Retinitis exsudativa vorkommen, „Gespensterzellen" (S. 668). Mit dem Zugrundegehen von Pigmentepithelien ist nun ein Vorgang verknüpft, der für die pathologische Anatomie der Netzhaut von größter Wichtigkeit ist, die Bildung junger Pigmentzellen, und zwar wird dieser Vorgang nur dann beobachtet, wenn die ursprünglichen Zellen degenerieren. Sobald Zellen in größerer oder kleinerer Menge abgestoßen werden, treten am Rande der Lücke neue Ersatzexemplare auf, die zum Teil neben, zum Teil übereinander gelagert sind. Ihr Pigmentgehalt ist sehr schwankend. Da junge Zellindividuen sehr pigmentarm, ja sogar pigmentlos hervorgebracht werden können, bildet die Pigmentierung allein kein Merkmal, junge und absterbende Zellen von einander zu trennen. Auch sind die neugebildeten Zellen sehr wechselnd in der Form. Wie Krückmann schreibt, ist namentlich die Frage nicht zu entscheiden, ob diejenigen Exemplare, die der Glaslamelle der Aderhaut nicht direkt aufsitzen, präformierte Epithelien sind, die noch einige Zeit nach ihrer Loslösung im subretinalen Raum eine gute Kernfärbung zeigen, oder ob es ausschließlich neue Abkömmlinge sind, welche gar nicht auf der Glaslamelle erzeugt wurden. Selbst langgestreckte bindegewebsähnliche Zellformen können aus den Pigmentepithelien hervorgehen.

Eine weitere, nicht weniger bemerkenswerte Eigenschaft des proliferierenden Pigmentepithels ist seine Fähigkeit, sowohl in die Aderhaut als auch in die Netzhaut hineinzuwuchern und in diesen Geweben Inseln zu bilden. Diese Ortsveränderung kann solche Ausmaße annehmen, daß Capauner glaubte, eine aktive vitale Bewegung der sonst seßhaften Pigmentepithelien annehmen zu dürfen. Sie könnten ohne äußere mechanische Unterstützung aus eigener Kraft sich von ihrer Unterlage ablösen, sich dann zwischen die Stäbchen und Zapfen einschieben und durch alle Netzhautschichten bis in den Glaskörper vordringen. Krückmann (1) leugnet indessen die Möglichkeit einer aktiven Bewegung, soweit die präformierten Epithelien in Betracht kommen, und weist darauf hin, daß 1. die Ortsveränderung sich nur an eine Ernährungsstörung anschließt, daß 2. die Zellen bei ihrem Übergang in langgestreckte und vielgestaltige Gebilde stets einige Pigmentkörnchen verlieren und daß 3. eine große Anzahl der verlagerten Zellen abstirbt. Die Entstehung der Pigmentzellenanhäufung in dem Netzhautgewebe geht vielmehr so vor sich, daß die geschädigten präformierten Epithelien abgestoßen werden und in die atrophische und mit Hohlräumen durchsetzte Retina erst dann hineingelangen, wenn die Limitans externa pathologischerweise unterbrochen worden ist. Die unversehrte Limitans ist ein Hindernis für das weitere Vordringen der Zellen und der Weg ist den Zellen durch das lückenhafte und rarefizierte Netzhautgewebe vorgeschrieben. Im Gegensatz zu den präformierten Pigmentepithelien legt Krückmann jedoch den neugebildeten Zellen die Fähigkeit der aktiven Bewegung und der Phagozytose bei. Sie dringen aber ebensowenig wie die ursprünglichen Zellelemente in die Retina früher ein, bevor die Limitans externa eine krankhafte Durchbrechung erfahren und der Schwund der nervösen Netzhautbestandteile ihnen Raum für das Einwandern gegeben hat. Namentlich an den Versuchen einer mittels Einführen von Fremdkörpern in den Glaskörper erzeugten Entzündung ließen sich diese Vorgänge gut studieren. Wenn die Atrophie auf die inneren Netzhautschichten übergreift, können auf diese Art große klumpige Pigmentbildungen entstehen.

Die erwähnten Vorgänge spielen auch bei den klinisch wohlbekannten Pigmentanomalien auf dem Hintergrund höher myopischer Augen eine Rolle. Nach Krückmann (1) reihen sich die anatomischen Geschehnisse in der Folge aneinander, daß durch die Streckung der Augenhäute zunächst eine Dehnung der Aderhautgefäße, vorzugsweise der Choriokapillaris herbeigeführt wird, die mit einer Obliteration der Lumina beantwortet wird. Hieran schließt sich eine Nekrose der darüber befindlichen Pigmentepithelien und der äußeren Netzhautschichten. Wucherungen des Pigmentepithels können das Bild vollenden.

Die treibenden Kräfte, welche die Abkömmlinge des Pigmentepithels in die Netzhautschichten hineingelangen lassen, sind in

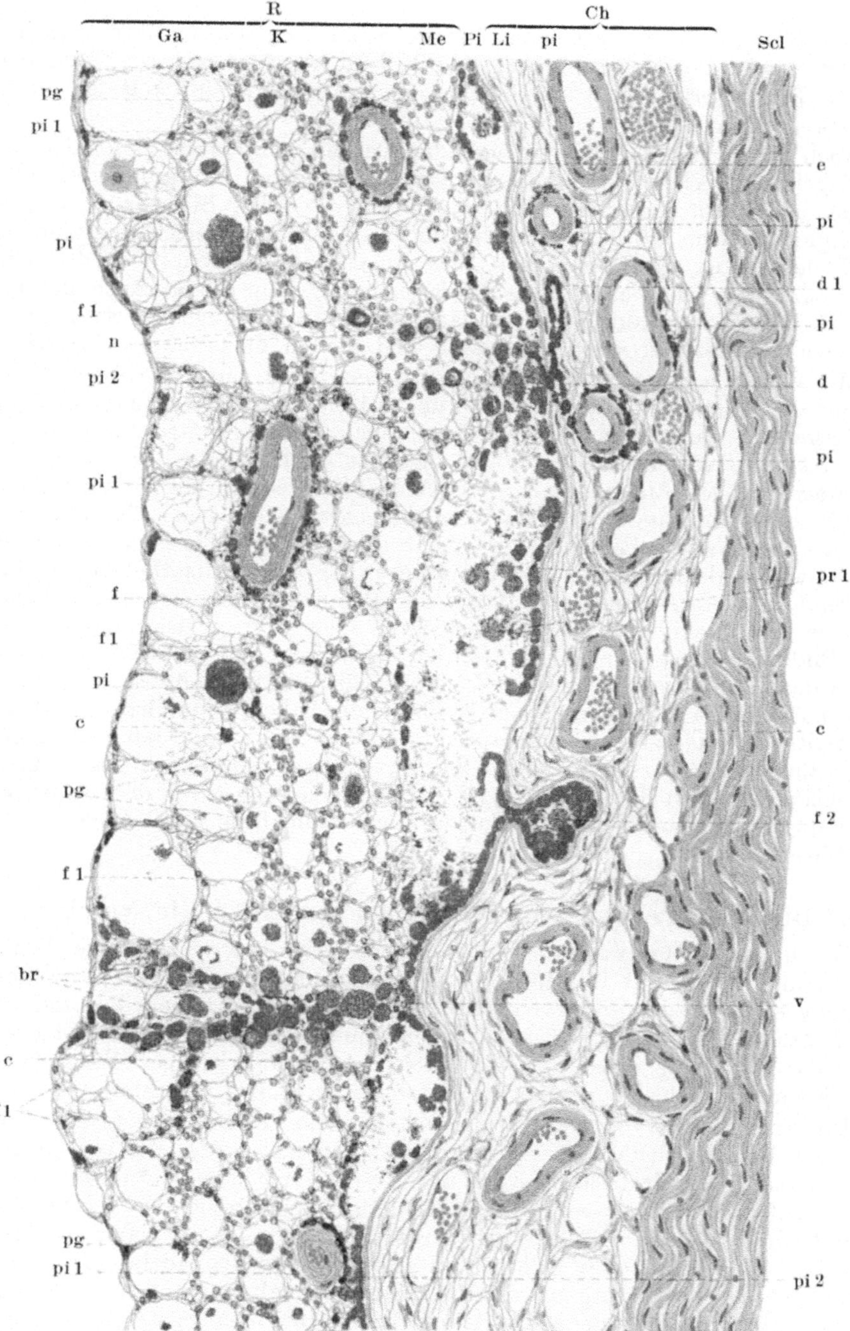

Abb. 17. Einwanderung von Pigmentepithelzellen in die atrophische Netzhaut und Aderhaut· (Kombinationsabbildung von E. KRÜCKMANN.) Scl Sklera. Ch Chorioidea. Li Limitans chorioideae· Pi Pigmentepithelzellen. R Retina. Me Membrana limitans externa retinae. K Körnerschichten· Ga Ganglionzellenschicht. br Brückenartig angeordnete Pigmentzellen. c Von den Epithelien entblößte Stellen der Lim. chor. f Freie Fuszinkörperchen im subretinalen Raum. f 1 Freie Fuszinkörperchen in der Retina. f 2 Vielgestaltigkeit der Fuszinkörperchen in den Epithelzellen. d Kontinuitätstrennung der Lim. chor. e Pigmentzellen, welche der rarefizierten Lim. ext. ret. aufliegen. n Neugebildete Epithelien. pg Pigmentkörnchen in degenerierenden Zellen innerhalb der Retinallücken. pi Stark pigmentierte und zum Teil vergrößerte Pigmentzellen. pi 1 Fuszinkörperchen in den perivaskulären Räumen, sowie in den Endothelien der Netzhaut und Aderhautgefäße. pi 2 durch Zellwucherung entstandene Verbindung zwischen Netzhaut und Aderhaut. pr 1 Vergrößerte, in der Gestalt veränderte und pigmentärmer gewordene präformierte Epithelzellen, zum Teil desquamiert. v Verwachsungsstelle der Aderhaut mit der Netzhaut. d 1 Pigmentepithelsäume um Gefäße.

erster Hinsicht in dem Lymphstrom zu erblicken, der von der Aderhaut durch die Reihe der Epithelien hindurch in die Netzhaut führt. In zweiter Hinsicht kommt die schon erwähnte Möglichkeit der aktiven Zellbewegung in Frage.

Auch in die Aderhaut vermögen die wuchernden Pigmentepithelien einzudringen und hier werden von ihnen etwa entstandene Hohlräume vollständig ausgekleidet. Auf diese Art kommen unter Umständen Bilder zustande, die die Pigmentzellen in drüsenschlauchähnlicher Anordnung zeigen und zum Teil als Drüsen- oder Schwammkrebse des Augeninnern gedeutet worden sind. KRÜCKMANN (1) lehnt eine solche Auffassung ab; denn die Schlauchbildungen entwickeln sich nur auf der Grundlage einer vorangegangenen Entzündung, erzeugen nie Rezidive oder Metastasen und greifen nie intaktes Gewebe an.

Mit der Wucherung der Pigmentepithelien hängt auch die Veränderung zusammen, welche den Namen der Drusenbildung der Glaslamelle führt. Mikroskopisch handelt es sich dabei um knollenartige Auflagerungen auf der Innenfläche dieser Haut dergestalt, daß das Pigmentepithel entweder von den warzenartigen Auswüchsen emporgehoben wird oder in diese aufgeht, bzw. über ihnen im Zustande der Entartung abgestoßen wird. Nach TH. LEBER (1) und ADOLF MEYER soll es sich hierbei um eine Abscheidung einer homogenen, der Lamelle gleichenden Substanz seitens der Pigmentepithelien handeln, während F. SCHIECK und H. LUEDDE der Meinung Ausdruck gegeben haben, daß die desquamierenden Zellen selbst durch einen Homogenisierungsprozeß zu den Bildungen zusammengeballt werden. Auf alle Fälle dürften die Drusen gleich den anderen pathologischen Zuständen des Pigmentepithels ihre Ursache in primären Erkrankungsvorgängen der Chorioidea haben, wodurch die Ernährung der Epithelien notleidet. Hierfür spricht auch die Erfahrung, daß nach Durchschneidung der Ziliararterien beim Kaninchen Drusenbildungen des Pigmentepithels vorkommen [L. SCHREIBER (1)]. Die Veränderung gehört daher eigentlich mehr in das Gebiet der Aderhautleiden hinein, zumal die Glaslamelle ein Teil der Chorioidea ist.

d) Die Einlagerung von Fett und Pigment in die Netzhaut.

Wir haben in den vorhergehenden Abschnitten die Veränderungen kennen gelernt, die die nervöse Substanz, die Neuroglia und das Pigmentepithel unter pathologischen Bedingungen eingehen, und bei den einzelnen Bestandteilen der Netzhaut bereits die Fett- und Pigmenteinlagerungen gestreift. Eine ausführliche Darlegung dieser oft wiederkehrenden und wichtigen Vorgänge ist jedoch nur möglich, wenn man die Netzhaut als ganzes betrachtet.

Die Anwesenheit von Fett in der Netzhaut ist keinesfalls stets ein pathologischer Befund; denn schon im normalen Zustande wird Fett, vor allem in den Außengliedern des Neuroepithels angetroffen. Wir haben auf diese Befunde bereits auf S. 587 hingewiesen. Somit ist Fett an und für sich ein der Netzhaut nicht fremdes Material. Gegenüber diesem feinst verteilt anzutreffenden und an die äußeren Schichten gebundenen Lipoid ist eine wirkliche Fettansammlung stets ein pathologischer Vorgang, der nach zwei Richtungen hin eine Fragestellung hervorruft. Zunächst muß die Entscheidung gesucht werden, ob wir hier das Fett als Abbauprodukt zerfallender Zellen vor uns haben oder ob eine Fettspeicherung vorliegt, und in zweiter Hinsicht heischt die Frage eine Beantwortung, welche Elemente der Netzhaut das Fett beherbergen.

YOZO SUGITA hat im Experimente studiert, ob bei Überangebot von Lipoid eine Vermehrung dieser Substanz im Sinne einer Fettinfiltration der Netzhaut erzwungen werden kann. Die durch Cholesterinverfütterung erzeugte Hypercholesterinämie geht an dem nervösen Gewebe der Retina nach seinen Feststellungen indessen spurlos vorüber und eine durch subkutane Phosphorinjektion herbeigeführte toxische Verfettung der Organe führt lediglich zu einer blasigen Entartung der Außenglieder des Neuroepithels. Hingegen gelingt es bei experimenteller Cholesteatose die Müllerschen Stützfasern mit Fettkörnchen zu infiltrieren, die sich dann in ununterbrochener Kette vom inneren Ende der Faser bis zur Nähe der äußeren Körnerschicht aneinander reihen. Sugita spricht daher direkt von einer Cholesteatose in dem gliösen Gewebe der Netzhaut und zitiert eine japanisch geschriebene Arbeit von Takahashi, dem es gelungen war, in das Auge injiziertes Berlinerblau als Pigmentkörnchen innerhalb der Glia wiederzufinden. Nach seinen Erfahrungen sei die Glia die Ernährungsbahn der Netzhaut, und deswegen sei es wohl erklärlich, daß auch das Fett der zerfallenden Nervensubstanz in das Gliagerüst hineingelangt. Ja, er geht sogar soweit, daß er das gliöse Gewebe als den alleinigen Träger der experimentellen Cholesteatose der Retina hinstellt. Durch Verbindung der Cholesterinernährung mit den Phosphoreinspritzungen kann man auch eine Lipoidansammlung in den Zellen des Pigmentepithels erzeugen. Diese Versuchsergebnisse lassen den Schluß zu, daß das bei pathologischen Zuständen in der Netzhaut vorkommende Fett einer Nekrobiose und nicht einer Fettspeicherung sein Dasein verdankt.

Daß ein Zerfall der nervösen Substanz mit einer fettigen Degeneration einhergeht, ist erwiesen. Wir begegnen diesem Vorgang in der Pathologie des zentralen und peripheren Nervensystems außerordentlich häufig und sehen z. B. auch bei der nephritischen Retinitis deutlich die Fettkügelchen innerhalb der Ganglienzellen, den varikös hypertrophierten Nervenfasern usw. liegen. Indessen muß angenommen werden, daß diese Produkte der Zellentartung nicht lange im Leibe der Nervenzelle bleiben und bald von den anderen Elementen der Retina, der Glia und dem Pigmentepithel aufgenommen werden. S. Ginsberg fand Fetttröpfchen in den Füßen der Müllerschen Stützfasern und auch in den anderen Zellen des gliösen Gewebes. Ferner lag das Fett in wechselnder Menge in dem Endothel der Gefäße und an manchen Stellen frei im Gewebe oder innerhalb der in die äußere Netzhautschichten ergossenen Exsudate. Eine besondere Beachtung verdienen jedoch große mit Fett förmlich beladene Zellen, die wie Fremdkörper mitten im Netzhautgewebe vorgefunden werden. Th. Leber (3), welcher der Theorie von einer fettigen Entartung der nervösen Netzhautelemente im allgemeinen ablehnend gegenüber steht, spricht diese Gebilde als Pigmentepithelien an, die eingewandert sind, und weist darauf hin, daß man in geeigneten Fällen bereits in den auf der Aderhaut sitzen gebliebenen Pigmentzellen einen gewissen Fettgehalt feststellen kann. Bei der Fettaufnahme büßen diese Zellen einen Teil ihres Pigmentgehaltes ein; doch geht es nicht an, die Lipoidkügelchen aus den geschwundenen Farbstoffpartikelchen abzuleiten. Vielmehr nimmt Leber an, daß das eingeschlossene lipoide Material aus den serofibrinösen Exsudaten stamme, die z. B. bei der Retinitis nephritica beobachtet werden, und die Beteiligung der Glia an der Fettimprägnierung wird von ihm nur insoweit anerkannt, als die Tröpfchen sich den Gliazellen und Fasern im wesentlichen lediglich anlagern. Von den mobil gewordenen Pigmentepithelien werde das Fett dann an die Gefäße abgegeben, in deren Lumen mit Fett beladene Zellen bald nachweisbar werden. S. Ginsberg sowie Hans Lauber und Valentin Adamück haben diese Erklärung Lebers bestritten, indem sie das im Gewebe liegende Fett in den Zellkörper nicht nur der Glia, sondern auch der nervösen Elemente verlegen und als eine allgemein verbreitete Folge der Störung des Zellstoffwechsels hinstellen. Indessen haben die auf S. 603 geschilderten Versuchsergebnisse von Hisamichi Takahashi einwandfrei gezeigt, daß tatsächlich das Pigmentepithel neben der nur wenig beteiligten Glia der Hauptträger des Fettgehaltes ist und daß diese proliferierenden Zellen die Neigung haben, tief in die Netzhaut vorzudringen.

Überblicken wir die im Vorstehenden niedergelegten Resultate der Untersuchung erkrankter Augen und der Experimente, so ergibt es sich, daß wohl zweifellos dem Pigmentepithel in erster Linie die Beteiligung an der Bildung der Fettkörnchenzellen zukommt, daß aber auch die Glia die Fähigkeit hat, Fettsubstanzen aufzunehmen, während das Auftreten von lipoider Substanz in den nervösen Zellen der

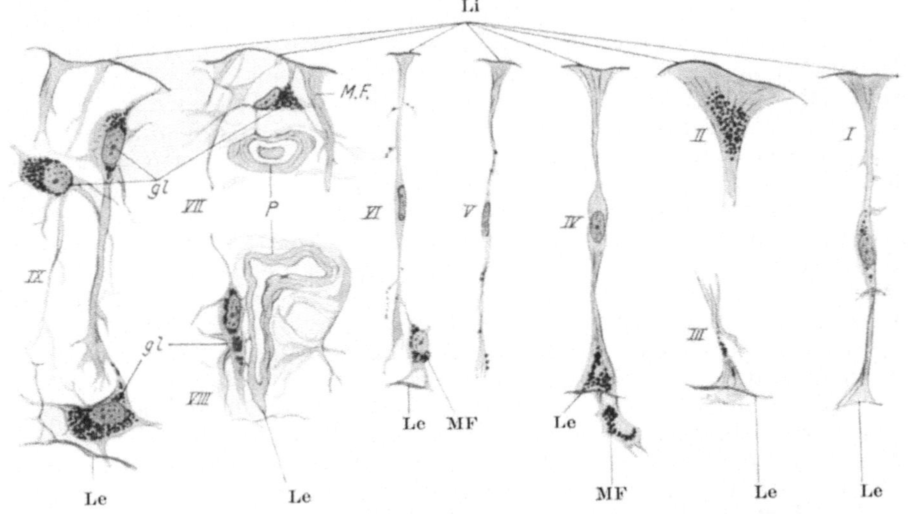

Abb. 18. Pigmentierung von Müllerschen Stützfasern (MF) (I—VI) und von retinalen Spinnenzellen (Astrozyten). Die Netzhautgefäße haben in der Zeichnung dieselbe Färbung wie das Gliagewebe; es hebt sich daher die Limitans perivascularis (P in VII) nur als scharfer Saum, nicht durch eine andere Färbung ab. gl Vereinzelte Gliazellen mit Pigment. Li Limitans interna. Le Limitans externa. (Nach E. Krückmann.)

Retina ein Vorgang ist, welchen diese Elemente mit denjenigen des Zentralnervensystems gemein haben und der als die Einleitung einer Entartung der Zelle gewertet werden muß.

In bezug auf die Netzhautpigmentierung zeigen die Fälle von Retinitis pigmentosa (S. 652) und Chorioretinitis (S. 643) die schwersten Zustände von Ansammlung des normalerweise im Pigmentepithel und in den Chromatophoren der Aderhaut enthaltenen braunschwarzen Farbstoffes im Gewebe der Netzhaut. Wir begegnen aber ähnlichen Bildern auch bei der Wiederanlegung einer abgelöst gewesenen Netzhautpartie (Retinitis striata, S. 673) und den Folgezuständen einer allgemeinen oder lokalen Vergiftung der Netzhaut. Ferner sei an die Entstehung des sog. Fuchsschen Fleckes in der Netzhautmitte bei hoher Myopie, sowie an die Farbstoffeinlagerungen in die Retina in gewissen Fällen von Retinitis circinata, Retinitis exsudativa (Coats) und Angiomatosis retinae (E. v. Hippel) erinnert, sowie auf die experimentellen Ergebnisse A. Wagenmanns hingewiesen, der nach Durchschneidung der hinteren Ziliararterien beim Kaninchen eine sekundäre Pigmentierung der Netzhaut beobachtete. Auch bei Retinitis albuminurica wurde eine Netzhautpigmentierung angetroffen (N. Rachlis).

Das Versuchsergebnis ist zum Ausgangspunkt für die Annahme geworden, daß eine Netzhautpigmentierung überhaupt nur dann zustande kommen könne, wenn vorher oder gleichzeitig die Aderhaut und vor allem die Choriokapillaris erkranke (C. Hirsch). Indessen dürfte eine solche Verallgemeinerung doch nicht statthaft erscheinen, wennschon man sich darüber klar sein muß, daß eine morphologisch mit unseren heutigen Hilfsmitteln unversehrt erscheinende Aderhaut trotzdem funktionell versagt haben kann, noch dazu in Anbetracht der Tatsache, daß die ernährende Flüssigkeit die Glaslamelle passieren muß und wir von deren Aufgabe nur vage Vorstellungen, aber keine zuverlässigen Kenntnisse haben. Wie im Kapitel über die Retinitis pigmentosa nachzulesen ist, trifft man nämlich selbst in schwersten Fällen des Leidens unter Umständen eine völlig normal gebaute Choriokapillaris an. Anders liegen die Dinge, wenn man die Abhängigkeit der Netzhautpigmentierung von dem Zustande der nervösen Substanz ins Auge faßt; denn es muß als sichergestellt gelten, daß eine Einwanderung der Pigmentzellen in die Membran nur dann möglich ist, wenn eine Schädigung der Neuroepithelien zuvor Platz gegriffen hat [E. Krückmann (1)]. Hier sorgt das Pigmentepithel ebenso wie innerhalb des Netzhautgewebes die Glia für den räumlichen Ersatz der verloren gegangenen nervösen Substanz, und auch an der Pigmentierung beteiligten sich beide Bestandteile. Vielleicht hängt diese Übereinstimmung damit zusammen, daß das Pigmentepithel wie die Glia als ektodermale Gebilde wohl sicher eine Funktion haben, die den Saftstrom der Ernährung von den mesodermalen Quellen zur nervösen Substanz überleitet, und deshalb eine Bauart aufweisen, die zur Aufnahme von gelöstem (und ungelöstem) Material geeignet ist. Einzelheiten über die Art der Pigmentaufnahme sind in den Kapiteln Glia und Pigmentepithel nachzulesen.

e) Das Verhalten der Netzhaut bei Anwesenheit von Fremdsubstanzen im Glaskörper.

Metallische Fremdkörper, die durch Oxydation seitens der Augenflüssigkeiten langsam in Lösung gehen, sowie feine korpuskuläre Elemente, die die Limitans interna durchwandern können, setzen an der Netzhaut bestimmte Veränderungen, die man auch im Experiment studiert hat.

Zunächst sei derjenigen Substanzen gedacht, die von den Netzhautzellen aufgenommen werden, ohne daß ein sichtbarer Schaden gestiftet wird. Es handelt sich hierbei zum Teil um eine Art von vitaler Gewebsfärbung der Netzhaut.

Spritzt man 4% Lithionkarminlösung in den Kaninchenglaskörper ein, so findet man nach ungefähr einer Woche in den retinalen Ganglienzellen ganz fein und nicht gleichmäßig verteilt Karminkörnchen. Ferner nehmen die Müllerschen Stützfasern das Material auf. Eine Steigerung der eingespritzten Karminmenge erzeugt Entzündung, und dann kommt es zu der interessanten Tatsache, daß in den verschiedensten Netzhautschichten einkernige Zellen auftauchen, die kleine und größere Karminkörner enthalten. Da diese Gebilde hier und da neben dem Karmin auch Fuszinkörnchen beherbergen, sind sie zum Teil ausgewanderte Pigmentepithelien, zumal dieses Epithel auf der Glashaut der Chorioidea in Unordnung gerät und Fortsätze in die Netzhaut hineinstreckt, die wie die Zelleiber der Pigmentzellen selbst ebenfalls den roten Farbstoff zeigen. Außerdem handelt es sich um mobil gewordene Gliazellen. Infolge der Entzündung entsteht manchmal eine Netzhautablösung, und dann erblickt man solche mononukleäre Zellen im subretinalen Erguß und an der inneren Netzhautfläche. Ihr Gehalt an Karmin, runden Pigmentgranula und Fuszin enthüllt den Ursprung vom Pigmentepithel. Und zwar bildet diese Veränderung

an dem Pigmentzellbelag nur die Einleitung zu einer ausgesprochenen Pigment-
degeneration der Netzhaut; denn schon 14 Tage nach Injektion einer mäßigen
Menge von Karminlösung sind diese Zellen gewuchert. Sie dringen in größerer
Zahl in die Netzhaut ein und kleiden dann die durch den Schwund der nervösen
Substanz sich bildenden Hohlräume aus (CH. OGUCHI und K. MAJIMA).

Eine vitale Färbung der Netzhaut durch intravenöse Einverleibung von
Trypanblau gelingt jedoch nicht (O. SCHNAUDIGEL).

Einspritzung von Scharlachrot in die Vorderkammer ruft durch sekundäre
Drucksteigerung schwere Reizerscheinungen an den Ganglienzellen hervor,
die selbst keinen Farbstoff aufnehmen (L. SCHREIBER und F. WENGLER). Einzelheiten hierüber sind S. 581 geschildert.

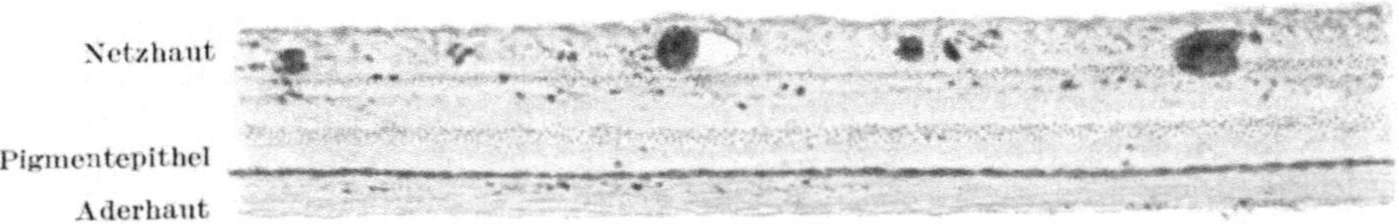

Abb. 19. Siderosis der Netzhaut und des Pigmentepithels. (Nach einem Präparat von A. JESS.)
(TURNBULL-Blau-Reaktion nach Bleichung des Pigmentes.)

Entsprechend der Bedeutung für die Klinik nimmt die Erörterung der Frage
von der schädigenden Wirkung des gelösten Eisens einen breiteren Raum in
der Literatur ein. Die Untersuchung von Augen, die an einer Eisensplitterverletzung erblindet sind, zeigt nämlich eine ganz besondere Beziehung der Eisen-
salze zu den nervösen Bestandteilen der Retina und zum Pigmentepithel. Nach
der Ansicht TH. LEBERs wird in den Glaskörper eingedrungenes Eisen durch
die Kohlensäure der Gewebe gelöst und entsteht kohlensaures Eisenoxydul,
welches nach Imprägnierung der einzelnen Teile des Bulbus durch den von den

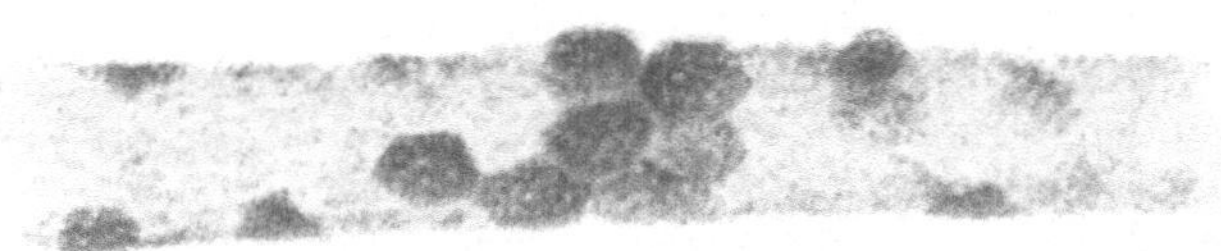

Abb. 20. Flachschnitt durch das Pigmentepithel bei Siderosis bulbi. (Nach einem Präparat von
A. JESS.)

Arterien zugeführten Sauerstoff in unlöslicher Form an Ort und Stelle niedergeschlagen wird. E. v. HIPPEL (3) ist den feineren Veränderungen, die sich
hierbei abspielen, nachgegangen und hat zum Studium auch den Tierversuch
herangezogen, indem er unter anderem einen eisernen Fremdkörper in den
Kaninchenglaskörper einbrachte oder Blut in ihn einspritzte. Hierbei ergab
sich, daß auf beide Arten eine echte Siderosis bulbi zustande kommen kann
und daß die in der Netzhaut oft massenhaft auftauchenden eisenhaltigen
gekörnten Zellen größtenteils proliferierte und ausgewanderte Pigmentepithelien
sind. Die Netzhaut zeigt dabei eine Degeneration ihrer nervösen Elemente.
Neuerdings hat HISAMICHI TAKAHASHI Berlinerblaulösung als Eisenpräparat
benutzt, das er in einer Lösung von 0,3—1—4% in den Kaninchenglaskörper
einspritzte. Die Untersuchung ergab, daß die Gliazellen das Berlinerblau genau
so aufnehmen, wie das Karmin in den oben erwähnten Experimenten von
CH. OGUCHI und K. MAJIMA. Gleichzeitig wirkt die Substanz entzündungserregend, womit eine Degeneration der Retina verbunden ist. Diese geht so
vor sich, daß am Frühesten die Stäbchen und Zapfen schwinden und in der

äußeren Körnerschicht massenhaft Vakuolen sichtbar werden. Auch an den Ganglienzellen kommen krankhafte Erscheinungen vor; denn sie enthalten in ihrem Protoplasma zuweilen Klumpen lipoider Stoffe. Bei noch stärkerer giftiger Wirkung des Berlinerblau entartet die Netzhaut zu einer sehr dünnen Gliamembran, durch deren Lücken Fettkörnchenzellen in den Glaskörper einwandern. Diese sind wohl größtenteils Abkömmlinge des Pigmentepithels, das in Abstoßung begriffen mit Berlinerblau und Fett beladen durch das rarefizierte Netzhautgewebe in der Richtung des Glaskörpers vorwandert. Daneben sind auch Gliazellen mit dem Farbstoff und den Lipoidkugeln imprägniert. Die

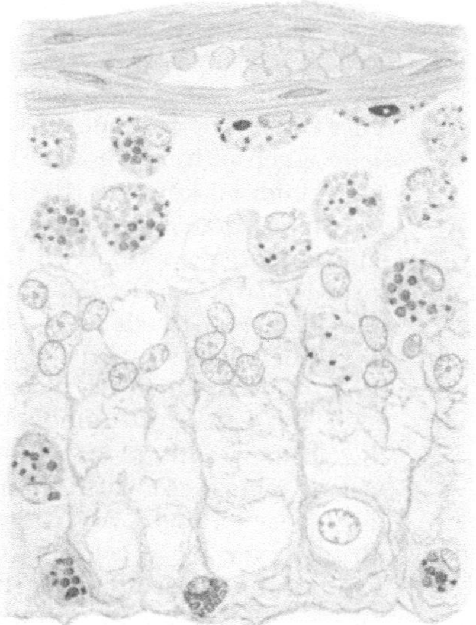

Abb. 21. Netzhaut eines albinotischen Kaninchens eine Woche nach Einspritzung von Berlinerblau in den Glaskörper. Die Stäbchen und Zapfen sind verschwunden. Das Pigmentepithel ist größtenteils abgestoßen, seine Zellen sind zu großen runden Gebilden verändert, die neben Körnchen von Berlinerblau eine große Anzahl Fetttröpfchen einschließen, die mit Sudan III rot gefärbt sind. Die Zellen wandern in die Netzhaut ein. Die kleineren mit Blau und Fett beladenen Zellen nahe der Netzhautinnenfläche sind Gliazellen. (Nach HISAMICHI TAKAHASHI.)

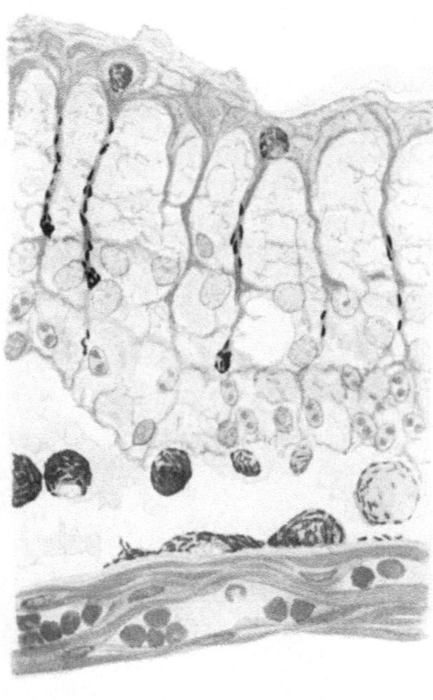

Abb. 22. Dieselben Vorgänge wie diejenigen der Abb. 21. 23 Tage nach der Einspritzung in der Netzhaut eines pigmentierten Kaninchens. (Nach HISAMICHI TAKAHASHI.)

Abb. 22, welche die Netzhautveränderungen bei einem pigmentierten Kaninchen darstellt, beweist, daß die Gliazellen auch Fuszinkörnchen aufnehmen; denn wir erblicken hier braunen Farbstoff, der sich entlang der Stützfasern vorwärts schiebt und zu einem größeren Klumpen nahe der Limitans interna ansammelt.

Die Versuche mit Blutinjektionen in den Glaskörper [L. SCHREIBER (1), E. v. HIPPEL (3), Y. KOYANAGI, CH. OGUCHI] hatten insofern ein ähnliches Ergebnis, als die nervöse Substanz entartet, die Glia wuchert und das proliferierende und mobil gewordene Pigmentepithel schließlich Bilder entstehen läßt, die von der Pigmentdegeneration her bekannt sind (s. S. 652).

f) Nekrobiotische Vorgänge an der Netzhaut
(Zystenbildung, Einlagerung von Kalk, Knochen, Corpora amylacea).

Hohlräume können in der Netzhaut durch ödematöse Zustände und Schwund der nervösen Substanz zu Wege kommen. Sie werden meist durch Glia und

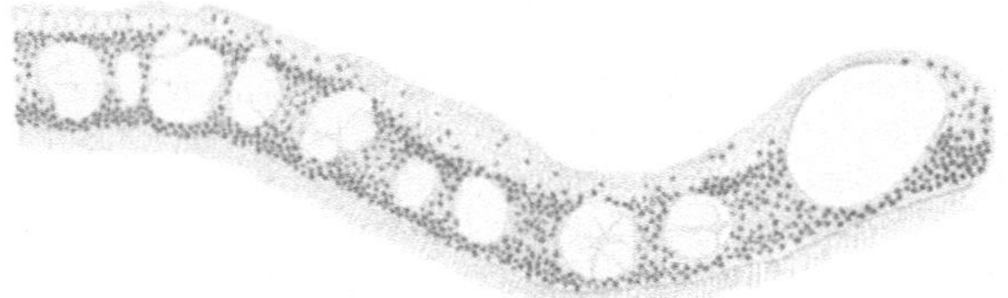

Abb. 23. Sog. Iwanoffsches Ödem der Netzhaut. (Sammlung J. v. Michel.)

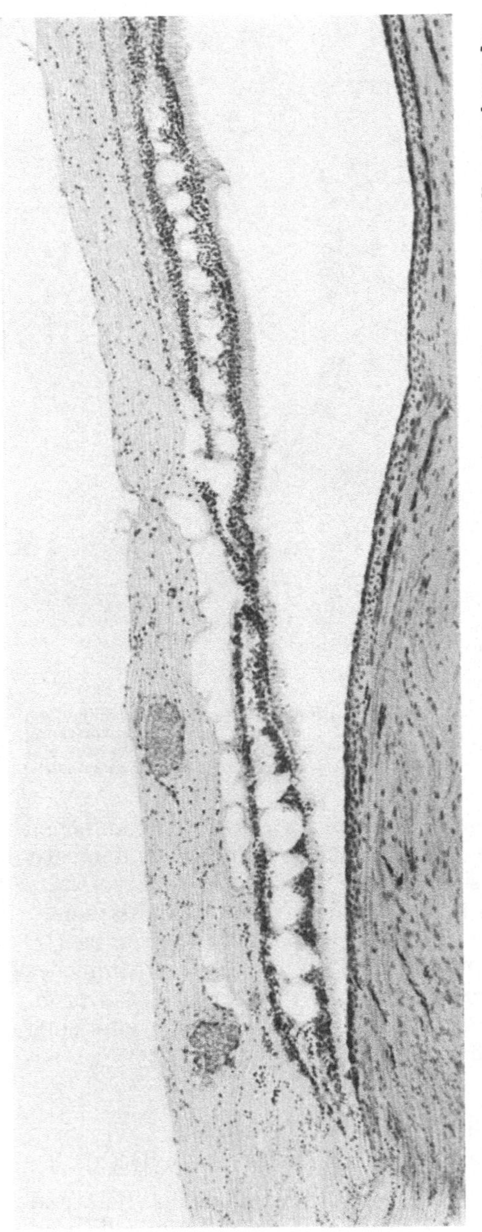

Abb. 24. Hochgradig myopes Auge eines an Lungentuberkulose gestorbenen 32jährigen Mannes. Unmittelbar nasal von der Papille zeigt die Netzhaut zahlreiche zystoide Räume, die zum Teil zwischen den Körnerschichten, zum Teil zwischen inneren Körnern und Nervenfasern liegen. (Nach R. Hanssen.)

proliferiertes Pigmentepithel ausgefüllt, wenn sie länger bestehen. Namentlich die Makulagegend neigt zu solchen Vorgängen, die dann eine förmliche Lochbildung in der Retina einleiten können (S. 658). Darüber hinaus gibt es noch eine besondere zystoide Degeneration der Netzhaut, die bei den verschiedensten Erkrankungen des Organs angetroffen wird, doch ist es nach Lage der Dinge oft unmöglich, die Entscheidung zu fällen, welche von diesen drei Veränderungen vorliegt. Aus diesem Grunde verzichte ich auf die Einhaltung dieser Typen, zumal sie auch klinisch und anatomisch genug der Übergänge zeigen.

Nahe der Ora serrata kommen Hohlräume in der Netzhaut vor, die schon 1855 von Blessig (Inaug.-Diss. Dorpat) beobachtet wurden und daher vielfach nach diesem Autor den Namen führen. Sie werden so häufig angetroffen, daß Henle (Handb. d. Anatomie 1866, Bd. 2) diese Erscheinungen nicht für krankhaft erklärte. Iwanoff ging dieser Frage nach und fand bei 22 daraufhin anatomisch untersuchten Kinderaugen kein einziges Mal dergleichen Zysten, bei 50 Augen von Erwachsenen im mittleren Alter nur 6mal (davon alle 6 mit starker Hypermetropie) und unter 48 Augen von Personen im Alter von 50—80 Jahren 26 mal. Hiervon litten 16 Augen an seniler Katarakt, und in 14 Fällen dieser Kategorie war die Zystenbildung der Netzhautperipherie besonders auffallend ausgeprägt. Sie reichte von der Ora in einer Gürtelzone von 4—8 mm Breite nach rückwärts. Somit kommt Iwanoff zu dem Schlusse, daß das Alter auf die Entstehung der Hohlräume einen unverkennbaren Einfluß ausübt. In der Form sind die Bildungen, die allgemein unter dem Sammelbegriff des Iwanoffschen Ödems

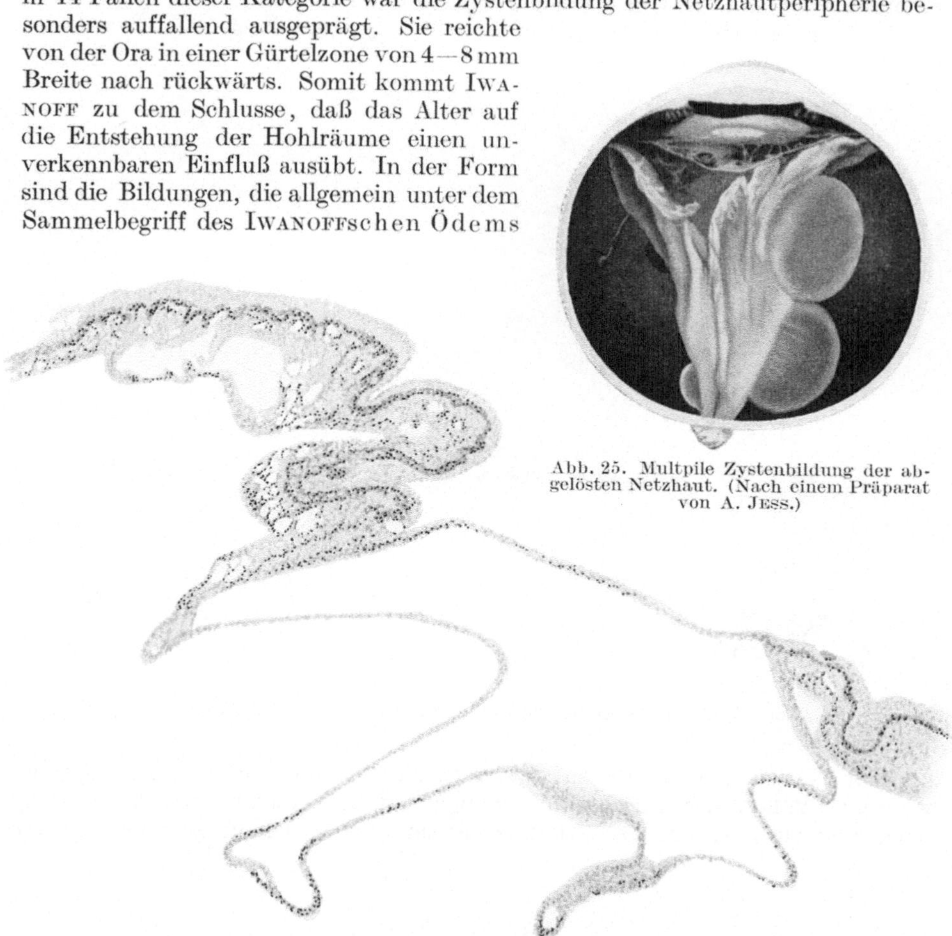

Abb. 25. Multpile Zystenbildung der abgelösten Netzhaut. (Nach einem Präparat von A. Jess.)

Abb. 26. Große Zyste und multiple kleine Zysten der Netzhaut bei Amotio retinae. (Nach einem Präparat von A. Jess.)

gehen, recht verschieden. Sie liegen bald in der inneren Körnerschicht, bald in der äußeren Faserschicht, bald trennen die einzelnen Schichten dichte Zwischenwände, bald nur ganz dünne Faserbündel. Ferner tauchen sie zunächst in zwei Reihen auf, indem die äußere granulierte Schicht sie trennt, später verschmelzen die Hohlräume und reichen dann in einfacher Reihe fast durch die ganze Dicke der Netzhaut hindurch. Auch am Äquator des Auges, ja sogar in der Nähe der Papille werden die Zysten angetroffen. Ihr Inhalt dürfte eine seröse, fibrinöse, manchmal gelatinöse Flüssigkeit sein, die einer schleichenden Entzündung der Netzhaut nach Iwanoff ihr Dasein verdankt. Francesco Falchi sah diese fibrinösen Exsudate des Retinaparenchyms vor allem an denjenigen Stellen, an welchen auch eine sklerosierende Erkrankung der Gefäßwandungen deutlich war, und Aage A. Meisling konnte feststellen, daß die Glia in der Umgebung der Zysten so wuchern kann, daß förmliche Geschwülste entstehen. Beide Autoren sowie C. Velhagen führen in einer Reihe von Fällen außerdem die Zystenbildung auf den Umstand zurück, daß bei Netzhautablösungen einige Falten miteinander verkleben. Die Abb. 25 u. 26 entstammen einem derartigen Falle. Aus dem Befunde, daß sich in der Netzhaut über einem Aderhauttumor gleichfalls eine Zystenbildung einstellen kann,

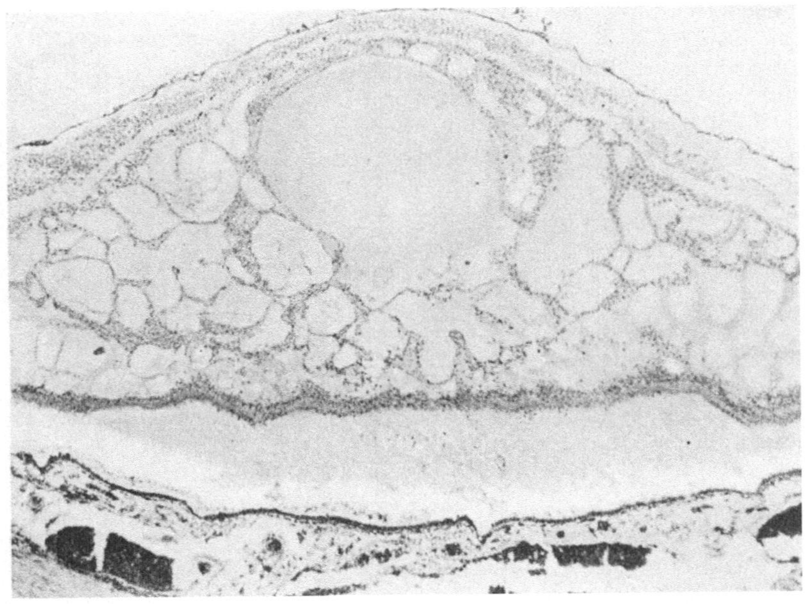

Abb. 27. Zystische Entartung der Netzhaut. (Nach Nobuo Inouye.)

schließt Napp, daß Ernährungsstörungen der Retina die Ursache abgeben, während Perrod mechanische Einwirkungen auf die Netzhaut durch Zugwirkung nach Verwachsung mit der Aderhaut anschuldigt. Vielfach schließt sich die

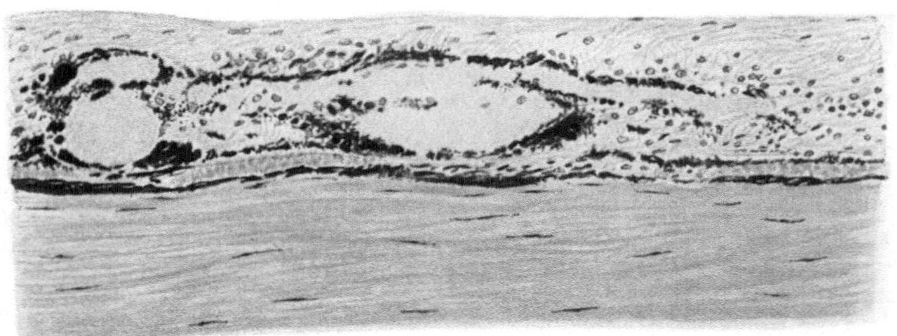

Abb. 28. Sekundäre Pigmentierung der Netzhaut in einem Falle von Erblindung an Staphyloma corneae. Die Pigmenteinlagerungen sind um drusige Gebilde gruppiert, die in der völlig atrophischen Netzhaut liegen. Von der Aderhaut sind nur einige größere Gefäße erhalten. (Nach einem Präparat von E. v. Hippel.)

Zystenbildung an chronische entzündliche Zustände im vorderen Bulbusabschnitt an, und man findet in solchen Fällen meist ein Übergreifen der Entzündung auf die Chorioidea, so daß der Gedanke nahe liegt, daß zunächst eine Ausschwitzung aus der Aderhaut erfolgt, die die zystische Auftreibung bedingt (Nobuo Inouye). Welche Ausmaße eine solche zystische Entartung der Netzhaut annehmen kann, zeigt Abb. 27.

Eine andere Erscheinung der Nekrobiose ist die Einlagerung von Umwandlungsprodukten zerfallenen Gewebes oder ergossener Exsudate in die Netzhaut. So werden Kalkeinlagerungen in der destruierenden Retina angetroffen (Abb. 29), ferner homogene drusenartige Schollen (Abb. 28), Corpora amylacea, Psammomkörner (wie Abb. 93) und Knochenspangen (s. Abb. 97), alles Vorgänge, die auch sonst bei Entartungen und Schwielenbildungen des Gewebes der verschiedensten Körperorgane anzutreffen sind. Mit Ausnahme der Drusen, die mit dem Pigmentepithel zusammenhängen, dürfte es sich in der Mehrzahl um Derivate des schwartenbildenden Bindegewebs handeln.

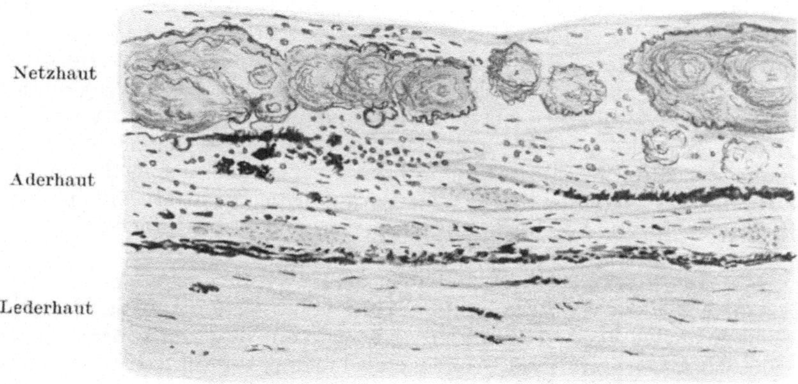

Abb 29. Kalkeinlagerungen in die völlig entartete Netzhaut.
(Nach einem Präparat von E. v. Hippel.)

II. Die spezielle Pathologie der Netzhaut.

a) Die Erkrankungen der Netzhautgefäße.

Die Gefäße sind wie Fremdkörper in die nervöse Substanz der Netzhaut eingelagert; denn ein dichter Gliafilz (die Limitans perivascularis oder die marginale Glia) trennt das mesodermale Gewebe überall von dem ektodermalen ab. Zwischen der äußeren Begrenzung des Gefäßrohres und dem Gliamantel ist noch ein schmaler Lymphraum eingeschaltet, wie ihm E. Krückmann wenigstens für die Kapillaren nachzuweisen vermochte, und man muß sich vorstellen, daß die zur Ernährung der nervösen Bestandteile bestimmten Stoffe durch die Gefäßwandung hindurch zunächst in den perivaskulären Lymphraum gelangen und dann erst den Gliafilz durchdringen, der als eine Art Filterapparat wirkt. An der Aufgabe, das nervöse Gewebe und die Glia zu ernähren, sind vor allem die Kapillaren beteiligt, die nach Krückmann in zwei verschiedenen Systemen angeordnet sind. Ein inneres Netz versorgt die Nervenfasern und die Ganglienzellen, während ein äußeres die inneren Körner (Bipolaren) durchzieht. Demgegenüber sind die Neuroepithelien einzig und allein auf den Stoffwechsel angewiesen, der ihnen von der Choriokapillaris aus durch die Glaslamelle der Aderhaut und das Pigmentepithel hindurch zuteil wird. Mit dieser anatomischen Anordnung ist die Tatsache verknüpft, daß Störungen im Kreislauf des Zentralgefäßsystems der Netzhaut vor allem eine schädigende Wirkung auf die inneren, die in der Aderhaut auf die äußeren Netzhautschichten ausüben.

Im allgemeinen muß man sich vor einer Überschätzung der primären Rolle der Gefäßveränderungen hüten und immer des Umstandes eingedenk bleiben, daß sowohl im Augenhintergrundsbilde als auch im mikroskopischen Präparate sich die Vorgänge am Gefäßrohr viel deutlicher ausprägen, als die krankhaften Prozesse an der nervösen Substanz und der Glia, die wir eigentlich erst an den Folgezuständen erkennen. Auch sind die neueren Färbemethoden nach Nissl, Weigert usw. in ihren Ergebnissen viel schwerer zu beurteilen, als die sich förmlich aufdrängenden Erscheinungen an der Gefäßwandung, die namentlich mit der van Giesonschen Darstellung des Bindegewebes gar nicht übersehen werden können. Wir müssen uns ferner daran erinnern, daß wir im klinischen Ablaufe der Erscheinungen oft genug zunächst funktionelle Störungen im nervösen Apparat der Retina zur Beobachtung bekommen und erst später Veränderungen am Gefäßrohre nachfolgen sehen. Die vielgestaltigen Erkrankungsformen der Netzhautmitte, die der Gefäße entbehrt, sind hierfür ein treffendes Beispiel.

Von vornherein ist ja die Möglichkeit gegeben, daß die Beziehungen der Gefäße zum nervösen Gewebe der Netzhaut in zweifacher Weise gestört werden können: in der einen Reihe der Fälle erkrankt das Gefäßsystem zuerst und folgt eine Schädigung der ihrer Ernährung beraubten Nervensubstanz nach, und in der zweiten Reihe wird das Gefäßrohr von Veränderungen in Mitleidenschaft gezogen, die primär ihren Ausgangspunkt im Nervengewebe haben.

1. Altersveränderungen der Zentralgefäße.

E. Hertel hat die Augen einer großen Zahl von Leichen untersucht, die Anzeichen einer hochgradigen Arteriosklerose aufwiesen, ohne daß intra vitam an den Netzhautgefäßen mit dem Augenspiegel etwas Krankhaftes nachzuweisen gewesen wäre, wobei Syphilitiker, Diabetiker und Nierenkranke nicht mit berücksichtigt wurden. Zum Vergleich zog er den Befund an Augen der verschiedensten Lebensalter heran, die sonst keine Gefäßerkrankung zeigten. Hierbei kam er zu der Überzeugung, daß sich schon von frühester Kindheit an eine zunehmende Vermehrung der elastischen Elemente der Gefäßwandung einstelle, bis im Alter von 60 Jahren die Elastica interna ungefähr doppelt so mächtig sei als beim jugendlichen Auge. Wahrscheinlich sind jedoch hierbei bereits krankhafte Veränderungen in der Untersuchungsserie unterlaufen; denn später von Richard Scheerer (1) ausgeführte Messungen haben ergeben, daß sich die Wandstärke der Netzhautgefäße überhaupt während des ganzen Lebens kaum wesentlich ändert, soweit es sich um gesunde Augen handelt.

Hingegen kann darüber kein Zweifel obwalten, daß sich die Symptome der Arteriosklerose des Netzhautgefäßsystems manchmal auch dann feststellen lassen, wenn der Hintergrund von ophthalmoskopischen Veränderungen frei gewesen ist. Namentlich spielen hier buckelige Vortreibungen der Intima eine Rolle, die in der Hauptsache aus elastischen Fasern bestehen, denen bindegewebige Abkömmlinge beigemischt sind. Ferner kommen direkt entzündliche Veränderungen an der Gefäßwandung vor, indem spärliche Rundzellen in sie eingelagert sind (Abb. 30). Hierdurch wird die Abgrenzung der einzelnen Schichten des Gefäßrohres verwischt und geraten die elastischen Fasern in eine starke Auffaserung und Verwirrung. Namentlich an den Netzhautvenen prägen sich solche krankhafte Erscheinungen deutlich aus. Hier werden die zelligen Infiltrationen vor allem in der Adventitia gefunden und die anschließenden Schrumpfungsprozesse in der äußeren Gefäßhaut bedingen dann eine Faltung der inneren Schichten, so daß beträchtliche Vorsprünge in das Lumen hinein die Folge sind.

Somit stellt sich die Sklerose der Zentralgefäße als eine schleichend verlaufende Wucherung auf chronisch interstitiell-entzündlicher Basis dar, die schließlich den völligen Verschluß des Rohres nach sich ziehen kann. Entweder wird durch die Wucherung der Intima das Lumen immer schmäler oder geschieht die Drosselung der Durchgängigkeit auf dem Wege der gegenseitigen Verklebung der entstehenden Falten der Intima. Dabei ist bemerkenswert, daß sklerosierende Prozesse schon ein recht erhebliches Ausmaß erreichen können, ohne daß eine Zirkulationsstörung nachweisbar ist (Abb. 31).

Mit Vorliebe bilden sich derartige lokale Veränderungen an der Durchtrittsstelle der Gefäße durch die Lamina cribrosa. Besonders für die Vene scheinen hier ungünstige Bedingungen vorzuliegen, wie überhaupt innerhalb des Nerven

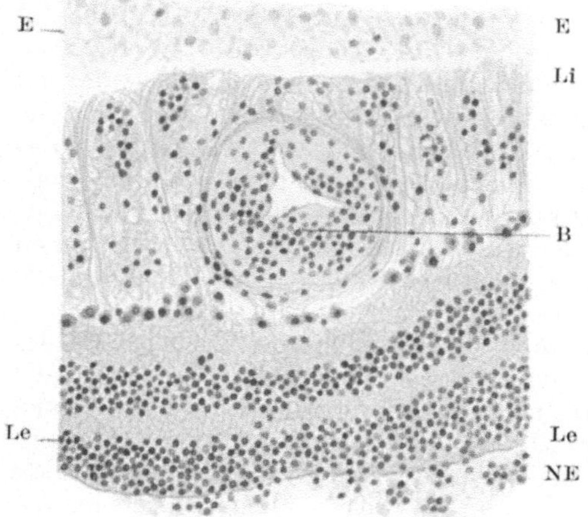

Abb. 30. Zunehmende Verengerung des Gefäßrohrs durch buckelförmige Vortreibungen der Intima (B) auf entzündlicher Grundlage. Ein feines Exsudat (E) liegt auf der Membrana limitans interna (L i). Das Neuroepithel ist abgestoßen. Einzelne äußere Körner sind durch die Limitans externa (Le) durchgetreten und liegen an der Stelle, die ehedem das Neuroepithel (N. E) einnahm. (Sammlung von J. v. MICHEL.)

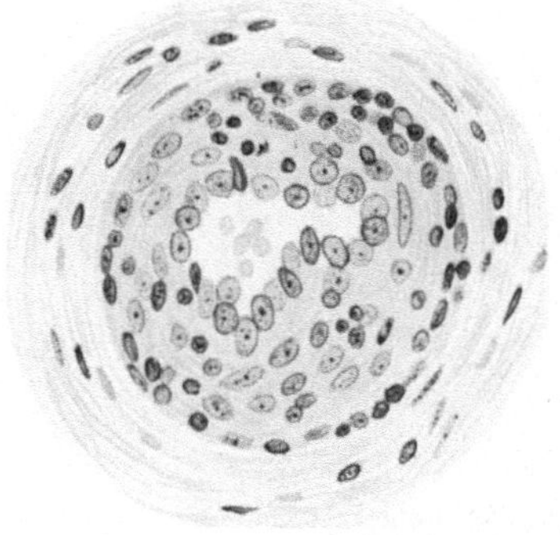

Abb. 31. Eine durch Intimawucherung bis auf ein minimales Lumen verengte Netzhautarterie. (Sammlung von J. v. MICHEL.)

die Gefäße mehr gefährdet sind als innerhalb der Retina. Aber auch im Verzweigungsgebiete der Vene auf dem Augenhintergrund sind gewisse Äste wohl infolge von lokalen Erschwerungen des Blutstromes mehr als andere zu Erkrankungen veranlagt; denn JACQUES ALLAIRE fand unter 16 Fällen von partieller Venenthrombose nicht weniger als 11 mal die Vena temporalis superior verlegt. Bei einem Patienten bestand sogar eine symmetrische Thrombose dieses Gefäßes beiderseits.

Die Untersuchungen von HERTEL haben außerdem den anatomischen Nachweis geliefert, daß ein positiver Befund von Sklerose der Netzhautgefäße in einem hohen Prozentsatz der Fälle mit einem ebensolchen an den Gehirngefäßen verbunden ist, während der negative Ausfall der Untersuchung nicht das Gegenteil sicher stellt. Bei der Syphilis des Zentralnervensystems scheint sich die Sklerose zuerst in den größeren Gefäßen auszubilden, von wo sie sich ganz allmählich auf die kleineren, also auch auf die Netzhautzentralgefäße fortsetzt.

2. Die Zirkulationsstörungen im Gebiete der Netzhautzentralgefäße.

Seitdem Albrecht v. Graefe 1859 das klinische Bild der „Embolie" der Zentralarterie und Julius v. Michel (1) 1878 dasjenige der „Thrombose" der Zentralvene (s. Abb. 32) aufgestellt haben, ist diese klinische Benennung derjenigen Vorgänge, die zu einer plötzlich eintretenden Behinderung des Blutlaufs in der Arterie oder Vene führen, beibehalten worden, obwohl wir heute wissen, daß sich dieser so in den Sprachgebrauch eingeführte Krankheitsbegriff durchaus nicht immer mit der pathologisch-anatomischen Grundlage deckt. Namentlich die späteren Untersuchungen v. Michels (2) bereiteten den Boden für eine andere Auffassung der Zusammenhänge vor, die man bislang mit dem Einschwemmen eines Pfropfes (Embolus) in die Arterie oder der Haftung eines Blutgerinnsels (Thrombus) in der Vene für hinreichend erklärt hielt. Zur selben Zeit wie die bekannte Arbeit v. Michels (2) (1899) erschien die Studie von Max Reimar, die in dem Schlußsatz ausklingt, daß, während die Annahme von Thrombose oder Embolie viele der Erscheinungen des Krankheitsbildes nicht zu erklären vermag, diejenige einer Endarteriitis proliferans allen Anforderungen genügt. Natürlich wurde die Möglichkeit einer wirklichen Embolie oder Thrombose nicht ganz ausgeschlossen.

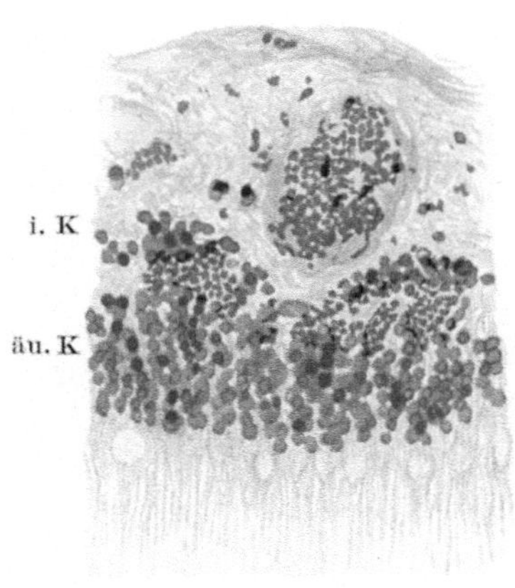

Abb. 32. Folgezustände einer Venenthrombose. Die Vene ist prall gefüllt, in ödematöses Netzhautgewebe eingebettet. Blutkörperchen sind teils in kleinen Häufchen, teils in größeren Ansammlungen ausgetreten. Die inneren Körner (i. K) sind in Unordnung geraten, die äußeren (äu. K) etwas zusammengedrängt. (Nach einem Präparat von E. v. Hippel.)

Die moderne Lehre von der Pathogenese des Lumenverschlusses im Gebiete der Zentralgefäße der Retina wurde indessen erst von Clemens Harms (1905) begründet, der in der Plattenrekonstruktion von Serienschnitten die exakte Methode einführte, welche allein die richtige Beurteilung der jeweils vorliegenden Verhältnisse sicher zu stellen vermag, soweit dies überhaupt an dem uns zu Gebote stehenden Material möglich ist. Müssen wir doch stets der Tatsache eingedenk bleiben, daß eine Arterienembolie oder Venenthrombose des Augeninneren niemals binnen kurzer Zeit die Enukleation des Bulbus bedingt und daß erst die in der Spätfolge hinzutretenden Komplikationen, vor allem das Sekundärglaukom, zu diesem Eingriff zwingen. Über die wenigen, kurz nach dem Eintritt der Katastrophe möglich gewesenen pathologisch-anatomischen Untersuchungen gelang es aber, wie wir noch sehen werden, bislang leider nicht eine Übereinstimmung der Meinungen herbeizuführen.

Harms hat seine Schlüsse aus 12 Fällen gezogen. Unter diesen fallen 3 dadurch besonders auf, daß die Zentralgefäße einen ganz abnormen Verlauf aufwiesen; denn zweimal wurde eine Schleifenbildung in den Optikusscheiden, einmal ein besonders frühes Austreten der Vene aus dem Nervenstamm angetroffen (anstatt 7 mm hinter dem Bulbus bereits in einem Abstande von 1,5 mm). Deshalb erblickt Harms in diesen anatomischen Eigentümlichkeiten eine Begünstigung für das Zustandekommen von sklerosierenden und zu thrombotischen Vorgängen führenden Erkrankungen. Auch v. Michel (2) hatte bereits darauf hingewiesen, daß sich Thrombosen mit Vorliebe an Umbiegungsstellen der Gefäße zeigen.

In Betreff des Verschlusses des Lumens der Zentralarterie (klinisch gesprochen, der Embolie der Zentralarterie) unterscheidet HARMS zwei Formen des Zustandekommens, indem in der einen Reihe der Fälle eine primäre Wanderkrankung, vornehmlich die Endarteriitis obliterans, das Gefäßrohr unwegsam macht, in einer anderen Reihe eine an Ort und Stelle sich bildende Blutgerinnung (also autochthone Thrombose) die Ursache abgibt. Die Möglichkeit einer wirklichen Embolie, d. h. einer Verstopfung des Gefäßes durch einen irgendwoher stammenden und im Blute treibenden Fremdkörper (Embolus), schließt zwar HARMS nicht vollständig aus; er bestreitet aber, daß bislang ein solches Vorkommnis anatomisch bewiesen sei. Die Möglichkeit einer Thrombose der Arterie wiederum ist durch verschiedene Ursachen gegeben. Sie kann erstens sich in einem vorher frei durchgängigen Lumen ohne primäre Wanderkrankung bilden oder zweitens die Folge einer Stromverlangsamung sein, die durch eine das Lumen verengende Wanderkrankung bedingt wird, oder drittens dadurch hervorgerufen werden, daß die Arterie durch einen Druck von außen her komprimiert wird. Ferner kann sich eine Thrombose aus der Arteria carotis (z. B. nach Unterbindung [A. SIEGRIST]) über die Arteria ophthalmica in das Zentralgefäß der Retina fortsetzen oder es kann zu sog. marantischen Thrombosen infolge Blutdrucksenkung oder pathologischer Blutzusammensetzung kommen. Auch für den Lumenverschluß durch die Endarteriitis obliterans sind zwei Arten der Aufhebung des Blutkreislaufs denkbar und erwiesen: die völlige Erledigung des Lumens durch die pathologische Proliferation der Elemente der Intima und der schließliche Verschluß des letzten offen gebliebenen Kanals durch das Hinzutreten einer Gerinnselbildung an der am stärksten verengten Stelle.

Die Pathogenese des Venenverschlusses vollzieht sich nach HARMS in analoger Weise. Auch hier muß unterschieden werden, ob die Thrombenbildung im vorher frei durchgängigen Lumen oder in einem schon verengten und dem Blutstrom Hindernisse bereitenden Rohre zustande kommt. Spontane Gerinnselbildungen sind auf marantischer Basis oder infolge leichter Rauhigkeiten der Gefäßwandungen im Gebiete der Zentralvene leichter gegeben, als in dem der Zentralarterie. Aber trotzdem gewinnen auch für die Vene die primären Wanderkrankungen eine überragende Bedeutung, und zwar kann die hier eine Rolle spielende Meso- und Endophlebitis wiederum durch die Wucherungsvorgänge allein den völligen Lumenverschluß erzeugen oder durch Herbeiführen einer lokalen Thrombose auf der Höhe der größten Verengerung des Gefäßrohres die Katastrophe für den Blutkreislauf in die Wege leiten.

Nicht weniger bedeutungsvoll für das Verständnis des klinischen Bildes sind die von HARMS erhaltenen Ergebnisse, welche die gleichzeitige Erkrankung der Arterie und Vene betreffen; denn in einem solchen Falle ist es gewissermaßen dem Zufall anheimgegeben, ob das klinische Resultat unter dem Bilde der Arterienembolie oder Venenthrombose zutage tritt. Hieraus ergibt sich mit aller Deutlichkeit, daß unbeschadet der großen Unterschiede der ophthalmoskopisch sichtbar werdenden Augenhintergrundsveränderungen anatomisch eine grundsätzliche Trennung zwischen Embolie der Arterie und Thrombose der Vene nicht anerkannt werden kann. Ist doch häufig genug im Präparat die Wandungserkrankung in der Arterie und Vena centralis gleich hochgradig entwickelt, so daß eine Entscheidung darüber, welches Gefäß das primär erkrankte ist, unmöglich wird. Nach dem Tode von HARMS hat die TÜBINGER Schule die Untersuchungen fortgesetzt, und man hat vor allem auf die Zustände geachtet, die in der Höhe der Lamina cribrosa bestehen.

RICHARD SCHEERER (3) hat zunächst das normale Verhalten der Zentralgefäße beim Durchtritt durch die Siebplatte studiert und ein ganz verschiedenes Verhalten an dieser Stelle gefunden, welches die Abb. 33, 34, 35,

39*

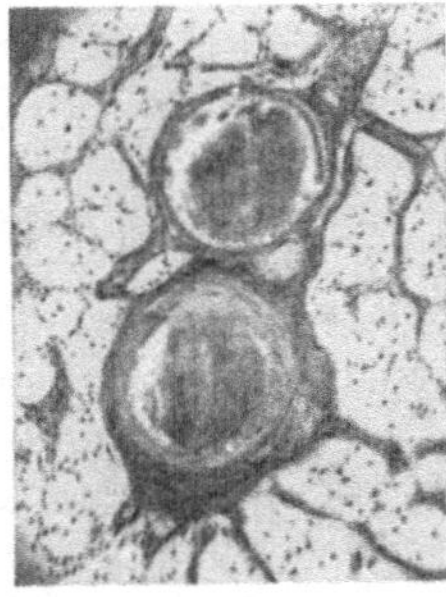
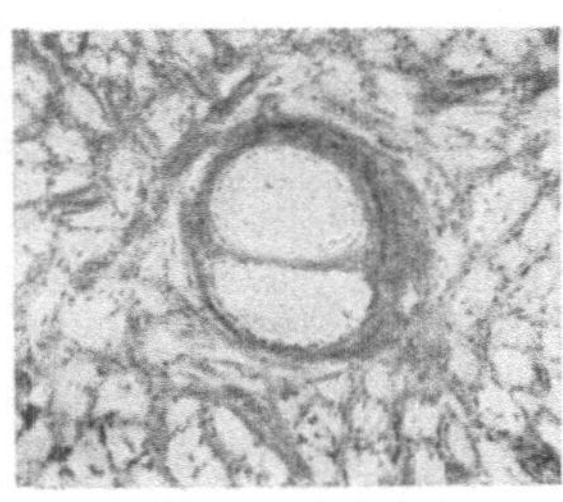
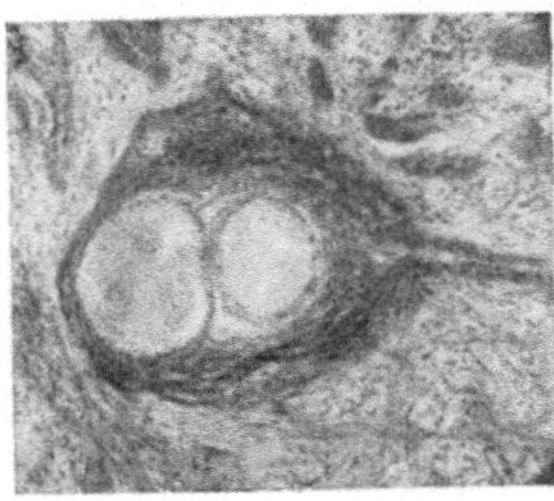

Abb. 33.   Abb. 34.   Abb. 35.

Abb. 33. Normale Zentralgefäße 2 mm hinter der Lamina. Die Lumina der Arterie und Vene sind gleich. Eine gemeinsame Bindegewebsscheide gibt es nicht, sondern jedes Gefäß ist von einem eigenen Bindegewebsring umgeben. Beide Gefäßdurchschnitte sind rund. Dieses ändert sich im Niveau der Lamina (s. Abb. 34).

Abb. 34. Die auf Abb. 33 2 mm hinter der Lamina getroffenen Zentralgefäße bei ihrem Durchtritt durch die Lamina. Beide Gefäße liegen nunmehr in einem gemeinsamen Bindegewebsring, zwischen ihnen verlaufen nur feinste Bindegewebsfasern. Die nur 9,4 Mikra messende Venenwand grenzt unmittelbar an die Arterienadventitia. Die Gefäße platten sich gegenseitig ab.

Abb. 35. Die beiden Gefäße sind in einem Bindegewebsringe eingeschlossen, der auf der Seite der Arterie stärker entwickelt ist. Die Vene ist weiter als die Arterie, berührt deren Adventitia nur an einem kleinen Stücke und trägt hier eine seichte Eindellung. Zwischen den Gefäßen fehlt eine bindegewebige Scheidewand gänzlich.

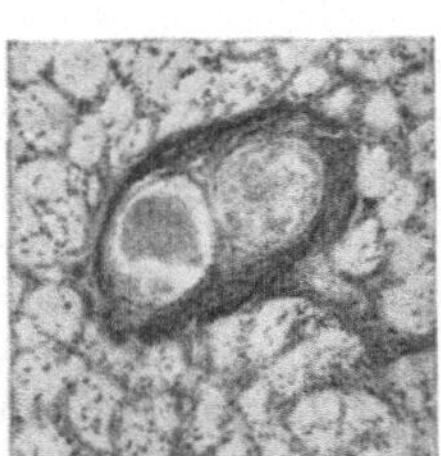
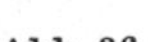
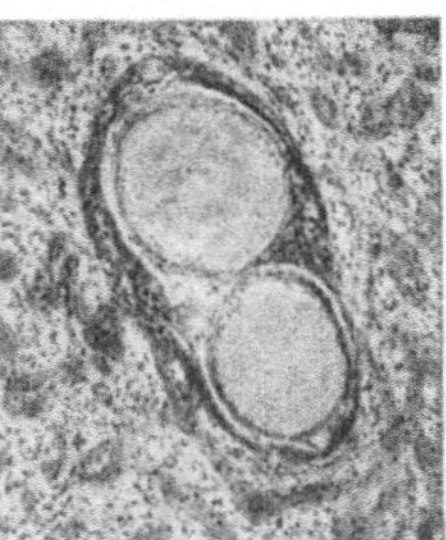
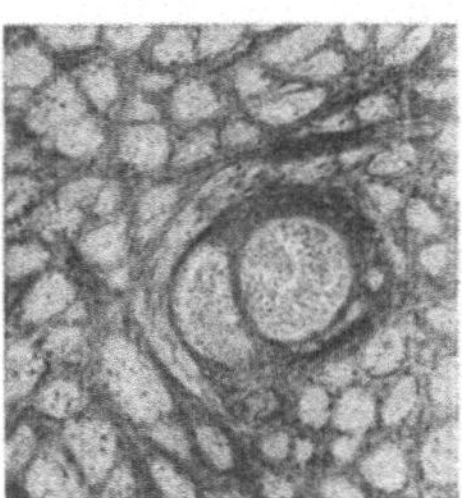

Abb. 36.   Abb. 37.   Abb. 38.

Abb. 36. Ein streng ovaler und rundum schmaler Bindegewebsring hüllt beide Gefäße in der Lamina ein. Ein Bindegewebsstrang schiebt sich nicht zwischen ihre Wandungen. Leichte gegenseitige Abplattung der Gefäße.

Abb. 37. Schnitt durch die Laminarückfläche. Die fast runden Gefäße sind durch zartes Bindegewebe getrennt. (0,4 mm weiter nach der Lamina zu ist der Bindegewebsring, der in der Abbildung oval ist, fast rund, liegen die Gefäße dicht aneinander und platten sich gegenseitig semmelförmig ab.)

Abb. 38. Der Bindegewebsring ist annähernd rund. Die größere Breite an der Arterienseite ist durch den Durchtritt kleiner Ästchen bedingt. Ein feiner Bindegewebsstreifen schneidet die Gefäße. Die Vene dellt die Arterie ein.

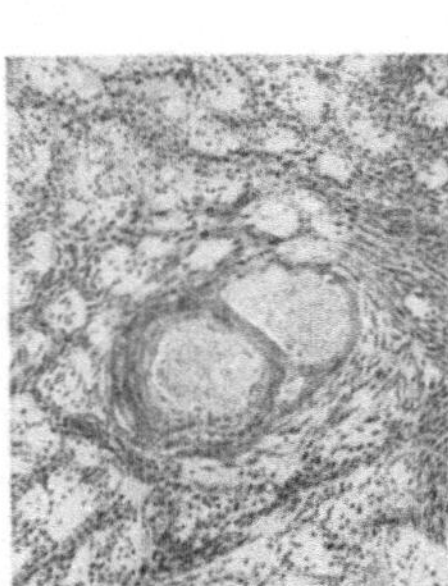
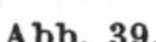
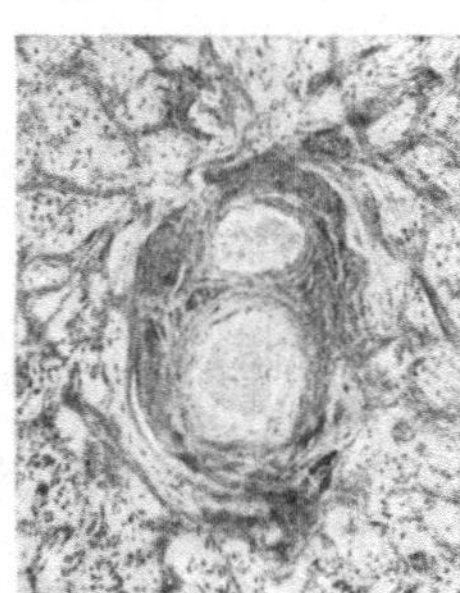
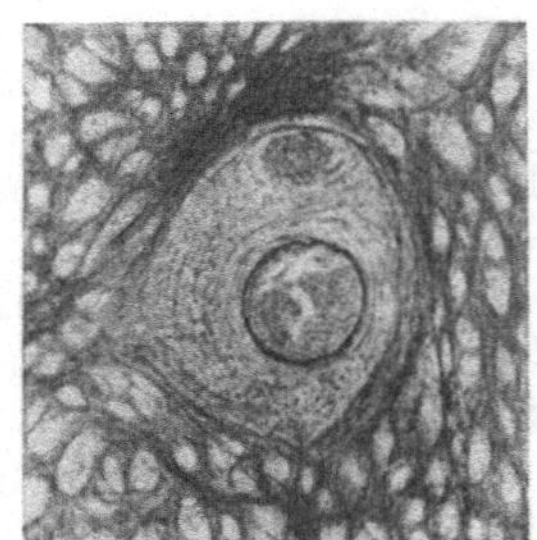

Abb. 39.   Abb. 40.   Abb. 41.

Abb. 39. Beginnende Sklerose der Zentralgefäße in der Lamina cribrosa.

Abb. 40. Fortgeschrittene Sklerose der Zentralgefäße in der Lamina cribrosa.

Abb. 41. Zufälliger Befund an einem 3 Wochen nach schwerer Pulververletzung enukleierten Auge. 61 Jahre alter Mann. Zwischen der Arterie und Vene liegt ein bis 52 Mikra dickes Bindegewebsseptum, das konzentrisch angeordnet ist und nicht sehr viele elastische Fasern enthält.

36, 37, 38, schildern. Die Beschreibungen der einzelnen Typen sind in der darunter stehenden Erläuterung gegeben, so daß ich nur darauf hinzuweisen habe. Aus den Präparaten geht hervor, wie verschieden die Lage der Gefäße

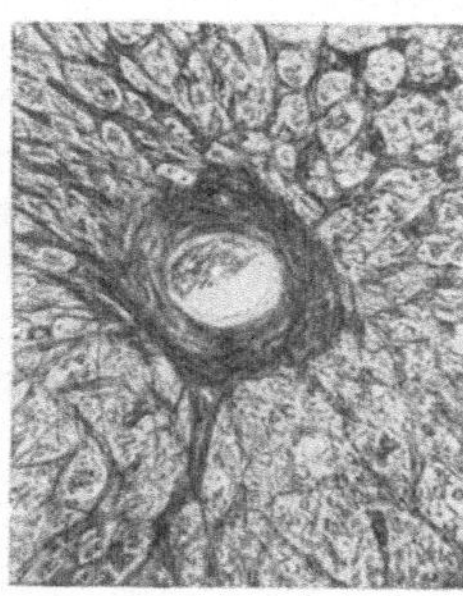

Abb. 42. Die normal weite, fast kreisrunde, aber infolge Sklerose der Wandung starre Arterie drückt die Vene bis auf einen kaum sichtbaren Spalt (im Bilde unterhalb der Arterie) zu. (54 jähr. Patient mit Glaukoma haemorrhagicum bei Schrumpfniere.)

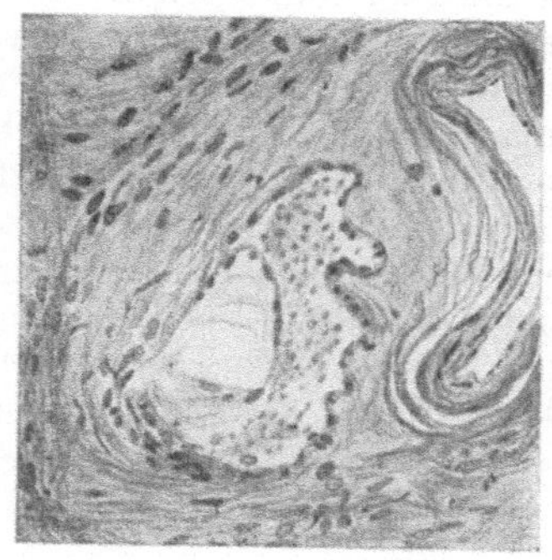

Abb. 43. Kurz nach Passieren der Lamina cribrosa nach der Papilla zu wölbt sich das Endothel an der rechten Begrenzung der rechts im Schnitt liegenden Vene blasenartig vor. Hinter ihm steht eine klare Flüssigkeit.

zueinander, sowie die des fibrösen Ringes und die Mächtigkeit des Bindegewebes ist, welches beide Gefäße in der Regel trennt. In der nächsten Abbildungsreihe führt SCHEERER die Entstehung des unkomplizierten Verschlusses des Zentralvenenstammes in der Gegend der Lamina cribrosa vor Augen, und zwar von den geringsten pathologischen Zuständen beginnend und mit den schwersten Veränderungen schließend. Wir sehen in Abb. 39 bei einem 76 Jahre alten Manne mit ausgesprochener peripherer Arteriosklerose eine leichte Sklerose der zentralen Gefäße und des Bindegewebsringes, in Abb. 40 an einem wegen Phthisis dolorosa enukleierten Auge eines 80 jährigen Mannes eine erhebliche Verdickung des fibrösen Ringes und eine Verbreiterung der Wandungen der von ihm umschlossenen Gefäße, so daß eine Einengung des Lumens die Folge ist. Es kann aber auch zu einer konzentrisch angeordneten breiten Bindegewebswucherung um die Vene kommen, die sie dann erheblich von der Arterie abdrängt (Abbildung 41). Andererseits vermag eine durch sklerotische Vorgänge innerhalb der Wandung starr gewordene Arterie die Vene so zu komprimieren, daß sie zu einem schmalen Spalt wird und zwei gegenüberliegende Stellen ihrer Innenwandung aneinander kleben (Abb. 42). Wiederum

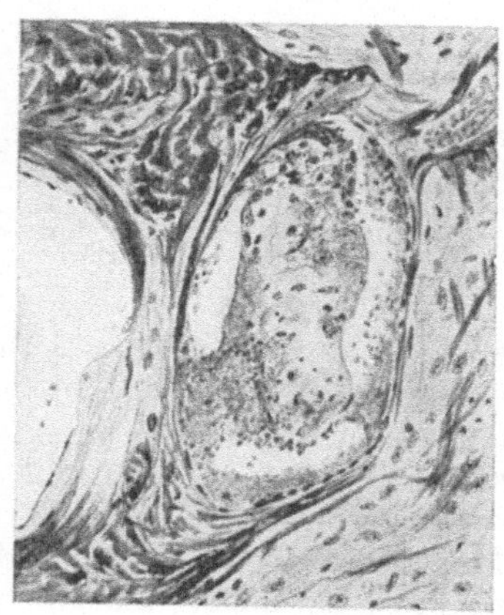

Abb. 44. Weiter proximal von der in Abb. 43 wiedergegebenen Stelle liegt im Lumen der Vene ein fast das ganze Rohr ausfüllendes Gebilde, welches ein glasiges, spärliche spindelförmige und endothelartige Zellen enthaltendes Gewebe darstellt, das mit feinen Bindegewebsfäserchen an der Basis mit der Venenwandung zusammenhängt.

andere Vorgänge sind auf den Abb. 43 u. 44 sichtbar; denn in diesem Falle wölbt sich in das Lumen der Vene hinein eine zunächst blasenartig vorspringende Endothelfalte und weiter proximal ein glasiges mit der Wandung in Verbindung stehendes Gebilde vor, das die Öffnung der Vene bis auf kleine Spalten aufhebt.

Nach den Befunden von Scheerer beteiligt sich an den sklerosierenden Vorgängen innerhalb des Bindegewebringes und der Gefäßwandungen auch das umgebende Septengewebe. Es nimmt auf der einen Seite an der Verdickung, auf der anderen auch an regressiven Metamorphosen Anteil, so daß die Venenwand schließlich unmittelbar an das gliöse Gewebe des Optikus grenzt. Ja, Scheerer glaubt unter Umständen der Lamina cribrosa selbst eine führende Rolle beim Zustandekommen der Gefäßerkrankung beilegen zu können; denn in seinem Vortrage in Jena 1922 geht er davon aus, daß die Funktion der Lamina in erster Linie eine nutritive sein dürfte. Käme es zu einer arteriosklerotischen Verödung des laminaren Gefäßnetzes, so schlössen sich eine sklerotische Verdichtung oder ein Abbau der bindegewebigen Balken der Lamina an und an dieser Umwandlung nähme auch der zentrale Bindegewebsstrang und der Lymphspalt teil, der normalerweise zwischen den Gefäßen und dem zentralen Bindegewebsstrang liegt. Namentlich auf die Venenwandung könne der sklerosierende

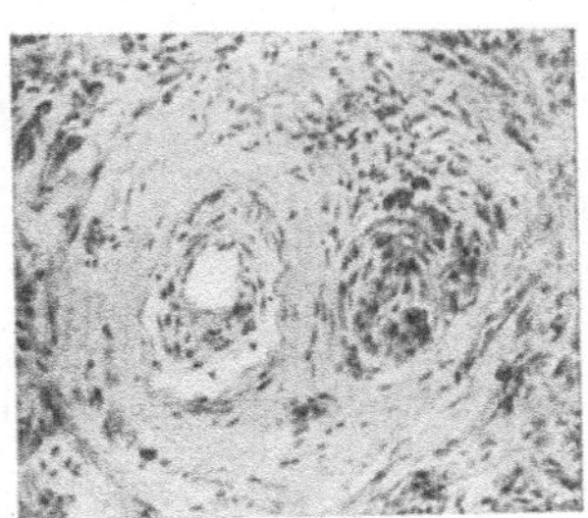

Abb. 45. Das Venenlumen ist durch Bindegewebsbalken in mehrere Kanäle geteilt. Das Arterienrohr (unten) ist durch eine Endarteriitis stark verengt. Beide Gefäße sind in schwieliges Bindegewebe eingebettet. (Nach George Coats.)

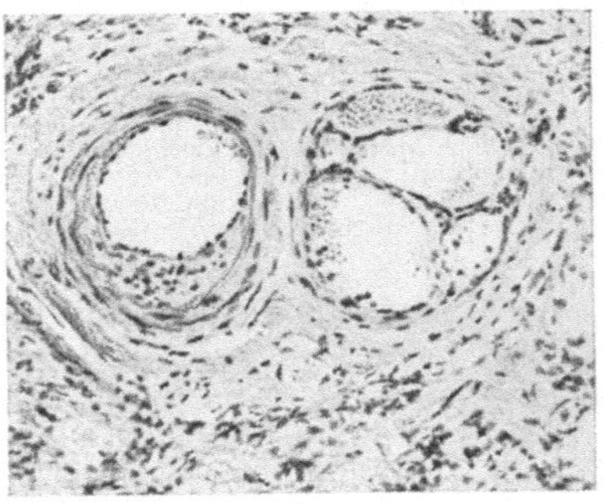

Abb. 46. Die beiden Gefäße sind in eine mächtige Bindegewebsmasse eingebettet. Die (oben liegende) Vene ist völlig verstopft, und zwar liegt eine Endothelproliferation vor. Die Arterie zeigt eine beträchtlich vorgeschrittene Endarteriitis. (Nach George Coats.)

Prozeß dann übergehen. Die histologischen Erfahrungen über die Wandveränderungen decken sich mit denjenigen von George Coats. Vorzüglich unter dem Einfluß von infektiösen Schädlichkeiten (Syphilis, Influenza) können deutliche Entzündungserscheinungen am Stützgewebe ablaufen, die die Gefäßwandung in Mitleidenschaft ziehen. Aus dem Material von Coats sind die Abb. 45 u. 46 ausgewählt, die die enorme Wucherung des Bindegewebes im Umkreis der Gefäße und die sowohl an der Arterie wie an der Vene sich geltend machende Endarteriitis und Endophlebitis zeigen. Solche Befunde sind außerordentlich typisch und recht geeignet, uns die gleichzeitige Erkrankung beider Gefäße vor Augen zu führen.

Trotz dieser Befunde vertritt Coats den Standpunkt, daß beinahe alle Fälle von Verstopfung der Zentralvene wahrscheinlich durch echte Thrombose veranlaßt sind und daß ebensowohl die Endothelproliferation als auch die bindegewebige Umwandlung der Verschlußmasse erst sekundäre Erscheinungen sind. Allerdings mißt er auch den sklerotischen Vorgängen und besonders den endarteriitischen Prozessen in der Zentralarterie einen maßgebenden Einfluß bei; denn diese Zustände verlangsamen die Zirkulation und begünstigen damit die Thrombenbildung.

Wir kommen damit auf die Möglichkeit zu sprechen, ob wir nicht überhaupt dem Begriff der echten Embolie und Thrombose wieder mehr Raum geben müssen, als die Tübinger Schule (HARMS, SCHEERER) es zulassen möchte. Vor allem hat TH. LEBER in seiner Darstellung der Zirkulationsstörungen im Handbuche von GRAEFE-SÄMISCH-HESS sich entschieden dafür eingesetzt, daß der histologische Befund nicht ausschließlich in Betracht zu ziehen sei und daß die klinischen Erscheinungen zum mindesten in gleichem Maße berücksichtigt werden müßten; denn die meisten Fälle von Gefäßverschluß kämen zu spät zur mikroskopischen Untersuchung, als daß nachträglich entschieden werden könnte, welche Veränderungen der Embolie, bzw. Thrombose vorausgegangen und welche ihr gefolgt seien. So z. B. sei ein plötzlich eintretender Arterienverschluß bei nachgewiesenem Herzfehler zweifellos durch die Annahme einer wirklichen Embolie am besten erklärt. Als anatomischen Beweis für ein solches Ereignis sieht LEBER diejenigen Beobachtungen an, die einen von der Arterienwand deutlich abgegrenzten Pfropf und eine nur so geringe endarteriitische Veränderung erkennen lassen, daß sie mit Bestimmtheit als Fremdkörperwirkung aufzufassen ist. Auch A. WAGENMANN hat in einer Diskussionsbemerkung in Jena 1922 der Ansicht Ausdruck gegeben, daß zwar die Arteriosklerose mit ihren Folgen für den lokalen Gefäßverschluß eine große Rolle spiele, aber die Embolie in ihrem Vorkommen nicht unterschätzt werden dürfe.

Nun gibt es in der Literatur eine Reihe von Veröffentlichungen, die frische Fälle von Embolie betreffen. So liegen mikroskopische Untersuchungen von W. FRÜCHTE und J. RUBERT vor. Im ersteren Falle war 3 Wochen, im letzten Falle 4 Tage nach eingetretener Erblindung die Gewinnung des Materials möglich. Bei der Beobachtung von WALTER MEINSHAUSEN betrug das Intervall 3 Tage, bei dem von MANFRED KARBE 1½ Tage und von WALTER ENGELBRECHT 4 Tage. In allen diesen frischen Fällen wurde eine Erkrankung der Arterienwandung, soweit das Präparat eine Verfolgung der Gefäße erlaubte, nicht gefunden, jedoch wurden

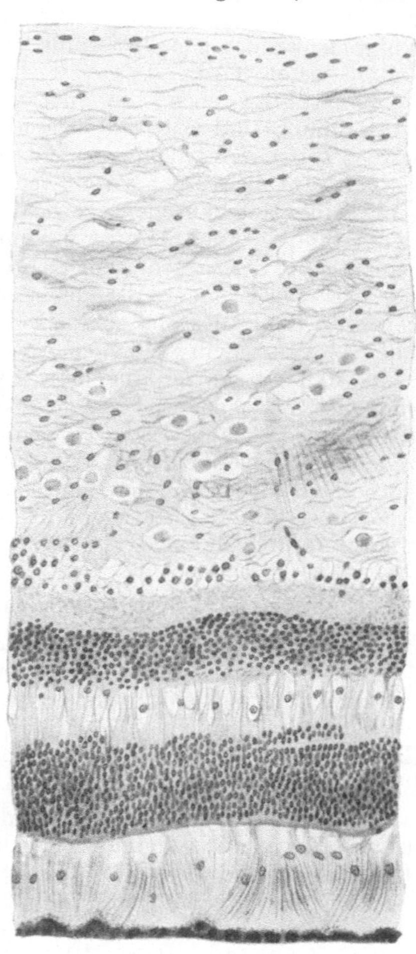

Abb. 47. Ischämische Netzhauttrübung am 4. Tage nach eingetretener Embolie der Zentralarterie. 41 Jahre alter Mann. Retina in der Nähe des Sehnervenendes. Die Nervenfaserschicht erscheint stark geschwellt, die Fasern sind aufgelockert und zeigen welligen Verlauf. Zwischen ihnen zahlreiche Hohlräume. In der Ganglienzellenschichte viele Vakuolen. Während die innere granulierte und Zwischenkörnerschichte verhältnismäßig frei ist, tritt das Ödem in der äußeren granulierten Schichte wieder stärker hervor; äußere Körner normal. Neuroepithelien unregelmäßig. Pigmentepithel aufgelockert. (Nach J. RUBERT.)

Pfröpfe im Gefäßlumen angetroffen. Wie SCHEERER (4) hervorhebt, sind indessen diese Gerinnselbildungen, die im Arterienrohr mit Vorliebe unmittelbar vor dem Durchtritt durch die Lamina sichtbar sind, Leichenerscheinungen, ebenso wie auch die hin und wieder auftauchenden Ablösungen des Endothels durch den geschrumpften Pfropf. Man wird den Ausführungen von

Scheerer eine Berechtigung nicht versagen dürfen; aber trotzdem bleibt doch die Tatsache bestehen, daß in einer Reihe frischer Fälle von Embolie die Gefäßwand intakt gefunden wurde. Auch in diesem negativen Ergebnis liegt meines Erachtens ein Beweis dafür, daß man bei der Beurteilung der proliferativen Vorgänge an der Gefäßwandung bei Vorliegen veralteter Fälle große Vorsicht walten lassen muß.

Es erübrigt noch, die anatomische Grundlage der milchigweißen Netzhauttrübung und der kirschroten Makulafärbung zu erörtern, die in einem kurzen Zeitraum nach eingetretener Embolie sichtbar wird und als ischämische Netzhauttrübung bekannt ist. Leber unterscheidet zwei Stadien, dasjenige eines Netzhautödems sowie des Zerfalls der Gewebselemente und dasjenige der Atrophie. Auch August Siegrist beobachtete ein Ödem der Nervenfaserschichte und der Zapfenfaserschichte in der Makulagegend, das von einer Nekrose der nervösen Elemente der Gehirnschichte gefolgt wurde, während die Foveola centralis dank des Mangels einer Zapfenfaser- und Nervenfaserschichte frei blieb. Karbe stellte lediglich ein Ödem der Nervenfaserschicht fest, während Meinshausen als auffallendstes Symptom eine Auflockerung und Verbreiterung der Zwischenkörnerschichte schilderte. In dieser Schicht bestanden große netzförmige Lücken. In der Umgebung der Netzhautmitte war auch die Ganglienzellenschichte verdickt, und Meinshausen führt die Erscheinung in der Zwischenkörnerlage auf ein von der Choriokapillaris geliefertes kollaterales Ödem zurück. Aber auch die Resultate von J. Rubert sprechen mehr für die Auffassung Siegrists und Lebers.

3. Die sogenannte präretinale Blutung.

Im Gegensatz zu der hämorrhagischen Infiltration des Netzhautgewebes (im Gefolge von Erkrankungen der Netzhautgefäße) versteht man unter präretinaler Blutung einen Bluterguß, der schalenförmig zwischen der Netzhaut und der Grenzschicht des Glaskörpers liegt und sich im ophthalmoskopischen Bilde als eine Blutlache kundgibt, hinter der die Netzhautgefäße verschwinden.

So einfach diese Beschreibung klingt, so viel umstritten sind die feineren anatomischen Veränderungen, die dem Bilde zugrunde liegen; denn noch immer ist die Frage nicht endgültig entschieden, ob der Glaskörper unmittelbar der Limitans interna (dem Margo limitans nach Schwalbe) anliegt oder eine eigene Grenzmembran, eine Membrana hyaloidea besitzt. Im letzteren Falle wäre ja die Erklärung des Vorganges ohne weiteres gegeben, insofern man nur anzunehmen brauchte, daß ein Bluterguß den Weg zwischen die Limitans und die Membrana hyaloidea findet. Diejenigen Autoren, welche dieser Ansicht sind, sprechen daher auch von einer subhyaloiden Blutung, während andere wiederum behaupten, daß die Hämorrhagie gar nicht „präretinal" sondern zwischen die Limitans und die oberflächlichsten Nervenfaserschichten der Netzhaut also „marginal" erfolgt. Am wenigsten präjudiziert jedenfalls die Bezeichnung „prävaskuläre" Blutung.

Die Ausbeute der Literatur der pathologischen Anatomie der Erkrankung liefert folgende Ergebnisse. J. Herbert Fischer fand die Blutmassen hauptsächlich intraretinal unmittelbar hinter der Limitans, und nur ein kleiner dünner Teil des Extravasates hatte sich zwischen diese und die hintere Grenzschicht des Glaskörpers gezwängt. Ferner hat Julius v. Benedek (1) zunächst einen mit Thrombose der Zentralvene und Glaskörperhämorrhagien komplizierten Fall beschrieben, der einen Bluterguß in der Makularegion hinter der Limitans, also eigentlich intraretinal darbot. Allerdings konnte diese Blutung nicht intra vitam mit dem Augenspiegel festgestellt werden. In einem weiteren

Beitrag trennt v. BENEDEK (2) zunächst einmal die „reinen", d. h. von anderen Netzhautveränderungen (Gefäßthrombosen, interstitiellen Blutungen, Retinitis albuminurica usw.) nicht begleiteten Fälle von den komplizierten ab; denn unzweifelhaft sind eine Reihe der beschriebenen pathologisch-anatomischen Befunde Teilerscheinungen eines allgemeinen Netzhautleidens. Das ergibt sich auch aus der Zusammenstellung atypischer Fälle durch CL. HARMS. Die von v. BENEDEK (2) mikroskopisch untersuchten Fälle reiner „präretinaler Blutung" lagen nun sämtlich nicht vor, sondern hinter der Limitans, gehörten also in das Gebiet der sog. „marginalen" Blutungen hinein, und zwar stellt sich der Autor den Vorgang so vor, daß sich das Blut eines rupturierten Netzhautgefäßes zunächst zwischen die Nervenfaserbündel und zwischen diese und die Müllerschen Fasern ergießt, und daß erst dann, wenn die Blutung eine stärkere ist, die Membrana limitans von den Radiärfasern abgerissen wird. Auch die von E. KLAUBER mitgeteilte Beobachtung gipfelt in dem Befunde, daß das Hämatom zwischen Limitans und Nervenfaserschichte lag. In diesem Falle konnte die Obduktion 5 Tage nach dem Eintritt einer doppelseitigen präretinalen Blutung in der Makulagegend vorgenommen werden. Hier liefen faltenförmige Netzhautabhebungen um die Peripherie der Blutung herum und war der Raum unter den Falten von körnigem Exsudat erfüllt, an manchen Stellen fand sich auch ein subretinaler Bluterguß. Hierbei ist jedoch zu bemerken, daß die 42jährige Patientin an Nephritis litt und an multiplen Apoplexien des Gehirns zugrunde gegangen war. Demgegenüber sind die Befunde von CL. HARMS bemerkenswert, der in 7 von 9 anatomisch untersuchten (allerdings nicht reinen) Fällen die flache Blutmasse zwischen der Limitans interna retinae und der Hinterfläche des abgehobenen Glaskörpers antraf und deshalb 2 verschiedene Formen der Affektion (intraretinal mit präretinalem Charakter und präretinal) unterscheidet.

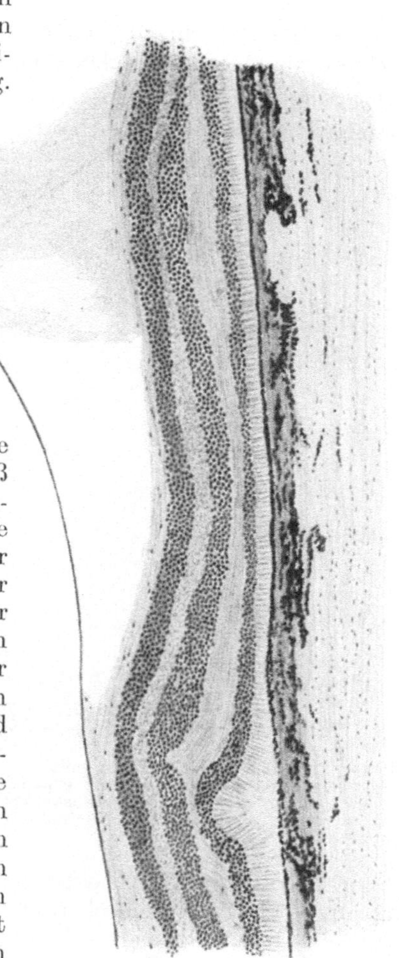

Abb. 48. „Präretinale" Blutung. Abhebung der Limitans interna. (Aus L. HEINE: Die Krankheiten des Auges.)

Da aber WOLFRUM nachgewiesen hat, daß die bislang als Membrana limitans interna retinae bezeichnete Haut in Wirklichkeit die der Netzhaut und dem Glaskörper gemeinschaftlich angehörige Begrenzungsmembran ist, die ebenso innige Beziehungen zu den Müllerschen Stützfasern wie zu dem Glaskörpergerüst hat, gibt ROBERT HESSE vielleicht mit Recht der Überzeugung Ausdruck, daß es lediglich Ansichtssache ist, ob man die vordere Begrenzungsmembran der Blutung zur Netzhaut oder zum Glaskörper rechnet.

Es sei aber darauf hingewiesen, daß in der Arbeit Bruno Fleischers über die juvenile Periphlebitis retinae eine typische präretinale Blutung beschrieben wird, bei der das Hämatom zwischen der Limitans interna retinae und einer äußeren, der Limitans durchaus ähnlichen Begrenzungsmembran des Glaskörpers lag, so daß sich an den Rändern der Blutung die Limitans interna geradezu in zwei scharf begrenzte homogene Membranen zu spalten schien.

4. Die Periphlebitis retinae tuberculosa (juvenile Netzhaut- und Glaskörperblutung, Angiopathia retinalis juvenilis, Retinitis proliferans).

Daß die bei jungen Patienten (überwiegend männlichen Geschlechts) vorkommenden spontanen Netzhaut- und Glaskörperblutungen auf einer tuber-

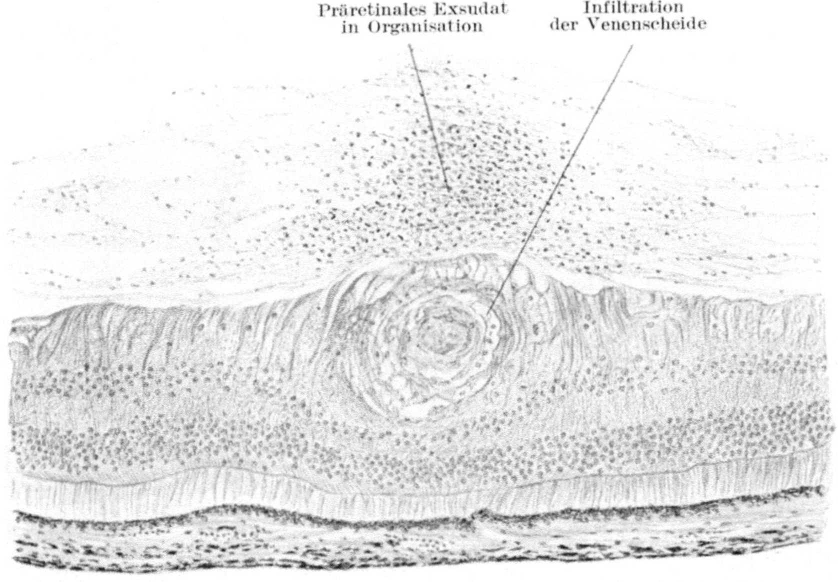

Abb. 49. Periphlebitis retinae tuberculosa. In der Mitte ist der Querschnitt einer Vene sichtbar, deren perivaskuläre Scheidenräume erweitert sind. Vereinzelte Lymphozyten liegen in ihnen. Vor der Vene entwickelt sich im Glaskörper ein netzartiges Gewebe auf Grund einer präretinalen Exsudation. (Aus Originalpräparaten von B. Fleischer kombiniert.)

kulösen Erkrankung der Scheiden der Netzhautvenen beruhen, ist von Th. Axenfeld und W. Stock klinisch nachgewiesen worden. Die anatomischen Belege für diese Feststellung lieferten W. Gilbert, Bruno Fleischer, Hans Wolf u. a., aus deren Befunden gewissermaßen das Schulbeispiel des histologischen Bildes hervorgeht, welches die tuberkulöse Infektion in einem allergisch gewordenen Organismus erzeugt; denn wir sehen die sonst typischen tuberkulösen Veränderungen zugunsten einer mehr indifferenten entzündlichen Gewebsreaktion mit betonter Proliferation des Stützgewebes zurücktreten.

Die hauptsächlichste Ansiedlung der tuberkulösen Prozesse sind an die Lymphscheiden der Venen gebunden, und zwar können ebensowohl die Zweige wie der Hauptstamm der Vene befallen werden. Das Gefäß wird von einem Lymphozytenring umgeben, dem epitheloide Zellen, manchmal auch Riesenzellen beigemischt sind und welcher die Lymphscheide auftreibt. Auch als vereinzelte in den Maschen des Lymphgefäßrohres verstreute Zellen kommen die Lymphozyten vor. So entstehen spindelförmige Auftreibungen im Verlaufe der Venen, die sich an Längsschnitten am besten studieren lassen. Außerdem wird das Bild von Blutungen beherrscht, die das Netzhautgewebe in der Nachbarschaft des erkrankten Gefäßes durchsetzen oder vor der Netzhaut in den Glaskörper ergossen sind. Auch sind typische „präretinale Blutungen" beobachtet worden (FLEISCHER). HANS WOLF beschreibt außerdem blutführende Spalten in der Retina, die nur eine Endothelauskleidung hatten und die er als die ersten Anfänge einer Schaffung von Kollateralen ansieht, wie sie als zierliche Gefäßnetze oft genug im ophthalmoskopischen Bilde zutage treten. Die Venen werden nämlich durch Endothelwucherungen streckenweise unwegsam, während die Arterien nur an denjenigen Stellen sekundär in Mitleidenschaft gezogen werden, wo sie gerade einen periphlebitischen Herd kreuzen. Neben den in unmittelbarer Nachbarschaft der Venen sich abspielenden Veränderungen

zeitigt die schleichende tuberkulöse Infektion der Gefäßscheiden noch gewisse Fernwirkungen, die sich im klinischen Anblicke als weiße Schleier vor der Retina und helle Gewebszüge vor und hinter der Membran kundgeben (Retinitis proliferans interna und externa). Ganz ähnliche Erscheinungen kehren bei älteren Formen der Netzhautablösung, bei Retinitis externa exsudativa und anderen Erkrankungen wieder. Zum Teil handelt es sich um die Bildung von präretinalen Häutchen. Wie FLEISCHER beobachten konnte, werden zunächst (vielleicht infolge der mangelhaften Blutversorgung der Netzhautinnenschichten) fädig-filzige Fibrinmassen in der Nachbarschaft der befallenen Gefäße abgelagert, die in eine ausgedehnte gliösfaserige zellreiche Verdickung der inneren Netzhautschichten übergehen.

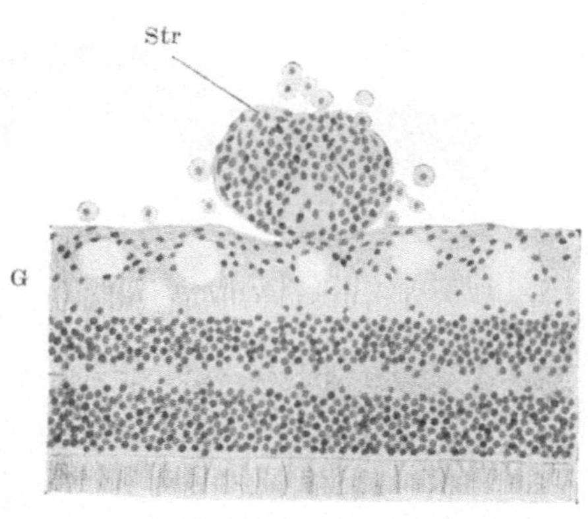

Abb. 50. Retinitis proliferans interna. Ein fester, zum großen Teile bindegewebiger Strang (Str) mit vielen Zellen ist auf dem Querschnitt getroffen. Die Ganglienzellenschicht (G) zeigt größere Lücken. Einzelne gequollene Zellen im Glaskörperraum liegen auf der inneren Grenzschichte und deren Stränge. (Sammlung von J. v. MICHEL.)

An anderen Stellen sprossen aus einem neugebildeten, von Gefäßen durchzogenen Granulationsgewebe feine Zellzüge mit flachen spindelförmigen Zellen in den Glaskörper hinein, die sich zu Membranen vor der inneren Netzhautoberfläche vereinigen. Zweifellos haben wir in diesen Auswüchsen die erste Anlage einer Retinitis proliferans interna zu erblicken, die schließlich zu derben und zellreichen Wucherungen an der Netzhautinnenfläche führen kann (Abb. 50). In dem Falle von HANS WOLF war ferner die Netzhaut durch ein serösfibrinöses Exsudat vom Pigmentepithel abgehoben, womit die Entstehung einer Retinitis proliferans externa in die Wege geleitet wird. Die Aderhaut bleibt bei dem Prozeß unbeteiligt. Trotz der klinisch nachgewiesenen ätiologischen Rolle der tuberkulösen Infektion ist es jedoch bislang nicht möglich gewesen, diesen Schluß auch durch Auffinden von Tuberkelbazillen zu sichern.

b) Die Netzhautveränderungen bei Nierenleiden und bei Blutdrucksteigerung.

Nachdem F. VOLHARD die Behauptung aufgestellt hat, daß Nierenleiden nur dann zu Netzhautveränderungen führen, wenn sie mit einer Steigerung des allgemeinen Blutdrucks verbunden sind und zahlreiche andere Forscher mehr oder weniger seiner Ansicht gefolgt waren, ist durch die jüngst veröffentlichten

Untersuchungen von H. Kahler und L. Sallmann an dem großen klinischen Materiale der 3. medizinischen und 2. Augenklinik der Wiener Universität der Beweis erbracht worden, daß die Blutdruckerhöhung (Hypertension) die Grundbedingung für die Retinitis nephritica darstellt, Ohne sie lassen die Nierenleiden die Retina intakt. Die beiden Wiener Autoren konnten ferner zeigen, daß auch die Hypertension als solche die früher nur für ein Nierenleiden für typisch gehaltenen Netzhautstörungen in ausgeprägter Form erzeugen kann, während auch die genaueste Überprüfung der Nierenfunktion Jahre lang normalen Befund ergibt.

Mit dieser Erkenntnis verliert die sog. Retinitis albuminurica (nephritica) ihre Sonderstellung und ist eine Würdigung ihrer pathologisch-anatomischen Grundlage nur möglich, wenn wir die „essentielle

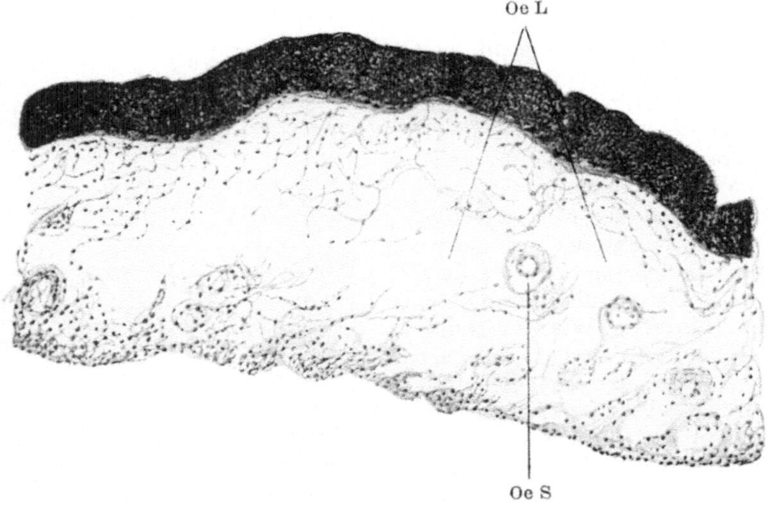

Abb. 51. Ödem der Iris bei Retinitis albuminurica. Oe L ödematöse Lücken im Irisgewebe. Oe S ödematöse Säume um Gefäßlumina.

(zentrale) Hypertension" in den Kreis der Erörterung einbeziehen. Allerdings stoßen wir dabei zur Zeit auf eine Schwierigkeit, insofern meines Wissens anatomische Untersuchungsergebnisse der Netzhautleiden bei essentieller Hypertension noch nicht vorliegen und wir deswegen gezwungen sind, die vorerst noch unbewiesene Annahme zu machen, daß die Veränderungen, wie sie sich klinisch in übereinstimmender Weise äußern, so auch histologisch sich decken.

Der klinische Ausdruck der Netzhautstörung ist vor allem durch das Augenspiegelbild gegeben, welches sich in buntem Wechsel aus lokalen Ödemen der Netzhaut und der Papille, aus Kaliberschwankungen der Gefäße, Verengerung der Arterien, Erweiterung der Venen, mehr oder weniger deutlichen Verdickungen ihrer Wand, sowie aus Blutungen und schließlich aus weißen Entartungsherden der Netzhaut zusammensetzt, wobei sich in einer gewissen Anzahl von Fällen eine weiße Stern- oder Spritzfigur in der Netzhautmitte findet. Die letztere ist jedoch keineswegs zur Diagnose einer Retinitis nephritica nötig, sondern es verdienen gerade solche Fälle besondere Beachtung, in denen nur dieses oder jenes Symptom für sich allein oder mit anderen kombiniert in die Erscheinung tritt.

Zunächst wollen wir die morphologischen Grundlagen der Netzhautveränderungen betrachten und erst dann auf die Frage der Pathogenese eingehen.

Hinsichtlich des Netzhautödems ist wenig zu berichten. Es gleicht pathologisch-anatomisch den auch sonst vorkommenden Zuständen der Flüssigkeitsdurchtränkung des Netzhautgewebes. Manchmal, vor allem in der Agone, kommt es auch zu einer Transsudation aus der Aderhaut unter die Netzhaut (s. Abb. 52), und wir sehen dann in dem Ergusse abgestoßene gequollene Außenglieder der Neuroepithelien, sowie gedunsene Abkömmlinge des Pigmentepithels. Daß auch intra vitam eine Netzhautablösung durch eine subretinal abgeschiedene Flüssigkeitsmenge vorkommt, ist erwiesen. Übrigens begegnen wir auch ödematösen Zuständen im vorderen und hinteren Abschnitt des Uvealtraktus, wie die Abb. 51 u. 52 zeigen.

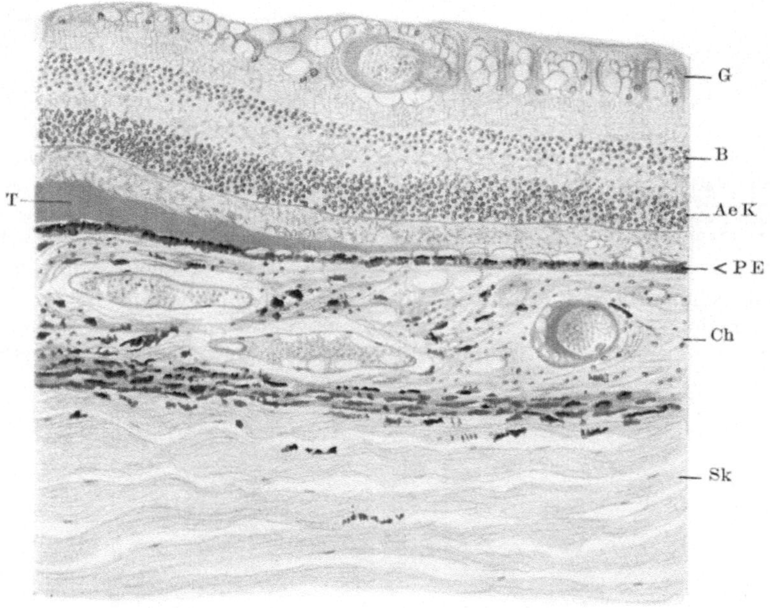

Abb. 52. Ödem der Aderhaut bei Retinitis albuminurica. Subretinales Transsudat (T). G Ganglienzellenschicht. B Bipolaren. Ae K äußere Körner. P E Pigmentepithel. Ch Chorioidea. Hier beachte man die hellen Säume um die größeren Gefäße. Entzündungserscheinungen fehlen völlig. Sk Sklera.

Die Veränderungen seitens der Blutgefäße der Retina haben von jeher eine Rolle in der pathologischen Anatomie der Retinitis albuminurica gespielt; denn es läßt sich nicht in Abrede stellen, daß wir in einer großen Anzahl der Fälle schwere Wandveränderungen der Äste des Zentralgefäßsystems, aber auch der Gefäße der Aderhaut antreffen. Es ist daher verständlich, daß früher diesen Befunden eine führende Bedeutung beigelegt wurde. So hat CARL HERZOG IN BAYERN die Endarteriitis der Netzhaut- und Aderhautgefäße als die Ursache einer durch die Absperrung der Ernährung bedingten Koagulationsnekrose des nervösen Gewebes der Netzhaut angesprochen und J. v. MICHEL in der Retinitis albuminurica die Auswirkung einer sklerosierenden Erkrankung der Zentralgefäße gesehen. Als aber schwerste Fälle von Netzhautleiden bei Nierenkranken zur mikroskopischen Untersuchung gelangten, die ein vollständig intaktes Netzhautgefäßsystem darboten [F. SCHIECK (1), TH. LEBER], ließ sich diese Ansicht nicht mehr aufrecht erhalten. Indessen dürfen wir das so häufige Vorkommen von Wandungserkrankungen keineswegs für eine zufällige Erscheinung erklären, sondern müssen in ihnen den Ausdruck einer allgemeinen Schädigung sehen, die vielfach die Vasomotorenzentren, die Retina und die Niere gleichzeitig heimsucht. Auch läßt sich nicht leugnen, daß die organischen Gefäßveränderungen, namentlich die durch eine Endarteriitis obliterans bedingte Verengerung des Lumens das Endergebnis der auf nervösem Wege ausgelösten tonischen Kontraktur der kleinen Arterien darstellen kann, die jahrelang unter der Wirkung des Reizzustandes der zentralen Vasomotorenzentren das Gefäßkaliber gedrosselt hält. Die Gefäßveränderungen und die Blutungen bieten an sich keine Besonderheiten dar.

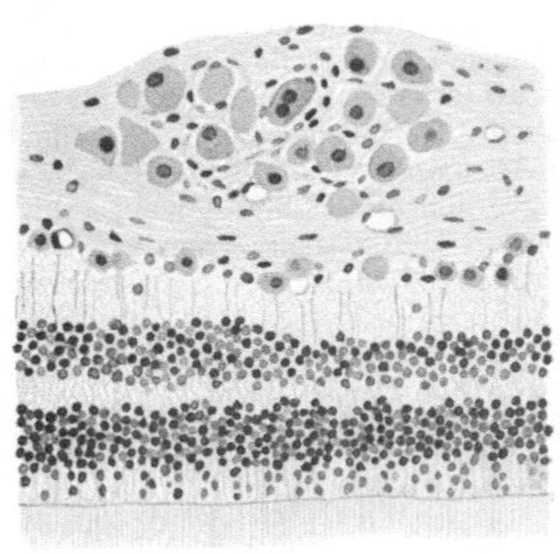

Abb. 53. Varikös hypertrophierte Nervenfasern bei Retinitis albuminurica. Die gequollenen Fasern buckeln die Limitans interna vor. (Sammlung von J. v. Michel.)

Wichtig sind indessen die Entartungsvorgänge der nervösen Elemente der Netzhaut. Ohne daß wir die Frage anschneiden, welche Veränderungen der ophthalmoskopischen und histologischen Bilder hier zusammen gehören, sollen die einzelnen Formen der Degeneration zunächst geschildert werden; denn nicht alle „weißen Herde" des Augenhintergrundes beruhen auf denselben anatomischen Prozessen.

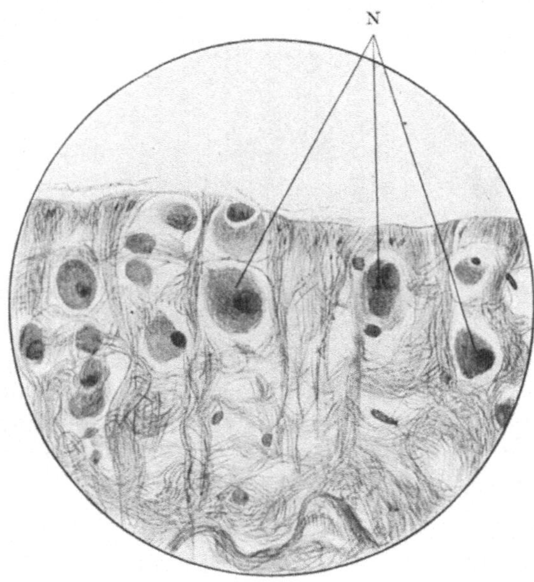

Abb. 54. Varikös hypertrophierte Nervenfasern (N) bei Retinitis albuminurica. Ödem der Ganglienzellen- und Nervenfaserschicht.

Ein Teil hat varikös hypertrophierte (ganglioforme) Nervenfasern zur Grundlage. Sie täuschen auf den ersten Blick Ganglienzellenhaufen vor, die in der Nervenfaserschicht liegen, indem sie als große rundliche scheiben-artige Gebilde mit Hämatoxylinfärbung darstellbar sind, die ein oder auch zwei dunkle Flecke wie Zellkerne in sich schließen. Meist sind sie in ödematös aufgelockertes Nervengewebe eingebettet und wölben die über den Herden hinwegziehende Limitans interna retinae leicht vor. Wenn der Schnitt sie längs getroffen hat, kommen auch Spindeln zutage, und so erkennt man, daß Nervenfasern vorliegen, welche eine kurze Strecke weit eine starke Volumensvermeh-rung eingegangen sind. Zwei-fellos hängt dieses Aufquellen mit einer Schädigung des Zellstoffwechsels zusammen; denn die Gebilde enthalten an osmierten Präparaten kleine schwarze gefärbte Fettkügel-chen. Im weiteren Fortschrei-ten der Degeneration verlieren die einzelnen Fasern ihre scharfen Konturen und es

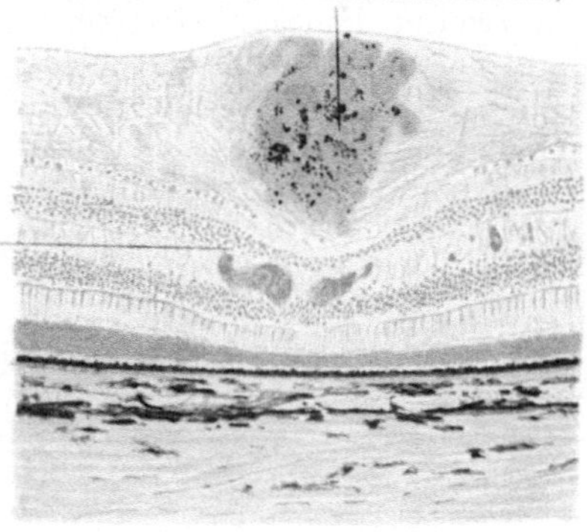

Abb. 55. Fettig degenerierter Herd in der Ganglienzellen- und Nervenfaserschichte bei Retinitis albuminurica. In der inneren granulierten Schicht Faserkörbe. Osmium-präparat (Fett schwarz). (Sammlung von J. v. MICHEL.)

entsteht ein verwaschen begrenzter klumpiger Herd, der außer reichlichen Fetteinlagerungen Einzelheiten nicht mehr erkennen läßt.

Die in den tieferen Schichten vorkommenden Veränderungen lassen sich nach meinen Präparaten in drei verschiedene Typen einteilen, die vielleicht nur Stadien

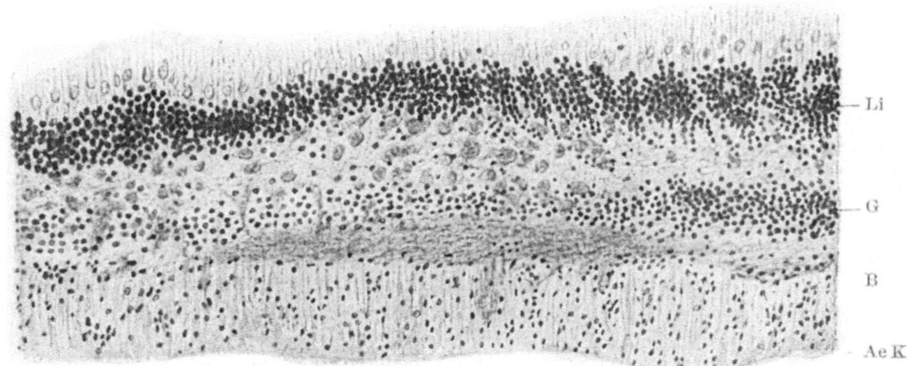

Abb. 56. Retinitis albuminurica mit Einlagerung einer gelblichen geronnenen Masse, vorzüglich in die Schicht zwischen Ganglienzellen (G) und Bipolaren (B), sowie einwärts der äußeren Körner-schicht (ae K). Die Limitans interna (L i) zeigt welligen Verlauf.

desselben Vorganges sind. Zunächst kommt die Einlagerung regellos verstreuter hellgelber Partikelchen in das Netzhautgewebe mit Bevorzugung der äußeren Körnerschicht in einigen Fällen zur Beobachtung (Abb. 56). Man könnte glauben, daß man Kunstprodukte (Farbstoffniederschläge oder dergleichen) im Schnitte vor sich hat, doch sind die Einlagerungen streng an die nervöse Substanz ge-bunden, liegen im Niveau der Gewebselemente und sparen die Fasern deutlich die Fleckchen aus, indem sie um sie herum ziehen. Möglicherweise handelt es sich um eine Durchsetzung mit Blutresten, doch spricht die homogene Beschaffenheit des Materials und die innige Beziehung zum Stützgerüst der Retina mehr dafür, daß hier eine besondere Entartung der Substanz der Netzhaut selbst vorliegt. In ähnlicher Weise hat S. Ginsberg eine diffuse Durchsetzung der Netzhaut mit Lipoidablagerungen beschrieben.

In zweiter Hinsicht sind es netzartige Bildungen, ebenfalls mit Vorliebe in der äußeren Körnerschicht gelegen, die wie zarte Fibrinausscheidungen aussehen, aber zum Teil eine Fibrinreaktion nicht geben. Wenn diese Netze auch gern in denjenigen Fällen sichtbar werden, die viele Netzhautblutungen aufweisen, so habe ich doch vergeblich Übergänge zu geronnenen Blutmassen gesucht.

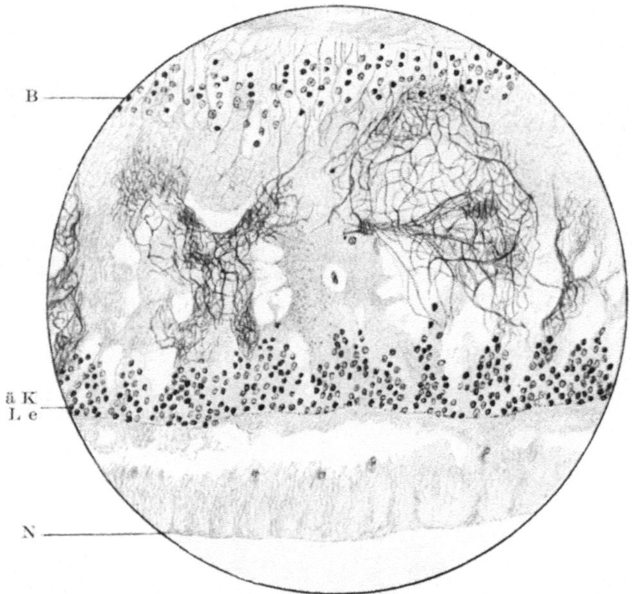

Abb. 57. Retinitis albuminurica. Gespinstartige Einlagerungen in die äußere granulierte Schicht zwischen Bipolaren (B) und Limitans externa (L e). Die äußeren Körner (ä K) ebenso wie die Bipolaren sind erheblich an Zahl vermindert. Das Neuroepithel (N) ist durch ein Ödem auseinandergerissen.

Mir ist auch aufgefallen, daß diese gespinstartigen Fasern vor allem an den Knotenpunkten der Netze eine eigentümliche braungelbe homogene Färbung zeigen, die eine gewisse Ähnlichkeit mit der eben erwähnten gelblichen feinverteilten Einlagerung hat (Abb. 57). Hier handelt es sich wohl sicher um eine Degeneration der nervösen Substanz; denn man trifft an den fraglichen Stellen ausnahmslos Fettkugeln in größerer Ansammlung und es gehen außerdem an den Rändern der Netze die Ausläufer in die Fasern der Netzhaut über. Wahrscheinlich sind die Gebilde im Leben klumpiger und nehmen erst durch die Behandlung mit Alkohol die spinnwebenartige Gestalt an. Daß sie mit der Nierenstörung als solcher wohl kaum etwas zu tun haben, sondern nur den Ausdruck einer gewissen Folge der Unterernährung oder ähnlicher Ursachen bedeuten, beweist die Tatsache, daß man ganz die gleichen Veränderungen auch bei anderen Netzhautschädigungen z. B. bei Netzhauttuberkulose antrifft.

Die dritte Erscheinungsweise des Abbaues der nervösen Substanz stellen die sog. „Faserkörbe" oder bienenwabenähnlichen Einlagerungen in die Netzhaut dar. Wiederum begegnen wir diesen Gebilden in der Schicht der Bipolaren und der äußeren granulierten Schicht bis hinein in die Lage der äußeren Körner. Im Vergleich mit den vorstehend geschilderten Netzen sind sie klumpiger und

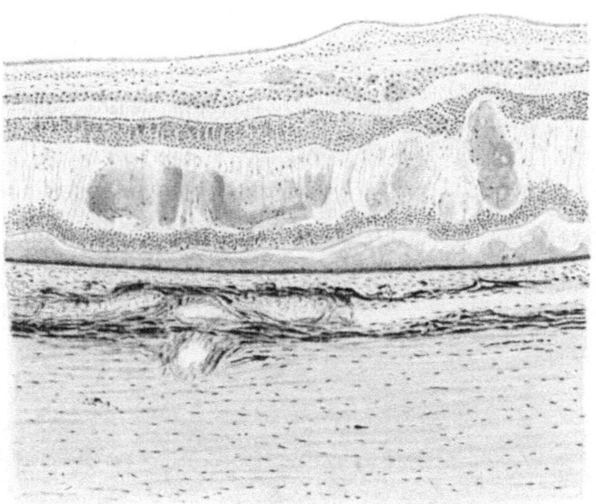

Abb. 58. Homogene Schollen bei Retinitis albuminurica. (Nach einem Präparat aus der Sammlung von J. v. Michel.)

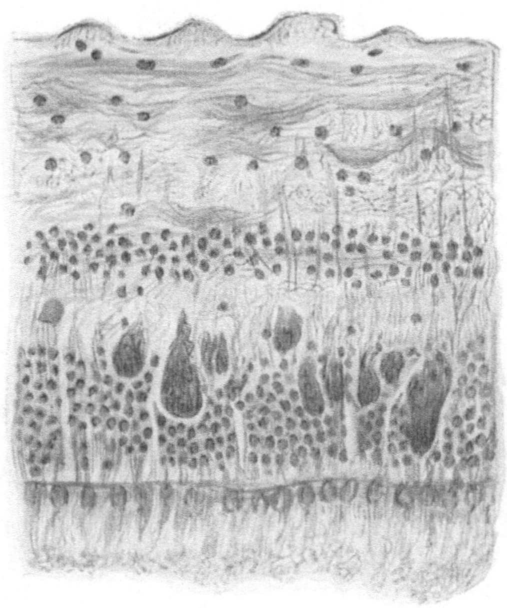

Abb. 59. Faserkörbe in der äußeren granulierten Schicht. Die Limitans interna ist infolge eines Ödems der Ganglien-Nervenfaserschichte gefältelt. Retinitis albuminurica.

tragen sie mehr die Kennzeichen von Hohlräumen, deren Inhalt geronnen ist. Sie drängen die Pfeiler der Müllerschen Stützfasern auseinander und werden durch die Anordnung dieser in ihrer Richtung bestimmt. Man geht wohl nicht fehl, wenn man annimmt, daß diese Faserkörbe intra vitam eine Masse von vielleicht zäher Konsistenz gebildet haben, die die Gewebslücke ganz ausgefüllt hat und durch Einwirkung der Härtungsflüssigkeiten geschrumpft ist.

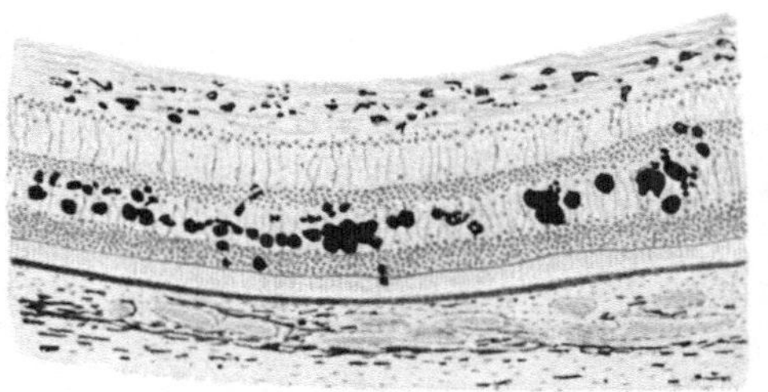

Abb. 60. Fettansammlung in den inneren und äußeren Schichten bei Retinitis albuminurica. (Sammlung von J. v. MICHEL).

Für eine solche Erklärung spricht unter anderem auch die Tatsache, daß die Bälkchen des Faserkorbs recht häufig durch einen leeren Zwischenraum von dem stehengebliebenen Netzhautgewebe getrennt sind, und daß den erhaltenen Resten der Masse teilweise die spezifische Fibrinfärbung zukommt. S. GINSBERG fand in der Netzhautperipherie auch solche Hohlräume, die vollständig leer waren, während die am hinteren

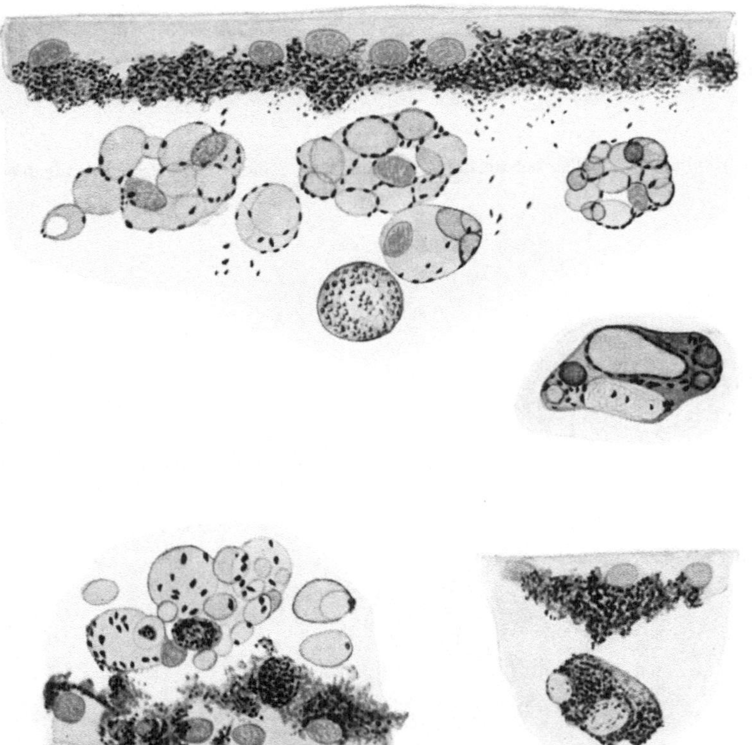

Abb. 61 a. Retinitis albuminurica. Verändertes Pigmentepithel in situ; abgelöste und mit großen Fetttropfen erfüllte Zellen desselben in der subretinalen Flüssigkeit. Die meisten enthalten nur zerstreute Fuszinstäbchen; rechts unten eine Pigmentepithelzelle mit reichlichem Pigment und zwei großen Fetttropfen. (Nach TH. LEBER.)

Pol gelegenen in sehr wechselnder Mischung teils rote Blutkörperchen, teils netzförmig geronnene Fibrinklumpen, teils homogen geronnene Massen enthielten. An osmierten Schnitten erblickt man in den Faserkörben große Mengen Fett. (Abb. 60. Schwarze Einlagerungen.)

Wollen wir nun die anatomischen Ergebnisse mit den Einzelheiten des ophthalmoskopischen Bildes in Einklang bringen, so müssen wir der klinisch feststehenden Erfahrung Rechnung tragen, daß der größte Teil der mit dem Augenspiegel sichtbaren Veränderungen rückbildungsfähig ist und fast völlig wieder verschwinden kann, indem nur feine Unregelmäßigkeiten in der Pigmentierung zurückbleiben. Auch die oft recht erheblich gestört gewesene zentrale Sehschärfe (Sternfigur der Makula!) kann in erstaunlichem Maße sich erholen. TH. LEBER hat diese Tatsache dadurch zu erklären versucht, daß er die Fetteinlagerung bei der Retinitis albuminurica nicht als den Folgezustand eines Zerfalls der nervösen Substanz, sondern als eine Fettspeicherung

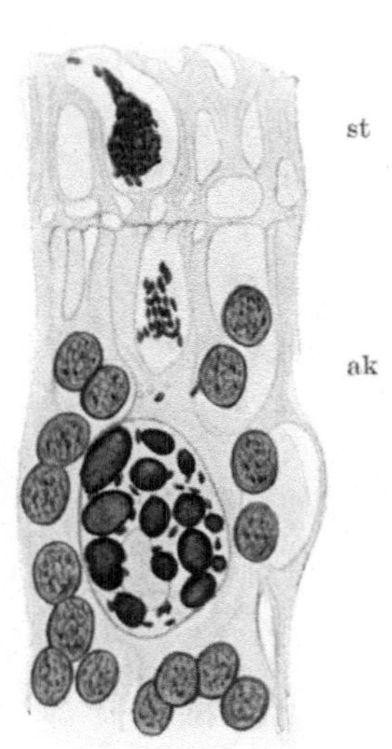

Abb. 61 b. Retinitis albuminurica. Stäbchenschicht (st) mit eingewanderter Pigmentepithelzelle ohne Fett. Äußere Körnerschichte a k mit einer großen Fettkörnchenzelle, die zahlreiche Fuszinstäbchen enthält. (Nach TH. LEBER.)

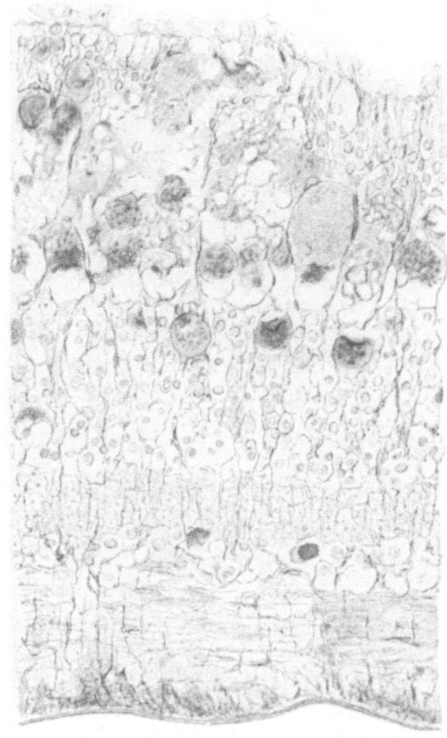

Abb. 62. Klumpiger Herd mit Lipoidschollen (orange-rot) in der äußeren granulierten Schichte bei Retinitis albuminurica. (Nach S. GINSBERG.) (Ciacco Präparat.)

in der Membran auffaßt, deren Träger eingewanderte und degenerierende Abkömmlinge des Pigmentepithels sind. Die von ihm gegebene Abbildung zeigt, wie die von der Glaslamelle abgelösten mit Fettkörnchen beladenen Pigmentzellen in die Netzhaut eindringen.

Nach SIEGMUND GINSBERG, der die Methode von CIACCIO anwandte und mit polarisiertem Lichte arbeitete, gehören die vorkommenden Fettstoffe in die Gruppe der Lipoide (Cholesterinester der Fettsäuren). Er betont indessen, daß die degenerierenden Pigmentzellen sicherlich nicht die einzigen Zellen sind, welche Lipoid enthalten; denn es finden sich auch in den weniger stark veränderten Netzhautabschnitten zweifellose Einlagerungen von Lipoid in die nervöse Substanz selbst und in die Müllerschen Stützfasern, so daß eine

„Lipoidosis" der Netzhaut vorliegt. Die Lipoidanhäufung im Zelleibe zeigt eine Störung des Zellstoffwechsels an und das Lipoid wird in der Zelle gebildet, nicht von ihr fertig aufgenommen; aber die Stoffwechselstörung ist keinesfalls von vornherein irreparabel und braucht weder zu schwerer Funktionsstörung noch zum Untergang der Zelle zu führen. Auch Hans Lauber und Valentin Adamück leugnen, daß dem Pigmentepithel eine maßgebende Rolle beim Zustandekommen der Fettinfiltration beizulegen sei.

Alle Untersucher sind jedoch darin einig, daß es ungemein schwer ist, die anatomischen und die Augenhintergrundsbilder in Übereinstimmung zu bringen. Wahrscheinlich liegen den einzelnen gelblich, grauweiß oder gelbweiß erscheinenden Netzhautherden nicht einheitliche Veränderungen zugrunde, sondern bringen die ödematösen Bezirke, gleichwie die Herde der varikös hypertrophischen Nervenfasern, der fetthaltigen Gespinste

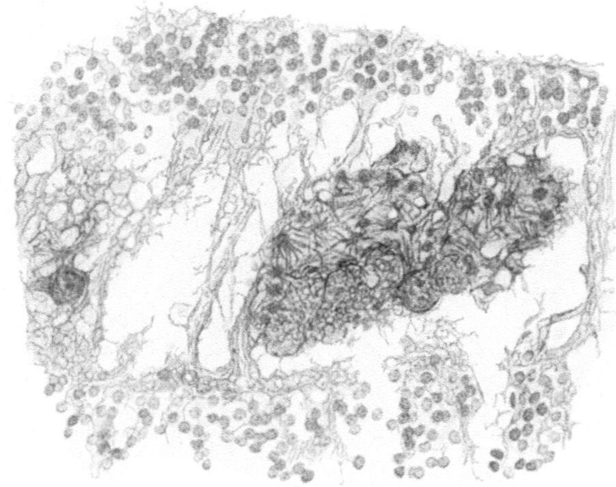

Abb. 63. Lipoidinfiltration der Netzhaut bei Retinitis albuminurica. Das Lipoid ist rot gefärbt (Nach S. Ginsberg.)

und Faserkörbe, sowie die serofibrinösen Abscheidungen aus Ödemen und Hämorrhagien annähernd das gleiche Aussehen des Fundus zustande. Vielleicht schimmert auch hier und da das subretinale Transsudat mit weißlicher Farbe durch. Eine besondere Aufmerksamkeit hat man der Frage zugewandt, worauf die Anordnung der weißen Herde am hinteren Pol in Form der Sternfigur der Makula beruhen dürfte. Auch hierüber gehen die Ansichten auseinander. Lauber und Adamück, sowie Ginsberg führen die Figur auf die radiäre Verteilung der Müllerschen Stützfasern in der Netzhautmitte zurück, die den Einlagerungen die Richtung aufzwingen sollen. Nach anderen ist wieder die radiäre Anordnung des Verlaufs der zur Makula strebenden Kapillaren der Anlaß. Ich selbst möchte mich der zuerst geäußerten Ansicht anschließen.

Als seltenen Befund beschreibt N. Rachlis eine förmliche Netzhautpigmentierung im Anschluß an eine nephritische Retinitis, die er in zwei Fällen antraf. Hier war es zu einem so starken Ödem und zu einem solchen Zerfall der Netzhautelemente gekommen, daß nur noch das Stützgerüst stand und das Pigmentepithel wie bei der Retinitis pigmentosa (s. S. 652) den Weg in die

Retina gefunden hatte. Auch eine Verkalkung der Netzhaut ist als eine außergewöhnliche Komplikation von P. Römer beschrieben worden. Intra vitam hatte der Augenhintergrund des 34jährigen Patienten weiße Flecke gezeigt, die Ähnlichkeit mit einer Retinitis circinata aufwiesen, und die mikroskopische Untersuchung deckte ein schweres Ödem zwischen Papille und Makula auf bei totaler Zerstörung der inneren Schichten. An die Stelle der Ganglienzellen und Nervenfasern war gewuchertes Stützgewebe getreten, welches Hohlräume mit koagulierten Massen einschloß. Unmittelbar den inneren Körnern lag aber eine Schicht verkalkter Massen auf.

Die Komplikation mit Netzhautablösung durch ein Transsudat unter die Membran wurde schon oben erwähnt.

Die Pathogenese des Leidens beginnt sich allmählich zu klären, indem die führende Rolle der Hypertension mehr und mehr in den Vordergrund rückt. Unbedingt verlassen ist die Theorie, die die Netzhautveränderungen von vorausgehenden organischen Erkrankungen der Wände der Zentralgefäße abhängig macht. Die Befunde von Th. Leber, F. Schieck (1), S. Ginsberg, Lauber und Adamück, sowie von Opin und Rochon-Duvigneaud, F. Terrien u. a. sind hiermit nicht in Einklang zu bringen. So bleibt nur die Frage offen, ob eine toxische Entzündung oder eine Degeneration des Netzhautgewebes die Störung verursacht oder ob die Drosselung der Blutzufuhr allein genügt, um den Symptomenkomplex auszulösen.

Die Versuche zur Neddens, der mittels eines durch aktive Immunisierung von Hunden mit Kaninchennierenextrakten gewonnenen Nephrotoxins auf dem Wege der intravenösen Einspritzung bläulichweiße, auf einer ödematösen Schädigung der innersten Schichten beruhende Trübung der Kaninchennetzhaut erzeugte, gehören der Geschichte an und haben nie Einfluß auf die Anschauungen über die Pathogenese gewinnen können. Hingegen ist vor allem von französischen Forschern (Rochon-Duvigneaud, F. Terrien u. a.) sowohl in klinischer, als auch in pathologisch-anatomischer Hinsicht eine reine Giftwirkung auf die Netzhaut angenommen worden, die auch heute noch verteidigt wird. Im besonderen soll es der Reststickstoff des Bluts (Widal) sein, der die Netzhaut vergiftet, und Rochon-Duvigneaud hat deshalb an Stelle des Wortes Retinitis albuminurica die Bezeichnung Retinitis azotaemica vorgeschlagen. Nachprüfungen haben jedoch ergeben, daß die Höhe des Reststickstoffs in keiner Beziehung zur Schwere und dem Vorkommen der Netzhauterkrankung steht. Diese Theorie scheitert einfach an den klinischen Tatsachen (F. Volhard, Hermann Machwitz und Max Rosenberg, H. Kahler und L. Sallmann u. a.). Auch die von Chauffard angeschuldigte Hypercholesterinämie kann nicht die primäre und wesentliche Ursache sein; denn es kommen genug Fälle vor, in denen eine solche Blutbeschaffenheit nicht zu finden ist (F. Volhard, Pierre Gaudissart u. a.). Daß sie bei einigen Veränderungen wahrscheinlich mitwirkt, nehmen Kahler und Sallmann allerdings an (s. unten).

Die toxische Entzündung als solche stellen R. Hanssen und A. V. Knack an der Hand eines größeren mikroskopisch untersuchten Materials in den Vordergrund, und zwar sollen sich die entzündlichen Auswirkungen der Noxe in der Aderhaut z. B. so steigern, daß förmliche Granulome und Schwielen entlang der Gefäße anzutreffen sind. In der Netzhaut sind nach ihren Ergebnissen die Befunde zwar nicht so eindeutig, doch faßt R. Hanssen die Netzhautveränderungen mit denjenigen der Aderhaut als einen einheitlich-entzündlichen Prozeß auf.

Wir haben schon eingangs gesehen, daß H. Kahler und L. Sallmann an einer großen Reihe von Patienten mit hohem Blutdruck (zentraler essentieller Hypertension) sowie von Nierenkranken jüngst den Beweis erbracht haben, daß die Hypertension die Grundbedingung des Zustandekommens der Netzhautveränderungen ist, ohne die eine Retinitis nicht eintritt. Sie gehen zwar nicht soweit, mit F. Volhard eine „Retinitis angiospastica" anzunehmen, und leugnen vor allem die von diesem Autor verfochtene periphere Vasokonstriktion der Netzhautarterien; denn sie erklären, daß jede zentrale Blutdrucksteigerung mit einer Verengerung der kleinen Arterien notwendigerweise verbunden ist. Auch zweifeln sie die Behauptung an, daß eine nephritische Netzhauterkrankung ohne Blutdrucksteigerung vorkommt, und meinen, daß dann nicht lange und oft genug der Blutdruck gemessen worden sei. So haben E. Horniker und andere feststellen können, daß der Blutdruck z. B. bei der Kriegsnephritis nur eine zeitlang übernormal hoch ist. Weitere Nachprüfungen sind wohl noch zu erwarten. Indessen geht aus den Untersuchungen doch mit aller Deutlichkeit die von anderen Forschern zwar schon beobachtete, aber bislang nicht so einleuchtend bewiesene Tatsache hervor, daß das Vollbild der sog. Retinitis albuminurica auftreten kann, wenn eine zentrale essentielle Hypertension bei völlig normaler Nierenfunktion besteht. Auf dieses Ergebnis müssen wir bei der Deutung des mikroskopischen Bildes Rücksicht nehmen. Neben der zentralen Hypertension, die ja selbst toxischen Ursprungs ist, lassen die Autoren aber für gewisse Fälle, vor allem die mit kreidigen weißen Herden behafteten, eine im Blute kreisende giftige Noxe als mitauslösende Ursache gelten und sprechen als ein Zeichen dafür die dann auffindbare Hypercholesterinämie an.

Zusammenfassend läßt sich also sagen, daß der hohe (zentrale) Blutdruck für sich allein schon die bei der sog. Retinitis albuminurica auftauchenden Veränderungen auslösen kann, daß aber in einer Reihe von Fällen eine vor allem bei Nierenkrankheiten vorkommende giftige im Blute kreisende Substanz mitwirkt, die jedoch (im Gegensatz zur Hypertension) für sich allein nicht als Ursache das Leiden herbeizuführen vermag; denn die Hypertension ist die unerläßliche Vorbedingung. Vielleicht greift dasselbe Gift das Vasomotorenzentrum und die Nieren an.

c) Die Retinitis diabetica.

Ob die Retinitis diabetica ein besonderes Krankheitsbild darstellt oder die Augenhintergrundsveränderungen nicht vielmehr in die Gruppe der Folgezustände der Blutdrucksteigerung, Nierenschädigung und Vasosklerose hineingehören, ist noch eine strittige Frage. Es gewinnt aber doch den Anschein, daß beim Diabetes noch eine chemische Komponente eine hervorragende Rolle spielt, während die auf Stauung beruhenden Prozesse, wie das Netzhautödem und die Exsudate, die das Bild der nephritischen Retinitis so häufig und ausgesprochen bestimmen, zurücktreten. So hat Eduard Grafe auf Grund eines großen Beobachtungsmaterials zwar das Symptom der Blutdrucksteigerung als die grundlegende Erscheinung hingestellt, aber gleichzeitig darauf hingewiesen, daß in allen Fällen eine deutliche Erhöhung des Blutzuckerspiegels und die Anwesenheit von Azeton im Urin zu verzeichnen war. Außerdem kommt wohl auch hier und da ein Fall vor, der normale Blutdruckwerte und trotzdem die typischen gelbweißen Entartungsherde und Blutungen in der Netzhaut darbietet. Nicht minder fällt die Tatsache ins Gewicht, daß die Insulintherapie bei der diabetischen Netzhauterkrankung manchmal recht bemerkenswerte

Besserungen zeitigt, wenn schon diese auch auf die herbeigeführte Senkung des Blutdrucks bezogen werden kann.

Der Einblick in die pathologisch-anatomischen Veränderungen wird zur Zeit noch dadurch erheblich erschwert, daß die wenigen bislang mikroskopisch untersuchten Fälle nicht einen reinen Diabetes, sondern gleichzeitig eine Komplikation mit Nierenleiden aufwiesen. Bemerkenswert ist die Glykogenablagerung in den Pigmentepithelien der Iris und Retina, sowie im Gewebe der Retina selbst (BEST). Im übrigen scheinen die Veränderungen im großen und ganzen mit denjenigen der Retinitis albuminurica übereinzustimmen, wobei nochmals darauf hingewiesen sei, daß tatsächlich die Patienten gleichzeitig eine Nephritis hatten. Übereinstimmend wird jedoch eine auffallende Beteiligung des Gefäßsystems gemeldet. BEAUVIEUX und PAUL PESME nehmen daher an, daß in ihrem Falle die Retinitis diabetica eine Mischform von zwei Erkrankungen darstellt, und zwar sollen die Gefäßläsionen und die Blutungen vom Diabetes und die Exsudate im Netzhautgewebe von der Nephritis abhängen.

Somit bieten die Untersuchungsergebnisse bisher keine Befunde dar, die irgendwie für die Retinitis diabetica allein kennzeichnend wären.

d) Die Commotio retinae (Berlinsche Netzhauttrübung).

Seit 1873 BERLIN zeigen konnte, daß es eine Commotio retinae als Analogon zur Commotio cerebri nicht gibt, sondern in den einschlägigen Fällen eine vorübergehende Weißfärbung der Netzhaut an der Stelle, wo das stumpfe Trauma den Augapfel getroffen hat, und an der gegenüberliegenden Stelle zu finden ist, hat der Sprachgebrauch die sog. Berlinsche Trübung mit dem Begriffe der Commotio retinae gleichgestellt. Mikroskopische Untersuchungen von menschlichen Augen liegen meines Wissens nicht vor und dürften auch bei der Vergänglichkeit dieser Trübungen und ihrem gutartigen Charakter wohl kaum ausführbar werden. Infolgedessen müssen wir uns ein Urteil über diese Vorgänge aus den Ergebnissen des Tierexperimentes zu bilden suchen.

BERLIN selbst hat hierüber Versuche angestellt, indem er mit einem elastischen Stab gegen Kaninchenaugen schlug und durch die Variation der Schlagrichtung und -stärke die verschiedensten Folgezustände setzte. Das hauptsächlichste Resultat war die Feststellung, daß der weißen Netzhauttrübung ein subchorioidealer Bluterguß von genau demselben Umfang entspricht, wie er es an den Präparaten und außerdem mit Hilfe des Augenspiegels auf den Fundus albinotischer Tiere nachweisen konnte. So faßte er die Weißfärbung als ein akutes Ödem der tiefen Netzhautschichten auf, das im Zusammenhang mit dem Erguß zwischen Aderhaut und Lederhaut stehen sollte. Die Tatsache, daß der Grad der Sehstörung weder mit dem Orte der Trübung noch mit ihrer Ausdehnung und Dichte eine Parallele erkennen läßt, suchte er dadurch zu erklären, daß eine weiter nach vorn gelegene Blutung zwischen der Außenseite des Corpus ciliare und der Lederhaut sehr häufig zu finden ist und hierdurch ein unregelmäßiger Astigmatismus der Linse entstehen soll, der später wieder verschwindet. Indessen konnte H. SCHMIDT-RIMPLER einen solchen durch Refraktionsprüfungen nicht entdecken, und so wurde zunächst von ihm, dann von HAAB die Möglichkeit betont, daß die Makula in allen Fällen durch eine rasch vergehende Berlinsche Trübung in Mitleidenschaft gezogen werde. RUDOLF DENIG hat die Berlinsche Experimente wiederholt. Wenn er mit einem federnden Stabe gegen den Kaninchenbulbus schnellte, fand er, wie dies schon BERLIN beschrieben hat, eine etwa 30 Sekunden lang anhaltende starke Verengerung der Netzhautgefäße, die dann einer beträchtlichen Erweiterung Platz machte.

Einige Stunden hielt die Hyperämie der Papille an, worauf die Gefäße wieder ihr früheres Kaliber zeigten. Schon nach 15 Minuten war der Beginn der Weißfärbung der Netzhaut nachweisbar und nach Verlauf einer und einer halben Stunde war die Trübung höchstgradig dicht entwickelt. Allerdings nahm ihre Ausdehnung darüber hinaus noch zu. Die mikroskopische Untersuchung der Bulbi ergab nun verschiedene Befunde. Während die eine Reihe der Präparate die subchorioidealen Blutungen in der von Berlin beschriebenen Weise zeigten, fehlten in einer anderen solche Hämorrhagien gänzlich. Somit mußten diese Erscheinungen Nebenbefunde, nicht Ursache der Trübung sein. Wahrscheinlich sind sie Folgezustände davon, daß durch eine zu große Gewaltanwendung Aderhautrisse herbeigeführt worden sind. Mindert man den Schlag entsprechend ab, so gelingt es sicher die Trübungen zu erzeugen, die subchorioidealen Blutungen indessen zu vermeiden. Denig mußte also nach einer anderen anatomischen Grundlage der Netzhauttrübung suchen und glaubte sie an dem Auftreten von zahlreichen perlschnurartig aneinander gereihten kleinen stark lichtreflektierenden Buckeln an der Netzhautinnenfläche gefunden zu haben. Sie sind von der Membrana limitans bedeckt, die hier und da eingerissen ist. Eine zweite Unregelmäßigkeit ergab sich in der hintersten Netzhautschicht, insofern zwischen die Neuroepithelien unregelmäßig gestaltete Gebilde eingezwängt waren. Merkwürdigerweise fand Denig die kleinen Buckel an der Netzhautinnenfläche auch dann, wenn der Schlag so schwach ausgeführt war, daß eine Netzhauttrübung klinisch nicht nachweisbar gewesen war, und sie nahmen mit der Steigerung der Gewalteinwirkung zu. Die Erklärung dieser Erscheinungen wird von Denig wie folgt gegeben. Die Glaskörperflüssigkeit prallt durch den Schlag wie eine Woge gegen die dem Schlag gegenüberliegende Stelle der Netzhaut an und flutet mit derselben Kraft zum Ausgangspunkt zurück. Hierdurch entsteht an beiden Stellen eine Dehnung oder Spannung. So öffnen sich die kleinen Stigmata zwischen den Endkolben der Müllerschen Stützfasern, hier und da wird die Limitans interna wohl auch zerrissen und nunmehr wird Glaskörperflüssigkeit in die Nervenfaserschicht der Netzhaut hineingepreßt. Auf diese Art entstehen die Buckelchen unter der inneren Grenzmembran. Gleichzeitig erfolgt jedoch infolge einer vorübergehenden Paralyse der Netzhaut- und Aderhautgefäße eine geringe Transsudation in die Stäbchen- und Zapfenschichte. Die letzteren Vorgänge nimmt er als Grund der stets vorhandenen schweren, aber vorübergehenden Amblyopie an, verlegt den Prozeß aber zur Erklärung des klinischen Bildes in die Gegend der Netzhautmitte. Um die Widersprüche zwischen den Versuchsresultaten von Berlin und Denig aufzuklären, hat dann S. Bäck einen besonderen Schlagapparat benutzt, der sich in seiner Kraft und Richtung genau regulieren ließ. Seine Ergebnisse stimmten mit demjenigen von Denig insofern überein, als der Bluterguß zwischen Aderhaut und Lederhaut keinesfalls die Ursache der Trübung sein kann; denn er ist nur die Folge eines zu starken Traumas. Hingegen erklärt Bäck die von Denig gefundene Buckel an der Limitans interna für Kunstprodukte, die durch die Konservierung hervorgerufen worden seien. Nach Bäck ist die Grundlage der Commotio in einem Transsudat zwischen Chorioidea und Retina zu sehen, das in allen Präparaten vorhanden war, wenn die Augen eine Weißfärbung des Hintergrundes gezeigt hatten. Dieser Erguß sei die Folge der Gefäßparalyse. Auch W. Lobmann hält die von Denig beschriebenen Buckel für die Folge der bei der Konservierung eingetretenen Glaskörperschrumpfung, wodurch die Limitans zwischen die Endkolben der Müllerschen Radiärfasern buckelförmig nach einwärts gezogen werde, und er bestätigt die Ansicht von Bäck, daß ein zwischen Retina und Pigmentepithel liegendes diffuses, strukturloses, mit Eosin gut färbbares Transsudat die Ursache der Trübung sei.

e) Die Netzhautablösung (Amotio, Ablatio, Solutio retinae).

In pathologisch-anatomischer Hinsicht ist eigentlich nur die Entstehung der Netzhautablösung von Bedeutung, während die durch die Trennung der Netzhaut von ihrer Unterlage in der Membran selbst hervorgerufenen Ent-

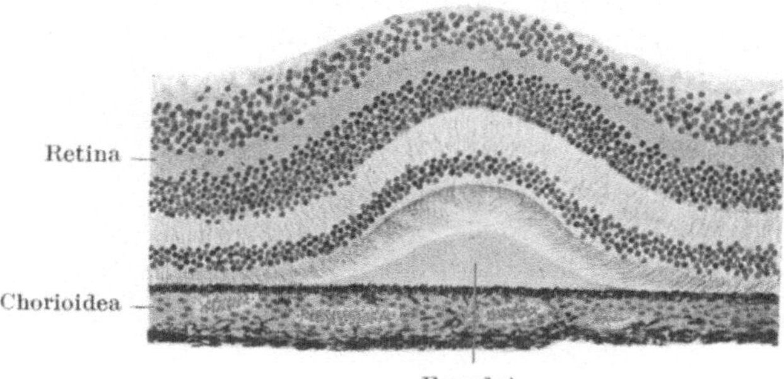

Abb. 64. Flache Netzhautablösung infolge eines Ergusses zwischen Netzhaut und Aderhaut. (Sammlung von J. v. MICHEL.)

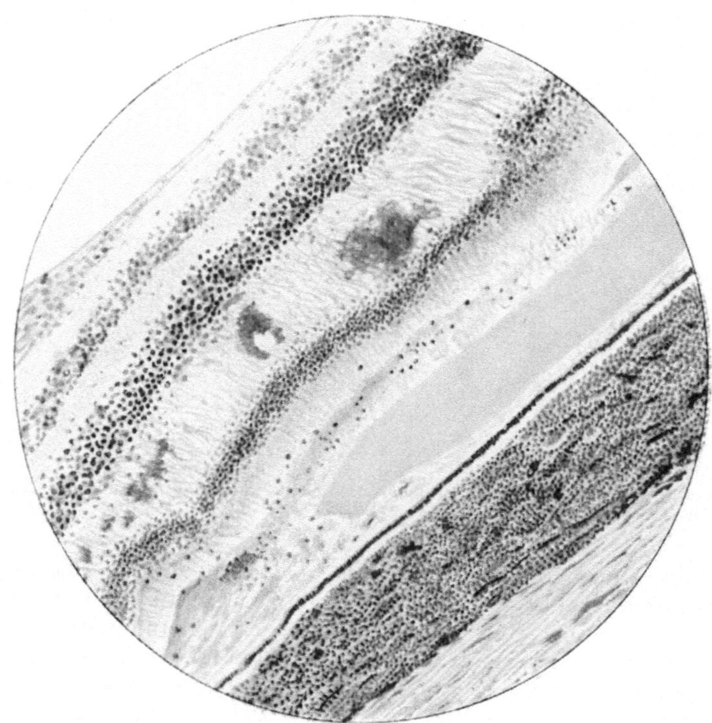

Abb. 65. Flache Netzhautablösung infolge Transsudates frischer Aderhaut und Netzhaut. Leukämische Retinitis mit Blutungen in der Netzhaut. Gleichzeitig bestand Stauungspapille. Die leukämische Infiltration der Aderhaut ist bemerkenswert. (Nach einem Originalbild von E. v. HIPPEL.)

artungszustände keine Besonderheiten darbieten. Und wiederum in der Frage von der Pathogenese des Leidens bedürfen diejenigen Fälle keiner eingehenden Besprechung, bei denen die Ablösung die sekundäre Folge eines schrumpfenden

Glaskörperexsudates oder eines die Netzhaut von rückwärts her abhebenden Ergusses oder Aderhauttumors usw. ist; denn in derartigen Beobachtungen liegen die ursächlichen Verhältnisse so klar vor uns, daß man darüber nicht viele Worte zu machen braucht. Ein Hinweis auf die Abb. 67 u. 68 möge genügen.

Weit größere Schwierigkeiten bereitet die große Gruppe derjenigen Netzhautablösungen, die scheinbar spontan auftreten. Man hat sie „idiopathische" genannt, und damit nur unseren Mangel an Kenntnissen von den zugrunde liegenden krankhaften Ursachen verschleiert; denn man muß doch

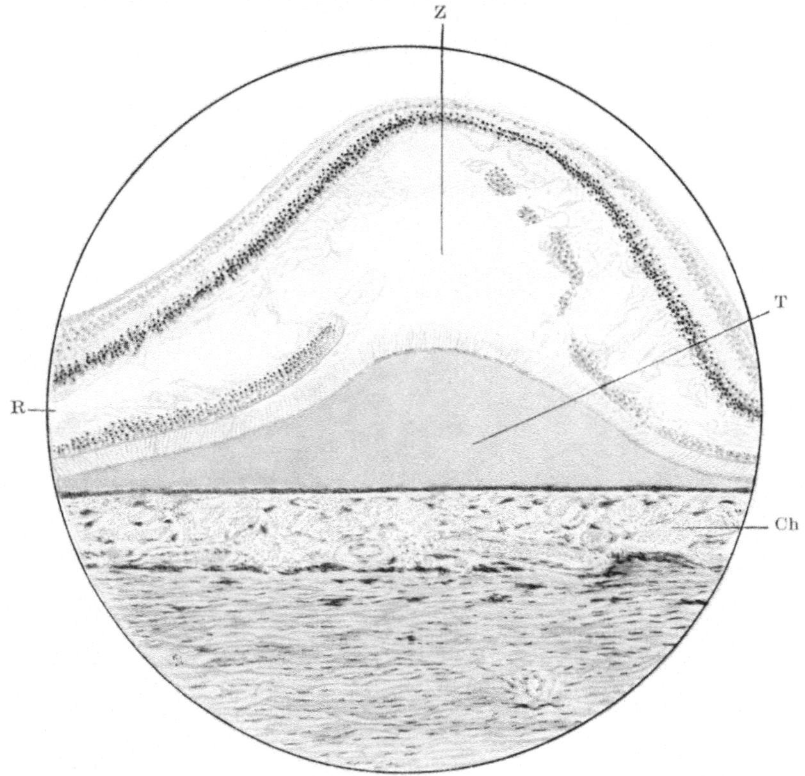

Abb. 66. **Amotio retinae bei Retinitis albuminurica.** Ein Transsudat (T) aus der Chorioidea (Ch) drängt die von einer großen Zyste (Z) durchsetzte Retina (R) aus ihrer normalen Lage.

unbedingt annehmen, daß eine Netzhaut solange in ihrer normalen Lage auf dem Pigmentepithel und der Aderhaut bleibt, als die Zustände im Glaskörper einerseits und in den genannten Unterlagen andererseits normale sind. Die sich hier langsam vorbereitenden pathologischen Vorgänge entziehen sich nur viel mehr der Beobachtung als die grobsinnlich wahrnehmbaren Veränderungen, die eine „sekundäre" Amotio retinae nach sich ziehen. Im Grunde genommen ist also eine jede Ablösung ein sekundäres Leiden.

Treten wir der Frage nach den auslösenden Momenten der sog. idiopathischen Amotio näher, so kommen verschiedene Ursachen in Betracht, und L. Heine hat Recht, wenn er die Netzhautablösung nicht als eine Krankheit sui generis, sondern lediglich als ein Symptom der verschiedensten Erkrankungen des Auges ansieht. Weiterhin muß man bedenken, daß es oft recht schwer ist, die sichere Entscheidung darüber zu treffen, ob eine gleichzeitig mit der

Netzhautablösung feststellbare Anomalie anderer Teile des Bulbus Ursache oder Folge ist. Das gilt vor allem für die schleichende Uveitis, die wir bei genauer Durchmusterung des vorderen Bulbusabschnittes mittels der Spaltlampenapparatur nicht selten in Fällen von idiopathischer Amotio aufzudecken ver-

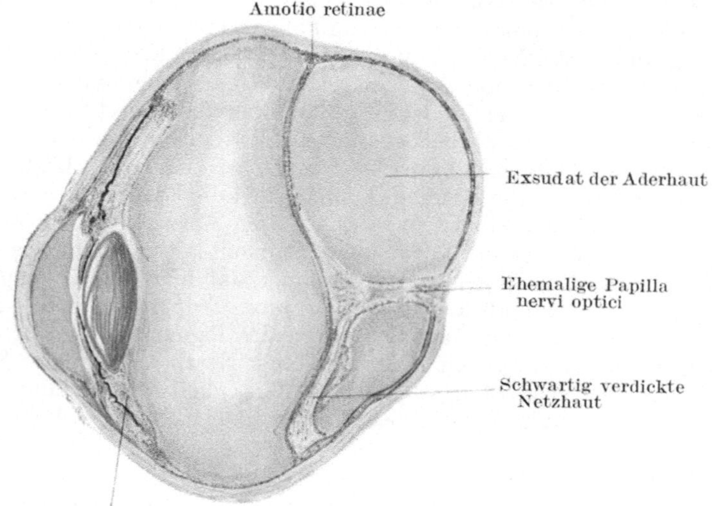

Abb. 67. Netzhautablösung durch Exsudat aus der Aderhaut.
(Nach einem Präparat von E. v. HIPPEL.)

mögen; denn eine entzündliche Reizung des Uvealtraktus kann ebensogut einen subretinalen Erguß erzeugen als auch durch die toxische Wirkung eines solchen bedingt sein [E. FUCHS, R. HANSSEN (2), A. VOGT (1), A. BIRCH-HIRSCHFELD]. Wenn aber schon im klinischen Bilde derartige Schwierigkeiten

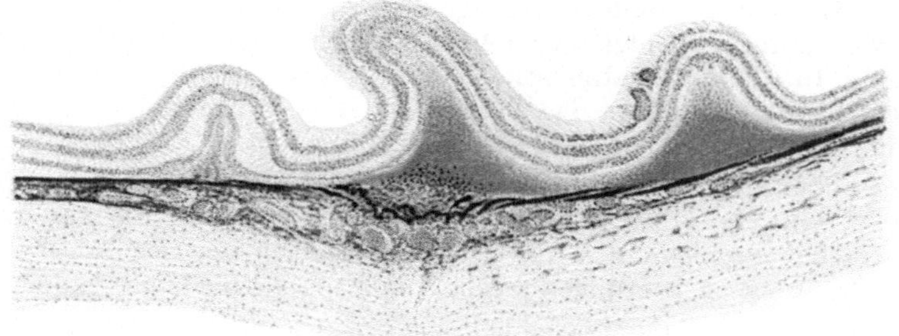

Abb. 68. Netzhautablösung infolge Blutung aus der Aderhaut nach Verletzung.
(Sammlung von J. v. MICHEL.)

gegeben sind, wird man ohne weiteres zugeben müssen, daß die mikroskopischen Präparate nur dann Wert haben, wenn sie uns einen Einblick in ganz frisch entstandene Netzhautablösungen liefern, während diejenigen mit einer Amotio behafteten Augen, die wegen schwerer Uveitis oder Sekundärglaukom schließlich der Enukleation anheimfallen, für die Erforschung des Werdegangs der Ablösung nicht brauchbar sind. Hier übertönen die Folgezustände das pathologisch-anatomische Bild genau so, wie sie das klinische Geschehen beherrschen.

Zu diesen Erschwerungen der Klärung der Frage von der Pathogenese der Amotio gesellt sich noch eine weitere Schwierigkeit hinzu, die in der Mangelhaftigkeit unserer Kenntnisse von den anatomisch-physiologischen Beziehungen der Retina zum Glaskörper einerseits und zum Pigmentepithel und der Chorioidea andererseits begründet ist. Noch ist die wissenschaftliche Erörterung über die Existenz einer der Limitans interna angelagerten eigenen Membrana hyaloidea nicht zu Ende gekommen, wie in dem Kapitel über die präretinale Blutung (S. 616) nachzulesen ist, obwohl die neuerlichen Untersuchungen der Limitans zugleich die Rolle der Grenzmembran des Glaskörpers beilegen. Und, soweit die Außenfläche der Netzhaut in Betracht kommt, liegt die Ernährung der Neuroepithelien durch die Choriokapillaris in ihren feineren Auswirkungen noch ganz im Dunkeln. Da die Sinneszellen mit dem Pigmentepithel nicht organisch verbunden sind, herrscht die allgemeine Vorstellung, daß hier eine Art kapillarer Attraktion vorhanden sein muß und durch den mikroskopisch schmalen Raum zwischen den Außengliedern und den Fortsätzen des Pigmentepithels hindurch ein Flüssigkeitsaustausch zwischen Aderhaut und Netzhaut erfolgt. Selbstverständlich kann aber jede Steigerung dieser Flüssigkeitsabscheidung ebenso wie die Stauung des Ernährungsstromes die Netzhaut von der Aderhaut abdrängen.

Mit der Erörterung der anatomisch-physiologischen Zustände, die an der Innen- und Außenfläche der Netzhaut gegeben sind, ist die Zweigliederung der um die Anerkennung ringenden Theorien von der Entstehungsart der Netzhautablösung eng verknüpft; denn im wesentlichen wird trotz aller aufgewendeten Mühe auch heute noch, wie vor 70 Jahren, der Kampf um die Frage geführt, ob das Leiden durch einen Zug an der Limitans interna oder einen Druck auf die Stäbchen- und Zapfenschicht hervorgerufen wird. Nach wie vor steht der „Retraktionstheorie" die „Sekretionstheorie" gegenüber, wenn schon der den beiden Grundanschauungen entspringende Gedankengang im Laufe der Zeiten mannigfache Abänderungen erfahren hat.

Die Retraktionstheorie wurde 1858 von Heinrich Müller in dem Sinne befürwortet, daß Schrumpfungsvorgänge im Glaskörper die Ursache seien, weil ein Erguß unter die Netzhaut zu einer Verdichtung des Glaskörpergerüstes führen müßte, für die der anatomische Nachweis nicht erbracht werden könnte. Zum ersten Male taucht hier das Wort von einer „Strangbildung im Glaskörper" auf, die an der Innenfläche der Netzhaut zieht.

Demgegenüber ist der eigentliche Begründer der Sekretionstheorie Albrecht v. Graefe (1854) und neben ihm Arlt (1853), die von der Erfahrungstatsache ausgehen, daß „bei dem Gefäßreichtum der Aderhaut sich ein seröser Erguß gleich Blutungen rasch, beinahe augenblicklich, bilden kann".

Wir wollen zunächst die Möglichkeit einer Zugwirkung auf die Innenfläche der Netzhaut besprechen. Den gröbsten Ausdruck solcher Vorgänge liefern selbstverständlich die Folgen von Verletzungen und Infektionen des Glaskörpers (s. Abb. 69), und v. Graefe hat für derartige Vorkommnisse die Gültigkeit der Retraktionstheorie ebenfalls nicht bezweifelt. Wollen wir aber auch für die sog. idiopathischen Ablösungen diesen Entstehungsmodus annehmen, so ist der Nachweis zu fordern, daß die Glaskörperfibrillen normalerweise eine Verbindung mit der Limitans interna retinae besitzen oder daß eine Neubildung von Stützgewebe, das mit den Elementen der Netzhaut zusammenhängt, an der Netzhautinnenfläche den Prozeß der Amotio einleitet. Was das normale Glaskörpergerüst anlangt, so wird seitens der Vertreter der Anatomie und

Entwicklungsgeschichte zur Zeit noch darüber debattiert, ob die Fibrillen ektodermaler oder mesodermaler Herkunft sind, womit natürlich die Frage nach einer organischen Verbindung des Glaskörpers mit der Retina eng verknüpft ist. Ferner dürfen wir nicht an der Tatsache vorübergehen, daß die idiopathische Amotio retinae relativ häufig (nach UHTHOFF in 63%) höhergradig myopische Augen befällt und daß in solchen Bulbi zumeist der Glaskörper sich mit seinem Gerüst spontan von der Netzhautinnenfläche loslöst und eine hinter der Linse liegende gallertige Masse bildet, während der Raum vor der Netzhaut von einer Flüssigkeit ausgefüllt wird (IWANOFF).

TH. LEBER hat daher die Retraktionstheorie, wie sie ursprünglich von HEINRICH MÜLLER aufgestellt worden war, völlig umgestaltet, doch ist auch

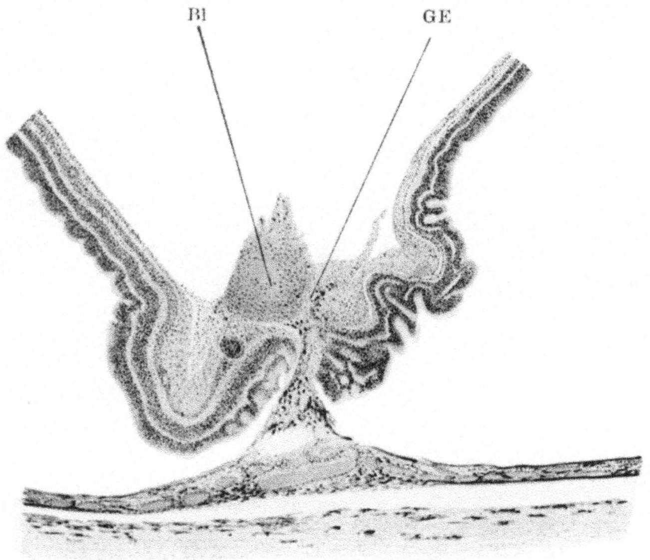

Abb. 69. Sekundäre Netzhautablösung nach perforierender Verletzung. Ein schrumpfendes Glaskörperexsudat (GE) zusammen mit einer sich organisierenden Blutung (Bl) in den Glaskörperraum bilden Schwarten, die die Netzhautinnenfläche zur Faltung bringen. Dadurch entsteht die Ablösung. Nur an einer schmalen Stelle kam die Netzung nicht von der Aderhaut los, weil sie hier mit ihr verwachsen ist. (Sammlung von J. v. MICHEL.)

sein Erklärungsversuch im Laufe der Zeiten mehrfach abgeändert worden. In der unter seinem Einfluß entstandenen Abhandlung E. NORDENSONs (1887) wird noch eine Verdichtung des Glaskörpergerüstes angenommen, die ihren Ursprung in einer schleichenden Aderhautentzündung haben und die von IWANOFF beschriebene Glaskörperablösung nach sich ziehen soll. Doch betreffe dieses Zurückweichen des Glaskörpergerüstes nach vorn nur die rückwärtigen Glaskörperteile, während die Fibrillen mit den vorderen Gebieten der Netzhautinnenfläche in Zusammenhang bleiben. Gerade an dieser Stelle setzt nun nach NORDENSON die Zugwirkung auf die Netzhaut ein, indem der schrumpfende Glaskörper hier an der Netzhaut zerrt, bis sie schließlich in der Peripherie einreißt. Dieser Vorgang spielt dann in der NORDENSON-LEBERschen Theorie die Hauptrolle; denn erst der Eintritt des Netzhautrisses bringt die Ablösung insofern zustande, als die bislang präretinal angesammelte, aus dem Glaskörpergerüst ausgepreßte seröse Flüssigkeit den Weg hinter die Netzhaut findet und fortan als subretinaler Erguß die Netzhaut von der Aderhaut abhebt.

J. Gonin (1 und 2) hat diese Theorie durch die Beschreibung von Fällen gestützt, in denen die abgelöste Netzhaut Löcher trug, welchen an dem retrahierten Glaskörpergerüst sitzen gebliebene Netzhautreste entsprachen. Indessen hat Leber (1908) der Hypothese eine wiederum andere Fassung gegeben und die Neubildung eines zelligfaserigen Gewebes an der Innenfläche der Netzhaut in den Vordergrund des krankhaften Geschehens gerückt. Die Beteiligung des Glaskörpergerüstes wird also nunmehr ausgeschaltet. Diese Vorstellung hat in der letzten von Leber herrührende Beschreibung in der zweiten Auflage des Handbuches von Graefe-Sämisch-Hess (1916) einen Ausdruck in den Worten gefunden, daß der „wirksame Faktor eine häutige Neubildung an der Innenfläche der Netzhaut, eine Präretinitis" ist. Sie hat ihren Ursprung vorn in der Gegend der Pars coeca retinae und stammt

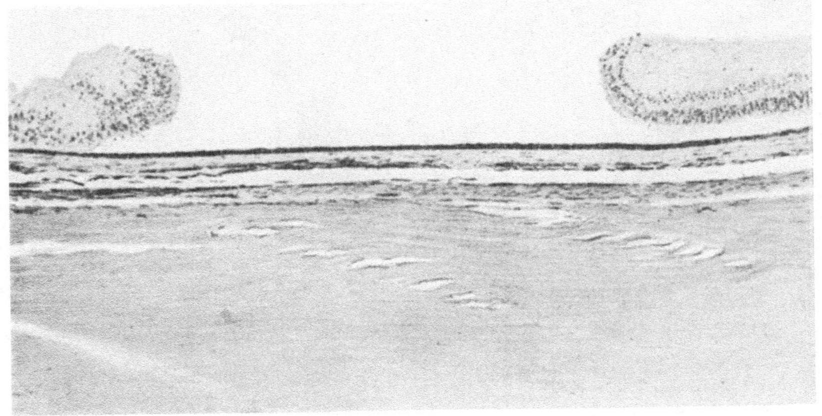

Abb. 70. Lückenbildung in der Netzhaut eines myopischen Auges ohne Netzhautablösung.
(Nach R. Hanssen.)

aus den unpigmentierten und pigmentierten Zellen des Epithelbelags des Corpus ciliare; denn neben ungefärbten Zellelementen finden sich auch langgestreckte Zellen, die mit Fuszinkörnchen beladen sind. Regelmäßig soll auch eine Wucherung der in situ anzutreffenden Ziliarepithelien nachweisbar sein, so daß die Annahme einer entzündlichen Proliferation des Epithelbelags des Corpus ciliare berechtigt erscheint, die eine häutige Bildung von vorn nach hinten entlang der Netzhautinnenfläche vorwärts schiebt. Angesichts der Fähigkeit der Epithelzellen, Häute (Kutikularbildungen) entstehen zu lassen, indem sie eine Zwischensubstanz ausscheiden, werde schließlich die Limitans interna retinae von einer Lage homogener Lamellen bedeckt, die infolge ihrer völligen Durchsichtigkeit sich der Wahrnehmung mit dem Augenspiegel entziehe. Später könnten diese zu derben Glashäuten anwachsen, doch sei die Gefahr einer Netzhautablösung erst dann gegeben, wenn die Auflagerung die Neigung erkennen lasse, sich der Fläche nach zusammenzuziehen. Hierdurch werde die Netzhaut langsam in Falten gelegt, und der eintretende Netzhautriß mit dem Erguß der ehedem präretinal angesammelt gewesenen Flüssigkeit hinter die Netzhaut vollende die Katastrophe.

Die Frage, ob eine Einwirkung von der Innenfläche der Retina aus eine Ablösung bedinge, ist auch experimentell angegangen worden. So haben

A. BIRCH-HIRSCHFELD und TATSUJI INOUYE mittels Glaskörperabsaugung bei Kaninchen Netzhautablösungen hervorgerufen. In einer Reihe der Versuche legte sich die Netzhaut wieder an und es zeigte sich dann, daß die Glaskörperfibrillen an der Grenzschicht zusammengeschoben und verdichtet waren. Zum Teil waren sie mit der Retina in fester Verbindung. In anderen Fällen hingegen blieb die Ablösung bestehen unter gleichzeitiger teilweiser Verflüssigung des Glaskörpers. Seine hintere Grenzschichte überbrückte geradlinig die einzelnen Netzhautfalten und ihre Verwachsung mit den Faltenkuppen führte unter 12 Experimenten 11 mal zu einem Einriß in die abgelöste Netzhaut.

Indessen hat die Retraktionstheorie, vor allem in der Fassung LEBERs, neuerdings entschiedene Gegner gefunden. Namentlich hat ALFRED VOGT (2)

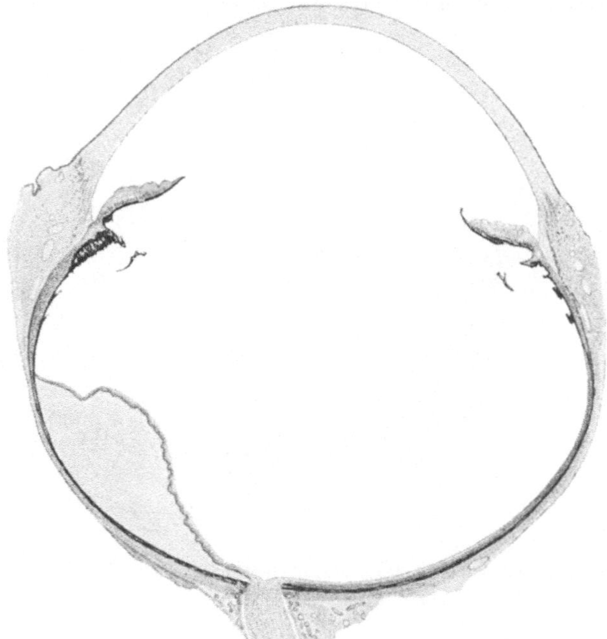

Abb. 71. Durch Anwendung des Dampfkauters an der Lederhautaußenfläche hervorgerufene Netzhautablösung des Kaninchenauges. (Präparat von WESSELY.)

darauf hingewiesen, daß man bei Annahme eines auf die Netzhautinnenfläche wirkenden Zuges, die oft genug zu beobachtende klinische Tatsache nicht verstehen könne, daß eine Amotio oben beginnt und sich rasch wieder anlegt, sobald sich der subretinale Erguß der Schwere folgend nach unten gesenkt hat. Die von LEBER beschriebenen neugebildeten Häutchen seien ebensogut auch an der Netzhautaußenfläche sichtbar und kämen als Ursache der Ablösung gar nicht in Betracht, da sie lediglich Folgeerscheinungen der an jede Amotio sich anschließenden entzündlichen Uveitis seien. In jedem Falle decke die Spaltlampe eine Zunahme der weißen und roten Einlagerungen in den Glaskörper als Ausdruck dieses Vorgangs auf. Nicht weniger Beachtung verdienen die von R. HANSSEN (1) an 37 myopischen Bulbi (ohne Bestehen einer Amotio) erhobenen Befunde, insofern hier bereits in der degenerierenden und in situ befindlichen Netzhaut zystoide Entartungen (Abb. 70) und Lochbildungen, aber niemals die von LEBER beschriebenen Veränderungen an den Ziliarepithelien nachgewiesen wurden. Die Befunde werden uns später noch beschäftigen. In gleicher Weise leugnen L. Heine und Arnold Löwenstein, daß der „Präretinitis“ eine primäre Rolle zukomme.

Auch die Sekretionstheorie hat manche Wandlungen erfahren. Wie schon erwähnt wurde, haben zuerst A. v. Graefe und Arlt dem Gedanken Ausdruck verliehen, daß der unter der Netzhautablösung stehende Erguß der Aderhaut entstamme. Allerdings hat gegen eine solche Erklärung Heinrich Müller den Einwand erhoben, daß eine Ausschwitzung aus der Chorioidea den intraokularen Druck vermehren müßte, obgleich wir zumeist bei der spontanen Ablösung eine Drucksenkung festzustellen haben. Dieser Einwurf ist indessen durch die Versuchsresultate von Wessely hinfällig geworden, der durch Anwendung des Dampfkauthers an der Außenfläche der frei gelegten Lederhaut eine seröse Exsudation aus der Aderhaut und eine dadurch bedingte Netzhautablösung

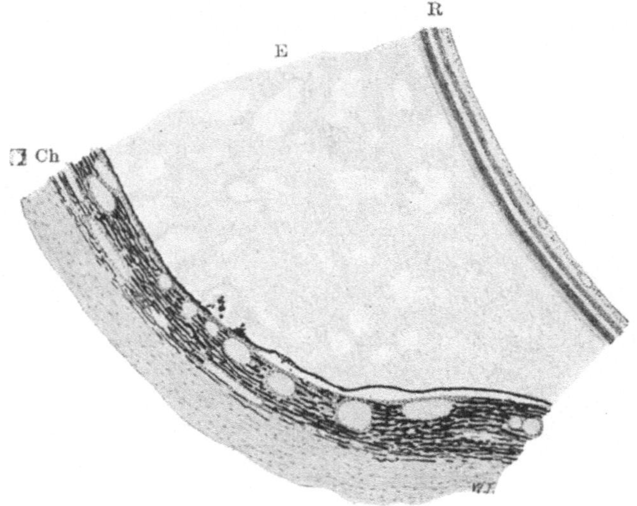

Abb. 72. Einzelheiten aus der Abb. 71. Man erkennt deutlich das subretinale Exsudat (E). R Retina. Ch Choriodea.

nach Art einer Brandblase hervorrief (Abb. 71). Hierbei ergab sich, daß der Augenbinnendruck nur kurze Zeit um ein geringes in die Höhe ging und dann sogar unter die Norm absank. Eine weitere Stütze erfuhr die Theorie durch die pathologisch-anatomischen Untersuchungen von Richard Greeff, während die sog. „Diffusionstheorie“ von E. Rählmann zum Teil ihr entlehnt ist. Sie setzt voraus, daß ein Ernährungsstrom von der Aderhaut aus zum Glaskörper durch die Netzhaut hindurch diffundiert und daß die z. B. bei hoher Myopie zu beobachtende Glaskörperverflüssigung eine chemische Veränderung der Glaskörpersubstanz in sich schließt. Infolgedessen soll die aus der Choriokapillaris quellende Flüssigkeit eiweißhaltiger werden und damit die Fähigkeit, durch die Retina hindurch zu diffundieren, verlieren. Dadurch käme es zur Ansammlung der eiweißreichen Flüssigkeit hinter der Netzhaut und somit zur Amotio.

Auch die neuerdings von R. Kümmell und Arnold Löwenstein veröffentlichten Darstellungen der Pathogenese der Netzhautablösung fußen auf der Sekretionstheorie. Kümmell hatte Gelegenheit, einen 7 Wochen alten Fall von Amotio klinisch und anatomisch zu studieren, und zwar handelte es sich um eine jener Beobachtungen, bei denen die Verminderung des Glaskörperdruckes zu einer so starken Vertiefung der Vorderkammer führt, daß die Iris fast rechtwinkelig nach hinten abgeknickt wird. Nun zeigte es sich, daß das feingeronnene und intensiv färbbare Kammerwasser genau die gleiche Beschaffenheit wie die zwischen Retina und Aderhaut ergossene Flüssigkeit hatte, während der hochgradig verkleinerte Glaskörper nur wenig färbbare Beimengungen aufwies. Besondere Aufmerksamkeit verdiente das Verhalten der subretinalen und präretinalen Flüssigkeitsmenge an der Stelle eines nachweisbaren Netzhautrisses; denn in seiner unmittelbaren Nähe griff die eiweißreiche subretinale Flüssigkeit ein Stück weit auf die Innenfläche der Netzhaut über, wodurch der Eindruck hervorgerufen wurde, daß die subretinal liegende Flüssigkeit nicht aus dem Glaskörperraum unter die Netzhaut, sondern aus dem subretinalen Raum in das Glaskörpergebiet übergetreten war. Diese Auslegung des Vorgangs wurde noch dadurch wahrscheinlich gemacht, daß die Ränder des Netzhautrisses nach dem Glaskörper zu umgeschlagen waren, als wenn der subretinale Erguß durch die Öffnung in den Glaskörperraum hinein geflossen wäre. KÜMMELL schließt aus diesem Befunde, daß der Druck der subretinalen Flüssigkeit den im Glaskörperraum herrschenden überwiegt. Auf diese Art wird die Spannungsverminderung im Glaskörper in den Vordergrund der ursächlichen Momente gerückt. „Die Netzhaut wird von hinten hergeschoben und von der Spannungsverminderung im Glaskörper angesaugt, bis der Druck auf beiden Seiten gleich ist." Der Erguß unter die Netzhaut stammt aber nach der Überzeugung KÜMMELLs aus der Uvea. Es wird eine ganz schleichend verlaufende Entzündung im Uvealtraktus zur eigentlichen Ursache der Amotio. Sie ist vor allem vorn im Corpus ciliare lokalisiert und bedingt gleichzeitig die Zerstörung des Glaskörpergerüstes, die Verflüssigung des Glaskörpers und damit auch die Spannungsabnahme im Glaskörperraum. So gipfelt die Erklärung KÜMMELLs in folgenden Sätzen: „Durch den niedrigen Druck im Glaskörperraum wird eine Saugwirkung auf die benachbarten Teile ausgeübt, um den Druckunterschied auszugleichen, und die Netzhaut wird um so mehr herangezogen, je mehr der Druck gesenkt ist und durch Veränderungen im Pigmentepithel die Verbindung zwischen Aderhaut und Netzhaut gelockert wird. Auch das Irislinsendiaphragma wird zum Ausgleich benutzt, es tritt eine Vertiefung der vorderen Kammer ein, die um so ausgeprägter ist, je größer die Druckabnahme im Glaskörper und damit das Druckgefälle ist. Auf der anderen Seite herrscht in der Aderhaut, bzw. in dem vorderen Abschnitt der Gefäßhaut ein höherer Druck und es entsteht jenseits der den Glaskörper und die Aderhaut trennenden Netzhaut ein Erguß, ein Transsudat, das wiederum Netzhaut und Irislinse vor sich hertreibt. Daher finden wir das gleiche Transsudat vor der Aderhaut (also hinter der Netzhaut) und vorn in der vorderen Kammer, dort aus der Iris stammend."

In ganz ähnlicher Weise erklärt ARNOLD LÖWENSTEIN die Entstehungsart der Netzhautablösung, indem er ebenfalls von einer schleichenden Entzündung des vordersten Aderhautabschnittes ausgeht. Mit dem Hinweis auf die unter dem Namen „IWANOFFsches Ödem" bekannte zystoide Degeneration in der Netzhautperipherie setzt er einen häufig (vor allem bei myopischen Augen) anzutreffenden Entartungsprozeß der distalen Netzhaut-Aderhautpartie voraus. Mit der Verödung der Choriokapillaris auf der Strecke zwischen Äquator und Ora serrata soll nun entweder ein spontaner exsudativer Aderhautprozeß oder eine durch die Stromverlangsamung begünstigte gelegentliche bakterielle Infektion der Chorioidea den Boden für eine Flüssigkeitsausschwitzung zwischen Netzhaut und Aderhaut vorbereiten. „Während im normalen, nicht achsenmyopischen Bulbus eine subretinale Exsudation eine zeitlang bis zur Resorption bestehen kann, senkt sich im degenerativ myopischen Auge der subretinale Erguß und, da die Netzhaut durch den degenerierten und unter einem verminderten

Druck stehenden Glaskörper nicht mit der normalen Intensität an die Skleralkapsel eingedrückt wird, kommt es zur Progression der Netzhautablösung." An einer anderen Stelle sagt Löwenstein: „Die Netzhaut des myopischen Auges ist infolge des mangelnden Glaskörperdruckes in einem labilen Gleichgewicht und folgt mechanischen Insulten von der Lederhautseite leichter als die unter normalem Druck stehende Retina." Übrigens teilt Löwenstein den von L. Dor, E. v. Hippel, E. Schall und anderen geäußerten Verdacht, daß die eigentliche Triebkraft der schleichenden Uveitis der Folgezustand einer tuberkulösen Infektion des Gesamtorganismus ist.

Wenn wir im obigen die Frage des Eintritts der Netzhautablösung im wesentlichen auf eine Zug- oder Druckwirkung hin untersucht haben, ist es bereits klar geworden, daß auch in der Netzhaut selbst Veränderungen feststellbar sind, die das Hereinbrechen des Unheils begünstigen. R. Hanssen (1) und Alfred Vogt (2) haben besonders diese Zustände einer kritischen Würdigung unterzogen, indem sie den Befund der vorderen Netzhautgebiete bei hochgradig kurzsichtigen Augen, die keine Netzhautablösung hatten, überprüften. Es hat sich dabei herausgestellt, daß keine Bilder angetroffen wurden, die im Sinne einer schleichenden Uveitis gedeutet werden könnten. Alle mit dem Augenspiegel feststellbaren Veränderungen, die im Laufe der Achsenstreckung des kurzsichtigen Auges auftauchen, sind rein degenerativer Natur und haben mit einer primären Entzündung der Aderhaut nichts zu tun. Man müßte deshalb, wenn man zur Erklärung des Zustandekommens der Amotio das Vorhandensein einer schleichenden Uveitis nicht entbehren zu können glaubt, annehmen, daß eben zu den eigentlich myopischen Entartungen noch ein anderes in der Chorioidea lokalisiertes Leiden hinzutritt. Hingegen verdienen die Degenerationszustände in den vordersten Netzhautteilen um so größere Beachtung; denn hier zeigen sich bereits in der in situ befindlichen Retina schwere Zerstörungen, insofern sich nicht nur erhebliche Verdünnungen, sondern auch förmliche Lochbildungen infolge vollständigen Wegschmelzens der Membran vorfinden. Hanssen bildet eine solche Stelle ab (Abb. 70, S. 638), die ganz deutlich beweist, daß schon in der normalen Lage der Netzhaut die Ränder einer solchen Lücke, die bei der zustande gekommenen Ablösung dann als „Netzhautriß" erscheinen müßte, nach einwärts umgebogen sein können. Damit wird aber klar, daß man aus der Richtung der Umbiegung keinen Schluß in der Hinsicht ziehen kann, ob die subretinale Flüssigkeit von der Glaskörper- oder Aderhautseite aus unter die Netzhaut gelangt ist.

Da wir aber bei der Pigmentierung schwerste atrophische Zustände in der Netzhaut und bei den Affektionen der Netzhautmitte recht häufig ausgedehnte Lochbildungen sehen, ohne daß hierbei eine Netzhautablösung nachfolgt, dürften indessen auch die von Hanssen (2) und Vogt (1) geschilderten Veränderungen für sich allein nicht genügen, um die Amotio herbeizuführen. Zweifellos haben wir in ihnen jedoch ein begünstigendes Moment zu erblicken. Mir will es scheinen, daß die mit der Dehnung der Augenachse beim myopischen Auge verbundene Zerreißung und Verflüssigung des Glaskörpers durch das Nachlassen des auf der Netzhautinnenfläche lastenden Gegendrucks schon allein genügt, um die Katastrophe vorzubereiten, und daß wir die anatomisch nicht bewiesene primäre schleichende Uveitis ganz gut entbehren können. Schon das von Kümmell in den Vordergrund der Disposition gestellte „Druckgefälle" zwischen Aderhaut und Glaskörper muß meines Ermessens die Netzhaut in die Gefahr der Ablösung bringen, noch dazu, wenn sie selbst atrophische Stellen aufweist.

Was die Veränderungen an der abgelösten Netzhautpartie selbst anlangt, so ist mit dem Augenspiegel eine mehr oder weniger bald eintretende weißliche Trübung des Gewebes ersichtlich, und es findet diese Erscheinung ohne Schwierigkeiten ihre Deutung in dem Zugrundegehen der nervösen Elemente und ihren Ersatz durch wuchernde Stützsubstanz. Entsprechend der Abhängigkeit der äußeren Netzhautschichten von der sie ernährenden Choriokapillaris bewirkt die Trennung von der Aderhaut zunächst ein Absterben der Neuroepithelschicht. Vielleicht wirkt auch das rein mechanische Moment mit, daß die Außenglieder sich an der in Falten gelegten Retina gegenseitig reiben (A. BIRCH-HIRSCHFELD). Jedenfalls erblickt man in der subretinalen Flüssigkeit Bruchstücke von abgestoßenen Stäbchen und andererseits aufgeblähte, zum Teil des Pigments beraubte Pigmentepithelien. COATS hat diese Gebilde bei der Retinitis exsudative „Gespensterzellen" genannt (s. S. 668).

Die subretinale Flüssigkeit ist, wie BIRCH-HIRSCHFELD fand (wohl infolge ihres Gehaltes an absterbenden Zellen) entzündungserregend. Demzufolge schließt sich an die Amotio rasch eine Uveitis, resp. Iridozyklitis an, die wiederum zu Sekundärglaukom führen kann (E. FUCHS). Die von TH. LEBER als besonderes Krankheitsbild auch anatomisch geschilderte „Netzhautschrumpfung" ist wohl nur der stärkste Ausdruck solcher Vorgänge.

f) Die infektiösen Netzhauterkrankungen.

Sind die atrophischen Veränderungen der Retina vielfach durch primäre Leiden der Aderhaut veranlaßt, so daß beispielsweise bei der Pigmententartung Meinungsverschiedenheiten darüber auftauchen können, ob die Degeneration der Neuroepithelien durch eine vorausgehende Erkrankung der Choriokapillaris bedingt oder in der Netzhaut selbst die Ursache für den Prozeß zu suchen sei, so liegen die Verhältnisse noch weit komplizierter, wenn es gilt, die Entstehung einer infektiösen Retinitis aufzuklären. Zumal bei den auf dem Blutwege verbreiteten Infektionen ist anzunehmen, daß der Zufall bald die Netzhaut, bald die Aderhaut in verstärktem Maße erkranken läßt, weil die Arteria ophthalmica ebensowohl die Netzhaut durch die Zentralarterie als auch die Uvea durch die Ziliararterien versorgt.

1. Die Retinitis syphilitica.

a) Die (Chorio-)Retinitis syphilitica hereditaria.

Nach J. IGERSHEIMER kann vor allem auf Grund der Untersuchungsergebnisse von SCHLIMPERT, BABS u. a. es wohl als erwiesen gelten, daß die Spirochäten auf der Blutbahn in das fötale Auge gelangen, und daß zwei Möglichkeiten gegeben sind, durch welche die tiefen Augenhäute geschädigt werden können. Einmal wirken die Erreger direkt auf das Gewebe der Netzhaut oder Aderhaut ein, indem sie hier entzündliche Auswirkungen hervorrufen, und zum anderen siedeln sie sich vornehmlich in den Gefäßwandungen an und veranlassen durch Ausschaltung der Blutzufuhr indirekt Gewebszerstörungen.

Schon das klinische Bild der Retinitis luetica hereditaria beweist, daß bald mehr die Netzhaut, bald die Aderhaut in Mitleidenschaft gezogen ist, und, da es ganz reine Fälle von Retinitis oder Chorioiditis specifica wohl nicht gibt, hat sich der Name Chorioretinitis für diese Affektion allgemein eingebürgert. Nach SIDLER-HUGUENIN lassen sich die Spiegelbefunde in vier Typen einordnen, die als feinfleckige, gelbrötliche Sprenkelung des Fundus mit feinpunktförmiger Pigmentierung, als grobe dunkle Herde mit wenig beigemischten weißlichen Flecken, als grobe weiße Herde mit wenigen schwarzen Flecken und schließlich als eine Form, die der Pigmententartung der Netzhaut recht ähnlich sein kann, geschildert werden. Demzufolge haben auch die Untersuchungsergebnisse der einzelnen Forscher recht abweichende pathologisch-anatomische Befunde gezeitigt.

Die von M. Ito erhobene Beobachtung bezieht sich auf ein $2^1/_2$jähriges Kind, das bei auffallend engen Netzhautgefäßen eine wachsgelbe Verfärbung

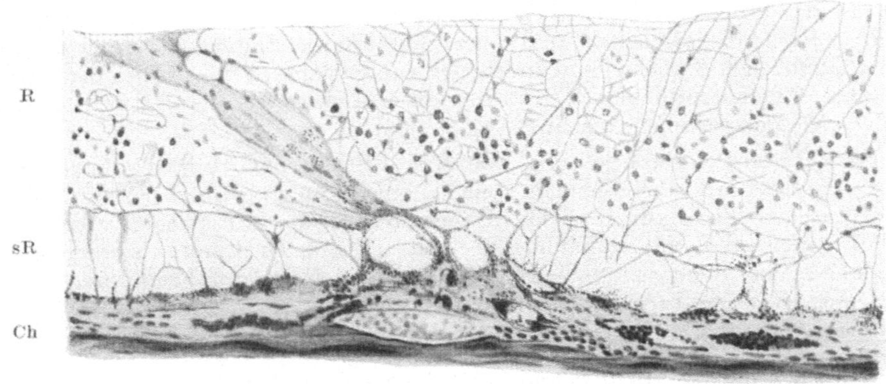

Abb. 73. 19jähriger Patient. Die Veränderungen in der Netzhautperipherie (Pfeffer- und Salz-Fundus). Das wuchernde Pigmentepithel überbrückt den Raum, der durch den Verlust des Neuroepithels entstanden ist, und gibt sein Pigment an die Glia der Netzhaut ab. (Nach W. Gilbert.) Ch Chorioidea. sR Subretinaler durch Zugrundegehen des Neuroepithels entstandener Raum. R Entartete Retina.

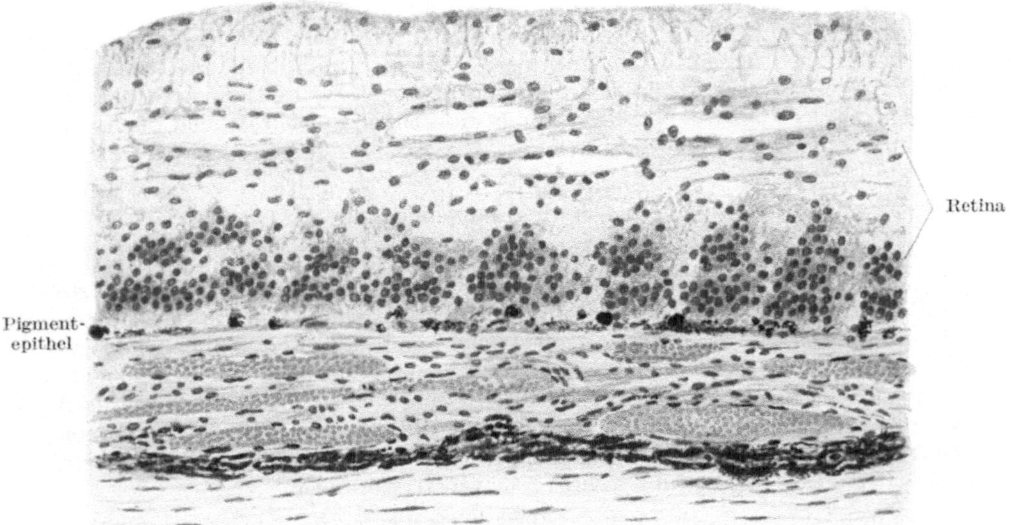

Abb. 74. Anatomische Grundlage des „Pfeffer- und Salz"-Fundus. Das Pigmentepithel ist stellenweise unregelmäßig pigmentiert, lückenhaft oder in Häufchen angeordnet. Die Neuroepithelien (Außenglieder sowie äußere Körner sind zugrundegegangen, so daß die inneren Körner unmittelbar dem Pigmentepithel aufsitzen. Auch die inneren Körner und die Ganglienzellen sind schwer entartet. Die Choriokapillaris fehlt. (Nach einem Präparat von Stock. Aus Igersheimer, Syphilis und Auge.)

der Papillen und den feinfleckigen Typus der Pigmentierung (Pfeffer und Salz) darbot. Hier zeigt der pathologisch-anatomische Befund folgende Einzelheiten. Die Aderhaut ist in großer Ausdehnung in ein Granulationsgewebe umgewandelt und die Choriokapillaris fast vollständig geschwunden. Neben

einer stellenweisen Atrophie des Pigmentepithels finden sich gewucherte Pigmentzellhaufen auf der Glaslamelle und eine schwere Zerstörung der nervösen Retina.
Namentlich ist eine sehr starke Wucherung der Glia kenntlich, deren Elemente
in der Nervenfaserschicht ganze Netze bilden und vorzüglich in der Peripherie
die entartete Netzhaut in der ganzen Dicke so stark durchsetzen, daß die

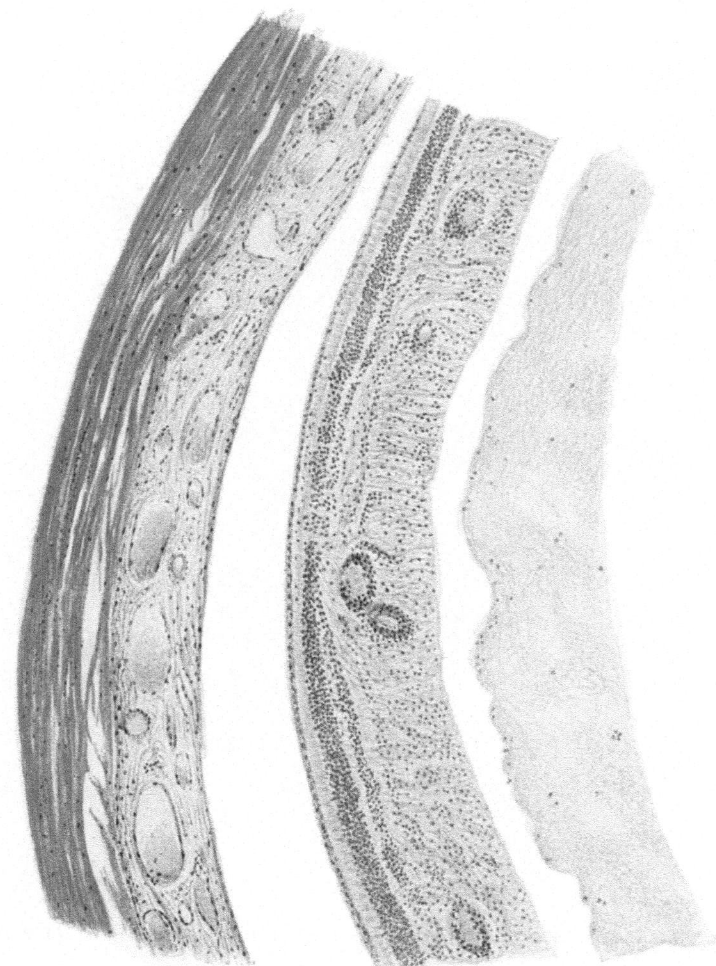

Abb. 75. Retinitis luetica. Kind von 6 Monaten. Bulbus wegen Pseudogliom enukleiert (Pupillarexsudat). Innere Netzhautschichten am meisten ergriffen. (Aus IGERSHEIMER, Syphilis und Auge.)

einzelnen Schichten nicht mehr unterschieden werden können. Hier fehlen
auch die Stäbchen und Zapfen und sind einzelne Pigmentepithelzellen in die
äußeren Netzhautschichten eingedrungen, während sonst vor allem die Glia
die Trägerin der sekundären Netzhautpigmentierung ist. Vielfach hat das
Pigment auch in den Zellen der hochgradig erkrankten Gefäßwandungen Platz
gefunden. Die Gefäßerkrankung war in diesem Falle die Teilerscheinung
einer allgemeinen Gefäßerkrankung der Hirnbasis, ein Befund, der zwar sehr
lehrreich, aber doch im allgemeinen selten ist.

Demselben Typus gehört der Fall von Jean Stähli an, soweit die Netzhaut in Frage kommt. Wohl größere Herde muß die Veränderung auf dem Fundus des Patienten erzeugt haben, dessen früher an schwerer Keratitis parenchymatosa erkrankt gewesenes und einer Verletzung zum Opfer gefallenes Auge W. Gilbert untersuchen konnte; denn hier finden sich förmliche Schwarten, die in die äußeren Netzhautschichten und in die inneren Lagen der Aderhaut entwickelt sind. Der Verfasser hebt besonders hervor, daß gut zu erkennen ist, wie die in

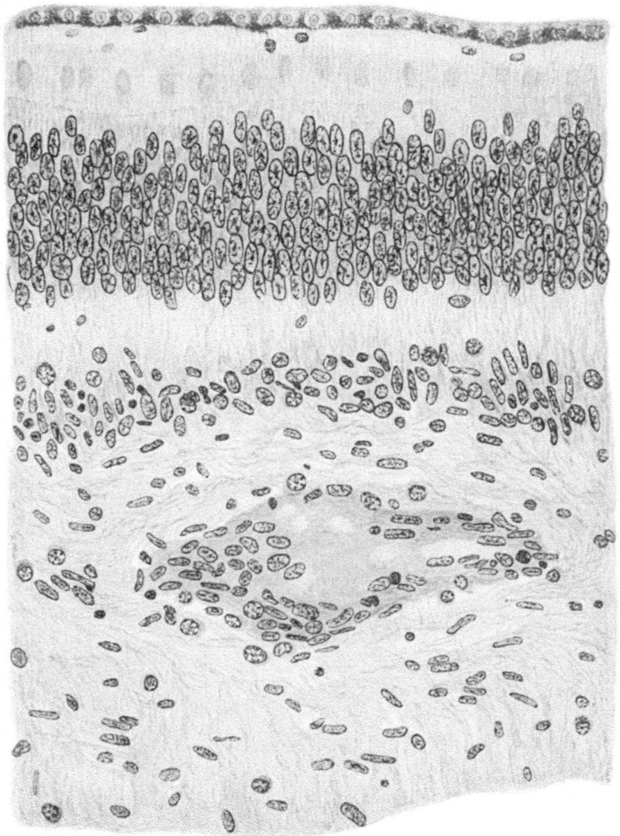

Abb. 76. Retinitis luetica congenita. (Derselbe Fall wie Abb. 75.) Äußere Schichten gut erhalten. In der Höhe der inneren Körner und Ganglienzellen Infiltration mit Lymphocyten und Plasmazellen. Ganglienzellen geschwunden. (Aus Igersheimer, Syphilis und Auge.)

Zerfall und auch in Proliferation begriffenen Pigmentepithelien ihre Fuszinkörner an die verdickten Gliafasern abgeben, indem sie deren Säulen als Klettergerüst benützen. Ganz ähnlich wie bei der Pigmentierung sind die Stäbchen und Zapfen in der Peripherie ganz geschwunden und liegen an der Stelle der äußeren Körner nur von Gliafasern durchzogene Lücken, während einzelne Retinalgefäße Pigmentmäntel tragen. In anderen Fällen erblicken wir ein vollständiges Fehlen der Choriokapillaris, des Neuroepithels und der äußeren Körner, indem im Gegensatze zu der eben gegebenen Schilderung die inneren Körner unmittelbar der Aderhaut aufliegen. Die teilweise Pigmenteinwanderung bildet dann die Grundlage des Pfeffer- und Salzfundus (Abb. 73).

Nach diesen pathologisch-anatomischen Grundlagen ist es leicht begreiflich, daß je nach der Stärke der Aderhautentzündung und -degeneration, sowie dem Grade der Wucherung des Pigmentepithels und seiner Einwanderung in die Netzhaut und die unmittelbare Umgebung ihrer Gefäße der ophthalmoskopische Befund von der reinen Chorioiditis mit gelblichen Herden alle Stadien bis zur typischen Pigmententartung der Retina durchlaufen kann.

Es können aber bei der Retinitis luetica congenita auch die Aderhautveränderungen ganz zurücktreten und demzufolge die Schwere des Netzhautprozesses von außen nach innen zunehmen. Augenscheinlich hat in solchen Fällen die Infektion vor allem von dem Zentralgefäßsystem der Retina aus ihren Ursprung genommen. So ist ein Befund IGERSHEIMERs bemerkenswert, der bei einem 6 Monate alten Kinde erhoben wurde. Zwar sind in diesem Falle die Stäbchen und Zapfen in der Peripherie ebenfalls lädiert, aber es zeigt die äußere Körnerschicht größtenteils normale Beschaffenheit, wenn sie auch an einigen peripheren Stellen fehlt. Erheblich stärker ist die Degeneration der inneren Körnerschicht und am meisten hat die Ganglienzellen- und Nervenfaserschicht gelitten. Hier stößt man auf eine reichliche Infiltration mit Lymphozyten und Plasmazellen, während man nach Ganglienzellen vergebens sucht (Abb. 76).

b) Die Chorioretinitis syphilitica acquisita.

Über die anatomischen Veränderungen der infolge von erworbener Syphilis vorkommenden Aderhaut-Netzhautleiden liegen Berichte von NETTLESHIP, LUDWIG STEIN, ROCHON-DUVIGNEAUD u. a. vor. Daß sie so spärlich sind, hat seinen Grund in der großen Seltenheit der Erkrankungen einerseits und ihrer Heilbarkeit andererseits. Wenn wir klinisch eine diffuse Chorioretinitis, eine Angiopathie und eine rezidivierende zentrale Retinitis luetica unterscheiden können, so gehören die bislang bekannt gewordenen Untersuchungen Fällen an, die zum ersten, vielleicht auch zum zweiten Krankheitsbilde gehören. Von der zuletzt genannten Form sind meines Wissens pathologisch-anatomische Befunde noch nicht erhoben worden.

Im allgemeinen läßt sich zusammenfassend feststellen, daß auch bei der akquirierten Form bald die Aderhaut, bald die Netzhaut in verstärktem Maße erkrankt angetroffen wird, und in dieser Hinsicht verdient vor allem die Beobachtung von ROCHON-DUVIGNEAUD hervorgehoben zu werden.

Es handelt sich um einen Patienten, der 4 Monate nach erfolgter Infektion eine doppelseitige Chorioretinitis bekam. Es trat Iritis hinzu und die Augen erblindeten an den Folgezuständen. Merkwürdigerweise boten die beiden Augen einen ganz verschiedenen anatomischen Befund dar. Rechts war eine schwere Aderhautatrophie vorhanden. Das Pigmentepithel fehlte ganz und auch die Neuroepithelien zeigten starke Zerstörungen. Von der Retina waren nur die beiden Körnerlagen übrig geblieben; denn auch die Schicht der Ganglienzellen und der Nervenfasern war geschwunden. Die Arterien waren in schmale bindegewebige Stränge verwandelt, die Venen hatten noch ein dünnes Lumen, aber verdickte Wandungen. Links war die Netzhaut teilweise abgelöst, von Hämorrhagien durchsetzt, ödematös und fibrinös durchtränkt. Ihre Struktur war kaum noch zu erkennen, da die Atrophie hochgradig war. Allem Anschein nach war die Netzhaut durch ein schrumpfendes Glaskörperexsudat abgezogen worden. Diesen schweren Netzhautveränderungen gegenüber war die Aderhaut jedoch ganz normal.

Somit kommt der Verfasser zu dem Schlusse, daß bei demselben Patienten rechts eine Chorioretinitis, links eine Papillo-Retino-Hyalitis vorgelegen hat.

Im Falle von LUDWIG STEIN handelt es sich wahrscheinlich um eine primäre Erkrankung der Arteria ophthalmica mit ihrem ganzen Ausbreitungsgebiet; denn es fand sich eine typische Endarteriitis und Perivaskulitis der Zentralgefäße. In der Makulagegend hatte eine dicke Bindegewebsschwarte die Netzhaut mit der Aderhaut verlötet und hier waren weder Neuro- noch

Pigmentepithelien nachweisbar. Auch die Aderhaut hatte schwer gelitten; denn sie war auf weite Strecken auf eine einfache Pigmentlage reduziert. Die Glaslamelle war untergegangen.

2. Die Tuberkulose der Netzhaut.

In dem Abschnitt über die Erkrankungen der Netzhautgefäße ist bereits die Periphlebitis retinae tuberculosa beschrieben worden (S. 618). Bei diesem Leiden wird die Infektion wohl sicher durch die Lymphscheiden des Zentralvenensystems weiterverbreitet, wenn auch unter Umständen zunächst eine Tuberkulose des vorderen Abschnittes der Uvea vorhanden ist, die eine Aussaat in die Netzhautperipherie herbeiführt. Wir sehen also, daß bereits bei dieser im übrigen gut aufgeklärten Affektion die Frage auftaucht, ob nicht eine primäre Uveitis und anschließend eine sekundäre Retinitis tuberculosa vorliegt, und wir begegnen diesem Zweifel stets wieder, wenn Fälle von angeblich primärer Lokalisation von Tuberkulose in der Netzhaut beschrieben werden. So sei z. B. der Fall von E. VELTER und JEAN BLUM herausgegriffen. Hier hatte sich bei einem 30jährigen Patienten mit Lungentuberkulose ein von der Papille bis zur Makula reichender weißgrauer Herd gebildet, der nach Verlauf von 3 Monaten eine so heftige Entzündung des erblindeten Auges auslöste, daß die Enukleation notwendig wurde. Die Untersuchung ergab, daß die Netzhaut in einem verkäsenden tuberkulösen Prozeß aufgegangen war, der bis zur Linsenhinterfläche reichte, während im Uvealtraktus nur eine heftige, entzündliche Reaktion, aber keine spezifische Veränderung vorlag. Liegt in diesem Falle die Schwierigkeit der Beweisführung in der Trennung der spezifischen von den unspezifischen Gewebsalterationen, die nie mit der genügenden Schärfe durchgeführt werden kann und der subjektiven Deutung hinreichend Raum gibt, so gilt dies nicht minder von der Schilderung ARTHUR EPPENSTEINs. In diesem Falle handelt es sich um einen seit einem halben Jahre im Gange befindlichen Prozeß, der bereits zu einer Irisatrophie und grauen Massen im Glaskörper geführt hatte. An einer Stelle schimmerte der Uvealtraktus bläulich durch die verdünnte Sklera durch. Es fand sich eine bindegewebige Umwandlung der Iris ohne Anzeichen einer frischen Entzündung, im Corpus ciliare lagen geringfügige Lymphozyteninfiltrate, davon eines dem Verlaufe einer Vene folgend, und auch die Aderhaut zeigte vereinzelte solcher Gebilde. Was die Netzhautveränderungen anlangt, so waren von der Ora serrata bis zur Papille runde Knötchen vorhanden, deren Zentrum meist in der Nerven- und Ganglienzellenschicht zu suchen war. Zum Teil war die Limitans interna durchbrochen, zum Teil reichten die Herde bis zu den Bipolaren. Die vordersten Knötchen bestanden nur aus Blutpigment, die weiter nach hinten liegenden aus Lymphozyten, epitheloiden Zellen und Hämosiderinschollen, wobei an manchen Stellen diese Elemente um das Lumen eines offenen Gefäßes herum angeordnet waren. Andere Gefäße waren durch Sklerose verengt. Im Glaskörper waren bindegewebige Schwarten sichtbar. Der Verfasser kommt dadurch selbst auf die Diagnose, daß eine Tuberkulose der Venenscheiden die Ursache der Erkrankung abgegeben hat und daß die ältesten Offenbarungen des Leidens in der Gegend der Ora serrata zu suchen sind. Wenn schon EPPENSTEIN in der Epikrise die Veränderungen im Uvealtraktus lediglich als tuberkulös-toxisch hinstellt, so ist doch die Erklärung viel einleuchtender, daß hier eine schleichende Tuberkulose der vorderen Uvea die Einleitung der Erkrankung gebildet hat und daß diese langsam weiter nach rückwärts übergriff, wo dann in der Gegend der Ora serrata die Infektion in die Venenscheiden einbrach und eine aszendierende Periphlebitis hervorrief. Vergleicht man die Schilderung mit der Beobachtung

J. Mellers über die Mitbeteiligung der Netzhaut an Iridozyklitis, so ergibt sich ohne weiteres eine fast vollständige Übereinstimmung. Andererseits sind auch diejenigen Fälle von grundlegender Bedeutung, die klinisch wie anatomisch den Zusammenhang einer tuberkulösen Retinitis mit einer vorangehenden tuberkulösen Iridozyklitis über allen Zweifel erweisen. Als Beispiel von vielen mag die Beschreibung dienen, die Henri Lagrange von einem derartigen Vorkommnis gibt. Bei einem 24 jährigen Mann mit Lungentuberkulose entwickelte sich eine rötliche Geschwulst auf der Vorderfäche der Iris. Nach der Enukleation fand sich eine verkäsende Tuberkulose der Iriswurzel und des Ziliarkörpers. In der Aderhaut waren nur vereinzelte Lymphozytenknötchen zu sehen, die auch auf die Netzhaut übergriffen, doch lag ein größerer Konglomerattuberkel im Gewebe der Papille, während der Optikus selbst frei war.

Bekanntlich neigt die Aderhaut, wie überhaupt der Uvealtraktus sehr stark zu einer Lokalisation für die tuberkulöse Infektion. Keineswegs darf aber das gleiche für die Netzhaut angenommen werden. Im Gegenteil scheint die Retina, wenn sie überhaupt tuberkulösen Prozessen zugänglich ist, fast stets erst sekundär im Anschluß an eine Tuberkulose der Uvea zu erkranken. Mag auch in seltensten Fällen hin und wieder einmal eine Beobachtung erhoben werden, die für das primäre Befallenwerden der Netzhaut spricht, so ist unbedingt große Vorsicht in der Beurteilung der Pathogenese geboten. Natürlich ist die Bezeichnung „primär", soweit eine intraokulare Tuberkulose in Rede steht, nur so zu verstehen, daß der Prozeß im Auge selbst an irgendeinem Punkte zuerst auftaucht. Im Hinblick auf die tuberkulöse Erkrankung des Gesamtorganismus handelt es sich bei diesen Fällen lediglich um Metastasen bazillärer oder toxisch-entzündlicher Art.

3. Die metastatische eitrige Ophthalmie und die Retinitis septica (Roth).

Eine Metastase in der Netzhaut, die von irgendeinem infektiösen eitrigen Herde ausgeht und Teilerscheinung einer Sepsis oder Pyämie ist, würde kein besonderes Interesse in pathologisch-anatomischer Hinsicht wachrufen und nur eine Wiederholung der an anderen Körperstellen sich abspielenden Vorgänge bedeuten, wenn ihr nicht in bezug auf die Pathogenese und die Prognose quoad vitam eine Ausnahmestellung innewohnte, die zu einem lebhaften Meinungsaustausch geführt hat.

Schon die Tatsache, daß bei einer Bakteriämie die orbitofazialen Äste der Arteria ophthalmica gemeinhin keine Metastasen in ihren Verzweigungsgebieten vermitteln und daß auch das von derselben Quelle gespeiste Netz der Ziliargefäße, welches den Uvealtraktus versorgt, nicht in dem Maße befallen zu werden pflegt, wie das Gebiet der Netzhautzentralarterie, verdient beachtet zu werden. Th. Axenfeld hat die Erklärung für diese Sonderstellung der Netzhaut darin gesehen, daß es sich hier um ein außerordentlich fein verteiltes Embolisierungsmaterial handelt, welches sich nur in Kapillargefäßen fängt und daß das Netzhautgefäßsystem infolge des Mangels eines Kollateralkreislaufs insofern günstige Bedingungen für das Aufkommen und Fortschreiten eitriger Metastasen darbietet, als eine Isolierung des embolischen Materials durch eine rasch einsetzende und von anderen Gefäßgebieten hergeleitete Entzündung nicht möglich ist.

Als Hauptursache kommt die Endocarditis ulcerosa in Betracht und das Puerperalfieber, welches in einem großen Prozentsatz zu eben dieser Erkrankung des Endokards führt. Auch die kryptogenetische Sepsis und hin und wieder chirurgische Eiterungen bilden den Ausgangspunkt. Als Erreger dieser Affektionen fand Axenfeld den Streptokokkus und den Staphylokokkus, während in selteneren Fällen im Gefolge einer Pneumonie der Pneumokokkus und in anderen Fällen auch der Erreger der Meningitis cerebrospinalis epidemica festgestellt werden konnte. Die bei doppelseitigem Auftreten der Ophthalmie ganz ungünstige Prognose quoad vitam ist auch bei einseitigem Vorkommen noch ernst genug und erfährt nur bei Pneumokokken und Meningokokkeninfektionen eine Milderung ihrer düsteren Bedeutung.

Sehr rasch kommt es bei der metastatischen eitrigen Embolie zu einem Übergreifen des Netzhautprozesses auf die Uvea und den Glaskörper, so daß eine Panophthalmitis den Ausgang des lokalen Leidens bildet. Die Pneumokokken und Meningokokken offenbaren aber auch hier ihre geringere Virulenz, insofern bei diesen Affektionen manchmal eine Erhaltung des Auges allerdings in phthisischem Zustande möglich ist.

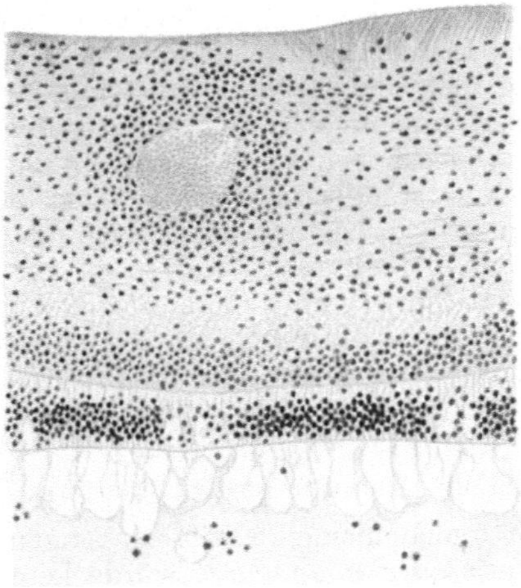

Besteht über das Wesen der metastatischen eitrigen Ophthalmie im großen und ganzen keine Meinungsverschiedenheit, so hat eine andere Form der Auswirkung septischer Allgemeinleiden an der Netzhaut noch bis in die jüngste Zeit Stoff für die Diskussion gegeben. M. Roth hatte 1872 eine „einfache" Retinitis septica beschrieben, die auf dem Fundus Blutungen und kleine weiße Netzhautherde zeitigt. Der Glaskörper bleibt in den reinen Fällen dieses Leidens klar, Reizerscheinungen am äußeren Auge und an dem Uvealtraktus können vollständig und dauernd fehlen, und die Prognose ist sowohl für die Erhaltung des Lebens als auch der Funktion des Auges selbst bei doppelseitigem Auftreten relativ günstig. Deshalb war M. Roth der Meinung, daß es sich bei dieser Art der Mitbeteiligung der Netzhaut nicht um

Abb. 77. Retinitis septica. Die Ganglienzellenschicht (G) ist aufgequollen. Ein erweitertes Gefäß ist von Schwärmen von Zellen umgeben. Während die Bipolaren (B) kaum pathologische Zustände erkennen lassen, bieten die äußeren Körner (ae K) viele Lücken dar. Das Neuroepithel (N E) ist von einem subretinalen Exsudat (subr. E) größtenteils aufgelöst. (Sammlung J. v. Michel.)

eine Embolie infektiösen Materials in das Zentralgefäßsystem handeln könne, sondern die Folgezustände einer chemischen Blutzersetzung vorlägen. J. Herrnheiser (1, 2) hat zum Teil auf mikroskopische Untersuchungen gestützt die Retinitis septica sogar auf dieselbe Stufe gestellt wie die Netzhautveränderungen bei Nephritis, Leukämie und perniziöser Anämie und als histologische Grundlage eine vorwiegend auf die inneren Netzhautschichten beschränkt bleibende Ernährungsstörung der nervösen Elemente und der Gefäßwandungen hingestellt. Die weißen Herde seien durch Gruppen varikös hypertrophierter Nervenfasern und verfetteter Gewebsteile gebildet und die Blutaustritte durch die fettige Entartung des Kapillarendothels ermöglicht. Entzündliche Vorgänge sowie Verstopfungen von Blutgefäßen durch eingeschwemmtes Material kämen nicht vor.

Gegenüber dieser auf rein chemisch toxische Störungen eingestellten Annahme sind bald Einwände laut geworden. So hat Th. Leber schon in der ersten Auflage des Handbuches von Graefe-Sämisch die Möglichkeit einer Embolie von abgeschwächt virulenten Keimen betont und M. Litten und Kahler haben sich ähnlich geäußert. Auch hat KENJUROH GOH in einem klinisch als Retinitis septica (ROTH) verlaufenden Falle innerhalb eines weißen Netzhautherdes Mikroorganismen angetroffen, die in der Umgebung eine Entzündung der Netzhaut hervorgerufen hatten. Ebenso beachtenswert sind die histologischen Feststellungen von K. GRUNERT, der in einem solchen Flecken zwar eine stark ödematöse Quellung der Ganglienzellen-Nervenfaserschicht antraf, aber einen Durchbruch des Prozesses durch die äußeren Netzhautschichten in den subretinalen Raum feststellen konnte, während die intakt gebliebene Glaslamelle die Weiterverbreitung des entzündlich-eitrigen Prozesses in die Uvea gerade noch verhütet hatte. Waren auch Mikroorganismen nicht auffindbar, so hatte es sich doch keineswegs um einen auf die inneren Schichten beschränkt bleibenden, sondern recht stürmisch weiter entwickelten Vorgang gehandelt. Auch GRUNERT nimmt daher an, daß eine Gefäßembolie der Netzhaut mit gering virulentem Material die Grundlage bildet. In gleicher Weise leugnet E. KRÜCKMANN einen prinzipiellen Unterschied zwischen der embolisch-eitrig-metastatischen Retinitis und der einfachen Retinitis septica (ROTH), indem er die Ursache dieser Affektion in der Embolie von kleinsten Bakterienhäufchen oder einzelnen Kokken sieht, die während ihres Blutumlaufes zerflattern. Selbstverständlich dürfte auch dem Grad der erworbenen allgemeinen oder lokalen Immunität eine gewichtige Rolle mit zukommen und die der Retinitis septica im allgemeinen beizulegende bessere Prognose zwanglos erklären.

4. Die Veränderungen der Retina bei Flecktyphus.

Beim Flecktyphus geht die Schädigung der Netzhaut von den Gefäßen aus und es finden sich neben Gefäßverstopfungen deswegen vor allem Blutungen. Als Ursache können im wesentlichen folgende Momente in Frage kommen. In erster Hinsicht ist eine spezifische entzündliche Veränderung, der Gefäßwandung erwiesen. Sie nimmt ihren Ausgangspunkt im Endothel und greift in Gestalt einer zelligen Infiltration auf die anderen Häute des Gefäßrohrs über (ADOLF GUTMANN). Hierdurch kann es selbstverständlich zu Verstopfungen des Gefäßlumens kommen (JENDRALSKI, E. D. BRAUNSTEIN). Aber es ist auch eine Thrombose im Gebiete der Zentralvene angetroffen worden, die auf die Bildung eines zellig-körnig-feinfädigen Gerinnsels zurückzuführen ist, ohne daß eine Wanderkrankung festzustellen war (NAUWERCK). Vielleicht hängen diese Zustände mit dem starken Absinken des Blutdrucks zusammen, das auf der Höhe des Leidens zu verzeichnen ist. Eine dritte Möglichkeit ist in der Wirkung toxischer Stoffe zu sehen, die dann eine gewisse Beziehung zur Retinitis septica (ROTH) eröffnet.

g) Die progressive Netzhautatrophie. Retinitis pigmentosa und verwandte Leiden. Amaurotische Idiotie.

Die Pigmentierung der Netzhaut (Retinitis pigmentosa) ist nur die ausgeprägteste und häufigste Form der chronischen und zumeist fortschreitenden Atrophie der nervösen Elemente der Membran, die sich auch in anderen klinischen Bildern äußern kann. Dabei ist die ophthalmoskopisch so auffallende Einlagerung von feinkörnigem schwarzen Pigment in die Netzhautperipherie an und für sich nur ein sekundärer Vorgang, indem die entstehenden Defekte durch Wucherungen des Pigmentepithels ausgefüllt werden. Schon der Umstand, daß es eine sog. sekundäre Retinitis pigmentosa gibt, die als Gelegenheitsbefund bei der mikroskopischen Untersuchung von schwer degenerierten und erblindeten Augen angetroffen wird (Abb. 28, S. 606), beweist, daß es sich hier um einen proliferativen Vorgang handelt, der im gewissen Sinne mit einer Vernarbung der gesetzten Lücken ähnlich der Wucherung der Glia identisch ist. Daher begegnen wir denselben Erscheinungen bei allen möglichen Schädigungen der Netzhaut, so infolge Unterbindung der hinteren Ziliararterien oder infolge von Giftwirkungen (Arsenpräparate, Optochin, Presojod) sowie infolge pathologischer Stoffwechselvorgänge (z. B. bei experimenteller Cholesterinämie). Ferner erzeugen infektiöse Prozesse ganz ähnliche Veränderungen (siehe Retinitis syphilitica congenita, S. 643). In das Gebiet der chronischen progressiven Netzhautatrophie reihen wir außerdem die Retinitis pigmentosa sine pigmento, die Retinitis punctata albescens, die Atrophia gyrata retinae et chorioideae, sowie mit gewissen Einschränkungen die Netzhautleiden bei den verschiedenen Formen der amaurotischen Idiotie ein. Nicht alle der genannten Erkrankungen sind bislang in ihren anatomischen Grundlagen bekannt.

1. Die typische Pigmentdegeneration (Retinitis pigmentosa).

Es kann jetzt als feststehend betrachtet werden, daß bei der echten Pigmentdegeneration der Netzhaut das Neuroepithel die Hauptveränderungen erfährt. Längere Zeit blieb es strittig, ob diese Schädigungen in einer primären Netzhauterkrankung begründet sind oder ob vorausgehende Krankheitszustände in der Aderhaut, vor allem in der Choriokapillaris die Ursache abgeben, die das Absterben der Netzhautsinneszellen zur Folge hat. Vor allem die experimentellen Untersuchungen von August Wagenmann über die Folgezustände der Unterbindung der hinteren Ziliargefäße hatten den Anstoß gegeben, eine primäre Sklerose der Aderhautgefäße als Vorbedingung für die Netzhautentartung anzunehmen. Auch R. Deutschmann und O. Bürstenbinder haben sich auf Grund anatomischer Untersuchungen einschlägiger Fälle dieser Auffassung angeschlossen. Indessen ist es klar, daß die Annahme nur solange aufrecht erhalten werden konnte, als alle untersuchten Fälle neben den Netzhautveränderungen mehr oder weniger schwere Entartungserscheinungen in der Aderhaut erkennen ließen. Nach den Ergebnissen von W. Stock kommen aber auch Fälle vor, die einen fortgeschrittenen Zerfall der Sinneszellen ohne Aderhauterkrankung darbieten, und damit mußte die oben geschilderte Anschauung verlassen werden.

Wie Theodor Leber bereits im Jahre 1877 zusammenfassend ausgeführt hat, gliedern sich die anatomischen Veränderungen der Netzhaut selbst in Atrophie der Neuroepithelien, Entartung und Wucherung des Pigmentepithels, Sklerosierung der Netzhautgefäße, sowie Hyperplasie der Stützsubstanz.

Die Entartung des Neuroepithels ist das frühzeitigste Symptom und beginnt mit einem Zerfall der Außenglieder (W. Stock). Auch an Stellen, an denen die darunterliegende Chorioidea, besonders die Choriokapillaris und das Pigmentepithel noch völlig normal sind, erblicken wir bereits einen Schwund der Außenglieder, und zwar schreitet die Entartung wie im klinischen, so auch im anatomischen Bilde von der Peripherie nach der Netzhautmitte zu fort. Dieser Umstand gestattet die Reihenfolge der Veränderungen zu studieren, indem man die Schnitte von der Netzhautmitte nach der Peripherie durchmustert. Hierzu eignet sich der von W. Stock veröffentlichte Fall vorzüglich. Während die Makulagegend in einer Ausdehnung von annähernd 2 mm Durchmesser noch wohl erhaltenes Neuroepithel zeigt und auch das Pigmentepithel völlig normal beschaffen ist, verschwinden wenig abseits der Fovea die Außenglieder der Stäbchen und Zapfen und sind nur noch die Innenglieder, wenn auch verdickt und aufgetrieben, sichtbar. Das Pigmentepithel ist indessen in dieser Zone noch regelrecht. Noch weiter peripher werden die Innenglieder niedriger und erscheint der Neuroepithelkern nur mehr durch ein etwas stärker sich färbendes Protoplasma mit der Limitans externa verbunden. Bald gehen auch diese Kerne zugrunde und füllt eine Gliawucherung die leeren Partien aus. Gleichzeitig beginnen schwere Veränderungen im Pigmentepithel, indem es

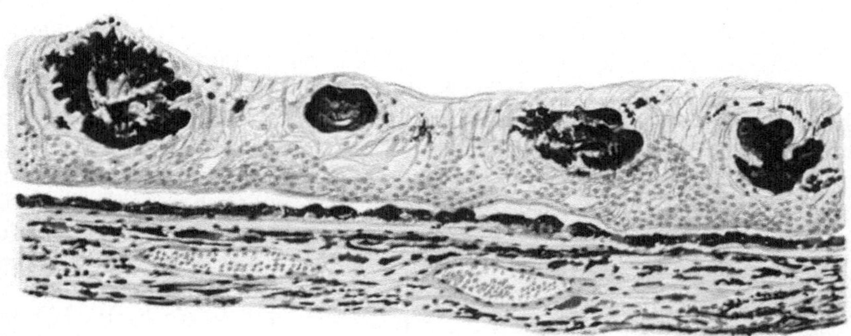

Abb. 78. Pigmentdegeneration der Netzhaut. Die Netzhaut ist in ein Gewebe verwandelt, dem man die ehemalige Anordnung der Elemente in Schichten nicht mehr ansieht. Das Pigmentepithel ist unregelmäßig. Die Aderhaut ist atrophisch. In dem Netzhautgewebe liegen größtenteils im Lumen von zugrunde gegangenen Gefäßen Klumpen von Pigmentepithel.
(Nach einem Präparat von W. STOCK.)

lückenhaft wird, und einesteils Pigmentschwund, andernteils Anhäufung von Farbstoff sowie Übereinanderschichtung der Zellen aufweist. Hier kommt es auch schon zu zapfenförmigen Wucherungen des Pigmentepithels, die sich in die Retina hineinschieben. Dort, wo der Wegfall der Neuroepithelien vollendet

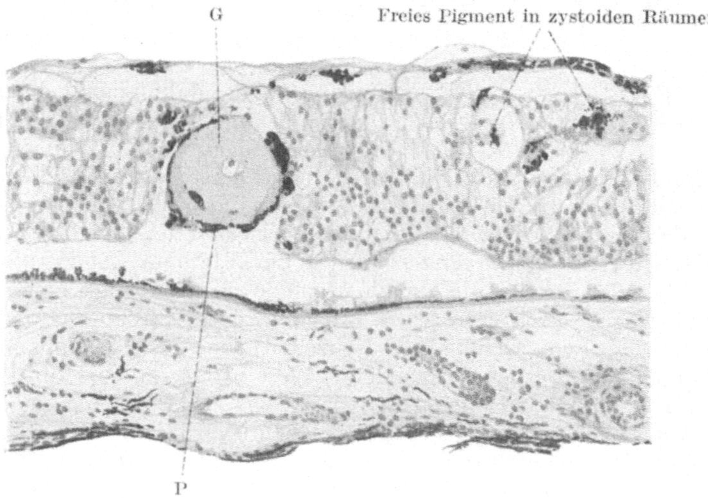

Abb. 79. Pigmentdegeneration der Netzhaut. Das Pigment (P) sitzt um Gefäße (G) herum, die hyalin verdickte Wandungen haben. Auch in zystoiden Gewebslücken liegen Pigmentansammlungen.
(Sammlung von J. v. MICHEL.)

ist, teilt sich die Degeneration auch den übrigen Neuronen der Netzhaut mit. Die innere Körnerschicht wird spärlicher und verschwindet dann ganz, ebenso die Ganglienzellenschicht und mit ihr die Nervenfasern, so daß die Netzhaut nur mehr aus Glia, Gefäßen und Pigment besteht. Was das letztere anlangt, so konnte Stock an depigmentierten Schnitten nachweisen, daß die in die Netzhaut eingewanderten Pigmentklumpen aus lauter, zum Teil in langen Reihen angeordneten Epithelzellen bestehen. Sie kommen ebenso verstreut in der Retina vor und scharen sich mit Vorliebe um obliterierte Gefäße herum oder liegen in deren erloschenem Lumen. Aber auch die Gliazellen können den Farbstoff aufnehmen, so daß also die schwarzen, auf dem Augenhintergrund besonders auffallenden zierlichen Figuren sich sowohl aus eingewanderten Pigmentepithelien als auch aus durchsetzten Gliazellen bilden.

Die Gefäße sind in dem Stockschen Falle auf der Papille normal und werden auch in der Umgebung der Makula normal angetroffen. Weiter peripher sind sie obliteriert und von Pigmentsäumen umrahmt. Vor allem ist aber wichtig, daß gerade in diesen Präparaten die Choriopapillaris in der ganzen Ausdehnung der Aderhaut vollständig unversehrt angetroffen wird und auch in der Schicht der großen Gefäße nur ganz wenige Arterien eine geringfügige Verdickung der Intima zeigen. Die Lamina elastica ist intakt.

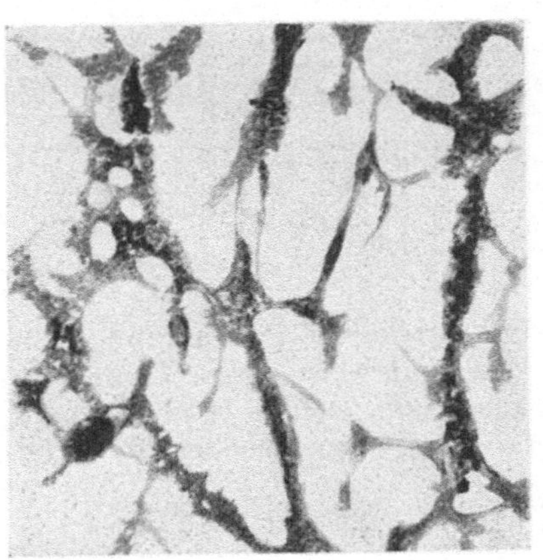

Abb. 80. Flachschnitt durch die Netzhaut, welcher die Netzform der Pigmentierung zeigt. (Sammlung J. v. Michel.)

Wir wissen, daß klinisch die Erkrankung insofern ganz verschieden verläuft, als sie bei manchen Patienten schon frühzeitig zur Erblindung führt und bei anderen wiederum nach Erreichung eines bestimmten Grades der Netzhautentartung stationär bleibt. Deswegen kann es nicht wundernehmen, daß die verschiedenen Berichte über die Schwere der gesetzten Veränderungen auseinandergehen. War bei dem von Stock untersuchten 57jährigen Patienten noch die Makulagegend so gut wie regelrecht erhalten, so zeigte das Auge des 35jährigen Patienten von S. Ginsberg schon in dem Makulabezirk einen Schwund der äußeren Körnerschicht und Fehlen der Außenglieder. Auch S. Suganuma meldet von einem 67jährigen Patienten vollständige Zerstörung der Stäbchen- und Zapfenschicht. In beiden letzteren Fällen fand sich wohl eine progressiv zu deutende Sklerose der Netzhautgefäße, aber es fehlten ebenfalls wie im Falle von Stock schwere Gefäßveränderungen in der Aderhaut. Suganuma ist daher der Ansicht, daß entweder die Netzhautgefäße überhaupt am ersten von allen Gewebsteilen der Retina ergriffen werden und das Neuroepithel erst sekundär leidet oder wenigstens Gefäße und Neuroepithelien gleichzeitig von derselben Ursache geschädigt werden. Besonderen Wert legt er auf die Sprossenbildung der Pigmentepithelschicht; denn diese Vorgänge erklären nach seiner Meinung den Vorgang der Netzhautpigmentierung auf die Art, daß die Epithelien nicht in die Netzhaut eingeschwemmt werden oder aktiv wandern, sondern daß sie in die pathologisch erweiterten perivaskulären Lymphräume und in die sonstigen Gewebslücken als Stränge hineinwuchern. Stock hatte ja schon dieselbe Beobachtung gemacht. Weitergehend deutet Suganuma eben diese Wucherung der Pigmentepithelien als die Folge des Zugrundegehens der Neuroepithelien und des mit diesem Zellzerfall verbundenen Reizes.

Im Gegensatz zu Suganuma sieht jedoch Ginsberg nicht in den Gefäßveränderungen den ersten Anstoß zu der Entartung der Retina, sondern in einer angeborenen mangelhaften Bildung der Neuroepithelien, so daß diese sich der funktionellen Inanspruchnahme nicht gewachsen zeigen und dabei allmählich zugrunde gehen. Als besondere Eigentümlichkeit in seinem Falle konnte er eine typische Lochbildung in der Makulagegend des einen Auges nachweisen und auch STOCK fand unmittelbar in der Fova centralis eine Lakune nach Art einer zystoiden Degeneration.

Alle Untersucher melden außerdem analog der Mitbeteiligung der Ganglienzellen- und Nervenfaserschicht eine aufsteigende Optikusatrophie mit Verdickung der Zwischensubstanz, ohne daß diese Affektion besondere histologische Merkmale aufweist.

Steht somit auch das pathologisch-anatomische Bild der Pigmententartung in den Hauptzügen fest, so ist immer noch die Frage umstritten, worauf nun eigentlich die Hemeralopie, jenes hervorstechende klinische Symptom des Leidens beruht. In dem Abschnitt über die Hemeralopie sind diese Fragen besonders behandelt (s. S. 656). Immerhin fesselt uns hier die Tatsache, daß YOZO SUGITA in einem Falle von Retinitis pigmentosa eine Lipoidansammlung in den Pigmentepithelien feststellen konnte, wie er auch bei experimentell erzeugter Hemeralopie der Ratten eine Cholesteatose (Ablagerung von Cholestearinester) in diesen Zellen antraf. Auch die längs den Gefäßen bei der Pigmentdegeneration weiter gewucherten Pigmentepithelzellen wiesen eine starke Lipoideinlagerung auf.

Es sei auch darauf hingewiesen, daß es HISAMICHI TAKAHASHI gelungen ist, durch Einspritzen von $0,1-1-4\%$ Lösung von Berlinerblau in den Glaskörper farbiger Kaninchen ungefähr nach drei Wochen das ophthalmoskopische Bild der Retinitis pigmentosa experimentell hervorzurufen. Mikroskopisch fand sich neben einer Entartung der inneren Netzhautschicht eine blasige Auftreibung der Pigmentepithelzellen, die Lipoidkugeln enthielten, und eine Vorwanderung derselben bis zur Nervenfaserschicht. Zweifellos hatten auch die Müllerschen Stützfasern Fuszinkörner aus dem Pigmentepithel aufgenommen und TAKAHASHI legt diesen Bestandteilen einen röhrenförmigen Bau bei, so daß in ihrem Lumen die Farbstoffpartikel schwimmend wandern können.

2. Die amaurotische Idiotie.

Während von der Retinitis pigmentosa sine pigmento, der Retinitis punctata albescens und gyrata keine pathologisch-anatomischen Befunde vorliegen, ist die amaurotische Idiotie in ihrer anatomischen Grundlage gut geklärt. Klinisch unterscheiden wir den infantilen Typus (TAY-SACHS), der Kinder meist jüdischer Abkunft im 1. Lebensjahr befällt und eine grellweiße bis graue Verfärbung der Netzhaut am hinteren Pole mit Aussparung der Makula zum Kennzeichen hat, und den juvenilen Typus (STOCK-SPIELMEYER), bei dem das Augenhintergrundbild demjenigen der Pigmententartung gleicht und der bei Patienten im zweiten Dezennium gefunden wird, die einen schnellen Verfall der geistigen Kräfte, Lähmungserscheinungen und schwere Sehstörungen darbieten.

Das Hauptmerkmal der infantilen Form (TAY-SACHS) ist eine primäre endogene Erkrankung sämtlicher Ganglienzellen des Körpers, wie zuerst von SCHAFFER und H. VOGT festgestellt wurde. Die Zellen erscheinen hochgradig aufgebläht, ihre Fibrillen sind zerfallen und täuschen ein Netzwerk vor, während der Kern an den Rand der Zelle rückt und ihr Protoplasma nicht mehr recht färbbar ist. Die Blähung der Zellen führt zur Bildung von Ausstülpungen und von Vakuolen in der Substanz. Auch gehen die Nißlschollen zugrunde. Hingegen konnte weder SCHAFFER noch H. VOGT eine Veränderung an den Gefäßen finden.

PAUL SCHUSTER hat die erste mikroskopische Untersuchung der Augen beim Typus Tay-Sachs vorgenommen und auch in der Retina die schwersten

Veränderungen in der Ganglienzellenschicht festgestellt. Abgesehen davon, daß viele Zellen völlig zugrunde gegangen waren, war in keinem einzigen Schnitt eine noch normale Ganglienzelle anzutreffen, und es entsprach die Art der Schädigung völlig derjenigen, die für die Ganglienzellen des Zentralnervensystems bereits bekannt war. Dementsprechend war auch die Nervenfaserschicht sehr stark verschmälert und eine aufsteigende Optikusatrophie nachweisbar. Somit nehmen also die Ganglienzellen der Netzhaut an dem allgemeinen die Ganglienzellen befallenden Prozeß teil. Man sieht auch, daß die Schwere der Veränderungen von innen nach außen zu in der Retina abnimmt. Die Stäbchen und Zapfen bleiben ebenso wie die äußere Körnerschicht erhalten und erst die innere Körnerschicht weist stärkere Unregelmäßigkeiten auf. Ein besonderes Interesse beansprucht die Makula; denn die äußere granulierte Schicht zeigte im Falle von Schuster eine Auflockerung, die für ein Ödem des Gewebes spricht, wenn auch dieser Vorgang nicht solche Ausmaße angenommen hatte, daß man mit Michael Mohr berechtigt gewesen wäre diese Erscheinung in den Vordergrund der ganzen Veränderungen zu stellen.

Ferner muß hervorgehoben werden, daß die Gefäße sowohl der Netzhaut als auch der Aderhaut völlig unbeteiligt bleiben.

Über den juvenilen Typus (Stock-Spielmeyer) verdanken wir die grundlegenden anatomischen Feststellungen der Augenveränderungen W. Stock und Henning Roenne. Wir ersehen aus ihnen, daß im Gegensatz zu der infantilen Form hier die Ganglienzellen zwar entschieden verändert, aber doch nicht das besonders hervortretende Opfer der Degeneration sind, sondern, daß die schwersten Zerstörungen die Stäbchen- und Zapfenschicht, sowie das Pigmentepithel betreffen. In dieser Hinsicht gleicht das mikroskopische Bild demjenigen der Pigmentdegeneration, der die Erkrankung ja auch im ophthalmoskopischen Befunde nahe steht. Hiermit stimmt überein, daß die Außenglieder zuerst und dann die Innenglieder degenerieren; nur schreitet der Prozeß anscheinend von dem Zentrum nach der Peripherie fort. Fand Stock doch in seinem Falle 3 die Netzhaut ganz in der Peripherie gegen den Ziliarkörper hin auf eine Strecke von 5 mm normal mit tadellosen Stäbchen und fehlten erst nach dem Zentrum hin ihre Außenglieder. Am Äquator waren auch die äußeren Körner geschwunden. Über die Makula ist nichts erwähnt. Auch die sekundäre Pigmentierung der Netzhaut, sowie die Entartungsvorgänge im Pigmentepithel zeigen deutliche Anklänge zur Retinitis pigmentosa. Dasselbe gilt von den hier und da auftauchenden Obliterationen von Netzhautgefäßen und ihre Einscheidung mit Pigment. Der Sehnerv bleibt normal. Der Befund von Henning Roenne deckt sich im wesentlichen mit der obigen Schilderung. Insonderheit ist in diesem Falle die relativ gute Beschaffenheit der Ganglienzellenschicht und der inneren Körnerschicht bemerkenswert. Doch erscheinen bereits in der inneren netzförmigen und Körnerschicht mächtige stark verzweigte und außerordentlich mit Pigment gefüllte Zellzapfen, die teils aus spindelförmigen, teils aus runden Zellen gebildet sind. Hierbei handelt es sich wohl um mit Pigment ausgefüllte stark veränderte Kapillaren.

3. Die Hemeralopie.

Hemeralopie (Nachtblindheit) ist keine eigentliche Krankheit sui generis, sondern ein Symptom. Sie kommt vor als Teilerscheinung von Netzhautleiden (vor allem der Pigmententartung und den verwandten Erkrankungen), dann bei höherer Myopie, bei Ernährungsstörungen des Gesamtorganismus (so im Gefolge von Avitaminosen, dann oft verbunden mit Xerophthalmie) und schließlich in Fällen, bei denen man eine eigentliche Ursache nicht zu finden vermag, es sei denn, daß man erbliche Einflüsse anschuldigt.

Wenn trotzdem dem Symptom „Hemeralopie" ein besonderes Kapitel gewidmet wird, so kann es sich nur darum handeln, zu erörtern, ob die Herabsetzung der Lichtempfindlichkeit eine besondere pathologisch-anatomischerkennbare Grundlage hat. Dieser nachzuforschen hat die Beschäftigung vor allem mit der Avitaminose, dann mit der Retinitis pigmentosa und schließlich mit einer besonderen, in Japan vorkommenden vererbbaren Nachtblindheit, der sog. Oguchischen Krankheit Anlaß gegeben.

Aus der pathologischen Anatomie der Pigmententartung wissen wir, daß die ersten Veränderungen die Außenglieder der Neuroepithelien betreffen, die in nicht zu weit vorgeschrittenen Fällen nur noch in der Gegend der Makula lutea intakt angetroffen werden. Da die Hell-Dunkelempfindung an den perimakulären Bezirk gebunden ist, in dem die Stäbchen bereits das Neuroepithel zu durchsetzen beginnen, hat man die Hemeralopie bei der Pigmententartung mit dem Zugrundegehen der Stäbchen begründen wollen, eine Annahme, der jedoch v. Hess lebhaft widersprochen hat.

Ein anderer Weg, die Frage zu klären, ist im Experiment gegeben. Y. Sugita fand, daß bei der künstlich herbeigeführten Ablagerung von Cholesterinester (Cholesteatose) in dem Organismus von mit einseitig fettreicher Nahrung gefütterten Ratten neben einer Xerophthalmie der Hornhaut auch Hemeralopie eintritt. In der Netzhaut dieser Tiere wurde nur eine spärliche Zerstörung der Neuroepithelaußenglieder gefunden, während eine auffallende lipoide Veränderung in dem Pigmentepithel zutage trat. Die Zellen zeigten eine völlige Ausfüllung mit lipoiden Flossen. Demzufolge kommt Y. Sugita zu dem Schlusse, daß die Zerstörung der Außenglieder der Sehzellen nicht die Ursache der Hemeralopie ist,

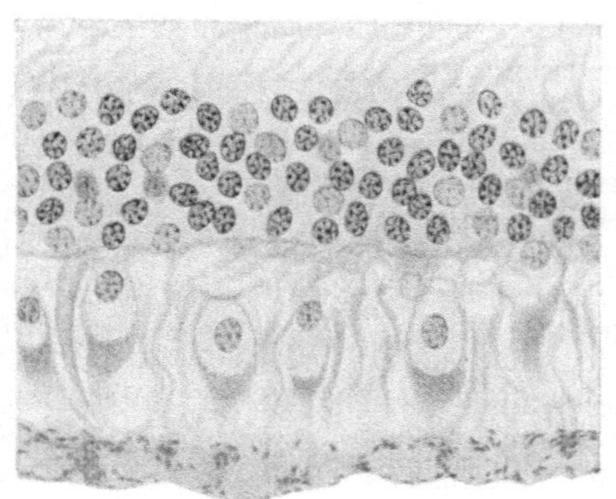

Abb. 81. Vorgelagerte Zapfenkörner bei Oguchischer Krankheit. (Nach Ch. Oguchi.)

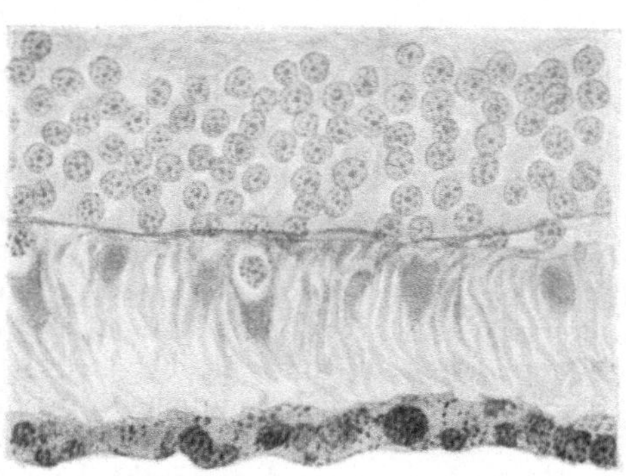

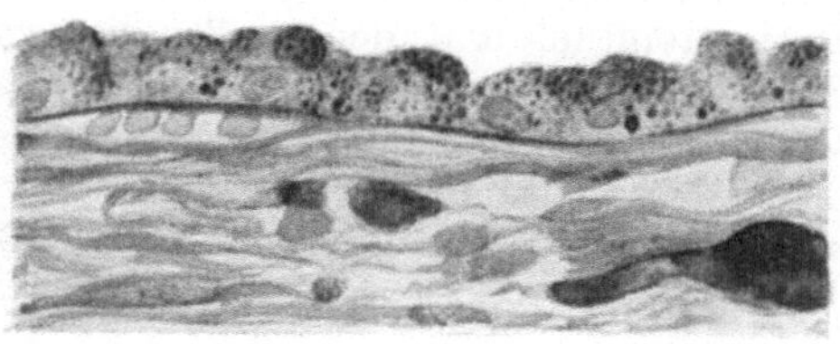

Abb. 82. Zwischen Stäbchen- und Zapfenschichte und dem Pigmentepithel vorhandene besondere Schichte bei der Oguchischen Krankheit. (Nach Ch. Oguchi.)

sondern der Cholesteatose der Pigmentepithelien eine tiefere Bedeutung innewohnt, insofern die Produktion des Sehpurpurs dadurch leidet. Er verweist dann auf die Veröffentlichung von Y. Koyanagi, der in einem Falle von Ernährungsstörung durch Leberzirrhose und Hemeralopie bei einem 10jährigen Mädchen einen Pigmentschwund in den Pigmentepithelien und dafür eine Durchsetzung derselben mit Lipoidkörnern antraf. Hiermit stimmt die

Beobachtung von Baas überein, der in einem ähnlichen Falle ebenfalls pathologisch-anatomisch eine Verminderung des Pigmentgehalts der Pigmentepithelien sah, die allerdings durch eine Atrophie der Aderhaut sekundär entstanden war. Auch ist es Sugita gelungen, bei einer Retinitis pigmentosa sowohl in dem auf der Glaslamelle festhaftenden, als auch in dem in die Netzhaut hineingewucherten Pigmentepithel Übersättigung mit Lipoid nachzuweisen.

Über das Verhalten des Sehpurpurs bei avitaminösen Tieren hat S. Yoshine Versuche an Hunden angestellt, indem er die Augen der avitaminös gefütterten Tiere eine halbe Stunde lang den Strahlen einer elektrischen Projektionslampe aussetzte und die Tiere darauf während einer Stunde ins Dunkle brachte. Unter besonderen Vorsichtsmaßregeln wurden dann die Bulbi enukleiert, und es zeigte sich, daß eine Regeneration von Sehpurpur während des Lichtabschlusses erfolgt war. Höchstens bestanden quantitative Unterschiede gegenüber den Vergleichstieren. Ähnliche Ergebnisse erhielten L. S. Fridericia und Ejler Holm an albinotischen Ratten, die dem Mangel von A-Vitamin ausgesetzt gewesen waren, indem hier zweifellos eine Verlangsamung der Widerbildung des Sehpurpurs zu verzeichnen war.

In gewisser Hinsicht sind ferner die bei der sog. Oguchischen Krankheit, einer in Japan vorkommenden, erblichen essentiellen Hemeralopie, gesammelten Erfahrungen bemerkenswert. Das Leiden ist klinisch dadurch ausgezeichnet, daß im helladaptierten Auge der Augenhintergrund weißgraulich verfärbt erscheint und die Netzhautgefäße sowie die Macula lutea sich dunkel von der weißen Unterlage abheben, während im dunkeladaptierten Auge die Weißfärbung verschwindet und die Zeichnung der Aderhaut zutage tritt (Mizuos Phänomen). Bislang liegen zwei Sektionsresultate vor. T. Yamanaka fand im helladaptierten Auge die Fuszinkörner ganz dicht an die Innenseite der Pigmentepithelien gewandert und die basalen, von Farbstoffteilchen entblößten Zellteilen von einer lipoiden Substanz reichlich ausgefüllt, und Ch. Oguchi stellte erstens eine kongenitale abnorme Generationsform der Sehzellen und zweitens eine außergewöhnlich lebhafte Pigmentbewegung fest. Im einzelnen ist die sonst nur dem Makulagebiet eigene dichte Ansammlung von Zapfen vergrößert, indem der Bezirk sich ziemlich weit schläfenwärts erstreckt. Auch findet sich die im normalen Auge nur in der Netzhautmitte vorkommende Vorlagerung von Zapfenkörnern in die Schicht der Außenglieder hin in die Peripherie hinein (Abb. 81). Das Merkwürdigste ist aber das Vorhandensein einer Schicht zwischen Pigmentepithel und den Außengliedern des Neuroepithels. In Abb. 82 ist diese dargestellt. Sie setzt sich aus einer (wahrscheinlich infolge kadaverösen Veränderungen in Tröpfchen zerfallenden) Schicht von Außengliedern und aus einer Masse zusammen, die sich färberisch gleich dem Protoplasma der Pigmentepithelien verhält. Die Fuszinteilchen in den Pigmentzellen sind zum Teil klumpig.

h) Die Erkrankungen der Netzhautmitte.

So vielgestaltig das klinische Bild der Makulaleiden sich uns darbietet, indem es neben der Berlinschen Trübung Blutungen, Lochbildung (Haab), scheibenförmige Entartung (Junius und Kuhnt), einfache Atrophie infolge Heredodegeneration (Behr), Retinitis centralis atrophicans (Kuhnt), vesikuläres Makulaödem (Nuel) oder den Fuchsschen Fleck bei Myopie aufzeigt, so relativ einheitlich scheinen die Veränderungen zu sein, wenn man sich mit der pathologischen Anatomie der Netzhautmitte beschäftigt; denn es kehren immer Zystenbildungen, Hämorrhagien und Pigmentierungen wieder.

Die Ursache, warum die Makula so leicht erkrankt, ist nach E. Fuchs (3) in der Bauart dieser Netzhautstelle zu suchen. Nicht nur die Schichtung und radiäre Anordnung der Nervenfasern, sondern auch die grubenförmige Verdünnung sind der Grund, warum ein auf die Netzhautinnenfläche ausgeübter Zug hier den geringsten Widerstand findet. Dadurch wird verhältnismäßig oft in der

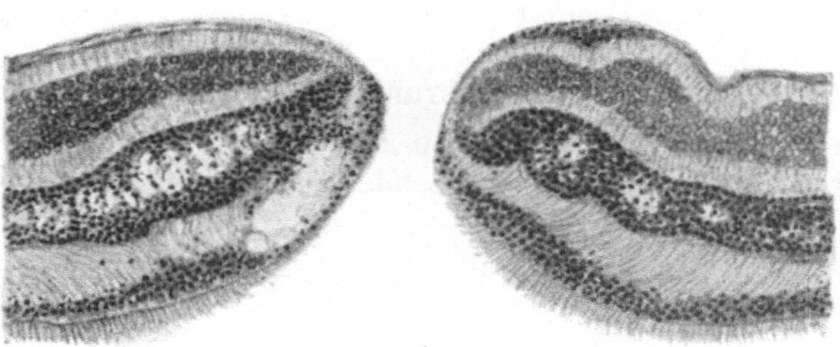

Abb. 83. Vollständige Lochbildung der Makulagegend bei Netzhautablösung infolge von Aderhautsarkom. (Nach E. Fuchs.)

Netzhautmitte eine Dehiszenz der nervösen Elemente geschaffen und der die Lücke ausfüllende Flüssigkeitserguß vollendet dann die gerade an dieser Stelle so häufig auftretende Zystenbildung.

Andererseits bietet die Makulagegend schon unter normalen Bedingungen recht zahlreiche Abarten des Baues dar und ist bei der Deutung der mikroskopischen Bilder Vorsicht geboten. Diese bezieht sich in der einen Hinsicht

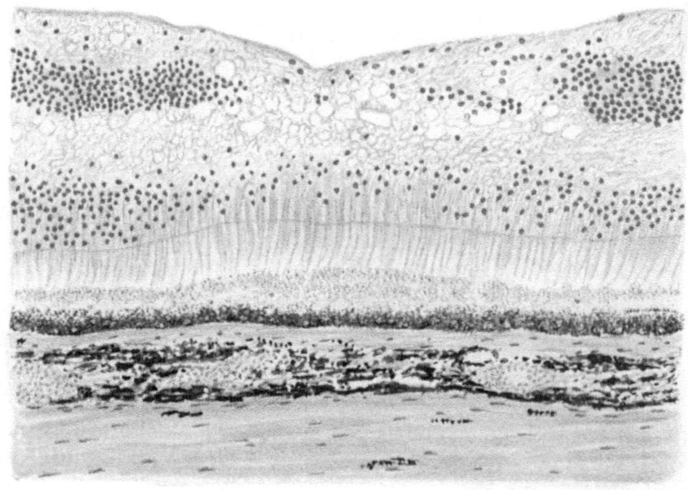

Abb. 84. Zystoide Entartung der Macula lutea bei Staphyloma cornea. (Nach einem Präparat von E. v. Hippel.)

auf die stark schwankende Anzahl der in der Fovea anzutreffenden Zellkerne. Bereits im normalen Zustand kommt es vor, daß die äußeren Körner hier nur in einfacher Lage sichtbar sind, und es darf lediglich ein völliges Fehlen dieser Elemente als pathologisch angesprochen werden (Fuchs).

In zweiter Hinsicht verdient die Tatsache Beachtung, daß die zarte Bauart der Makula Leichenveränderungen begünstigt, die an den peripheren Bezirken

nicht so schnell zur Entwicklung gelangen. Sie geben sich in Gestalt von Lückenbildungen, Gewebszerreißungen, Zerfall und Abhebung der Zapfen kund. Auch
bewirkt die Härtungsflüssigkeit manchmal ein pathologisches Verhalten. Zum
Beispiel läßt die Müllersche Flüssigkeit den Glaskörper schrumpfen, wodurch
die Fovea in Form einer Falte emporgehoben wird. Der zustande kommende
Zug richtet die sonst flach aufeinander liegenden Fasern zu radiär gestelltem
Verlaufe auf und hiermit entsteht eine künstliche Verdickung des Makula-
bezirkes.

1. Sekundäre Erkrankung der Makula.

Die Neigung der Netzhautmitte zu krankhaften Veränderungen wird vor
allem dadurch erwiesen, daß sie bei Schädigungen, die die Netzhaut oder den

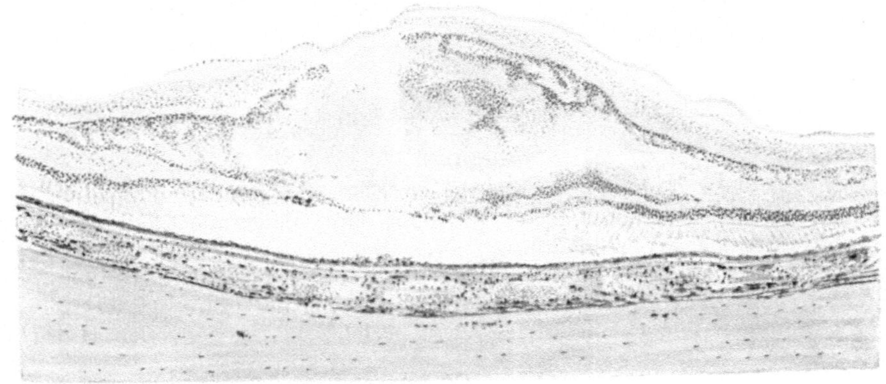

Abb. 85. Zystoide Entartung der Macula lutea, die eine Lochbildung vorbereitet. (Nach einem
Präparat von E. v. Hippel.)

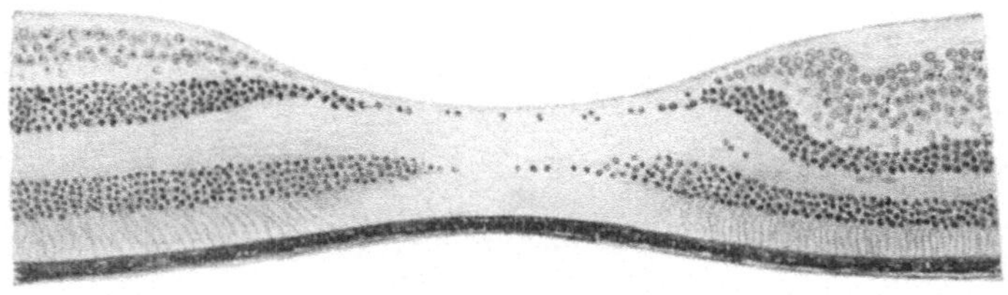

Abb. 86. Schädigung der Makula bei Ulcus corneae serpens mit Seclusio pupillae. Die Ganglienzellen
fehlen fast vollkommen. Die spärliche Anzahl der inneren Körner könnte noch normal sein; hingegen ist die breite Lücke in den äußeren Körnern und in den Außengliedern der Zapfen sicher
pathologisch. (Nach E. Fuchs.)

Augapfel als ganzes treffen, isoliert oder wenigstens stärker leidet als die Peripherie. So fand Fuchs in einem Falle ganz frischer Netzhautablösung infolge
von Aderhautsarkom nur die Zapfen der Makula zerfallen, die angrenzenden
gut erhalten. In einem andern ebenfalls von Aderhautsarkom erkrankten Auge
war sogar eine Lochbildung in der Netzhautmitte (Abb. 83) zu sehen. Die
Abb. 84 zeigt die zystoide Entartung der Makula in einem Auge, das wegen
Staphyloma corneae enukleiert worden war. Eine andere Abb. 85 den Übergang
einer Zyste in Lochbildung. Wohl infolge von Schädigungen durch Toxine
kann ferner bei schwerem Ulcus serpens mit Iritis neben einer Infiltration in den
Venenscheiden der Netzhaut ein Schwund der nervösen Elemente der Makula
eintreten, wie die Abb. 86 von Fuchs zeigt. Auch eine infektiöse Iritis allein
kann schwere Veränderungen in der Makula setzen, die unmittelbare Folge der

Imprägnation des Augeninnern mit Toxinen (Abb. 87 u. 88) sind. Bei den glaukomatösen Zuständen dürfte jedoch die Ernährungsstörung der Netzhaut als Ursache für die Makulaveränderungen anzusprechen sein (Abb. 89). In 17 Fällen

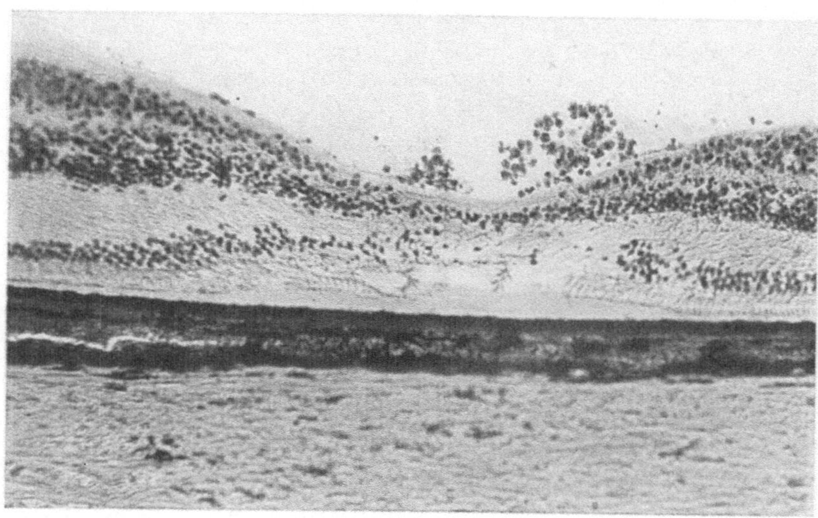

Abb. 87. Entartung der Makula bei Iridocyclitis traumatica. Das Neuroepithel fehlt vollständig, ebenso finden sich von den äußeren Körnern nur spärliche Reste. Hingegen sind die inneren Schichten gut erhalten. (Mikrophotogramm von W. P. C. Zeemann.)

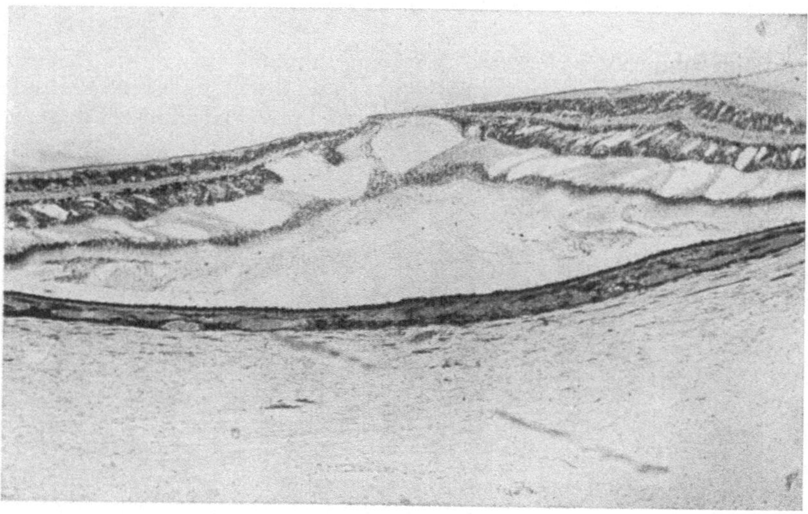

Abb. 88. Große Höhlenbildung im Foveabezirk der Netzhaut bei Iridocyclitis traumatica. Die Makulagegend ist außerdem durch ein Exsudat emporgehoben. (Mikrophotogramm von W. P. C. Zeemann.)

von primärem und 28 Fällen von sekundärem Glaukom fand E. Fuchs (3) solche Vorgänge. Zunächst stellt sich ein Ödem in der äußeren granulierten Schicht ein und schließlich entwickelt sich daraus eine zystische Degeneration.

Außerdem bilden sich leicht große subretinale Ergüsse, wie Abb. 89 zeigt, deren höchste Erhabenheit die Makulagegend einnimmt.

Zu den sekundären Affektionen der Netzhautmitte ist ferner der schwarze, manchmal auch weißgrünliche Fleck zu nennen, den Augen mit hoher Myopie

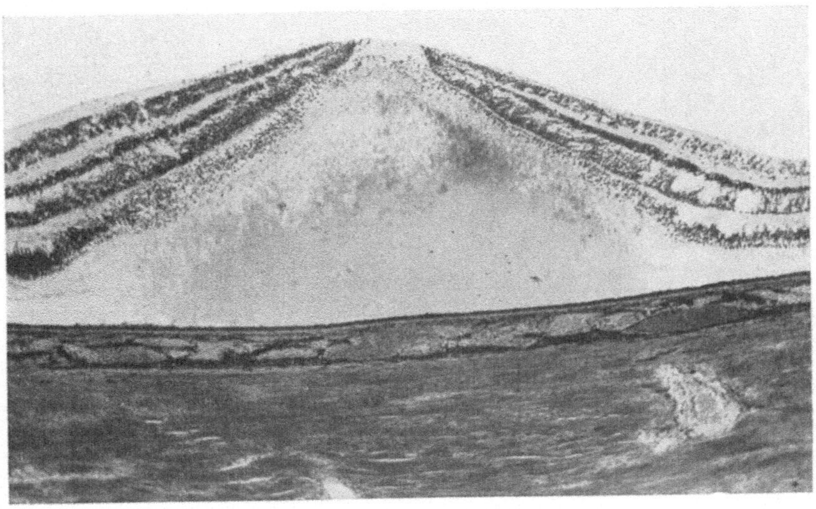

Abb. 89. Fall von Iridocyclitis mit Sekundärglaukom. An der Stelle der Fovea ist die Netzhaut scharf kegelförmig von der Unterlage abgehoben durch eine gelbgrüne geronnene Masse, in der sich abgestoßene Neuroepithelien und nekrotische Bestandteile befinden. Auf der Kuppe sind nur noch dünn gesäte äußere Körner sichtbar, alle anderen Bestandteile der Fovea sind geschwunden. (Mikrophotogramm von W. P. C. ZEEMANN.)

in den letzten Stadien der Netzhaut-Aderhautentartung aufweisen. E. FUCHS (2) hat darüber eine Untersuchung veröffentlicht und deswegen ist die Veränderung auch unter der Bezeichnung „FUCHSscher Fleck" bekannt. FÖRSTER, der

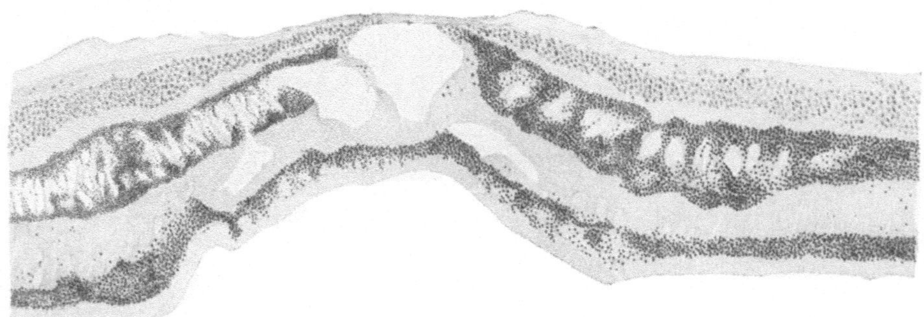

Abb. 90. Kontusionsschädigung der Netzhautmitte nach Ablauf von 5 Monaten. Die Netzhaut ist von Hohlräumen durchsetzt, von denen die größten in der Makula liegen, während die kleineren die Umgebung des Makula einnehmen. (Nach E. FUCHS, Zeitschr. f. Augenheilk. Bd. 6.)

1862 als erster diese eigentümliche Bildung beschrieben hatte, wollte die Pigmentierung mit den Folgezuständen einer abgelaufenen Makulablutung in Verbindung bringen, doch hat FUCHS diesen Zusammenhang deswegen in Abrede gestellt, weil sich der Fleck klinisch auch ohne eine Hämorrhagie entwickeln kann. EMILIE LEHMUS stellte fest, daß in einem Fall eine starke Wucherung des Pigmentepithels vorlag, auf der ein gelatinöses zellenloses Exsudat zur Ausbreitung gelangt war, während in der Umgebung der Makula das auf der unberührten Glaslamelle aufsitzende Pigmentepithel einen pathologischen Pigmentschwund aufwies. Mit dem hügelartig angeschwollenen Pigmentepithel war die Netzhaut fest verwachsen. FUCHS hat sich dieser Deutung angeschlossen und sieht in der Proliferation der gefärbten Elemente die eigentliche Grundlage des Flecks, wobei die geringere oder stärkere Entwicklung des Exsudats den helleren oder dunkleren Farbton bestimmt, den das Augenspiegelbild bei den einzelnen Individuen aufweist.

Ein großes Kontingent der Makulaschädigungen der verschiedensten Grade stellen die Kontusionsverletzungen des Bulbus, ferner das Eindringen

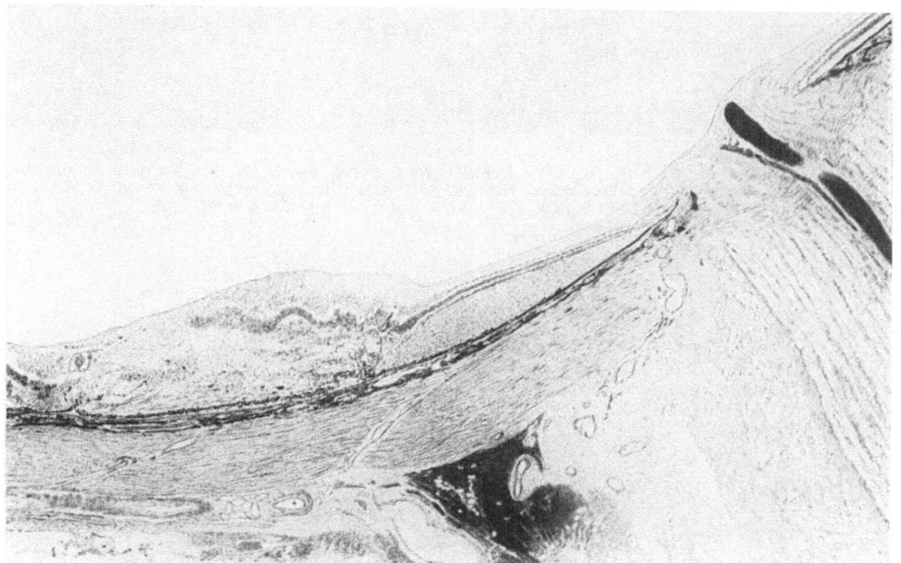

Abb. 91. Doppelseitige tumorähnliche Gewebswucherung in der Macula lutea (Retinitis disciformis centralis?) 66jähriger Mann. Rechtes Auge. Übersichtsbild über die Lage der Anschwellung der Netzhaut. (Nach A. ELSCHNIG).

und Verweilen von Fremdkörpern im Augeninnern, sowie die Einwirkung von elektrischem Starkstrom, ohne daß die pathologische Anatomie etwas anderes als die geschilderten Zystenbildungen, Zerreißungen, Blutungen usw. aufdeckt. Dabei ist die Zerstörung der nervösen Elemente der Netzhautmitte nicht etwa ein Folgezustand von irgendwelchen traumatischen Veränderungen im Gebiete der Aderhaut, sondern eine an die Retina gebundene Erscheinung. Als Beispiel diene Abb. 90.

2. Die ohne erkennbare Ursache eintretenden Erkrankungen der Makula.

Außer den oben geschilderten Affektionen, die im Zusammenhang mit Erkrankungen des Auges oder mit äußeren Einwirkungen stehen, gibt es noch eine zweite Kategorie von Makulaleiden, die scheinbar ohne jeden Anlaß auftauchen. Gehen wir der Frage auf den Grund, so erkennen wir allerdings, daß zwei ätiologische Momente hier eine Rolle spielen; die hereditäre Veranlagung und die (zumeist auf seniler Basis sich entwickelnde) Atherosklerose.

Carl Behr hat eine ganze Reihe der spontan und doppelseitig vorkommenden Makulaerkrankungen unter dem Begriffe der „Heredodegeneration der Makula" zusammengefaßt und diese in einer kongenitalen, juvenilen, virilen, präsenilen

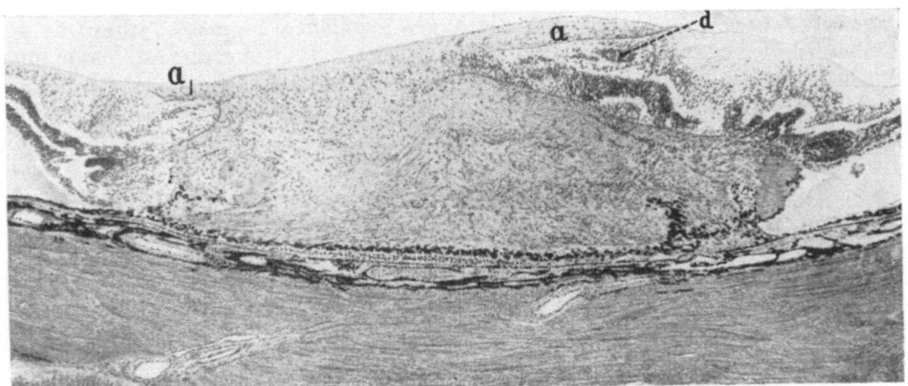

Abb. 92. Einzelheiten aus Abb. 91. Der Schnitt geht durch die Mitte des Tumors. a die über die Netzhautoberfläche sich erstreckende Bindegewebslage. Sie setzt sich aus einem Gewirr von feinen Fasern zusammen, das herdweise von vielen Gefäßen durchzogen wird. d Herd von Glia.

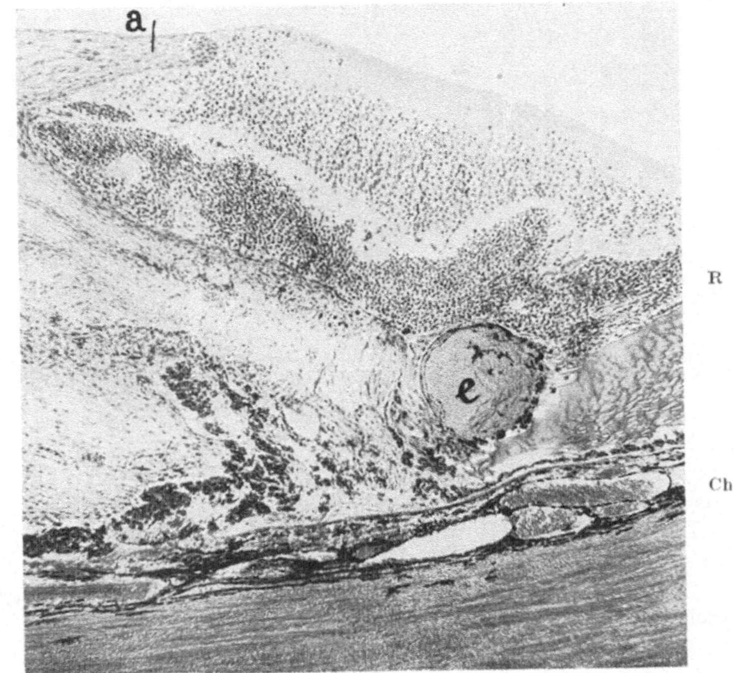

Abb. 93. Einzelheiten des Falles von A. Elschnig (Abb. 91). In den Randteilen des bindegewebig organisierten Exsudates, das die Netzhaut (R) von der Aderhaut (Ch) abdrängt, liegt eine hyalinartige, einem Psammomkorn ähnliche Bildung (e). Bei a hat das Exsudat die Retina durchbrochen und schiebt sich hier zungenförmig auf ihre Oberfläche.

und senilen Form geschildert. Von der letzteren konnte er auch einen patho-logisch-anatomischen Befund erheben, nach welchen es sich ausschließlich um degenerative Vorgänge handelt. Ohne daß das Pigmentepithel eine Abweichung von der Norm erkennen läßt, wird eine einfache Atrophie der nervösen Elemente kenntlich, mit der eine Lückenbildung im Sinne einer zystoiden Degeneration einhergeht. Hier und da sind Andeutungen eines Ödems vorhanden, das sich auch in einer leichten Abhebung der Netzhaut äußert. Wie in den Fällen der toxischen

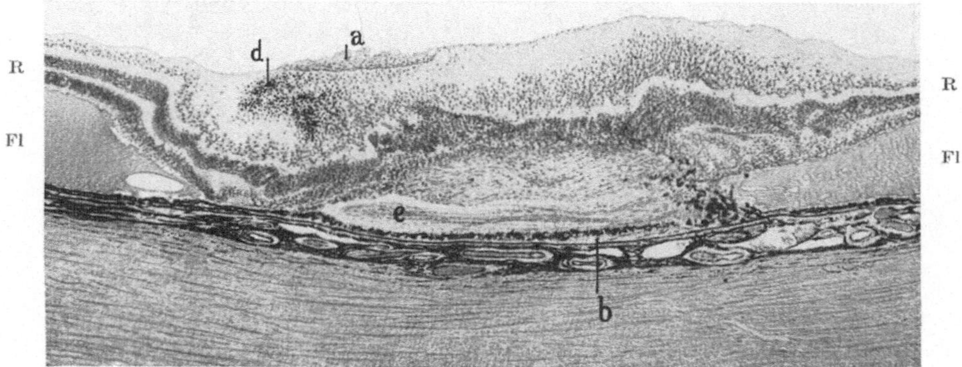

Abb. 94. Einzelheiten des Falles von A. ELSCHNIG (Abb. 91). Auf diesem Schnitt überdeckt die Netzhaut (R) den schwartigen Tumor ganz. Sie ist zu beiden Seiten des Bildes durch eine eiweißreiche Flüssigkeit (Fl) von der Aderhaut abgedrängt, in der Mitte durch die Bindegewebsmasse mit ihr fest verwachsen. Bei a kommt die die Netzhautinnenfläche überziehende Schwarte (wie auf den vorhergehenden Abbildungen) wieder zum Vorschein. d Herd von Gliazellen. e Bindegewebslage zwischen Netzhaut und Pigmentepithel, welches wiederum durch eine Bindegewebslage (b) von der unversehrten Glaslamelle der Aderhaut getrennt wird.

oder traumatischen Makulaschädigung, liegt auch hier das Schwergewicht der Veränderungen in den äußeren Schichten und ist die foveolare Lochbildung in der Neuroepithellage etwa dreimal so groß als in der Schicht der äußeren

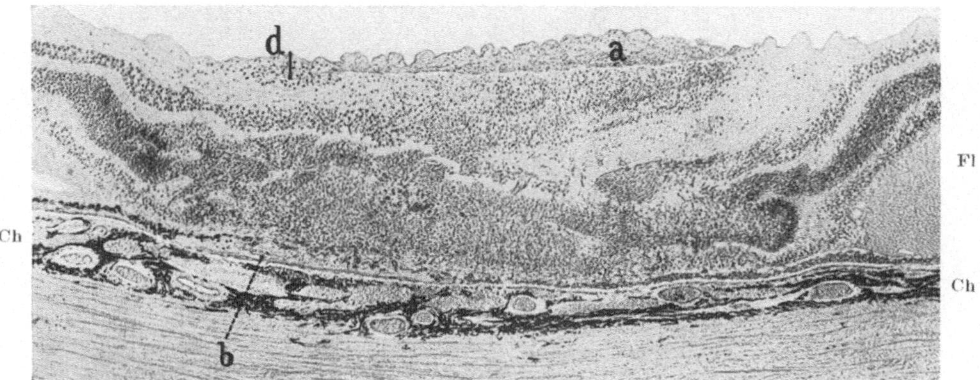

Abb. 95. Schnitt noch weiter seitlich der höchsten Erhabenheit der Wucherung im Falle von A. ELSCHNIG. Hier liegt die Netzhaut dem Pigmentepithel zum Teil auf, zum Teil schiebt sich zwischen beide eine Art Granulationsgewebe. a die deckende Bindegewebslage zwischen Netzhaut und Glaskörper. d Gliazellenwucherung. b zwischen Pigmentepithel und intakte Glaslamelle eingeschaltetes Gewebe. Ch Aderhaut. Fl Flüssigkeitserguß unter die Retina.

Körner. Nirgends ist eine entzündliche Auswirkung oder ein Ansatz zu einer reparativen Wucherung der Stützsubstanz erkennbar. Zu fast genau den gleichen Ergebnissen gelangte C. HARMS; nur war in seinem Falle neben dem Schwund der Außenglieder und Zellkerne des Neuroepithels eine Auflockerung

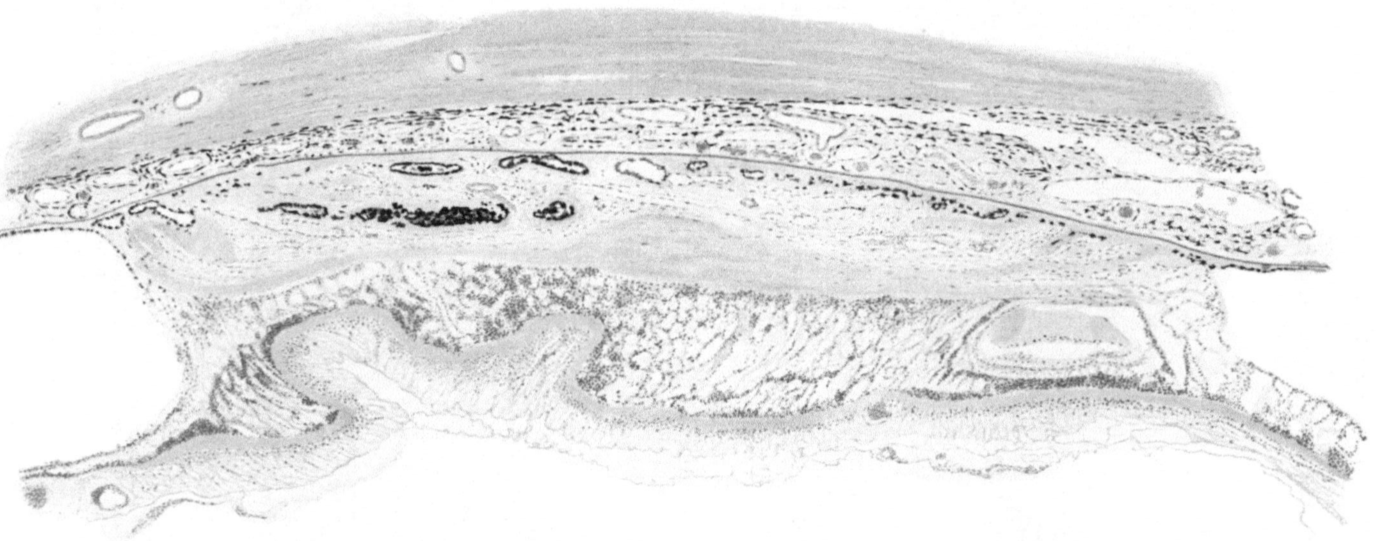

Abb. 96. Degeneratio maculae luteae disciformis (als Retinitis exsudativa externa vom Autor bezeichnet). 78 jährige Frau. Zwischen Aderhaut und Netzhaut liegt eine Schwarte, in der Nester von Pigmentepithelien sitzen. Sie sind von Bindegewebe umwuchert. Die Lamina vitrea der Aderhaut ist erhalten. Das Pigmentepithel und die Neuroepithelien samt Kernen fehlen. In der Schichte der inneren Körner sind Zysten vorhanden, die die Schicht anschwellen lassen. (Nach E. Wölfflin.)

des Pigmentepithels zu verzeichnen, die ihre Ursache in einer Durchtränkung mit einer homogenen Eiweißmasse hatte.

Ob die unter dem Namen „scheibenförmige Entartung der Netzhautmitte" von Paul Junius und Hermann Kuhnt beschriebenen zum Teil tumorartigen Verdickungen des Makulabezirks irgendwie zu den einfachen Atrophien Beziehung haben, deren typische Form die Heredodegeneration ist, steht dahin. Zu dem Krankheitsbilde gehören jedenfalls alle diejenigen Veränderungen, bei denen zu dem Schwund der nervösen Bestandteile eine Neubildung von Stützgewebe hinzutritt. Sie sind in der Literatur unter den verschiedensten Titeln abgehandelt; denn das Fibrom der Makulagegend (J. v. Michel), die Neubildung in der Makula (C. H. Walkers), die „tumorartige Wucherung (A. Elschnig), die senile „Retinitis exsudativa externa" (Th. Axenfeld, Eyler Holms, van der Hoeve, E. Wölfflin) sind zweifellos nur Varianten ein und desselben Prozesses. Die Abb. 91 bis 95 sind der Veröffentlichung von A. Elschnig entlehnt. Das Wesentliche ist in dem Auftreten von schwartigen Massen, umgewandelten Blutresten und sogar Knochenspangen in dem Bezirke der Makula zu erblicken, so daß die „scheibenförmige Entartung" die ophthalmoskopische Auswirkung der dadurch bedingten Verdickung der Netzhautmitte darstellt. Stets gehen dabei die äußeren Netzhautschichten, insonderheit das Neuroepithel und Pigmentepithel vollständig zugrunde und ist zwischen der Aderhaut und der atrophischen Netzhaut eine breite Lage von neugebildeten, derben, zum Teil hyalinen Gewebe eingelagert, das enge Beziehungen zur Netzhaut, aber nur lose zur Aderhaut besitzt. Die Vortreibung der Netzhautmitte wird in einigen Fällen noch durch einen eiweißreichen subretinalen Erguß erhöht. Mehr oder weniger deutlich sind arteriosklerotische, zum

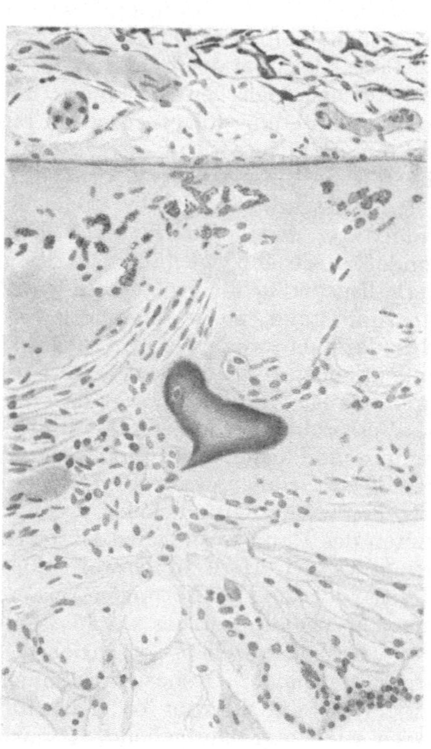

Abb. 97. Detail aus der Abb. 96. In der bindegewebigen Schwarte ist eine Knocheninsel eingesprengt. Die Zellen in der Umgebung haben osteoiden Charakter und sind als Vorstufen der Knochenbildung zu deuten.
(Nach E. Wölfflin.)

mindesten chronisch-entzündlich-degenerative Zustände im Bindegewebe der Netzhautgefäße der Nachbarschaft. Nach Axenfeld kommt vielleicht auch eine Abscheidung drusenartiger Bildungen seitens des degenerativen Pigmentepithels in Frage. Die Herkunft der Hauptmassen der derbfaserigen Schwarten dürfte aber wohl in der Netzhaut zu suchen sein. Allerdings vertritt E. Wölfflin für seinen eine Knochenneubildung in der Schwarte zeigenden Fall die Ansicht, daß die Aderhaut durch die im allgemeinen intakte, aber mehrfache Lücken für den Durchtritt der wuchernden Gefäße aufweisende Lamina vitrea hindurch ein Exsudat geliefert hat, auf welches die Netzhaut mit einem Reizzustand reagierte (Abb. 96 u. 97). Bemerkenswert ist das Vorkommen drusenartiger Gebilde auf der Lamina in der Umgebung der schwartig veränderten Zone.

i) Retinitis exsudativa (Retinitis haemorrhagica externa [Coats]).

George Coats hat unter dem Namen Retinitis exsudativa ein Krankheitsbild aufgestellt, das klinisch vor allem durch das Auftreten weißer undurchsichtiger Ausschwitzungen unter der Netzhaut mit mehr oder minder deutlichen Alterationen der Zentralgefäße (Kaliberunregelmäßigkeiten, Blutungen, miliaren Aneurysmen, Anastomosenbildungen) gekennzeichnet ist. Ein Teil dieser Erkrankungen wurde vor ihm als „eigentümliche Beschaffenheit der Retina" „atypische Retinitis circinata", „Tuberkulose der Retina" und „exsudative Chorioiditis" beschrieben, und es besteht auch darüber kein Zweifel, daß eine beträchtliche Zahl der sog. Pseudogliome zur Retinitis exsudativa zuzurechnen ist.

Coats legt bei der Schilderung des Symptomenkomplexes besonderen Wert auf die histologischen Merkmale, und im Nachstehenden wollen wir zunächst seiner Darstellung folgen. Der am regelmäßigsten zu erhebende Befund ist eine Masse Bindegewebe zwischen der Netzhaut und der Aderhaut, die teils in einzelnen Ablagerungen, teils als zusammenhängende Schicht angetroffen wird. Im Frühstadium ist die Masse locker und zellreich, später kompakter und gefäßarm, evtl. schließt sie auch Kalkeinlagerungen ein. Besonderes Gewicht legt dabei Coats auf die Tatsache, daß sich in den Schwarten verhältnismäßig oft Höhlen finden, die Reste von Blutkörperchen und Cholestearinkristalle, sowie pigmentierte Zelltrümmer beherbergen, und daß die Exsudationen, wenigstens im Beginn des Leidens, nur Beziehungen zur Netzhautaußenfläche, aber nicht zur Aderhaut aufweisen; denn die intakte Glaslamelle trennt lange Zeit die Schwarten von der Choriokapillaris. Jedenfalls geschieht die Versorgung der Massen mit Blutgefäßen anfänglich nur seitens der Netzhaut, wenn schon beim späteren Übergreifen des Prozesses auf die Aderhaut auch von dieser Gefäßsprossen vorgetrieben werden. Das Pigmentepithel geht entweder streckenweise zugrunde oder es zeigt eine Proliferation der Art, daß es beide Seiten des Raumes zwischen Exsudat und Chorioidea auskleidet. Ferner durchdringt es den Herd in Gestalt eines Systems von kleinen epithelumsäumten Röhren oder von herdförmigen Ansammlungen gefärbter Zellen oder von Pigmentzelleneinscheidungen der die Massen ernährenden Gefäße. Coats (2) hat auch sog. „Gespensterzellen" beschrieben, worunter er zahlreiche, in den Gerinnseln des subretinalen Raumes vorkommende geschwollene, schlecht färbbare Zellleiber versteht, die zum Teil Farbstoffkörnchen enthalten und die er als Leukozyten oder zugrunde gehende Pigmentepithelien anspricht.

Bilden also die Exsudatanhäufungen unter der Netzhaut und ihre Umwandlungen das Hauptkennzeichen der Erkrankung, so sind die Gefäßveränderungen zwar nicht regelmäßig vorhanden, aber doch so auffallend, daß sie keine zufälligen Erscheinungen darstellen dürften. Hier stoßen wir recht häufig auf eine enorme Erweiterung der Netzhautgefäße ohne besondere Wandverdickung, so daß stellenweise die Schnitte das Bild eines kavernösen Angioms der Retina darbieten und klinisch diese Gebiete wohl fälschlich für Hämorrhagien gehalten werden können. Ferner finden sich durch Thromben verschlossene erweiterte Gefäße und hier und da Wandverdickungen mit hyaliner Degeneration sowie Wucherungen des Gefäßendothels. Auch sind freie Blutergüsse in den Glaskörper, in die Retina und in den subretinalen Raum häufig anzutreffende Erscheinungen. Die Retina selbst ist auf großen Strecken abgelöst und eine starke Entartung ihrer nervösen Elemente überall erkennbar, so daß sie teilweise zu einer schmalen, fast kernlosen Membran zusammenschrumpft. Für die Ursache der ganzen Affektion hält Coats (2) das primäre Auftreten einer Blutung aus den äußeren Netzhautschichten zwischen Retina und Chorioidea; denn es fehlen in Zwischenstadien die Anzeichen des Bestehens einer Entzündung, die zur Absetzung fibrinöser Massen Anlaß geben könnte, und es lassen sich alle Veränderungen aus den Umwandlungen einer zerfallenden größeren Blutmasse im subretinalen Raume erklären. Deswegen hat Coats (2) der Erkrankung auch das Synonym „Retinitis haemorrhagica externa" beigelegt. Die letzten Zusammenhänge des Leidens vermag der Autor jedoch nicht aufzudecken und er läßt die Frage unentschieden, ob eine Veränderung der Konstitution des Blutes oder eine lokale Gefäßerkrankung die Hämorrhagie auslöst.

Da uns also im Gegensatz z. B. zu den bei Periphlebitis retinae tuberculosa zustande kommenden Veränderungen die eigentliche Pathogenese des Leidens zur Zeit noch unbekannt ist, kann es durchaus möglich sein, daß das Symptom der „massigen Exsudation" verschiedenen Bedingungen entspringt, und es ist sehr schwer, Grenzfälle, die mit der Angiopathia retinae juvenilis, der Angiomatosis oder echten Netzhauttuberkulose oder proliferativen Aderhauterkrankung Berührung haben, zur Aufklärung heranzuziehen. Das geht auch aus der Tatsache hervor, daß nach den Zusammenstellungen von Th. Leber in 80% der Fälle das Leiden bei Jugendlichen unter 25 Jahren auftritt und Andreas Rados die gleiche Affektion bei einem $1^1/_2$ jährigen Kinde, E. v. Hippel sowie Th. Axenfeld dagegen bei Patienten im vorgeschrittenen Alter, bezugsweise Greisenalter beschrieben haben. Wahrscheinlich sind indessen solche Fälle der scheibenförmigen Entartung der Netzhautmitte zuzurechnen. Auch Fredrik Berg bucht eine Beobachtung bei einem 2 jährigen Kinde. Jedenfalls sind die Offenbarungen der Retinitis exsudativa, wenn alle die beschriebenen Fälle wirklich zu ihr gehören, außerordentlich vielgestaltig. Die von der Schilderung von Coats (2) abweichenden Befunde beziehen sich auf folgende Erscheinungsformen.

In dem Falle von Andreas Rados ($1^1/_2$ jähriges Kind) sind die pathologischen Veränderungen nur am hinteren Pol lokalisiert, und zwar im wesentlichen im Umkreis der Papille. Hier findet sich eine knospenartige, bucklige Auftreibung der Netzhaut, die mit ziemlich steil abfallenden Rändern in die normalen Gebiete übergeht. Innerhalb des ergriffenen Teils sind sämtliche Schichten der Retina in toto gefaltet, und zwar die äußeren Schichten mehr als die inneren, so daß je nach der Schnittlage schlauch- und ringförmige Anordnungen der Stäbchenschicht zutage treten. Stellenweise kommen auch insel- und rosettenförmige Gebilde zustande und überall macht sich eine Gliawucherung bemerkbar. Die Ganglienzellen sind aufgequollen und zeigen Kernzerfall. Auch liegen zwischen der Limitans interna und der Ganglienzellenschicht hier und da kleine Blutungen, die in den äußeren und mittleren Schichten jedoch fehlen. Ferner sind schwere Gefäßveränderungen, vor allem Wucherung der Intima- und Adventitiazellen sichtbar, die zum Teil zum Verschluß von Netzhautgefäßen führen. Rados betont auch besonders eine serofibrinöse Durchtränkung des Netzhautgewebes selbst, vornehmlich in den inneren Schichten und die Bildung eines zarten Exsudates an der Innenfläche des Limitans interna. Dabei fehlt jedoch die für die Erkrankung von Coats für typisch erklärte zell- und gefäßreiche Zwischenschicht zwischen Netzhaut und Aderhaut nicht, die eine starke Einwanderung von Pigmentepithelien erkennen läßt. Im Gegensatz zu der Annahme von Coats (2) spricht Rados die Erkrankung als einen rein entzündlichen Vorgang an, bei dem die Gefäßveränderungen im Vordergrunde stehen. Primär seien vaskuläre Störungen, an diese schlössen sich zunächst progressive Ernährungsstörungen des Netzhautgewebes und als Endstadium regressive Ernährungsstörungen an, die mit der Zeit die ehemals vorhanden gewesenen Anzeichen der Entzündung übertönen.

Die Untersuchung Fredrik Bergs betrifft drei Augen, die wegen Tumorverdacht entfernt worden waren und die mehr oder weniger deutliche Knoten hinter der abgelösten Retina erkennen ließen. Auch in diesen Fällen zeigt sich eine ausgesprochene Erkrankung der Netzhautgefäße, vor allem um so deutlicher, je weiter peripher die Verzweigungen liegen, in Gestalt von Endothelwucherungen, Rundzellinfiltrationen, Dehnungen bis zum Schwund der normalen Wandbestandteile, Hyalinisierung der Wände, Thrombosen ver-

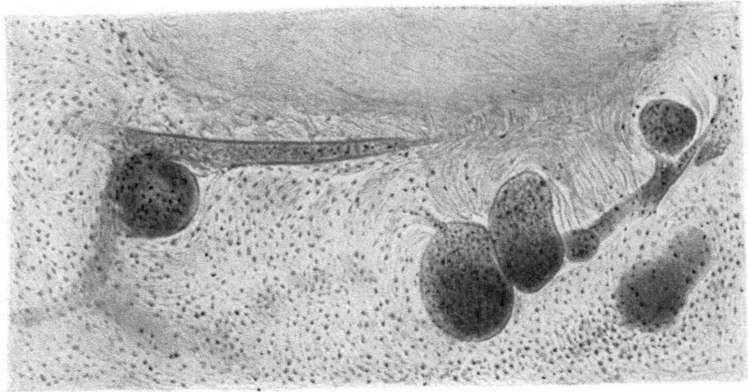

Abb. 98. Aneurysmenbildung bei Retinitis exsudativa externa. (Nach Fredrik Berg.) Die Blutaussackungen entbehren zum Teil jeder sichtbaren Bindegewebswandung und sind dabei direkt von der Glia umgeben.

schiedenen Alters, Bildung von miliaren und dissezierenden Aneurysmen und Gefäßobliterationen. Vor allem den Aneurysmenbildungen legt Berg eine gewisse Bedeutung bei; denn sie zeugen von einer Neigung der Gefäßwandung zum Bersten. Dann wird das austretende Blut zunächst noch von den Resten des adventitiellen Bindegewebes begrenzt und, wenn auch diese Schranke zersprengt wird, bilden sich Blutsäcke, die nur noch von der Glia mit scharfer Grenze umgeben sind. Wahrscheinlich ist es die Limitans gliae perivascularis, die am längsten Widerstand leistet (s. Abb. 98). Fällt diese letzte Schranke, so kommt es zur Durchblutung des Netzhautgewebes. Auch dissezierende Aneurysmen kommen vor, die dadurch gekennzeichnet sind, daß zunächst nur die inneren Lagen der Gefäßwandung bersten und dann das Blut sich zwischen die einzelnen Gefäßwandhäute einzwängt, die voneinandergedrängt werden (s. Abb. 99). Anscheinend sind die Gliaelemente an der Aufsaugung der Blutungen durch Phagozytose mitbeteiligt, insofern Gliazellkränze die Blutkoagula umgeben.

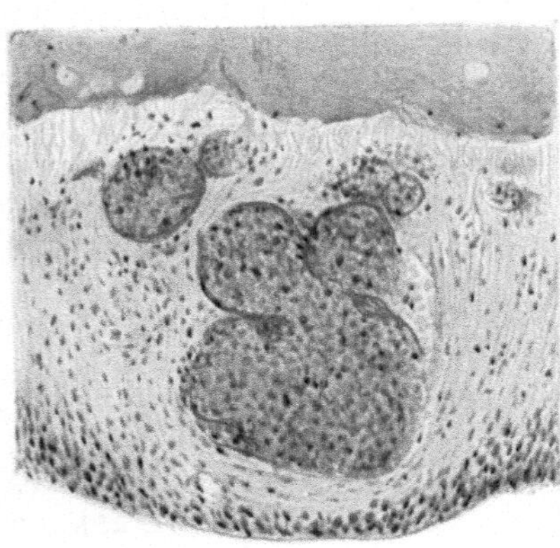

Abb. 99. Retinitis exsudativa externa. Querschnitt eines Gefäßes mit aufgespaltener Wandung bei Aneurysmenbildung. (Fall von Fredrik Berg.)

Diese Zellreihen hängen mit den gliafaserhaltigen Nachbarn eng zusammen. An anderen Stellen werden die Gliawucherungen so hochgradig, daß sie in diffuser Ausdehnung die Retina in ganzer Dicke durchsetzen und die Gliose einen fast geschwulstartigen Charakter annimmt. Zweifellos sind diese Vorgänge indessen sekundäre. Da alle drei Fälle schwere Gefäßveränderungen zeigen, hält auch Berg diese für die maßgebende Erkrankung, so daß sich die Pathogenese in der Reihenfolge abspielen würde, die durch primäre Krankheit der Netzhautgefäße, Blutungen (Aneurysmenbildungen), seröse und serofibrinöse Exsudation in die Netzhaut, Nekrose des Gewebes, sekundäre Wucherung des Pigmentepithels und der Glia, sowie Bindegewebsneubildung an der Netzhautaußenfläche und entlang der Gefäße gegeben wäre.

E. v. Hippels Beobachtung betrifft eine 49jährige Frau, deren linkes Auge zwei Jahre nach Beginn der ersten Symptome wegen Drucksteigerung entfernt wurde. Hier besteht die Masse hinter der Netzhaut zunächst aus dem in situ befindlichen Pigmentepithel, weiter nach einwärts, aus einer breiten Zone geronnener Flüssigkeit und dann einer dicken Exsudatlage auf der Hinterfläche der Netzhaut, während eine analoge Schicht auch die Limitans interna bedeckt. Zahlreiche Netzhautgefäße zeigen einen dichten Rundzellenmantel und an einigen Stellen ist das Netzhautgewebe selbst so dicht mit Rundzellen infiltriert, daß es schwer hält, die Grenze zum Exsudat zu finden. Im allgemeinen ist die Aderhaut unbeteiligt, doch setzt in der Nähe des Corpus ciliare eine mächtige zellige Infiltration ein, die hie und da die Glashaut und das Pigmentepithel durchbricht und in das subretinale Exsudat einstrahlt. Auch breitet sich das letztere entlang den Venae vorticosae nach außen aus. Das vor der Netzhautinnenfläche gelegene Gewebe ist wie der verdichtete Glaskörper stark vaskularisiert, und zwar stammen die neugebildeten Gefäße wahrscheinlich aus der Aderhaut. Dabei konnte an den Netzhautgefäßen selbst keine Veränderung gefunden werden, und E. v. Hippel legt deshalb denselben keine führende Bedeutung bei. Er leugnet auch, daß es sich um Umwandlungsprodukte einer subretinalen Blutung handele, wie Coats es behauptet, sondern sieht in der Exsudation die Folge einer entzündlichen Affektion, einer Retinitis und wohl auch einer Chorioiditis unbekannter Ursache.

Auch der Fall 2 (4jähriges Kind) und Fall 3 (Kind von 9 Monaten) von R. Hanssen scheinen hierher zu gehören, und lassen an der primären Rolle einer Entzündung der Retina kaum einen Zweifel. In der ersten Beobachtung fehlen Blutungen und Gefäßanomalien und in der zweiten ist die ganze Netzhaut durch einen wohl infektiösen Prozeß zerstört, der zur Bildung eines Granulationsgewebes zwischen Netzhaut und Aderhaut geführt hat. Hier ist vor allem das Verhalten des Pigmentepithels auffallend; denn es ist stellenweise in eine ziemlich breite Lage pigmentierter, sich kreuzender, derber Gewebsbalken verwandelt. Nur von Endothel begrenzte Bluträume und freie Blutlachen liegen in dem zwischen den Netzhautresten und der Aderhaut eingeschobenen organisierten Exsudate. Die Aderhaut nimmt einen deutlichen Anteil an den entzündlichen Vorgängen.

Ob die von Th. Axenfeld beschriebene Retinitis externa exsudativa mit Knochenbildung im sehfähigem Auge eines 63jährigen Mannes wirklich zu der Gruppe von Coats ursprünglich gemeinten Veränderungen gehört, muß vorläufig unentschieden bleiben. Ich habe die Beobachtung in das Kapitel über die Erkrankung der Netzhautmitte eingereiht; sie ist eine Parallele zum Falle von E. Wölfflin.

Es sei auch darauf hingewiesen, daß Axenfeld gleich E. v. Hippel die Trennung einer Retinitis exsudativa der Jugendlichen und Älteren für nicht durchführbar erklärt, an der Einheit des Gesamtbildes der Erkrankung festhält, aber durchaus die Möglichkeit anerkennt, daß verschiedene Ursachen vorliegen können.

k) Die Veränderungen der Netzhaut bei Leukämie.

Die Leukämie zeitigt in ihren verschiedenen Formen eine Stauung im Gebiete der Zentralvene, Unregelmäßigkeiten in der Füllung und Form des Gefäßrohres (Varikositäten), sowie neben Blutungen das Zutagetreten heller Flecken und ausgedehnter hell gefärbter Partien innerhalb und unter der Netzhaut. Nach der Zusammenstellung von W. Stock ist eine Differentialdiagnose zwischen lymphoider und myeloider Leukämie auf Grund des Netzhautbefundes nicht möglich. Im mikroskopischen Bilde fällt die hochgradige Erweiterung und Vollstopfung der Gefäßlumina mit vor allem weißen Blutbestandteilen auf. Die perivaskulären Räume sind erweitert, und häufig umgeben Mäntel von Leukozyten die Gefäße. Daneben finden sich kugelförmige oder ampullenartige Varikositäten. Hinzukommen schwere exsudative Prozesse, die die Netzhautschichten auseinanderdrängen und massenhafte Blutergüsse in allen Teilen der Retina (s. Abb. 65, S. 633). Hand in Hand damit geht vielfach eine subretinale Blutung oder eine serösfibrinöse Transsudation, die eine Netzhautablösung erzeugt.

Wenn ein Gefäß durch Wucherungen des Endothels und Vollpfropfung mit Leukozyten verstopft wird, so entwickelt sich das typische Bild eines tumorartigen Leukozytenherdes, in dem die Wandung des Gefäßes ganz verschwinden kann (J. Murakami).

l) Angioide Netzhautstreifen. Angioid streaks.
Pigmentstreifenbildung der Netzhaut. Retinitis striata.

Im klinischen Sprachgebrauch gehen die Begriffe der angioiden Netzhautstreifen und der Retinitis striata etwas durcheinander, und wir wollen im folgenden unter der ersteren Form der Streifenbildung nur die fast ausnahmslos doppelseitig auftretenden „gefäßähnlichen" grauschwarzen Streifen in den tiefsten Netzhautschichten verstehen, unter der Retinitis striata jedoch die schwarzen und grauweißen tiefliegenden Linien nach Wiederanlegung einer Amotio retinae oder Amotio chorioideae.

Von den angioiden Streifen besitzen wir bislang keine einwandfreien pathologisch-anatomischen Schilderungen. Zwar haben W. T. Lister und A. Magitot Untersuchungsergebnisse veröffentlicht; aber es ist recht fraglich, ob sie mit den Veränderungen übereinstimmen, welche wir klinisch zu sehen bekommen. Lister fand sklerosierte und pigmentierte Netzhautgefäße, die bis in die äußerste Peripherie zu verfolgen waren. Seine Fälle waren aber einseitige Prozesse. Auch widerspricht das Befallensein der Netzhautperipherie den sonstigen Erfahrungen; denn es wird immer berichtet, daß die pigmentierten Streifen vor dem Äquator aufhören.

In Magitots Fall scheint es sich sicher wohl um angioide Streifen gehandelt zu haben, wenn auch die beigegebene Augenhintergrundsabbildung nichts anderes als mit Pigment ausgegossene oder umrahmte Äste der Zentralgefäße zeigt. Die mikroskopische Untersuchung konnte jedoch erst 1 Jahr nach der letzten Augenspiegeluntersuchung vorgenommen werden, und mittlerweile war die Patientin an multiplen Erweichungsherden im Gehirn erkrankt. Die der Leiche entnommenen Augen zeigten neben schweren arteriosklerotischen Veränderungen im Gebiete der Zentralgefäße massenhafte Blutergüsse in die Netzhaut und teilweise Umwandlung der Hämorrhagien in eine bräunlichgelbe Farbstoffmasse. Da wir genau denselben Vorgängen auch bei schwerer Retinitis albuminurica begegnen, trage ich Bedenken, in ihnen die Grundlage der pigmentierten angioiden Streifen zu sehen.

Von der zweiten Kategorie der Streifenbildung, wie sie nach Ablösung der Netzhaut oder Aderhaut-Netzhaut auftreten, besitzen wir Befunde von E. Fuchs und Henning Rönne. Ersterer fand Faltenbildungen des Pigmentepithels, das samt Glaslamelle ziemlich tief in die Aderhaut hineingezogen war, und letzterer konnte als Ursache eine dünne Schwarte zwischen Netzhaut und Aderhaut feststellen, die sich nach Wiederanlegung einer Amotio gebildet hatte und mit Pigmentepithelnestern durchsetzt war.

m) Markhaltige Nervenfasern der Netzhaut. Fibrae medullares.

Zur Zeit der Geburt ist die Markscheidenumhüllung der Nervenfasern des Optikus noch nicht völlig ausgebildet; denn das Mark schiebt sich vom Zentrum des Nervensystems nach der Peripherie vorwärts und der Sehnerv bekommt es von allen Gehirnnerven am spätesten, so daß am Ende des Fötallebens sein

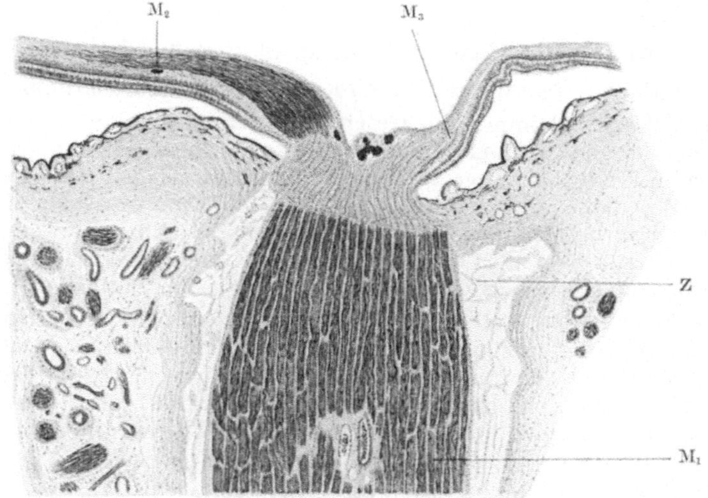

Abb. 100. Markhaltige Nervenfasern der Papille und angrenzenden Netzhaut. Das Mark schneidet mit der Lamina cribrosa scharf ab. M₁ Mark der Optikusfasern. M₂ Mark in dicker Anhäufung, M₃ in dünner Lage innerhalb der Netzhaut, Z Zwischenscheidenraum. Die Weigertsche Färbungsmethode schwärzt nicht allein die Markscheiden, sondern auch die roten Blutkörperchen in den Gefäßen. (Sammlung J. v. Michel.)

peripheres Ende so gut wie vollständig markfrei ist. Auch die neugeborenen Kaninchen zeigen noch keine Spur der sonst normalerweise von der Papille ausgehenden Markflügel. Erst am 10. Tage erreicht der Kaninchenoptikus seine ausgebildete Markreife und zur selben Zeit tauchen in der Netzhaut die ersten Markstrahlen auf. Aus diesen Tatsachen und Überlegungen hat daher E. v. Hippel den Schluß gezogen, daß die markhaltigen Nervenfasern der menschlichen Netzhaut im streng genommenen Sinne keine angeborene Eigentümlichkeit sein können. In der Tat sind auch nie diese Bildungen beim Neugeborenen gesehen worden.

Der nahe liegende Gedanke, daß die Anomalie dadurch entsteht, daß die Markentwicklung über das übliche Ziel hinaus in die Retina fortschreitet, ist indessen unbedingt von der Hand zu weisen. Schon der häufiger zu erhebende klinische Befund, daß die Markfasern in einem größeren Abstande von der Papillengrenze in der Netzhaut beginnen, läßt sich mit dieser Vorstellung nicht vereinigen. Ebenso klar wird der Zusammenhang bei Heranziehung der anatomischen Ergebnisse, wie die der Veröffentlichung J. v. MICHELs entnommene Abb. 100 erweist. Wir sehen hier die Markscheiden mit der proximalen Grenze der Lamina cribrosa scharf abschneiden und erst im weiten Abstande von ihr in der Netzhaut wieder auftreten. Der Grund für dieses Verhalten ist in dem Umstande zu suchen, daß die Lamina ein unüberwindliches Hindernis für die Weiterentwicklung des Markes darstellt, womit die Tatsache in Einklang steht, daß die Tieraugen, welche normalerweise Markfasern der Netzhaut enthalten, gar keine Lamina aufweisen. Bei diesen Augen setzen sich also wirklich die Markscheiden ununterbrochen vom Optikus auf die Retina fort, während beim Menschen nur eine abnorme Anlage der Netzhautfasern, sich mit Mark zu umkleiden, angenommen werden kann (PAOLO BORRELLO).

Im allgemeinen bleiben die markhaltigen Nervenfasern während des ganzen Lebens unverändert, doch schwinden die Markscheiden vollständig, wenn eine Atrophia nervi optici eintritt (A. WAGENMANN, SACHSALBER, RUDOLF BACHMANN).

n) Die Geschwulstbildungen der Netzhaut.

1. Glioma retinae (Neuroglioma, Neuroepithelioma, Neuroblastoma retinae).

Die im Gehirn vorkommenden Geschwülste hat man schon seit langer Zeit Gliome genannt und RUDOLF VIRCHOW hat lediglich wegen der großen Ähnlichkeit die im kindlichen Auge zur Entwicklung gelangenden Netzhauttumoren ebenfalls als „Glioma retinae" bezeichnet (1873). Damit wurden die vorher üblich gewesenen Bezeichnungen „Fungus medullare" (Markschwamm), „Enzephaloid" und andere außer Gebrauch gesetzt. Dem mikroskopischen Bau nach zählte VIRCHOW die Gliome der Netzhaut zu den Sarkomen.

JULIUS HIRSCHBERG unterschied 1876 zwei Arten dieser Geschwülste, je nachdem die Entwicklung der Zellmassen nach der Außenfläche der Retina (Glioma exophytum) oder in den Glaskörper hinein von der Innenfläche aus (Glioma endophytum) erfolgt, doch war es ihm klar, daß hier der reine Zufall waltete und beide Formen der Struktur nach völlig übereinstimmten.

Die Gliome kommen ein und doppelseitig, auch in einem und demselben Auge multipel vor und bilden weiche, wegen der zahlreichen nekrotischen Stellen schon makroskopisch gefeldert aussehende Geschwulstknoten. Am gefärbten Präparat bietet sich ein charakteristischer Befund in der Weise dar, daß man Zellschläuche sieht, die um ein Gefäß herum angeordnet sind und deren Einzelelemente nur in der Nachbarschaft dieser Ernährungsquelle gut erhalten und färbbar sind, während die etwas weiter abseits liegenden Zellen nicht mehr genügend versorgt und in einen nekrotischen Brei verwandelt werden. So kommt das Bild solider zapfenartiger Geschwulstsäulen zustande, die in ihrer Achse ein Gefäß enthalten und in eine krümelige, leicht zerfallende Masse eingebettet sind.

Der feinere Bau und die Herkunft der Zellmassen ist Gegenstand einer lebhaften Erörterung gewesen, die auch heute noch nicht abgeschlossen ist. Die ersten genaueren Untersuchungen lieferten JUNG und S. FLEXNER (1891), die vor allem die gelappte dendritische Bauart hervorhoben. Der letztere Autor hat auch bereits eine eigentümliche, in den Gliomen recht häufig wiederkehrende Zellanordnung, die Gliomrosettenbildung, beschrieben und die Vermutung ausgesprochen, daß hier pallisadenförmige aneinandergereihte Neuroepithelien vorliegen. HUGO WINTERSTEINER hat diese Rosetten dann in seiner ausführlichen Monographie (1897) in den Mittelpunkt der Betrachtung gestellt und die von Flexner angedeutete Möglichkeit auf Grund seiner eigenen zahlreichen Untersuchungen für erwiesen und den ebenfalls von FLEXNER bereits gebildeten Namen

„Neuroepithelioma retinae" für den einzig richtigen erklärt, indem er annahm, daß die Gesamtheit der Geschwulstzellen aus Abkömmlingen der Sinnesepithelien der Retina bestände. Zu einer solchen Behauptung fühlte sich WINTERSTEIN um so mehr berechtigt, als er in den Rosetten eine das Lumen umsäumende Membran vorfand, die er als Limitans externa retinae ansprach.

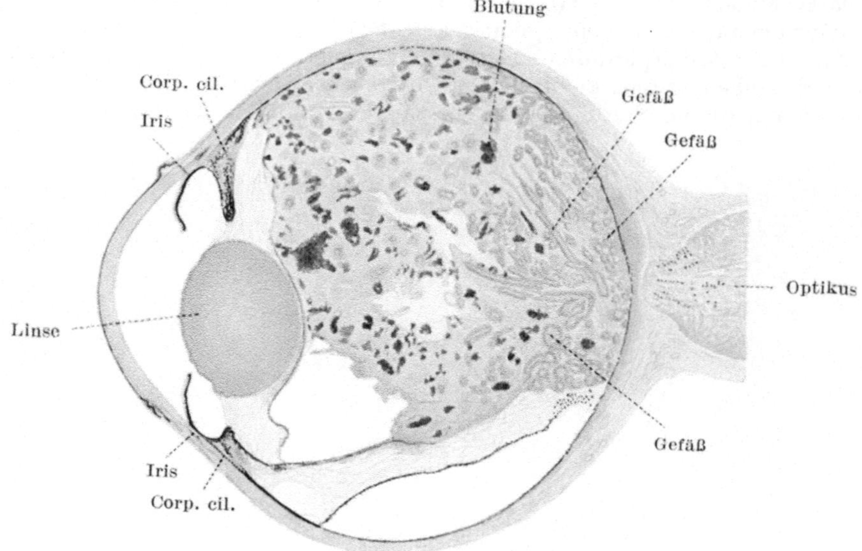

Abb. 101. Glioma retinae (Sammlung J. v. MICHEL).

Indessen ist diese Theorie, die auf rein morphologischen Betrachtungen beruht, nicht unwidersprochen geblieben; denn schon vorher hatte RICHARD GREEFF mit Hilfe der Gliafärbung nach WEIGERT in den Tumoren Zellen mit weitreichenden Ausläufern festgestellt, die nichts anderes als Gliaelemente sein können, und die ganze Geschwulst deswegen Neurogliom genannt. B. FISCHER hingegen machte darauf aufmerksam, daß es sich um eine Wucherung der primitiven Zellen handele, die der Entwicklung der Retina zugrunde liegen und sowohl Glia als auch nervöse Zellen liefern. Er zog einen Vergleich mit den ähnlichen Geschwülsten der Nebenniere und schlug den Namen Neuroblastom der Retina vor. Eine wich-

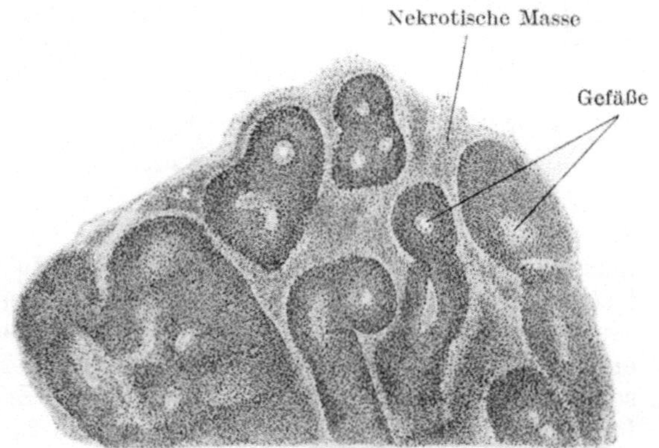

Abb. 102. Glioma retinae (Sammlung J. v. MICHEL).

tige Stütze für die Annahme, daß die Gliazellen und nicht die nervösen Zellen das Material der Geschwulst bilden, hat jedoch neuerdings F. MUNOZ URRA geliefert, dessen Ergebnisse sich auf die Anwendung der Gliafärbung mit dem Tannin-Silberverfahren gründen. Seine Darstellung läßt die einzelnen Entwicklungsphasen des Glioms, wie folgt, vor sich gehen. In den die jüngsten Zellgruppen beherbergenden Randteilen der Geschwulst begegnen uns Elemente mit wenig Zytoplasma, großem Kern und zahlreiche Kernteilungsfiguren. Dabei vermehren sich die Zellen als frei wucherndes Gewebe, ohne daß eine Zwischensubstanz nachweisbar ist, und es geschieht die Zellproliferation in Gruppen und Aussaat kleiner Kolonien. Diese „intraokularen Metastasen" des Glioms in Gestalt vieler im Glaskörper flottierender Zellkonglomerate und von „gliomatösen Beschlägen" auf den Begrenzungsflächen des Glaskörperraumes sind schon immer der Gegenstand besonderer Aufmerksamkeit seitens der früheren Untersucher gewesen. Nach Urra kann man schon in diesem Stadium, wenigstens in der Peripherie der Hauptgeschwulst-

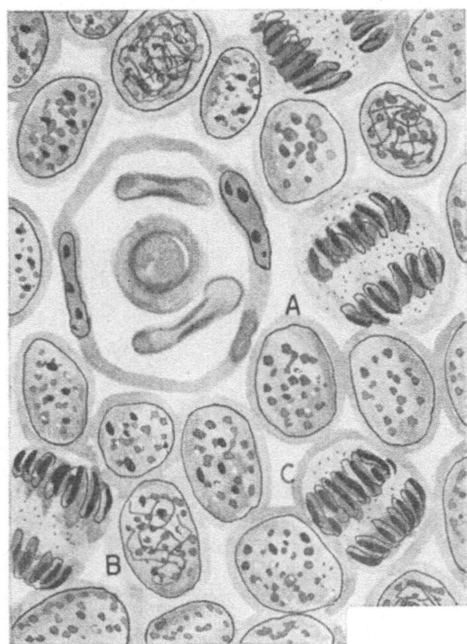

Abb. 103. Netzhautgliom. Randzone. (Vergr. 100 fach.) Kernteilungsfiguren. AgCO₃. A Normale Kerne. B Kerne mit Chromatinfäden. C Mitosen. (Nach Urra.)

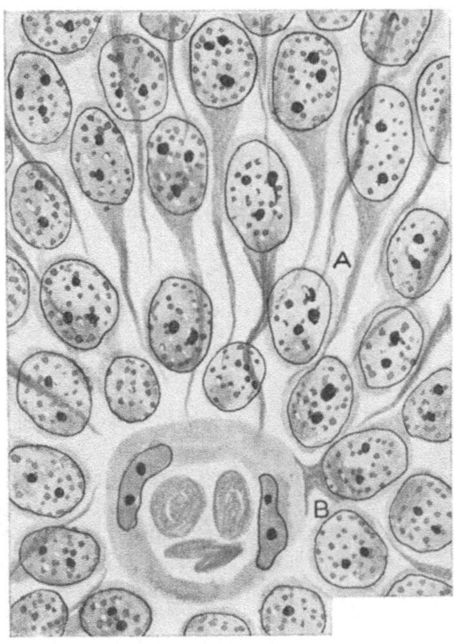

Abb. 104. Netzhautgliom. Mittlere Zone. (Vergr. 100 fach.) AgCO₃. A Gliozyt mit langen Füßchen. B Gliozyt mit kurzen, einer Kapillare anliegendem Füßchen. (Nach Urra.)

masse deutliche Beziehungen der Zellbrut zu Blut- (und Lymph-) Kapillaren feststellen; denn überall, wo ein Gefäßröhrchen sichtbar wird, vollzieht sich in seiner Nachbarschaft eine besondere auffallende Vermehrung und Weiterentwicklung der Zellen. Mit dieser Gefäßversorgung der jungen Tumorelemente setzt das zweite Stadium der Ausbildung der Zellen insofern ein, als sie ein birnförmiges granuliertes Zytoplasma bekommen, welches der Gefäßwandung zustrebt, um mit ihr in feste Verbindung zu gelangen. Nunmehr wird der Charakter der Tumorbestandteile als Gliozyten deutlicher; denn es prägt sich an den unmittelbar der Gefäßwand benachbarten Zellen eine gedrungene Fußplatte aus und erhalten die entfernter gelegene Gebilde einen Anschluß an das Gefäßrohr mittels eines kräftigen Zellfortsatzes, der sich an die Wandung mit einem Saugfüßchen anheftet. Erblickt man in den Schnitten ein längs getroffenes Gefäß, so sind die Glioblasten in wohlgeordneter Reihe den Gefäßkonturen angelagert, und nunmehr hört die Zellteilung auf. So gewährt es den Anschein, als wenn eine von den Gefäßen ausgehende Anziehungskraft in dem Durcheinander der Zellbrut vom embryonalen Typus Ordnung schafft. In den mehr zentral gelegenen Bezirken haben die Gliazellen ihre volle Ausbildung gewonnen; denn die Silbermethode deckt die sog. Astrozyten auf, Zellen, die nach allen Seiten hin weitreichende radiäre Ausläufer entsenden. Wahrscheinlich gewährt die Haftung der Saugfüßchen an der Gefäßwandung den Geschwulstzellen eine gute Ernährung, so daß ihre Differenzierung rasch fortschreitet. Im Zytoplasma treten nun auch die WEIGERTschen Gliafibrillen auf. Da die Imprägnierung immer nur einzelne Zellindividuen heraushebt, entsteht das zierliche Bild vieler Sternzellen, die mit ihren Fortsätzen ein Netz darstellen. Immer

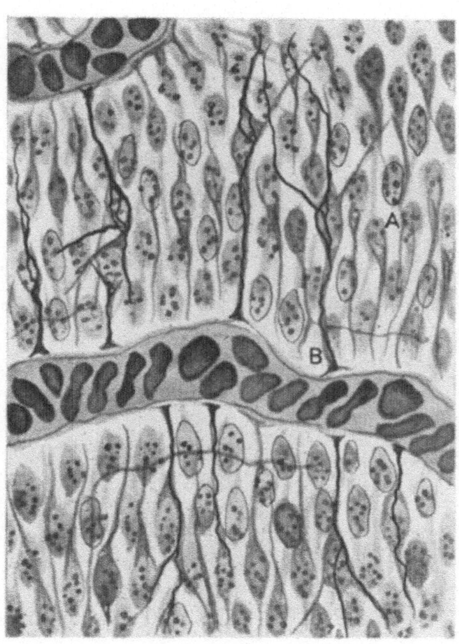

Abb. 105. Netzhautgliom. Mittlere Zone. (Vergr. 800 fach.) AgCO₃. A Gliozyt ohne Fibrillen. B Gliozyt mit Weigertschen Fibrillen. (Nach URRA.)

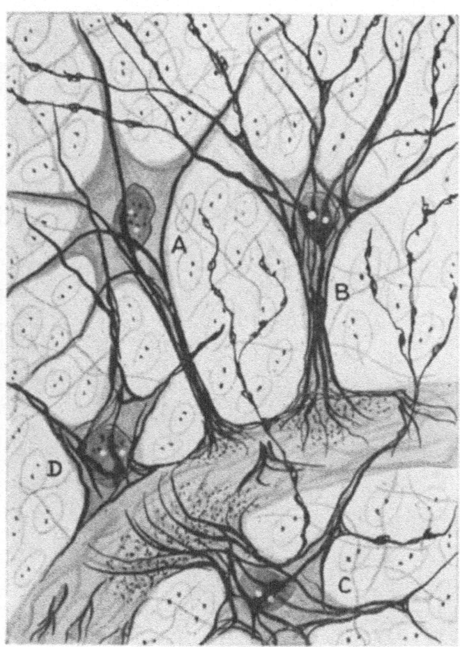

Abb. 106. Netzhautgliom. Zentrale Zone. (Vergr. 1000 fach.) AgCO₃. A Astrozyt mit langem Füßchen. B Astrozyt mit kräftigem Füßchen. C Astrozyt mit sehr dicken Füßchen und perivaskulären Fäserchen. D Perivaskulärer Astrozyt. (Nach URRA.)

aber offenbart sich auch noch in diesem Stadium die Abhängigkeit der Zellen von den Gefäßen; denn sie bleiben nur färbbar, solange sie in der Nachbarschaft der Blutbahn liegen und so lange diese selbst noch wegsam bleibt. Mit der Zeit erlischt nämlich durch Entartung der Gefäßwandung das blutführende Lumen und damit fallen alle zugehörigen Zellmäntel der Nekrose anheim. Auch hängt mit der Schädigung der Gefäßwandung das bei Gliomen sehr häufig zu findende Auftreten von Blutungen in das Geschwulstgewebe zusammen.

URRA hat auch eine Erklärung für das Zustandekommen der Rosetten gegeben, indem er schildert, wie sich die Geschwulstzellen zwischen die radiär gestellten Ausläufer der Astrozyten einordnen, so daß es den Anschein erweckt, als wären die Zellen um ein Lumen herumgruppiert, das sich mit der Silberimprägnierungsmethode als von dem Zellkörper eines Astrozyten ausgefüllt darstellt. Die von WINTERSTEINER gesehene Limitans externa, die das fragliche

Lumen umsäumen sollte, sei in Wirklichkeit die Zellkontur des ungefärbt gebliebenen Astrozyten.

Indessen kann die von Urra gegebene Erklärung des Zustandekommens der Rosetten nur für einen Teil der Bildungen Geltung haben, und schon der Anblick der betreffenden Geschwulstabschnitte verbietet eine Verallgemeinerung; denn es kommen nicht nur ringförmig angeordnete Zellformen, sondern auch hufeisen- und girlandenartige Zellbänder in Betracht. Außerdem begegnen wir diesen Figuren nur in den intraokulären Geschwulstpartien, und schon

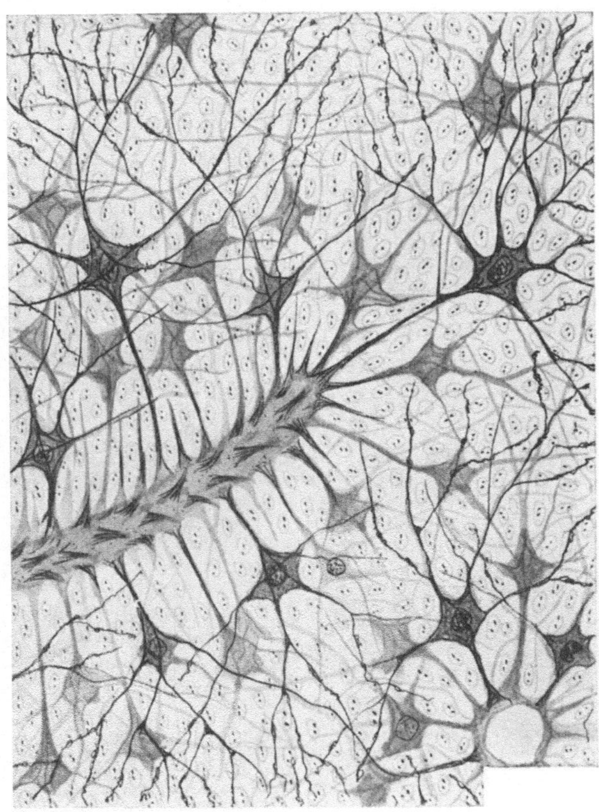

Abb. 107. Zentrale Ansicht (Bild) des Netzhautglioms mit AgCO, imprägniert. (Vergr. 700fach.)
(Nach Urra.)

die durch eine Perforationsstelle der Sklera hindurchwuchernde Gliommasse zeigt sie nur ganz selten, während die Metastasen im Gehirn und anderen Körperstellen nur ein regelloses Durcheinander rasch wuchernder Zellkomplexe von embryonalen Typus aufweisen, in dem man vergebens nach einer Einordnung zu Figuren sucht. Schon Wintersteiner hat hieraus den Schluß gezogen, daß die zierlichen Ranken und Kreise nur unter der Einwirkung des ntraokularen Drucks sich ausbilden, während die freiwuchernden Tumorteile durch keine Beengung beeinflußt werden. Erich Zeiss ist diesen Zusammenhängen weiter nachgegangen und hat gefunden, daß die Rosettenbildung eine einfache Folge der rasch fortgesetzten Zellteilung in der Peripherie des Glioms und namentlich in der im Glaskörper schwimmenden

Aussaat ist. Die Zellproliferation findet nämlich hier in zwei Formen statt, in **Kettenform** (wie aneinandergereihte Feigen) und in „Ballung" d. h. in zusammengeballten Zellhaufen. Die erste Figur entsteht durch fortgesetzte

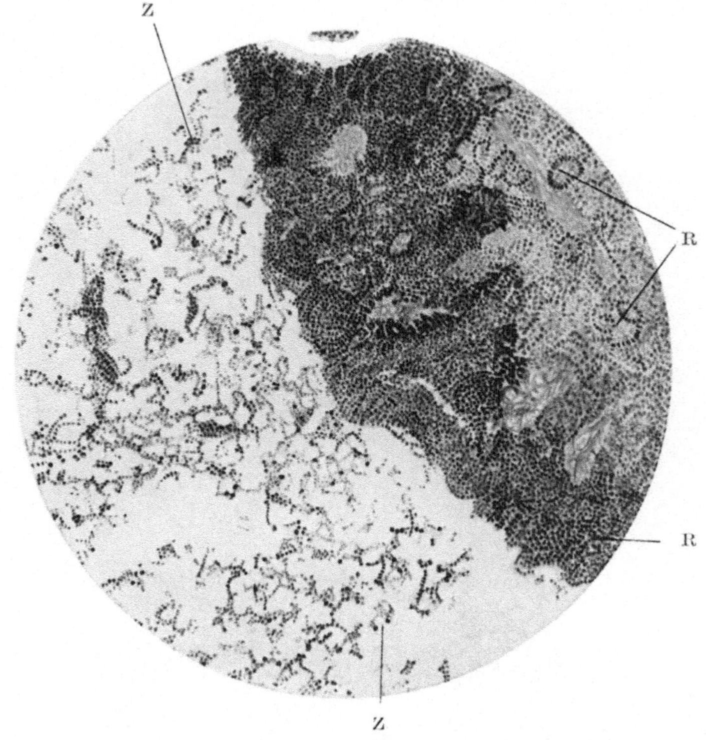

Abb. 108. Grenzpartie eines Glioms nach dem Glaskörper zu. In der soliden Geschwulstmasse sehr zahlreiche „Rosetten" (R). Die Zellaussaat (Z) im Glaskörper erfolgt in Zellbändern.

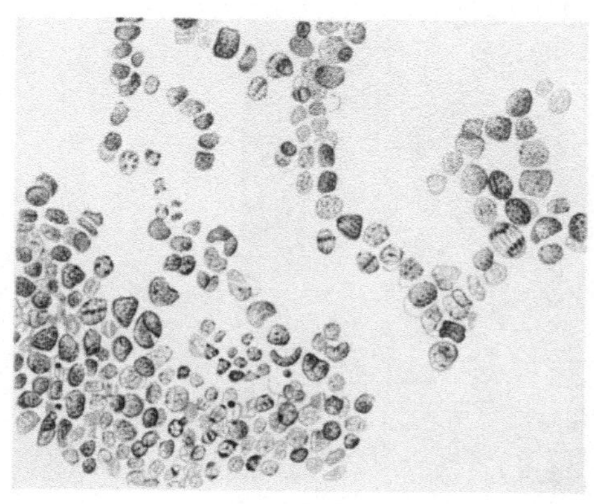

Abb. 109. Einige Ketten der jungen Zellbrut des Glioms bei stärkerer Vergrößerung.

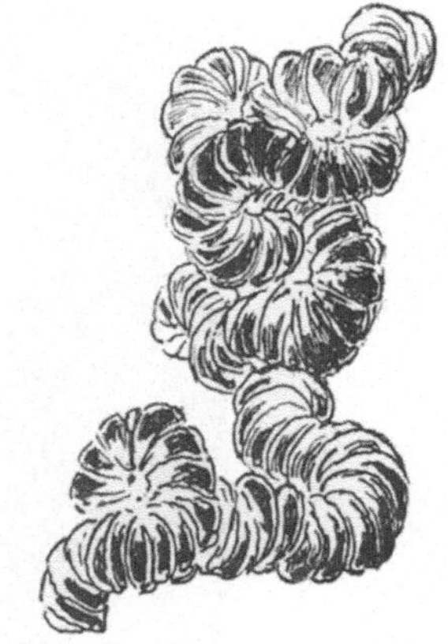

Abb. 110. Die Zellsäule eines frei wuchernden Geschwulstbezirks legt sich in Windungen. (Nach ERICH ZEISS.)

Teilung der Zellbrut in einer Richtung, so daß Zellstränge entstehen, die Ähnlichkeit mit den Bildern einer Streptokokkenreinkultur haben, die letztere durch Hinzutreten einer Teilung auch senkrecht zur Achse des Zellstranges.

Im weiteren Wachstum werden aus den Zellketten Achter und Doppelachter, Schleifen und S-förmige Windungen, und zwar begegnen sich die Zellzüge über

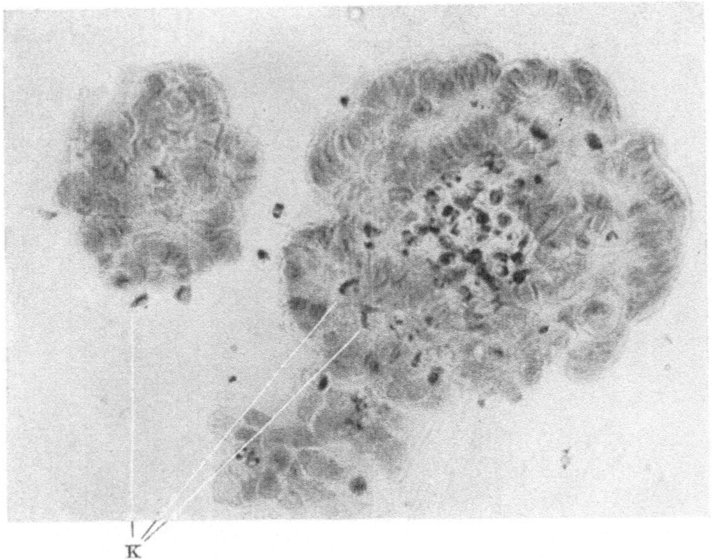

Abb. 111. Eine intraokulare Metastase von Glioma retinae. Zellknäuel mit Rosetten. K Karyokinesen. (Nach Erich Zeiss.)

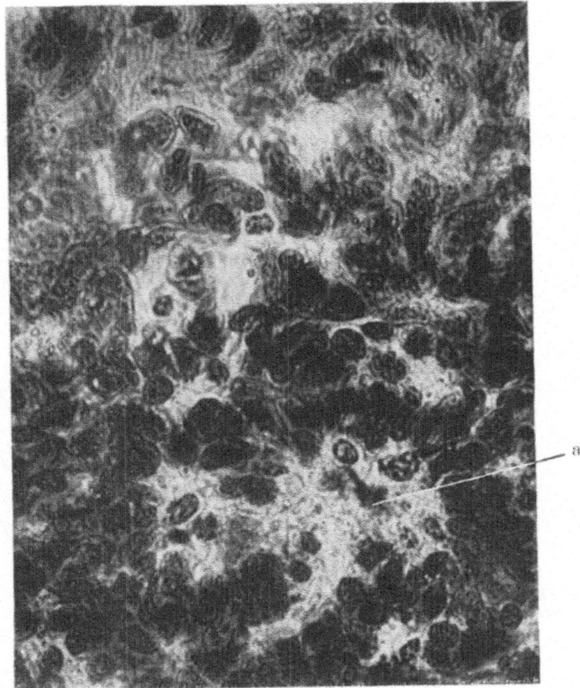

Abb. 112. Eine halbe „Rosette" (a) in einem Gliaabschnitt, der nach Durchbrechung der Sklera nach außen gewuchert ist. (Nach Erich Zeiss.)

und untereinander. „Wo die Ebene des Schnittes mit der Ebene einer oder mehrerer Schleifenachsen zusammenfällt, sieht man schöne und typische Rosetten." Somit gehören die Zellen einer Rosette zumeist gar nicht ein und derselben fortlaufenden Zellkette an, sondern zwei oder mehreren verschiedenen. Nie lassen sich indessen die Rosetten aus Schnittserien zu einem Röhrensystem rekonstruieren, sondern sie sind stets die Ergebnisse einer Faltung des wuchernden Gliazellenstranges. Dort aber, wo das Gliom nach Sprengung der Bulbushüllen frei im Gewebe weiter wuchert, kommt nur eine regellose Proliferation der Zellmassen zustande. Nur hier und da erkennt man halbvollendete Rosetten. Meiner Ansicht nach dürfte auch nirgends die Gelegenheit der unbeeinflußten Zellgruppierung in dem Maße wiederkehren, wie in den Tumorteilen, die im Glaskörper wie in einer Nährbouillon schwimmen.

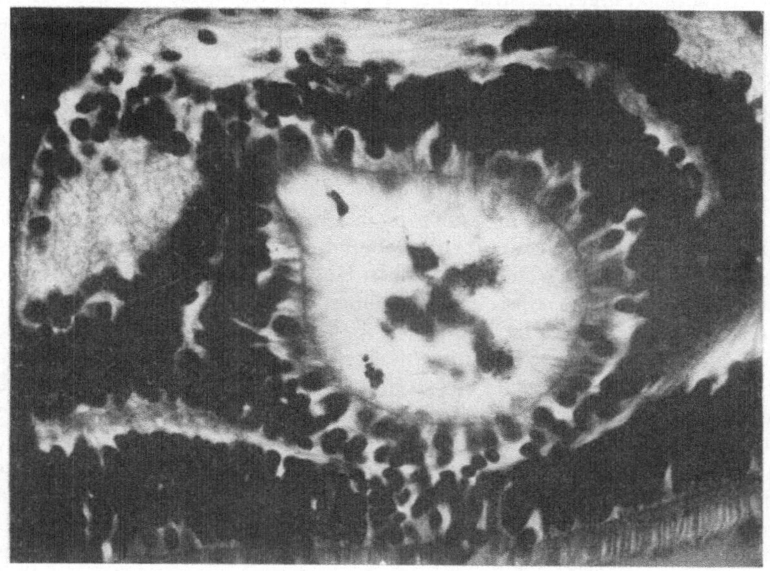

Abb. 113. Rosette mit gut ausgeprägter Grenzhaut in einer Netzhautfalte als kongenitale Anomalie. (Nach P. A. JAENSCH.)

Jedenfalls haben die Gliomrosetten mit den Faltenbildungen der Netzhaut in mikrophthalmisch angelegten Augen nichts zu tun. Hier liegen wirkliche Windungen der Neuroepithelien vor, die einer deutlich erkennbaren Limitans externa aufsitzen, wie die nebenstehende Abbildung von P. A. JAENSCH klar erkennen läßt. Ob solche Faltungen und Keimverlagerungen in mißbildeten Augen als Anfänge einer gliomatösen Wucherung zu betrachten sind, ist eine noch offene Frage. Meines Ermessens ist dies unwahrscheinlich; denn Augen mit Gliomen bieten im allgemeinen keine Anzeichen einer Entwicklungshemmung dar.

2. Die Angiomatosis retinae (E. v. HIPPEL).

Gliosis retina diffusa (E. GUZMANN). Angiogliosis retinae (L. HEINE). Angiogliomatosis retinae (S. GINSBERG, G. SPIRO). Hyperplastisches Hämangiom (ARVID LINDAU).

Die Vielfältigkeit der Benennungen für die im Jahre 1903 zuerst von E. v. HIPPEL (1) beschriebene „seltene Netzhauterkrankung" zeigt deutlich, wie verschieden die pathologisch-anatomische Grundlage des Leidens gedeutet worden ist, bis jüngst Arvid Lindau einwandfrei nachweisen konnte, daß in Wirklichkeit ein hyperplastisches Hämangiom das Wesen der Geschwulstbildung darstellt.

In klinischer Hinsicht dürfen wir nach den Untersuchungsergebnissen von G. Ditroi wohl annehmen, daß die erste Anlage der eigentümlichen Netzhautveränderung eine fächerförmige Anastomose zwischen einem peripheren Aste der Zentralarterie und Zentralvene bildet und daß sich aus diesem „Wundernetz" allmählich eine beerenartige rötliche Geschwulst bildet, die sich gegen die Umgebung scharf absetzt, und ihrer Herkunft entsprechend regelmäßig von einer zuführenden Arterie und einer abführenden Vene versorgt wird. Beide Gefäße schwellen dabei zu dicken wurmartigen Strängen an. Bald nach dem Auftauchen der nicht selten multipel vorkommenden Netzhautgefäßgeschwülste gesellt sich eine weißgelbe Entartung der Netzhaut hinzu, so daß die Gefäßknäuel sich von einer weißen Unterlage abheben. Diese Veränderungen des Netzhautgewebes kann flächenhaft und kleinherdförmig zur Entwicklung gelangen, so daß namentlich in der Gegend des hinteren Augenpols Bilder entstehen, die an Retinitis circinata und Retinitis albuminurica erinnern. Die Herde sind aber deutlich prominent, und schließlich wird der Eindruck solider weißer Tumoren hervorgerufen, da eine Netzhautablösung hinzutritt, die auf starren Massen zu liegen scheint.

Die erste anatomische Untersuchung stammt von Czermak und hat einen von Goldzieher 1899 klinisch beschriebenen Fall zur Grundlage. Es handelt sich hier im histologischen Bilde um echte Gefäßgeschwülste, die in den inneren Netzhautschichten sitzen und in die kleinen und kleinsten Äste der Zentralgefäße unter deutlicher Verdickung ihrer Wandung und Erweiterung des Lumens aufgegangen sind. Durch Sprossung neuer Zweige entsteht ein unentwirrbarer Gefäßknäuel und das anliegende Netzhautgewebe geht zugrunde, bzw. wird durch die Tumormassen ersetzt, indem außerdem eine sekundäre Wucherung der Glia einsetzt und die Netzhaut immer mehr eine gliöse Beschaffenheit annimmt. Die Gliamassen enthalten mit geronnenem Material angefüllte Hohlräume, und auch im subretinalen Raume finden sich erstarrte Ausschwitzungen sowie zerfallende Blutungen und auf der Aderhaut bindegewebige Schwarten. Czermak ist daher der Ansicht, daß wirkliche Angiome auf kongenitaler Basis vorliegen.

E. v. Hippel (2) konnte dann das eine Auge des von ihm selbst beobachteten und klinisch geschilderten Falles mikroskopisch untersuchen, da ein Sekundärglaukom 16 Jahre nach Beginn des Leidens zur Enukleation zwang. Auch hier ist das Kennzeichen eine angiomatöse Geschwulst, die in gewucherte Glia eingebettet ist. Einzelne Teile der Geschwulst haben ein eigentümlich helles Aussehen und hier liegen massenhaft kreisrunde scharf begrenzte lichte Gebilde von der Größe der Erythrozyten, die offenbar in das Protoplasma sehr großer Zellen eingeschlossen sind. Diese sind wiederum eng aneinandergepreßt und haben einen großen runden bläschenförmigen Kern mit reichlicher Gerüssubstanz. v. Hippel (2) hält sie für Derivate der Glia. Durch Eindringen von Gefäßsprossen wird auch im Glaskörper stellenweise der Eindruck angiomatöser Partien hervorgerufen. Die der Aderhaut anliegende dicke Schwarte fehlte auch in diesem Falle nicht.

Demgegenüber hat Meller auf Grund einer eigenen nur klinischen Beobachtung die vorliegenden Schilderungen einer Kritik unterzogen und die Behauptung aufgestellt, daß nicht die Gefäßknäuelbildung, sondern eine zur Bildung von Tumoren führende Gliawucherung das Primäre sei, und den Namen „Gliosis retinae diffusa teleangiectodes" vorgeschlagen. Ebenfalls aus der Klinik von E. Fuchs ist dann später die Arbeit E. Guzmanns hervorgegangen, der die Verhältnisse so darstellt, daß die Gefäßneubildung gegenüber der gliomatösen Wucherung in den Hintergrund tritt, und den Kernreichtum der letzteren betont. Zwar sei die hervorragende Beteiligung der Gefäße ein wichtiges ophthalmoskopisch-diagnostisches Symptom, aber sie könne als unwesentlich auch fehlen. Eine ähnliche Stellung haben S. GINSBERG und G. SPIRO eingenommen, wenn sie auch die Ansicht äußern, daß sowohl Glia- als auch Gefäßwandzellen an der Neubildung beteiligt sind, und den Namen Angiogliomatosis retinae vorschlagen. E. v. HIPPEL (3) hat jedoch in einer weiteren Studie die Beziehungen der diffusen Gliose zur Angiomatose der Netzhaut kritisch beleuchtet und erklärt, daß nur eine das gewöhnliche Maß

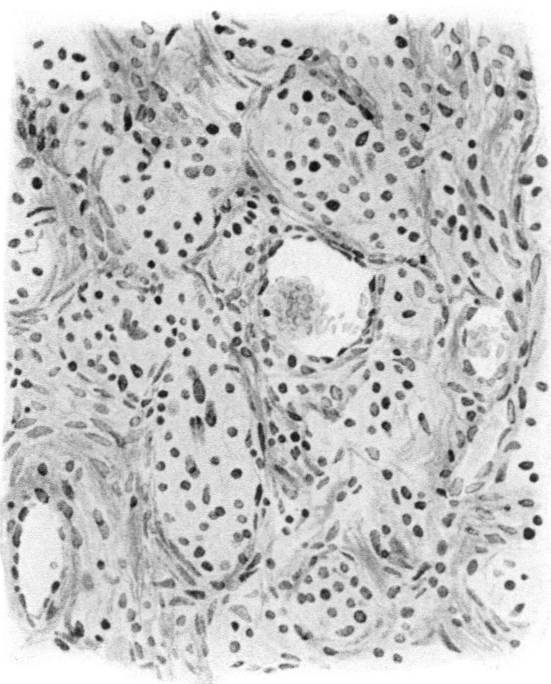

Abb. 114. Angiomatosis retinae. Neben einigen normalen Kapillaren liegen solide Endothelröhren, die sich im Schnitt als kompakte Scheiben und Stränge darstellen. Zwischen ihnen Bindegewebe. van Giesonsche Färbung. (Nach R. BRANDT.)

übersteigende Ersatzwucherung der Glia an Stelle des zugrunde gegangenen nervösen Gewebes vorliegt und die Gliose selbst nur sekundär bedingt sei (vgl. Abb. 10, S. 590). Rein anatomisch lasse sich eine scharfe Grenze zwischen Hyperplasie und Geschwulst der Glia (Gliosis bzw. Gliomatosis) gar nicht ziehen.

Aus den letzten Jahren sind dann noch drei Arbeiten besonders hervorzuheben. RUDOLF BRANDT hat darauf hingewiesen, daß ein auffallend großer Prozentsatz der Patienten (unter 40 Fällen $4 = 10^0/_0$) an Gehirntumoren eingegangen sind und daß auch eine familiäre Disposition ersichtlich ist. In Wirklichkeit seien diese Tumoren auch gar keine Angiome sondern Endotheliome, deren langsames Wachstum und relative Gutartigkeit bekannt sei. Auch sei gerade für diese Geschwulstform die Ablagerung der verschiedensten Produkte wie Schleim, Fibrin, Fett, Glykogen usw. charakteristisch, so daß die subretinalen Exsudate eine einfache Klärung fänden. Zu diesen Schlüssen kommt

Brandt, weil die Geschwulst neben durchgängigen Gefäßen auch solide Endothelröhren zeigte.

Dann hat W. Berblinger als Pathologe die vorstehenden Arbeiten der Ophthalmologen einer Kritik unterzogen und eine Beobachtung zur Grundlage seiner Erörterungen genommen, die außer einer Angiomatosis retinae ein kapillares Hämangiom des verlängerten Markes darbot. Er deutet die Geschwulst als eine primäre Wucherung der Kapillaren, die Gliawucherung als die sekundäre Erscheinung, läßt aber gelten, daß in späteren Stadien des Prozesses die Gliawucherung einen geschwulstartigen, blastomatösen Charakter

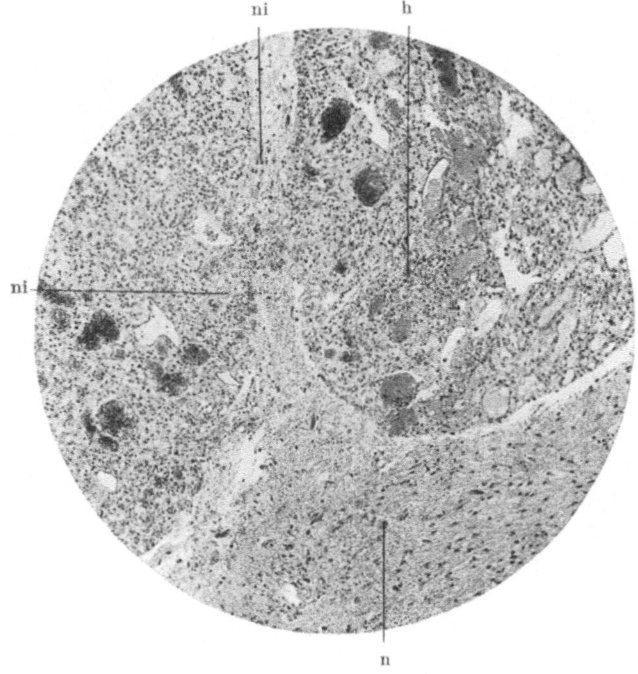

Abb. 115. Kapilläres Hämangiom der Medulla oblongata. Scharfe bogenförmige Begrenzung des Hämangioms (h) gegen die nervöse Substanz (n) Zwischen den beiden Fortsätzen des Hämangioms ein Streifen nervöser Substanz (ni). (Nach W. Berblinger.)

annehmen kann und der Ausdruck Angiogliomatosis gegeben sei. Die zugehörigen Bulbi des Falles hat L. Heine untersucht.

In dem geringer (vor 2 Monaten) erkrankten Auge findet sich (infolge des Hirntumors) eine Stauungspapille. Die Netzhaut zeigt keine pathologische Veränderungen der Blutgefäße (im ophthalmoskopischen Bilde waren Wundernetze sichtbar), so daß von einer Angiomatose nicht gesprochen werden kann. Wohl aber besteht in der Nachbarschaft der Papille eher eine Gliose und in der Netzhaut eine sehr auffallende Zystenbildung. Auch das schlechtere seit 13 Jahren erblindete Auge bietet eine starke Zystenbildung der Retina dar. Außerdem finden sich kleine Angiomknötchen, die aus Riesenkapillaren und kleinen Blutgefäßen mit stark verdickten und hyalin degenerierten Wandungen bestehen, und von einer gliösen Kernvermehrung umgeben sind. Sehr starke Wucherungen ist das Pigmentepithel eingegangen, insofern große Plattenbildungen mit Zügen von Pigmentepithelien sich entwickelt haben, die zum Teil wie Drüsenschläuche (Pigmentadenome) aussehen. Die Aderhaut hat sich an dem Prozeß durch eine lebhafte Knochenbildung beteiligt.

Ausgehend von der entwicklungsgeschichtlichen Verwandtschaft zwischen Glia und Pigmentepithel sieht L. Heine in der Wucherung dieser beiden

Zellgewebsarten den primären Vorgang, in den Veränderungen seitens des
Blutgefäßsystems die sekundäre Folge. Er nennt den Prozeß daher wegen
der Art der Kernvermehrung Gliose bzw., da die Gliose enge Beziehungen
zu den Netzhautgefäßen hat, Angiogliose. Ausdrücklich soll damit klargelegt
werden, daß eine eigentliche Geschwulstbildung nicht vorliegt. Auch betont
L. HEINE, daß das von BERBLINGER beschriebene Hämangiom des verlängerten
Markes nicht identisch mit der Augenaffektion sei.

Indessen hat die klassische Arbeit von ARVID LINDAU in diesen Streitfragen wohl die endgültige Entscheidung gebracht. An der Hand von mikroskopischen Befunden von Kleinhirnzysten und Fällen von Angiomatosis retinae
gelang es ihm die Identität der beiden Affektion insofern festzulegen, als auch
in der Wand der Kleinhirnzysten mit einer großen Regelmäßigkeit Angiome
gefunden werden, die eine relativ unbedeutende Größe haben. Im Zentral-
organ ist die Abgrenzung dieser Angiome immer scharf gegenüber dem umgebenden Nervengewebe und es entbehren die Gebilde jeglicher Verbindung

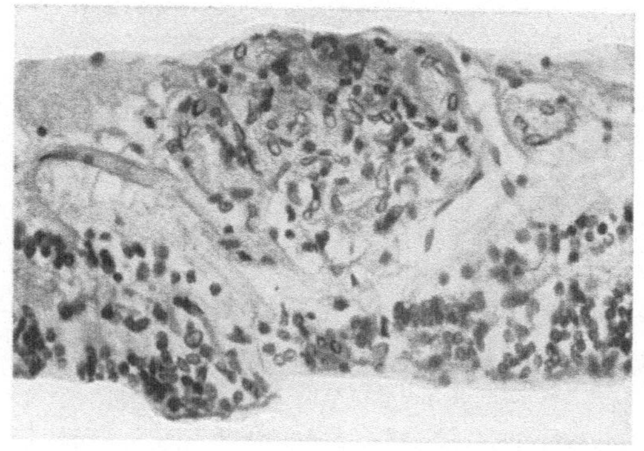

Abb. 116. Kleines Netzhautangiom. (Nach ARVID LINDAU.)

mit den benachbarten Kapillargebieten. Schon hierin liegt eine Analogie zu
den Netzhautangiomen, die ebenfalls nur eine zuführende Arterie und eine
abgehende Vene zeigen, in deren Stromkreis die Neubildung eingeschaltet
ist. Die mikroskopischen Eigentümlichkeiten dieser Angiome schildert LINDAU
wie folgt:

Die Hauptmasse des Tumors bilden stark gewucherte Kapillaren mit wechselnder Blutfülle. Sind die Gefäßschlingen nahezu blutleer, dann übersieht man leicht,
daß ein Angiom vorliegt. Vielfach zeigen die Kapillaren kavernöse Erweiterungen.
Eine besondere Veränderung gehen die Endothelien ein; denn sie werden zum
Teil zu großen gequollenen Zellen mit blasigem, chromatinarmen Kern und
wenig färbbaren Protoplasma. Durch diese Gebilde wird das Lumen der Kapillaren oft ganz ausgefüllt, so daß die Geschwulst wie in eine solide Neubildung
aussieht und einem Hämangioendotheliom ähnlich wird. Auch die zwischen
den Kapillaren liegenden Zellen nehmen an dem Aufbau des Tumors hervorragenden Anteil, indem sie ein netzähnliches Synzytium bilden. Ferner haben
die Endothelien die Eigenschaft, daß sie tropfenartige Einschlüsse zeigen,
die durch die Sudanfärbung an frischem Material sich als Lipoidkörner ent-
puppen, und zu großen hellen Zellen mit grobkalibrigen und gleichgroßen
Lipoidkörnern im Protoplasma werden können (Pseudoxanthomzellen). Diese
sind das Ergebnis einer den Endothelzellen zukommenden phagozytären

Tätigkeit, indem das aus dem zerfallendem Nervengewebe freiwerdende Fett aufgenommen wird. Die Proliferation der Glia, auch wenn sie sich bis zu Prozessen auswächst, die man Gliose genannt hat, ist ein rein sekundärer Vorgang. Die gleiche Bedeutung ist der Bindegewebsvermehrung zwischen den Gefäßen beizulegen. „In der Retina, wo der Prozeß viele Jahre währen kann, wird das ursprünglich reine Angiombild durch sekundäre Veränderungen mit Gliaproliferation allmählich entstellt und die scharfen Tumorgrenzen werden hierdurch verwischt." Die multiplen auftretenden Tumoren (im Zentralnervensystem, im Auge, aber auch Pankreaszysten usw.) sind keine Metastasen, sondern Lindau erweitert den Begriff der Angiomatosis retinae dahin, daß er eine sytematische, mesenchymale Fehlbildung mit Angiomatosis des Zentralnervensystems nebst multiplen Tumoren und Mißbildungen auch in anderen Organen umfaßt. „Letzten Endes handelt es sich um die Störung des Gleichgewichtes zwischen

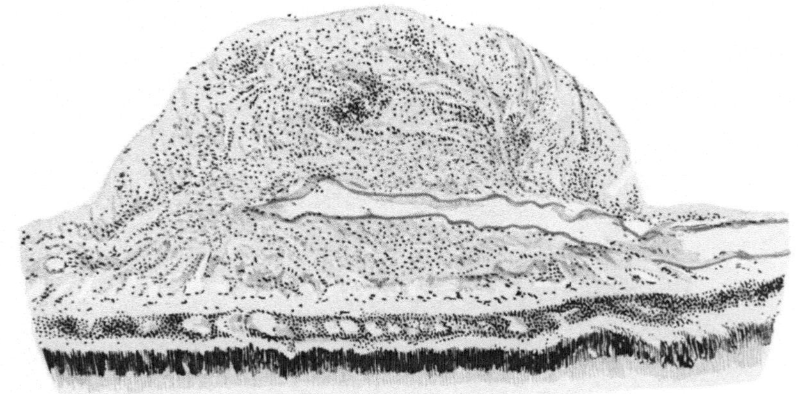

Abb. 117. Geschwulstknoten mit einem großen Gefäße bei tuberkulöser Hirnsklerose. (Nach J. van der Hoeve.)

nervösem Gewebe und Mesenchym." Ferner ist Lindau der Ansicht, daß die bei der tuberösen Sklerose vorkommenden Geschwülste in die Gruppe hineingehören.

Mit dieser genauen Umgrenzung des pathologisch-anatomischen Begriffs der Angiomatosis retinae fallen die Überlegungen in sich zusammen, ob die Erkrankung Beziehungen zur Retinitis exsudativa (Coats) hat (W. Clausen, L. Heine). Wenn Frau Gourfein-Welt in einem klinisch als Retinitis exsudativa diagnostizierten Falle ein ophthalmoskopisch nicht sichtbar gewesenes Angiom der Netzhaut im Präparate aufdecken konnte, so kann eine solche Beobachtung nur dahin ausgelegt werden, daß die Angiomatosis retinae eine Erkrankung ist, der, wie Lindau es hervorhebt, eine starke exsudative Funktion eignet, nicht aber, daß beide Prozesse auf gemeinsamer Ursache beruhen.

3. Netzhauttumoren bei tuberöser Hirnsklerose.

Da Arvid Lindau die bei der tuberösen Hirnsklerose vorkommenden Augengeschwülste zu der Gruppe der hyperplastischen Hämangiome hinzuzählt, sei die Schilderung dieser Gebilde hier angeschlossen. In dem einen Falle von J. van der Hoeve bestand die klinische Eigentümlichkeit, daß man mit dem Augenspiegel beobachten konnte, wie Stücke der Geschwulst sich ablösten und in den Glaskörper fielen und daß zystisch entartete Tumorstellen ihre Flüssigkeit in den Glaskörper entleerten. Der Autor fand bei 6 an tuberöser Hirnsklerose leidenden Patienten in allen Augen flache Netzhautgeschwülste, in 2 Augen Papillentumoren. Ein Bulbus kam zur Enukleation und die Untersuchung ergab das Vorhandensein einer Papillen- und einer Netzhautgeschwulst. Die erstere bestand aus Fasern, die mit der Nervenfaserschicht zusammenhingen, und aus Zellen mit sehr umfangreichem Protoplasma, das stellenweise mit dem der benachbarten Zelle verschmolzen war. VAN DER HOEVE hält die Zellen für embryonale Retinalelemente, die sich noch nicht in Glia- oder Nervenzellen differenziert haben. Außerdem enthielt der Tumor Hohlräume ohne besondere Wandung, die mit Serum und Blutkörperchen angefüllt waren. Auch die umgebende Netzhaut zeigt eine zystische Entartung. Was die multipel

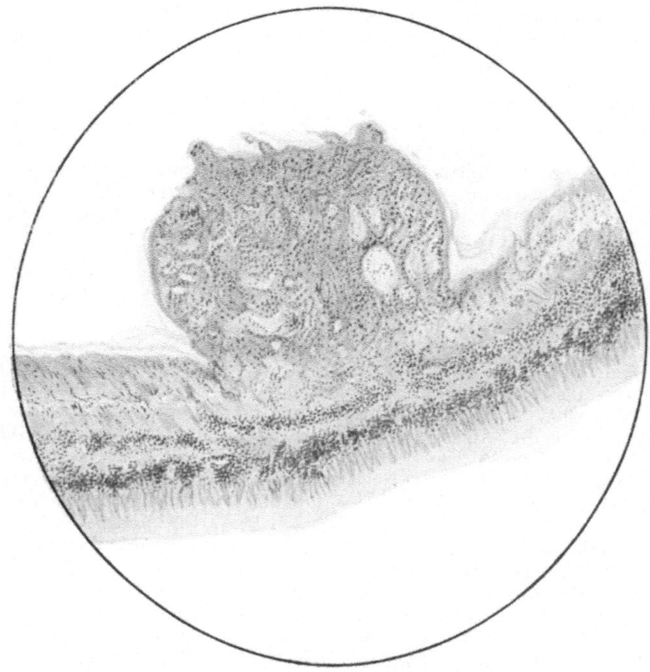

Abb. 118. Geschwulstknoten der Netzhaut mit Hohlräumen bei tuberöser Hirnsklerose. (Nach J. VAN DER HOEVE.)

anzutreffenden kleinen oder größeren Netzhauttumoren anlangt, so waren diese von der annähernd gleichen Struktur wie die Papillengeschwulst. In der Hauptsache wurzelten die Tumoren in der Nervenfaserschicht, nur einige Male zeigte sich ein Einbruch in die innere Körnerschicht. Auch die kleinsten Knoten enthielten Hohlräume, einige zeimlich große Blutgefäße (s. Abb. 117 u. 118).

Literatur.

I. Die allgemeine Pathologie der Netzhaut.

AXENFELD, TH.: Über die eitrige metastastische Ophthalmie. v. Graefes Arch. f. Ophth. 40, S. 3, 1. und Bd. 4, S. 103. 1894. — BIRCH-HIRSCHFELD, A. (1): Beitrag zur Kenntnis der Netzhautganglienzellen unter physiologischen und pathologischen Veränderungen. v. Graefes Arch. f. Ophth. Bd. 50, S. 166. 1900. — BIRCH-HIRSCHFELD, A. (2): Experimentelle Untersuchungen über die Methylalkoholamblyopie. v. Graefes

Arch. f. Ophth. Bd. 52, S. 358. 1901. — Birch-Hirschfeld, A. (3): Zur Pathogenese der chronischen Nikotinamblyopie. v. Graefes Arch. f. Ophth. Bd. 53, S. 79. 1902. — Birch-Hirschfeld, A. (4): Weiterer Beitrag zur Pathogenese der Alkoholamblyopie. v. Graefes Arch. f. Ophth. Bd. 54, S. 67. 1902. — Birch-Hirschfeld, A. (5): Die Wirkung der ultravioletten Strahlen auf das Auge. v. Graefes Arch. f. Ophth. Bd. 58, S. 469. 1904. — Birch-Hirschfeld, A. und Nobuo Inouye: Experimentelle Untersuchungen über die Pathogenese der Thyreoidinamblyopie. v. Graefes Arch. f. Ophth. Bd. 61, S. 499. 1905. — Birch-Hirschfeld und Tatsuji Inouye: Experimentelle und histologische Untersuchungen über Netzhautabhebung. v. Graefes Arch. f. Ophth. Bd. 70, S. 486. 1909. — Capauner: Das Zustandekommen der Netzhautpigmentierung. Ber. d. ophth. Ges. Heidelberg. Bd. 45. 1893. — Falchi, Francesco: Über die Bildung zystenartiger Hohlräume im Gebiete der Retina. v. Graefes Arch. f. Ophth. Bd. 41, 4. S. 187. 1895. — Ginsberg, S.: Über das Vorkommen lipoider Substanzen im Bulbus. v. Graefes Arch. f. Ophth. Bd. 82, S. 1. 1912. — Greeff, Richard: Die pathologische Anatomie des Auges. Berlin: August Hirschwald 1902. — Guist, Gustav: Über die Erholungsfähigkeit der Netzhaut nach Unterbrechung der Blutzirkulation. Zeitschr. f. Augenheilk. Beiheft 1. 1926. — Hertel, E.: Über die Folgen der Sehnervendurchschneidung bei jungen Tieren. v. Graefes Arch. f. Ophth. Bd. 46, S. 277. 1898. — v. Hippel, Eugen (1): Über eine nahezu isolierte Degeneration des Ganglion retinae. v. Graefes Arch. f. Ophth. Bd. 79, S. 545. 1911. — v. Hippel, Eugen (2): Über diffuse Gliose der Netzhaut und ihre Beziehungen zur Angiomatosis retinae. v. Graefes Arch. f. Ophth. Bd. 95, S. 173. 1918. — v. Hippel, Eugen (3): Über Siderosis bulbi und die Beziehungen zwischen siderotischer und hämatogener Pigmentierung. v. Graefes Arch. f. Ophth. Bd. 40, 1,. S. 123. 1894. — Hirsch, C.: Untersuchungen über die Pigmentierung der Netzhaut. Berlin:S. Karger 1905. — Igersheimer, J.: Über die Wirkung des Atoxyls auf das Auge. v. Graefes Arch. f. Ophth. Bd. 71, S. 379. 1909. — Inouye, Nobuo: Beitrag zur Kenntnis der retinalen Zystenbildung usw. v. Graefes Arch. f. Ophth. Bd. 81, S. 118. 1912. — Iwanoff: Beiträge zur normalen und pathologischen Anatomie des Auges. 3. Ödem der Netzhaut. v. Graefes Arch. f. Ophth. Bd. 15, 2, S. 88. 1869. — Koyanagi, Y.: Experimentelle Untersuchungen über die Netzhautveränderung durch Blutinjektion in den Glaskörper. Klin. Monatsbl. f. Augenheilk. Bd. 50, 2. Teil, S. 722. 1912. — Krückmann, Emil (1): Die pathologischen Veränderungen der retinalen Pigmentepithelzellen. v. Graefes Arch. f. Ophth. Bd. 48, S. 237. 1899. — Krückmann, Emil (2); Über Pigmentierung und Wucherung der Netzhautneuroglia. v. Graefes Arch. f. Ophth. Bd. 60, S. 350 und 452. 1905. — Krückmann, Emil (3): Über die marginale Glia und die perivaskulären Lymphbahnen der Netzhautkapillaren. Zeitschr. f. Augenheilk. Bd. 37, S. 1. 1917. — Lauber, Hans und Valentin Adamück: Über das Vorkommen von doppelbrechendem Lipoid in der Netzhaut bei Retinitis albuminurica usw. v. Graefes Arch. f. Ophth. Bd. 71, S. 429. 1909. — Leber, Th. (1): Über amyloide Degeneration der Bindehaut des Auges. v. Graefes Arch. f. Ophth. Bd. 19, S. 1, 163. (Bemerkung über Genese der Drusen der Glaslamelle auf S. 187.) — Leber, Th. (2): Über die Wirkung von Fremdkörpern im Innern des Auges. Intern. med. Kongr. London 1881. — Leber, Th. (3): Über die Entstehungsweise der nephritischen Netzhauterkrankung. v. Graefes Arch. f. Ophth. Bd. 70, S. 200. 1909. — Luedde, H.: Über Flächensarkom des Auges. v. Graefes Arch. f. Ophth. Bd. 73, S. 477. 1906. — Meisling, Aage A.: Zystenbildung der Netzhaut mit bindegewebiger Hypertrophie in geschwulstartiger Form. Klin. Monatsbl. f. Augenheilk. Bd. 34, S. 315. 1896. — Meyer, Adolf: Zur Entstehung der geschichteten Drusen der Lamina vitrea chorioideae. v. Graefes Arch. f. Ophth. Bd. 23, 4. Teil, S. 159. 1877. — Murakami, J.: Beitrag zur Kenntnis der pathologischen Anatomie der Chorioiditis disseminata usw. v. Graefes Arch. f. Ophth. Bd. 53, S. 439. 1902. — Napp: Zystenbildung der Netzhaut. Zentralbl. f. prakt. Augenheilk. Bd. 34, S. 211. 1910. — Oguchi, Ch.: Über die Wirkung von Blutinjektionen in den Glaskörper nebst Bemerkungen über die sog. Retinitis proliferans. v. Graefes Arch f. Ophth. Bd. 84, S. 446. 1913. — Oguchi, Ch. und K. Majima: Über die Verteilung der karminaufspeichernden Zellen im Auge, bzw. Gliazellen und Ganglienzellen in der Retina. v. Graefes Arch. f. Ophth. Bd. 111, S. 440. 1923. — Perrod, Sulla patogenesi delle cisti della retina. Annali di Ottalm. Bd. 39, S. 671. 1910. — Rachlis, N.: Zur Kenntnis der Netzhautpigmentierung bei Nephritis. Klin. Monatsbl. f. Augenheilk. Bd. 48, 1., S. 322. 1910. — Roenne, Henning (1): Pathologisch-anatomische Untersuchungen über die alkoholische Intoxikationsamblyopie. v. Graefes Arch. f. Ophth. Bd. 77, S. 1. 1910. — Roenne, Henning (2): Zur pathologischen Anatomie der diabetischen Intoxikationsamblyopie. v. Graefes Arch. f. Ophth. Bd. 85, S. 489. 1913. — Salzmann, Maximilian: Die Atrophie der Aderhaut im kurzsichtigen Auge. v. Graefes Arch. f. Ophth. Bd. 54, S. 337. 1902. — Schieck, F.: Zur Genese der sog. Drusen der Glaslamelle. Ber. d. ophth. Ges. Heidelberg. S. 320. 1903. — Schnaudigel, O.: Die vitale Färbung mit Trypanblau am Auge. v. Graefes Arch. f. Ophth. Bd. 86, S. 93. 1913. — Schreiber, Ludwig (1): Über Degeneration der Netzhaut und des Sehnerven. v. Graefes Arch. f. Ophth. Bd. 64, S. 237. 1906. — Schreiber, Ludwig (2): Über Drusenbildung des Pigmentepithels nach experimenteller Ziliararteriendurchschneidung bei Kaninchen. Ber. d. ophth. Ges. Heidelberg. S. 286. 1905. — SCHREIBER, L. und F. WENGLER: Über Wirkungen des Scharlachöls auf das Auge, speziell auf die Netzhaut. Mitosenbildung der Ganglienzellen. v. Graefes Arch. f. Ophth. Bd. 74, S. 1. 1910. — STELLA, P.: Sulla fine struttura della porzione ciliare della retina in condizioni normali e patologiche sperimentali. Bolletino d' Oculistica. Vol. 5, p. 221. 1926. — SUGITA, YOZO: Studien über die physiologische und pathologische Verteilung der lipoiden Substanzen im Auge, speziell in der Netzhaut. v. Graefes Arch. f. Ophth. Bd. 115, S. 260. 1925. — TAKAHASHI, HISAMICHI: Studien über den Degenerationsprozeß der Netzhaut und die Stromwege der Binnenflüssigkeit des Bulbus bei Anwendung einer vitalen Färbung. v. Graefes Arch. f. Ophth. Bd. 115, S. 305. 1925. — VELHAGEN, C.: Über Zystenbildung in der Retina. Klin. Monatsbl. f. Augenheilk. Bd. 50, 2., S. 716. 1912. — WAGENMANN, A.: Experimentelle Untersuchungen über den Einfluß der Zirkulation in den Netzhaut- und Aderhautgefäßen auf die Ernährung des Auges, insbesondere der Retina, und über die Folgen der Sehnervendurchschneidung. v. Graefes Arch. f. Ophth. Bd. 36, 4., S. 1. 1890.

II. Die spezielle Pathologie der Netzhaut.

II. a) 1. u. 2. Die Erkrankungen der Netzhautgefäße.

ALLAIRE, JACQUES: Contribution à l'étude des hémorrhagies de la retine. Paris: Louis Arnette 1925. — COATS, GEORGE: Der Verschluß der Zentralvene der Retina. v. Graefes Arch. f. Ophth. Bd. 86, S. 341. 1913. — ENGELBRECHT, W.: Über die unvollständige Embolie der Zentralarterie ohne örtliche Erkrankung der Gefäßwandung. Zeitschr. f. Augenheilk. Bd. 52, S. 85. 1924. — FRÜCHTE, W.: Zur Frage der Embolia arteriae centralis retinae. Klin. Monatsbl. f. Augenheilk. Bd. 46, 1., S. 245. 1918. — v. GRAEFE, A.: Über Embolie der Arteria centralis retinae als Ursache plötzlicher Erblindung. v. Graefes Arch. f. Ophth. Bd. 5, 1., S. 136. 1859. — HARMS, CLEMENS: Anatomische Untersuchungen über Gefäßerkrankungen im Gebiete der Arteria und Vena centralis retinae usw. v. Graefes Arch. f. Ophth. Bd. 41, 1. und 2. 1905. — HERTEL, E.: Beitrag zur Kenntnis der Angiosklerose der Zentralgefäße des Auges. v. Graefes Arch. f. Ophth. Bd. 52, S. 191. 1901. — KARBE, MANFRED: Ein histologisch untersuchter Fall von frischer Embolie der Arteria centralis retinae im Kindesalter. Arch. f. Augenheilk. Bd. 94, S. 190. 1924. — KRÜCKMANN, E.: Über die marginale Glia und die perivaskulären Lymphbahnen der Netzhautkapillaren. Zeitschr. f. Augenheilk. Bd. 37, S. 1. 1917. — v. MICHEL, JULIUS (1): Die spontane Thrombose der Vena centralis des Optikus. v. Graefes Arch. f. Ophth. Bd. 24, 2., 439. 1878. — v. MICHEL, JULIUS (2): Über Erkrankungen des Gefäßsystems der Arteria und Vena centralis retinae mit besonderer Berücksichtigung der pathologisch-anatomischen Veränderungen. Zeitschr. f. Augenheilk. Bd. 2, S. 1. 1899. — MEINSHAUSEN, WALTER: Der pathologisch-anatomische Befund bei frischer Embolie der Arteria centralis retinae. Klin. Monatsbl. f. Augenheilk. Bd. 65, S. 199. 1920. — REIMAR, MAT.: Die sog. Embolie der Arteria centralis retinae und ihre Äste. Arch. f. Augenheilk. Bd. 38, S. 291. 1899. — RUBERT, J.: Über die Embolie der Arteria centralis retinae. Klin. Monatsbl. f. Augenheilk. Bd. 49, 2., S. 721. 1911. — SCHEERER (1): Zur pathologischen Histologie des Stammverschlusses der Zentralgefäße. Ber. d. 43. Vers. d. dtsch. ophth. Ges. Jena 1922. S. 193. — SCHEERER, RICHARD (2): Über Veränderungen der Zentralvene bei glaukomatösen und ödematösen Zuständen des Sehnervenkopfes und über Kollateralenbildung im Bereich des vorderen Endes des Zentralvenenstammes. v. Graefes Arch. f. Ophth. Bd. 110, S. 292. 1922. — SCHEERER, RICHARD (3): Die Entwicklung des Verschlusses der Zentralvene. v. Graefes Arch. f. Ophth. Bd. 112, S. 206. 1923. — SCHEERER, RICHARD (4): Über Vorkommen und Bedeutung freier Blutpfröpfe im Stamme der Zentralgefäße. v. Graefes Arch. f. Ophth. Bd. 115, S. 370. 1925. — SIEGRIST, A.: Die Gefahren der Ligatur der großen Halsschlagadern für das Auge und das Leben des Menschen. v. Graefes Arch. f. Ophth. Bd. 50, S. 511. 1900. — WAGENMANN: Diskussionsbemerkung zum Vortrage von KRAUPA. Ber. d. 43. Vers. d. dtsch. ophth. Ges. Jena 1922. S. 215.

II. a) 3. Die sog. präretinale Blutung.

v. BENEDEK, JULIUS (1): Ein Beitrag zur Anatomie der präretinalen Hämorrhagie. v. Graefes Arch. f. Ophth. Bd. 63, S. 418. 1906. — v. BENEDEK, JULIUS (2): Weitere Beiträge zur präretinalen Hämorrhagie nebst Bemerkungen über die Grenzmembranen zwischen Netzhaut und Glaskörper. v. Graefes Arch. f. Ophth. Bd. 70, S. 274. 1909. — FISCHER, J. HERBERT: A case of subhyaloide haemorrage usw. The Royal London Ophthalmic Hosp. Rep. Bd. 14, 2. — FLEISCHER, BRUNO: Die juvenile Periphlebitis retinae usw. Klin. Monatsbl. f. Augenheilk. Bd. 52, S. 769. 1914. — HARMS, CL.: Zur Klinik und Anatomie der prävaskulären Flächenblutungen der Netzhaut (sog. „präretinalen Blutungen), besonders der atypischen Fälle des Krankheitsbildes. Ber. d. ophth. Ges. Heidelberg 1912. S. 383. — HESSE, ROBERT: Zur Kenntnis der sog. präretinalen Blutungen. Zeitschr. f.

Augenheilk. Bd. 24, S. 327. 1910. — Klauber, Erwin: Einige histologische Besonderheiten der präretinalen Hämorrhagie. v. Graefes Arch. f. Ophth. Bd. 70, S. 299. 1909. — Wolfrum: Zur Entwicklung und normalen Struktur des Glaskörpers. v. Graefes Arch. f. Ophth. Bd. 65, S. 220. 1907.

II. a) 4. Die Periphlebitis retinae tuberculosa.

Axenfeld, Th. und W. Stock: Über die Bedeutung der Tuberkulose in der Ätiologie der intraokularen Hämorrhagien und der proliferierenden Veränderungen in der Netzhaut, besonders über Periphlebitis retinalis bei Tuberkulösen. Klin. Monatsbl. f. Augenheilk. Bd. 49, 1, S. 28, 1911. — Fleischer, Bruno: Die juvenile Periphlebitis retinae mit ihren Folgeerscheinungen eine echte Gefäßtuberkulose der Netzhaut. Klin. Monatsbl. f. Augenheilk. Bd. 52, S. 769. 1914. — Gilbert, W.: Über juvenile Gefäßerkrankungen des Auges. Arch. f. Augenheilk. Bd. 75, S. 1. 1913. — Wolf, Hans: Zur Angiopathia juvenilis mit Bemerkungen über den Bau und das Wesen der Limitans interna retinae. Arch. f. Augenheilk. Bd. 89, S. 54. 1921.

II. b) Die Netzhautveränderungen bei Nierenleiden und bei Blutdrucksteigerung.

Herzog in Bayern, Carl: Ein Beitrag zur pathologischen Anatomie des Auges bei Nierenleiden. Wiesbaden: J. F. Bergmann 1887. — Gaudissart, Pierre: Hypercholesterinämie and albuminurica retinitis. Americ. journ. of ophth. Fol. 5, p. 118. 1922. — Ginsberg, Siegmund: Über das Vorkommen lipoider Substanzen im Bulbus. v. Graefes Arch. f. Ophth. Bd. 82, S. 1. 1912. — Hanssen, R. und A. V. Knack: Zur Frage der Retinitis nephritica. Klin. Monatsbl. f. Augenheilk. Bd. 59, 2., S. 263. 1917. — Hanssen, R.: Zur Genese der Retinitis nephritica. Klin. Monatsbl. f. Augenheilk. Bd. 67, S. 173. 1921. Horniker, E.: Augenspiegelstudien bei Kriegsnephritis. v. Graefes Arch. f. Ophth. Bd. 105, S. 104. 1921. — Kahler, H. und L. Sallmann: Über die Netzhautveränderungen bei Nieren- und Gefäßerkrankungen. Zeitschr. f. Augenheilk. Bd. 57, S. 386. 1925. — Lauber, Hans und Valentin Adamük: Über das Vorkommen von doppelbrechendem Lipoid in der Netzhaut bei Retinitis albuminurica usw. v. Graefes Arch. f. Ophth. Bd. 71, S. 429. 1909. — Leber, Th.: Über die Entstehungsweise der nephritischen Netzhauterkrankung. v. Graefes Arch. f. Ophth. Bd. 70, S. 200. 1909. — Machwitz, Hermann und Max Rosenberg: Klinische und funktionelle Studien über Nephritis. Münch. med. Wochenschr. 1916. S. 1543. — v. Michel, J.: Über Erkrankungen des Gefäßsystems der Arteria und Vena centralis usw. Zeitschr. f. Augenheilk. Bd. 2, S. 1. 1899. — zur Nedden, M.: Experimentelle Untersuchungen über spezifische Beziehungen zwischen Netzhaut und Nieren. Ber. d. 35. Vers. d. ophth. Ges. Heidelberg 1908. S. 53. — Opin et Rochon-Duvigneaud: Recherches sur les lésions comparées de la rétine et des autres organs chezles malades atteintes de rétinite albuminurique. Journ. de physiol. et de pathol. gén. 1903. p. 1081. — Rachlis, N.: Zur Kenntnis der Netzhautpigmentierung bei Nephritis. Klin. Monatsbl. f. Augenheilk. Bd. 48, 1., S. 322. 1910. — Rochon-Duvigneaud: La rétinite albuminurique. Rapport. soc. franç. d'ophth. congrès 1912. — Römer, P.: Verkalkung der Retina bei chronischer Nephritis usw. v. Graefes Arch. f. Augenheilk. Bd. 52, S. 514. 1901. — Schieck, F. (1): Über Retinitis albuminurica. Ber. d. 34. Vers. d. dtsch. ophth. Ges. Heidelberg 1907. S. 77. — Schieck, F. (2): Zur Genese der Retinitis albuminurica. Klin. Monatsbl. f. Augenheilk. Bd. 66, S. 39. 1921. — Terrien, F.: Les formes atténuées de la rétinite néphritique. Presse méd. Tome 29, p. 68 et 673. 1921. — Volhard, F.: Über die Retinitis albuminurica. 33. Vers. d. dtsch. Ges. f. inn. Med. Wiesbaden 1921. S. 422.

II. c) Die Retinitis diabetica.

Beauvieux et Paul Pesme: La rétinite diabétique. Étude anatomo-pathologique et pathogénique. Arch. d'opht. Tome 40, p. 65. 1923. — Best: Demonstration mikroskopischer Präparate von diabetischen Augen. Ber. d. ophth. Ges. Heidelberg 1905. S. 315. Grafe, Eduard (1): Über Netzhautveränderungen bei Diabetikern. Klin. Monatsbl. f. Augenheilk. Bd. 69, S. 841. 1923. — Grafe, Eduard (2): Die Bedeutung der Insulintherapie des Diabetes für die Ophthalmologie. Ber. d. ophth. Ges. Heidelberg 1924. S. 53 und Dtsch. med. Wochenschr. 1924. S. 1325.

II. d) Die Commotio retinae.

Bäck, S.: Experimentell-histologische Untersuchungen über Contusio bulbi. v. Graefes Arch. f. Ophth. Bd. 47, S. 82. 1898. — Berlin: Zur sog. Commotio retinae. Klin. Monatsbl. f. Augenheilk. Bd. 11, S. 42. 1873. — Denig, Rudolf: Ist die Weißfärbung der Netzhaut infolge stumpfer Gewalt in der Tat als ein akutes Ödem infolge Bluterguß zwischen Aderhaut und Lederhaut im Sinne Berlins aufzufassen? Arch. f. Augenheilk. Bd. 32, S. 52.

1896. — HAAB: Über die Erkrankung der Macula lutea. Ber. d. 7. intern. Ophth. Kongr. Heidelberg 1888. S. 429. — LOHMANN, W.: Über Commotio retinae und die Mechanik der indirekten Verletzungen nach Kontusion des Augapfels. v. Graefes Arch. f. Ophth. Bd. 62, S. 227. 1906. — SCHMIDT-RIMPLER, H.: Zur Kenntnis einiger Folgezustände der Contusio bulbi. Arch f. Augenheilk. Bd. 12, S. 135. 1883.

II. e) Die Netzhautablösung.

ARLT: Die Krankheiten des Auges. Bd. 2, S. 159. 1853. — BIRCH-HIRSCHFELD, A.: Experimentell-histologische Untersuchungen über Netzhautablösung und die Wirkung operativer Therapie. v. Graefes Arch. f. Ophth. Bd. 79, S. 241. 1911. — BIRCH-HIRSCH-FELD, A. und INOUGE: Experimentelle und histologische Untersuchungen über Netzhaut-abhebung. v. Graefes Arch. f. Ophth. Bd. 70, S. 486. 1909. — DOR, L.: Decollement reti-nieu guesi par la tuberculine. Clin. opht. 1909. p. 128. — FUCHS, E.: Netzhautablösung und Drucksteigerung. v. Graefes Arch. f. Ophth. Bd. 101, S. 265. 1920. — GONIN, J. (1): La pathologie du decollement spontane de la retine. Ann. d'oculist. Tome 132, p. 30. 1904. — GONIN, J. (2): Über anatomische Ursachen der Netzhautablösung. Ber. d. dtsch. ophth. Ges. Heidelberg 1925. S. 114. — v. GRAEFE, A.: Notiz über die Ablösungen der Netzhaut von der Chorioidea. v. Graefes Arch. f. Ophth. Bd. 1, S. 362. 1854. — GREEFF, RICHARD: Die pathologische Anatomie des Auges. Berlin: August Hirschwald 1902. S. 395. — HANSSEN, R. (1): Beitrag zur Histologie des myopischen Auges, insbesondere zur Lücken-bildung in der Retina und zur Entstehung der Netzhautablösung. Klin. Monatsbl. f. Augenheilk. Bd. 63, S. 295. 1919. — HANSSEN, R. (2): Zur Entstehung der Netzhautab-lösung. Klin. Monatsbl. f. Augenheilk. Bd. 75, S. 344. 1925. — HEINE, L.: Klinisches und Anatomisches zur Frage der Amotio retinae, besonders der Heilungsvorgänge. Klin. Monatsbl. f. Augenheilk. Bd. 72, S. 305. 1924. — v. HIPPEL, E.: Tuberkulose als Ursache der Netzhautablösung. Ber. d. ophth. Ges. Heidelberg 1913. S. 385. — IWANOFF: Bei-träge zur Ablösung des Glaskörpers. v. Graefes Arch. f. Ophth. Bd. 15, 2., S. 1. 1869. — KÜMMEL, R.: Zur Entwicklung der Netzhautablösung. Arch. f. Augenheilk. Bd. 95, S. 214. 1925. — LEBER, TH.: Über die Entstehung der Netzhautablösung. Ber. d. ophth. Ges. Heidelberg 1908. S. 120. — LÖWENSTEIN, ARNOLD: Zur Entstehung und Behandlung der Netzhautablösung. v. Graefes Arch. f. Ophth. Bd. 117, S. 130. 1926. — MÜLLER, HEINRICH: Netzhautablösung. v. Graefes Arch. f. Ophth. Bd. 4, 1., S. 364. 1858. — NORDEN-SON, E.: Die Netzhautablösung. Wiesbaden: J. F. Bergmann 1887. — RÄHLMANN, E.: Über die Netzhautablösung und die Ursache ihrer Entstehung. v. Graefes Arch. f. Ophth. Bd. 22, 4., S. 233. 1876. — SCHALL, E.: Die Ablatio retinae bei Tuberkulösen. v. Graefes Arch. f. Ophth. Bd. 109, S. 203. 1922. — VOGT, A. (1): Toxische Iritis nach Netzhautablö-sung bei Hypotonia acuta. Klin. Monatsbl. f. Augenheilk. Bd. 72, S. 335. 1924. — VOGT, A. (2): Über Berührungspunkte der senilen und der myopischen Bulbusdegeneration. Klin. Monatsbl. f. Augenheilk. Bd. 72, S. 212. 1924. — WESSELY: Über Pathogenese und Therapie der Netzhautablösung. Münch. med. Wochenschr. 1921. S. 1670.

II., f) Die infektiösen Netzhauterkrankungen.
II. f) 1. Die Retinitis syphilitica.

GIBERT, W.: Zur Klinik und Pathologie der angeborenen Augensyphilis. Arch. f. Augen-heilk. Bd. 87, S. 59. 1921. — IGERSHEIMER, JOSEF: Syphilis und Auge. Berlin: Julius Springer 1918. — ITO, M.: Ein Beitrag zur Kenntnis der pathologischen Anatomie der Retinitis syphilitica hereditaria. Arch f. Augenheilk. Bd. 73, S. 4. 1913. — NETTLESHIP: On the pathological changes in syphilitic chorioiditis and retinitis. London ophth. hosp. rep. Vol. 11. 1886. — ROCHON-DUVIGNEAUD: Lésions syphilitiques des membranes profondes. Arch. d'opht. Tome 26, p. 175. 1906. — SIDLER-HUGUENIN: Über die hereditär-syphi-litischen Augenhintergrundsveränderungen, nebst einigen Bemerkungen über Augen-erkrankungen bei angeborener Lues. DEUTSCHMANNs Beiträge H. 51. 1901. — STÄHLI, JEAN: Beitrag zur Anatomie und Pathologie der Lues hereditaria tarda oculi. Arch. f. Augenheilk. Bd. 74, S. 13. 1913. — STEIN, LUDWIG: Zur pathologischen Anatomie und Differentialdiagnose der Chorioretinitis syphilitica und der Retinitis pigmentosa. v. Graefes Arch. f. Ophth. Bd. 56, S. 463. 1903.

II. f) 2. Die Tuberkulose der Netzhaut.

EPPENSTEIN, ARTHUR: Über primäre Tuberkulose der Netzhaut. v. Graefes Arch. f. Ophth. Bd. 103, S. 154. 1920. — LAGRANGE, HENRI: A propos d'un cas de tuberculose irido-ciliaire propagée à la rétine et au nerf optique. Bull. et mém. de la soc. anat. de Paris. Tome 93, p. 655. 1923 (Ref. im Zentralbl. d. ges. Ophth. Bd. 12, S. 351. 1924). — MELLER, J.: Über die Mitbeteiligung der Netzhaut an der Iridozyklitis. Zeitschr. f. Augenheilk. Bd. 47, S. 247. 1922. — VELTER, E. et JEAN BLUM: Sur un cas de tuber-culose oculaire à point de départ rétinien. Arch. d'opht. Tome 43, p. 141. 1926.

II. f) 3. Die metastatische eitrige Ophthalmie und die Retinitis septica.

Axenfeld, Th.: Über die eitrige metastatische Ophthalmie, besonders ihre Ätiologie und prognostische Bedeutung. v. Graefes Arch. f. Ophth. Bd. 40, 3. 1. und 4., S. 103. 1894. — Goh, Kenjuroh: Beiträge zur Kenntnis der Augenveränderungen bei septischen Allgemeinerkrankungen. v. Graefes Arch. f. Ophth. Bd. 43, S. 147. 1897. — Grunert, K.: Über Retinitis septica und metastatica. Ber. d. 30. Vers. d. ophth. Ges. Heidelberg 1902. S. 338. — Herrnheiser, J. (1): Beiträge zur Kenntnis der metastatischen Entzündungen im Auge und der Retinitis septica (Roth). Klin. Monatsbl. f. Augenheilk. Bd. 30, S. 393. 1892. — Herrnheiser, J. (2): Zur Kenntnis der Netzhautveränderungen bei septischen Allgemeinleiden. Klin. Monatsbl. f. Augenheilk. Bd. 32, S. 137. 1894. — Kahler: Über septische Netzhautaffektionen. Zeitschr. f. Heilk. Bd. 1. 1880. — Krückmann, E.: Ein Beitrag zur Kenntnis der sog. Retinitis septica (Roth). Virchows Arch. Bd. 227, S. 227. 1920. — Leber, Th.: Die Erkrankungen der Retina. Handb. v. Graefe-Sämisch, 1. u. 2. Aufl. — Litten, M.: Über die bei der akuten malignen Endokarditis und anderen septischen Erkrankungen vorkommenden Retinalveränderungen. Ber. d. 10. Vers. d. ophth. Ges. Heidelberg 1877. S. 140.

II. f) 4. Die Veränderungen der Retina bei Flecktyphus.

Braunstein, E. P.: Augenerkrankungen bei Flecktyphus. v. Graefes Arch. f. Ophth. Bd. 113, S. 359. 1924. — Gutmann, Adolf: Augenbefunde bei Fleckfieber. Dtsch. med. Wochenschr. Nr. 50. 1916 — Jendralski: Verschluß der Arteria centralis retinae nach Fleckfieber. Klin. Monatsbl. f. Augenheilk. Bd. 68, S. 832. 1922. — Nauwerck: Demonstration mikroskopischer Präparate über Flecktyphus. Münch. med. Wochenschr. 1916. S. 1196.

II. g) 1. Die typische Pigmentdegeneration. (Retinitis pigmentosa.)

Bürstenbinder, O.: Anatomische Untersuchungen eines Falles von Retinitis pigmentosa. v. Graefes Arch. f. Ophth. Bd. 41. 4., S. 175. 1895. — Deutschmann, R.: Einseitige typische Retinitis pigmentosa mit pathologisch-anatomischen Befund. Beitr. z. Augenheilk. Bd. 3, S. 269. 1893. — Ginsberg, S.: Über Retinitis pigmentosa. Klin. Monatsbl. f. Augenheilk. Bd. 46, 1., S. 1. 1908. — Leber, Th.: Die Krankheiten der Netzhaut. Handb. v. Graefe-Sämisch, 1. Aufl., S. 5, 636. 1877. — Stock, W.: Über eine bis jetzt noch nicht beschriebene Form der familiär auftretenden Netzhautdegeneration bei gleichzeitiger Verblödung und über typische Pigmentdegeneration der Netzhaut. Klin. Monatsbl. f. Augenheilk. Bd. 46, 1., S. 225. 1908. — Suganuma, S.: Ein Beitrag zur Kenntnis der Pathologie der Pigmentdegeneration der Netzhaut. Klin. Monatsbl. f. Augenheilk. Bd. 50, 1., S. 175. 1912. — Sugita, Yozo: Studien über die physiologische und pathologische Verteilung der lipoiden Substanzen im Auge, speziell in der Netzhaut. Arch. f. Augenheilk. Bd. 115, S. 260. 1925. — Takahashi, Hisamichi: Studien über den Degenerationsprozeß der Netzhaut und die Stromwege der Binnenflüssigkeit des Bulbus bei Anwendung einer vitalen Färbung. v. Graefes Arch. f. Ophth. Bd. 115, S. 305. 1925. — Wagenmann, August: Beitrag zur Kenntnis der pathologischen Anatomie der Retinitis pigmentosa. v. Graefes Arch. f. Ophth. Bd. 37, 1., S. 230. 1891.

II. g) 2. Die amaurotische Idiotie.

Mohr, Michael: Die Sachssche amaurotische familiäre Idiotie. Arch. f. Augenheilk. Bd. 41, S. 285. 1900. — Rönne, Henning: Zur pathologischen Anatomie der Augenleiden bei juveniler amaurotischer Idiotie (Spielmeyer-Stockscher Typus). Klin. Monatsbl. f. Augenheilk. Bd. 56, S. 497. 1916. — Schaffer: Beiträge zur Nosographie und Histopathologie der amaurotischen-paralytischen Idiotieformen. Arch. f. Psychiatrie u. Nervenkrankh. 1906. 42. — Schuster, Paul: Über die familiäre amaurotische Idiotie mit anatomischem Befund eines Falles vom Typus Tay-Sachs. Arch. f. Augenheilk. Bd. 64, S. 1. 1909. — Stock, W.: Über eine bis jetzt noch nicht beschriebene Form der familiär auftretenden Netzhautdegeneration mit Verblödung usw. Klin. Monatsbl. f. Augenheilk. Bd. 46, I. S. 225. 1908. — Vogt, H. (1): Zur Pathologie und pathologischen Anatomie der verschiedenen Idiotieformen. Monatsschr. f. Psychiatrie u. Neurol. Bd. 22, S. 403. — Vogt, H. (2): Über familiäre amaurotische Idiotie usw. Ebenda Bd. 18, S. 161.

II. g) 3. Die Hemeralopie.

Baas: Über eine Ophthalmia hepatica usw. v. Graefes Arch. f. Ophth. Bd. 40, 5, S. 212. 1894. — Fridericia, L. S. und Ejler Holm: Über das Auftreten von Nachtblindheit zusammen mit Xerophthalmie und den Einfluß des A-Vitaminmangels auf die Erneuerung des Purpurs (Dänisch). Zentralbl. f. d. ges. Ophth. Bd. 12, S. 126. 1924. — Koynagi, Y.: Über die pathologisch-anatomische Veränderung des retinalen Pigmentepithels bei Cirrhosis hepatis mit Ikterus und Hemeralopie. Klin. Monatsbl. f. Augenheilk. Bd. 64, S. 836. 1920. — Oguchi, Ch.: Zur Anatomie der sog. Oguchischen Krankheit. v. Graefes Arch. f. Ophth. Bd. 115, S. 234. 1925. — Sugita, Y.: Studien über die physiologische und pathologische Verteilung der lipoiden Substanzen im Auge, speziell in der Netzhaut. v. Graefes Arch. f. Ophth. Bd. 115, S. 260. 1925. — Yamanaka, T.: Existiert die Pigmentverschiebung im Retinalepithel im menschlichen Auge? Der erste Sektionsfall von sog. Oguchischer Krankheit. Klin. Monatsbl. f. Augenheilk. Bd. 73, S. 742. 1924. — Yoshine, S.: Über das Verhalten des Sehpurpurs bei avitaminösen Tieren. Arch. f. Augenheilk. Bd. 95, S. 140. 1925.

II. h) Die Erkrankungen der Netzhautmitte.

Axenfeld, Th.: Retinitis externa exsudativa mit Knochenbildung im sehfähigen Auge. v. Graefes Arch. f. Ophth. Bd. 90, S. 452. 1915. — Behr, Carl (1): Die Heredodegeneration der Makula. Klin. Monatsbl. f. Augenheilk. Bd. 65, S. 465. 1920. — Behr, Carl (2): Die Anatomie der „senilen Makula" (der senilen Form der makulären Heredodegeneration). Klin. Monatsbl. f. Augenheilk. Bd. 67, S. 551. 1921. — Elschnig, A.: Tumorähnliche Gewebswucherung in der Macula lutea. Klin. Monatsbl. f. Augenheilk. Bd. 62, S. 145. 1919. — Förster: Ophthalmologische Beiträge 1862. S. 55 (nach Fuchs). — Fuchs, Ernst (1): Zur Veränderung der Macula lutea nach Kontusion. Zeitschr. f. Augenheilk. Bd. 6, S. 181. 1901. — Fuchs, Ernst (2): Der zentrale schwarze Fleck bei Myopie. Zeitschr. f. Augenheilk. Bd. 5, S. 171. 1901. — Fuchs, Ernst (3): Über Beteiligung der Macula lutea an Erkrankungen des Auges. v. Graefes Arch. f. Ophth. Bd. 97, S. 57. 1918. — Harms, Cl.: Anatomisches über die senile Makulaaffektion. Klin. Monatsbl. f. Augenheilk. Bd. 42, 1., S. 448. 1904. — van der Hoeve: Niederländische Ophth.-Gesellschaft 1915. — Holm, Ejler: Retinitis exsudativa externa. Klin. Monatsbl. f. Augenheilk. Bd. 59, S. 319. 1917. — Junius, P. und H. Kuhnt: Die scheibenförmige Entartung der Netzhautmitte. Berlin: S. Karger 1926. — Lehmus, Emilie: Die Erkrankungen der Macula lutea bei progressiver Myopie. Inaug.-Diss. Zürich 1875 (nach Fuchs). — Michel, J.: Über Geschwülste des Uvealtraktus. v. Graefes Arch. f. Ophth. Bd. 24, 1., S. 131. 1878. — Nuel, J. u. P.: Oedème vésiculaire de la macula. Arch. d'opht. Tome 28, S. 737. 1908. — Walker, C. H.: A case of new growth in the macular region. Transact. of the ophth. soc. of the United. Kingd. Fol. 17, p. 4. 1897. — Wölfflin, E.: Beitrag zur pathologischen Anatomie der Retinitis exsudativa externa. v. Graefes Arch. f. Ophth. Bd. 117, S. 33. 1926. — Zeemann, W. P. C.: Über Netzhaut und Sehnervenleiden bei Iridozyklitis. v. Graefes Arch. f. Ophth. Bd. 112, S. 169. 1923.

II. i) Retinitis exsudativa.

Axenfeld, Th.: Retinitis externa exsudativa mit Knochenbildung im sehfähigen Auge. v. Graefes Arch. f. Ophth. Bd. 90, S. 452. 1915. — Berg, Fredrik: Beitrag zur pathologischen Anatomie der Retinitis exsudativa. v. Graefes Arch. f. Ophth. Bd. 98, S. 211. 1919. — Coats, George (1): Forms of retinal disease with massive exsudation. Ophth. hosp. rep. Vol. 17, p. 440. 1908. — Coats, George (2): Über Retinitis exsudativa (Retinitis haemorrhagica externa). v. Graefes Arch. f. Ophth. Bd. 81, S. 275. 1912. — Hanssen, R.: Drei Fälle von „Pseudotumor" des Auges, mit Beiträgen seltener Befunde myopischer Veränderungen und zur Frage der Retinitis exsudativa Coats. Klin. Monatsbl. f. Augenheilk. Bd. 65, S. 703. 1920. — v. Hippel, E.: Anatomischer Befund bei einem Falle von Retinitis exsudativa (Coats). v. Graefes Arch. f. Ophth. Bd. 86, S. 443. 1913. — Rados, Andreas: Über die Veränderungen im Frühstadium der Retinitis exsudativa externa. v. Graefes Arch. f. Ophth. Bd. 105, S. 973. 1920. — Wölfflin, E.: Beitrag zur pathologischen Anatomie der Retinitis exsudativa externa. v. Graefes Arch. f. Ophth. Bd. 117, S. 33. 1926.

II. k) Die Veränderungen der Netzhaut bei Leukämie.

Murakami, J.: Ein Beitrag zu den Netzhautgefäßveränderungen bei Leukämie. Klin. Monatsbl. f. Augenheilk. Bd. 39, S. 136. 1901. — Stock, W.: Über Augenveränderungen bei Leukämie und Pseudoleukämie. Klin. Monatsbl. f. Augenheilk. Bd. 44, 1., S. 328, 1906.

II. l) Angioide Netzhautstreifen. Angioid streaks. Pigmentstreifenbildung der Netzhaut. Retinitis striata.

Fuchs, E.: Über Pigmentstreifen im Augenhintergrund. Klin. Monatsbl. f. Augenheilk. Bd. 60, S. 797. 1918. — Rönne, Henning: Zur Anatomie der Streifenbildung nach Netzhautabhebung. v. Graefes Arch. f. Ophth. Bd. 75, S. 284. 1910. — Lister, W. T.: Angioid streaks of the Retina. The ophthalmic Review. Vol. 22, p. 151. 1903. — Magitot, A.: Pigmentation angioide de la rétine. Ann. d'oculist. Tome 146, p. 12. 1911.

II. m) Markhaltige Nervenfasern der Netzhaut. Fibrae medullares.

Bachmann, Rudolf: Schwund markhaltiger Nervenfasern in der Netzhaut nach Embolie der Arteria centralis retinae. v. Graefes Arch. f. Ophth. Bd. 107, S. 10. 1921. — Borrello, Paolo: L'importanza della lamina cribrosa nel processo di delimitazione della parte mielinica ed amielinica nell' estremo distale del nervo ottico. Ann. di ottalmol. e clin. ocul. Vol. 54, p. 925. 1926. — v. Hippel, E.: Sind die markhaltigen Nervenfasern der Retina eine angeborene Anomalie? v. Graefes Arch. f. Ophth. Bd. 49, S. 591. 1900. — v. Michel: Anatomischer Befund bei ophthalmoskopisch sichtbaren markhaltigen Nervenfasern der Netzhaut. Zeitschr. f. Augenheilk. Bd. 13, S. 305. 1905. — Sachsalber, A.: Schwund markhaltiger Nervenfasern in der Netzhaut bei entzündlicher Atrophie des Sehnerven infolge eines Tumors cerebri. Zeitschr. f. Augenheilk. Bd. 13, S. 739. 1905. — Wagenmann, A.: Schwund markhaltiger Nervenfasern in der Retina infolge von gemeiner Sehnervenatrophie bei Tabes dorsalis. v. Graefes Arch. f. Ophth. Bd. 40, 4., S. 256. 1894.

II. n) Die Geschwulstbildungen der Netzhaut.

1. Glioma retinae.

Fischer, B.: Über Wesen und Benennung der Gliome (Neuroblastome) des Auges. Zentralbl. f. allg. Pathol. u. pathol. Anat. Bd. 29, S. 545. 1918. — Flexner, S.: A peculiar glioma (neuroepithelioma?) retinae. The Johns Hopk. Bulletin. August 1891. — Greeff, Richard: Bau und Wesen des Glioma retinae. Ber. d. ophth. Ges. Heidelberg 1895. — Jung: Beiträge zur Differentialdiagnose der tuberkulösen und gliomatösen Erkrankungen des Auges. v. Graefes Arch. f. Ophth. Bd. 37, 4., S. 125. 1891. — Munoz Urra, F.: Über die feine Gewebsstruktur des Glioms der Netzhaut. v. Graefes Arch. f. Ophth. Bd. 112, S. 133. 1923. — Virchow, Rudolf: Die krankhaften Geschwülste Berlin 1863. — Wintersteiner, Hugo: Das Neuroepithelioma retinae. Berlin und Wien 1897. — Zeiss, Erich: Zur Entstehung der Gliomrosetten. v. Graefes Arch. f. Ophth. Bd. 117, S. 273. 1926.

II. n) 2. Die Angiomatosis retinae (E. v. Hippel).

Berblinger, W.: Zur Auffassung der sog. v. Hippelschen Krankheit der Netzhaut. v. Graefes Arch. f. Ophth. Bd. 110, S. 395. 1922. — Brandt, Rudolf: Zur Frage der Angiomatosis retinae. v. Graefes Arch. f. Opthh. Bd. 106, S. 127. 1921. — Clausen: Zur Angiomatosis retinae. Klin. Monatsbl. f. Augenheilk. Bd. 65, S. 413. 1920. — Czermak: Pathologisch-anatomischer Befund bei der von E. v. Hippel beschriebenen sehr seltenen Netzhauterkrankung. Ber. d. 32. Vers. d. ophth. Ges. Heidelberg 1905. S. 184. — Ditroi, G.: Über die Entwicklung der Angiomatosis retinae. Klin. Monatsbl. f. Augenheilk. Bd. 59, S. 43. 1917. — Ginsberg, S. und G. Spiro: Über Angiomatosis retinae (sog. v. Hippelsche Krankheit). v. Graefes Arch. f. Ophth. Bd. 88, S. 44. 1914. — Guzmann, E.: Zur Histologie der Gliosis retinae diffusa. v. Graefes Arch. f. Ophth. Bd. 89, S. 323. 1915. — Gourfein-Welt: In welcher Beziehung steht die Retinitis exsudativa zu der Angiomatose der Retina? Klin. Monatsbl. f. Augenheilk. Bd. 65, S. 105. 1920. — Heine, L.: Über Angiogliosis retinae mit Hirntumor (Capillaris, Hämangiom). Zeitschr. f. Augenheilk. Bd. 51, S. 1. 1923. — v. Hippel, E.(1): Über eine seltene Erkrankung der Netzhaut. Ber. d. 31. Vers. d. ophth. Ges. Heidelberg 1903. S. 199. — v. Hippel, E. (2): Die anatomische Grundlage der von mir beschriebenen sehr seltenen Erkrankung der Netzhaut. v. Graefes Arch. f. Ophth. Bd. 79, S. 350. 1911. — v. Hippel, E. (3): Über diffuse Gliose und ihre Beziehungen zur Angiomatosis retinae. v. Graefes Arch. f. Ophth. Bd. 95, S. 173. 1918. — Lindau, Arvid: Studien über Kleinhirnzysten. Bau, Pathogenese und Beziehungen zur Angiomatosis retinae. Acta pathol. et microbiol. scandinav. Suppl. Bd. 1. 1926. — Meller: Über das Wesen der sog. v. Hippelschen Netzhauterkrankung. v. Graefes Arch. f. Ophth. Bd. 85, S. 255. 1913.

II. n) 3. Die Netzhauttumoren bei tuberöser Hirnsklerose.

Hoeve, J. van der: Augengeschwülste bei der tuberösen Hirnsklerose. v. Graefes Arch. f. Ophth. Bd. 105, S. 880. 1921 und Bd. 111, S. 1. 1923. Ber. d. dtsch. ophth. Ges. Jena 1922. S. 32.

5. Sehnerv.

Von

G. Abelsdorff - Berlin.

Mit 92 Abbildungen.

Normale Anatomie.

Am Sehnerv ist zu unterscheiden: 1. Der intrakranielle vom Chiasma bis zum Canalis opticus reichende Teil, welcher auf dem Querschnitt von quer-ovaler Form ist. 2. Der intrakanalikuläre Teil mit rundem Querschnitt. 3. Der orbitale einen zylindrischen Strang bildende Teil, welcher durch den Eintritt der Zentralgefäße (Arteria und Vena centralis retinae) 10—20 mm hinter dem Augapfel in zwei Abschnitte gesondert ist, einen hinteren ohne Zentralgefäße und einen vorderen die Zentralgefäße enthaltenden. An dem letzteren ist wiederum der intrabulbäre Teil ein gesonderter, er besteht aus einem mark-haltigen skleralen Abschnitt, der Lamina cribrosa und der Papilla nervi optici mit marklosen Fasern.

Der Sehnerv besteht aus den Scheiden und dem Stamm. Der intrakranielle Teil ist nur von der Pialscheide umhüllt. Nahe am Foramen opticum wird der Sehnerv oben von dem scharfen freien Rande der Dura überdacht, welche hier eine Duplikatur und dann im knöchernen Kanal das Periost der Wand bildet. Mit diesem Periost ist die Pialscheide des Sehnerven eng verwachsen. Am orbitalen Kanaleingang spaltet sich die Dura in zwei Blätter, das äußere an die Periorbita herantretende und die eigentliche Duralscheide des Sehnerven, welcher nun in der Orbita von den drei Scheiden, Dura, Arachnoides und Pia umgeben ist. Diese Scheiden begrenzen den Intervaginalraum, der in Sub-duralraum und Subarachnoidealraum zerfällt, mit den gleichnamigen Hirn-räumen in Verbindung steht und vorn an der Sklera des Augapfels blindsackartig endet. Die genannten Lymphräume sind von Endothel ausgekleidet. Die Pia haftet der Oberfläche des Sehnerven fest an und geht in sein Septenwerk über, histologisch gleicht sie der Dura, beide Scheiden bestehen aus derbem Bindegewebe, welchem reichlich elastische Fasern beigemengt sind. Die Arach-noides dagegen ist ein feines Häutchen, welches außen und innen Endothel trägt und aus feinen Bündelchen zarten Bindegewebes gebildet wird. Aus der Bindegewebsschicht austretend verbinden sich pialwärts die Fibrillen zu stärkeren Bündeln, welche als Balkenwerk den Subarachnoidealraum durchsetzen und in die Pialscheide übergehen.

Der markhaltige Sehnervenstamm besteht aus Nervenbündelchen, welche durch Gliagewebe und Bindegewebsbalken voneinander getrennt sind. Das bindegewebige Septensystem steht einerseits mit der Pialscheide, andererseits mit dem zentralen Bindegewebsstrang, der die Zentralgefäße enthält, in Zusammenhang und geht vorn in die Lamina cribrosa über. Das Septenwerk führt dem Nervengewebe die in das letztere nicht eindringenden Blutgefäße zu und besteht aus fibrillärem Bindegewebe mit reichlichen elastischen Fasern und länglichen Zellen. Durch dieses erhält der Sehnervenquerschnitt das Aussehen der sektorenförmigen Gliederung. Zwischen den dicken Septen (sog. primären) dringen zahlreiche kleine Septen (sog. sekundäre) in den Sehnerven ein und verästeln sich zu noch kleineren. So werden durch die Septen Maschenräume von rundlicher oder vieleckiger Form abgegrenzt, innerhalb welcher die Nervenfaserbündel liegen. Das Septenwerk ist im Verlaufe des Optikus verschieden ausgebildet. Dicht am Augapfel sind die quer verlaufenden Septen besonders zahlreich und stark, zentralwärts vom Eintritt der Zentralgefäße wird das Septennetz weitmaschiger und nimmt dann wieder im Canalis opticus an Dichtigkeit zu, dementsprechend ist auch hier die Versorgung mit Blutgefäßen, deren Träger das Septenwerk ist, wieder eine reichlichere, hier verläuft ferner die Vena centralis posterior, welche den Nerven dann an der unteren Fläche verläßt. Im intrakraniellen Teil des Sehnerven ändert sich die Anordnung der Septen, an der Innenfläche der oberen Pialscheide tritt eine Verdickung (WILBRAND) auf, von welcher kräftige Septenfortsätze nach dem medialen Pole des Nervenquerschnitts sich abzweigen und nun in der ganzen oberen Hälfte des Nervenquerschnitts längliche Felder von Nervenbündeln zwischen sich lassen, während die untere Hälfte halbmondförmig noch die Septenanordnung des orbitalen und intrakanalikulären Abschnitts zeigt.

An dem letzteren und am vordersten Teil des Optikus dicht am Augapfel, d. h. denjenigen Stellen wo das Septenwerk besonders dicht ist, finden sich der Pia zunächst konzentrisch verlaufende Septen, ebensolche verlaufen um den zentralen die Zentralgefäße begleitenden Bindegewebsstrang herum. In den Maschen dieser konzentrischen Septen sind keine Nervenfasern, sondern nur Gliagewebe enthalten.

Die sonst überall innerhalb der Septen vorhandenen Nervenbündel sind aus Nervenfasern zusammengesetzt; dieselben bestehen aus feinen mit dünnen Markscheiden umgebenen Achsenzylindern und entbehren der SCHWANNschen Scheide, ihr Kaliber schwankt zwischen zwei und fünf μ.

Die Neuroglia besteht aus einem dichten Flechtwerk von Fasern und aus Zellen. Die Gliafasern liegen an der Oberfläche der Nervenfaserbündel am dichtesten und bilden Fortsätze der unvollständigen Septen, sie dringen aber auch in das Innere der Nervenfaserbündelchen ein, hier ein Maschenwerk bildend, zwischen welchen die Nervenfasern verlaufen. Über die Anordnung der Gliazellen geben Längsschnitte die beste Orientierung, man sieht, daß sie vorwiegend in longitudinal verlaufenden Säulenreihen angeordnet sind, besonders dicht finden sie sich an den feinen Ausläufern der Septen. Sie liegen zahlreicher an der Oberfläche der Nervenbündel als in deren Tiefe. Die Verteilung der Neuroglia durch den ganzen Verlauf des Sehnerven sondert ihn aus der Gruppe der übrigen Nerven aus und gibt ihm den Charakter der weißen Hirnsubstanz.

Der Markgehalt der Nervenfasern hört in der Regel, wenn auch nicht überall gleichmäßig, an der Hinterfläche der Lamina cribrosa auf. Dieselbe zeigt gewöhnlich eine hintere nach hinten konvexe und eine vordere nach vorn etwas konkave Fläche. Die hinteren Balken des transversal gerichteten Faserwerks erscheinen dicker und derber (skleraler Anteil) als die zarten vorderen (chorioidealer Anteil). E. FUCHS (Über die Lamina cribrosa. v. Graefes Arch. f. Ophth. Bd. 91, S. 435. 1916) unterscheidet einen hinteren bindegewebigen und einen vorderen gliösen Teil, wenn auch der Übergang des einen Teils in den anderen ein ganz allmählicher ist und auch im hintersten Teil der Lamina die Glia gewöhnlich nicht ganz fehlt.

Jenseits des Gerüstwerks der Lamina cribrosa, d. h. im Sehnervenkopf oder der Papille hört das bindegewebige Gerüst des jetzt marklosen Sehnerven auf, die Bündelanordnung bleibt aber durch aneinander gereihte Gliazellen erhalten, welche reichlich zwischen den Bündeln, im Innern derselben nur vereinzelt vorkommen. Ebenso ist das Gliafaserwerk zwischen den Nervenfasern auch hier erhalten, die Faserrichtung ist neben einer longitudinalen und schiefen eine vorwiegend transversale. Histologisch stimmt der Bau der Papille mit dem der Nervenfaserschicht der Netzhaut überein.

Reines Gliagewebe ohne Nervenfasern liegt zwischen dem Rand der Netzhaut und den am meisten peripherisch gelegenen Nervenfaserbündeln (KUHNTs intermediäres Gewebe), ferner in der Auskleidung der durch bogenförmige Umbiegung der Nervenfasern nach der Netzhaut zu entstehenden Vertiefung der Papille, der sog. physiologischen Exkavation. Am Boden derselben ist der Gliaüberzug besonders stark, er bildet hier als sog. zentraler Bindegewebsmeniskus den Abschluß des die Zentralgefäße bei ihrem Verlauf in der Achse des Sehnerven begleitenden zentralen Bindegewebsstrangs. Als sog. Schaltgewebe kann sich das Gliagewebe in den Sehnerven hinein längs der Zentralgefäße fortsetzen.

Blutgefäße des Sehnerven. Der intrakranielle Teil des Sehnerven wird mittels der Pia von der A. ophthalmica und der A. corporis callosi mit Blut versorgt. Im orbitalen Teil werden von der Arteria und Vena ophthalmica kleine Zweige in die Dural- und Pialscheide gesandt, deren Gefäßnetze untereinander in Verbindung stehen, die Gefäße der Pialscheide geben zahlreiche Zweige ab, welche mit den Bindegewebsbalken in den Nervenstamm eindringen und sich mit den Zentralgefäßen in die Blutversorgung des Nerven teilen. Da wo die Scheidengefäße aufhören, die Duralscheide in die Sklera übergeht, treten an die Stelle der Scheidengefäße am intraskleralen Teil des Optikus, der Lamina cribrosa und der Papille Ziliargefäße, und zwar 1. Gefäße der Sklera, Zinns Circulus arteriosus, 2. Arterien und Venen der Chorioides, so daß an der Eintrittsstelle des Sehnerven Netzhaut- und Ziliargefäßsystem zusammenhängen.

Wenn ich mich zwar mit diesem kurzen Hinweis auf die normale Anatomie des Sehnerven begnügen muß, so werde ich doch bei der Schilderung pathologischer Veränderungen mehrfach Gelegenheit haben, das normale Verhalten zum Vergleich heranzuziehen. Eine ausführliche Darstellung der normalen Anatomie des Sehnerven findet der Leser bei GREEFF: Mikroskopische Anatomie der Netzhaut und des Sehnerven in der zweiten Auflage des GRAEFE-SAEMISCH Handb. d. ges. Augenheilk., ferner in SALZMANNs Anatomie und Histologie des menschlichen Augapfels 1912 und im 3. Bande der Neurologie des Auges von WILBRANDT-SAENGER, welcher die Anatomie und Physiologie der optischen Bahnen und Zentren behandelt.

Die pathologisch-anatomischen Veränderungen des Sehnerven betreffen die Scheiden, den Stamm oder beide zugleich.

Die Haupttypen der Veränderungen des Nervenstamms sind die der Entzündung und der Degeneration mit Ausgang in Atrophie. In einem allgemeinen Teile werde ich daher die Scheidenveränderungen und dann beim Sehnervenstamm nach einer Übersicht der allgemein pathologisch-histologischen Grundlagen besprechen: Neuritis, Degeneration und Atrophie sowie die Ablagerung fremdartiger Substanzen im Sehnerven; von der Neuritis werde ich, wie im folgenden zu begründen sein wird, die Stauungspapille durchaus sondern. Da die genannten Veränderungen bei verschiedenen Schädlichkeiten dem Grade und der Lokalisation nach verschieden sind und sich auch verschiedenartig kombinieren, so werde ich im speziellen Teile eine ätiologische Einteilung zugrundelegen und die speziellen, den verschiedenen Erkrankungen resp. Vergiftungen eigentümlichen Sehnervenveränderungen schildern. Zum Schluß folgt eine Besprechung der Geschwülste.

A. Allgemeiner Teil.

I. Sehnervenscheiden.

Die Sehnervenscheiden erkranken seltener primär als sekundär im Anschluß an Erkrankungen des Gehirns, des umgebenden Orbitalinhalts und des Augapfels. Andererseits pflanzen sich Veränderungen der Sehnervenscheiden häufig auf den Sehnervenstamm selbst fort, während an den primären Veränderungen des Sehnervenstamms die Sehnervenscheiden einen mehr passiven Anteil zu nehmen pflegen.

1. Abnorme Flüssigkeitsansammlung.

Die Sehnervenscheiden erhalten einen pathologischen Inhalt durch Ansammlung von mehr oder weniger eiweißreicher Flüssigkeit oder von Blut:

a) Hydrops der Sehnervenscheide

ist makroskopisch kenntlich durch die ampullenartige Anschwellung, welche sich im wesentlichen auf den die Zentralgefäße des Sehnerven enthaltenden Abschnitt erstreckt und am Eintritt des Sehnerven in den Augapfel eine halsartige Einschnürung zeigt. Er findet sich am häufigsten bei intrakranieller Drucksteigerung als Begleiterscheinung der Stauungspapille und wird in dem dieselbe behandelnden Abschnitt genauer besprochen werden. Er kommt aber auch ohne Stauungspapille bei Entzündung der Scheiden vor. Nach Elschnig (Pathologische Anatomie des Sehnerven S. 1206) wird er zuweilen bei allgemeinem Hydrops durch Nierenerkrankung beobachtet. Die Erweiterung des Scheidenraums bei Sehnervenatrophie kann, wenn man einzelne Querschnitte betrachtet, einen Hydrops vortäuschen; vor Verwechslungen schützt schon makroskopisch das Aussehen der nicht gespannten, sondern schlotternden Dura und die Topographie der der Atrophie konformen Erweiterung des Scheidenraums. Abnorme Weite des Zwischenscheidenraums am bulbären Ende kommt nach Elschnig ferner bei Hydrophthalmus und stets bei der dem Konus gegenüberliegenden Hälfte durch abnorm weit vom Sehnerven entfernten Ansatz der Dura an die Sklera vor.

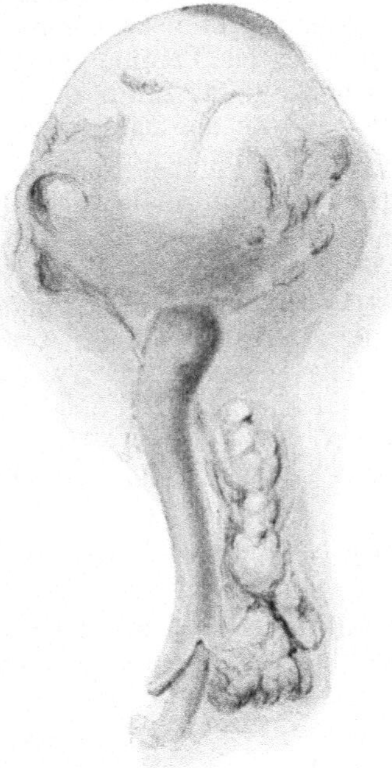

Abb. 1. Optikus-Scheidenhämatom nach Verwundung durch Minenexplosion an der Stirne, unter fortgeleiteter Beteiligung der Orbitaldächer und Gewebe. (Nach A. v. Szily: Atlas der Kriegsaugenheilkunde 1916.)

b) Scheidenhämatom

führt zu einer ähnlichen ampullenförmigen Ausdehnung wie der Hydrops, schimmert aber bereits durch die uneröffnete Dura bläulichrot hindurch (Abb 1). Bei Erkrankungen mit hämorrhagischer Diathese kommen isolierte Scheidenblutungen vor, gewöhnlich sind sie aber mit Gehirnblutungen verbunden. Nach ROLLET ist spontanes Scheidenhämatom auch bei Endarteritis der Duragefäße beobachtet worden. Die Beobachtung (Fall 4 der Arbeit) ist aber unvollständig und nicht beweiskräftig. Der Sehnerv mit subduraler Blutung entstammte der Präparatensammlung ohne Krankengeschichte, ein großes Duragefäß war durch eine homogene konzentrisch geschichtete Masse vollständig obliteriert, die Wandungen einer Arterie waren stark verdickt.

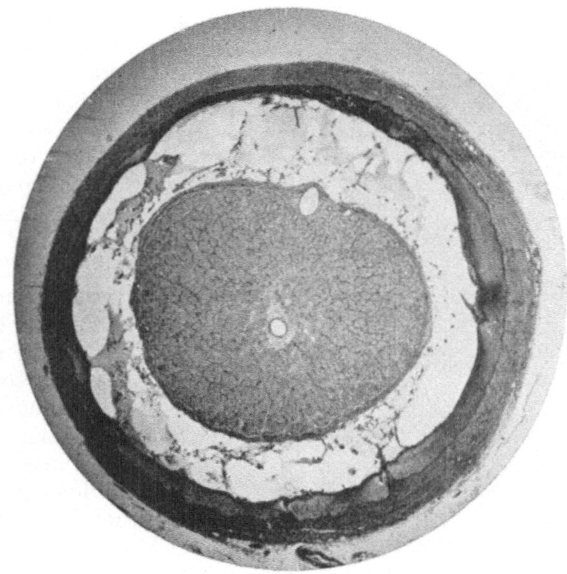

Abb. 2. Rein subdurale Blutung. Subduralraum prall mit Blut gefüllt, Subarachnoidealraum durch reine Lymphe stark ausgedehnt. (Nach LIEBRECHT: Schädelbruch und Auge. Arch. f. Augenheilk. Bd. 55. 1906.)

Bei spontanen (z. B. Pachymeningitis haemorrhagica, geplatzte Aneurysmen der Gehirnbasis) und traumatischen basalen Blutergüssen des Gehirns kann das Blut direkt aus dem Scheidenraum der Gehirnhäute in die des Sehnerven vordringen, es gibt aber, wie LIEBRECHT nachgewiesen hat, noch zwei weitere Entstehungsmöglichkeiten: Wenn der Scheidenraum im Kanal verödet ist, so dringt das Blut um die Art. ophthalmica herum im Lymphraum derselben in die Duralscheide ein, verbreitet sich in der Duralscheide und senkt sich dann erst in den Subduralraum. Das traumatische Scheidenhämatom kann ferner auch direkt durch Zerreißen von Scheidengefäßen entstehen, auch die Arteria ophthalmica kann während ihres Verlaufs in der Duralscheide zerreißen. Nach LIEBRECHT ist diese Entstehung durch Gefäßzerreißung bei Brüchen des knöchernen Kanals häufiger als das Vordringen des Bluts aus der Schädelhöhle durch den Kanal hindurch. Bei solchen Scheidengefäßzerreißungen können sich die Blutungen auf den Subduralraum beschränken, der subarachnoideale Raum kann hierbei durch Flüssigkeit ausgedehnt sein (Abb. 2). In der Regel treten solche Blutungen erst an der Spitze der Orbita zunächst nicht zwischen den Scheiden, sondern im Gewebe der Duralscheide selbst auf, am stärksten in der Gegend des Ansatzes der Augenmuskeln. Bei Übertritt aus der Schädelhöhle pflegt die Blutung subdural und subrachnoideal zu liegen, die Arachnoides arkadenförmig abhebend. Das Hämatom wird stets gegen den Nervenstamm durch die Pia abgegrenzt, da die unverletzte Pia den Durchtritt des Blutes verhindert.

Auf Grund der anatomischen Untersuchung eines beiderseitigen Scheidenhämatoms nach traumatischer Gehirnblutung hat Grimminger noch einen vierten Weg der Entstehung angenommen: Hier war nach einer Blutung in der mittleren Schädelgrube das Blut entlang den Scheiden des ersten Trigeminusastes durch die Fissura orbitalis superior in die Orbita eingedrungen (Ziliarnervenhämatom). Bei Freibleiben des intrakanalikulären und des unmittelbar nach vorn sich anschließenden Sehnervenabschnittes fand sich 26 mm hinter dem Bulbus ein zunächst partiell subdurales Sehnervenscheidenhämatom, etwas weiter vorn war die Blutung auch in dem Subarachnoidealraum vorhanden. Die auseinander gedrängten Duralamellen bildeten bluterfüllte Hohlräume. Diese Wandblutung stand einerseits kontinuierlich mit der Scheidenblutung, andererseits mit dem Ziliarnervenhämatom entlang von Bindegewebszügen in Verbindung. Die Art. ophthalmica zeigte erst 15 mm vom Bulbus entfernt eine geringe Wanddurchblutung, ein weiterer Bluteinbruchsherd fand sich beim Eintritt der Zentralgefäße in den Sehnerv. Außerdem war eine subretinale Blutung mit Durchtränkung der Netzhaut und Durchbruch in den Glaskörper vorhanden.

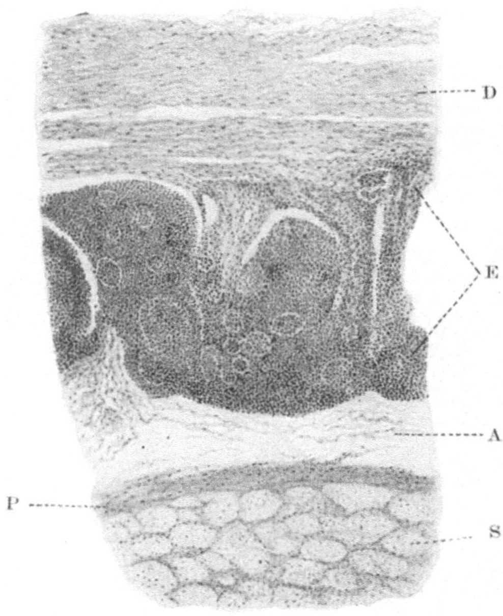

Abb. 3. Pachymeningitis des Sehnerven nach v. Michel (Lehrbuch d. Augenheilk. 2. Aufl., Abb. 105). D Dura. E Endothelwucherung. A Arachnoides. P Pia. S Sehnerv.

G. nimmt an, daß die perineurale Blutung der den Sehnerven umgebenden kurzen Ziliarnerven durch die Duralwand in die Sehnervenscheidenräume hineingesickert war. Dort wo die Art. ophthalmica in nächster Nähe der Ziliarnerven verläuft (15 mm hinter dem Bulbus), wurden auch ihre Scheiden durchblutet, und entlang der Arterie bzw. Art. centralis retinae drang das Blut auch in den subarachnoidealen Raum.

In einem Zusatz zu der Arbeit G.s bezweifelt Fleischer, ohne allerdings eine eindeutige Erklärung geben zu können, meines Erachtens mit Recht diese Entstehung der Scheidenblutung auf dem Wege der Ziliarnerven, da die Durchdringung der Dura von außen her unwahrscheinlich sei und im Scheidenraum ein so starker Druck geherrscht habe, daß es zur Stauungsblutung in den Glaskörper kam.

2. Perineuritis.

Die Entzündung der Sehnervenscheiden kann Dura, Arachnoides und Pia betreffen, in der Regel sind die entzündlichen Veränderungen an der Dura verhältnismäßig am geringsten; die Unterscheidung, die v. Michel in

Pachymeningitis und Leptomeningitis analog derjenigen der Hirnhäute vor-
schlug (s. Abb. 3), scheint mir nur in den wenigsten Fällen durchführbar zu sein, da
in der Regel alle drei Häute,
wenn auch in verschiedenem
Grade, erkrankt sind.

a) Exsudative und adhäsive Perineuritis.

Im Exsudat findet man
mikroskopisch in der Regel
geronnene Eiweißmassen, ausnahmsweise Fibringerinnsel, fast
immer aber zellige Beimengungen: Lympho- und Leukozyten
sowie desquamierte Endothelien,
die in der Flüssigkeit hydropisch
aufquellen.

An der Dura sind im wesentlichen die inneren Schichten die
Träger der entzündlichen Erscheinungen, neben perivaskulären
Infiltraten zeigt sich Vermehrung
der Bindegewebszellen und vor
allem der Endothelien. Dieselben
können als ausgedehnte Wucherung in zwiebelschalenförmiger
Anordnung einen breiten Raum
zwischen Innenfläche der Dura
und normaler Arachnoides einnehmen (MICHELs Pachymeningitis chronica interna Abb. 4
u. 5), gewöhnlich dehnen sich
aber die Endothelwucherungen
auch auf die Arachnoides aus.
Das Balkenwerk derselben kann
durch Flüssigkeit auseinandergedrängt werden, in späteren
Stadien ist der Maschenbau der
Arachnoides nicht (s. Abb. 6)
mehr zu erkennen, sondern ist
zum Teil durch gewuchertes
Endothel, zum Teil durch kernreiche breite Bindegewebszüge
ersetzt. An der Pia zeigt sich
die Entzündung in Form von
Proliferation der Bindegewebszellen und kleinzelliger Infiltration, die diffus oder herdförmig, mit Vorliebe perivaskulär auftritt (Abb. 7). Von der
Pia aus kann die Entzündung
auf dem Wege der Septen in
den Optikusstamm eindringen.

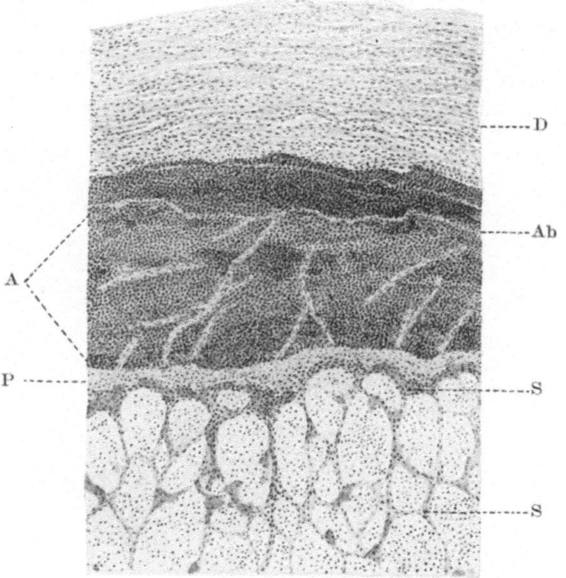

Abb. 4. Leptomeningitis des Sehnerven nach einem Präparate v. MICHELs. D Dura. A Arachnoides, eitrig infiltriert. Ab Arachnoidealbalken. P Infiltrierte Pia, die
Infiltration setzt sich auf die Septen S fort.

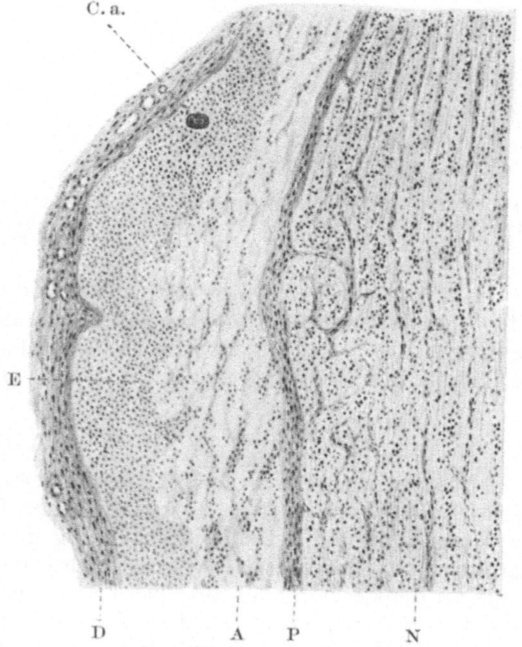

Abb. 5. Pachymeningitis interna bei Stauungspapille.
D Dura. E Endothelwucherung. A Arachnoides. P Pia.
N Nervenbündel. C. a. Corpus arenaceum. (Nach einem
Präparate v. MICHELs.)

Die häufig von Blutungen begleitete entzündliche Wucherung führt zu einer Verwachsung der Scheiden und Aufhebung des Scheidenraums, der dann von Endothelien, Bindegewebszellen, Fibrillen und Blutresten resp. Pigment eingenommen wird. In späteren Stadien findet man dann nach Rückbildung der Zellen den Scheidenraum von faserigem Bindegewebe erfüllt, zuweilen sind die drei Häute überhaupt nicht mehr voneinander abgrenzbar, sondern zu einer derben Bindegewebsmembran verschmolzen (Abb. 80).

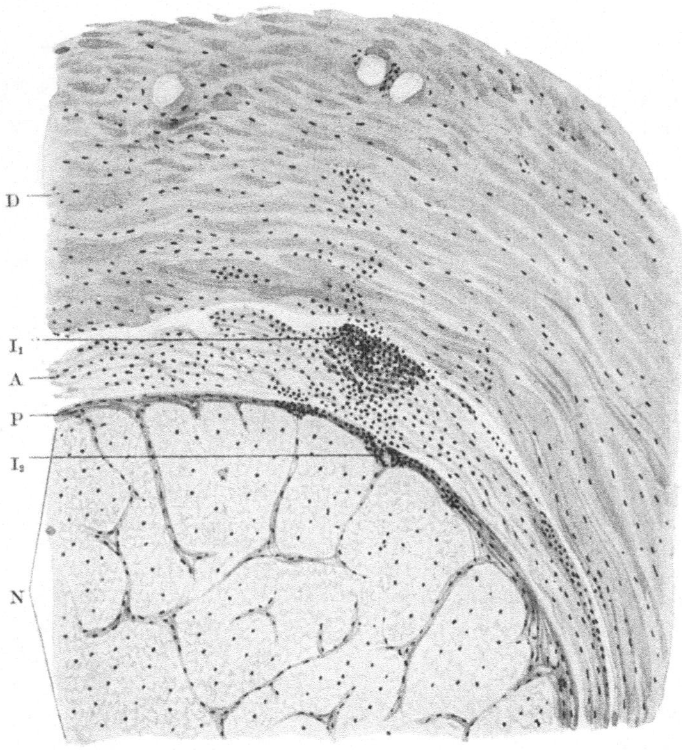

Abb. 6. Perineuritis mit Verdickung der Arachnoides, Rundzellenherden in derselben I₁ und perivaskulären Infiltraten in der Pia I₂. D Dura, A Arachnoides. P Pia. N Nervenstamm. Vergr. 66fach. (Eigenes Präparat.)

Eine vollständige Obliteration des Scheidenraums ist sehr selten. Da nämlich die perineuritischen Veränderungen gewöhnlich herdweise und diskontinuierlich auftreten, so ist die Verwachsung dementsprechend sowohl in longitudinaler als zirkulärer Richtung in der Regel nur eine partielle.

b) Eitrige Perineuritis.

Auch bei dieser sind die äußeren Schichten der Dura am wenigsten infiltriert; stärkere Infiltration pflegen erst die inneren Schichten aufzuweisen. Die Leukozytenansammlung wird von Wucherung der Endothelien begleitet. Die Eiteransammlung durchsetzt die Arachnoides, deren Balkenzüge gewöhnlich relativ arm an Leukozyten sind, und kann besonders stark im Gewebe der Pia werden, um von hier wiederum auf dem Wege der Septen in den Nervenstamm zu gelangen (s. Abb. 7). In diesem kann dann in den der Pia benachbarten peripherischen Bündeln die Eiteransammlung durch Einschmelzung des Nervengewebes kleine Abszesse erzeugen (DE LIETO VOLLARO, Fall II der zitierten

Arbeit); auch Nekrosen in den zentralen Bündeln, die wohl nicht bloß auf Toxinwirkung, sondern die sekundäre Thrombenbildung der Zentralarterie zu beziehen sind, kommen vor (v. MICHEL).

Gerade die eitrige Perineuritis nimmt am häufigsten ihren Ausgang von einer eitrigen Meningitis und ist daher eine deszendierende, die nach dem Augapfel zu an Intensität abzunehmen pflegt. Die Eitererreger (meist Strepto- oder Pneumokokken) können, wenn sie auch in dem das Chiasma und die intrakraniellen Optici umgebenden Exsudat reichlich vorhanden sind, in dem orbitalen Scheidenraum mehr oder weniger gänzlich fehlen (AXENFELD, DE LIETO VOLLARO). DE LIETO VOLLARO sieht die Ursache für die Abwesenheit der Bakterien darin, daß in solchen Fällen in der Gegend des knöchernen Kanals eine vollständig obturierende Infiltration gelegen ist, welche wohl die Toxine passieren läßt, aber ein Vordringen der Bakterien in den Scheidenraum verhindert. In anderen Fällen

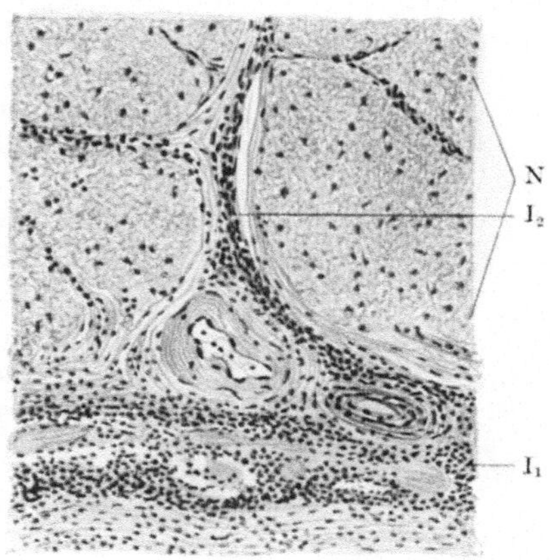

Abb. 7. Eitrige Perineuritis. Das eitrige Infiltrat I_1, der Pia setzt sich als I_2 auf das angrenzende Septum fort. N Nervenbündelquerschnitt. Hämatoxylin - Eosin. Vergr. 125fach. (Nach dem Präparat Prof. GINSBERGS).

konnten von AXENFELD und DE LIETO VOLLARO die Eitererreger bis zum vorderen blinden Ende des Scheidenraums verfolgt werden, ein Übertritt in den Augapfel erfolgte aber nicht, es ist daher die bei der eitrigen Meningitis auftretende Ophthalmie in der Regel nicht durch die Scheiden fortgepflanzt, sondern metastatischen Ursprungs.

II. Sehnervenstamm.

Wie bei allen pathologisch-anatomischen Veränderungen ist für das Studium der pathologischen Veränderungen des Sehnerven nicht nur eine genaue Kenntnis seiner normalen Anatomie, sondern auch der durch Präparation, kadaveröse Veränderungen und Fixation entstehenden Produkte unerläßlich. Da diese Kunstprodukte leicht mit pathologischen Veränderungen verwechselt werden können und auch wiederholt verwechselt worden sind, so sei eine Übersicht derselben der pathologisch-anatomischen Schilderung vorausgeschickt.

1. Kunstprodukte.

a) Scheinbare Degeneration.

SIEGRIST hat helle, schon bei makroskopischer Betrachtung von Chromsäurepräparaten sichtbare Flecke beschrieben, die er zunächst als Degenerationsherde auffaßte. Diese nur einzelne Nervenbündel des Querschnitts einnehmenden Herde (s. Abb. 8) färben sich mit WEIGERTs Markscheidenfärbung diffus, aber intensiv schwarz (s. Abb. 9), bei Hämatoxylineosinfärbung färben sie sich stärker rot als die normale Umgebung, sind kernreicher, an der Peripherie auch von einzelnen spindelförmigen Zellen umrahmt. Bei stärkerer Vergrößerung sieht man, daß die nach WEIGERT schwarz gefärbten Herde aus Schollen und Kugeln bestehen, die sich nach MARCHI schwarz färben und auch freies mit Sudan färbbares Fett enthalten. Oft verlaufen die in diesen Herden noch erhaltenen Nervenfasern mehr oder weniger senkrecht zum normalen Verlauf.

ELSCHNIG wies dann nach, daß diese von SIEGRIST beschriebenen Veränderungen Kunstprodukte sind, die durch mechanische Beschädigung, sei es bei dem Herausmeißeln aus dem knöchernen Kanal, sei es durch Quetschung mit Pinzette und Schere, entstehen. Dieser Auffassung ist später SIEGRIST selbst in einer aus seinem Laboratorium erschienenen Arbeit SPÜHLERs beigetreten. SPÜHLER vermutet allerdings, daß für das Zustandekommen der kernreichen von spindelförmigen Zellen eingefaßten Herde außer der mechanischen Schädigung der Nervenbündel noch eine relative Lebensfrische der Neurogliazellen in Betracht komme, indem diese sich auf den mechanischen Reiz zu den konzentrischen Einfassungszügen zusammenziehen.

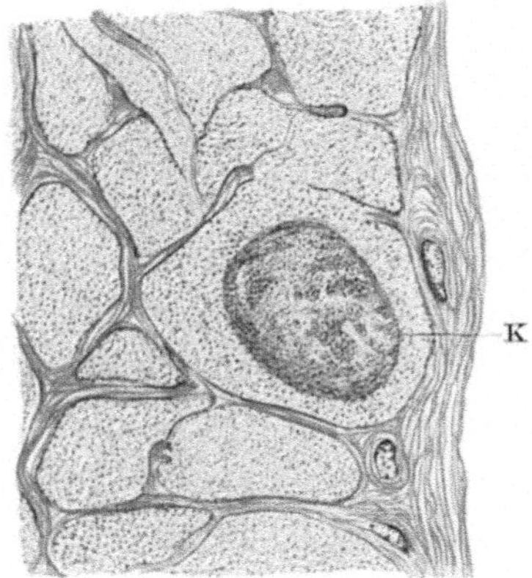

Abb. 8. Sehnervenquerschnitt, der Leiche, ohne Quetschung zu vermeiden, entnommen. Eisenhämatoxylin, v. GIESON. Die Kerne wegen zu starker Differenzierung nicht sichtbar. K Kunstprodukt durch Quetschung mit der Pinzette. Vergr. 94fach. (Eigenes Präparat.)

b) Lückenbildung:

1. Durch Mangel an Sorgfalt bei der Härtung und Einbettung können zwischen den Septen und den Nervenbündeln Spalträume entstehen (ELSCHNIGs Einbettungsödem), nach ELSCHNIG sind dann die zentralsten Partien des eingebetteten Sehnervenstücks am stärksten betroffen, nach meiner Erfahrung entstehen die Spalträume besonders leicht bei unvorsichtiger Paraffineinbettung (Abb. 10). Diese Lücken kommen auch bei Ödem und bei Atrophie vor. Beim Ödem sind aber die Septen selbst nicht geschrumpft, sondern gequollen, ihre aufgelockerten Fasern sind durch leere oder von geronnener fein granulierter

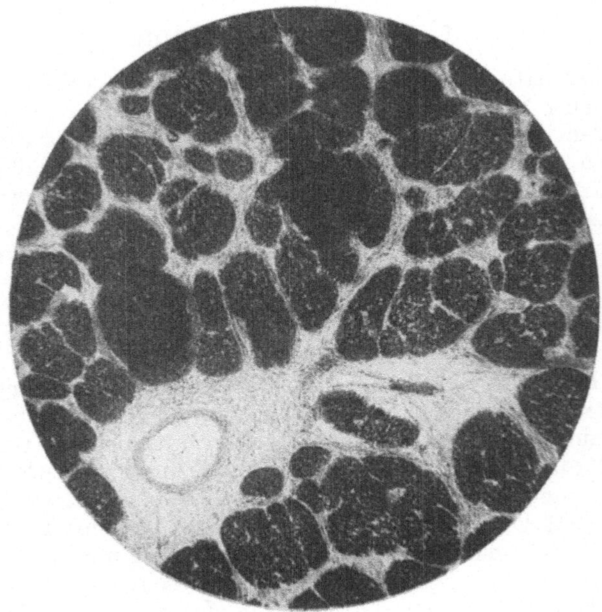

Abb. 9. Teil eines mit WEIGERTs Hämatoxylin gefärbten Sehnervenquerschnitts mit fleckförmigen schwarzen Herden. (Nach SIEGRIST: Wenig bekannte Erkrankungsformen des Sehnerven. Arch. f. Augenheilk. Bd. 44, Ergänzungsh. Taf. IX, Abb. 3. 1902.)

Masse erfüllte Räume getrennt. Bei der Atrophie finden sich die Spalträume dann, wenn der durch den Schwund der Nervenfasern geschaffene Platz noch nicht durch Verbreiterung der Septen ausgefüllt ist, in den Spalträumen sind dann Körnchenzellen oder Zerfallsprodukte der Markscheiden und Gliafasern nachweisbar (Abb. 10).

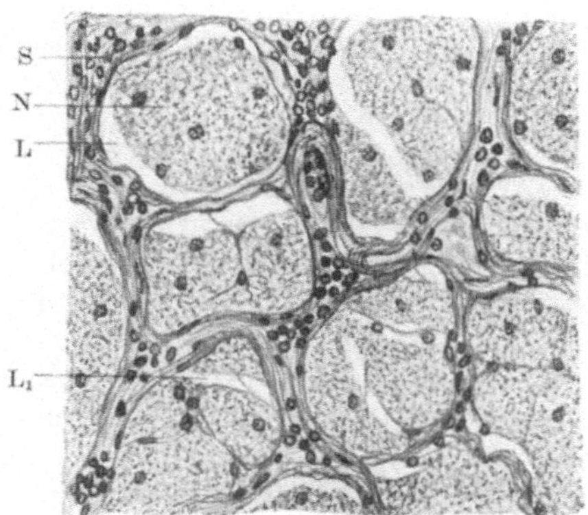

Abb. 10. Querschnittssegment eines normalen Sehnerven. Paraffineinbettung mit künstlicher Lückenbildung. S Septenwerk. N Nervenbündel. L Lücken zwischen Nervenbündel und Septen. L₁ Lücken innerhalb der Nervenbündel. Vergr. 250fach. (Eigenes Präparat.)

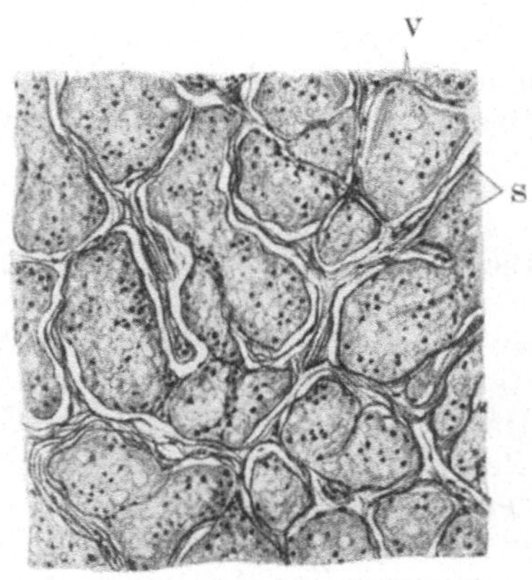

Abb. 11. Querschnittssegment eines ödematösen Sehnerven. S Ödematöse Septen. V Vakuolen. Ob die letzteren durch Ödem oder zum mindesten zum Teil durch beginnende Degeneration der Nervenfasern entstanden sind, bleibt unentschieden, da WEIGERTS Markscheidenbehandlung zwar keine Degeneration ergab, Marchibehandlung aber unterblieb. Vergr. 94fach. (Eigenes Präparat.)

2. Außer diesen Spalten zwischen Septen und Nervenbündeln kommen artefizielle Lücken innerhalb der Nervenbündel selbst vor. Nach Formol- oder Sublimatfixierung bilden sich Höhlen, die scharf begrenzt, sehr klein oder auch größer sein können, so daß sie den Raum bis zur Hälfte eines Sehnervenbündels einnehmen. Nach DIMMERs treffendem Vergleich, der zuerst die Aufmerksamkeit auf diese künstliche Höhlenbildung lenkte, sehen sie wie mit dem Locheisen herausgeschlagen aus (Abb. 11).

3. Schwieriger zu deuten sind im Einzelfall die kleinen unscharf begrenzten Vakuolen, die einerseits durch Schrumpfung im normalen Sehnerven vorkommen können, andererseits aber, wenn sie in großer Zahl auf umschriebene Abschnitte beschränkt sind, pathologische Bedeutung haben; in dieser letzteren Form finden sie sich bei Ödem und beginnender Degeneration (Abb. 12); in diesen beiden Fällen handelt es sich vermutlich um tropfenförmigen Austritt von Flüssigkeit, da auch bei der Degeneration das Volumen der die Vakuolen enthaltenden Nervenbündel ver-

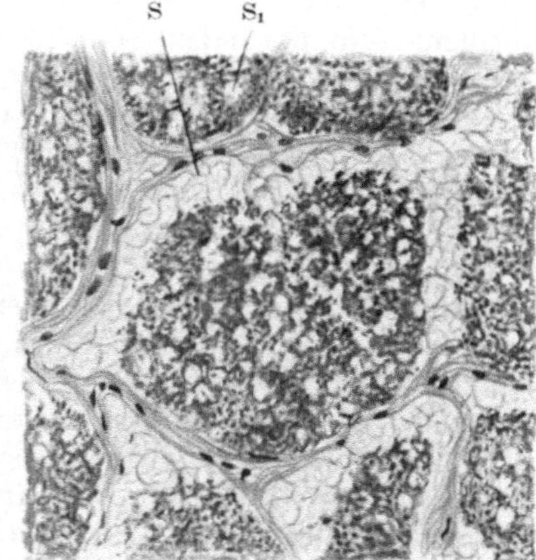

Abb. 12. Sehnervenquerschnitt. Beginnende Atrophie. S Spaltraum zwischen Septum und Nervenbündel von Gliafasern durchzogen. S₁ Vakuolenartiger Spaltraum innerhalb der Nervenbündel. WEIGERTs Markscheidenfärbung. Vergr. 250fach. (Eigenes Präparat.)

größert ist, eine Erscheinung, die dagegen spricht, daß die Vakuolen einfach durch Ausfall von Nervenfasern entstanden sind, wie man sie als Anfangsstadium der sogenannten kavernösen Atrophie beobachtet.

c) Varikositäten der Markscheiden

sind an Leichenaugen ein regelmäßiger Befund.

Vereinzelte perlschnurartige Auftreibungen sieht man auch gelegentlich an lebensfrisch mit Chromsalzen oder Formol fixiertem Material. Wenn die Varikositäten aber zahlreich in ausgeprägter Form an während des Lebens enukleierten Augen vorhanden sind, so sind sie eine Degenerationserscheinung. An den Achsenzylindern sind starke Anschwellungen, die bei Fibrillenfärbungen sichtbar werden, ein Zeichen beginnenden Zerfalls.

2. Allgemein Histopathologisches.

Die pathologischen Veränderungen des Sehnerven sind seiner entwicklungsgeschichtlichen und histologischen Zusammensetzung entsprechend in vielfacher Beziehung denjenigen der weißen Hirnsubstanz analoge, sie betreffen 1. die Markscheiden und Achsenzylinder, 2. die ektodermale Neuroglia, 3. den mesodermalen Gefäßbindegewebsapparat der Septen. Die Zentralgefäße bleiben hier, da sie in dem Abschnitt „Netzhaut" besprochen werden, unberücksichtigt.

ad 1. Die Veränderungen der Markscheiden und Achsenzylinder sind nur regressiver Art und werden bei den verschiedenen Formen der Degeneration resp. Atrophie geschildert werden. Regenerationserscheinungen der Nervenfasern sind am menschlichen Sehnerven nicht beobachtet worden.

ad 2. Die Neuroglia zeigt progressive und regressive Veränderungen. a) Der Untergang von Nervenfasern wird von einer Proliferation der Glia begleitet; die Anfänge derselben sind eins der sichersten Zeichen für den beginnenden Zerfall der Nervenfasern. Die Möglichkeit, daß außer dieser mit dem Untergang der Nervenfasern zugleich resp. sekundär einsetzenden Gliawucherung eine primäre vorkomme, ist a priori vorhanden, am Sehnerven aber nur bei der Gliombildung beobachtet worden.

a) Die progressiven Veränderungen betreffen die Kerne und die Fibrillen. Am normalen Sehnerven lassen sich bereits bei nicht spezifischen Färbungsmethoden zwei Arten von Gliakernen mit Übergangsformen unterscheiden: 1. kleine, runde, homogen dunkel gefärbte und 2. größere, mehr ovale, wenig gefärbte mit feinkörnigem Chromatin (s. Abb. 13). Ein Zelleib ist mit den gewöhnlichen Färbungsmitteln an der überwiegenden Mehrzahl der normalen Kerne nicht wahrnehmbar, nur ganz vereinzelt findet sich ein schmaler, zuweilen die Spinnenform andeutender Protoplasmasaum (Methylenblau — Bendas Gliafärbung). In jüngster Zeit ist es Marchesani [1]) gelungen, mit den neuen spezifischen Gliaimprägnationsmethoden im normalen Sehnerven folgende Gliazellen zu unterscheiden: 1. Faserbildende Astrozyten, d. h. Zellen mit ovalem Kern, spärlichem Protoplasma und langen faserhaltigen Fortsätzen (die Astrozyten des Zentralnervensystems mit reichlichem Protoplasma fehlen), von welchen sich einer mit dreifußartiger protoplasmatischer Verbreiterung an einem Gefäße ansetzt. 2. Hortegas Mikrogliazellen, unregelmäßig gelappte Kerne mit stummelartigen Fortsätzen. 3. Oligodendrogliazellen, die längs den Nervenfasern in Reihen liegen, ihr bläschenförmiger runder oder ovaler Kern ist von einer unregelmäßig begrenzten Protoplasmaplatte umgeben, von welcher breite flache Fortsätze abgehen. Sie setzen sich im Gegensatz zu den

---

¹) Anmerkung bei der Korrektur. Nach einem Referat in den Klin. Monatsbl. f. Augenheilk. sind die Hortegazellen und die Oligodendroglia der Sehbahnen bereits vor Marchesani von Enriquez: Bol. de la Real. Soc. Exp. de Hist. Nat. Mai 26 beschrieben worden, der allerdings die Hortegaschen Zellen als mesodermale Elemente der ektodermalen Neuroglia gegenüberstellt.

Astrozytenfortsätzen niemals an einem Gefäß an. Die Oligodendroglia nimmt an einer pathologischen Gliavermehrung nicht teil.

Die progressiven Veränderungen können an den Kernen erkennbar sein, bevor das Fibrillenwerk an Dichte zunimmt: Die Kerne werden größer, Kernteilungsfiguren (die amitotische Teilung ist die häufigere) treten auf, vor allem wird der Zelleib als breiter Saum sichtbar (Abb. 14 u. 74), der neben abgerundeten Formen die Spinnenform zeigt. Es können sich dann die sog. Monstregliazellen oder Astrozyten (bei Silberimprägnation nach GOLGI) bilden, bei welchen der Zelleib in zahlreiche lange Fortsätze ausläuft.

Bei WEIGERTs Gliafärbung, die den Zelleib nicht darstellt, laufen die Fibrillen bogenförmig an dem Kern vorbei, während bei der HELDschen Färbemethode die langen Fortsätze solcher Zellen mit den Fibrillen in Verbindung stehen, die von einem Fortsatz durch die den Kern umgebende Zone zu einem anderen Fortsatz ziehen. Schon normalerweise bilden nach HELD die Verästelungen der Gliazellen ein synzytiales protoplasmatisches Maschenwerk, von welchen die Fibrillen nicht, wie WEIGERT meinte, chemisch differenziert und räumlich getrennt, sondern in welches sie eingelagert sind. Die pathologischen Veränderungen des protoplasmatischen Gliamaschenwerks am Sehnerven sind bisher im einzelnen nicht erforscht worden, wie es überhaupt an eingehenden Spezialstudien über die pathologischen Veränderungen der Sehnervenglia fehlt. Im Gegensatz zu den umfangreichen diesbezüglichen Forschungen des Zentralnervensystems von NISSL, ALZHEIMER u. a. ist am Auge die Pathologie der Neuroglia nur eingehender an der Retina von KRÜCKMANN studiert worden.

Außer an den Kernen und ihrem Zelleib machen sich die progressiven Veränderungen auch an den Fibrillen der Neuroglia kenntlich: es findet sowohl eine Vermehrung der Fasern

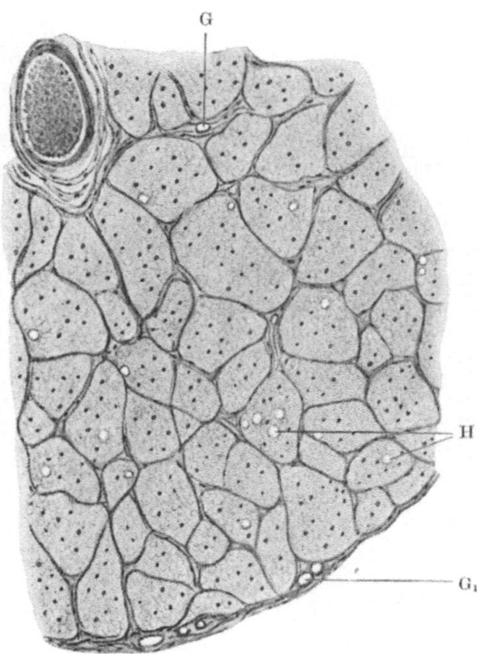

Abb. 13. Sehnervenquerschnitt, normal, von einem wegen frischer perforierender Verletzung enukleierten Auge stammend. Formolfixierung. H künstliche Höhlenbildung. G Gefäß im Septum. G₁ Gefäß der Pia. Vergr. 50fach. (Eigenes Präparat.)

als auch eine Verdickung derselben (s. Abb. 14) statt. Bei den chronisch verlaufenden Degenerationsprozessen überwiegt die Proliferation der Fibrillen diejenige der Kerne und wird so stark, daß sie das der Nervenfasern beraubte Septenwerk vollständig ausfüllt (s. Abb. 15), der perivaskuläre und sog. peripherische Gliamantel stark verdichtet wird und von dem letzteren aus Wucherungen kammartig in die Pia eindringen können.

Was die Verlaufsrichtung der Fibrillen betrifft, so hat SPIELMEYER bei der tabischen Sehnervenatrophie beschrieben, daß die gliösen Ersatzfasern außer der radiären oder transversalen Anordnung in den Grenzschichten an der Pia und den Gefäßen meist die Richtung der ausgefallenen Nervenfasern innehalten, daher vorwiegende Längs- und Parallelrichtung der Fibrillen im Nervus und Tractus opticus, geflechtartige Durchkreuzungen im Chiasma.

Diese durch Abbildungen veranschaulichte Beschreibung darf nicht verallgemeinert werden. RÖNNE hat bereits in seinen Untersuchungen über Alkoholamblyopie die Vermutung ausgesprochen, daß SPIELMEYER als Neurologe nur das intrakranielle Optikusstück untersucht hat[1]). Auch bei der Alkoholdegeneration fand RÖNNE, daß die längsverlaufenden Gliafasern vom hinteren Abschnitt der Orbita ab nach dem Canalis opticus zu an Zahl mehr und mehr zunehmen und im Tractus opticus fast ausschließlich längsverlaufende Fasern vorhanden sind. Ebenso fand ich bei alter glaukomatöser Sehnervenatrophie vorwiegend längs verlaufende Gliafasern nur im intrakraniellen Abschnitt des Sehnerven (s. Abb. 15). Es ist daher, wenn auch noch weitere Untersuchungen wünschenswert sind, wahrscheinlich, daß die von STORCH als isomorphe Sklerose bezeichnete Anordnung der neugebildeten Gliafasern parallel dem Nervenfaserverlauf im wesentlichen

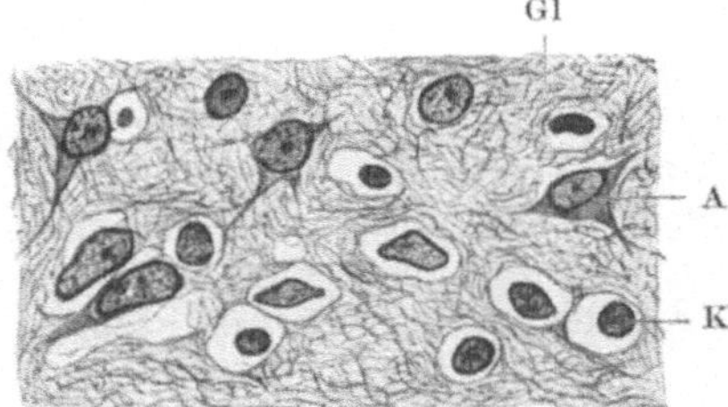

Abb. 14. Sehnervenquerschnittssegment. Atrophie nach Phthisis bulbi. Gl Gliafasern, welche die zugrunde gegangenen Nervenfasern vollständig ersetzt haben, einzelne punktförmig im Querschnitt. A Astrozytenähnliche Gliazellen. K Geschrumpfte, von hellem Hof umgebene Gliakerne. Vergr. 1040fach. (Eigenes Präparat.)

auf den intrakraniellen Abschnitt des Sehnerven beschränkt ist. In Präparaten vom vorderen orbitalen Abschnitt atrophischer tabischer Sehnerven fand ich ein ganz anderes, auch anderen Formen der Atrophie zukommendes Verhalten: Während die normalen Gliafasern vorwiegend senkrecht zur Verlaufsrichtung der Nervenfasern diese geflechtartig umspinnen, bilden die pathologischen ein Filzwerk dichter Verflechtung, in dem sie sich ganz unregelmäßig kreuzen, die verschiedensten Richtungen, verhältnismäßig wenig aber die dem Nervenfaserverlauf parallele einschlagen.

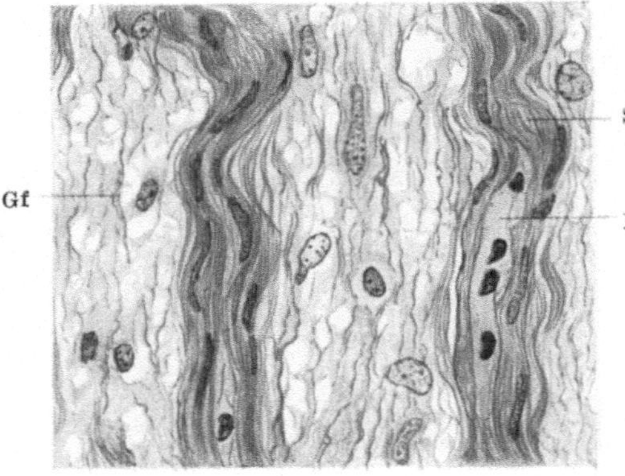

Abb. 15. Längsschnitt durch den intrakraniellen Sehnerven. Atrophie nach Glaukom. Gf Längs, d. h. den Nervenfasern parallel verlaufende Gliafasern. S Bindegewebiges Septum. B Blutkörperchenhaltiges Gefäß. BENDAS Gliafärbung. Vergr. 667fach. (Eigenes Präparat.)

Außer der reparatorischen, raumausfüllenden Funktion für die zugrunde gegangenen Nervenfasern beteiligt sich die Glia bei den pathologischen Veränderungen des Sehnerven ebenso wie bei denjenigen des Zentralnervensystems an dem Abbau der Zerfallsprodukte, indem nur ein Teil der Gliazellen die reparatorisch statische Funktion der Fibrillenbildung übernimmt, ein anderer Teil lokomobil wird und phagozytäre Eigenschaften annimmt.

Die frühere Ansicht, daß die Phagozytose fast ausschließlich auf die aus dem Blute ausgewanderten Elemente, speziell die Leukozyten beschränkt sei, hat sich als eine

---

[1]) Auch die Abbildungen, die LUGARO: Allgemeine pathologische Anatomie der Neuroglia im Handb. d. pathol. Anat. d. Nervensystems, herausgegeben von FLATAU, JACOBSOHN, MINOR, Bd. 1, 1904, von longitudinaler Gliafaserrichtung im gliomatös entarteten Optikus Abb. 42 und 43, S. 198 und 199 gibt, beziehen sich auf den intrakraniellen Teil des Optikus. Bei Abb. 40, S. 195 mit longitudinaler Faserrichtung in einem degenerierten Optikus nach Enucleatio bulbi ist nicht angegeben, welchem Abschnitte des Optikus das Präparat entstammt.

irrige erwiesen, da vielmehr den hämatogenen Elementen eine ganz untergeordnete Rolle zukommt. Die Zerfallsprodukte der Nervenfasern, speziell Fettkörnchen finden sich zunächst im Protoplasma der Gliazellen und in den Adventitiazellen der Gefäße. Es wird angenommen, daß ein Teil des Zerfallsmaterials direkt in dem protoplasmatischen Gliaretikulum zu den perivaskulären Grenzmembranen und von diesen in die Lymphscheiden der Gefäße gelangt, soweit es nicht von dem Protoplasma der Glia selbst assimiliert wird. Für den Transport größerer Mengen von Zerfallsprodukten treten die sog. Abbau- oder Körnchenzellen in Tätigkeit. Dieselben sind gliogen und angiogen (Adventitiazellen und auch Endothel), sie gehen also aus ursprünglich fixen Gewebszellen hervor, und zwar sind zwischen diesen und den freien Körnchenzellen die verschiedensten Übergangsstufen zu beobachten. Die typische Körnchenzelle ist rundlich mit kleinem,

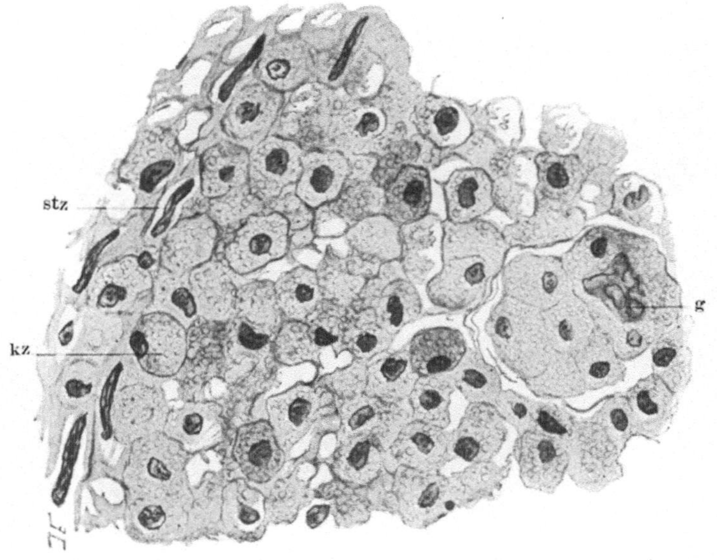

Abb. 16. Körnchenzellen resp. Gitterzellen (kz) und Stäbchenzellen (stz) im Chiasma bei multipler Sklerose. g Gliazellen. Malloryfärbung. (Nach TSCHIRKOWSKY: Stauungspapille bei multipler Sklerose. Klin. Monatsbl. f. Augenheilk. Bd. 53, S. 533. 1914.)

häufig exzentrisch gelegenem Kern und einem Protoplasmaleib von schaumig gittriger Struktur (Gitterzelle) (s. Abb. 16). In Zelloidinschnitten erscheinen sie wegen der Extraktion des Fettes durch den Alkoholäther als helle epitheloide Gebilde mit Kern, die, wenn der Kern im Schnitte nicht mitgetroffen ist, Lücken im Gewebe vortäuschen können. Im Gefrierschnitt (Scharlachrot) oder bei Osmiumbehandlung (Marchipräparate) zeigt sich das Maschenwerk des Protoplasmas von Fettkörnchen oder fettähnlichen Massen erfüllt, auch Trümmer von Markscheiden und Achsenzylindern finden sich als Einschlüsse vor. Während am Zentralnervensystem Untersuchungen vorliegen, welche die Entwicklung der Körnchenzellen einerseits als vorwiegend gliogene, andererseits als vorwiegend angiogene (z. B. nach Blutungen) charakterisieren, fehlen für den Sehnerven noch Untersuchungen, welche eine derartige eventuell vorhandene genetische Sonderung ermöglichen. Die Körnchenzellen sind um so zahlreicher im Sehnerven zu finden, je stürmischer der Zerfall der Nervenfasern erfolgt. Bei den chronisch verlaufenden Degenerationen (z. B. Tabes) besteht in den verschiedenen Abschnitten des Sehnerven ein Unterschied in der Verteilung der Körnchenzellen;

sie werden im orbitalen Teil vermißt, wenn zahlreiche im intrakraniellen Sehnerv und vor allem im Chiasma anzutreffen sind. Es fehlt der Beweis, daß diese ungleichmäßige Verteilung auf dem verschiedenen Alter der Zerfallstadien beruhe. Auch die von Stargardt geäußerte Anschauung, daß im Chiasma die strenge Einteilung in Bündel und das starre bindegewebige Septensystem fehle, im Optikus dagegen die herrschenden räumlichen Verhältnisse den Abräumzellen nicht gestatten, die typische Kugelform der Körnchenzellen anzunehmen, halte ich nicht für zutreffend. Denn bei Entzündungen und vor allem, wie bereits erwähnt, rapidem Zerfall der Nervenfasern sind auch im orbitalen Abschnitt des Optikus typische Körnchenzellen zu finden. Ich glaube vielmehr, daß Schnelligkeit und Art des Abräumeprozesses orbital und intrakraniell Unterschiede aufweisen, wissen wir doch seit Alzheimers Arbeiten, daß auch

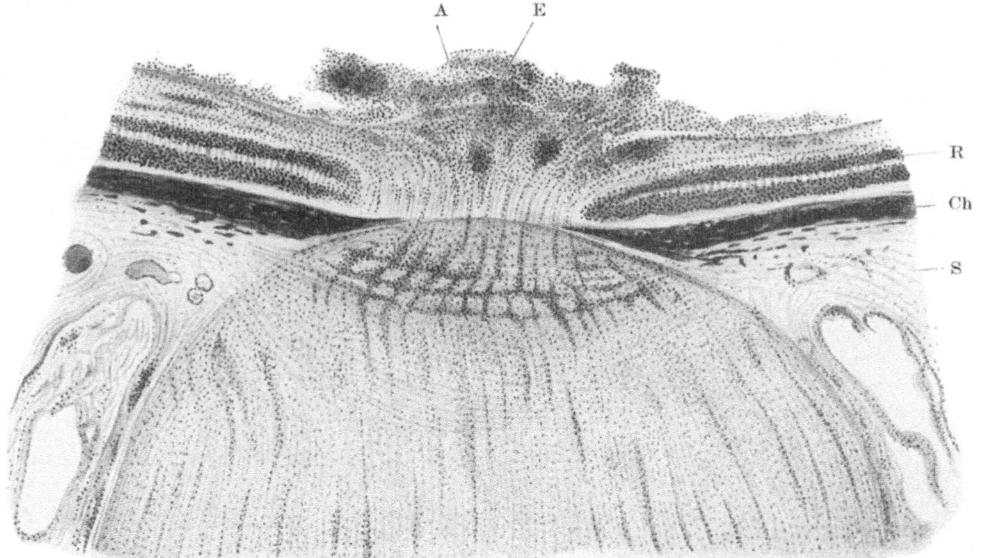

Abb. 17. Eitrige Infiltration der Papille bei metastatischer Ophthalmie. S Sklera. Ch Chorioides. R Retina. A Abszeß in der Papille, deren Oberfläche von E Eiterherden bedeckt ist. Vergr. 30fach. (Eigenes Präparat.)

im Gehirn nicht stets der Abbau zerfallenen Nervengewebes durch Körnchenzellen erfolgt, sondern dieselben erst dann in Aktion treten, wenn die normalen Resorptionswege nicht genügen. Die Körnchenzellen liegen in den Maschen der Gliafasern, im Septenwerk, in den perivaskulären Lymphscheiden, der Adventitia der Gefäße und im Zwischenscheidenraum. Soweit das Zerfallsmaterial nicht von den Zellen selbst verdaut wird, wird es von diesen weiter befördert. Sie haben die Fähigkeit, die gliösen Grenzmembranen zu durchbrechen und das Material in die Lymphräume und Blutgefäße abzugeben. Bei der Rückbildung können die Körnchenzellen durch Reduktion des Zelleibs den Lymphozyten äußerst ähnlich sehen und, wenn sie sich in diesem Zustand mantelförmig in der Umgebung eines Gefäßes ansammeln, ein entzündliches perivaskuläres kleinzelliges Infiltrat vortäuschen.

Die Stäbchenzellen, lange schmale im Inneren helle Kerne, die entweder kein oder nur an ihren Enden fadenförmiges Protoplasma besitzen und histogenetisch als Abkömmlinge zum Teil mesodermaler Gefäßzellen, zum Teil ektodermaler Gliazellen betrachtet werden, scheinen am Optikus nicht die pathognomonische Bedeutung zu haben, die ihnen für einige Erkrankungen des

Zentralnervensystems (Dementia paralytica, Hirnlues usw., M. ULRICH) zukommt. Sie sind vereinzelt bei Atrophie durch Tabes oder multiple Sklerose beschrieben worden (s. Abb. 17).

b) Regressive Veränderungen der Neuroglia begleiten nur ausnahmsweise den Zerfall der Nervenfasern in der Weise, daß sie mit diesen zusammen eingeschmolzen werden. Es kommt so zur Höhlenbildung bei der sog. kavernösen Atrophie, bei der aber auch gelegentlich eine Abgrenzung und Ausfüllung der Höhlen durch Neurogliawucherung beobachtet worden ist (O. SCHNAUDIGEL). Vereinzelt sind auch zystische durch Zerstörung der Nervenfasern mitsamt der Neuroglia entstandene Hohlräume im Sehnerv, Chiasma und Traktus bei Myelitis resp. multipler Sklerose, beschrieben worden (ABELSDORFF, s. Abb. 7, WILBRAND). Hauptsächlich treten aber regressive Veränderungen erst an der zuvor patho-

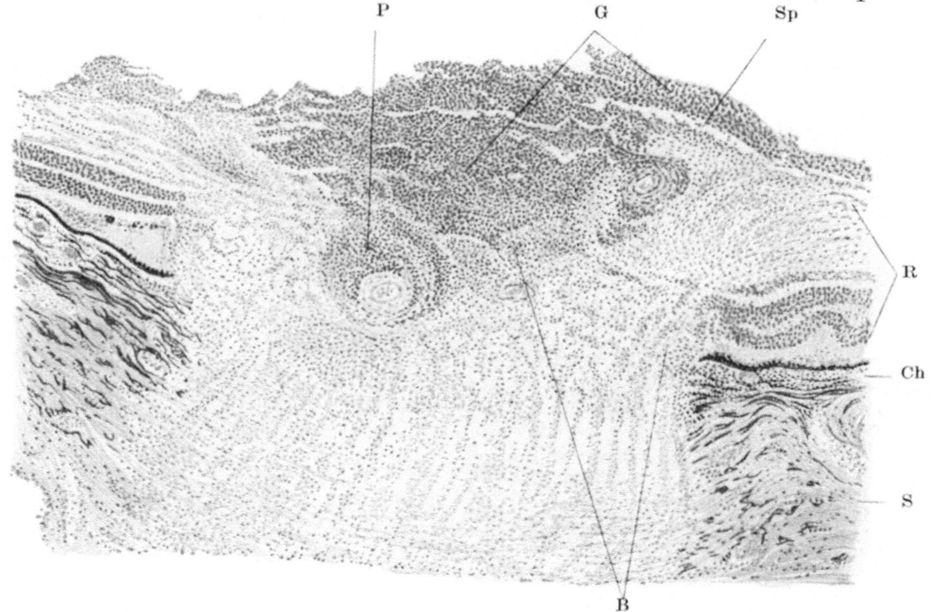

Abb. 18. Papillitis bei Endophthalmie durch intraokularen Kupfersplitter. S Sklera. Ch Chorioides. R Retina. G Granulationsgewebe, die Papillenoberfläche und benachbarte Retina bedeckend. Sp Künstlicher Spaltraum. P Perivaskuläres Infiltrat. B Blutung. Hämatoxylin, v. GIESON. Vergr. 50fach. (Eigenes Präparat.)

logisch gewucherten Neuroglia in die Erscheinung: der hypertrophische Zelleib schrumpft, auch die Kerne schrumpfen, werden eckig, eingedickt, pyknotisch und dunkel sich färbend (s. Abb. 14). Die neugebildeten Gliazellen können zum Teil wohl auch ganz verschwinden, so daß bei chronisch degenerativen Prozessen, bei welchen an sich die Proliferationserscheinungen der Gliazellen hinter denjenigen der Fasern zurückstehen, schließlich ein kernarmes dichtes Filzwerk von Gliafasern übrig bleibt, das keine weitere Rückbildung erfährt und nur noch zusammengedrängte aber keine vermehrten Kerne enthält.

ad 3. Der Bindegewebsapparat der Septen mit seinen Gefäßen nimmt an den degenerativen und atrophischen Prozessen der Nervenfasern in viel geringerem Grade als die Neuroglia teil. Wir finden hier, wie bereits erwähnt, Körnchenzellen, die sich nicht nur hier angesammelt haben, sondern zum Teil aus den Zellen des adventitiellen Gewebes gebildet werden. Aber eine lebhafte Bindegewebsproliferation mit Bildung von Fibroblasten, Gefäßneubildung, Ansammlung von aus dem Blute stammender Elemente wie Leukozyten,

Lymphozyten, Plasmazellen tritt nicht bei den einfachen Degenerationen, sondern bei den entzündlichen Vorgängen auf. Ich werde daher die noch vielfach übliche Einteilung in Neuritis optica interstitialis und parenchymatosa nicht beibehalten, da die Alteration der Nervenfasern wohl mit der Entzündung zusammen, durch dieselbe Schädlichkeit hervorgerufen, auftreten oder auch durch die entzündlichen Produkte sekundär erzeugt sein kann, die Alteration der Nervenfasern als solche aber nicht der parenchymatösen Entzündung gleichgesetzt werden darf. Am Optikus gibt es keine Entzündung ohne Beteiligung des Gefäßbindegewebsapparates, an dem, um die Diagnose Entzündung zu rechtfertigen, proliferative und vor allem exsudative Vorgänge (Austritt flüssiger und zelliger Blutbestandteile) nachgewiesen werden müssen. Wir werden im

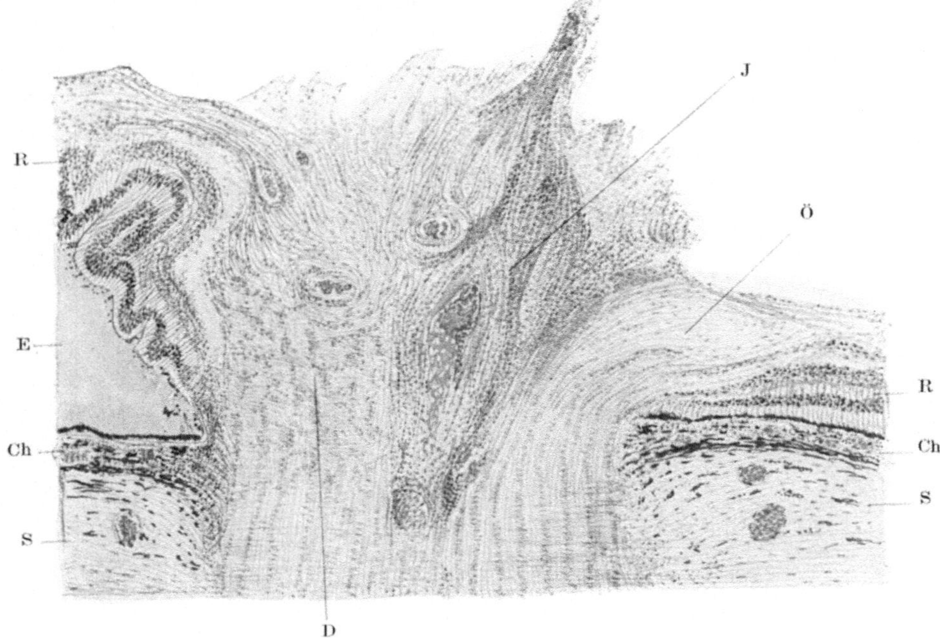

Abb. 19. Papillitis bei Glaskörperabszeß durch intraokularen Fremdkörper. S Sklera. Ch Chorioides. E Exsudat. R Retina. Ö Ödematös gequollene Nervenfasern. J Perivaskuläres und die Exkavation ausfüllendes Infiltrat von Lymphozyten, Leukozyten und Plasmazellen. D Degenerierte, keine fibrilläre Struktur mehr zeigende Nervenbündel. Hämatoxylin-Eosin. Vergr. 62fach. (Eigenes Präp.)

folgenden sehen, daß der Nachweis des Austritts flüssiger Blutbestandteile (Ödem) bei unseren jetzigen Fixations- und Einbettungsmethoden ähnlichen Schwierigkeiten begegnet wie am Zentralnervensystem und selbst bei gelungenem Nachweis wiederum Schwierigkeiten auftauchen können, um das entzündliche vom Stauungstranssudat zu unterscheiden (s. Stauungspapille). Die Vieldeutigkeit des perivaskulären Infiltrats, das nicht nur durch ein zelliges Extravasat, sondern auch umgekehrt durch in die Lymphscheiden eingewanderte Abbauzellen gebildet werden kann, die geringe Proliferation der Elemente bei chronisch verlaufenden Prozessen, ihre Kombination mit Degeneration der Nervenfasern und der durch dieselbe wiederum ausgelösten Reaktion, die Infiltration der Septen mit Abbauzellen, welche eine „kleinzellige“ Infiltration vortäuschen können, alles dies sind Momente, welche die Entscheidung schwierig oder sogar unmöglich machen können, aber meines Erachtens an der prinzipiellen Tatsache nichts ändern, daß es keine Neuritis optica parenchymatosa gibt. Der Begriff derselben ist nur beibehalten worden, weil man unberechtigterweise den Begriff der parenchymatösen Entzündung im alten VIRCHOWschen Sinne auf die Nervenfaserdegeneration des Optikus übertragen und mit derselben identifiziert hat.

Den proliferativen Veränderungen am Bindegewebsgefäßapparat stehen die regressiven gegenüber, die in Form von Verdichtung und Sklerose der Bindegewebssepten und der in ihnen verlaufenden Gefäße sowie Schwund der feinen Ausläufer der Septen auftreten. Mit Ausnahme des auf die nicht entzündliche Atrophie beschränkten Schwundes der Septenausläufer können diese Veränderungen sowohl die nach Neuritis als nach Degeneration sich entwickelnde Atrophie begleiten. Die trotzdem meist erkennbaren Unterschiede werden bei der Neuritis und Atrophie besprochen werden.

3. Neuritis optica.

Die Neuritis kann selbständig auftreten, sie kann von einer Erkrankung des Augapfels ausgehend aszendieren oder von einer Gehirn- resp. Gehirnhauterkrankung ausgehend deszendieren und ist im letzteren Falle mit einer Entzündung der Scheiden verbunden. Dem Unterschied im histologischen Aufbau entsprechend ist zu unterscheiden, ob die Entzündung die Papille oder den Sehnervenstamm betrifft, wobei natürlich beide Teile zugleich erkrankt sein können.

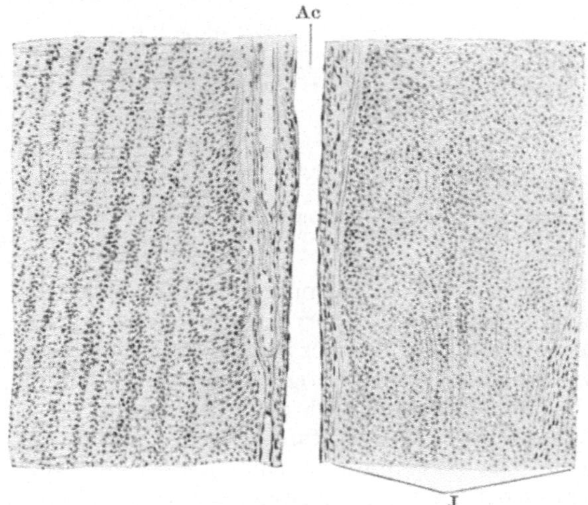

Abb. 20. Längsschnitt durch den Sehnerven bei Neuritis. J Diffuse Infiltration der einen Hälfte. Ac Arteria centralis. Vergr. 94fach. (Eigenes Präparat.)

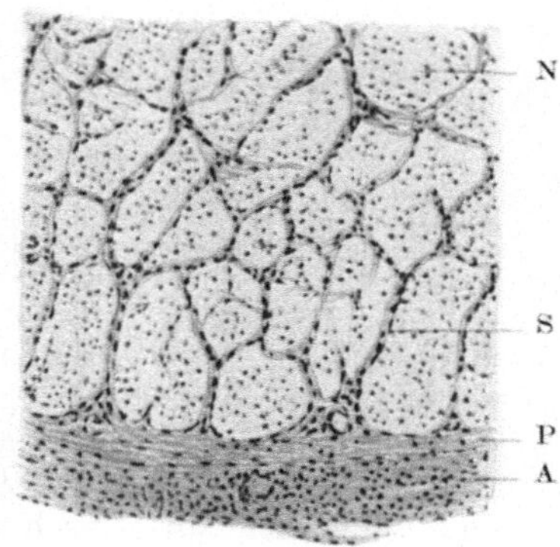

Abb. 21. Querschnitt durch den orbitalen Sehnerven. Neuritis optica. A Arachnoides (entzündlich verändert). P Pia. S Zellig infiltriertes Septenwerk. N Nervenbündel mit Kernvermehrung. Hämatoxylin - Eosin. Vergr. 94fach. (Eigenes Präparat.)

1. Die Veränderungen der Papillitis können sich mit denjenigen der Stauungspapille, wenn die letztere nicht im Anfangsstadium untersucht wird, so decken, daß auf die Schilderung dieser und ihrer Ausgangsstadien verwiesen werden kann: Schwellung durch Ödem mit Auseinanderdrängung der Nerven- und Gliafasern, Vermehrung und Vergrößerung der Gliazellen, die Blutgefäße zeigen stets entzündliche Veränderungen, ihr Lumen ist ausgedehnt, das Endothel der Intima geschwollen, auch Neubildung von Gefäßen kommt vor. Neben ektatischen und geschlängelten Gefäßen finden sich auch solche, welche durch Wucherung der Endothelzellen der Intima und der Bindegewebszellen der Adventitia verengt oder verschlossen werden. In späteren Stadien wird die Gefäßwand sklerotisch verdichtet. Eine häufige Begleiterscheinung sind kleine Blutungen. Besonders markant sind die entzündlichen Veränderungen des

Bindegewebes, die sich an der Adventitia der Zentralgefäße und dem Ende des zentralen Bindegewebsstranges abspielen in Form von Infiltration mit Lymphozyten, Proliferation der Bindegewebszellen und Neubildung von Fibrillen. Durch Neubildung von vaskularisiertem Bindegewebe kann die physiologische Exkavation ausgefüllt, die ganze Papillenoberfläche und die angrenzende Retina überkleidet werden (Abb. 18 und 19), ähnlich wie bei der Retinitis proliferans kann die bindegewebige Neubildung in den Glaskörper vordringen.

Exsudative zellige Elemente pflegen in größerer Anzahl besonders bei der nach Erkrankung des Bulbus sekundär auftretenden Papillitis vorzukommen; es können bei der sich im Anschluß an perforierende Verletzungen des vorderen Bulbusabschnitts entwickelnden Papillitis die Gefäße wallartig von Lymphozyten umgeben sein. Am stärksten ist diese perivaskuläre sich auch auf das

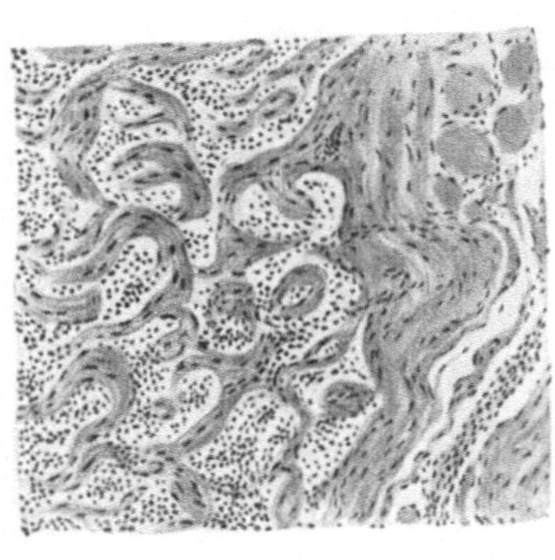
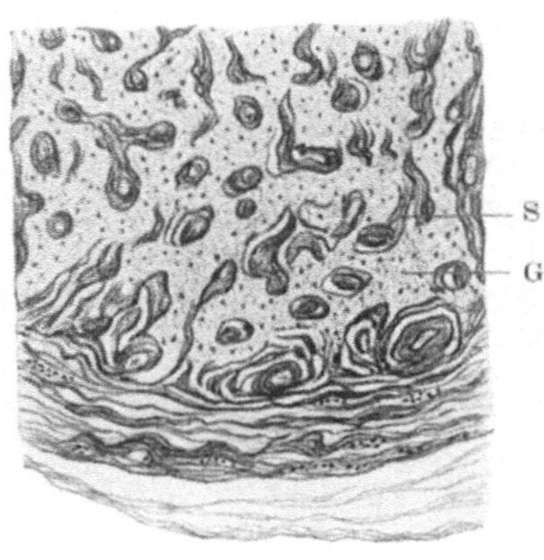

a   b

Abb. 22. Querschnitt durch den Sehnerven. a) Neuritische Atrophie mit Kernvermehrung der Septen und besonders starker innerhalb der Maschenräume. b) Atrophie bei Tabes: Bindegewebssepten sklerosiert und kernlos (S), dazwischen kernarmes Gliagewebe (G) mit Schwund der sekundären Septen. Vergr. 94fach. (Eigenes Präparat.)

umliegende Gewebe ausdehnende Infiltration mit Lympho- und Leukozyten, wenn eitrige intraokulare Entzündungen wie Glaskörperabszesse oder metastatische Ophthalmie zur Papillitis führen. Die Leukozyten können dann derartig an Zahl überwiegen, daß die Entzündung einen eitrigen Charakter annimmt und schließlich zur Einschmelzung des Gewebes führt (Abb. 17).

2. Die Einteilung der Entzündung des Sehnervenstamms in eine nach dem Sehnervenquerschnitt orientierende N. axialis und peripherica scheint mir anatomisch zunächst nicht durchführbar zu sein. Abgesehen davon, daß bei der die Erkrankung des papillomakulären Bündels bezeichnenden axialen Neuritis die Voraussetzung der axialen Lage des Bündels nur für die hinteren Abschnitte des Sehnerven zutrifft, sind die anatomischen Grundlagen der akuten sog. axialen Neuritis noch zu wenig erforscht, während die entzündliche Natur vieler Fälle von sog. chronischer axialer Neuritis mehr oder minder zweifelhaft ist. Das klinische Hauptsymptom der axialen Neuritis, die wiederum mit vielen Fällen von sog. retrobulbärer Neuritis identisch ist, das zentrale Skotom kann vorhanden sein, und doch kann sich der Zerfall der Nervenfasern über einen größeren Teil des Querschnitts ausbreiten. Abb. 68—71 geben von mir selbst beobachtete Fälle wieder, wo bei Myelitis und multipler Sklerose ein Zentralskotom auftrat und die Sektion Degenerationsherde nachwies, die sich durchaus nicht auf das papillomakuläre Bündel beschränkten (allerdings WEIGERTsche Markscheiden- und keine spezifische Achsenzylinderfärbung), wenn sie auch bei der Myelitis durch ihre topographische Anordnung die vorwiegende Beteiligung dieses Bündels erkennen lassen. Andererseits ist auch in einem Falle

von Zentralskotom keine Veränderung im Sehnerven gefunden worden (A. DE KLEIJN und N. GERLACH). Die erhöhte Vulnerabilität des papillomakulären Bündels findet eben in dem zentralen Skotom seinen klinischen Ausdruck, ohne daß wir bisher imstande sind, in jedem Fall für dieses funktionelle Verhalten die histologische Grundlage zu finden.

Die Entzündung des Stamms ist, wenn sie heftig ist, schon makroskopisch erkennbar an der graurötlichen, zuweilen von Blutpunkten durchsetzten Farbe und dem sukkulenten, vorquellenden Aussehen des Querschnitts. Mikroskopisch fällt bei der Neuritis des Stamms der Kernreichtum der Septen auf, der auf Proliferation der Bindegewebszellen und Infiltration mit Rundzellen beruht. Die letzteren setzen sich aus Leukozyten, Lymphozyten, Plasmazellen und gelegentlicher Beimengung von Mastzellen zusammen, auch perivaskuläre Infiltrate sind häufig, nur ist, wie bereits erwähnt, zur Diagnose ihrer entzündlichen Natur der Nachweis hämatogener Zellen erforderlich und die nicht immer leicht zu vermeidende Verwechslung mit Abräumzellen auszuschließen. Auch kleine Hämorrhagien, die in den Nervenbündeln selbst liegen können, finden sich gelegentlich.

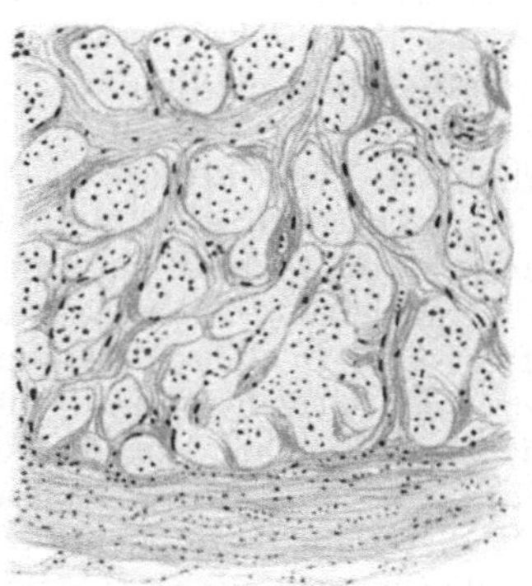

Abb. 23. Sehnervenquerschnitt. Neuritische Atrophie. Die scharf begrenzten Maschenräume zum Teil verkleinert, die Kerne derselben zum größten Teil nur scheinbar vermehrt durch Zusammendrängung, das Septenwerk selbst kernarm. Hämatoxylin VAN GIESON. Vergr. 94fach. (Eigenes Präparat.)

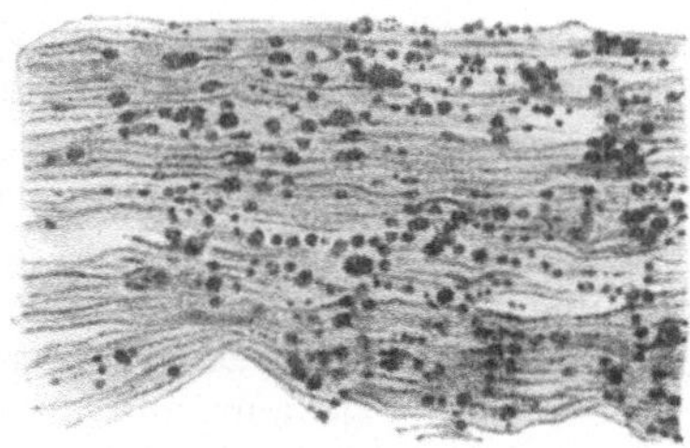

Abb. 24a. Degeneration der Nervenfasern nach E. FUCHS (Graefes Arch. f. Ophth. Bd. 91. 1916). Weigertfärbung. Die reihenweise angeordneten schwarzen Kugeln sind teils noch zusammenhängende kugelförmige Anschwellungen einzelner Nervenfasern, teils durch Verschwinden der verbindenden Fasern freigewordene runde Markschollen.

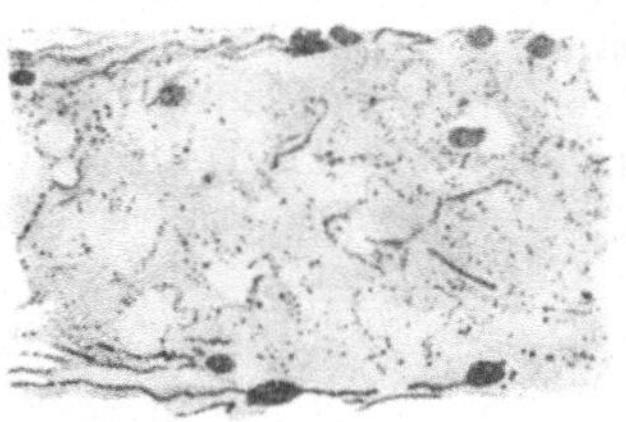

Abb. 24b. Zerfall der Achsenzylinder zu Detritus, welcher noch kurze Bruchstücke von Fasern und einzelne dunkle Pünktchen als letzte Reste der Fasern enthält. Bielschowskyfärbung. (Nach E. FUCHS.)

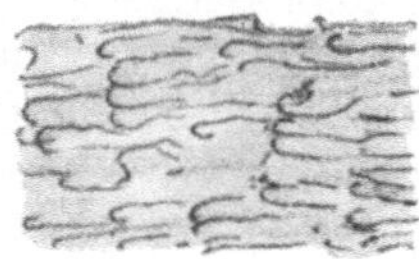

Abb. 24c. Normale Nervenfasern. Die Achsenzylinder sind durch das Messer abgekappt, die Enden hakenförmig umgebogen. Bielschowskyfärbung. (Nach E. FUCHS.)

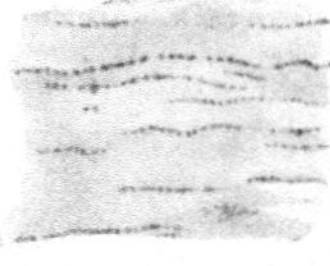

Abb. 24d. Feinkörnig zerfallende Achsenzylinder. Bielschowskyfärbung. (Nach E. FUCHS.)

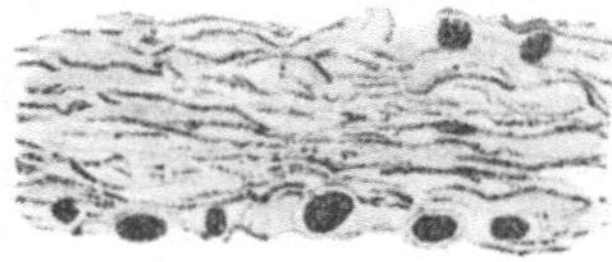

Abb. 24e. Verdickung und grobkörniger Zerfall der Achsenzylinder. Bielschowskyfärbung. (Nach E. FUCHS.)

Die Kernvermehrung in den Bindegewebssepten kann diffus oder herdförmig sein; geht die Entzündung von den Scheiden aus, so beschränkt sie sich zunächst auf die peripherischen Septen (Neuritis peripherica). Da die Zellproliferation und Infiltration dem Wege der Septen folgt, so treten die zarten sog. sekundären Septen durch die reihenförmige Anordnung der Kerne besonders deutlich hervor (s. Abb. 7). Außer durch Zellansammlung kann das Faser- werk der Septen auch durch Ödem gelockert und auseinander gedrängt werden, so daß das Septenwerk eine erhebliche Verbreiterung erfährt. Im weiteren Verlauf tritt Neubildung von Bindegewebe und Blutgefäßen auf, die Binde- gewebswucherung kann sich auch auf die Lamina cribrosa erstrecken und eine erhebliche Verdichtung derselben herbeiführen (Abb. 65). Das Nervengewebe selbst wird, wenn sich die entzündlichen Erscheinungen vorwiegend auf den Gefäß- bindegewebsapparat beschränken, sekundär durch den Druck des wuchernden Bindegewebes in Mitleidenschaft gezogen. Die Atrophie der Nervenfasern pflegt aber in dem einzelnen Bündel fast nie gleichmäßig verteilt zu sein; bei der Weigertschen Markscheidenfärbung können in dem einen Bündel mehr die peripherischen, in dem anderen mehr die zentralen Fasern den Verlust der Markscheiden aufweisen. Es ist daher selbst in reinen Fällen von sog. inter- stitieller Neuritis fraglich, ob die Nervenfasern lediglich durch das umschließende Bindegewebe und Zirkulationsstörung zum Schwund gebracht werden, in den meisten Fällen löst jedenfalls die entzündungserregende Schädlichkeit außer interstitieller Proliferation Zerfallserscheinungen der Nervenfasern aus. Die Kernvermehrung innerhalb der Nervenbündel ist nur zum kleineren Teile auf eingewanderte Rundzellen zurückzuführen, die Gliakerne zeigen zellige Hyper- trophie und Proliferation. Wenn die Kernvermehrung der Septen und innerhalb der Nervenbündel besonders hochgradig ist, so macht das Bild des typischen Septenbaus des Sehnerven dem einer diffusen Infiltration Platz (s. Abb. 20), so daß die Bündelung des Nervenstamms vollständig verwischt wird.

Die ebenfalls eintretende Proliferation der Gliafasern pflegt nicht einen so hohen Grad wie bei primärer Degeneration der Nervenfasern zu erreichen. Je stärker und akuter die Nervenfasern durch die Neuritis in Mitleidenschaft gezogen werden, um so reichlicher pflegen sich Körnchen-Abräumzellen zu finden (z. B. bei der die Myelitis begleitenden Neuritis optica).

Dem Ausgang der Neuritis in Atrophie verleiht die aktive Beteiligung des Bindegewebes das charakteristische Gepräge. Die fibrilläre Verdickung der Septen führt zu einer abnorm scharfen Begrenzung der einzelnen Maschen- räume; indem das Bindegewebe nach Abschluß der proliferativen Vorgänge zur Schrumpfung neigt, werden die bereits verkleinerten Maschenräume noch weiter reduziert, und schließlich kann der Inhalt einzelner Septen mehr oder weniger ganz von Bindegewebe eingenommen werden.

Durch die Schrumpfung des Bindegewebes fällt schon makroskopisch die erhebliche Verdünnung des neuritisch atrophischen Sehnerven auf, welche stärker als bei der einfach degenerativen Atrophie zu sein pflegt, aber auch gerade bei der tabischen recht erhebliche Grade erreichen kann. Die dem Sehnerven an- geschmiegte Pia erscheint dem verminderten Volumen entsprechend verdickt, während die verhältnismäßig unelastische Dura um den durch neuritische oder auch tabische Atrophie verkleinerten Nervenstamm schlottert (mikroskopisch halskrausenartige Fältelung). Mikroskopisch ist die Unterscheidung zwischen neuritischer und einfacher degenerativer Atrophie leicht, solange die Kern- vermehrung bei der neuritischen Atrophie noch vorhanden ist. Wenn sich aber die entzündliche Proliferation und Infiltration zurückgebildet hat, so muß man sich an andere Merkmale halten. Die Verdickung der Septen ist beiden Formen der Atrophie im vorgerückten Stadium gemeinsam, denn bei der entzündlichen Atrophie kann das Bindegewebe mitsamt den Gefäßen sklerosieren, bei der Atrophie durch primäre einfache Degeneration zieht sich das Bindegewebe dem verminderten Mascheninhalt entsprechend elastisch zu- sammen, erscheint verdickt und neigt ebenfalls einschließlich der Gefäße zur

Sklerosierung (Abb. 22a und 22b). Der Unterschied besteht in der Anordnung und Verteilung des das Maschenwerk bildenden Septengerüsts. Nach Neuritis sind die verkleinerten unregelmäßig geformten Maschenräume abnorm scharf voneinander abgegrenzt, ihr Inhalt kann zum Teil durch Bindegewebe ersetzt sein; nach der einfachen Degeneration sind infolge des Schwundes der feineren sekundären Septen breite Verbindungen zwischen den einzelnen Maschenräumen gebildet, so daß ein charakteristisches Querschnittbild verdickter Septen, die, wenn sie längs verlaufen, scheinbar isoliert liegen, und breiter miteinander kommunizierender Maschenräume entsteht (vgl. Tabes). Trotz dieser markanten Unterschiede kann die Unterscheidung schwer oder unmöglich werden, wenn die Neuritis mit keiner erheblichen Bindegewebsproliferation verbunden war (Abb. 23).

4. Abszesse und Nekrosen.

Die eitrige Entzündung des Sehnerven geht fortgesetzt entweder von den Scheiden (s. eitrige Perineuritis) oder von intraokularer Eiterung aus (Abb. 17). Umschriebene mit Einschmelzung des Gewebes einhergehende Eiterherde, sog. Abszesse, sind in der Regel metastatischen Ursprungs. Bereits 1877 hatte v. Michel im Sehnerven rundliche Leukozytenherde beschrieben, die, in den Pialfortsätzen liegend, ein mit einer feinkörnigen Masse ausgefülltes Gefäß erkennen ließen, und die er als pyämische Metastasen deutete. 1902 hat er einen weiteren Fall geschildert: In einem an metastatischer Iridozyklitis erkrankten Auge fanden sich am orbitalen Optikus in der Duralscheide nahe der inneren Fläche ein größerer und in der Nervensubstanz selbst zwei kleinere Herde, die gut abgegrenzt gegen die gesunde Umgebung aus dichtgedrängten Leukozyten bestanden, in deren Zentrum eine Arterie, resp. Kapillare lag; das Innere derselben wurde von einer aus Kokken zusammengesetzten Masse ausgefüllt.

Wenn auch der Nachweis des embolisch bakteriellen Ursprungs der Abszesse nur ausnahmsweise gelungen ist (s. auch Axenfeld: Über die eitrige metastatische Ophthalmie. v. Graefes Arch. f. Ophthalm. 40, 3, S. 117, Fall 8), so liegen doch noch mehrere Beobachtungen über metastatische Abszesse im Sehnerven vor. Reis fand bei eitriger Entzündung des Orbitalgewebes und eitriger äquatoriell gelegener Chorioiditis die eine Hälfte der Lamina cribrosa des Sehnerven zu einer Eiterhöhle umgewandelt, die durch dichte kleinzellige Infiltration von der Umgebung abgegrenzt war und Staphylo- und Streptokokken enthielt. Die Scheiden des Sehnerven waren normal. Reis führt die Kokkeninfektion auf venöse Thromben zurück; thrombophlebitische Vorgänge in der Sklera und dem Orbitalgewebe konnten die Infektion ebenso wie die eitrige Chorioiditis übermitteln, da sowohl die Gefäße der Sklera als auch der Chorioidea mit denjenigen der Lamina cribrosa in Verbindung stehen.

Ähnlich gelegen war ein von Holmes Spicer beschriebener, von Coats anatomisch untersuchter metastatischer Abszeß, der nach Furunkeln auftrat. Er lag im temporalen Abschnitt der Papille unmittelbar vor der Lamina cribrosa. Grampositive Kokken (wahrscheinlich Staphylokokken) bildeten das Zentrum einer dichten Infiltration polymorphkerniger Leukozyten. Hinter dem Abszeß waren Scheidenraum, Sklera und Orbitalgewebe, vor ihm Aderhaut und Netzhaut infiltriert.

Eine besonders große Ausdehnung zeigte ein von Nakaizumi beschriebener Abszeß bei Meningitis. Derselbe reichte hinter der Lamina cribrosa beginnend bis zum Ende des durch Enukleation gewonnenen Sehnervenstücks. Bis auf eine den Abszeß in einen vorderen kleinen und hinteren großen Herd teilende Bindegewebsscheide war das ganze Nervengewebe mit den Gefäßen in dem

Eiter geschmolzen. Ein weiterer Abszeß lag in der Duralscheide, mit dem im Nervenstamm gelegenen kommunizierend. Intraokular fand sich Papillo-retinitis und eitrige Chorioiditis. Da der hintere Teil des Scheidenraums von Entzündung frei war und hier auch im Sehnervenstamm die Entzündung ab-nahm, so vermutet Verf., obgleich nicht der ganze Sehnerv untersucht wurde, wohl mit Recht, daß der Abszeß nicht deszendierend von der Meningitis, sondern metastatisch entstanden war.

In einer mir nur im Referate zugänglichen Beobachtung Gradles scheint die Abszeßbildung im Sehnerven durch direktes Fortschreiten aus der Orbita entstanden zu sein[1]).

Noch seltener als Abszesse sind bakterielle resp. toxische Nekrosen des Sehnerven. Öller hat einen solchen Fall beschrieben, den ich, da er an schwer zugänglicher Stelle veröffentlicht ist, etwas ausführlicher wiedergebe:

Es handelte sich um einen Mann, der nach Erysipel mit Orbitalphlegmone beiderseitig erblindet war. Nach dem 3 Monate später erfolgten Tode wurden beide orbitalen Sehnerven untersucht. Es war keine Meningitis vorhanden. Die Sehnerven waren durch einen ausge-dehnten Erweichungsprozeß zerstört, der rechts hinter dem Eintritt der Zentralgefäße, links vor demselben begonnen hatte und nach rückwärts gewandert war. In den ältesten Abschnitten waren die Septen verbreitert, die Interseptalräume bedeutend verschmälert, spärliche Detritusmassen ohne Kernvermehrung und feine Bindegewebsmassen enthaltend. Weiter nach rückwärts (zerebralwärts) zeigten die Bindegewebsbalken ausgesprochene Kernwucherung, an Stelle der Nervenbündel lagen krümlige Massen mit vereinzelten noch markhaltigen Nervenfasern. Der Prozeß der Kernwucherung an den Septen, der Pia und den Gefäßwänden nahm nach rückwärts an Intensität zu und war von Körnchen-zellen begleitet. Die Zone der Kernwucherung und der Körnchenzellen ließ allmählich die axialen Partien frei, in welcher die Septen ohne Kernvermehrung in normaler Anordnung krümlige, zum Teil mattglänzende Massen umschlossen, die sich mit den üblichen Färbe-mitteln nicht färbten. Dieser akute Zerfall der Neuroglia und Nervenfasern dehnte sich bis zu dem am Foramen opticum durchschnittenen Nervenende mehr und mehr über den ganzen Sehnervenquerschnitt aus, die Kernwucherung beschränkte sich hier auf die Pial-scheide und die angrenzenden Septen. Diese Erweichung im Sehnervenstamm ist Schritt für Schritt „gefolgt von der interstitiellen Entzündung" von vorn nach rückwärts gegangen, denn in den älteren vorn gelegenen Herden enthielten die Interseptalräume keine Zerfalls-massen mehr und hatten durch Verbreiterung der Septen ihre Form und Größe bedeutend verändert, während gegen das Foramen opticum zu die Septen noch ohne Spur von Kern-vermehrung ihre normale Breite und Verlaufsrichtung zeigten und die Interseptalräume neben zerfallenen Nerven- und Gliafasern noch wohl erhaltene Nervenfasern aufwiesen. Die akute Zerstörung der Nervenfasern hatte in dem bulbuswärts gelegenen Abschnitt des Sehnerven eine sekundäre deszendierende Atrophie (normale von Gliafasern erfüllte Septen) erzeugt. Oeller nimmt an, daß Streptokokken, deren Nachweis zwar mißlang, auf dem Lymph-wege von den Scheiden längs der Septen des Optikus in den Stamm eindrangen, das Gewebe rasch mortifizierten, um dann selbst abzusterben, so daß sie nach 4monatlichem Bestande der Krankheit nicht mehr nachweisbar waren. Die Invasion des Sehnerven auf dem Wege der Lymphbahnen schließe die Möglichkeit „mykotischer Kapillarembolien" nicht aus.

Als anämischen Infarkt hat Cartwright Chenoy eine septische resp. toxische Nekrose des Sehnerven beschrieben: Bei einem Staphylococcus aureus ent-haltenden Orbitalabszeß fand sich an dem enukleierten Augapfel außer Infil-tration der Lederhaut, Aderhaut und Papillenödem im Sehnerven dicht hinter der Lamina cribrosa ein 1,25 mm sich nach hinten erstreckender, fast genau die obere Hälfte des Nerven einnehmender nekrotischer Herd; neben dem zer-störten Nervengewebe lagen nekrotische Kerne ohne Zellinfiltration. Von hinten

---

[1]) Anmerkung bei der Korrektur. In einer jüngst erschienenen Arbeit von Reese: Abscesses of the optic nerve. Arch. of ophth. Vol. 56, p. 265, 1927, werden zwei Fälle ge-schildert von kleinen Abszessen im Sehnerven bei Panophthalmie durch Fremdkörper und nekrotischem Melanosarkom der Aderhaut, dieselben werden auf Toxine zurück-geführt, welche vom Glaskörper durch die perivaskulären Lymphbahnen in den Sehnerven eindrangen. Diesen toxischen Abszessen wird ein dritter Fall angereiht, der als embolisch bakterieller (Bakteriennachweis aber nicht erbracht) aufgefaßt wird, da er bei septischer Retinitis in Form eines $^1/_2$ mm im Durchmesser betragenden Herdes polynukleärer Leuko-zyten hinter der Lamina cribrosa gefunden wurde.

reichten in den Herd auf kurze Strecke zahlreiche Kapillaren hinein, während nasal von der Pia und Sklera aus Granulationsgewebe hineinzuwuchern begann. $^{1}/_{2}$ mm hinter dem nekrotischen Herd zeigte der Sehnerv auf Querschnitten absolut normales Aussehen, ebenso die von dem nekrotischen Herd verschonten Zentralgefäße. C. führt den Infarkt auf eine septische Thrombose von Gefäßen der Pialscheide zurück.

Über arteriosklerotische Nekrosen siehe den Abschnitt: Atrophie durch Druck benachbarter Gefäße und durch Zirkulationsstörung.

5. Degeneration und Atrophie.

Aszendierende, deszendierende und sog. primäre Degeneration der Nervenfasern führen zu dem gleichen Endstadium: dem der einfachen Atrophie. Die aszendierende und deszendierende Degeneration entsteht bei jeglicher Leitungsunterbrechung im Verlauf des Sehnerven und Chiasma. SACHS hat dieses Gesetz der sekundären Degeneration nach Leitungsunterbrechung noch genauer im einzelnen auszuführen versucht: er meinte, daß die Richtung, in welcher sich die Sekundärdegeneration fortpflanzt, zusammenfällt mit der Leitungsrichtung, daß also die sekundäre Entartung in der an Zahl überwiegenden zentripetalen Fasern aufsteigend, in den numerisch schwächeren zentrifugalen Fasern absteigend vor sich gehe, und zwar im ganzen langsamer in dem mit den Ursprungszellen in Verbindung gebliebenen Fasersystem. SACHS machte diese Annahme, um die von ihm beobachtete Tatsache zu erklären, daß bei absteigender Degeneration nicht alle Bündel gleichmäßig betroffen zu sein brauchen und die Atrophie ihren höchsten Grad erst dicht hinter dem Augapfel erreichen kann. Diese Tatsache gestattet jedoch nicht die in der SACHSschen Hypothese ausgedrückte Verallgemeinerung. Es ist an sich schon mißlich, die zentrifugalen Fasern des Optikus, die beim Menschen erst anatomisch nachgewiesen werden müßten, für die Erklärung der Verteilung der Degeneration heranzuziehen. Außerdem kann aber die deszendierende Atrophie auch bulbuswärts abnehmen (z. B. ELSCHNIGs Beobachtung von Druckatrophie bei Sarkom der Schädelbasis. Wien. klin. Wochenschr. 1899), und vor allem braucht sogar bei einer vom Bulbus aufsteigenden Degeneration die Atrophie nicht gleichmäßig abzunehmen, sondern kann ihren höchsten Grad im knöchernen Kanal erreichen (z. B. NUELs Beobachtung nach Panophthalmie). Auch das diskontinuierliche Auftreten von Degenerationsherden ist zu berücksichtigen; ihr Nachweis gelingt dann am leichtesten, wenn die Markscheiden bereits degeneriert, die Achsenzylinder aber noch im wesentlichen erhalten sind, so daß noch keine sekundäre Degeneration Platz gegriffen hat. Die Bedingungen, die für den Verlauf und die Verteilung der Degeneration am Optikus maßgebend sind, fügen sich nicht einem einfachen Schema ein und sind in ihrer Kompliziertheit durchaus noch nicht genügend erforscht. WALLERsche und retrograde Degeneration machen sich am Optikus geltend; die von der Retina aufsteigende Atrophie kann man als eine vom trophischen Zentrum zellulifugal fortschreitende im Sinne WALLERs bezeichnen. Sie beschränkt sich auch auf das frontale Neuron und macht an den primären Optikusganglien Halt. Die Degenerationen des okzipitalen Neurons brauchen sich aber nicht ausnahmslos auf dieses zu beschränken, nach den Untersuchungen MOELIs und v. MONAKOWs können vielmehr Degenerationen des okzipitalen Neurons, besonders wenn sie noch in die Ausbildungszeit des Gehirns fallen, nach jahrelangem Bestehen auf die primären Optikusganglien übergehen und Atrophie des Traktus und N. opticus im Gefolge haben. Nach v. MONAKOW haben Herde, welche den Hinterhauptslappen (Cuneus, Lobulus lingualis,

Rinde der Fissura calcarina) größtenteils ausfüllen, nach etwa einem Jahr degenerative Veränderungen auch in den primären optischen Zentren (Corp. geniculat. extern. Pulvinar, Corp. quadrigem. ant.) im Gefolge. Nach jahrelanger Dauer des primären Herdes könne die sekundäre Veränderung selbst auf die Traktus und die Sehnerven übergehen.

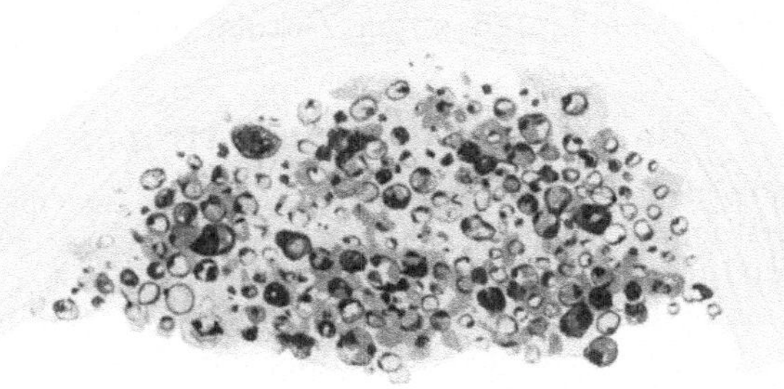

Abb. 25. Marchi-Degeneration des Sehnerven (Mensch) nach Schreiber.
(Graefes Arch. f. Ophth. Bd. 64. 1906.)

Bei der von der Retina aufsteigenden Degeneration erfolgt dieselbe in so genauer Abhängigkeit von dem trophischen Zentrum des retinalen Ganglions, daß trotz hochgradiger Phthisis bulbi markhaltige Fasern im Optikus noch jahrelang vorhanden sein können, wenn nur im Ganglion optici der Retina Reste erhalten geblieben sind. Schreiber hat über zwei solcher Beobachtungen (Graefes Arch. f. Ophth. Bd. 64, S. 326) berichtet, bei welchen die Phthisis bulbi 16

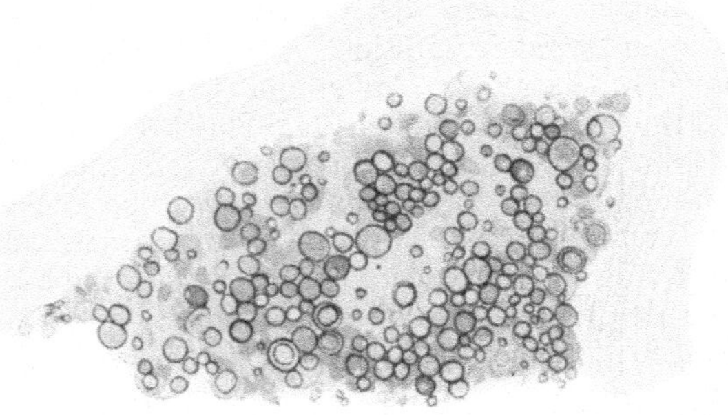

Abb. 26. Marchi-Reaktion des Sehnerven. (Mensch) nach Schreiber.
(Graefes Arch. f. Ophth. Bd. 64. 1906.)

und 19 Jahre bestanden hatte, das Ganglion nervi optici noch teilweise erhalten und im Sehnerven noch eine Anzahl markhaltiger Fasern nachweisbar war. Die Abb. 27/28 gibt eine eigene Beobachtung wieder und stammt vom Sehnerven eines hochgradig geschrumpften Augapfels, bei welchem die durch perforierende Verletzung entstandene Schrumpfung mit Verlust des Lichtscheins bereits 3 Jahre zurücklag. Die Nervenfasern waren bereits degeneriert, wie aus der Form der Bündel und dem Verhalten bei Weigerts Markscheidenfärbung ersichtlich ist. Die Markscheiden waren aber nur zum Teil atrophiert und nahmen, wenn auch schlecht, die Färbung noch an. Allerdings wurde in diesen Fällen eine spezifische Darstellung der Achsenzylinder, die wahrscheinlich mehr oder minder zerstört waren, unterlassen. — Ob der ebenfalls von Schreiber in 2 Fällen festgestellte Befund, daß bei deszendierender

Atrophie ausschließlich die feinkalibrigen Fasern geschwunden waren, eine Verallgemeinerung gestattet, bedarf noch weiterer Untersuchungen.

Über die feineren Veränderungen bei der vom Bulbus aufsteigenden Degeneration geben Fuchs' Untersuchungen „Über Veränderungen des Sehnerven bei ektogener intraokularer Entzündung" Aufschluß: Die Markscheiden färben sich nach Weigert schwächer, einzelne hingegen besonders dunkel. Während

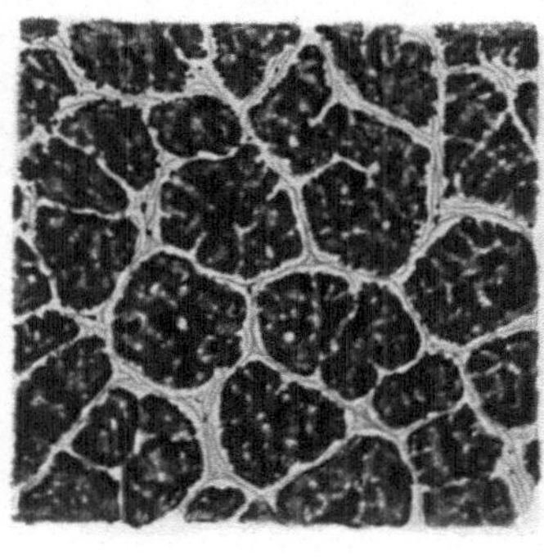
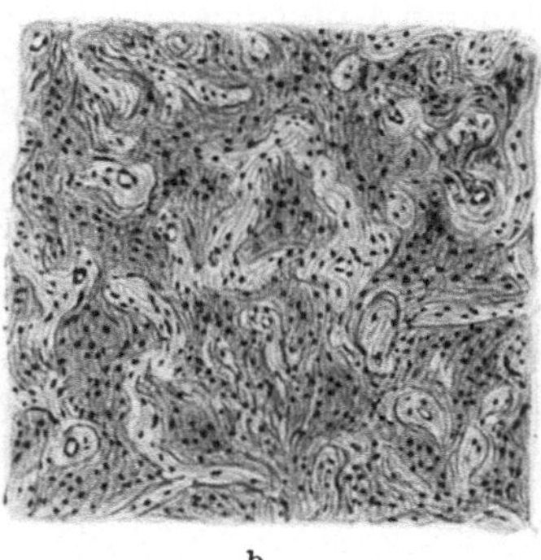

a   b

Abb. 27 und 28. Stück eines Querschnitts durch den Sehnerv nahe dem Eintritt in den Augapfel a Normal, b aszendierende Atrophie, 3 Jahre nach Phthisis bulbi. Markscheidenfärbung nach KULSCHITZKY. Vergr. 94fach. (Eigenes Präparat.)

nach dem Marchiverfahren die normale markhaltige Nervenfaser gar nicht oder nur leicht gelblich bis grünlich gefärbt und die degenerierte Faser tiefschwarz gefärbt ist, tritt im Anfang der Degeneration ein von Schreiber als Marchireaktion bezeichneter Zustand ein, in welchem die Markscheide bei normaler Konfiguration oder bereits vorhandener Quellung mehr oder minder grauschwarz gefärbt wird (s. Abb. 25/26). Durch Quellung werden die Fasern ungleichmäßig verdickt, es kommt zu spindel- oder kugelförmigen Anschwellungen. Die varikösen Fasern verlaufen stärker wellig, durch Verschwinden des die Anschwellung verbindenden Fadens entstehen Kontinuitätsunterbrechungen der Fasern und isolierte runde Markkugeln. Die Markscheiden zerfallen in Fetttropfen, freie Markschollen in den verschiedensten Größen liegen in frischen Fällen innerhalb der Nervenbündel zwischen den Fasern (s. Abb. 24a), in älteren Fällen auch in den Septen, schließlich bleiben von den Nervenfasern nur noch zahlreiche dunkle Schollen übrig.

Am Achsenzylinder (Bielschowsky-Färbung) tritt zuerst ein feinkörniger Zerfall auf, die einzelnen Körnchen vergrößern

Abb. 29. Teil eines Sehnervenquerschnittes. Degeneration bei traumatischer Iridozyklitis und Papillitis. V Vakuolenbildung durch Nervenfaserzerfall. Gf Gliafasern. G Gliakern. Gp Pathologischer Gliakern mit zwei Kernkörperchen und spinnenartigen protoplasmatischen Fortsätzen. Die im Fibrillenwerk gelegenen Punkte, zum Teil Achsenzylinder (rot bei BENDAS Gliafärbung), zum Teil quergetroffene Gliafasern (blau). Vergr. 1000fach. (Eigenes Präparat.)

sich, die Faser wird breiter, stärker wellig, bis der körnige Zerfall den Achsenzylinder in zusammenhanglose Bruchstücke auflöst (s. Abb. 24 b—e). Bei weiterem Zerfall tritt an die Stelle der Fasern ein Detritus schwarzer Körnchen.

Von dieser mehr akut entstehenden Degeneration des Zerfalls der Achsenzylinder in perlschnurartige Körnchen unterscheidet Gelhorn eine chronische Form, bei welcher die Achsenzylinder verdickt sind, kolbige Anschwellungen und gewundenen Verlauf aufweisen. Gelhorn hatte sein Augenmerk darauf gerichtet, ob bei der aszendierenden Degeneration die Markscheiden oder Achsenzylinder zuerst degenerieren, er fand aber bald die Neurofibrillen bald die Markscheiden zuerst oder stärker degeneriert, in anderen Fällen wiederum Markscheiden und Neurofibrillen gleichmäßig stark degeneriert. Fettkörnchenzellen hat Fuchs bei der vom Bulbus aufsteigenden Degeneration vermißt. Das Verhalten der Gliazellen ist leider nicht berücksichtigt worden und bedarf noch der genaueren Untersuchung, ich fand in Nervenbündeln, deren Markscheiden noch keine Veränderungen erkennen ließen, die Gliazellen erheblich vergrößert und verweise auf die in Abb. 29 dargestellten Gliaveränderungen bei frischer, aszendierender Degeneration.

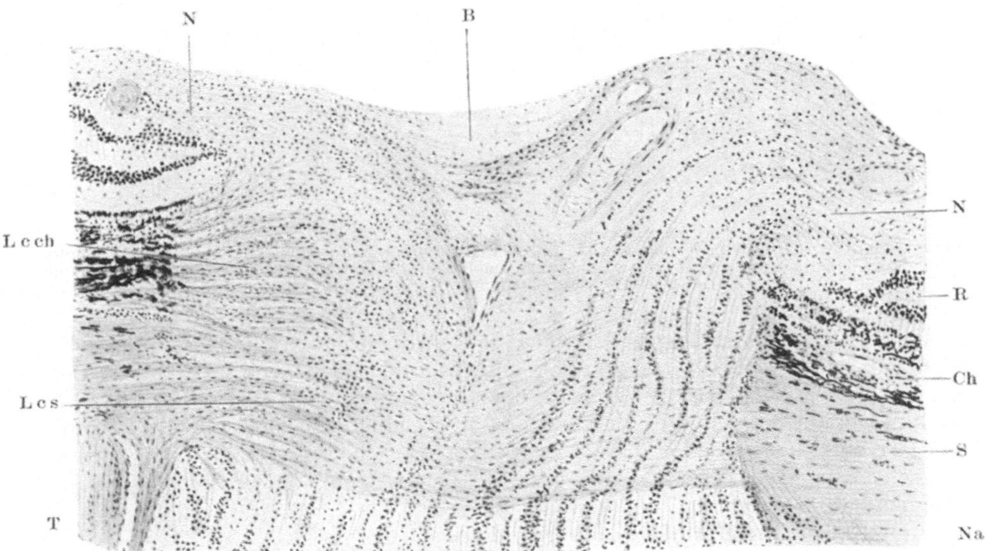

Abb. 30. Neuritische Atrophie der temporalen Papillenhälfte mit Verdichtung der Lamina cribrosa auf der temporalen Seite. T Temporal. Na Nasal. S Sclera. Ch Chorioides. R Retina mit stark verdünnter Nervenfaserschicht (N) auf der temporalen Seite. B neugebildete Bindegewebsmembran. L c s Lamina cribrosa, skleraler Abschnitt. L c ch Lamina cribrosa, chorioidealer Abschnitt. Vergr. 62fach. (Eigenes Präparat.)

Jeglicher primäre Zerfall der Nervenfasern führt zu einer Atrophie, die sich von der neuritischen wie bereits bei der Schilderung des Ausgangs der Neuritis erwähnt ist, merklich unterscheidet: die zerfallene Nervenfasermasse wird durch gewucherte und verdickte Gliafibrillen ersetzt, die Gliakerne sind im atrophischen Stadium nicht mehr vermehrt, sondern zum großen Teil regressiv verändert, klein und dunkel gefärbt. Auch das die Gliafasern umhüllende bindegewebige Septenwerk zeigt keine Kernvermehrung, es zieht sich dem verminderten Septeninhalt entsprechend zusammen, und zu dieser passiven Verdickung gesellt sich eine Sklerosierung des Gewebes. Die Besprechung der Sehnervenatrophie bei Tabes wird Veranlassung bieten, auf diese Veränderungen nochmals zurückzukommen.

An der Papille stellt sich die neuritische Atrophie von der ohne Entzündung eintretenden verschieden dar. Betreffs der neuritischen verweise ich auf die Schilderung des Ausgangs der Stauungspapille und Abb. 30. Hier sind in der temporalen Hälfte die Nervenfasern geschwunden und durch ein kernreiches gliöses Gewebe ersetzt, die Exkavation ist von einer bindegewebigen Membran ausgefüllt, auf der temporalen Seite sind die Fasern der Lamina cribrosa besonders in ihrem skleralen Anteil verdickt.

Bei der ohne vorausgegangene Entzündung cintretenden Atrophie der Papille sind die Nervenfasern vollständig oder nur dem partiell degenerierten

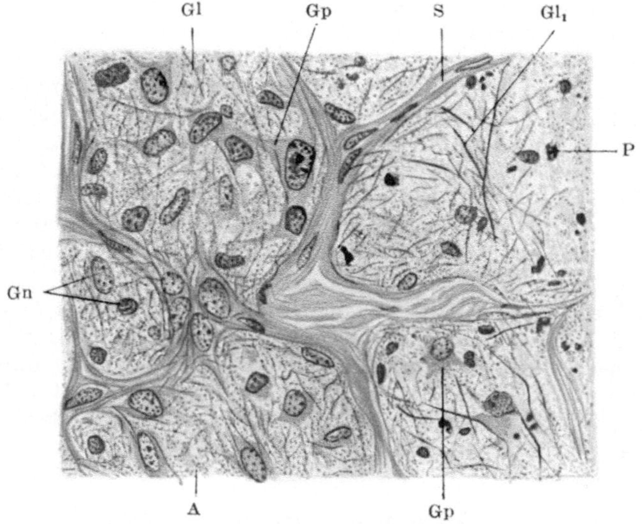

Abb. 31. Sehnervenquerschnitt, Degeneration bei intraokularer Entzündung, 4 Wochen nach perforierender Verletzung. Gn Die beiden Arten der normalen Gliakerne. Gp Pathologische Gliazellen mit breitem Protoplasma. P Pyknotisch geschrumpfte Gliakerne. A Achsenzylinderquerschnitt (Lupenbetrachtung!). S Bindegewebssepten. Gl Gliafasern. Gl₁ pathologisch verdickte Gliafasern. BENDAS Gliafärbung. Vergr. 667fach. (Eigenes Präparat.)

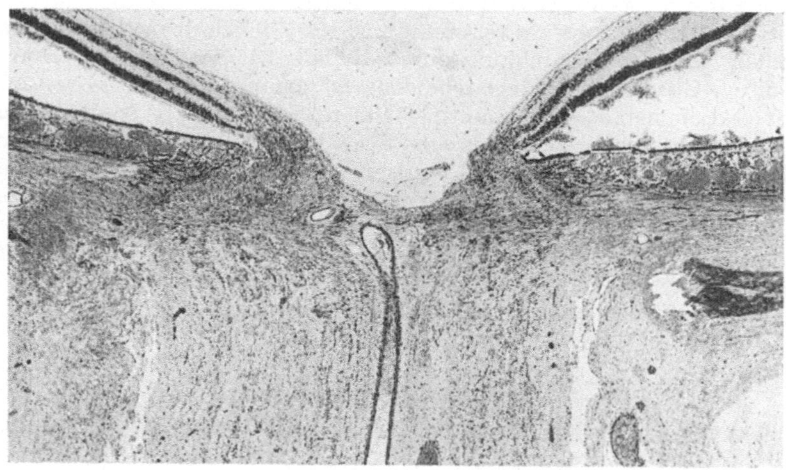

Abb. 32. Atrophische Exkavation der Papille nach ELSCHNIG. (Die Topographie des Sehnerveneintrittes bei einfacher Sehnervenatrophie.)

Bezirk entsprechend geschwunden, aber der Ersatz durch Stützgewebe ist spärlich, so daß die Lamina nur von einer dünnen Gewebsschicht bedeckt wird; es fehlt die bei der Entzündung häufig reichlich eintretende Neubildung von Binde- und Gliagewebe. Daß durch diesen bei der einfachen Atrophie eintretenden Gewebsschwund die Form der Papille beeinflußt wird und eine muldenförmige vom Rande an allmählich einsinkende Vertiefung entsteht, hat zuerst

46*

H. Müller beschrieben. Elschnig hat demgegenüber betont, daß niemals der Schwund der Nervenfasern von einem Schwunde des Stütz- und Bindegewebes begleitet sei, daß die durch den Schwund der Sehnervenfasern bedingte Volumenverminderung des intraokularen Sehnervenstücks zum Teil durch die Gliawucherung wettgemacht und die Tiefe der Exkavation durch den die Sehnervenatrophie begleitenden Schwund der Netzhautschichten vermindert wird. Es ist sicher richtig, daß diese Umstände das Zustandekommen einer tiefen randständigen für Glaukom charakteristischen Exkavation verhindern. Hieraus folgt aber nicht, daß die Vertiefung einer bereits präexistierenden physiologischen Exkavation nicht durch Atrophie muldenförmig erweitert werden könne. Aus Elschnigs Arbeit selbst erhellt auch die Verwirklichung dieser Möglichkeit z. B. Fall VI, linkes Auge, wo durch Schwund der Nervenfasern eine Flächenausdehnung der Exkavation, eine Abflachung ihres Randes eingetreten ist (s. Abb. 32). Fuchs demonstrierte ein Präparat von ungewöhnlicher Lage der Lamina cribrosa, 0,54 mm hinter der inneren Skleraloberfläche und betonte hierbei, daß in einem solchen Falle durch Atrophie der Nervenfasern der Papille trotz verdünnter Netzhaut eine Vertiefung von ungefähr $1/_2$ mm entstehen könne. Allerdings ist den Zweiflern an der Existenz einer atrophischen Exkavation zuzugeben, daß die anatomischen Beweise für die atrophische Exkavation recht spärliche sind und der Ergänzung durch ein größeres in Serienschnitten bearbeitetes Material bedürfen.

Kavernöse Atrophie.

Die Kavernenbildung im Sehnerven ist in ihrer typischen Form fast nur auf die glaukomatöse Atrophie beschränkt, vereinzelt ist sie auch bei hochgradiger Myopie und Zerreißungen der Nervenfasern beobachtet worden. Wenn ich daher auf eine genauere Besprechung verzichte und auf die betreffenden Abschnitte des Handbuchs verweisen muß, so möchte ich doch betonen, daß die Frühstadien, d. h. Lückenbildung durch Zerfall der Nervenfasern ohne Ausfüllung durch Glia- oder Bindegewebe auch bei atrophischen Prozessen anderer Herkunft vorkommen, z. B. bei multipler Sklerose und Myelitis (s. den Abschnitt regressive Metamorphose der Neuroglia); sie beschränken sich hier nicht wie beim Glaukom auf die Papille und den ihr benachbarten Abschnitt hinter der Lamina cribrosa, sondern können sich in jedem Abschnitt des Optikus bilden, wenn der Zerfall der Nervenfasern und der Neuroglia keine reparatorische Wucherung auslöst. In diesem Sinne beschreibt Gilbert auch beginnende Kavernen, d. h. mikroskopische Lücken im Sehnervengewebe inmitten einer tuberkulösen Infiltrations- und Zerfallszone.

6. Stauungspapille.

Die Stauungspapille ist eine in der Regel durch intrakranielle Drucksteigerung entstandene Erkrankung. Die Berechtigung sie von der Papillitis nicht nur klinisch, sondern auch anatomisch zu sondern, ergibt sich daraus, daß, wie aus dem folgenden hervorgehen wird, die entzündlichen Veränderungen in den Anfangsstadien der Stauungspapille fehlen, wenn sie auch später vorhanden sein können und in der Regel vorhanden sind. Es ist daher die Möglichkeit einer pathologisch-anatomischen Unterscheidung zwischen Papillitis und Stauungspapille von dem Stadium der Untersuchung abhängig. So erklärt sich die häufig vorkommende Schwierigkeit oder Unmöglichkeit der Unterscheidung.

Bei der Stauungspapille erscheint die Eintrittsstelle des Sehnerven makroskopisch pilzförmig geschwollen, die Schwellung fällt steil nach der Netzhaut

hin ab. Die Prominenz kann 1 mm und mehr betragen. Um einen Kollaps der
zum großen Teil durch venöse Hyperämie und Ödem erzeugten Schwellung zu
verhindern, empfiehlt es sich, die Betrachtung nicht am frischen, sondern am
möglichst frisch fixierten Präparate vorzunehmen. In vielen Fällen ist die
Stauungspapille von einem Hydrops der Sehnervenscheide begleitet, der sich
bereits makroskopisch dadurch kenntlich macht, daß der dem Sehnerveneintritt
benachbarte Abschnitt eine ampullenförmige, unmittelbar am Bulbus sich wieder
verschmälernde Auftreibung zeigt. Die Kenntnis des im folgenden zu schildernden mikroskopischen Befundes ist außer durch eine Reihe von Einzelbeobach-
tungen am meisten gefördert worden durch ELSCHNIGs an einem großen
Material ausgeführte Untersuchungen, ferner KAMPHERSTEIN (55 Augen),
LESLIE PATON und GORDON HOLMES (60 Augen), SCHIECK (6 Fälle in frischem
Stadium), WILBRAND und SAENGER (54 Augen), BEHR (45 Stauungspapillen).

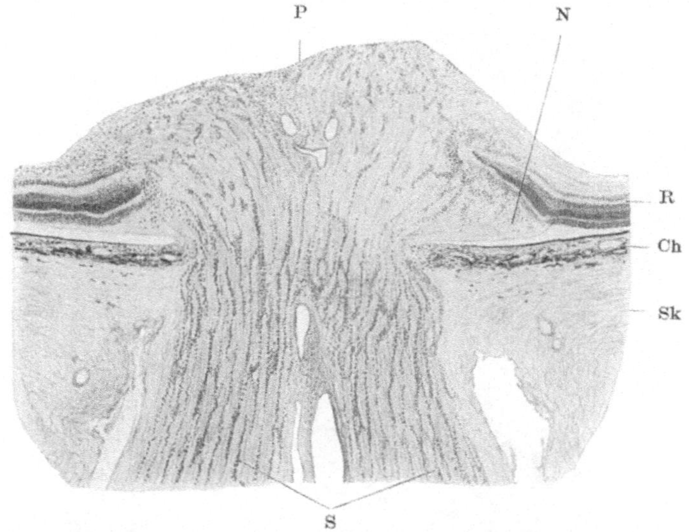

Abb. 33. Stauungspapille. P Papille. N Nervenfaserwulst, die Retina abdrängend. R Retina.
Ch Chorioides. Sk Sklera. S Sehnerv. Nach einem Präparat v. MICHELS.

Ich werde zunächst diejenigen Veränderungen schildern, welche der Ausdruck
des Ödems und der venösen Stauung sind, da, wie gesagt, eine ganze Reihe von
Untersuchungen die Abwesenheit entzündlicher Veränderungen oder ihre Gering-
fügigkeit im Anfangsstadium der Stauungspapille beweisen.

An einem mikroskopischen Längsschnitt durch die makroskopisch sichtbare
Prominenz der Papille überzeugt man sich, daß es sich um eine Vermehrung
des Volumens in Höhe und Breite handelt (Abb. 33). Der marklose Abschnitt
des Sehnerven quillt gegen das Bulbusinnere vor, durch Verdrängung der
axialen Bündel nach vorn und nach innen wird die physiologische Exkavation
abgeflacht oder sogar aufgehoben. An den Seiten wird durch die Schwellung
die Netzhaut zur Seite gedrängt oder vom Pigmentepithel losgelöst und in eine
Reihe von Falten gelegt. Zwischen die verlagerte Netzhaut und das Pigmentepithel resp. die Glashaut drängen sich an der Stelle des intermediären Gewebes
(KUHNT) die seitlichen Nervenfasern als Wulst hinein. Durch diese Wulstbildung
wird der Verlauf der Nervenfasern in einen s-förmigen verwandelt, sie biegen
am Rande der Glashaut rechtwinklig um, kehren ebenso zurück, um schließlich
bogenförmig nach vorn und außen nach der Innenfläche der Netzhaut einzu-
biegen. Die Lamina cribrosa ist nach dem Bulbusinneren zu vorgebuckelt,

und zwar zeigt der sklerale (nach Fuchs bindegewebige) Anteil ein von dem
zarter gebauten chorioidealen (nach Fuchs gliösen) Anteil verschiedenes
Verhalten. Während der sklerale Abschnitt geradlinig oder mit schwacher
Konvexität nach vorn verläuft, zeigt der chorioideale Abschnitt eine stark
nach vorn gewölbte Konvexität, die sich derartig steigern kann, daß die chorioideale Lamina der Chorioidealöffnung ballonförmig aufsitzt. Ob diese nach
Elschnig für die Stauungspapille charakteristische Vortreibung der Lamina
konstant sei, läßt sich an den Präparaten, in welchen die zarten Fasern der
chorioidealen Lamina in dem ödematösen Gewebe sich nicht scharf abheben,
oft nicht entscheiden. Da ich sie an den mir zur Verfügung stehenden Präparaten
nicht deutlich ausgeprägt fand, gebe ich eine Abbildung nach Paton Holmes
wieder (Abb. 34).

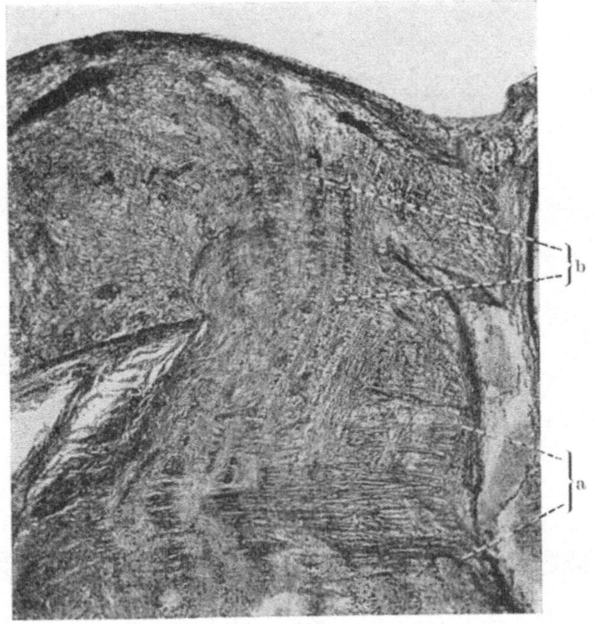

Abb. 34. Stauungspapille 10 Tage nach Beginn. Nach einer Photographie von Leslie Paton und
Gordon Holmes. (Brain. Vol. 33.) a Hauptmasse der Lamina cribrosa in normaler Lage. b Vordere
Fasern der Lamina cribrosa nach vorn gekrümmt.

　　　Dieser Veränderung der normalen Topographie des Sehnerveneintrittes
liegt ein hochgradiges Ödem zugrunde, das sowohl die Nervenfasern als auch das
interstitielle Gewebe auseinanderdrängt in Form von Lücken oder länglich-
ovalen Räumen, die, wenn die Ödemflüssigkeit wie häufig keine Neigung zur
Gerinnung zeigt, leer oder von krümliger und homogen scholliger Substanz
erfüllt sind. Die Papille bekommt durch diese Auseinanderdrängung der Nerven-
und der sie kreuzenden Gliafasern das spongiöse Aussehen eines Maschenwerkes
(s. Abb. 35). Im Anfangsstadium sind von den Nervenfasern die peripherischen
und zentralen Bündel stärker als die intermediären betroffen, das Ödem dehnt
sich gewöhnlich auch auf die angrenzenden Teile der Retina aus und kann
die Limitans interna in kleinen Blasen abheben. Die Auseinanderzerrung und
Dehnung des Gewebes erstreckt sich auf das Faserwerk der Lamina cribrosa,
an Intensität von vorn nach hinten abnehmend.

Die Nervenfasern zeigen an der Oberfläche der Papille und an dem sog. Wulst, bei starkem Ödem auch in ausgedehnteren Gebieten Degenerationen: Sie bilden homogene Herde von zusammengebackenen gequollenen varikösen Fasern. Mit Hilfe der CAJAL- und BIELSCHOWSKYschen Achsenzylinderfärbung stellten PATON und HOLMES fest, daß die Schwellung gewöhnlich durch Zunahme der zwischen den Fibrillen der Achsenzylinder gelegenen Substanz an umschriebener Stelle beginnt und dann erst die Neurofibrillen zerfallen. Mit Zunahme der Schwellung wird die spindelförmige Anschwellung kugelförmig, der Zusammenhang mit den Nervenfasern wird unsichtbar, oder es bleibt durch einen

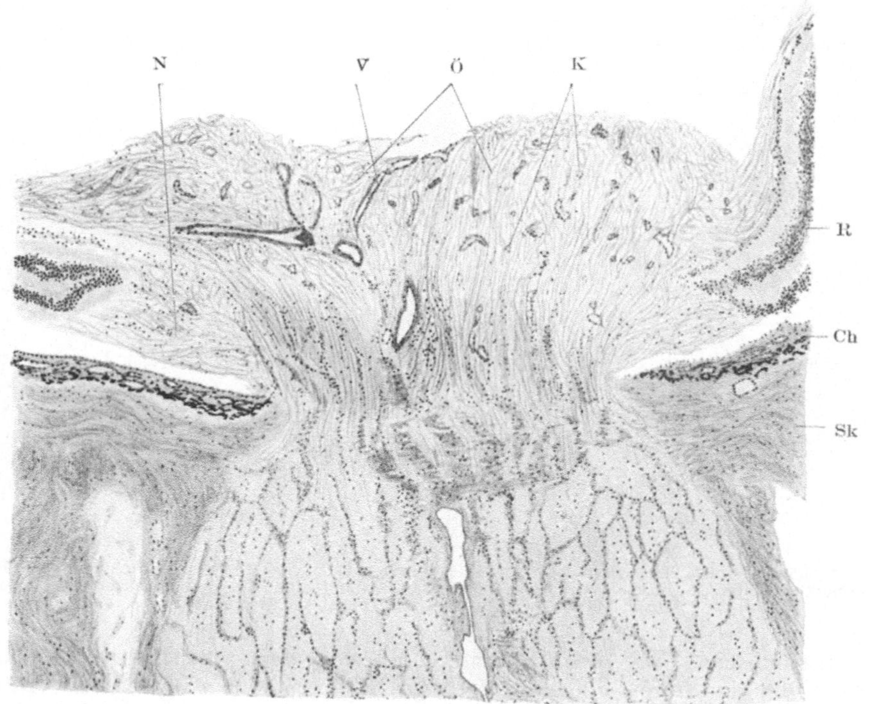

Abb. 35. Stauungspapille. Sk Sklera. Ch Chorioides. R Retina. N Nervenfaserwulst. V Ektatische Vene. K Kapillaren, die an Zahl vermehrt. Ö Ödematös aneinander gedrängte Nervenfasern. Vergr. 30fach. (Eigenes Präparat.)

Riß am zentralen Ende zeitweilig nur die Verbindung mit dem distalen Teil der Faser, aus der sich die Anschwellung entwickelt, erhalten, bis schließlich die letztere isoliert liegt und als mehr oder weniger homogenes Gebilde mit einem zentral gelegenen kernähnlichen Körper ein Ganglienzellen ähnliches Aussehen annimmt. Diese sog. variköse Hypertrophie gleicht vollkommen, auch in ihrem färberischen Verhalten den bei Netzhautentzündungen, im besonderen bei der Retinitis albuminurica und septica beschriebenen Degenerationsprodukten der Nervenfaserschicht der Netzhaut. In späteren Stadien unterliegen die varikös hypertrophischen Nervenfasern einer fettigen oder lipoiden Degeneration, bei Behandlung nach MARCHI werden dann an ihrer Stelle Fettkugeln gefunden.

In dem zwischen Chorioidea und Retina gelegenen Nervenwulst sind gelegentlich freie oder von Zellen aufgenommene Pigmentkörnchen zu finden, die aus dem von dem Wulst zerdrückten Pigmentepithel stammen.

Außer den Nervenfasern sind die Gliafasern auseinandergedrängt und verdickt, die Gliazellen sind vergrößert, ihr Protoplasma mit den Fortsätzen tritt deutlicher als in der Norm hervor, später finden sich auch Fettkörnchenzellen, frühzeitig findet eine Wucherung der Gliazellen statt.

In der Lamina cribrosa sind die zarten chorioidealen Faserzüge durch das ödematöse Nervengewebe auseinandergedrängt, zwischen den noch zusammenhängenden Faserzügen finden sich Ödemlücken. Solche Lücken sind auch zwischen den dicken Fasern der skleralen Lamina, die aber im allgemeinen mehr zusammengedrängt liegen, vorhanden.

Ausnahmsweise kann die Vortreibung der Lamina den Hauptteil der Prominenz der Papille bilden: Yamaguchi beschreibt einen solchen Fall, in welchem die Stauungspapille nach Abschwellung und Ausgang in Atrophie rezidivierte.

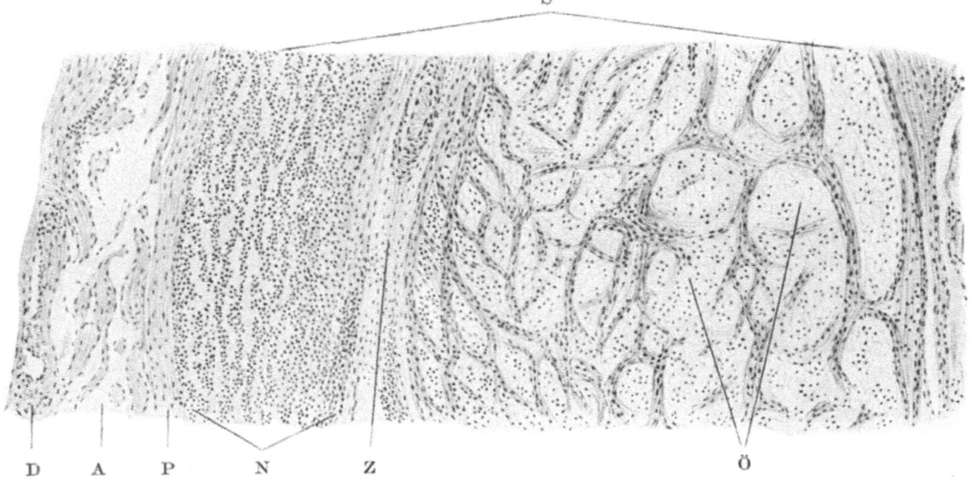

Abb. 36. Längsschnitt durch den Sehnerven, halbseitiges Ödem. D Dura. A Arachnoides. P Pia. S Sehnervenstamm. N Diffuse neuritische Infiltration. Z Zentralgefäße. Ö Intrafaszikuläres Ödem. Vergr. 39fach. (Nach einem Präparat v. Michels.)

Die anatomische Untersuchung ergab, daß von dem eigentlichen Papillengewebe nur eine dünne spongiöse faserige Lage erhalten war und die Prominenz der Hauptsache nach aus einem im Längsschnitt fast viereckig erscheinenden aus der Lamina cribrosa hervortretenden Zapfen gebildet wurde; dieser Zapfen bestand aus sklerotischen Fasermassen der Lamina cribrosa mit mäßig reichlichen Zellen.

Der hinter der Lamina gelegene Abschnitt des Sehnerven zeigt ebenfalls ödematöse Veränderungen, zu deren richtiger Deutung eine genaue Kenntnis der am normalen Sehnerven durch Fixierung, Härtung und Einbettung entstehenden Kunstprodukte ganz besonders erforderlich ist.

Beim wirklichen Ödem sind die Septen nicht wie beim Einbettungsödem geschrumpft, sondern gequollen, die aufgelockerten Fasern sind durch leere oder von geronnener feingranulierter Masse erfüllte Räume getrennt. Diese Räume finden sich dann also nicht nur um die Septen herum, sondern auch innerhalb ihrer Lamellen (interfaszikuläres Ödem, Abb. 11). Beim subpialen Ödem ist das Band des peripherischen Gliamantels verbreitert, das Maschenwerk der Gliafasern erweitert, leer oder von feinkrümliger Masse erfüllt. Wenn die Nervenfasern selbst von dem Ödem durchtränkt sind (intrafaszikuläres Ödem, Abb. 36), so ist es nicht wie an der Papille zwischen den Nervenfasern, sondern innerhalb der Nervenfasern selbst durch Quellung und starke Aufblähung des Markscheidenmantels (BEHR) nachweisbar. Die stellenweise gequollenen Nervenfasern sind auch von Vakuolen, die schollige Massen enthalten, durchsetzt. Bei den Vakuolen ist nicht immer eine sichere Entscheidung möglich, ob sie primär durch Flüssigkeitsansammlung oder sekundär durch Zerfall von Nervenfasern entstanden sind. Auch die Neurogliazellen haben ein gequollenes Aussehen.

Wenn demnach die Diagnose des Ödems des Sehnervenstammes mit Fehlerquellen zu rechnen hat, so ist doch unter Berücksichtigung aller Kautelen der Nachweis erbracht worden (KAMPHERSTEIN, PATON und HOLMES, SCHIECK, KLAUBER u. a.), daß bei der Stauungspapille auch hinter der Lamina im orbitalen Sehnerven ein reines Ödem ohne entzündliche Infiltration längs der Nervenfasern, speziell der Septen vorhanden sein kann, wenn sich auch gelegentlich in den Scheiden einiger Gefäße Ansammlungen kleiner Lymphozyten finden.

Nur bei der im Anschluß an Erkrankungen des vorderen Bulbusabschnittes vorkommenden Stauungspapille ist nach BEHR das Ödem ausschließlich auf den intraokularen Teil des Sehnerven beschränkt, es hört an der Lamina ganz auf und nimmt von hier bis zum Papillenscheitel stetig an Umfang zu.

Das retrolaminäre Ödem, das am seltensten ein intrafaszikuläres ist, ist im wesentlichen auf den gefäßführenden Abschnitt des Sehnerven beschränkt, nach BEHR ist es noch im intrakanalikulären Teil nachweisbar und hört fast plötzlich mit dem Übergang in den intrakraniellen Teil auf. In frischen Fällen ist die wesentlichste und zuerst auftretende Veränderung ein Ödem des Axialstranges (SCHIECK), das sich erst auf die benachbarten Septen ausdehnt. Im Axialstrang sind neben und zwischen den Zentralgefäßen ektatische Hohlräume vorhanden, welche den strotzend gefüllten perivaskulären Lymphspalten entsprechen und stellenweise von geronnener Flüssigkeit erfüllt sind. Hierdurch kann es nicht nur zu einer ödematösen Quellung der Venenwandung, sondern zu einer Kompression derselben kommen. Das Transsudat kann sogar zu einer Abhebung und buckelförmigen Vortreibung der Intima der Vene und Fältelung der Intima der Arterie führen. Diese Kompressionserscheinungen des Ödems sind an den Zentralgefäßen nur innerhalb des Nervenstammes wahrnehmbar, in der Dura und im Intervaginalraum zeigen die Gefäße normale Beschaffenheit.

An den Gefäßen der Papille tritt eine starke Hyperämie der Venen und Kapillaren hervor, ihr Lumen ist ausgedehnt, das Endothel der Intima gequollen, der Verlauf stark geschlängelt. Hierdurch treten die Gefäße nicht nur deutlicher hervor, sondern es wird, indem sie im Schnitt mehrfach getroffen werden, leicht eine Vermehrung der Zahl vorgetäuscht. Eine wirkliche Neubildung ist außerdem in den vorgeschrittenen Stadien vorhanden. Die Hyperämie ist häufig von kleinen Blutungen in der Papille und der benachbarten Retina begleitet, die wie das Ödem Abhebungen der Limitans interna erzeugen können. In den späteren Stadien ist eine bis zum Verschluß des Lumens führende Endothelwucherung an den kleinen Gefäßen, eine Verdickung der Adventitia an den größeren Gefäßen festzustellen.

In ihrem weiteren Verlauf jenseits der Papille zeigen die Gefäße kein einheitliches Verhalten. Während SCHIECK die bereits erwähnten Verengungen durch Ausdehnung der perivaskulären Lymphspalten im Optikusstamm, aber im Zwischenscheidenraum keine pathologische Verengerung des Lumens, speziell der Vene feststellte, betonen PATON und HOLMES, daß die Erweiterung der Zentralvene nur in dem relativ unnachgiebigen Teil der Lamina cribrosa eine Unterbrechung erfährt; erst nachdem die Vene durch die Pia in den Subarachnoidealraum gelangt sei, sei ihr Lumen zu einem schlitzförmigen Spalt zusammengesunken und bleibe in diesem Zustand, bis die Vene in die lockeren äußeren

Lamellen der Dura gelange. Eine Verengerung der Vene gerade bei ihrem Durchtritt durch die Dura wird von Deyl beschrieben, welcher der durch Hydrops des Zwischenscheidenraums gespannten Dura eine komprimierende Wirkung zuschreibt, während Knape die Kompression der Vene der ödematösen Anschwellung der Dura als solcher zuschreibt. Bei diesem Kollaps der Vene bei ihrem Austritt durch die Scheiden ist abgesehen von dem inkonstanten Vorkommen nicht in allen Fällen der Zweifel widerlegt, daß durch die lockere Befestigung die Vene erst nach dem Tode zusammengefallen ist.

Zu diesen Veränderungen des Ödems und der venösen Stauung gesellt sich während der weiteren Entwicklung ein mehr und mehr in den Vordergrund tretender **entzündlicher** Prozeß.

An der Papille weisen die Nervenfasern selbst nur Degenerationserscheinungen und gelegentlich Fettkörnchen auf, die entzündlichen Erscheinungen zeigen sich am Glia-Bindegewebe und den Gefäßscheiden. Die Gliakerne sind vermehrt, die Balken der skleralen Lamina von zahlreichen Kernen durchsetzt, ihre Lücken von einkernigen Rundzellen erfüllt. Außer der bereits erwähnten Gefäßneubildung sind die Gefäßwände von Rund- und Spindelzellen eingescheidet. Vom zentralen Bindegewebsstrang aus kann eine granulationsartige vaskularisierte Wucherung in die Exkavation und bis in den Glaskörper eindringen, um später als faseriges Bindegewebe die Papillenoberfläche zu bedecken.

Wenn im Sehnervenstamm entzündliche Veränderungen vorhanden sind, so ist nach Elschnig, dem wir die genaueste Schilderung dieser Veränderungen verdanken, vorwiegend der gefäßführende und der intrakanalikuläre Abschnitt betroffen: starke Kernvermehrung und Verbreiterung der Septen, Vermehrung ihrer Gefäße mit Wandverdickung und perivaskuläre Ansammlung einkerniger Rundzellen, Proliferation der Gliazellen und Verdichtung der Gliafasern. Wie Elschnig betont, braucht ein Zusammenhang der Entzündungsherde mit der Pia nicht immer nachweisbar zu sein; auch zentral gelegene Entzündungsherde, zumal von den an den zentralen Bindegewebsstrang angrenzenden Septen ausgehend, kommen ohne Zusammenhang mit der Oberfläche vor.

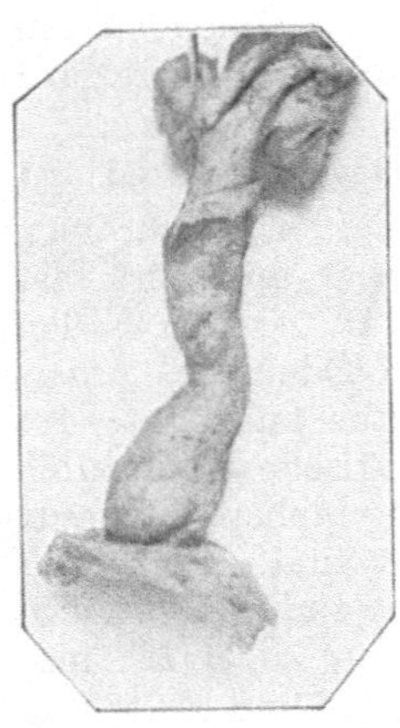

Abb. 37. Ampullenartige Erweiterung des Zwischenscheidenraumes in der Nähe des Bulbus bei Stauungspapille durch Gehirntumor. (Nach Wilbrand-Saenger: Neurologie des Auges Bd. 4, 2., S. 754.)

Die Sehnervenscheiden zeigen die durch Flüssigkeitsansammlung erzeugte ampullenförmige Ausdehnung (Abb. 37), die aber, wie betont werden muß, keine notwendige Begleiterscheinung der Stauungspapille ist und auch in keinem bestimmten Verhältnis zum Grade der Erkrankung steht. Paton und Holmes glauben zwar, daß die Beobachtungen von fehlendem Hydrops der Scheiden irrige sein können, da die Zerebrospinalflüssigkeit nach dem Tode schnell abfließen kann, besonders wenn der Körper auf dem Rücken liegt. Diese Annahme halte ich für unwahrscheinlich, weil die Lage auf dem Rücken die gewöhnliche Leichenlage ist und der Grund unerklärt bleibt, warum die angeblich vorhandene Flüssigkeit in dem einen Fall abgeflossen ist und in dem anderen nicht.

In den Fällen von Flüssigkeitsansammlung liegt dieselbe subarachnoideal (Abb. 38), ihr Eiweißgehalt ist wechselnd, so daß im fixierten Präparat der erweiterte subarachnoideale Raum von koagulierter Masse erfüllt oder leer ist. Das letztere kann auch dann eintreten, wenn bei Entnahme des Sehnerven die Flüssigkeit abfließt, aber die Dura nicht kollabiert. Die Erweiterung des Zwischenscheidenraums beschränkt sich auf den gefäßführenden Abschnitt des

Sehnerven, sie braucht nicht gleichmäßig zu sein, sondern kann auf einer Seite z. B. dorsal stärker als auf der anderen sein. Durch die Flüssigkeit wird die Arachnoidea an die Dura angepreßt, wenn sie auch noch durch einzelne Maschen mit der Pia in Verbindung steht. Nur ausnahmsweise ist auch der Subduralraum, aber in geringerem Grade als der Subarachnoidealraum erweitert.

Die Dura zeigt außer einer ödematösen Auflockerung der Fibrillen und gelegentlich vorkommenden kleinen Blutungen keine Veränderungen. In

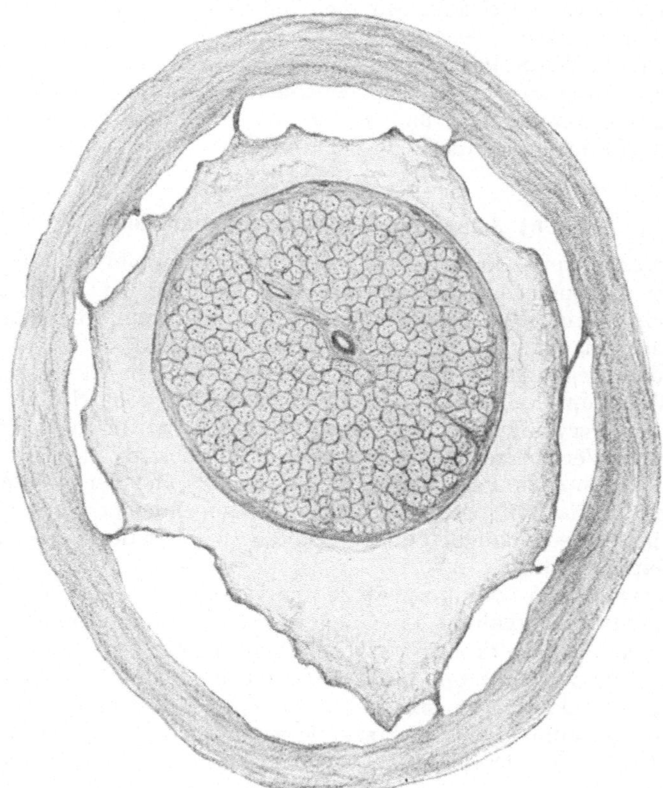

Abb. 38. Erweiterung des Scheidenraums, an der ausnahmsweise auch der Subduralraum teilnimmt. (Nach KAMPHERSTEIN: Beitrag zur Pathologie und Pathogenese der Stauungspapille. Klin. Monatsbl. f. Augenheilk. Jg. 42, Bd. 1, S. 506. 1904.)

frischen Fällen von Stauungspapille fehlen entzündliche Veränderungen auch an den beiden anderen Scheiden, die inneren Lagen der Pia sind ödematös. Häufig sind besonders bei vorgeschrittenen Fällen Endothelwucherungen mit Bildung geschichteter Konkretionen zu beobachten. Die von der Dura ausgehenden Endothelwucherungen sind mehr umschrieben, die von der Arachnoidea ausgehenden diffus, die letzteren finden sich fast ausschließlich an der Innenfläche der Arachnoidea im Subarachnoidealraum und gehen mit Bindegewebsproliferation und Neubildung von Blutgefäßen, die Neigung zur hyalinen Degeneration haben, einher. So kann es zur Verlegung des Subdural- und Subarachnoidealraums kommen. BEHR betont, daß diese den Zwischenscheidenraum ausfüllenden Zellwucherungen auf den intraorbitalen und intrakanalikulären Sehnerventeil beschränkt sind. Wenn BEHR nun auch darin beizupflichten ist, daß diese Zellwucherungen keine entzündlichen Produkte sind, sondern als

Reaktion auf die Dehnung der Scheiden und des gestauten chemisch veränderten Liquor cerebrospinalis aufzufassen sind, so sind doch bei längerem Bestande der Stauungspapille perineuritische Veränderungen nachweisbar (Abb. 5). Neben regelloser Anhäufung mono- und polynukleärer Rundzellen weisen die Arachnoidealbalken kernreiche Verdickungen auf, die Pia ist von Rundzellen, besonders in der Umgebung der Gefäße durchsetzt. Der Scheidenraum der Ampulle kann schließlich von Granulationsgewebe vollständig ausgefüllt werden. Nach Elschnig ist die Perineuritis im allgemeinen am stärksten in der Gegend des Canalis opticus entwickelt, wo der Zellreichtum und die bindegewebige Verdichtung der Arachnoidea und Pia zu einem nahezu zirkulären Verschluß des Zwischenscheidenraums führen kann. Indessen ist das Alter der perineuritischen Veränderungen in den verschiedenen Abschnitten des Sehnerven so unregelmäßig verschieden, daß weder von einer aszendierenden noch deszendierenden Perineuritis die Rede sein kann.

a) Ausgänge der Stauungspapille.

Die Stauungspapille kann entweder mit der Rückbildung zur Norm oder mit Sehnervenatrophie endigen. Naturgemäß sind die zur Norm (ophthalmoskopisch und funktionell) zurückgebildeten Fälle nur vereinzelt zur anatomischen Untersuchung gelangt (Paton und Holmes, Ginsberg).

Trotz vorausgegangenen erheblichen Ödems zeigte die Struktur der Papille entweder überhaupt keine Unterscheidungsmerkmale vom Normalen oder bei Intaktheit der Nervenfasern eine leichte Sklerosierung durch Vermehrung der Gliakerne und Verdichtung der Fasern mit Verdickung der Adventitia der Gefäße. In Ginsbergs Fall war auch auf der Papille neugebildetes glasiges Bindegewebe vorhanden, das sich, „aus breiten homogenen Schichten mit spärlichen, länglichen, schmalen in den Spalten zwischen den Lamellen liegenden Kernen zusammensetzte".

Beim Ausgang der Stauungspapille in Atrophie ist ein hervorstechendes Merkmal die starke Zunahme des Gliagewebes, dessen Proliferation bereits in den Anfangsstadien bemerkbar ist. Die Verdichtung der Fasern und Vermehrung der Kerne pflegt am frühesten auf dem Gipfel der Schwellung und in dem die Retina verdrängenden Wulst einzutreten, bis mit einer Verbreiterung der Kernsäulen beginnend allmählich das ganze Nervengewebe durch derbes Gliagewebe ersetzt ist (Abb. 39). Durch diese zur Schrumpfung führende Sklerose wird die nach außen verdrängte Retina wieder nach der Mitte der Papille über das den Nervenfaserwulst ersetzende Gliagewebe (ophthalmoskopisch als Konus erscheinend) gezogen, so daß dieselbe über den Sehnervenrand nach der Mitte der Papille zu vorrücken kann. Eine Neubildung und Verdickung von Bindegewebe findet sich neben der die Papillenoberfläche vom Glaskörper trennenden Bindegewebsbildung fast nur an den Gefäßscheiden und der Lamina cribrosa. Die Wandverdickung der Gefäße führt zur Verengung und bei kleinen Gefäßen zur vollständigen Verlegung des Lumens. Die bei dem Rückgang der Stauungspapille allmählich in ihre normale Lage zurückkehrenden Fasern der Lamina cribrosa können eine beträchtliche Verdickung erfahren.

- Außer der Atrophie der Nervenfasern der Papille tritt eine solche auch im Nervenstamm selbst auf. Ihre Entstehungsweise ist keine einheitliche. E. v. Hippel hat den Nachweis geliefert, daß ausgesprochener Marchizerfall im Optikus, Chiasma und Traktus bei Stauungspapille ohne entzündliche Veränderungen vorkommt; Paton und Holmes unterscheiden in ihren ebenfalls von Entzündung freien Fällen zwei Arten von Marchidegeneration im Sehnervenstamm. Erstens ausnahmsweise schwarze Kugeln längs der Nervenfasern,

die sie als sekundäre Degeneration im Sinne der Leitungsunterbrechung
deuten, und zweitens feine oft braun statt schwarz gefärbte nicht in Ketten
längs der Nervenfasern, sondern diffus über den Querschnitt zerstreute Körnchen, die sie als primäre, d. h. durch Ernährungs- oder Zirkulationsstörung
erzeugte Degeneration auffassen.

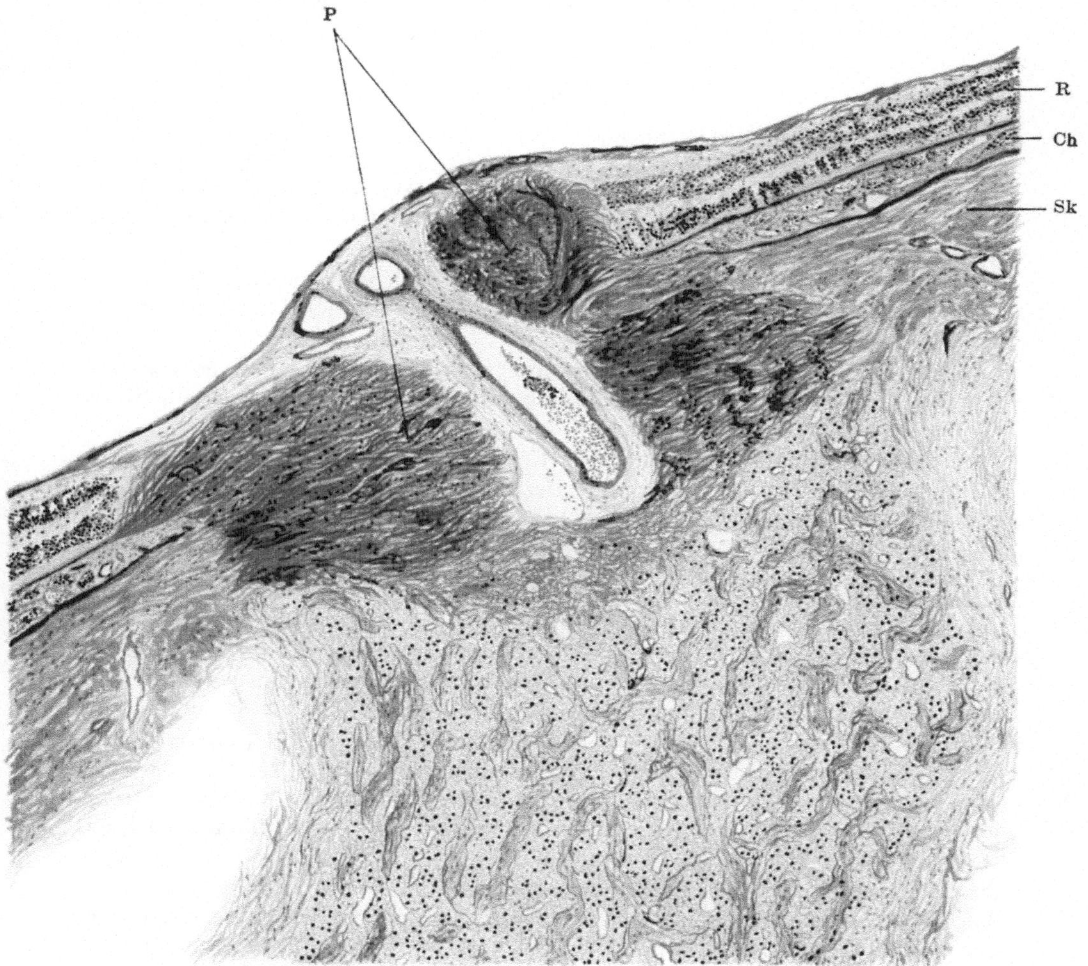

Abb. 39. Atrophie nach Stauungspapille. P Papille mit neugebildetem, knotenförmig verdichtetem
Gliagewebe. R Retina. Ch Chorioides. Sk Sklera. In dem atrophischen Sehnerv und der Papille
ist das Gliagewebe blau, das Bindegewebe rötlich gefärbt. BENDAS Gliafärbung. Vergr. 44fach.
(Nach einem Präparat Prof. GINSBERGS.)

Die in den späteren Stadien der Stauungspapille eintretende Atrophie des
Nervenstamms ist nur zum kleinen Teil eine von der Papille aszendierende, da
sie trotz vorgeschrittener und ausgedehnter Atrophie der Nervenfasern der
Papille noch geringfügig sein kann. In Fällen von vorgeschrittener Atrophie
des Nervenstamms kommt der neuritischen Atrophie der Hauptanteil zu. Der
Lokalisation der Entzündung entsprechend ist diese Atrophie im gefäßführenden
Abschnitt und ganz besonders im Canalis opticus (LIEBRECHT, SOURDILLE)
ausgesprochen. Nach SOURDILLE steigt sie dann sekundär vom Canalis opticus

aufwärts nach dem Chiasma und abwärts nach der Orbita. Ähnlich faßt Behr die Atrophie bei der durch intrakranielle Drucksteigerung hervorgerufenen Stauungspapille als eine deszendierende auf, die intrakraniell unmittelbar hinter dem Foramen N. optici einsetzt, zunächst mit einer Degeneration der subpial gelegenen Nervenfaserbündel beginnt, dann mehr oder weniger rasch in die Tiefe fortschreitet, bis der gesamte Nervenquerschnitt ergriffen und die totale Atrophie eingetreten ist.

b) Pathogenese.

Die Erklärungen der Pathogenese der Stauungspapille überschreiten zwar weit das Gebiet der pathologischen Anatomie, trotzdem möchte ich einen kurzen Überblick über dieselben wenigstens im Hinblick auf die Frage geben, ob die verschiedenen Theorien mit den anatomischen Befunden im Einklang oder im Widerspruch stehen.

Dieselben lassen sich abgesehen von der gänzlich unbewiesenen Hypothese einer neurotrophischen resp. vasomotorischen Störung (Benedikt u. a.) in zwei Hauptgruppen einteilen:

Sie stellen zur Erklärung der Stauungspapille entweder den gesteigerten Hirndruck mit seinen mechanischen Folgen oder entzündungserregende Stoffe in den Vordergrund.

Die zur ersten Gruppe gehörigen Erklärungen sind folgende:

Albrecht v. Graefe, der die Bezeichnung der Stauungspapille zuerst gebraucht hat, meinte, daß der durch den Hirntumor erhöhte Hirndruck den Sinus cavernosus zusammenpresse und so den Abfluß der Vena ophthalmica resp. V. centralis retinae erschwere. Diese Blutstauung führe zu einer Inkarzeration des Sehnervenkopfs in dem unnachgiebigen Skleralringe mit konsekutivem Ödem. Wenn v. Graefe so die letzte Ursache in der Druckwirkung sah, so leugnete er doch nicht den entzündlichen Charakter der Erkrankung, welchen er örtlichen Reizursachen an dem durch Hyperämie in seiner Widerstandsfähigkeit geschwächten Sehnerven zuschrieb.

Die v. Graefesche Theorie wurde durch den Nachweis der Anastomose der V. ophthalmica mit der V. facialis anterior (Sesemann) erschüttert, die Behinderung des venösen Abflusses aber in Theorien festgehalten, welche das Stromhindernis vor der Einmündung der V. centralis in die V. ophthalmica suchten.

Nach Deyl soll die Vena centralis da komprimiert werden, wo sie nach ihrem Durchtritt durch den Zwischenscheidenraum eine Art Knie bildend in die Duralscheide eindringt. Die Strangulation komme in Fällen von Ausdehnung des Zwischenscheidenraums durch die gedehnte Dura, sonst durch das den nicht erweiterten Scheidenraum ausfüllende Granulationsgewebe zustande. Der Allgemeingültigkeit dieser Erklärung stehen die pathologisch-anatomischen Befunde entgegen, da in Fällen von Stauungspapille ohne Erweiterung des Zwischenscheidenraums ein Granulationsgewebe durchaus nicht vorhanden zu sein braucht. Ob man nun die Kompression der Vene in der von Deyl geschilderten Weise oder nach Knape von der ödematös geschwollenen Dura selbst bewirken läßt, die Verengerung der Vene an der genannten Stelle ist keine ständige Begleiterscheinung der Stauungspapille. Andere Untersucher, z. B. Elschnig und Behr, haben sie vermißt, ebenso braucht die bei dieser Verengerung dann notwendig eintretende Erweiterung der Vene innerhalb des Nervenstamms nicht vorhanden zu sein, wie die Schieckschen Präparate beweisen.

2. Die Schmidt Rimpler-Manzsche Lymphraum- oder Transporttheorie, die auf der Feststellung des Zusammenhangs zwischen Subduralraum des Gehirns

mit dem Zwischenscheidenraum des Sehnerven fußt, nimmt an, daß der durch den gesteigerten intrakraniellen Druck in den Scheidenraum gepreßte Liquor cerebrospinalis sich am blinden Ende des Scheidenraums ansammle und der Scheidenhydrops am Sehnervenende Zirkulationsstörungen mit Ödem und venöser Stase einleite. Auch gegen die Allgemeingültigkeit dieser Theorie gibt der anatomische Befund Einwände, da der Scheidenhydrops keine notwendige Begleiterscheinung der Stauungspapille ist.

Auf den gesteigerten intrakraniellen Druck und die Kommunikation der Flüssigkeit des Sehnervenscheidenraums mit dem Liquor cerebrospinalis führt auch SCHIECK letzten Endes die Genese der Stauungspapille zurück, ohne aber mit den anatomischen Befunden in Widerspruch zu geraten: Im Intervaginalraum finde eine zentrifugale vom Gehirn kommende und eine zentripetale vom Hilus der Papille durch die perivaskulären Lymphscheiden der Zentralgefäße fließende Strömung statt (LEVINSOHN). Bei Druckerhöhung im Intervaginalraum wird die zentripetale aus dem Glaskörperraum stammende Flüssigkeitsbewegung behindert, die Lymphe im Axialstrang staut sich, und der normalerweise durch die Scheiden der die Dura durchbohrenden Zentralgefäße abfließende Liquor cerebrospinalis verstärkt die Füllung der Lymphräume. Die Behinderung des Lymphabflusses im Axialstrang führt zu einer Kompression der Zentralgefäße und venöser Stase. Vom Axialstrang aus teilt sich das Ödem den Nervenfaserbündeln mit und erst als Reaktion auf die Zersetzungsprodukte der angestauten Lymphe sowie den Gewebszerfall, setzt eine reaktive Entzündung ein.

3. Das Ödem des Nervenstamms wird von PARINAUD als ein vom Hydrocephalus internus und Hirnödem fortgesetztes angesehen. In prinzipiell gleicher Weise nimmt SOURDILLE an, daß ein Ödem der Ependymglia des 3. Ventrikels sich auf die Glia des Chiasma und den Sehnerven fortsetze, der angeschwollene Nervenstamm werde im Canalis opticus stranguliert, der Scheidenhydrops sei nur die Folge der durch das interstitielle Optikusödem bewirkten Stase. Abgesehen davon, daß das Ödem am bulbären Ende des Optikus am stärksten ist, ist auch der anatomische Nachweis eines vom Gehirn zum Sehnerven sich fortpflanzenden Ödems nicht erbracht.

4. Die Stauung der Lymphe sieht auch BEHR, dem sich SAENGER im wesentlichen anschließt, als das hauptsächlichste Moment an, wenn sie auch den Ort der Abflußbehinderung weiter zerebralwärts als SCHIECK suchen. Mit wachsendem Hirndruck lege sich die den Anfang des knöchernen Kanals bildende Duraduplikatur fest auf den Sehnerven und presse ihn gegen seine knöcherne Unterlage. Unterhalb der Duraduplikatur fand BEHR regelmäßig bei floriden Stauungspapillen eine parallel gestellte Eindellung der Oberfläche des Nerven. Ferner werde das Hirn fest in die zerebrale Öffnung des Canalis opticus hineingepreßt, die Unterbrechung am knöchernen Kanal wird noch dadurch gesteigert, daß eine durch die chronische Lymphstauung eintretende Endothelwucherung, die am zerebralen Austritt des Nerven aus dem Canalis opticus aufhört, den Zwischenscheidenraum ausfüllt. Das Ödem des Nervenstamms höre in vielen Fällen gerade an der durch die Duraduplikatur erzeugten Furche auf und fehle regelmäßig zentral von ihr, eine Behauptung, die mit der Tatsache des wiederholt im Chiasma nachgewiesenen Ödems in Widerspruch steht. Das mikroskopische Manifestwerden des Ödems im orbitalen Muskeltrichter werde in manchen Fällen durch die feste Piahülle, zumal wenn Muskeltrichter und knöcherner Kanal fest anliegen, verhindert. Die Gewebsflüssigkeit, die nach BEHR zum allergrößten Teile im Nerven selbst verbleibend innerhalb der Pia zentralwärts in die Schädelhöhle ohne Kommunikation mit dem Zwischenscheidenraum fließt, wird durch die zirkuläre Kompression gestaut, der Innendruck im Nerven wächst und behindert den venösen Rückfluß. Wegen der

Unnachgiebigkeit der Pialscheide kann das Gewebe nur in der Papille ödematös aufquellen.

Hier wird also im diametralen Gegensatz zu denjenigen Theorien, welche gerade die Kommunikation des Liquor cerebrospinalis mit der Flüssigkeit des Zwischenscheidenraums zur Erklärung der Stauungspapille heranziehen, der völlige Abschluß beider Flüssigkeitsräume voneinander für das Zustandekommen der Stauungspapille gefordert. Es ist hier nicht der Ort, auf die Theorie des Flüssigkeitswechsels näher einzugehen, vom anatomischen Standpunkt ist nicht zu leugnen, daß die Veränderungen des Sehnerven, besonders die atrophischen im Canalis opticus besonders ausgeprägt sein können, so daß bereits früher Sourdille hier den primären Herd einer auf- und absteigenden Degeneration erblickte. Ein gewichtiger Einwand besteht aber in einer an einem größeren Materiale noch nachzuprüfenden Feststellung von Dupuy-Dutemps. Derselbe führt die Seltenheit der Stauungspapille bei der Meningitis tuberculosa trotz gesteigerten Hirndrucks darauf zurück, daß gewöhnlich entzündliche Exsudate zur Verwachsung der subarachnoidealen Räume und so auch zur partiellen oder totalen Verwachsung des Sehnervenscheidenraums führen; bei ausnahmsweise freier Kommunikation komme auch Stauungspapille im Gefolge der Meningitis tuberculosa vor.

Behr ist nun in dem Bestreben, für alle überhaupt vorkommenden Formen der Stauungspapille mit oder ohne Hirndrucksteigerung eine einheitliche Erklärung zu geben, welche lediglich mechanische nicht entzündliche Störungen zugrunde legt, noch einen Schritt weitergegangen: er erklärt die bei Allgemeinerkrankungen, z. B. Chlorose vorkommende Stauungspapille durch übermäßig starken Austritt von Lymphe aus den funktionell geschädigten Gefäßwandungen (aktive Lymphstauung) und die bei Erkrankungen des vorderen Bulbusabschnitts z. B. perforierenden Verletzungen vorkommende Stauungspapille durch Ansaugen der Gewebsflüssigkeit in der Papille bei anhaltender starker Hypotonia bulbi (passive Lymphstauung, wie auch bei Kompression des Sehnerven durch intraorbitale oder intrakranielle Prozesse), eine Erklärung, der schon die klinische Erfahrung, daß Hypotonie des Bulbus keine Stauungspapille im Gefolge zu haben braucht, Schwierigkeiten bereitet.

Allen den genannten das mechanische Moment der Stauung betonenden Theorien steht diejenige gegenüber, welche den Prozeß für einen primär entzündlichen betrachtet. Diese Anschauung, die zuerst von Leber ausführlich wissenschaftlich begründet wurde, sieht in der Schwellung der Papille eine Neuritis und bezeichnet sie demgemäß nicht als Stauungspapille, sondern als Papillitis. Die von Geschwülsten oder anderen zerebralen Krankheitsherden gelieferten Toxine sollen durch die Zerebrospinalflüssigkeit in den Zwischenscheidenraum gelangen und eine Entzündung der Scheiden und des Sehnerven bewirken.

Soweit die Pathogenese überhaupt anatomisch entschieden werden kann, ist der anatomische Befund der Anfangsstadien, der noch möglichst frei von sekundären Veränderungen ist, entscheidend. Diesem fehlen nun, wie aus dem Vorhergehenden erhellt, entzündliche Erscheinungen entweder ganz oder sie sind unerheblicher Natur, die entzündlichen Veränderungen finden durch die Reaktion auf die Lymphstauung, die venöse Stase und den hierdurch erzeugten Gewebszerfall ihre genügende Erklärung. Zur Stütze dieser Ansicht hat bereits Kocher vor zwei Jahrzehnten auf die Erfahrungen der Chirurgen hingewiesen, die beweisen, daß Lymphstauung entzündliche Veränderungen hervorruft.

Von allgemein pathologischen und klinischen Gesichtspunkten abgesehen, hat die pathologische Anatomie die Berechtigung der mechanischen Theorien und die Notwendigkeit der Unterscheidung zwischen Stauungspapille und Papillitis bewiesen, Albrecht v. Graefes genialer Scharfblick hat auch hier wieder trotz irriger theoretischer Vorstellungen das Wesen des Prozesses richtig erkannt und die treffende Bezeichnung der Stauungspapille gewählt. Eine zweite noch unentschiedene Frage ist die, welche von den mechanischen Theorien allen Tatsachen am meisten gerecht wird. Mir scheint es, daß bisher keine Erklärung den anatomischen Nachweis ihrer ausnahmslosen Anwendbarkeit erbracht hat. Die mangelnde Einheitlichkeit der Pathogenese aller Fälle ist begreiflich, wenn man nach der meines Erachtens zutreffenden Definition v. Hippels unter Stauungspapille das einfache Ödem des Sehnervenkopfes und der unmittelbar angrenzenden Faserschicht der Retina versteht.

7. Ablagerung fremdartiger, im besonderen durch regressive Ernährungsstörung entstandener Substanzen.

a) Corpora amylacea

sind Kügelchen von 6—25 μ Durchmesser, die meisten haben einen Durchschnitt von 10 μ. Ungefärbt erscheinen sie unter dem Mikroskop als mattglänzende Schollen, die eine konzentrische Schichtung oder eine Kern- und Randpartie zeigen. An fixierten Präparaten ist die Schichtung oft nicht mehr erkennbar. Die Amyloidkörperchen werden nach Jodzusatz gelb, nach weiterem Zusatz von Schwefelsäure oder Salzsäure blau bis violett. An Gefrier- oder entparaffinierten Schnitten ist eine von Stürmer für die Corpora amylacea des Zentralnervensystems angegebene Methode gut brauchbar, um ihre Verteilung im Gewebe sichtbar zu machen: betupfen mit Lugolscher Lösung, nach einer Minute abtrocknen mit Fließpapier, dann aufgießen einer Lösung von Jodtinktur 1,0 in Alkohol absolut. 4,0, nach Abtrocknung Einbettung in Origanumöl. Die Corpora amylacea sind dann in dem farblosen oder schwach gelblichen Gewebe gelblich braun gefärbt. Mit Hämatoxylin färben sie sich intensiv hellblau, auch bei van Giesonfärbung bleiben sie nach Ginsberg blau, bei in Alkohol und Formol fixierten Präparaten finde ich sie übereinstimmend mit Greeff schwach rötlich, wenn das Bindegewebe leuchtend rot, das Nervengewebe gelb und die Kerne braun gefärbt sind. In Weigertschen Markscheidenpräparaten sind sie fast farblos, ebenso bei gewöhnlicher Karminfärbung, während die jungen (kleinen) Körperchen nach der von Best für Glykogen angegebenen Karminmethode, die auch auf Weigertsche Markscheidenpräparate anwendbar ist, leuchtend rot gefärbt werden, ohne sich jedoch wie Glykogen im Speichel zu lösen.

Die im höheren Lebensalter im normalen Sehnerven vorkommenden Corpora amylacea finden sich am zahlreichsten nahe dem Chiasma, im Chiasma selbst und in den Traktus, ihre Zahl vermindert sich erheblich beim Eintritt des Sehnerven in den Canalis opticus und nimmt im orbitalen Abschnitt noch weiter ab. Nach Fuchs Untersuchungen kam es in keinem der von ihm untersuchten Fälle vor, daß die Corpora amylacea im orbitalen Teil des Sehnerven vorhanden waren, wenn sie im kanalikulären fehlten. Fuchs sah zwar im vordersten Abschnitt des orbitalen Sehnerven niemals Corpora amylacea, ausnahmsweise fand ich sie aber auch in der Papille. Abb. 40 stammt von dem normalen Sehnerven einer siebzigjährigen Frau, in dem dem Bulbus anhaftenden $^1/_2$ cm langem Sehnervenstück fanden sich vereinzelte Corpora amylacea nur vor der Lamina cribrosa.

Im Sehnervenquerschnitt sind die Corpora amylacea so verteilt, daß sie am zahlreichsten in der peripherischen Gliahülle liegen, im Nerven selbst liegen sie nur ausnahmsweise im inneren der Bündel, sondern meist längst der Septen, wo die Glia reichlicher ist, und zwar in den peripherischen in größerer Zahl als in den zentralen. Diese topographische Beziehung zum Gliagewebe kommt auch in dem histologischen Detail zum Ausdruck (Abb. 41): Die Körperchen

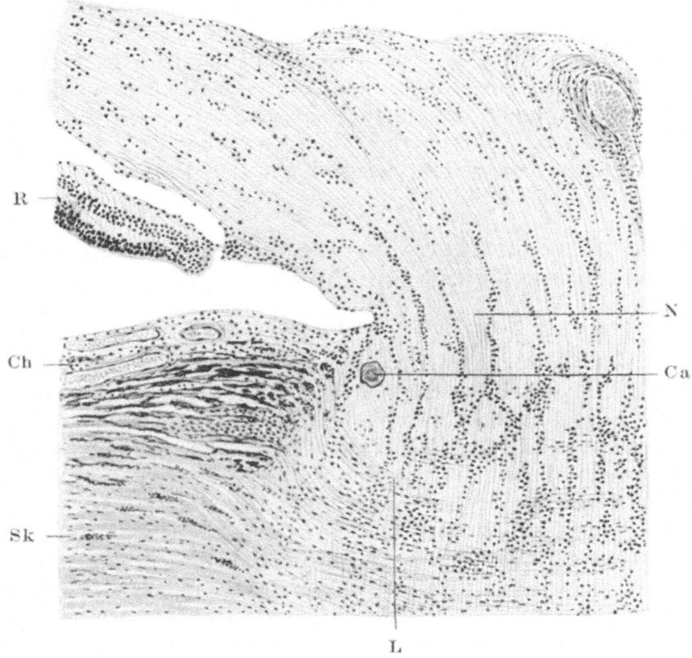

Abb. 40. Längsschnitt durch die normale Papille einer 70jährigen mit Corpus amylaceum. Sk Sklera. Ch Chorioides. R Artefiziell abgelöste Retina. N Nervenfasern der Papille. L Lamina cribrosa. C a. Corpus amylaceum. Vergr. 90fach. (Eigenes Präparat.)

liegen innerhalb der Gliamaschen, so daß eine förmliche Gliakapsel vorgetäuscht werden kann. Vielleicht ist auf diese LEBERS Beschreibung zu beziehen, der an den Körperchen eine zarte Kapsel nachwies, die sich in eine lange feine Faser fortsetzt und sich von dem mit Jodschwefelsäure violett gefärbten Körperchen gelb abhebt.

Die Corpora amylacea kommen wie bereits erwähnt im Greisenalter im normalen Sehnerven in großer Anzahl vor, die Angabe, daß sie bei Sehnervenatrophie vermehrt seien, verdient eine Nachprüfung unter Berücksichtigung des Lebensalters, in dieser Allgemeinheit ist der Satz jedenfalls nicht zutreffend. Ich vermißte die Corpora amylacea z. B. gänzlich auch in den intrakraniellen Abschnitten des vollständig atrophischen Sehnerven eines 64jährigen Mannes, der seit einem Jahrzehnt an Glaukom erblindet war. FUCHS fand zwei Jahre nach der Enukleation die Corpora amylacea sogar in dem atrophischen Sehnerven und dem mehr atrophischen einen

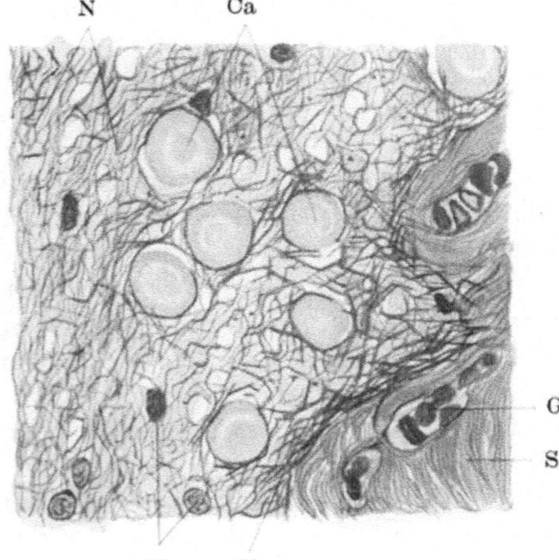

Abb. 41. Intrakranieller normaler Sehnerv einer 60jährigen Frau. C a Corpus amylaceum. S Bindegewebsseptum mit blutkörperchenhaltigen Gefäßen G. Gl Gliafasern (blau). K Gliakerne. N Nervenfasern (rötlich violett). BENDAS Gliafärbung. Vergr. 920fach. (Eigenes Präparat.)

Traktus viel weniger zahlreich als in den entsprechenden Teilen der Gegenseite. Die von FUCHS ebenfalls erörterte Möglichkeit, daß einzelne Nervenfasern durch den Druck der Corpora amylacea geschädigt werden, bedarf noch des tatsächlichen Nachweises.

Für die Entstehung der Corpora amylacea sind die verschiedensten Erklärungen gegeben worden, die STÜRMER in 4 Gruppen teilt: 1. gliogene Theorie, d. h. Abstammung von Elementen der Gliazellen und Kerne, 2. neurogene Theorie, a) Abstammung von Achsenzylindern, b) von Achsenzylindern und Markscheiden oder Markscheiden allein, 3. lymphogene Theorie, Entstehung durch Niederschläge aus zirkulierendem Gewebssaft, 4. hämatogene Theorie. Eine fünfte Entstehungsart ist neuerdings von OMOROKOW angenommen worden, welcher die Corpora amylacea auf Umwandlungs-, resp. Zerfallsprodukte der Ganglienzellen und ihrer Fasern zurückführt.

Meines Erachtens wird den Tatsachen am besten die Auffassung gerecht, welche die Corpora amylacea auffaßt als Ausdruck eines chronisch regressiven Prozesses im Zentralnervensystem, sie sind als Abbauprodukte, vielleicht direkt als Niederschlagsprodukte aus dem Gewebssaft (ALZHEIMER) anzusehen, für ihre Bildung ist aber im Zentralnervensystem und im Sehnerven das Vorhandensein von Gliagewebe unbedingt notwendig, von dem es allerdings noch zweifelhaft ist, ob es aktiv oder passiv an dem Aufbau beteiligt ist[1]).

b) Corpora arenacea.

Die als Corpora arenacea bezeichneten Konkretionen liegen im Scheidenraum am häufigsten in der Arachnoides, kommen auch an der Innenfläche der Dura vor und sind sowohl genetisch als auch chemisch von den Corpora amylacea gänzlich verschieden, obwohl sie mit diesen in der augenärztlichen Literatur wegen ihrer morphologischen Ähnlichkeit fast beständig verwechselt werden. VIRCHOW hat bereits beide Körper scharf unterschieden und hervorgehoben, daß die Corpora amylacea überall da vorkommen können, wo Neuroglia vorhanden ist, daß die Corpora arenacea aber sich nie im Innern der nervösen Teile finden, sondern ihr Vorkommen streng an die Dura und Pia gebunden ist. Die Corpora arenacea sind mikroskopisch aus konzentrischen Schichten zusammengesetzt, in denen mehr oder weniger Kalk abgelagert ist. Nach Auflösung der Kalksalze durch Säuren ergibt das zurückbleibende Gerüst nie Jod- oder Jodschwefelsäurereaktion.

SIEGERT hat beide Arten von Körperchen zusammen mit den in der Lunge und der Prostata vorkommenden Gebilden als Corpora colloidea zusammengefaßt, die er in Corpora versicolorata und Corpora flava einteilt. Die Corpora versicolorata werden durch die Halogene Chlor, Brom, Jod bunt gefärbt und zeigen die Reaktion des Amyloids bei verschiedenen Anilinfarben (Metachromasie bei Methylenblau, Toluidinblau u. a.), sie entstehen nie durch direkte Umwandlung aus Zellen und verkalken nie. Die Corpora flava werden durch die Halogene gelb wie das übrige Gewebe gefärbt, zeigen die Reaktion des Hyalins mit sauren Anilinfarbstoffen, entstehen durch direkte Umwandlung von Zellen und verkalken sehr häufig. Nach dieser Einteilung gehören die Corpora amylacea zu den Corpora versicolorata, die Corpora arenacea zu den Corpora flava.

---

[1])Außerhalb des Zentralnervensystems kommen die Amyloidkörperchen nach H. RICHTER (Zur Histogenese der Tabes) im Granulationsgewebe des gliafreien tabischen Wurzelnerven vor, und zwar in den Gewebsspalten, den kleineren Blut- und Lymphgefäßen. Nach RICHTER ist die Bestimmung des Gliagewebes als des Rahmens, in welchem der Gewebssaft zirkuliert, vollkommen identisch mit der Rolle der Gefäße bei der Amyloidbildung im tabischen Wurzelnerv, es dient dem Niederschlag gestauter Produkte des Stoffwechsels, ohne sich aktiv an der Bildung zu beteiligen, wie OBERSTEINER annimmt.

Die Corpora arenacea kommen im normalen und erkrankten Nerven vor und entstehen durch Umwandlung der gewucherten sich zwiebelschalenförmig aneinanderlegenden Endothelzellen des Scheidenraumes, häufig sind ihre Kerne

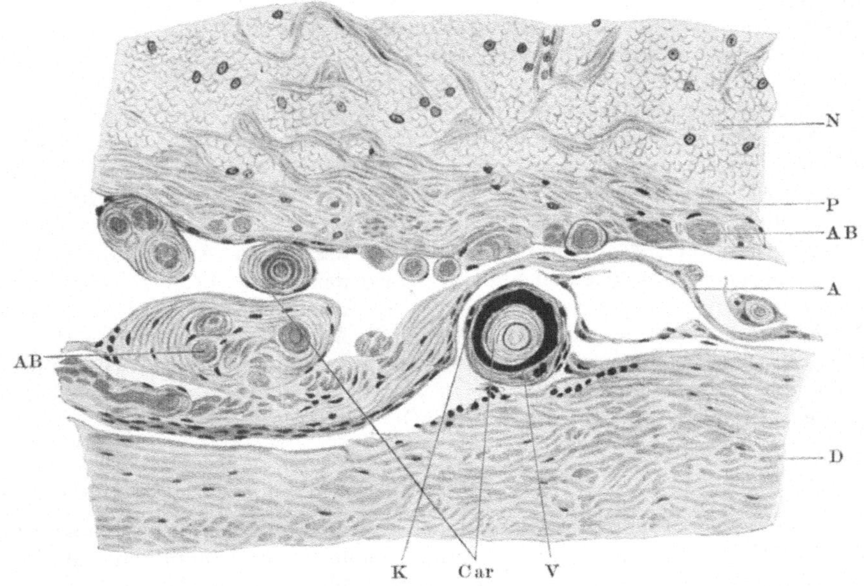

Abb. 42. Corpora arenacea, Sehnerv atrophisch, Querschnitt. D Dura. A Arachnoides. P Pia. N Atrophischer Nervenstamm. C ar Corpus arenaceum. K Endothelkerne. V Verkalkte Schicht. AB Quergetroffene Arachnoidealbalken. Vergr. 150fach. (Eigenes Präparat.)

noch am peripherischen Rande der konzentrischen Schichten vorhanden (Abb. 42). Da die zentralen ältesten Teile zuerst verkalken, so kann bei Hämatoxylin Eosinfärbung die peripherische unverkalkte Schicht rot, die zentrale blau gefärbt werden.

c) Hyaline Konkretionen (Drusen).

Eine dritte Art von Einlagerungen ist im wesentlichen auf die Papille beschränkt (Abb. 43). Sie wurden früher analog den Drusen der Glaslamelle der Aderhaut ebenfalls als Drusen bezeichnet; nachdem sich aber Iwanoffs Vermutung, daß die Drusen der Glaslamelle sich zu solchen des Sehnerven durch Hineinwachsen vom Aderhautrande entwickeln können, als eine irrige erwiesen hatte, hat Leber die Bildungen als hyaline Konkretionen der Papille bezeichnet. Nach Lebers Schilderung liegen die Konkretionen auf dem Längsschnitt des Sehnerven zu beiden Seiten der Zentralgefäße im Gewebe der Papille bis dicht vor die Lamina cribrosa, zuweilen noch in dieser oder dicht hinter ihr (Abb. 43). Vom Papillenrand können sie in die äußere Körnerschicht oder Nervenfaserschicht der Netzhaut hineinreichen. Die Nervenfasern werden durch die Einlagerungen auseinandergedrängt, die innerste Schicht der Papille kann emporgehoben und prominent werden. Die Ablagerungen charakterisieren sich als Hyalin: Sie werden mit Jod wie das übrige Gewebe gelb gefärbt, zeigen keine Amyloidreaktion, sind gegen Säuren und Alkalien resistent, färben sich mit sauren Farbstoffen wie Eosin stark und neigen in den ältesten Abschnitten, d. h. in der Mitte zur Verkalkung.

Die Einlagerungen wurden zuerst von H. MÜLLER als „geschichtete Konkretion in der Eintrittsstelle des Sehnerven" in einem atrophischen Nerven bei Pigmentdegeneration der Netzhaut beschrieben. Obwohl sie bei dieser Erkrankung relativ häufig vorzukommen scheinen und auch in Begleitung anderer Sehnervenaffektionen beobachtet wurden, so kommen sie doch auch ohne Komplikation mit anderen Erkrankungen vor, über ihre Entstehungsweise ist man bisher auf Vermutungen angewiesen. LEBER nimmt an, daß durch den Stoffwechsel andauernd geringe Mengen einer schwer löslichen Substanz entstehen, die an dem Orte der stärksten Konzentration sich ausscheidet, wobei die schon erfolgten Ablagerungen ein Attraktionszentrum für weitere Ausscheidungen bilden, ähnlich dem Vorgang, der der Entstehung der makroskopischen Konkretionen und Steinbildungen zugrunde liegt. Neuerdings hat LAUBER in einem Falle von starker Drusenbildung in der Umgebung kleinster

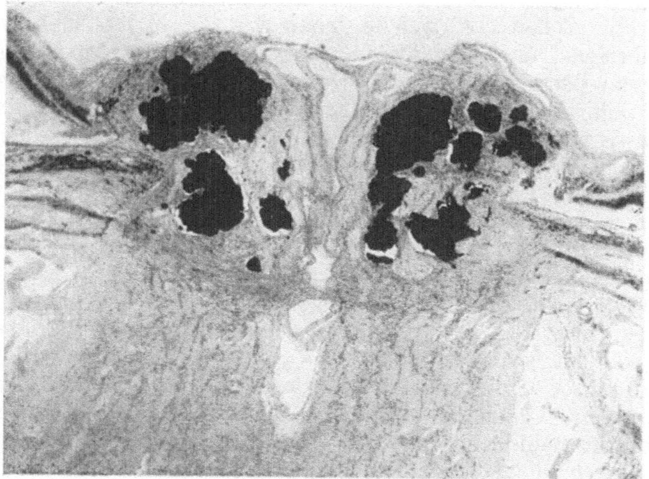

Abb. 43. Drusen im Sehnervenkopf nach LAUBER.

Drusen große geblähte Zellen gefunden, an einer Stelle solche, die zweifellos vom Pigmentepithel stammen. Er hält es daher für möglich, daß die Drusen auf die Tätigkeit versprengter Pigmentepithelzellen zurückzuführen sind. Ähnlich wie bei den der Lamina vitrea aufsitzenden Drusen finde der primäre Prozeß in den Pigmentepithelien statt, welche durch Entartung pathologische Produkte ausscheiden, vielleicht in diesen aufgehen und so den Kristallisationspunkt abgeben, um den herum weitere Ablagerungen sich bilden können. L. konnte auch anatomisch den Nachweis erbringen, daß massenhafte Drusenbildung die Nervenfasern nicht bloß beiseite schieben, sondern sie neben einer Usurierung der Lamina cribrosa empfindlich schädigen und zur vollständigen Atrophie bringen kann. Die Drusen können daher zwar lediglich als Begleiterscheinung der Sehnervenatrophie vorkommen, sie können aber auch durch den schädigenden Druck Sehnervenatrophie erzeugen.

d) Glykogen.

Nach BEST gibt das Zwischengewebe des Nervus opticus bei Diabetikern fast ausnahmslos Glykogenreaktion (Rotfärbung bei BESTs Karminmethode), in der Regel ist dabei auch eine ganz leichte Neuritis optica, insbesondere Kernvermehrung nachweisbar. Der Glykogengehalt ist am stärksten in der Papille

und in dem hirnwärts gelegenen Sehnervenabschnitt“ ein Stückchen hinter
dem Auge“. Die spezifische Bedeutung dieses Befundes wird dadurch in Frage
gestellt, daß Hoffmann bei Erkrankungen des Bulbus verschiedenster Herkunft
Glykogenkörnchen innerhalb und zwischen den Optikusfasern sowie im peripherischen Gliamantel nachwies, allerdings war der Glykogengehalt weniger
reichlich als bei Diabetes.

e) Pigment.

Pigment kommt abgesehen von der Infiltration durch melanotische Geschwülste im Sehnerven 1. in Form von Pigmentzellen oder 2. als sog. freies
Pigment vor.

1. Die Pigmentzellen können zweierlei Art sein: α) Pigmentierte Bindegewebszellen kommen gelegentlich, wahrscheinlich als angeborene Anomalie
vor. Nach H. Müller kommen in der Lamina cribrosa ausnahmsweise pigmentierte zackige Zellen vor, welche denen der Chorioidea sehr ähnlich sind.
„In einem übrigens normalen Auge“ fand er „die von der Lamina cribrosa
einwärtsgelegene Partie des Sehnerven ganz besät mit solchen Pigmentzellen“
(Gesammelte Schriften S. 107). Für dieses Vorkommen scheint auch die Haut-
farbe und Rasse von Bedeutung zu sein. Es ist mir zwar über das Verhalten
des Sehnerven beim Neger in dieser Beziehung nichts bekannt, jedoch hat
bei Japanern Ogawa Pigmentzellen in der Lamina cribrosa des normalen Sehnerven nachgewiesen. Große Pigmentklumpen fand Oguchi in einem Falle
in der lateralen Hälfte des intraokularen Sehnervenabschnittes, die er als chorioideale angeborene Pigmentierung auffaßt, aus der Beschreibung ist nicht ersichtlich, ob das Pigment in Zellen lag. Dagegen handelte es sich um intrazelluläres,
amorphes, gekörntes Pigment in einem von Scheerer beschriebenen Falle.
Hier fanden sich im vordersten Teil eines glaukomatös exkavierten Sehnerven
bis etwa 1 mm hinter dem Grund der Exkavation in abnehmender Zahl klumpige
Pigmentzellen vom Typus der Aderhautchromatophoren. β) Pigmentepithelzellen im Sehnerven sind von Ginsberg beschrieben worden. Bei einem Leukosarkom der Aderhaut hatte Pigment den Sehnervenstamm bis über 3 mm
hinter der Lamina cribrosa infiltriert, so daß die Pigmentierung schon makroskopisch sichtbar war. Das durch Körnchen- und Stäbchenform als retinales
charakterisierte Pigment lag in Epithelzellen innerhalb der Maschenräume des
atrophischen Optikus, in geringerer Zahl waren auch Bindegewebszellen der
Septen und Pia von retinalem Pigment erfüllt, ferner fanden sich sowohl in
den Maschenräumen als in den Septen und der Pia Leukozyten, welche Pigment aufgenommen hatten. Ginsberg führt den überzeugenden Nachweis, daß
in diesem Fall die Pigmentierung des Sehnerven auf einer aktiven Lokomotion
der retinalen Pigmentepithelzellen beruht.

2. Scholliges freiliegendes oder von Wanderzellen aufgenommenes Pigment kommt als Umwandlungsprodukt des Hämoglobins nach Blutungen
im Scheidenraum oder Sehnervenstamm vor. Im Sehnervenstamm kann das
Pigment im Bindegewebe der Septen oder in den Nervenbündeln selbst liegen.
Einen solchen Fall von besonders starker schon makroskopisch sichtbarer Pigmentierung, die den ganzen Sehnervenstamm schwärzlich färbte, hat Ogawa
beschrieben: Das Auge war nach Fall auf den Hinterkopf vor 22 Jahren erblindet,
der Sehnerv wurde mit einem orbitalen Angiom zusammen entfernt. In dem
atrophischen Sehnerven lag das hämatogene aus feinkörnigen Schollen bestehende
Pigment in netzförmigen Strängen ausschließlich innerhalb der Maschenräume,
die an Stelle der zugrunde gegangenen Nervenfasern von Neuroglia erfüllt
waren. Das Pigment war nirgends an Zellen gebunden und ließ das Septenwerk
vollständig frei.

B. Spezieller Teil.

I. Toxische Degenerationen.

1. Ektogene Gifte.

a) Methylalkohol.

Über die Grundlagen der Sehstörung bzw. Erblindung nach akuter Methylalkoholvergiftung liegt ein sehr gründlich durchforschter Sektionsbefund dreier Fälle von PICK und BIELSCHOWSKY vor. Außer Degeneration der Ganglienzellen der Retina und Hyperchromasie der inneren Körnerschicht fand sich im retrobulbären Abschnitt des Sehnerven feinkörniger fettiger Zerfall einzelner Markscheiden, Schwellungen und Auftreibungen von Achsenzylindern, an den Gliazellen hatte der Protoplasmasaum mit seinen Fortsätzen erheblich an Breite zugenommen. In der Nachbarschaft der Blutgefäße waren Detritusansammlungen nachzuweisen, die Adventitiazellen waren an einzelnen Stellen stark mit Fettkörnchen beladen.

Dieser Sektionsbefund einer Degeneration der retinalen Ganglienzellen und akuten Zerfalls der Nervenfasern stimmt weitgehend mit den Ergebnissen zahlreicher Experimente über Methylalkoholvergiftung, im besonderen denjenigen BIRCH-HIRSCHFELDs überein, der Zerfall der Nervenfasern, Auflockerung und Zerstörung der Gliafasern bei Affen fand. Weder bei diesen noch beim Menschen war eine Beteiligung des interstitiellen Gewebes vorhanden. Gerade beim Menschen war der Zerfall der Nervenfasern verhältnismäßig beschränkter als der der Netzhautganglienzellen, er war auch viel zu frühzeitig eingetreten, um als sekundäre von der Netzhaut aufsteigende Degeneration gelten zu können; es muß vielmehr angenommen werden, daß sowohl Ganglienzellen als auch Nervenfasern der primären Giftwirkung des Methylalkohols unterliegen.

b) Atoxyl und verwandte Arsenverbindungen.

α) Atoxyl.

Über die Schädigungen des Sehnerven durch Atoxyl liegen 2 Sektionsbefunde vor, der eine von NONNE, der eine Reihe von Wochen, und der zweite von BIRCH-HIRSCHFELD, der 2 Jahre nach der Erblindung erhoben wurde.

NONNE fand Zerfall der Markscheiden und Achsenzylinder am ausgedehntesten in dem dem Chiasma zunächst gelegenem Abschnitt des Optikus, im Chiasma und dem Traktus dicht hinter dem Chiasma. Selbst in den am stärksten erkrankten Partien war noch eine Anzahl von Nervenfasern erhalten geblieben. Orbitalwärts nahm der Degenerationsprozeß schnell ab, so daß nach Eintritt der Zentralgefäße nur in der Peripherie des Querschnitts ganz vereinzelte Bündel atrophisch waren. Die Glia war in den Partien mit vorgeschrittener Degeneration erheblich gewuchert, das feinere Septenwerk geschwunden, das gröbere knollig verdickt. An den Gefäßen und Scheiden fanden sich keine Veränderungen, es lagen keinerlei entzündliche Erscheinungen vor, vielmehr handelte es sich um eine vom Chiasma deszendierende primäre Degeneration der Nervenfasern. Übereinstimmend hiermit deutet der klinische Verlauf der Atoxylerblindung darauf hin, daß die Degeneration nicht dicht hinter dem Bulbus einsetzt, sondern Zeit braucht, um bis hierhin zu gelangen: erst relativ spät nach Beginn der Sehstörung pflegt die Optikusatrophie ophthalmoskopisch sichtbar zu werden.

In dem Birch-Hirschfeldschen Falle waren der Länge der zwischen Sehstörung und Sektion verflossenen Zeit entsprechend die Veränderungen weiter vorgeschritten. In der Netzhaut war die Nervenfaser- und Ganglienzellenschicht atrophisch, die inneren Körner zum Teil geschrumpft, von den äußeren Körnern waren bei relativer Intaktheit der Zapfenkörner die Stäbchenkörner degeneriert.

Vom Sehnerveneintritt bis zum Traktus war der ganze Nervenquerschnitt gleichmäßig entartet, nur klangen die Veränderungen nach hinten zu etwas ab. Die Ganglienzellen im Corpus geniculatum externum zeigten deutliche Zeichen von Degeneration. Im degenerierten Nerven war das Gliagewebe stark gewuchert, die Bindegewebssepten verbreitert, die Wandungen der Gefäße einschließlich der Zentralgefäße hyalin verdickt, die Nervenscheiden unverändert. Auch Birch-Hirschfeld betont den Nachweis der primären Nervendegeneration und die Abwesenheit jeglicher Zeichen einer entzündlichen Infiltration.

β) Arsazetin.

Das zur Gruppe der dem Atoxyl verwandten Arsenverbindungen gehörige Arsazetin macht analoge sich bis zur Erblindung steigernde Sehstörungen, ein Sektionsbefund liegt hier ebenfalls vor, und zwar 5 Wochen nach eingetretener Erblindung, die allerdings durch Blutungen und weiße Herde in der Retina infolge von perniziöser Anämie kompliziert war (C. H. Sattler): Außer Verschmälerung der retinalen Nervenfaserschicht und Degeneration der retinalen Ganglienzellen sowie Schrumpfung eines Teils der inneren Körner fand sich der ganze Querschnitt des Sehnerven durchsetzt von Myelinklumpen, die Mehrzahl der Nervenfasern noch gut erhalten. Im Traktus war die Zahl der erhaltenen Fasern relativ größer als im Sehnerv, und zwar waren im Traktus und im hinteren jenseits des Gefäßeintritts gelegenen Sehnervenabschnitt die zentral gelegenen Bündel reicher an erhaltenen Markfasern als die peripherischen. Die Bindegewebssepten zeigten normales Verhalten, die Glia nur „unwesentliche Vermehrung"; auch hier also primäre Degeneration der Nervenfasern ohne jegliche Entzündungserscheinungen.

γ) Spirarsyl.

Nur bei dem chemisch dieser Arsengruppe nahestehendem Spirarsyl ist Neuritis mit Sektionsbefund von Hegner festgestellt worden. Ein an Lues erkranktes Mädchen zeigte nach Spirarsylinjektionen neben schweren Allgemeinerscheinungen ophthalmoskopisch Neuritis optica. Die anatomische Untersuchung ließ am Optikus keine degenerativen Veränderungen erkennen, sondern geringgradige ödematöse Stauung der Papille, im vorderen orbitalen Optikusabschnitt starke Kernvermehrung im Septenwerk und massenhafte Ansammlung einkerniger Lymphozyten, speziell um die Gefäßscheiden. Diese Neuritis beschränkte sich auf den vordersten Abschnitt des Sehnerven.

Dieser Befund steht zu den übrigen in solchem Gegensatz, daß er die Mitwirkung der Lues sehr wahrscheinlich macht. Jedenfalls bilden die übrigen am Menschen erhobenen Befunde eine einwandfreie Bestätigung der Ergebnisse des Tierexperiments: aus diesen geht hervor, daß Atoxyl und Indarsol (Igersheimer, Birch-Hirschfeld und Inouye) Degenerationsprozesse in den inneren Netzhautschichten und im Sehnerven auslösen. Eine gegenseitige Abhängigkeit beider Prozesse voneinander ist nicht erweisbar, wie ja auch die Nonnesche Beobachtung am Menschen durch den Nachweis der größten Ausdehnung der Degeneration in der Gegend des Chiasma die Annahme widerlegt, daß es sich um eine von der Retina aufsteigende sekundäre Sehnervenatrophie handeln könne.

c) Optochin.

Die nach Vergiftung mit Chinin und seinen Derivaten auftretende Sehnervenatrophie ist beim Chinin klinisch und experimentell genau studiert, von den ophthalmoskopischen Veränderungen ist die Verengerung der Netzhautgefäße mit den Folgezuständen der Ischämie bemerkenswert, Sektionsbefunde am Menschen liegen aber nur vom Optochin vor. Dieselben ergänzen sich wiederum dadurch in willkommener Weise, daß sowohl kurze (UHTHOFF, UJIIE) wie längere Zeit (ABELSDORFF) nach der Sehstörung die anatomische Untersuchung stattfand.

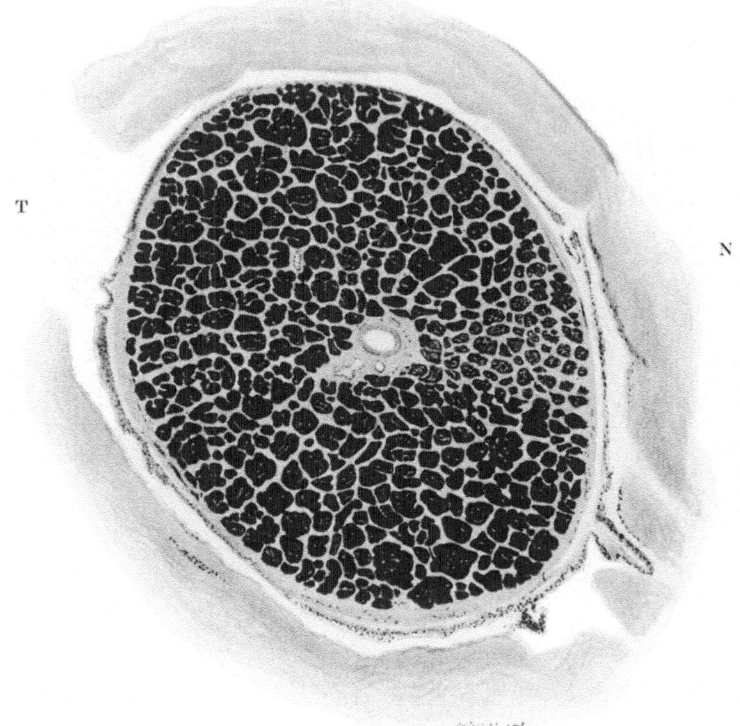

Abb. 44. Sehnervendegeneration nach Optochinvergiftung. Degeneration des mittleren nasalen Drittels des Querschnitts. Linkes Auge (analoge Degeneration auch am rechten Sehnerv). T Temporal. N Nasal. Markscheidenfärbung nach KULSCHITZKY. Vergr. 26fach. (Eigenes Präparat.)

Wenige Tage nach der Sehstörung stellte UHTHOFF eine unregelmäßig verbreitete Degeneration der Markscheiden (MARCHI) im orbitalen Optikus, in einem Falle auch ödematöse Durchtränkung der Papille fest. In dem ebenfalls wenige Tage nach der Amaurose untersuchten Fall UJIIES fand sich außer Ödem in der Nervenfaserschicht der Retina, Vakuolenbildung im Zelleib der Ganglienzellen, der äußeren Körner- und Stäbchenzapfenschicht, im Optikus die Bildung diffus zerstreuter Myelinschollen und hier und da mangelhafte Färbung der Markscheiden (nur Weigertfärbung, keine Marchibehandlung). Einige Gliazellen zeigten ziemlich weitgehenden Kernzerfall, andere die Struktur von Fettkörnchenzellen (wabiger von Vakuolen durchsetzter Bau). Eine entzündliche Infiltration ließ sich nirgends nachweisen. Die pathologisch toxische Natur der Befunde wurde durch Kontrollpräparate von Pneumokokkeninfektionen,

besonders von Pneumonien mit Optochindarreichung ohne Sehstörungen,
die völlig normale Bilder lieferten, erwiesen.

Während sich so die frischen Veränderungen als Markscheidenzerfall mit
Ödem der Papille und Retina ohne Gefäßveränderungen darstellten, bot ein
1¹/₂ Jahre nach der Optochinsehstörung erhobener Befund (ABELSDORFF) ein
wesentlich anderes Bild: Außer Verdünnung der Nervenfaserschicht in der
Netzhaut am nasalen Sehnervenrand und Degeneration der Ganglienzellen
der ganzen Netzhaut, sowie Verdickung der Adventitia der Netzhautgefäße
auf einem Auge, durch umschriebene Aderhautatrophie kompliziert, zeigte der

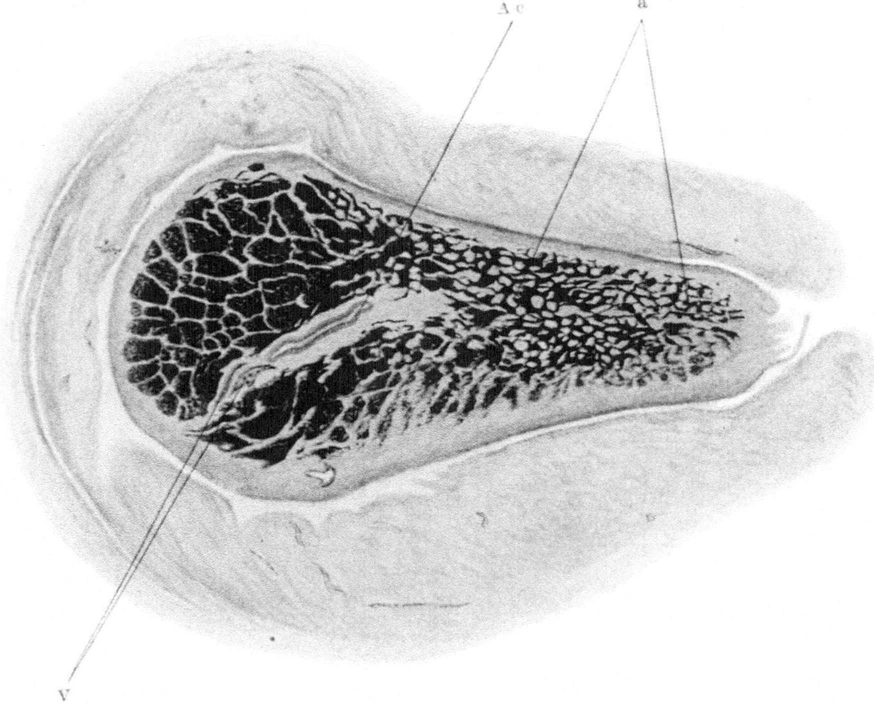

Abb. 45. Sehnervendegeneration nach Optochinvergiftung. Rechtes Auge. A c Arteria centralis.
V 2 Nebenvenen. Erklärung s. Text S. 746, 747. Markscheidenfärbung nach KULSCHITZKY.
Vergr. 26fach. (Eigenes Präparat.)

eine Sehnerv eine keilförmige, im wesentlichen auf den nasalen Abschnitt beschränkte kaudalwärts abnehmende Atrophie (Abb. 44): Die Nervenfaserbündel
verschmälert, die Bindegewebssepten ohne Kernvermehrung verbreitert, die Gliafasern vermehrt, der Leib der Gliazellen vielfach vergrößert. Der zweite Sehnerv zeigte zunächst dem Bulbus dieselbe keilförmige nasal gelegene Atrophie,
die Basis des Keils der Pia, die Spitze den Zentralgefäßen zugekehrt. Kaudalwärts nahm die Degeneration zu, bis sie schließlich in unregelmäßig verstreuten
Herden den ganzen Querschnitt ergriff. An der Stelle, wo die Zentralvene den
Sehnervenstamm verlassen hat, die Zentralarterie aber noch innerhalb des Sehnerven verläuft, erreichte die Atrophie einen schon makroskopisch als Abplattung erkennbaren Grad. Der Sehnervenquerschnitt zerfiel hier in zwei Hälften:
eine mit noch annähernd normalen Nervenbündeln die Zentralarterie umschlie-
ßend, und eine zweite, die hauptsächlich von gefäß- und kernarmem sklerotischem
Bindegewebe eingenommen wird, zwischen welchen noch spärliche markhaltige
Nervenfasern erhalten sind (Abb. 45, 46). Das in den übrigen atrophischen

Abschnitten des Optikus erhaltene typische Strukturbild des verästelten die verdünnten Nervenbündel und das Gliafaserwerk umschließenden Septenwerks ist in diesem Abschnitt vollständig zerstört. Nach dem Austritt der Arterie macht die Abplattung des Optikus allmählich wieder der normalen Form Platz, indem sich an die erhaltenen markhaltigen Bündel weitere markhaltige mehr und mehr anreihen; erst am hintersten Ende der Orbita tritt von neuem an einem Segment der Peripherie eine stärkere Degenerationszone auf, in der wiederum die Nervenfasern nicht durch gewuchertes Gliagewebe ersetzt sind, sondern breite Balken sklerotischen Bindegewebes vereinzelte Nervenfasern umschließen. An den Zentralgefäßen besonders dieses Sehnerven waren die Adventitia und perivaskulären Scheiden stark verdickt, das Lumen hochgradig verengt.

Aus der Schilderung dieser Fälle ergibt sich, daß Ganglienzellen und Sehnervenfasern der Giftwirkung des Optochins unterliegen, die Degeneration der Sehnervenfasern ist wiederum eine viel zu frühzeitige, um als sekundäre aufgefaßt werden zu können. Die Sektionsbefunde am Menschen bieten eine Bestätigung der Ergebnisse experimenteller Vergiftung mit Chinin bei Tieren, welches gleiche oder sehr ähnliche Sehstörungen wie Optochin bewirkt und Degeneration der Ganglienzellen der Netzhaut und Atrophie der Sehnervenfasern erzeugt. Die klinisch beobachtete Verengung der Netzhautgefäße fehlte in den Sektionsbefunden des Menschen,

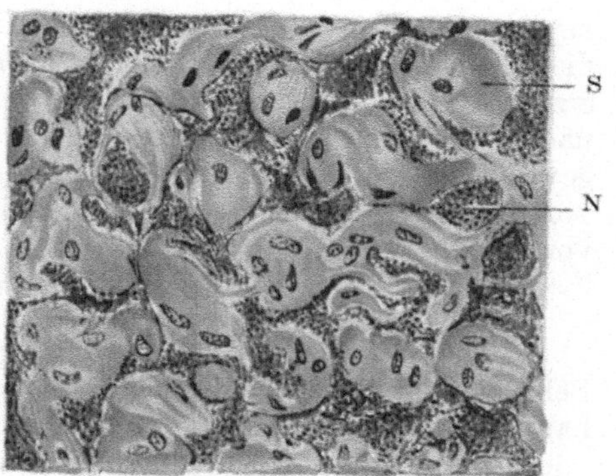

Abb. 46. Sehnervenatrophie nach Optochinvergiftung aus dem Abschnitt a, Abb. 45. S Sklerotisch verbreiterte Bindegewebssepten. N Degenerierte, die Markscheidenfärbung noch annehmende Reste der Nervenfaserbündel. Markscheidenfärbung nach KULSCHITZKY. Nachfärbung VAN GIESON. Vergr. 250fach.

soweit sie kurze Zeit nach der Sehstörung erhoben wurden, und in denjenigen experimentell vergifteter Tiere. Erst nach längerer Zeit sind die an die Kontraktion der Gefäße sich anschließenden Wandveränderungen in Form von bindegewebiger Verdickung der Adventitia und der perivaskulären Scheiden an den Zentral- und Netzhautgefäßen nachweisbar. Durch die mit der Wandverdickung einhergehende Verengung des Lumens war da, wo die Gefäße in den Sehnervenstamm einbiegen, die hier bereits an sich erschwerte Zirkulation so hochgradig gestört, daß sich zu den toxischen Degenerationen ischämische, der Nekrose analoge, hinzugesellten; das Nervengewebe ging ohne reparatorische Gliawucherung zugrunde, das Bindegewebe blieb erhalten und wurde sklerotisch verdickt. Trotz dieser groben Veränderungen durch Zirkulationsstörung muß betont werden, daß man früher in der pathogenetischen Auffassung die neurotoxischen Wirkungen des Chinins im Vergleich zu den ischämischen zu gering einschätzte. Gerade in den frischen Fällen von Optochinamaurose, die zur anatomischen Untersuchung gelangten, waren ophthalmoskopisch keine ausgesprochenen Gefäßverengerungen vorhanden gewesen und doch war Degeneration der Sehnervenfasern nachweisbar, die nur auf die unmittelbar wirkende toxische Komponente des Optochins bezogen werden kann.

d) Blei.

Die über Sehnervenveränderungen bei Bleivergiftung vorliegenden anatomischen Befunde sind äußerst spärlich und nur mit älteren Methoden untersucht. Eine Beobachtung Oellers schildert, ohne den Sehnerven selbst zu berücksichtigen, Endarteriitis obliterans am Sehnerveneintritt, Netzhaut und Aderhaut, die sich als hyaline Degeneration von den kleinen Arterien auf die Kapillaren ausbreitete. Außer der Gefäßerkrankung sind auch perineuritische und „interstitielle“ neuritische Veränderungen von Brailey und Pflüger beschrieben worden. Bihler erwähnt als Sektionsbefund nach Bleivergiftung Myelitis und Neuritis des Sehnerven mit massenhafter Anhäufung von Körnchenzellen, ohne histologische Einzelheiten zu geben.

Soweit aus diesen vereinzelten und unzulänglich geschilderten Befunden ein Urteil zu bilden ist, so sind — von den klinischen Beobachtungen muß hier abgesehen werden — nach Bleivergiftung außer Gefäßveränderungen am Sehnerven die einer „interstitiellen Neuritis“ beobachtet worden. Analog lauten die Ergebnisse Petronios, die er nach experimenteller Vergiftung an Hunden erzielte: Bei akuter Bleivergiftung war keine Veränderung in den Sehnerven nachweisbar, bei chronischer waren entzündliche Veränderungen im Bindegewebe der Septen und des Epineuriums (Leukozyteninfiltration, Neubildung von Bindegewebszellen und Blutgefäßen) ohne Degeneration der Nervenfasern vorhanden.

e) Äthylalkohol und Nikotin.

Die bei der chronischen Vergiftung mit Alkohol und Nikotin vorkommende Sehnervenerkrankung, die durch jedes der beiden Gifte allein erzeugt werden kann aber gewöhnlich eine gemeinsame Wirkung beider darstellt, betrifft allein oder wenigstens überwiegend das papillomakuläre Bündel (Bunge); die Fasern desselben versorgen die Macula lutea und das zwischen dieser und Sehnerveneintritt gelegene Netzhautgebiet. Klinisch stellt sich diese Erkrankung als ein zentrales Skotom dar von der Form eines Ovals mit horizontaler Längsachse, das zwischen blindem Fleck und Fixierpunkt den letzteren einschließend gelegen ist. Über den Verlauf des Bündels hat Uhthoff auf Grund seiner umfassenden Untersuchungen über Alkohol- und Nikotinamblyopie ein Schema aufgestellt, dessen Richtigkeit sich im wesentlichen ausnahmslos bestätigt hat (s. Abb. 47). Nach Igersheimer (1918) ist das Bündel an Umfang kleiner als man früher angenommen hatte und nimmt nur etwa $^1/_{10}$—$^1/_{15}$ des Optikusquerschnittes ein. Unmittelbar hinter dem Bulbus hat das Bündel die Form eines Keils, dessen Spitze den Zentralgefäßen zugekehrt ist. Bald wird die Form die eines Halbmondes, dessen Konkavität nach den Zentralgefäßen, dessen Konvexität nach unten und temporal gerichtet der Pia anliegt. Das Bündel entfernt sich dann von der Pia und nimmt nach dem Austritt der Zentralgefäße eine vertikal ovale Form an. Das nun im hinteren orbitalen Abschnitt des Sehnerven zentral liegende oder der Mitte sich nähernde Bündel behält diese Lage bei, nur wird seine Form in der Gegend des Canalis opticus der Abplattung des Nerven entsprechend mehr queroval. Intrakraniell vor dem Chiasma hat das Bündel die Form eines dem unteren Umfang des Nerven annähernd parallel verlaufenden Streifens. Im Chiasma verlaufen nach dem Uhthoffschen Schema die papillomakulären Bündel symmetrisch zu beiden Seiten der Mittellinie, um weiter hinten mehr dorsalwärts zu rücken und sich zu verbinden. Dieses Schema bedarf insofern einer Ergänzung, als das ungekreuzte Bündel im Zentrum der Chiasmahälfte gelegen ist, das gekreuzte aber, das bereits im intrakraniellen Abschnitt des Optikus sich getrennt hatte und dorsal gezogen war, im Chiasma ganz dorsal liegt und sich im mittleren und hinteren Drittel des Chiasma kreuzt (Henning-Rönne, Wilbrand-Saenger), um sich dann im Traktus dorsal an das ungekreuzte Bündel zu legen (s. Abb. 48). Im Traktus liegt das papillomakuläre Bündel in der vordersten Hälfte des Traktus zentral, in der hinteren liegt es peripherisch, und zwar dorsolateral (HENNING-RÖNNE). Im Corpus geniculatum externum ist der Verlauf des papillomakulären Bündels bei Alkoholamblyopie nur von WIDMARK, DALÉN und HEN-NING-RÖNNE studiert worden. Die Fasern ließen sich nur ein kurzes Stück in das Ganglion hinein verfolgen und lagen dorsolateral. An den Ganglien-zellen dieses Ganglions sind normaler-weise große, welche ausschließlich in den beiden äußersten der Oberfläche parallelen Schichten liegen, von kleinen Ganglienzellen, welche die Hauptmasse bilden, zu unterscheiden. Nur diese letzteren degenerieren zum Teil, im sog. lateralen Horn bleiben sie normal, ebenso die großen Ganglienzellen in den Randschichten. Weiter zentral hat nur HENNING-RÖNNE die Sehstrahlung bei der Alkoholamblyopie untersucht, er konnte keine pathologischen Ver-änderungen feststellen.

Um die bei der Alkoholnikotin-amblyopie vorkommenden Verände-rungen des papillomakulären Bündels kennen zu lernen, ist es zweckmäßig, die Beschreibung frischer Fälle von denjenigen zu sondern, bei welchen die Sehstörung wie in der überwiegenden Mehrzahl der Fälle bereits lange Zeit bestanden hatte und daher der patho-logische Prozeß im wesentlichen abge-laufen war.

SACHS untersuchte 1888 mit den damaligen Methoden eine Alkohol-tabakamblyopie etwa 2 Monate nach Beginn und stellte eine Atrophie des papillomakulären Bündels fest, „die Dicke der Bindegewebsbalken ent-sprechend der mangelnden Spannung vergrößert". Der Nervenfaserschwund erreichte im Canalis opticus den höch-sten Grad, hier waren die zugehörigen Septen bis fast zur Berührung einander genähert, so daß man an diesen Stellen nur dicke Bindegewebsknoten zu sehen glaubte und erst bei stärkerer Ver-größerung eine undeutlich körnige Masse zwischen den Bindegewebsbalken wahr-nahm. Die Kerne waren relativ ver-mehrt, innerhalb der degenerierten Stellen war die Zahl der dicht mit Blut-körperchen gefüllten Gefäße größer als in den normalen Bezirken, ohne daß

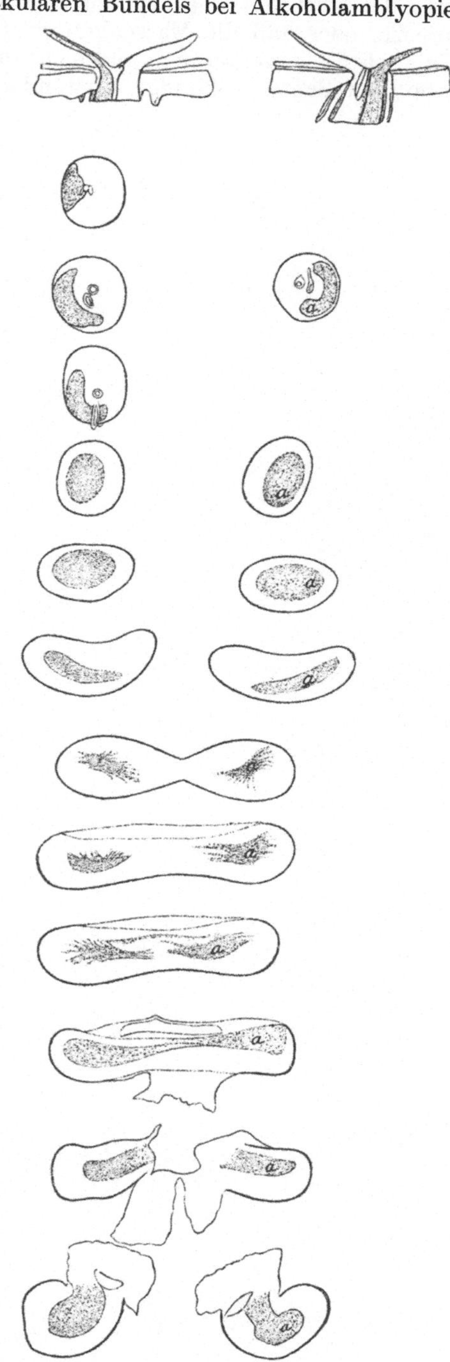

Abb. 47. Schema über den Verlauf des papillo-makulären Bündels im Sehnerv, Chiasma und Tractus opticus nach UHTHOFF (Graefe-Saemisch Handb. d. ges. Augenheilk. 2. Aufl. Bd. 11, Abt. 2a, S. 13.)

Gefäßwandveränderungen erkennbar waren. Sachs betont, daß er selbst am Orte der stärksten Degeneration nichts gefunden habe, was für Entzündung spreche, oder daß die Massenhaftigkeit des Bindegewebes durch entzündliche Hyperplasie hervorgerufen und nicht durch Kollabieren der ihres Inhalts fast beraubten Septen sekundär entstanden sei.

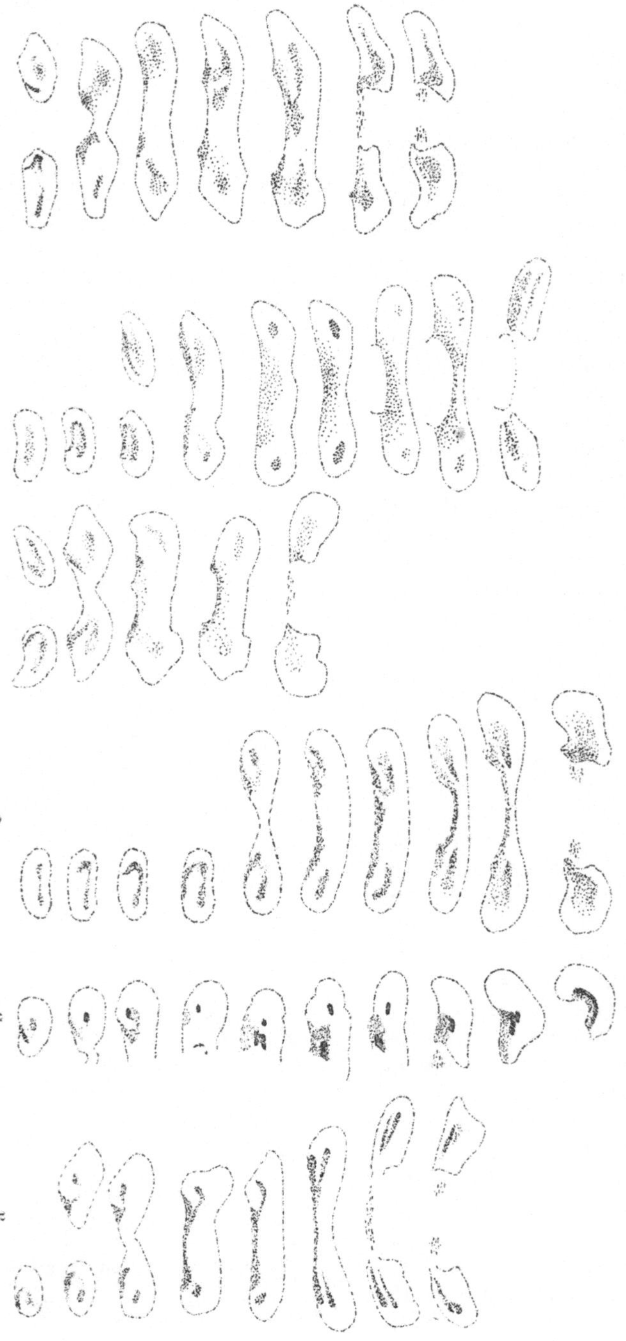

Abb. 48. Schnitte der Frontalserie des Chiasmas von 6 Fällen von Alkoholamblyopie mit Degeneration des papillomakulären Bündels. a Weigert-Palfärbung. b Rechte Chiasmahälfte. Die dunklen schraffierten Partien zeigen Marchidegeneration, die punktierten Markscheidenschwund, aber keine erhaltene Marchidegeneration. c und d Weigert-Palfärbung. Die punktierten Teile geben den Markscheidenschwund an, dagegen findet sich keine eigentliche Marchidegeneration. e Marchifärbung. f Weigert-Palfärbung. Nach Henning-Rönne: Pathologisch-anatomische Untersuchungen über alkoholische Intoxikationsamblyopie. (Graefes Arch. f. Ophth. Bd. 77, S. 17.)

Ein zweiter Fall, der ebenfalls 9 Wochen nach Eintritt der Sehstörung zur Sektion kam, ist von SCHIECK beschrieben worden. In den bis zum Chiasma degenerierten Sehnerven war das papillomakuläre Bündel in der Weise degeneriert, daß der Inhalt eines Maschenraums neben einer beträchtlichen Anzahl normaler Fibrillen Lücken ausgefallener Fasern enthielt. An der Glia waren die Kerne ohne Verdichtung der Fasern etwas vermehrt. Das Septenwerk zeigte starke Bindegewebswucherung mit Kernvermehrung und Gefäßneubildung. Die Bindegewebswucherung hatte durch Hyperplasie der sekundären Septen zur Verkleinerung der Maschenräume geführt. Die Gefäße des Bindegewebes waren durch Endarteriitis obliterans zum größten Teil sklerosiert und bis zum völligen Verschluß des Lumens verengt. Die Erkrankung und Neubildung der Gefäße war hinter dem knöchernen Kanal und vor dem Chiasma am stärksten ausgeprägt. Betreffs des Verhältnisses der Bindegewebswucherung zur Degeneration der Nervenfasern kommt SCHIECK auf Grund seiner Präparate zu dem Schlusse, daß die neugebildeten Fibrillen sich nicht zwischen die Nervenfasern hineinzwängen und dieselben komprimieren, sondern in bereits präformierte Lücken hineinwuchern.

In der Nervenfaser- und Ganglienzellenschicht der Netzhaut (keine Nisslfärbung) waren keine Abnormitäten vorhanden.

Ein dritter frischer Fall ist von DALÉN untersucht worden. Er betrifft einen Alkoholiker, der 9 Wochen nach Beginn der Sehstörung Selbstmord beging. Mit der MARCHISchen Methode wurde ein teilweiser Zerfall der Nervenfasern des papillomakulären Bündels bis in das Corpus geniculatum extern. nachgewiesen. Nur in der Nähe des Bulbus war der Zerfall so weit vorgeschritten, daß auch mit der WEIGERTSchen Methode eine geringe Entfärbung nachweisbar war. Innerhalb der am stärksten affizierten Bündel bildeten die gesunden Fasern schätzungsweise noch mehr als die Hälfte. Die degenerierte Zone nahm im orbitalen Abschnitt des Sehnerven $^1/_3$ bis $^1/_4$ des Querschnitts ein. Von der Neuroglia waren die Kerne nicht merklich vermehrt, das Fasergerüst aber innerhalb des erkrankten Bündels dichter und unregelmäßiger als normal. Diese nur im Sehnerven nachweisbare Verdichtung nahm vom Bulbus nach dem Chiasma an Intensität ab. Körnchenzellen waren nirgends vorhanden. Das Bindegewebsgerüst zeigte, wie der Verfasser ausdrücklich hervorhebt, keine Veränderungen.

Die Netzhautganglienzellen waren, im besonderen in der Macula lutea, an Zahl nicht vermindert, ihre Struktur zeigte bereits kadaveröse Veränderungen, so daß eine Entscheidung über pathologische Veränderungen nicht mehr zu treffen war.

Ein vierter Fall, bei welchem der Beginn der Sehstörung etwa 6 Wochen vor dem Tode eingetreten war, ist von IGERSHEIMER (1918, S. 49) beschrieben worden. Das Präparat hatte bereits durch jahrelanges Aufbewahren in MÜLLERscher Flüssigkeit etwas gelitten. IGERSHEIMER erörtert weniger die Histologie als die Lage und Ausdehnung des papillomakulären Bündels. Am rechten Optikus lag ein umschriebener Degenerationsherd dicht hinter dem Eintritt der Zentralgefäße exzentrisch dem temporalen Rand des Querschnittes genähert, $^1/_{14}$ des gesamten Querschnittes einnehmend, am linken Auge reichte ein ebenso gelagerter Herd von der Gegend des Canalis opticus ebenfalls nach vorn bis zum Eintritt der Zentralgefäße. Der erkrankte Herd zeigte beiderseits Degeneration der Markscheiden, Wucherung der Glia, Vermehrung der Gliakerne, Verbreiterung der Septen ohne infiltrierende Prozesse. Am linken Optikus mit seiner sich weiter orbitalwärts erstreckenden Degeneration bestand im hinteren Teil der Orbita nur Zerfall der Nervenfasern, nahezu keine Gliawucherung und keine bindegewebige Veränderung.

Es bieten demnach gerade die frischen Fälle Daléns und Schiecks bezüglich der Glia, des Bindegewebes und der Gefäße (bei Dalén Glia- aber keine Bindegewebswucherung, bei Schieck das Umgekehrte, bei Dalén normale Gefäße, bei Schieck Gefäßneubildung mit Endarteriitis obliterans) ein so entgegengesetztes Verhalten, daß zur Entscheidung dessen, was das Typische sei, zunächst doch noch ältere Fälle herangezogen werden müssen.

In diesen zahlreich beschriebenen Fällen (s. d. Literatur bei Uhthoff und Henning-Rönne), in welchen der Prozeß zum größten Teil bereits abgelaufen war, ist die Lokalisation der größten Intensität eine verschiedene, in einer Gruppe liegen die stärksten Veränderungen des papillomakulären Bündels im vorderen, in einer anderen im hinteren Abschnitt des Sehnerven, speziell im

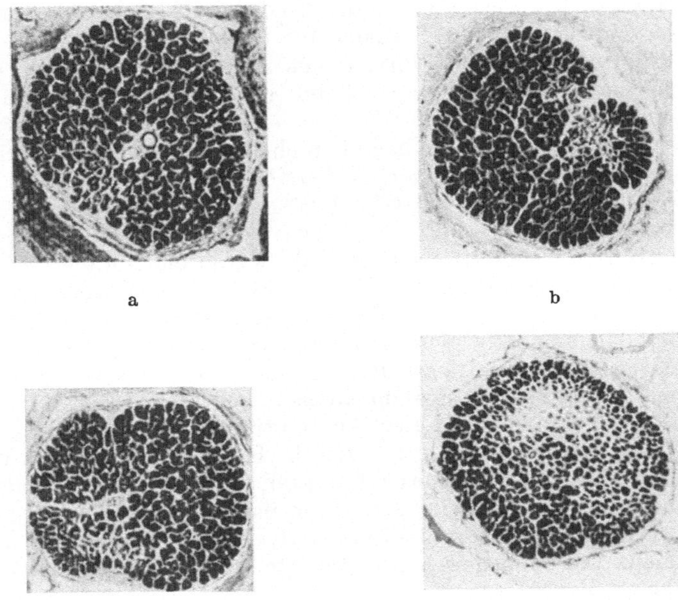

a   b

c   d

Abb. 49a—d. Degeneration des papillomakulären Bündels bei Alkoholismus. Gegen die Papille hin nehmen die Veränderungen an Intensität ab. (Nach Wilbrand-Saenger: Neurologie des Auges. Bd. 3, Taf. VII.)

Canalis opticus. Die Abnahme der Veränderungen nach der Papille zu veranschaulicht die Abbildung einer Beobachtung von Wilbrand-Saenger (Abb. 49a—d). Die Degeneration der Nervenfasern in dem erkrankten Bezirk ist fast nie eine vollständige, sowohl in der Peripherie als im Zentrum des erkrankten Bündels können noch erhaltene Fasern (Markscheidenfärbung) liegen. Die Gliakerne sind in der degenerierten Zone nicht nur durch Zusammenrücken, sondern absolut vermehrt (Birch-Hirschfeld). Das Gliafaserwerk ist in unregelmäßiger Verflechtung verdichtet und vermehrt (Abb. 50, 51). Diese unregelmäßige Verflechtung ist nach Henning-Rönne nur im vordersten Teil des Sehnerven vorhanden, dann wird die Verlaufsrichtung der neugebildeten Gliafasern bis zum Traktus zunehmend mehr und mehr eine längsverlaufende, dem Verlauf der Nervenfasern parallele. Körnchenzellen sind im intrakraniellen Optikus und Traktus vereinzelt gefunden worden.

Das Bindegewebe zeigt eine dem Grade der Degeneration entsprechende Vermehrung, die Septen werden hierdurch verbreitert, nehmen eine unregelmäßige

Gestalt an, verlieren ihre netzförmige Anordnung, die zwischen ihnen gelegenen Maschenräume werden verkleinert, bei hochgradiger Erkrankung kann der ganze Maschenraum obliteriert sein, so daß an seine Stelle eine dichte Narbe sklerotischen Bindegewebes tritt. Die Kernvermehrung der Bindegewebssepten wird besonders von UHTHOFF betont, während andere Forscher wie BIRCH-HIRSCHFELD und HENNING-RÖNNE eine absolute Vermehrung der Kerne für zweifelhaft halten. Dem Einwand des letzteren, daß gemäß den aus älterer Zeit stammenden Arbeiten UHTHOFFs nähere Angaben über die Art der vermehrten Zellen fehlen und der entzündliche Charakter der Bindegewebswucherung zu bezweifeln sei, ist ein neuerer Befund HEGNERs (Fall 2) entgegenzuhalten: derselbe fand in einem Fall von Alkoholamblyopie $^{1}/_{2}$ Jahr nach Eintritt der Sehstörung in dem um das Zwei- bis Dreifache verdickten Septenwerk des Sehnerven eine starke Kernvermehrung, darunter zahlreiche Lymphozyten.

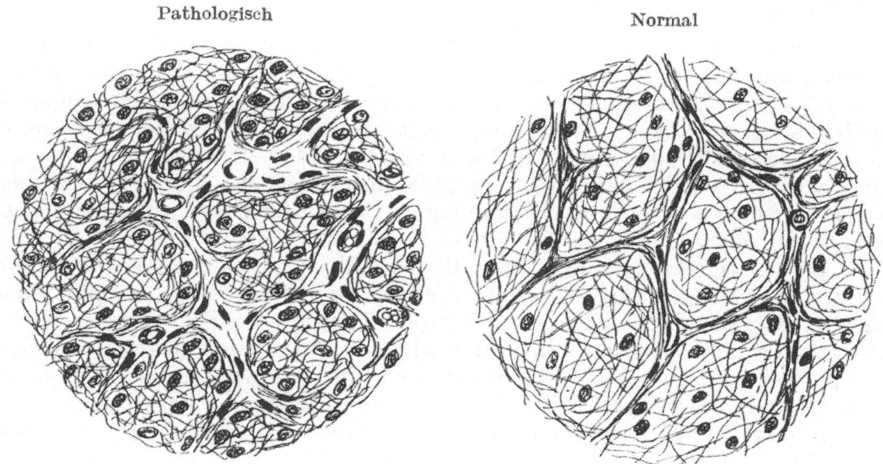

Abb. 50 und 51. Nach BIRCH-HIRSCHFELD: Zur Pathogenese der chronischen Nikotinamblyopie Graefes Arch. f. Opth. Bd. 53, S. 95.

Mit der Bindegewebswucherung geht häufig eine Neubildung von Gefäßen einher, deren Wände teilweise sklerotisch verdickt werden können. UHTHOFF beschreibt neben diesen Veränderungen solche, wo der Prozeß allmählich abklingt und sich dem Bilde der einfachen Atrophie nähert. Die Bindegewebswucherung mit Kernvermehrung und Neubildung von Gefäßen fällt weg. Jedoch sei die einfache Atrophie dadurch unterschieden, daß bei dieser das Bindegewebsgerüst entweder nicht verdickt sei, indem die feineren Verzweigungen innerhalb der größeren Maschenräume sogar einem gewissen Schwunde verfallen, oder die Verdickung in späteren Stadien mehr auf die größeren Balken und namentlich die Kreuzungspunkte der Septen beschränkt sei; die Maschenstruktur des Optikus bleibe stets erhalten, die Kerne seien nicht vermehrt. Auch bei der einfachen Atrophie kommen wohl an der Grenze des Prozesses eingestreute normale Nervenfasern zwischen den atrophischen vor, aber mitten in einem erkrankten Bezirk mit vollkommen atrophischem Inhalt kommen nicht vereinzelte intakte Nervenfaserbündel wie bei der Alkoholamblyopie vor. Auch die makroskopisch bereits sichtbare Schrumpfung erreiche bei der einfachen Atrophie nicht den hohen Grad wie bei der „retrobulbären Neuritis".

Gerade bei älteren bereits abgelaufenen Prozessen sind diese von UHTHOFF geschilderten Unterschiede oft nicht scharf hervortretend, da sich mit den toxischen Degenerationen sekundäre Atrophien im auf- und absteigenden Sinne kombinieren.

Von den Sehnervenscheiden zeigt nur die Pia gelegentlich Veränderungen, und zwar Verdickungen mit Gefäßvermehrung besonders an denjenigen Stellen, wo die Degeneration an die Peripherie des Nervenquerschnitts reicht. Eine Verdickung der Pia im ganzen Verlauf des Optikus, besonders stark in der Gegend der Orbitalspitze und teilweise auch des knöchernen Kanals hat Scherwinsky beschrieben. Die Piaverdickung war im rechten Optikus gerade an dem Teil der Sehnervenperipherie am stärksten entwickelt, der die größte Entfernung von dem papillomakulären Bündel hatte. Dieses ungewöhnliche Verhalten der Pia ist wohl nicht auf die Alkoholvergiftung zurückzuführen, denn es lag eine Komplikation mit chronischer Leptomeningitis des Gehirns, Urämie und Retinitis albuminurica vor.

Wegen ihrer pathogenetischen Bedeutung müssen auch die Veränderungen in der Retina berücksichtigt werden.

In den Fällen, wo die Sehnervenerkrankung sich bis in die Papille hineinerstreckt, sind auf der temporalen Papillenhälfte die Nervenfasern geschwunden, die Kerne durch Zusammendrängung scheinbar vermehrt, so daß die temporale Papillenhälfte eine flache Einsenkung zeigt. Es herrscht allgemeine Übereinstimmung, daß sich das Bild hier nicht von dem der einfachen resp. der bei Tabes vorkommenden partiellen Atrophie unterscheidet. Der Schwund der Nervenfaserschicht resp. ihre Verdünnung erstreckt sich von der Papille bis zur Fovea oder auch über dieselbe hinaus.

In der Ganglienzellenschicht ist die Anzahl der Zellen zwischen Papille und Fovea verringert, in Fällen von wenig ausgesprochener Atrophie fand Henning-Rönne die Schicht auf der temporalen Seite der Fovea besser als auf ihrer nasalen Seite erhalten. Nach demselben Verfasser sind in dem zentralen Teil der Netzhaut die kleinen Ganglienzellen, die hier weit zahlreicher als die größeren sind, überwiegend von der Atrophie betroffen. Der sicheren Feststellung einer Verminderung der Zahl der Ganglienzellen reihen sich nur ganz vereinzelte Beobachtungen an, die mit Ausschluß kadaveröser Veränderungen für das Studium der feineren zellulären Struktur bei der Degeneration verwertbar sind. Birch-Hirschfeld und Henning-Rönne haben übereinstimmend Chromatolyse der Nisslkörperchen, Kernpyknose mit schließlichem Kern- und Zellzerfall beschrieben. Diese erkrankten Ganglienzellen sind aber im Gegensatz zu dem zwischen Papille und Fovea lokalisiertem Ausfall unregelmäßig über die ganze Netzhaut zerstreut. Während Birch-Hirschfeld die Nissldegeneration mit der Alkoholamblyopie in Zusammenhang bringt, führt Henning-Rönne dieselbe auf den Alkoholismus im allgemeinen zurück, da er diese Veränderungen zwar nicht an Kontrollpräparaten von Nichtalkoholikern, wohl aber auch bei Alkoholikern ohne Sehstörung fand.

Zusammengefaßt liegt also in älteren Fällen eine Atrophie des papillomakulären Bündels, in dem noch einzelne Nervenfasern erhalten bleiben, mit Verdichtung der Gliafasern und starker Vermehrung des Bindegewebes der Septen vor, die Intensität der Veränderungen schwankt im Verlaufe des papillomakulären Bündels und erreicht oft ihren höchsten Grad hinter dem Bulbus oder im Canalis opticus. Die Degeneration der Nervenfasern erstreckt sich bis in die Papille und über diese hinaus in die Retina bis zur Fovea, in diesem Bezirk ist zugleich die Ganglienzellenschicht durch Ausfall von Zellen verdünnt. So kann von feineren histologischen Einzelheiten abgesehen das anatomische Bild der Alkoholnikotinamblyopie als feststehend gelten.

Anders steht es mit der pathogenetischen Deutung der Befunde. Es stehen sich im wesentlichen zwei Ansichten gegenüber: die eine sieht das Primäre des Prozesses in einer „interstitiellen Neuritis" (Uhthoff), die andere in einem primären Zerfall der Nervenfasern (NUEL, HENNING-RÖNNE). Die Schwierigkeit der Entscheidung liegt in der seltenen Gelegenheit, verhältnismäßig frische Fälle von Sehstörung zu untersuchen. Wenn man von dem SCHIECKschen Falle absieht, bei dem die hochgradigen Gefäßveränderungen eine auch bei älteren Fällen durchaus nicht die Regel darstellende Komplikation bieten und nach des Verfassers eigener Ansicht keine Verallgemeinerung gestatten, so genügt nur der DALÉNsche Fall der Anforderung einer mit moderner Methodik untersuchten unkomplizierten frischen alkoholischen Sehnervenerkrankung. Meines Erachtens beweist derselbe mit Sicherheit, daß die Sehnervenfasern primär ohne Beteiligung des Bindegewebes degenerieren. Für ältere Fälle hat bereits BIRCH-HIRSCHFELD hervorgehoben, daß die in dem degenerierten Bezirk erhaltenen Fasern bald in der Peripherie bald im Zentrum des erkrankten Bündels liegen, eine Tatsache, die durch Druckatrophie seitens des gewucherten Bindegewebes schwer erklärt werden kann. Andererseits scheint es mir nicht richtig, die Bindegewebswucherung, die stets nach längerer Dauer der Sehstörung gefunden wird, einfach als eine sekundäre, mit der bei einfacher Atrophie vorkommenden identische zu bezeichnen. Wenn auch für die weniger intensiv erkrankten Abschnitte UHTHOFF die Ähnlichkeit mit dem Bilde der einfachen Atrophie zugibt, indem er dieselben als sekundäre Degenerationen auffaßt, so überschreitet doch in den am intensivsten degenerierten Abschnitten die Bindegewebswucherung das bei der einfachen Atrophie übliche Maß erheblich; ferner sind auch außer dem von UHTHOFF und SCHIECK festgestellten abnormen Kernreichtum gelegentlich im Bindegewebe zahlreiche Lymphozyten (HEGNER) gefunden worden. Die tatsächlichen Befunde lassen die scharfe begrifflich gerechtfertigte Alternative — primärer Zerfall der Nervenfasern oder Neuritis — nicht zu, man muß annehmen, daß nach dem primären Zerfall der Nervenfasern das Bindegewebe unter dem Einfluß des Alkohols und Tabaks zu entzündlicher Wucherung neigt, eine Annahme, die in anderen durch Alkohol verursachten Organerkrankungen ihre Stütze findet.

Wenn man für die Bindegewebshyperplasie und den Nervenfaserschwund in der richtigen Erkenntnis, daß beide in gewissem Grade voneinander unabhängig sind, die gemeinsame Ursache in Gefäßveränderungen gesucht hat (SOURDILLE), so ist zuzugeben, daß in einzelnen Fällen (SACHS, SCHIECK, SOURDILLE u. a.) hochgradige obliterierende Gefäßveränderungen gefunden wurden. Die Befunde sind aber zu vereinzelte gegenüber denjenigen mit normalen Gefäßen, um eine Verallgemeinerung zu gestatten. Die Gefäßneubildung und sklerotische Veränderung der Gefäße in den Bindegewebssepten geht in den meisten Fällen nicht über das übliche die Bindegewebswucherung und Verdickung begleitende Maß hinaus.

Die wiederholt, besonders scharf von NUEL vertretene Ansicht, daß das zentrale Skotom bei der Alkoholnikotinamblyopie auf einer primären Erkrankung der retinalen Ganglienzellen der Macula lutea mit sekundärer Degeneration der Nervenfasern beruhe, hat sich nicht als stichhaltig bewiesen. Nachdem NUEL selbst sich später mehr zugunsten einer primären Degeneration der Nervenfasern ausgesprochen hatte (XIII. Internationaler Med. Kongreß, Paris 1900), hat HENNING-RÖNNE eine primäre Degeneration der kleinen Ganglienzellen des zentralen Teiles der Retina für wahrscheinlich gehalten, später aber ebenfalls selbst diese Ansicht aufgegeben. Ich muß es mir versagen, auf die klinischen Einwände gegen eine primäre Erkrankung der retinalen Ganglienzellen einzugehen und verweise auf die bezüglichen Ausführungen von SIEGRIST und UHTHOFF. Anatomisch verdient hervorgehoben zu werden, daß der Schwund der fovealen Ganglienzellen auf der nasalen Seite stärker als auf der temporalen Seite ist und mit dieser unsymmetrischen

48*

Atrophie die Degeneration des papillomakulären Bündels, wenn sie sekundär wäre, schwer zu vereinigen ist, daß ferner die Atrophie des papillomakulären Bündels weder nach der histologischen Struktur noch nach Ausbreitung und Verteilung der Degeneration den Charakter einer vom Bulbus aszendierenden Atrophie aufweist. Außer Igersheimer hat u. a. Tojoda einen Fall beschrieben, in welchem die Atrophie links erst 8 mm, rechts 10 mm hinter dem Bulbus begann.

Wenn man die Ergebnisse akuter experimenteller Tiervergiftungen auf die chronische Alkoholamblyopie des Menschen unberechtigterweise zu übertragen und für die Annahme einer primären Degeneration der retinalen Ganglienzellen zu verwerten suchte, so haben gerade die Sektionsbefunde akuter Methylalkoholvergiftung beim Menschen bewiesen, daß der Zerfall der Ganglienzellen und Nervenfasern zusammen einhergeht und der nutritiven Einheit der Ganglienzellen und Nervenfasern entsprechend beide Gewebsarten von dem Gifte wenn auch ungleichmäßig geschädigt werden.

2. Endogene Gifte.

Für die klinisch als zentrales Skotom zum Ausdruck kommende Erkrankung des papillomakulären Bündels ist die pathologisch-anatomische Grundlage bei der chronischen Alkoholnikotinvergiftung am besten erforscht, ätiologisch kommen aber noch eine Reihe von Vergiftungen z. B. Schwefelkohlenstoff, ferner Infektionskrankheiten, Krankheiten des Zentralnervensystems, deren infektiöse Natur noch strittig ist (Myelitis, multiple Sklerose), Diabetes mellitus und Erkrankungen der Nasennebenhöhlen in Betracht. Die bei den beiden letzteren Krankheiten erhobenen anatomischen Befunde sind folgende:

a) Diabetes mellitus.

Die erste Mitteilung stammt von E. Nettleship und W. Edmunds: sie untersuchten den einen orbitalen Optikus eines Diabetikers mit zentralen Skotomen und stellten Atrophie des papillomakulären Bündels mit Verdickung der Bindegewebsbalken und der Wände der kleinen Gefäße fest. Die Vermehrung der Kerne war mehr in den Nervenbündeln als in den Trabekeln ausgeprägt. Dieser in der Literatur vielfach zitierte Fall stellt wahrscheinlich keine diabetische oder zum mindesten keine ausschließlich diabetische Sehnervenerkrankung dar, da die Verfasser ausdrücklich hervorheben, daß der Patient seit früher Jugend starker Raucher war und auch nach Eintritt der Sehstörung bis zum Tode das Rauchen fortsetzte.

Aus einer kurzen Mitteilung von Fraser und Bruce ist zu entnehmen, daß sie bei einem Diabetiker mit einseitigem zentralen Skotom im Optikus eine Zone „parenchymatöser Degeneration" fanden, wo die Markscheiden zerstört, die Achsenzylinder aber zum größten Teil erhalten waren.

Ausführlicher hat Schmidt Rimpler über einen Fall von zentralem Skotom bei Diabetes, bei welchem die Sehstörung etwa 7 Monate bestanden hatte, berichtet. Er fand die Optici vom Chiasma bis zum Foramen opticum normal (Färbung nach Weigert und Pikrokarmin, Hämatoxylin), im orbitalen Optikus Atrophie des papillomakulären Bündels ohne auffällige Verdichtung oder Wucherung des Bindegewebes, dagegen starke Füllung der Blutgefäße des interstitiellen Gewebes mit vereinzelten Extravasaten und Kernvermehrung.

Hierzu kommt noch eine Abbildung, die Wilbrand und Saenger im 5. Band der Neurologie des Auges auf Tafel VI, ohne mikroskopische Einzelheiten zu schildern, von doppelseitigem zentralem Skotom bei Diabetes geben. Sie zeigt die Degeneration des papillomakulären Bündels (WEIGERT-Färbung) im Optikus und Chiasma.

Eine genaue mit moderner Methodik durchgeführte Untersuchung ist nur von HENNING-RÖNNE geliefert worden: Im ersten 4 Monate alten Falle war eine „sehr schwache Marchidegeneration" gleichmäßig über den ganzen Querschnitt des Optikus verteilt, in einzelnen Schnitten waren die Gliazellen im papillomakulären Bündel geschwollen, die Achsenzylinder aber und das interstitielle Gewebe waren normal. Dagegen lagen im vordersten Teil des Chiasma, im vordersten Teil des Traktus und an der Grenze zwischen Traktus und Corpus geniculat.

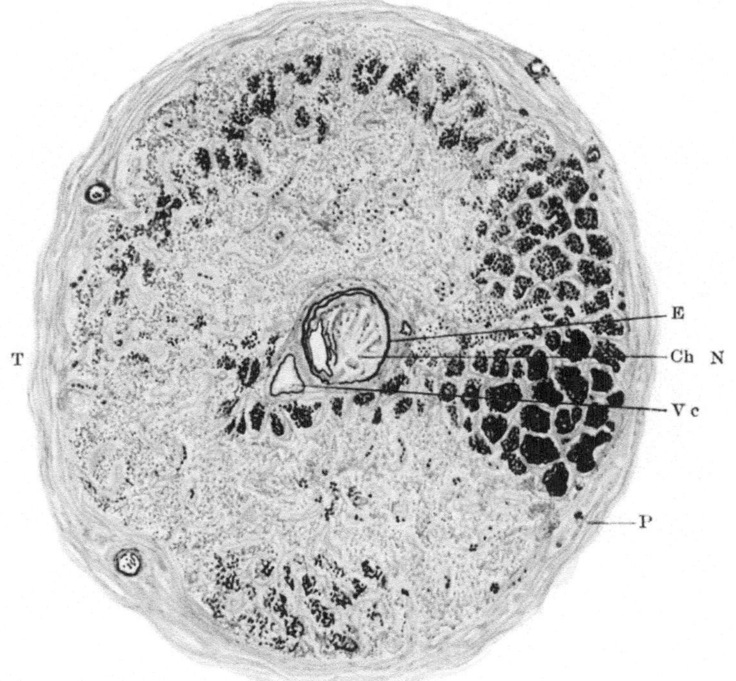

Abb. 52. Querschnitt des linken atrophischen Sehnerven bei Diabetes dicht hinter dem Augapfel. Die Zentralarterie ist aus einem mehr kaudalwärts liegenden, nach VAN GIESON gefärbten Schnitte eingezeichnet, da dicht hinter dem Augapfel die Gefäßwandveränderungen bereits geringer waren. T Temporal. N Nasal. P Pia. E Elastica interna der Arteria centralis. Ch Lücken ausgefallener Cholesterinkristalle. V c Vena centralis. KULSCHITZKYS Markscheidenfärbung. Vergr. 39fach. (Eigenes Präparat.)

extern. im papillomakulären Bündel Degenerationsherde von totalem Markscheidenschwund mit zum großen Teil perivaskulärer Anhäufung von Körnchenzellen neben einzelnen Lymphozyten und Plasmazellen. In den zwischen diesen Herden der stärksten Degeneration gelegenen Partien zeigte das papillomakuläre Bündel nur leichtere degenerative Veränderungen (Marchidegeneration ohne Körnchenzellen und partielle Markscheidendegeneration nach WEIGERT). In der Retina waren vorwiegend die kleinen Ganglienzellen der zentralen Region degeneriert.

Im zweiten 6 Monate alten Falle war der Prozeß weiter vorgeschritten, es fanden sich im papillomakulären Bündel Degenerationsherde direkt hinter dem Bulbus und im intrakanikulären Teil des Sehnerven, die dazwischen und dahinter liegenden Teile waren weniger stark affiziert. Starke Degenerationsherde fanden sich weiter im vordersten Teil des Chiasma und im ganzen Traktus, dann sukzessives Abnehmen im Corpus geniculatum bis zur Mitte des Ganglions verfolgbar. Im papillomakulären Bündel fanden sich überall Körnchenzellen, daneben in den Bindegewebssepten vorzugsweise in der Umgebung der Gefäß-

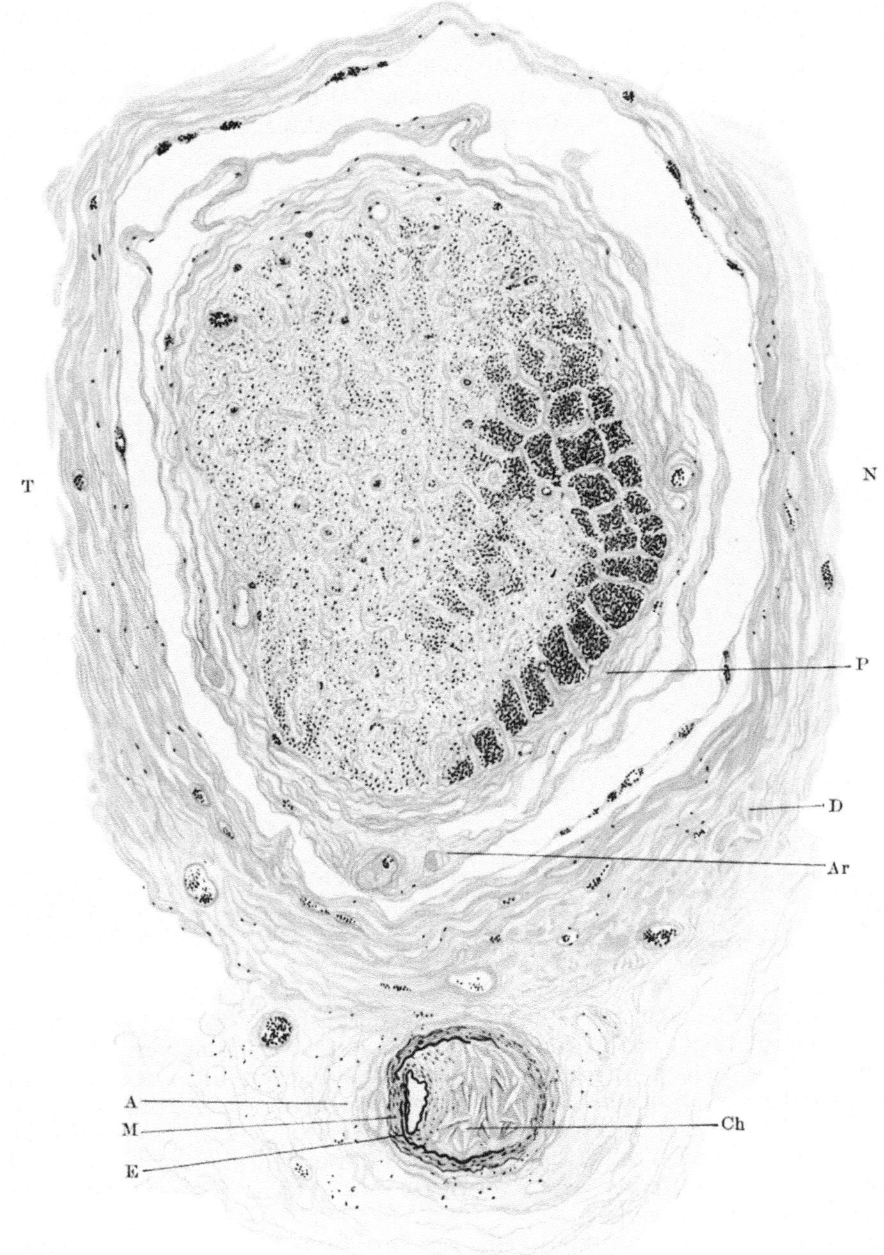

Abb. 53. Querschnitt des rechten Sehnerven bei Diabetes, hinter dem Austritt der Zentralgefäße. T Temporal, N Nasal. D Dura. Ar Arachnoides. P Pia. A Adventitia einer Ziliararterie. M Muskularis. E Elastica interna. Ch Lücken ausgefallener Cholesterinkristalle. Färbung und Vergr. wie Abb. 52. (Eigenes Präparat.)

scheiden Gruppen von Lymphozyten, nirgends Plasmazellen. Die Markscheidendegeneration war im orbitalen Teil des Sehnerven gering, überall sonst bedeutend bei geringer Degeneration der Achsenzylinder. Auch hier wiederum Degeneration vorwiegend der kleinen Ganglienzellen der makulären Netzhautgegend.

Nur ganz ausnahmsweise greift die Degeneration der Nervenfasern bei Diabetes mellitus weit über das papillomakuläre Bündel hinaus: in der Literatur sind zwei solcher anatomisch untersuchter Fälle beschrieben worden, der eine

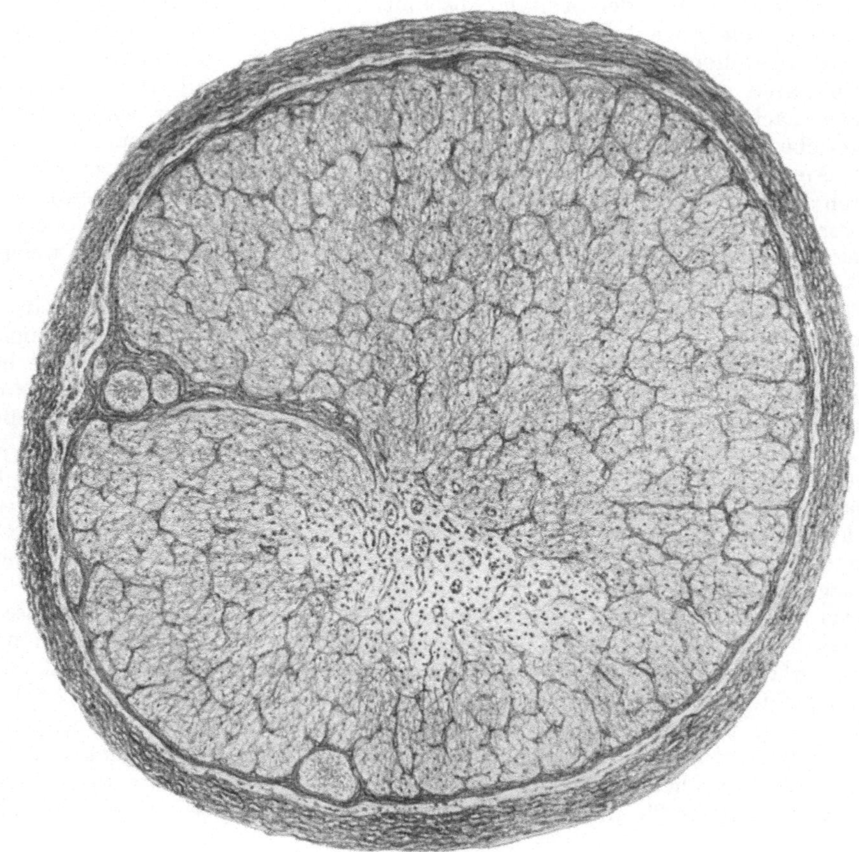

Abb. 54. Sehnervenquerschnitt kurz hinter der Abbiegungsstelle der Zentralgefäße aus ihrer axialen Richtung. Färbung Eisenalaun-Hämatoxylin VAN GIESON. (Nach BIRCH-HIRSCHFELD. Beitrag zur Kenntnis der Sehnervenerkrankungen bei Erkrankung der hinteren Nebenhöhlen der Nase. (v. Graefes Arch. f. Ophth. Bd. 65, S. 440. 1907.)

von HUMMELSHEIM und LEBER, der andere von ABELSDORFF. Im Falle von LEBER und HUMMELSHEIM (Untersuchung eines Sehnerven) nahmen die Nervenfasern überhaupt keine Markscheidenfärbung mehr an, der Sehnerveneintritt war bis dicht hinter die Lamina cribrosa von Lücken durchsetzt, wo nicht nur die Nervenfasern fehlten, sondern auch die Neuroglia atrophiert war. Im sonst markhaltigen Teil des Optikus bestanden die Nervenbündel aus einem dichten Neuroglianetz mit ziemlich zahlreichen, jedoch nur relativ vermehrten Kernen, das bindegewebige Balkenwerk war hypertrophiert. Ferner bestand „Endarteriitis“ der Zentralarterie ohne Verlegung des Lumens und atrophische Degeneration der Retina mit frischen und alten Blutungen. HUMMELSHEIM und LEBER fassen die Atrophie als Ausgang einer chronischen Neuritis, die

Rarefikation des Gewebes hinter der Lamina cribrosa als Folge einer Blutung auf. Der Degenerationsprozeß war aber so weit vorgeschritten, daß die Erklärung seiner Entstehung keine eindeutige ist und v. Hippel (Die Krankheiten des Sehnerven, S. 348, Anm.) sogar zweifelt, ob nicht die von den Verfassern abgelehnte Diagnose des Glaukoms die richtige sei.

In dem von mir mitgeteilten Falle war bei einer an Diabetes mellitus erkrankten Frau mit Schwachsichtigkeit und relativem zentralen Skotom an beiden Sehnerven (nur der orbitale Abschnitt stand zur Verfügung) der ganze Querschnitt mit Ausnahme eines kleinen Sektors atrophisch (s. Abb. 52, 53), so daß das papillomakuläre Bündel nicht abgrenzbar war. In dem atrophischen Bündel waren noch einzelne markscheidenhaltige Fasern und nackte Achsenzylinder nachweisbar, die zugrunde gegangenen Nervenfasern waren durch Gliagewebe ersetzt, die Bindegewebssepten ohne Kernvermehrung zum Teil verdickt. An einem Auge war die Arteria ophthalmica und eine Ziliararterie, an dem zweiten die Zentralarterie durch starke arteriosklerotische Veränderungen erheblich verengt. Ich halte die Gefäßveränderungen für eine Teilerscheinung der diabetischen allgemeinen bei der Sektion nachgewiesenen Arteriosklerose, welche die Sehnervendegeneration begleitete, aber nicht direkt verursachte.

Für die Pathogenese gibt ein solcher vorgeschrittener Fall zwar weniger Aufschluß als die relativ frischen von Rönne beschriebenen, und doch zeigen sie eine gewisse Übereinstimmung; auch in meiner Beobachtung fiel wie bei denjenigen Rönnes der diskontinuierliche Charakter der Degeneration auf. Ferner war auch in dem einen Fall Rönnes die Marchi-Degeneration gleichmäßig über den Optikus verteilt, erst im Chiasma ließ sich das papillomakuläre Bündel als degeneriertes abgrenzen, und schließlich ließ sich auch in meinem Fall in den anscheinend noch normalen Abschnitten als Beginn der Degeneration eine Wucherung der Gliafasern und Vergrößerung einzelner Gliazellen nachweisen, nirgends aber eine Kernvermehrung in den Bindegewebssepten oder Anzeichen vorausgegangener Entzündung.

Das Ergebnis dieser Untersuchungen läßt sich dahin zusammenfassen, daß bei der durch Diabetes mellitus erzeugten Sehnervenerkrankung ein primärer Zerfall der Nervenfasern eintritt, welcher vorwiegend das papillomakuläre Bündel befällt, sich aber nicht immer auf dasselbe zu beschränken braucht. Selbst wenn man in dem vereinzelten Auftreten von Lymphozyten und Plasmazellen den Ausdruck der Entzündung und nicht bloß die Begleiterscheinung des Abräumprozesses erblicken will, so kann doch von einer sog. interstitiellen die Nervenfasern sekundär in Mitleidenschaft ziehenden Neuritis keine Rede sein.

b) Degeneration des papillomakulären Bündels bei Karzinom.

Außer diesen bisher geschilderten mehr oder weniger chronisch verlaufenden Erkrankungen sind uns klinisch akut einsetzende oder von einer akuten Sehstörung zurückgebliebene Zentralskotome der verschiedensten Ätiologie, wie bereits erwähnt, bekannt; anatomische Untersuchungen sind aber nur ganz vereinzelt unternommen worden: Abgesehen von gelegentlichen Befunden bei der multiplen Sklerose ist hier Nuels Beobachtung (1896) von Atrophie des papillomakulären Bündels bei Karzinom der Orbita anzuführen, obwohl die Deutung, die Nuel ohne klinische Beobachtung lediglich auf Grund des anatomischen Befundes gab, sehr zweifelhaft ist; er faßte die Degeneration als eine toxische auf, die sekundär von einer primären Degeneration der Ganglienzellen der Macula lutea ausgehe. Auch eine Beobachtung Lehmanns (1902) enthält nur die kurze Angabe, daß bei akuter doppelseitiger retrobulbärer Neuritis, die bei Magenkarzinom entstand, eine interstitielle Neuritis des papillomakulären

Bündels, vornehmlich in der Gegend des Eintritts der Gefäße und in geringem Maße im Canalis opticus gefunden wurde.

Eine gründliche Untersuchung liefert eine Beobachtung BIRCH-HIRSCHFELDs:

Ein Nebenhöhlenkarzinom war in die Orbita durchgebrochen und hatte zur Herabsetzung der Sehschärfe mit zentralem Skotom geführt. An dem durch Exenteration gewonnenen Präparat (also nur orbitaler Optikus) zeigte sich, daß der Sehnerv und seine Scheiden vom Tumor noch unberührt waren. Außer Stauungspapille fand sich im Sehnervenstamm im Bereich der Austrittsstelle der Zentralvene ein 2,5 mm langer, dem Bereich des papillomakulären Bündels zugehöriger Bezirk, in welchem die Nervenfasern zerfallen waren ohne Vermehrung der Bindegewebs- oder Gliafasern (Abb. 54). Das Maschenwerk der Bindegewebssepten war statt von Nervenfasern von epithelähnlichen Zellen erfüllt, die sich nach ihrem färberischen Verhalten als veränderte Gliazellen dokumentierten und zum Teil wohl als Körnchenzellen funktioniert hatten. In diesem Bezirk traten strotzend mit Blut gefüllte Lumina von Kapillaren und kleinen Venenstämmen ohne Wandveränderungen hervor. Die Veränderungen werden von BIRCH-HIRSCHFELD darauf zurückgeführt, daß die Zentralvene in der Gegend der Spitze der Orbita durch den Tumor komprimiert wurde und sich die hierdurch erzeugte Stauung an der Papille und der Gefäßeintrittsstelle durch Ödem geltend machte, welches zugleich toxische Eigenschaften besaß. Daß gerade das papillomakuläre Bündel erkrankte, sei in der Gefäßversorgung desselben durch die Zentralvene begründet, während die peripherischen Teile des Optikus ihr venöses Blut durch die Pialvenen abführen.

Wenn diese Erklärung auch für den vorliegenden Fall gelten mag, so ist es doch bemerkenswert, daß auch sonst bei Druckwirkung von Tumoren ähnlich wie bei dem Druck durch sklerotische Gefäße (vgl. Kapitel 6) gerade die axialen Teile des Sehnerven zuerst degenerieren. Außer der BIRCH-HIRSCHFELDschen Beobachtung zeigt dies ein Fall SCHLODTMANNs (Abbildung und Beschreibung bei IGERSHEIMER, 1918). Ein fibrosarkomatöser Scheidentumor saß im hinteren Teil der Orbita. Der Sehnerv zeigte bei Markscheidenfärbung eine zentrale Atrophie im mittleren orbitalen Abschnitt, und zwar am stärksten ausgeprägt an der Eintrittsstelle der Zentralgefäße, während nach hinten zu in der Orbita die atrophischen Stellen über den Optikus mehr zerstreut und nicht mehr so intensiv waren.

Der anatomische Nachweis der Grundlage des Zentralskotoms gelingt jedoch nicht ausnahmslos. So wurde in einem Fall von Zentralskotom bei Fibroendotheliom der linken vorderen Schädelgrube, das den Nervus opticus umgebend sich bis zum Foramen opticum erstreckte, keine Veränderung des papillomakulären Bündels, nur stärkere Füllung der Venen und Kapillaren des Optikus und seiner Scheiden gefunden (A. DE KLEIJN und N. GERLACH), und es mag in solchen Fällen eine zirkulatorische oder toxische Schädigung noch nicht ihren morphologisch erkennbaren Ausdruck gefunden haben. Jedenfalls ist es eine nicht nur klinisch, sondern auch anatomisch gesicherte Tatsache, daß die Nervenfasern des papillomakulären Bündels mehr oder weniger elektiv bei mechanischer und toxischer Einwirkung degenerieren können. Im Gegensatz zur Sicherheit der Tatsache steht die Unsicherheit ihrer Erklärung: Wenn man die EDINGERsche Aufbrauchshypothese zu Hilfe zieht und die erhöhte Vulnerabilität des papillomakulären Bündels durch seine erhöhte funktionelle Inanspruchnahme erklären will, so scheint mir hierdurch den Anforderungen einer wirklichen Erklärung nicht genügt zu werden.

II. Sehnervenatrophie bei Tabes und progressiver Paralyse der Irren.

Die bei Tabes und progressiver Paralyse vorkommende Sehnervenatrophie besteht in der sog. grauen Degeneration. Der Sehnerv sieht makroskopisch nicht nur dünner als ein normaler aus, sondern pflegt auch stärker als bei sonstiger einfacher, nicht neuritischer Atrophie verdünnt zu sein, daher das

„Schlottern" der Dura. Der Querschnitt des Nerven sieht der Ausdehnung der Atrophie entsprechend nicht weiß, sondern grau aus, während am fixierten Präparat (besonders deutlich bei chromsalzhaltiger Fixierungsflüssigkeit) die atrophischen Stellen sich durch ihre hellere Färbung von den dunklen markhaltigen abheben.

Mikroskopisch zeigt sich als Grundlage der Atrophie ein Zerfall der Markscheiden und Achsenzylinder. Die Markscheiden weisen zunächst Auftreibungen, Varikositäten und Einschnürungen auf und zerfallen dann in Klumpen oder Schollen. Die Auftreibungen und Varikositäten sind nur dann als Zeichen degenerativen Zerfalls und nicht als kadaveröse Veränderungen zu deuten, wenn sie in stärkerem Grade an lebensfrisch fixiertem Material nachgewiesen werden (s. Abb. 55). Nach Behr werden gerade bei der tabischen Atrophie

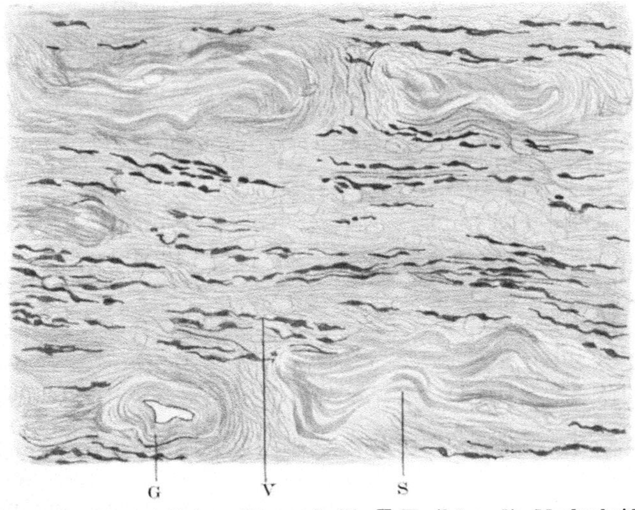

Abb. 55. Sehnervenatrophie bei Tabes. Längsschnitt. V Variköse die Markscheidenfärbung noch annehmende Fasern. S Bindegewebssepten. G Gefäß mit sklerotischer Wandung. Markscheidenfärbung nach Kulschitzky. Vergr. 250fach. (Eigenes Präparat.)

die Markscheiden ungewöhnlich stark aufgetrieben, so daß sie sich im Querschnitt als um das Vielfache ihres normalen Durchmessers verbreiterte Kreise darstellen, welche zum Teil mit körnigen, detritusähnlichen Massen angefüllt sind, zum Teil leer erscheinen.

Am Achsenzylinder treten ebenfalls sicher als pathologisch zu deutende Anschwellungen auf, zugleich werden einzelne Strecken nicht mehr nach Bielschowsky imprägnierbar. Einschnürungen und Unterbrechungen leiten den völligen Zerfall ein. — Die Veränderungen der Markscheiden und Achsenzylinder veranschaulicht im Querschnittsbild Abb. 56. Neben einem von Nervenfasern freien Flechtwerk der Gliafasern mit Spinnen- und Körnchenzellen liegen erhaltene Markscheiden und Achsenzylinder, die zum Teil bereits im Degenerationsstadium sind. Die zum Teil gequollenen Markscheiden zeigen einen verschiedenen Grad der Färbbarkeit. In dem mit Bendas Gliafärbung, welche die normalen Markscheiden ungefärbt läßt, behandelten Präparat, sind die Markscheiden zum Teil tief dunkel gefärbt, auch der Querschnitt der Achsenzylinder ist pathologisch vergrößert und in verschiedenem Grade gefärbt, man vergleiche den Querschnitt der normalen Markscheide und Achsenzylinder N_1 mit dem der pathologischen N_2 und die verschiedenen Übergangsstadien zwischen diesen beiden Formen. So wird bei beginnender

Atrophie das normalerweise gleichmäßige Mosaik der Nervenfasern verändert, neben normalen liegen durch Quellung vergrößerte Markscheidenringe, mit den üblichen Färbungsmitteln heben sich die degenerierenden zum Teil durch tiefdunkle Färbung von den normalen ab.

Über die zeitliche Aufeinanderfolge des Zerfalls der Markscheiden und Achsenzylinder macht UHTHOFF die Angabe, daß der primären Alteration der Markscheiden die Veränderung der Achsenzylinder folge. Nach STARGARDTs und IGERSHEIMERs die neueren neurohistologischen Methoden benützenden Untersuchungen ist jedoch im allgemeinen eine zeitliche Differenz zwischen dem Zerfall der Markscheiden und Achsenzylinder nicht feststellbar, wenn auch in gewissen Fällen der Zerfall der Markscheiden dem der Achsenzylinder vorausgehen kann und umgekehrt; die der Markscheide beraubten Achsenzylinder zeigten aber stets Veränderungen „in Form von Unregelmäßigkeiten des Kalibers und partieller schlechter Färbbarkeit" (STARGARDT).

Das Gliawerk zeigt eine Vermehrung der Gliazellen und Gliafasern. Die Gliakerne sind in den Anfangsstadien der Atrophie, wie ich STARGARDT gegenüber anders lautenden Angaben beipflichten muß, vermehrt, das Protoplasma wird deutlich und vergrößert sich, auch einzelne typische „Astrozyten" treten auf. Von den Gliazellen konnte STARGARDT Übergänge zu den sog. Abräumzellen feststellen. Der Protoplasmaleib derselben enthält neben Fett oder fettähnlichen Substanzen mehr oder weniger veränderte Stücke

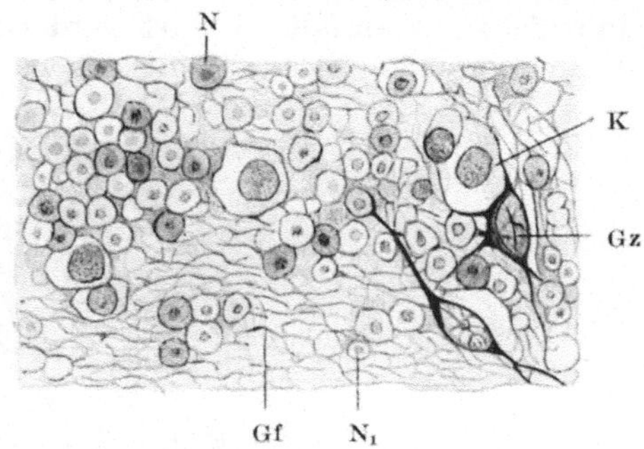

Abb. 56. Querschnitt des intrakraniellen Sehnerven. Partielle Atrophie bei Taboparalyse. Querschnitt der Markscheide und des Achsenzylinders bei N₂ pathologisch, bei N₁ normal. Gf Gliafaser. K Körnchenzelle. Gz Gliazelle mit Fortsätzen. BENDAs Gliafärbung nach Fixation in Müllerscher Flüssigkeit. Die bei Alkohol- oder Formolfixierung ungefärbten Markscheiden sind scharf konturiert und mehr oder weniger gelblich gefärbt. Vergr. 515fach. (Eigenes Präparat.)

von Nervenfasern, in gewissen Stadien auch Fettkörnchen, die Zellen haben aber nicht die typische Kugelform der Körnchenzellen. LEBER hat bereits vor Jahrzehnten die bei der grauen Degeneration des Sehnerven vorkommenden Fettkörnchenzellen abgebildet (GRAEFE-SAEMISCHs Handb. d. ges. Augenheilk. 1877, 1. Aufl. Bd. 5, S. 848) und hervorgehoben, daß sie sich besonders in den zentralen Partien der Optici, im Chiasma und in den Traktus finden; die Tatsache, daß der orbitale Abschnitt des atrophischen Optikus bei Tabes keine Körnchenzellen von typischer Gestalt enthält, kann ich in Übereinstimmung mit anderen Untersuchern bestätigen.

Über den weiteren Transport der Zerfallsmassen der Nervensubstanz geben STARGARDTs Untersuchungen Aufschluß: die Adventitial- und Endothelzellen der Gefäße fand er vollgepfropft mit Fett und fettähnlichen Substanzen.

Indem nun die Gliazellen sich bei den vorgeschrittenen Stadien der Atrophie wieder zurückbilden und zum Teil zugrunde gehen, entsteht das Bild der Kernarmut oder der vielfach beschriebenen, nur scheinbaren Kernvermehrung, da die vorhandenen Kerne durch Schrumpfung des Nervengewebes zusammengedrängt werden. Bei der Neubildung der Gliafasern gleichen die einzelnen Fasern in ihrem welligen, sich nicht teilenden Verlauf den ursprünglichen, zum Teil haben sie ein verdicktes Aussehen. Schließlich ziehen sich nach dem gänzlichen Untergang der Nervenfasern neugebildete und ursprüngliche Gliafasern zu einem das Maschenwerk der Septen ausfüllenden dichten kernarmen Filzwerk zusammen (siehe Abb. 22 u. 58)·

Auch an der Papille findet eine Vermehrung und Verdichtung des Glia-
faserwerks statt, die Kerne sind nach meinen Präparaten von vorgeschrittenen
Fällen weniger spärlich als im Optikusstamm. Durch Schrumpfung des Gewebes
tritt schließlich eine Abflachung und Verkleinerung des Durchmessers der
Papille ein, der Rand der angrenzenden Netzhaut kann etwas in die Papille
hineinreichen.

Eine wesentlich andere Darstellung von dem Verhalten der Glia gibt BEHR:
Nach ihm zeigen die Gliafasern im Beginn der Degeneration eine eigenartige
Verdickung, die den Eindruck der Sklerosierung macht. Besonders diejenigen
Fasern, welche von den subseptalen Grenzmembranen ausgehend in das Innere
der Nervenfaserbündel hineinziehen oder auch das ganze Bündel durchqueren,
sind nicht nur auffallend stark verdickt, sondern lassen sich auch viel leichter
als im normalen Zustand mit den gewöhnlichen Farbstoffen zur Darstellung

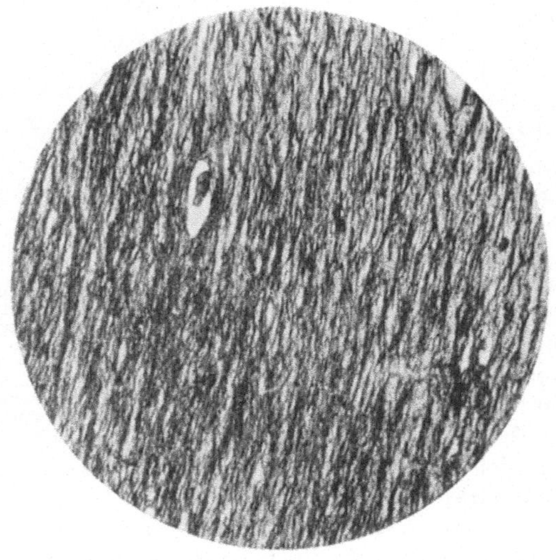

Abb. 57. Gliawucherung im mittleren Teile des Chiasma in einem Falle von fast totaler Sehnervenatrophie. Die neugebildeten Fasern verlaufen in der Richtung der untergegangenen Nervenfasern.
RANCKEsche Methode. Nach STARGARDT: Über die Ursachen des Sehnervenschwundes bei der Tabes
und der progressiven Paralyse. Berlin 1913.

bringen. Es handelt sich also nicht nur um Änderungen der Struktur, sondern
auch der chemischen Beschaffenheit der Gliafasern. Im weiteren Verlauf geht
dann der größere Teil von ihnen ebenso wie die Gliakerne rasch zugrunde.

Was zunächst die Verdickung und Sklerosierung der Gliafasern betrifft,
so ist das Vorkommen solcher Fasern zwar zuzugeben, es ist aber ein so wenig
allgemeines, daß SPIELMEYER sich überhaupt nicht von einer Verdickung der
Fasern überzeugen konnte und nur die Möglichkeit zugibt, daß „wohl auch
hier und da vereinzelte dickere Gliafasern vorkommen". Die Neubildung von
Gliafasern mag im Beginn der Atrophie zuweilen gerade deshalb schwer feststellbar sein, weil die Fasern in ihrem Verlauf zunächst nicht von dem der bereits
vorhandenen abweichen. Gewiß hat man auch am Schluß der Degeneration
nicht den Eindruck eines gewucherten, sondern geschrumpften kernarmen Glia-
faserwerks; dennoch kann ich BEHR nicht beipflichten, daß bei der tabischen
Sehnervenatrophie im Gegensatz zu andersartigen Degenerationen die reaktive
Gliawucherung fehle und der gesamte nervös gliöse Inhalt der Nervenfaserbündel einschmelze. SPIELMEYER hat bereits vor 20 Jahren (1906) eine

vortreffliche Darstellung der Gliawucherung bei tabischer Sehnervenatrophie mit WEIGERTs Neurogliafärbung gegeben, aus STARGARDTs Werk, in welchem die Gliawucherung mehrfach abgebildet ist, ist zur Veranschaulichung der Gliawucherung Abb. 57 entnommen.

Am Bindegewebsgerüst treten im Gegensatz zum Gliagewebe keine Proliferationserscheinungen ein. Die feinen Ausläufer des Septenwerks, welche die Nervenfaserbündel durchziehen, atrophieren, eine nach BEHR ebenfalls „wohl spezifisch tabische Veränderung", sie verlaufen korkzieherartig und ziehen sich zum Teil ihrer Elastizität entsprechend zusammen, so daß sie verdickt aussehen. Später tritt eine homogene Sklerosierung der groben Bindegewebssepten hinzu, an der auch die Wandung der in ihnen verlaufenden Gefäße teilnimmt. Indem so einerseits die sog. primären Septen verdickt werden, andererseits ihre Ausläufer atrophieren, verschmelzen einzelne benachbarte Septen durch breite Übergänge untereinander. So geht die netzförmige Anordnung der Septen verloren, wenn auch der Bau des Optikus mit seinen Maschenräumen und Septen erkennbar bleibt. In den Endstadien der Atrophie resultiert aus den geschilderten Veränderungen ein charakteristisches Querschnittsbild: die verdickten Septen repräsentieren sich als mehr oder weniger rundliche Bindegewebsbalken, die zum Teil isoliert liegen und wenig Verästelungen zeigen, in ihnen klaffen die Lumina der verdickten Gefäße. Der Inhalt der zusammengeflossenen Maschenräume ist nicht mehr von Nervenfasern, sondern von einem kernarmen Gliafilzwerk erfüllt (Abb. 58 b) [1]).

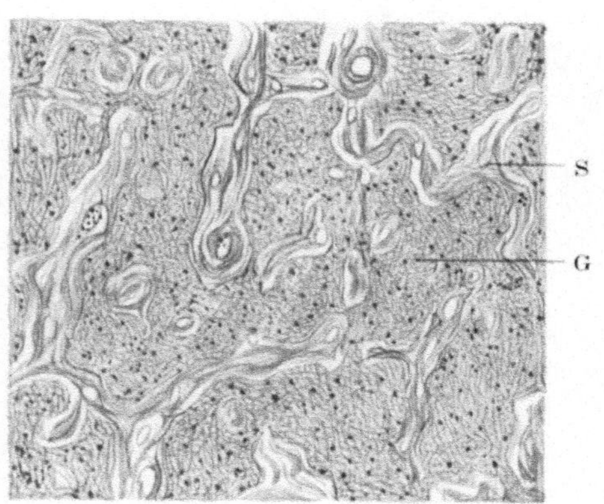

Abb. 58. Sehnervenatrophie bei Tabes, aus einem Querschnitt des orbitalen Abschnitts. S Bindegewebssepten (rot). G Gliafilzwerk mit Kernen (blau). BENDAs Gliafärbung. Vergr. 94fach. (Eigenes Präparat.)

Die Art der fortschreitenden Veränderungen ist am besten an Präparaten mit partieller Atrophie ersichtlich, wie sie in den Abb. 59 und 60 wiedergegeben ist. In den Bezirken vorgeschrittener Atrophie sind die Nervenfasern fast völlig durch Gliagewebe ersetzt, die Maschenräume beginnen zu verschmelzen, das Bindegewebe ist bereits sklerotisch. In den benachbarten Bezirken ist die normale Struktur der Maschenräume erhalten, die zarten Ausläufer der im übrigen normalen Septen sind nicht mehr erkennbar [die Lücken (Abb. 60) zwischen den Septen und Nervenbündeln sind zum größten Teil artefiziell], die den Maschenraum erfüllenden Nervenfaserbündel sind zwar noch vorhanden, aber die beginnende Degeneration ist bereits durch schlechte Färbbarkeit der Markscheiden kenntlich. Die Zentralgefäße zeigen außer sklerotischer Verdickung der Adventitia und des perivaskulären Bindegewebes auch bei vorgeschrittener Atrophie keine Veränderung.

Von den Scheiden folgen die Pia und Arachnoides der Abnahme des Volumens des Nervenstamms, der Dura kommt diese Kontraktionsfähigkeit in geringerem Grade zu, sie wird daher „halskrausenartig" gefaltet. Der Entspannung entsprechend liegen die Kerne der Arachnoides mehr zusammengedrängt und die Pia erfährt eine scheinbare Verdickung, ihre Gefäße zeigen bei vorgeschrittener Atrophie die nämliche Sklerose wie die Gefäße der Bindegewebssepten.

---

[1]) Der teilweise Schwund des Septengerüsts und die Ausfüllung seines Inhalts mit geschrumpftem Gliagewebe bewirkt im Endstadium der Atrophie die schon makroskopisch sichtbare starke Verdünnung des Nervenstamms.

Außer diesem eine Atrophie der Nervenfasern mit interstitiellen Veränderungen darstellenden Prozeß hat Stargardt „exsudative Prozesse" nachgewiesen: er fand neben Lymphozyten Anhäufung von Plasmazellen in der Pia und in den Septen des Optikus, vereinzelt auch in der Arachnoides; der Hauptsitz waren die intrakraniellen und im knöchernen Kanal gelegenen Teile des Sehnerven und das Chiasma, nur selten werden die orbitalen Optici, die Traktus und Corpora geniculata befallen. In der Pia bilden die Plasma-

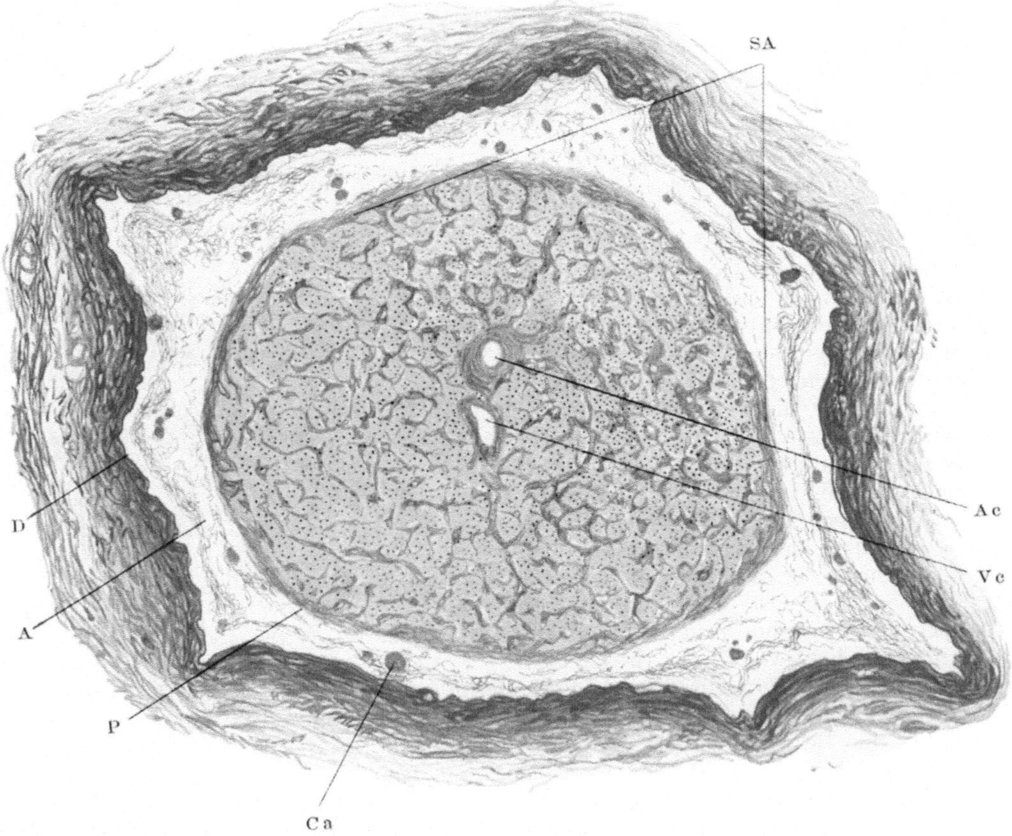

Abb. 59. Partielle Sehnervenatrophie bei Tabes. Querschnitt. D Dura gefaltet. A Arachnoides. C a Corpus arenaceum. P Pia, zum Teil scheinbar verdickt. A c Arteria centralis. V c Vena centralis. S A Atrophischer Bezirk mit Verdickung der Septen, Verschmälerung der Bündel und Zusammendrängung der Kerne. Hämatoxylin van Gieson. Vergr. 60fach. (Eigenes Präparat.)

zellen perivaskuläre Infiltrate, können aber diffus zerstreut sein, in den Septen liegen sie in den perivaskulären Lymphräumen und im Bindegewebe selbst. Analog den von Alzheimer bei der Paralyse beschriebenen Gefäßveränderungen fand Stargardt an solchen Stellen des Optikus, die ausgesprochen exsudative Prozesse zeigten, in einzelnen Gefäßen Wucherung des Endothels und Neubildung von elastischen Membranen, spärlich auch Sproßbildung neuer Gefäße mit „Stäbchenzellen".

Nach Stargardt gehen diese exsudativen Prozesse den degenerativen Veränderungen an der Sehbahn voraus, und zwar greifen sie bei der Paralyse im allgemeinen vom Gehirn auf die Sehbahn über, während sie bei der Tabes isoliert an der Sehbahn entstehen und von hier aus auf das Gehirn übergreifen können.

Exsudative und degenerative Prozesse sind zwar voneinander unabhängig, sie sind aber die direkte örtliche Wirkung einer gemeinsamen Ursache, der im Sehnerven bisher noch nicht nachgewiesenen Spirochäten. Da die exsudativen Prozesse den degenerativen vorausgehen, so zeigen die exsudativen Veränderungen denjenigen Abschnitt des Sehnerven an, wo der Degenerationsprozeß einsetzt, und die Degeneration ist an derjenigen Stelle eine primäre, wo beide Prozesse zusammen vorkommen. Da, wie erwähnt, das Chiasma und die benachbarten Optikusabschnitte der Hauptsitz der exsudativen Veränderungen sind, so ist nach STARGARDTs Auffassung die Atrophie des orbitalen Optikus, der im wesentlichen keine exsudativen Prozesse aufweist, eine sekundäre. In diesem Sinne ist auch die in dem Traktus und im Corpus geniculatum externum vorkommende Degeneration mit seltenen Ausnahmen als sekundäre aufzufassen.

Da nun STARGARDT ferner in der Umgebung der Sehbahn am zentralen Höhlengrau, dem dritten Ventrikel, den basalen Teilen des Gehirns, den Hirnhäuten, Olfaktorius, Okulomotorius und Hypophyse dieselben Prozesse wie am Chiasma und Sehnerven fand, so hält er die Auffassung des Sehnervenschwundes bei der Tabes und Paralyse als einer Systemerkrankung für unhaltbar.

Der Wert der Untersuchungen STARGARDTs ist sehr hoch einzuschätzen, da er zum ersten Mal

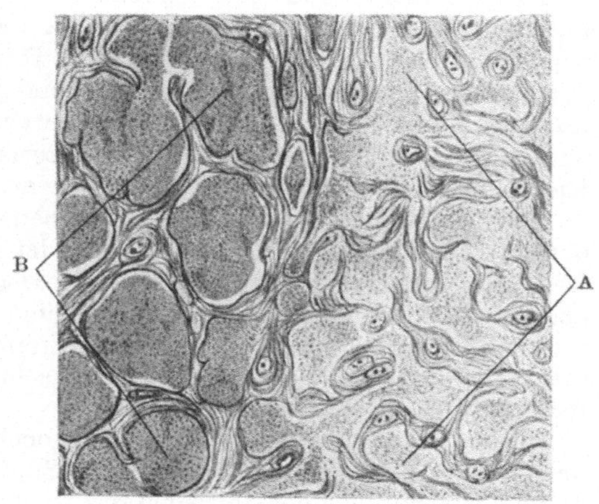

Abb. 60. Partielle Sehnervenatrophie bei Tabes. Querschnitt. Erklärung s. Text S. 765. WEIGERTs Markscheidenfärbung. Die Kerne an dem lange Zeit in Müllerscher Flüssigkeit aufbewahrten Präparate unvollständig gefärbt. Vergr. 94fach. (Eigenes Präparat.)

systematisch die modernen neurohistologischen Methoden für die Erforschung der Sehnervendegeneration bei Tabes und Paralyse angewendet hat. Es ist ihm der Einwand gemacht worden, daß die von ihm untersuchten Fälle keine Tabes, sondern Taboparalyse bzw. Paralyse seien, bei letzterer sind Plasmazelleninfiltrationen an der Pia des Gehirns sehr verbreitet, man findet „bei der Paralyse in den Optikushüllen und seinen Gefäßen so wie vor allem in den Meningen des Rückenmarkes durchschnittlich viel intensivere Infiltrate als bei der Tabes, Degenerationen sind aber oft gar nicht vorhanden oder doch recht geringfügig im Vergleich zu den Veränderungen bei der Tabes" (SPIELMEYER). Dieser Einwand ist insofern widerlegt, als H. RICHTER neuerdings in 4 Fällen, unter welchen 3 reine Tabesfälle und eine Taboparalyse mit Optikusatrophie sich befanden, den intrakraniellen Optikus, das Chiasma und den Traktus untersucht und die STARGARDTschen Befunde einer exsudativen Zellinfiltration von Plasmazellen und Lymphozyten am Optikus vollinhaltlich bestätigt hat.

Ebenso fand u. a. FUDJIWARA in den von ihm untersuchten Fällen von Tabes mit Atrophie in den Sehbahnen Zellinfiltration in der Pia und in den meisten Fällen auch in den Septen.

Ein weiterer bedeutsamer Fortschritt ist durch den Nachweis von Spirochäten in der Sehbahn von IGERSHEIMER angebahnt worden. Es gelang vereinzelt bei Tabes und Paralyse erstens bei entzündlichen Prozessen in den Meningen ohne Degeneration in der Sehbahn in der stark zellig infiltrierten

Pia und Arachnoides des intrakraniellen Sehnervenabschnitts und auch in einigen Randsepten sowie in der Randglia Spirochäten nachzuweisen, zweitens aber auch bei atrophischen Prozessen im Sehnerven in den Scheiden des intrakraniellen resp. intrakanalikulären Sehnerven oder der Adventitia eines kleinen Gefäßes im intrakraniellen Verlauf oder auch im Gehirn dicht am Chiasma. Niemals aber gelang es, in weit über 5000 durchforschten Schnitten ein Spirochätenexemplar in der nervösen Substanz der Sehbahn selbst zu finden.

Gerade durch diese Untersuchungen wird bewiesen, daß der Gedanke einer einfachen Beziehung zwischen Anwesenheit der Spirochäten in der Sehbahn und Degeneration derselben den Tatsachen in keiner Weise gerecht wird. Man hat daher die einige Zeit als veraltet betrachtete Toxintheorie in neuer Form wieder aufleben lassen; Behr nimmt z. B. nicht mehr an, daß Spirochäten in der Nervensubstanz eingenistet seien, sondern daß weniger die lebenden immer nur im mesodermalen Anteil des Sehnerven vereinzelt vorkommenden Spirochäten als die im Abbau begriffenen absterbenden, d. h. ihre Endotoxine letzten Endes die Sehnervenatrophie verursachen.

Ebenso ist auch die Beziehung zwischen entzündlicher Infiltration der mesodermalen Umgebung und Degeneration der Nervensubstanz noch nicht geklärt. Deutliche Infiltration kann gewiß mit Degeneration einhergehen, es braucht aber trotz entzündlicher Infiltration keine histologisch nachweisbare Degeneration vorhanden zu sein, umgekehrt können trotz ausgesprochener Degeneration die entzündlichen Veränderungen sehr gering und beschränkt sein (Spielmeyer 1925, Igersheimer, Behr).

Wenn man bedenkt, wie strittig es noch ist, welche Gewebsveränderungen im Paralytikergehirn trotz positiven Spirochätenbefundes auf die unmittelbaren Einwirkungen der Spirochäten zurückzuführen seien (siehe die Zusammenstellung bei Klarfeld), so mahnt dies zur Vorsicht in der Deutung der entzündlichen und atrophischen Veränderungen des Optikus, sowohl in ihrer gegenseitigen Beziehung als auch in ihrer gemeinsamen zu den spärlichen Spirochätenbefunden, eine Vorsicht, welche Igersheimer selbst in anerkennenswerter Kritik seiner eigenen Befunde zum Ausdruck gebracht hat.

Die mit diesem Problem innig zusammenhängende und für die Pathogenese wichtige Frage, ob der orbitale Abschnitt des Sehnerven im wesentlichen nur deszendierend atrophiere, scheint zunächst nicht schwer zu beantworten zu sein, und doch ist sie sowohl bejaht als verneint worden.

Da hier nicht der Ort ist, auf die klinischen Erscheinungen, z. B. den gewöhnlich einseitigen, mit konzentrischer Gesichtsfeldeinengung einsetzenden Beginn der Optikusatrophie, der mit einer Lokalisation im Chiasma unvereinbar ist, näher einzugehen, so beschränkt sich die Fragestellung: Wo ist auf Grund der pathologisch-anatomischen Befunde der Beginn der Degeneration im Verlauf der Sehbahn zu lokalisieren?

Die Annahme, daß der Ausgangspunkt der Atrophie in der Nervenfaser- und Ganglienzellenschicht der Netzhaut zu suchen sei (Moxter, v. Michel), ist durch Stargardts Untersuchungen widerlegt: Die Degeneration der Nervenfasern und Ganglienzellen der Netzhaut fand er nur dann, wenn zweifellose degenerative Veränderungen an den Sehnerven vorhanden waren; er fand aber keine Veränderungen in der Netzhaut, wenn die Sehnerven intakt oder bereits, was besonders beweisend ist, die ersten Stadien der Atrophie aufwiesen. Bei partiellem Sehnervenschwund fand sich Verdünnung der Nervenfaserschicht und Degeneration resp. Untergang von Ganglienzellen der Netzhaut nur an solchen Stellen, welche atrophischen Optikusabschnitten entsprachen, und zwar war die Zahl der wenig oder gar nicht veränderten Ganglienzellen auffallend groß, obwohl in dem atrophischen Bezirk des Sehnerven „so gut wie keine Nervenfasern mehr vorhanden waren". Auch bei totalem Sehnervenschwund fanden sich in der Retina in geringer Zahl noch völlig normale Ganglienzellen.

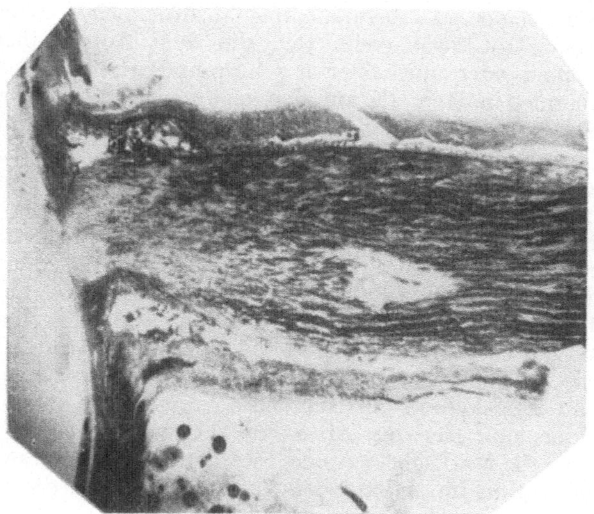

Abb. 61. Die ersten Anfänge der Optikusatrophie bei Tabes. (Nach WILBRAND-SAENGER: Neurologie des Auges. Bd. 5, S. 532.)

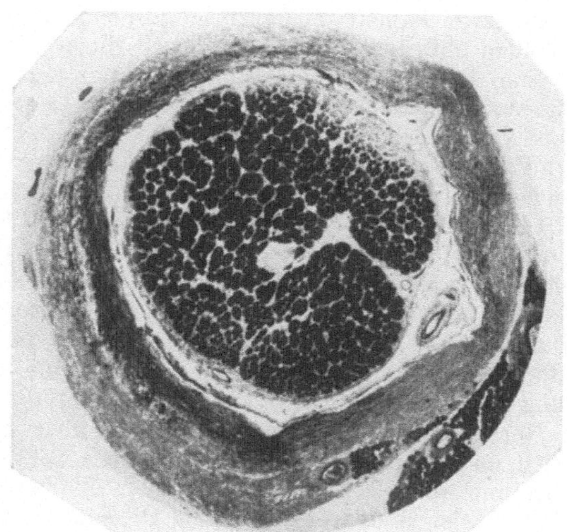

Abb. 62. Erste Anfänge der Optikusatrophie bei Tabes. (Nach WILBRAND-SAENGER: Neurologie des Auges. Bd. 5, S. 537.)

Obwohl demnach die Degeneration des Sehnerven nicht aszendierend von der Netzhaut ausgeht, so kann sie doch am distalen Ende beginnen. Die Beweise hierfür sind deshalb nur spärliche, weil in den zur Untersuchung kommenden Fällen meist die ganze peripherische Sehbahn eine mehr oder minder ausgedehnte Degeneration zeigt. Die Abb. 61 nach WILBRAND-SAENGER zeigt aber deutlich, daß die Atrophie in der Gegend der Papille am breitesten ist, proximalwärts sich verschmälert und jenseits der Zentralgefäße ganz aufhört; über das

Verhalten des Optikus in seinem weiteren Verlauf wird im Text leider nichts erwähnt. Auch in einem von Gliksman beschriebenen Fall von partieller tabischer Sehnervenatrophie wurde der Sehnerv nur bis zur Austrittstelle der Zentralgefäße untersucht. Gliksman bemerkt aber ausdrücklich, daß nach „Weigertfärbung" auf den Optikusquerschnitten, die dem Auge näher entnommen waren, die gar nicht oder nur schlecht gefärbten Partien einen weit größeren Umfang angenommen hatten als auf den mehr entfernten Schnitten, welche die Austrittstelle der Zentralgefäße aufwiesen. Ähnliche Befunde von Popow und Elschnig werden von Stargardt meines Erachtens mit Unrecht in ihrer Beweiskraft bezweifelt, weil die Atrophie nach jahrelangem Bestehen noch nicht bis zum intrakraniellen Abschnitt resp. Chiasma vollständig vorgeschritten gewesen sei, und auf technische Fehler der Färbung zurückgeführt.

Zwei weitere Fälle hat neuerdings Igersheimer veröffentlicht: Der Degenerationsprozeß hatte hier seine größte Entwicklung an Intensität und Ausdehnung retrobulbär erlangt, so daß auf einen retrobulbären Beginn der Atrophie geschlossen werden muß. Auch von Schindler wurden Präparate (Behr) demonstriert, in welchen die Sehnerven distal eine bedeutendere Atrophie aufwiesen als proximal und umgekehrt. Im Sinne des von Stargardt angenommenen proximalen Beginns läßt sich nur eine von ihm veröffentlichte Beobachtung deuten; hier ließen die Markscheiden und Fibrillenpräparate zwar keinen Unterschied der Degeneration im Verlauf des Optikus erkennen, die Gliawucherung nahm aber nach dem distalen Ende des Optikus ab.

Außer der systematischen Degeneration des Optikus, für welche als erwiesen gelten kann, daß sie distal beginnen kann, daß aber auch ein proximaler Beginn nicht auszuschließen ist, hat Igersheimer auch eine zirkumskripte Degeneration beschrieben: bei zwei Fällen von Paralyse fand sich einmal am Übergang zwischen intrakraniellem und intrakanalikulärem Abschnitt, einmal rein intrakanalikulär eine ohne Beteiligung des Bindegewebsapparats einhergehende Randatrophie, keine ausgesprochene auf- oder absteigende Degeneration. Ferner fand er zweimal bei Paralyse, einmal bei Tabes im Canalis opticus eine Verdickung der Pia mit Zellvermehrung auch in den benachbarten Randsepten, die mehr aus gewucherten Bindegewebszellen als aus Rund- oder Plasmazellen bestand; innerhalb dieser Partie waren die Randbündel gelichtet (neuritische Atrophie). Es ist noch fraglich, ob aus diesen zirkumskripten Herden sich eine progressive Atrophie entwickeln kann.

Die Schwierigkeiten, welche der Beantwortung der Frage, wo der Beginn der Atrophie im Längsverlauf des Sehnerven zu suchen sei, im einzelnen Falle durch die mehr oder minder große Ausdehnung der Atrophie im Wege stehen, sind für die Deutung des Beginns im Querschnitt leichter zu überwinden. Die Degeneration der Nervenbündel kann ungleichmäßig über den Querschnitt verteilt sein und sich im wesentlichen auf umschriebene Sektoren oder Zonen beschränken, sie beginnt aber fast stets in den der Pia zunächst liegenden Randbündeln (Abb. 62), hier sind, wenn auch die Degeneration nach der Mitte zu fortgeschritten ist, die ältesten Herde zu finden. Innerhalb des einzelnen Nervenbündels ist der Beginn nach Behr ein fleckförmiger, indem an verschiedenen Stellen zugleich bald subseptal, bald im Zentrum, bald in den intermediären Partien Degenerationsherde auftreten, welche voneinander durch noch erhaltenes Nervenfasergewebe getrennt sind.

Der subpiale Beginn der Degeneration legt den Gedanken einer vom Scheidenraum aus einwirkenden Schädlichkeit nahe; selbst wenn man in diesem Sinne die Annahme macht, daß von in den Scheiden befindlichen Spirochäten toxische Wirkungen ausgehen, so fehlt doch noch die Erklärung des anatomischen Unterschieds zwischen den neuritischen Gewebsveränderungen bei den im engeren

Sinne des Wortes syphilitischen Sehnervenerkrankungen und den primärdegenerativen der Tabes und Paralyse.

Da für die Pathogenese der Sehnervenatrophie bei Tabes und Paralyse der anatomische Befund nur einen kleinen, aber allerdings wichtigen Beitrag liefert, so habe ich diejenigen Punkte hervorgehoben, welche pathologisch-anatomisch dem Problem der Pathogenese Handhaben oder Widersprüche bieten, ein Problem, welches trotz des Nachweises entzündlicher Herde und trotz Spirochätenbefundes leider noch als ein ungelöstes zu bezeichnen ist.

Eine vortreffliche kritische Übersicht über den ganzen Stand der Frage der Pathogenese findet der Leser in v. HIPPEL: „Die Krankheiten des Sehnerven" (2. Aufl. des Handbuches d. ges. Augenheilk.). Nach dieser 1923 erschienenen Arbeit hat BEHR seine Auffassung vom Wesen der tabischen Sehnervenatrophie veröffentlicht, welche an dieser Stelle um so mehr Erwähnung verdient, als sie die anatomischen Grundlagen in den Vordergrund stellt. BEHR unterscheidet 1. Hirnlues, die Syphilis des mesodermalen Anteils, 2. Paralyse, die Syphilis des ektodermalen Anteils, der eigentlichen Hirnsubstanz, 3. Metalues, Tabes, bei welcher „neben den Spirochäten noch andere Faktoren eine ursächliche Rolle spielen". Die bei der Paralyse auftretende Sehnervenatrophie ist als das Zeichen einer begleitenden metaluischen Erkrankung, einer gleichzeitigen Tabes dorsalis aufzufassen.

Bei der syphilitischen von den Scheiden ausgehenden Neuritis kommt es nur dort zu einer Degeneration der Nervenfasern, wo sich die syphilitische Infiltration entlang den Septen und Blutgefäßen in das Innere des Nerven fortgesetzt hat, hier sind nicht nur die dickeren Septen, sondern auch die frei im Gewebe liegenden Kapillaren von dichten Zellinfiltraten umschlossen. Hierdurch kommt es zu einer Ernährungsstörung des eigentlich nervösen Gewebes, vor allem der Nervenfasern, die zu einer Degeneration führen muß. Die Degeneration der syphilitischen Neuritis ist also die Folge einer Ernährungsstörung, welche durch die Infiltration des mesodermalen Gewebes und damit der Blutgefäße ausgelöst wird.

Ganz anders bei der tabischen Sehnervenatrophie. Hier erleiden die gliösen Grenzmembranen unter der dauernden Einwirkung der Spirochätengifte allmählich unter uns noch unbekannten Bedingungen eine Veränderung ihres Immunitätszustandes, die schließlich zu einer auch anatomisch nachweisbaren sklerotischen Umwandlung und Atrophie des parenchymatösen Gliafasersystems führt. Als Folge der Sklerosierung und des anschließenden Schwundes des Gliafasersystems wird die durch dasselbe vermittelte Nahrungszufuhr zu den Nervenfasern erschwert, die letzteren erweichen und gehen zugrunde. Die Sklerosierung der gliösen Grenzmembranen wirkt aber auch auf die von ihnen umschlossenen zarten Septen ein, welche durch Druckatrophie zugrunde gehen. Schließlich verursacht die behinderte Ableitung der Verbrauchsstoffe, welche ebenfalls durch das Gliafasersystem erfolgt, bei der mit der Erweichung verbundenen Quellung der Nervenfasern die hochgradige Erweiterung ihrer Markscheiden und den frühzeitigen Schwund der Achsenzylinder.

Ich halte die Erklärung, welche den ganzen Degenerationsvorgang auf die primäre Sklerose und Atrophie des Gliafasersystems zurückführt, trotz ihrer bestechenden Einfachheit nicht für zutreffend, da ich mit SPIELMEYER, STARGARDT, PALICH-SZÁNTO u. a. darin übereinstimme, daß keine Atrophie, sondern vielmehr eine Proliferation der Neuroglia den Degenerationsprozeß der Nervenfasern einleitet resp. begleitet. Es ist historisch interessant, daß bereits früher einmal der Versuch gemacht worden ist, bei der anatomischen Erklärung der tabischen Atrophie vom Gliafasersystem auszugehen, und zwar nicht von der Atrophie, sondern gerade von der Wucherung derselben; ELSCHNIG (1899)

49*

hatte angenommen, daß sich das vor der Lamina cribrosa entwickelnde dichte Gliagewebe, „welches das Nervenfasergewebe in der Papille substituiert", einen zum Schwund führenden Druck auf die Nervenfasern ausüben und so als Ursache der Atrophie angesehen werden könnte.

III. Sehnervenentzündung und Degeneration bei multipler Sklerose, Myelitis und Enzephalitis.

1. Multiple Sklerose.

Bei der multiplen Sklerose des Gehirns und Rückenmarks kommen primäre Erkrankungsherde im ganzen Verlauf des Sehnerven, dem Chiasma und dem Traktus vor. Trotzdem von einem gesetzmäßigen Auftreten nicht die Rede ist,

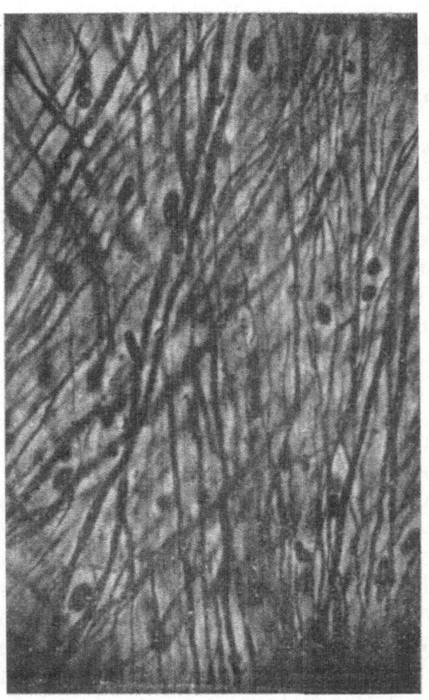

Abb. 63. Chiasma. Normale Achsenzylinder. Bielschowskyfärbung. Mikrophotographie nach Velter (Arch. d'opht. Tome 32. 1912.)

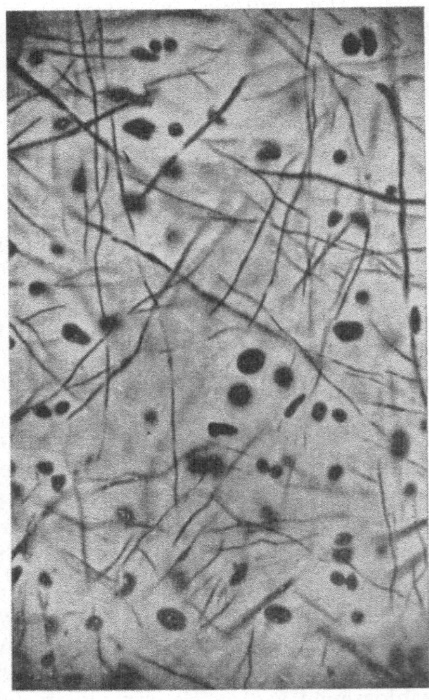

Abb. 64. Chiasma. Ein Herd frischer Sklerose mit tiefgreifenden Veränderungen der Achsenzylinder. Bielschowskyfärbung. Mikrophotographie nach Velter.

lassen sich doch gewisse Prädilektionstellen feststellen, die nach Velter folgendermaßen verteilt sind: Im orbitalen Abschnitt des Sehnerven sind die Veränderungen am konstantesten zwischen Papille und Eintritt der Zentralgefäße vorhanden, während sie im hinteren Abschnitt weniger konstant und vor allem weniger ausgeprägt zu sein pflegen. Bemerkenswert ist trotz der unregelmäßigen Verteilung der Herde im Querschnitt eine gewisse Bevorzugung des papillomakulären Bündels (s. Abb. 65 u. 66). Der kanalikuläre Abschnitt ist verhältnismäßig am wenigsten betroffen, mit Vorliebe sind die Herde im intrakraniellen Optikus lokalisiert.

Im Chiasma pflegt trotz verschiedenster Lage und Ausdehnung der Herde der hintere Rand des Chiasma eine dichte Sklerose der Neuroglia zu zeigen, die bereits normalerweise an dieser Stelle sehr stark ausgebildet ist.

Die Traktus können an jeder Stelle ihres Verlaufs ergriffen sein, es handelt sich um isolierte Herde, gewöhnlich ohne sekundäre Degeneration.

In frischen Herden findet sich ein diskontinuierlicher Zerfall der Markscheiden, der im Beginn mit der MARCHISCHEN Methode nachzuweisen ist und in späteren Stadien bei der WEIGERTSCHEN Hämatoxylinfärbung je nach dem Grade des Zerfalls durch schwach blaue bzw. graue Färbung oder völlige Entfärbung hervortritt. Im Gegensatz zu den Markscheiden bleiben die Achsenzylinder lange intakt, so daß vielfach die sekundäre Degeneration ausbleibt. Diese

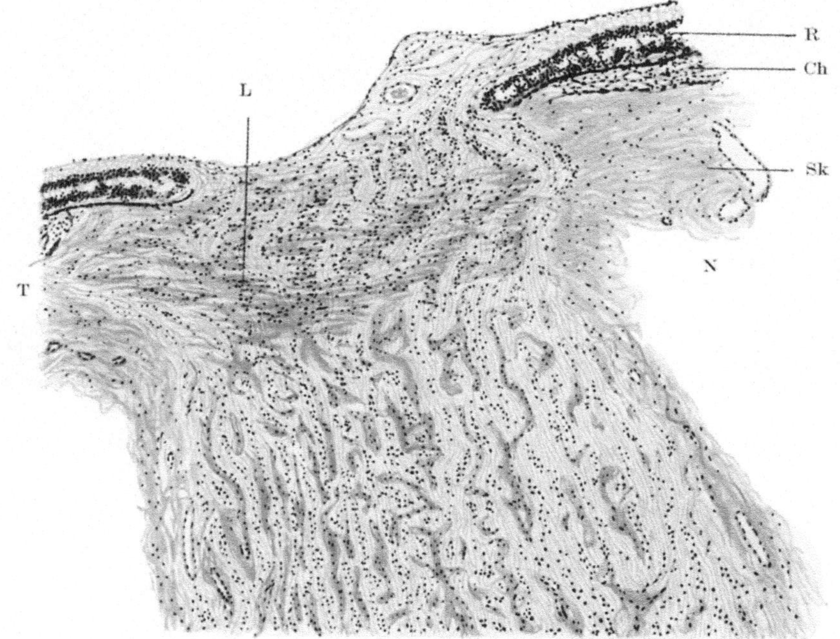

Abb. 65. Sehnervenlängsschnitt mit Degeneration des papillomakulären Bündels bei multipler Sklerose. T Temporale, N nasale Hälfte. Sk Sklera. Ch Chorioides. R Retina. L Lamina cribrosa. Auf der temporalen Seite Verschmälerung der Nervenbündel im Sehnerv mit Kernvermehrung und Verschmälerung der Nervenfaserschicht der Retina. Die Verdichtung der Lamina cribrosa auf der temporalen Seite wird durch Aneinanderrücken der Fasern noch scheinbar vermehrt. Hämatoxylin VAN GIESON. Vergr. 44fach. (Eigenes Präparat.)

Intaktheit ist aber häufig nur eine relative, die Achsenzylinder zeigen dann Schädigungen in Form von Schlängelung, spindelförmiger Auftreibung und Verdünnung, bei fortschreitender Degeneration Zerfall in Fibrillen (Abb. 63, 64). Wenn die Markscheiden völlig zugrunde gegangen sind, können Züge von Achsenzylindern erhalten sein, die „plötzlich wie abgeschnitten aufhören und sich dann in einem Gebiet von Trümmern und Bruchstücken verlieren, das von dichter Kernansammlung durchsetzt ist" (SIEMERLING und RÄCKE, Fall 8). Die starken keulenförmigen Auftreibungen, die an manchen Achsenzylindern beobachtet werden und sich bei der BIELSCHOWSKYSCHEN Silberimprägnation intensiv schwarz färben, werden von VELTER als wahrscheinliche Regenerationserscheinungen gedeutet. Aus der relativen Intaktheit der Achsenzylinder erklärt es sich, daß z. B. die Patientin, der das in Abb. 68 wiedergegebene Präparat entstammt, nicht blind war, sondern Finger in 1 m Entfernung zählen konnte und ein deutliches zentrales Skotom hatte.

Mit dem Zerfall der Markscheiden geht die Ansammlung zahlreicher Körnchenzellen einher.

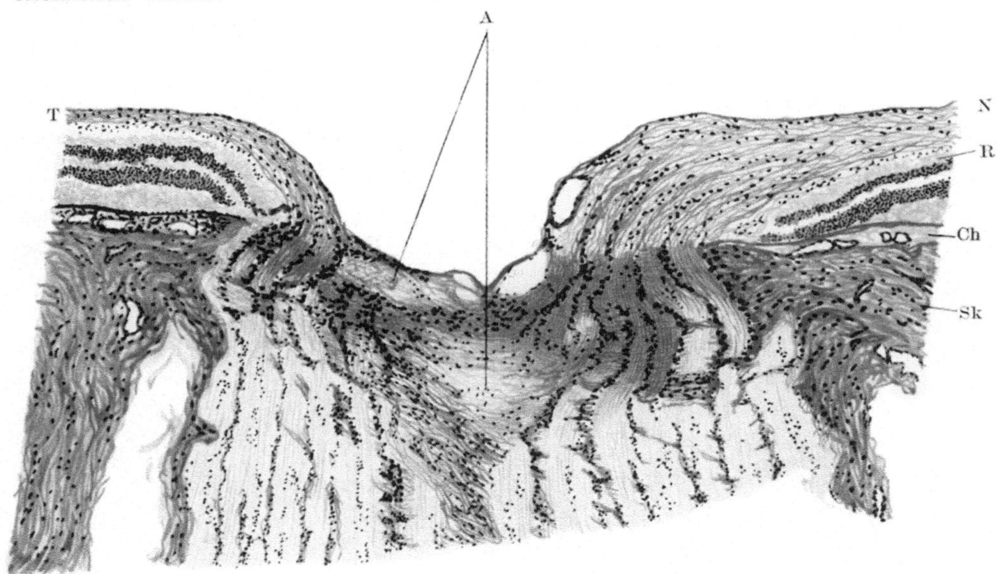

Abb. 66. Sehnervenlängsschnitt mit Degeneration des papillomakulären Bündels bei multipler Sklerose. T Temporale, N nasale Hälfte. Sk Sklera. Ch Chorioides. R Retina. Auf der temporalen Seite Verschmälerung der Nervenbündel im Sehnervenstamm ohne Kernvermehrung und Verschmälerung der Nervenfaserschicht der Retina. A Areoläre „Rarefikation" des Nervengewebes. Hämatoxylin van Gieson. Vergr. 44fach. (Eigenes Präparat.)

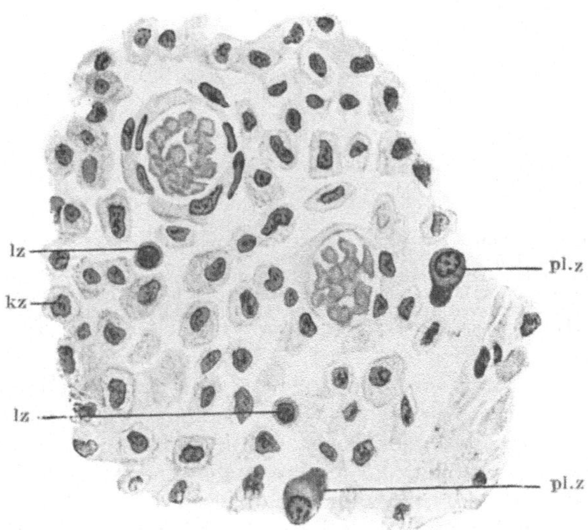

Abb. 67. Sehnerv (Nisslfärbung). Plasmazellen (pl.z). Lymphozyten (lz) und Körnchenzellen (kz). (Nach Tschirkowsky: Stauungspapille bei Sclerosis disseminata. Klin. Monatsbl. f. Augenheilk. Bd. 53, S. 535. 1914.)

Am Gliagewebe sind die Gliazellen vergrößert (zahlreiche Astrozyten) und vermehrt, die Fasern erfahren eine erhebliche Neubildung. Nicht immer jedoch ist diese den Untergang der Nervenfasern begleitende reparatorische Gliawucherung vorhanden.

Die Gliamaschenräume können von zahlreichen Stäbchenzellen (vgl. Abb. 16) erfüllt sein, die, obwohl ihre Genese keine einheitliche ist (M. Ulrich), als gliogen aufgefaßt werden können, so daß es sich hierbei letzten Endes um progressive Gliaveränderungen handeln kann. Indessen bleibt an anderen Stellen die Wucherung der Gliafasern so gering, daß im Sehnerven und Chiasma Bezirke mit starker Rarefikation des Gewebes entstehen (W. Tschirkowsky) und die leeren Hohlräume des Maschenwerks im Sehnerven das Bild der kavernösen Atrophie erzeugen (Henning Rönne).

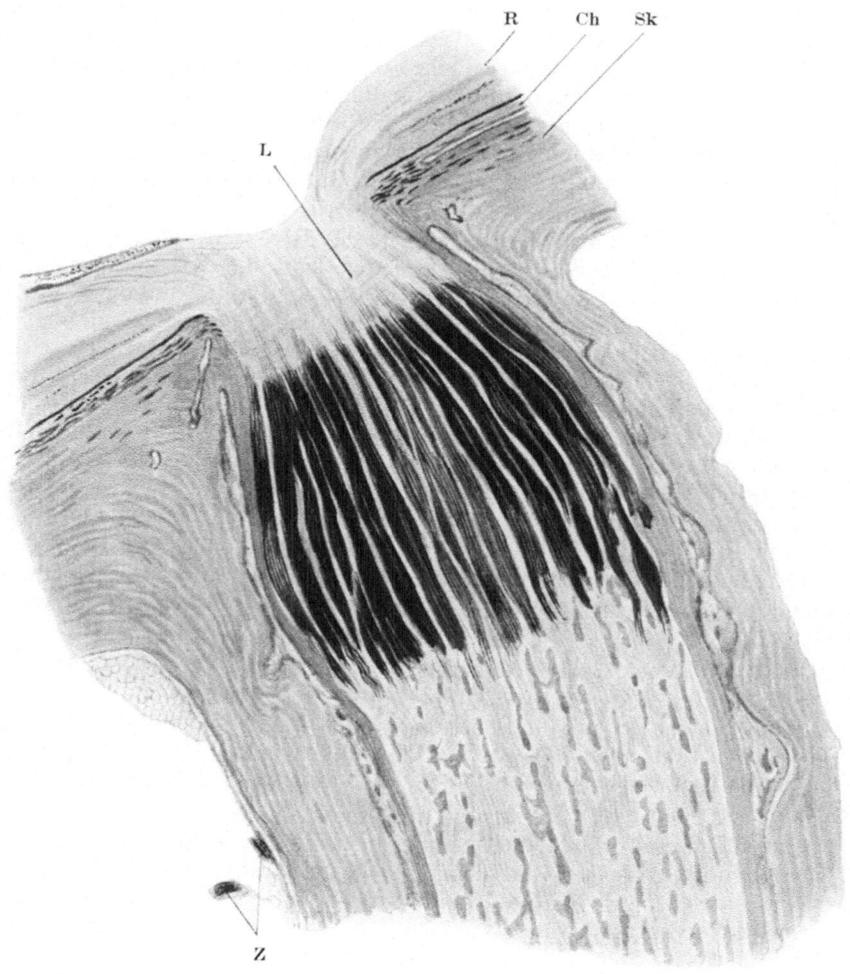

Abb. 68. Sehnervenlängsschnitt mit Atrophie bei multipler Sklerose. Erklärung s. Text S. 776. Sk Sklera. Ch Chorioides. R Retina. L Lamina cribrosa. Z Ziliarnerv. Markscheidenfärbung nach Kulschitzky. Vergr. 18fach. (Eigenes Präparat.)

Es handelt sich hier um Vorgänge, die sich nur dem Grade nach von der bei der Myelitis vorkommenden Einschmelzung des Nervengewebes unterscheiden (s. Abb. 71).

Das Bindegewebe der Septen zeigt nicht konstant aber häufig eine starke Kernvermehrung und Rundzelleninfiltration, welche besonders die feineren Bindegewebszüge betrifft. Diese entzündliche Infiltration kann sich auch auf die Pia erstrecken und ist sehr häufig in der Umgebung der Gefäße vorhanden. Dieselbe ist sicher keine nur durch Abräumzellen vorgetäuschte, sondern entzündlicher Natur, denn neben diesen Zellen finden sich Lymphozyten, mononukleäre Leukozyten, Plasmazellen und einzelne Mastzellen (Abb. 67).

An den Gefäßen selbst hat Uhthoff in seinen grundlegenden Untersuchungen über die bei der multiplen Sklerose vorkommenden Augenstörungen Vermehrung und Erweiterung der feineren Gefäße mit teilweise sklerotischer Wandverdickung festgestellt. Auch Blutungen sind, wenn auch sehr selten, beobachtet worden (O. Marburg).

In späteren Stadien der Atrophie, wenn die Sklerose des Bindegewebes und der Glia fortgeschritten ist, pflegt das Volumen des Nerven durch Schrumpfung erheblich reduziert zu sein, und zwar, wie Uhthoff hervorhebt, stärker als bei der Tabes; jedoch ist es in manchen dieser Fälle, zumal wenn sekundäre Degenerationen vorhanden und die entzündlichen Erscheinungen der akuten Schübe zurückgegangen sind, unmöglich, die alten Veränderungen von denjenigen der tabischen Atrophie zu unterscheiden.

In nicht vorgeschrittenen Fällen bestehen aber erhebliche Unterschiede zwischen den beiden Arten der Sehnervenerkrankung: Bei der multiplen Sklerose sind die Herde diskontinuierlich verteilt, als Reaktion auf den mehr oder weniger stürmischen Zerfall der Markscheiden sind die Körnchenzellen, die bei der Tabes im orbitalen Abschnitt des Optikus vermißt werden, reichlicher vertreten, der relativen Intaktheit der Achsenzylinder entsprechend fehlt die sekundäre Degeneration, so daß trotz starker retrobulbärer Atrophie die in solchen Fällen bei der Tabes konstante Degeneration der retinalen Nervenfaser- und Ganglienzellenschicht nicht vorhanden zu sein braucht. So ist auch in der Abb. 68 trotz fast vollständiger Markscheidenatrophie des vom Bulbus entferntesten Sehnervenabschnitts der dicht hinter der Lamina cribrosa gelegene Bezirk markscheidenhaltig und die Nervenfaserschicht der Retina in voller Breite erhalten. Allerdings lehrt der Vergleich mit der Färbung der Ziliarnerven, daß die Intaktheit der Markscheiden auch nur eine relative ist.

Die entzündlichen Veränderungen an den Gefäßen und dem Bindegewebsgerüst sind ungleich stärker als die von Stargardt bei der Tabes nachgewiesenen „exsudativen Prozesse".

Uhthoff ist geneigt, den primären pathologischen Vorgang in der entzündlichen Proliferation der Bindegewebssepten und der Glia zu suchen, gibt aber zu, daß nach den anatomischen Befunden die Entstehungsbedingungen des Prozesses nicht immer gleichartige seien und ein Teil der Fälle mehr das Bild der einfachen Degeneration, das für eine primäre Affektion der Nervenfasern spreche, biete.

Nach meiner Ansicht beweisen gerade die Fälle, in welchen frische Herde zur Untersuchung gelangten, den entzündlichen Charakter des Prozesses, und zwar nicht etwa in dem Sinne, daß eine interstitielle Neuritis zur sekundären Affektion der Nervenfasern führt, sondern daß vielmehr gemäß dem zusammengesetzten Charakter der Entzündungserscheinungen die degenerativen Veränderungen der Nervenfasern von proliferativen und exsudativen am Gefäßbindegewebsapparat begleitet sind.

Nach Siemerling und Räcke bestehen zwischen den kleinen Primärherden des Zentralnervensystems und dem Gefäßsystem nach Lage und Form deutliche Beziehungen; für den Sehnerv ist hierfür der sichere Nachweis noch nicht geliefert worden. Ob die letzte Ursache der entzündlichen Degenerationsherde gemäß den Übertragungsversuchen Kuhns und Steiners in einem übertragbaren Erreger zu suchen sei, müssen weitere Forschungen lehren.

2. Myelitis.

Die bei der Myelitis vorkommenden Sehnervenveränderungen zeigen klinisch und anatomisch eine große Ähnlichkeit mit denjenigen der multiplen Sklerose. Der auch anatomisch zum Ausdruck kommende akute Verlauf der Myelitisfälle findet seine Analogie in den akuten Formen der multiplen Sklerose, deren Abgrenzung von der disseminierten Myelitis zuweilen kaum möglich ist. Nachdem LEYDEN bereits vor Jahrzehnten hervorgehoben hatte, daß die inselförmige Sklerose des Rückenmarks der Ausgangspunkt einer akuten Myelitis

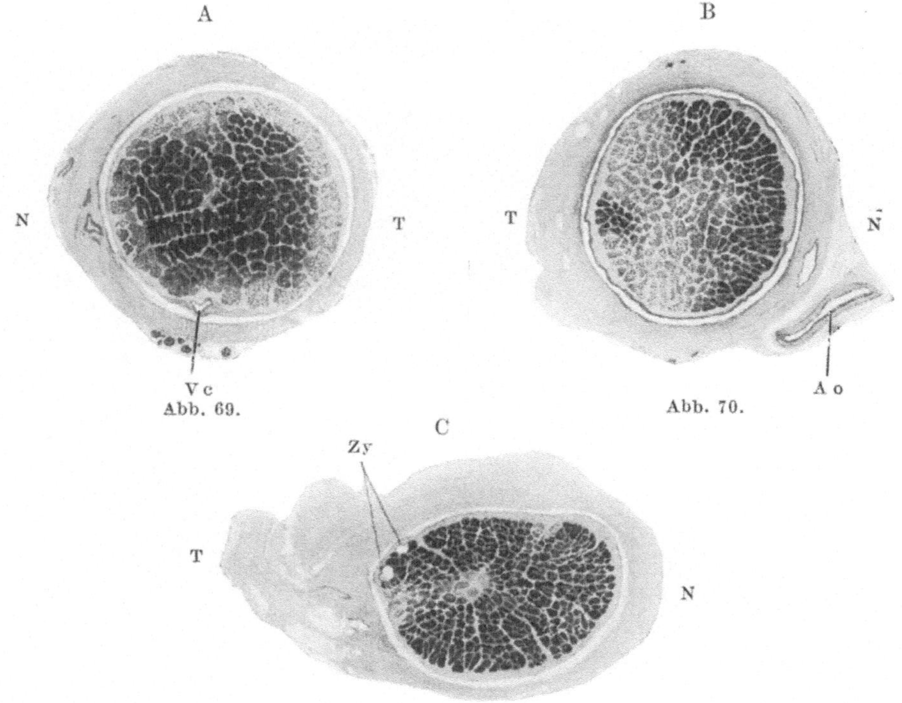

Abb. 69—71. Sehnervendegeneration bei Myelitis. T Temporal. N Nasal. A Querschnitt am Austritt der Zentralgefäße. V c Vena centralis. B Querschnitt am Austritt aus dem knöchernen Kanal in die Orbita. A o Arteria ophthalmica. C Querschnitt intrakraniell. Zy Zyste. Markscheidenfärbung nach KULSCHITZKY. Vergr. 8fach. (Eigenes Präparat.)

sein kann, ist diese Frage in der neurologischen Literatur vielfach erörtert worden, und von augenärztlicher Seite hat in letzter Zeit HENNING-RÖNNE wieder mit Recht betont, daß die klinischen Erscheinungen der akuten retrobulbären Neuritis bei den klassischen Formen der multiplen Sklerose ebenso wie bei der Myelitis beobachtet werden und daß die anatomische Grundlage der Sehnervenleiden bei beiden Erkrankungen weitgehende Analogien zeigt. Der chronische Verlauf der typischen multiplen Sklerose bringt es mit sich, daß wir hier meist die Sehnervenveränderungen erst im vorgeschrittenen atrophischen Stadium zur anatomischen Untersuchung bekommen.

Auch bei der Myelitis kann der Sehnerv in seinem ganzen Verlauf bis zum Traktus einschließlich erkrankt sein, die ausgedehntesten Herde pflegen sich im Chiasma und Optikus zu finden, während der Traktus mehr sekundäre Degenerationen aufweist (M. BIELSCHOWSKY) aber auch ausnahmsweise von

primärer Degeneration nicht verschont bleibt (G. Abelsdorff). Die Herde
können zwar den ganzen Querschnitt des Sehnerven einnehmen, sind aber,
wenn man sie im Längsverlauf der Sehbahn verfolgt, unregelmäßig und diskontinuierlich über die verschiedenen Abschnitte des Querschnitts verbreitet
(s. Abb. 69—71, welche zwar die Erkrankung des papillomakulären Bündels, im
übrigen aber unregelmäßig verteilte Degenerationsherde aufweist). Histologisch
handelt es sich um Zerfall der Nervenfasern, bei welchen die Achsenzylinder

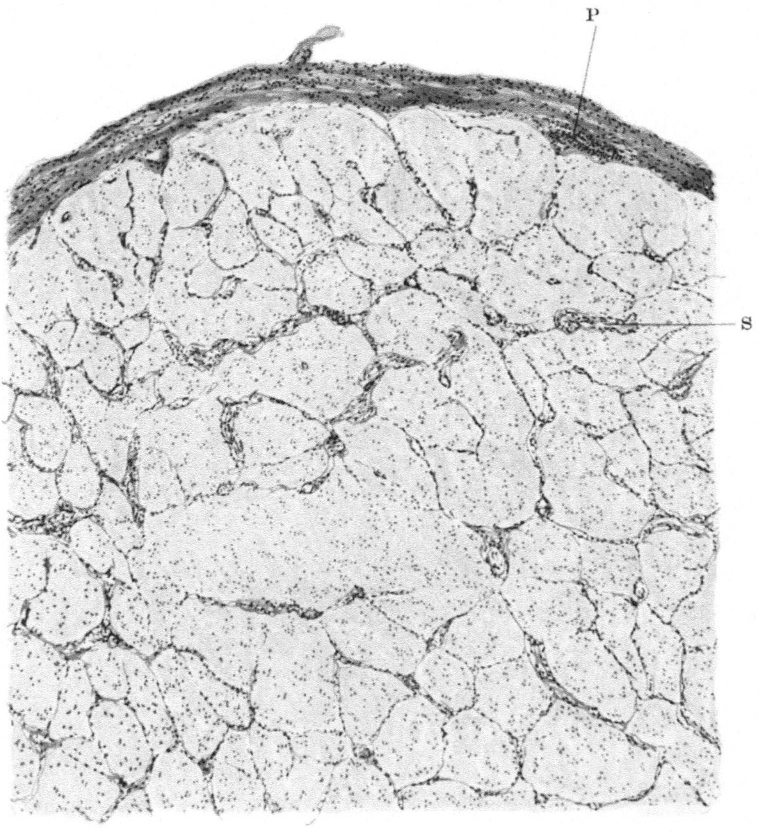

Abb. 72. Sehnervenquerschnitt durch den orbitalen Abschnitt desselben Falles wie Abb. 71.
S Infiltration der Bindegewebssepten. P Infiltrationsherd der Pia. Hämatoxylin van Gieson.
Vergr. 62fach.

länger als die Markscheiden erhalten bleiben, zugleich findet eine Vergrößerung und Vermehrung der Gliazellen statt. Sehr markant ist die erhebliche
Verbreiterung des bindegewebigen Septenwerks auf Kosten des Nervengewebes,
die Fasern sind durch dichte Zellreihen auseinander gedrängt (s. Abb. 72);
neben einer Vermehrung der spindelförmigen Bindegewebskerne finden sich
mononukleäre Leukozyten, Lymphozyten und massenhaft Körnchenzellen.
Diese zellige Infiltration der Septen setzt sich kontinuierlich in eine solche
der Gefäßwände fort, Lymphozyten und vor allem Körnchenzellen erfüllen
nicht nur die perivaskulären Räume, sondern auch die Gefäßwand selbst, im
besonderen die Adventitia. Die Gefäße sind stark erweitert, strotzend mit
Blut gefüllt, auch kleine Blutungen kommen vor (Dalén).

Wenn auch das Bindegewebe und die Glia in späteren Stadien zur Sklerose neigen, so sind doch in den zur Sektion gelangten Fällen gemäß der relativen Frische des Prozesses keine vorgeschrittenen Sklerosierungen gefunden worden. Trotz der reparativen Wucherung der Neuroglia hat dieselbe bei der die Myelitis begleitenden Sehnervenentzündung eine gewisse Neigung zur Einschmelzung mit samt den Nervenfasern. Zuerst werden die Gliamaschen durch die quellenden Markscheiden auseinandergedrängt und bilden dann nach Zerfall des Marks die sog. Lückenfelder, die leer oder mit Zerfallsprodukten und Fettkörnchenzellen erfüllt sind. Schon DALÉN hob hervor, daß in dem von ihm untersuchten Fall der eine Sehnerv im Canalis opticus an Stelle der Nervenbündel nur eine krümlige Masse mit eingelagerten Kernen, aber keine deutlichen Zellen oder Neurogliafasern enthielt, „auch das Neurogliagewebe scheint hier zerfallen zu sein, während es sonst in dem intraorbitalen Teile des Sehnerven gewuchert ist". Ich selbst konnte in einem analogen Falle bei Myelitis im intrakraniellen Abschnitt des Sehnerven kleine Hohlräume nachweisen, die zum Teil zu einem größeren zusammengeflossen, von Bindegewebe begrenzt waren und weder Nervenfasern noch Neuroglia enthielten.

WILBRAND und SAENGER fanden in einem Falle (die Erkrankungen des Chiasmas S. 245), in welchem sie die Frage, ob disseminierte Myelitis oder multiple Sklerose vorliege, unentschieden lassen, außer im Rückenmark im Chiasma und im rechten Traktus zahlreiche Zysten, deren Entstehung durch Zusammenfließen kleiner zum Teil Myelophagen enthaltender Hohlräume zu verfolgen war und sich als Folge einer besonderen Intensität und Akuität des Abräumprozesses darstellte. Die Verfasser heben als überraschend hervor, wie wenig geschehen sei, um eine Versteifung der Zystenwand, etwa durch quergestellte Gliazüge herbeizuführen.

Die Sehnervenscheiden zeigen nur geringe entzündliche Veränderungen, die Kerne der Pia sind zuweilen vermehrt, auch einzelne Fettkörnchenzellen sind vorhanden, eine Infiltration der Pia mit Rundzellen ist nach BIELSCHOWSKY da am meisten ausgeprägt, wo sie im Zusammenhang mit stärkeren in den Optikus eindringenden Bindegewebstrabekeln steht.

Das Wesen der beschriebenen Veränderungen ist von SCHIECK in einer primären „interstitiellen" Neuritis erblickt worden. Wenn man indessen kleine noch isolierte Herde untersucht, so findet man Zerfall der Nervenfasern ohne nennenswerte Veränderungen der Neuroglia mit geringer Zellvermehrung der Bindegewebssepten. Nach BIELSCHOWSKY sind die kleinsten Herde perivaskuläre, wie ja auch für die multiple Sklerose eine Beziehung der Herde zum Gefäßsystem am Zentralnervensystem festgestellt worden ist. Jedenfalls handelt es sich um einen rapiden primären Zerfall der Nervenfasern, der stellenweise auch die Neuroglia in Mitleidenschaft zieht und das reaktive Auftreten massenhafter Körnchenzellen zur Folge hat. Gerade da, wo der Zerfall der Nervensubstanz sich bis zur Bildung zystischer Hohlräume steigert, sind die entzündlichen Erscheinungen am Stützapparat wenig ausgesprochen. Mit diesem Zerfall der Nervenfasern gehen allerdings an vielen Stellen so starke entzündliche Erscheinungen an den Gefäßen und Bindegewebssepten einher, daß sie als „interstitielle Neuritis" und nicht bloß als eine Reaktion auf den Zerfall der Nervenfasern gedeutet werden müssen. Das Gift, welches so sowohl den Zerfall des Nervengewebes, als auch die Entzündung des Gefäßbindegewebsapparats verursacht, ist wahrscheinlich letzten Endes bei der Myelitis auf Infektion zurückzuführen.

Die naheliegende Vermutung, daß die Myelitis auf dem Wege der Meningen sich auf die Sehbahnen ausdehne, wird nicht nur dadurch widerlegt, daß keine

Meningitis vorhanden zu sein braucht, sondern auch die entzündlichen Veränderungen der Sehnervenscheiden durchschnittlich so gering sind, daß BIELSCHOWSKY sie als sekundäre von den Septen sich fortsetzende auffaßt.

3. Enzephalitis.

Eine große Analogie mit den Sehnervenveränderungen bei Myelitis zeigen diejenigen, welche WEHRLI[1] bei akuter nicht eitriger Enzephalitis (jetzt als Encephalitis lethargica bezeichnet) beschrieben hat: der Patient war mit reflektorischer Pupillenstarre an akuter Neuritis retrobulbaris erblindet, zeigte zerebrale Erscheinungen, Sprachstörungen, linksseitige Hemiplegie und starb

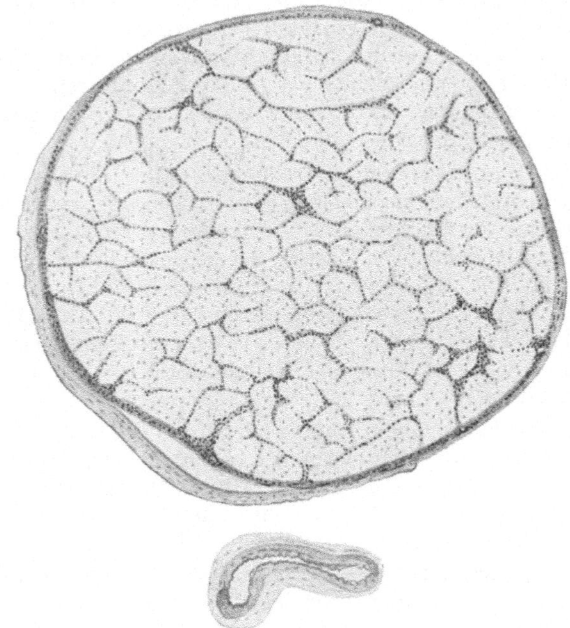

Abb. 73. Sehnervenentzündung bei akuter nicht eitriger Enzephalitis. Starke Infiltration der Septen und teilweise der Pia. (Zeichnung WEHRLIs.)

unter bulbären Symptomen. Es fanden sich enzephalitische Herde im Stabkranz, Mark des Gyrus centralis anterior, temporalis I der rechten, Gyrus frontalis III und angularis der linken Hemisphäre. Außer ödematöser Durchtränkung der Papillen zeigten sich disseminierte neuritische Herde, die Verfasser als „interstitiell" entzündliche beschreibt. Die Herde, die zum Teil in der Wand der Gefäße, zum größten Teil in den perivaskulären Lymphräumen und dem benachbarten Bindegewebe liegen, bestehen im wesentlichen aus Lymphozyten, vermehrten Bindegewebskernen, Körnchenzellen und vereinzelten polymorphkernigen Leukozyten. Eine geringe Zahl von Rundzellen ist in das Innere der Nervenbündel eingedrungen. Die Gliazellen sind vergrößert und vermehrt (Abb. 74), das Glianetz verdichtet.

---

[1] Ich zitiere nach dem mir vom Verfasser freundlichst überlassenen Manuskript des Vortrages „Über die akute, nicht eitrige, nicht hämorrhagische Sehnerven-Großhirnentzündung der Erwachsenen (Optico-Encephalitis acuta non purulenta), Ges. d. Schweiz. Augenärzte 25. u. 26. Mai 1918, ref. Klin. Monatsbl. f. Augenheilk. Bd. 61, S. 465, 1918. Auch die Abbildungen sind Kopien der Zeichnungen von WEHRLIs Präparaten.

Außer der Verbreiterung der Septen durch die entzündliche Infiltration (Abb. 73 u. 74), perivaskulärem und periseptalem Ödem zeigen die Nervenfasern selbst in den peripherischen Teilen der komprimierten Bündel nur da Zerfall (der Markscheiden, in einzelnen Bündeln auch der Achsenzylinder), wo sie an die infiltrierten Septen angrenzen.

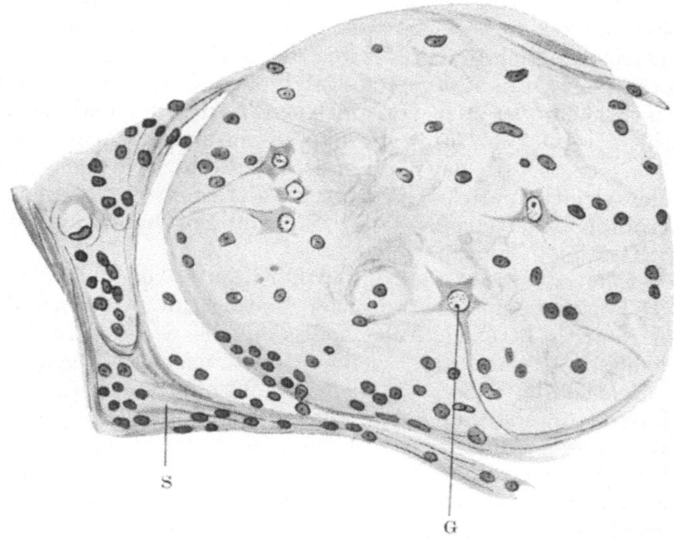

Abb. 74. Sehnervenentzündung bei akuter nicht eitriger Enzephalitis (Encephalitis lethargica). S Infiltriertes Septum, in dem angrenzenden Nervenbündel stark vergrößerte Gliazellen G. (Zeichnung WEHRLIS.)

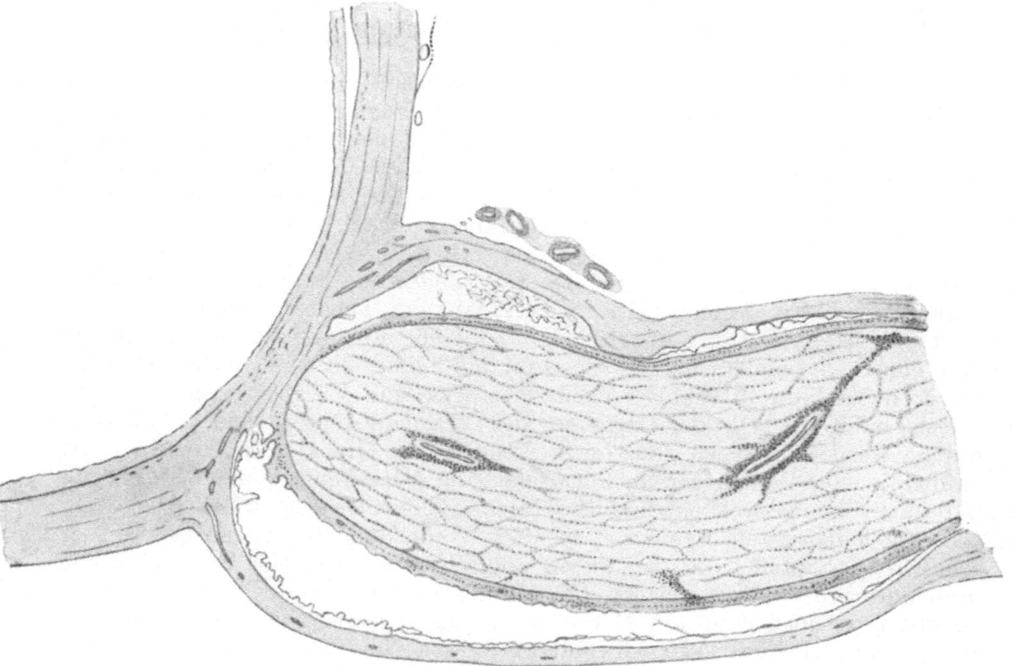

Abb. 75. Sehnervenentzündung bei akuter nicht eitriger Enzephalitis. Infiltrationsherde in der Umgebung der Zentralgefäße. (Zeichnung WEHRLIS.)

Die Verteilung der Entzündungsherde, die erst 6 mm hinter dem Bulbus beginnen, läßt einen Zusammenhang mit der Gefäßverteilung wie bei der Myelitis erkennen. Im orbitalen Optikus befinden sich besonders starke Infiltrationsherde an der Eintrittsstelle der Zentralgefäße durch die Duralscheide und an ihrer Umbiegungsstelle nach vorn, während der hinterste orbitale Abschnitt des Sehnerven nur sehr geringe entzündliche Veränderungen aufweist. Dieselben werden stärker im knöchernen Kanal, um dicht vor dem Chiasma die größte Intensität zu erreichen, sich in das Chiasma und auch in den Tractus opticus fortzusetzen. Im orbitalen Optikus liegen die Entzündungsherde zwar im wesentlichen axial, zugleich dringen aber auch von einzelnen Herden der Pialscheide her perivaskuläre Infiltrate (s. Abb. 75) in die Septen ein und erzeugen eine periphere „interstitielle" Neuritis. An den Optikusscheiden läßt sich bei normaler Dura im Bereich der Orbita und des Kanals eine disseminierte Perineuritis nachweisen; die größten Rundzellenherde der Pia sind gewöhnlich an die Anwesenheit größerer Gefäße gebunden.

Wehrli betont mit Recht, daß ein von Elschnig bereits 1893 veröffentlichter Fall (Klinischer und anatomischer Beitrag zur Kenntnis der akuten retrobulbären Neuritis. Arch. f. Augenheilk. Bd. 26, S. 56, Fall 4), fälschlich zur Neuromyelitis gerechnet wird, vielmehr zur Enzephalitis gehört und dem von ihm veröffentlichten äußerst ähnlich ist. Wehrli hat aber das Verdienst durch Serienschnittuntersuchung den sicheren anatomischen Beweis erbracht zu haben, daß von einer direkten Fortleitung der Entzündung von den Gehirnherden zur Sehbahn keine Rede sein kann, daß vielmehr die diskontinuierlichen Herde der Sehbahn wie bei der Myelitis selbständig entstehen und letzten Endes auf eine Verschleppung von anderen Herden im Körper oder eine im Blut kreisende Noxe zurückzuführen sind.

IV. Tuberkulöse Sehnervenveränderungen.

Die Tuberkulose tritt am Chiasma und am Sehnerven an jeder Stelle seines Verlaufs vom Austritt aus dem Chiasma bis zur Papille hin auf. Die Veränderungen, bei welchen die tuberkulösen Entzündungen, die Bildung miliarer Tuberkel oder der tuberkulösen Granulationsgeschwulst prävalieren können, betreffen die Scheiden, den Nervenstamm oder beide. Analog wie bei der Lues „spielt sich die häufigste tuberkulöse Erkrankung des Sehnervenstammes in den Meningen desselben ab, und zwar in einer beträchtlichen Anzahl von Fällen fortgepflanzt von den Meningen der Gehirnbasis, doch auch für sich allein vorkommend" (v. Michel: Die Tuberkulose des Sehnervenstammes).

Das Chiasma kann unabhängig von einer Erkrankung der Hirnhäute von Tuberkeln befallen werden (Sisaric), am häufigsten wird es aber sekundär ergriffen durch die tuberkulöse Basilarmeningitis, die sich ebenso wie die syphilitische mit Vorliebe in der Umgebung des Chiasma lokalisiert und das Chiasma durch Ablagerung eines gallertigen Exsudats in Mitleidenschaft zieht. Die Infiltration der Pia dringt auch zwischen die Nervenbündel des Chiasma ein und führt dann durch entzündliche Bindegewebswucherung wie bei jeder am Chiasma lokalisierten Meningitis zu einer Verdickung der normalerweise hier sehr zarten Septen. Die von diesen abgeschnürten und von der Pialscheide umschlossenen Teile des Gliagewebes und der Nervenbündel nehmen Kugelform an und erscheinen dann auf Querschnitten als abgeschnürte in und unter der Pia gelegene „Perlen" (Wilbrand und Saenger: Die Erkrankungen des Chiasmas S. 233) von Glia und degenerierter Nervensubstanz. Die beistehende Abbildung eines Präparats (Abb. 76), das von einem an tuberkulöser Meningitis gestorbenen Kinde stammt, veranschaulicht diese Veränderungen am Chiasma. Dieselben setzen sich auf die Scheiden der intrakraniellen Sehnerven, den Scheidenraum mit eitrigem Exsudat erfüllend, mit oder ohne Bildung miliarer Tuberkel fort.

Durch Perivaskulitis und Vaskulitis sowie Tuberkelbildung an und in den Gefäßen der Pia kann es zu Blutaustritten kommen, so daß der intrakranielle Optikus „mit kleinen Blutungen bestippt sein kann" (M. SÄNGER).

Diese Form der tuberkulösen Entzündung kann nach dem Foramen opticum hin abklingen oder orbitalwärts sich als Perineuritis und Neuritis fortsetzen, spezifisch tuberkulöse Veränderungen kommen bei diesen deszendierenden Prozessen vor, bilden aber nicht die Regel; vielmehr wurden sie von IGERSHEIMER in 10 Fällen von Meningitis tuberculosa vermißt, obwohl vereinzelt

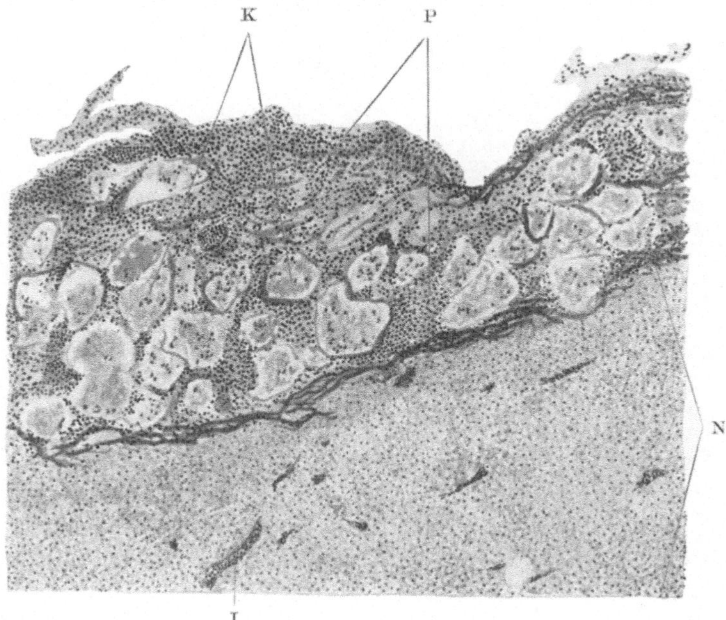

Abb. 76. Chiasma bei Meningitis tuberculosa. Frontalschnitt. P Entzündliche Wucherung der Pia. K Abgeschnürte Kugeln von Gliagewebe und degenerierten Nervenfasern. N Nervenfasern mit Kernvermehrung. I Infiltrierte Gefäßwand. Vergr. 84fach. (Eigenes Präparat.)

Tuberkelbazillen auch im Scheidengewebe des orbitalen Sehnervenabschnittes gefunden wurden. Als einen regelmäßigen Befund stellte IGERSHEIMER Makrophagen im Optikusscheidenraum fest, d. h. große kuglige einkernige Zellen, welche wohl als Histiozyten von adventitieller oder endothelialer Herkunft aufzufassen sind. Die Makrophagen waren nach IGERSHEIMERs Ansicht wahrscheinlich wie die Tuberkelbazillen nur mechanisch vom Chiasmaexsudat in den Scheidenraum fortgeschwemmt. Spezifische tuberkulöse Veränderungen, die sich kontinuierlich vom Chiasma bis zum intrabulbären Ende des Optikus erstrecken, bilden eine seltene von SATTLER und CHIARI geschilderte Ausnahme:

Bei einem 5jährigen Knaben mit tuberkulöser Basilarmeningitis war die rechte Hälfte des Chiasma und des rechten Sehnerven von einer haselnußgroßen Geschwulst eingenommen, die aus einer 1 mm dicken Rindenschicht von grauer Farbe und einer zentralen gelben käsigen Masse bestand. Die letztere hörte sofort nach Eintritt in die Orbita auf, die periphere Schicht ging aber unmittelbar über in die hintere Hälfte der die Augenhöhle erfüllenden vorn leicht eitrig infiltrierten und viele frische submiliare Tuberkel enthaltenden Schwiele, die nach Exstirpation einer tuberkulösen Granulationsgeschwulst der Orbita zurückgeblieben war. Die während des Lebens aus der Orbita exstirpierte Geschwulst hatte einerseits mit dem Sehnerveneintritt, andererseits mit dem Foramen opticum in organischer Verbindung gestanden. In dem die Substanz des Sehnerven substituierenden Granulationsgewebe, in welchem von dem Balkenwerk der Lamina cribrosa nichts zu entdecken war, waren typische Tuberkel eingesprengt. Auch die Scheiden waren in tuberkelhaltiges Granulationsgewebe mit teilweisem Zerfall zu körnigem Detritus verwandelt. Die mit lymphatischen Zellen durchsetzte Sehnervenpapille war enorm geschwellt, die umgebenden Netzhautteile enthielten Tuberkel.

Diesem Prozeß der Bildung submiliarer Tuberkel, der lymphoiden Infiltration der Gewebe und der Substitution durch dichtes, gefäßarmes, Tuberkel enthaltendes Granulationsgewebe sowie der Nekrose der so veränderten Gewebe war der ganze rechte Sehnerv mitsamt seinen Scheiden vom Chiasma bis zur Ausbreitung in der Netzhaut erlegen, derselbe Prozeß hatte auch die angrenzenden Teile des Orbitalzellgewebes ergriffen.

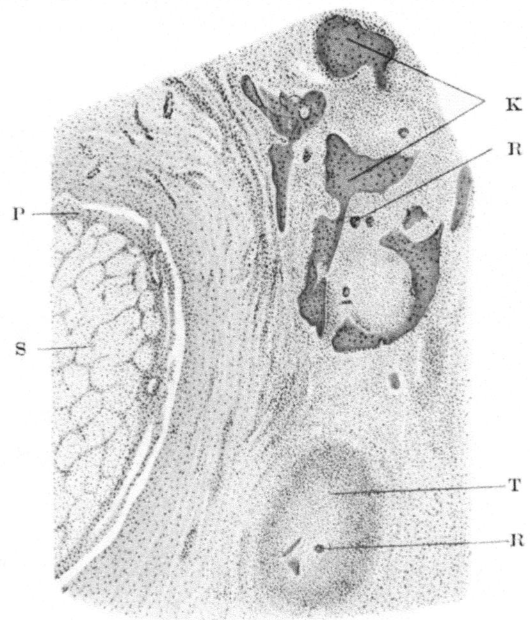

Abb. 77. Tuberkulose der Sehnervenscheiden mit Bildung von Knochenbälkchen. K Knochenbälkchen in der entzündlich verdickten Dura. R Riesenzelle. T Tuberkel. P Infiltrierte Pia. S Querschnittssegment des entzündeten Sehnervenstammes. Hämatoxylin. Vergr. 20fach. (Nach einem Präparat v. Michels.)

Fast immer erstreckt sich die Tuberkelbildung im Chiasma auch auf einen oder beide intrakranielle Sehnerven; die tuberkulöse Geschwulst, die Haselnuß- bis Kirschgröße erreichen kann, setzt sich auf die angrenzenden Sehnerventeile fort, die in eine käsige Masse verwandelte Nervensubstanz pflegt von einer Schicht tuberkulösen Granulationsgewebes umgeben zu sein.

In der einzigen mir aus der Literatur bekannten Ausnahme von tuberkulöser sich auf das Chiasma beschränkenden Geschwulstbildung wird nur der makroskopische Befund geschildert (Hjort): Bei zerebraler und Hirnhauttuberkulose fand sich in der rechten Hälfte des Chiasma ein im Zentrum erweichter Tuberkel von Haselnußgröße und grüngelber Farbe mit hügliger Peripherie wie von kleinen konfluierenden Tuberkeln zusammengesetzt, ringsum von einer dünnen Schicht halb durchscheinender Markmasse umgeben. Der rechte Sehnerv kleiner als der linke, zeigte sich zum Teil durchscheinend.

Ebenso ist auch eine isolierte tuberkulöse Geschwulstbildung des intrakraniellen Sehnerven ohne Mitbeteiligung des Chiasma nur einmal makroskopisch geschildert, die Schilderung gehört zu den ältesten auf diesem Gebiete veröffentlichten Beobachtungen (CRUVEILHIER): Bei tuberkulöser Basilarmeningitis fand sich ein haselnußgroßer Tuberkel im Zentrum des rechten Sehnerven, von einer weißen Schicht von Nervengewebe umgeben. Der Tumor hatte zur Erweiterung der Sella turcica geführt, so daß ihr sagittaler Durchmesser rechts 5 mm länger war als links. Beim Austritt aus dem Tumor war der Sehnerv nicht atrophisch, das Chiasma und der linke Sehnerv zeigten nichts Abnormes.

Der orbitale Abschnitt des Sehnerven kann, ohne daß die Tuberkulose vom intrakraniellen Teile fortgeleitet ist, isoliert erkranken. „Tuberkulöse Knötchen können an verschiedenen Stellen im Duragewebe, in den Piafortsätzen des Sehnerven, sowie im Bindegewebe der Zentralgefäße oder in der Adventitia der letzteren vorhanden sein" (v. MICHEL) (Abb. 78). Die Bildung der tuberkulösen Knötchen wird von einer Perineuritis und Neuritis begleitet oder tritt auch ohne nennenswerte entzündliche Reaktion auf. In älteren Stadien können die Knötchen Umwandlung in Bindegewebe zeigen, sei es, daß die Epitheloid- und Riesenzellen von einer bindegewebigen Kapsel umgeben sind oder daß das Bindegewebe von der Peripherie vordringend den größten Teil des Tuberkels bildet. Auch Verkalkungen mit metaplastischer Ossifikation werden beobachtet, wie Abb. 77 veranschaulicht.

Die Prädilektionsstelle für Tuberkel im orbitalen Sehnervenstamm selbst bilden der Gefäßtrichter des Sehnerven und die Papille, und zwar tritt hier die Tuberkulose am häufigsten in Form der Granulationsgeschwulst auf. Der Sehnervenkopf ragt dann als graugelbe Masse pilzförmig in den Glaskörper vor. Aus einer Reihe von im wesentlichen übereinstimmenden Beobachtungen gebe ich eine von VERDERAME veröffentlichte als typische wieder.

In der Papillengegend des enukleierten Auges erkennt man eine breit aufsitzende pilzförmige graugelbliche Tumormasse, die etwa 5 mm hoch und 6 mm breit ist. Die in den Glaskörper prominierende Geschwulst überragt nach den Seiten hin die benachbarten Chorioidealpartien und läßt sich nach hinten bis etwa zur Lamina cribrosa verfolgen. Die Netzhaut ist total abgelöst, Glaskörper und subretinaler Raum werden von Exsudatmassen eingenommen. Mikroskopisch besteht die Geschwulst aus typischen Tuberkeln. Im Innern der Knötchen liegen sehr reichlich Riesenzellen vom LANGHANSschen Typus mit großem von nekrotischen Massen eingenommenen Zelleib. Stellenweise geht die typische Anordnung verloren, die Knötchen verschmelzen miteinander. In den bindegewebigen Partien des Tumors trifft man mit Leukozyten vollgepfropfte Lymphgefäße und reichliche obliterierende Blutgefäße. In der Nähe der Lamina cribrosa tritt an Stelle der beschriebenen Veränderungen eine fast gleichmäßige Durchsetzung des Nervengewebes mit Lymphozyten, so daß ein allmählicher Übergang der Geschwulst in den Sehnervenstamm stattfindet. Nur an einer Stelle der Lamina cribrosa liegt eine starke Zellinfiltration, in deren Bereich das Balkenwerk der Lamina cribrosa kaum noch zu entdecken ist. Diese Infiltration dringt in die benachbarten Skleralpartien und führt zur Bildung eines submiliaren Tuberkels, der von den Sklerallamellen umgeben wird und nach einer Seite bis an die Chorioidea reicht.

Im Sehnervenstamm sonst nichts Besonderes. Das Lumen der Zentralgefäße, deren Wandungen verdickt sind, ist an einzelnen Stellen von Granulationsmassen verlegt. Die Optikusscheiden zeigen Rundzellenvermehrung, aber keine Tuberkel. Außerdem Chorioiditis tuberculosa und Iritis. In dem Solitärtuberkel der Papille wurden Tuberkelbazillen nachgewiesen.

Abweichend von dieser Schilderung können sich neben dem Solitärtuberkel der Papille auch Tuberkel im Sehnervenstamm finden, die Fasern der Lamina cribrosa können nach hinten gedrängt oder zerstört werden, der tuberkulöse Prozeß kann sich einerseits seitlich auf die benachbarte Retina fortsetzen, andererseits nach hinten — aber nur ausnahmsweise — über die zerstörte Lamina cribrosa hinaus auf den Sehnervenstamm ausdehnen (COATS), auch der Scheidenraum kann von Tuberkeln erfüllt sein (s. Abb. 79).

Bemerkenswert ist, daß gerade die Granulationsgeschwulst der Papille nicht immer den für Tuberkulose charakteristischen Bau zu zeigen braucht und daher die rein anatomische Diagnose auf Schwierigkeiten stoßen kann. So

wurden in dem Falle von COATS zwar in dem „Granulom" der Papille Tuberkelbazillen nachgewiesen, histologisch bestand es aber aus Rund- und Spindelzellen, einigen Riesenzellen und nekrotischen Massen. Da die spärlichen Gefäße
außerdem durch Endothelwucherung und Wandverdickung stark verengt
waren, so hebt der Verfasser selbst hervor, daß auch die Diagnose einer Gummigeschwulst in dem histologischen Aufbau des Granuloms ohne den Tuberkel-
bazillennachweis eine Stütze gefunden haben würde.

In älteren Stadien der Geschwulstentwicklung werden außer nekrotischen
Teilen auch fibröse Vernarbungen der Tuberkel gefunden (JAKOBS).

Außer dieser im engeren Sinne des Wortes primären Tuberkulose kommen
am **orbitalen** Abschnitt des Sehnerven auch **fortgeleitete,** durch Übergreifen
einer intraokularen oder orbitalen Tuberkulose entstandene Veränderungen
vor: Aderhauttuberkel können den Sehnerven infiltrieren und den intrabulbären
Abschnitt komprimieren (EMANUEL), die Papille kann durch den Aderhauttuberkel nach der Seite gedrängt werden (SALOMONs Fall zitiert bei VERDERAME);

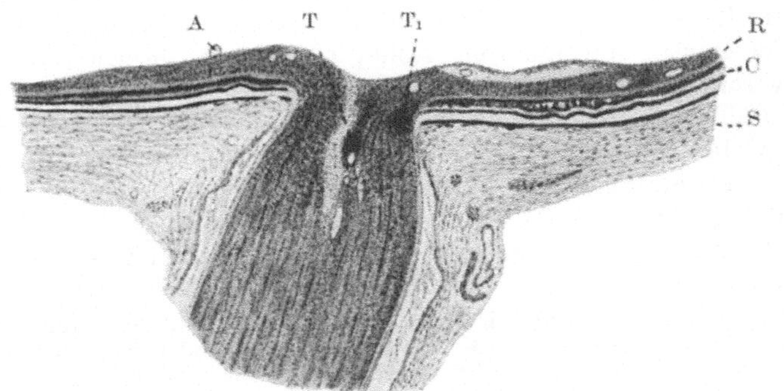

Abb. 78. Tuberkulose des Sehnerven nach v. MICHEL. S Sklera. C Chorioides. R Retina. A Arterie
in der Retina. T Tuberkel neben der Vena centralis. T₁ Tuberkel an der Grenze der Chorioides.
Vergr. 6fach. (Aus: Die Tuberkulose des Sehnervenstammes. Münch. med. Wochenschr. 1903.)

in diesem Falle hatte ein Fortsatz des Aderhauttumors die Lamina cribrosa
durchbrochen und setzte sich in die Sehnervenscheide fort. In ähnlicher Weise
hatte sich in einer von CARGILL und MAYOU geschilderten Beobachtung ein an
der Außenseite des intrabulbären Optikusabschnitts gelegener Aderhauttuberkel
auf die Außenseite des Sehnerven ausgedehnt. Indem die tuberkulöse Masse
nach hinten durch die Lamina cribrosa hindurch fortschritt, drückte sie auf
den Nerven und die Netzhautgefäße und erzeugte so eine starke Schwellung
und Ödem der Papille, die an der Außenseite der letzteren besonders ausgeprägt
waren.

Die Beteiligung des Sehnervenstammes bei tuberkulösen intraokularen
Erkrankungen kann auch auf dem Wege der perivaskulären Lymphscheiden
erfolgen und dann den Zentralgefäßen folgend aszendieren. R. BERGMEISTER
fand bei einem Falle von tuberkulöser Aderhauterkrankung mit Papillen- und
Netzhautnekrosen zwei größere voneinander getrennte periphlebitische Knoten
im Optikusstamm, welche mit breiten perifokalen Zonen nekrotisch waren und
Tuberkelbazillen enthielten, der eine saß in der Nähe der Eintrittsstelle der
Zentralgefäße, der zweite an einem rückläufigen Nebenast der Zentralvene in
der Nähe des orbitalen Teils des Foramen opticum. Außerdem hatten sich
durch kontinuierliches Wachstum vom intraokularen Sehnervenende aus Konglomerattuberkel im Subdural- und Subarachnoidealraum des Optikus gebildet.
Einen ähnlichen Fall einer auf dem Wege der perivaskulären Lymphscheiden

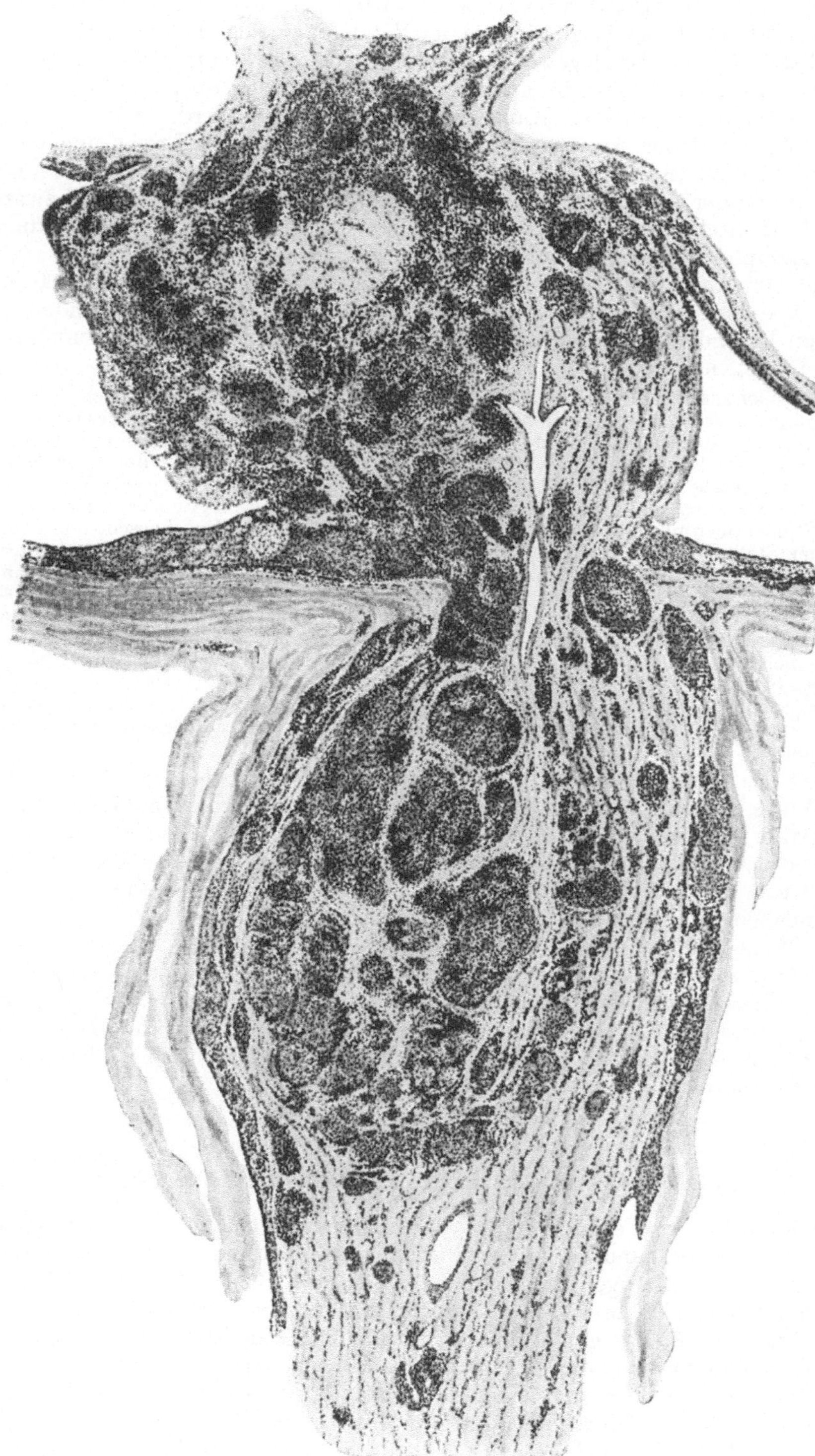

Abb. 79. Solitärtuberkel der Papille mit fibröser Vernarbung und frischen Tuberkeln im Sehnervenstamm und den Scheidenräumen. (Nach JAKOBS: Klinischer und mikroskopischer Beitrag zur Solitärtuberkulose der Papilla nervi optici. Klin. Monatsbl. f. Augenheilk. Jg. 50, Bd. 2, S. 43. 1912.)

50*

aszendierenden Sehnerventuberkulose hat Mauksch beschrieben. Bei Schwartenbildung der Aderhaut und Perivaskulitis der Netzhaut war der Sklerochorioidealkanal vollständig von Bindegewebe ausgefüllt, von den Zentralgefäßen keine Spur mehr zu finden, 6 mm hinter der Lamina cribrosa lag mitten im Sehnerv ein von einer derben fibrösen Kapsel umschlossener Käseherd. Aussaat von Tuberkelknoten auf der Arachnoides. Mauksch kommt nach Erörterung verschiedener Entstehungsmöglichkeiten zu dem Schluß, daß die Sehnervenerkrankung von der Achse des Optikus ihren Ausgang genommen hat, und zwar von den Lymphscheiden der Zentralgefäße, welche wiederum die Erkrankung von den Lymphscheiden der Netzhautvenen fortleiteten.

Bei der Seltenheit der Tuberkulose der Orbita und speziell des retrobulbären Gewebes ist es erklärlich, daß die Beobachtungen einer hierdurch entstandenen sekundären Veränderung des Optikus ganz vereinzelte sind (Birch-Hirschfeld, Rochon Duvigneaud).

Birch-Hirschfelds Fall ist dadurch bemerkenswert, daß der Sehnerv nach Ablauf der Entzündung untersucht werden konnte. Es hatte nämlich eine Tuberkulose des Orbitalgewebes, die mikroskopisch das Bild einer einfachen chronischen Entzündung ohne Tuberkel darbot aber Tuberkelbazillen enthielt, an umschriebener Stelle zwischen Bulbus und Eintritt der Zentralgefäße auf die Duralscheide und das Sehnervengewebe übergegriffen. Die Duralscheide war durch ein wirres Geflecht von Bindegewebsfasern an zwei gegenüberliegenden Stellen oben und unten um das Fünffache verbreitert; der Zwischenscheidenraum war an einer Stelle völlig geschwunden, die Dura grenzte unmittelbar an die Pia. An der medialen Seite wurde die Pia von dichtgefügtem Bindegewebe durchbrochen, das sich in den Sehnervenstamm erstreckte und einen größeren Bezirk des Sehnervenstamms substituierte. In der Nachbarschaft waren die Nervenfaserbündel partiell degeneriert, die Bindegewebsfasern verdickt, zwischen ihnen die Gliafasern ohne wesentliche Vermehrung der Kerne dicht zusammengedrängt. Es war also der wahrscheinlich entzündliche Prozeß vollständig abgeklungen, die Dura in eine dichte Narbe verwandelt und die Bindegewebssepten des Sehnerven in analoger Weise verdickt. Die Degeneration der Nervenfasern kann entweder eine Folge der Bindegewebswucherung oder der vorausgegangenen Entzündung gewesen sein.

Die Art des Auftretens und die Verbreitung der Tuberkulose im Sehnerven lehrt, daß ihre Entstehung keine einheitliche ist. Sie kann erstens auf dem Wege der Blutbahn zustande kommen, wie z. B. bei den meisten Fällen von Solitärtuberkulose der Papille, sie kann zweitens von der Nachbarschaft übergreifen, sei es daß tuberkulöses Gewebe vom Bulbus, dem Orbitalgewebe oder kariösen Schädelknochen in den Sehnerven eindringt. Drittens kann die Tuberkulose auf dem Wege der perivaskulären Lymphscheiden von einer intraokularen Erkrankung aus aszendierend auf den Optikus fortschreiten, viertens kann sie auch deszendierend von den Hirnhäuten aus den Optikus befallen, sei es, daß spezifisch tuberkulöse Veränderungen mehr oder weniger kontinuierlich sich ausbreiten oder, wie es häufiger der Fall ist, lediglich entzündliche Veränderungen am Sehnervenstamm und seinen Scheiden Platz greifen.

V. Syphilitische Sehnervenveränderungen.

Die syphilitischen Veränderungen des Sehnerven gehen am häufigsten von den Scheiden aus, und da die zur anatomischen Untersuchung kommenden syphilitischen Erkrankungen der Sehbahn meist mit Hirnsyphilis kompliziert sind, so handelt es sich in diesen Fällen meist um einen von den Hirnhäuten fortgeleiteten Prozeß, der gemäß der vorwiegenden Lokalisation der basilaren syphilitischen Meningitis in der Gegend des Chiasma von diesem seinen Ausgang nimmt. Von der verdickten und zellig (Lymphozyten, Plasmazellen) infiltrierten Pia dringt die zellige Infiltration in die Nervensubstanz; so kommt es zu einer Perineuritis und Neuritis, bei welcher die bindegewebige Verdickung der Septen einen besonders hohen Grad zu erreichen pflegt. Die Zerstörung der Nervensubstanz kann auch durch hinfälliges Granulationsgewebe, das zu einer schon makroskopisch erkennbaren Verdickung führt, erfolgen, so daß dann eine wirklich gummöse Entzündung vorliegt.

Die Erkrankung des Chiasma kann einerseits auf die Tractus optici übergreifen, die allerdings — wenn auch sehr selten — primäre gummöse Veränderungen aufweisen können, andererseits die intrakraniellen Optici in Mitleidenschaft ziehen. Dem perineuritischen Ursprung entsprechend ist, wenn die Infiltration nicht weit vorgeschritten ist, die Zellanhäufung an den peripherischen Teilen des Optikusquerschnitts am stärksten und die konsekutive Atrophie betrifft vorwiegend die Randteile. Die entzündlichen Veränderungen setzen sich deszendierend aber an Intensität abnehmend in die Orbita fort, oder die Entzündung hört hier ganz auf, und an Stelle der neuritischen tritt die deszendierende bulbuswärts abnehmende Atrophie. Die ebenfalls vorkommende Stauungspapille sei hier nur mit Verweisung auf den betreffenden Abschnitt erwähnt.

Von diesem typischen Verhalten der vom Schädelraum nach der Augenhöhle absteigenden Entzündung kommen Ausnahmen vor: die perineuritischen und neuritischen Veränderungen können retrobulbär stärker als im hinteren Abschnitt der Orbita sein oder sie beschränken sich im wesentlichen auf den orbitalen Abschnitt des Optikus, so daß in den letzteren Fällen eine selbständige, d. h. keine vom intrakraniellen Abschnitt fortgepflanzte Entzündung vorliegt. Unter anderem wird ein solcher Fall von WILBRAND und SAENGER (Neurologie des Auges. Bd. 5, S. 201) geschildert:

Bei einer 63jähr. Frau, die frische Lues gehabt und an linksseitiger Sehnervenatrophie gelitten hatte, waren am peripherischen Ende des linken Sehnerven die Gefäße der Scheiden und des Sehnerven hochgradig verdickt, von den Nervenfasern nur das papillomakuläre Bündel erhalten, die Septen in der übrigen Partie des Querschnitts verdickt und kolbig geschwollen. Weiter rückwärts nach der Gegend des Canalis opticus hin nahm die Zellvermehrung rapide zu, während die Bindegewebsentwicklung mehr in den Hintergrund trat. Die Partien von erhaltenen Nervenfasern nahmen an Größe zu. Intrakraniell trat die Bindegewebswucherung noch mehr in den Hintergrund, die aszendierende Atrophie verlor sich allmählich im Chiasma.

Der älteste Herd liegt hier also im Sehnervenstamm nahe dem Bulbus, weil hier zellenarmes Bindegewebe überwiegt, je weiter nach hinten im orbitalen Verlauf des Optikusstammes, um so deutlicher werden die Strukturverhältnisse des Optikus und die starke kleinzellige Infiltration. Im ganzen orbitalen Verlauf des Nerven bis durch das Foramen opticum hindurch bestand eine sehr starke größtenteils zellenarme Perineuritis.

Außer diesen in der Regel von den Scheiden ausgehenden Entzündungen kommen ausnahmsweise auch primäre gummöse im Nervenstamm selbst vor, die sich als mehr oder minder starke Verdickung, aber keineswegs analog der Tuberkulose als isolierte mikroskopisch erkennbare Gummigeschwulst repräsentieren.

UHTHOFF, dem wir die umfassendsten und grundlegenden Untersuchungen über die Veränderungen des optischen Leitungsapparats bei Hirnsyphilis verdanken, schildert einen solchen Fall von gummöser Erkrankung des Nervenstamms (Fall 2 der Monographie in Graefes Archiv): Der linke intrakranielle Optikus war vom Chiasma bis zum Canalis opticus erheblich dicker als normal und gleichmäßig zylindrisch aufgetrieben. Wie aus der Abbildung des vordersten Teils des Chiasma hervorgeht, ist die Volumenzunahme der linken Chiasmahälfte zum geringsten Teil auf eine Verdickung der Pia und hauptsächlich auf eine solche der Nervensubstanz selbst zurückzuführen. Die Veränderungen, die am linken intrakraniellen Optikus die gleichen waren, beschreibt UHTHOFF als gummöse Neuritis mit gleichzeitiger leichter Perineuritis, die Neuritis stellte sich als diffuse „interstitielle" Neuritis mit Gefäßwucherung und entzündlicher Infiltration in der Umgebung dieser Gefäße nebst totaler Atrophie der Nervenfasern dar. Bei dieser gummösen Neuritis kann das Nervengewebe ähnlich wie die Gehirnsubstanz selbst vollständig zerstört werden und zu einer breiigen Masse zerfallen (z. B. Beobachtung 197 bei NONNE).

Solche gummösen primär im Sehnervenstamm auftretenden Prozesse beschränken sich nicht auf den intrakraniellen Abschnitt, sondern kommen auch am orbitalen Teil vor, wie die folgende eigene allerdings vereinzelt dastehende Beobachtung beweist:

In einem Fall von großer Gummigeschwulst der Großhirnhemisphäre, bei welchem nur der orbitale Teil des Sehnerven zur anatomischen Untersuchung gelangte, ist der eine Sehnerv etwa 5 mm hinter der Sklera spindelförmig aufgetrieben, hier hat ein gummöses Granulationsgewebe mit neugebildeten Gefäßen, das zum Teil nekrotisch zerfallen ist, das Nervengewebe vollständig substituiert (s. Abb. 80). Vom Nerven sind nur die stark verdickten Bindegewebszüge einzelner Septen erhalten, auch die Zentralgefäße sind nicht mehr erkennbar. Die Scheiden sind schwielig verdickt, in ein fibröses zellarmes aber vaskularisiertes Gewebe verwandelt, der Scheidenraum ist zum Teil aufgehoben. Da auch die Pia dieses Abschnitts in dem Granulationsgewebe zum Teil untergegangen ist, so ist der Beweis für das primäre Auftreten der gummösen Nekrose im Sehnervenstamm selbst nicht absolut sicher. Jedenfalls liegt in ihm der Hauptherd. Bemerkenswerterweise handelt es sich hier nicht um einen deszendierenden, sondern einen im vorderen Abschnitt des orbitalen Sehnerven ohne Beteiligung der Papille lokalisierten gummösen Prozeß, denn die zerebralwärts hiervon gelegenen Teile des hinteren orbitalen Abschnitts zeigten nur leichte Perineuritis, und die bei der WEIGERTschen Markscheidenfärbung an der hinteren Grenze des nekrotischen Bezirks wie abgeschnitten aufhörenden Nervenfasern waren in ihrem weiteren orbitalen Verlauf kanalwärts gut zu verfolgen.

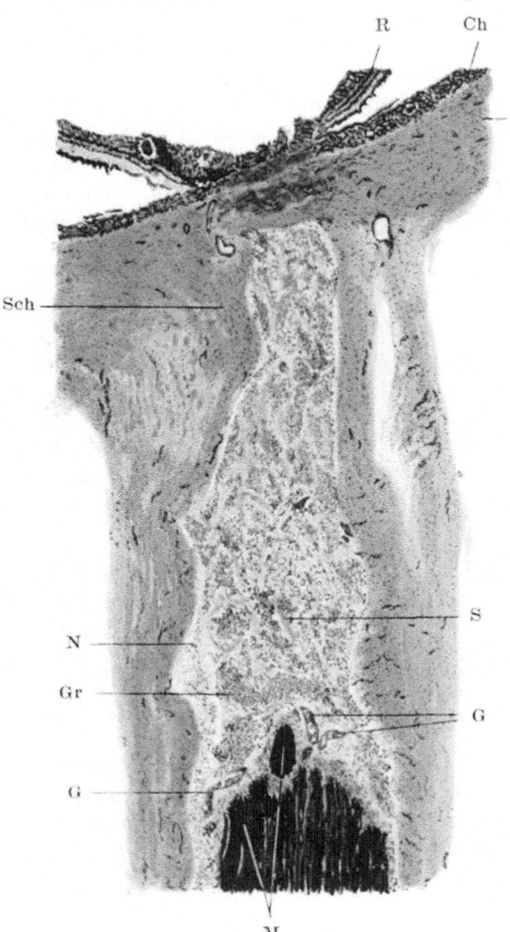

Abb. 80. Gummöse Entzündung des Sehnervenstammes. R Artefiziell abgelöste Retina. Ch Chorioides. Sk Sklera. Sch Narbige Schwiele der verwachsenen Scheiden. Gr Granulationsgewebe. N Nekrose. S Bindegewebsseptum. G Gefäß. M Markhaltige verklumpte Nervenfasern. WEIGERTS Markscheidenfärbung. Vergr. 12fach. (Eigenes Präparat.)

Während in diesem Fall der Bulbus selbst nicht erkrankt war, war in den übrigen wenigen bisher veröffentlichten Fällen von gummösen Veränderungen im vordersten Abschnitt des Optikus resp. der Papille zugleich eine intraokulare Entzündung vorhanden (JULER, WAGNER, STOCK, VERHOEFF, MATSUKAWA). Trotzdem handelte es sich um keinen von der Chorioidea oder Retina fortgeleiteten, sondern um einen den Sehnerven primär ergreifenden Prozeß. Der Optikusstamm war erheblich, zum Teil knollig verdickt, einschließlich der Papille von Rund- und Plasmazellen infiltriert. Mit Ausnahme der Beobachtung JULERs, wo nur eine entzündliche Infiltration festgestellt wurde (s. auch die Abb. 81), fanden sich in dieser Infiltration ausgedehnte bis in die Papille hineinreichende nekrotische Bezirke, in welchen die Nervenfasern völlig zerstört, die Wandung der Blutgefäße nekrotisiert und das Lumen derselben durch Thromben zum Teil verschlossen war. Wenn auch die Scheiden stark infiltriert und verdickt waren, so lag doch der Hauptherd der Erkrankung im Nervenstamm

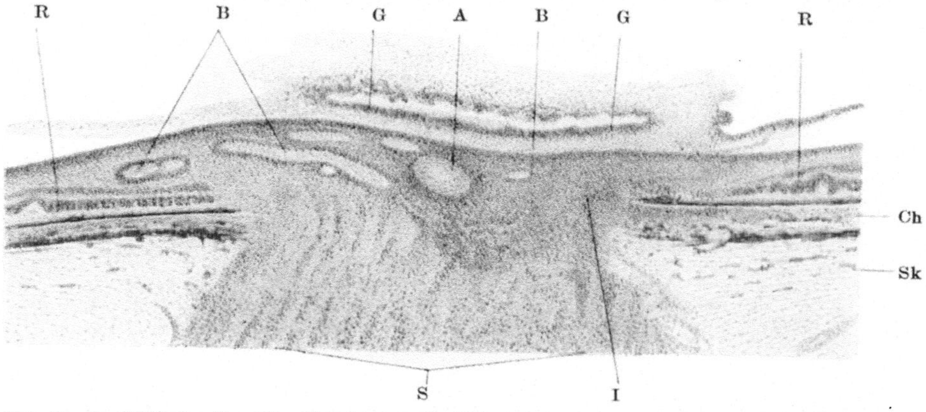

Abb. 81. Syphilitische Neuritis. S Sehnerv. Sk Sklera. Ch Chorioides. R Retina. A Kleinzellige Infiltration der Adventitia und der Umgebung und Wucherung der Intima. B Kleinzellige Infiltration der Adventitia und teilweise der Intima. I Hochgradige kleinzellige Infiltration der Papille, sich auf den angrenzenden Teil der Chorioides und Retina fortpflanzend. GG Rundzelleninfiltrat des Glaskörpers, die schlitzförmige Lücke ist Kunstprodukt. Hämatoxylin-Eosin. Vergr. 35fach. (Nach einem Präparat v. MICHELS.)

selbst. VERHOEFF gelang es, im Optikusstamm und den thrombosierten Zentralgefäßen massenhaft Spirochäten nachzuweisen, sie fehlten nur im subvaginalen Granulationsgewebe. Dieser positive Befund steht in bemerkenswertem Gegensatze zu dem negativen bei Tabes und Paralyse, da es bei diesen Erkrankungen bisher nicht gelungen ist, Spirochäten in der nervösen Substanz der Sehbahn nachzuweisen.

Die ausgedehnte Erkrankung der Gefäße, speziell der des Zentralnervensystems bei Syphilis bringt es mit sich, daß sie häufig die Veränderungen des Optikus begleitet und kompliziert, es fehlen aber einwandfreie Beobachtungen, welche eine primäre Veränderung der Gefäße mit sekundärer des Optikus beweisen (vgl. UHTHOFFs Ausführungen in Graefe-Saemisch a. a. O. S. 1054 und IGERSHEIMERs kritische Zusammenstellung in „Syphilis und Auge"). Allenfalls könnte eine Beobachtung von WILBRAND und SAENGER (Die Neurologie des Auges. Bd. 6, S. 3) hierzu gerechnet werden; sie betrifft aber einen 55jährigen zugleich an chronischem Alkoholismus leidenden Patienten: außer basaler gummöser Meningitis mit Gefäßveränderungen und Schwartenbildung am Chiasma fand sich am Boden desselben eine $^1/_2$ cm dicke Blutschicht. In der Achse beider Sehnerven lag eine ziemlich umfängliche Blutung, die sich bis in die Nähe des Foramen optici fortsetzte, wobei stellenweise im Bereich der hier sehr ausgesprochenen beträchtlichen Perineuritis gummosa auch wandständige Blutungen von verschiedenem Umfange zu konstatieren waren. An einzelnen Stellen, wo sich die gummöse Entzündung der Pia längs der Septen in das Sehnerveninnere als „interstitielle" Neuritis fortsetzte, lagen ebenfalls kleine Extravasate. Intrakraniell kurz vor dem Chiasma waren neben der starken entzündlichen Infiltration der Peripherie des linken Nerven an beiden Polen desselben große Extravasate vorhanden, während diese Blutungen am anderen Nerven inselförmig in der ganzen oberen Hälfte zerstreut lagen. Die eigentliche Quelle der größeren Blutungen war mit Sicherheit nicht zu ermitteln.

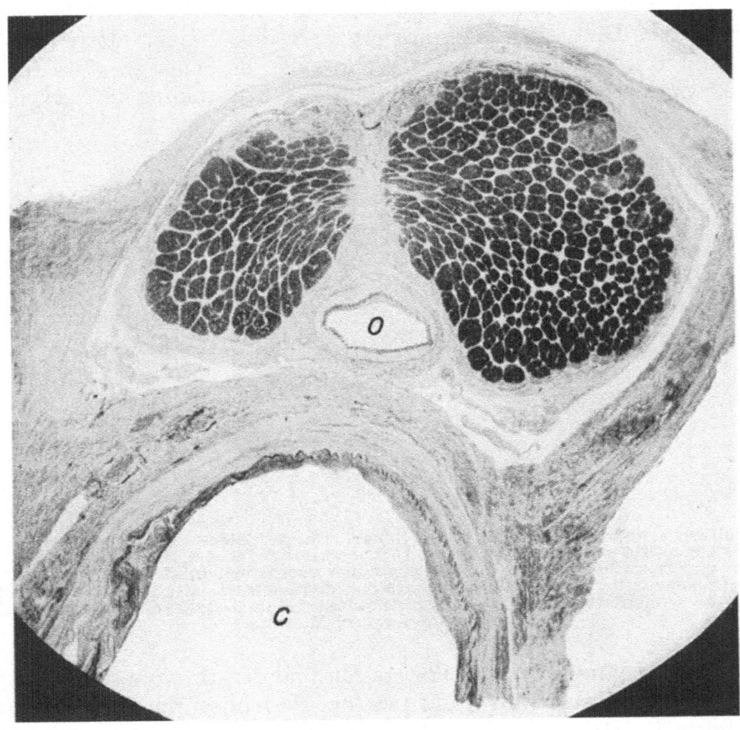

Abb. 82. Fall 21. Linker Sehnerv im Durchschnitt dicht hinter dem Foramen opticum über der erweiterten und verdickten Arteria ophthalmica (O) und der gleichfalls erkrankten Carotis (C). Entsprechend letzterer leichte Abplattung des Gesamtnerven. Über ersterer tiefe Einbuchtung der mittleren Sehnervengegend und Abplattung sämtlicher über derselben liegenden Nervenbündel in der Richtung eines Bogens um das erkrankte Gefäß. Vollständiger Schwund der nervösen Elemente in einer vertikal über der Einbuchtung gelegenen Zone von abgeplatteten Bündeln. (Ungefärbter Schnitt. Glyzerineinschluß.) Vergr. 15fach. Nach Otto.

VI. Sehnervenatrophie durch Druck benachbarter Gefäße und durch Zirkulationsstörung.

Unter den durch Druck der umgebenden Teile erzeugten Atrophien verdient diejenige eine gesonderte Besprechung, welche durch Druck erweiterter oder sklerotisch verdickter Gefäße entstehen kann. Zu ihrem Verständnis muß man sich die Topographie der Gefäße und des Sehnerven in der Schädelhöhle vergegenwärtigen: die Fortsetzung des knöchernen Canalis opticus nach der Schädelhöhle wird durch einen den Processus clinoideus anterior und Limbus sphenoidalis überbrückenden fibrösen Bindegewebszug gebildet, um welchen sich die Dura herumschlägt. Während dieser straffe Rand der Duraduplikatur den Optikus oben überdacht, streift unten an ihm die Carotis interna vorbei. Sie bildet hier einen nach dem knöchernen Kanal konvexen Bogen, aus dem die Arteria ophthalmica entspringt. An dieser Stelle liegt der Sehnerv mit seiner temporalen Hälfte der Carotis interna auf, im Beginne des knöchernen Kanals tritt dann die Arteria ophthalmica in die Duralscheide ein. Aus diesen topographischen Beziehungen wird es erklärlich, daß Aneurysmen oder arteriosklerotische Verdickungen der Carotis interna und ophthalmica auf den Sehnerven gerade in der fibrösen Fortsetzung des knöchernen Kanals Druckwirkungen ausüben können. Dieselben sind besonders eingehend von OTTO und LIEBRECHT studiert worden. Im knöchernen Kanal wird, da die Arteria ophthalmica bereits in die Duralscheide des Sehnerven eingetreten ist, ein Druck der Arterie auf den Nerven durch

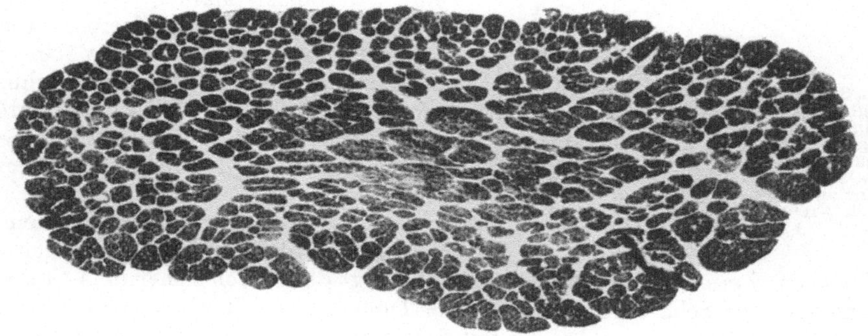

Abb. 83. Fall 10. Linker Sehnerv hinter dem Foramen opticum. Allgemeine Abplattung des Sehnerven, unten breite Einbuchtung entsprechend der erweiterten Karotis, Abplattung zentraler darüber liegender Nervenbündel in leichtem Bogen um die Einbuchtung, Verschmälerung ihrer Septen, atrophische Erscheinungen an einzelnen Bündeln (hellere Färbung). (Pal mit Boraxkarmin.) Vergr. 20fach. Nach OTTO.

das feste Scheidengewebe verhindert, die fibröse Fortsetzung des knöchernen Kanals ist dagegen die Stelle, wo der Nerv am häufigsten durch die arteriosklerotisch verdickte A. ophthalmica gegen die unnachgiebige fibröse Bedeckung gedrückt wird, indem sich die Arterie in den Sehnerven der Längsrichtung nach einbohrt (s. Abb. 82, 83). Eine zweite Stelle ist nach LIEBRECHT der Rand des häutigen Kanals nach der Schädelhöhle zu, wo der Sehnerv durch die Karotis breit abgequetscht wird, eine dritte Stelle liegt in der Mitte zwischen Kanal und Chiasma, wo die Karotis von unten den Sehnerv gegen die ihn oben kreuzende A. cerebri anterior preßt. Mikroskopisch erscheinen, wie OTTO nachgewiesen hat, zuerst nicht die peripherischen, sondern die zentral gelegenen Bündel in ihrer Form verändert (s. Abb. 83), sie werden nach beiden Seiten ausgezogen, dann werden die peripherischen am Rande oben und unten gelegenen Bündel in einem schmalen mittleren Streifen platt gedrückt, mehr und mehr entwickelt sich nun, indem die Bündel nicht nur breitgedrückt, sondern atrophisch werden, eine an Tiefe zunehmende Druckrinne, bis schließlich der Sehnerv durch einen aus zusammengeschobenen Septen bestehenden, keine Nervenfasern mehr enthaltenden Bindegewebsstrang förmlich halbiert werden kann. Mit dem Schwund der durch den Druck zur Atrophie gebrachten Nervenfasern geht eine Bindegewebsverdickung und Gefäßneubildung einher, zu der sich auch kleine Blutungen gesellen können. Von der

Druckstelle aus entwickelt sich eine bis zum Chiasma auf- und bis zur Papille absteigende Atrophie, die schnell an Ausdehnung abnimmt.

Es ist zuzugeben, daß ähnliche Einbuchtungen am Sehnerven als angeborene Anomalien vorkommen können, daß nicht immer der Druck der Gefäße eine Atrophie zur Folge haben muß sondern sich die Nervensubstanz bis zu einem gewissen Grade dem auf sie ausgeübten Druck anpassen kann, bei der Mehrzahl der beschriebenen und mikroskopisch untersuchten Fälle ist aber meines Erachtens der Beweis der Druckatrophie erbracht.

Während der Sehnerv durch die andrängenden Blutgefäße gewöhnlich nur gedrückt oder gezerrt wird, hat Moore einen Fall von vollständiger Zerreißung — leider sehr unvollständig — beschrieben: Bei einem Manne, der plötzlich rechts erblindet und an ulzeröser Endokarditis gestorben war, hatte ein Aneurysma der rechten Art. ophthalmica, welches zugleich das Ende der Carotis interna und den Anfang der Art. cerebri anterior mitbetraf, den rechten Sehnerven zerrissen.

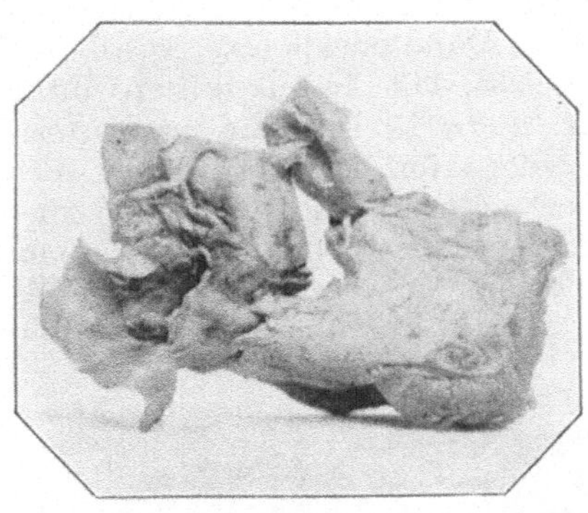

Abb. 84. Rinnenbildung im Optikus durch Eingraben der atheromatösen Art. ophthalmica in denselben. Man sieht den Abgang der Ophthalmika aus dem konvexen Bogen der Art. carotis interna. Der Sehnerv ist nach oben abgehoben, um die Rinne an seiner Unterfläche offen zu legen. (Nach Wilbrand-Saenger: Neurologie des Auges. Bd. 3, 1, S. 64.)

Auch ohne Arteriosklerose können die Gefäße durch Geschwülste gegen den Sehnerven gepreßt werden, die Druckstelle liegt dann noch näher dem Chiasma, indem von der Sella turcica ausgehende Tumoren das Chiasma nach vorn und oben drängen, so daß der Anfangsteil beider Sehnerven durch die angespannten ihn an der Oberfläche kreuzenden A. cerebri anteriores mehr oder weniger eingeschnürt wird (Abb. 85) (Literatur bei Wilbrand und Saenger: Die Neurologie des Auges. Bd. 6, S. 33 und Siegrist: Atrophie der Sehnerven durch Gefäßdruck bei Hypophysistumor).

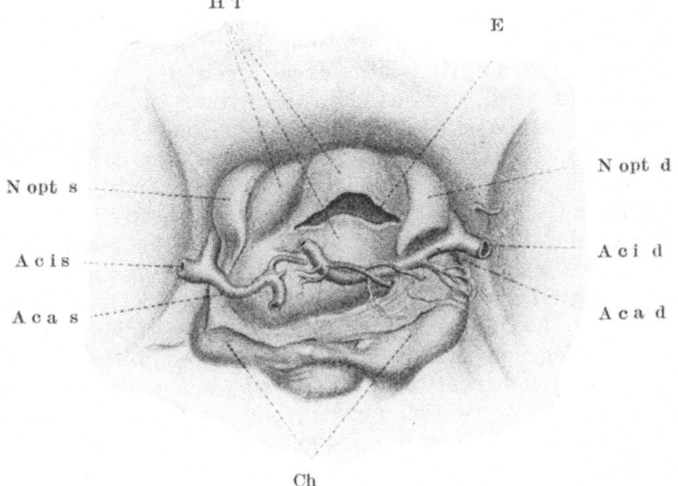

Abb. 85. Einschnürung der Sehnerven durch gespannte Gefäße der Hirnbasis. HT Tumor der Hypophysis. E Einriß in der oberen Wand. d dexter, s sinister. N opt Nervus opticus. Ch Chiasma. A c a Arteria cerebri anterior. A c i Arteria carotis interna. Natürliche Größe. (Nach Th. Sachs: Arch. f. Augenheilk. Bd. 26. 1893.)

Es ist anzunehmen, daß die Arteriosklerose der Gefäße außer der grob-mechanischen Schädigung des Sehnerven auch eine Beeinträchtigung der Er-nährung durch Zirkulationsstörung im Gefolge hat, unsere Kenntnisse sind aber über die **anatomischen Veränderungen des Sehnerven bei Zirkula-tionsstörungen** sehr lückenhaft. Selbst die nach Verschluß der Zentralgefäße anatomisch untersuchten Fälle sind hierfür wenig zu verwerten, da sich bei ihnen eine von der Netzhaut aufsteigende Atrophie und Sekundärglaukom entwickelt hatte. Da der Verschluß der Zentralarterie das retinale Ganglion der Ernährung beraubt, so ist in diesen Fällen von Optikusatrophie die Unterscheidung zwischen der von der Retina aszendierenden und der primär auf die Zirkulationsstörung zu beziehenden Degeneration der Optikusfasern schwierig oder unmöglich. Ich selbst hatte Gelegenheit (1923), einen Fall von unkomplizierter Sehnerven-atrophie nach atherosklerotischem Verschluß der Zentralarterie zu unter-suchen, die Atrophie war im Querschnitt keine gleichmäßige und vollständige, es gelang jedoch, zumal da die Retina nicht untersucht werden konnte, nicht zu entscheiden, ob und welcher Anteil der Atrophie durch eine primär ischämische Degeneration außer der von der Retina aufsteigenden bedingt sei. Mit großer Wahrscheinlichkeit ist als **ischämische Nekrose** eine von BARTELS be-schriebene zu deuten, die bei Orbitalphlegmone auftrat.

Es fand sich ein Verschluß der Zentralvene auf einer Strecke von 1,6 mm etwa 3,5 mm hinter der Lamina cribrosa beginnend, dann eine freie Strecke der Vene und dann wieder ein organisierter Verschluß beim Austritt aus dem Sehnerven. Eine analog lokalisierte nur frischere Thromboarteriitis zeigte die Zentralarterie, oberhalb und unterhalb des Ver-schlusses zahlreich erweiterte Kollateralen. Im Gebiet des Verschlusses der Zentralgefäße war der ganze Sehnervenquerschnitt nekrotisiert: die Zeichnung der Nervenbündel nicht mehr zu erkennen, an ihrer Stelle krümlige Massen und zahlreiche Körnchenzellen, auch die Kerne der Bindegewebssepten fast ungefärbt. Die Nekrose beginnt nahe an der Lamina cribrosa, hier finden sich kleine thrombosierte Gefäße der Pia und der Septen, und endigt nach Austritt der Zentralgefäße als Randnekrose des Nerven, die sich ebenfalls an end-arteriitisch verengte Gefäße der Pia anschließt. In der Nähe des Zentralverschlusses liegen im Sehnerven zahllose Blutungen. Das nicht entzündliche Bild der Nekrose und ihre Lage zu den Gefäßen weisen auf die ursächliche Bedeutung des Gefäßverschlusses mit konsekutiver Ernährungsstörung hin.

Die durch arteriosklerotische Wandveränderung oder Verschluß der Gefäße am Gehirn so häufig eintretende Erweichungsnekrose ist in analoger Form am Sehnerven bisher nur einmal anatomisch beschrieben worden. Es liegt eine Beobachtung HENSCHENS vor über **zirkumskripte Erweichungen in den Sehnerven, im Chiasma und in den Traktus**, die der Verfasser, wenn er auch keine Thrombosen nachweisen konnte, doch wohl mit Recht als **throm-botische oder anämische** deutet: Bei einer 67jährigen Frau mit chronischer Myokarditis, Arteriosklerose und Erweichungsherden im Gehirn fanden sich außer einer Erweichung, die von der Capsula interna auf den rechten Traktus übergriff, im Chiasma und in den intrakraniellen Sehnerven (die orbitalen wurden nicht untersucht) getrennte Herde von Körnchenzellen, jede Spur von Nervenfasern fehlte hier, die groben Septen waren erhalten, die Lücken zwischen ihnen von Körnchenzellen ausgefüllt.

Neuerdings hat FUCHS Degenerationsherde im Sehnerven bei Menschen im hohen Greisenalter beschrieben, die wahrscheinlich ebenfalls in Zirkulations-störungen durch Wandverdickungen der von der Pia in die Septen eintretenden Gefäße begründet sind. Es handelt sich um atrophische Bezirke mit Verdickung der Septen und Verschmälerung der Nervenbündel, die sich bis zum vollständigen Schwund der letzteren steigern kann, so daß zwischen den Septen nur spalt-förmige Zwischenräume vorhanden sind. Die Herde sitzen häufiger in der Peripherie als in den mittleren Teilen des Nervenquerschnitts, nur einzelne erstrecken sich von der Peripherie nach der Mitte oder umgekehrt. Im Canalis opticus und seiner Nachbarschaft vorn und hinten, demnächst in der Gegend des Eintritts der Zentralgefäße liegen die am stärksten degenerierten Herde, von welchen die atrophischen Veränderungen proximal, d. h. im Sinne einer aufsteigenden Degeneration stets weiter verfolgt werden konnten als distal.

Nach den Beobachtungen Igersheimers (1925) scheinen die im Canalis opticus in der oberen Peripherie gelegenen Herde von Degeneration der Markscheiden mit Verringerung der Achsenzylinder nicht auf das Greisenalter beschränkt zu sein, da er sie in den verschiedensten Lebensaltern fand.

C. Sehnervengeschwülste.

I. Primäre Geschwülste.

1. Geschwülste des Stamms und seiner Scheiden.

a) Gliom.

Die typische primäre Sehnervengeschwulst entwickelt sich im jugendlichen Alter und wächst langsam. Sie stellt sich als eine von der Duralscheide umschlossene Neubildung dar, die von grauweißer oder rötlicher Farbe eine walzen- oder birnenförmige Gestalt hat und von leichter Verdickung des Nerven bis zu Walnußgröße und darüber anwachsen kann, z. B. in einem Falle Adamüks, in welchem die nach dem Schädelinneren vorgedrungene Geschwulst an Umfang einem großen Hühnerei gleichkam. Der dem Augapfel angrenzende Abschnitt des Sehnerven pflegt von der Geschwulstbildung verschont zu bleiben. Sie befällt vorwiegend den orbitalen Abschnitt des Sehnerven, bleibt intradural und macht keine Metastasen.

In den weniger häufigen Fällen, in welchen die Geschwulst nicht nur den orbitalen, sondern auch den intrakraniellen Teil des Sehnerven resp. das Chiasma mit ergreift, erleidet die Anschwellung eine dem Canalis opticus entsprechende Einschnürung. Die Oberfläche der Geschwulst ist glatt, ihre Konsistenz derb oder dem zystischen Inhalt entsprechend elastisch. Auf dem Durchschnitt können sich mit gelatinös schleimigem Inhalt gefüllte Hohlräume finden. Gewöhnlich läßt sich auf dem Durchschnitt der Scheidenraum und der Nerv als peripherischer und zentraler Abschnitt noch unterscheiden, wenn auch beide bereits an der Geschwulstentwicklung beteiligt sind. Wenn der Sehnerv nicht gleichmäßig von der Geschwulstbildung ergriffen ist, so kann er derselben aufliegen oder als atrophischer Strang hindurchziehen.

Sehr selten liegt der Ausgangspunkt der Geschwulst nicht orbital, sondern intrakraniell, von wo einerseits das Chiasma, andererseits der orbitale Sehnervenabschnitt in Mitleidenschaft gezogen werden kann (H. Sattler, Martin und Cushing).

Vereinzelt ist auch das multiple Auftreten von Sehnervengeschwülsten beschrieben worden. In keinem Falle ist aber die Beschreibung genau genug, um den Einwand zu widerlegen, daß das multiple Auftreten nur makroskopisch vorgetäuscht war und keine kontinuierliche Ausbreitung der Geschwulst vorlag. Eine Beobachtung, welche für das Vorkommen multipler Geschwülste relativ beweisend ist, ist von Gasch veröffentlicht worden: Der linke Sehnerv war sowohl in seinem orbitalen wie intrakraniellen Abschnitt von der Geschwulst ergriffen, der rechte Sehnerv nur in seinem intrakraniellen Abschnitt bis zu Haselnußgröße knollig verdickt, im Canalis opticus und in der Orbita besaß er normale Gestalt. Gasch nimmt eine primäre Multiplizität an, da zwischen links- und rechtsseitigem Optikustumor „das intakte Chiasma" eingeschoben war. Aus der im übrigen sehr genauen histologischen Schilderung der Geschwulst geht aber nicht hervor, ob das Chiasma nur auf Grund des makroskopischen Aussehens oder der mikroskopischen Durchmusterung für „intakt" gehalten wurde. Gerade die Ausbreitung der Geschwulst in der ganzen Ausdehnung des linken Sehnerven und die Beschränkung auf den intrakraniellen Abschnitt des rechten Sehnerven legt den Verdacht eines Übergangs von links nach rechts nahe.

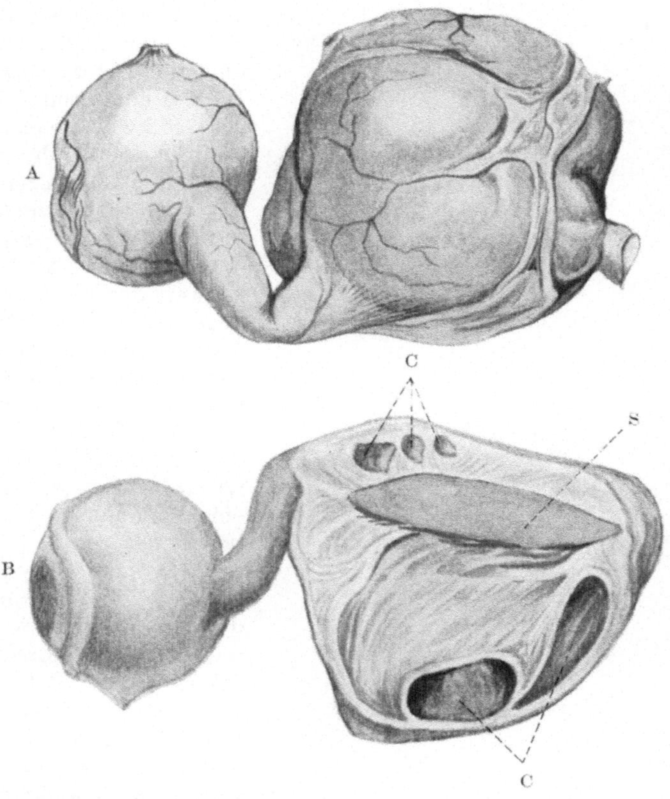

Abb. 86. Sehnervengeschwulst eines 12jährigen Kindes. A in toto, B Im Durchschnitt. C Zysten. S Verdickter Sehnerv im Durchschnitt. Der Tumor wird auf Grund einer kurzen, keine Einzelheiten gebenden histologischen Beschreibung als Lymphangiom bezeichnet. Nach HILL GRIFFITH: Three cases of optic nerve tumour. Transact. of the ophth. soc. of the United Kingdom. Vol. 31, p. 134. 1911.

Auch neben einem Gliom der rechten Hemisphäre wurde ein auf beide Sehnerven, das Chiasma und die Tractus optici sich ausdehnendes Gliom beobachtet (WYLLIE).

Bei der mikroskopischen Untersuchung der Geschwülste zeigt sich, daß die schon mit bloßem Auge wahrnehmbare Verdickung des Sehnervenquerschnitts dadurch zustande kommt, daß die einzelnen durch die Septen abgeteilten, Maschenräume erheblich vergrößert sind (Abb. 88). Während die Fibrillen der Septen durch Tumorzellen auseinandergedrängt sind und so eine Verbreiterung des Septenwerks entsteht, liegen innerhalb der Septen Zellen und Fasern des Tumorgewebes und außerdem besonders in den jüngsten Stadien vereinzelte markhaltige neben atrophischen Nervenfasern, soweit dieselben nicht vollständig geschwunden sind. Die Ausbreitung der Tumorzellen ist gewöhnlich intrapial eine so gleichmäßige, daß ein z. B. von Axenfeld und Busch beschriebener Geschwulstkern, der im Zentrum des Optikus gelegen von markhaltigen Fasern umgeben war, zu den Seltenheiten gehört.

Außer der Verbreitung des Tumors im Nervenstamm findet eine solche im Scheidenraum statt und stellt sich hier als kompakte Zell- und Faserwucherung dar, bei welcher naturgemäß statt des Septenwerks das Balkenwerk des sub-arachnoidealen Raums und die Bindegewebsbündel der Arachnoides wenigstens in den jüngeren Stadien noch hervortreten, um dann später zu atrophieren. Die Pia kann den Scheidenteil der Geschwulst noch mehr oder weniger vollständig vom Nervenstamm abgrenzen (s. Abb. 87), wenn sie bereits aufgeblättert und von Geschwulstzellen durchsetzt ist. Auch das Balkenwerk der Arachnoides pflegt noch erkennbar zu bleiben, wenn auch der ganze Intervaginalraum durch den Tumor ausgefüllt und erweitert ist. Die Dura behält bis auf Ausdehnung und Verdünnung ihr normales Gefüge, sie bildet eine vom Tumor nicht durchbrochene Grenze.

Was nun die histologische Zusammensetzung des Tumors betrifft, so bilden seinen Hauptbestandteil charakteristische Zellen, deren Beschaffenheit nicht an Schnitten, sondern nur an Zupfpräparaten in ihren Einzelheiten zu erkennen ist. Es sind langgestreckte Spindelzellen, von welchen Salzmann zwei Formen, die zum Teil ineinander übergehen, unterscheidet: a) der schwach granulierte Zelleib mit ovalem Kern

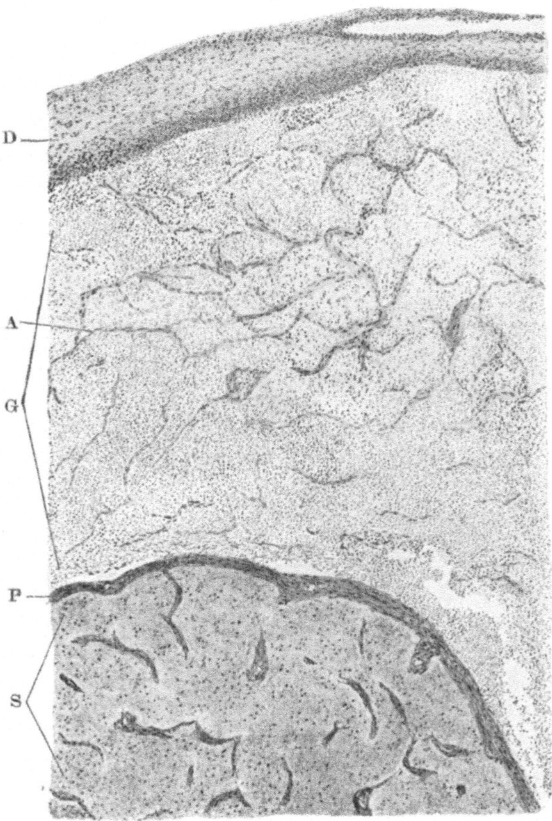

Abb. 87. Sehnerventumor, Gliom (?, da keine spezifische Färbung). S Querschnittssegment des Sehnervenstammes, starke Vergrößerung des Inhalts der einzelnen Maschenräume (vgl. Abb. 89), der aus Zellen und einem vereinzelte Nervenfasern enthaltenden (Glia?) Faserwerk besteht. P Pia. G Kompakte Geschwulstzellenwucherung, den Scheidenraum erfüllend. A Arachnoidealbalken. D Dura. Vergr. 25fach. (Nach einem Präparat v. Michels).

läuft nach beiden Seiten in schmale, lange, sich stark mit Eosin färbende Fasern aus, die geradlinig oder gewunden verlaufen; b) die Ausläufer sind dicker, schwächer mit Eosin färbbar, die spiraligen Windungen nehmen zum Teil Korkzieherform an, die man von den Zellen abgerissen scheinbar frei im Präparat liegen sieht. In diesen Ausläufern finden sich vielfach Anschwellungen, welche hyaline Einschlüsse von Körnchen- oder Schollenform enthalten (s. Abb. 90).

Im Schnittpräparat sieht man außer den Zellen eine interzelluläre Grundsubstanz, die aus einem faserigen Netzwerk und einer glasigen homogenen Masse gebildet wird. Von dem sich in verschiedenen Richtungen durchkreuzenden

Faserwerk ist bemerkenswert, daß aus neuerer Zeit eine Reihe von Beobachtungen vorliegen, in welchen diese Fasern spezifische Gliafärbung nach GOLGI, WEIGERT oder HELD annahmen und teilweise mit Astrozyten zusammenhingen, s. Abbildung 89. Nur ein Teil der vorhin erwähnten Zellen ließ sich elektiv als Gliazellen darstellen, ein anderer und oft größerer gehörte einem indifferenten, noch nicht zur entwickelten Gliazelle ausgereiftem Typus an.

Die glasigen Substanzen, die sich zum Teil im Maschenwerk der Fasern, zum Teil in mehr oder weniger großen Hohlräumen finden und gelegentlich Rundzellen oder Körnchenzellen enthalten, ergeben nur ausnahmsweise Muzinreaktion. An den Hohlräumen läßt sich mitunter der Übergang in die Fortsätze der Spindelzellen direkt verfolgen und so der Beweis für ihre Entstehung durch Vakuolisation des Zellprotoplasma resp. ihrer Ausläufer erbringen. In diesen Hohlräumen liegen nach VERHOEFF keine schleimigen Massen, sondern Bestandteile des aus den Gefäßen transsudierten Serums.

Kleine das Tumorgewebe durchsetzende Blutungen sind nicht ungewöhnlich.

Die meist reichlichen Gefäße zeigen besonders in den älteren Teilen der Geschwulst degenerative Veränderungen: die erheblich verdickte starre Wand ist mit Ausnahme des Endothels hyalin degeneriert, das Lumen ist zum Teil erweitert zum Teil thrombosiert oder zum völligen Verschluß verengt, so daß es zu Zirkulationsstörungen mit Transsudation in das umgebende Gewebe kommt.

Zu diesem typischen Aufbau der Geschwulst kann sich die Ablagerung kalkiger im Gewebe verstreuter Konkretionen gesellen, wie sie von A. H. PAGEN-STECHER beschrieben worden ist. Im

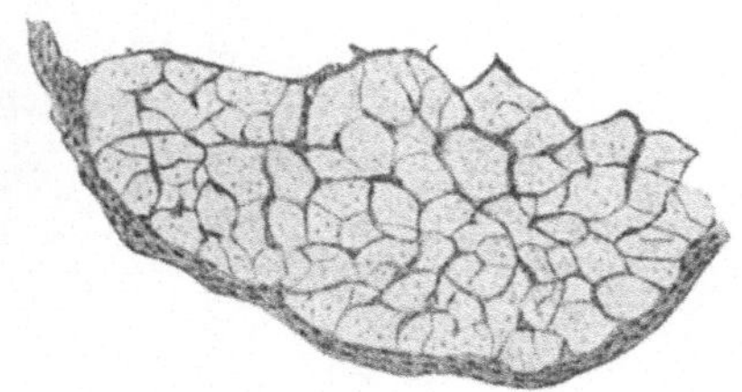

Abb. 88. Segment eines normalen Sehnervenquerschnitts zum Vergleich mit den stark vergrößerten Maschenräumen in Abb. 87. Vergr. 25fach. (Eigenes Präparat.)

Gegensatz zu den Kalkkugeln der Psammome ließen die Konkretionen in diesem Falle keinen zellulären Ursprung erkennen, sie zeigten eine unregelmäßig ausgebildete konzentrische Schichtung und legten sich mehrfach zu stachelförmigen Bildungen aneinander. Die Verkalkung fand sich auch an den Gefäßen; an mehreren war die ganze Wand in ein mit Endothel ausgekleidetes Kalkrohr verwandelt, während andere alle Stadien der hyalinen Degeneration bis zur vollständigen Verkalkung zeigten.

Ausnahmsweise sind auch Inseln von hyalinem Knorpel in der Geschwulst beobachtet worden (TH. AXENFELD und FR. BUSCH): „Im Zentrum der Geschwulst geht die Zwischensubstanz an mehreren Stellen sehr deutlich in hyalinen Knorpel über mit deutlichen Knorpelzellen".

Die Ausgangsstelle der Geschwulst liegt in der Regel im hinteren orbitalen Abschnitt des Sehnerven, denn hier pflegen die ältesten und vorgeschrittensten Stadien der Entwicklung angetroffen zu werden. Wenn die Geschwulst bis zum Augapfel reicht, so macht sie an der Lamina cribrosa Halt, nur in ganz vereinzelten Fällen hatte die Gliawucherung die Papille und die angrenzende Netzhaut in zystöses prominentes Geschwulstgewebe verwandelt (H. SATTLER, F. V. VERHOEFF, MARTIN und CUSHING).

Die Geschwülste haben die verschiedenste Bezeichnung erfahren, hauptsächlich: Myxosarkom, Fibrosarkom, Gliom resp. Gliosarkom. Nachdem BRAUNSCHWEIG alle Sehnervengeschwülste als bindegewebige Neubildungen und als ihren Typus das Myxosarkom bezeichnet hatte, war diese Auffassung von der mesodermalen Geschwulstentstehung die herrschende geworden, auch in den Lehrbüchern der pathologischen Anatomie des Auges von Ginsberg und Greeff wurde ihr beigepflichtet. Braunschweig hält für diese am häufigsten in den ersten Lebensjahren oder im jugendlichen Alter auftretenden Sehnervengeschwülste die Herkunft aus embryonalen Keimen für wahrschein-

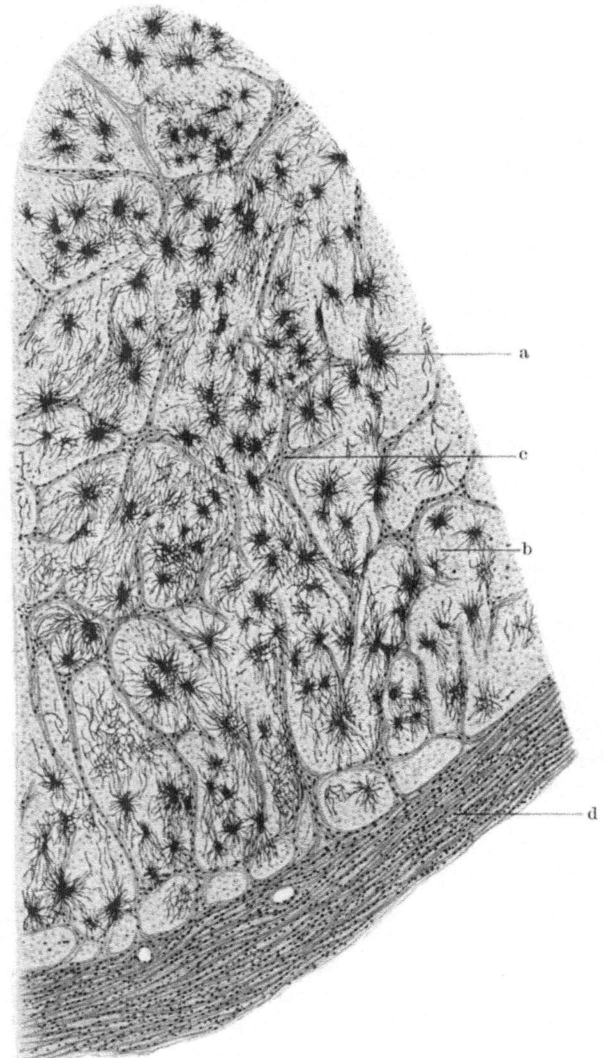

Abb. 89. Gliom des Sehnerven. Schnitt aus der Mitte des orbitalen Verlaufs. Golgifärbung, Nach färbung mit Hämatoxylin van Gieson. a nach Golgi imprägnierte Gliazelle. b Mit Hämatoxylin gefärbte Gliazellen. c Piales Septum. d Pia mater. Vergr. 40fach. (Nach F. Fischer: Über gliomatöse Entartung der Optikusbahn. Arch. f. Augenheilk. Bd. 59, S. 181. 1908.)

lich und betont, daß die Prädilektionsstelle der Geschwulstbildung in der Mitte zwischen beiden orbitalen Sehnervenenden liegt, der durch den Eintritt der Vasa centralia ausgezeichneten Stelle, „wo kompliziertere Vorgänge zur Zeit des embryonalen Lebens stattfinden".

Diese Auffassung von der ausschließlichen mesodermalen Entstehung der typischen Sehnervengeschwulst ist durch neuere Untersuchungen widerlegt. Jedenfalls ist der größte Teil der früher generell als Myxosarkom beschriebenen Fälle als Gliom zu bezeichnen, nach dem mehrfach (SOURDILLE, FISCHER, LÖHLEIN, GASCH, RIETZ u. a.) durch spezifische Neurogliafärbung der Beweis für die Zusammensetzung des Tumors aus Gliafasern und Gliazellen und daher seine ektodermale Abstammung erbracht worden ist. Natürlich haben diese Tumoren mit dem dem Augenarzt geläufigsten Gliom, dem Netzhautgliom nichts gemein, sie sind vielmehr dem Bau des Sehnerven als vorgestülpter weißer Hirnsubstanz entsprechend den Hirngliomen analoge Geschwülste. Sehr bemerkenswert scheint mir, daß in einem Falle (FISCHER), wo die Gliombildung sich vom linken Sehnerv bis zum Chiasma und dem rechten Traktus erstreckte und ohne scharfe Grenze in die das Chiasma

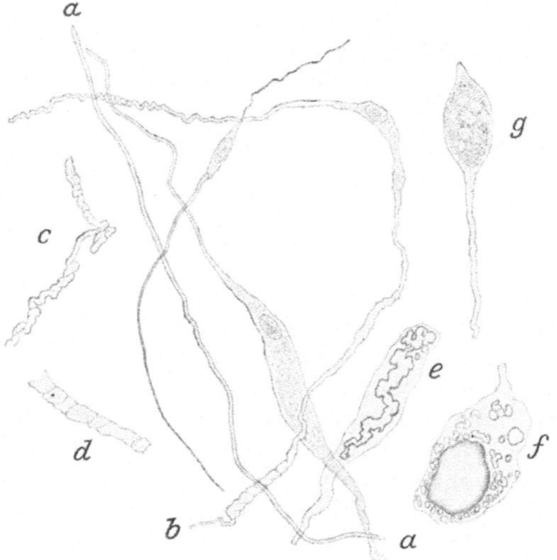

Abb. 90. Zellen und Fasern aus einem „Myxosarkom" des Sehnerven nach SALZMANN. a—d und g Zupfpräparat. e, f Schnittpräparat. a, b Zellen mit Fortsätzen und freiliegende Fasern. c Zusammengeschnurrte Faser. d Faser mit spiraligen Einschnürungen. e, f Zellfortsätze mit hyalinen Einschlüssen. g Pseudokörnchenzelle, wahrscheinlich degenerierter Zellfortsatz mit körniger Einlagerung.

hinten und oben umgebenden Gebilde überging, der Chiasma- und Hirntumor sich im Bau etwas von dem des Sehnerven unterschied: Im Chiasma- und Hirngliom nahm der Zellreichtum außerordentlich zu, die Mehrzahl der Zellen war nicht mehr zu Gliazellen ausgereift sondern auf indifferenten Stufen stehen geblieben, so daß sie das Bild eines Gliosarkoms boten, während im Optikus eine zellarme Gliomatose vorlag. Diese hatte aber zu einer starken Verdickung des Optikusstammes geführt und war nur an umschriebener Stelle in den Subarachnoidealraum gedrungen.

Wenn man die Gliomnatur der Geschwulst bezweifelt und die Gliawucherung lediglich als einen sekundären den Untergang der Nervensubstanz begleitenden Prozeß betrachtet hat, so ist dieser Auffassung entgegenzuhalten, daß eine reaktive Gliawucherung nie zu einer Vergrößerung des Sehnervenquerschnitts führt, der bei diesen Geschwülsten das 10—20fache des normalen erreichen kann. Bei der infiltrativen Wachstumstendenz der Gliome ist es andererseits begreiflich, daß auch der Scheidenraum von ihnen erfüllt wird, wissen wir doch, daß bereits die den Untergang der Nervensubstanz begleitende reparatorische Gliawucherung in die Pia eindringen kann. So haben denn auch FLEISCHER und Scheerer in neuester Zeit den Nachweis erbracht, daß bei den Sehnervengliomen die Glia die Pia durchwuchert und sich im subarachnoidealen und subduralen Raum ausbreitet. Die Gliome des Zentralnervensystems dringen ebenfalls nie über die durch die Meningen gegebenen Grenzen hinaus, können sich aber auch gelegentlich diffus in der Leptomeninx ausbreiten (s. die Beobachtungen von W. Löwenberg, hier auch die Literatur).

Es ist ferner eine auch an Hirngliomen nicht ungewöhnliche Erscheinung, daß das gliöse Gewebe teilweise eine Abweichung von seiner normalen Struktur erfährt und die Zellen zum Teil nicht über ein indifferentes Stadium hinaus gelangt sind. Ebenso ist die myxomatöse Beschaffenheit der Tumoren mit ihrem gliomatösen Charakter wohl vereinbar. Im Nervensystem liefern ,,die verschiedensten Reizungszustände zugleich mit Anschwellung und Vermehrung der Neurogliazellen und -Fortsätze Massen hyaliner, retikulierter oder glasiger Substanzen, welche diese Neurogliawucherungen begleiten. Es ist unzweifelhaft, daß die modifizierte Neurogliazelle reichlich erstarrende Sekrete zu liefern vermag" (Babes). Schon Virchow, der zuerst die Neuroglia vom Bindegewebe unterschieden hat, betont, daß das Gliom den Myxomen sehr nahe steht und es Mischformen aus beiden gibt, daß ferner durch Schmelzung der Interzellularsubstanz und Degeneration der Elemente das Gliom einen zystoiden Charakter annehmen kann (Die krankhaften Geschwülste Bd. 2, S. 129).

Man mag solche Fälle, in welchen der Reichtum an Zellen besonders groß ist und diese zum großen Teil noch in einem indifferenten Stadium verblieben sind, als sarkomatöse Gliome bezeichnen, andererseits kann die Bindegewebswucherung im Scheidenraum derartig über die Glianeubildung prävalieren, daß die Bezeichnung einer Fibrogliomatose (v. Hippel, Kiel) gerechtfertigt erscheint. Trotz dieser Einschränkungen besteht aber die Auffassung zu Recht, daß in der Regel die vom Sehnervenstamm ausgehenden Geschwülste den Hirngliomen analoge gutartige Neubildungen darstellen.

Die von Emanuel vertretene Anschauung, daß die Sehnervengeschwülste mit Ausnahme derjenigen, die sich ausschließlich innerhalb der Pialscheide entwickeln und als Gliome zu bezeichnen seien, eine Teilerscheinung der Elephantiasis neuromatodes resp. multiplen Neurofibromatose darstellen, halte ich für eine irrige[1]). Es fehlt der Beweis in doppelter Hinsicht: erstens ist es, wie bereits erwähnt, nicht erwiesen, daß die Sehnervengeschwülste überhaupt multipel und nicht kontinuierlich auftreten, zweitens bleiben gerade die Sehnerven ebenso wie die Riechnerven in Fällen von multiplen Neurofibromen immer frei von solchen Geschwülsten (Verocay).

Für die Erklärung der Entstehung dieser Sehnervengeschwülste nimmt Hudson, der alle Geschwülste der beschriebenen Art als Gliome resp. ,,Gliomatose" auffaßt, an, daß dieser Gliomatose eine Schädigung der Gewebe durch Verletzung, Infektion oder ,,Dyskrasie" vorausgeht. Diese Schädigung soll aber nicht nur die Nervenfasern, sondern gelegentlich auch ausschließlich das den Nerven umgebende mesoblastische Gewebe betreffen, so daß dann die Neurogliabildung sich auf den Scheidenraum beschränkt, wobei es unklar bleibt, wie die Neuroglia in den Scheidenraum gelangt ist.

Das Wesen dieser Hypothese bildet die Annahme einer erworbenen Disposition, die ganz abgesehen von dem letzten Einwand in den Tatsachen keine genügende Stütze findet. Den Gegensatz zu ihr bildet die bereits erwähnte Hypothese Braunschweigs von der Geschwulstentstehung aus embryonalen

---

[1]) Bezüglich der von Emanuel als multiple Tumorbildung gedeuteten Fälle verweise ich auf Pagenstechers Kritik: A. H. Pagenstecher, Über Optikustumoren. Gräfes Arch. f. Ophth. Bd. 54, S. 301, 1902.

Keimen. Wenn er auch hierbei gemäß seiner Auffassung der Sehnervengeschwülste als bindegewebiger Neubildungen nur die mesodermale Entstehung
und im besonderen die des Sarkoms im Auge hatte, so steht doch nichts im Wege,
den Gedanken einer Bildungsanomalie auch auf den ektodermalen Anteil des
Nervengewebes und die Gliomentstehung zu übertragen. Bei den Gliomen
des Zentralnervensystems, die mit denjenigen des Sehnerven unter anderem
auch das überwiegende Vorkommen im kindlichen oder jugendlichen Alter
gemeinsam haben, hat man dies bereits vor längerer Zeit getan, indem man
Entwicklungsstörungen als Grundlage der Geschwulstbildung annahm (M. Borst,
Die Lehre von den Geschwülsten. Wiesbaden 1902. Bd. 1, S. 251).

b) Endotheliom.

Die Endotheliome des Nervenstamms sind Scheidengeschwülste, die nach
außen die Dura, nach innen die Pia durchbrechen und dann extradural und

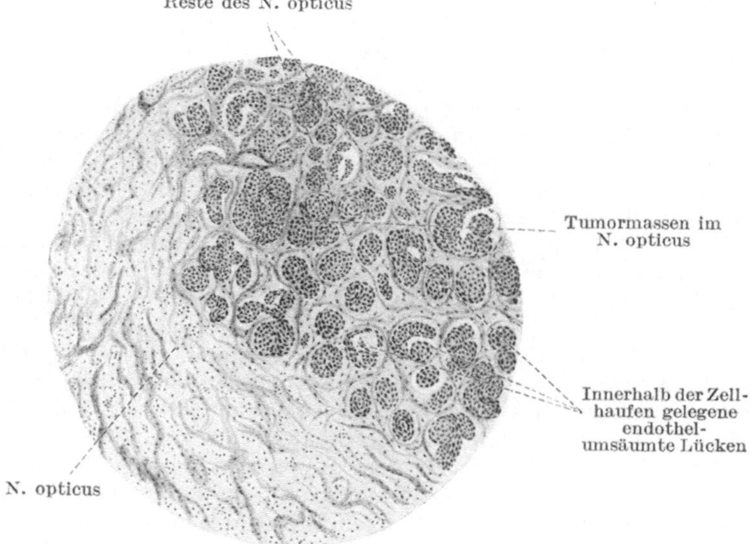

Abb. 91. Fibroendotheliom des Sehnerven. (Nach E. Franke und E. Delbanco: Zur Kenntnis
der Geschwülste des Nervus opticus und seiner Scheiden. Graefes Arch. f. Ophth. Bd. 59. 1904.)

intrapial weiter wachsen können. Schon makroskopisch pflegt die bei den
Gliomen geschilderte Verbindungsbrücke zwischen Tumor und Augapfel zu
fehlen, die dort durch den relativ normalen Sehnerven gebildet wird; der
Augapfel pflegt vielmehr mit dem Tumor bindegewebig verwachsen zu sein
und mit seinem hinteren Pol in einer Einsenkung desselben zu ruhen.

Äußerst selten nehmen die Endotheliome nicht vom orbitalen, sondern
vom intrakraniellen Abschnitt des Sehnerven ihren Ursprung. So fand z. B.
Schott in der Leiche einer 55jährigen Frau an beiden intrakraniellen Sehnerven
je ein Endotheliom von Bohnengröße. Dandy fand nach operativer Freilegung am Lebenden bei einem 13jährigen Mädchen je eine Geschwulst, die
beiden Sehnerven vom Foramen opticum bis zum Chiasma, dieses intakt lassend,
auflag und sich etwa 15 mm weit durch das Foramen opticum hindurch auf den
orbitalen Opticus fortsetzte. Die anatomische Untersuchung ergab den typischen Aufbau des Endothelioms.

Histologisch bestehen diese Tumoren aus bindegewebigen Alveolen, die konzentrisch geschichtete Zellen mit rundem oder ovalem Kern enthalten (Abb. 91). Innerhalb dieser Zellhaufen finden sich endothelumsäumte Lücken, auch zwischen den einzelnen Zellhaufen finden sich Endothelumgrenzungen und bluthaltige Endothelrohre. Durch hyaline Entartung der geschichteten Endothelzellen mit nachfolgender Verkalkung bilden sich die als Psammom bezeichneten Kalkkugeln, die gemäß ihrer Entstehung eine konzentrische Schichtung erkennen lassen und an der Peripherie eine Schicht kernhaltiger platter Endothelien besitzen.

Da alle drei Scheiden Endothelien enthalten und knotenartige Endothelwucherungen sowohl an der Innenfläche der Dura als an der Arachnoides einen häufigen Befund bilden, so ist es schwer, den Ursprungsort der Endotheliome im einzelnen zu ermitteln. Nur in den seltenen Fällen extraduraler Endotheliome, die fast nie in den subvaginalen Raum eindringen, läßt sich das den Fibrillenbündeln der Dura anliegende Endothel als Ursprungsort der Geschwulstbildung feststellen. Da Twelmeyer den wahren Endothelcharakter dieser Zellen bezweifelt, bezeichnet er, um genetisch nichts zu präjudizieren, alle Scheidenendotheliome als Psammome, eine meines Erachtens wenig glückliche Bezeichnung, weil sie ein sekundäres Merkmal zum wesentlichen macht.

Es sind oft auch Lymph- und Blutgefäßendotheliome sowie Angiome resp. Angiosarkome beschrieben worden. Bei einem Teil dieser Fälle handelt es sich wahrscheinlich nicht um wirkliche Scheidentumoren, sondern um solche, die aus dem umgebenden Orbitalgewebe ihren Ursprung genommen und erst sekundär die Scheiden ergriffen haben. Die Entscheidung wird vielfach dadurch erschwert, daß für die von den Scheiden ausgehenden Endotheliome die Dura nicht wie für die Gliome und Myxosarkome eine abschließende Grenze bildet, die Endotheliome vielmehr nach außen in die Augenhöhle hineinwachsen und von hier aus auch in die Schädelhöhle durchbrechen können.

Die Pia kann für die Geschwulst eine Schranke bilden, so daß der Sehnerv nur durch Druck und Zirkulationsstörung deformiert und atrophisch wird, die Geschwulstzellen können aber auch in den Sehnerven selbst hineinwachsen und sogar bis zur Papille und Netzhaut vordringen, auch in der Leder- und Aderhaut ist das Eindringen von Tumorzellen beobachtet worden.

Aus der Kasuistik dieser Tumoren (die Literatur bis 1912 bei Hudson) verdient eine seltene Kombination mit Mißbildungen, die von Anton beschrieben worden ist, besonders hervorgehoben zu werden: Bei einem 19jährigen Mädchen findet sich Persistenz der Arteria hyaloidea, ein Bindegewebspolster auf dem Sehnerveneintritt, das mit der stark gefalteten und hier zu einer kompakten Masse verwachsenen Retina in Verbindung steht. Außer dieser Entwicklungsanomalie findet sich ein taubeneigroßer Tumor, der von dem Sehnerven durchzogen wird. Die Geschwultlmassen, welche den Sehnerven deformierten, liegen zwischen Pia und Dura und haben an einer Stelle die Dura durchbrochen. Intradural zeigt der Tumor den Bau des typischen psammösen alveolären Endothelioms, extradural ist der bindegewebige Anteil stärker ausgebildet. Im Zusammenhang mit diesem Tumor stand eine Epidermoidzyste der Orbita. Im orbitalen Sehnerven fehlen die Nervenfasern völlig, er besteht aus einem wenig vaskularisierten, kernreichen, von seiner mesodermalen Stützsubstanz gerüstartig durchzogenen Gliagewebe, die Veränderung wird vom Verfasser nicht nur auf Atrophie sondern zum großen Teil auf Aplasie des Sehnerven zurückgeführt. An dem von der Geschwulst sonst freien Sehnerven findet sich eine kleine Ansammlung der endothelialen Geschwulstzellen in der Exkavation der Sehnerveneintrittsstelle, bei der es unentschieden blieb, ob sie hierher metastatisch oder durch kontinuierliches Wachstum der Geschwulst gelangt war.

c) Fibrome.

Als eine besondere Geschwulstform hat HUDSON das Fibrom resp. die Fibromatose der Scheiden beschrieben, bei welchen die Geschwulst durch „enorme" Entwicklung von fibrösem Gewebe, das aus der Dura stammte, gebildet wurde. Der Sehnerv selbst zeigte die Veränderungen der Druckatrophie.

b) Geschwülste der Sehnervenpapille.

Unter den schon an sich nicht häufigen primären Sehnervengeschwülsten sind diejenigen der Papille besonders selten. Die wenigen anatomischen Untersuchungen, die vorliegen, sind folgende:

Ein Fibrom der Papille demonstrierte v. MICHEL (Sitzungsbericht der Berl. Ophthalmol. Ges. 15. 12. 1904), er nahm den Ursprung desselben im Bindegewebe des Hilus der Gefäße an.

Ein Endotheliom ist von SIDLER HUGUENIN beschrieben worden.

Dasselbe entstammte einem 3jährigen Kinde und saß als kirschkerngroßer Tumor auf der Papille. Die Verbindung zwischen Geschwulst und Sehnervenkopf wurde durch einen aus fibrösem Gewebe bestehenden Stiel hergestellt, in welchem einige Arterien und Venen verliefen. Der pigmentfreie Tumor selbst enthielt durch Reichtum an Gefäßen eine weitgehende Felderung (alveolärer Bau) und enthielt einzelne nekrotische Herde. Er setzte sich aus neugebildeten Gefäßen und Abkömmlingen der Kapillarendothelien zusammen. Die proliferierenden Endothelzellen bildeten einerseits Ausläufer, die sich anfänglich zu anastomosierenden Zellbändern zusammen legten, um nach Auseinanderweichen das Gefäßlumen entstehen zu lassen, andererseits zweigten von den fertigen und im Werden begriffenen feinsten Kapillaren die wuchernden Endothelzellen auch seitlich in die Umgebung ab. Durch diesen Proliferationsprozeß wurden die Räume zwischen den Kapillaren mit meistens großen ein- und mehrkernigen Zellen locker ausgefüllt, wobei die Grundsubstanz des Tumors einen retikuläralveolären Bau bekommt. Die Alveolen werden abgegrenzt durch ein spärliches, feinfaseriges Bindegewebe.

Die Entstehung des Endothelioms bei dem 3jährigen Kinde wird auf früher vorhandene Hyaloidealreste von Gefäßschlingen und Bindegewebe zurückgeführt.

Als Peritheliom hat SCHIECK einen Tumor bei einem 26jährigen Manne beschrieben.

Derselbe war 3,3 mm breit und hatte einen sagittalen Durchmesser von 2,2 mm. Er saß distal von der Lamina cribrosa, nicht direkt in der Mitte vor dem Optikuseintritt, sondern stärker nach der temporalen Seite zu entwickelt. Der isoliert um die Zentralgefäße herum entwickelte Gefäßknoten reichte nicht bis an die Ebene der Lamina cribrosa und stand mit der Aderhaut in keiner Verbindung. Nach dem Glaskörperraum war der Tumor durch feinfaseriges mit der Limitans interna der Retina zusammenhängendes und spärliche Spindelzellen enthaltendes Gewebe abgegrenzt. Der Tumor setzte sich aus einem Kanalsystem von Blutgefäßen kleinster Ordnung und Spindelzellen zusammen. Daneben fanden sich als charakteristische Gebilde zahlreiche polygonale Zellen vom Aussehen echter Endothelien. An der Wand der Zentralgefäße und ihrer Verzweigung zeigte der peripherische Teil maligne Degeneration bei normalem Verhalten der Intima und ihres Endothels. Die in der Peripherie verdickte Wandung war von jungen Geschwulstzellen des embryonalen Typus durchsetzt, die mitten in die Spindelzellenzüge eingebettet waren. Die Zellen der maligne degenerierenden Gefäßwandung zeigten Übergänge zu den endothelartigen polygonalen Zellen des Tumors. Die durch Exsudat abgelöste Netzhaut war intakt, nur die der Papille benachbarten Netzhautgefäße zeigten zellig infiltrierte Wandung.

Außer diesem Tumor, den man auch als angioplastisches Sarkom bezeichnen kann, sind Sarkome von OLOFF und VASQUEZ-BARRIÈRE und SPECIALE CIRINCIONE beschrieben worden.

In OLOFFs Fall eines 22 Jahre alten Mannes prominierte der sulzig grau gefärbte Tumor um gut 3 mm und reichte bis zur Lamina cribrosa. Die makroskopische Diagnose lautete auf Sarkom, konnte aber aus äußeren Gründen nicht mikroskopisch bestätigt werden. In VASQUEZ-BARRIÉREs Beobachtung eines 32jährigen Mannés war ein 5³/₄ mm langer und 3¹/₂ mm breiter Tumor vorhanden. Derselbe war durch eine sanduhrförmige Einschnürung am Durchtritt des Sehnerven durch das Skleralloch in eine vordere halbkuglig in den Glaskörper hineinragende und eine hintere von den Sehnervenscheiden umhüllte Masse geteilt. Der Tumor war so dicht pigmentiert, daß erst nach Depigmentierung die

Struktur eines kleinzelligen Sarkoms erkennbar war. In den zentralen Teilen der Geschwulst fanden sich große mit schleimiger Substanz gefüllte Hohlräume. Die angrenzende Aderhaut war nasal auf eine Strecke von 2 mm von pigmentierten Tumorzellen infiltriert.

Verfasser nimmt wohl mit Recht an, daß die unbedeutende Beteiligung der Aderhaut sowie die ein älteres Aussehen zeigende schleimige Degeneration in der hinteren extraokularen Hälfte der Geschwulst auf ihren primären Sitz im Sehnerven hinweisen. Da an der Papille wiederholt angeborene Melanosen beobachtet worden sind, so ist auch der melanotische Charakter des Sarkoms kein zwingender Grund, den Ursprung desselben in der Aderhaut zu suchen.

In Speciale-Cirinciones Fall ragte ein gefäßreiches Rundzellensarkom von der Papille 4 mm in den Glaskörper vor, reichte nach hinten bis zur Lamina cribrosa und entsandte seitliche Ausläufer in die Aderhaut. Für den primären Sitz der Geschwulst in der Papille sprechen: 1. Die Lokalisation der Hauptmasse der Geschwulst in der Papille. 2. Der „fast völlige" Pigmentmangel im Gegensatz zum Pigmentreichtum der die angrenzende Aderhaut infiltrierenden Geschwulstteile, von der mit Pigment beladene Zellen in die noch normalen Abschnitte der Aderhaut hineinwuchern.

Tumoren der Sehnervenpapille bei der tuberösen Hirnsklerose hat van der Hoeve beschrieben. Dieselben kommen neben solchen der Netzhaut vor, sitzen der Papille mit breiter Basis auf und erheben sich pilzartig bis zu 2,5 mm Höhe, reichen aber nach hinten nicht bis an die Lamina cribrosa heran. Sie bestehen aus feinen gliösen Fasern und protoplasmareichen Zellen, die synzytiumartig miteinander verschmolzen sind. Außerdem sind kleine, zum Teil zu Zysten umgebildete Hohlräume, Blutungen und spärliche Blutgefäße vorhanden. Die Geschwulstzellen werden von van der Hoeve als nicht differenzierte Zellen der fötalen Netzhautanlage aufgefaßt.

II. Sekundäre Geschwülste.

Die sekundären Geschwülste des Sehnerven sind entweder metastatischen Ursprungs oder durch kontinuierlich fortschreitendes Wachstum aus der Umgebung entstanden. Obwohl die Anordnung des Stoffes es mit sich bringt, daß diese Geschwülste bereits zum Teil gemäß dem primären Ort ihrer Entstehung an anderer Stelle ausführlich besprochen werden, scheint es mir wünschenswert, eine Übersicht derselben zu geben.

1. Gliom der Netzhaut.

Das Netzhautgliom geht sehr häufig von der Netzhaut direkt auf die Papille und von dieser auf den Sehnervenstamm über, ein frühzeitiger Übergang auf den Scheidenraum ist nicht die Regel, die gliomatöse Infiltration des letzteren gesellt sich gewöhnlich erst zu der des Sehnervenstammes hinzu. Im Gegensatz zu dem Sarkom, das gewöhnlich zunächst das Bindegewebsgerüst des Nerven befällt, ist beim Gliom die Fortleitung durch die Nervenbündel die Regel. Bemerkenswert ist, daß die gliomatöse Infiltration der Papille durch Druck auf die Lamina cribrosa eine Ausbuchtung erzeugen kann, die der bei der Druckexkavation vorkommenden analog ist. Daß es sich hierbei nicht immer um die Wirkung einer vorher durch die Geschwulst hervorgerufenen intraokularen Drucksteigerung sondern vielmehr um die örtliche Wirkung der gliomatösen Wucherung handelt, beweisen 2 von Leber beobachtete Fälle (Die Krankheiten der Netzhaut in 2. Aufl. Graefe-Saemischs Handb. d. ges. Augenheilk. S. 1841), in welchen nur die eine Hälfte der Papille infiltriert und nur die entsprechende Hälfte der Lamina cribrosa ausgebuchtet war. Retrolaminar nehmen die Kerne der Gliomzellen häufig eigentümliche Degenerationsformen von länglichen und sichelförmigen mit Hämatoxylin sich stark färbenden Gebilden an, auch ein dichtes Netzwerk feiner Fibrillen kann hier liegen, das LEBER a. a. O. als variköse Nervenfasern auffaßt.

Das Gliom kann den Sehnerven entlang durch das Foramen opticum bis zum Chiasma und Tractus opticus und über diese hinaus in die Hirnsubstanz hineinwachsen. Vom Chiasma aus kann auch der andere Sehnerv von der Geschwulst ergriffen werden, ausnahmsweise ist auch ein zentrifugales Fortschreiten durch gliomatöse Infiltration des Scheidenraums bis zum zweiten Augapfel beobachtet worden (SIEGRIST). Die Substanz des vom Gliom freien Sehnervenstammes zeigt dann zuweilen durch Druck der Geschwulstmassen auf die zugehörenden ernährenden Gefäße eine Nekrose, die einen Teil oder den ganzen Querschnitt des Sehnervenstammes einnimmt (SIEGRIST, WINTER-STEINER S. 89).

2. Sarkom.

Sekundäre Sarkombildung ergreift den Sehnerven a) durch fortgesetztes Wachstum von der Aderhaut, der Orbita und dem Gehirn resp. den Hirnhäuten aus.

Das Aderhautsarkom gelangt in den Sehnerven, indem es entweder sei es direkt, sei es auf dem Wege der Gefäße oder Ziliarnerven in die Papille hineinwächst, oder wie häufiger der Fall ist, vom Zwischenscheidenraum aus in den Sehnervenstamm dadurch eindringt, daß es zunächst die dünne Schicht Sklera vor dem blinden Ende des Zwischenscheidenraums durchwuchert. Von den Scheiden aus wird dann zunächst das bindegewebige Septenwerk infiltriert. Auf der Bahn des Optikus und der Scheiden kann die Geschwulst nicht nur in die Orbita sondern auch in den Schädelraum bis zum Chiasma, ja sogar ausnahmsweise zu dem Optikus der anderen Seite gelangen.

Orbitalsarkome pflegen den Sehnerven hauptsächlich durch Druck zu schädigen und erst spät die Scheiden zu durchbrechen. Auf den intrakraniellen Sehnerven und das Chiasma können Gliome (HOCHAUS, SIMONS) und Sarkome von den Gehirnhäuten oder dem Gehirn selbst sich fortsetzen und dann ausnahmsweise auch auf den orbitalen Abschnitt des Sehnerven sich ausdehnen. Ein solcher Fall ist von BORCHARDT und BRÜCKNER beschrieben worden: Von einem Sarkom bzw. Gliosarkom der Hirnbasis (vermutlich der Pia) ausgehend waren beide Sehnerven innerhalb der Scheide von dem Tumor umwachsen, die Tumormassen begleiteten als zirkuläre Umkleidung die Optici bis zum blinden Ende des Scheidenraums am Augapfel, einerseits drangen sie von innen her in die Dura und brachen nach der Orbita durch, andererseits wucherten sie vorwiegend an der Eintrittsstelle der Zentralgefäße in den Nervenstamm, der größtenteils atrophisch war, selbst hinein. Am rechten Sehnerven war die Geschwulst in die Papille hineingewuchert, hatte die Netzhaut abgedrängt und war in den subretinalen Raum hineingedrungen.

b) Metastatische Sarkome des Sehnerven gehören zu den größten Seltenheiten. SCHIESS GEMUSEUS und M. ROTH beobachteten bei einem 40jährigen Manne nach primärem Spindelzellensarkom des Sternums neben Metastasen an anderen Körperteilen eine pilzförmige auf der Papille. Sie erstreckte sich bis zur Lamina cribrosa, nur mit einigen den Nervenfasern parallel verlaufenden Ausläufern in die Lamina hineingreifend. Die Geschwulst ging auch auf die angrenzende Netzhaut über, die Aderhaut war frei von Geschwulstzellen, jedoch lag 1,3 mm vom Rand der Papille entfernt ein von der retinalen Geschwulstinvasion unabhängiger kleiner Geschwulstherd zwischen Pigmentepithel und Glaslamelle der Aderhaut, dessen Entstehung von den Verfassern auf Dissemination von retinalen Geschwulstelementen zurückgeführt wird.

Heine sah nach einem Sarkom der Rückenhaut mit Lungenmetastasen ein Sarkom der Papille, das sich nasal auf die unmittelbar benachbarten Bezirke der retinalen Nervenfaserschicht und nach hinten bis zur Lamina cribrosa erstreckte.

Ein ähnlicher Fall ist von Ballantyne beschrieben worden. Bei einem Sarkom des Mediastinum, das in die Lunge eingedrungen war, fand sich neben Metastasen in anderen Organen ein Sarkom der Papille. Das Tumorgewebe war zum Teil nekrotisch zerfallen. Wie weit dasselbe in den Sehnerven vorgedrungen war, war nicht zu entscheiden, da nur ein kurzes, dem Augapfel anhaftendes Stück desselben zur Untersuchung gelangte.

3. Karzinom.

Eine direkte Fortpflanzung auf den Sehnerven kann vom metastatischen Aderhautkarzinom ausgehen. In der Regel hört dasselbe zwar am Rande mit scharfer Grenze auf oder sendet nur vereinzelte Ausläufer in den angrenzenden Sehnervenabschnitt, um in diesem nach kurzem Wachstum Halt zu machen (Abelsdorff). Verhältnismäßig häufiger als das direkte Hineinwuchern in den Sehnervenstamm wird das Vordringen den Scheidenraum entlang oder längs der Gefäßscheiden beobachtet. Wenn dann die Karzinomzellen in den Nervenstamm selbst gelangt sind, so zerstören sie zunächst, die Septen verschonend, das Nervengewebe mehr oder weniger vollkommen. So beschreibt z. B. Oeller einen Fall, in welchem die Karzinomzellen längs der Scheide eines hinteren Ziliargefäßes in die Sehnervenscheiden gewandert waren; nur die Duralscheide war noch als solche abgrenzbar, Pialscheide und Zwischenscheidenraum waren in der Neubildung vollkommen untergegangen, auch das Strukturbild des Optikus war zerstört, der ganze Querschnitt wurde von typischen Nestern epitheloider Zellen erfüllt, die Zentralgefäße waren nicht mehr nachweisbar.

Die Karzinominvasion kann bis zum intrakraniellen Abschnitt des Sehnerven fortschreiten und auch das Chiasma in Mitleidenschaft ziehen (Uhthoff).

Bei der an sich seltenen Metastasenbildung von Karzinom im Sehnerven dringt die Geschwulst in der Regel von den Scheiden aus ein und kann sich auf diese beschränken. Nur Elschnig beschreibt eine Metastase im Sehnervengewebe selbst: Bei einem primären Nierenkarzinom mit Lungenmetastasen fand sich in dem unmittelbar an das Foramen opticum angrenzenden Bezirk des intrakraniellen linken Optikus eine 10 mm lange und 8 mm dicke Krebsgeschwulst, die das Sehnervengewebe zum Teil verdrängt, zum Teil vernichtet hatte. Die Atrophie der Sehnervenfasern erstreckte sich in Form einer ganz unregelmäßig verteilten strangförmigen Degeneration einzelner Sehnervenbündel nach abwärts, der Druck der Geschwulst hatte eine reaktive chronische Entzündung der inneren Sehnervenscheiden, die sich bis zur Eintrittsstelle der Zentralgefäße erstreckte, erzeugt, nirgends war aber die innere Sehnervenscheide von den Geschwulstelementen durchbrochen worden.

In einem weiteren von Behr beschriebenen Fall ist der Beweis für eine isolierte Metastase des Sehnerven nicht einwandfrei erbracht: hier bestand nämlich zugleich ein metastatisches Aderhautkarzinom. Die Papille und das anschließende Sehnervenstück war von einem Epithelzellenkrebs durchsetzt, ohne daß die Zellwucherung in das Septensystem oder in die Pialscheide eingebrochen war, auch die perivaskulären Lymphräume der Zentralgefäße sowie die Gefäße selbst waren nur komprimiert, aber frei von Karzinomzellen, ebenso war der Zwischenscheidenraum intakt. Da nirgends ein direkter Übergang der Krebswucherung aus der Aderhaut in den Sehnerven nachzuweisen war, so hält Behr für wahrscheinlich, daß die Krebswucherung axial im Sehnerven

in der Nähe der Papille begonnen hat und demnach das Karzinom der Aderhaut
und des Sehnerven zwei selbständige Metastasen in demselben Auge darstellen.

In den wenigen übrigen Fällen, die beschrieben worden sind, ging die Metastasenbildung von den Scheiden aus. Nur in einem dieser Fälle (KROHN) saß
die karzinomatöse Wucherung bei einem primären Karzinom der Ovarien im
Scheidenraum beiderseits nahe den Augäpfeln und war durch die Pia in den
Nervenstamm eingedrungen; in den übrigen war, ausschließlich oder vorwiegend,
der intrakranielle Abschnitt des Sehnerven betroffen. Solche Fälle sind von
DITTRICH, WARD A. HOLDEN, MARCHAND, GINSBERG und CORDS beschrieben
worden. Da sie prinzipiell übereinstimmen, gebe ich nur den von GINSBERG

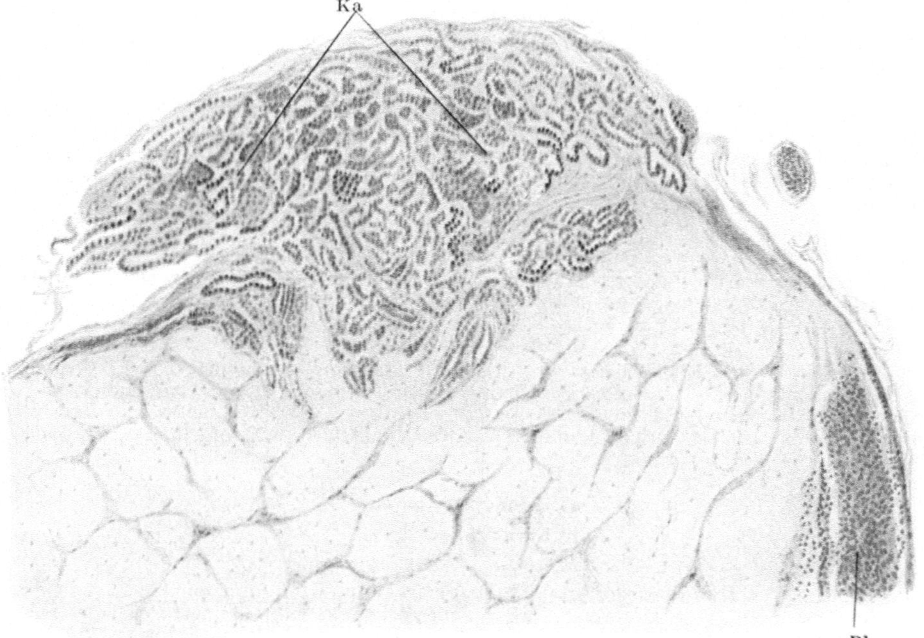

Abb. 92. Metastatisches Karzinom des Sehnerven. Querschnitt durch den intrakraniellen Abschnitt.
Bl Blutung. Ka Karzinomatöse Wucherung. Hämatoxylin-Eosin. Vergr. 66fach.
(Nach einem Präparat Prof. GINSBERGs.)

beschriebenen wieder, bei welchem der mikroskopische Befund am genauesten
in seinen Einzelheiten geschildert ist:

Bei einem primären Bronchialkarzinom fand sich außer anderen Metastasen im Gehirn
und den meisten Hirnnerven je eine an jedem Optikus dicht am Chiasma von 3 bzw. 5 mm
größter Ausdehnung, eine halberbsengroße am unteren Rande des Chiasma. Der Tumor
ist in die Optici von den Scheiden her eingedrungen (vgl. Abb. 93) und hat die Nervenfasern
zusammengedrückt und verdrängt. Der rechte Optikusquerschnitt wird an umschriebener
Stelle zur Hälfte von einer großen Blutung mit fast völliger Nekrose der Krebszellen eingenommen. Analog dem Primärtumor war die Sehnervenmetastase aus Zellbändern zusammengesetzt, die in mannigfacher Weise hin- und hergewunden oft ein adenomähnliches
Bild ergaben. Da der Plexus chorioideus im linken Hinterhorn und der Plexus am Dach des
dritten und vierten Ventrikels Karzinomknoten enthielten, so sind wahrscheinlich von diesen
aus durch die Zerebrospinalflüssigkeit Krebselemente in den Subduralraum gelangt und
sind von hier aus in die Optici und die übrigen Hirnnerven eingedrungen.

So waren auch in MARCHANDs Fall von Karzinommetastasen an der unteren
Fläche des Chiasma und in den Sehnervenscheiden bei primärem Magenkarzinom
die sakralen Nervenwurzeln von der Geschwulst infiltriert, und es gelang eine
wahrscheinlich von diesen ausgehende Invasion der Meningen des Gehirns

und Rückenmarks durch größtenteils frei in der Zerebrospinalflüssigkeit befindliche Geschwulstzellen nachzuweisen. Wie gewöhnlich in diesen Fällen bildete die karzinomatöse Infiltration der Sehnervenscheiden die Teilerscheinung einer karzinomatösen Meningitis.

Literatur.

A. Allgemeiner Teil.

I. Sehnervenscheiden.

1. Abnorme Flüssigkeitsansammlung.

a) Hydrops der Sehnervenscheide.

Elschnig, A.: Pathologische Anatomie des Sehnerven im Handbuch der pathologischen Anatomie des Nervensystems. Herausgegeben von F. Flatau, L. Jacobsohn, L. Minor. Bd. 2, S. 1165 ff. Berlin 1904.

b) Scheidenhämatom.

Grimminger, W.: Ein Beitrag zur Entstehung des „Traumatischen Sehnervenscheiden-Hämatoms". (Mit einem Zusatz von Prof. Dr. B. Fleischer.) Zeitschr. f. Augenheilk. Bd. 53, S. 41. 1924. — Liebrecht: Schädelbruch und Auge. Arch. f. Augenheilk. Bd. 55, S. 36. 1906. — Rollet: Les hématomes des gains du nerf optique. Rev. générale d'ophth. 1908. p. 49.

2. Perineuritis.

a) Exsudative und adhäsive Perineuritis.

Michel, J. v.: Über die Erkrankungen der Umhüllungshäute des Sehnerven. Sitzungsbericht d. Physik.-med. Ges. zu Würzburg 21. 5. 1881.

b) Eitrige Perineuritis.

Axenfeld, Th.: Ein Beitrag zur Entstehung der Augenkomplikationen, besonders der eitrigen Entzündung des Bulbus bei Meningitis cerebrospinalis suppurativa. Monatsschr. f. Psychiatrie u. Neurol. Bd. 25, S. 415. 1897. — De Lieto-Vollaro: Beitrag zur Erkrankung des Sehnerven bei eitriger Meningitis. Klin. Monatsbl. f. Augenheilk. Bd. 41. 1903. Festschr. f. Manz u. Sattler. S. 237.

II. Sehnervenstamm.

1. Kunstprodukte.

a) Scheinbare Degeneration.

Elschnig, A.: Histologische Artefakte im Sehnerven. Klin. Monatsbl. f. Augenheilk. Bd. 50, S. 81. 1902. — Siegrist, A.: Über wenig bekannte Erkrankungsformen des Sehnerven. Arch. f. Augenheilk. Bd. 44, S. 178. 1901. Ergänzungsheft. — Spühler, O.: Beitrag zur Kenntnis der sog. fleckförmigen Fettdegeneration des Sehnerven, speziell bei der Panophthalmie. v. Graefes Arch. f. Ophth. Bd. 56, S. 77. 1903.

b) Lückenbildung.

Dimmer: Demonstration von Präparaten mit Höhlenbildungen im Sehnerven, bedingt durch den Einfluß der Härtungsflüssigkeiten. Bericht über die 33. Vers. d. Ophth. Ges. Heidelberg. 1906. S. 285. — Elschnig, A.: Über die pathologische Anatomie und Pathogenese der sog. Stauungspapille. v. Graefes Arch. f. Ophth. Bd. 41, 2, S. 179. 1895.

2. Allgemein Histopathologisches.

a) Progressive Veränderungen der Neuroglia.

Alzheimer: Histologische und histopathologische Arbeiten über die Großhirnrinde. Herausg. von Nissl und Alzheimer. Bd. 3. 1910. — Held, H. (1): Über den Bau der Neuroglia usw. Abh. d. math.-physik. Klasse d. Kgl. Sächs. Ges. d. Wissensch. Bd. 28. 1903. — Held, H. (2): Die Neuroglia marginalis der menschlichen Großhirnrinde. Monatsschrift f. Psychiatr. u. Neurol. Bd. 26, S. 367. 1909. — Krückmann, E.: Über Pigmentierung und Wucherung der Netzhautneuroglia. v. Graefes Arch. f. Ophth. Bd. 60, S. 350 u. 452. 1905. — Marchesani, O.: Die Morphologie der Glia im Nervus opticus und in der Retina, dargestellt nach den neuesten Untersuchungsmethoden und Untersuchungsergebnissen. I. Mitteilung. v. Graefes Arch. f. Ophth. Bd. 117, S. 575. 1926. — Rönne, Henning: Pathologisch-anatomische Untersuchungen über alkoholische Intoxikationsamblyopie. v. Graefes Arch. f. Ophth. Bd. 77, S. 1. 1910. — Spielmeyer, W.: Über das Verhalten der Neuroglia bei tabischer Optikusatrophie. Klin. Monatsbl. f. Augenheilk. Bd. 44, H. 1,

S. 97. 1906. — STARGARDT: Über die Ursachen des Sehnervenschwundes bei der Tabes und der progressiven Paralyse. Arch. f. Psychiatrie u. Nervenkrankh. Bd. 51, H. 3 (auch separat). Berlin 1913. — STORCH: Über die pathologisch-anatomischen Vorgänge am Stützgerüst des Zentralnervensystems. Virchows Arch. Bd. 157, H. 1, S. 127 u. H. 2, S. 197. — 1899. — ULRICH, M.: Beiträge zur Kenntnis der Stäbchenzellen im Zentralnervensystem. Monatsschr. f. Psychiatrie u. Neurol. Bd. 28, Ergänzungsheft, S. 24. 1910. — WEIGERT: Beiträge zur Kenntnis der normalen menschlichen Neuroglia. Frankfurt 1895.

b) Regressive Veränderungen der Neuroglia.

ABELSDORFF, G.: Akute retrobulbäre Sehnervenentzündung bei Myelitis mit Sektionsbefund. Zeitschr. f. klin. Med. Bd. 85, S. 435. 1918. — SCHNAUDIGEL, O.: Die kavernöse Sehnervenentartung. v. Graefes Arch. f. Ophth. Bd. 59, S. 344. 1904. — WILBRAND und SAENGER: Die Erkrankungen des Chiasmas. Neurologie des Auges. Bd. 6, S. 245 ff. Wiesbaden 1915.

3. Neuritis optica.

KLEIJN, A. und N. GERLACH: Studien über Optikus- und Retinaleiden. v. Graefes Arch. f. Ophth. Bd. 87, S. 157. 1914.

4. Abszesse und Nekrosen.

CARTWRIGT CHENEY, R.: A case of orbital abscess producing a clinical picture of separation of the retina. Pathological findings including an anaemic infarct of the optic nerve. Arch. of ophth. Vol. 52, p. 252. 1923. — GRADLE: An Abscess of the optic nerve. Ann. of ophth. Vol. 24, H. 3, p. 474. 1915. — MICHEL, J. v. (1): Über einige Erkrankungen des Sehnerven. v. Graefes Arch. f. Ophth. Bd. 23, 2, S. 23. 1877. — MICHEL, J. v. (2): Über bakteritische Embolien des Sehnerven. Zeitschr. f. Augenheilk. Bd. 7, S. 1. 1902. — NAKAIZUMI, J.: Sehnervenabszeß und Stauungspapille infolge von Meningitis. Klin. Monatsbl. f. Augenheilk. Bd. 18, 2, S. 17. 1910. — ÖLLER, J.: Orbitalphlegmone und Sehnervenatrophie. Festschr. d. Prinzregenten Luitpold v. Bayern zum 80. Geburtstag, dargebracht von der Universität Erlangen. Bd. 3, Med. Fakultät, S. 117. 1901. — REIS, W.: Ein Abszeß in der Lamina cribrosa des Sehnerven als Komplikation im Verlaufe einer Orbitalphlegmone. v. Graefes Arch. f. Ophth. Bd. 59, S. 155. 1904. — SPICER, HOLMES: Metastatic infection of the eye. Case of staphylococcus abscess in the retina due to infection from skin abscesses. Pathological report by Mr. Coats. Transactions of the ophthalmological society of the United Kingdom. Vol. 27, p. 230. 1907.

5. Degeneration und Atrophie.

ELSCHNIG, A. (1): Zur Anatomie der Sehnervenatrophie bei Erkrankungen des Zentralnervensystems. Wien. klin. Wochenschr. 1899. Nr. 11, S. 275. — ELSCHNIG, A. (2): Die Topographie des Sehnerveneintritts bei einfacher Sehnervenatrophie. v. Graefes Arch. f. Ophth. Bd. 68, S. 126. 1908. — FUCHS, E. (1): Lage der Lamina cribrosa und atrophische Exkavation. Zeitschr. f. Augenheilk. Bd. 32, S. 192. 1914. — FUCHS, E. (2): Über Veränderungen des Sehnerven bei ektogener intraokularer Entzündung. v. Graefes Arch. f. Ophth. Bd. 91, S. 1. 1916. — GELHORN, E.: Über die Lokalisation und den Verlauf von Degenerationserscheinungen am Optikus nach intraokularen Entzündungen, die zum Verlust des Sehvermögens und zur Enukleation geführt haben. v. Graefes Arch. f. Ophth. Bd. 99, 4, S. 370. 1919. — GILBERT: Zur Klinik und pathologischen Anatomie der disseminierten Aderhauttuberkulose. Arch. f. Augenheilk. Bd. 84, S. 153. 1919. — MOELI (1): Über Befunde bei Erkrankung des Hinterhauptlappens. Neurol. Zentralbl. Bd. 8, S. 439. 1889. — MOELI (2): Veränderungen des Traktus und Nervus opticus bei Erkrankungen des Okzipitalhirns. Arch. f. Psychiatrie u. Nervenkrankh. Bd. 22, 3, S. 73 u. 234. 1891. — v. MONAKOW: Gehirnpathologie. S. 726. Wien 1897. — MÜLLER, H.: Über Niveauveränderungen an der Eintrittsstelle des Sehnerven. v. Graefes Arch. f. Ophth. Bd. 4, S. 1. 1858. — NUEL: De la neuroglie dans les névrites optiques. Bull. de l'acad. royal de méd. de Belgique 1900. — SACHS, TH.: Studien zur Pathologie des Nervus opticus. Arch. f. Augenheilk. Bd. 26, S. 237 u. Bd. 27, S. 154. 1893. — SCHREIBER, L.: Über Degeneration der Netzhaut und des Sehnerven. v. Graefes Arch. f. Ophth. Bd. 84, S. 237. 1906.

6. Stauungspapille.

BEHR, C. (1): Die Entstehung der Sehnervenveränderungen beim Turmschädel. Ein Beitrag zur Theorie der Stauungspapille. Neurol. Zentralbl. Bd. 30, S. 66. 1911. — BEHR, C. (2): Über die im Anschluß an perforierende Bulbusverletzungen auftretende Stauungspapille. Klin. Monatsbl. f. Augenheilk. Bd. 50, S. 56. 1912. — BEHR, C. (3): Beiträge zur Anatomie und Pathogenese der Stauungspapille. Ber. über die 38. Vers. d. ophth. Ges. Heidelberg. S. 14. 1912. — BEHR, C. (4): Zur Entstehung der Stauungspapille. v. Graefes

Arch. f. Ophth. Bd. 101, S. 165. 1920. — BENEDIKT, M.: Über die Bedeutung der Sehnervenentzündung bei Gehirnaffektionen. Allg. Wien. med. Zeitschr. 1868. — DEYL: Über die Entstehung der Stauungspapille und eine neue Erklärung derselben. Wien. klin. Rundschau. 1899. Nr. 11 u. ff., S. 165. — DUPUY-DUTEMPS: Cause de l'absence tres fréquente de stase papillaire malgré l'hypertension céphalorachidienne dans la meningite tuberculeuse. Arch. d'ophth. Tome 29, p. 465. 1909. — ELSCHNIG, A. (1): Über die pathologische Anatomie und Pathogenese der sog. Stauungspapille. v. Graefes Arch. f. Ophth. Bd. 41, S. 179. 1895. — ELSCHNIG, A. (2): Die Pathogenese der Stauungspapille bei Hirntumor. Wien. klin. Rundschau. 1902. N.r 1 u. ff., S. 4. — GINSBERG, S.: Grundriß der pathologischen Histologie des Auges. Bd. 11. Kap. Sehnerv. Berlin 1903. — v. GRAEFE, A.: Über Komplikation von Sehnervenentzündung mit Gehirnkrankheiten. v. Graefes Arch. f. Ophth. Bd. 7, 2, S. 58. 1860. — HIPPEL, E. v. (1): Über die Palliativtrepanation bei Stauungspapille. v. Graefes Arch. f. Ophth. Bd. 69, S. 290. 1909. — HIPPEL, E. v. (2): Die Krankheiten des Sehnerven. GRAEFE-SAEMISCH: Handb. d. ges. Augenheilk. 1921—1923. 2. Aufl. — KAMPHERSTEIN: Beiträge zur Pathologie und Pathogenese der Stauungspapille. Klin. Monatsbl. f. Augenheilk. Bd. 42, 1, S. 501. 1904. — KLAUBER: Klinische und histologische Beobachtungen über das Ödem des Sehnervenkopfes bei Gehirnverletzten. Klin. Monatsbl. f. Augenheilk. Bd. 60, S. 504. 1918. — KNAPE, ERNST V: Studien über die Stauungspapille und ihre Pathogenese. Mitt. a. d. Augenklinik d. Carolinisch Mediko-Chirurg. Inst. zu Stockholm. 1909. 10. H. — KOCHER: Hirnerschütterung, Hirndruck usw. Wien 1901. — LEVINSOHN: Experimenteller Beitrag zur Pathogenese der Stauungspapille. v. Graefes Arch. f. Ophth. Bd. 64, 2, S. 511. 1906. — LIEBRECHT: Über pathologisch-anatomische Veränderungen am Sehnerven bei Gehirngeschwulst und über die Pathogenese der Stauungspapille. Ber. über die 30. Vers. d. Ophth. Ges. Heidelberg. 1902. S. 172. — MANZ: Hydrops vaginae nervi optici. Klin. Monatsbl. f. Augenheilk. 1865, S. 281 und Experimentelle Untersuchungen über Erkrankungen der Sehnerven infolge von intrakraniellen Krankheiten. v. Graefes Arch. f. Ophth. Bd. 16, 1, S. 265. 1870. — PARINAUD, H.: De la névrite optique dans les affections cérébrales. Ann. d'oculist. Tome 82, p. 5. 1879. — PATON, LESLIE und HOLMES, GORDON: The Pathology of Papilloedema. Vol. 33, p. 389. Brain 1911. — SAENGER, M.: Über die Genese der Stauungspapille. Neurol. Zentralbl. Bd. 29, S. 1259. 1910. — SCHIECK, F.: Die Genese der Stauungspapille. Wiesbaden 1910. — SCHMIDT: Zur Entstehung der Stauungspapille. v. Graefes Arch. f. Ophth. Bd. 15, 2, S. 193. 1869. — SESEMANN: Die Orbitalvenen des Menschen und ihr Zusammenhang mit den oberflächlichen Venen des Kopfes. Arch. f. Anat. u. Physiol. 1869. S. 154. — SOURDILLE: Contribution a l'anatomie pathologique et a la pathogénie des lésions du nerf optique dans les tumeurs cérébrales. Arch. d'ophth. Tome 21, p. 378. 1901. — WILBRAND und SAENGER: Die Erkrankungen des Sehnervenkopfes mit besonderer Berücksichtigung der Stauungspapille. Bd. 4, 2 der Neurologie des Auges. Wiesbaden 1912. — YAMAGUCHI: Ein Beitrag zur Pathologie des Sehnerven bei Hirnerkrankungen. I. Rezidivierende Stauungspapille mit Thrombose der Vena centralis retinae bei einem Sarkom des Stirnhirns. Klin. Monatsbl. f. Augenheilk. Bd. 41, Beilageheft S. 180. 1903.

7. Ablagerung fremdartiger, im besonderen durch regressive Ernährungsstörung entstandener Substanzen.

a) Corpora amylacea.

FUCHS, E.: Über senile Veränderungen des Sehnerven. v. Graefes Arch. f. Ophth. Bd. 103, S. 304. 1920. — GINSBERG, S.: Grundriß der pathologischen Histologie des Auges. 11. Kapitel: Sehnerv. Berlin 1903. — GREEFF, R.: Die pathologische Anatomie des Auges. Kapitel XI: Nervus opticus. Berlin 1902—1906. — OBERSTEINER, H.: Einige Bemerkungen über die Genese der Corpora amylacea des Nervensystems (mit besonderer Berücksichtigung des Nervus opticus). Arb. a. d. neurol. Inst. d. Wien. Univ. Bd. 21, S. 479. 1916. — OMOROKOW, L. I.: Über die Entstehung der Corpora amylacea im Gehirn im Zusammenhang mit den Kristallisationsprozessen im Zentralnervensystem. Zeitschr. f. d. ges. Neurol. u. Psychiatrie. Bd. 100, S. 109. 1925. — RICHTER, H.: Zur Histogenese der Tabes. Zeitschr. f. d. ges. Neurol. u. Psychiatrie. Bd. 67, S. 1. 1921. — STÜRMER, R.: ,,Die Corpora amylacea" des Zentralnervensystems. Histologische und histopathologische Arbeiten über die Großhirnrinde. Herausg. von NISSL und ALZHEIMER. Bd. 5, S. 417. 1913.

b) Corpora arenacea.

SIEGERT: Über die Corpora amylacea sive amyloidea. Virchows Arch. Bd. 129, S. 513. 1892. — VIRCHOW, R.: Die Zellularpathologie. 4. Aufl. S. 327. Berlin 1871.

c) Hyaline Konkretionen (Drusen).

IWANOFF: Ablagerung von geschichteten Konkretionen nach innen von der Lamina cribrosa, in die Substanz der Papille. Klin. Monatsbl. f. Augenheilk. Bd. 6, S. 425. 1868. —

LAUBER, H.: Klinische und anatomische Untersuchungen über Drusen im Sehnervenkopf. v. Graefes Arch. f. Ophth. Bd. 105, S. 567. 1921. (Mit ausführlichem Literaturverzeichnis). — LEBER, TH.: Die Krankheiten der Netzhaut. GRAEFE-SAEMISCH: Handb.
d. ges. Augenheilk. Bd. 7, S. 1999. 2. Aufl. 1916. — MÜLLER, H.: Gesammelte und hinterlassene Schriften zur Anatomie und Physiologie des Auges. 1872. S. 318 u. 350.

d) Glykogen.

BEST: Verhandl. d. dtsch. pathol. Ges. 1907. S. 264. — HOFFMANN, M.: Über Erkrankungen der Nerven des Auges bei Diabetes mellitus. Arch. f. Augenheilk. Bd. 73, S. 261.
1913.

e) Pigment.

GINSBERG, S.: Pigmentepithelien im Sehnervenstamm bei Leucosarcoma chorioideae.
v. Graefes Arch. f. Ophth. Bd. 68, S. 232. 1908. — OGAWA: Über Pigmentierung des Sehnerven. Arch. f. Augenheilk. Bd. 52, S. 438. 1905. — SCHEERER, R.: Pigmentzellenbefunde
im Sehnerven. Klin. Monatsbl. f. Augenheilk. Bd. 69, S. 583. 1922.

B. Spezieller Teil.

1. Toxische Degenerationen.

a) Ektogene Gifte.

Methylalkohol.

BIRCH-HIRSCHFELD: Weiterer Beitrag zur Pathogenese der Alkoholamblyopie. v. Graefes
Arch. f. Ophth. Bd. 54, 1, S. 68. 1902. — PICK, L. und M. BIELSCHOWSKY: Über histologische Befunde im Auge und im zentralen Nervensystem des Menschen bei akuter tödlicher Vergiftung mit Methylalkohol. Berlin. klin. Wochenschr. 1912. Nr. 19, S. 888.

Atoxyl.

BIRCH-HIRSCHFELD, A. und G. KÖSTER: Die Schädigung des Auges durch Atoxyl.
v. Graefes Arch. f. Ophth. Bd. 76, S. 409. 1910. — NONNE, M.: Anatomische Untersuchung
eines Falles von Atoxylerblindung. Med. Klinik. 1908. Nr. 20, S. 257.

Arsazetin.

SATTLER, C. H.: Pathologisch-anatomische Untersuchung eines Falles von Erblindung
nach Arsazetininjektionen. v. Graefes Arch. f. Ophth. Bd. 81, S. 546. 1912.

Spirarsyl.

BIRCH-HIRSCHFELD, A. und INOUYE: Experimentelle Untersuchung über die Wirkung
des Indarsol auf Sehnerv und Netzhaut. v. Graefes Arch. f. Ophth. Bd. 79, S. 81. 1911. —
HEGNER, C. A.: Über drei Fälle von Intoxikation durch Spirarsyl, Alkohol und Sublimat
mit Sektionsbefund. Klin. Monatsbl. f. Augenheilk. Bd. 58, 2, S. 211. 1910. — IGERS-
HEIMER, J.: Über die Wirkung des Atoxyl auf das Auge. v. Graefes Arch. f. Ophth. Bd. 71,
S. 379.

Optochin.

ABELSDORFF, G.: Über Optochinsehstörungen und ihre anatomische Grundlage. Klin.
Monatsbl. f. Augenheilk. Bd. 62, S. 31. 1919. — UHTHOFF, W.: Beiträge zur Optochin-
amblyopie. Klin. Monatsbl. f. Augenheilk. Bd. 57, S. 14. 1916 und Ein zweiter Sektions-
befund von vorübergehender Optochinamblyopie. Ebenda Bd. 58, S. 1. 1917. — UJIIE
MITSUTASII: Zur pathologischen Anatomie der Optochinamaurose. Korresp.-Blatt f.
Schweiz. Ärzte. Bd. 48, S. 1556. 1918.

Blei.

BIHLER: Ein Fall von Bleiamblyopie. Arch. f. Augenheilk. Bd. 40, S. 274. 1900. —
BRAILEY: Optic atrophy from lead poisoning. Ophth. Hospital. Reports. Bd. 8, p. 549.
1876. — ÖLLER, J.: Über hyaline Gefäßdegeneration als Ursache einer Amblyopia saturnina.
Virchows Arch. Bd. 86, S. 329. 1881. — PETRONIO, G.: Neuriti retrobulbari tossiche, avve-
lenamento di piombo. Pathologia Decembre 1913, wegen Unzugänglichkeit des Originals
zitiert nach einem Referat in Michels Jahresber. f. Ophth. — PFLÜGER: Ber. d. Universitäts-
augenklinik in Bern. 1883.

Äthylalkohol und Nikotin.

BIRCH-HIRSCHFELD, A. (1): Zur Pathogenese der chronischen Nikotinamblyopie.
v. Graefes Arch. f. Ophth. Bd. 53, S. 79. 1902. — BIRCH-HIRSCHFELD, A. (2): Weiterer
Beitrag zur Pathogenese der Alkoholamblyopie. v. Graefes Arch. f. Ophth. Bd. 54, 1, S. 68.
1902. — BUNGE: Über Gesichtsfeld und Faserverlauf im optischen Leitungsapparat. Halle
1884. — DALÉN, ALBIN: Über die anatomische Grundlage der Alkoholtabakamblyopie.

Mitt. a. d. Augenklinik d. Carolinischen Mediko-Chirurg. Inst. zu Stockholm. 1906. H. 8, S. 1. — Hegner, C. A.: Über drei Fälle von Intoxikation durch Spirarsyl, Alkohol und Sublimat mit Sektionsbefund. Klin. Monatsbl. f. Augenheilk. Bd. 58, 2, S. 211. 1910. — Igersheimer, J.: Zur Pathologie der Sehbahn. v. Graefes Arch. f. Ophth. Bd. 96, S. 1. 1918. — Nuel (1): Altérations de la Macula lutea. D. Le scotome central de l'amblyopie toxique (nicotinique, alcoholique, etc.) est primitivement une maladie maculaire, et non une névrite interstitielle. Arch. d'ophth. Tome 16, p. 479. 1896. — Nuel (2): Sur l'anatom. patholog. des névrites optiques toxiques. 13. Int. Med.-Kongr. Paris 1900. — Rönne, Henning: Pathologisch-anatomische Untersuchungen über alkoholische Intoxikationsamblyopie. v. Graefes Arch. f. Ophth. Bd. 77, S. 1. 1910. — Sachs, Th.: Anatomischklinischer Beitrag zur Kenntnis des Zentralskotoms bei Sehnervenleiden. Arch. f. Augenheilk. Bd. 18, S. 21 (Fall 1). 1888. — Scherwinsky, Bonaventura: Pathologisch-anatomische Augenbefunde bei einem Fall von chronischer Äthylalkoholintoxikation mit sekundärer Urämie. v. Graefes Arch. f. Ophth. Bd. 87, S. 135. 1914. — Schieck, F.: Klinische und pathologisch-anatomische Untersuchungen über die Intoxikationsamblyopie. v. Graefes Arch. f. Ophth. Bd. 54, S. 458. 1902. — Siegrist, A.: Beitrag zur Kenntnis der anatomischen Grundlage der Alkoholamblyopie. Arch. f. Augenheilk. Bd. 41, S. 136. 1900. — Sourdille: Über die toxische Neuritis optica. Ophth. Klinik. 1900. Bd. 4. — Tojoda: Über zwei Fälle von chronischer Intoxikationsamblyopie mit vorübergehender vollständiger, aber nicht durch die Alkohol- resp. Tabak-Intoxikation bedingter Erblindung nebst Sektionsbefund. Klin. Monatsbl. f. Augenheilk. Bd. 45, 1, S. 178. 1907. — Uhthoff, W. (1): Untersuchungen über den Einfluß des chronischen Alkoholismus auf das menschliche Sehorgan. v. Graefes Arch. f. Ophth. 1886, Bd. 32, 4, S. 95 u. Bd. 33, 1, S. 257. 1887. — Uhthoff, W. (2): Die Augenstörungen bei Vergiftungen. Graefe-Saemisch: Handb. d. ges. Augenheilk. 2. Aufl. Bd. 11, Abt. 2a, 1911. — Widmark, J.: Om lagat af det papillo maculara knippet. Nord. med. Arch. Bd. 8. 1897. — Wilbrand und Saenger: Anatomie und Physiologie der optischen Bahnen und Zentren. Bd. 3, 1. 1904 und die Erkrankungen des Opticusstamms. 5. Bd. der Neurologie des Auges. 1914.

b) Endogene Gifte.

Diabetes mellitus.

Abelsdorff, G.: Sehnervenatrophie mit Arteriosklerose bei Diabetes mellitus. Arch. f. Augenheilk. Bd. 95, S. 143. 1924. — Fraser und Bruce: A case of multiple diabetic neuritis, with pathological specimens. Brit. med. Journ. Vol. 25, p. 1149. May 1895. — Hummelsheim und Leber, Th.: Ein Fall von atrophischer Degeneration der Netzhaut und des Sehnerven mit hochgradiger Endarteriitis der Arteria centralis retinae bei Diabetes mellitus. v. Graefes Arch. f. Ophth. Bd. 52, S. 336. 1901. — Nettleship, E. and W. Edmunds: Two cases of simmetrical amblyopia of a slow progress with central scotoma in patients suffering from diabetes Transact. of the ophth. soc. of the united kingdom. Vol. 1, p. 124. 1881. — Rönne, Henning: Zur pathologischen Anatomie der diabetischen Intoxikationsamblyopie. (Beitrag zur Pathogenese der neurogenen Zentralskotome.) v. Graefes Arch. f. Ophth. Bd. 85, S. 489. 1913. — Schmidt-Rimpler: Über makuläre Sehnervenatrophie bei Diabetes. Ber. über die 25. Vers. d. Ophth. Ges. Heidelberg. 1896.

Degeneration des papillomakulären Bündels bei Karzinom.

Birch-Hirschfeld, A.: Beitrag zur Kenntnis der Sehnervenerkrankungen bei Erkrankung der hinteren Nebenhöhlen der Nase. v. Graefes Arch. f. Ophth. Bd. 65, S. 440. 1907. — Igersheimer, J.: Zur Pathologie der Sehbahn. v. Graefes Arch. f. Ophth. Bd. 96, S. 101. 1918. — Kleyn, A. de und N. Gerlach: Studien über Optikus- und Retinaleiden. v. Graefes Arch. f. Ophth. Bd. 87, S. 157. 1914. — Lehmann: Über akute doppelseitige retrobulbäre Neuritis. Zentralbl. f. prakt. Augenheilk. Bd. 26, S. 17. 1902. — Nuel: Altérations de la Macula lutea D. Le scotome central de l'amblyopie toxique (Nicotinique, Alcoolique etc.) est primitivement une maladie maculaire, et non une névrite interstitielle. Arch. d'ophth. Tome 16, p. 479. 1896.

2. Sehnervenatrophie bei Tabes und progressiver Paralyse der Irren.

Behr, C. (1): Über die anatomischen Grundlagen und über die Behandlung der tabischen Sehnervenatrophie. Münch. med. Wochenschr. 1926. Nr. 8 u. 9. — Behr, C. (2): Über die tabische Sehnervenatrophie. 89. Vers. d. Ges. dtsch. Naturf. u. Ärzte. Sektion f. Augenheilk. 1926. Zentralbl. f. d. ges. Ophth. Bd. 17, S. 423. — Elschnig, A.: Zur Anatomie der Sehnervenatrophie bei Erkrankungen des Zentralnervensystems. Wien. klin. Wochenschrift. 1899. Nr. 11, S. 275. — Fujiwara, K.: Ein Beitrag zur Kenntnis der pathologischen Anatomie des Sehnervenschwundes bei Tabes dorsalis und progressiver Paralyse. v. Graefes Arch. f. Ophth. Bd. 115, S. 562. 1925. — Gliksman, Arthur: Über Sehnervenatrophie bei Tabes. Inaug.-Diss. Freiburg 1900. — Igersheimer, J. (1): Neue Untersuchungen zur Syphilis des Sehapparates. Sitzungsber. d. Ophth. Ges. in Wien. Ref.: Klin Monatsbl. f. Augenheilk. Bd. 67, S. 293. 1921. — IGERSHEIMER, J. (2): Über die periphere Sehbahn bei Tabes und Paralyse. Ber. d. Dtsch. Ophth. Ges. Heidelberg 1924, S. 99. — IGERSHEIMER, J. (3): Weitere Untersuchungen über den Opticusprozeß bei Tabes und Paralyse. Ber. d. Dtsch. Ophth. Ges. Heidelberg. 1925. S. 5. — IGERSHEIMER, J. (4): Über den Optikusprozeß bei Tabes und Paralyse. Dtsch. med. Wochenschr. 1926. Nr. 23. — KLARFELD, B.: Über die Spirochätenbefunde im Paralytikergehirn und ihre Bedeutung. Samml. zwangl. Abh. a. d. Geb. d. Nerven- u. Geisteskrankh. Bd. 11, H. 8. 1919. — MICHEL, J. v.: Demonstration von Präparaten tabischer Atrophie. Internat. Med. Kongreß zu Moskau 1897. — MOXTER: Beitrag zur Auffassung der Tabes als Neuronerkrankung. Zeitschr. f. klin. Med. Bd. 29, S. 334. 1896. — PALICH-SZÁNTÓ, O.: Beiträge zur Ätiologie und Pathohistologie der tabischen Sehnervenatrophie. Arch. f. Augenheilk. Bd. 82, S. 48. 1917. — POPOW: Beiträge zur Kenntnis der Sehnervenveränderungen bei der Tabes dorsalis. Dtsch. Zeitschr. f. Nervenheilk. Bd. 4, S. 270. 1893. — RICHTER, H.: Zur Histogenese der Tabes. Zeitschr. f. d. ges. Neurol. u. Psychiatrie. Bd. 67, S. 1. 1921. — SCHINDLER, E.: Zur Anatomie der tabischen Sehnervenatrophie. Vereing. Nordwestdeutsch. Augenärzte 27. 9. 1924. Bericht klin. Monatsbl. f. Augenheilk. Bd. 73, S. 773. 1924. — SPIELMEYER, W. (1): Über das Verhalten der Neuroglia bei tabischer Optikusatrophie. Klin. Monatsbl. f. Augenheilk. Bd. 44, 1, S. 97. 1906. — SPIELMEYER, W. (2): Über die Diagnose „Entzündung" bei Erkrankungen des Zentralnervensystems. Zeitschr. f. d. ges. Neurol. u. Psychiatrie. Bd. 25, S. 562. 1914. — SPIELMEYER, W. (3): Über Versuche der anatomischen Paralyseforschung zur Lösung klinischer und grundsätzlicher Fragen. Zeitschr. f. d. ges. Neurol. u. Psychiatrie. Bd. 97, S. 287. 1925. — STARGARDT: Über die Ursachen des Sehnervenschwundes bei der Tabes und der progressiven Paralyse. Arch. f. Psychiatrie u. Nervenkrankh. Bd. 51, H. 3 (auch separat). Berlin 1913. — UHTHOFF, W.: Die Augenveränderungen bei Erkrankungen des Nervensystems. GRAEFE-SAEMISCH Handb. d. ges. Augenheilk. Bd. 11, Abt. 2a. 1911. — WILBRAND und SAENGER: Die Erkrankungen des Optikusstamms. 5. Bd. der Neurologie des Auges. Wiesbaden 1913.

3. Sehnervenentzündung und Degeneration bei multipler Sklerose, Myelitis und Enzephalitis.

a) Multiple Sklerose.

KUHN, P. und G. STEINER: Über die Ursachen der multiplen Sklerose. Med. Klinik. 1913. Nr. 38, S. 1007. — MARBURG, O.: Retrobulbäre Neuritis optica und multiple Sklerose. Wien. klin. Wochenschr. 1920. Nr. 10, S. 209. — RÖNNE, HENNING: Zur pathologischen Anatomie der Sehnerven-Chiasmaleiden bei akuter disseminierter Sklerose. v. Graefes Arch. f. Ophth. Bd. 83, S. 505. 1912. — SIEMERLING und RÄKE: Beitrag zur Klinik und Pathologie der multiplen Sklerose mit besonderer Berücksichtigung ihrer Pathogenese. Arch. f. Psychiatrie u. Nervenkrankh. Bd. 53, S. 385. 1914. — TSCHIRKOWSKY, W.: Stauungspapille bei Sklerosis disseminata. (Zur pathologischen Anatomie der Sehnervenerkrankungen bei diesem Leiden des Sehnervensystems.) Klin. Monatsbl. f. Augenheilk. Bd. 53, S. 527. 1914. — ULRICH, M.: Beiträge zur Kenntnis der Stäbchenzellen im Zentralnervensystem. Monatsschr. f. Psychiatrie u. Neurol. Bd. 28, Ergänzungsheft, S. 24. 1910. — UHTHOFF, W.: Untersuchungen über die bei der multiplen Herdsklerose vorkommenden Augenstörungen. Arch. f. Psychiatrie u. Nervenkrankh. Bd. 21, 1 u. 2. 1889. — VELTER, M. E.: Des lésions des voies optiques et de l'appareil oculomoteur dans la sclérose en plaques. Arch. d'ophth. Tome 32, p. 725. 1912.

b) Myelitis.

ABELSDORFF, G.: Akute retrobulbäre Sehnervenentzündung bei Myelitis mit Sektionsbefund. Zeitschr. f. klin. Med. Bd. 85, S. 435. 1918. — BIELSCHOWSKY, M.: Myelitis und Sehnervenentzündung. Berlin 1901. — DALÉN, ALBIN: Neuritis optica und Myelitis acuta. v. Graefes Arch. f. Ophth. Bd. 47, S. 672. 1899. — LEYDEN, E.: Beiträge zu der Lehre von der akuten und chronischen Myelitis. Zeitschr. f. klin. Med. Bd. 1, S. 1. 1880. — RÖNNE, HENNING: Zur pathologischen Anatomie der Sehnerven-Chiasmaleiden bei akuter disseminierter Sklerose. v. Graefes Arch. f. Ophth. Bd. 83, S. 505. 1912. — SCHIECK, F.: Akute retrobulbäre Neuritis bei Myelitis. Ber. über die 35. Vers. d. Ophth. Ges. Heidelberg 1908, S. 359 und die ätiologischen Momente der retrobulbären Neuritis. v. Graefes Arch. f. Ophth. Bd. 71, S. 474. 1909.

4. Tuberkulöse Sehnervenveränderungen.

BERGMEISTER, R. (1): Über nekrotisierende intrazellulare Tuberkulose des Sehnerven. Zeitschr. f. Augenheilk. Bd. 53, S. 175. 1924. — BERGMEISTER, R. (2): Die tuberkulösen Erkrankungen der Augen. Berlin 1927. — BIRCH-HIRSCHFELD, A.: Zur Kenntnis der

Tuberkulose der Orbita und des Sehnerven sowie der nach Resektion des Optikus am Bulbus eintretenden Veränderungen. Zeitschr. f. Augenheilk. Bd. 24, S. 193. 1910. — CARGILL, V. and S. MAYOU: A case of general miliary tuberculosis in an adult in which chorioidal tubercle with implication of one optic disc was the only physical sign in the early weeks of the illness. Transact. of the ophth. Soc. of the United Kingdom 1906. Vol. 26, p. 101. — CHIARI: Über einen Fall von Tuberkulose des Nervus opticus dexter. Wien. med. Jahrb. Bd. 4, S. 559. 1877. — COATS, G.: A case of tubercle of the nerve head The royal. London Ophth. Hospital Reports. Vol. 16, p. 381. 1906. — CRUVEILHIER: Traité d'anatomie pathologique générale Tome 4, p. 793. 1862. — EMANUEL, C.: Über intrabulbäre Tuberkulose bei Kindern und Bemerkungen über die Differentialdiagnose zwischen Tuberkulose und Netzhauttumoren (Fall 1). Klin. Monatsbl. f. Augenheilk. Bd. 40, 2, S. 210. 1902. — v. HIPPEL, E.: Über tuberkulöse, sympathisierende und proliferierende Uveitis unbekannter Ätiologie. v. Graefes Arch. f. Ophth. Bd. 92, S. 467 (Fall 14). 1917. — HJORT: Ein Fall von hemiopischer Gesichtsfeldbeschränkung. Nekroskopie. Klin. Monatsbl. f. Augenheilk. 1867. Bd. 5, S. 166. — IGERSHEIMER, I.: Über die Beteiligung des Optikus bei der Meningitis tuberculosa. v. Graefes Arch. f. Ophth. Bd. 114, S. 267. 1924. — JAKOBS: Klinischer und mikroskopischer Beitrag zur Solitärtuberkulose der Papilla nervi optici. Klin. Monatsbl. f. Augenheilk. Bd. 50, 2, S. 37. 1912. — MAUKSCH, H.: Zur Differentialdiagnose zwischen Gliom und Tuberkulose und zur Kenntnis der aszendierenden Sehnerventuberkulose. Zeitschr. f. Augenheilk. Bd. 54, S. 49. 1925. — MICHEL, J. v.: Die Tuberkulose des Sehnervenstammes. Münch. med. Wochenschr. 1903. Nr. 1, S. 7. — ROCHON-DUVIGNAUD und ONFRAY: Double exophthalmie chronique déterminée par une sclérose tuberculeuse des muscles intraorbitaires. Arch. d'opht. Tome 26, p. 129. 1906. — SÄNGER, M.: Okulomotoriuslähmung bei Meningitis tuberculosa adultorum durch periphere und zentrale Blutung. Arch. f. Psychiatrie und Nervenkrankh. Bd. 10, S. 158 (Fall 2). 1880. — SATTLER, H.: Über eine tuberkulöse Erkrankung des Sehnerven und seiner Scheiden und über Netzhauttuberkulose. v. Graefes Arch. f. Ophth. Bd. 24, S. 127. 1878. — SISARIC, IWAN: Ein Fall von plötzlicher Erblindung durch Tuberkel im Chiasma nervi optici. Wien. med. Wochenschr. 1921. Nr. 10, S. 445. — VERDERAME, J.: Anatomischer Beitrag zur Solitärtuberkulose der Papilla nervi optici. Klin. Monatsbl. f. Augenheilk. Bd. 46, S. 401. 1908.

5. Syphilitische Sehnervenveränderungen.

Igersheimer, J.: Syphilis und Auge. Berlin 1918. — JULER: Un cas de névrorétinite monoculaire syphilitique avex examen microscopique. Arch. d'opht. Tome 17, p. 542. 1897. — MATSUKAWA: Über einen Fall von Ziliar- und Sehnervengumma nach Salvarsaninjektion. Klin. Monatsbl. f. Augenheilk. Bd. 51, 2, S. 665. 1913. — NONNE, M.: Syphilis und Nervensystem. 3. Aufl. Berlin 1915. — STOCK, W.: Über einen Fall von Gummigeschwulst des Opticus hinter der Papille und von Chorioiditis gummosa. Klin. Monatsbl. f. Augenheilk. Bd. 43, S. 640. 1905. — UHTHOFF, W.: Untersuchungen über die bei Syphilis des Zentralnervensystems vorkommenden Augenstörungen. v. Graefes Arch. f. Ophth. Bd. 39, 1, S. 1. 1893 und Bd. 39, 3, S. 126 und Augensymptome bei der Syphilis des Zentralnervensystems in Graefe-Saemisch Handb. d. ges. Augenheilk. 2. Aufl. Bd. 11, Abt. 2 b, S. 1039. 1915. — VERHOEFF, F. H.: Ein Fall von Syphilom des Optikus und der Papille mit Spirochätenbefund. Klin. Monatsbl. f. Augenheilk. Bd. 48, 2, S. 315. 1910. — WAGNER, R.: Zur Kenntnis der anatomischen Veränderungen bei sekundär-luetischen Optikuserkrankungen. Klin. Monatsbl. f. Augenheilk. Bd. 41, 2, S. 1. 1903.

6. Sehnervenatrophie durch Druck benachbarter Gefäße und durch Zirkulationsstörung.

ABELSDORFF, G.: Sehnervenatrophie durch atherosklerotischen Verschluß der Zentralarterie. Zeitschr. f. Augenheilk. Bd. 52, S. 273. 1923. — BARTELS, M.: Über die anatomische Grundlage der Erblindung bei Orbitalphlegmone. Arch. f. Augenheilk. Bd. 56, S. 267. 1907. — FUCHS, E.: Über senile Veränderungen des Sehnerven. v. Graefes Arch. f. Ophth. Bd. 103, S. 304. 1920. — HENSCHEN, S. E.: Über zirkumskripte arteriosklerotische Nekrosen (Erweichungen) in den Sehnerven, im Chiasma und in den Traktus. v. Graefes Arch. f. Ophth. Bd. 78, S. 212. 1911. — IGERSHEIMER, J.: Weitere Untersuchungen über den Opticusprozeß bei Tabes und Paralyse. Ber. d. Dtsch. Ophth. Ges. Heidelberg 1925. S. 5. — LIEBRECHT: Sehnerv und Arteriosklerose. Arch. f. Augenheilk. Bd. 44, S. 193. 1902. — MOORE, R. FORSTER: A case of unruptured intra-cranial aneurysm which had cased rupture of the optic nerve diagnosed during life. Transact of the ophth. soc. of the United Kingdom Vol. 45, p. 490. 1925. — OTTO, R.: Untersuchungen über Sehnervenveränderungen bei Arteriosklerose. Berlin 1893 und Sehnervenveränderungen bei Arteriosklerose und Lues. Arch. f. Augenheilk. Bd. 43, S. 104. 1901. — SIEGRIST, A.: Atrophie der Sehnerven durch Gefäßdruck bei Hypophysistumor. v. Graefes Arch. f. Ophth. Bd. 105, S. 1069. 1921. —

C. Sehnervengeschwülste.

1. Primäre Geschwülste.

a) Geschwülste des Stamms und seiner Scheiden.

Gliom.

ADAMÜCK: Zwei Fälle von Neubildungen (des Nervus opticus und der Orbita) mit letalem Ausgang. Arch. f. Augenheilk. Bd. 28, S. 129. 1894. — AXENFELD und BUSCH: Ein Beitrag zur klinischen Symptomatologie und zur Histologie des primären Myxosarkoms des Sehnerven, sowie zur operativen Entfernung desselben nach der KRÖNLEINschen Methode. Arch. f. Augenheilk. Bd. 39, S. 1. 1899. — BABES: Über Neurogliawucherung. Dtsch. med. Wochenschr. 1901. Nr. 41, S. 714. — BRAUNSCHWEIG, P.: Die primären Geschwülste des Sehnerven. v. Graefes Arch. f. Ophth. Bd. 39, 4, S. 1. 1893. — EMANUEL, C.: Über die Beziehungen der Sehnervengeschwülste zur Elephantiasis neuromatodes und über Sehnervengliome. v. Graefes Arch. f. Ophth. Bd. 53, S. 129. 1902. — FISCHER, E.: Über gliomatöse Entartung der Opticusbahn. Arch. f. Augenheilk. Bd. 59, S. 181. 1908. — FLEISCHER, R. und R. SCHEERER: Beitrag zur Histologie der primären Sehnerventumoren (Gliomatose des Sehnerven?). v. Graefes Arch. f. Ophth. Bd. 103, 1, S. 46. 1920. — GASCH, KARL: Über einen Fall von Gliom beider Sehnerven. Inaug.-Diss. Jena 1916. — GINSBERG, S.: Grundriß der pathologischen Histologie des Auges. 11. Kapitel: Sehnerv. Berlin 1903. — GREEFF, R.: Die pathologische Anatomie des Auges. Kapitel 11: Nervus opticus. Berlin 1902—1906. — HIPPEL, E.: Die Krankheiten des Sehnerven. Graefe-Saemisch: Handb. d. ges. Augenheilk. 2. Aufl. 1921—1923. — HUDSON: Primary tumours of the optic nerve. The royal London Ophthalmic Hospital Reports Vol. 18, p. 317. 1912. (Vollständige Literaturübersicht.) — KIEL: Zur Histologie der Optikustumoren. v. Graefes Arch. f. Ophth. Bd. 112, S. 64. 1923. — LÖHLEIN, W.: Zur Frage der primären Sehnervengeschwülste. v. Graefes Arch. f. Ophth. Bd. 73, S. 335. 1910. — LÖWENBERG, W.: Über die diffuse Ausbreitung von Gliomen in den weichen Häuten des Zentralnervensystems. Virchows Arch. Bd. 230, S. 99. 1921. — MARTIN and CUSHING: Primary gliomas of chiasm and optic nerves in their intracranial portion. Arch. of Ophth. Vol. 52, 2, p. 209. 1923. — PAGENSTECHER, A. H.: Über Optikustumoren. v. Graefes Arch. f. Ophth. Bd. 54, S. 300. 1902. — RIETZ, E.: Om Gliom i Synerven (Schwedisch). Hygiea. 1918. p. 344. Ref.: Klin. Monatsbl. f. Augenheilk. Bd. 60, S. 840. 1918. — SALZMANN: Studien über das Myxosarkom des Sehnerven. v. Graefes Arch. f. Ophth. Bd. 39, 4, S. 94. — SATTLER, C. H.: Die bösartigen Geschwülste des Auges. Leipzig 1926. — SOURDILLE: Les tumeurs névrogliques adultes du nerf optique et de la rétine. Arch. d'opht. Tome 24, p. 87. 1904. — VERHOEFF, F. H.: Primary intraneural Tumors (gliomas) of the optic nerve. A histologic study of eleven cases including a case showing zystic involvment of the optic disc with demonstration of the origin of cystoid bodies of the retina and cavernous atrophy of the optic nerve. Arch. of Ophth. Vol. 50, p. 120 u. 139. 1922. — VEROCAY, J.: Zur Kenntnis des Neurofibroms. Beitr. z. pathol. Anat. u. z. allg. Pathol. Bd. 48, S. 1. 1910. — WILLIE: Primary tumours of the optic nerve and of the chiasma with report of a case. Journ. of neurol. a. psychopathol. Vol. 19, p. 209. 1924.

Endotheliom.

ANTON, W.: Pathologisch-anatomische Beiträge zur Mißbildungslehre des Sehnerveneintritts, zur Kasuistik der psammösen Endotheliome des Sehnerven und der Epidermoidzysten der Orbita. Med. Inaug.-Diss. Leipzig 1915. (Derselbe Fall bei SEEFELDER: Mißbildung des Sehnerveneintritts, Tumor des Sehnerven und Epidermoidzyste der Orbita in einem Falle. Ber. über die 39. Vers. d. Ophth. Ges. Heidelberg 1913.) — DANDY: Prechiasmal intracranial tumour of the optic nerves. Americ. journ. of Ophth. Vol. 5, p. 169. 1922. — FRANKE, E. und E. DELBANCO: Zur Kenntnis der Geschwülste des Nervus opticus und seiner Scheiden. v. Graefes Arch. f. Ophth. Bd. 59, S. 485. 1904. — HUDSON: Primary tumours of the optic nerve. The royal London ophthalm. Hospital Reports. Vol. 18, p. 317. 1912. (Vollständige Literaturübersicht.) — SCHOTT: Endotheliome an beiden Sehnerven. Arch. f. Augenheilk. Bd. 6, S. 21. 1877. — TWELMEYER: Ein Beitrag zu den primären Orbitaltumoren bindegewebigen Ursprungs. Klin. Monatsbl. f. Augenheilk. Bd. 70, S. 360. 1923.

Fibrom.

HUDSON: Primary tumours of the optic nerve The royal London Ophthalmic. Hospital Reports. Vol. 18, p. 317. 1912.

b) Geschwülste der Sehnervenpapille.

HOEVE, J. VAN DER: Eye diseases in tuberose sklerosis of the brain and in the Recklinghausens disease. Transact of the Ophth. soc. of the United Kingdom. Vol. 43, p. 534. 1923 und Augengeschwülste bei der tuberösen Hirnsklerose (Bourneville) und verwandten Krankheiten. v. Graefes Arch. f. Ophth. Bd. 111, S. 1. 1923. — OLOFF, H.: Über primäre Tumoren und tumorähnliche Bildungen der Papilla nervi optici. Klin. Monatsbl. f. Augenheilk. Bd. 55, S. 313. 1915. — Schieck, F.: Das Peritheliom der Netzhautzentralgefäße, ein bislang unbekanntes Krankheitsbild. v. Graefes Arch. f. Ophth. Bd. 81, S. 328. 1912. — Sidler-Huguenin: Ein Endotheliom am Sehnervenkopf. v. Graefes Arch. f. Ophth. Bd. 101, S. 113. 1920. — Speciale-Cirincione: Sul sarcoma del disco ottico. Ann. di ottalmol. e clin. oculist. Vol. 53, 9. 1925. — Vasquez-Barrière: Bemerkenswerter Fall von Melanosarkom der Papille. Klin. Monatsbl. f. Augenheilk. Bd. 19, S. 43. 1911.

2. Sekundäre Geschwülste.

Gliom der Netzhaut.

Siegrist, A.: Seltene Art der Ausbreitung von Gliomen der Retina auf den 2. Sehapparat. Ber. über die 39. Vers. d. Ophth. Ges. Heidelberg 1913. S. 390. — Wintersteiner: Das Neuroepithelioma retinae. Leipzig u. Wien 1897.

Sarkom.

Ballantyne: A case of metastatic sarcoma of optic nerve and retina Transact of the ophth. soc. of the United Kingdom. Vol. 126, p. 111. 1906. — Borchardt, L. u. Brückner, A.: Geschwulstbildung an der Hirnbasis mit Einwucherung in den Sehnerven. v. Graefes Arch. f. Ophth. Bd. 99, S. 105. 1919. — Heine: Sarkommetastase auf der Sehnervenpapille. Klin. Monatsbl. f. Augenheilk. Bd. 37, S. 326. 1899. — Hochhaus: Beiträge zur Pathologie des Gehirns. Zeitschr. f. Nervenheilk. Bd. 34, S. 185. 1908. — Simons: Gliom in der hinteren linken Hirnhälfte mit Einwuchs in beide Sehnerven. Zeitschr. f. d. ges. Neurol. u. Psychiatrie. Bd. 39, S. 229. 1918. — Schiess, Gemuseus und M. Roth: Metastatisches Sarkom der Papille und angrenzenden Retina. v. Graefes Arch. f. Ophth. Bd. 81, S. 328. 1912.

Karzinom.

Abelsdorff, G.: Karzinommetastasen im Uvealtraktus beider Augen. Arch. f. Augenheilk. Bd. 33, S. 34. 1896. — Behr, C.: Metastatische Karzinose der Chorioidea und des Sehnerven. Klin. Monatsbl. f. Augenheilk. Bd. 79, S. 788. 1922. — Cords: Karzinose des Optikus. Ber. über die 43. Vers. d. dtsch. Ophth. Ges. Jena 1922. S. 293. — Dittler: Ein Fall von über eine große Anzahl von Organen verbreiteten knolligen Krebsmassen. Vierteljahresschr. f. d. prakt. Heilk., herausg. v. d. med. Fakultät in Prag. Bd. 12, S. 171. 1846. — Elschnig, A.: Die metastatischen Geschwülste des Sehorgans. Arch. f. Augenheilk. Bd. 22, S. 149. 1891. — Ginsberg, S.: Doppelseitige Sehnervenmetastasen eines Bronchialkarzinoms als Ursache völliger Erblindung. Klin. Monatsbl. f. Augenheilk. Bd. 67, S. 232. 1921. — Holden, Ward A.: Ein Fall von metastatischem Karzinom des einen Sehnerven mit eigentümlichen Degenerationen beider Sehnerven. Arch. f. Augenheilk. Bd. 46, S. 347. 1903. — Krohn: Twenne Fall af neuritis opt. (Finnisch). 1872. Ref.: Klin. Monatsbl. f. Augenheilk. Bd. 10, S. 103. — Marchand: Über diffuse Verbreitung von Karzinomzellen in den Meningen von einem Magenkarzinom aus. Münch. med. Wochenschr. 1907. Nr. 13, S. 636. — Öller, J.: Ein doppelseitiges metastatisches Aderhautkarzinom mit rechtsseitiger Heilung einer auf beiden Augen bestandenen Netzhautablösung. Arch. f. Augenheilk. Bd. 52, S. 121. 1905. — Uhthoff, W.: Zur Lehre des metastatischen Karzinom der Chorioidea. Internat. Beitr. z. wissenschaftl. Medizin. Festschrift für R. Virchows 70. Geburtstag. Bd. 2, S. 423. 1891.

6. Glaskörper (Corpus vitreum).

Von

R. Greeff-Berlin.

Mit 22 Abbildungen.

I. Der normale Glaskörper.

Die Ansichten über den Aufbau des normalen Glaskörpers gehen sehr weit auseinander und haben gerade in neuester Zeit einschneidende Änderungen erfahren. Es ist deshalb unumgänglich nötig, ehe wir die pathologischen Veränderungen besprechen, uns mit einigen Worten über die normale Anatomie des Glaskörpers zu verständigen.

Der Glaskörper bildet eine in sagittaler Richtung abgeplattete Kugel, welche vorne eine Delle hat, die tellerförmige Grube oder Fossa patellaris. Sie dient zur Aufnahme der Linse. Zwischen Linse und Glaskörper ist ein Spalt, beschrieben etwa von der Dicke der Hornhaut (KOEPPE), welcher sich bei pathologischen Zuständen verbreitern kann, der postlentikuläre oder retrolentale Raum oder auch nach dem Entdecker, BERGERscher Raum genannt. Der nach Spaltlampenbefunden von KOEPPE und VOGT als retrolentaler Raum gedeutete optisch-leere Bezirk hinter der Linse ist nach COMBERG nicht mit dem anatomischen BERGERschen Raum identisch. Letzterer ist vielmehr intra vitam ein kapillärer Spalt, während das an der Spaltlampe optisch-leer erscheinende Gebiet den vorderen Glaskörperschichten anzugehören scheint. Die Fossa patellaris setzt sich fort in einen oben abgerundeten Wall, der erst die hintere Kammer berührt und sich dann der Corona ciliaris anlegt. Rings von dem Rand der Fossa patellaris geht nach vorn an die Hinterfläche der Linse ein zartes Aufhängeband, das WIEGERsche Ligament oder Ligamentum hyaloido-capsulare. Die Ziliarfortsätze machen in die Oberfläche des Glaskörpers leichte radiäre Eindrücke. Der postlentikuläre Raum wird seitlich begrenzt von dem WIEGERschen Ligament. Dann folgt nach außen zu die hintere Augenkammer und diese setzt sich nach hinten fort in einen Spalt den wir Orbikularraum nennen. Er wird begrenzt nach außen von dem Orbiculus ciliaris, nach innen zu von dem Glaskörper und reicht nach hinten zu bis kurz vor die Ora serrata. Die übrige Oberfläche des Glaskörpers ist ein Ausguß der Netzhautschale.

Der Glaskörper haftet nur an einer Stelle fest an den umgebenden Häuten, das ist ein Saum, der rings von der Ora serrata nach vorne zu bis 1,5 mm und weiter reicht, wir nennen ihn deshalb die Glaskörperbasis. Wenn der Glaskörper unter pathologischen Zuständen oder in der Härtungsflüssigkeit schrumpft, und er kann sich bis auf einen schmalen Saum hinter der Linse zusammenziehen, so löst er sich überall ab, aber an der Glaskörperbasis bleibt er unter allen

52*

Umständen haften, auch meist bei Traumen. Die Verbindung ist hier so fest, daß
wenn er durch Gewalt abgerissen wird, sich Teile des Ziliarepithels mit ablösen.
Nach hinten zu vom Orbikularraum ist der Glaskörper locker an die Netzhaut
angeheftet, etwas fester an der Papille, aber an dem ganzen Bezirk löst er sich
leicht ab, bei pathologischen Ergüssen und in der Härtungsflüssigkeit. Dabei
reißt die Membrana limitans interna der Netzhaut oft streckenweise mit ab.

Der Glaskörper ist ein völlig durchsichtiger farbloser Körper, mit dem
Kammerwasser der klarste Teil des Auges. Dies ist bloß dadurch möglich, daß
alle seine Teile denselben Brechungsindex haben. Nach dem Tode erhält der
Glaskörper am längsten seine Durch-
sichtigkeit, nur wird er fadenziehend
und seine Konsistenz wird geringer.
Auch in schwacher Formalinlösung bleibt
er durchsichtig.

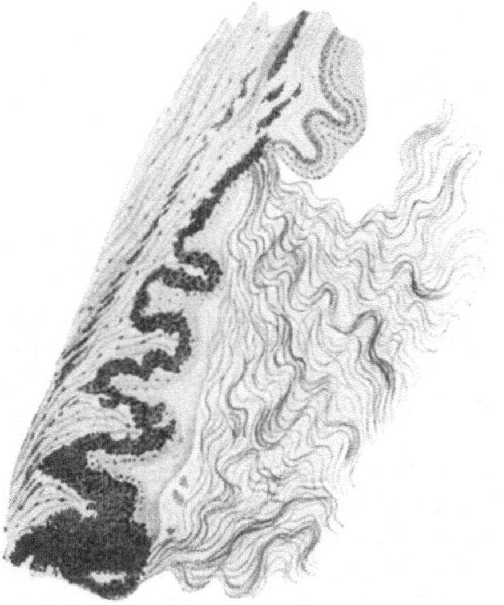

Faserwerk. Solange man nur frisch
mikroskopisch untersuchte, konnte man
am Glaskörper keinerlei Struktur nachweisen, man hielt ihn deshalb für eine
gleichmäßige gallertige Masse.

Diese Auffassung änderte sich mit
einem Schlage, als man die Gewebe
härten, mikroskopisch schneiden und
färben lernte. Man sah da im Glaskörper
ein kompliziertes System, von Fasern,
Netzen und Schalen, das dieses Gebilde
als ein Gewebe erkennen ließ, zwischen
dem sich eine wässerige Flüssigkeit ausbreitete.

Demnach besteht der Glaskörper aus
zwei Substanzen : 1. den Gewebselementen und 2. der Flüssigkeit.

Abb. 1. Frauenlockenartige Fibrillen, von der
Glaskörperbasis ausgehend.

Fast das ganze Glaskörpergerüst
geht von der oben geschilderten Glas-
körperbasis aus. In Schnitten sieht man von diesen Stellen eine ungeheuere
Menge feiner Fasern in den Glaskörperraum hineinstrahlen, die bald mehr
gestreckt sind und wie Pferdeschweife, bald mehr gedreht sind und wie
Frauenlocken aussehen. Aus den wirren, dichten Mengen lösen sich allmählich
drei unterschiedliche Züge aus, a) ein Faserzug zieht dicht an der Oberfläche des
Glaskörpers nach hinten entlang der Innenfläche der Netzhaut: die hintere
Grenzschicht. Sie ist am dichtesten hinter der Ora, um dann scheinbar vor der
Papille ganz aufzuhören. Ihre Dichte beträgt etwa 0,02—0,04 mm (E. Fuchs).
Diese hintere Grenzschicht ist ringsum durch feine Fibrillen an die Limitans
interna geheftet. b) Eine Faserschicht läuft von der Glaskörperbasis nach
vorn zu und überzieht die ganze Vorderfläche des Glaskörpers, einen Abschluß
bildend gegen hintere Kammer und Linse: die vordere Grenzschicht. Diese ist
noch dünner als die hintere und wird nach der Mitte der tellerförmigen Grube
zu immer dünner, ohne jedoch ganz aufzuhören. Die Grenzschichten sind bis
zum 20. Lebensjahr nicht sehr deutlich entwickelt, werden von da ab aber
dicker, dichter und besser gegen den übrigen Glaskörper abgegrenzt. Dies ist die
natürliche Begrenzung des Glaskörpers. Eine eigene Membran, die früher sogen.
Membrana hyaloidea gibt es nicht. c) Die von der Basis zwischen die beiden
Grenzschichten ausstrahlende Fasermasse zieht, sich fächerförmig ausbreitend,
von allen Seiten in das Innere des Glaskörpers hinein: die mittlere Fasermasse.

Wir unterscheiden also am Glaskörper die dünnen faserigen Grenzschichten, und die große Mitte, die vielfach der Glaskörperkern genannt wird. Dieser ist viel ärmer an Fasern. Nun verbindet man aber gewöhnlich mit dem Ausdruck Kern eine Verdichtung und Verhärtung, so z. B. auch bei der Linse. Es ist deshalb bei dem Glaskörper besser von dem mittleren, dünnfaserigen Mark (nach A. Szent Györgyi) zu sprechen.

Auf mikroskopischen Schnitten sieht man das eben geschilderte Faserwerk. Wie man sich im übrigen das Gerüstwerk vorzustellen hat, darüber gehen die Ansichten noch auseinander. Die einen nehmen nur Fasern an, die frei verlaufen (Retzius), oder ein Netzwerk bilden (H. Virchow), oder die geradlinig in sich kreuzenden Richtungen unter Anastomosierung verlaufen (Koeppe, Beobachtungen an der Spaltlampe). Andere (Salzmann) stellen sich in der Periphere einen lamellären Bau vor, während in der Mitte nur Fächer (wie Schilf im Wasser) schwimmen. Neue anatomische und embryonale Untersuchungen, auch Beobachtungen mit dem Augenspiegel und an der Spaltlampe, lassen die alte Hannoversche Lehre vom Apfelsinenbau, oder die Pappenheimsche Lehre vom konzentrischen Aufbau des Glaskörpers wieder auftauchen und für nicht ganz unbegründet erscheinen (Szent-Györgyi, V. Franz u. a.).

In neuester Zeit mehren sich die Stimmen derjenigen wieder, die nicht ganz aufgehört hatten zu verstummen, die das Fasersystem im Glaskörper überhaupt in Abrede stellen. Gewiß, im mikroskopischen Schnitt stellt es sich so dar, wie es eben geschildert ist, wir haben aber Anlaß genug zu bezweifeln, ob es in vivo auch vorhanden ist. Und zwar aus folgenden Gründen: 1. Dasselbe Faserwerk, wie in dem normalen Glaskörper findet sich im mikroskopischen Bilde auch im vollständig verflüssigten Glaskörper zuweilen noch schöner, ferner unter Umständen in der vorderen Kammer, im subretinalen Exsudat, im Exsudat in der Retina bei Retinitis albuminurica als sogen. Bienenkörbe usw. 2. Die Fasern haben keine bestimmte Form, bald sind sie äußerst dünn, bald sehr dick, bald dicht, baldweit auseinander liegend; je eiweißreicher der Glaskörper wird, um so reicher wird das Netzwerk, am reichsten ist es in dem eingeschmolzenen Glaskörper (sogen. fibrilläre Entartung, siehe später). 3. Es ist noch niemand gelungen eine Glaskörperfaser zu isolieren.

So drängt uns alles zu dem Schluß, daß der Glaskörper im Leben nicht so aussieht. Das ganze Faserwerk ist ein Kunstprodukt, entstanden in der Härtungsflüssigkeit. Wir kommen wieder zu der Auffassung, daß der Glaskörper eine kolloide, mikroskopisch strukturlose Masse ist (Baurmann, Meesmann), eine Ansicht, die z. B. R. Virchow nie aufgehört hat zu vertreten. Nur ultramikroskopisch findet sich ein weitmaschiges Faserwerk, das dem in einer Seifengallerte sehr gleicht. Im Übrigen bleiben bei dieser Auffassung die Dichtigkeitsunterschiede, die oben beschrieben worden sind, zu Recht bestehen. Das zeigen auch die ultramikroskopischen Untersuchungen an (Baurmann, Heesch).

Der Cloquetsche Kanal (Zentralkanal [Stilling] Canalis hyaloideus). Man hatte früher angenommen, daß im ausgebildeten Auge nach Rückbildung der Arteria hyaloidea ein Lymphkanal zurückbleibe, der sich von der hinteren Fläche der Linse in sagittaler Richtung durch den Glaskörper bis zur Papilla n. o. erstrecke. Er wird beschrieben als ein Hohlraum, der ampullenartig vor der Papille beginnt, etwa 2 mm breit ist und sich nach vorn zu zuspitzt. Man denkt ihn sich umgeben von glatten Wänden, die von durchsichtigen Lamellen gebildet werden (Stilling, E. Schaaff). Diese Annahme ist wohl nicht richtig (Wolfrum, Cirincione). Wir haben gesehen, daß die hintere Grenzschicht vor der Papille aufhört und daß in der Gegend des Optikus der Glaskörper besonders dicht mit der Limitans interna verbunden ist. Reißt man diese Verbindung ab, so dringt aufgetropfter oder eingespritzter Farbstoff leicht in das lockere Gefüge des Glaskörpermarkes hier ein, was zu der falschen Vorstellung eines hier bestehenden Kanals geführt hat. Ein Kanal müßte ja auch einen Endothelbelag haben, der hier gänzlich fehlt (WOLFRUM). Auch SZENT-GYÖRGYI nimmt keinen offenen Kanal an, sondern nur einen hier locker konstruierten Abschnitt des Glaskörpers. In diesem den CLOQUETschen Kanal entsprechenden Gang erfolgen leicht Blutungen (siehe später, E. FUCHS). A. VOGT sah mit der Spaltlampe hier glänzende Kristalle durchwandern, auch G. WILDI und A. HOFFMANN sahen ihn mit der Spaltlampe. Es ist die Frage nach dem CLOQUETschen Kanal jedenfalls dahin zu beantworten, daß er anatomisch nicht nachweisbar ist, daß jedoch (nach Befunden an der Spaltlampe) hier eine feine kanalartige Rinne von hinten nach vorne läuft. Auf jeden Fall handelt es sich nicht um einen Lymphkanal mit Lymphströmungen, denn der Glaskörper hat kein Lymphgefäßsystem.

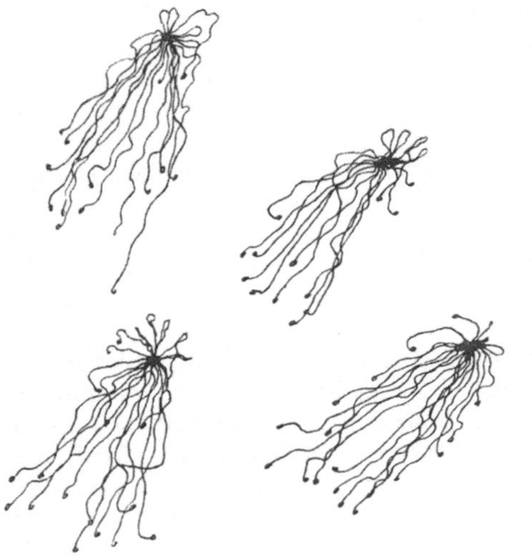

Zellen: Aus dem langen Widerstreit der Meinungen geht mit Sicherheit hervor, daß der Glaskörper keine eigenen Zellen besitzt. An der Außenseite der hinteren Grenzschicht kommen zwar oft einzelne Stellen vor (die früher sogen. subhyaloiden Zellen), die keinen zusammenhängenden Belag bilden, sondern isoliert in ziemlich großen Zwischenräumen liegen. Es sind größere, abgeplattete, oftmals sternförmige Zellen, die sich der Grenzschicht außen oft dicht anfügen. Sie besitzen einen oder mehrere Kerne, im Protoplasma sieht man zuweilen Vakuolen. Man hat auch amöboide Bewegungen an ihnen gesehen. Wir wissen jetzt, daß es Wanderzellen sind aus den umgebenden Augenhäuten stammend. Auch auf der Innenseite der hinteren Grenzschicht kommen im normalen Glaskörper zuweilen vereinzelte poly-

Abb. 2. Angebliche Gliazellen im Glaskörpergewebe nach dem Verfahren von CONTINO.

nukleäre Leukozyten vor, die meist in den peripheren Teilen derselben umherziehen. Die inneren Teile des Glaskörpers, das Mark, ist meist gänzlich zellfrei.

Nach CONTINO kommen spärlich, besonders in der Gegend der Ora serrata und an der Papille fixe Zellen vor, die der Neuroglia angehören und als Reste der fötalen Gefäße anzusprechen sind. Sie sind vermittels der GOLGIschen Methode festgestellt worden. Es ist mir aber gelungen nachzuweisen, daß es Kunstprodukte sind. (Näheres in der Festschrift für AXENFELD in den klin. Monatsbl. f. Augenheilk.).

Die Glaskörperflüssigkeit. Bringt man den Glaskörper auf ein Filter und preßt ihn aus, so bleibt nur etwa 1% feste Substanz zurück. Das übrige (99%) ist die Glaskörperflüssigkeit. Neuere zahlreiche Untersuchungen scheinen zur Genüge erwiesen zu haben, daß die Glaskörperflüssigkeit fast ganz, oder unter Berücksichtigung der zulässigen Fehlerquellen, ganz in ihrer Zusammensetzung mit der der beiden Augenkammern übereinstimmt. Sie ist zunächst wie diese vollkommen klar und durchsichtig und hat, wie diese, einen Brechungsindex von etwa 1,33. Wir dürfen also Kammerwasser und Glaskörper als ein einheitliches optisches Medium auffassen. Seine Reaktion ist alkalisch. Auffallend ist sein geringer Eiweißgehalt, der nur etwa 0,02% beträgt. Außerdem enthalten die

Flüssigkeiten geringe Mengen von Traubenzucker, Harnstoff, Kalzium und anderen Salzen.

Es ist ferner bemerkenswert, daß die intraokularen Flüssigkeiten sowohl mit dem Liquor cerebrospinalis (KÖLLNER, MAGITOT, MESTREZAT, JESS, G. LEHMANN und MEESMANN u. a.) als mit der Endolymphe des Ohres übereinstimmen. MAGITOT und MESTREZAT schreiben: „Der Humor aqueus füllt einen den Ventrikeln völlig vergleichbaren Raum aus, denn hinter der vorderen Kammer und der Linse findet sich sofort die Retina, eine nervöse Membran, von welcher der Glaskörper ein integrierender Bestandteil ist. Dieser Glaskörper, zusammengesetzt durch Verlängerungen der Neuroglia der Netzhaut, bildet einen Schwamm, dessen Maschen von Humor aqueus imbibiert sind, wie man es auch im Zerebralkanal findet." Andererseits stehen diese Augenflüssigkeiten wegen ihres geringen Eiweiß- und verhältnismäßig hohen Kochsalzgehaltes in starkem Gegensatz zu dem Blutserum und zu der Lymphe. Das Serum ist eine etwa 8% ige Eiweißlösung. Die normalen intraokularen Flüssigkeiten gerinnen auch nicht, da die im Blute vorhandenen fibrinogenen Substanzen fehlen. Es sei noch bemerkt, daß schon bald nach dem Tode sowohl im Kammerwasser als auch in der Glaskörperflüssigkeit sich durch Verdunstung und Gewebszerfall hochgradige Veränderungen einstellen, welche die chemische Zusammensetzung anders erscheinen lassen. Noch mehr ist das der Fall bei Entzündungen des Auges.

II. Untersuchungstechnik.

Der Glaskörper ist das Stiefkind der pathologischen Anatomie, seine Veränderungen sind bisher noch sehr mangelhaft durchgearbeitet worden, wir begegnen noch auf Schritt und Tritt Unsicherheiten und Fragen. Das geht auch aus dieser Zusammenfassung hervor. Es liegt dies wohl an der ganz ungewöhnlichen Schwierigkeit, welche das Gewebe des Glaskörpers der Untersuchung entgegenstellt. Zunächst schrumpft der Glaskörper in normalem Auge bei der einfachen Härtung seines hohen Wassergehaltes wegen bis auf eine dünne Schicht hinter der Linse zusammen. Der ganze übrige Linsenraum des Auges ist leer. Dann aber färbt sich auch der Glaskörper viel schlechter als alle anderen Gewebe. Es mögen deshalb einige Worte über die Technik der mikroskopischen Untersuchung des Glaskörpers nicht überflüssig sein.

Um zu ausgiebige Schrumpfung zu vermeiden hat sich folgende Methode bewährt.

Der Bulbus kommt unaufgeschnitten (auch Flüssigkeit in den Bulbus einzuspritzen ist unnötig und schädlich):

1. 8 Tage in reichlich MÜLLERsche Flüssigkeit mit Zusatz des halben Volumens von 10% Formalinlösung (v. LENHOSSEK, Ogawa);

2. 6 Wochen in reine MÜLLERsche Flüssigkeit (ELSCHNIG);

3. 1 Tag Ausspülen in fließendem Wasser;

4. langsame, allmählich steigende Alkoholhärtung (2—3 Wochen);

5. Öffnung des Bulbus durch Abtragung einer äquatorialen Kuppe oben und unten;

6. Einbettung in Celloidin.

Man muß die Schnitte sehr stark überfärben, wenn man den Glaskörper ordentlich darstellen will. Färbung 24—48 Stunden in DELAFIELDs Hämatoxylin für Gerüstdarstellung; Hämalaum-Eosin-Färbung für Zellendarstellung.

In 24—48 Stunden mit Hämatoxylin gefärbten Schnitten sind alle Gewebe stark überfärbt mit Ausnahme der Glaskörperfibrillen.

Man kann auch in ZENKERscher Flüssigkeit fixieren, bei der man am besten den Bulbus vorher anschneidet. Nachher färben nach VAN GIESON.

Einen großen Fortschritt bildet die Häutung in Azeton nach Szent-Györgyi, die mir erst kürzlich bekannt geworden ist. Ich lasse sie zur Zeit bei den verschiedensten Verhältnissen in meinem Laboratorium ausprobieren und ein Urteil darüber steht noch aus.

Das möglichst frische Auge kommt in frisch zubereitete Lösung von: Azeton, 125, Wasser 100, Sublimat 4, Eisessig 4, Formalin 40. Nach 5 Tagen werden der Lösung auf je 100 ccm dieser Lösung 50 ccm Azeton zugesetzt und das Auge wird noch für weitere 3 Tage in der Lösung belassen. Einlegen in reines Azeton, dem zur Entwässerung Calcium chloratum siccum zugesetzt wird, so lange bis das Präparat ganz wasserfrei ist. Äther, Alkohol, Kuppen abschneiden, Einlegen in Zelloidin.

Als Färbung am besten Held sches molybdänsaures Hämatoxylin (Wolfrum).

A. Contino ist es gelungen, in besonders schöner Weise Zellen im Glaskörper darzustellen, die den Spinnen- oder Sternzellen im Sehnerv und im Gehirn ganz gleich sehen. Er präpariert den Glaskörper frei und fixiert in 1% Sublimat, die Zellen erscheinen dann nach 5—15 Minuten; man kann die Präparate in dünner Formalinlösung aufbewahren.

Viel besser härtet sich der pathologisch veränderte Glaskörper, weil die pathologisch veränderte Glaskörperflüssigkeit und alle Exsudationen in den Glaskörperraum eiweißreicher sind.

III. Angeborene Veränderungen.

1. Arteria hyaloidea persistens.

Bekanntlich zieht im fötalen Auge ein Zweig der Arteria centralis durch den Glaskörper bis an die Hinterfläche der Linse. Hier teilt sie sich in ein Gefäßnetz, das die ganze Linse umgibt, die Tunica vasculosa lentis. Die den hinteren Teil der Linse einhüllende Membran heißt Membrana capsularis.

Zu den von hier nach vorne ziehenden Gefäßen kommen Gefäße von dem kleinen Iriskreislauf hinzu und bilden im Bereich der Pupille die Membrana pupillaris. Die vorderen Gefäße dieses Systems fangen schon im dritten bis fünften Monat beim Menschen an sich zurückzubilden, im siebenten oder achten Monat verschwindet dann auch die zentrale Glaskörperader im Cloquetschen Kanal. Bei den Tieren erfolgt die Rückbildung viel später; die Tunica vasculosa lentis ist bei vielen Tieren noch zur Zeit der Geburt vorhanden.

Es kommt vor, daß sich die Arteria hyaloidea beim Menschen im postembryonalen Dasein nicht zurückbildet, sondern ganz oder teilweise erhalten bleibt.

Nachdem Heinrich Müller 1856 auf das fast regelmäßige Vorkommen eines bei Ochsen auf der Optikusscheibe sitzenden Zapfens aufmerksam geworden war, sprach er die Vermutung aus, es möchte die Arteria capsularis auch beim Menschen einmal vorkommen, entweder als blutführendes Gefäß, oder verödet als ein weißlicher Vorsprung. Die erste damalige Beobachtung beim Menschen stammt von Meissner. Mitten aus der Eintrittsstelle des Sehnerven ragte ein weißer Zapfen von fast 1 mm Länge und ansehnlicher Dicke in den Glaskörper hinein, in gerader Richtung nach vorn. Es folgten rasch ophthalmoskopische Befunde von Saemisch, Zehender, Liebreich, Toussaint, v. Stöhr, Laurence, Mooren und anderen.

In seiner Monographie über die Mißbildungen des menschlichen Auges stellt Manz auch die anatomischen Untersuchungen von Hannover (1852), Arnold, Stellwag, Wallmann und Manz selbst zusammen. Letzterer bildet das Präparat von einem auf der Klinik verstorbenen Mädchen ab; es entsprang von der Papille ein kurzer Zapfen, von welchem die vollkommen obliterierte Arterie ausging. Diese war von einem weiten, durchscheinenden Mantel umgeben, welcher durch die Mitte des Glaskörpers zog und sich an der Hinterfläche der Linse ansetzte. Sonst handelt es sich in den meisten anatomisch untersuchten Fällen von Arteria hyaloidea persistens um Augen mit Mikrophthalmus, Kolobomen oder Lenticonus posterior. Die Arterie wurde immer in derbe Zellstränge eingelagert gefunden. HILLERS fand neben der Arterie markhaltige Nervenfasern.

BOCK beschreibt anatomisch einen in der Achse des Glaskörpers verlaufenden Strang, der sich vorn fächerförmig ausbreitete und hier teilweise verödete Gefäße erkennen ließ.

Von LANGE ist eine Arteria hyaloidea persistens in einem Mikrophthalmus mit Fettablagerungen im Bulbus gefunden worden.

EVERSBUSCH legte an das große bis 1892 bekannt gewordene Material mit Recht einen kritischen Maßstab an. Er zeigte, daß die Diagnose nicht so leicht ist und nicht jedes strangförmige Gebilde im Glaskörper als Arteria hyaloidea persistens angesprochen werden darf.

EVERSBUSCH teilt in zwei Gruppen ein:
1. Wirkliche Arteria hyaloidea persistens.
2. Membranöse Trübungen, die in ihrer Lage dem Canalis Cloqueti entsprechen, aber entstanden sind durch postembryonale Veränderung der zentralen Lymphspalte des Glaskörpers (Residuen von vorausgegangenen Blutungen).

v. REUSS, der im Jahre 1886 die Zahl der Fälle von Arteria hyaloidea persistens etwa auf 50 angibt, tritt der Meinung von EVERSBUSCH bei.

Als obliterierte Arteria hyaloidea sind die Fälle zu rechnen, bei denen der Ursprung aus der Arteria centralis retinae sicher zu stellen ist, bei denen eine Verbindung zwischen Arteria centralis retinae und dem hinteren Linsenpol besteht oder das Gebilde sich an dem vorderen Ende in zahlreiche Verzweigungen auflöst und nicht das Kaliber der Zentralarterie übersteigt. Als sicherer Beweis kann nur der Ursprung eines solchen Stranges aus der Zentralarterie angegeben werden.

Für die Diagnose CLOQUETscher Kanal spricht eine ampullenartige Erweiterung (Area Martegiana) von der Sehnervenscheibe, die becher-, trichter-, blasen-, glocken- oder kegelförmiges Aussehen hat. Der Inhalt zeigt häufig Trübungen und Reste embryonalen Gewebes. Es kann aber auch die Arterie selbst darin liegen. Als weitere Zeichen gelten die Dicke des Stranges, welche die eines Gefäßes bei Weitem überschreitet, das knopfförmige vordere Ende des Stranges und die Auflösung in Membranen am vorderen Ende. Eine Unterbrechung des Gebildes zwischen Sehnervenscheibe und hinterem Linsenpol spricht gegen die Diagnose „CLOQUETscher Kanal". Das Bild der Arteria hyaloidea persistens und den Bindegewebsbildungen im CLOQUETschen Kanal ist also ein sehr verschiedenes und umstrittenes. Es hat vielfach zu falschen Diagnosen Anlaß gegeben. So sind solche Bildungen als Fadenwürmer, Zystizerken und Gliome aufgefaßt und dementsprechend behandelt worden.

Zuweilen ist die Arterie ganz erhalten, wie z. B. gleich in der zweiten Beobachtung, die von v. ZEHENDER stammt (1863). In dem sonst normalen Auge zog sich ein strangförmiges Gebilde durch den ganzen Glaskörper von der Papille und inserierte sich an der hinteren Linsenkapsel. Das betreffende Gebilde zeigte Bewegungen und war bluthaltig.

Meist finden sich jedoch nur abgerissene Stücke der Arterie. Bei dem Wachstum des Bulbus resp. des Glaskörpers wird der Abstand zwischen Linse und Papille immer größer. Andrerseits erfährt das den Glaskörper durchziehende, hinten und vorn fixierte strangartige Gebilde kein weiteres Wachstum, sondern wird nur ad maximum gedehnt. Es muß deshalb ein bestimmter Zeitpunkt eintreten, in welchem der Abstand zwischen Optikusscheibe und Linse größer wird als der aufs äußerste gedehnte Strang. Infolgedessen muß entweder eine Zerreißung des Stranges eintreten, oder aber es geben die Ansatzstellen dem andauernden Zuge nach, behalten ihre normale Lage nicht weiter bei und trennen sich von ihrer Unterlage ab. Hierbei wird nun entweder die Linse aus ihrer normalen Lage nach rückwärts gezogen, oder die mit dem Rest der Arteria hyaloidea oder den veränderten Wandungen des Canalis Cloqueti in enger Beziehung stehende Retina von ihrer Unterlage ab- und nach vorn gezogen.

Das erstere Verhalten, ein Reißen des Stranges, tritt nun bei Weitem häufiger ein, und zwar haben wir hierbei drei verschiedene Trennungsstellen zu unterscheiden.

1. Der Strang reißt an seiner vorderen Ansatzstelle, d. h. an der hinteren Linsenkapsel. In vielen Fällen ist dann der frühere Ansatz durch eine kleine, umschriebene Trübung noch zu erkennen. Beobachtungen dieser Art liegen in ziemlicher Anzahl vor, da eben eine Loslösung von der Linse in Folge der weniger innigen Verbindung leichter eintritt.

2. Es findet eine Loslösung an der hinteren Ansatzstelle, an der Sehnervenscheibe statt. Der Strang ragt dann von der Linse aus in den Glaskörper hinein, an der Papille ist nichts Abnormes zu sehen. In diese Kategorie gehören die Befunde von v. Reuss (2. Fall linkes Auge) und Saemisch.

3. Endlich kann der Strang auch in seiner Kontinuität zerreißen, so daß dann faden- oder strangförmige Gebilde sowohl auf der Optikusscheibe, als auf der hinteren Linsenkapsel sich finden, deren Verbindung fehlt. Dieser Vorgang ist merkwürdigerweise sogar am Lebenden beobachtet worden. In dem bekannten Fall von Unterharnscheidt handelt es sich um einen vierzehnjährigen Myopen, bei welchem am linken Auge eine Arteria hyaloidea persistens mit Insertion an der Papille und der hinteren Linsenfläche beobachtet wurde. Der Strang zeigte in seiner Mitte eine fadenförmige Verdünnung. Nach Ablauf eines halben Jahres kam der Knabe wieder. Bei der nun vorgenommenen Untersuchung zeigte sich, daß die Myopie fortgeschritten und der im Glaskörper befindliche Strang an der verdünnten Stelle zerrissen war.

In letzter Zeit ist vermittels der Spaltlampe nachgewiesen worden, daß kleine Reste der Arteria hyaloidea und ihrer Zweige sich fast immer auch im menschlichen Auge nachweisen lassen (Koeppe, Vogt u. a.).

2. Kolobome.

Spaltbildungen im Glaskörper sind sehr selten, mögen aber wohl auch öfters übersehen werden. Die Einkerbung liegt fast immer nach unten zu und kann von der Papille bis in die Gegend des Ziliarkörpers reichen. In geringeren Graden befindet sich hier nur eine feuchte Rinne die sich in ausgeprägteren Fällen zu einer hufeisenförmigen Einschnürung steigert. Eine gute Abbildung stammt von Ecker, die Manz in die erste, v. Hippel in die zweite Auflage des Handbuches von Graefe-Sämisch übernommen hat. Die Spalte entsteht durch bindegewebige, gefäßführende Stränge, welche in das Lumen des Auges hineinragen. v. Hess untersuchte einen Fall genau histologisch. Der in das Kolobom sich eindrückende Strang bestand aus einer Netzhautfalte, im übrigen war der Glaskörper normal, nur die Zellen unter der Grenzschicht waren etwas vermehrt.

Ältere Fälle sind von v. Ammon, Arnhold, Stellwag und Hannover.

Neuerdings hat E. Holm in Kopenhagen einen ähnlichen, allerdings nur pohthalmoskopisch beobachteten Fall, beschrieben.

IV. Fibrilläre Entartung, Verdichtung, Strangbildung.

Ob wir nun den Glaskörper auffassen als eine gleichmäßige, kolloide Masse oder als bestehend aus einem feinen Faserwerk, das in seiner Flüssigkeit suspendiert ist, darüber sind wir uns einig, daß der Glaskörper keine Blutgefäße und keine Lymphgefäße, keine Nerven und so gut wie keine eigenen Zellen besitzt. Dadurch nimmt er eine ganz besondere Stellung unter den lebenden Geweben ein. In der Folge wird sich ergeben, daß der Glaskörper allen an ihn herantretenden Schädlichkeiten gegenüber sich völlig indolent verhält. Die einzige selbstständige Tätigkeit des Glaskörpers, die in der neuesten Bearbeitung der Krankheiten des Glaskörpers LAUBER noch zugibt, die Auflösung des Faserwerks oder die Verflüssigung, ist eigentlich auch schon kein primärer Vorgang mehr, sondern ist bedingt durch die Gewebe und Zellen, die der Basis anliegen, und abhängig von deren Zustand und Ernährung. Was man Veränderungen des Glaskörpers nennt, sind also eigentlich alles Vorgänge im Glaskörperraum, hervorgerufen durch Veränderungen der umgebenden Gebilde, bei denen der Glaskörper nur eine passive Rolle spielt.

Die fibrilläre Entartung des Glaskörpers ist zuerst von HOLM und NORDENSON beschrieben und für die Entstehung der Netzhautablösung verwertet worden. Diese Theorie, daß der Glaskörper dichtfaseriger werden und durch Zug zarter Fibrillenbündel im Glaskörper auf die Netzhaut die Netzhautablösung zustande käme, ist dann von GONIN und E. v. HIPPEL, u. a. gestützt worden und so in die Lehrbücher übergegangen.

Nach NORDENSON geht der Netzhautablösung eine Veränderung des Glaskörpers voraus, welche darin besteht, daß derselbe, schon im normalen Zustande von feinfaseriger Beschaffenheit, dichtfaseriger wird. Der so veränderte Glaskörper erinnert im mikroskopischen Aussehen an ein anderes mesodermatisches Gewebe, an das des hyalinen Knorpels, z. B. des Rippenknorpels, welcher auch bei alten Leuten einer feinfaserigen Zerklüftung oder asbestartigen Degeneration anheimfällt. Die Fasern erscheinen sämtlich als geschlängelte Linien und liegen zum Teil in großer Ausdehnung parallel verlaufend nebeneinander, so daß man den Eindruck gewinnt, als ob größere Massen des Glaskörpers sich gleichmäßig gefaltet haben, zum Teil sind sie zu einzelnen lockigen Bündeln von verschiedenem Verlauf angeordnet. Es gibt teils Bündel, die der Innenfläche der Netzhaut parallel in meridionaler Richtung verlaufen, teils, und zwar in überwiegender Anzahl solche, welche eine mehr oder weniger senkrechte Richtung zur Netzhaut einnehmen. Letztere strahlen in breiten Zügen von der Innenfläche der Netzhaut aus, um sich divergierend in den Glaskörper zu verbreiten. Zwischen den mehr oder weniger gewellten Bündeln findet man Zwischenräume, die von einer feinkörnig aussehenden Masse ausgefüllt sind. Es sind diese feinen Körnchen wohl als quergetroffene Faserbündel zu deuten, teilweise auch als körnig geronnenes Eiweiß. Die dickeren Faserbündel kommen hauptsächlich in dem peripheren Teil des Glaskörpers vor, während man in der Mitte feinkörnige geronnene Eiweißmasse antrifft. Zwischen den Fasern findet man ein- bis zweikernige Zellen, die bisweilen sehr feine und lange Ausläufer zwischen die Fasern ausschicken. Die Zellen besitzen oft Pigmentkörnchen. Sie gleichen teils Lymphzellen mit ein oder zwei Kernen, teils Endothelzellen mit Ausläufern. Sie liegen meist einzeln im Glaskörper. Ferner fanden sich größere Pigmentklümpchen und einzelne Pigmentkörnchen frei in den von feinkörniger Masse ausgefüllten Zwischenräumen. Der dickfaserig gewordene Glaskörper schrumpft und die Schrumpfung führt zu einer Ablösung zunächst des Glaskörpers, dann aber auch der Netzhaut.

Die fibrilläre Entartung des Glaskörpers ist danach unzählige Male beschrieben und erwähnt worden. Die beschriebenen anatomischen Befunde sind auch zweifellos richtig, nur gegen ihre Deutung muß ich mich wenden.

Wenn man einen pathologisch veränderten Glaskörper härtet und schneidet, so sieht man im mikroskopischen Präparat wunderschöne Bilder mit Eosinfärbung hervortreten. Ein feines Fasernwerk, Helmbüschen oder Pferdeschweifen ähnlich oder gedreht wie Frauenlocken oder die Fasern sich spaltend und teilend und wieder verbindend, unzählige Maschen bildend, bald größer, bald feiner bis zu unendlicher Feinheit, wie feinstes Mullgewebe. Von diesem Faserwerk sieht man vieles schon im normalen gehärteten Glaskörper, es tritt reichhaltiger und schöner hervor im pathologisch veränderten Glaskörper. Man könnte wohl, wenn man diese Bilder sieht, geneigt sein, an ein dichtes Fibrillennetz zu denken. Das, was aber in erster Linie stutzig macht ist die

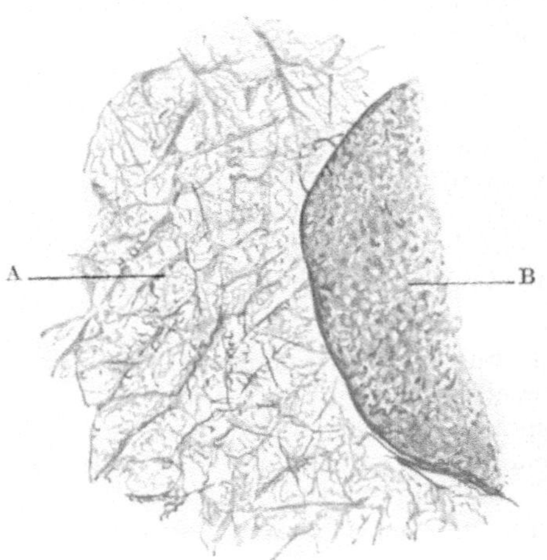

Abb. 3. Geronnene Glaskörperflüssigkeit.
A fibrillär; B körnig.

Tatsache, daß man gelegentlich genau dieselben Bilder in einem Erguß unter der Netzhaut oder unter der Chorioidea und bei verändertem, eiweißreicherem Kammerwasser in der vorderen Kammer vorfindet. Das zeigt uns an, daß es sich bei den Fibrillen nur um in der Härtungsflüssigkeit entstandene Fällungsprodukte oder Gerinnungen handelt. Daher kommen auch die so verschiedenartigen mikroskopischen Bilder zustande. Die Art der Gerinnung hängt ab von dem Grade der Entzündung und dem mehr oder weniger eiweißreichen Glaskörper. Einen solchen Glaskörper, der mikroskopisch die schönen Bilder der fibrillären Entartung zeigt, müssen wir uns im Leben als verflüssigt und eiweißreich vorstellen.

Ich schreibe dieses nicht etwa jetzt erst nieder unter dem Eindruck der Arbeit von Baurmann über die kolloide Natur des Glaskörpers, sondern ich habe dies schon in meinem 1902 bis 1906 erschienenen Lehrbuch der pathologischen Anatomie ebenso, zum Teil wörtlich, ausgedrückt.

Ich habe ferner noch folgenden Beweis dafür erbracht und in der Heidelberger ophthalmologischen Gesellschaft darüber vorgetragen. Wenn man bei einem enukleierten Bulbus mit Netzhautablösung den Glaskörper punktiert, so entleert sich meist eine reine flüssige, fadenziehende, oft etwas grünlich aussehende Masse. Härtet man den Bulbus danach und schneidet ihn, so zeigt dieser verflüssigte Glaskörper nun eine wunderschöne fibrilläre Struktur.

Mein Urteil gipfelt deshalb in dem Satz: So wenig es eine Regeneration der Glaskörperfibrille gibt, so wenig gibt es eine Hypertrophie, Verdickung, Vermehrung oder Teilung derselben.

Damit fällt die Lebersche Theorie von der Entstehung der Netzhautablösung durch Zug von dem Glaskörper aus, die Schweigger und ich und andere immer bekämpft haben. Und sie fällt nicht nur deshalb, sondern aus noch vielen anderen Gründen, die nicht hierher gehören (Wessely, Vogt u. a.).

Später hat Leber mehr Gewicht auf umschriebene Auflagerungen auf der Innenfläche der Netzhaut gelegt, deren Schrumpfung einen Zug ausüben, und Einreißen und Ablösung der Netzhaut bewirken sollten. Gewiß, diese Häutchen finden sich bei alter abgelöster Netzhaut, sie sind aber späte sekundäre Produkte, die nichts mit der Entstehung der Netzhautablösung zu tun haben. Man müßte sie ja doch auch einmal mit dem Augenspiegel oder mit der Spaltlampe sehen. Das ist eben nicht der Fall (GREEFF, VOGT).

Die Netzhautablösung entsteht allein und nur durch einen Erguß von der Chorioidea her, der die Netzhaut gegen den sich passiv verhaltenden Glaskörper vordrückt, so wie der Wind ein Segel schwellt und vordrückt. Auf diese Weise kommt es zu einer Reduktion und Resorption.

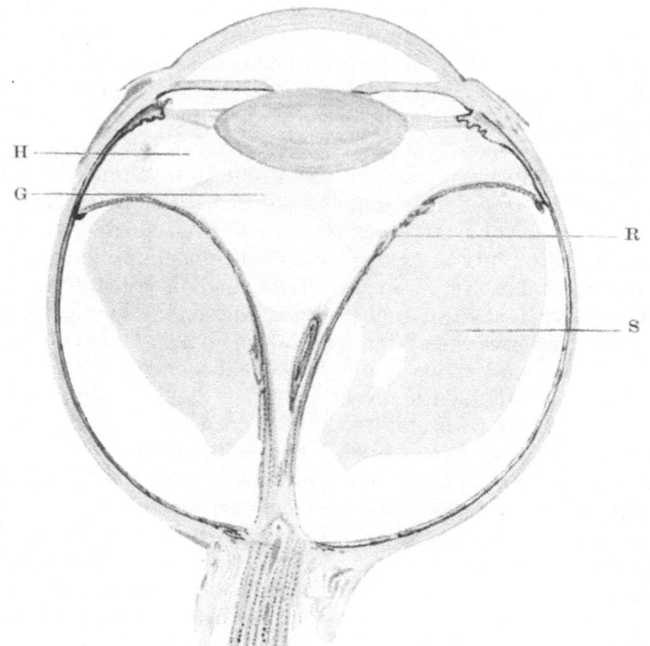

Abb. 4. Trichterförmige Netzhautablösung. R Retina; S subretinales Exudat; G Rest des Glaskörpers; H Bei der Härtung entstandene Hohlräume.

V. Resorption.

Die Glaskörpermasse gibt in oft ganz erstaunlichem Maße reiz- und reaktionslos nach. Es ist bekannt, daß bei totaler Netzhautablösung der Glaskörper bis auf einen kleinen trichterförmigen Raum hinter der Linse schwinden kann. Auch dieser kann durch Verkleben der Innenflächen der Netzhaut verschwinden und sodann ist vom Glaskörper gar nichts mehr da, er ist einfach völlig resorbiert worden. Dieser Auffassung stand lange ein Zweifel entgegen, weil man glaubte, eine solche Resorption müsse eine Drucksteigerung im Auge machen. Wir wissen aber heute hinreichend genau, daß der Glaskörper verflüssigt und resorbiert wird ohne die geringste Erhöhung des Binnendruckes des Auges zu machen.

Ebenso bin ich der Ansicht, daß deshalb der so oft gebrauchte Ausdruck

VI. Schrumpfung

nicht gerechtfertigt ist. Eine Schrumpfung würde einen aktiven Prozeß bedeuten. Der liegt aber hier nicht vor. Das Glaskörpergewebe retrahiert sich von selbst niemals, sondern verhält sich völlig passiv. Es wird nur, wie wir eben gesehen haben, verdrängt und wird resorbiert. Erst in den so frei gewordenen Raum kann von den umliegenden Häuten her Bindegewebe hineinwachsen, das sich dann narbig zusammenziehen kann (siehe später Organisation und Phthisis bulbi).

VII. Verflüssigung.

Gegen eines ist der Glaskörper offenbar sehr empfindlich, das ist gegen Ernährungsstörungen, er schmilzt ein und bildet nur noch eine Flüssigkeit.

In den verschiedenen Lebensaltern ist die Konsistenz des Glaskörpers nicht die gleiche. Im jugendlichen Alter ist die Konsistenz des Glaskörpers ziemlich gleichmäßig überall. Schon im mittleren Lebensalter ist das von den Glaskörperfasern gebildete Gerüst spärlicher, als in früheren Zeiten, in Folge einer Art Auflösung. Dagegen pflegen die äußersten Randteile faseriger zu erscheinen. Oft ist diese Auflösung nur streckenweise erfolgt, so daß große Hohlräume entstehen. Retzius sagt in seiner großen Arbeit über den Glaskörper: „Bei Erwachsenen unterliegt aber das Glaskörpergewebe oft einer Art Auflösung, so daß Partien desselben verschwinden, und ihr Platz nur von Flüssigkeit eingenommen wird. Diese Veränderung kann zuweilen schon in jugendlicher Zeit eintreten. Im mittleren Alter scheint sie aber fast die Regel zu sein. Diese Auflösung besteht aus einer Rarefikation des Gerüstwerkes." In sehr alten, normalen menschlichen Augen trifft man oft eine starke Verflüssigung des Glaskörpers an, die nach H. Virchow bei alten Pferden die Regel ist. Nach Retzius beginnt die Verflüssigung im Greisenalter zuerst in den Abschnitten hinter der Linse, indem hier die Maschen weiter und weiter werden und schließlich verschwinden.

Diese lakunäre Beschaffenheit des Glaskörpers ist zuletzt von Koeppe vermittels der Spaltlampe gesehen und beschrieben worden.

Ganz anders ist die Verflüssigung des Glaskörpers, welche bei den verschiedensten Erkrankungen eintritt, bei denen die Ernährung des Glaskörpers leidet, so regelmäßig nach chronischer Zyklitis und Verklebung der Processus ciliares. Sobald die Pars ciliaris retinae verändert ist, verändert sich auch die Konsistenz des Glaskörpers. Ich wiederhole hier den Satz den ich 1902 in meinem Lehrbuch an die Spitze dieses Abschnittes gestellt hatte: Die Bedeutung der Gegend des Corpus ciliare als der Matrix des Humor vitreus ist bestätigt durch die vernichtenden Folgen, die alle Läsionen dieser Gegend auf die Integrität des Augapfels nach sich ziehen. Der Glaskörper schmilzt nach und nach gleichmäßig ein. Wenn man einen solchen Bulbus mit chronischer Zyklitis, der zur Enukleation kommt, frisch anschneidet, so fließt eine gelbliche oder grünliche, dünne Flüssigkeit aus dem Glaskörperraum. Anfangs hält sich in solchen Fällen noch der Tonus des Auges, es wird also noch genügend Glaskörperflüssigkeit abgesondert. In späteren Stadien ist das offenbar nicht mehr der Fall, die Spannung des Auges ist deutlich herabgesetzt, der Bulbus fühlt sich weich an und kollabiert schließlich.

Mit dieser Verflüssigung geht dann regelmäßig eine

VIII. Veränderung der Zusammensetzung der Glaskörperflüssigkeit

einher. Wie bei der Absonderung des Kammerwassers die unversehrten Zellen des Belages des Corpus ciliare bestimmte Stoffe aus dem Blut zurückhalten, der veränderte Zellbelag aber diese Stoffe durchläßt, so ist das gleiche mit der Glaskörperflüssigkeit der Fall. Bei Alteration der Epithelzellen, die den Orbiculus ciliaris und die Processus ciliares auskleiden, treten Eiweißstoffe aus dem Blut, welche sonst zurückgehalten werden, nun durch und verändern die Zusammensetzung der Glaskörperflüssigkeit. Unter diesen Umständen wird der Glaskörper erheblich eiweißreicher und gerinnungsfähig. Das sieht man am besten bei der Fixierung und Härtung der Bulbi.

In solchen Fällen treten uns im mikroskopischen Schnitt im Glaskörper verschiedene Bilder entgegen. Zunächst kann es vorkommen, daß sich der Glaskörper ganz gleichmäßig koaguliert, wie ein gekochtes Ei, und zwar ohne zu schrumpfen. Im frischen Präparat hat man dann einen völlig flüssigen Glaskörper anzunehmen, von gelber oder grünlicher Farbe, mehr oder weniger klar. In anderen Fällen, besonders bei Gegenwart frischer akuter Entzündung, gehen die Fibrinregeneratoren mit in die Glaskörperflüssigkeit über, und man findet im Glaskörperraum die zierlichsten Fibrinnetze von dickeren Balken bis zu dem unmeßbar feinsten Netzwerk (ganz wie das auch im vorderen Kammerwasser, im subarachnoidealen Raum, in der Netzhaut zwischen den Balken der MÜLLERschen Fasern usw. und schließlich bei der Conjunctivitis crouposa beobachtet wird). Es ist das der Zustand, der offenbar oft als fibrilläre Entartung oder Verdichtung des Glaskörpers angesprochen worden ist (siehe diese). Man muß sich aber vorstellen, daß beim Lebenden das Glaskörpergerüst zu grunde gegangen und die Gallerte völlig verflüssigt ist. Die zierliche Gerinnung tritt erst in der Härtungsflüssigkeit auf.

1. Glaskörpertrübungen.

Bei pathologischen Veränderungen des Glaskörpers leidet oft seine Durchsichtigkeit, es treten Glaskörpertrübungen auf. Diese können entweder an einer Stelle des Glaskörpers fixiert sein, oder sie schwimmen mehr oder weniger frei beweglich umher. In letzterem Fall kommt ein zweites Symptom, die Verflüssigung des Glaskörpers hinzu.

Ihrer Natur nach sind die Trübungen sehr verschiedener Art. Wir finden am häufigsten zellige Elemente, dann Pigmentkörnchen, -fädchen und -kristalle, zu langen Fäden oder schleimartigen Membranen geronnene Flüssigkeiten, von außen durchgebrochene Blutmassen, neugebildete Kristalle usw.

SCHWEIGGER untersuchte anatomisch frisch solche Glaskörpertrübungen. „Man kann kein Auge, welches an einer Erkrankung der inneren Membranen leidet, anatomisch untersuchen, ohne im Glaskörper erhebliche Veränderungen der zelligen Elemente zu finden. Bald sind es große Mengen rundlicher, häufig in Kernteilung begriffener, manchmal dunkle Pigmentkörner enthaltender Zellen, in anderen Fällen große verästelte, durch zahlreiche feine Ausläufer anastomosierende Zellen, welche in Gestalt netzförmiger Membranen den Glaskörper durchziehen; neben diesen Veränderungen fand ich in Fällen von akuter Chorioiditis den Glaskörper gleichzeitig von leicht gerinnbaren (exsudativen) Flüssigkeiten durchtränkt; einige Male, wo es mir gelang, aus dem sonst klaren Glaskörper einige kleinere Trübungen aufzufischen, bestanden dieselben lediglich aus zahlreichen, feinen bräunlichen Pigmentkörnchen, welche in verästelten Kanälen enthalten zu sein schienen".

Einen besonders schönen Fall von massenhaften flockenförmigen Glaskörpertrübungen bei hochgradiger deletärer Myopie hatte ich Gelegenheit anatomisch zu untersuchen und ich bringe in Abb. 5 davon ein Bild. Es war vor Jahren anderswo die FUKALAsche Operation gemacht, dann trat chronische Iridochorioiditis auf. Mit dem Augenspiegel sah man zahlreiche flockige Trübungen in einem offenbar ganz verflüssigten Glaskörper. Später kam Pupillarverschluß hinzu und das schmerzende, erblindete Auge mußte schließlich enukleiert werden.

Im Glaskörper des gehärteten Präparates sieht man zahlreiche schwarze Pünktchen und Striche verteilt, Pigmentreste aus der Chorioidea, und zwar offenbar nicht nur von den Pigmentepithelien, sondern auch aus den Stromapigmentzellen. Dazwischen sieht man zahlreiche Gruppen, die offenbar die flockigen Trübungen ausmachen. Sie bestehen aus den verschiedensten Gebilden. Im wesentlichen sind es dicht zusammengeballte Zellhaufen. Zunächst fallen in die Augen ungeheuer große, blasige, helle Zellen (V). Es sind dies verfettete Leukozyten (Fettkörnchenzellen), aus denen der Inhalt durch die Behandlung extrahiert worden ist. Daneben sieht man kleine, noch wohl erhaltene Leukozyten und zwischen beiden Formen alle Übergänge. Schließlich sieht man größere Zellen, die rund sind und mit Pigment ganz ausgefüllt erscheinen (P). Wir dürfen sie ohne Zweifel als abgestoßene und gequollene Pigmentepithelien auffassen.

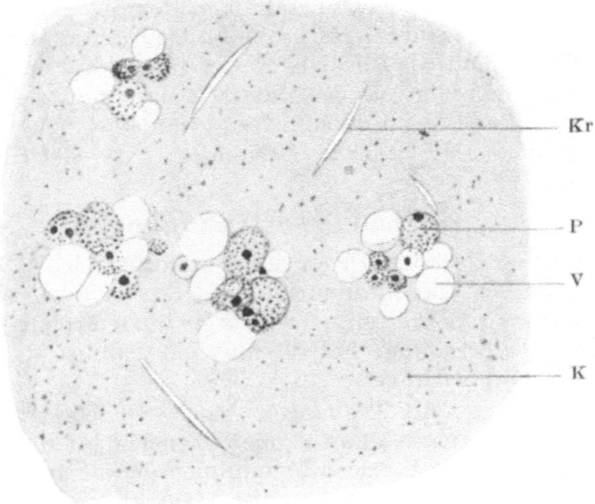

Abb. 5. Glaskörpertrübungen. Kr Krystalle; P abgestoßene Pigmentepithelien; V verfettete Zellen; K Pigmentkörnchen.

Dazwischen sieht man lange Fäden von Pigment liegen, das nur aus dem Stromapigment der Chorioidea stammen kann. Außerhalb der Zellgruppen sieht man Cholestearinkristalle oder ihre Lücken, wie es in Abbildung 5 beschrieben ist (Kr.).

Es ist wohl nicht zu zweifeln, daß die die Glaskörpertrübungen bildenden Exsudate aus den umgebenden Häuten stammen. Der Glaskörper selbst dürfte nichts dazu beitragen, auch nicht im Stadium seines Zerfalles.

2. Synchysis scintillans.

Nicht selten treten noch andere Stoffe in den Glaskörper über. Diese Stoffe gehen nach Alteration der den Glaskörper erhaltenden und ernährenden Zellen aus dem allgemeinen Kreislauf, in dem sie sich immer befinden, in die Augenflüssigkeit über. Hier können sie sich dann massenhaft anhäufen und in kristallinischer Form ausgeschieden werden. In erster Linie handelt es sich um Cholestearin, Fettsäuren, Phosphate und kohlensauren und phosphorsauren Kalk.

Durch das gehäufte Auftreten von Cholestearin im Glaskörper entsteht dann das bekannte Bild der Synchysis scintillans. In dem verflüssigten Glaskörper liegen zahllose Kristalle am Boden, die bei Bewegungen des Auges aufgewirbelt werden. Schneidet man ein solches Auge auf, so sieht man schon mit bloßem Auge in der ausfließenden Flüssigkeit zahllose kleinste glitzernde Punkte. Unter dem Mikroskop erscheinen sie als verschieden große rhombische Kristalle mit glatten, doch stark reflektierenden Oberflächen. Die Kristalle sind in Äther löslich, deshalb erscheinen sie in gehärteten und in Zelloidin eingebetteten Bulbis nicht mehr. Sie hinterlassen hier nur Lücken, die zwar mit scharfen Grenzen versehen sind, jedoch selten mehr die rechteckige Form erkennen lassen, sondern meist durch Schrumpfung zugespitzt endigen (Abb. 5 Kr.).

Wenn es zu Verdichtungen im Glaskörper kommt, so können die Kristalle als Fremdkörper im Innern des Bulbus wirken und Anlaß zu Umlagerungen von Riesenzellen geben.

Es sei noch bemerkt, daß es sich durchaus nicht immer um Cholestearinkristalle handelt, sondern daß sich vielfach andere Stoffe finden, ohne daß hier auf die feinere chemische Zusammensetzung eingegangen werden kann.

IX. Regeneration.

Wenn wir von einer Regeneration des Glaskörpergewebes sprechen, so bezieht sich das nicht auf die Glaskörperflüssigkeit, die sich ausgiebig und rasch wieder ersetzen kann, wie wir uns klinisch täglich überzeugen können, indem sie neu von der Umgebung abgesondert wird, sondern auf die festen Bestandteile, die Zellen und das Faserwerk.

Eine Regeneration des Glaskörpers nimmt Herzog KARL THEODOR an. Er ist der Ansicht, daß die Regeneration von den Zellen der Retina ausgeht. „Solche aus der Retina in den Glaskörper hindurchtretende Zellen zu beobachten, gelingt zuweilen auch im ganz normalen Auge, wenn man viele mikroskopische Querschnitte von Retina und Glaskörper zusammen anfertigt." Dieser Autor sah jedoch am klarsten, daß aus der Retina die für die Regeneration des Glaskörpers erforderlichen Zellen stammen, an einem Auge mit Staphyloma totale. „Außer der Glaskörperablösung zeigte dieses Auge wichtige Veränderungen der Retina, in welcher sich Schritt für Schritt der Prozeß der Regeneration des Corpus vitreum verfolgen ließ. Im allgemeinen waren die Schichten der Retina ziemlich gut erhalten, nur an einzelnen Stellen, besonders neben den Gefäßen, fand sich die Nervenfaserschicht mit serösem Transsudate durchtränkt und die einzelnen Fasern aufgelockert. Die basalen Enden der Stützfasern, geschwollen und verlängert, wölbten die Limitans gegen das Innere des Bulbus vor. Die Stäbchenschichte war nur in der abgelösten Netzhautpartie geschwollen, an den übrigen Abschnitten normal. Zahlreiche kleine flache Erhabenheiten besetzten an vielen Stellen die innere Oberfläche der Limitans, welche sich an mikroskopischen Querschnitten als zusammengehäufte Zellengruppen darstellten. Durch diese Zellenanhäufung wurde einerseits die Nervenfaserschicht von der Limitans wellenförmig abgelöst und der hierdurch entstandene Raum dicht von Zellen erfüllt, andererseits aber dieser Stelle korrespondierend lag eine ebenso zirkumskripte Zellanhäufung und beide Zellengruppen trennend ließ sich die scharf doppelt konturierte Linie der Limitans verfolgen. An einzelnen Stellen erschien eine oder die andere Zelle wie eingeklemmt in der Limitans selbst, wodurch die Berücksichtigung der übrigen pathologischen Erscheinungen die Überwanderung der Zellen auf die innere Seite wohl außer Zweifel gesetzt wird.

Während die soeben beschriebenen Erhabenheiten auf der Limitans nur dicht aneinander gedrängte Zellen erkennen ließen, so konnte bei Untersuchung anderer Stellen in diesen Zellenkonglomeraten deutlich faserige Interzellularsubstanz beobachtet werden. Hier hatte man offenbar mit einem späteren Stadium der

Entwicklung zu tun, welches zwei Formen in ihrer inneren Anordnung zu erkennen gab. In der einen fand sich die Interzellularsubstanz schon in eine zähe durchsichtige lamellöse Masse umgewandelt, welche sich mit Ausnahme eines größeren Zellenreichtums in nichts vom gewöhnlichen Glaskörper unterscheiden ließ."

Wer die Arbeiten gründlich durchsieht, kommt zu dem Urteil, daß es sich bei den dünnen, auf der Retina liegenden Schichten Glaskörper nicht um neugebildeten Glaskörper handelt, sondern um Stückchen alten Glaskörpers, die bei der Härtung und Schrumpfung abgerissen waren.

HAEMERS läßt einen neugebildeten Glaskörper von dem Stützgewebe der Retina ausgehen.

Diese Arbeiten sind überholt. Aber auch neueste Autoren wollen dem Glaskörper wieder das Recht zusprechen sich zu regenerieren und zu proliferieren. In seiner 1917 erschienenen Arbeit sagt SZENT-GYÖRGYI: „Das Fibrillenwerk des Glaskörpers ist als ein zu selbständigem Wachstum und vielseitigen Differenzierung befähigtes Organ aufzufassen, das seine selbständige Differenzierungs- und Reaktionsfähigkeit durch das Hervorbringen besonderer Faserbildungen und Fasersysteme beweist. Die inneren Differenzierungsvorgänge setzen sich beim Menschen ununterbrochen bis ins reifere Alter fort."

Auch CONTINO, der so schön die gliösen Zellen im Glaskörper dargestellt hat (siehe oben Abb. 2), sagt, daß der Glaskörper die Eigenschaften eines lebenden Gewebes habe.

Was nun zunächst die Glaskörperzellen angeht, so ringt sich die Erkenntnis doch immer mehr durch, daß es keine Eigenzellen gibt, sondern daß die angetroffenen Zellen Wanderzellen, also Fremdlinge sind. Jedenfalls habe ich karyokinetische Figuren weder bei der anatomischen Untersuchung einschlägiger klinischer Fälle jemals gesehen, noch bei dahingehenden Experimenten bei Kaninchen. Dasselbe spricht CIRINCIONE aus, selbst HAEMERS ist in bezug auf die Zellen derselben Ansicht. Somit ist eine Proliferationsfähigkeit der Zellen nicht erwiesen.

Was die Substanz der Fibrillen anbetrifft, so sprechen schon entwicklungsgeschichtliche Gründe gegen eine Regenerationsfähigkeit. Nach CIRINCIONE erreicht der Glaskörper schon im fötalen Leben seine vollständige Entwicklung. Je größer im Wachstum der Glaskörper wird, desto länger werden die Fibrillen (sie vermehren sich jedoch nicht) und desto breiter werden die Maschen, um eine größere Quantität Flüssigkeit aufzunehmen und diesem Umstand, nicht aber einer Vervielfältigung oder Vergrößerung des Gerüstes ist die Volumzunahme des Augapfels im wesentlichen zu verdanken. Wenn im ausgebildeten Glaskörper das Gerüst bei der Verflüssigung des Glaskörpers zugrunde geht, so regeneriert es sich nicht mehr.

Im speziellen sprechen die in meinem Laboratorium ausgeführten Experimente von OGAWA (siehe die Wunden des Glaskörpers) gegen eine Regeneration.

Wir dürfen also wohl als sicher den Satz aussprechen, daß es eine Regeneration des Glaskörpers nicht gibt.

X. Zerreißung der Glaskörpersubstanz, Wunden und ihre Heilung.

Zerreißungen des Glaskörpergewebes können auf verschiedener Weise zustande kommen. Zunächst kann bei Entzündungen der tiefen Teile des Auges das dicke eiweißreiche Exsudat, das von den umgebenden Häuten des Glaskörpers abgesondert wird, den Glaskörper komprimieren und schließlich in ihn eindringen und ihn zersetzen. Ein schönes Beispiel für dies Vorkommnis zeigt uns das auf Abb. 6 dargestellte Präparat. Der auf ein schmales Band zusammengedrückte Glaskörper ist an einigen Stellen zerfetzt, wie eine zerrissene Wolke. Besonders früh und ausgiebig pflegt dies an der vorderen Seite zu geschehen, wo die Grenzschicht weniger dicht und widerstandsfähig ist.

Daß Blutungen von den umliegenden Häuten in den Glaskörper eindringen können, soll in ausgiebiger Weise in dem Abschnitt Glaskörperblutungen geschildert werden.

Am ausgiebigsten erfolgen jedoch Zerreißungen des Glaskörpergerüstes durch penetrierende Wunden und eindringende Fremdkörper. Es ist von vornherein anzunehmen, daß sich die Wunden des Glaskörpers anders verhalten werden

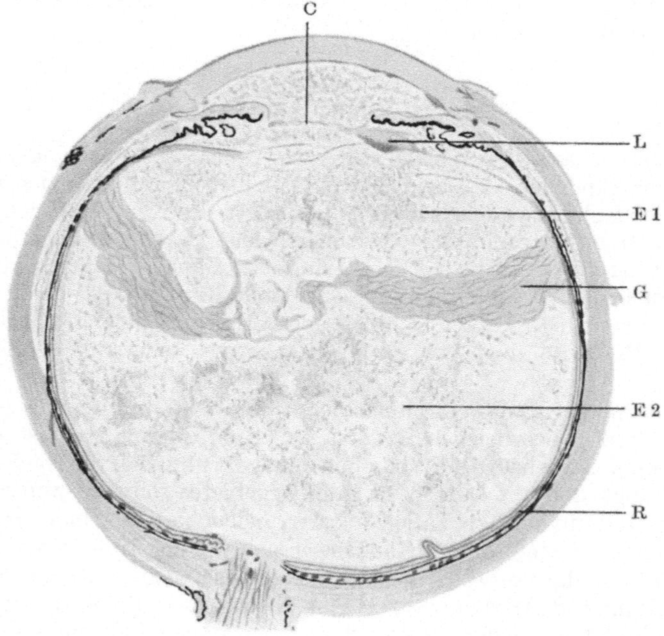

Abb. 6. Starke Abhebung und Schrumpfung des Glaskörpers in einem Auge nach einer Staroperation. C Cataracta secundaria; L Linsenrest; E 1 Exsudat vor, E 2 hinter dem Glaskörper; G Rest des Glaskörpers; R Retina.

als Wunden anderer Gewebe, da der Glaskörper keine Blutgefäße und keine Nerven besitzt und ein fast zellenloses Gebilde ist. Bei den großen Verletzungen, die zur Enukleation führen und zur anatomischen Untersuchung kommen, lassen sich die feineren anatomischen Vorgänge bei Wunden und ihren Heilungsvorgängen nicht studieren. Deshalb hat der japanische Augenarzt OGAWA in meinem Laboratorium dieses Studium experimentell in Angriff genommen. Man muß die Wunden des Glaskörpers zu studieren suchen, indem man möglichst wenig die umliegenden Teile verletzt. Am reinsten geschieht dies, wenn man die Linse extrahiert, den Ablauf der Reizerscheinungen abwartet und dann durch die Kornea bis in den Glaskörper sticht. OGAWA ging so vor und machte mit einem schmalen v. Graefeschen Messer ausgiebige Schnitte in die Substanz des Glaskörpers. Andere Schnitte wurden im Äquator angelegt nach Durchschneidung der Augenhäute.

53*

So gelang es Wunden anzulegen, die sich ophthalmoskopisch gut beobachten ließen und die sich auch mikroskopisch darstellten. Nach dem Einstich sieht man flaschen- oder spindelförmige Lücken. Sie entstehen durch Auseinanderweichen der offenbar etwas elastischen Fibrillen. An den Grenzen der Lücken liegen dementsprechend die Fibrillen dichter aneinander. In der Umgebung des Wundkanals liegen mehr oder weniger Wanderzellen, die aus den umgebenden Häuten stammen. Diese Wanderzellen verschwinden dann allmählich, nach dem 39. Tage waren sie nicht mehr nachweisbar. Die Lücke selbst ist mit klarer Flüssigkeit angefüllt.

Andere Veränderungen sind nicht nachweisbar. Insbesondere fand sich niemals, daß das Faserwerk wieder zusammenwuchs oder Narbenbildung sich zeigte, im Gegenteil, die anatomische Untersuchung ergab, daß es sich völlig indifferent verhielt. Eine Wunde im Glaskörper bedeutet also eine nicht wieder herstellbare Kontinuitätstrennung.

XI. Hernie, Prolaps.

Man bekommt aus der reichen Literatur über diese pathologischen Vorkommnisse den Eindruck, daß beide Begriffe nicht genau umgrenzt sind, sondern die Namen vielfach verwechselt werden. Anstatt des Namens Vorfall hat man auch den Ausdruck extraokuläre Glaskörperhernie (Lauber) eingeführt, gegenüber der intraokulären in die vordere Kammer. Genauer scheint mir folgende Auffassung zu sein, an die ich mich im folgenden halten werde. Von einer Hernie sprechen wir, wenn Glaskörper in eine andere Höhlung gelangt, in die er nicht gehört. Ein Prolaps liegt vor, wenn Glaskörper nach außen, also vor das Auge gelangt.

Die Glaskörperhernie ist ein häufiges Vorkommnis, wenn sie als solche auch nicht gerade häufig beschrieben worden ist. Am bekanntesten ist die Hernie nach Diszission des Nachstares. Wir sehen dabei oft plötzlich die Nachstarmassen beiseite gedrängt und die Mitte des Pupillargebietes schwarz werden. Nimmt man sich die Mühe in solchen Fällen fokal zu beleuchten, so findet man oftmals die Ursache davon darin, daß der Glaskörper sich wie der Zipfel einer Wurst oder wie einer Blase in die vordere Kammer vorwölbt. Noch besser sieht man dies mit der Spaltlampe (Braunschweig, Hesse, Vogt u. a.). Später kann eine solche Hernie sich allmählich wieder zurückziehen. Auch anatomisch sind solche Hernien beschrieben worden (Hudson, Treucher, Collins und Ask). Dabei sehen wir wieder, wie widerstandsfähig die vordere Grenzschicht des Glaskörpers ist, so daß sich die oft sehr lange und dünne Hernie ohne Zerreißung des Glaskörpers halten kann.

Vogt beschreibt eine solche Hernie des Glaskörpers durch einen Sphinkterriß in die vordere Kammer hineinragend nach Contusio bulbi.

In zahlreichen Fällen und in vielen Varianten erfolgt die Hernie des Glaskörpers in die vordere Kammer bei Erhaltensein der Linse zwischen Linse und Iris. Eine schwache Stelle oder eine kleine Öffnung in dem den Glaskörper zurückhaltenden Linsensystem genügt zur Entstehung einer echten Glaskörperhernie (George Weill). Dies geschieht am häufigsten bei einer Luxatio oder Subluxatio lentis ohne Durchtrennung der Augenhäute. Wir besitzen darüber eine ausgedehnte Studie von (Hesse). Andere Beschreibungen stammen von Siegfried, Haab, Tomfohrde, Köllner, Gallemaerts und Kleefeld. Es handelt sich um Fälle von stumpfer Gewalt mit Zerreißung von Zonulafasern und Abhebung der Iris von der Linse. In die Vorderkammer sieht man blasige oder sackartige Gebilde vorragen, die zwischen Iris und Linse hervorkommen, sich zwischen Zonulafasern vordrängend. Die Wandungen dieser blasigen Gebilde sind mit feinen Pigmentkörnchen oder mit Blut bestäubt. Tritt der Glaskörper von oben her in die Vorderkammer ein, so kann sich die Blase der Schwere nach senken. HESSE vergleicht einmal eine solche Hernie mit einer Hängematte. Ist die Linse ganz aus dem Pupillargebiet geschwunden, so kann die Hernie das ganze Pupillargebiet einnehmen, rings die Iris überlagern, in pilzförmiger Gestalt.

Wenn nach einem Platzen der Sklera sich Glaskörper sackartig unter die unversehrte Konjunktiva drängt, so würden wir das Vorkommnis auch eine Glaskörperhernie nennen.

Nach Platzen des Bulbus kann in den Riß der Glaskörper blasenartig vorfallen (Glaskörperprolaps). Dies kann geschehen durch die Kornea, meist handelt es sich dann um einen großen Riß, durch den die Linse heraustritt, ein Teil des Glaskörpers kann sich dann in die Wunde einstellen. Am häufigsten geschieht

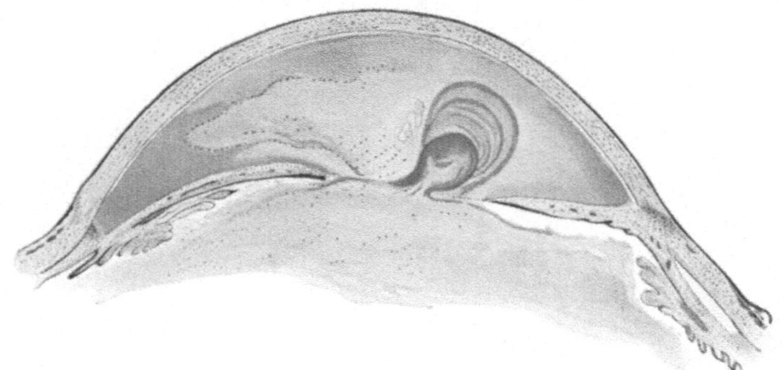

Abb. 7. Glaskörperhernie in die vordere Kammer (experimentell beim Kaninchen).

dies an der Kornea-Skleralgrenze. Auch durch Sklera und Konjunktiva kann ein solcher Vorfall erfolgen. Man bewundert dann oft wieder die Elastizität und Widerstandsfähigkeit der Grenzschicht des Glaskörpers.

Etwas anders ist es, wenn diese zerrissen ist oder platzt und sich die Glaskörpermasse frei nach außen ergießt (Glaskörperverlust). Das ist ein ganz anderes Kapitel, das weiter unten einzusehen ist.

XII. Glaskörperablösung.

Wir sprechen von Glaskörperablösung, wenn der Glaskörper an irgendeiner Stelle von den ihn umgebenden Gebilden durch ein Exsudat getrennt wird. Dieses Exsudat kann serös sein oder aus Blut bestehen. Schließlich kann der Glaskörper auch durch feste Massen, Tumoren, abgedrängt werden. Von der blutigen Netzhautablösung ist in einem besonderen Abschnitt die Rede (siehe Blutungen des Glaskörpers), ebenso von Tumoren im Glaskörperraum, wir handeln also hier vorläufig nur die seröse Glaskörperablösung ab.

HEINRICH MÜLLER hat 1856 zuerst in einem anatomischen Präparat die Ablösung des Glaskörpers von der unterliegenden Netzhaut beschrieben. Danach war es IWANOFF, welcher den Vorgang an einem großen Material genauer studierte und das für manche Augenkrankheiten charakteristische Symptom der hinteren Glaskörperabhebung nachwies. IWANOFF fand, daß der geschrumpfte Glaskörper mit Beibehaltung einer festeren Konsistenz sich in der hinteren Hälfte des Auges von der Netzhaut getrennt hatte, und daß der entstandene Zwischenraum

zwischen dem Glaskörper und der Netzhaut von einer Flüssigkeit erfüllt war,
die einen Erguß für sich darstellte und nicht mit dem verflüssigten Glaskörper
zu verwechseln sei. Dies ging daraus hervor, daß die hintere Grenze des abgelösten Glaskörpers stets scharf war und daß der Glaskörper hier sein normales
Aussehen beibehalten hatte. Wäre das Exsudat nicht als solches aufzufassen,
sondern als unveränderter Glaskörper, so würden die Zellen des Glaskörpers
in dem von diesem Exsudat erfüllten Raum gefunden werden. Iwanoff fand
diese Ablösung des Glaskörpers in 30 Augen; in 11 von diesen handelte es sich um
Veränderungen nach Verletzung. Drei von den Augen waren kurzsichtig, stark
verlängert, aber unversehrt.

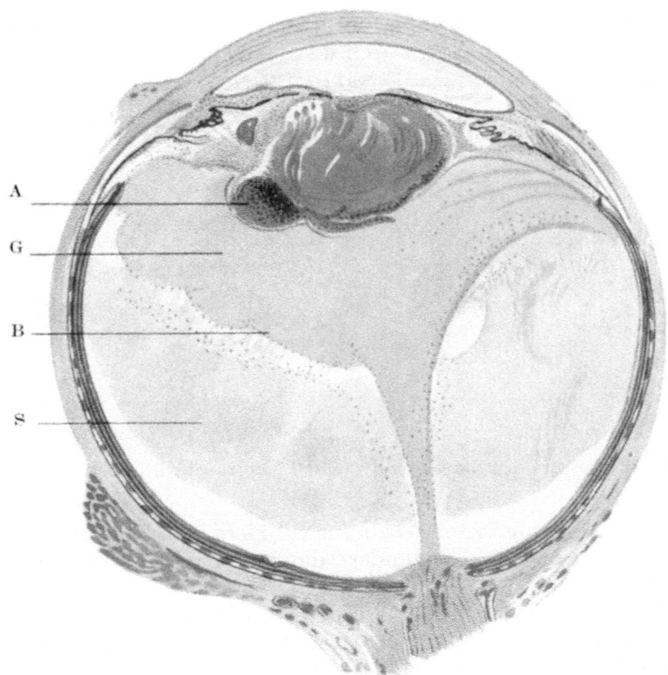

Abb. 8. Glaskörperabhebung. A Abszeß; G Glaskörper; B Begrenzung des Glaskörpers;
S Exsudat zwischen Glaskörper und Netzhaut.

Iwanoff stellt seine Glaskörperabhebung der von Arlt bei myopischen
Augen nachgewiesenen Glaskörperverflüssigung ziemlich gleich. Er sagt: „In
dem auf diese Weise sich entwickelnden Zwischenraum zwischen Glaskörper und
Retina sammelt sich im Verhältnis zum Wachstum des Staphyloms immer mehr
und mehr seröses Exsudat und hebt den Glaskörper immer weiter von der Netzhaut ab. Die Glaskörperablösung ist dann in der Mehrzahl der Fälle ein Prodrom
der Netzhautablösung. Der Glaskörper verwächst an der Grenze der Ablösung
mit der Retina und beschränkt so schließlich das Gebiet der Ablösung. Das sich
nun weiter anhäufende Exsudat findet keinen Platz mehr zwischen Glaskörper
und Netzhaut, ihm bleibt nichts übrig, als entweder ersteren zu zerreißen und
hineinzudringen, oder durch sein beständiges Drängen die Retina zu sprengen
und sie von der Chorioidea abzuheben."

In Schnitten, welche seitlich von der Linse fallen, sieht man ferner oft, daß
der geschrumpfte Glaskörper auch vorn von den Zonulafasern abgehoben ist

— eine vordere Glaskörperabhebung. „Diese Bildung der postzonulären Spalte (CZERMAK, H. VIRCHOW) kann nicht der Schrumpfung infolge der Härtung zugeschrieben werden, da man in der Spalte eine bei der Härtung geronnene Masse findet."

Auch NORDENSON in seiner großen Monographie über die Netzhautablösung beschreibt anatomisch die Glaskörperablösung.

ELSCHNIG fand bei der anatomischen Untersuchung eines Auges, das in vivo einen Strang gleich einer Arteria hyaloidea persistens zeigte, einen trichterförmig abgelösten Glaskörper.

Andere Fälle sind von BECKER (1879), PAGENSTECHER und HERTH (1875), Herzog KARL THEODOR (1879) und LEBER (1880) veröffentlicht.

Gegen die besonders bei Myopie so häufig beschriebene Glaskörperablösung wendet sich stark ELSCHNIG.

ELSCHNIG hat 17 auf das sorgfältigste gehärtete Bulbi mit Myopie von 2 bis über 30 Dioptrien und 5 Bulbi mit atypisch-myopischer Refraktion — Staphylombildung nach innen, oben oder unten, oder Kolobomen am Sehnerveneintritte — untersucht. Nur an einem Auge fand sich eine scheinbare Glaskörperablösung, d. h. ballenförmiger Glaskörper an Linse und Oragegend haftend, der Bulbusraum von klarer, zarte Flocken suspendiert enthaltender Flüssigkeit erfüllt. Bei genauem Zusehen aber konnte man bemerken, daß zarte, glaskörperähnliche Massen an der Netzhaut allenthalben anhaften, und die mikroskopische Untersuchung bestätigte es, daß die mehr oder weniger deutlich ausgeprägte Grenzhaut des Glaskörpers mit Glaskörperresten an der Netzhaut anhaftete. (Herzog KARL THEODOR hatte ähnliches gesehen, hielt aber die an der Innenfläche der Netzhaut nach Glaskörperablösung anhaftenden Ballen für regenerierten Glaskörper.) In allen übrigen Augen war makroskopisch und mikroskopisch normale Topographie des Glaskörpers festzustellen.

ELSCHNIG schließt mit den Worten: „Die Annahme, daß in Augen mit Staphyloma posticum intra vitam recht häufig Glaskörperabhebung vorkomme, ist also durch meine Beobachtungen widerlegt. Was man als solche beschrieben hat, sind in der Härtungsflüssigkeit durch Schrumpfungen entstandene Kunstprodukte."

Auch ich selbst hatte mich den mitgeteilten Befunden gegenüber in meinem 1902—1906 erschienenen Lehrbuch der speziellen pathologischen Anatomie sehr ungläubig verhalten. Ich sagte damals: „Die histologischen Schilderungen von IWANOFF und NORDENSON sind sehr gründlich und gewissenhaft, ich glaueb jedoch, daß es sich in den meisten dieser anatomischen Befunde von Glaskörperabhebung um Kunstprodukte handelt."

Im großen und ganzen habe ich einen gewissen Skeptizismus den anatomischen Befunden von Glaskörperabhebung gegenüber, auch heute noch.

Wenn wir uns an die Regel halten wollen, daß der bei der Härtung künstlich entstandene Raum leer ist, der mit geronnener Masse gefüllte aber ein Exsudat an dieser Stelle bedeutet, dann ist die Glaskörperabhebung nicht so selten. In der Tat im rein pathologisch-anatomischen Sinne ist sie dann leicht festzustellen und kommt häufiger vor. Ich wage aber nicht anzugeben, wie oft das den Verhältnissen im Leben entspricht. Der Glaskörper schrumpft in der Härtungsflüssigkeit eben mehr als alle anderen Gewebe, und auch im Glaskörper mit eiweißreicherer Flüssigkeit zieht er sich darin immer etwas nach vorne zurück, so daß er hinter sich Flüssigkeit läßt, die krümelig oder fasrig gerinnt. Zur Lösung dieser Frage reicht, meiner Ansicht nach, unsere heutige anatomische Technik nicht aus. Um so erfreulicher ist es, daß es neuerdings mehrfach gelungen ist mit der Spaltlampe sicher Glaskörperabhebung nachzuweisen (KRAUPA, PILLAT und ISAKOWITZ).

XIII. Blutungen.

Blutungen können von allen Seiten her in den Glaskörperraum eindringen. Sie tun das oft, leicht und meist in ausgiebigem Maße, da der Glaskörper ihnen kaum einen Widerstand entgegensetzt und ausweicht, ohne daß der Druck im Auge zu steigen braucht. Über die pathologische Anatomie der Glaskörperblutungen besitzen wir eine ausführliche Studie von E. Fuchs.

Wir müssen zunächst streng unterscheiden 1. Blutungen, welche an der Außenfläche des Glaskörpers liegen, zwischen diesem einerseits und den umgebenden Augenhäuten andererseits und 2. solche Blutungen, welche in die Substanz des Glaskörpers selbst eindringen.

Wir können die ersteren auch als blutige Glaskörperabhebungen bezeichnen. Davon gibt es verschiedene Arten.

a) Blutungen in den postlentikulären Raum. Zwischen tellerförmiger Grube des Glaskörpers und Linse besteht nach Berger und Koeppe normalerweise ein kapillärer Spalt, der postlentikuläre Raum. Bei Blutungen aus dem Glaskörper füllt sich dieser Raum von der hinteren Kammer her gern schalenförmig mit Blut an. Der Glaskörper kann sogar durch die Blutung nach hinten gedrängt werden, wodurch der postlentikuläre Raum erweitert wird (vordere, blutige Glaskörperabhebung).

b) Blutungen in den Orbikularraum. Der postlentikuläre Raum geht über in die hintere Kammer und diese setzt sich nach hinten zu fort in einen schmalen Spalt, welcher zwischen dem Orbiculus ciliaris und der äußeren Grenzschicht des Glaskörpers liegt,

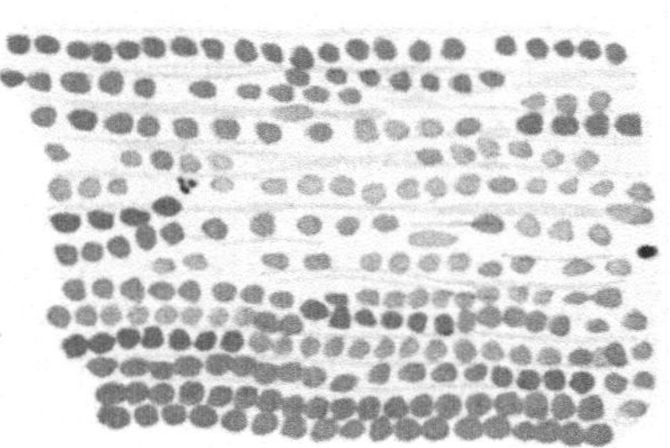

Abb. 9. In Reihen angeordnete rote Blutkörperchen im Glaskörper.

den Orbikularraum (Salzmann). In diesen Raum dringt Blut aus dem Ziliarkörper leicht ein und füllt den Raum, nur bei geringen Blutungen schalenförmig aus, oft bis an die Ora serrata reichend. Größere Blutungen drängen den Glaskörper buckelförmig nach innen vor sich her, oft mit Hernien, zuweilen ohne die durch die Kompression verdickte Grenzschicht des Glaskörpers einzureißen.

c) Hintere blutige Glaskörperabhebung. Blutungen zwischen Netzhaut und Glaskörper haben die Neigung, zumal bei mäßiger Menge, sich flach, kuchenförmig, zuweilen in großer Breite auszudehnen. Das Blut stammt aus den Gefäßen der Netzhaut und bahnt sich seinen Weg durch die Limitans interna. Wenn bei den Härtungen des Bulbus der Glaskörper sich nach vorne zu zurückzieht, so folgen ihr meistens diese schalenförmigen hinteren Blutungen, reißen also an der Netzhaut ab. Es sei nicht unerwähnt, daß viele klinisch so erscheinende und sogenannte präretinale Blutungen, anatomisch unter der Limitans interna, also intraretinal liegen. Große präretinale Blutungen können buckelförmig den Glaskörper vordrängen. Es zeigt sich hier so recht, wie kompressibel die Glaskörpersubstanz ist. Die faserige Masse kann bis auf einen unverhältnismäßig schmalen Streifen hinter der Linse zurückgedrängt werden, ohne einzureißen. Häufiger allerdings sind bei so großen Blutungen Zerstörungen des Glaskörpers.

2. Die Blutungen, welche in den Glaskörper eindringen, stellen sich sehr verschieden dar, je nach der Menge des ergossenen Blutes und dem Ort des Ergusses. Man kann zunächst unterscheiden Blutungen, welche sich auf die

äußeren Grenzschichten beschränken und solche, welche in das Innere eindringen und sich dort ausbreiten. Die ersteren sind relativ selten, weil, wie schon oben bemerkt, die faserigen Grenzschichten dem Eindringen des Blutes einen gewissen Widerstand entgegensetzen. Dringt aber das Blut in diese Grenzschichten ein, so entsteht ein durch die faserigen Strecken gebotenes eigentümliches Bild. Die Erythrozyten liegen ganz regelmäßig angeordnet zwischen den Fächern, auf Querschnitten wie Perlschnüre aussehend (Abb. 9). Da außerhalb des Glaskörpers die Erythrozyten ganz regellos liegen, so erkennt man sofort an dieser Schichtung, ob das Blut schon in den Glaskörper eingedrungen ist.

Dringt das Blut von der Glaskörperbasis in den Glaskörper ein, so muß es sich anordnen zwischen die Lamellen, welche von hier aus nach vorne, in der Mitte und hinten in den Glaskörper eindringen. Dadurch kommt die eigentümliche von Fuchs beschriebene fächerförmige Ausbreitung der Blutung zustande.

Hat eine gewisse Blutung die äußeren Grenzschichten des Glaskörpers durchbrochen, so kann sie an den inneren Seiten dieser Schichten sich flächenhaft ausbreiten, es kommt dann auch hier ein schalenförmiger Typus zustande. Solche Blutschalen liegen also bei der vorderen Grenzschicht hinter, bei der hinteren Grenzschicht vor dieser. Sie stammen beide meist aus dem Ziliarkörper. Auch hier können die Erythrozyten sich reihenweise zwischen den Lamellen anordnen, jedoch nie so regelmäßig, wie in den äußeren Teilen der Grenzschichten.

Das in die Grenzschichten durchbrechende Blut kann, anstatt sich schalenförmig auszubreiten, in das Innere des Glaskörpers vordringen. Den Weg dahin bahnt es sich durch Zerreißung vom Glaskörpergerüst. Im allgemeinen findet es wenig Widerstand, bevorzugt jedoch zu seiner Ausbreitung mit besonderer Vorliebe schon präformierte Räume. Solche sind:

a) Der Canalis hyaloideus. E. Fuchs sagt mit Recht, daß man schon aus der Ausbreitung des Blutes an der betreffenden Stelle auf die Existenz eines solchen Kanales schließen könne. Er fand mehrfach einen Bluterguß, der sich von der hinteren Linsenfläche bis gegen die Papille erstreckte, vorne breiter anfangend und nach hinten sich verjüngend. Das Blut setzte sich scharf und mit glatter Oberfläche gegen den Glaskörper ab, was nur möglich ist, wenn das Blut sich in einem Hohlraum mit glatter Oberfläche befindet.

b) Im Kern des Glaskörpers kommen bekanntlich vielfach Hohlräume durch Einschmelzung des Gerüstes zustande. Solche entstehen schon im höheren Alter, bei höherer Myopie und bei manchen langdauernden intraokularen Erkrankungen. Bei Intaktsein der Augenhäute und normalem intraokularem Druck wird dem hier einströmenden Blut bald eine Grenze gesetzt durch die Zunahme des intraokularen Druckes.

c) Schließlich kann das Blut bei Eindringen eines Fremdkörpers oder einem Stich in das Auge dem, so durch Zertrümmerung des Glaskörpergerüstes vorgezeichneten Weg folgen.

Kleinere in den Kern des Glaskörpers eindringende Blutungen haben im allgemeinen die Neigung Tropfenform anzunehmen. Oft sitzen mehrere Tropfen nebeneinander, die sich gegenseitig abplatten. Nicht immer aber ist im Innern des Glaskörpers die Blutung so abgegrenzt. Die Blutmassen können sich in dem zersetzten Gerüst weit zerstreuen; auch findet man weitab von der eigentlichen Blutmasse vereinzelte Erythrozyten liegen, die wohl nach Verflüssigung des Gerüstes durch einen Flüssigkeitsstrom dorthin geschwemmt worden sind.

Die profusesten Blutungen entstehen aber, wenn nach Sprengung oder Berstung des Augapfels der aufgehobene Augendruck der Blutung keine Schranken mehr entgegensetzt. Dann drängt die Blutung oft Linse und Glaskörper gänzlich aus der Wunde heraus und der ganze Innenraum des Auges ist von Blut ausgefüllt

(Hämophthalmus). Es sei jedoch bemerkt, daß in solchen Fällen die Blutung meist auch die Netzhaut vor sich her treibt, so daß sich anatomisch eine totale und abgerissene Netzhautablösung findet, die ganz nach vorne gedrängt ist, so daß es sich eigentlich und im wesentlichen um eine postretinale Blutmasse im Glaskörperraum handelt.

Es ist bekannt, daß das Blut im Glaskörper oft lange flüssig bleiben kann (siehe z. B. A. Vogt). E. Fuchs führt dies Verhalten auf das Fehlen von Rauhigkeiten im Glaskörper zurück, die zur Gerinnung des Blutes notwendig sind. Das Blut, das man in den anatomischen Präparaten sieht, ist meist erst

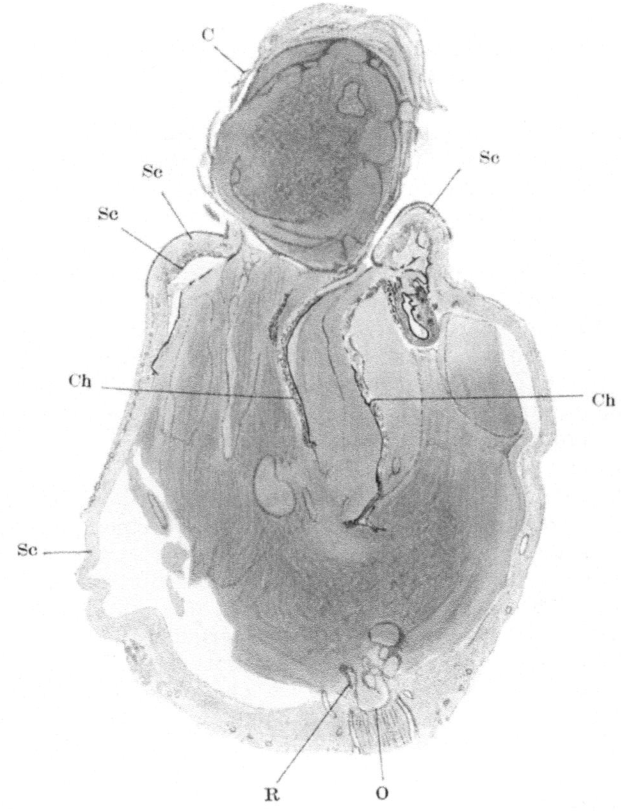

Abb. 10. Hämophthalmus mit Durchbruch durch die Kornea. Vergr. ³/₁. C Reste der abgehobenen Kornea. Sc Sklera. Ch Chorioidea. O Nervus opticus. R Reste der abgerissenen Retina.

unter der Einwirkung der Härtungsflüssigkeit geronnen. Das Blut gerinnt im Glaskörper selbst erst sehr spät. Der Glaskörper selbst reagiert auf die Anwesenheit des Blutes nicht.

Das Blut resorbiert sich auch im Glaskörper sehr schlecht.

Was wird aus den hier lagernden Blutmassen?

In den gefärbten mikroskopischen Schnitten tritt das Blutplasma als homogene oder sehr feinkörnige Masse hervor, die sich mit Eosin blaßrot färbt. Die roten Blutkörperchen behalten lange die normale bikonkave Form, auch Geldrollenbildung wird beobachtet. Immer findet man Schrumpfung, Quellung und andere Verbindungen ihrer Form, wie Schalen- und Napfform. Sie färben sich bekanntlich intensiver mit Eosin. Dann tritt die Zerstörung der roten Blutkörperchen ein,

die Hämolyse, sie bedeutet den Austritt des Hämoglobins mit Zurückbleiben
des farbstofffreien Teils. Es bleibt der Blutschatten über, der das Eosin nicht
mehr annimmt. Die Blutschatten sind nur an ihren feinen kreisrunden Konturen
zu erkennen. In größeren Blutungen sieht man meist zuerst in der Mitte die
Hämolyse eintreten. Die Zerstörung der roten Blutkörperchen schreitet dann
weiter. Sämtliche rote Blutkörperchen zerfallen schließlich, entweder frei oder
nach Aufnahme in Wanderzellen. Es entsteht amorphes Blutpigment, Hämosiderin [1]). Der ausgetretene Erythrozyteninhalt wird entweder in Körnchen-
form niedergeschlagen oder er diffundiert im Glaskörper und verläßt das Auge
mit der Lymphe. Auch können Wanderzellen die Zerfallstrümmer aufnehmen.
Diese treten schon nach wenigen Tagen auf. Sie verlassen den Glaskörper dann
wieder nach dem Corpus ciliare und der Retina und besonders nach dem Sehnerv
zu, in dem man Phagozyten mit Blutpigment besonders häufig antrifft. Der
Blutfarbstoff kann auch in der vorderen Augenkammer erscheinen. Und so
können kleine Blutungen allmählich resorbiert werden und verschwinden.
Gerade diese Vorgänge lassen aber beim Glaskörper oft sehr lange auf sich warten.
So beschreibt ZUR NEDDEN einen Fall, in dem noch zwei Jahre nach der Verletzung der Glaskörper intensiv trüb war.

Bei größeren Blutungen leidet der Glaskörper mehr oder weniger stark, indem
Verflüssigung eintritt. In der Flüssigkeit erscheinen nicht selten Glaskörpertrübungen. Auch tritt eine Reaktion an den inneren Augenhäuten auf.

Schließlich kann es zu Gewebsneubildung im Glaskörperraum kommen,
besonders wenn entzündliche Reizung auftritt. Lymphozyten wandern zu dem
Blut hin, dann, frühestens nach 14 Tagen ziehen Fibroblasten vom Ziliarkörper
oder von der Netzhaut zum Blutherd hin und endlich tauchen auch feine Gefäße
in der Blutmasse auf (siehe Organisation des Glaskörpers). Es bildet sich schließlich eine mehr oder weniger große Narbe, die lange noch durch ihre Pigmentierung
ihre Abkunft von Blutungen her verrät.

XIV. Entzündung, Abszeß.

Verhältnismäßig viele experimentelle Arbeiten sind ausgeführt worden, um
die Frage zu entscheiden, ob es eine primäre Entzündung des Glaskörpers, eine
Hyalitis gibt oder nicht.

Im Hinblick auf die COHNHEIMsche Lehre von der Auswanderung der weißen
Blutkörperchen bei der Entzündung stellte schon 1869 IWANOFF Experimente
an Fröschen an. Er spritzte diesen färbende Substanzen in die Lymphsäcke
und fand dann nach einer künstlich hervorgerufenen Hyalitis die Eiterzellen im
Glaskörper mit Farbstoffresten angefüllt. Hieraus schließt er, daß der Eiter
nicht aus den Zellen des Gewebes, sondern aus dem Blut stammt.

BERLIN, bei Experimenten über Fremdkörper im Glaskörper, kam zu der
Ansicht, daß der Glaskörper an der Eiterproduktion Anteil habe.

BLIX fand, daß auf entzündungserregende Reize hin, gerade wie bei der
Kornea, die Einwanderung der meisten Blutkörperchen von den gefäßhaltigen
umgebenden Geweben stattfinde.

C. O. WEBERs Experimente verschafften der primären Hyalitis für lange Zeit
eine klinische Stellung (SCHWEIGGER, SCHNABEL, v. WECKER). Seinen Ergebnissen, daß die Eiterzellen sich alle aus Glaskörperzellen bildeten, kann man aber
unmöglich beistimmen.

---

[1]) Eisenreaktion.

Einen vermittelnden und für den damaligen Stand der Entzündungsfrage verständlichen Standpunkt nimmt v. Wecker im Handbuch der Augenheilkunde von Graefe-Saemisch ein, indem er darauf aufmerksam macht, daß man eine Keratitis annimmt und diesen Namen beibehält, selbst wenn man nach Cohnheims Ansicht bei der betreffenden Eiterbildung jede Beteiligung des Gewebes ausschließen sollte.

Einen Umschwung brachten die Experimente von H. Pagenstecher (1870). Verfasser führt mit Recht aus, daß es darauf ankommen muß, einen Fremdkörper frei in den Glaskörper zu bringen mit jedenfalls möglichst geringer Verletzung der umhüllenden Membranen, da der Einwand immer möglich ist, daß die Eiterkörperchen längs des Wundkanals aus den gefäßhaltigen Partien auswanderten.

Er erwähnt, daß schon Donders die Fixation eines Fremdkörpers im Glaskörper auf sehr sinnreiche Weise zu erstreben suchte. Er zog einen Gummifaden durch das Auge, spannte ihn an und schnitt ihn dann zu gleicher Zeit an beiden Enden ab, so daß der dazwischen liegende Teil im Glaskörper selbst zusammenschnurrte.

Pagenstecher ging so vor: Eine scharfe Kanüle einer Pravazschen Spritze wurde mit einem Reizmittel von vorn geladen, alsdann bis in die Mitte des Glaskörpers eingestochen und ihr Inhalt vermittels eines feinen Drahtes ausgestoßen.

Um das Verhalten des Corpus vitreum gegenüber einem starken Reizmittel sowohl ophthalmoskopisch zu beobachten als auch später nach der Sektion mikroskopisch zu kontrollieren, änderte er seine Versuche später: Ein Lymphröhrchen wurde fast ganz mit Krotonöl gefüllt und an seinem oberen Ende mit Wachs zugestopft; alsdann wurde dasselbe in die Kanüle einer Pravazschen Spritze von vorn eingeführt und auf die oben beschriebene Weise in den Glaskörper gebracht. Letzterer wird dadurch mit dem Krotonöl an dem unteren Ende des Röhrchens in Berührung kommen und man konnte ophthalmoskopisch die hier eingetretenen Veränderungen genau verfolgen. Der Einstich wurde durch die Sklera, seltener durch die Kornea gemacht.

Es entwickelten sich fast immer Glaskörpertrübungen in allen Abstufungen, von den dichtesten Massen bis zu den schleierartig feinsten Punktierungen. Wenn auch manchmal die Trübung um das Corpus alienum eine dichtere war, oder zumeist in die Augen sprang, so wurde doch niemals eine meist strangförmige Verbindung mit der Bulbuswand vermißt. Die weißgelben Massen, welche gewöhnlich den Fremdkörper in sich schlossen, erwiesen sich als reine Eiteransammlungen. In späteren Stadien entwickelte sich ein dichtes feinstreifiges Gewebe, eine Narbenbildung um den Fremdkörper.

Auch anatomisch ließ sich stets der Zusammenhang der Trübung mit den umhüllenden Membranen nachweisen. In einem Versuch war sogar nach drei Tagen um das mit Krotonöl gefüllte Lymphröhrchen keine Spur einer Trübung vorhanden, während sich von der Verletzungsstelle aus ein nur mikroskopisch wahrnehmbarer Zug von Eiterkörperchen nach dem oberen Ende des Corpus alienum hinzog, dasselbe jedoch nicht ganz erreichte. Die Gewebe in der Umgebung zeigten sich in allen untersuchten Fällen dicht durchsetzt mit lymphoiden Körperchen. Man erhält so das Ergebnis, daß die in dem Glaskörper abgesetzten entzündlichen Produkte von den umliegenden Organen geschaffen werden.

Pagenstecher stellt folgende Behauptungen auf:

I. Daß in dem Glaskörper sowohl die Gallertsubstanz, als auch die in derselben enthaltenen Elemente, seien sie nun auch, welcher Natur sie wollen, nicht imstande sind, infolge der Einwirkung von Reizen, welche in anderen Geweben Entzündungserscheinungen hervorrufen, durch morphologische Veränderungen lymphoide Körperchen zu bilden.

Hieraus folgt:

II. daß diese von den umliegenden Organen einwandern müssen;

III. daß der Glaskörper sich sogar gegen sehr starke Reize anscheinend ganz gleichgültig verhält, oder genauer ausgedrückt, daß er durch dieselben nicht veranlaßt wird, eine Ansammlung von lymphoiden Körperchen an der Einwirkungsstelle des Reizes hervorzurufen;

IV. daß hiernach der Glaskörper nicht in dem Sinne entzündungsfähig genannt werden kann, wie wir es von anderen Organen gewohnt sind, sondern daß jede

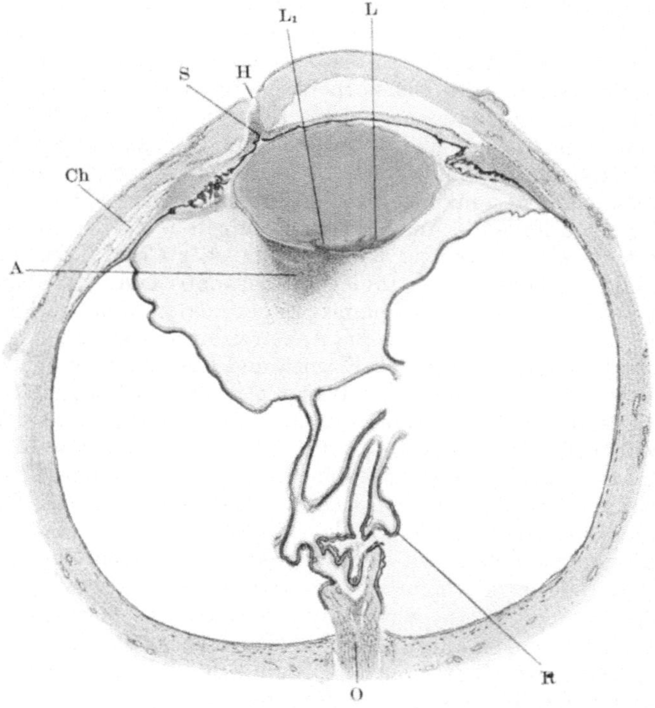

Abb. 11. Beginnender Glaskörperabszeß. Totale Netzhautablösung. Vergr. ⁴/₁. H Hornhautperforation. S Vordere Synechie. Ch Chorioidealabhebung. A Abszeß. L Linse. L₁ Perforation der Linsenkapsel. R Retina. O Nervus opticus.

sog. Entzündung als eine sekundäre, durch die Veränderungen der umliegenden Organe bedingte betrachtet werden muß.

SCHMIDT-RIMPLER verwendete das sehr virulente Sekret der Tränensack-Blennorrhöe, und zwar hatte er den guten Gedanken, bei Kaninchen die Linse zu extrahieren und nach mehreren Wochen resp. Monaten dann das Sekret vermittels einer Spritze durch die Hornhaut und das Pupillargebiet in den Glaskörper zu spritzen. So wurde eine Infektion der umliegenden Häute vermieden, auch ließ sich eine solche der Hornhaut ausschließen. Nach etwa 4 Stunden findet man mit dem Augenspiegel, daß die ursprüngliche, durch das Sekret bedingte Trübung im Glaskörper sich erheblich vergrößert hat. Die Iris erscheint noch normal und die Pupille reagiert noch auf Atropin. Die Trübung im Glaskörper nimmt allmählich zu, und zwar nach allen Seiten, peripher sieht man noch rotes Licht aufleuchten. Die Sektion zeigt, daß die Chorioidea in der Regel noch keine irgendwie hervortretenden Entzündungserscheinungen zeigt.

Über die Herkunft der Zellen und entzündungstheoretisch soll damit nichts gesagt sein. In der Diskussion nach seinem Vortrag spricht sich Schmidt-Rimpler in dieser Hinsicht aus: „Ich will nicht die Frage entscheiden, woher der Eiter stamme; nicht ob er durch Auswanderung lymphoider Zellen aus den Gefäßen des Chorioidealtraktus oder der Retina oder ob er im Glaskörper gebildet werde. Aus meinen Experimenten folgere ich nur, daß ein bestimmter Reiz auf den Glaskörper direkt ausgeübt, dazu führen kann, daß eine Glaskörper-Eiterung — analog etwa einer eitrigen Keratitis — stattfindet."

Neuerdings tritt Straub besonders für eine Trennung der Hyalitis von einer Zyklitis genuina auf. Er geht in seinen Experimenten von der Aspergillus-Keratitis aus, welche man leicht erhält, wenn im zentralen Teil der Hornhaut eine Tasche mit Sporen von Aspergillus flavescens beschickt wird. Was tritt nun ein, wenn im Zentrum des Glaskörpers eine derartige Infektion mit Aspergillus oder Mikroben vorgenommen wird? Eine Invasion des Glaskörpers mit Leukozyten, die vom Corpus ciliare und von der Chorioidea geliefert werden. „Das ist und bleibt eine Hyalitis, auch wenn die Ziliarfortsätze schließlich von einer dichten Schicht von Leukozyten bekleidet sind. Die Gefäße der Uvea sind eben im vorliegenden Falle die Analogie der Randgefäße der Hornhaut. Ebensowenig wie dort Randkeratitis, ist hier Zyklitis oder Chorioiditis vorhanden."

Über die hier vorliegenden pathologisch-anatomischen Verhältnisse unterrichtet leicht und vollständig folgendes Experiment: Man extrahiert einem Kaninchen die Linse und wartet, bis das Auge reizlos geworden ist. Dann sticht man mit einer infizierten Nadel durch Kornea und Pupille bis in den Glaskörper. Die Kornea verträgt den Eingriff oft besser als der Glaskörper. In letzterem sieht man nach wenigen Tagen schon Trübungen und einen kleinen Abszeß entstehen. Mikroskopisch findet man, daß die Eiterzellen nicht sowohl dem Stichkanal folgen, als vielmehr dem Teil der Chorioidea vor dem Corpus ciliare (Orbikulus genannt) entstammen (cf. Leber, Diskussion, Ophth. Kongr. 1878. S. 108). Von hier aus sieht man die Zellen, die also durch den Entzündungsreiz in dem Glaskörper chemotaktisch angelockt sind, in langen Zügen zum Glaskörperherd hinwandern, oft deutlich in konzentrischen Reihen angeordnet zwischen Lamellen und Fasern, wie es auch Wagenmann beschrieben hat. Es ist übrigens ein überraschend ähnliches Bild, wie wir es bei gleichen Experimenten in der Kornea sehen, wo auch sofort die Rundzellen in langen Zügen aus dem Randschlingennetz der Kornea zu der Reizstelle hinlaufen.

Ich habe schon oben gesagt, daß ich mit der Ansicht von Szent Györgyi nicht übereinstimme, daß das Fibrillenmark des Glaskörpers nicht als eine leblose Bildung, sondern als ein zu selbständigem Wachstum und vielseitiger Differenzierung befähigtes Organ aufzufassen sei, das seine selbständige Differenzierungs- und Reaktionsfähigkeit durch das Hervorbringen besonderer Faserbildungen und Fasersysteme beweist.

Contino sagt zum Schluß seiner Arbeit, daß seine Befunde beweisen, daß der Glaskörper Eigenschaften eines lebenden Gewebes habe, was man bisher geleugnet habe.

Was die Art der eingewandernden Zellen anbetrifft, so handelt es sich im Anfang fast ausschließlich um polynukleäre Leukozyten, zu denen sich ungefähr vom 7. Tage ab Lymphozyten zugesellen. Sie erfahren ständigen Zuwachs aus den umgebenden Membranen, solange der entzündungserregende Reiz fortwirkt (Bachmann, Hilbert). An den frischen Zellen kann man amöboide Bewegungen sehen. Nicht selten führen die Zellen Pigmentkörnchen oder -kristalle, ein Beweis dafür, daß sie aus der Chorioidea oder dem Pigmentepithel der Retina stammen.

Hält der Reiz an, so wandern die Zellen nicht nur aus dem vorderen Anschnitt der Chorioidea und dem Corpus ciliare, sondern bald von allen Seiten der Chorioidea. Und ihnen gesellt sich ein eiweißreiches Exsudat, mehr oder weniger dünnflüssig, hinzu, die Netzhaut vor sich her treibend, es entsteht sehr früh totale trichterförmige Netzhautablösung. Der Glaskörper wird mehr und mehr verdrängt, seine Fasern werden aufgelöst und verschwinden allmählich. Die Netzhaut flottiert in der sich immer mehr eindickenden Eitermasse und wird schließlich zerrissen, zerfressen und ganz aufgelöst. Was man klinisch mit dem wenig passenden Namen Panophthalmie bezeichnet, ist pathologisch ein totaler Glaskörperabszeß oder noch besser ein Abszeß in dem Glaskörperraum.

Macht man mikroskopische Schnitte durch solch einen Abszeß, so findet man meist, daß die dicht beieinander liegenden Zellen nicht gleichmäßig angeordnet sind, sondern eine eigentümliche Neigung zu einer Art Knotenbildung oder herdförmigen Anordnung zeigen, so daß zuweilen eine Ähnlichkeit mit Tuberkelknötchen entsteht.

Was lehren uns die oben geschilderten Beobachtungen? Gibt es eine primäre Hyalitis? Beteiligt sich der Glaskörper aktiv an diesen Entzündungsprozessen? Ich bin der Ansicht, daß wir die letzteren Fragen glatt verneinen müssen. Im streng pathologisch-anatomischen Sinne gibt es keine Entzündung der Glaskörpersubstanz. Wohl haben wir gesehen, daß entzündliche Stoffe im Glaskörper haften und einen Reiz ausüben. Sie locken aber nur chemotaktisch eine Auswanderung von Zellen aus den umliegenden Häuten herbei. Über die Zellen des Glaskörpers habe ich mich oben ausgesprochen. Wenn der Glaskörper überhaupt eigene Zellen besitzt, so sind es an der Glaskörperbasis liegende.

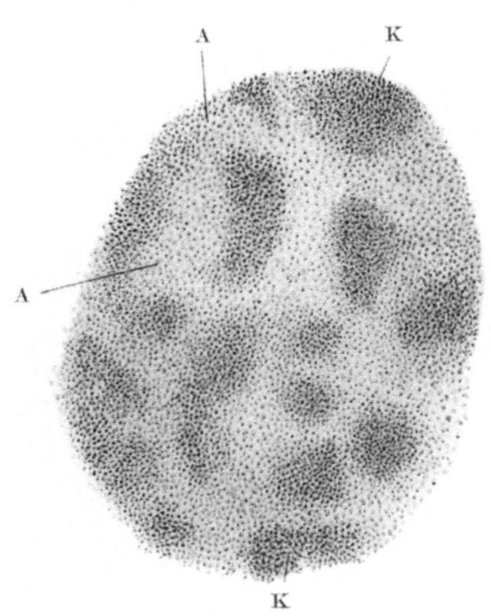

Abb. 12. Aus einem Glaskörperabszeß. Vergr. $^{80}/_1$. K Knötchenförmige Anhäufung von frischen Zellen. A Blasse absterbende Zellhaufen.

Noch Niemand hat an ihnen eine aktive Beteiligung am Entzündungsprozeß gesehen, Kernteilungsfiguren kommen hier nicht vor.

. Im klinischen Sinne wissen wir dagegen, daß der Glaskörper sogar einen sehr guten, den besten Boden für die Entwicklung von Eiter abgibt. Wenn virulenter Eiter nach dem Glaskörper durchdringt, so wird sofort eine bis dahin schleichende Entzündung akut, stürmische Erscheinungen setzen ein, Chemosis tritt auf und wird man in solchen Fällen auch nicht mehr mit dem Augenspiegel in das Auge hineinsehen können, so wissen wir den Zeitpunkt eines solchen Durchbruches doch ganz genau. Der Grund, weshalb sich hier Entzündungen und Eiterungen in so ungewöhnlich heftiger Weise entwickeln ist wohl folgender: der Glaskörper hat sehr wenig Stoffwechsel infolgedessen treten auch die im Blute kreisenden Schutzstoffe nicht in ihn über. Der normale Glaskörper enthält keine bakteriziden Stoffe, er ist sozusagen, wehrlos gegen die Bakterien. Anders wird es, wenn nach Schädigungen der ihn umgebenden Zellen der Paraplasma oculi, der Retina und des Corpus ciliare Exsudationen in den Glaskörper erfolgen, die nun aus dem Blutkreislauf die sonst zurückgehaltenen bakteriziden Stoffe mit sich führen.

Ich bin überzeugt, daß die günstigen Wirkungen von Punktionen und Absaugungen (v. NEDDEN) des Glaskörpers im wesentlichen darauf beruhen, daß mit dem Ersatz der Glaskörperflüssigkeit diese Schutzstoffe aus dem Blute mit übertreten.

1. Mikroorganismen.

Die verschiedenartigsten Keime erregen Eiterung im Glaskörperraum. Sie finden alle einen günstigen Nährboden im Glaskörper. Ja, es scheint, daß es für den Glaskörper keine nichtpathogenen Mikroorganismen gibt; gelangen Bakterien in das Innere des Auges, so wirken sie pathogen.

Am häufigsten finden sich natürlich in den Glaskörperabszessen die gewöhnlichen Eitererreger, wie Staphylokokken, Streptokokken und Pneumokokken. Nicht selten ist auch der Bacillus subtilis gefunden worden (SILBERSCHMIDT,

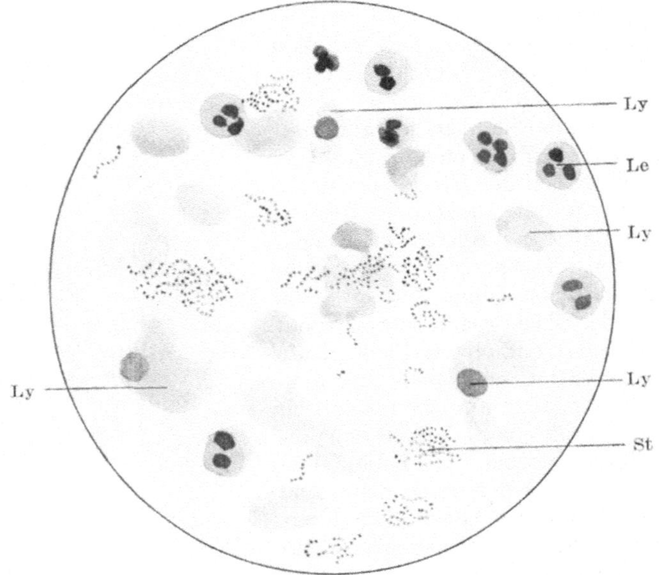

Abb. 13. Abstrichpräparat aus einem Glaskörperabszeß. St Staphylokokken. Ly Lymphozyten. Le Leukozyten.

ULRICH, ANCONA), ferner fand sich der Pseudodiphtheriebazillus (KASTALSKY, LEBER und ADDARIO), der Bacillus coli (RANDOLPH, MARKWALD), Bacillus pyocyaneus (BARRIÈRE). SCHMIDT-RIMPLER konnte den Tetanusbazillus im Inneren des Auges nachweisen.

Es sind mit Einimpfung von Mikroorganismen in den Glaskörper auch viele Versuche angestellt worden.

Anfangs wurde mit bekannten pathogenen Keimen experimentiert. L. BACK hat den Staphylococcuss pyogenes aureus verwendet. PERTES erzeugte mit Staphylokokken und Pneumoniebazillen Panophthalmie, auch Typhusbazillen bewirkten Abszesse. Später wurden nicht pathogene Keime oder solche von unbekannten Eigenschaften verwendet, so Bacillus coli (GASPARRINI), Bacillus subtilis prodigiosus, agilis (LOBANOW), die alle heftige Entzündungen hervorriefen. BIETTI experimentierte mit Bacillus radiciformis, megatherium, mycoides, violaceus, Vibrio proteus usw.

Auch für Tuberkelbazillen ist der Glaskörper ein sehr guter Nährboden. KRUSIUS hat nachgewiesen, daß Tuberkulosematerial von allen Teilen des

Auges am besten im Glaskörper angeht. Die Tuberkuloseempfänglichkeit nimmt ab in der Richtung: Glaskörper, Vorderkammer, Hornhaut, Bindehaut, Linse.

Nach Abschluß dieser Arbeit kommt mir noch die sehr sorgfältige und ausführliche Arbeit von L. CRONSTEDT zu Gesicht, an der Niemand wird vorbeigehen dürfen, der sich mit der Bakteriologie des Glaskörpers beschäftigen will. Er experimentierte mit Bacillus subtilis, Bacillus anthracis und Bacillus pyocyaneus. Er fand, daß für diese Bakterien der Glaskörper ein ausgezeichnetes Nährsubstrat ist. Der normale Glaskörper enthält eine gegen gewisse Bakterien wirksame bakteriolytische, thermostabile Substanz (Ambozeptor), die mit geringen an sich unwirksamen Serummengen aktivierbar ist. Der Glaskörper hat die Fähigkeit Bakterien bis zu einem gewissen Grade zu agglutinieren.

Die Wege, auf denen Mikroorganismen in den Glaskörperraum gelangen, sind verschieden. Am häufigsten geben natürlich frische perforierende Verletzungen die Veranlassung dazu. Doch ist es bekannt, daß Bakterienzüge sich auch den Weg durch alte Narbenzüge bahnen können, so besonders bei Leucoma adhaerens, nach Diszissionen, nach der LAGRANGEschen Sklerektomie und der ELLIOTschen Trepanation. Nicht selten gelangen feinere Keime in das Innere des Auges auf dem Blutwege. Hierher gehören die meisten Infektionskrankheiten, als klassische Beispiele seien die Sepsis und das septische Puerperium genannt. Ferner können Keime aus den Sehnervenscheiden in das Innere des Auges gelangen, z. B. bei eitriger Meningitis.

2. Schimmelpilzinfektion des Glaskörpers.

SCHIRMER hat zuerst Fadenpilze im Glaskörper des Menschen nachgewiesen, in einem Fall, bei dem sie sich primär in der Hornhaut angesetzt hatten. Sie wucherten von da, einem alten Narbenstrang folgend bis in den Glaskörper. Die Myzelien bildeten ein außerordentlich zierliches Netzwerk baumartig verzweigter Fäden. Sie färbten sich gut mit Hämatoxylin und Weigertschen Fibrinfärbung.

LEBER machte 1897 in der Deutschen ophthalmologischen Gesellschaft Mitteilung von einem zweiten Fall, den NOBBE näher beschrieben hat. Es handelte sich um eine Messerstichverletzung. Wegen entstandener Entzündung und Gefahr einer sympathischen Affektion kam das Auge zur Enukleation. In dem narbig degenerierten Glaskörper fanden sich zahlreiche Fadenpilze, die auch in die Retina bis nahe an die Chorioidea eingedrungen waren.

RÖMER untersuchte einen Knaben, der sich mit einem Brotmesser in das Auge gestoßen hatte. Trotz anfänglich guten Heilverlaufs zeigte sich die Fernwirkung der Pilze am 12. Tage durch eine Eiteransammlung in der vorderen Kammer. Es kam zu einer schmerzhaften Zyklitis, so daß das Auge am 19. Tage enukleiert werden mußte. Beim Aufschneiden des Auges fanden sich zahlreiche isoliert stehende klumpige Eiterherde. Die Kulturen des Inhaltes brachten den typischen grünlich-bläulich grauen Rasen des Aspergillus fumigatus.

Ein weiterer Fall ist von KAMPHERSTEIN. Es handelt sich um eine feine Stichverletzung in das Auge eines 13 jährigen Mädchens. 4 Wochen später Enukleation. In der Mitte des Glaskörpers fand sich ein ungefähr 4 mm im Durchmesser großer Abszeß. Gegen die ihn umgebenden Schwarten zeigt er eine leichte Kapselbildung in Form eines dünnen bindegewebigen Häutchens. Nach vorn schickt er einen größeren Ausläufer. Diesen Abszeß durchziehen nach allen Richtungen die Fadenpilze. Es sind meist vereinzelte Fäden, nur in den äußeren Partien findet man sie auch zu größeren Rasen vereint. Stets beschränken sich die Pilze auf den Raum des Abszesses; nirgends wird ein Pilz in einem andern Gewebe des Bulbus angetroffen. Die Fäden sind von ziemlich gleichmäßiger

Dicke, dichotomisch verzweigt. Nur an vereinzelten Stellen findet man bei Betrachtung unter der Ölimmersion ganz feine Fäden, schwächer gefärbt, die nur ein Drittel der Dicke der vorherrschenden Formen haben. Manche Fäden zeigen unregelmäßige Einschnürungen mit geringer Anschwellung der dazwischen liegenden Teile.

Die Enden sind meist abgerundet mit einer fast keulenartigen Verdickung. Vereinzelt trifft man in den Rasen auch voluminöse Fäden, die an ihrer Spitze außerordentlich stark nach Art der Fruchtträger besenreiserartig verzweigt sind. Nirgends finden sich Sporen. Verschiedentlich zeigen die Pilze deutliche Ribbertsche Leukozytenmäntel. Die Leukozyten liegen den Fäden so dicht an, als wären sie mit ihnen verwachsen.

Die Pilze färbten sich am besten mit Hämatoxylin und mit der Weigertschen Fibrinfärbung.

Die Art des Pilzes war nicht genau zu bestimmen, da vor der Formolfixierung keine Kulturen angelegt waren. Es ist an Aspergillus fumigatus und an Penizillium zu denken. Mit Sicherheit nachgewiesen ist im menschlichen Auge bis jetzt nur Aspergillus fumigatus. In unserem Falle spricht dafür die starke Abszeßbildung, die unregelmäßige Einschnürung der einzelnen Myzelien und die kolbigen Anschwellungen an den Enden (siehe auch den Fall Römer). Penizillium glaucum ist einmal von Wicherkiewicz bei einer Keratitis beschrieben worden. In unserem Fall sprechen dafür die dichtverästelten besenreiserartigen Fäden an einigen Stellen in den Pilzrasen.

Ein weiterer Fall ist von Morax.

Alle Fälle mit Ausnahme des von Leber, haben sich an Verletzungen angeschlossen.

Vielfach ist mit Schimmelpilzen experimentiert worden. Die Pathogenität der in den Glaskörper gebrachten Schimmelpilze ist eine sehr verschiedene und das hängt hauptsächlich davon ab, ob die eingeführte Art die für ihr Wachstum notwendige Temperatur vorfindet. Es gibt Schimmelpilzarten, welche zu ihrem Gedeihen eine niedrigere Temperatur benötigen, als die Körpertemperatur. Dahin gehören die schon von Grawitz verwendeten Makorineen und Penizilliumarten. Die damit angestellten Versuche fielen negativ aus, da diese Pilze nur bei niederer Temperatur gedeihen. Auch Deutschmann verwendete 1882 in seiner ersten Versuchsreihe Sporen von Aspergillus glaucus, der bei Körpertemperatur nicht gedeiht, die Sporen keimten deshalb nicht aus. Die meisten anderen Arten von Schimmelpilzen sind eben im Glaskörper wachstumsfähig. Sie rufen mehr oder weniger schwere Krankheitserscheinungen hervor, meist eitrige Entzündung der inneren Augenhäute und eitrige Infiltration des Glaskörpers mit nachfolgender Phthisis bulbi. Ja es brauchen die Keime nicht einmal direkt in den Glaskörper gebracht zu werden, bei ihrem Wachstum arbeiten sie sich nach dem Glaskörper durch, wie z. B. der oben angeführte Fall von Schirmer zeigt, bei dem es sich anfangs nur um eine Infektion der Hornhaut gehandelt hatte.

Besonders virulent ist Aspergillus fumigatus, der die schwersten Erscheinungen macht. In seiner zweiten Serie verwendete Deutschmann Aspergillus fumigatus. Bei den Versuchstieren kommt es bereits nach 24 Stunden zu starker Trübung des Glaskörpers, nach 36 Stunden ist der Augenhintergrund nicht mehr sichtbar, alle Teile des Auges sind im Zustand heftiger Entzündung, es stellt sich bald ein Hypopyon ein, nach etwa 8 Tagen ist schon eine Mitbeteiligung der Hornhaut zu erkennen und etwa nach 4 Wochen beginnt eine Schrumpfung des Bulbus (Deutschmann, Leber, Nobbe, Trubin, Straub).

Etwas langsamer und weniger heftig sind die Erscheinungen bei Aspergillus flavus Kazanensis und noch geringer bei Aspergillus nidulans, jedoch kommt es nach und nach doch zur Infiltration des Glaskörpers und der Endausgang pflegt doch Schrumpfung des Augapfels zu sein (TRUBIN).

TRUBIN (1911) experimentierte ferner mit Rhizopus III und erhielt eine heftige Panophthalmie, als weniger virulent erwiesen sich Rhizopus I und II, bei denen sich die Infiltration im Glaskörper oft auf einem Teil beschränkt erhielt, so daß schließlich nur ein gelber Knoten im Glaskörper zu sehen war, das Bild eines Pseudoglioms. GRAWITZ verwendete zu seinen Versuchen außerdem noch Oidium lactis und Soor-Mukorineen.

Pathologisch-anatomisch entwickelt sich also im Glaskörper nach Schimmelpilzinfektion das bekannte Bild der fibrinös eitrigen Entzündung, Durch Auswanderung nach der Pars plana des Bulbus nimmt die Infiltration mit ein- und mehrkernigen Leukozyten immer mehr zu. Immer findet sich dann bald eine eigentümliche Anordnung der Leukozyten, indem diese die einzelnen Pilzfäden in dichten Reihen zu umgehen pflegen, die von RIBBERT sogenannten Leukozytenmäntel, die er als Abwehrerscheinungen auffaßt.

3. Hefe.

Ein einziger Fall von Infektion des Glaskörpers mit Hefe ist bisher zur Beobachtung gelangt. Er ist von BUDEK im Jahre 1914 beschrieben worden. Bei einer Netzhautablösung wurde eine Einspritzung von physiologischer Kochsalzlösung in den Glaskörper gemacht. Es trat eine heftige Entzündung des Auges ein, mit Hypopyon und Chemosis. Hinter der Linse bildete sich eine gelbe Masse. Das Auge kam zur Exenteration. Im Hypopyon fanden sich Hefezellen. Wenn diese im Glaskörper nicht nachzuweisen waren, so ist es doch anzunehmen, daß sie zuerst dorthin gelangt waren, sich jedoch nicht halten konnten, sondern zugrunde gegangen waren.

STOCK zeigte, daß durch Hefe auf dem Blutwege Erkrankungen entzündlicher Art hervorgerufen werden können.

STOEWER hat Impfungen von Rosahefe in den Glaskörper vorgenommen. Es ergab sich, daß Unterschiede zwischen florider und steriler Hefe kaum vorhanden waren. Die Hefe erwieß sich als nicht sehr virulent. Es fanden sich anfangs Glaskörpertrübungen und weiße Herde in der Netzhaut. Während die Trübungen später verschwanden, hielten sich die Herde in der Netzhaut lange Zeit; sie bestanden aus Auflagerungen von Hefezellen. Später trat Bindegewebsbildung ein und es entstanden Bilder, wie bei der sogenannten Retinitis proliferans.

TRAPESONZEWA will nach Einspritzung von Rosahefe in den Glaskörper Eiterungen erzeugt haben.

XV. Die typischen Exsudatzellen des Glaskörpers[1]).

Der Glaskörper ist normal zellfrei (siehe oben). Eine Abgrenzung lokal ansässiger Zellen gegenüber zugewanderten erübrigt sich also; auch erleichtert seine homogene Struktur wesentlich die Beobachtung. Zudem stellt er einen sehr günstigen Boden für jede Art Infektion dar. So ist der Glaskörper zu zytologischen Studien besonders geeignet.

Für eine sorgfältige Differenzierung der ja meist hämatogenen Elemente sind natürlich die Blutfärbemethoden das gegebene. BRÜCKNER, dem wir die ausgezeichnete Monographie: „Zytologische Studien am menschlichen Auge" ver-

---

[1]) Die Ausarbeitung dieses Abschnittes verdanke ich meinem damaligen Assistenten Dr. WALTER VOLMER, jetzigem Oberarzt an der Universitäts-Augenklinik zu Leipzig.

danken, wandte diese Technik an: Glaskörperpunktat wird auf einem Objektträger in der in der Hämatologie bekannten Art ausgestrichen und nach Pappenheim gefärbt. Auch die einfachere Giemsafärbung kann dafür empfohlen werden. Neben großen Vorzügen ist die Methode nicht frei von Nachteilen. Quetschungsbilder, die sich trotz guter Technik auch bei Blutausstrichen nicht immer vermeiden lassen, gestalten das so schon mannigfaltige Bild noch komplizierter. Der Ort der Entnahme ist eng begrenzt und seiner Lage nach nur ungenügend bestimmbar. Daher nahm Brückner Schnittpräparate zu Hilfe, die aber nach anderer Technik behandelt (gefärbt) sind. Auf die Schwierigkeit des Vergleiches der nach den Blutfärbemethoden behandelten Präparaten mit Gewebszellen in Schnittpräparaten wies Kafka hin. Er wies darauf hin, daß Brückner (für das Kammerwasser) die Methode von Alzheimer nicht benutzt hat. Es wird das Kammerwasser mit Alkohol zentrifugiert. Das Koagulat wird geschnitten und gefärbt.

Versuche, die wir mit der Methode bei Kammerwasser und verflüssigtem Glaskörper angestellt haben, konnten uns nicht sehr befriedigen. Wir erhielten meist ziemlich geschrumpfte und schwer differenzierbare Zellen. Auch wird die bessere Vergleichsmöglichkeit mit Zellen in Gewebsschnitten durch den schlechteren Vergleich mit den Blutzellen paralysiert. Wir möchten daher für diese Punktate die Behandlung nach hämatologischen Methoden für empfehlenswerter halten.

Für die Färbung von Gewebsschnitten nach Art der Blutfärbungen gab Giemsa eine Methode (Färbung mit Azur-Eosin) an. Sie läßt sich aber nur auf kleine Gewebsstücke, bis 5 mm Dicke, anwenden. Für den ganzen Bulbus ist die dazu notwendige Fixierungsmethode nicht geeignet. Auch für das bei Exenteration gewonnene Glaskörperexsudatmaterial kommt sie kaum in Betracht, da hier der Ausstrich gleiche Dienste leistet und praktischer zu handhaben ist.

Auf die Verwertbarkeit der Oxydaseblaureaktion (W. Schulze) zur Abgrenzung von myeloischen gegenüber lymphatischen Elementen in besonderen Fällen sei hier nur kurz hingewiesen. Dazu ist Einbetten in Gelatine erforderlich.

Auch bei Zuhilfenahme aller Spezialmethoden sind natürlich nicht sämtliche Zellen sicher abzugrenzen. Häufig muß die Frage nach der Zugehörigkeit offen bleiben. Es ergeben sich außerordentlich mannnigfache Bilder. Berücksichtigt man dazu die erheblichen Veränderungen, die die Zellen durch Phagozytose, durch Vakuolisierung, Schrumpfung, Kernzerreißung und Auflösung, Quellung, Abnahme der Färbbarkeit usw. unter den pathologischen Bedingungen erleiden, so ergibt sich eine so große Vielgestaltigkeit, daß eine erschöpfende Beschreibung aller dieser pathologischen Formen in diesem Rahmen nicht gegeben werden kann. Wir können hier auf die Spezialarbeiten verweisen, vor allem auf die ausgezeichnete Studie von Brückner mit ihrem großen und guten Abbildungsmaterial. Aber auch dort konnten nicht alle vorkommenden Formen sicher gedeutet werden.

Wir beschränken uns in diesem Zusammenhang darauf, die immer wiederkehrenden Typen aus diesem Formenreichtum herauszuschälen. Für die Aufstellung der zytologischen Formel genügt das vollständig. Eine genaue Auszählung wie bei Blutpräparaten kommt nicht in Frage. Wir begnügen uns mit der Abschätzung der Zusammensetzung. Gute Schnittpräparate reichen dazu aus. Wir fixieren die ganzen Bulbi in Formalin und betten nach Abschneiden der Kalotten in Zelloidin ein. Zur Gewinnung sehr feiner Schnitten dienen uns die abgetragenen Kalotten, von denen wir die Sklera entfernen. Nach Einbetten in Paraffin gelingen hier Schnitte bis zu 5μ, die sich sehr gut zur Zellbeobachtung eignen. Unsere Abbildungen stammen teils aus solchen Präparaten, teils auch aus Gesamtschnitten. Zur Färbung verwendeten wir Hämatoxilin-Eosin und Alaunkarmin.

Für die Zusammensetzung des Exsudates spielt die Art der Erkrankung keine oder eine nur sehr geringe Rolle. Sie ist im wesentlichen bestimmt durch die Stärke des einwirkenden Reizes und vor allem durch die Dauer des Bestehens der Entzündung (siehe BRÜCKNER). Eine ätiologische Diagnose läßt sich aus dem zytologischen Bild kaum je stellen.

Die Zelleinwanderung beginnt, wenn man von den infizierten direkten Verletzungen absieht, an Pars plana, Ziliarkörper und Optikus. E. FUCHS fand bei chronischen Entzündungen oft isolierte Zellanhäufung an Pars plana und Optikus.

Verzeichnis der Abbildungen[1]).

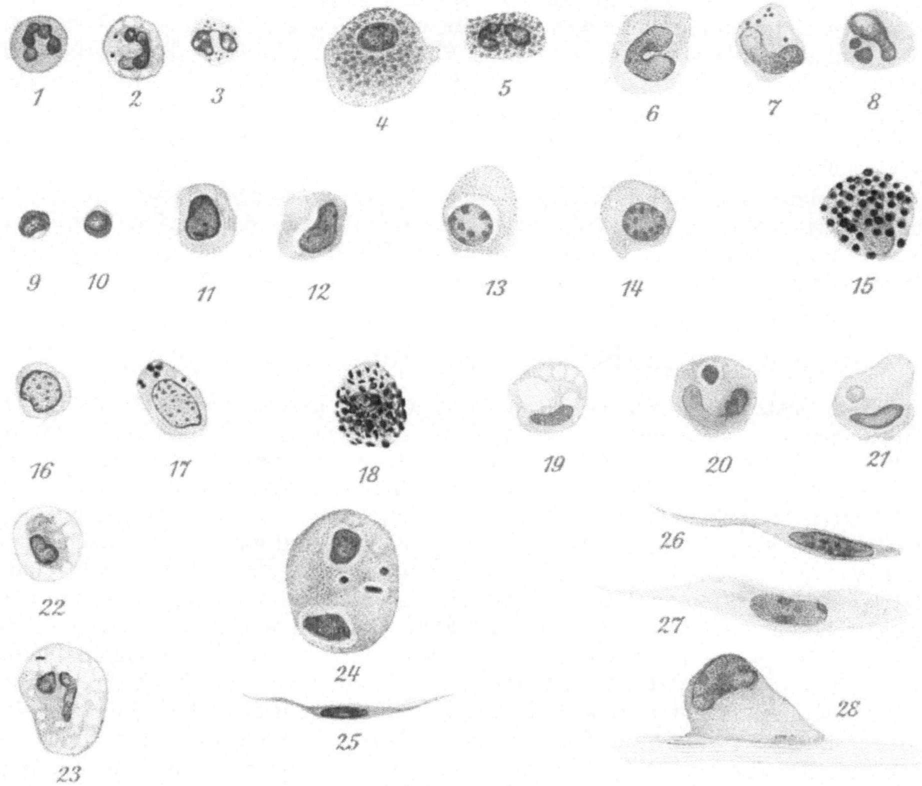

Abb. 14. Glaskörperzellen, gezeichnet nach Schnittpräparaten durch ganze Bulbi (Zeiß Ölimm. $^1/_{12}$; Ok. 4). 1 Neutrophile segmentkernige Zelle. Normal (Hämat.-Eosin). — 2 Neutrophile segmentkernige Zelle. Beginnender Zerfall (Vakuolenbildung) mit Bakterien. — 3 Neutrophile segmentkernige Zelle mit Bakterien (Hämalaun). — 4 Sog. gewebseosinophile Zelle. — 5 Bluteosinophile Zelle. — 6 Normaler Monozyt. — 7 Monozyt mit Bakterien beladen. — 8 Monozyt mit aufgenommenen Kernfragmenten (Hämalaun). — 9 Kleiner Lymphozyt mit bohnenförmigem Kern. — 10 Kleiner Lymphozyt mit rundem Kern. — 11 Großer Lymphozyt. — 12 Großer Lymphozyt mit perinukleärer Hofbildung (Übergangsform zu Plasmazellen). — 13 Plasmazelle mit Radkern und perinukleärem Hof. — 14 Plasmazelle mit Radkern. — 15 Pigmentepithelzelle (aus dem Corpus ciliare). — 16 Unpigmentierte Pigmentzelle aus dem Corpus ciliare. — 17 Unpigmentierte Pigmentzelle mit einzelnen aufgenommenen Pigmentkörnern. — 18 Retinale Pigmentepithelzelle. — 19 Histiozyt mit wabenartigem Protoplasma (Kammern durch papierdünne Membranen abgegrenzt) und kleinen Vakuolen. — 20 Histiozyt mit aufgenommenen Kernfragmenten. — 21 Histiozyt mit aufgenommenem roten Blutkörperchen. — 22 Gitterzelle (Hämalaun). — 23 Gitterzelle mit aufgenommenen Pigmentstäbchen. — 24 Riesenzelle mit plasmazellenähnlichem Kern, perinukleärem Hof und Pigmentstäbchen. — 25 Bindegewebszelle. — 26 Jugendliche Bindegewebszelle. — 27 Fibroblast, geschwänzt. — 28 Fibroblast an Fibrinfäden angelagert, beginnende Schwärzung.

---

[1]) Die sorgfältigen Zeichnungen sind von Frl. BRIGITTE LAESSIG, die uns in der Zeit der Abwesenheit unseres Zeichners LANDSBERG liebenswürdigerweise ausgeholfen hat, ausgeführt.

Aber auch isoliert am Sehnerven konnten wir im Bereich der Exkavation bei einem Falle mit geringer Reizung sicher hämatogene Zellen finden, die hier durchgetreten sein mußten. Als Hauptauswanderungsstelle für die Exsudatzellen kommt die Pars plana in Betracht (Straub, Brückner). Bei gleicher linearer Entfernung des Ziliarkörpers und der Pars plana von einem Glaskörperherd fand Brückner Exsudation vor allem an der Pars plana. Diese Sonderstellung zwinge zu der Annahme, daß die chemotaktisch wirksamen Stoffe vor allem hierher gelangt sind, diese Stelle also zweifellos für den Abtransport der Glaskörperflüssigkeit besondere Bedeutung besitze. Die Hauptemigrationsstelle dürfte aber je nach dem Hauptsitz des Reizes an verschiedener Stelle zu suchen sein. In einer Reihe unserer Präparate war der Ziliarkörper vor allem beteiligt. Bei stärkerer Entzündung findet sich auch Auswanderung aus den übrigen Gebieten der Netzhaut-Aderhaut. In solchen Fällen ist die Choriokapillaris erheblich beteiligt. In den Lumina der Gefäße sieht man dann auffällig viele, randständige, weiße Zellen. Auswanderungsbilder an den Gefäßen sind häufiger zu sehen, beteiligt sind daran besonders die weißen und die mononukleären Zellen. Doch sind leicht Täuschungen möglich.

Lymphozytendurchwanderung ist von Brückner beschrieben worden. Polymorphkernige Zellen sind auf der Durchwanderung in der Retina häufig zu sehen und gut zu erkennen, aber auch andere Formen sind nicht selten auf dem Wege durch die Netzhaut zu beobachten.

XVI. Organisation und Gewebsneubildung.

Wenn sich ein Abszeß im Glaskörper gebildet hat, so bleibt er selten auf einen kleinen Teil beschränkt, sondern die Eiterzellen, dicht gedrängt, durchsetzen bald den ganzen Glaskörperraum. In diesem Zustand tritt aber dann bald ein Absterben der Zellen ein, sei es durch Toxine oder Mangel an Nährstoff. Die Eiterkörperchen haben vielfach Mikroorganismen in sich aufgenommen, während sie sich darauf anfangs gut halten können und gut gefärbt erscheinen, werden sie bald blaß, gequollen und undeutlich. Im Protoplasma sieht man fettige Degeneration, Fetttröpfchen und schließlich wird der ganze Zellkörper blasig. Auch die Kerne schrumpfen, bilden Vakuolen und zeigen alle Stadien des Zerfalls. Vor allen Dingen färben sich die Zellen nur sehr unvollkommen. Das tritt meist herdweise auf. Wenn man also einen Schnitt durch einen ganz frischen Abszeß macht, und färbt ihn mit Hämatoxylin, so sind alle Zellen intensiv und gleichmäßig gefärbt, bei einem etwas älteren wechseln Stellen von solcher Färbung mit anderen in der Nachbarschaft, wo die Zellen blaß mit allen Zeichen des Absterbens abwechseln.

Dann setzt allmählich die Gewebsneubildung ein, nach und nach den ganzen Hohlraum ausfüllend, ein räumlicher Ersatz für die zugrunde gehenden Eiterkörperchen. Dieses Gewebe kann man wohl mit den Wundgranulationen vergleichen, die später in ein immer dichter und straffer werdendes, festes, schrumpfendes Narbengewebe übergeht.

Woher stammt dieses junge gefäßhaltige Bindegewebe?

Der Glaskörper hat nichts damit zu tun. Wir haben oben gesehen, daß es keine Regeneration, keine fibrilläre Entartung oder Wucherung seines Gewebes gibt. Der Glaskörper wird bei solchen eitrigen Prozessen aufgelöst, resorbiert und verdrängt.

Auch die Retina ist an der Bildung des neuen Gewebes nicht nennenswert beteiligt. Bei einem Glaskörperabszeß kommt es durch das aus der Choroidea drängende Exsudat sehr bald zu einer totalen Netzhautablösung. Diese drängt den Glaskörper vor sich her bis auf je einen kleinen trichterförmigen Raum hinter der Linse. Die Retina flottiert zwischen den Eitermassen. Zwar verdickt sie sich etwas durch Gliawucherungen, ausgehend von dem Stützgewebe, aber bald fällt sie der Resorption anheim. Auf mit Hämatoxylin gefärbten Schnitten sieht man noch lange die äußere Körnerschicht als blaues Band zwischen den Eiterkörperchen sich hinziehen, bis schließlich als letzte, auch diese Schicht der Retina verschwindet.

Nach MARCHAND gilt als allgemeines Gesetz der Regeneration, daß die Neubildung eines Gewebes stets nur von dem Gewebe der gleichen Art ausgeht. Dieses Gewebe haben wir in dem Glaskörperraum zu suchen, in der ihn umgebenden Chorioidea und besonders in dem Corpus ciliare. Von hier aus erfolgt die Neubildung des Bindegewebes und der Gefäße.

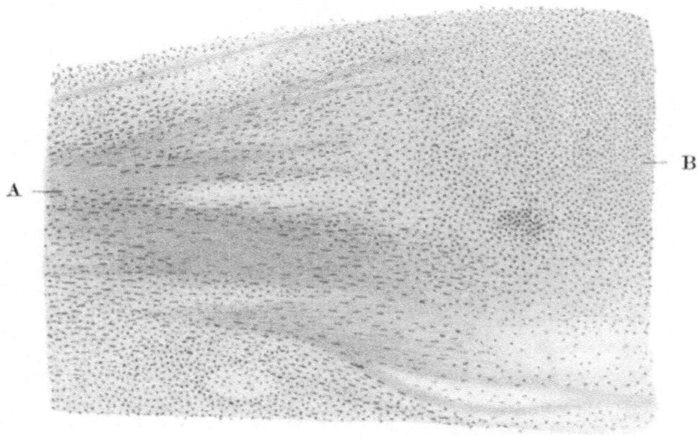

Abb. 15. Neugebildetes Bindegewebe in einem alten Glaskörperabszeß. Vergr. $^{30}/_1$.
A Neues Bindegewebe. B Absterbende Zellen.

Es sind im Glaskörperraum drei Stellen, von denen aus solche bindegewebige Neubildungen einsetzen.

1. In dem Raum hinter der Linse. Bei exsudativer Zyklitis pflegen die Processus ciliares anzuschwellen und miteinander zu verkleben. Schließlich wachsen von da aus Gefäße und Bindegewebe zu einer hinter der Linse gelegenen Schicht zusammen, die anfangs locker, mit der Zeit fester und dichter und scharf umschrieben wird. Man kann von einem hinteren Pupillarverschluß (mit Verödung der hinteren Kammer) reden. Solche Fälle sieht man klinisch nicht, weil dabei auch vorderer Pupillarverschluß besteht, aber anatomisch findet man sie nicht selten.

2. Kommen im hinteren Abschnitt des Auges bindegewebige schwartige Massen vor, die von der Innenfläche der Retina strahlenförmig in den Glaskörperraum hineinragen. Sie wachsen aus dem Gefäßtrichter heraus und sie entstehen wohl hauptsächlich durch Ablagerung von nicht resorbiertem Blutfibrin (siehe die sogenannte Retinitis proliferans).

3. Im ganzen Glaskörperraum. Allmählich mit dem Nachlassen der entzündlichen Erscheinungen setzt die Neubildung ein. Die Bindegewebswucherung entsteht immer in der Peripherie, im Corpus ciliare oder in der Chorioidea und drängt von da aus in den großen Hohlraum hinein.

Das junge Gewebe, das nun mehr und mehr den Glaskörperraum ausfüllt, besteht aus neugebildeten Blutgefäßen und sehr verschiedenartigen Zellen.

Auch die sehr bald sich massenhaft bildenden Kapillaren entstehen auf dem Wege der Sprossung aus den Gefäßen der Uvea. Man sieht nicht selten Zellen mit mehr spindelförmiger Gestalt, oft mit lang ausgezogenem Zellkörper, die nicht selten untereinander in Zusammenhang stehen und sich zuweilen bis zu feinen endothelialen Röhren verfolgen lassen, deren Inhalt rote Blutkörperchen sind, so daß über ihre Bedeutung kein Zweifel ist.

Im Anfang finden wir noch vielfach Leukozyten hier, die aus den Blutgefäßen des Corpus ciliare und der Chorioidea ausgewandert sind. Sie zeigen durch ihre Menge an, in welchem Grade die entzündliche Exsudation aus den Gefäßen noch andauert. Später gehen die Leukozyten zugrunde, oder werden durch eine Wucherung der präexistierenden Zellen des umgebenden Bindegewebes verdrängt.

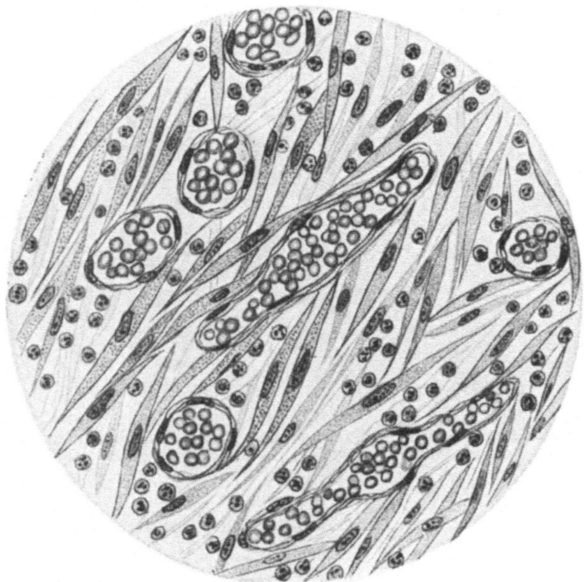

Abb. 16. Beginnende Organisation im Glaskörperraum.

Daneben sieht man nun mehr und mehr ein- und mehrkernige, vielgestaltige Zellen auftreten, die zum größten Teil Abkömmlinge fixer Gewebszellen sind (Fibroplasten). Sie zeigen spindel- und sternförmige Gestalten, mit langen Ausläufern, hellem Kern und Kernkörperchen (Lubarsch).

Nicht selten sind Riesenzellen, besonders wenn in dem Exsudat fremde Körper, wie z. B. Cholestearinkristalle sich gebildet haben, um die sie sich gern herumfügen.

Die Bildungszellen treten dann immer dichter zusammen und es entsteht allmählich eine Bindegewebsentwicklung, d. h. die Bildung einer fibrillären Zwischensubstanz, die von den gewucherten Bindegewebszellen ausgeht. Diese wird immer mächtiger und verdichtet sich. Das anfangs zell- und blutgefäßreiche Granulationsgewebe bildet sich um in ein zell- und gefäßarmes Bindegewebe, ein Narbengewebe. Diese Narbe zieht sich dann so heftig zusammen, daß die starre Kapsel des Bulbus folgen muß und Faltungen zeigt. Zuerst folgt die Chorioidea, die ganz mit dem Corpus ciliare von ihrer Unterlage abgehoben und weit in den Glaskörperraum hineingezogen wird (Chorioidealabhebung).

Dann folgt auch die starre Kapsel des Bulbus, die Sklera, und zeigt Einziehungen und Faltungen. Der ganze Bulbus wird mehr oder weniger verkleinert. Es ist der Zustand der Phthisis bulbi gegeben.

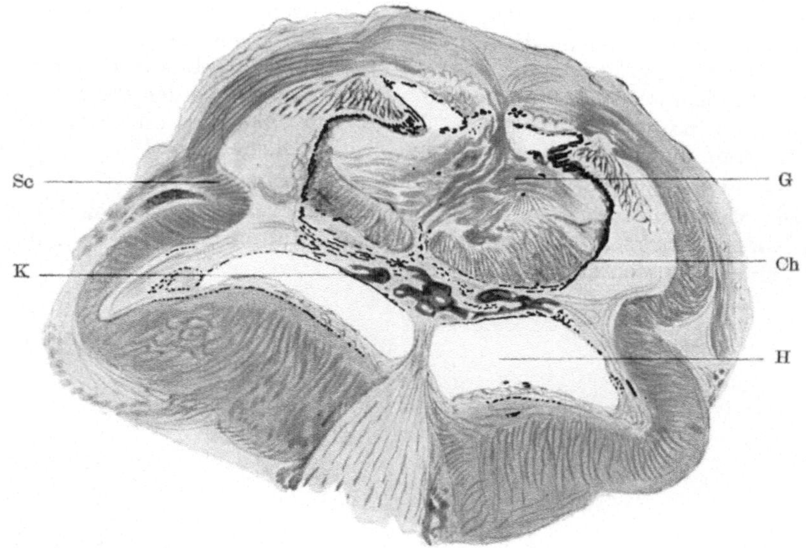

Abb. 17. Phthisis bulbi. Vergr. ⁵/₁. G Rest des organisierten Glaskörperraumes. Ch Chorioidea. K Knochenbildungen. Sc Sklera. H Künstlich entstandene Hohlräume.

Wir sehen also wiederum, daß das, was wir klinisch eine Glaskörperschwarte zu nennen pflegen, eigentlich nichts mit dem Glaskörper zu tun hat. Es ist nur

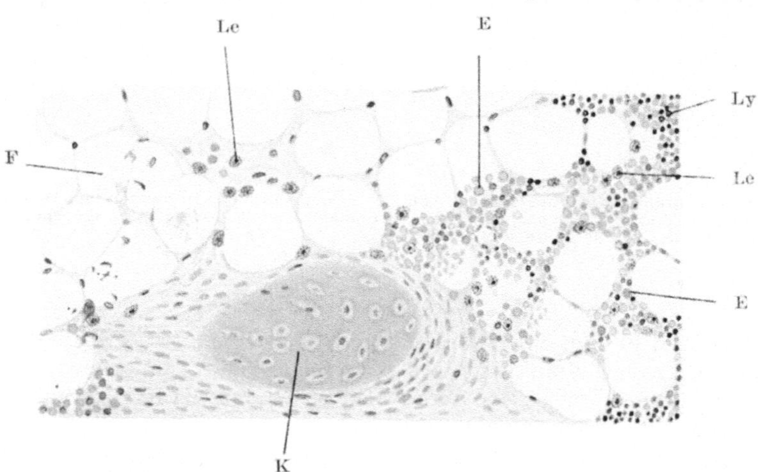

Abb. 18. Knorpel und Fett in einer Glaskörperschwarte. Vergr. ¹⁴⁰/₁. K Knorpel. Le Leukozyten, eosinophile. Ly Lymphozyten. E Epitheloide Zellen.

eine Veränderung im Glaskörperraum, der Glaskörper selbst aber weicht vollständig diesen Dingen aus, wird resorbiert und verschwindet restlos.

In phthisischen Augen treten alsdann im Glaskörperraum mit der Zeit noch folgende Veränderungen ein:

1. Verkalkung (Petrifikation).

Absterbendes Gewebe, das gewisse Modifikationen erleidet, übt auf die in Lösung befindlichen Kalksalze eine Anziehung aus. So kann es in allen degenerierten Teilen des Auges zu Ablagerungen von Salzen kommen, ganz besonders gern geschieht das aber in den schwieligen Verdickungen im Glaskörperraum. Es pflegt diesem Vorgang eine gewisse hyaline Entartung des kernarmen Bindegewebes vorauszugehen. Die Kalksalze werden zunächst in Form von kleinen Körnchen abgelagert. Durch Verschmelzung dieser Körnchen entstehen dann Kugeln und Klumpen und schließlich ganze Platten, die enorme Ausdehnung annehmen können.

Die verkalkten Partien färben sich mit Hämatoxylin dunkel-blauviolett, mit Karmin stark rot. Will man phthisische Bulbi schneiden, so muß man sie fast immer vorher entkalken.

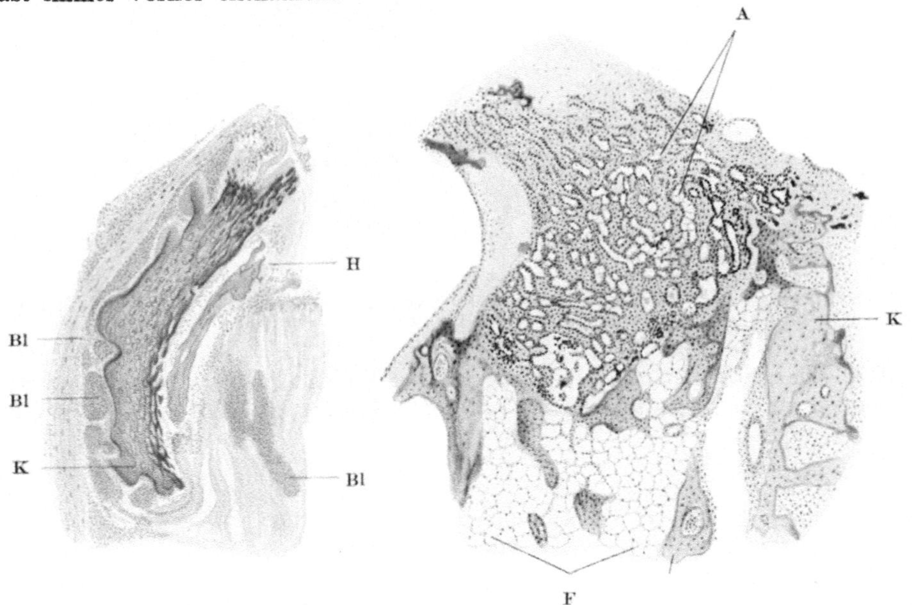

Abb. 19. Knochenbildung in einer Glaskörperschwarte. Vergr. ³⁰/₁. K Knochenplatte. Bl Blut. H Hyaline Bildungen.

Abb. 20. Adenomähnliche Bildungen und Ossifikationen. A Adenomähnliche Bildungen. K Knochenbildungen. F Fettzellen.

2. Knorpelbildung.

C. Hess fand in dem einen Auge eines doppelseitigen, einer Frühgeburt entnommenen Mikrophthalmus, hyalines Knorpelgewebe im bindegewebig degenerierten Glaskörper. Es ist als durch atypisches Wachstum des embryonalen Glaskörpergewebes entstanden zu denken.

Auch Benda hat Knorpelgewebe im Glaskörper beobachtet.

In den seltenen Fällen, bei denen man sonst Knorpelgewebe im Innern des Auges gefunden hat, ist der Knorpel wohl nicht aus dem Glaskörper, sondern aus der elastischen Membran der Chorioidea hervorgegangen, meist in sog. Glaskörperschwarten eingehüllt; so Fälle von v. Michel, von Orlando Pes, der hyaline Knorpelplatten im Stroma der Chorioidea fand, von Sgrosso, der in einem atrophischen Auge Knorpelgewebe antraf, das durch Metaplasie des fibrösen Gewebes, das sich unter der Chorioidea bildete, entstanden war, und eine Beobachtung von MOOURO, welcher Neubildung von Knorpel im Stroma einer abgelösten Retina, gleichfalls in einem atrophischen Auge, vorfand. Weitere Mitteilungen sind von DE VINCENTIIS und DOETSCH.

3. Knochenbildungen.

Sehr häufig findet man in Glaskörperschwarten, zumal in geschrumpften Bulbis Knochenplatten, welche den ganzen Raum durchsetzen können. Meist läßt sich aber auf Serienschnitten sehen, daß sie der Chorioidea aufliegen, die allerdings durch die meist dabei bestehende Chorioidealablösung weit in das Innere des Bulbus vorgetrieben sein kann, und daß sie aus der Lamina vitrea der Chorioidea hervorgegangen sind. Zuweilen sieht man den Knochenplatten noch Osteoplasten aufliegen.

4. Fettgewebe.

Es kommt diese Bildung offenbar nicht allzu selten vor, und zwar in zweierlei Form, einmal als echte Metaplasie des fötalen Glaskörpergewebes in Fettgewebe und dann als Auftreten von Fettzellen im bindegewebig entarteten Glaskörper, besonders in phthisischen Augen.

MANZ hat zuerst einen Fall von Mikrophthalmus congenitus beschrieben, in dessen Innerem Fettgewebe beobachtet wurde.

v. GROLMANN beschreibt Bläschenzellen im Glaskörperraum eines mikrophthalmischen Auges, die VOSSIUS und LANGE mit Recht als Fettzellen deuteten.

O. LANGE fand ebenfalls den Glaskörperraum in einem Bulbus mit Mikrophthalmus congenitus und Arteria hyaloidea persistens mit Fettgewebe ausgefüllt. „Nach innen von dem Retinatrichter und von diesem allseitig umschlossen, findet sich der bis auf etwa 3 mm im Durchmesser reduzierte Glaskörperraum; derselbe zeigt sich bei makroskopischer Betrachtung mit einer eigentümlichen gelblichgrauen Masse angefüllt, welche sich bei der mikroskopischen Untersuchung als reines, gut entwickeltes, aus regelmäßigen, fast gleich großen Zellen bestehendes Fettgewebe ausweist.“ „Der mit Fettgewebe angefüllte Glaskörperraum wird allseitig von einem dicken, schwielig entarteten Bindegewebslager dicht umschlossen.“

Ganz ähnlich ist der Fall von H. WIEGELS.

Während nun also in ihren Fällen v. GROLMANN und MANZ nur vereinzelte, wenn auch zahlreiche Fettzellen zu verzeichnen hatten, so wurden in den Fällen von O. LANGE und H. WIEGELS bedeutende Fettmassen gefunden.

Meine eigenen Untersuchungen haben mir gezeigt, daß in Glaskörperschwarten Fett in erheblicher Menge sich gar nicht selten findet, meist in der Nähe von Knochenplatten. Hier ist das Fett wohl als eine Art von gelbem Knochenmark aufzufassen.

XVII. Verhalten bei Tumoren.

Primäre Tumoren kommen im Glaskörper nicht vor. Wir haben uns aber damit zu beschäftigen, inwieweit der Glaskörper sich sekundär bei dem Wachstum maligner Tumoren beteiligt.

Bei dem Sarkom der Chorioidea ist eine heteroplastische Degeneration des Glaskörpers niemals beschrieben worden; man sieht, wie der Glaskörper dem wachsenden Tumor sorgfältig ausweicht und eher ganz resorbiert wird, ehe das Sarkom den Innenraum des Auges ganz ausfüllt.

Anders scheint es sich bei dem Glioma retinae zu verhalten. Hierbei sind nicht allzu selten Geschwulstmassen im Gewebe des Glaskörpers beschrieben worden. Wir wissen ja, daß das Gliom eine große Neigung hat, Metastasen in der Höhlung des Bulbus zu machen (v. MICHEL, GREEFF).

HAENSELL teilt 3 Fälle von sekundärer Entartung des Glaskörpers bei Gliom mit. In Fall 3 fand sich mitten im wenig veränderten Glaskörper ein isolierter Gliomknoten.

Ganz besonders beschäftigt sich mit der Frage ROSSEPE. Unter seinen 4 Beobachtungen wurden im 1. und 4. Fall klinisch und pathologisch-anatomisch zahlreiche miliare Gliomknötchen im Glaskörper festgestellt.

Im Fall TREITELs zeigte sich der Glaskörper von unzähligen kleineren Knötchen durchsetzt. TREITEL nimmt an, daß die Infektion des Glaskörpers schon im uterinen Leben erfolgte, und zwar zu einer Zeit, in der der Glaskörper noch vaskularisiert war und daß die fötalen Gefäße die Bahn darstellen, auf welcher die Gliomzellen in das Corpus vitreum gelangt sind.

Metastatische Geschwulstherde im Glaskörper wurden ferner beschrieben von HEITZMANN, GAMA PINTO, GROLMANN, BOCK, AGENOW, ENO und WOLFF.

Ich selbst konnte mich niemals von der geschilderten heteroplastischen Degeneration des Glaskörpers bei Gliom überzeugen. Wir haben oben gesehen, wie leicht der Glaskörper komprimiert wird und wir sehen, wie sorgfältig er dem wachsenden Tumor ausweicht. Nun wissen wir auch, daß das Gliom sehr früh Dissemination im Cavum oculi macht, von der ursprünglichen Geschwulst bröckeln Zellen ab, die anderswohin geschwemmt werden und sich dort ansiedeln. Diese fallen bei der meist bestehenden frühzeitigen Netzhautablösung besonders in den subretinalen Raum, schwimmen hier herum, oder siedeln sich auf dem Pigmentepithel oder der Außenfläche der Netzhaut an, wo sie weiter wuchern können. Seltener erfolgt die Ausstreuung an der Innenfläche der Retina, wo dann die Tochterknoten sitzen bleiben. Man kann dann meist noch sehen, wie über größere Knoten der Glaskörper Biegungen macht und nicht mit den Knoten verwachsen ist. Bröckeln von hier Geschwulstzellen ab, so können sie in den vollständig atrophischen (verflüssigten) Glaskörper wohl hineinfallen, es ist das aber dann keine heteroplastische Degeneration, sondern nur ein passiver Vorgang.

In diesem Sinne spricht sich auch CIRINCIONE aus: „Das Gliom dringt niemals in das Glaskörpergewebe ein und in jedem Stadium seiner Entwicklung, wo die Augenmembranen noch zu erkennen sind, findet man die Hyaloidea und die Limitans interna immer auf der Oberfläche der Neubildung."

XVIII. Fremdkörper.

1. Allgemeines.

Wenn wir hier von dem Verhalten der Fremdkörper im Glaskörper reden, so versteht sich das ohne Mitwirkung von Mikroorganismen. Diese Voraussetzung trifft in der Tat oft zu, da die abspringenden Teilchen, zumal die metallischen, leicht glühend werden und aseptisch eindringen. Um durch die Kornea oder Sklera zu dringen, dazu gehört eine ziemliche Kraft, sind sie aber hier erst einmal durch, so finden sie kaum mehr Widerstand. Sie prallen gegen die Hinterwand des Bulbus und können von da etwas zurückgeschleudert werden und im Gewebe des Glaskörpers hängen bleiben. Die Wirkungen, die sie dort ausüben, hängen im wesentlichen von ihrer Lösbarkeit in der Augenflüssigkeit ab. Wenn man vielfach eingeteilt hat in lösliche und nicht lösliche, z. B. Glassplitter, oder differente und indifferente Substanzen, so ist das nicht ganz richtig. Neuere Untersuchungen haben gelehrt, daß auch die letzteren zwar schwer und langsam, aber doch immerhin etwas löslich sind und dadurch chemotaktisch auf die umliegenden Augenhäute einwirken. Es gibt also zwischen den verschiedenen Fremdkörpern eigentlich nur graduelle Unterschiede. Da nun diese mehr in ihrem klinischen Verhalten als pathologisch-anatomisch hervortreten und sie klinisch in letzter Zeit mehrfach ausführlich geschildert sind, z. B. von LAUBER unter den Krankheiten des Glaskörpers im Handbuch von Graefe-Sämisch, so wollen wir uns hier kurz fassen.

Über die Zerreißungen des Glaskörpergewebes ist schon oben im Kapitel „Wunden des Glaskörpers" gesprochen worden, auch die „Blutungen" sind oben abgehandelt worden. Wir haben uns hier also nur noch mit der Wirkung des Fremdkörpers auf die Umgebung zu beschäftigen. Vermöge seiner chemischen Natur ist der Fremdkörper mehr oder weniger löslich und die löslichen Stoffe werden durch Diffusion weitergetragen und üben ihre Wirkung aus. Der Glaskörper selbst verhält sich dabei rein passiv.

Fremdkörper werden im Glaskörper im allgemeinen schlecht vertragen. Nur ausnahmsweise kapseln sie sich im Glaskörper reizlos ein oder werden ausgestoßen. Meist geht das betroffene Auge an Eiterung oder an exsudativer Iridozyklitis zugrunde und verfällt schließlich der Phthisis bulbi, wenn es nicht vorher enukleiert wird.

a) Eisen.

Nach Weidmann bestehen $75^0/_0$ von allen in das Innere des Auges eindringenden Fremdkörper aus Eisen oder Stahl. Je nach dem Weg, den der Fremdkörper nimmt, macht er mehr oder weniger Zerreißungen und Blutungen. BERGMEISTER, HIRSCHBERG und ELSCHNIG haben Fälle beschrieben, bei denen Splitter im Glaskörper eingeheilt sind. Das ist aber die Ausnahme, auch wenn ein solcher Splitter im Glaskörper suspendiert ist, so löst er sich meist früher oder später und fällt auf den Boden des Augeninneren.

Eisen ist in der Augenflüssigkeit löslich, jedoch in meist geringerem Maße als Kupfer, deshalb sind auch die entzündlichen Erscheinungen bei reinem Eisen nicht sehr stürmisch, es entsteht keine Vereiterung, jedoch geht das Auge früher oder später fast immer unter entzündlichen Reizerscheinungen zugrunde.

Das Eisen wird durch die Kohlensäure der Gewebe gelöst, die Lösung diffundiert als doppeltkohlensaures Eisenoxydul und wird durch den von den Arterien zugeführten Sauerstoff in unlöslicher Form niedergeschlagen. Zunächst wird die Netzhaut von der Degeneration ergriffen (E. v. HIPPEL), es entstehen Bilder, die der Retinitis pigmentosa sehr ähnlich sind. Besonders erkrankt die Makula (HAAB, HÜRZEL, WEIDMANN), in der das Pigmentepithel alteriert wird. Auch kann es zu einer Ablösung und Einreißung der Netzhaut kommen. Diese Erscheinungen beginnen schon nach 2 Wochen.

Mikrochemisch ist das Eisen in diffuser Ausbreitung nicht nur in der Retina nachzuweisen, sondern auch im Epithel der Ziliarfortsätze, im Kapselepithel der Linse, unter Umständen auch im Epithel der Iris. Wir weisen das Eisen nach durch die mikrochemische Eisenreaktion nach QUINCKE, PERLS und v. HIPPEL (s. GREEFF, Anleitung zur mikroskopischen Untersuchung des Auges. 3. Aufl. Berlin: A. Hirschwald).

Die spontane Ausstoßung von Eisensplittern ist selten, jedenfalls weit seltener als bei Kupfersplittern.

b) Kupfer.

Die zweithäufigsten Fremdkörper im Innern des Auges sind die Kupfersplitter, meist Zündhütchenteile, die bei einer mutwillig herbeigeführten Explosion in das Auge dringen, bestehend aus Messing, einer Legierung von Kupfer.

Kupfer ist der reizendste Körper im Innern des Auges, so daß auch ohne Anwesenheit von Mikroorganismen, die fast immer fehlen, eine akute, chemische Eiterung im Auge um das Kupferstück herum eintritt. Diese wird jedoch nur erheblich, wenn das Kupferstück direkt mit gefäßhaltigen Teilen des Auges in Berührung liegt. Später geht das Auge an Iridozyklitis, Schwartenbildung und Schrumpfung zugrunde. Experimente von LEBER über Kupfer im Auge des Tieres hat KOSTENITSCH bei Verletzungen des menschlichen Auges bestätigt. Es ergibt sich daraus, daß Kupfer sich ganz besonders in den Augenflüssigkeiten zu lösen imstande ist. Bakterien fehlen meist. Es rufen aber die löslichen Kupferverbindungen allein eine sehr lebhafte Auswanderung von Leukozyten aus dem Corpus ciliare und der Chorioidea hervor. KOSTENITSCH schreibt weiter, „das Gewebe des Glaskörpers erleidet dann unter dem Einfluß dieser Lösungen eine Schrumpfung, welche eine Zugwirkung auf die mit dem Glaskörper in Verbindung stehende Netzhaut ausübt und eine akute Ablösung und Zerreißung dieser Membran hervorruft, welche mit Atrophie derselben verbunden ist." Der Leser weiß nun, daß wir uns dieser Auffassung nicht anschließen können. Wir haben gesehen, daß es keine Schrumpfung des Glaskörpers gibt, sondern die löslichen Kupferverbindungen rufen chemotaktisch eine exsudative Chorioiditis hervor, welche nicht nur vom Corpus ciliare aus Leukozyten in den Glaskörperraum schickt, sondern auch sehr bald durch Exsudate die Netzhaut abhebt. Diese wird in den Glaskörperraum vorgetrieben und der Glaskörper entsprechend resorbiert. Die Schrumpfung, Gefäß- und Bindegewebsbildung erfolgt dann durch Hineinwachsen dieser Gebilde von dem Tractus uvealis aus.

Das den Fremdkörper umgebende eitrige Exsudat sieht gewöhnlich bald bräunlich aus. Nach LEBER rührt diese Färbung von Schwefelkupfer her, dessen Bildung durch den Schwefelgehalt des Eiweiß bedingt ist und neben dem gleichzeitig etwas Kupferoxydul vorhanden sein kann. Ich sah, ebenso wie KOSTENITSCH in dem gehärteten und aufgeschnittenen Auge im Glaskörper eine eigentümliche meergrüne Farbe. Neuerdings hat sie VOGT mit der Spaltlampe gesehen.

Kupfer im Innern des Auges kann man mikroskopisch ebenfalls an Schnitten vermittels der PERLSschen Reaktion nachweisen, also mit Ferrozyankali und Essigsäure. Die kupferhaltigen Teile färben sich danach braun durch Fällung von Ferrozyankupfer (R. SCHMIDT, Über den Nachweis von Kupfer in den Geweben des Auges. v. Graefes Arch. Bd. 46, 3).

Selten ist die Abkapselung von Kupferteilen mit Erhaltung von Sehvermögen (z. B. Fall von SCHWARZBACH: Arch. f. Augenheilk. Bd. 5, S. 2; ADAMÜCK: Ref. KOSTENITSCH: v. Graefes Arch. Bd. 37, S. 4; WEIDMANN: Inaug.-Diss. Zürich 1888).

Häufiger wie bei Eisen kommt es bei Kupferstücken zu einer spontanen Ausstoßung aus dem Innern des Auges. Die Ausstoßung erfolgt durch Eiterung und Gewebsnekrose. Näheres darüber s. bei SALZER: v. Graefes Arch. Bd. 42, S. 4.

c) Quecksilber.

Die Experimente von LEBER haben bewiesen, daß ähnlich verheerend wie Kupfer sich im Innern des Auges auch Quecksilber verhält (LEBER, RINDFLEISCH, SCHIRMER).

d) Edelmetalle.

LEBER hat zuerst Versuche über das Verhalten von Gold- und Silberdraht im Glaskörper angestellt. Er glaubte anfangs, daß sie ganz reizlos vertragen würden und keine Veränderungen im Auge machten. Jedenfalls sind sie fast

nicht löslich. Es zeigte sich jedoch nach längerem Verweilen, daß sie doch von
einer dünnen bindegewebigen Kapsel überzogen wurden und ganz langsam sich
Degenerationserscheinungen an der Retina einstellten. Daraus läßt sich auf
eine geringe Reizwirkung schließen, die LEBER darauf bezieht, daß es sich
nicht um chemisch völlig reines Gold und Silber handelte. Der rein mechanische
Reiz dagegen scheint dem Auge fast nichts auszumachen.

e) Blei.

Blei steht in bezug auf seine Reizwirkung in der Mitte zwischen Kupfer
und Edelmetallen. Oft rufen die Bleisalze, wie schon LEBER experimentell
nachwies, Eiterung hervor, oft wird aber auch das Blei unverhältnismäßig gut
vertragen. Letzteres ist wohl so zu erklären, daß die Oberfläche der Bleiflächen
von einer Schicht von Bleikarbonat überzogen werden kann, das unlöslich ist
und so die Gewebe von löslichen giftigen Bleisalzen schützt. Am häufigsten
gelangt das Blei in Form von Schrotkörnern in das Auge. OVIO hat darüber
Experimente angestellt. Klinische Beobachtungen von Einheilungen teilten
mit HANDMANN, BÖHM, RUMBAM, WINKLER u. a.

f) Zink.

VOLLART und LAUBER teilten Fälle mit, bei denen Zink im Inneren eines
Auges verhältnismäßig gut vertragen wurden. Bei Experimenten, welche VOLLART
anstellte, bildeten sich bald schwere Veränderungen in der Netzhaut und auf
der Papille, bestehend in Ödem, weißen Degenerationsherden und Ablösung.
Das Zink ist meist nicht chemisch rein, sondern verunreinigt mit Eisen, Kad-
mium und arseniger Säure. Diese Stoffe verursachen dann wohl die stärkere
Wirkung.

g) Aluminium

wird im großen und ganzen relativ gut vertragen (WAGENMANN, HERTEL, HAND-
MANN, PICHLER u. a.). Die neuesten Mitteilungen stammen von A. JESS und
E. FRICKE.

h) Glassplitter.

Ganz ähnlich der Wirkung, welche Golddrähte im Glaskörper ausüben,
ist die von Glassplittern, sowohl in bezug auf das Ausbleiben von Entzündung,
als auch die allmähliche Entwicklung leichter Degenerationserscheinungen
(LEBER). Es sind deshalb die in das Corpus vitreum eingeführten Glassplitter
chemisch nicht als völlig indifferent zu betrachten.

Auch klinisch bestätigt sich dies. Glassplitter führen meist allmählich zu
Iridozyklitis, Netzhautablösung und Schrumpfung des Bulbus, doch können
sie auch ohne erhebliche Entzündungserscheinungen sich abkapseln und jahrelang bei gutem Sehvermögen unschädlich im Bulbus verharren.

So z. B. ein Fall von GRÜNTHAL, der einen solchen Splitter 10 Jahre lang
im Auge bei guter Sehschärfe beobachten konnte (Berl. klin. Wochenschr.
1895. Nr. 4). ZIRM sah einen größeren Glassplitter $4^1/_4$ Monat im Auge ohne
erhebliche Entzündung (Klin. Monatsbl. f. Augenheilk. 1890. S. 311). Ein
weiterer Fall von Abkapselung ist von FISHER.

WEINSTEIN, VOGT und LAUBER sahen Abszeßbildung und Phthisis bulbi
eintreten (Bakterien?).

i) Steinsplitter

können sich, wenn sie nicht groß sind und keimfrei eindringen, auffallend
indifferent verhalten (MENGIN, CLAUSEN, LAUBER). KÜMMELL beschreibt einen
Fall von spontaner Ausstoßung.

k) Wimpern

gelangen mit der Verletzung nicht selten in das Innere des Auges, häufiger in die vordere Kammer, seltener in den Glaskörper. Sie werden oft gut vertragen (Sattler, Makrocki, Quint). Lang beschreibt einen Fall, bei dem nach 24 Tagen die Wimpern spontan ausgestoßen wurden.

De Lapersonne und Vassaux, Wintersteiner, Treacher-Collins, Warnecke beschrieben Fälle, bei denen wohl bei der anatomischen Untersuchung Wimpern im Glaskörper erblindeter Augen gefunden wurden. Sie lagen im Blut und Exsudatwasser mit zahlreichen Riesenzellen oder waren abgekapselt.

l) Organteile.

Leber, Teich und Bartolotta experimentierten mit verschiedenen Organteilen, die sie in den Glaskörper brachten. Am meisten reizten drüsige Organe, wie Leber, Milz und Niere; aber auch andere Teile riefen örtliche, fibrinöse Entzündung hervor mit Leukozytenansammlung in dem Fremdkörper.

Zu den Organteilen gehört auch die in den Glaskörper luxierte Linse, z. B. nach Reklination. Sie kann sich bekanntlich hier abkapseln, aber auch Netzhautablösung, Organisation oder Glaukom hervorrufen.

m) Luft.

Bei Verletzungen gelangt nicht selten Luft mit in den Augapfel, so schon bei Staroperationen. Hildebrand sah 6—8 Blasen, Jacobi ein ganzes Konglomerat, wie schwarze Perlchen aussehend im Glaskörper. Die Aufsaugung erfolgt hier rasch. Sie sind im allgemeinen als völlig harmlos anzusehen.

XIX. Anaphylaxieversuche.

Artfremdes Eiweiß wirkt parenteral einverleibt als anaphylaktogen. Serum, Linse, Milch usw. sind Anaphylaktogengemenge. Spritzt man nun in den Glaskörper artfremdes Eiweiß, so führt das in 7—14 Tagen zur Entzündung (Sattler). Reïnjiziert man die gleiche Substanz an gleicher Stelle, so tritt heftigste Entzündung innerhalb 24 Stunden auf. Als echte anaphylaktische Entzündung kann diese Reaktion nicht gelten, da hierbei ein geschädigtes oder gar noch entzündetes Auge von neuem Reiz getroffen wird. Nur ganz vereinzelt gelingt es mit sehr starken Konzentrationsverdünnungen Sensibilisierung ohne heftigere Entzündung zu erreichen (Kümmell). Nach Sensibilisierung des Körpers führt Reïnjektion in den Glaskörper zu prompter anaphylaktischer Entzündung (Sattler, Kümmell, Krusius). Allgemeine Sensibilisierung des Körpers vom Glaskörper aus gelingt ebenfalls (Krusius, Kümmell, Römer und Gebb). Ebenso gelingt es nach Sensibilisierung durch Injektion in den Glaskörper und Reinjektion in den Glaskörper des anderen Auges heftigste Entzündung an diesem Auge auszulösen (Kümmell). Zur Verwendung kamen Serum (meist das gut wirksame Rinderserum), sowie Blutkuchen und Linse. Die Ergebnisse sind auf Grund weiterer Untersuchungen (mit Serum) bestätigt worden (v. Szily).

Das anatomische Bild soll dem der sympathischen Ophthalmie weitgehend ähnlich sein (Kümmell). Nach Meller sind dagegen die beiden Bilder grundsätzlich verschieden. Die sympathische Entzündung spielt sich primär allein in der Uvea ab, die anaphylaktische dagegen ergreift die verschiedensten Gewebe des Auges, die Netzhaut noch mehr als die Aderhaut. Die anaphylaktische Entzündung stellt eine primäre Gewebsschädigung dar, die bis zur Nekrose gehen kann, der dann eine reaktive Entzündung folgt, die im Gegensatz zur sympathischen Entzündung in ausgesprochenen Fällen bis zur Eiterung führt.

Die anaphylaktische Entzündung ist nicht spezifischer Art. Durch die Aus-
lösung der Anaphylaxie scheint nur die durch die erste Injektion hervorgerufene
Entzündung neu angefacht zu werden.

Versuche mit arteigenem und individualeigenem Eiweiß sind ebenfalls ausgeführt worden, meist mit negativem Ergebnis.

ALAN C. WOOD konnte auch Hunde vom Glaskörper aus sensibilisieren und
durch Reïnjektion in die Bauchhöhle die Anaphylaxie auslösen.

XX. Parasiten.

Im Inneren des Auges befinden sich gelegentlich Entozoen, die meist zur
Klasse der Würmer gehören, und zwar kommen hier vor: Trematoden (Saug-
würmer), Zestoden (Bandwürmer) und Nematoden (Fadenwürmer). Diese
Würmer gelangen auf dem Blutweg in das Gefäßsystem des Auges und bohren
sich von da aus durch in den Glaskörper.

1. Zestoden.

Von den vielen Arten der Bandwürmer kommen zwei im Inneren des
Auges vor.

a) Die Taenia solium.

Die abgestoßenen Glieder von Taenia solium enthalten im Uterus Eier oder
meist schon Embryonen. Gelangen diese in den Magen eines Schweines (oder
Menschen), so werden die Eihüllen aufgelöst und die dadurch freigewordenen

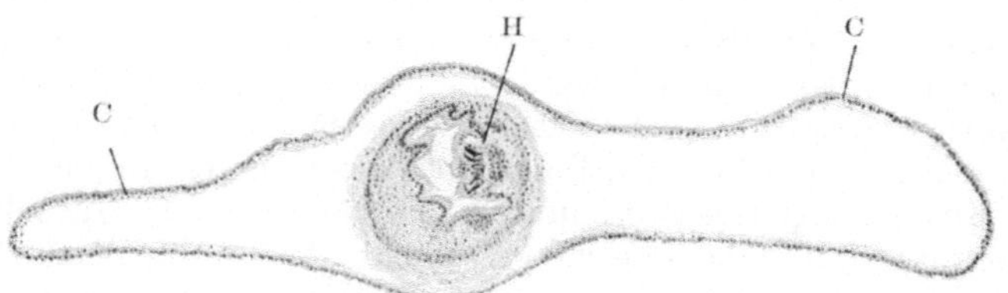

Abb. 21. Zystizerkus im Glaskörper. Vergr. ¹⁶/₁. H Hakenkranz. C Blasenwand.

Embryonen bohren sich in die Magen- oder Darmwand ein. Von da gelangen
sie entweder auf dem Blutwege oder vermittels aktiver Wanderung durch
das Gewebe hindurch in dieses oder jenes Organ. Zur Ruhe gekommen, geht
der Embryo verschiedene Metamorphosen ein und wandelt sich innerhalb
2—3 Monaten in eine mit Serum gefüllte Blase um, von deren Wandung nach
innen zu eine Knospe aussproßt, aus der sich ein Bandwurmkopf, Skolex, sowie
ein diesen umschließender Sack, ein sog. Receptaculum scolecis entwickelt.
Diese so beschaffene Blase ist die Finne oder der Cysticercus cellulosae. Der
Parasit gelangt wohl zunächst in das Blutgefäßsystem der Chorioidea und wählt
dann gern seinen Sitz zwischen Chorioidea und Retina. Von dort kann er durch
die Retina durchbrechen und in den Glaskörper gelangen. Hier gelangt der
Wurm manchmal nicht zur Ausbildung. Die Blase ist oft nicht so groß wie
ein Papillendurchmesser, d. h. 1 mm, der Kopf ist manchmal noch nicht nachweisbar (v. GRAEFE 1878). Oft ist die Blase 3—6mal größer. Schließlich können
Blasen auftreten, die den ganzen Augenhintergrund verdecken (LEBER). Der
Blasenwurm kann sich mindestens 2 Jahre lang im Glaskörper lebend erhalten,
die abgestorbene Blase bis zu 20 Jahren (HIRSCHBERG). In seltenen Fällen
sind auch zwei Blasen im Glaskörper anatomisch nachgewiesen (A. GRAEFE,
COHN). Der Wurm wirkt im Innern des Auges wie ein keimfreier Fremdkörper,

jedoch bewirkt er in seiner Umgebung stets früher oder später chronische Entzündungen. Seine Bewegungen, Nahrungsaufnahme und Sekretionsprodukte
wirken entzündungserregend. Es kommt zur Auswanderung weißer Blutkörperchen und zur Wucherung von Bindegewebszellen. Hierdurch wird schließlich eine Einkapselung des Wurms hervorgerufen. Diese braucht jedoch die
Lebensfähigkeit des Wurms nicht aufzuheben, auch pflegen sich damit die
Entzündungserscheinungen nicht zu legen, sondern diese erstrecken sich weithin im Auge. Wird jedoch das Tier aus dem Auge extrahiert, so legt sich schnell
die Entzündung. Sonst geht die Bindegewebswucherung immer weiter, bis der
Bulbus geschrumpft ist und von einer mehr oder weniger straffen bindegewebigen
Masse sich ganz angefüllt findet.

In alten Fällen kommt es in der Kapsel und ihrem Inhalt zu Verkalkungen.
In der Nähe pflegen sich zahlreiche Riesenzellen zu finden.

b) Echinokokkus.

Der Echinokokkus ist die zystöse Form des beim Hunde vorkommenden
Bandwurmes (Taenia echinococcus).

Was man bis vor kurzem vielfach bezweifelt hat, daß der Echinokokkus
im Innern des Auges vorkommen kann, ist jetzt sicher bewiesen, wenn auch
nur in einigen Fällen.

Kraemer lehnte noch die Fälle von Gescheidt und Griffith als unsicher
ab, während mindestens den Fall von Griffith neuere Beurteiler dieses Themas
voll anerkennen (Leber, Greeff, Parsons) Dann kam 1903 der überzeugende
Fall von Werner. Ihm sind die Fälle von Scholz (1906) und Wood (1906)
gefolgt.

Die Infektion erfolgt durch Aufnahme der Eier der beim Hunde vorkommenden Tänie. Der Embryo wandert durch den Darm in ein Organ und
wandelt sich dort in eine Blase um. Die Blase besteht aus einer äußeren lamellös
geschichteten, sehr elastischen Kutikula und einer dieser an der Innenfläche
aufliegenden, aus körnigen Massen und Zellen bestehenden Muskelfasern und
ein Gefäßsystem enthaltenden Parenchymschicht. Wenn die Blase eine gewisse
Größe erreicht hat, so bilden sich in ihr kleine Kapseln, sog. Brutkapseln, auf
denen sich die Köpfchen Skoleces, in mehrfacher Zahl entwickeln. Die erste
Anlage dieser Bandwurmköpfchen bildet eine in der Wand der Brutkapsel
gelegene grobkörnige Protoplasmamasse, welche sich weiterhin zu einem mit
Hakenkranz versehenen Bandwurm auswächst, der sich nun in das Lumen der
Brutkapsel einstülpt. Das Köpfchen ist etwa 0,3 mm lang, besitzt ein Rostellum
mit kleinen plumpen Haken und 4 Saugnäpfe. Die Skoleces können jedoch auch
ausbleiben, es handelt sich dann um sog. sterile Blasen. Die Echinokokkusblase bleibt entweder einfach oder bildet Tochterblasen.

Der Fall Griffith betraf ein 4jähriges Kind, bei dem eine Geschwulst im
Auge vorzuliegen schien. Es wurde deshalb enukleiert. Im Glaskörper fand
sich eine Blase, die aus zahlreichen, strukturlosen, übereinanderliegenden
Lamellen bestand, ohne Brutkapseln und Haken. Der Befund ist charakteristisch
für eine sterile Echinokokkusblase.

Im Fall Werner fanden sich zahlreiche Tochterblasen.

Der Fall Scholz ist dadurch bemerkenswert, daß schon im Leben die richtige
Diagnose gestellt werden konnte. Aus dem Fundus ragte ein Gebilde hervor,
das etwa 20 Blasen enthielt.

2. Nematoden.

Im Innern des Auges sind in seltenen Fällen Fadenwürmer beobachtet
worden, und zwar unter der Bindehaut, in der vorderen Kammer, in der Linse

und im Glaskörper. Wahrscheinlich kommt nur die Filaria Loa im Auge vor, doch sind unsere Kenntnisse darüber noch sehr lückenhaft. Die Filaria Loa findet sich hauptsächlich an der Westküste Afrikas vom 5. Grad nördl. Breite bis zum 10. Grad südl. Breite vor. Es ist ein durchschnittlich 30—40 mm langer, fadendünner Wurm mit einem zugespitzten hinteren und einem stumpfen vorderen Ende.

KUHNT konnte eine mit dem Augenspiegel gesehene Filiara im Fundus oculi im lebenden Zustand extrahieren.

Ein weiterer sichergestellter Fall stammt von NAKAIZUMI. Im Glaskörper lag eine Filaria, die zeitweise verschwand und wiederkehrte.

3. Trematoden.

Es ist bekannt, daß einige große Trematoden, besonders Distomum hepaticum in der Leber und in den Gallengängen vorkommen. Kleinere Vertreter

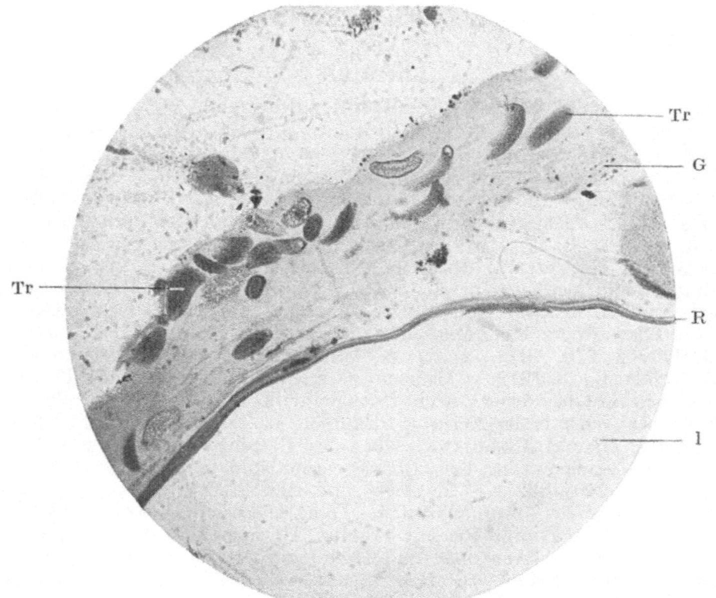

Abb. 22. Trematoden im Glaskörper eines Fisches. Tr Trematoden. G Glaskörper. R Retina.
C Zelloidin.

dieser Familie finden sich bei Wassertieren, besonders Fischen, zu gewissen Zeiten sehr häufig im Innern des Auges.

Sie sind schon 1822 von NORDMANN und 1833 von GESCHEID beschrieben worden. Ich habe sie dann in der Heidelberger und Berliner ophthalmologischen Gesellschaft demonstriert und sie 1906 im Arch. f. vergl. Ophth. beschrieben. Die zahlreichen Trübungen, welche man bei Fischen in den Augen sieht, bestehen fast immer aus solchen Saugwürmern. Die Linse trübt sich später. FUHRMANN beschreibt eine solche Starepidemie bei Forellen, welche bei Genf gezüchtet wurden.

1906 bestätigte SALZER meine Angaben.

Es finden sich die Larven verschiedener Trematoden, so z. B. des Hemistomum spathaceum. Diese werden geschlechtsreif in den Organen, besonders der Möven und Enten. Die Eier gelangen mit dem Kot in das Wasser. Die Embryonen suchen sich bald ein neues Wohntier auf (meist Schnecken), das sie später wieder verlassen, um nun in andere Wirte (Krebse, Fische, Frösche usw.) einzudringen.

Groenouw beschreibt ein Distomum in dem Glaskörper eines Frosches. Ob dieser Parasit sich aber gelegentlich mal beim Menschen einfindet, wie ich einmal glaubte, ist nun doch recht fraglich geworden.

4. Fliegenlarven.

Hess und v. Schmidt zu Wellenberg haben mitgeteilt, daß Fliegenlarven von Hypoderma bovis auf dem Blutwege unter die Netzhaut gelangen und Eiterungen im Glaskörperraum hervorrufen können.

Nach Goldschmidt gibt es im Syr-Darjagebiet eine Fliegenart, die ihre Larven auf die menschliche Hornhaut legt. Die Larven dringen durch die Hornhaut in das Innere des Auges und bewirken eitrige Panophthalmie.

Literatur.

I. Der normale Glaskörper.

Baurmann, M. (1): Untersuchungen über die Struktur des Glaskörpers bei Säugetieren. v. Graefes Arch. f. Ophth. Bd. 111, S. 352. 1923. — Baurmann, M. (2): Untersuchungen über die Eigenschaften des Glaskörpers des Tierauges und Bemerkungen über die Beziehungen zwischen Blutserum und intraokularer Flüssigkeit. v. Graefes Arch. f. Ophth. Bd. 114, S. 276. 1924. — Brückner: Zytologische Studien an menschlichen Augen. Arch. f. vergl. Ophth. Bd. 100, S. 179. 1919. — Cirincione: Arch. f. Augenheilk. Bd. 50, S. 214. — Comberg: Ber. d. 43. Vers. d. dtsch. ophth. Ges. Jena 1922. S. 263. — Contino (1): Ann. di ottalmol. e clin. oculist. Vol. 51, p. 63. 1923. — Contino (2): Ricerche sul vitreo. Atti d. congr. italiano di Oft. Roma 1924. p. 80. — Fracassi, G.: Entwicklung und Morphologie des Glaskörpers beim Menschen und bei einigen Säugetieren. v. Graefes Arch. f. Ophth. Bd. 111, S. 219. 1923. — Franz, V.: Histogenetische Theorie des Glaskörpers. Arch. f. vergl. Ophth. Bd. 3. 1912. — Heesch, Karl: Ultramikroskopische Untersuchungen über die Strukturen im Glaskörper. Arch. f. Augenheilk. Bd. 97, S. 546. 1926. — Koeppe: Klinische Beobachtungen mit der Nernstspaltlampe. Arch. f. vergl. Ophth. Bd. 96, S. 234. 1918. — Lehmann, G. und Meesmann: Über das Bestehen eines Formangleichgewichts zwischen Blut und Kammerwasser bzw. Liquor cerebrospinalis. Pflügers Archiv f. d. ges. Physiol. Bd. 205, S. 210—232. — Magitot und Mestrezat: Qualité et quantité de l'humeur aqueuse normale. Ann. d'oculist. Tome 158, p. 63. 1923. — Retzius: Über den Glaskörpers und der Zonulo Zisescii. Biolog. Untersuchungen. Neue Folge. Bd. 6, S. 61. 1894. — Salzmann: Anatomie und Histologie des menschlichen Auges. Leipzig u. Wien: Franz Deuticke 1912. — Schaaf, E.: Der Zentralkanal des Glaskörpers. Arch. f. vergl. Ophth. Bd. 67, S. 58 u. Bd. 41, S. 186 u. Bd. 75, S. 100. 1908—1910. — Stilling: Zur Anatomie des myopischen Auges. Zeitschr. f. Augenheilk. Bd. 14, S. 23. 1903. — Szent-Györgyi, A. v.: Untersuchungen über den Bau des Glaskörpers des Menschen. Arch. f. mikroskop. Anat. 1. Abt. Bd. 89. 1917. — Vogt, A.: Nachweis der intravitalen Existenz eines Canalis hyaloideus. Gesellsch. d. Ärzte. Zürich. 17. 1. 1924. Ref.: Klin. Monatsbl. f. Augenheilk. 1924. S. 244. — Wildi, G.: Vergleichend anatomische Untersuchungen am Spaltlampenmiskroskop über die Persistenz des Canalis hyaloideus. v. Graefes Arch. f. Ophth. Bd. 114. S. 101. 1924. — Wolfrum: Zur Entwicklung und normalen Struktur des Glaskörpers. Arch. f. vergl. Ophth. Bd. 65, S. 230. 1906.

II. Untersuchungstechnik.

Contino: Annali di Othalmologia e clin. ocul. Vol. 51, p. 63. 1923. — Greeff: Anleitung zur mikroskopischen Untersuchung des Auges. 3. Aufl. Berlin: A. Hirschwald 1910. — Ogawa: Arch. f. Augenheilk. Bd. 55, S. 52. — Szent-Györgyi: Arch. f. mikrosk. Anatomie. Bd. 89, S. 324. 1917. — Wolfrum: v. Graefes Arch. f. Ophth. Bd. 69, S. 1. 1908.

III. Angeborene Veränderungen.

Eversbusch: Klinisch-anatomische Beiträge zur Embryologie und Teratologie des Glaskörpers. Mitt. a. d. Univ.-Augenkl. zu München. Bd. 1, S. 38. B. Oldenburg. 1882. — Hillers: Ein Beitrag zur Kasuistik der embry. Glaskörperstränge. — Hirschberg: Zentralbl.

f. ges. Augenheilk. 1893. S. 135. — LAUBER: Die Erkrankungen des Glaskörpers. GRAEFE-SÄMISCH. 2. Aufl. Berlin 1922. — MANZ: Mißbildungen des Auges. GRAEFE-SÄMISCH. 1. Aufl. Bd. 2. 2. Teil v. Hippel, Mißbildungen des Auges. GRAEFE-SÄMISCH. 2. Aufl. — ZEHENDEN: Klin. Monatsbl. f. Augenheilk. 1863. S. 259.

Kolobome.

HESS: Arch. f. vergl. Ophth. Bd. 38, S. 98. — HOLM, Coloboma corporis vitrei. Acta ophthalmiologica. 1923. Vol. 1, p. 63. Kopenhagen.

IV. Fibrilläre Entartung, Verdichtung, Strangbildung.

V. Resorption.

VI. Schrumpfung.

GONIN: La pathogénie du décollement de la retine. Ann. d'oculist. Tome 132. p. 30. — GREEFF (1): Lehrb. d. pathol. Anat. d. Auges. — GREEFF (2): Studien über die Glaskörperfibrille. Arch. f. Augenheilk. Bd. 53. S. 119. — v. HIPPEL: Über Netzhautablösung. v. Graefes Arch. f. Ophth. Bd. 68, S. 38. 1908. — LAUBER: Die Erkrankungen des Glaskörpers. Handb. d. ges. Augenheilk. II. Aufl. Lieferung 430—471. — LEBER (1): Über die Entstehung der Netzhautablösung. Ber. über d. Ophth.-Ges. Heidelberg 1882. — LEBER (2): Bemerkungen über die Entstehung der Netzhautablösung. Klin. Monatsbl. f. Augenheilk. Bd. 423, S. 476. — LEBER (3): Bestimmungen zur Pathogenese der Netzhautablösung. Heidelberger Wochenschr. 1906. S. 186. — NORDENSON: Die Netzhautablösung. Wiesbaden: J. F. Bergmann 1887. — SCHWEIGER: Bericht über die Opth.-Ges. Heidelberg 1882. Diskussion.

VII. Verflüssigung.

VIII. Veränderung der Zusammensetzung der Glaskörperflüssigkeit.

BERCHSTEG: Zeitschr. f. Augenheilk. Okt. 1924. Bd. 54, S. 26. — GEBB, H.: Der Eiweißgehalt des gesunden und krankhaft veränderten Glaskörpers. Bericht der ophth. Ges. 1922. S. 21. — JESS, A. (1): Der Cholesteringehalt des Glaskörpers. v. Graefes Arch. f. Ophthal. Bd. 112, S. 80. 1923. — JESS, A. (2): Zur Chemie des normalen und des pathologisch veränderten Glaskörpers. Bericht d. ophth. Ges. 1922. S. 11.

IX. Regeneration.

CIRINCIONE: Arch. f. Augenheilk. Bd. 50, S. 214. — CONTINO: Ann. di ottal. e clin. oculist. Vol. 51, p. 63. 1923. — HAEMERS: Arch. d'ophth. Tome 23, p. 103. 1903. — HERZOG CARL THEODOR: Arch. f. vergl. Ophth. Bd. 25. 1879. — SZENT-GYÖRGI: Arch. f. mikroskop. Anat. 1. Abt. Bd. 89. 1917 (siehe vorne).

X. Zerreißung der Glaskörpersubstanz, Wunden und ihre Heilung.

OGAWA: Experimentelle Untersuchungen über Wunden des Glaskörpers. Arch. f. Augenheilk. Bd. 55, S. 91. 1906.

XI. Hernie, Prolaps.

Jahresber. a. d. ges. Ophth. 1920. S. 313. — VOGT (4. 407): Klin. Monatsschr. Bd. 65. Juli. S. 102. — WEIL (4. 501): (Hernie.) Arch. d'ophth. Tome 30. Nr. 12. p. 716.

XII. Glaskörperablösung.

EISCHNIG: Über Glaskörperablösung. Klin. Monatsbl. f. Augenheilk. Bd. 42, II, S. 529. — GREEFF: Pathol. Anatomie des Auges. Berlin 1902—1906. S. 391 u. 573. — HERZOG CARL THEODOR: Arch. f. vergl. Ophth. Bd. 25, S. 3. 1879. — JSAKOWITZ: Scheinbare Lochbildung der Netzhaut usw. Klin. Monatsbl. f. Augenheilk. 1926. Juli. S. 121. — IWANOFF: Glaskörperabhebung. Ber. d. ophth. Ges. zu Heidelberg 1868. — KRAUPA (1): Ringförmige Glaskörperabhebung. Klin. Monatsbl. f. Augenheilk. 1923. Bd. 70, S. 716. — KRAUPA (2): Die Mißbildung der Glaskörperhaut. Klin. Monatsbl. f. Augenheilk. Bd. 72, S. 476. 1924. — KRAUPA (3): Hintere Glaskörperabhebung, Einriß und Trübung in Ringform. Klin. Monatsbl. f. Augenheilk. Bd. 85, S. 708. 1925. — KÜMMEL, R.: Zur Entwicklung der Netzhautabhebung. Arch. f. Augenheilk. Bd. 95, S. 214. 1925. — LEBER: v. Graefes Arch. f. Ophth. Bd. 25, 3, S. 83. 1880. — MÜLLER, H. (1): Arch. f. vergl. Ophth. Bd. 4, S. 362. — MÜLLER, H. (2): Ablösung und Verdickung der Netzhaut. Würzburger Sitzungsber. 19. Juni. S. 60. — PILLAT, A.: Über hintere Glaskörperabhebung. Zeitschr. f. Augenheilk. Bd. 57, S. 347. 1925.

XIII. Blutungen.

FUCHS, E.: Zur pathologischen Anatomie der Glaskörperblutungen. v. Graefes Arch. f. Ophth. Bd. 99, S. 202. 1919. — v. GRAEFE: Prognostische Wichtigkeit einer genauen

Lichtscheinprüfung bei Hämophthalmus traumaticus. Arch. f. vergl. Ophth. Bd. 3. S. 366. 1857. — v. Hippel, E.: Über Siderosis bulbi und die Beziehungen zwischen siderotischer und hämatogener Pigmentierung. v. Graefes Arch. f. Ophth. Bd. 40, S. 123. 1894. — Koyanagi: Experimentelle Untersuchung über die Netzhautveränderung durch Blutinjektion in den Glaskörper. Klin. Monatsbl. f. Augenheilk. Bd. 50, S. 722. 1912. — Oguchi: Über die Wirkung von Blutinjektionen in den Glaskörpern usw. Arch. f. vergl. Ophth. Bd. 84, S. 446. 1913. — zur Nedden (1): Die Heilwirkung der Glaskörperabsaugung bei inneren Augenleiden. Klin. Monatsbl. f. Augenheilk. Bd. 64, S. 593. 1919. — zur Nedden (2): Über den Heilwert der Punktion des Glaskörpers. Arch. f. Augenheilk. Bd. 101, S. 145. 1919.

XIV. Entzündung, Abszeß.

Ancona: Panoftalmie da bacillus subtilis. XIV. Congr. d'assoc. opt. ital. 1907. — Bach: v. Graefes Arch. f. Ophth. Bd. 40, 3, S. 187. — Baenzinger und Silberschmidt: Zur Ätiologie der Panophthalmie nach Hackensplitterverletzungen. Ber. d. 30. Vers. d. ophth. Ges. 1902. S. 212. — Bandolph: A care of panophthalmitis caused by the bacillus coli communis. Americ. journ. of the med. sciences. Vol. 106, p. 440. 1893. — Barrière: Infection intraoculare par le bacille pyocyanéque. Ann. d'oculist. Tome 151, p. 38. 1914. — Bietti: I saprofiti nelle infezioni dell' occhico. Ann. di ottalm. Vol. 25, p. 518. 1906. — Cronstedt, Louis: Bakteriologische Eigenschaften des normalen Glaskörpers. Akademische Abhandlung. Upsala, Stockholm 1923. — Gasparrini: Ottalmia metastatica tifica bilaterale con osservazioni sperimentali. Ann. di ottalmol. Vol. 24, p. 11. 1895. — Kastalsky: Zur Ätiologie der Panophthalmie. Westnik ophtalm. Vol. 14, p. 339. 1896. — Krusius (1): Experimentelle Tuberkulosestudien. Veröffentl. d. Robert-Kochstiftung zur Bekämpfung der Tuberkulose. 1913. Heft 5—7. — Krusius (2): Zur experimentellen Tuberkulose des Auges. (Infektionsmenge, Inkubationszeit. lokale Resistenz.) Dtsch. med. Wochenschr. 1911. S. 1545. — Krusius (3): Tuberkulosestudien. Zeitschr. f. Immunitätsforsch. u. exp. Therapie, Orig. Bd. 9, S. 512. 1911. — Leber und Addario: Angeborene Panophthalmitis mit Bazillenbefund bei einer Ziege. v. Graefes Arch. f. Ophth. Bd. 48, S. 192. 1893. — Lobanow: Zur Bedeutung der nichtpathogenen Bakterien in der Infektionspathologie des Auges. Westnik. ophth. Vol. 16. p. 111. 1899. — Markwald: Über seltene Komplikationen der Ruhr. Zeitschr. f. klin. Med. Bd. 53, S. 321. 1904. — Silberschmidt: Le bacille subtilis cocanee cause de parophthalmie chez l'homme. Ann. de l'inst. Pasteur. Tome 17, p. 268. 1903. — Perles: Experimentelles zur Lehre von den Infektionskrankheiten des Auges. Virchows Arch. Bd. 140, S. 210. 1895.

b) Schimmelpilzinfektion des Glaskörpers.

Deutschmann (1): Ein experimenteller Beitrag zur Pathogenese der sympathischen Augenentzündung. v. Graefes Arch. f. Ophth. Bd. 28, 2. S. 283. — Deutschmann (2): Über experimentelle Erzeugung sympathischer Ophthalmie. Arch. f. vergl. Ophthl Bd. 29, 4, S. 171. — Kamphenstein: Über eine Schimmelpilzinfektion des Glaskörpers. Klin. Monatsbl. f. Augenheilk. 1903. S. 151. — Morax: Prolifération mycotique on niveau d'un éclat de pierre ayant pénétré dans le corps vitré. Ann. d'oculist. Tome 157, S. 197. — Nobbe: Entwicklung von Fadenpilzen im Glaskörper. v. Graefes Arch. f. Ophth. Bd. 46. — Rittert: Der Untergang pathogener Schimmelpilze im Körper. 1887. — Römer: Eine intraokulare Schimmelpilzinfektion. Klin. Monatsbl. f. Augenheilk. Bd. 40. — Schirmer: Ein Fall von Schimmelpilzkeratitis. v. Graefes Arch. f. Ophth. Bd. 42. 1896. — Straub: Über Hyalitis und Syphilitis. v. Graefes Arch. f. Ophth. Bd. 66, S. 1. — Trubin: Über Schimmelpilzmykosen des Auges. Mykologisches Zentralbl. Bd. 1, S. 104. 1912.

c) Hefe.

Budek: Über zwei seltene Bulbusinfektionen. Prag. med. Wochenschr. Bd. 39, S. 87. 1914. — Stock: Über experimentelle hämatogene Erkrankungen des Auges und seiner Adnexa beim Kaninchen durch pathogene Hefe. Beitr. z. pathol. Anat. u. z. allg. Pathol. Bd. 43, S. 470. 1908. — Trapesonzewa: Ein Fall von seltener Bindehauterkrankung. Ref.: Klin. Monatsbl. f. Augenheilk. Bd. 52, S. 897. 1914.

XV. Die typischen Exsudatzellen des Glaskörpers.

Alzheimer: Einige Methoden zur Fixierung der zelligen Elemente der Zerebrospinalflüssigkeit. Zentralbl. f. Nervenheilk. 1907. Nr. 237. — Brückner, A.: Zytologische Studien am menschlichen Auge. v. Graefes Arch. f. Ophth. Bd. 100, S. 179. 1919. (Siehe dort die frühere Literatur.) — Feringer: Die Herkunft der Exsudatleukozyten. Pflügers Arch. d. ges. Physiol. Bd. 200, S. 159. 1923. — Fuchs, A.: Über die Derivate der Plasmazellen im Auge. v. Graefes Arch. f. Ophth. Bd. 103, S. 228. 1920. — Giemsa: Dtsch. med. Wochenschr. 1910. Nr. 12. — Kafka: Liquorphysiologie und -pathologie mit besonderer Berücksichtigung der Ophthalmologie. III. Teil. Beziehungen zwischen Kammerwasser und Liquor cerebrospinalis. Zentralbl. f. d. ges. Ophth. Bd. 10. S. 83 ff. 1923. —

RADOS: Über das Auftreten von eosinophilen Zellen im Auge. v. Graefes Arch. f. Ophth. Bd. 103, S. 331. 1920. — SCHILLING, V.: Das Blutbild und seine klinische Verwertung. Jena: Fischer 1922.

XVI. Organisation und Gewebsneubildung.

b) Knorpelbildung.

BENDA: Verhandl. d. deutschen Kongresses f. Anatomie. Heidelberg, Juni 1903 u. Arch. f. Augenheilk. Bd. 50, S. 215. — DOETSCH: v. Graefes Arch. f. Ophth. Bd. 48, 3, S. 63. — HESS, C.: ebenda Bd. 34, 2, S. 169. — v. MICHEL: ebenda Bd. 24, 2, S. 77. — ORLANDO PES: Arch. f. Augenheilk. Bd. 48, S. 309.

c) Knochenbildungen.

CIRINCIONE: Arch. f. Augenheilk. Bd. 50, S. 215. — RUMSCHEWITZ: Arch. f. Augenheilk. Bd. 48.

d) Fettgewebe.

GROLMANN: v. Graefes Arch. f. Ophth. Bd. 35, 1889. — LANGE: v. Graefes Arch. f. Ophth. Bd. 44. 1897. — RUMSCHEWITZ: Arch. f. Augenheilk. Bd. 49. — SCHILLING: Klin. Monatsbl. f. Augenheilk. 1926. Juli. S. 161. — WIEGELS: v. Graefes Arch. f. Ophth. Bd. 50. 1900. — WIENER: v. Graefes Arch. f. Ophth. Bd. 48. 1903.

XVII. Tumoren.

AGNEW a. ENO: Transact. of the Americ. ophth. soc. 1875. p. 349. — CIRINICIONE: Arch. f. Augenheilk. Bd. 50, S. 201. 1904. — v. GROLMAN: v. Graefes Arch. f. Ophth. Bd. 32, 2, S. 47. — HAENSELL: Bull. des guinze-ringts 1884. Ref. Arch. f. Augenheilk. Bd. 15, S. 478. — HEITZMANN: Ophth. Versamml. zu Heidelberg 1883. — ROSAGE: Beitr. zu Kenntnis des Glioma retinae. Inaug.-Diss. Göttingen 1884. — TREITEL: v. Graefes Arch. f. Ophth. Bd. 32, 1, S. 152.

XVIII. Fremdkörper.

FUJITA: Über Verweilen von Quecksilber im Auge während 14 Jahren nebst experimentellen Untersuchungen über die Gifteinwirkung dieses Metalles. Arch. f. Augenheilk. Bd. 75, S. 99. 1913.

FRICKE, EMIL: Aluminium im Auge. Klin. Monatsbl. f. Augenheilk. Bd. 74, S. 209. Jg. 1925. Ref.: Zeitschr. f. Augenheilk. Bd. 55, S. 367. — JESS, A.: Über das Verhalten von Aluminium im Auge. Klin. Monatsbl. f. Augenheilk. Bd. 72, S. 153. 1924.

BARTOLOTTA: Compartomento del vitreo in presenza di corpi estraneé. Clin. oculist. Tome 12, p. 857. 1912. — CLAUSEN: Ein Beitrag zur Kenntnis der Explosionsverletzungen des Auges. Inaug.-Diss. Jena 1903. — FISHER, H.: Two cases of removol of glass from the interior of the eye. Transact. of the ophth. soc. of the Kingdom. Vol. 25, p. 183. 1905. — HIRSCHBERG: Glaskörperoperationen. v. Graefes Arch. f. Ophth. Bd. 22, S. 146. 1867. — KOSTENITSCH: v. Graefes Arch. f. Ophth. Bd. 37, 4. — LAABEN: Drei merkwürdige Fälle von Augenverletzungen. Zeitschr. f. Augenheilk. Bd. 32, S. 360. 1914. — LEBER: Die Entstehung der Entzündung. Leipzig 1891. — MENGIN: Corps étranger de la chorioïde, cataracte tranmatique guérison. Rec. d'ophth. Tome 6, p. 4. 1882. — OVIO: Sun la pénétration des grains de plomb dans le bulbe oculaire Revue gener. d' ophth. Tome 14, p. 305. 1895. — RINDFLEISCH: Experimentelle Untersuchungen über die bei der eitrigen Chorioiditis auftretende Herabsetzung des intraokularen Druckes. v. Graefes Arch. f. Ophth. Bd. 38. S. 221. 1892. — ROLLET and AUVAND: Recherches expérimentales sur l'action intraoculaire des metaux. Rev. gén. d'opht. Tome 22, p. 193. 1913. — SCHIRMER: Experimentelle und klinische Untersuchungen über die Entstehung der Phthisis bulbi. Dtsch. med. Wochenschr. 1906. S. 794. — TEICH: Experimentelle Untersuchungen über das Verhalten animalischer Gewebe im Glaskörper des Tierauges. Ophth. Ges. in Heidelberg. 1909. S. 289. — VOLLART: Über einen Fall von Fremdkörperverletzung durch Zink. v. Graefes Arch. f. Ophth. Bd. 46, S. 656. 1898. — WEIDMANN: Inaug.-Diss. Zürich 1888. — WEINSTEIN: Ein seltener Fall von Verletzung des Auges durch einen Glassplitter. Klin. Monatsbl. f. Augenheilk. Bd. 46, S. 204. 1907.

XIX. Anaphylaxieversuche.

FUCHS jun. und MELLER: Gibt es lokale Anaphylaxie am Auge? 85. Versamml. dtsch. Naturf. und Ärzte. Wien. Abt. f. Ophth. Ref.: Zeitschr. f. Augenheilk. Bd. 30, S. 455. 1913. — KRUSIUS: Überempfindlichkeitsversuche vom Auge aus. Arch. f. Augenheilk. Bd. 67, S. 6. 1910. — KÜMMEL (1): Über anaphylaktische Erscheinungen am Auge. v. Graefes Arch. f. Ophth. Bd. 77, S. 393. 1910. — KÜMMEL (2): Experimentelles zur sympathischen Ophthalmie. v. Graefes Arch. f. Ophth. Bd. 9, S. 528. 1911. — RÖMER und GEBB: Beiträge zur Frage der Anaphylaxie durch Linseneiweiß und Eiweiß aus anderen Geweben des Auges. v. Graefes Arch. f. Ophth. Bd. 81, S. 367. 1912. — SATTLER: Untersuchungen über die Wirkung von Blutserum nach Einspritzung ins Auge. Arch. f. Augenheilk. Bd. 64, S. 390.

1909. — v. Szily: Über die Bedeutung der Anaphylaxie in der Augenheilk. (Vortrag.) Klin. Monatsbl. f. Augenheilk. Bd. 2, S. 164. 1913 — Woods, Alan C., Immuna reactions folloving injuries to the uveal tract. Transact. of the sect. on ophth. of the Americ. med assoc., 27. ann. sess.. Boston. 6—10. Vol. 6. p. 105—128. Journ. of the Americ. med. assoc. Bd. 77, Nr. 17, p. 1317—1322.

XX. Parasiten.

a) Cestoden.

1. Die Taenia solium.

Cirincione: Veränderungen bedingt durch Zystizerkus im ersten Stadium. Arch. f. Augenheilk. Bd. 57, S. 263. 1907. — v. Graefe: Arch. f. Ophth. Bd. 1, S. 1, 459 u. Bd. 2, 8, S. 259. — v. Haselberg: Kasuistische Mitteilungen. Charité-Ann. Jg. 28. — Hirschberg: Zystizerkus im Auge. Eulenburgs Realenzyklop. 1885. S. 66, 3.

2. Echinokokkus.

Gescheid: Die Entozoen des Auges. Zeitschr. f. ophth. Opt. Bd. 3. 1833. — Griffith: Some cases of intraocular cysticercus and one case of intraocular hydatid. Transact. of the ophth. soc. of the Kingdom. Vol. 17, p.-20. 1897. — Scholtz: Ein Fall von Echinococcus intraocularis. Arch. f. Augenheilk. Bd. 54, S. 170. 1906. — Werner: A case of intraocular echinococcus with brood capsules. Transact. of the ophth. soc. of the Kingdom. Vol. 23. p. 193. 1903. — Wood: Case of intraocular cysts, hydatid. Ibid. Vol. 26, p. 152. 1906,

b) Nematoden.

Kuhnt: Extraktion eines neuen Extopoon aus dem Glaskörper des Menschen. Arch. f. Augenheilk. Bd. 24, S. 205. 1892. — Nakaizumi: Über eine Filaria im Glaskörper des Menschen. Ref.: Ophth. Klin. 1905. S. 117.

c) Trematoden.

Gescheidt: v. Ammons Zeitschr. f. Ophth. Bd. 3. 1833. — Greeff: Ber. d. ophth. Ges. Heidelberg 1905 u. Lehrbuch d. pathol. Anat. d. Auges. S. 531. — Groenovw: Über einen Parasiten (Distomum) im Glaskörper des Frosches. Klin. Monatsbl. f. Augenheilk. Bd. 36, S. 60. 1898. — Hofen, B.: Handb. d. Fischkrankheiten. München: B. Heller 1904. — v. Nordmann, A.: Mikrographische Beiträge zur Naturgeschichte der wirbellosen Tiere. Berlin 1832. H. 1, S. 7, H. 2. S. 9. — Salzer: Ber. d. opht. Ges. zu Heidelberg. 1906.

d) Fliegenlarven.

Goldschmidt: Einige Bemerkungen zur Frage der Ophthalmomyiasis. Wien. klin. Wochenschr. Bd. 32, S. 115. 1919. — Hess: Über eine bisher nicht bekannte Ursache schwerer eitriger Chorioretinitis. Arch. f. Augenheilk. Bd. 74, S. 227. 1913. — v. Schmidt zu Wellenburg: Dipterenlarve als Ursache eitriger Chorioretinitis. Arch. f. Augenheilk. Bd. 41, S. 1. 1917.

7. Glaukom.

Von

A. Elschnig - Prag.

Mit 73 Abbildungen.

Einleitung.

v. Graefe (1) beginnt seine erste vorläufige Notiz über das Wesen des Glaukoms mit dem Satze: „Es hat vielleicht kein Gegenstand der gesamten Ophthalmo-Pathologie zu so viel Kontroversen Anlaß gegeben, wie der Sitz und das Wesen des Glaukoma", und sagt später (2) „das Übel schien von jeher berufen, den Geist der Verwirrung und des Mißverständnisses zu erwecken". Und heute, wo seit dieser „Notiz" mehr als 70 Jahre vergangen, könnte man keine bessere Einleitung an die Spitze stellen, vermag man ebensowenig eine kurze und auch nur annähernd treffende Definition des Krankheitsbildes „Glaukom" zu geben, wie damals.

Durch lange Zeit, nachdem der Schöpfer der modernen Glaukomlehre, v. Graefe, für alle Glaukomformen als einheitliche Grundlage die Erhöhung des intraokularen Druckes statuiert und damit die ursprüngliche Abtrennung der „Amaurose mit Sehnervenexkavation" von dem sog. entzündlichen Glaukom hatte fallen lassen, gilt als das hauptsächlichste und entscheidendste Symptom des Glaukoms die Steigerung des intraokularen Druckes. Und gerade die so notwendigen, fortlaufenden Beobachtungen des intraokularen Druckes sind uns erst seit wenig mehr als zwei Dezennien durch die Erfindung des ersten klinisch brauchbaren Tonometers von Schiötz ermöglicht worden. In der kurzen bisherigen Beobachtungszeit hat es sich schon gezeigt, daß, wenn auch selten, Fälle vorkommen, die vollkommen mit der v. Graefeschen „Amaurose mit Sehnervenexkavation" übereinstimmen, in denen aber das wichtigste Glaukomsymptom, die Steigerung des intraokularen Druckes fehlt. Somit ist keine Glaukomdefinition allgemein gültig, welche die Steigerung des intraokularen Druckes schlechtweg zur Grundlage hat.

Das zweite Hauptsymptom des v. Graefeschen Glaukombegriffes, die Sehnervenexkavation, ist gleichfalls allein nicht mehr zur Grundlage einer Definition zu machen; denn es gibt, wenn auch äußerst selten, Fälle, in denen ein Auge unter allen sonst typischen Glaukomsymptomen erblindet, die Sehnervenexkavation aber fehlt oder erst nach einiger Zeit sich entwickelt.

Die meist anerkannte Einteilung aller Glaukomformen ist die in das primäre und sekundäre Glaukom.

Man versteht unter primärem Glaukom jene Fälle, in denen das Glaukom ohne am und im Auge selbst nachweisbare substantielle Veränderungen auftritt, im Gegensatz zum Sekundärglaukom, bei welchem wir verschiedenartige, dem Eintritt der Glaukomsymptome vorausgehende klinisch erkennbare Veränderungen des Augapfels und seiner Kontenta als die Ursache des Glaukoms ansprechen.

Ebensowenig scharf ist eine Trennung der beiden klinischen Hauptformen des Glaukoms möglich: des sog. entzündlichen und des „einfachen" Glaukoms. Erstere Fälle können unter Miotizis dauernd als „einfaches" verlaufen, letzteres in irgendeinem Zeitpunkt in ersteres übergehen. Die sog. Entzündungserscheinungen sind in der überwiegenden Mehrzahl der Fälle lediglich Stauungserscheinungen und ihre Folgen, wenngleich ich der Überzeugung bin, daß mitunter, und zwar den ganz akut auftretenden, durch Miotika und Operation erst nach längerer Zeit zu beruhigenden Glaukomen eine primär entzündliche Erkrankung der Uvea-Sklera zugrunde liegen kann, ohne daß die Symptome ganz in das Bild der sog. „zyklitischen Glaukome" eingereiht werden dürfen. Von diesen Fällen, für die eine anatomische Grundlage wenigstens in rezenten Glaukomen nicht vorliegt, abgesehen, teilte ich die Vorkommnisse in zwei Gruppen ein: Druckerhöhung, oder, wenn diese fehlt, wenigstens glaukomatösen Sehnervenschwund ohne äußerlich sichtbare Erscheinungen nannte ich in Analogie zu den Herzfehlern „kompensiertes", die mit konsekutiven Stauungsfolgen im vorderen Bulbusabschnitt, in denen also der gesamte zirkulatorische Apparat des Auges der Drucksteigerung gegenüber versagt hat, ihr unterliegt, inkompensiertes Glaukom. An dieser Terminologie will ich auch im folgenden festhalten.

Die erstgenannte Gruppe wird in der Regel als „Glaukoma simplex" bezeichnet, von vielen, insbesondere amerikanischen Autoren auch schlechtweg als Glaukoma „chronicum". Durch dieses Vorgehen wird das kompensierte Glaukom zusammengeworfen (oder wenigstens zusammen abgehandelt) mit dem als „chronisch entzündlich" bezeichneten Glaukom, von dem es tatsächlich mitunter kaum getrennt werden kann; denn unter Miotizis wird das sog. entzündliche, oft akut beginnende Glaukom kompensiert, es bleiben die Veränderungen im vorderen Bulbusabschnitte aus, oder sind bisweilen nur als glaukomatöses Regenbogenfarbensehen dem Kranken bemerkbar. Da endlich das sog. Glaukoma simplex in jedem Stadium von den Kompensationsstörungen betroffen werden kann, da der sog. akute Anfall an einem vorher normal gespannten Auge, aber auch an einem monatelang (oder jahrelang — über solche Beobachtungen verfüge ich) hoch gespannten Auge (mit oder ohne alle sonst sichtbaren oder feststellbaren anatomischen oder funktionellen Störungen) auftreten kann, habe ich durch die von mir aufgestellte Nomenklatur die klinische Undurchführbarkeit der Trennung der zwei Hauptgruppen der alten Ophthalmologen (simplex und inflammatorisch) und gleichzeitig das Wesen der beiden dokumentieren wollen.

Die pathologische Anatomie hat dem Glaukom gegenüber einen außerordentlich schweren Stand, in erster Linie deshalb, weil die Zahl der Augen, welche mit rezentem Glaukom zur anatomischen Untersuchung kamen, eine außerordentlich beschränkte ist, andererseits aber deshalb, weil das Glaukom vorwiegend senile Individuen betrifft und daher eine Scheidung der senilen Veränderungen von den durch das Glaukom bedingten oft fast unmöglich erscheint. Es ist ja auch vielfach möglich und wahrscheinlich, daß die senilen Veränderungen des normalen Auges, insbesondere im Bereich der Gefäße und der Uvea, Ursache des Glaukoms sind. Eine Hauptschwierigkeit liegt auch darin, daß eine ganze Reihe für das inkompensierte Glaukom typischer Veränderungen durch eine bloße Eröffnung der Vorderkammer weitgehendst zurückgehen können, ebenso wie die Drucksteigerung im Kadaverauge, aber auch im ex vivo enukleierten Auge sofort verschwindet. Zu diesen Veränderungen gehört nicht nur das Ödem des Korneaepithels, sondern insbesondere auch die Weite der Pupille, deren Veränderung von weitgehenden Änderungen in der Konfiguration der Kammerbucht begleitet ist.

Ich bin in der glücklichen Lage, daß in dem großen Material, das mir für die Beurteilung der pathologisch-anatomischen Veränderungen des Glaukoms zur Verfügung steht (es sind über 100 sog. primäre Glaukome, über 50 sekundäre), auch zwei Augen sich befinden, die zu den wenigen in frühestem Glaukomstadium untersuchten gehören. Trotzdem ist es mitunter unausweichlich, die anatomischen Befunde ab und zu durch klinisch Erhobenes zu ergänzen, aber auch vielfach auf die Pathogenese näher einzugehen, als es in der pathologischen Anatomie im allgemeinen üblich ist, soll ein halbwegs erschöpfendes Bild der Anatomie des Glaukoms geschaffen werden.

Im folgenden werde ich zuerst die glaukomatösen Veränderungen, die in den einzelnen Augenteilen mit einer gewissen Regelmäßigkeit gefunden werden, schildern, und dann gemeinsame Schlußfolgerungen über die Bedeutung und Genese der einzelnen Befunde anschließen, ohne auf das Gebiet der Theorie der Glaukomentstehung allzuweit mich einzulassen. Es müssen hierbei die beiden großen Haupterscheinungsformen des Glaukoms, das inkompensierte und das kompensierte getrennt beschrieben werden, wenn sie auch meines Erachtens nach ihrer Wesenheit denselben Prozeß bedeuten. Demgemäß beruhen die prinzipiellen Unterschiede in der pathologisch-anatomischen Beschaffenheit ausschließlich in den Gebilden des vorderen Bulbusabschnittes.

A. Das Glaukoma incompensatum.

Das Korneaepithel. Das Hornhautepithel zeigt schon bei rezentestem Glaukoma incompensatum (Abb. 1) stellenweise recht schwere Veränderungen. Die Fußzellen sind unregelmäßig gestaltet, rundlicher, wie aufgequollen, dazwischen einzelne Zellen in die Länge gezogen, ihr Protoplasma dann dunkler tingiert, homogen, stärker licht-brechend, während die ersteren Zellen blaß gefärbt, mitunter von kleinsten Vakuolen durchsetzt erscheinen. Die Kerne sind weiter von der Bowmani abgerückt als in normalen Augen, und an den stärkst veränderten Zellen unregelmäßig, heller gefärbt. Die mittleren Schichten zeigen zweifache Beschaffenheit der Zellen. Wieder sind die einen voluminöser, ihr Protoplasma heller gefärbt, von kleinsten Vakuolen durchsetzt, zuletzt auch die Kerne heller tingiert und größer, also offenbar die Zellen aufgequollen; daneben andere Zellen viel kleiner, stärker lichtbrechend, ihr Protoplasma dunkel tingiert, wie trockener, ebenso ihre Kerne. Die Deckzellen sind mitunter kaum von den Riff- und Stachelzellen zu unterscheiden, einzelne aber wieder trockener und dunkler tingiert. Nur an spärlichen Stellen sieht man dann zwischen aufgequollenen Zellen oder zwischen den Fußzellen und der Membrana Bowmani kleinste Spalträume. Dadurch ist die Oberfläche der Kornea höchst unregelmäßig, rauh. An einzelnen Stellen, allerdings nicht in meinen beiden frischesten Fällen, ist das ganze Epithel von der Bowmani in Form einer feinen Blase (s. Abb. 2) abgehoben, während kleinere Abhebungen der Fußzellen von der Bowmani sehr häufig zu beobachten sind. Die Decke der Bläschen ist immer von dunkel gefärbten trockenen Epithelzellen gegeben, die Bläschen können feinsten Detritus, selten auch abschilfernde Zellen enthalten. Je älter der Fall ist, desto intensiver ist das Epithel verändert, es tritt immer mehr der degenerative Charakter in den Zellen hervor. In diesen Fällen sieht man oft einzelne oder auch später reichlichere einkernige Rundzellen vom Charakter der Lymphozyten zwischen die Epithelzellen oder zwischen sie und die Bowmani eingelagert. Das ganze Epithel ist dünner, die Fußzellen sind höchst unregelmäßig, oft nicht von Zellen mittlerer Lage zu unterscheiden, dafür ist die oberflächliche Schichte der Plattenzellen oft vielfach verdickt. Auch hier treten immer noch die zwei diametral entgegengesetzten Veränderungen von Epithelzellgruppen auf, die anscheinend wasserreichen, aufgequollenen und die trockenen verkleinerten Zellen.

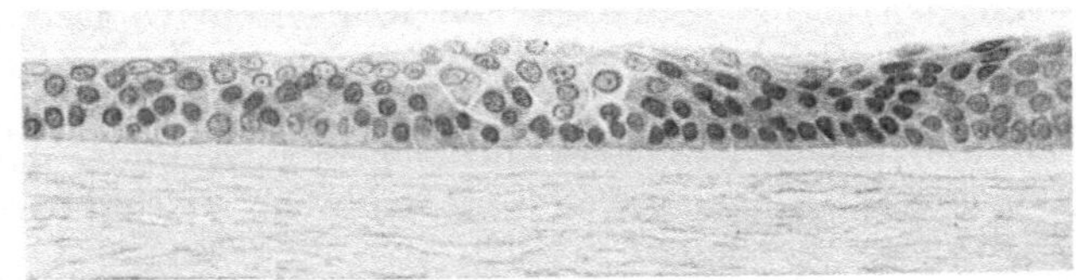

Abb. 1. Z., Marie, 72 Jahre alt, Epithelveränderungen bei rezentem inkompensierten Glaukom (s. A. ELSCHNIG, 2).

Bei vorgeschrittener Epitheldegeneration ist das Epithel oft in größeren Blasen abgehoben, dann mitunter auf eine mehrfache Schichte platter, wie verhornter Zellen reduziert, und im Blasenraume finden sich zunehmend reichliche Detritus- und geronnene Eiweißmassen und Lymphozyten (Abb. 3). Diese Fälle, bei

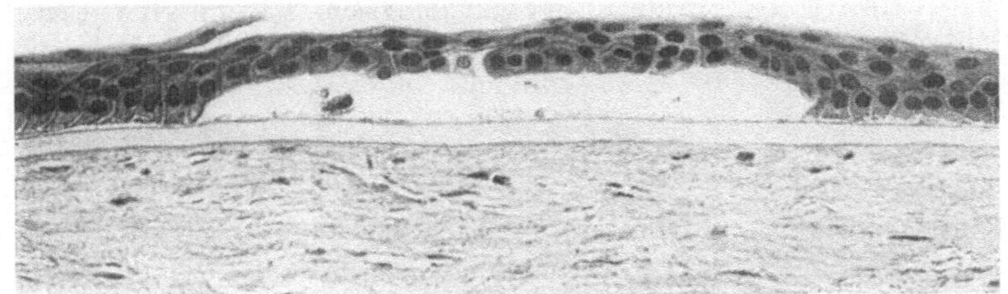

Abb. 2. K., Karoline, 58 Jahre alt, Cataracta glaucomatosa (s. Abb. 25). Blasenförmige Abhebung des wenig degenerierten Epithels. Hornhautkörperchen unregelmäßig gelagert, neugebildete Gefäße sichtbar.

denen dann in den angrenzenden Limbuspartien beträchtliche Zellvermehrung und Blutgefäßreichtum (Neubildung) sich zeigen, bilden schon den Übergang zum Pannus glaucomatosus, auf den wir später gesondert zurückkommen. Die Nervenkanäle der Membrana Bowmani scheinen schon in frischen

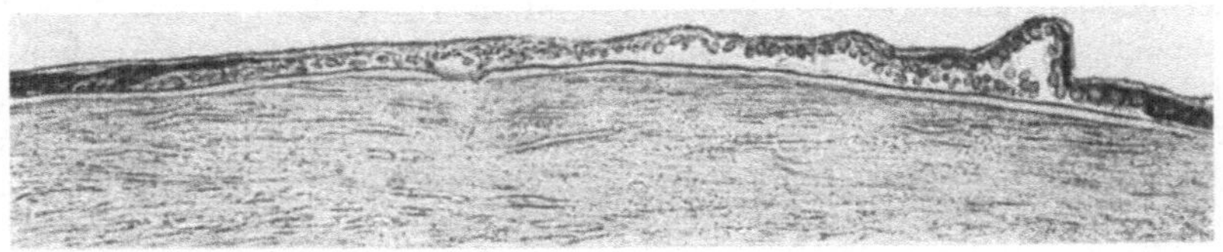

Abb. 3. 75jähriger Mann, vor 20 Jahren erblindet, 6 Wochen Schmerzen. Große blasenförmige Abhebung des degenerierten Epithels, Parenchym wie Abb. 2.

Fällen von Glaukom vorwiegend in den Randteilen erweitert zu sein, doch sind hier individuelle Schwankungen zu berücksichtigen. Eine wesentliche Erweiterung dieser Kanäle findet statt, wenn Rundzellen in den oberflächlichen Hornhautschichten vorhanden sind und das Epithel durchwandern. Die größeren Lücken, die an der Membrana Bowmani in vorgeschritteneren Fällen sich finden, scheinen nicht auf traumatischem Wege zu entstehen, ebensowenig aber auch durch Zerstörung der Bowmani vom Parenchym der Kornea aus. Gerade in Fällen von jüngerer Pannusbildung sieht man mitunter, daß an zahlreichen Stellen die Bowmani wie von der Epithelseite her angenagt erscheint (viel-

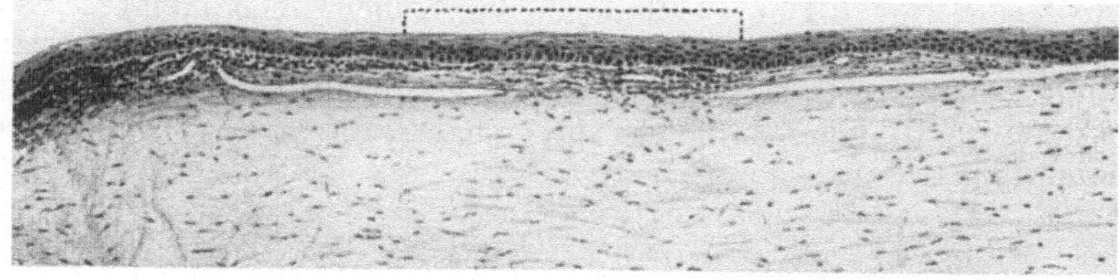

Abb. 4. 77jährige Frau, seit Jahren Glaukoma absolutum. Pannus glaucomatosus mit Defekt der Membrana Bowmani.

leicht entsprechend den Nervenkanälchen), so daß ich zur Annahme berechtigt zu sein glaube, daß die Arrosion der Bowmani von der Epithelseite her durch die im Pannus eingelagerten Leukozyten erfolgt (s. a. Abb. 4, 5).

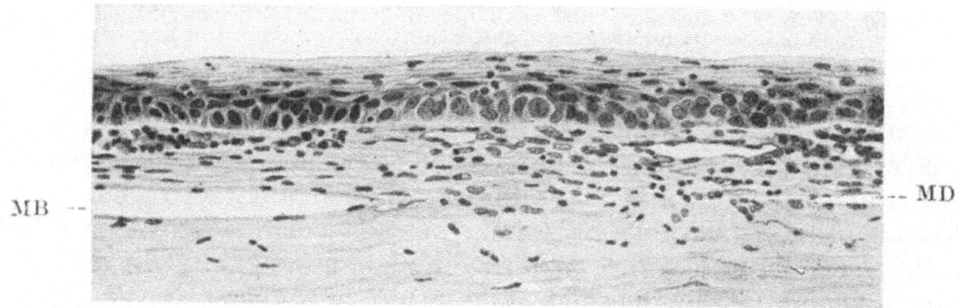

Abb. 5. 77jährige Frau, seit Jahren Glaukoma absolutum, Pannus glaucomatosus mit Defekt der Membrana Descemeti. Stärkere Vergrößerung des in Abb. 4 punktierten Bezirkes. In den tieferen Pannusschichten lamelläre Struktur. MB Membrana Bowmani.

Echte Risse der Membrana Bowmani und Descemeti kommen nur bei Hydrophthalmus, Glaukom jugendlicher Individuen vor. Bei ersteren ist immer zu beachten (s. Thomsen), daß sie nur in lückenlosen Serienschnitten konstatiert

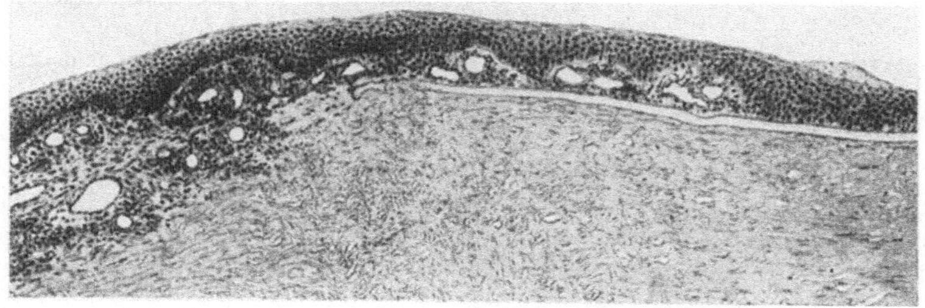

Abb. 6. M., Anna, 79 Jahre alt, Glaukoma absolutum. Rezenter dicht vaskularisierter Pannus vor der Membrana Bowmani.

werden können, da die Erweiterung der Nervenkanäle und die Arrodierung der Bowmani durch die Pannusbildung Zerreißung durch Dehnung vortäuschen kann.

Der **Pannus glaucomatosus** ist folgendermaßen charakterisiert. Im Limbus ist Episklera-Konjunktiva dicht zellig-bindegewebig verdichtet, sehr gefäßreich, von dort dringen nur selten ganz spärlichste oberflächliche Gefäßsprossen

(Kapillaren) unter die intakte Bowmani ein, während die Hauptmasse von kernreichem Bindegewebe mit Gefäßen zwischen die Bowmani und das Epithel sich vorschiebt (s. Abb. 6). Zentralwärts folgen dann immer kleine Stellen, an denen die Bowmani defekt ist und die oberflächlichsten Hornhautlamellen in die Bindegewebsneubildung einbezogen erscheinen. Die pannöse Schicht übertrifft bald die Dicke des Epithels, zentralwärts folgen dann zunehmend kleinere und spärlichere Defekte der Bowmani, die kleinsten entsprechen wenig erweiterten Nervenkanälen, durch die das pannöse Gewebe sich wieder in die oberflächlichsten Hornhautlamellen verankert. Das Epithel im Bereiche des

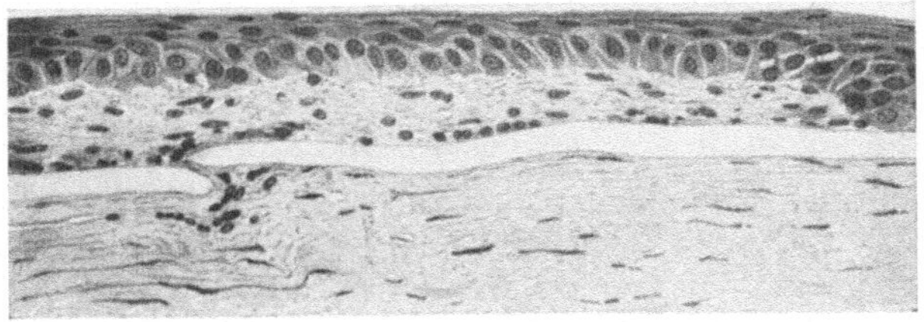

Abb. 7. 59jähriger Mann, 2 Jahre absolutes Glaukom, dauernd inkompensiert. Pannus glaucomatosus mit Defekt und Übereinanderlagerung der Membrana Bowmani, mit geringer Beteiligung des Hornhautparenchyms.

Pannus weist sehr unregelmäßige kugelige Fußzellen, fast keine oder keine Riff- und Stachelzellen und eine mehrfache Schicht abgeplatteter, an der Oberfläche manchmal wie verhornter und abschilfernder Zellen auf (Abb. 3 u. 5). Das Konjunktivalepithel im Limbus ist immer beträchtlich verdickt und ebenfalls unregelmäßig; nur bei weit vorgeschrittenen Fällen, wenn zahlreiche und größere Defekte der Bowmani vorhanden sind, sind die oberflächlichen Hornhautlamellen stark entzündlich-narbig verändert. Die Lamellen sind etwas unregelmäßig

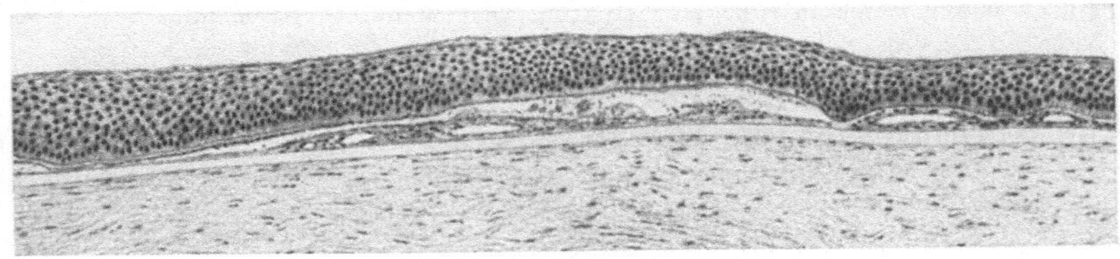

Abb. 8. 75jähriger Mann, vor 20 Jahren erblindet, seit 6 Wochen Schmerzen. Pannus degenerativus vor der Membrana Bowmani mit Epithelverdickung und Blasenbildung.

gelagert, hie und da von Gefäßen durchzogen, dementsprechend die Dichte und Lagerung der fixen Hornhautzellen ebenfalls etwas unregelmäßig und dazwischen hie und da vermehrte Lymphozyten. Hier handelt es sich offenbar, da dann immer größere Defekte in der Bowmani vorhanden sind, um das Resultat von kleinen Geschwürsbildungen der Kornea.

Wenn in einem Riß der Bowmani die Rißenden übereinander geschoben sind (Abb. 7), so ist dies wohl auf Schrumpfung der pannösen Bindegewebsmassen zurückzuführen.

In frischen Fällen, immer nur dann, wenn die Episklera-Konjunktiva im Limbus dicht zellig, fast ausschließlich mit Lymphozyten und Plasmazellen infiltriert ist, ist auch der Pannus reichlich mit Lymphozyten und Plasmazellen durchsetzt; aber auch hier ist nur an den Stellen von Bowmanidefekten die Kornea selbst in Mitleidenschaft gezogen und auch hier nur ganz oberflächlich, während im übrigen nur eine geringfügige Zunahme einkerniger Wanderzellen im Parenchym zu bemerken ist.

In der Regel liegt im Pannusbereich das Epithel dicht an, nur sehr selten ist es durch Degeneration der Fußzellen etwas abgehoben und liegen dann meist einzelne Lymphozyten sowie Detritus in der Lücke (Abb. 8). Eine ausgesprochene Verdickung des Epithels über dem Pannus (s. Abb. 8) gehört zu den Ausnahmsbefunden.

In spärlichen Augen hat die zwischen Epithel und Bowmani eingelagerte Schicht einen anderen Charakter. Sie besteht dann aus fast glashellen den Hornhautlamellen ähnlichen Bindegewebszügen mit spärlichsten dazwischen liegenden platten Zellen. Beobachtet man die aufeinanderfolgenden Schnitte, so sieht man, daß ein solches Gewebe immer wenigstens an irgendeiner Stelle mit einer größeren Lücke in der Membrana Bowmani zusammenhängt. Da nie Übergänge zwischen der gefäßhaltigen und zellreichen pannösen Auflagerung und diesen nach E. FUCHS (6) als „lamelläre oder homogene Auflagerung" zu bezeichnenden Schwielen sich finden, glaube ich nicht, daß wir darin ein vorgeschrittenes Stadium des glaukomatösen Pannus zu sehen haben, und möchte auf Grund der regelmäßigen Anordnung von Lamellen und der den Hornhautkörperchen ähnlichen Beschaffenheit der Zellen dies als eine aus dem Hornhautgewebe selbst hervorgegangene Gewebsneubildung ansprechen. Diese Schwielenbildung erreicht in primär glaukomatösen Augen niemals höhere Grade, niemals größere Ausdehnung oder Dicke (s. Abb. 5, die tieferen Pannuslagen).

E. FUCHS sagt in einer Fußnote zur Beschreibung dieser lamellären Auflagerungen, daß „das neue Gewebe nicht von den sich vermehrenden Hornhautkörperchen gebildet wird". Diese Konstatierung erscheint mir unzulässig. Da die lamellären Auflagerungen bei Primärglaukom ohne vorausgehende Hornhautverletzung — und nur auf dieses lasse ich mich an dieser Stelle ein — niemals vaskularisiert sind, also nicht von der Episklera-Konjunktiva her stammen, da die Lamellen den normalen und besonders den nach kleinen oberflächlichen Substanzverlusten sicher durch Regeneration von der Hornhaut aus entstandenen Lamellen durchaus ähnlich sind, überdies immer, wenigstens an einer Stelle mit dem Hornhautparenchym durch Lücken der Bowmani zusammenhängen, muß ich sie für Abkömmlinge der fixen Hornhautzellen erklären.

Nur in schwerst geschädigten Augen sind drusenartige Verdickungen und Auswüchse der Membrana Bowmani im Bereiche der Randteile der Kornea nachweisbar, wie sie GILBERT (1) in schönen Abbildungen gezeigt hat. Es dürften dies wohl Übergänge zur bandförmigen Degeneration der Hornhaut darstellen. In solchen finden sich dann auch hyaline Einlagerungen zwischen die oberflächlichen Hornhautlamellen oder in das neugebildete pannöse Gewebe vor. Hier kann es wohl auch zu einer Verdoppelung bzw. zu einer scheinbaren Verdoppelung der Bowmanschen Membran kommen. Daß eine derartige, der Bowmanschen Membran vollständig gleichende, regelmäßige Schicht, durch gleichmäßige Abscheidung und Gerinnung von Ödemflüssigkeit entstehen könne, wie dies E. FUCHS in einem von ihm beschriebenen Falle annahm, halte ich nicht für möglich.

Das Hornhautparenchym ist in keiner Weise nachweisbar verändert, so lange nicht schwere allgemeine Degenerationserscheinungen im glaukomatösen Bulbus bestehen. Jedenfalls kann nicht mit Sicherheit behauptet werden, daß die zarteste Lückenbildung, die sich mitunter an den frischesten Glaukomaugen im Bereiche der fixen Hornhautzellen zeigen, wirklich ein Ödem der Kornea und nicht einen Härtungseffekt bedeuten. Wesentliche Veränderungen an den Hornhautkörperchen (es handelt sich ja um Kadaveraugen) ließen sich in den frischen Fällen nicht nachweisen; wohl aber scheint besonders unter der Bowmani die Zahl der zelligen Elemente unregelmäßig vermehrt, nicht nur an den Randteilen, und handelt es sich hier wohl nicht um Proliferation der fixen Hornhautkörperchen, sondern um Vermehrung der Wanderzellen oder Lymphozyten.

Nur in solcher schwer geschädigter Kornea liegen auch (wie in Abb. 2 u. 3) neugebildete zarte Gefäße in den sehr unregelmäßigen oberflächlichen Hornhautschichten, bei ganz erhaltener oder nur vom Pannus her arrodierter M. Bowmani, wie schon oben erwähnt.

Eine ödematöse Durchtränkung der Hornhaut, Einlagerung von geronnener Eiweißmasse und Abhebung der Bowmani, wie es E. Fuchs (1) beschrieben hat, kann man in halbwegs rezenten Glaukomaugen niemals finden; aber auch bei sehr lange inkompensierten Glaukomen, solange nicht ausgesprochen dystrophische Veränderungen, auf die ich an dieser Stelle mich nicht näher einlassen kann, eintreten, findet sich keine wesentliche Anomalie des Hornhautparenchyms.

Es scheint mir sehr fraglich, ob die schwere Hornhautdegeneration, die Hotz 1919 beschrieben hat, wirklich durch Glaukom allein bedingt ist, Ich habe etwas Ähnliches nicht gesehen.

72jähriger Mann mit inkompensiertem absoluten Glaukom, in der Kornea zentral glasig schleimiger Zerfall und Einschmelzung ohne jegliche Zellinfiltration an den seitlichen Randzonen. In der restlichen Hornhaut feine Trübungen der oberflächlichen Hornhautlamellen, dann anschließend zellige Infiltration zwischen Bowmanscher Membran und dem Epithel.

Auch Veränderungen der Lamellen, Sklerose der Kornea, wie sie E. Fuchs (7) in älteren Glaukomaugen beschreibt, scheinen mir nur Folge entzündlicher Veränderungen und nicht Folge des reinen Glaukoms zu sein.

Membrana Descemeti. Schwerwiegend sind die Veränderungen des Endothels der Membrana Descemeti, das auch schon in frischesten Glaukomaugen rarefiziert erscheint. Die Zellen sind ungewöhnlich platt; auch wo sie kontinuierlich sind, erscheinen sie spärlich und unregelmäßig angeordnet, besonders in den mittleren Hornhautpartien, wo oft (Reichert-Objektiv 5) auch bei nicht ganz dünnen Schnitten auf 5 Teilstriche des Okularmikrometers nur bis 3 Zellkerne kommen, ohne daß aber je eine völlige Entblößung der Descemeti zu konstatieren ist.

In späteren Stadien, wenn bereits die feste Anlötung der Iris an die Korneahinterfläche entwickelt ist, findet sich oft eine mächtige Wucherung des Endothels in der Kammerbucht mit warzenartigen Auswüchsen der Descemeti unter dem Endothel. Hier kann es dann auch zu homogenen wie kapselstarähnlichen Auflagerungen auf die Descemeti kommen, ein Analogon zu dem oberflächlichen degenerativen Pannus bei Glaukom, die sich, wie noch später zu erwähnen (s. z. B. Abb. 18), auch als neugebildete der Descemeti ganz gleiche elastische Membran samt Endothel über die neue Kammerbucht an die Irisvorderfläche fortsetzen können. Diese Veränderungen gehören ebenso wie die schweren Veränderungen der Membrana Bowmani und der oberflächlichen Hornhautschichten in das Bereich der degenerativen Hornhauterkrankungen, wie sie selten in anormalen Augen, in der Regel nach Keratitis parenchymatosa, Iridozyklitis, aber selten bei primärem Glaukom vorkommen.

Pathogenese der Hornhautveränderungen. J. Schnabel (1) hat zuerst mit Bestimmtheit angegeben, daß die bis dahin als entzündliche Trübung der Hornhaut erklärte Veränderung auf der „Durchtränkung mit einer trüben Flüssigkeit" beruhe und sah darin eine Bestätigung seiner neurotischen Hypersekretionstheorie. Auch v. Arlt hat schon 1859 in seinem Lehrbuch die glaukomatöse Veränderung der Kornea als Ödem erklärt. Th. Leber (2) hat dann, leider ohne scharfe Trennung zwischen Glaukom und durch chronische Iridozyklitis bedingten Befunden an der Kornea, die bei älteren Glaukomen vorkommenden Veränderungen im Epithel eingehend beschrieben, und E. Fuchs (1) hat 3 Jahre später eine ausführlichere Mitteilung darüber veröffentlicht, in der er die Befunde von TH. LEBER erweitert und ergänzt. Die Veränderungen, die E. FUCHS im Parenchym der Kornea beschrieben hat (klaffende Spalträume zwischen den Lamellen, die entweder leer oder mit einer geronnenen Flüssigkeit erfüllt sind) und die hauptsächlich und am stärksten in den vorderen Hornhautschichten ausgeprägt sind, möchte ich wohl zum größten Teile wenigstens als Härtungsprodukt erklären. Im übrigen gehören die von E. FUCHS abgebildeten Epithelveränderungen, wie sich besonders aus meinen Untersuchungen ergibt, den späteren Stadien glaukomatöser Veränderungen der Kornea an. Auch die Annahme über die Entstehungsart dieses Ödems ist heute nicht mehr aufrecht zu erhalten — abgesehen davon, daß sie durch die anatomischen Befunde der glaukomatösen Kornea nicht gestützt wird. E. FUCHS nahm an, daß zufolge des Versagens des endothelialen Filters der Kornea Kammerwasser bis in die vorderen Hornhautschichten diffundiere und die ödematöse Durchtränkung der Hornhaut selbst, Abhebung der Bowmani, Ödem des Epithels erzeuge.

SILEX (1900) hat meines Erachtens vollkommen recht, wenn er das Vorkommen eines Ödems der Hornhaut bei inkompensiertem Glaukom leugnet. Er geht aber wohl zu weit, wenn er die Hornhauttrübung lediglich auf das zuerst von FLEISCHL beobachtete Auftreten von Doppelbrechung in der Kornea zufolge der durch die Drucksteigerung bedingte Dehnung derselben zurückführen will.

Diese letztere kann wohl nur bei Glaukomen mit besonders hoher Spannung für die Entstehung der Trübung des Hornhautparenchyms selbst in Frage kommen. Die bei frischen Glaukomen auch schon mitunter bei recht niedriger Spannung auftretende zarte Trübung und Stichelung des Epithels ist zweifellos direkt durch primäre Veränderung der Zellen selbst bedingt. Diese Epitheltrübung besteht, wie auch die anatomische Untersuchung meiner zwei Augen mit rezentem Glaukom gezeigt hat, vollständig isoliert ohne nachweisbares Ödem der Hornhautgrundsubstanz, und kann daher nicht auf dem von E. FUCHS angegebenen Wege entstehen, wogegen auch schon das fast plötzliche Auftreten im ersten Beginn der Drucksteigerung in manchen Fällen spricht. Auch eine Aufnahme von Ödemflüssigkeit von der Konjunktiva-Sklera bzw. dem Randschlingennetz her ist für das plötzliche Auftreten des Ödems des Epithels oft in zentralen Bezirken allein nicht möglich, sondern wohl nur bei chronischer Inkompensation.

BIRNBACHER-CZERMAK[1]) ziehen auch die Möglichkeit von trophischen Störungen für die Epithelveränderung in Betracht (also ähnlich wie seinerzeit SCHNABEL).

Wie wir unten sehen werden, komme ich zu dem Schlusse, daß die glaukomatöse Epithelveränderung durch eine trophische Nervenstörung ausgelöst ist. Dafür, daß eine primäre Schädigung der Hornhautnerven und damit die Möglichkeit einer trophischen Störung gegeben ist, spricht wohl mit einiger Sicherheit die jede glaukomatöse Epitheltrübung begleitende Hypästhesie der Kornea. Die später dauernde Hypästhesie oder Anästhesie dürfte aber wohl dann eine sekundäre Schädigung der Nervenendigungen im Epithel selbst zufolge der primären trophischen Schädigung des Epithels darstellen, also Folge der Epitheldegeneration sein.

R. MANS hat vor kurzem nachgewiesen, daß analog wie an der äußeren Haut auch im Hornhautepithel ein Epithelfasersystem in inniger Verbindung mit der Bowmanschen Membran besteht, und konnte an zwei Augen mit inkompensiertem Glaukom und charakteristischer Hornhauttrübung feststellen, daß nur

---

[1]) Bezieht sich immer auf ihre gemeinsame Arbeit (1, 2).

eine Verbreiterung und Auffaserung der Faserkörbe, keine Zwischenräume zwischen denselben vorhanden waren. Nur an dem einen, vielleicht zu lange gehärteten Falle fanden sich zwischen den Faserkörben schmale Zwischenräume, die aber nicht als mit Flüssigkeit angefüllte Saftspalten anzusehen waren. Mans meint, daß auch in seinem 2. Fall nur die Protoplasmagrundsubstanz stärker mit Flüssigkeit imbibiert und dadurch die Faserkörbe aufgetrieben waren. Dies stimmt also mit meinen vorstehenden Befunden völlig überein.

Für den Pannus glaucomatosum liegen, seitdem H. Müller (1) ihn zuerst beschrieben, eine größere Reihe von Arbeiten in der Literatur vor, von denen ich nur die wichtigsten anführe.

Gilbert (1) meint, daß die pannöse Schicht sich fast ausschließlich nur dort bildet, wo kein Epithelzerfall beobachtet wird, und nimmt an, daß Blasenbildung nur dort auftrete, wo die „Ödemflüssigkeit" noch freien Zutritt unter das Epithel hat. Durch letztere finden Zerfallserscheinungen im Epithel statt, während über den pannösen Schichten das Epithel wegen des Fehlens der Ödemflüssigkeit normal erhalten bleibt. Die Pannusbildung sei als anatomischer Heilungsvorgang und Folge des Epithelzerfalls aufzufassen. Unter den 6 Fällen von Gilbert war 3mal Pannusbildung vorhanden, 1mal angedeutet, 2mal fehlend.

Im Gegensatz hierzu hat da Gama Pinto (1) ebenso wie ich (s. Abb. 8) blasenförmige Abhebung des Epithels über pannöser Schichte gefunden.

Brugger hat zuerst die Entstehung kleinster Lücken und kleiner Bläschen auf Zerfall der Epithelzellen, erst die größeren auf hinzugetretenes Ödem der Kornea zurückgeführt.

Ewing findet den Urgrund der Blasenbildung in fettiger Degeneration der Bowmanschen Membran. E. Fuchs (1) beschreibt dann als Teilerscheinung der glaukomatösen Epithelveränderung auch Aufquellen der Epithelzellen selbst.

Die Entstehung der Blasenbildung stellt sich Gilbert so vor, daß die Epithelien selbst infolge Durchtränkung mit Ödemflüssigkeit (von der Kornea her) aufquellen und zerfallen, so daß also Klebs Auffassung, daß man von einer zystoiden Degeneration des Epithels sprechen könne, gerechtfertigt erscheint.

Hervorzuheben ist, daß Gilbert öfters ausgedehnte Epithelwucherungen gefunden hat, und zwar öfter in der Art, daß sich ein größerer Epithelzapfen zwischen die neugebildete zarte Bindegewebslage, auf der das ursprüngliche Epithel aufgelagert ist, und die Bowmani geschoben hat. Das kommt wohl nur nach nicht durch Glaukom allein bedingter Schädigung der Kornea zustande. Ich glaube, daß gerade die Vaskularisation der Korneaoberfläche die bessere Ernährung und damit die bessere Erhaltung des Epithels gewährleistet.

de Schweinitz und Shumway (1905) meinen, daß der Pannus teils Zellen, teils „homogene Membranen" enthält. Dies ist mit der oben gegebenen Einschränkung, daß es sich eben um verschiedenartige Prozesse handelt, als zutreffend anzuerkennen.

I. Entstehung der glaukomatösen Epithelveränderung.

Wie aus dem Vorstehenden sich ergibt, kann ich keiner der bisher aufgestellten Theorien über die Entstehung der glaukomatösen Epithelveränderung restlos zustimmen.

Mehrere Umstände sind es, welche die Erklärung der Genese des sog. Ödems der Kornea bei Glaukom so wesentlich erschweren. Der eine besteht darin, daß die charakteristische glaukomatöse Epithelveränderung ganz plötzlich, bei beliebig hohem Druck, mitunter schon bei geringer Hypertonie eintritt, während sie bei sehr hoher Hypertonie dauernd ausbleiben kann; dann, daß die Trübung gewöhnlich nicht in den Randpartien, sondern in den mittelsten Partien der Hornhaut auftritt und gewöhnlich dort am stärksten entwickelt ist. Würde es sich um eine Durchtränkung des Epithels mit aus dem Randschlingennetz ausgeschiedenem Serum bzw. Plasma handeln, so müßte die Epithelveränderung an den Randpartien am stärksten sein, könnte jedenfalls im Zentrum erst auftreten, wenn sie auch in den Randpartien schon bis zu einem gewissen Grad gediehen ist. Dem widerspricht aber eben wie bekannt die häufige zentrale Lokalisation der glaukomatösen Epithelveränderung. Einer der wichtigsten Umstände ist aber der, daß die glaukomatöse Epithelveränderung, auch wenn sie im höchsten Grad entwickelt ist, geradezu momentan verschwindet, wenn der Bulbus eröffnet und damit der Druck entlastet wird. Nun könnte allerdings angenommen werden, daß die das Ödem bewirkende Flüssigkeit aus dem Hornhautparenchym stammt und zufolge des Überdruckes durch die Nervenkanälchen ins Epithel gelange. Diese Möglichkeit ist absolut nicht auszuschließen, es ist aber wohl fraglich, ob im Hornhautparenchym selbst so viel Flüssigkeit überschüssig vorrätig ist, um beim Eintritt der Kompensationsstörung die oft beträchtliche blasenförmige Abhebung des Epithels bewirken zu können; denn wie früher wiederholt betont, existiert ein Ödem der Hornhaut selbst bei Glaukom nicht.

Immerhin ist die Möglichkeit nicht von der Hand zu weisen, daß durch den Einfluß trophischer Störung im Bereiche der Hornhautnerven, die in jeglichem Zeitpunkte des Bestehens oder Entstehens glaukomatöser Drucksteigerung eintreten kann und zum großen Symptomenkomplex der Inkompensation der Drucksteigerung gehört, aus den Hornhautzellen Flüssigkeit ausgepreßt werden kann. Soweit mir bekannt, hat bisher nur der Dermatologe K. KREIBICH diese Möglichkeit diskutiert. In seiner umfassenden Abhandlung über angioneurotische Entzündung [1]) hat KREIBICH die Entstehung der Herpes zoster-Blasen der Kornea mit diskutiert und ist zu dem Schlusse gekommen, daß als Teilerscheinung einer Vasodilatatoren-Reizung eine Reizwirkung der sympathischen Fasern der Hornhautnerven auf die Hornhautkörperchen „wie dies v. WALDHEIM an der Gefäßwandzelle annimmt, eine expansorische und eventuell kontrahierende Wirkung" ausgeübt wird. Zu dieser Annahme kam KREIBICH insbesondere durch die Untersuchungen W. KÜHNEs und v. WALDEYERs, die auf Reizung der Hornhautnerven die fixen Hornhautkörperchen sich kontrahieren, ihre Fortsätze einziehen sahen. Es sei dies nicht durch direkte Innervation der Hornhautkörperchen, sondern durch eine Anlagerung derselben an gewisse Nervenenden bedingt.

Daß trophische Störungen für Blasenbildung im Epithel maßgebend sind, ergibt sich auch aus den Untersuchungen GRÜTERs, der die nach Infektion der Kornea mit filtrierbarem Virus auftretende Blasenbildung, z. T. auf eine neurotrope (neben der epithelotropen) Wirkung des Virus zurückführt. Es würden sich nach GRÜTERs Ansicht dann zu dem einfachen entzündlichen Ödem durch nervöse Störungen bedingte Veränderungen hinzugesellen.

Wenn aber auch die aus der Hornhaut durch die Lücken der Bowmannschen Membran ausgepreßte Flüssigkeit zum Entstehen der glaukomatösen Epithelveränderung der Kornea beitragen kann, so ist mit dieser Annahme noch nicht das rapide Verschwinden der zweifellos im Epithel vermehrten Flüssigkeit bei plötzlicher Druckentlastung, Punktion der Vorderkammer, erklärt.

So drängt alles dazu, im Epithel selbst die Ursache seiner pathologischen Veränderung zu suchen und scheint mir hier wohl nur eine einzige Annahme zulässig: Durch die Drucksteigerung, bzw. zufolge der beim Bestehen der Drucksteigerung eintretenden Kompensationsstörung werden die

---

[1]) Die angioneurotische Entzündung. Wien 1905.

sensiblen Nerven der Kornea, welche ja zweifellos auch trophische
Fasern führen müssen, geschädigt — ein Ausdruck dieser Schädigung ist
ja die auch immer bestehende Sensibilitätsstörung der glaukomatösen Kornea.
Zufolge dieser trophischen Schädigung des Epithels treten im Protoplasma der Epithelzellen selbst, in ihrem Chemismus — Stoffwechsel,
und in ihrer Konstitution — Veränderungen ein, denen zufolge eine
Anzahl von Zellen Flüssigkeit, die ebenso aus der Tränenflüssigkeit
stammen kann, als in kleinen Partikelchen aus der Hornhaut selbst,
aufnimmt; sie quellen auf, wie wir dies ja in dem Mikrophotogramm der rezenten
glaukomatösen Kornea (Abb. 1) sehr deutlich sehen. Andere Zellen wieder, wie
wir sehen oft unmittelbar benachbarte, sind klein, dunkler gefärbt, erscheinen
wie trockener und vielfach wie zusammengebacken. Es ist also wohl anzunehmen, daß diese Flüssigkeit abgegeben haben, welche Flüssigkeit
entweder vom Epithelfasernetz aufgenommen wird, zu dessen Aufquellung führen kann und dadurch die Zellkomplexe löst, oder in die
Nachbarzellen aufgenommen wird, oder endlich, und letzteres besonders, wenn die Fußzellen in erster Linie betroffen sind, zu der
zarten bläschenförmigen Abhebung des Epithels führt. Tatsächlich
erscheinen entsprechend der Blasenbildung die Epithelzellen in ihrem Protoplasma dunkel gefärbt, die Zellen anscheinend klein, trocken, gegenüber den
normalen Zellen. Die Ursache dieser Epithelzellveränderung kann in der nervösen
(trophischen) Beeinflussung der Zellen selbst gelegen sein (im Sinne von v. Wal-
deyer, siehe oben Kreibich), kann aber auch auf dem Umwege einer durch
Nerveneinfluß bewirkten Veränderung des Chemismus der Zellen entstehen.
Diese Veränderung der chemischen Konstitution der Epithelzellen kann einfach
eine durch die trophische Störung bedingte Aufnahme von Kochsalz (aus der
Tränenflüssigkeit) sein, der zufolge vermehrte Flüssigkeit aus der Nachbarschaft
aufgenommen wird und zur Aufquellung führt, oder aber im Gegenteil eine
Abgabe von Kochsalz, der zufolge dann Flüssigkeit an die Nachbarzellen abgegeben wird, also sowohl Entquellung als Quellung der Kolloide des Epithels.
Hört durch das Sistieren der Kompensationsstörung (Druckentlastung) die begleitende oder konsekutive trophische Störung auf, so kehren diese Zellen nahezu
sofort wieder zur normalen Konstitution zurück, die Verschiedenheit der Beschaffenheit der benachbarten Epithelzellen sistiert, die an Flüssigkeit über-
reichen Zellen geben diese ab, die verarmten nehmen diese auf. Gerade die
Raschheit des Verschwindens der Epithelveränderung spricht mehr für die direkte
nervöse Beeinflussung der Zellen als für den Umweg des geänderten Chemismus.

Daß auch geringe trophische Störungen, aber auch bloße Druckwirkung
allein beträchtliche Änderungen in dem Wassergehalt der Epithelzellen bewirken, damit das Entstehen und Wieder-Verschwinden glaukomatöser
Epitheltrübungen ohne weiteres verständlich machen, ergibt sich auch aus
den neuesten Untersuchungen über das Reflexbild der Hornhautoberfläche
von F. P. Fischer-Leipzig und Wessely.

Die später folgenden, zunehmenden, mehr den Charakter der Degeneration
tragenden Veränderungen sind dann weiter Folgezustand der schweren trophischen Störung, sie sind dann auch irreparabel und gehen schließlich (wofür ich
allerdings keinen anatomischen Beleg besitze) in seltenen Fällen in die fälschlich
sog. Dystrophia epithelialis über, die aber keine epitheliale, sondern wie es immer
der Fall ist, eine die ganze Hornhaut betreffende Dystrophie ist.

Gerade die Korneaveränderung scheint mir eine wesentliche Stütze meiner
Ansicht, daß die das sog. entzündliche Glaukom begleitenden Veränderungen
im vorderen Bulbusabschnitte Kompensationsstörungen sind, die durch die
Steigerung des intraokularen Druckes ausgelöst, aber nicht direkte Druckfolge

sind. Denn wir finden vollständig normale vordere Bulbusabschnitte, völlig normale Kornea bei Drucksteigerung bis zu 80 mm Hg nach alter Schiötz-Skala (IV/3), andererseits habe ich schon bei T 30—32 mm Hg (I/1—2) glaukomatöse Hornhautveränderung gesehen.

II. Konjunktiva.

v. Graefe hat zuerst darauf aufmerksam gemacht, (was besonders bei den Glaukomoperationen so häufig in unliebsamer Weise bemerkbar wird), daß die Konjunktiva im vorgeschrittenen Stadium des Glaukoms atrophisch ist. Es läßt sich dies auch pathologisch-anatomisch mitunter in Form einer Rarefaktion des konjunktivalen Bindegewebes feststellen; aber es besteht hier ein bemerkenswerter Gegensatz zu anderen, besonders älteren Fällen, in denen eine mächtige Gewebshyperplasie der Konjunktiva-Episklera eintritt. In letzteren Fällen ist nicht nur das fibröse Bindegewebe der Bindehaut und Episklera ganz wesentlich verdickt, sehr reich an Blutgefäßen, sondern je näher dem Hornhautrand um so intensiver in der Regel von dichtester Ansammlung einkerniger Rundzellen durchsetzt (Abb. 6). Besonders ist natürlich letzteres der Fall bei degenerativem Glaukom mit Pannusbildung an der Kornea. Hier kann das subkonjunktivale Gewebe in direktem Übergang zur Sklera oft wie in eine Schichte dünnen Granulationsgewebes umgewandelt sein, und ist hier in der Beurteilung zwischen wirklich entzündlichen Veränderungen und Stauungsfolgen wohl zugunsten ersterer zu entscheiden. Ob die Atrophie der Bindehaut nicht in das Bereich der senilen Veränderungen allein gehört, läßt sich nicht mit Sicherheit feststellen.

III. Kammerbucht, Iris und Ziliarkörper.

Topographie. Eines der Hauptcharakteristika des anatomischen Bildes des inkompensierten (sog. entzündlichen) Glaukoms ist die Anlagerung der Iriswurzel an das Ligamentum pectinatum bzw. die Korneoskleralgrenze, die als „glaukomatöse Synechie" schlechtweg bezeichnet wird. So selten sie in Augen mit kompensiertem Glaukom, auf die wir später zurückkommen werden, vorkommt, so selten fehlt sie in der erstgenannten Äußerungsform des Glaukoms. Die Art und damit die Genese der Anlagerung der Iriswurzel in die Kammerbucht läßt sich nur an ganz frischen Fällen sicher erweisen, da die später ausführlich zu schildernden sekundären atrophischen und proliferativen Vorgänge das Bild vollständig verändern und verwischen. Die schließliche Topographie ist auch ganz wesentlich abhängig von der präexistenten Topographie und Anatomie der Kammerbucht. Im hypermetropischen und auch in den meisten emmetropischen Augen ist die Kammerbucht gebildet von dem Maschenwerk des Ligamentum pectinatum in den vorderen seitlichen, und von der Vorderfläche des Ziliarkörpers in den hinteren Partien der Kammerbucht; die Iris entspringt erst in einiger Entfernung vom Ligamentum pectinatum aus der der Linse zusehenden vorderen-inneren Kante des Ziliarkörpers (Abb. 19). Die Venen des Schlemmschen Plexus bzw. die Hauptvene liegt annähernd in der Mitte des Ligamentum pectinatum oder ist nur wenig dem Beginn der Membrana Descemeti genähert. Ganz anders sind die Verhältnisse in den myopischen, sowie insbesondere in jenen emmetropischen Augen, die einen größeren Konus aufweisen und damit anscheinend in ihrer Beschaffenheit sich schon dem myopischen Auge nähern. In extrem myopischen Augen ist die Konfiguration folgende: Der Skleralsporn ist nach rückwärts gerückt, an ihm entspringen die gewöhnlich sehr spärlichen und kurzen Fasern des Ligamentum pectinatum, die sich sofort

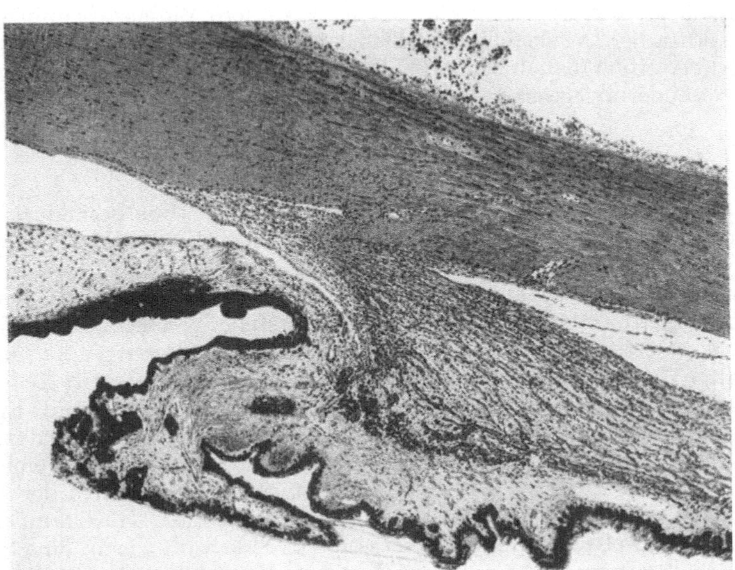

Abb. 9 (s. Abb. 1). Rezentes Glaukom mit zum Teil durch Eserin gelöster vorderer Synechie.

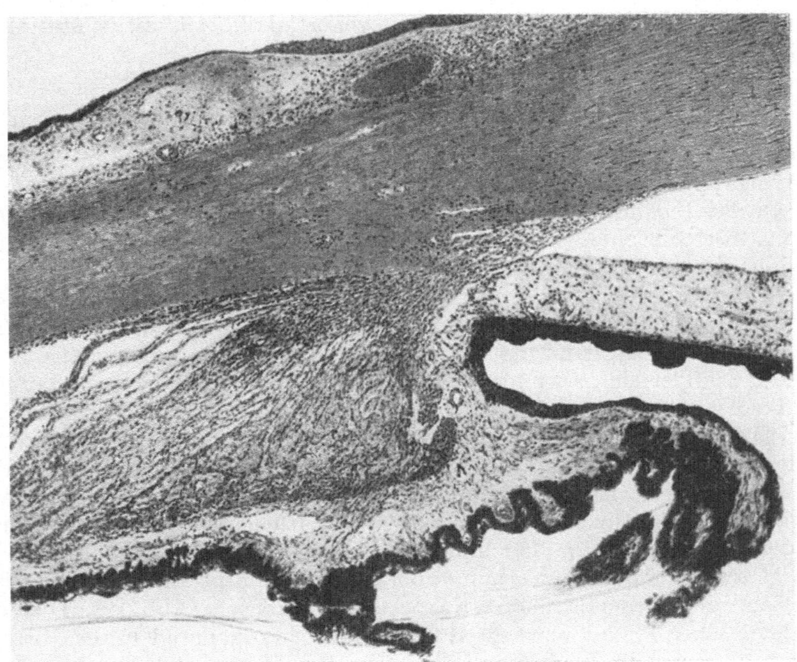

Abb. 10 (s. Abb. 9). Gegenüberliegende Kammerbucht, zarte inkomplette Wurzelsynechie.

gegen das Bulbusinnere zu in die Iris selbst umschlagen. Der Ziliarkörper hat die innere vordere Kante vollständig verloren, ist höchstgradig verschmälert, abgerundet und abgeflacht, die spärlichen Bündel der Müllerschen zirkulären

Fasern des Ziliarmuskels sind weit nach hinten zerstreut; die Kammerbucht ist somit gebildet nur vom Ligamentum pectinatum, das den nach vorn gegen

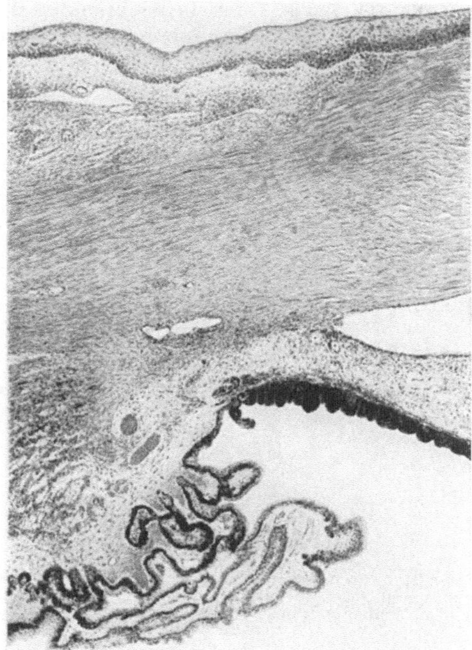

Abb. 11. 63jähriger Mann, Sekundärglaukom nach Leukosarkom der Chorioidea.   Nicht ganz komplette Wurzelsynechie, Schlemm weit.

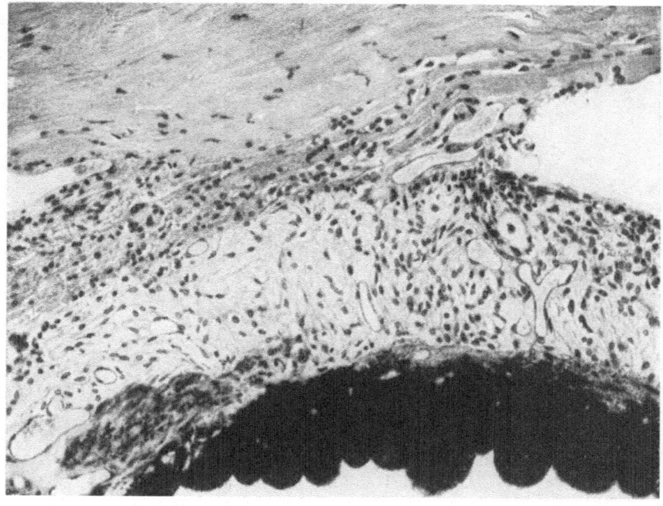

Abb. 12 (s. Abb. 11). Kammerbucht stärker vergrößert.

den Skleralsporn ausgezogenen Ziliarmuskel als Unterlage hat, und der Iriswurzel. Die vordersten Ziliarfortsätze setzen mehr weniger weit rückwärts an, so daß in der Regel eine sehr tiefe Hinterkammer entsteht. Die Vorderkammer ist durch diese Topographie auch sehr tief und die Möglichkeit einer Anlagerung der Iris an der Hornhauthinterfläche wesentlich eingeschränkt.

Bei der erstgenannten, als normal zu bezeichnenden Konfiguration der Kammerbucht, die ja die Regel ist, findet sich folgende Topographie bei Glaukom,

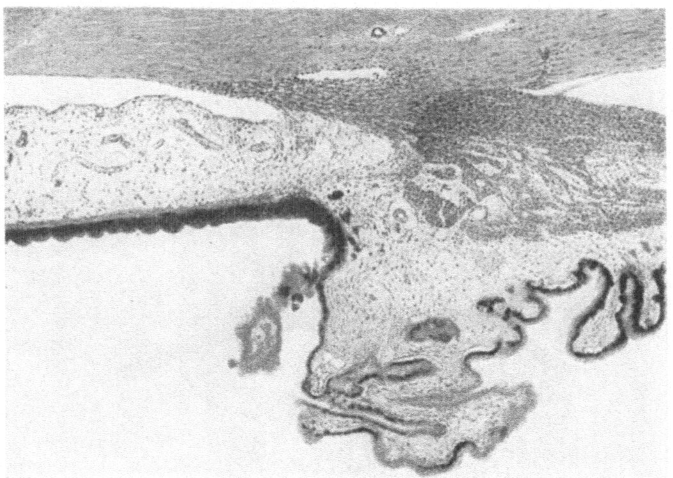

Abb. 13. 72jähriger Mann, vor 21 Jahren wegen Glaukom iridektomiert; zystoide subkonjunktival fistelnde Narbe. Schnitt aus der unteren Bulbuszirkumferenz. Die sehr substanzreiche Iriswurzel zu etwa $^2/_3$ die Kammerbucht verschließend, etwa $^1/_3$ des Ligamentum pectinatum normal und frei, Schlemm sehr weit.

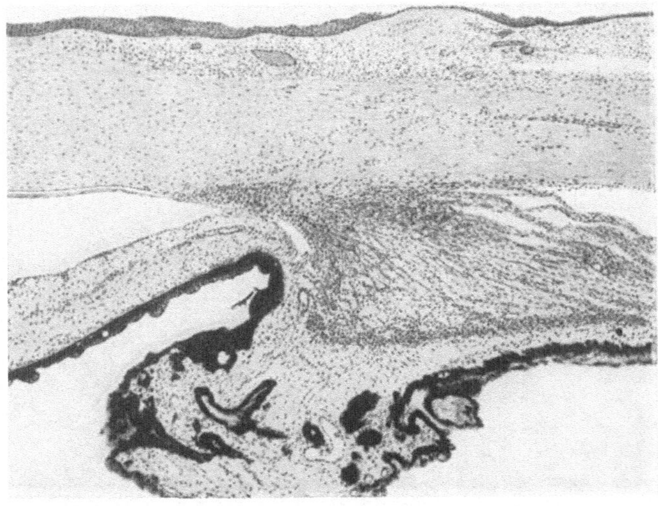

Abb. 14 (s. Abb. 1). Blindsackartige Verlötung der Iriswurzel.

wie sie in meinen beiden Augen mit ganz rezentem, inkompensierten Glaukom und dem von Birnbacher bearbeiteten Partner des einen von beiden, in ihrer Wesenheit genau erkannt werden kann. In etwas vorgeschritteneren Fällen kann das Bestehen derselben Lageanomalie nur auf Grund der an den vorher genannten Augen gewonnenen Erkenntnis als regelmäßiges Vorkommnis

festgestellt werden. Die Iriswurzel liegt nicht in einer Ebene mit der Vorderfläche des Ziliarkörpers, sondern die Iris zieht von ihrer Ansatzstelle an der
vorderen inneren Kante des Ziliarkörpers scharf nach außen, schmiegt sich
zuerst der Vorderfläche des Ziliarkörpers, dann bogenförmig umbiegend dem
Ligamentum pectinatum und schließlich der inneren Kornealgrenze an. Sie

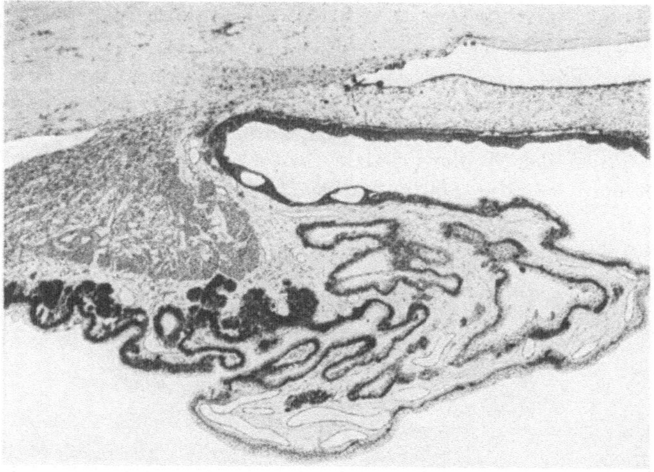

Abb. 15. F., Karoline, 71 Jahre alt, März 1890 inkompensiertes Glaukom ohne Exkavation, Dezember
1891 Iridektomie, 1 Jahr später enukleiert. Medial nicht vollständige Wurzelsynechie, Pigment
in der Kammerbucht. Hypermetropischer Bau des Ziliarkörpers, mächtige Entwicklung der
Ziliarfortsätze mit enormer Erweiterung der Kapillaren, zystoide Bildungen am Pigmentepithel.

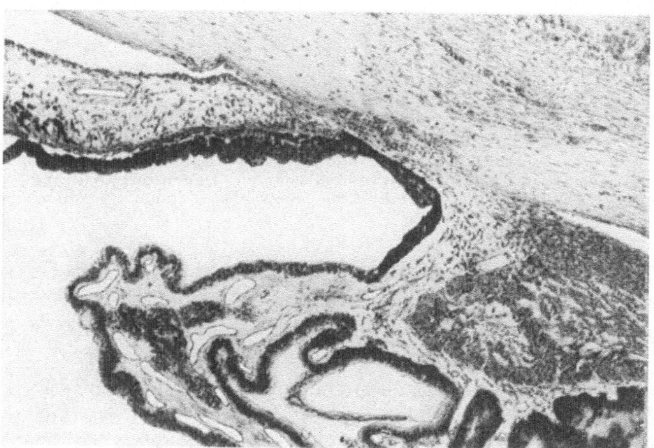

Abb. 16. 71jährige Frau (s. Abb. 15, dasselbe lateral). Vollständiger Schwund des Irisgewebes im
Bereiche der Wurzelsynechie, Skleritis, beginnendes Interkalarstaphylom.

bildet also, nach einer Drehung um 180°, eine volle Duplikatur mit der Vorderfläche des Ziliarkörpers, der dann gegen die Vorderkammer abgeschlossen
und nunmehr in toto der hinteren Kammer angehört. Dem Zuge der Iris folgen
die Ziliarfortsätze nach vorn und außen, sie gleiten am Ziliarkörper nach vorn,
die früher scharfe innere vordere Kante des Ziliarkörpers wird abgerundet
und auch der Müllersche zirkulare Anteil des Ziliarmuskels wird, wie später
noch zu schildern, nach vorn gezogen (Abb. 9 u. 10).

Das lockere Balkenwerk der Irisvorderfläche verschmilzt mit dem Ziliar-
körpergewebe, und an Stellen, wo — durch den Zug eines Miotikums — wieder
eine teilweise oder vollständige Lösung der glaukomatösen Synechie erfolgt ist,
erscheint die Irisvorderfläche wie leicht aufgefasert oder ausgefranst. In keinem
Glaukomauge, in dem noch diese Topographie zu erkennen ist, und das ist oft
auch noch an absoluten Glaukomaugen vollständig eindeutig der Fall, ist irgendwo ein Gewebe oder eine Substanz der Iris und dem Ziliarkörper bzw. Ligamentum
pectinatum zwischengelagert (z. B. Abb. 9, 10 11, 12, 13 usw.).

Bei längerem Bestande der Anlagerung verschmilzt die Iris untrennbar
mit der Ziliarkörpervorderfläche und dem Ligamentum pectinatum, welch
letzteres, wie später noch ausgeführt wird, zunehmend in seiner Struktur verändert wird. Trotz des Fehlens jeden Zwischengewebes zwischen Iriswurzel
und Kammerbucht ist die glaukomatöse Iriswurzelsynechie doch frühzeitig

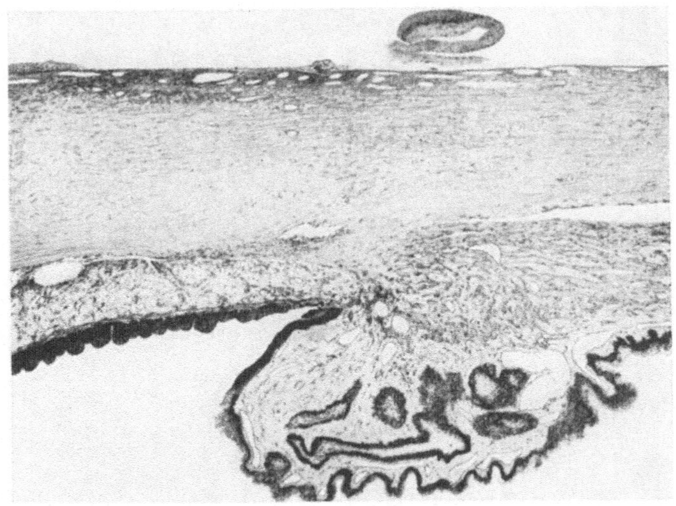

Abb. 17. 57jähriger Mann, 2 Jahre absolutes Glaukom. Enorm breite Wurzelsynechie mit
lückenhafter Verlötung, Schlemm frei. Sehr weite Venen im Ziliarkörper.

so fest, daß, wie dies zuerst Schnabel, dann Birnbacher und Czermak betont
haben, bei dem Versuch, an einem mikroskopischen Schnitt durch die Kammerbucht die Synechie wieder zu lösen, dem Zuge der Iris immer das restliche
Ligamentum pectinatum und die Membrana Descemeti folgen.

Anfänglich betrifft die Iriswurzelsynechie anscheinend nicht die ganze Zirkumferenz der Kammerbucht, vielleicht auch deshalb, weil in den jedesmal mit
Miotizis behandelten Augen durch den Zug des Miotikums ein Teil der Wurzelsynechien wieder gelöst worden ist. Auch die Breite der Anlagerung ist anscheinend von verschiedenen Umständen abhängig, wahrscheinlich wieder von der
Therapie. In frischen Fällen (oder nach relativer Glaukomheilung) ist nur ein
Teil des uvealen Gerüstwerks des Ligamentum pectinatum von der Iris bedeckt,
und sind häufig die vordersten Balken des Ligamentum pectinatum (auch des
skleralen Gerüstwerkes) noch gegen die Kammerbucht frei, von ihnen entspringt dann lockeres Irisgewebe. In diesen Fällen ist auch noch das letztere
am besten erhalten (Abb. 13). Je älter anscheinend der Fall, je intensiver die
Drucksteigerung, in desto größerer Breite liegt die Iris der Hornhauthinterfläche, also der Membrana Descemeti an, deren Endothel dann an dieser

Stelle fehlt und wie später noch erörtert wird, an dem Rande der Anlagerungsstelle gewuchert sein kann (Abb. 15 bis 17).

Mitunter kommt es trotz Bestehen von glaukomatöser Synechie nicht zu einem vollständigen Verschwinden der Kammerbucht, indem wohl die Iriswurzel in größerer oder ganzer Ausdehnung mit dem Ligamentum pectinatum verwächst, aber ein kleiner peripherster Teil der restlichen Kammerbucht offen bleibt (s. Abb. 14). Hier muß allerdings darauf besonders geachtet werden, ob dies nicht Divertikel sind, die von freien Partien der Kammerbucht gegen die vollständige Verwachsungsstelle hineinreichen, wie dies z. B. BIRNBACHER bei seinem akuten Glaukomauge feststellen konnte. „An regelmäßigen Schnittfolgen kann man sehen, daß dieser hintere, durch die Verwachsungsbrücke von der übrigen Vorderkammer abgetrennte Anteil von beiden Seiten blindsackartig hinter die Verwachsung hineinreicht, und nur auf eine Strecke, die etwa ein Drittel eines Irisquadranten beträgt, die Kammerbucht bis an ihr Ende verlegt ist." Wie diese Art der Irisanlagerung, die auch LEVINSOHN (1) gesehen, zu erklären ist, wird später erörtert.

In ähnlicher Weise sind auch Spalträume zu erklären, die in der Fläche der Iris zwischen sie und die Korneahinterfläche eingeschaltet erscheinen, wie in Abb. 17; doch können solche Spalträume, zystenähnlich, auch durch partielles Ankleben der Irisvorderfläche an der M. Descemeti bei Blutungen oder Exsudat an der Iris entstehen.

Die Formveränderung des Ziliarkörpers wurde kurz besprochen. Sie besteht darin, daß die Ziliarfortsätze — es handelt sich ja meist um hypermetropische und senile Augen, bei denen die Ziliarfortsätze besonders mächtig entwickelt sind, — gewissermaßen über die Innenfläche des Ziliarkörpers nach vorn geschoben bzw. gezogen sind, dem Zuge der Iriswurzel folgend; dadurch entspringen die vordersten Ziliarfortsätze an der (früheren) Vorderfläche des Ziliarkörpers, nach außen und vorn von der inneren Kante des Ziliarmuskels (wie z. B. in Abb. 9, 10, 11,

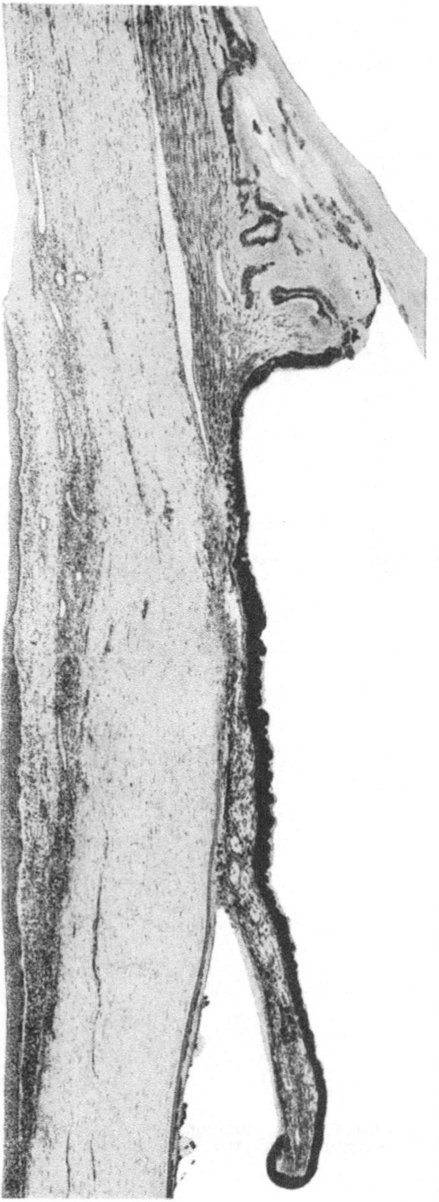

Abb. 18. B., Klementine, 56 Jahre alt, absolutes Glaukom, außerordentlich breite Iriswurzelsynechie mit Irisatrophie, Schwiele und Iris mit Ektropium des Pigmentblattes, beginnendes Interkalarstaphylom. Drusenartige der Kammerbucht Wucherungen an der Descemeti; Schwielenbildung am Ziliarkörper.

15, u. 16). Auch die inneren Ziliarkörperschichten selbst folgen diesem Zuge, was mit Sicherheit daran erkannt werden kann, daß die Müllerschen zirkulären Bündel des Ziliarmuskels, wie zuerst WEBER (1), KUHNT (1), dann STÖLTING (2), aber in falscher Ausdeutung festgestellt, nach vorn zu ausgezogen und die

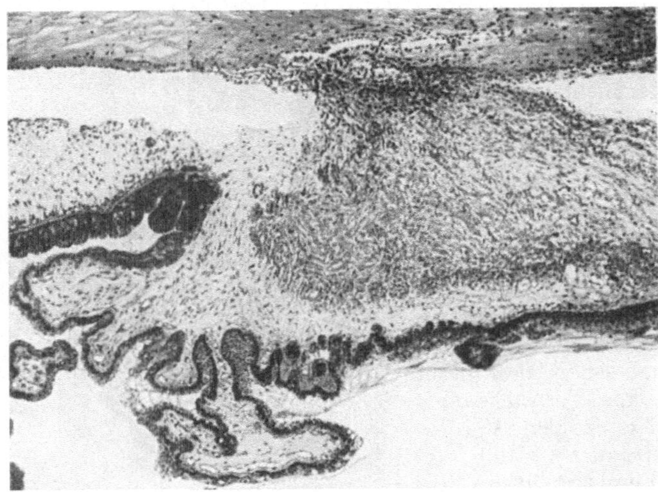

Abb. 19. P., Anna, 53 Jahre, durch Miotika kompensiertes akutes Glaukom vor 7 Tagen, hyper-metropischer Bau des Ziliarkörpers; die Lage der zirkulären Muskelfasern zeigt, daß das Gewebe zwischen Ligamentum pectinatum und Iriswurzel die ausgezogene, particlle Iriswurzelsynechie darstellt, dadurch der Kammerwinkel spaltförmig.

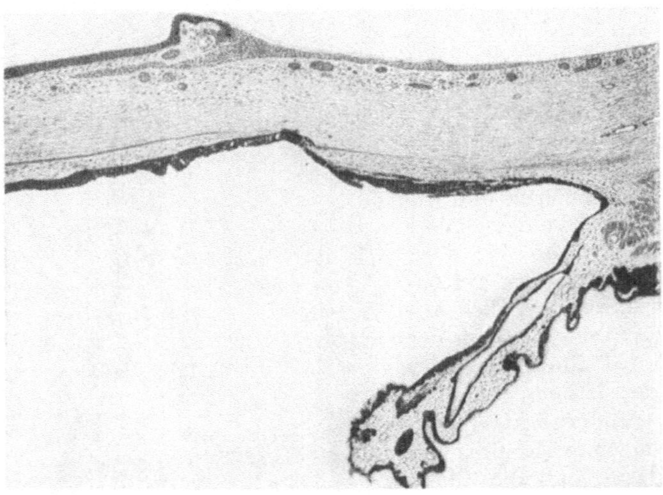

Abb. 20. 23jährige Frau, kompensiertes Sekundärglaukom nach Neugeborenenblennorrhöe; fast totale Verwachsung der Iris, Interkalarstaphylom, Ziliarkörper- und Kornearandstaphylom.

vordersten Bündel vielfach schon über die abgerundete vordere innere Kante des Ziliarmuskels lateralwärts verschoben sind. Dadurch glättet sich die innere vordere Kante des Ziliarkörpers ab, auch solange noch keine Atrophie des letzteren besteht; so sieht man auch in Abb. 19 (auch Abb. 9) in dem Falle von akutem Glaukom, in dem durch Miotika die Erscheinungen nahezu beseitigt wurden, die zirkulären Fasern des Ziliarmuskels noch an die Vorderfläche des Ziliarkörpers gezogen, obwohl die Wurzelsynechie der Iris gelöst ist. Bei zunehmender Dauer des Glaukoms verschmälert sich der Ziliarkörper durch Schwund des Muskelgewebes, so daß schließlich (s. Abb. 11, 18, 20, 33) nur die rarefizierten Ziliarfortsätze, auf einem dünnen Gewebsreste aufsitzend, vom Ziliarkörper erübrigen. BIRNBACHER und CZERMAK meinten, daß diese Formanomalie des Ziliarkörpers durch die Ausglättung des korneoskleralen Falzes zufolge der Drucksteigerung zustande kommen könne. Selbst wenn diese Ausglättung erweisbar wäre, könnte sie nicht zu der genau charakterisierten Form- und Lageveränderung führen.

Wird (durch die Therapie) die Iriswurzelsynechie nach längerem Bestande wieder gelöst, so bleibt doch eine ganz abnorme Konfiguration des Irisansatzes

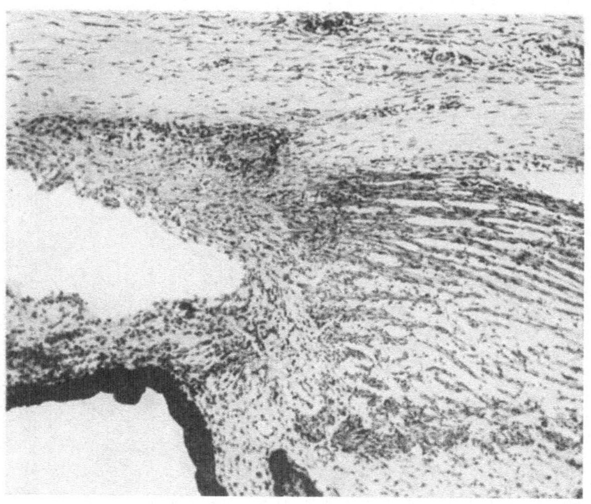

Abb. 21. 67jährige Frau. Akutes Glaukom, vor ¹/₄ Jahr Sklerotomie, 3 Tage später Iridektomie, 8 Jahre später enukleiert. Die Wurzelsynechie ist nur zum Teil gelöst, die Iris entspringt noch an der Vorderfläche des hypermetropisch geformten Ziliarkörpers. Sie und die restlichen Partien des Ligamentum pectinatum sind dicht und mit reichlichen Lymphozyten durchsetzt. Die Venen des SCHLEMMschen Plexus an dieser Stelle sind vollständig obliteriert mit reichlichster Lymphozyteninfiltration. Bemerkenswert, daß an der gegenüberliegenden Kammerbucht (s. Abb. 22) komplette Wurzelsynechie besteht.

zurück, wie in Abb. 21. Das Ligamentum pectinatum wird zwar frei, aber das Stroma der Iriswurzel bleibt mit der Vorderfläche des Ziliarkörpers verklebt, entspringt also bei hyper- oder emmetropischer Form des Ziliarkörpers von dessen Vorderfläche, unmittelbar am Ligamentum pectinatum.

Nur sehr selten sind die vordersten Ziliarfortsätze der Irishinterfläche so weit genähert, wie im normalen (hypertrophischen oder senilen) Auge (s. Abb. 17, 19); in der Regel, auch solange noch keine Atrophie der Ziliarfortsätze besteht, ist zwischen beiden genannten Gebilden ein recht breiter Spaltraum erhalten, dessen laterale Begrenzung zufolge der Verschiebung der Iriswurzel wesentlich weiter lateralwärts liegt, als im nicht glaukomatösen Auge (Abb. 15); dadurch ist die anatomische Grundlage der Entwicklung des Interkalarstaphyloms gegeben.

Die Glaskörpergrenzhaut ist in mehreren meiner Glaukomaugen hernienartig in die Hinterkammer vorgeschoben. Die Zonulafasern erscheinen dadurch aneinandergedrängt, und auch im Bereiche der Pars non plicata corporis ciliaris liegt der Glaskörper fast dicht dem Palisadenepithel an. Andererseits aber begegnet man in vielen Glaukomaugen einer gegenteiligen Erscheinung: Die Hinterkammer erscheint nicht nur dadurch vergrößert, daß die Iris nach vorn gerückt ist, sondern gleichzeitig ist, in manchen gut gehärteten Augen, die Glaskörpergrenzhaut auffallend weit zurückgelagert und nach hinten bis zur Ora serrata von der Innenfläche des Ziliarkörpers abgehoben, damit also der die Zonulafasern enthaltende Raum, die Hinterkammer, wesentlich verbreitert. Ich möchte aber auf diese topographischen Verhältnisse kein allzugroßes Gewicht legen, da die Konservierung und Einbettung bei der Lockerheit der Glaskörpergrenzhaut leicht zu Kunstprodukten und damit zu Täuschungen führen kann.

Die Linse ist, der seichten Vorderkammer entsprechend, der Kornea mehr weniger stark genähert.

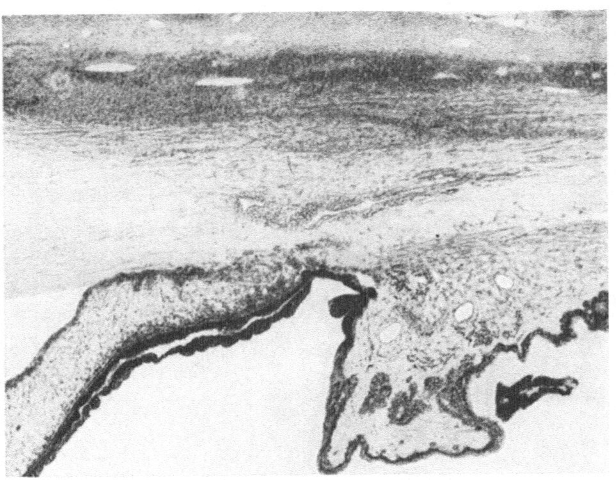

Abb. 22 (s. Abb. 21). Gegenüberliegende Kammerbucht; breite Iriswurzelsynechie mit hochgradigster Rarefaktion, Skleritis, beginnende Staphylombildung.

Ein Wort noch über die Kammertiefe bei Glaukom. Die inkompensierten Glaukomaugen mit seichter Vorderkammer (Abb. 23) zeigen alle die glaukomatöse Iriswurzelsynechie, bei denen mit tiefer Vorderkammer fehlt sie in der Regel; mitunter, wie in Abb. 21, 22 und 24 besteht an einzelnen Partien der Kammerzirkumferenz die glaukomatöse Synechie, während sie an anderen fehlt. Die absolute Tiefe schwankt bei den Glaukomen ebenso wie in normalen Augen, wie insbesondere die Untersuchungen von Raeder zeigen. Czermak hat übrigens behauptet, daß im Glaukomanfalle die Tiefe der Vorderkammer zunehme.

Den Lageverhältnissen der Iris und des Corpus ciliare war in der ersten Zeit der Glaukomforschung nur ein verschwindend geringes Interesse entgegengebracht worden, z. T. wohl auch aus dem Grunde, weil man das Glaukom für eine primäre Entzündung der Uvea hielt, wenngleich schon H. Müller, dann Schmidt-Rimpler (1) gelegentlich die Wurzelsynechie der Iris festgestellt hatte und die Möglichkeit von Störungen im Abfluß der Lymphe zugab. Wenig später hat dann H. Pagenstecher (1) gleichfalls die Wurzelsynechie in zwei seiner vier Augen erwiesen. Die Bedeutung dieser Befunde wurde aber erst, fast gleichzeitig, von O. Weber und von C. Knies erkannt, welch letzterer auf Grund der anatomischen Untersuchung von 15 Glaukomaugen einen teilweisen oder vollständigen Verschluß der Fontanaschen Räume durch Anlagerung der

Irisperipherie an diese bzw. die Hornhauthinterfläche als regelmäßiges Vorkommnis bei Glaukom erweisen konnte. Von da an wurden in jeder Publikation, so von J. Schnabel (2), Delmonte und allen folgenden diese Verhältnisse festgestellt. Eine genaue Übersicht bis zum Jahre 1890 gibt darüber Knies (3). Erst durch diesen Autor wurde auch auf die Schlemmschen Venen und ihre Umgebung besonders geachtet. Den großen Wert seiner Befunde hat aber Knies dadurch abgeschwächt, daß er auf Grund einzelner Befunde die damals noch als entzündlich aufgefaßten Veränderungen in der Gegend des Schlemmschen

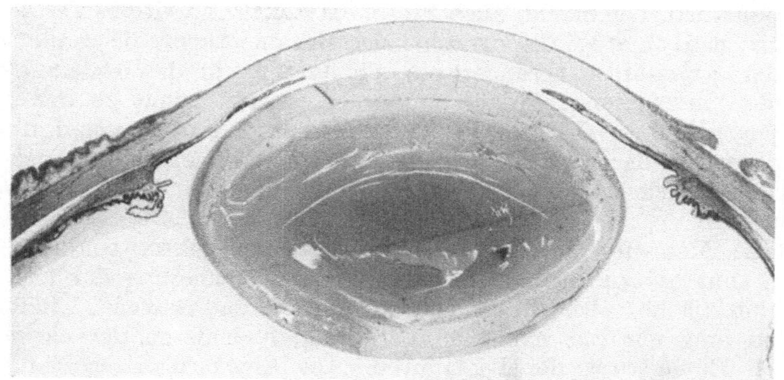

Abb. 23. K., Karoline, 58 Jahre alt, Glaukoma absolutum, Cataracta glaucomatosa, Iriswurzelsynechie, Irisatrophie.

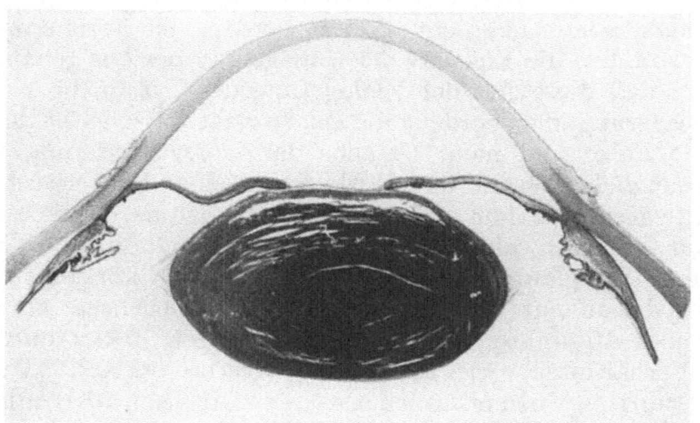

Abb. 24. F., Jakob, 73 Jahre alt, Glaukoma absolutum mit tiefer Vorderkammer. Einerseits Wurzelsynechie, andererseits Kammerbucht fast vollständig frei. Occlusio pupillae. Myopischer Bulbus.

Kanals, Iris und Ziliarkörpers als erste Ursache des Glaukoms und Ursache der Verwachsung der Irisperipherie hingestellt hat. Seither war eigentlich von fast allen Autoren als Ursache der Wurzelsynechie der Iris eine chronische (indurierende, adhäsive) Entzündung in der Kammerbucht angenommen worden, auch von Birnbacher und Czermak, deren Befunde zu den genauesten bis zum Schlusse des vorigen Jahrhunderts gehören.

Ulrich (2), der beim normalen Flüssigkeitswechsel des Auges das Kammerwasser durch die Iris in die Vorderkammer gelangen lassen wollte, glaubte, daß eine Verhinderung dieser Durchquerung die Ursache der Vortreibung der Iris sei. Gleichfalls auf mechanischem Wege erklärt O. Weber (1) das Vorrücken der Iris, und zwar durch eine Schwellung des Ziliarkörpers zufolge

Blutüberfüllung, der auch von anderen Autoren, die an die indurierende Entzündung glauben, so auch von Birnbacher-Czermak, als unterstützendem
Moment für die Entstehung der glaukomatösen Wurzelsynechie Bedeutung
beigemessen wurde. Heerfordt (2), auf dessen Klappentheorie der Vortexvenen wir später noch zurückkommen, hat neuerdings die Webersche Theorie
zu stützen gesucht.

Als zweites Moment wurde das Verhalten der Linse in Betracht gezogen.
Zuerst hat Priestly Smith (1) in ausführlicher Weise die auch von ihm durch
zahlreiche Messungen bewiesene senile Volumzunahme der Linse für das Vorrücken
der Iris verantwortlich gemacht; auch Birnbacher hat als weiteres Verbindungsglied für die glaukomatöse Topographie der Kammerbucht die senile Volumzunahme der Kristallinse herangezogen, die erst durch die begleitende oder
nachfolgende „indurierende Entzündung" der Kammerbucht zu der glaukomatösen Synechie führe. J. Schnabel (4) nahm eine nicht näher von ihm charakterisierte Formveränderung der Linse an, während viele andere, so auch Birnbacher das Vorrücken der Linse durch Volumzunahme des Glaskörpers zu
erklären suchten.

Alle diese Momente können lediglich, wie auch Birnbacher-Czermak
schon anerkannt hatten, zu einer Annäherung, ja Anlagerung der Iris an die
Hornhauthinterfläche, aber durch Vermittlung der „adhäsiven", „indurierenden" Entzündung nur zur einfachen Verlötung, niemals zu der eigenartigen
ventilartigen Einlagerung der Iris führen. Die Eigenart dieser Einlagerung
ist wohl schon früher von einigen Autoren gesehen und an Präparaten frischer
Fälle abgebildet worden [Priestly Smith (2), Birnbacher-Czermak], aber wie
erwähnt als Folge der indurierenden Entzündung der Kammerbucht angesehen,
in ihrer charakteristischen Art nicht erkannt worden. Ich hatte dann an meinen
rezenten Glaukomfällen die Eigenart der Einlagerung der Iris genau geschildert,
und festgestellt, daß diese Art der Einlagerung der Iris in die Kammerbucht
von einer Verlagerung der vordersten Ziliarfortsätze begleitet ist, daß aber
die letztere die Folge und nicht Ursache der Lageveränderung der Iris sei,
daß also diesbezüglich Ursache und Wirkung miteinander verwechselt worden
sind. Ich stellte fest, daß nur eine Flüssigkeitszunahme oder Druckerhöhung
in der hinteren Kammer, also Druckdifferenz zwischen letzterer und
Vorderkammer die glaukomatöse Synechie erzeugen könne.

Unmittelbar darauf hat W. Czermak (1897) im Gegensatz zu den Schlußfolgerungen seiner 10 Jahre vorher gemeinsam mit Birnbacher verfaßten
Arbeit diese Verhältnisse, wie ich glaube, restlos erklärt. Durch fortschreitende senile Volumzunahme der Linse und vielleicht der
Ziliarfortsätze, dazu wohl auch zufolge Verminderung der Menge
des abgesonderten Kammerwassers wird die Vorderkammer des
senilen Auges seicht, und ist dadurch die Disposition zum Glaukomanfall gegeben. Wird die Pupille entweder durch ein Mydriatikum,
oder im Dunkeln, oder durch Sympathikusreizung erweitert, so
legt sich die zusammengeschoppte Iriswurzel an die Hornhauthinterfläche an, die Verbindung zwischen der Vorderkammer und
der eigentlichen Kammerbucht wird abgeschlossen. Bei weiterer
Wirkung des Schlemmschen Plexus wird Kammerwasser aus diesem
abgeschlossenen Bezirk weiter abgesaugt, dort sinkt der Druck,
während er im übrigen Kammerraum zufolge des Abschlusses
steigt. Dadurch wird die Iriswurzel sackartig nach außen ausgebaucht, in die Kammerbucht gewissermaßen eingesaugt bzw.
durch das Hinterkammerwasser eingepreßt. Durch rechtzeitige rasche
Verengerung der Pupille kann der Abschluß der Kammerbucht wieder gelöst

werden, bei längerem Bestande verwächst dann die Iris innig mit den Gebilden der Kammerbucht.

In Abb. 1 von A. BIRNBACHER (1) (dem Partner meines 2. Falles, der gleichfalls akutes Glaukom aufwies) und an den in Abb. 9, 10ff. gegebenen Befunden läßt sich das Geschilderte, wie ich glaube, restlos erkennen. In BIRNBACHERs Auge an verschiedenen Stellen, in dem von mir untersuchten Partner (Abb. 19) ringsum ist durch die Miotika die glaukomatöse Synechie gelöst, damit augenscheinlich an letzterem vollständig, an ersterem z. T. jener Zustand wieder hergestellt, der als „Disposition zu Glaukom" durch Pupillenerweiterung den Glaukomanfall überhaupt hat entstehen lassen können.

In der Zeit nach KNIES war die Bedeutung der Iriswurzelsynechie eine überwertige Idee geworden, sie wurde als die einzige Ursache der Drucksteigerung angesehen. Zuerst hat wohl SCHNABEL (2) gegen die Überwertung des Kammerwinkelbefundes für das Glaukom Stellung genommen, die Bedeutung der Iris für die „Exkretion der Augenflüssigkeiten" betont, und, allerdings mit unzureichenden anatomischen Befunden, gezeigt, daß Verschluß der Kammerbucht bestehen könne ohne Spannungserhöhung, und daß bei Spannungserhöhung der Kammerwinkel offen sein könne. Die Zahl der seither beobachteten Fälle von nichtoperiertem, inkompensierten Glaukom mit tiefer Vorderkammer sind verschwindend klein, z. B. BRAILEY (2, 3) unter 20 Augen 3mal, KUHNT (2), SARTI, POLYA, DE VRIES, HIRSCHBERG und GINSBURG, VELHAGEN, und beschränken sich fast vollständig auf Sekundärglaukome oder auf Hydrophthalmus, oder höhergradig myopische Augen. In solchen Fällen ist das Ligamentum pectinatum in der Regel als mehr oder weniger verdichtet, sklerosiert angegeben — wobei natürlich wieder auf die großen physiologischen Schwankungen in dem anatomischen Aufbau zu achten ist. Die Pigmentinfiltration fehlt auch in diesen Fällen nicht. Daß bei schweren entzündlichen Prozessen, die zu Sekundärglaukom geführt haben, eine mächtige zellige Infiltration des freien Ligamentum pectinatum da sein kann, ist selbstverständlich. Ebenso selbstverständlich ist, daß, wenn trotz bestehender teilweiser oder fast kompletter Anlagerung der Iris an den Kammerwinkel, wie z. B. in den in Abb. 10, 13 abgebildeten Fällen, zufolge der Lockerheit, ja Lückenhaftigkeit der Iris, ein genügender Flüssigkeitswechsel möglich ist, die Drucksteigerung ausbleiben oder sich wieder zurückbilden kann.

Neuerlich muß aber hier betont werden, daß nur eine Untersuchung der ganzen Zirkumferenz der Vorderkammer eine wenigstens teilweise Wurzelsynechie der Iris ausschließen kann.

Es scheint mir bemerkenswert, daß anscheinend bei inkompensierten Glaukomen in der Regel nur dann die vordere Synechie fehlt, wenn es sich um präexistente Myopie gehandelt hatte, also eigentlich die Anlagerung der Iris, wenn wir ihre Genese in der oben geschilderten Weise erklären, unmöglich ist. So ist auch unter den 10 myopischen Bulbi mit Glaukom, die ISCHREYT (2) untersucht hat, bei denen es sich allerdings in der Mehrzahl um Sekundärglaukom gehandelt hat, 1mal (Fall 4) die Kammerbucht frei, nur ihr Gerüstwerk stark infiltriert; wenn es sich, wie in den exakten anatomischen Untersuchungen VERHOEFFs (10 Fälle) um eine Sklerose des Ligamentum pectinatum bei vorangegangener Wurzelsynechie der Iris handelt, so ist erstere als die Folge der letzteren anzusehen.

Aus der neueren Literatur möchte ich nur hervorheben, daß BAENZIGER die Ursache der glaukomatösen Synechie in einem kongestiven Druckanstieg in der Hinterkammer suchte, der sich nicht rasch genug durch die Pupille ausgleichen könne, eine hydrostatisch nicht zulässige Erklärung.

Auf die ursächlichen Beziehungen von Glaskörperveränderungen und der Zonulaspannung zur Genese der Wurzelsynechie kommen wir in den betreffenden Abschnitten zurück.

1. Iris.

Histologie. Die typischeste Veränderung schon bei ganz rezentem Glaukom
betrifft den Sphinkter pupillae. Einzelne Muskelzellen erscheinen wie aufgequollen, blaß tingiert oder ganz zu körnigem Detritus zerfallen, oder es finden
sich an Stelle von Muskelzellen vollständig leere (d. h. mit Zelloidin gefüllte)
Lücken, wie dies zuerst BIRNBACHER und CZERMAK beschrieben haben, so, als
ob die Muskelzellen ausgelaugt wären. Das übrigbleibende Maschenwerk der
umschließenden Gewebsfibrillen bildet beim Zusammenfließen solcher Lücken
dann eine eigenartige netzförmige Struktur. Daneben liegen häufig einzelne
Zellen, die wie eingetrocknet erscheinen, mit Eosin auffallend dunkel gefärbt
sind. Die Veränderung ist nicht in der ganzen Zirkumferenz mit gleicher Intensität ausgesprochen, sondern ausgesprochen herdförmig, eingesprengt in
oft vollkommen normale Muskelpartien. Je älter dann das Glaukom, um so
diffuser ist die Atrophie, und fallen dann anscheinend die leeren Zellücken
gewissermaßen zusammen, der Muskel wird dünner, schmäler, bis zu vollständigem
oder fast vollständigen Schwunde, bei dem nur verdichtetes, sklerotisches
Bindegewebe mit wenigen eingesprengten flachen stark tingierten Muskelzellen
erübrigt, das von dem hinter dem Sphinkter gelegenen, auch in nur senilen
Augen häufig sklerotischem und kernarmen Bindegewebe nicht zu trennen ist —
auch wenn letzteres noch in normaler Dicke vorhanden ist.

BIRNBACHER-CZERMAK führen den Schwund der Muskelzellen auf die Lähmung der
Nerven in den angepreßten Partien der Iriswurzel zurück. Es scheint mir aber sehr wahrscheinlich, daß auch in diesem Falle eine einfache Auflösung der Muskelfibrillen (zufolge
der gewebslösenden Wirkung des Kammerwassers) vorliegt, um so mehr als auch das mesodermale Gewebe, sowie der Ziliarmuskel dieselben Veränderungen aufweist.

Nichtsdestoweniger aber kann wohl das rapide Eintreten von fleckförmiger
Atrophie des Sphinkterteiles bei ziemlich rezenten Glaukomen darauf hinweisen,
daß dieselbe durch Nervenläsion (trophische Nerven) wenigstens mit bedingt
sein kann.

Das Verhalten des Dilatator pupillae und seiner ins Irisgewebe vorgeschobenen
Sporne[1]) läßt sich nur an Irisstücken, die bei rezentem Glaukom durch Iridektomie
gewonnen wurden, einigermaßen sicher beurteilen; zufolge des vorher angewandten Miotikums tritt ja hier der Dilatator, wie dies GRUNERT K. (1897)
gezeigt hat, besonders deutlich (am besten an van Giesonpräparaten) hervor.
Hier fehlen deutliche Veränderungen regelmäßig; aber bei Glaukoma absolutum
ist die Dilatatorschichte verdünnt, schwer oder überhaupt nicht von dem dann
immer atrophischen Irisstroma zu unterscheiden, die Sporne fehlen völlig,
ebenso wie die Kernlage des Dilatators.

Das mesodermale Irisgewebe ist zuerst rarefiziert, lückenhaft, die einzelnen Stromazellen scheinen ihre Fortsätze zu verlieren; aber mit zunehmender
Dauer des Glaukoms verwischt sich das Bild in erster Linie dadurch, daß, anscheinend von den Gefäßscheiden ausgehend, zuerst immer in dem ja auch im
senilen normalen Auge oft sklerotischen Gewebe zwischen Sphinkter und Pigmentepithel bemerkbar, an Stelle der locker gewebten Stromazellen erst feines,
dann zunehmend grobfaseriges, schließlich kernarmes Bindegewebe tritt.

Der Gewebsschwund ist am Sphinkterteile, in dem das Gewebe zwischen
Pigment und Sphinkter fast restlos schwinden kann, und im Bereich der glaukomatösen Synechie am intensivsten ausgesprochen. An letzterer Stelle wird das
Stromagewebe nicht durch Bindegewebe ersetzt, es schwindet allmählich restlos,
und zwar gleichzeitig mit dem Ligamentum pectinatum, so daß das Pigmentblatt der Iris unmittelbar an die Kornea-Sklera anschließt (Abb. 15, 18, 20, 22). Nur

---

[1]) Siehe A. ELSCHNIG und LAUBER: Literatur.

beim Verfolgen der Serienschnitte findet man dann noch hier einzelne Gefäße aus dem Ziliarkörper in die Iris übergehend — vielleicht auch Venen im Zusammenhang mit dem Schlemmschen Plexus? — zwischen das Pigmentblatt und die Kornea-Sklera eingelagert. Die Verhältnisse sind in diesen Fällen immer schwierig zu beurteilen, da dann immer schon schwere Veränderungen in der Kornea-Sklera und gewöhnlich schon beginnende Ektasie derselben, in der Form des sog. Interkalarstaphyloms vorfindlich sind.

In allen älteren Glaukomaugen, in denen operative Eingriffe vorgenommen wurden, und der Pupillarrand nicht schon durch oberfächliche Gewebswucherung an der Iris, auf die wir gleich zu sprechen kommen, evertiert ist, ist der Pupillarsaum des Pigmentepithels der Iris durch klumpige Zellhaufen, anscheinend aus

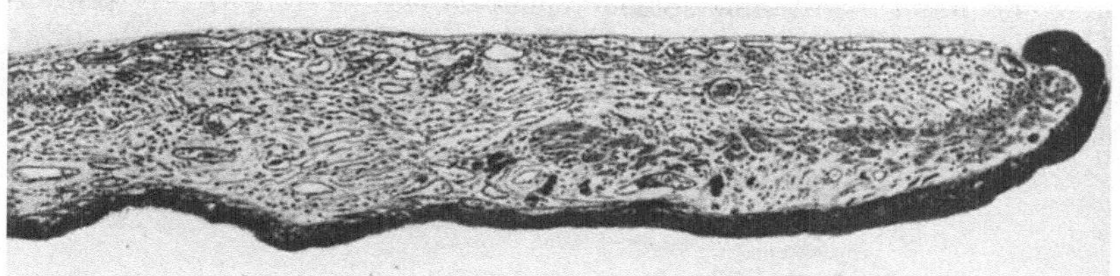

Abb. 25. 37jähriger Mann mit Glaukoma absolutum. Zarte Gefäß- und Bindegewebswucherung an der Irisvorderfläche mit beginnender Eversion des Pigmentblattes.

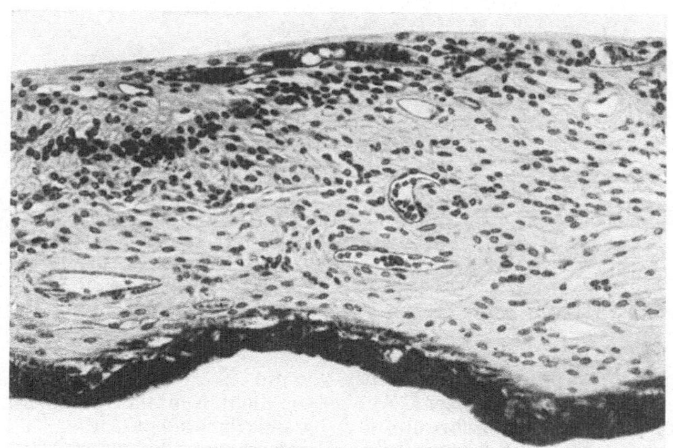

Abb. 26 = Abb. 25, stärker vergrößert. a Iris, b neugebildetes Gewebe.

Proliferation des unregelmäßigen Pigmentepithels hervorgegangen, an die Linsenkapsel fixiert. Nur in Fällen, in denen zweifellos iritische Veränderungen vorausgegangen oder aber auch durch Operation hervorgerufen das Glaukom begleiteten, kann auch das mesodermale Irisblatt in die Pupille in Form eines zartesten gefäßhaltigen sklerotischen Bindegewebes vorgeschoben sein.

Frühzeitig gesellt sich zu den atrophierenden Vorgängen in der Iris eine Proliferation in den oberflächlichsten Schichten der Iris, dem sog. Stromablatte, anfänglich ebenso herdförmig wie der erstere Vorgang; zuerst in kleinen Inseln, später allmählich sich über die ganze freie Iris ausbreitend, bilden sich Herde von größtenteils Endothelzellen gleichenden Zellen mit reichlichen neugebildeten Kapillaren (Abb. 25, 26). Diese Inseln fließen zusammen, verdichten sich, so daß schließlich ein straffes, faseriges, kernarmes, oft regelmäßig

geschichtetes Bindegewebe mit langgestreckten spindelförmigen Zellen und reichlichen, teils sklerotischen, meist außerordentlich zahlreichen dünnwandigen und
weiten Gefäßen entsteht. Dieses neugebildete Gewebe bekleidet dann die ganze
Irisvorderfläche in einer kontinuierlichen, aber wechselnd dicken Schichte, setzt
sich über die neue Kammerbucht mitunter an Stelle des Endothels der Membrana Descemeti auf die Hinterfläche der Kornea fort und entstehen dann an
letzterer Stelle kapselstarähnliche Auflagerungen mit dazwischen gelagerten
spärlichen Endothelzellen und Pigmentklumpen, wie dies noch später ausgeführt wird (Abb. 18). Das Irisstroma kann mitunter darunter noch relativ gut
erhalten sein, aber zuletzt kann die Dicke der neugebildeten Gewebsschicht an
der Iris, bei länger bestehendem absolutem Glaukom, die Dicke der restlichen
Iris übertreffen, besonders bei dem erwähnten Vorkommen von ausgedehnteren
hinteren Synechien. Bestehen solche nicht, so findet regelmäßig eine Verschmälerung der Irisbreite statt, das Pigmentblatt evertiert sich, ihm folgt
der Sphinkter, der vielfach bei Fortschreiten der Eversion eine Duplikatur

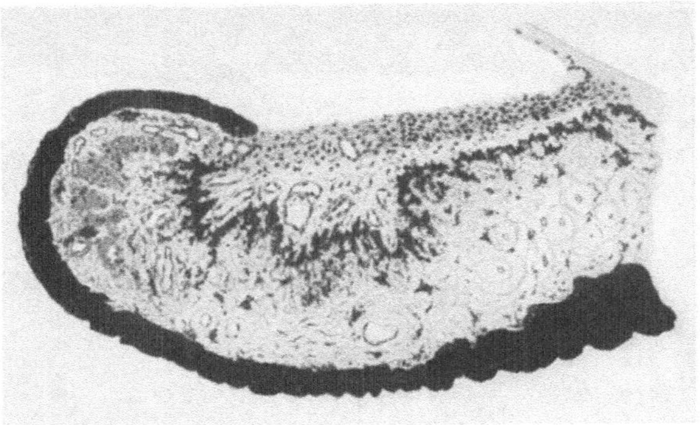

Abb. 27. 66jähriges Weib, lange absolutes inkompensiertes Glaukom, mächtige Schwielenbildung
an der Irisvorderfläche mit Eversion des Pigmentblattes und Sphinkters (s. Birnbacher und
Czermak, Abb. 20).

bildet und dessen atrophische Reste ganz an die Vorderfläche der Iris gezogen
sein können (Abb. 27).

Daß nicht die Schrumpfung der Iris selbst, wie dies E. Fuchs (2) angenommen, die Ursache dieser Eversion, auch in der Regel wenigstens nicht Neubildung des Pigmentepithels
ihr zugrunde liegt, sondern die Schrumpfung der oberflächlichen Auflagerung, kann man
am besten daran erkennen, daß (wie z. B. in Abb. 27, die der Abb. 20 von Birnbacher und
Czermak entspricht), das Stromablatt der Iris unter der straffen Auflagerung mehrfach
gefaltet ist.

Im höchsten Grade der Entwicklung dieser Auflagerung, die zweifellos
primär in der Irisoberfläche beginnt, aber mit analoger Auflagerung auf die
Membrana Descemeti sich verbinden kann, bildet das neugebildete Gewebe
eine glashautartige (oder kapselstarähnliche) Membran, die die ganze neue
Kammerbucht und Irisvorderfläche gleichmäßig bekleidet, wie dies besonders
Axenfeld (2) und Halben bei Hydrophthalmus beschrieben (s. a. Abb. 18—27);
hier kann sich die neugebildete Membran auch über den Pupillarrand an die Iris-
hinterfläche umschlagen; doch ist gerade bei Hydrophthalmus, wie dies besonders
Mellers Untersuchungen ergeben, die Irisveränderung häufig nicht Folge, sondern
Ursache des Glaukoms.

Knies (1) scheint zuerst an 3 unter 15 Glaukomaugen die Auswärtsdrehung der
Retinapigmentschicht der Iris beschrieben und auf Retraktion des in der Kammerbucht
bzw. an der Irisvorderfläche neugebildeten Gewebes zurückgeführt zu haben. Zuletzt

hat sich H. Stern (Klinik Siegrist-Bern) ausführlich darüber verbreitet und insbesondere an Hand von 4 anatomisch untersuchten Fällen von Iridozyklitis und Glaukom sich der Meinung von Knies angeschlossen. Stern nimmt an, daß z. T. durch Hinüberzerren des Pigmentepithels durch die Oberflächenschwiele der Iris, z. T. aber auch durch Wucherung des Pigmentepithels das Ektropium zustande komme. Diese Wucherung sei durch Gefäßerkrankung bedingt, die zu Ernährungsstörung des Pigmentepithels und damit zur Hyperplasie führt. Die Annahme von E. Fuchs, daß die einfache Atrophie des Irisstromas bei Normalbleiben des Hinterblattes zu einem Herüberziehen des Pigmentepithels auf die Irisvorderfläche führen könne, wird auch von Stern abgelehnt. In der Arbeit von Stern ist die bisherige Literatur enthalten.

Entzündungserscheinungen (im Sinne der auch von Birnbacher angenommenen Oberflächenentzündung, „indurierende", „adhäsive" Entzündung), auf die wir in der Literaturübersicht S. 892ff, eingegangen, fehlen bei halbwegs

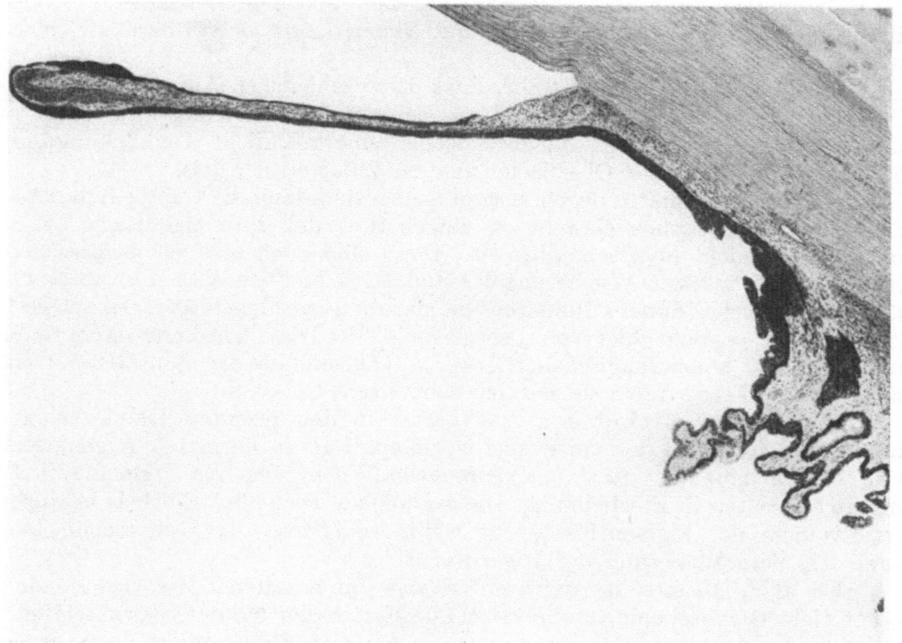

Abb. 28. 57jähriger Mann, absolutes Glaukom mit Netzhautablösung. Iris enorm atrophiert, Eversion des Pupillarsaumes mit Duplikaturbildung des Sphinkters. Schürzenartige Wucherung des Pigmentepithels bis nahe zur neuen Kammerbucht. Schlemmsche Vene offen.

rezentem Glaukom regelmäßig. Die kleinen Rundzellansammlungen, ebenso die Oberflächenwucherung an der Iris möchte ich nur als Folge von Stauungsvorgängen in der Iris selbst ansehen, denen zufolge es zu Gefäßerweiterung, wohl auch Neubildung von Gefäßen und begleitender Gewebs- bzw. Endothelproliferation kommt. Letztere ist ja in der neuen Kammerbucht und an der angrenzenden Descemeti regelmäßig nachweisbar, sobald das Ligamentum pectinatum ganz von Iris bedeckt ist; aber auch wenn diese Veränderungen als die Symptome oder das Resultat chronischer Entzündungen aufzufassen wären, muß neuerlich betont werden, daß sie dem akuten Glaukomauge vollständig fremd sind, mit zunehmender Dauer und Intensität des Glaukoms zunehmen und in voller Entwicklung nur im degenerativen Glaukomauge vorfindlich sind. Die genannten Veränderungen sind daher sicher nur Folge, nicht Ursache des Glaukoms.

Frühzeitig treten schon schwere Gefäßveränderungen im Irisstroma auf. Die Arterien sind enger und dickwandig, das Lumen erscheint, obwohl gewöhnlich reichliche Endothelwucherungen fehlen, verengt, Muskularis und Adventitia können in ein sklerotisches kernarmes Gewebe umgewandelt sein, so daß in den Augen mit altem, absoluten Glaukom der charakteristische Unterschied zwischen Media und Adventitia fast verloren geht (s. Abb. 27, 28). Das elastische Gewebe in der Intima größerer Arterien ist gewuchert. Eine wirkliche hyaline Degeneration, wie sie Ulrich (1) seinerzeit beschrieben und die dann mehrfach als Ursache des Glaukoms angesehen wurde, ist nie vorfindlich. Birnbacher und Czermak haben nur einmal in einem Fall degenerativen Glaukoms einen Verlust des Endothelrohres (Fall 6) beschrieben. Die Venen sind frühzeitig auffallend weit und zahlreich, meist strotzend mit Blut gefüllt, ihre Wände später besonders dünn und ihre adventitiellen Scheiden zunehmend dicker, sklerotischer, so daß dann Arterien und Venen kaum oder überhaupt nicht unterscheidbar sind.

Der Gefäßgehalt der Iris ist allerdings in verschiedenen Augen äußerst verschieden. Augenscheinlich handelt es sich um Erweiterung präformierter kleiner Gefäße, doch geht daneben sicher eine reichliche Gefäßneubildung einher, besonders an der Oberfläche und im Ziliarteil der Iris.

In schwer glaukomatös degenerierten Augen sind dann die Gefäße in dichtes, kernarmes, sklerotisches Gewebe so eingebettet, daß ihre eigentliche Wand von letzteren nicht unterscheidbar ist. Dann sind auch manche Gefäße ohne Lumen, bei nur mäßiger Wucherung des Endothels, und wie Waben in ein gleichmäßig sklerotisches dünnes Bindegewebe, das die ganze Iris ersetzt, eingelagert. Axenfeld (2) spricht hier von „Verglasung“ der Iris. Thromben konnte ich außer bei sog. hämorrhagischem Glaukom (Thrombose der Zentralvene) nie nachweisen. Harms fand sie nur bei sehr altem Glaukom.

Das Pigmentepithel der Iris haftet in den rezenten Glaukomaugen anscheinend fester an der vorderen Linsenkapsel als in normalen Augen, aber ohne Zwischengewebe. Eine ausgesprochene Wucherung des Pigmentepithels kommt nur selten in Erscheinung. Die auffallende Dicke des Epithels in Augen mit Eversion des Pigmentblattes ist wohl, wenigstens der Hauptsache nach durch die Verschmälerung der Iris zu erklären.

Aber auch mitunter in Augen mit relativ gut erhaltener Iris, insbesondere in dem Gebiete zwischen den vordersten Ziliarfortsätzen und der Iriswurzel findet man flache oder zapfenförmige Wucherungen von Pigmentepithel gegen die Hinterkammer zu (Abb. 11), nur selten (wie in Thomsens Falle), wenn nicht gleichzeitig schwere Geschwürsbildung an der Kornea besteht, Abhebung des Pigmentblattes von der Dilatatorschichte. Ist es dagegen schon zu Staphylombildung gekommen, so kann man solcher blasenförmiger Abhebung des Pigmentepithels, die bis zur Verdoppelung der Pigmentlage (Hanssen) gedeihen können, häufiger begegnen (Abb. 22). In solchen Fällen kommt es dann auch, wie in Thomsens Fall, zu einer zystenartigen Abhebung des Pigmentblattes von der Dilatatorschichte oder zu Zystenbildung im Pigmentblatt selbst. Siegrist (2) hat solche anatomisch bei alten Glaukomen mit Ectropium uveae am Pigmentsaum der Iris nachgewiesen, deren häufiges Vorkommnis zuletzt auch O. Vogt mit der Spaltlampe beim Glaukoma simplex bestätigt hat; Hanssen hat sie auch in frischen Fällen gesehen. In fast allen Fällen, in denen schwere Keratitis bei degenerativen Glaukomen oder nach Operationen eingetreten war, gehören solche zystische Abhebungen des Pigmentepithels geradezu zur Regel, wie Abb. 15 u. 18 zeigen. Bei schwer degenerativem Glaukom kommt es hauptsächlich im Anschluß an solche zystische Abhebungen zum Schwund des Pigmentepithels, regelmäßig wenigstens zu einer Rarefaktion im Bereich kompletter alter Iriswurzelsynechie.

Bestand (als Ursache des Glaukoms) eine vordere Synechie, so scheint es in seltenen Fällen zu einer Atrophie der Iris in ganzer Dicke zu kommen. Bisher sind nur sehr spärliche derartige Fälle von vollkommener Lochbildung zufolge glaukomatöser Irisatrophie (ohne gleichzeitig bestehende präexistente vordere Synechie) bekannt geworden. Der älteste Fall von BENTZEN und LEBER scheint nur (auf Grund der kurzen Beschreibung) in Atrophie des Vorderblattes der Iris bestanden zu haben, das Pigmentblatt hat die Lücke ausgefüllt. Im Falle von C. WOOD bestand dem Referat nach gleichzeitig eine chronische Iridozyklitis, so daß eigentlich nur ein Fall von MULDER und die 3 Fälle von BERGLER mit anatomischer Untersuchung erübrigen. MULDER beschreibt einen Fall, in dem bei ausgedehnter Verwachsung der Iriswurzel mit der Hornhauthinterfläche an der einen Seite der Kammerbucht eine lamelläre zellige Auflagerung sich fand, die Pupille dorthin verzogen war, und an der gegenüberliegenden Kammerseite an zwei Stellen durchgreifende, ausgedehnte Atrophie des Irisgewebes bestand. Unter den Fällen von BERGLER handelt es sich aber nur im ersten Falle um ein primäres Glaukom. Hier fand sich eine hochgradige Verziehung der normalen Pupille durch breite Verwachsung der Iris mit der Hornhauthinterfläche an der unteren Seite und scheint der durch diese Verlagerung ausgeübte Zug in Verbindung mit der glaukomatösen Erkrankung zur vollständigen Lochbildung der gegenseitigen Iris in ganzer Dicke geführt zu haben. An dieser Stelle bestand keine Wurzelsynechie. Die histologische Untersuchung ergab, daß zuerst das mesodermale, zuletzt das Pigmentblatt der Iris (wie dies ja auch klinisch bekannt ist) schwindet. Multiple Lückenbildung in beiden Irides bei Hydrophthalmus beschreibt ZIERL

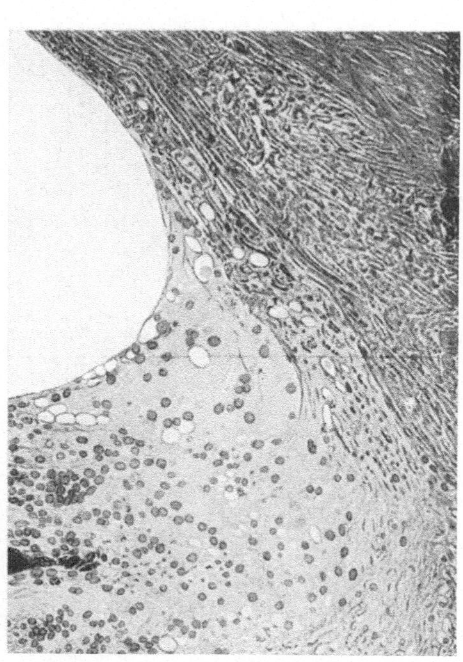

Abb. 29. 56jähriger Mann, Sekundärglaukom nach Linsenluxation. Iridozyklitis. Verödung der Kammerbucht durch neugebildetes Gewebe.

Daß die Irisatrophie nicht Ursache des Glaukoms ist, wie LICSKÓ annimmt, sondern deren Folge, ist fraglos.

Wie erwähnt, finden sich selten auch an nichtoperierten Augen mit absolutem Glaukom, bei vollständigem Fehlen eigentlicher Erscheinungen von Iridozyklitis, hintere Synechien, die ausschließlich aus Pigmentzellen bestehen. Ist die Pupille hierbei relativ eng, so ist das Irisstroma gewöhnlich auf eine dünne Schichte von mitunter gleichmäßigem sklerotischen Gewebe, in das die dickwandigen, gleichfalls sklerotischen Arterien und reichlichen Venen eingelagert sind, reduziert. Die Oberflächenproliferation ist dann nie hochgradig, kann sich aber über die Irisverklebung hinweg in die freie Pupille als fast homogene oder nur durch spärliche spindelförmige Zellen geschichtete, mitunter spärliche Kapillaren oder kleinste Gefäße enthaltende Membran auf die vordere Linsenkapsel fortsetzen. In ähnlichen Fällen kann ich die Gefäßproliferation an der Irisvorderfläche auch auf den restlichen noch freiliegenden Teil

des Ligamentum pectinatum bzw. den Beginn der Membrana Descemeti fortsetzen, wie in Abb. 11 u. 12. Aber nur bei Sekundärglaukom nach schweren entzündlichen Veränderungen im vorderen Bulbusabschnitte kann auch in der ver-

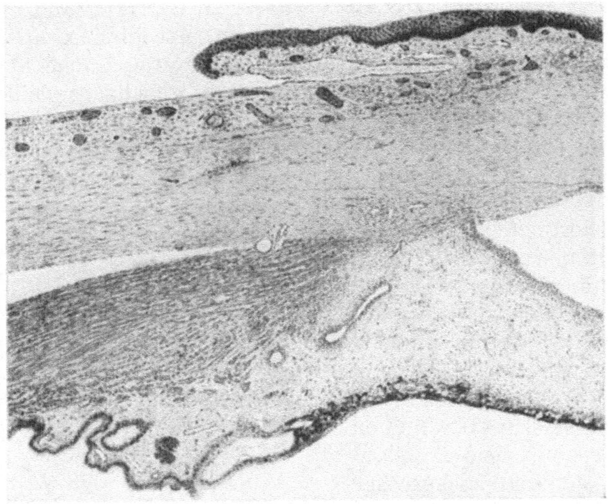

Abb. 30. 53jähriger Mann, Iridektomie vor 11 Monaten, absolutes Glaukom. Sehr breite Anlagerung der nicht atrophischen Iris in der Kammerbucht. Episkleritis.

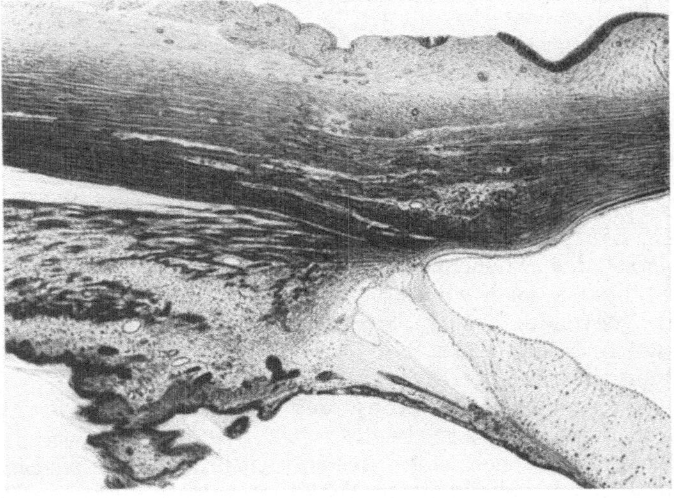

Abb. 31. 58jährige Frau, anscheinend hochmyopische Bulbi mit äquatoriellem Skleralstaphylom, dichte Hornhautnarben, hatte seit Jahren nur Lichtschein. Keine hohe Spannung. Aus der Leiche enukleiert. Inkomplette Wurzelsynechie mit enormer Lückenbildung der Iriswurzel. Atrophie des Ziliarkörpers.

ödeten Kammerbucht, also zwischen Iris und Ligamentum pectinatum ein
Zwischengewebe gelagert sein.

Ein ganz anderes Bild in der Kammerbucht findet man mitunter bei Sekundärglaukomen mit augenscheinlich chronisch-entzündlichen Veränderungen gepaart.
In dem in Abb. 29 abgebildeten Falle handelt es sich um ein Sekundärglaukom

nach Luxatio lentis. Die Kammerbucht ist ringsum durch ein glasiges Bindegewebe mit eingestreuten großen blaßgefärbten Kernen verschlossen, das wie ein Ausguß vor etwa der Hälfte des Ligamentum pectinatum, der Ziliarkörpervorderfläche und der Iriswurzel eingeschaltet ist. Die Vorderfläche der vordersten Ziliarfortsätze ist mit der Hinterfläche der Iris innig verwachsen, und ist nur eine stellenweise recht dünne, stellenweise vielschichtige Pigmentzellage zwischen beide eingeschaltet. Es handelt sich hier wohl zweifellos um chronisch-entzündliche Prozesse, die mit dem Glaukom als solchem nur insoferne zusammenhängen, als sie zur Ursache von Drucksteigerung werden.

Einem auffallenden Befund begegnen wir mitunter in Augen, in denen spontan oder durch Behandlung bzw. operative Eingriffe der glaukomatöse Prozeß unter Schwinden der Drucksteigerung oder unter annähernd konstanter mäßiger Erhöhung des intraokularen Druckes gewissermaßen zum Stillstand gekommen ist, ob nun das Glaukom absolut wurde oder ein Sehvermögen noch bestehen blieb. Die sonst unvermeidlichen degenerativen Folgezustände im Glaukomauge sind ausgeblieben und wir finden dann, wie ich dies an zwei Augen, die ich hier abbilde, konstatieren konnte, bei bestehendem vollständigen Verschluß der Kammerbucht durch die eingelagerte Iris eine breite Auseinanderzerrung des Gewebes der Iriswurzel mit Rarefaktion bis zur Bildung größerer Lücken (Abb. 30, 31). Die Iris übertrifft im Bereich der Kammerbucht um ein Vielfaches die normale Dicke. Die relative Intaktheit des restlichen Irisstromas und der Irisgefäße scheint zu zeigen, daß durch das Irisgewebe selbst trotz Bestehen vollständigen Verschlusses der Kammerbucht ein normaler oder annähernd normaler Ablauf des Kammerwasseraustausches durch die Iris allein stattfinden konnte. E. Fuchs (4) hat diese Veränderungen zuerst an einer Reihe von Augen, in denen Glaukom durch vordere Synechie nach Durchbruch der Kornea entstanden war, beschrieben und durch eine Reihe von Abbildungen belegt. Daß auch bei Primärglaukom ähnliche Veränderungen resultieren müssen, zeigen meine eben genannten Beobachtungen.

Ligamentum pectinatum. Beim rezenten inkompensierten Glaukom ist zwischen den Balken des Ligamentum pectinatum ein etwas größerer Gehalt an Zellkernen vorfindlich, vielleicht sind auch schon hier die Balken derber, sklerotischer, aber deutlich und im Bereich glaukomatöser Irissynechie wie zusammengedrängt, verdichtet, während sie in den restlichen, noch nicht von Iris bedeckten Partien noch wie normal gelagert, ja sogar aufgelockert sein können.

Wird eine glaukomatöse Synechie wenigstens zum Teil gelöst, bevor die Iris innig mit dem Ligamentum pectinatum verschmilzt, so bleibt wie in Abb. 21 das letztere verdichtet, wie komprimiert. Nur aus der Art des Irisansatzes und, wie in dem abgebildeten Falle, aus der Topographie der übrigen Zirkumferenz der Kammerbucht läßt sich das Vorherbestehen der Iriswurzelsynechie erkennen.

Nur in sehr spärlichen Fällen fehlt auch bei inkompensiertem Primärglaukom die glaukomatöse Iriswurzelsynechie der Iris, und zwar scheint dies nur in höher myopischen Augen oder myopisch gebauten Augen der Fall zu sein, in denen a priori die Vorderkammer tief war, sowie bei manchen Fällen von Sekundärglaukom, wie z. B. in zwei Augen mit Luxation der Linse und Sekundärglaukom die mir vorliegen. Hier sind die ganzen Gebilde des Kammerwinkels auffallend dichter, die Balken des Ligamentum pectinatum aneinander gedrängt, wie zusammengebacken, sklerotischer oder von reichlichen Zellkernen durchsetzt, und gerade in solchen Augen findet sich die Pigmentanhäufung in den Geweben der Kammerbucht und in ihr selbst ausgesprochener vor. Die Veränderung beschränkt sich aber nicht auf das Ligamentum pectinatum, sondern die Verdichtung betrifft auch immer den freiliegenden Randteil des Ziliarkörpers und die Iris. Der Befund unterscheidet sich somit nicht wesentlich von jenen, die anscheinend nach frühzeitiger Operation an Glaukomaugen erhoben werden können, in denen die Kammerbucht ringsum oder wie in dem Falle Abb. 21 zum Teil wieder frei geworden ist.

DE VRIES (1907) hat sich besonders eingehend mit der Beschaffenheit des Ligamentum pectinatum bei Glaukom befaßt; es muß aber hierzu bemerkt werden, daß die Dichte des Ligamentum pectinatum, die Beschaffenheit der einzelnen Bälkchen in senilen Augen sehr beträchtlichen Schwankungen unterworfen sein kann. Im allgemeinen sind die Balken in senilen Augen dicker, lassen in der Regel eine mit Orcein intensiv rot gefärbte zentrale Faser und eine oberflächlich anliegende, nur blaß gefärbte (protoplasmatische?) Hülle erkennen. Es macht in diesen Fällen durchaus nicht den Eindruck, als ob SALZMANNs (2) Angabe, daß die Membrana Descemeti sich an die Oberfläche der Ligamentumbalken fortsetzt, zutreffend sei — im Gegenteil, die zentrale Faser der Balken scheint die Fortsetzung der Descemeti zu sein, die von einer protoplasmatischen spärliche spindelige Zellkerne enthaltenden Hülle umgeben ist.

Je vollständiger dann der Abschluß des Kammerwinkels, um so dünner, dichter, sklerotischer und kernärmer wird das Ligamentum pectinatum, es verschmilzt mit der Sklera zu einem kompakten Gewebe und fällt schließlich — als Übergang zum Interkalarstaphylom — demselben Schwunde anheim, wie die anliegende Iris.

Eine besonders auffallende Erscheinung bildet die Pigmentierung der Gebilde der Kammerbucht und die Pigmentansammlung in letzterer.

Besonders in den letzten Jahren, seitdem L. KOEPPE die vorher schon von LEVINSOHN (1, 2) aufgestellte Theorie der Entstehung der glaukomatösen Drucksteigerung durch Pigmentinfiltration der Gebilde des Kammerwinkels propagiert hatte, ist auch klinisch der sichere Nachweis erbracht worden, wie es früher schon anatomisch festgestellt war (s. auch KUBIK und HANSSEN), daß in normalen senilen Augen freies Pigment oder Pigmentschollen an der Hornhauthinterfläche, im Balkenwerk der Kammerbucht sowie auch an der Irisoberfläche selbst sich häufig vorfinden — bei HANSSEN unter 64 Augen 12 mal besonders reichlich. Nicht nur graduell von dieser rein senilen Pigmentierung ist die Pigmentinfiltration des Ligamentum pectinatum in glaukomatösen Augen verschieden. Zuerst von PRIESTLEY SMITH (1) besonders gewürdigt, dann von LAWFORD, PANÁS, ROCHON-DUVIGNEAUD, ALT, DOLGANOFF, E. v. HIPPEL, GREEFF und v. RENY, haben besonders die Untersuchungen von BIRNBACHER (3), CZERMAK, LEVINSOHN (2) mit besonderem Nachdruck auf das Vorkommen reichlicher Pigmentierung hingewiesen, und wurde dasselbe von allen Autoren auch in rezenten Glaukomen bestätigt.

Das Charakteristische der glaukomatösen Pigmentansammlung liegt hauptsächlich darin, daß das Pigment nicht nur in freien Körnchen oder durch Zusammenballen solcher entstandenen Klümpchen in den Gebilden der Kammerbucht angelagert und eingelagert ist, sondern daß sich große Komplexe finden, die, wie die Entpigmentierung zeigt, aus Zellen mit großen Kernen bestehen. Auch was die Art der Pigmentkörnchen dieser Zellen betrifft, sind sie den normalen Zellen des Pigmentblattes der Iris vollständig gleich; andere derartige Zellen aber, bei gleichem Pigmentgehalt, dürften Leukozyten sein, die Pigment aufgenommen haben. Sichere Entscheidung bezüglich der Provenienz ist hier natürlich nicht immer möglich. Auch zwischen den neugebildeten Gewebslagen an der Irisoberfläche und in der neuen Kammerbucht sind gewöhnlich langgezogene Pigmentzellen eingelagert, dem Aussehen nach vielleicht mit Pigment angereicherte Bindegewebs- bzw. Endothelzellen.

Das gesamte Pigment, welches, wie zuerst BIRNBACHER-CZERMAK festgestellt, keine Eisenreaktion gibt, wird also zweifellos aus dem Pigmentepithel der Iris, frei oder in Zellen eingeschlossen, mit dem Kammerwasser in die Vorderkammer verschleppt und vorerst an der Irisvorderfläche und im Kammerwinkel abgelagert, dann erst in das Gewebe selbst aufgenommen. Neben diesem frei eingewanderten Pigment scheint doch auch direkt vom Pigmentepithel der Iris und des Ziliarkörpers aus (nach Art der normalen Spornbildungen und Klumpenzellen) Pigment oft in Straßen in das mesodermale Gewebe vorzudringen, also in analoger Weise wie wir es bei chronischer Iridozyklitis auch anatomisch fast regelmäßig nachweisen können.

Eine treffliche Schilderung der Pigmentzerstäubung im vorderen Bulbusabschnitt hat J. HIRSCHBERG gegeben. v. RENY hat in anatomischen Untersuchungen die Pigment mobilisierung und Proliferation, letztere stets in der Hinterkammer am Ziliarrand der Iris nachgewiesen, aber auch Phagozytose beobachtet.

Venen des Schlemmschen Plexus. Keinerlei sichere Beziehungen zur Dauer und Intensität der Drucksteigerung bestehen bezüglich des Verhaltens der Venen des Schlemmschen Plexus. Ich möchte nur hervorheben, daß, je frischer das Auge ist, im allgemeinen desto sicherer das Lumen der Venen selbst und ihre Wände völlig normal sind, oder nur spärliche einkernige Rundzellen in ihrer nächsten Umgebung sich vorfinden. Nur an einer Stelle meines akuten Glaukomauges war der Schlemmsche Kanal (2. Fall, Dauer 21 Tage) durch spindelförmige und rundliche Zellen und pigmentierte Körnchen obliteriert und reichte ein Endothelzellpfropf in die abführende episklerale Vene hinein. Aber auch bei weit fortgeschrittenen absoluten Glaukomen können diese Venen weit geöffnet und klaffend, also eher erweitert erscheinen (Abb. 11, 17, 22), während oft in demselben Auge oder auch in anderen Augen ringsum die großen Venen im Bereich des Ligamentum pectinatum durch zarte bis warzige Endothelwucherung völlig verschlossen sind, ihre Wand dann zunehmend reichlich von Lymphozyten umgeben ist (Abb. 21, 22); im ganzen Bereich des Limbus und der angrenzenden Sklera ist das Bindegewebe besonders in der Nachbarschaft der Gefäße von Rundzellen (immer einkernige vom Charakter der Lymphozyten, wenn keine schwere sekundäre Hornhautgeschwürsbildung besteht) durchsetzt, dann das Gewebe rarefiziert, als Vorstadium der Staphylombildung.

In vielen älteren Glaukomaugen an einzelnen Stellen, selten im ganzen Bereiche der Hornhautzirkumferenz findet sich mitunter an Stelle von Schlemmschen Venen ein unregelmäßiger Komplex von teils spindelförmigen, zum größten Teil rundlichen Zellkernen (Lymphozyten), ohne daß noch die Begrenzung oder die Konfiguration von Venen erkennbar ist.

Es ist jetzt allgemein bekannt, daß das Kammerwasser bei inkompensiertem Glaukom wesentlich eiweißreicher ist, als in normalem Zustande; so finden wir in der Vorderkammer neben einzelnen verstreuten zelligen Elementen immer kleine Plaques von geronnenem Eiweiß.

2. Ziliarkörper.

Die Gewebsveränderungen im Ziliarkörper sind zum größten Teil seniler Natur, so die Verdichtung des zarten fibrillären Bindegewebes der Ziliarfortsätze, das bis zu hyalinartigen in Eosin dunkel gefärbten sklerotischen Schollen sich verdichten kann; dann eine ähnliche Veränderung des Bindegewebes zwischen den Muskelfibrillen, vielleicht auch Verödung von Kapillaren in einzelnen Ziliarfortsätzen, während in frischeren Fällen hier dieselbe Gefäßerweiterung besteht wie in der Iris. Eine wirkliche Hypertrophie des Bindegewebes oder des Ziliarmuskels wie sie LEVINSOHN (2) u. a. für das Glaukomauge, ATTIAS als senile Veränderung beschrieben hat, besteht sicher nicht. Die mächtige Entwicklung des Ziliarmuskels ist Teilerscheinung des hypermetropischen, die plumpere Form der Fortsätze Eigentümlichkeit des senilen Auges. v. HESS (2) hat als Teilerscheinung des Seniums Anschwellung, Verdickung der Ziliarfortsätze und Annäherung an den Linsenrand beschrieben — also Veränderungen, die vielfach (irrtümlicherweise) dem Glaukom zugeschrieben wurden, die aber wohl mit zur Gelegenheitsursache des Glaukoms werden können. Die einzige sicher durch das Glaukom bedingte Veränderung ist die Atrophie des Ziliarmuskels, auf die Schnabel (2. Mitt.) zuerst hingewiesen und die er als dem senilen Auge fremd erklärt hat.

Im Ziliarmuskel finden sich sehr frühzeitig dieselben Erscheinungen wie im Sphincter pupillae, aber in wesentlich geringerem Grade. Insbesondere die zirkuläre und radiäre Portion ist schon im akuten Glaukomauge rarefiziert; „durch vollständigen oder fast vollständigen Schwund vieler Muskelzellen, bei Erhaltensein der Form der Bündel kommt vielfach ein Bild zustande, das den Anschein erweckt, als ob aus dem bindegewebigen Stützgerüst einfach die Muskelzellen herausgefallen wären" [A. Elschnig (2)].

Je vorgeschrittener das Glaukom ist, desto mehr schwinden diese Lücken, offenbar durch Schrumpfung des bindegewebigen Zwischengewebes oder auch durch direkte Kompression, der Ziliarkörper wird dadurch dünner, flacher und besteht schließlich fast ausschließlich aus sklerotischem Bindegewebe und aus zwischengelagerten Gefäßen. Durch ähnliche Schrumpfungsvorgänge werden auch die Ziliarfortsätze dünner, bleiben dabei meist lang ausgezogen, nur viel einfacher gegliedert als früher (Abb. 20).

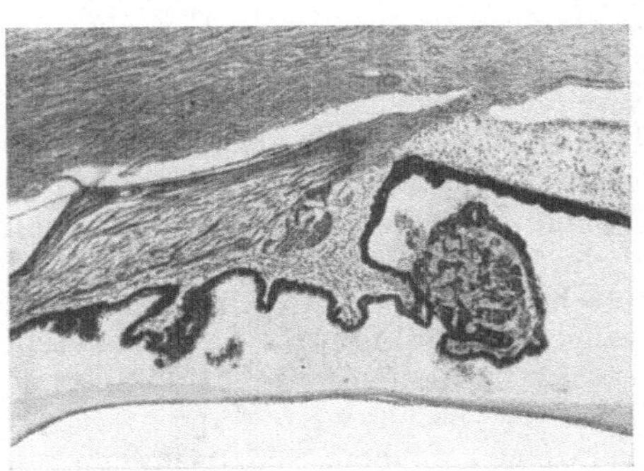

Abb. 32. 46jähriger Mann, absolutes Glaukom, wenig inkompensiert. Iriswurzelsynechie mit gut erhaltenem Irisgewebe. Atrophie des Ziliarkörpers, tumorartige Wucherung an den Ziliarfortsätzen.

Oft findet sich auch in der Gegend des Ziliarmuskels auffallend viel Pigment, was Attias und Thomsen als charakteristisch für Glaukom angenommen haben. So weit es sich um spindelförmige oder mit Ausläufern versehene Pigmentzellen handelt, möchte ich sie wohl als normale Pigmentzellen auffassen. Doch kommt daneben, besonders an Augen mit besonders auffallender Pigmentinfiltration in der Kammerbucht, auch im Ziliarkörper reichlichere Durchsetzung mit körnigem Pigment und Pigmentzellen vor.

Die Basalmembran des Ziliarkörpers ist vielfach warzig verdickt, offenbar senil (Attias); schwere Veränderungen zeigt immer das Palisadenepithel, insbesondere in dem ungefalteten Teil des Ziliarkörpers, in Form von flachen Verdickungen, polypenartigen Exkreszenzen des gewucherten Epithels, in dem dann vielfach die Zellen wie hydropisch aufgequollen erscheinen oder degenerativ verändert sind, so daß in manchen größeren Wucherungen auch kleine zystische Hohlräume entstehen können, wie sie insbesondere in senilen Augen seinerzeit schon von Kuhnt (1) beschrieben worden sind (s. auch Abb. 14, 19). Häufig geht die Intensität dieser Wucherung über das hinaus, was in senilen Augen in der Regel, aber in geringfügiger Entwicklung zu beobachten ist. Die Zellen sind aber an manchen Stellen lückenhaft, durch Detritus oder Wanderzellen getrennt. Schwarzkopf beschreibt an den Ziliarfortsätzen mehrkammerige blasige Gebilde, deren Wand und deren Septum anscheinend aus verändertem unpigmentierten Ziliarkörperepithel hervorgegangen sind; die ziliare Wand bildet das nackte Pigmentepithel, an kleinen Zysten findet sich darüber noch fast intaktes Palisadenepithel. Diese Zellen erscheinen dann vielfach abgeplattet und gedehnt. Schwarzkopf hält diese Bildungen für die bekannten Greeffschen

Blasen und meint auf Grund seiner beiden untersuchten Fälle, in denen keine Bulbuseröffnung vorgenommen war, daß die Blasenbildung auch ohne Eröffnung der Vorderkammer auftreten und daß sie die Ursache der Hypertonie sein kann. Meiner Meinung nach handelt es sich auch hier nur um jene vielleicht senilen zystoiden Bildungen, wie sie zuletzt vor kurzem von H. H. ELSCHNIG ausführlicher erörtert wurden.

Schwielenartige Bildungen, wie sie in Abb. 18 die Ziliarfortsätze verbinden bzw. überbrücken, sind bei Primärglaukom nur sehr selten zu beobachten.

Ob mächtigere polypenartige Wucherungen im Bereiche der Ziliarfortsätze, die man mitunter in glaukomatösen Augen findet, wie z. B. die adenomartige Wucherung, die in Abb. 32, ähnlich 33, abgebildet ist, zum Wesen des Glaukoms gehören, erscheint mir fraglich. Ich führe sie aber deshalb an, weil SCHNABEL in einem Fall ein offenbar ähnliches

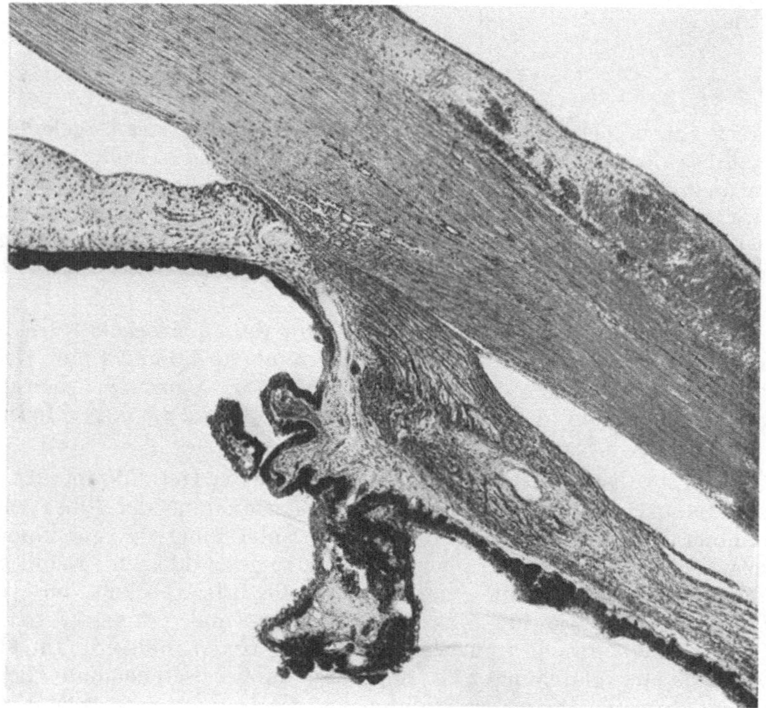

Abb. 33 (s. Abb. 1). Linkes Auge mit absolutem Glaukom; Pinguecula.

Gebilde bei der Iridektomie aus dem Auge herausschlüpfen sah. Die anatomische Untersuchung dieses Gebildes ergab anscheinend ein meinem Falle analoges Verhalten.

Das Pigmentepithel des Ziliarkörpers beteiligt sich nur in geringfügiger Weise an den genannten Proliferationserscheinungen, doch treten vielfach Pigmentzellen durch das unpigmentierte Epithel an die Oberfläche.

Die größeren Arterien des Ziliarkörpers zeigen wie die der Iris oft frühzeitig eine Verdickung des adventitiellen Bindegewebes bis zur deutlichen Sklerose desselben, die wohl wieder, zum größten Teil wenigstens, in das Bereich der senilen Gefäßveränderungen gehört. BARTELS glaubt, daß die regelmäßig von ihm nachgewiesene Wandverdickung der Arterien eine kompensatorische Hypertrophie im Sinne von THOMA darstelle. BRAILEY (3) hat im Glaukomauge eine Erweiterung des Lumens des Circulus arteriosus mit Verdickung der Wand im Ziliarkörper feststellen wollen; daß dies nicht zutreffend ist, haben schon BIRNBACHER und CZERMAK betont, und auch ich konnte mich in meinen Glaukomaugen nicht von der Richtigkeit dieser Annahme überzeugen. Bei den großen Schwankungen, denen die Weite des genannten Gefäßes, insbesondere an verschiedenen Stellen der ganzen Zirkumferenz des Bulbus, und seine Wanddicke bei verschiedenen Individuen unterworfen ist, wäre zweifellos nur dann eine mit dem Glaukom in Zusammenhang stehende Kaliberveränderung feststellbar, wenn man schon vor Eintritt des Glaukoms die Gefäßweite hätte feststellen können. Die übrigen Ziliarkörpergefäße, insbesondere Venen scheinen dagegen nur bei akutem Glaukom auffallend weit. Aber auch in schwer degenerierten Glaukomaugen kann das genannte Gefäßsystem des Ziliarkörpers hochgradig erweitert, vermehrt erscheinen und auch die Kapillaren der Fortsätze strotzend mit Blut gefüllt sein — wohl vorwiegend nur in Augen mit Thrombose der Zentralvene.

IV. Kristallinse.

PRIESTLY SMITH (1) hat zuerst die Aufmerksamkeit darauf gelenkt, daß die Kristallinse der glaukomatösen Augen eine auffallende Größe besitze. Von vielen Autoren geleugnet, zuerst von BRAILEY (4), dann auch von BIRNBACHER und CZERMAK, scheint es mir doch, daß diese Annahme zu Recht besteht, wenngleich die von PRIESTLY SMITH gezogenen Schlußfolgerungen, daß gerade diese Volumszunahme der Linse die Grundlage des Glaukoms sei, nicht zutreffend sein dürften.

An meinen zwei frischen Glaukomaugen betrug der äquatorielle Durchmesser der einen Linse 8,6, der anderen 7,8 mm, die Linsendicke 3,9 und 4 mm, während in 8 normalen senilen Augen der erstere Durchmesser — natürlich bei gleicher Härtung und Behandlung des Auges — 8 bis 8,6, im Mittel 8,35, die Linsendicke 3,5—4,1, im Mittel 3,8 mm betrug.

Die senile Linse ist größer wie die des jugendlichen Individuums (C. HESS, GRAEFE-SÄMISCH Handb. 3. Aufl.); durch Dickenzunahme der Linse wird die Vorderkammer seichter, und trägt damit zur Entstehung der glaukomatösen Iriswurzelsynechie der Iris in der oben schon genau geschilderten Art mit grundlegend bei. Findet sich eine auffallend große Linse schon im jugendlichen Glaukomauge, wie bei VEASEY, SHUMWAY und GILBERT, so würde dies als Gelegenheitsursache immerhin Beachtung finden müssen. Im übrigen zeigt die Linse des glaukomatösen Auges bei lange bestehendem Glaukom, solange keine Starbildung zu beobachten ist, die bekannten senilen Veränderungen (geringfügige Entwicklung des Kernbogens, Verringerung der kernhaltigen Elemente).

Die Zonula selbst scheint solange normal zu sein, als nicht glaukomatöse Katarakt durch lange Zeit bestanden hat. In letzteren Fällen ist sie wohl rarefiziert. Daß Zonula und Linse, wie MELANOWSKY (1924) annimmt, den intraokularen Druck bei Hypertonie regulieren, letztere den Ziliarkörper an die Sklera andrücke und dadurch zu Drucksteigerung führe, ist abzulehnen.

Die glaukomatöse Katarakt hat keine anderen Besonderheiten, als daß sie sehr wasserreich, sehr groß (Abb. 23) ist. Die zerfallenden Rindenfasern sind von reichlichsten und großen Tropfen durchsetzt, das Kapselepithel besonders unregelmäßig, der Kernbogen hochgradig rarefiziert, doch gehen diese Erscheinungen nur wenig quantitativ über das hinaus, was für senile nicht glaukomatöse Stare typisch ist (Abb 23).

V. Glaskörper.

CZERMAK hat als Beweis dafür, daß im Glaskörper nicht die primäre Ursache des Vorrückens des Linsensystems und damit die Grundlage für Glaukom gegeben sein könne, angeführt, daß anatomisch bei frischen Glaukomen eine Veränderung des Glaskörpers, insbesondere Veränderung des Eiweißgehaltes nicht festgestellt werden könne. CZERMAKs anatomische Feststellung besteht zweifellos zu Recht. Nur bei sehr fortgeschrittenen und insbesondere bei Glaukomen mit schweren Gefäßerkrankungen der Retina, sekundären Blutungen, oder iridozyklitischen Veränderungen findet man entsprechende Veränderungen im Glaskörper. (Hierher gehört wohl auch der eigenartige Befund HUTCHINSONs.) Es scheint mir fraglos, daß in vielen Fällen von Glaukom eine Volumzunahme des Glaskörpers ursächlich mitbeteiligt ist, aber ebenso zweifellos, daß die nähere Erforschung der zugrunde liegenden Veränderung nur auf kolloid-chemischem oder physikalischem Wege, nicht anatomisch möglich ist. Für das Bestehen einer Volumzunahme sprechen wohl insbesondere die Fälle, auf die wir bei der Besprechung des Sehnerven zurückkommen, bei denen Glaskörpergewebe in den Sehnerven hineingepreßt ist — vielleicht auch (s. S. 891) jene, in denen die Glaskörpergrenzhaut fast hernienartig in die Hinterkammer eingestülpt ist.

Ob aber tatsächlich die Erklärung hierfür, also für die Volumzunahme des Glaskörpers so einfach ist, wie dies NORDENSON angenommen, mag dahingestellt bleiben. NORDENSON hatte festgestellt, daß im senilen Auge die Durchlässigkeit der Glaskörpergrenzhaut sich mit dem Alter zunehmend vermindere und an 4 Glaukomaugen gleichfalls eine herabgesetzte Durchlässigkeit der Glaskörpergrenzhaut für Flüssigkeit beobachtet. Eine Verminderung des Flüssigkeitsübertritts vom Glaskörper in die hintere Kammer führe nach seiner Annahme zu einem Vorrücken des Linsendiaphragmas und damit zu Glaukom. Daß und wie das Seichtwerden der Vorderkammer die Prädisposition zum Auftreten des Glaukoms geben kann, wurde oben des näheren ausgeführt; daß aber normalerweise Glaskörperflüssigkeit in die Hinterkammer und von da in die Vorderkammer übertrete, ist durchaus nicht anzunehmen, ebensowenig daher, daß die Behinderung eines solchen physiologischen Abflusses zur Volumzunahme des Glaskörpers führe. Erwähnt soll werden, daß auch RAEDER eine Gruppe des Glaukoms mit Spannungsexzeß bei seichter Vorderkammer auf vermehrtes Wasserbindungsvermögen des Glaskörpers und erschwerte Filtration durch die Glaskörpergrenzhaut als Ursache des Seichtwerdens der Vorderkammer annimmt; ist aber das Wasserbindungsvermögen des Glaskörpergerüstes (wie ich für viele Fälle als bestehend annehmen möchte) erhöht, so quellen dessen Kolloide und dann ist eine Verhinderung der Exfiltration (die ja hier gar nicht bestehen kann) völlig irrelevant.

VI. Chorioidea.

J. SCHNABEL (1) hat zuerst gegen die — damals allgemeine — Ansicht Stellung genommen, daß das klinische Bild der glaukomatösen „Ophthalmie" der Ausdruck einer Entzündung der Chorioidea sei. H. SATTLER (1) fand sowohl in der Kapillarschichte der Chorioidea als auch in der darunter liegenden Schichte Rundzellen in wechselnder Menge. KLEBS hält diese Befunde für Komplikationen und betont, daß sie nach seiner Erfahrung (nach Untersuchungen von zahlreichen Bulbi, die er von v. GRAEFE erhalten) bei einfachem

Glaukom nicht vorkommen. DE WECKER schließt sich dieser Meinung vollständig an, KNIES (3) dagegen widerspricht ihr, allerdings auf Grund des Nachweises von Infiltration der Chorioidea im Endstadium des Glaukoms. Auf Grund meiner Befunde bei frischen Augen ist in der Chorioidea weder eine Entzündung noch eine anatomisch nachweisbare Ursache für die Drucksteigerung zu finden.

Für das Studium der chorioidealen Veränderungen eignen sich, wie dies zuerst von BIRNBACHER und CZERMAK durchgeführt wurde, fast ausschließlich Flächenpräparate der Aderhaut. Sie werden durch Lamellieren derselben an nicht zu lange in Müllerscher Flüssigkeit oder Müller-Formol gehärteten Augen erhalten, und bilden eine unerläßliche Ergänzung für die an mikroskopischen Querschnitten eingebetteter Bulbi gewonnenen Befunde. Insbesondere gilt dies für die Choriokapillaris.

Bei frischem inkompensierten sowie bei jedem kompensierten Glaukom beschränken sich die Veränderungen vollständig auf senile Veränderungen. Die Kapillaren der Choriokapillaris sind bei ersteren meist strotzend gefüllt, ihre Wandungen stark lichtbrechend, aber das Endothel normal; das Zwischengewebe ist dichter als in jugendlichen Augen, die Belegzellen reichlich, an einzelnen Stellen ohne bestimmte Lokalisation kleine Rundzellenanhäufungen darin. Letztere sind viel reichlicher in den Gefäßschichten, die adventitiellen Bindegewebsscheiden sind breiter und dichter, bald kernarm, das Bindegewebe sklerosiert, bald kernreicher und von kleinen Herden von Lymphozyten, aber auch epitheloiden Zellen eingenommen. Letztere Veränderungen sind immer nur herdweise ausgeprägt, und um so intensiver, je länger das Glaukom bestand. Wir finden dann vielfach Obliteration von Kapillaren, das Kapillarnetz schütter und unregelmäßig, die einzelnen wie kollabiert ohne deutliche Thrombenbildung, in sehr alten Fällen eine völlige Verödung größerer Kapillarpartien. Die früher geschilderten Veränderungen in den mittleren und großen Gefäßen sind viel ausgeprägter, bei absolutem Glaukom in der Regel auch Zeichen von Endarteritis und Endophlebitis chronica an den größten Gefäßen, mit partieller Obliteration. Ansammlung von weißen Blutkörperchen in einzelnen Kapillaren wie sie z. B. A. BIRNBACHER in seinem Glaukomauge besonders hervorgehoben, ist keineswegs als eine pathologische, jedenfalls nicht als glaukomatöse Veränderung aufzufassen, um so mehr als sie mit keiner sichtbaren Veränderung der Gefäßwand einhergeht. Derartige Stasen mit Bildung hyaliner oder weißer Thromben finden sich sowohl in normalen Augen, insbesondere aber an solchen mit Stauungserscheinungen, wie dies besonders auch W. CZERMAK (9) hervorhebt. Durch die Degeneration der Gefäßwände kommt es manchmal zu enormen subchorioidealen Hämorrhagien, die bei schon bestehender Verdünnung der Sklera zu spontaner Berstung des Auges führen können (siehe auch Seite 915, J. MELLER 2, 3).

Der Vollständigkeit halber möchte ich anführen, daß STRAUB (1889) auf Grund der Untersuchung von 8 wegen Glaukom enukleierten Bulbi eine Spannungsverminderung der Aderhaut festgestellt hat (richtiger wäre Verminderung der Elastizität). Wenn man normale frische Augen in meridionaler Richtung durchschneidet, so zieht sich die Aderhaut in ihren vorderen zwei Dritteln sofort von der Lederhaut zurück. In glaukomatösen Augen sei dies nicht oder in vermindertem Maße der Fall. An gehärteten Augen fand sich diese Abhebung nur an intra vitam hochgradig entspannten Augen, während bei normalen und glaukomatösen gehärteten Bulbi die Erscheinung fehlte. Da in einem Fall der Verschluß der Kammerbucht und die Exkavation fehlten, das Symptom aber vorhanden war, müsse es zu den konstantesten und frühzeitigsten gehören. Die Spannungsverminderung bei den glaukomatösen Augen müsse zur Stauung in den großen Venen der Suprachorioidea führen.

VII. Vortexvenen.

Die Vortexvenen sind bei frischen Glaukomen vollständig normal und nur sehr spärlich finden sich Ansammlungen von Lymphozyten in dem lockeren Gewebe zwischen Venenwand und derbem Skleralgewebe, gleich wie auch öfters in normalen Augen.

Auf Grund meiner Beobachtungen muß ich es als feststehend angeben, daß die Venae vorticosae um so sicherer vollständig oder zum größten Teil normal gefunden werden, je frischer das Glaukom ist, daß um so schwerer Veränderungen in den letzteren bis zur vollständigen Obliteration sich finden können, je schwerer die allgemeinen degenerativen Folgezustände der intraokularen Drucksteigerung sind. Wenn es auch, insbesondere seit KOSTERs (1) ausgedehnten Untersuchungen, sowie auf Grund der Überlegungen HEERFORDTs (1) sicherstehen muß, daß Verschluß der Vortexvenen (wenigstens solange das entsprechende Gefäßgebiet der Aderhaut nicht durch Obliteration von zuführenden Gefäßen schwere Reduktion erfahren hat) zur Drucksteigerung führen muß, so muß doch auf Grund der bisherigen Untersuchungen betont werden, daß ein Nachweis dafür, daß primäre Erkrankung der Vortexvenen dem Glaukom zugrunde liege, nicht erbracht ist.

Die ersten Erscheinungen an den Vortizes sind — neben den uncharakteristischen Lymphozytenhäufchen in ihrer Lymphscheide — zarte Wucherungen des Endothels und bindegewebige Verdichtung in der letzteren.

A. BIRNBACHER beschreibt sie an seinem akuten Glaukomauge in folgender klassischer, den ganzen Werdegang schildernden Weise. „An Stelle der zarten regelmäßig mit Endothel bekleideten Venenwand ist eine derbe, von Kernen durchsetzte Masse getreten, welche sowohl auf der chorioidealen, als auf der skleralen Seite des Lumens in wechselnder Stärke 25—38 μ beträgt. Anfangs ist die Wand ziemlich gleichmäßig verdickt, später treten wulstartige halbzylindrische Verdickungen auf, deren Achse in der Richtung der Gefäße verläuft, welche daher an Querschnitten als halbkreisförmige Buckel ins Lumen vorragen. Von dem zarten Balkenwerke, das normalerweise hier die Venenwand wenigstens einseitig umgibt, ist nichts mehr zu sehen. Die Lymphspalte ist von einem dichten, nicht kernreichen Gewebe ausgefüllt, das aus knapp aneinanderliegenden im allgemeinen konzentrisch geschichteten Faserbündeln besteht. Die Kerne liegen zumeist zentral in diesen Bündeln, sind aber wie bereits erwähnt, nicht sehr zahlreich. Die in das Venenlumen vorragenden, zumeist der skleralen Seite der Wand angehörigen Wülste bestehen aus demselben Gewebe, nur sind sie kernreicher. Von einer Venenwand ist selbst mit den besten Hilfsmitteln (Zeiß Aprochomat. homogen. Immers.) auch an sehr feinen Schnitten nichts zu finden."

Auch diese Veränderungen finden sich nur in einzelnen Vortexvenen, während die anderen vollständig normal sind. Sie nehmen mit zunehmender Dauer des Glaukoms zu. Bald überwiegt die Endothelwucherung, bald die von BIRNBACHER und CZERMAK als Periphlebitis bezeichnete Verdichtung und Zellvermehrung, die die genannten Autoren der ersteren vorausgehen lassen. Es bilden sich knospenartige Vorsprünge im Lumen, die untereinander und mit der gegenüberliegenden Venenwand verwachsend das Lumen bis auf kleine kapillare Spalten einengen, nur selten vollständig auf größere Strecken verschließen können. In letzterem Falle kann das ganze sklerale Emissarium von einem dichten Netze spindelförmiger Zellen mit eingesprengten Lymphozyten und fein fibrillärem Bindegewebe ausgefüllt sein, das aber durch seine lockere Struktur immer deutlich von der skleralen Wand trennbar ist. Wenn BIRNBACHER und CZERMAK meinen, daß durch Rückbildung der Endothelsprossen wieder eine Kanalisierung des Vortexlumens eintreten könne, so dürfte es sich hier wohl eher um Anfangs- als um Endstadien der Venenerkrankung handeln. Mit der Feststellung, daß die Endothelsprossen niemals aus Thromben entstehen, haben BIRNBACHER und CZERMAK zweifellos recht, nicht aber damit, daß es sich um ein Über- greifen der „Entzündung" der Chorioidea auf die Vortizes handle. Am sichersten und am schwersten erkrankt, dann in dicht zellreiches Gewebe eingelagert, sind die Vortexvenen im Bereiche von Äquatorialstaphylomen der Sklera.

Für die von HEERFORDT (1, 2) als Grundlage des Symptomenkomplexes des sog. entzündlichen Glaukoms aufgestellte Theorie der Klappenwirkung der Venae vorticosae konnte ich bei der Untersuchung meiner Fälle keinerlei Anhaltspunkte gewinnen, ebensowenig THOMSEN. Überdies ist ja schon des näheren ausgeführt, daß die nach der Annahme HEERFORDTs durch den klappenartigen Verschluß der Venae vorticosae angeblich erzeugte Blutstauung im Corpus ciliare niemals allein zur glaukomatösen Iriswurzelsynechie führen kann. HEERFORDT hat übrigens nirgends erklärt, auf welche Weise die zum Zuklappen der Vortexvene führende primäre Drucksteigerung zustande komme!

Nachdem schon STELLWAG die Blutstauung der Wirbelvenen als Grund- lage der Erhöhung des intraokularen Druckes und damit des Glaukoms hin- gestellt, LEBER, WEBER, ADAMÜK und ULRICH durch Unterbindung oder Ver- schorfung von Vortexvenen Drucksteigerung erzeugen konnten (was SCHÖLER und SCHULTÉN nicht bestätigten), haben BIRNBACHER und CZERMAK zuerst die Veränderungen der Vortexvenen bei Glaukom beschrieben; letzterer hat aber später die ätiologische Bedeutung derselben für die erste Entstehung der Druck- steigerung geleugnet, die Erkrankung selbst als Folge und nicht Ursache der glaukomatösen Drucksteigerung hingestellt. Auch andere Autoren, zuerst PRIESTLY SMITH (2) konnten sich nicht von dem regelmäßigen Vorkommen der Vortexvenenerkrankung überzeugen. So fand sie STIRLING nur in 3 Fällen unter 20 Augen, THOMSEN in seinem frischen Glaukomauge von 4 großen Vortex- venen 3 völlig normal, in einer eine geringe Endophlebitis (Endothelzellen ge- schwollen), Venen von Pigment umgeben, von 2 kleinen Vortexvenen 1 normal, eine von Pigment umgeben, zuletzt obliteriert und nicht die Sklera vollständig perforierend. Ebenso H. ROENNE.

Wenn ZIRM (2) ausgedehnte Veränderungen an den Vortexvenen und an der Aderhaut in seinem Glaukomauge fand, so muß hier besonders darauf hingewiesen werden, daß es sich um ein Auge mit Sekundärglaukom im Anschluß an Iritis specifica gehandelt hat, analog bei SACHSALBER (3), dem wir auch eine genaue Literaturzusammenstellung über die Vortexvenenbefunde verdanken.

VIII. Ziliarnerven.

Je nach dem Alter des Glaukoms finden wir an den Ziliarnerven, insbesondere an Weigertschnitten, in geringem Grade außerhalb des Bulbus, in etwas höherem Grade oft während ihres Verlaufes durch die Sklera degenerative Erscheinungen, Schwund der Markscheiden und anscheinend auch der Achsenzylinder, so daß sie wenigstens zum Teil in ein fibröses konzentrisch geschichtetes Gewebe um- gewandelt sind. Hier und da liegen darin oder in der unmittelbaren Nachbar- schaft auch kleine Herde von Lymphozyten, kleinere und größere hyaline Schollen, wie sie besonders BIRNBACHER und CZERMAK ausführlich beschrieben und als Neuritis beurteilt haben. Es handelt sich aber wohl um degenerative Veränderungen. Der Grad derselben ist außerordentlich verschieden, wir begegnen auch oft in sehr alten Glaukomaugen noch nahezu normalen Ziliar- nerven. Vielleicht ist die Zahl der in der Uvea normalerweise schon sehr spärlichen Anhäufungen von Ganglienzellen verringert, ich habe solche wenigstens in älteren Glaukomaugen nie gesehen. BIRNBACHER und CZERMAK haben nachgewiesen, daß die Ziliarnerven im Bereich der glaukomatösen Synechie in der Iris selbst höhergradig degeneriert sind, wie sie annehmen durch Kompression, und glauben, daß gerade diese Degeneration die Atrophie des Ziliarmuskels herbeiführe.

IX. Sklera.

Die Sklera spielt im anatomischen Bilde von rezenten Glaukomen keine, in älteren Fällen nur eine sekundäre Rolle. Dafür, daß eine Sklerose derselben, wie RUBEN u. a. angenommen die Ursache sei, gibt die Anatomie keinen Anhaltspunkt, ebensowenig dafür, daß wie PRIESTLEY SMITH (2) angibt, die Glaukomaugen kleiner seien. Letzteres mag ja zutreffen, da hypermetropische Augen ein großes Kontingent für das Glaukom liefern.

Die Bindegewebsbalken sind, wie häufig in senilen Augen, sklerotisch, vielleicht kernärmer; dagegen sieht man in der Umgebung der oberflächlichen Bulbusgefäße sowohl, als auch an den der Innenfläche der Sklera anliegenden Gefäßen und vielen sie passierenden Gebilden eine mehr weniger deutliche Anhäufung von Lymphozyten. Nur in vorgeschrittenen Fällen ist besonders im zirkumkornealen Bereiche der Sklera eine zunehmend reichliche Durchsetzung mit einkernigen Rund- sowie spärlicheren Plasmazellen, dann immer auch besonders reichliche Ansammlung solcher in der Episklera und Subkonjunktiva oft ganz diffus vorfindlich. Es sind dies Fälle, in denen dann immer auch schon einerseits Pannus degenerativus an der Kornea, andererseits hochgradiger Schwund der an die Sklera angelagerten Iris und damit der Beginn des Interkalarstaphyloms vorliegt.

ISCHREYT (1) hat an 10 Augen mit Primärglaukom Messungen über die Dicke der Sklera vorgenommen und gefunden, daß vorzüglich die vordere und äquatorielle Gegend des Augapfels gedehnt sei. Bei den großen Schwankungen in der Dicke der Sklera bei den verschiedenen Refraktionen ist wohl dem Ergebnis kein besonderer Wert beizumessen.

Wie BIRNBACHER-CZERMAK schon angeführt, kommt es in den Augenmembranen des vorderen Bulbusabschnittes sicher auch zu fettiger Degeneration, wie es z. B. von WEDL und BOCK in der Wand von Skleralstaphylomen nachgewiesen wurde. Wie hochgradig diese fettige Degeneration werden, daß sie bis zur Fettansammlung in der Vorderkammer führen kann, zeigt der Fall von ISCHREYT und REINHARD; es ist allerdings sehr unwahrscheinlich, daß dieses Fett nur aus dem Pigmentepithel stammt, wie die Autoren annehmen.

Staphylom der Sklera. Über die Anatomie der Staphylome der Sklera haben sich zuerst BIRNBACHER und CZERMAK eingehend geäußert, und ich kann im großen und ganzen mich ihren Ausführungen anschließen, nur nicht in der Ausdeutung der Befunde insbesondere bezüglich der Reihenfolge der Veränderungen und ihrer Ursache. Am schönsten läßt sich der ganze anatomische Vorgang am Interkalarstaphylom erkennen, da es schon frühzeitig beginnt, während das Äquatorialstaphylom den spätesten degenerativen Stadien angehört.

Der erste Beginn, die Vorbereitung zur Staphylombildung, ist die restlose Verschmelzung der Uvea mit der Sklera. Wie oben geschildert, schwinden hierbei die verschmolzenen Gewebe des Irisstromas-Ligamentum pectinatum restlos, so daß zuletzt das Pigmentepithel der Iris direkt der Sklera anliegt (Abb. 16, 22). Diese ist immer von recht reichlichen Leukozyten — fast ausschließlich vom Charakter der Lymphozyten, doch kommen auch epitheloide und Plasmazellen spärlich vor — durchsetzt. Die Sklerallamellen sind rarefiziert, das Pigmentepithel der Iris wird verdünnt und kann an einzelnen Stellen sogar restlos verschwinden, sobald die Ektasie der Sklera begonnen hat. Birnbacher und Czermak beschrieben in ausführlicher Weise die Deshiszenz des Pigmentepithels und der innersten Sklerallagen. Sie nahmen an, daß dieselbe durch Ruptur der den gesteigerten intraokularen Druck in erster Linie tragenden innersten Skleralschichten erfolge. Dadurch entstehen daselbst kleine Hohlräume, in die die restlichen Skleralfasern der Wand lose, pinselartig hineinreichen. Auffallend erscheint mir erstens, daß solche Hohlräume in der Sklera nur entstehen, wenn das Pigment lückenhaft ist, zweitens das Fehlen von blutführenden kleinen Gefäßchen in der Wand der kleinen Höhlen. Dies scheint mir darauf hinzuweisen, daß wenigstens neben der mechanischen Überlastung des durch die Zellvermehrung zerbündelten, widerstandsunfähig gewordenen Bindegewebes der Sklera, — darauf weisen ja auch die Dehnungsrupturen der Descemeti bei Hydrophthalmus hin — vielleicht aber für sich allein die Durchtränkung mit dem eindringenden Kammerwasser zur Schädigung und Auflösung der Sklerallamellen führt, in gleicher Weise, wie ich dies für die Rarefaktion und Dehiszenzbildung der Kornea bei den inkompletten Fisteln und den Elliotfisteln feststellen konnte [A. Elschnig (11)]. Es muß dabei dahingestellt bleiben, ob das Kammerwasser des Glaukomauges eine stärkere gewebslösende Wirkung hat (wie ich annehme) oder nur zufolge des höheren Druckes, unter dem es eindringt, daher bei größeren Mengen zur Verödung der Blutgefäße, Auflösung der Gewebe führt. Ich habe mich nicht überzeugen können, daß hierbei eine fettige Degeneration, die Birnbacher und Czermak für möglich halten, eine Rolle spielen dürfte; sie scheint wohl höchst unwahrscheinlich. Ist aber einmal die Sklera so widerstandsunfähig geworden, so gibt sie auch durch bloße Dehnung dem intraokularen Druck nach, und dann eben dürfte es zu den Berstungen der Sklerallamellen kommen.

Kommt es durch Nachbarschaftswirkung auch zur Schwächung der Sklera im Ziliarkörperbereich (der Ziliarkörper ist ja auch hier fest mit der Sklera verlötet, meist stark atrophisch), so wird auch diese in die Dehnung einbezogen; aber nach meinem Befunde geht immer dem Ziliarkörperstaphylom das Interkalarstaphylom voraus.

Die Skleralstaphylome (außerhalb des Ziliarkörpers) betreffen anscheinend hauptsächlich wie das Interkalarstaphylom Stellen, die durch Emissarien, besonders die Vortizes, an und für sich weniger widerstandsfähig sind und wie diese von der suprachorioidealen Lymphe durchströmt werden, in deren Umgebung sich so regelmäßig gleichfalls Lymphozytenansammlungen finden. Frühstadien von Skleralstaphylomen habe ich in meinem Material nicht beobachtet — die Staphylome entstehen ja im degenerativen Glaukom oft unter unseren Augen — sie gehören den vorgeschrittensten Stadien des degenerativen Glaukoma absolutum an. Aber wie Birnbacher und Czermak besonders gezeigt, ist der anatomische Befund mutatis mutandis dem der Interkalarstaphylome gleich. Auffallend ist in manchen Fällen bei beginnender Staphylombildung die enorme Durchsetzung mit weiten Blutgefäßen, anscheinend vorwiegend Venen. Da, wie schon wiederholt erwähnt, gerade in deren Nachbarschaft immer die reichlichste Kernvermehrung sich vorfindet, sind diese Stellen immer am stärksten ektatisch, also wohl am wenigsten dem gesteigerten intraokularen Drucke gegenüber widerstandsfähig. Gerade an solchen Stellen finden sich auch öfter Gefäße durch Endothelwucherung verschlossen. Die gewebslösende Wirkung der Augenflüssigkeit kommt hier, wo der Suprachorioidealraum obliteriert, die Lymphspatien um die Vortizes verschlossen sind, natürlich nicht in Betracht.

Im ausgebildeten Staphylome ist die Netzhaut hochgradigst verdünnt, zufolge des Fehlens des Pigmentepithels mit den mehr weniger lockeren Resten der Aderhaut und diese mit der verdünnten, anscheinend an den innersten

Schichten vielleicht durch Einrisse rarefizierten Sklera innig verwachsen. Die restliche Sklera ist immer ziemlich stark mit Zellen durchsetzt. An ihrer Oberfläche reichlichste weite Gefäße, ebenso aber manchmal in der Sklera selbst.

Im Gegensatz zu BIRNBACHER und CZERMAK möchte ich auch hier betonen, daß ich die Grundlage des Prozesses in der Sklera selbst suche. BIRNBACHER und CZERMAK nehmen an, daß die nur in alten Glaukomen regelmäßig vorkommenden, chronisch entzündlichen Veränderungen der Sklera durch direktes Übergreifen jenes Entzündungsprozesses der Uvea zustande kommen, die sie für die Grundlage des Glaukoms ansahen.

Demselben Gedankengang: Primäre Schädigung der Augenwand durch entzündliche Veränderung, sekundäre Ruptur durch den intraokularen Druck, ist, ohne BIRNBACHERs und CZERMAKs Ausführungen zu kennen, STÖLTING (2) für die Entstehung des Staphyloms gefolgt. Ich habe schon im Vorstehenden ausgeführt, daß mir hierfür alle anatomischen Anhaltspunkte fehlen, daß fast alles, was an der Uvea im nicht schwer degenerierten Glaukomauge vorkommt, als Folge von Zirkulationsstörungen (im weitesten Sinne des Wortes) aufzufassen sei, die ihrerseits durch die Steigerung des intraokularen Druckes entstehen, so insbesondere auch die Lymphozyteninfiltration. Eine Abgrenzung derselben gegenüber echten entzündlichen Veränderungen in der Sklera, also einer mehr weniger chronischen Skleritis ist so gut wie unmöglich, jedenfalls sehr dem subjektiven Ermessen des Untersuchers anheimgestellt. Soweit Skleritis besteht, und das ist, wie wiederholt angeführt, in der Umgebung aller Emissarien, besonders in der Umgebung des Schlemmschen Kanals, aber auch an der Durchtrittsstelle der Skleralgefäße und Nerven der Fall, reicht meines Erachtens die Annahme einer Zirkulationsanomalie nicht zur Erklärung aus, und möchte ich gerade mit Rücksicht auf die Lokalisation eine Reizwirkung der im Glaukomauge stagnierenden Augenflüssigkeit mindestens als unterstützendes Moment annehmen. So ergänzen sich qualitative Änderung, die Reizwirkung, mit der Drucksteigerung, der quantitativen Veränderung der intraokularen Flüssigkeit zur Erzeugung der chronischen Skleritis und der Staphylombildung.

Wie sehr aber die Steigerung des intraokularen Druckes zu allen Geschehnissen bei der Staphylombildung beiträgt, beweisen wohl die Fälle, in denen es bei Glaukom zu spontaner Berstung des Augapfels kommt. J. MELLER (2) hat angenommen, daß die Berstung der widerstandsunfähig gewordenen Sklera durch eine plötzlich eintretende subchorioideale Blutung zustande komme. Ich habe schon oben darauf hingewiesen, daß man bei alten absoluten Glaukomen häufig kleine und größere subchorioideale Hämorrhagien finden kann, und ist daher die Annahme MELLERs, insbesondere auch bei bereits bestehender Staphylombildung dadurch ganz wesentlich gestützt. Besonders die oft plötzliche Entstehung von Skleralstaphylomen und die totale Berstung solcher muß wohl durch eine plötzlich eintretende heftige Steigerung des intraokularen Druckes bedingt sein, die eben durch eine größere chorioideale oder subchorioideale Hämorrhagie zufolge von Berstung erkrankter Arterien ausgelöst ist. Dieser plötzlichen Steigerung kann die durch die vorausgehende zellige Infiltration und evtl. Imbibition in ihrer Elastizität und Festigkeit verminderte Sklera nicht standhalten, es bersten dann eine Reihe von Skleralschichten — damit entsteht ein Staphylom oder wird in seiner Größe wesentlich vermehrt — oder es birst die Sklera in ihrer ganzen Dicke.

X. Sehnerv.

Sehnerveneintritt. Die erste Erscheinung an der Sehnervenpapille bei akut einsetzender Inkompensation ist eine neuritisartige Veränderung der Papille. Diese ist bekanntlich bei jedem akuten Glaukom, bei dem der Einblick in

den Fundus möglich ist oder wird, ophthalmoskopisch nachweisbar, war in
den 3 ganz akut erkrankten, nicht operierten Glaukomaugen (meine beiden
Fälle von primärem inkompensiertem Glaukom und dem von Birnbacher bearbeiteten Partner des einen derselben[1])) nachweisbar, und findet sich auch
in allen Sekundärglaukomen, bei denen das Auge noch sehfähig zur Enukleation kam.

Ich gebe hier die Beschreibung des einen frischesten Falles von Glaukom, in
dem 7 Tage nach einer durch Homatropin ausgelösten akuten Kompensationsstörung das Auge durch Eserin nahezu normalisiert war, nach 8 Tagen aber wieder
in gleichem Zustande inkompensierten Glaukoms sich befand, und 4 Tage später
aus der Leiche enukleiert wurde. Mäßige Auflockerung des die physiologische Exkavation begrenzenden Papillengewebes, die Balken der skleralen Lamina kreuzen
in regelmäßig bogenförmigem nach hinten konvexen Verlauf die vollkommen
gestreckten Sehnervenbündel, sind einander nicht genähert, nur kernreicher und
von zahlreichen blutgefüllten Gefäßchen eingenommen. Die chorioidealen Laminabalken, deren vorderste ziemlich stark nach vorn konvex verlaufen, sind dicker
und von zahlreichen spindelförmigen und rundlichen Kernen begleitet. Das
intraretinale Papillengewebe ist aufgelockert, aber nur in der Umgebung einzelner
Gefäßchen kernreicher, wenig Varikositäten an den marklosen Nervenfasern,
zwischen ihnen viele kleine Amyloidkörperchen. Im proximalen Verlaufe des Sehnerven bis zum Beginn der Markscheiden sind in einem Quadranten die Mehrzahl
der Sehnervenfasern kolbig angeschwollen, in einigen Nervenfaserbündeln Fettkörnchenzellen. An einem der rezenten Augen sind Gruppen aufgequollener
Nervenfasern, die Schnabel (6) mit dem Verhalten von Darmsaiten in Wasser
verglichen hat, zu kompakten kleinen Massen zusammengedrängt, intensiver mit
Eosin gefärbt, zwischen ihnen Corpora amylacea-ähnliche Einschlüsse, von
denen es mir heute fraglich scheint, ob es sich nicht um schräg getroffene gequollene Nervenfasern handelt. Die geringe Schwellung der Papille in diesen
Fällen ist also weniger durch sichtbares Ödem (keine Einlagerung von Eiweiß-
gerinnsel) als durch Auflockerung des gesamten Papillengewebes, Aufquellung
der Nervenfasern und durch starke Erweiterung der Gefäße und geringe Kernvermehrung bedingt. Zu bemerken ist noch, daß hier die großen Gefäße der
Papille hier und da eine geringe Vermehrung des Kernreichtums und vielfach mehr
weniger stark erweiterte perivaskuläre Lymphscheiden aufweisen. Alle die
genannten Veränderungen sind in dem prälaminaren Sehnervenstück am deutlichsten ausgesprochen.

Im nächsten Stadium sind dann, anscheinend unter weiterer Volumszunahme
die Nervenfaserbündel prälaminar wesentlich verbreitert, die Nervenfasern zum
Teil aufgequollen und sehr blaß färbbar, zum großen Teil aufgelöst und in feinkörnigen Detritus umgewandelt (Abb. 34). Wie insbesondere in der Arbeit
Ichikawas aus meiner Klinik (1) betont wurde, können in manchen Nervenfaserbündeln Lücken durch starke Aufquellung der Achsenzylinder vorgetäuscht

---

[1]) Auf S. 445 seiner Mitteilung über die Pathogenese des Glaukoms führt Heerfordt (1)
die Divergenz der Angaben Birnbachers und meiner eigenen über jenen Fall von akutem
Glaukom an, von dem Birnbacher das rechte, ich das linke Auge untersuchte. Heerfordt
scheint die Richtigkeit meiner Angabe, auch mein Auge habe an akutem Glaukom gelitten,
zu bezweifeln, da Birnbacher dasselbe als „an chronischem Glaukom leidend" bezeichnet
und ich keine verläßlichen Aufzeichnungen über die Funktion des Auges gehabt habe.
Zur Richtigstellung möchte ich anführen, daß der klinische Befund beider Augen
der Kranken von mir allein erhoben wurde, daß Birnbacher die beiden Augen
erst nach der Enukleation aus dem Kadaver gesehen, und von mir das eine Auge
samt den zugehörigen krankengeschichtlichen Notizen erhalten hat. Es war ein Irrtum
seinerseits, der ihn das nachher von mir bearbeitete Auge als an chronischem Glaukom
leidend bezeichnen ließ.

werden, was nur daran erkannt wird, daß man an lückenlosen Serien den Übergang solcher scheinbar leerer Spalten in aufgequollene oder gut erhaltene Achsenzylinder verfolgen kann. Die Veränderung erstreckt sich auch durch die sklerale Lamina hindurch, die dann durch sie kreuzende Spalträume durchbrochen ist, in den unmittelbar retrolaminaren Teil des Sehnerven, in dem dann die später zu schildernde Auflösung von Nervenfasern gleichfalls schon angedeutet oder entwickelt ist. Die Erweiterung der Gefäße und der Kernreichtum der Lymphscheiden der großen Gefäße ist auch hier noch nachweisbar.

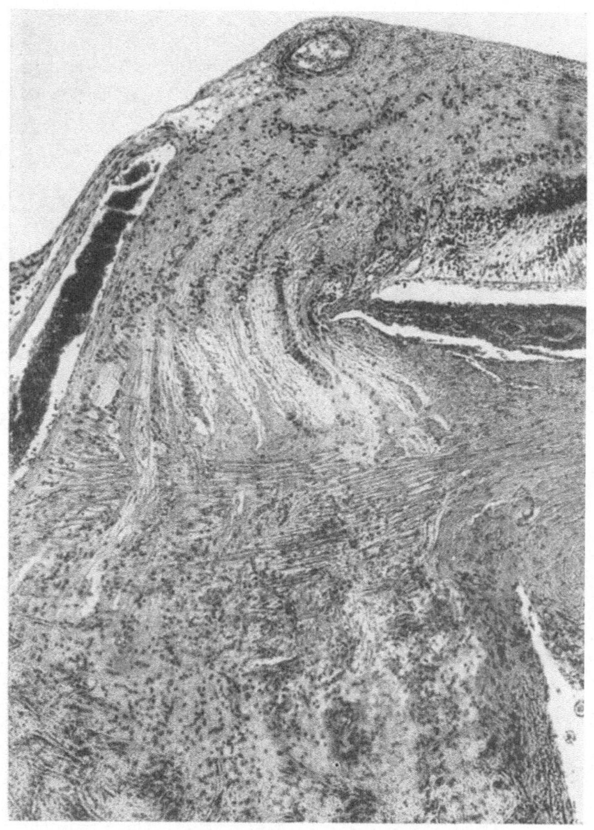

Abb. 34. A., Anna, Sekundärglaukom nach vorderer Linsensynechie. Neuritisartige Schwellung des Papillengewebes und angrenzenden Netzhautgewebes, sehr schöner kavernöser Sehnervenschwund in den Nervenfaserbündeln prälaminar und etwas weniger intra- und retrolaminar. Keine Lageanomalie der Laminabalken.

Eine bestimmte Topographie der stärksten Ausprägung der Veränderungen der Nervenfaserbündel, etwa in dem Sinne, daß die an den Skleral- und Chorioidealsporn angrenzenden stärker betroffen wären, ist nicht zu erkennen. Bei intensiver Ausbildung der Auflösung der Nervenfaserbündel sind auch zunehmend die chorioidealen Laminabalken, spärlicher die Gliasäulen reduziert, anscheinend ohne daß noch die skleralen Laminabalken eine wesentliche Veränderung aufweisen.

Von den bei neuritischen Prozessen, insbesondere bei der Stauungspapille bei Hirntumoren vorkommenden Bildern unterscheidet sich die neuritisartige Veränderung des rezenten inkompensierten Glaukomauges recht wesentlich. Bei

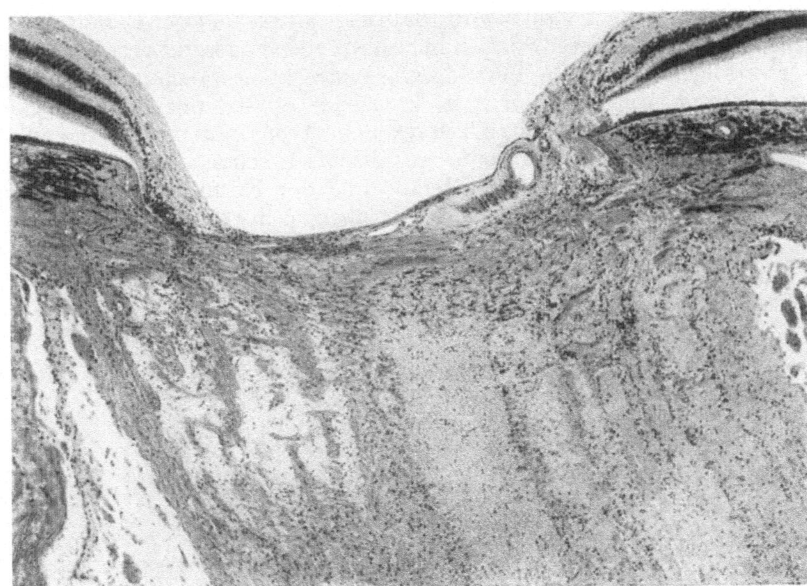

Abb. 35. P., Ursula, 64jährige Frau, rechtes Auge (s. Abb. 43), dauernd kompensiertes Glaukom. Horizontalschnitt. Bei normaler Laminalage fast totaler Schwund des prälaminaren Gewebes, Netzhaut lateral in die Exkavation hineingezogen. Kavernöser Schwund besonders lateral im Sehnerven.

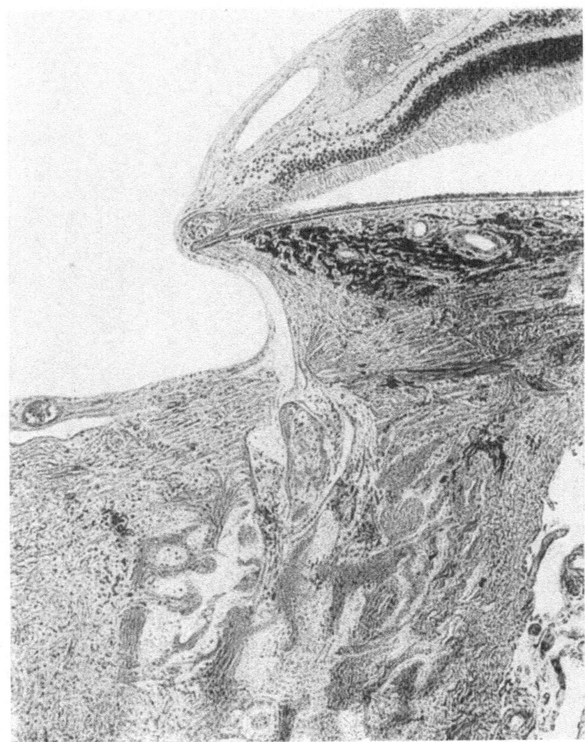

Abb. 36 (s. Abb. 35). Unterer Papillenrand, vollständige randständige Exkavation. Kavernöser Sehnervenschwund.

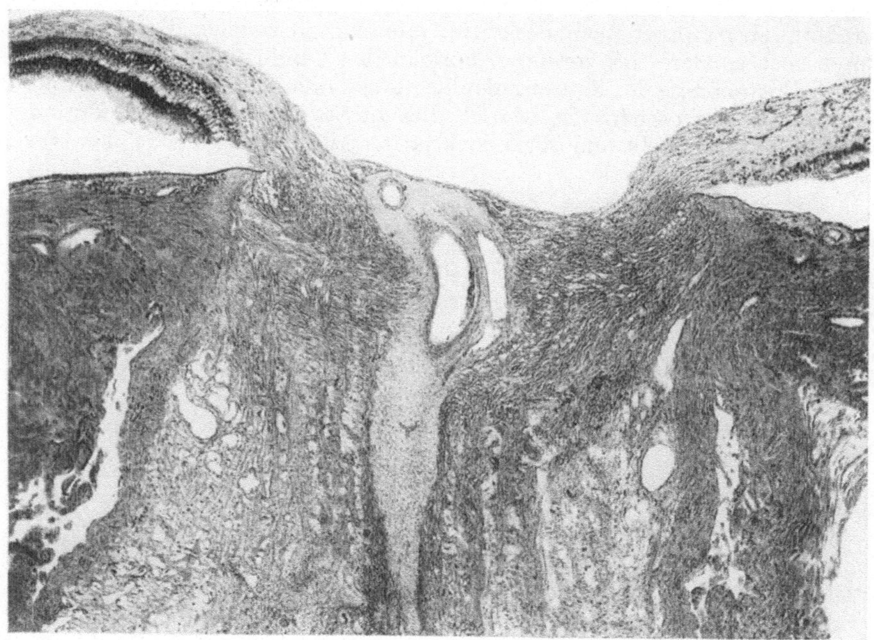

Abb. 37. F., Alois, 84 Jahre, Glaucoma simplex seit 1 Jahr: aus der Leiche enukleiert. L.A. Geringe Kompression und deutliche kavernöse Auflösung im Bereiche des prälaminaren Sehnervenstückes, ebenso in dem deutlich zurückgedrängten intralaminaren Teil, enormer kavernöser Schwund retrobulbär.

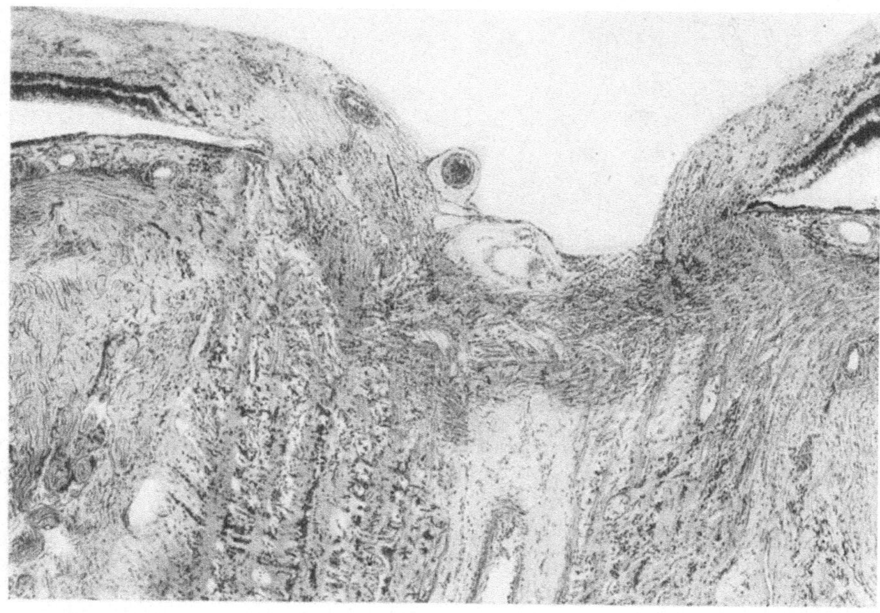

Abb. 38. R.A. von Abb. 37. Deutliche Kompression des intralaminaren Sehnervenstückes; glaukomatöser Schwund medial (im Bild links). Aufquellung der Nervenfasern am Sehnervenrand, retrolaminar ausgebildeter kavernöser Schwund.

ersteren ist das Volumen des ganzen intraskleral gelegenen Sehnervenanteiles vergrößert, ebenso aber auch des retrolaminar angrenzenden Teiles, und sind dadurch insbesondere die vorderen chorioidealen Laminabalken, aber auch bei stärkerer Entwicklung der Stauungspapille die sklerale Lamina gegen das Bulbusinnere zu konvex vorgedrängt, wie ich dies zuerst in meiner ersten Stauungspapillenarbeit festgestellt und abgebildet hatte. Alle Gewebe des Sehnerven sind

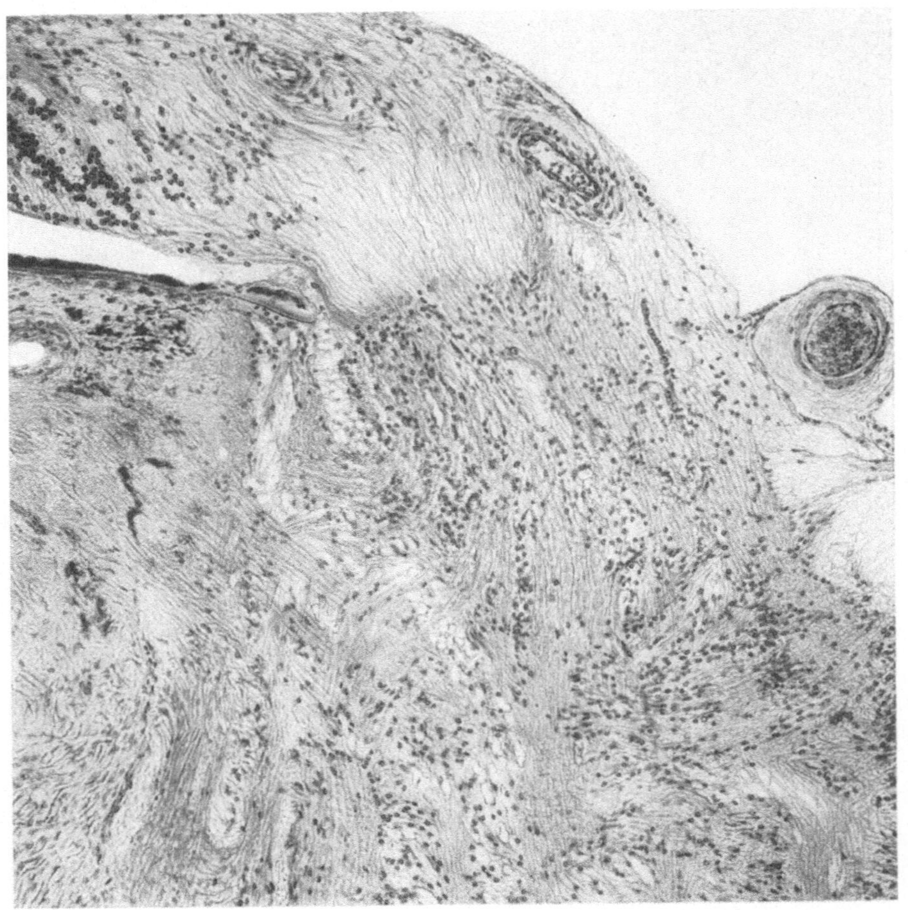

Abb. 39. Von Abb. 38 mediale Hälfte, stärker vergrößert: noch deutliche Aufquellung und Auflockerung in der Nervenfaserschicht der Retina, im intraokularen Sehnervenstück kavernöser Schwund.

hier aufgelockert, die Nervenfaserbündel in gleicher Weise an der Auflockerung und dadurch Volumszunahme beteiligt, wie die Gliasäulen und das Bindegewebe, die Nervenfasern selbst aber nicht aufgequollen.

Im Glaukomauge scheint die Volumszunahme zum großen Teil durch die Aufquellung der Nervenfasern, dann durch die Gefäßerweiterung und nur zum kleinen Teile Durchtränkung aller Gewebe mit eiweißarmer Flüssigkeit bedingt. Ich möchte letzteres insbesondere im Gegensatz zu Fleischer und Gilbert (3) hervorheben, welche die Einlagerung kompakter Eiweißmassen zwischen die Nervenfasern in solchen Sehnerven beschrieben haben.

Es ist selbstverständlich, daß der ganze weitere Verlauf der Exkavationsbildung nur aus den zufälligen Befunden verschieden lang erkrankter Glaukomaugen festgestellt werden kann, und sind wir hierbei in der Regel vielfach auf
Befunde an Sekundärglaukomen angewiesen (die ja im übrigen, wenn es sich
nicht um primär entzündete Bulbi handelt, sich bezüglich des Sehnerven gleich
verhalten wie das sog. Primärglaukom), um die zur Erkennung des Verlaufes
notwendigen Zwischenstadien festzuhalten, und hier können bezüglich des Verhaltens der Exkavationsbildung und insbesondere der skleralen Lamina zwei
verschiedenartige Vorgänge gesondert werden.

Die erste Art betrifft jene Fälle, in denen Kompensationsstörungen und ihre
Folgen nur in geringfügigem Maße am Bulbus ausgeprägt sind, sowie das kom-

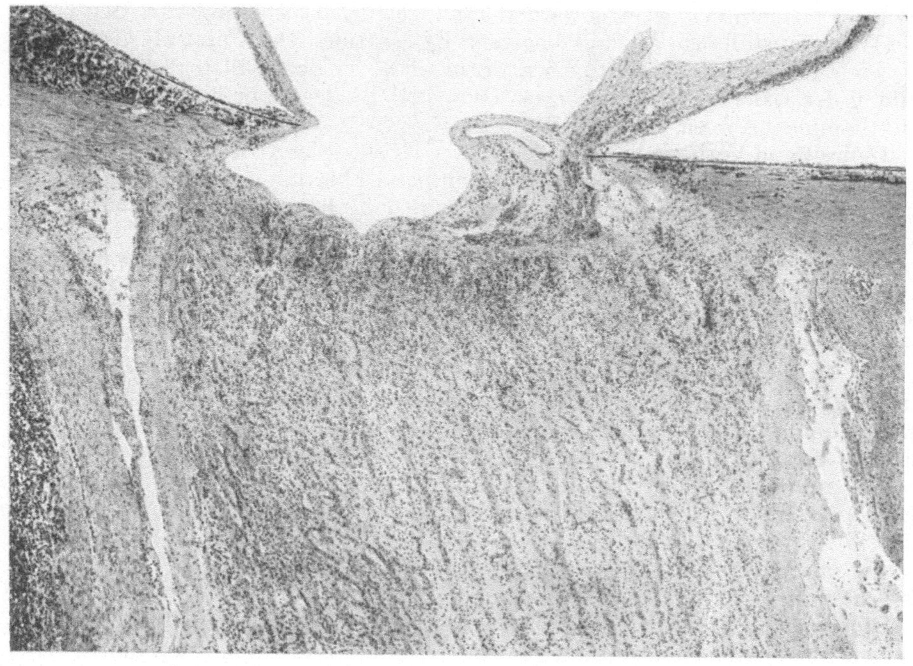

Abb. 40. Metastatisches Karzinom der Chorioidea, perforiert, bei primärem Leberkarzinom; Retina
atrophisch, lateral absolut randständige glaukomatöse Exkavation, medial lockere lückenhafte Reste
von Sehnervengewebe erhalten, Lamina fast normal gelagert, aber rarefiziert, kleine hernienartige
Einsenkungen des Glaskörpers, retrolaminar Sehnervenschwund mit verdichteter Glia.

pensierte Glaukom, das sich bezüglich des Verhaltens des Nervenfasergewebes
selbst anscheinend gleichartig mit dem kompensierten verhält. Bei ersteren
schreitet die Auflösung des prälaminaren Sehnerven- und Gliagewebes, zum Teile
auch des Bindegewebes weiter fort, und kann bis zum restlosen Schwund gedeihen,
ohne daß die skleralen Laminabalken noch eine wesentliche Anomalie aufweisen
(Abb. 35, 36, 40, 49). Der Sklerotiko-Chorioidealkanal ist dann in seinen vorderen
Partien an einzelnen Stellen vollständig nackt oder nur mit spärlichen Gliafasern
bekleidet, und zwar dies gewöhnlich lateral und in den unteren Partien, während
medial das restliche Papillengewebe mit den großen Gefäßen der Skleralwand
sich anschmiegt, also dort eine randständige Aushöhlung nicht besteht. Die Netzhaut ist entweder am Rand der Papille scharf abgesetzt (Abb. 36, 44, 45), entsprechend dem später zu beschreibenden Halo glaucomatosus, oder aber, nicht

zu selten, an den Stellen, wo das prälaminare Papillengewebe geschwunden ist, mit ihren inneren Schichten, insbesondere der wohlerhaltenen inneren Körnerschicht in die Exkavation hineingezogen und ohne oder fast ohne Zwischengewebe den skleralen Laminabalken angelagert (Abb. 36, 49). Diese Art der Einlagerung der Netzhaut kann durch das eben geschilderte restlose Schwinden des zwischen der Netzhaut und skleralen Lamina liegenden Papillengewebes zustande kommen. Es ist aber auch möglich, daß schon präexistent die inneren Netzhautschichten den Rand des Chorioidealloches überlagert hatten, wie wir dies in normalen Sehnerven und insbesondere bei solchen mit kleinsten Bildungsanomalien im Sinne eines Konus recht häufig sehen, und wie ich es z. B. auch in einem Falle (4, Tafel VI, Abb. 2) abgebildet habe. Daß die Netzhaut aber in toto oder wenn ein Halo glaucomatosus gebildet war, mit den inneren Netzhautschichten in die Exkavation hineingezogen werden kann, zeigt sich insbesondere in den Fällen von Wiederausfüllung der glaukomatösen Exkavation. Der Unterschied zwischen der ersten Art besteht anatomisch darin, daß bei den Fällen der Wiederausfüllung der Exkavation gewuchertes Glia- und Bindegewebe zwischen Netzhaut und Lamina cribrosa eingeschaltet ist.

Im weiteren Verlaufe können die Balken der skleralen Lamina in diesen Fällen entweder vollständig normale Lage haben, sind aber immer dünner und gefäßärmer, sie können wesentlich reduziert sein, ohne besondere Lageanomalie, sie können aber auch komprimiert und damit nach rückwärts gelagert sein; oder endlich, in seltenen Stellen, sind die vorderen Laminabalken annähernd in normaler Lage, die rückwärtigen aber, wenn sich dahinter mächtige kavernöse Lückenbildung findet, können gewissermaßen in den Sehnerven hineingezogen oder wie hineingesunken sein, wodurch die Annahme Schnabels gestützt wird, daß die Laminabalken in die leeren Sehnervenbündel hineinsinken (s. Abb. 35). Nur selten sind in diesen Fällen die skleralen Laminabalken deutlich gleichmäßig komprimiert, die zwischen gelegenen Nervenfasersäulen noch verbogen zu erkennen (z. B. Abb. 37 und 38, rechte Papillenhälfte).

Das prälaminare restliche Gewebe ist hierbei, wie nochmals betont wird, locker lückenhaft, die Nervenfasern, so weit erhalten, zum Teil aufgequollen oder in Auflösung, das Gliagewebe sowie die chorioidealen Laminabalken hochgradig rarefiziert. Wie noch später zu betonen, ist auch das retrolaminare Gewebe immer in analoger Weise mit verändert.

Einem ganz anderen Befund begegnet man in der Regel bei noch sehfähigen oder nicht zu lang absolut gewordenen inkompensierten Glaukomen. Hier ist entweder in der ganzen Ausdehnung der Papille oder an einzelnen Teilen das prälaminare Gewebe zu einer kompakten relativ kernreichen Masse zusammengeballt, bei spätem absoluten Glaukom anscheinend zuletzt nur aus Gliagewebe bestehend, das von den großen Gefäßen durch deren dichtere Bindegewebsscheiden getrennt ist (Abb. 41 und 42). Dieses verdichtete Gewebe — J. Schnabel (7) hat diese Form des glaukomatösen Schwundes als „Verdichtungsschwund" bezeichnet — ist um so ausgeprägter, je stärker die irritativen Erscheinungen im vorderen Bulbusabschnitt sind, und findet sich naturgemäß nur besonders ausgesprochen in relativ frühen Fällen von absolutem oder fast absolutem Glaukom. Nur entlang der an vorher normalen Papillen immer medialwärts zurückgesunkenen großen Papillengefäße ist in fast allen Fällen ein derartiger Gewebsrest vorhanden. Die Hinfälligkeit dieses Gewebes unter dem Einflusse des Glaukoms zeigt sich darin, daß mitten in solchem kompakten verdichteten Papillengewebe sich wieder Lücken, oft nur mit einzelnen Gliafasern durchzogen, vorfinden; an letzteren Stellen ist das Gewebe immer sehr kernarm. Ist der Verdichtungsschwund fast in der ganzen Papille vorhanden, so besteht vorerst anatomisch keine „glaukomatöse" Exkavation, d. h. von der immer schon wesentlich verdünnten Retina begrenzt findet sich nur eine flache muldenförmige Einsenkung (Abb. 42, 41 links). Hierbei ist immer die Lamina gleichfalls dichter, soweit nicht noch stellenweise durchtretende lücken-

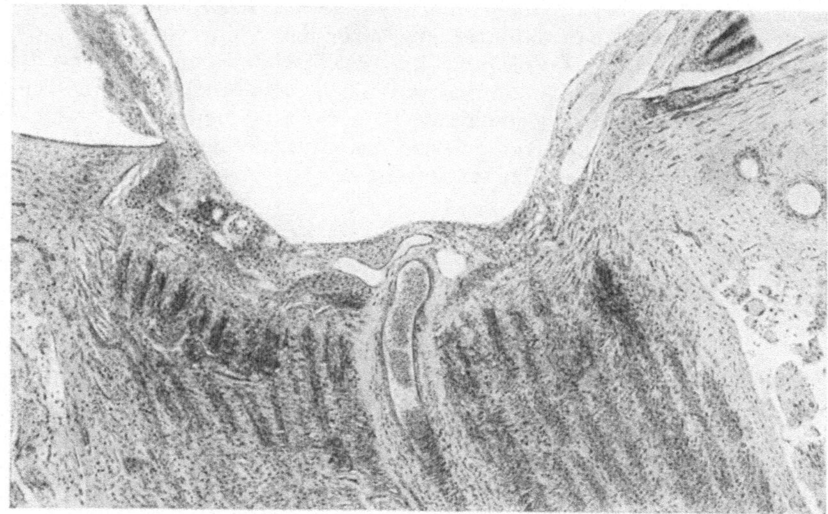

Abb. 41. B., Peter, 53 Jahre alt. 11 Monate absolutes Glaukom, iridektomiert. Angedeutete Bouteillen-boden-Exkavation, Gewebswucherung vor der rarefizierten Lamina, wenig Lückenbildung, starke gliöse Verdichtung und Kompression der intra- und retrolaminaren Sehnervenpartien.

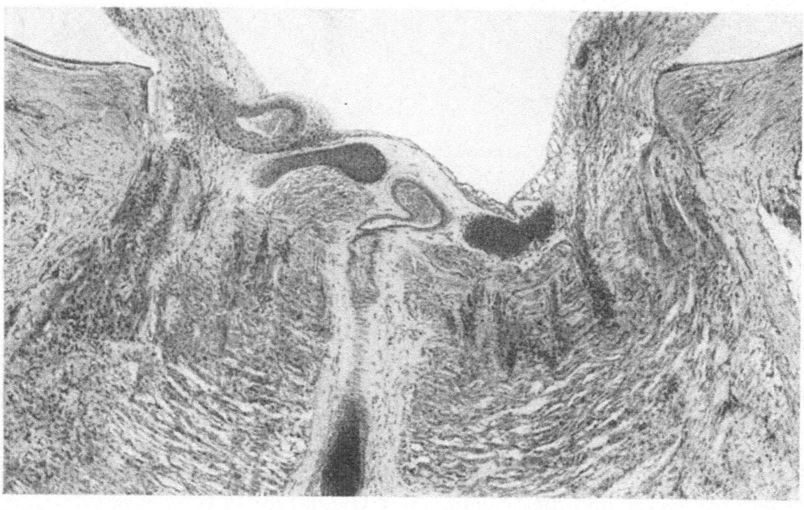

Abb. 42. Schw., Karl, 71 Jahre, seit 7 Monaten Glaukom, mehrere Monate absolut; inkomplette glaukomatöse Exkavation mit starker Gliawucherung und Gewebsverdichtung vor dem stark komprimierten und besonders lateral zurückgedrängten intralaminaren, z. T. gliös verdichteten Sehnervenstück. Die retrolaminaren, ihr parallelen Lückenbildungen zweifellos Kunstprodukt.

hafte Nervenfaserbündel nachweisbar sind, im übrigen ihre Balken einander ge-nähert, in wenigen Fällen aber immer noch in annähernd normaler Lage; in der Regel aber ist das ganze intrasklerale Sehnervenstück komprimiert, die Nerven-fasersäulen verbogen und das ganze intralaminare Gewebe wie hinausgepreßt in das retrolaminare Sehnervenstück, welches wie später noch zu betonen, dann in der Regel gleichmäßig oder ungleichmäßig verdichtet sein, aber in der Mehrzahl der Fälle noch den später näher zu beschreibenden kavernösen Sehnervenschwund an einzelnen Stellen aufweisen kann. Es ist bemerkenswert, daß bisher nur Birnbacher und Czermak diese charakteristische Kompression des intralaminaren und unmittelbar dahinter angrenzenden Sehnervenstückes, die zu einer Schlängelung und Verbiegung der dazwischenliegenden Nervenfaserbündel führen muß („die die Lamina durchziehenden und in ihnen fixierten Nervenelemente verbogen und geschlängelt") richtig und eingehend beschrieben haben. Die Verlagerung und Kompression des intraskleralen Sehnervenstückes, die bisher fast immer nur als „Exkavation der skleralen Lamina" in der Literatur

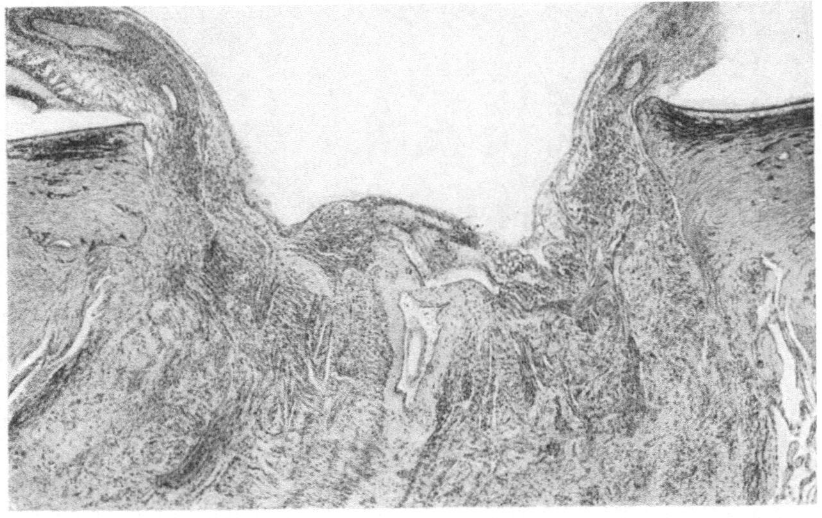

Abb. 43 (s. Abb. 21). Glaukomatöse Exkavation mit Ektasie des intralaminaren Sehnervenstückes, wenig Lückenbildung in den restlichen Nervenfasern, Glia- und Bindegewebsverdichtung vor der Lamina.

bezeichnet wurde, kann dabei nur an einem oder mehreren Quadranten der Papille vorhanden sein; in größerer Ausdehnung hat die Lamina nahezu normale oder normale Lage, während sie an anderen Stellen in den Sehnerven zurückgesunken oder zurückgepreßt erscheint. Letztere Stellen sind insbesondere dort zu finden, wo das prälaminare Gewebe zum größten Teile geschwunden ist (z. B. Abb. 45 u. 48). Ist die Kompression des Papillengewebes sehr ausgesprochen, so kann, gleichgültig ob der intralaminare Teil noch seine normale Lage hat oder nicht, das prälaminare restliche Sehnervengewebe dicht mit Kernen durchsetzt sein; Nervenfasern sind darin entweder überhaupt nicht oder nur sehr spärlich nachweisbar, dagegen sind die Scheiden der Gefäße mitunter etwas bindegewebig verdickt und ebenfalls kernreicher. In diesen Fällen ist auch gewöhnlich der zentrale Bindegewebsstrang beträchtlich dichter und zellreicher, besonders in älteren solchen Fällen und beginnt, wie in Abb. 50 die Gewebswucherung die Exkavation auszufüllen.

Häufig grenzt sich das restliche Papillengewebe gegen den Glaskörper zu durch eine anscheinend bindegewebige, immer am zentralen Bindegewebsstrang dichteste Membran ab, die mit schlanken Bindegewebskernen besetzt ist und die sich dann immer noch ein Stück in die angrenzende Retina verfolgen läßt. Es handelt sich hier zweifellos nicht nur um eine Kompression des restlichen Gliagewebes, sondern auch um Wucherung der die Papille normalerweise abgrenzenden Membran, die durch Bindegewebswucherung zustande gekommen oder

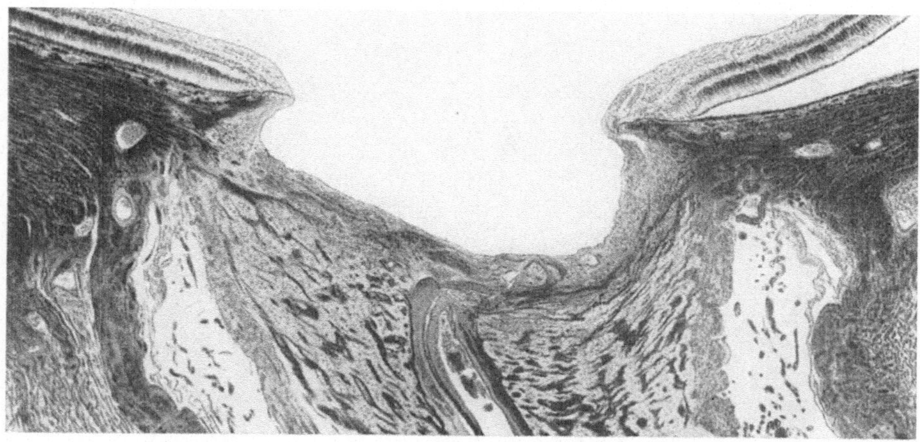

Abb. 44. 57jährige Frau, absolutes inkomp. Glaukom seit 2 Jahren, überhängende totale glaukomatöse Exkavation, lateral viel tiefer, starke Kompression auch retrolaminär. Einfacher Sehnervenschwund ohne Lückenbildung. Halo glaucomatosus (van Giesonfärbung).

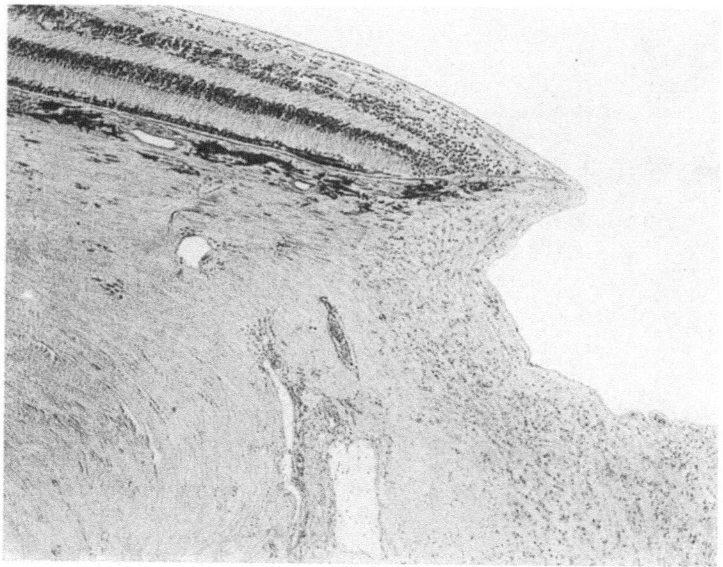

Abb. 45 (s. Abb. 44). Laterale Papillenhälfte stärker vergrößert. Hämatoxylin-Eosinfärbung.

wenigstens verdickt worden ist. Oft ist dann auch der intralaminare Teil wesentlich dichter, die Nervenfasersäulen sind durch reichliches zelliges Gliagewebe
ersetzt, das mit dem prälaminaren Gewebe zusammenhängt. Nur in absoluten
Glaukomaugen, welche schwere entzündliche Veränderungen aufweisen, kann
hierbei auch der bindegewebige Anteil der Lamina verdickt, entweder noch

kernreicher oder aber auch sklerotisch sein; nur in diesen Fällen enthalten sie auch reichliche und weite Blutgefäße.

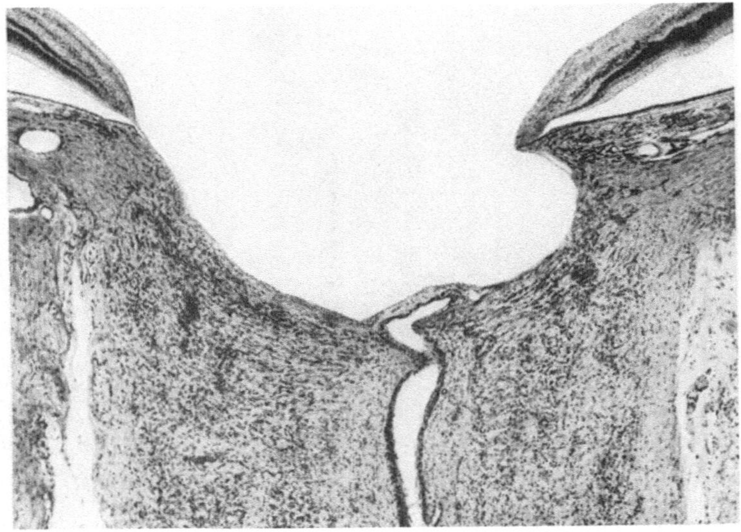

Abb. 46 (wie Abb. 35, linkes Auge). Absolutes Sekundärglaukom nach Iridozyklitis, totale Exkavation mit vollständigem Schwund des prälaminaren Gewebes, Ektasie der Lamina, Kompression des intra- und retrolaminaren Sehnervenstückes. Atrophie mit Gewebsverdichtung.

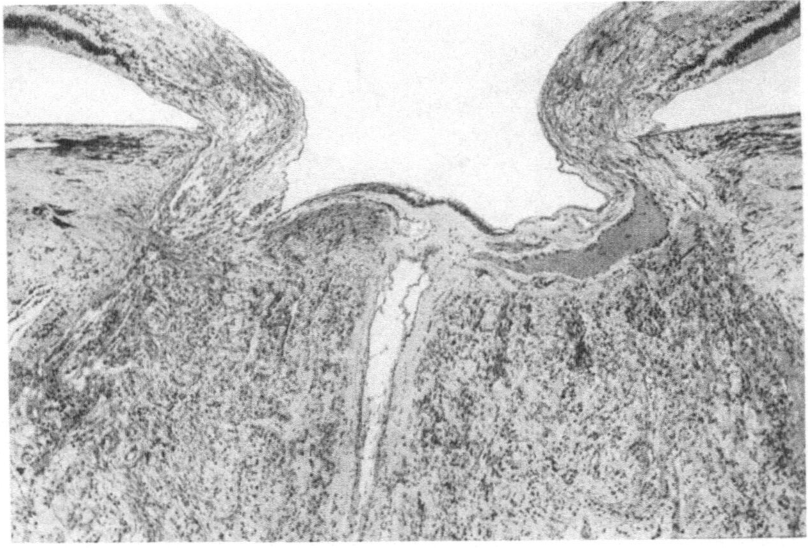

Abb. 47. M., Anna, 79 Jahre alt, Glaucoma absolutum nach Thrombose der Zentralvene, seit 14 Tagen Amaurose, Bouteillenexkavation, enorm weite kollaterale Vene. Netzhautgewebe stellenweise verdichtet, stellenweise kavernös. Lamina reduziert, Sehnervengewebe weitgehend geschwunden, Rest zart kavernös.

Bei vorgeschrittenen Glaukomen ist, wie erwähnt, immer wenigstens an einzelnen Teilen der Gewebsschwund des intraokularen Sehnervenstückes bis zum Rande und zur skleralen Lamina gediehen. Dann ist im vorderen Teile des

Durchtrittskanals die Sklera entweder vollständig nackt oder nur von spärlichem anscheinend gliösen Gewebe bekleidet. Die immer rarefizierte Netzhaut schneidet entweder am Rande der Exkavation fast ab, die elastische Limitans interna gegen

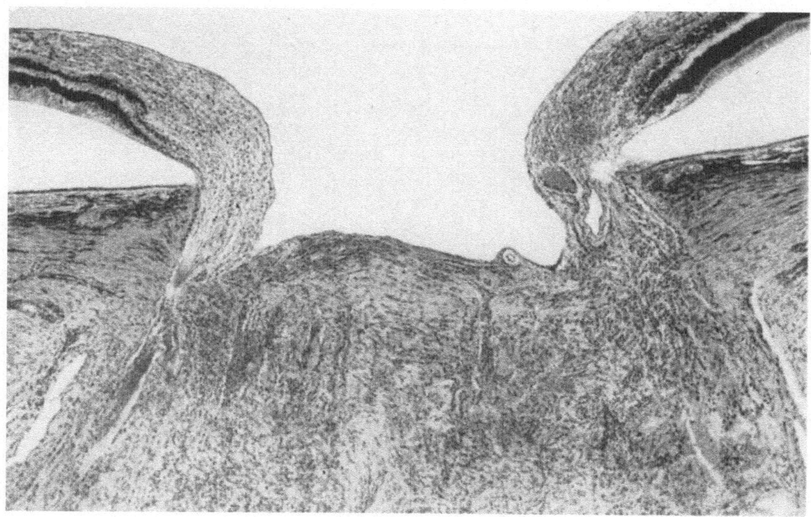

Abb. 48 (s. Abb. 46). Starke Rarefaktion der Lamina.

die Chorioidea zu umgebogen, oder aber, was recht häufig zu beobachten ist, es ist die Netzhaut so in die Exkavation hineinverlagert, daß die restliche Nervenfaserschichte, mitunter noch spärliche Ganglienzellen und immer mehr weniger reichliche innere Körner bis an die sklerale Lamina verlagert sind und ohne Zwischengewebe an sie angrenzen (Abb. 35, 49). Die äußeren Netzhautschichten sind entsprechend dem immer vorhandenen Halo glaucomatosus an die Lamina vitrea chorioideae fixiert. Den Grund der Exkavation bilden in diesen Stellen die rarefizierten, wieder bald noch normal gelagerten, bald schon gegen den Sehnerven eingedrückten derbsten skleralen Laminabalken, die chorioidealen sind mit dem Nervenfasergewebe restlos geschwunden.

Dadurch kommt jener Typus zustande, den man früher ausschließlich als glaukomatöse Exkavation gekannt hat, d. i. jene Exkavationen, die in den meisten Augen mit andauernder Drucksteigerung nach Erblindung, also bei absolutem Glaukom

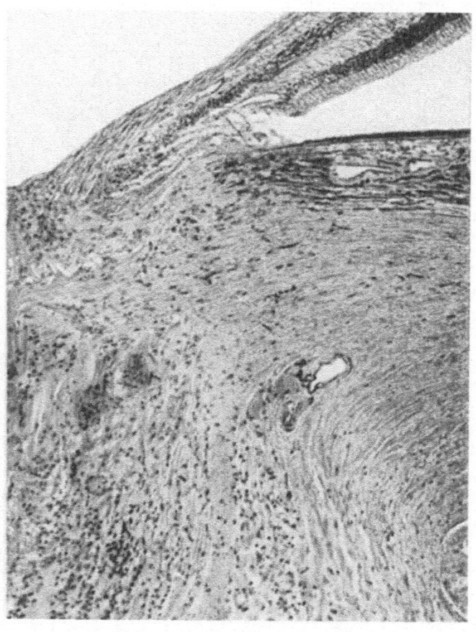

Abb. 49. F., Karoline, 71 Jahre, 28. 3. 1890 inkompensiertes Glaukom, nach 1¹/₂ Jahren Iridektomie, 1 Jahr später absolut, enukleiert. Rarefizierte Lamina fast normal gelagert, vor ihr verdichtetes Gewebe, das die Netzhaut hineinzieht, retrolaminare Gliawucherung mit geringer Lückenbildung.

sich vorfinden, in denen es nicht durch die später zu beschreibende reaktive Wucherung zur Wiederausfüllung der Exkavation gekommen ist (Abb. 44, 46,

47, 48 u. 51). Hier ist die Basis der Exkavation weit hinter die hintere Skleralebene gelagert, dadurch, daß nicht nur die immer stark rarefizierte sklerale
Lamina, sondern auch das retrolaminar angrenzende Sehnervengewebe intensiv

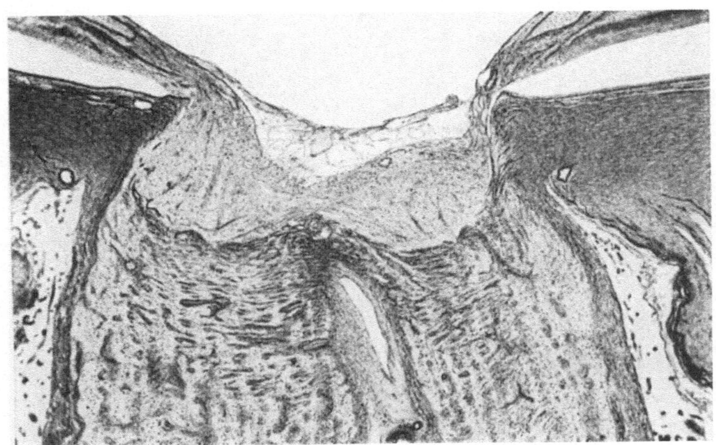

Abb. 50. Vor mehreren Wochen wegen akuten Glaukoms iridektomiert, traumatische Katarakt,
Iridozyklitis. Sehr unregelmäßige Exkavation, Lamina bouteillenbodenartig komprimiert. Restliches, zum Teil verdichtetes Nervenfasergewebe, vor ihr zarter Gewebswucherung in der Exkavation.

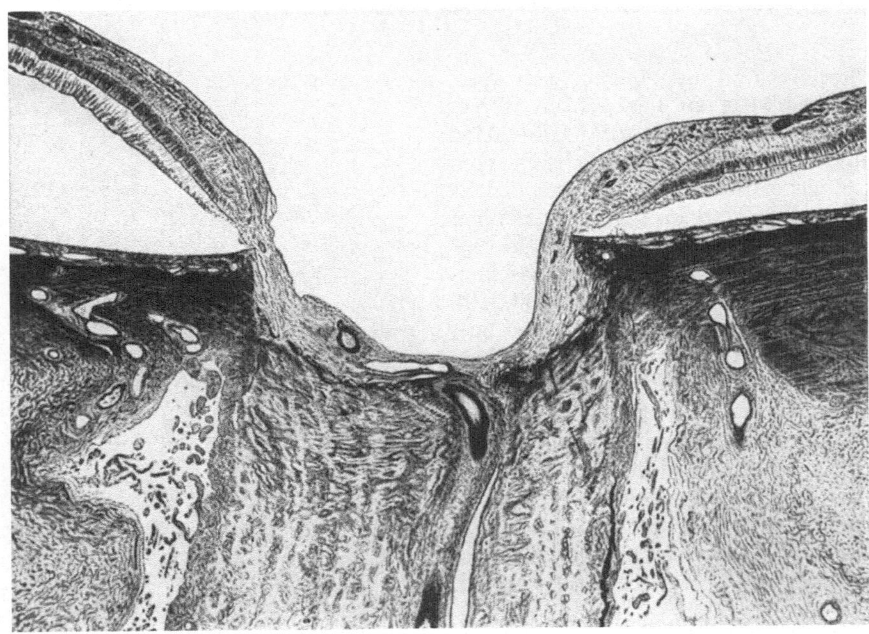

Abb. 51. 57jähriger Mann, vor 2 Jahren akutes Glaukom, Iridektomie, trotzdem erblindet, wegen
Ulcus serpens enukleiert. Glaukomatöse Exkavation mit gleichmäßiger Kompression des Sehnerveneintritts, Verbiegung des zentralen Bindegewebsstranges. Retina lateral in die Exkavation gezogen.

komprimiert und rückgelagert, in ein dichtes Bindegewebe mit davon nicht
oder schwer zu trennenden Gliamassen umgewandelt ist.

Die Laminabalken sind, soweit sie erhalten sind, sklerotisch, kernarm, es fehlen besonders Kapillaren und kleine Gefäße darin nahezu vollkommen. Nur selten ist die Lamina so rarefiziert, daß sie wie zerbündelt aussieht, was aber natürlich nur dann deutlich hervortritt, wenn das zwischenliegende Gliagewebe nicht gewuchert oder verdichtet, sondern auch geschwunden ist (Abb. 39, 52 u. 53). Der Schwund der skleralen Laminabalken, die in solchen Fällen immer weit rückwärts an der Sklera ansetzen, ja sogar ins Bereich der Pialscheide rückgelagert scheinen, ist manchmal so weit gediehen, daß wie wir in Abb. 52 sehen, jeder Zusammenhang mit der Sklera vollständig fehlt, das intralaminare Sehnervenstück also mit dem kompakten retrobulbären Sehnervengewebe weit in den Sehnerven selbst proximalwärts zurückgelagert ist. Dies kann auch an einzelnen Teilen der Papille nur angedeutet sein, am häufigsten lateral.

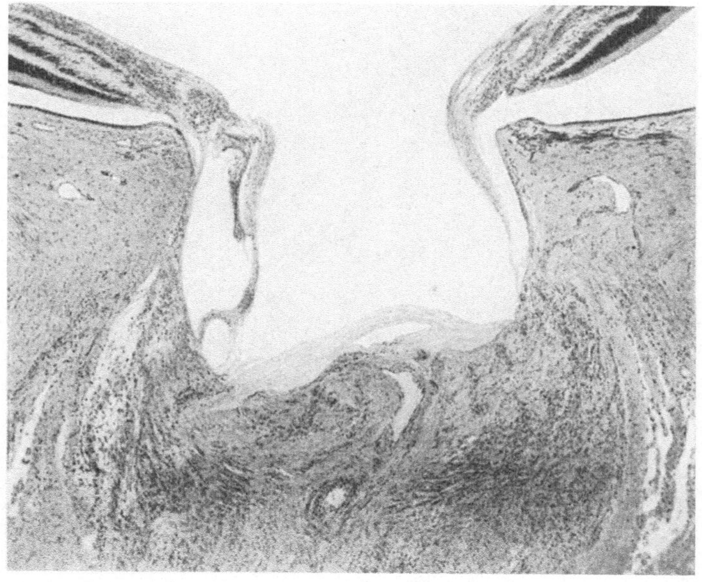

Abb. 52. 52jähriger Mann, totale Exkavation mit spärlichen Gewebsresten, Lamina lateral vollständig defekt und lückenhaft, Sehnerveneintritt hinter den Fornix des Zwischenscheidenraumes verlagert. Zentralgefäße verbogen. Die queren Spalten am Sehnervenbeginn wohl Kunstprodukt.

In vielen Fällen tritt der zentrale Bindegewebsstrang, dessen Gewebe verdichtet und sklerotisch erscheint (präexistent senil?) in die Exkavation vor, ringsum sind sie Laminabalken komprimiert, zurückgedrängt, einerseits bis zur Duralscheide, andererseits an den zentralen Bindegewebsstrang angepreßt, so daß die Basis der Exkavation, wie dies SCHNABEL, der zuerst diese Art der Exkavationsbildung beschrieben, treffend bezeichnet hat, die Form eines Bouteillenbodens darbietet. Diese ist am deutlichsten, so lange Kompression und Schwund des ganzen intraokularen Sehnervenstückes noch nicht weit gediehen, die Exkavation also noch nicht tief ist, kann aber auch, wenn auch viel seltener, bei den mächtigsten Exkavationsformen vorliegen. Die kavernöse Lückenbildung im gefäßführenden Stücke des Sehnerven fehlt hier in der überwiegenden Mehrzahl der Glaukome. Dieser Typus scheint bei inkompensierten absoluten Glaukomen und in den im frühen Kindesalter durch Glaukom erblindeten Augen die Regel zu sein (Abb. 44, 46 u. 51).

Die Verlagerung des intralaminaren Sehnervenstückes, damit der Verlauf der skleralen Laminabalken, ist durchaus nicht immer an allen Stellen der Papille gleichartig, wie z. B. in Abb. 41, 42, 44; dies hängt wohl hauptsächlich von der Intensität des Schwundes des retrolaminaren Sehnervenstückes ab, aber wohl auch von der Resistenz der Lamina gegenüber dem glaukomatösen Auflösungsprozesse und damit dem Widerstand gegen den intraokularen Druck. Letzteres ist am

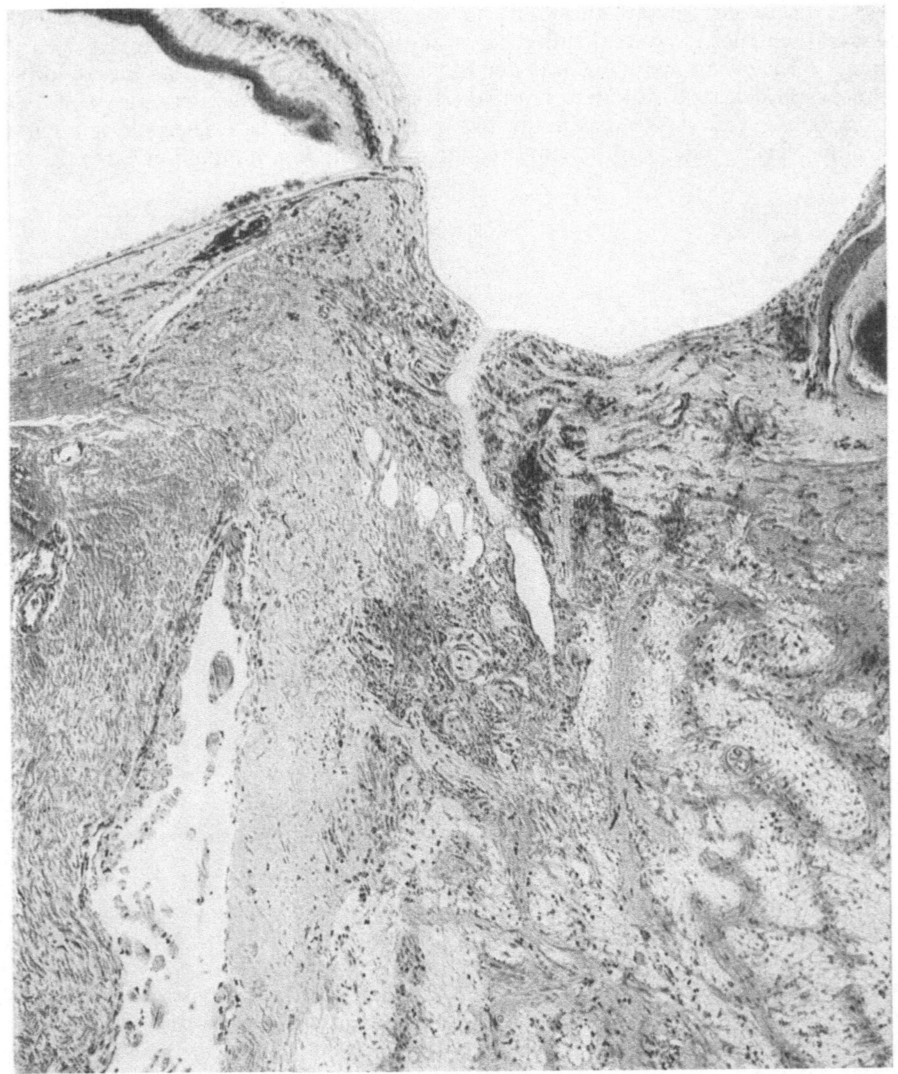

Abb. 53. M., Therese, 69 Jahre (s. Abb. 58). Direkte Kommunikation zwischen Glaskörperraum und reichlichsten retrolaminaren Kavernen, bei sehr stark rarefizierter nicht deutlich komprimierter, etwas zurückgedrängter Lamina. Ausgedehnter kavernöser Schwund retrolaminar.

deutlichsten daraus erkennbar, daß der zentrale Bindegewebsstrang (wie sich aus der Bouteillenform ergibt) am spätesten seine Form verliert, obwohl auch dieser schließlich durch den intraokularen Druck so verbogen wird, wie dies besonders in Abb. 41, 43, 47 u. 50 hervortritt.

In vielen Exkavationen, in deren Basis die Lamina scleralis nackt vorliegt, sieht man spaltförmige Einsenkungen der Exkavation in die Lamina selbst

(Abb. 40) an Stelle der geschwundenen Nervenfaserbündel, in die Glaskörper eingelagert ist, wie wohl SCHMIDT-RIMPLER (4) in Abb. 1 abgebildet, aber nicht näher erörtert hat; aber nur selten ist Glaskörpergewebe in eine retrolaminare Kaverne eingelagert (wie in Abb. 53, 54). Hier ist das die Glaskörperhernie

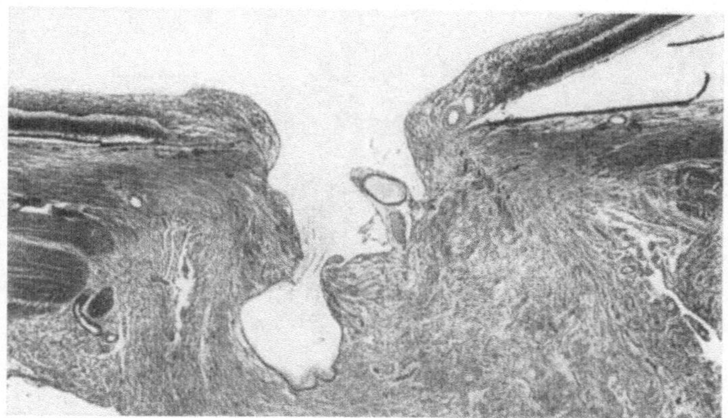

Abb. 54 (s. Abb. 3). Glaskörperhernie im fast total exkavierten Sehnerven, Lamina im ganzen unregelmäßig rarefiziert, aber wenig ektasiert.

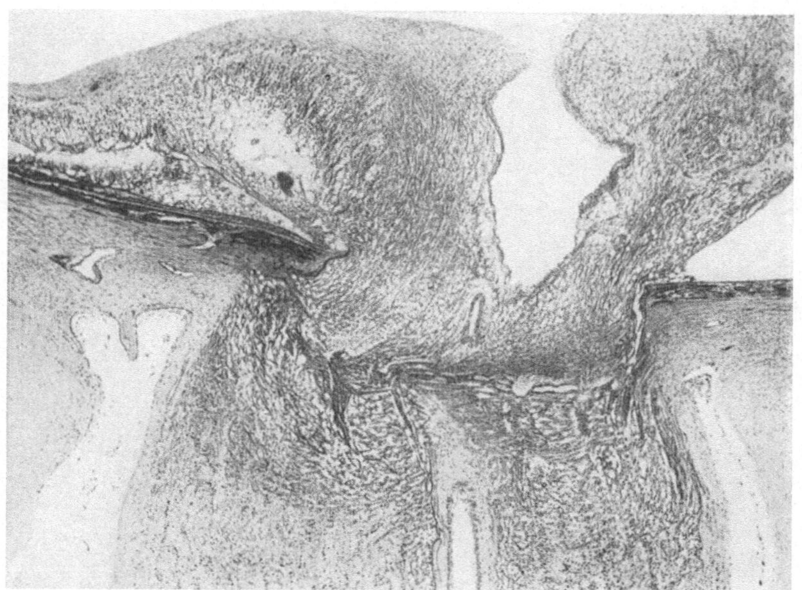

Abb. 55. 73jähriger Mann, absolutes Glaukom, Näheres unbekannt, anscheinend Sekundärglaukom nach Iridozyklitis. Ausgebreitete Retinochorioiditis, einerseits mäßige, anderseits (links) intensive Ektasie der zum Teil atrophischen Lamina cribrosa mit Verdichtung des retrolaminaren Sehnervenstückes. Die queren Spalten im Bereich der Lamina rechterseits wohl Kunstprodukt. Mächtige Wucherung des zirkumpapillären Netzhautgewebes, weniger prälaminar, aber überall reichliche kleine Kavernen.

begrenzende Gewebe verdichtet, wie etwas komprimiert, wohl ein Zeichen dafür, daß der erhöhte Glaskörperdruck auch noch bis in die Kavernen sich fortgepflanzt hatte. Die Verdichtung des Glaskörpergerüstes selbst erleichtert die Erkenntnis der Topographie. Auch hierbei kann die Basis der Exkavation

von der noch normal gelagerten nur rarefizierten Lamina scleralis gebildet,
oder kann auch diese selbst in den Sehnerven zurückgelagert sein.

Oguchi hat einen ähnlichen Fall von Glaskörpereinstülpung in den Seh-

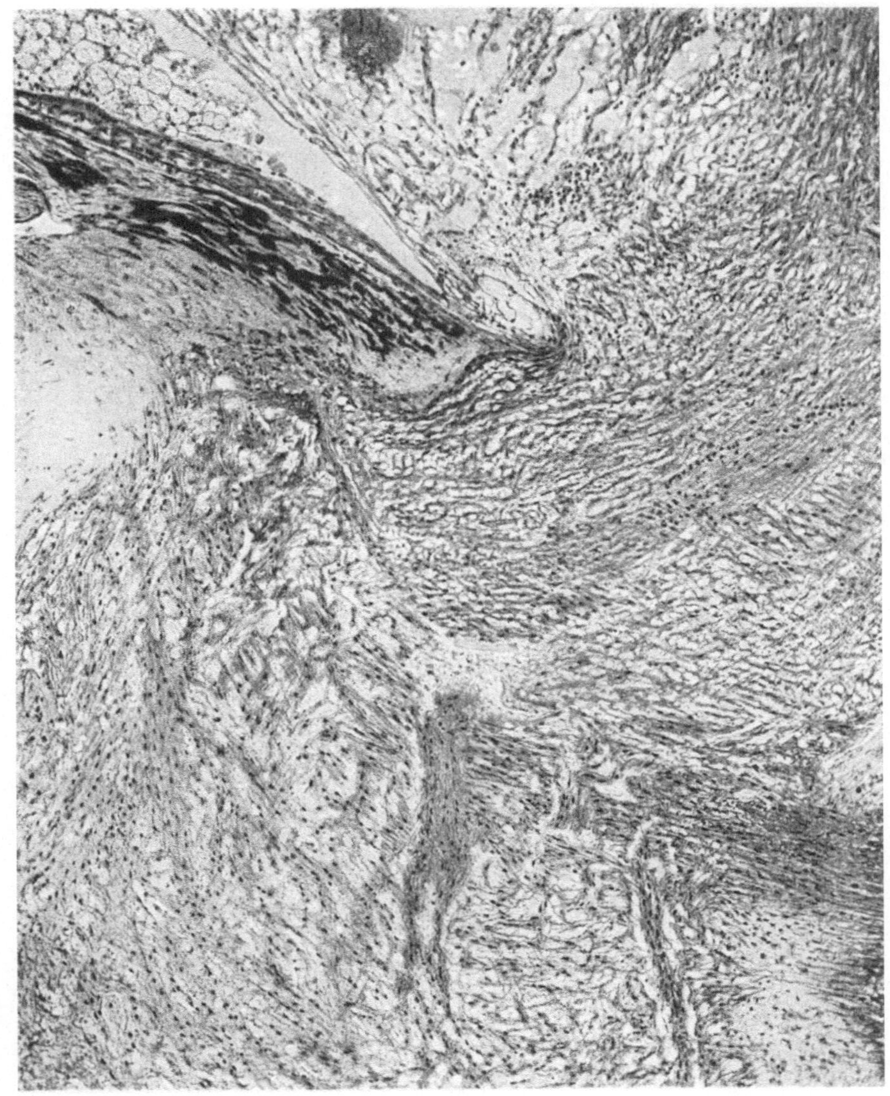

Abb. 56 (wie Abb. 54, mediale Hälfte). Kavernöser Schwund in dem mächtig geschwellten Papillengewebe, keine glaukomatöse Exkavation, aber starkes Zurückdrängen und Rarefaktion des intralaminaren Sehnervenstückes mit Verschiebung der Nervenfasersäulen, von denen zwei (im Bilde
rechts) durch Gliawucherung ersetzt sind.

nerven beschrieben. Bei derartigen Befunden ist aber wohl darauf besonders
zu achten, daß in durchaus nicht seltenen Fällen, wie ich nachgewiesen hatte
(4, Tafel I, IV, 1, 2), gewöhnlich lateral von den Zentralgefäßen kongenital ein
weiter zylindrischer oder trichterförmiger Raum weit hinter die Lamina cribrosa
hineinreichen kann, der nur mit zartem Gewebe, das ich Schaltgewebe genannt

habe, gefüllt ist. Hier wäre gewissermaßen der Weg für die Glaskörperhernie präformiert.

Wegen der Wichtigkeit dieser Befunde, die unter Umständen bei schrägen Schnitten eine Verwechslung mit kavernösem Sehnervenschwund verursachen können, reproduziere ich eine der genannten Abbildungen, die ja an schwer zugänglicher Stelle niedergelegt sind, in Abb. 57.

Sehnervenstamm. Im ersten Stadium der glaukomatösen Papillenveränderung ist der unmittelbar dem Bulbus angrenzende Sehnerv von normalem Volumen, nur stellenweise die Bindegewebsbalken durch Auflockerung des Gewebes, Er-

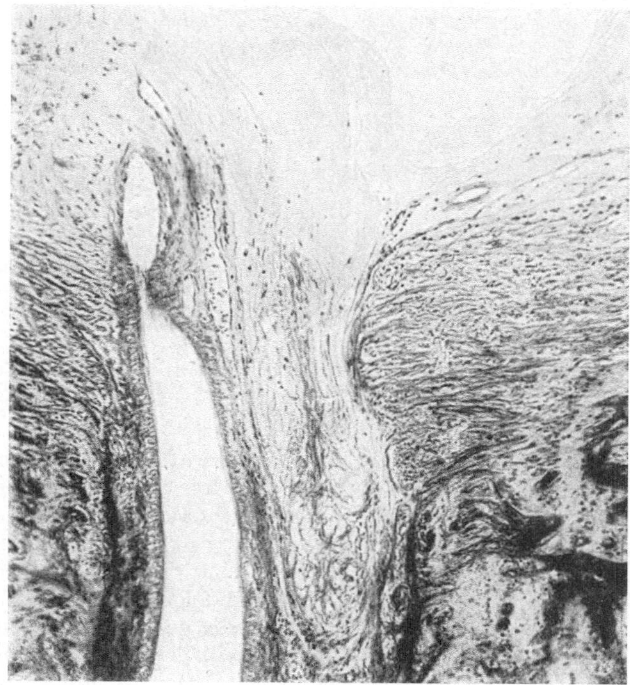

Abb. 57. Physiologische Exkavation mit Schaltgewebe an den Zentralgefäßen bis hinter die Lamina cribrosa.

weiterung der Gefäße und spärliche Einlagerung von Rundzellen etwas relativ verbreitert.

Schon sehr frühzeitig auch in dem allerrezentesten Falle von inkompensiertem Glaukom erstreckt sich die glaukomatöse Sehnervenerkrankung, nach rückwärts abklingend, auf den ganzen gefäßhaltigen Teil des Sehnerven, und zwar anscheinend identisch mit der Veränderung im intraokularen Sehnervenstück, nur dadurch unterschieden, daß die Markscheiden der Sehnervenfasern in ihren Zerfallsprodukten (Marchi-Färbung) in den geschädigten Bündeln noch nachweisbar sind. Vorerst in einzelnen Bündeln und Bündelgruppen sind die Achsenzylinder aufgequollen, die Markscheiden in Tröpfchen zerfallen, es entstehen zwischen den oft noch ganz intakten Nervenfasern in einzelnen Bündeln runde Lücken, die entweder noch aufgequollene Nervenfasern oder spärlichen Detritus enthalten oder völlig leer sind, so daß die betreffenden Bündel im Querschnitt wie siebartig durchlöchert erscheinen (Abb. 58). In den Bündeln finden sich einzelne Fettkörnchenzellen, das Gliagerüst erscheint normal, jedenfalls nicht vermehrt, die Bindegewebssepten an einzelnen Stellen in der Nachbarschaft der Gefäße etwas kernreicher. Die Veränderungen nehmen dann weiter

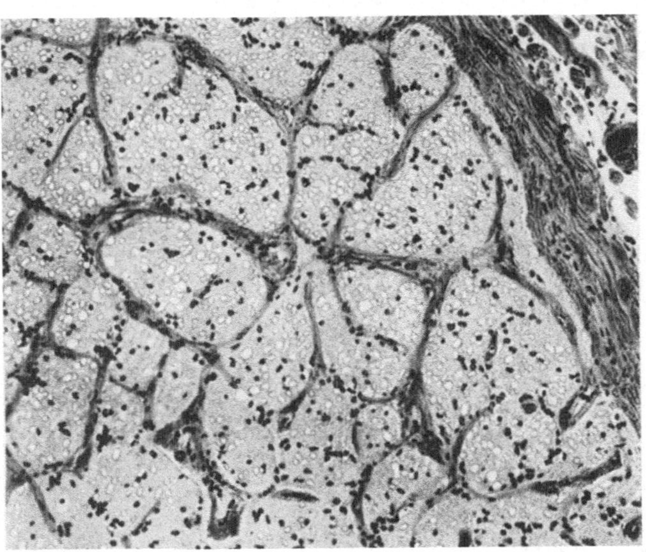

Abb. 58 (s. Abb. 1). Z., Marie, 73 Jahre alt, akutes inkompensiertes Glaukom, 23 Tage alt, durch Miotika kompensiert (s. Elschnig (2), 1. Fall). Erster Beginn der glaukomatösen Sehnervendegeneration.

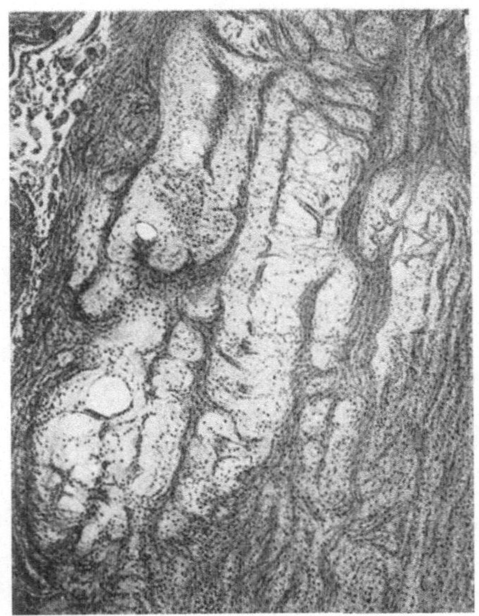

Abb. 59. R., Franz, 66 Jahre (s. Ichikawa, Fall 4). Kavernöser Sehnervenschwund retrolaminar.

nach rückwärts rasch ab, jenseits des gefäßführenden Stückes ist in diesem Stadium der Sehnerv vollständig normal. In vorgeschrittenen Fällen sind dann in einzelnen Bündeln und Bündelgruppen die Nervenfasern vollständig geschwunden, sie bestehen ausschließlich aus dem feinen gleichmäßigen Gliagerüst mit völlig normalen Kernen, und besitzen die den Nervenbündeln entsprechenden Lücken entweder anscheinend normales Volumen oder können auch gegenüber normalen Bündeln voluminöser sein (Abb. 37, 59 u. 60). Diese von Schnabel (5—7) ganz richtig als „kavernöser Schwund" bezeichneten Veränderungen betreffen zuerst nur einzelne Bündel, die noch durch die bald zunehmend verdünnten gefäßarmen bindegewebigen Septen getrennt sind. Dem Schwund der Nervenfasern folgt aber der Schwund des Stützgewebes nach, so daß das feinmaschige Gliagewebe wieder zuerst an einzelnen Stellen verschwindet, zunehmend größere Lücken im Bündel selbst entstehen, die dann durch den Schwund des zwischengelagerten feinmaschigen Gliagewebes zusammenfließen, durch den Schwund der zwischenliegenden Bindegewebssepten mit solchen benachbarter Bündel sich vereinigen und schließlich jene großen Hohlräume entstehen lassen, wie sie in Abb. 37, 53, 60, 61 u. 62 abgebildet sind. Die Lücken sind vollkommen leer oder enthalten nur feinsten Detritus, die sie begrenzenden Septen sind immer gefäßarm und spärlich, auch spärlich verästelt, die Bündelquerschnitte bzw. der Sehnervenquerschnitt erscheinen gegenüber dem normalen eher vergrößert, wie aufgebläht durch (aber sicher sehr eiweißarme) Flüssigkeit, wie dies insbesondere Fleischer betont hat. Das restliche Sehnervenstück mit dem zentralen Bindegewebsstrang und dessen großen Gefäßen ist medialwärts verdrängt,

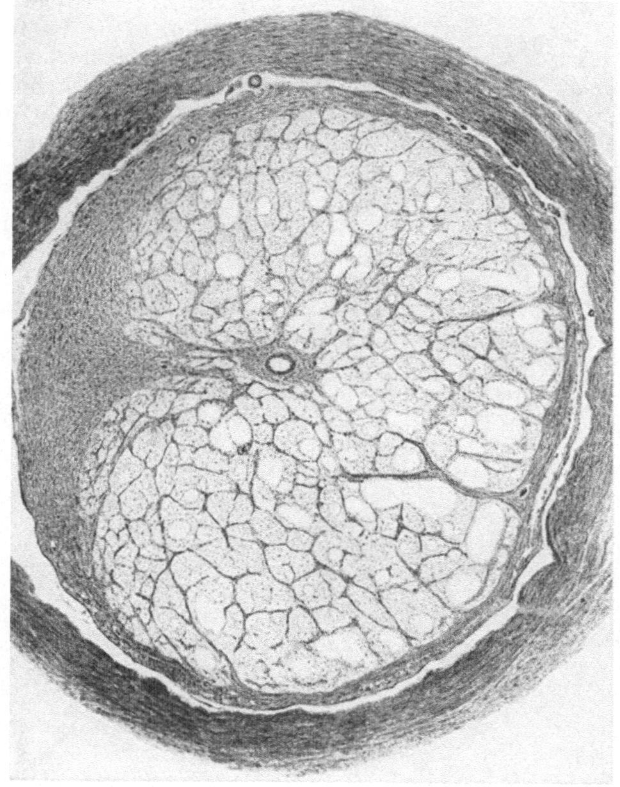

Abb. 60. M., Therese, 69 Jahre alt, 2 Jahre absolutes inkompensiertes Glaukom, kavernöser Sehnervenschwund mit Verdichtung des restlichen Bindegewebes, anscheinend durch Kompression.

die Nervenfaserbündel sind dort dünner, wie komprimiert; sind noch Nervenfasern vorhanden, so sind sie spärlich, die bindegewebigen Septen können etwas verdichtet sein (Abb. 60 links (medial), 61).

Die Kavernenbildung nimmt jedes Millimeter proximalwärts an Intensität und Extensität ab, und fehlt hinter dem Eintritt der Zentralgefäße regelmäßig. In keinem der der Untersuchung zugänglichen Sehnerven erstreckt sich die kavernöse Sehnervendegeneration über den gefäßhaltigen Teil des Sehnerven hinaus in den weiteren orbitalen Teil. Hier unterscheidet sich der konsekutive Sehnervenschwund, der sich bis zum Chiasma und darüber hinaus erstreckt (je nach dem Alter des Glaukoms) nicht von dem aus anderen Ursachen speziell dem bei tabischer Sehnervenatrophie: Der Querschnitt ist

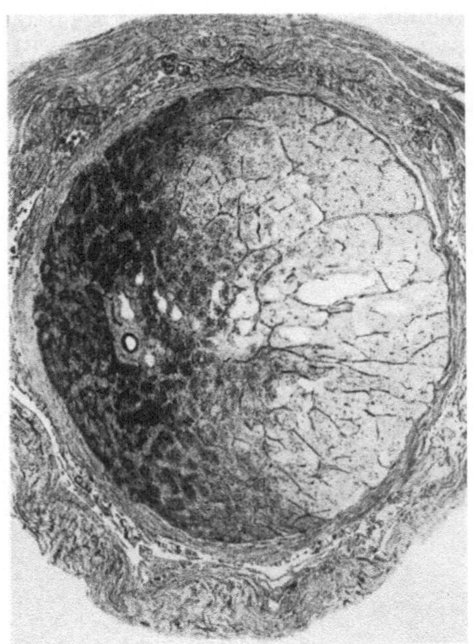

Abb. 61. F., Alois, 84 Jahre, Glaucoma compensatum. Weigertfärbung. Schnitt nahe dem Austritt der Zentralgefäße aus dem Sehnerven, einerseits Schnabelsche Kavernen, andererseits restliches markhaltiges Nervenfasergewebe wie komprimiert.

verringert, daher die Duralscheide schlotternd, die Bindegewebssepten verdichtet, oft etwas kernreicher (Abbildung 63). Die sehr verschmälerten Sehnervenbündel sind gleichfalls dichter, gliareicher, von wechselnd spärlichen markhaltigen Nervenfasern und reichlichen Marktropfen eingenommen, Entzündungs-Erscheinungen fehlen immer.

In vielen Sehnerven, anscheinend immer dann, wenn das restliche prälaminare Gewebe stark verdichtet ist, bestehen auch die Sehnervenbündel retrolaminar aus sehr dicht kernreichem Gliagewebe, und zwar (wie Abb. 41 u. 42) mitunter über den ganzen Querschnitt, meist aber nur in einzelnen Teilen des Sehnerven; in den restlichen Partien ist dann doch oft noch wenigstens eine Andeutung des kavernösen Schwundes bemerkbar. In manchen Augen (z. B. Abb. 42) können auch die intralaminar gelegenen Bündel sehr dicht kernreich (Gliakerne) sein und ist wohl dem ganzen Bilde

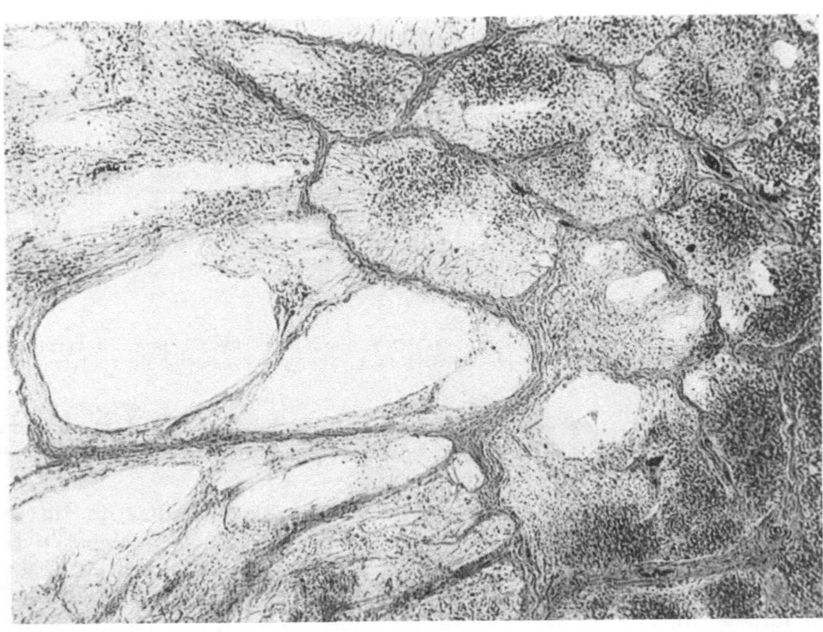

Abb. 62. Dasselbe wie Abb. 37. L A Weigertfärbung. Kavernöser Schwund, Verminderung der markhaltigen Nervenfasern bis zum völligen Schwund mit Skelettierung der Glia- und Bindegewebssepten, die stellenweise ebenfalls rarefiziert oder vollständig geschwunden sind. An letzteren fast keine Blutgefäße sichtbar.

nach zweifellos, daß hier mit dem Schwunde der Nervenfasern eine Gliawucherung stattgefunden.

Während anscheinend beim kompensierten Glaukom die kavernöse Sehnervenerkrankung in der geschilderten Art dauernd bestehen bleibt, trifft
dies bei inkompensierten Glaukomen nur in wenig mehr als der Hälfte der
Fälle zu. Wie ich später anführe, führe ich dies darauf zurück, daß in letzteren
Fällen entweder primär schon eine bindegewebig-gliöse Verdichtung des restlichen Papillengewebes besteht, oder sekundär eine solche Verdichtung des
intralaminaren Sehnervenstückes mit Gewebswucherung, die bis zur Ausfüllung
der Exkavation führt, eintreten kann. Dadurch wird die Kommunikation
zwischen Glaskörperraum und gefäßführendem Sehnervenstück verhindert, das
Einpressen von Flüssigkeit aus dem Glaskörper sistiert, die schrumpfende
Tendenz des restlichen retrolaminaren
Bindegewebes überwiegt über den Lymphdruck in den kavernösen Sehnervenbündeln. Das Volumen des Sehnerven verkleinert sich dann zunehmend, die Kavernen verschwinden und das Bild des gewöhnlichen Sehnervenschwundes verwischt
zunehmend die Art der Entstehung.

Die **Form der Exkavation** ist — abgesehen von der Masse des erübrigenden
Papillengewebes — lediglich durch die
präexistente Bildung des Sehnerveneintritts gegeben, und sind hier natürlich alle
jene Typen möglich, die ich in meiner ausführlichen Arbeit über den normalen Sehnerveneintritt (3) angegeben habe. Von
dieser präexistenten Form ist es abhängig,
ob die Wand der glaukomatösen Exkavation überhängend oder senkrecht zur
Skleralfläche steht oder, bei offenbar prä-
existenter großer physiologischer Exkavation oder Konusbildung, die Exkavation sich schüsselförmig gegen die
Retina öffnet (z. B. Abb. 41, 42 u. 46,
links-medial).

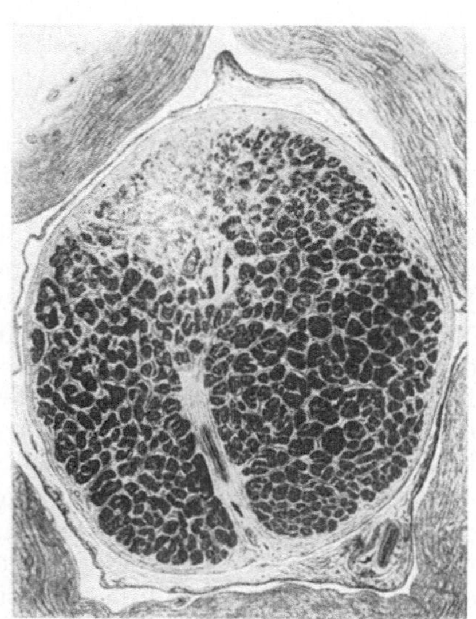

Abb. 63. R., Franz. 66 Jahre alt (s. ICHI-
KAWA, Fall 4). Am Austritt der Zentral-
gefäße sektorenförmige Atrophie der
Nervenfasern.

Ein Vorkommnis, das E. v. JAEGER in seinem ophthalmoskopischen Atlas (2)
abgebildet und beschrieben hat, daß in der glaukomatösen Exkavation noch
die präexistente physiologische nachweisbar ist, läßt sich anatomisch nicht bestätigen; anatomisch ist eben dann erst die Exkavation eine glaukomatöse,
wenn sie durch den Schwund des Papillengewebes wirklich randständig geworden, was, wie die zahlreichen Abbildungen dieser Arbeit zeigen, erst sehr
spät und nicht in allen Fällen eintritt, jedenfalls so spät, daß die evtl. präexistente physiologische Exkavation zufolge des Schwundes der dieselbe begrenzenden Papillenmasse nicht mehr erkannt werden kann. Am ehesten erinnern noch Bilder, wie eines z. B. in Abb. 50 gegeben ist, an die mögliche
anatomische Grundlage der Beobachtungen von JAEGER. Hier zeigt sich am
besten die Diskrepanz zwischen dem anatomischen und dem nur unter geringer Vergrößerung erhobenen ophthalmoskopischen Befunde.

Die echte kavernöse Lückenbildung im intraokularen und angrenzenden retrolaminaren
Sehnervenstück, die entsprechend dem Verlauf der Nervenfasern zu diesen parallelen Spalträumen führt, ist wohl zu unterscheiden von einer Spaltbildung, die ich für ein Kunstprodukt

halte. In Glaukomaugen, die bei sehr hohem intraokularen Druck enukleiert wurden, findet man besonders dann, wenn ausgesprochener Verdichtungsschwund besteht, sowohl zwischen den verdichteten intraokularen Gewebsresten und der skleralen Lamina als in dem retro-laminar angrenzenden, immer in großer Ausdehnung wenigstens verdichteten Sehnervenstück quere, also dem Verlauf der skleralen Lamina parallele Spalten, die vollständig leer sind (d. h. nur mit Zelloidin gefüllt) und nur hier und da spärlichste schräge oder senkrechte, die Spalten kreuzende Gewebsfasern enthalten (z. B. Abb. 41, 42, 52). Dadurch und durch die zum Verlauf der Sehnervenfasern senkrechte Lage, dann auch dadurch, daß das die prälaminaren Spalten begrenzende Papillengewebe, wie erwähnt, immer verdichtet ist, unterscheidet sich diese Lückenbildung von der durch den Schwund der Nervenfasern und ihres Stütz-gewebes entstehenden Kavernen. Im Gegensatz zu SCHNABEL (6, Abb. 3) möchte ich diese Lückenbildung nicht als Teilerscheinung glaukomatösen Schwundes erklären, sondern als Kunstprodukt bzw. Härtungs- und Einbettungseffekt. Durch das plötzliche Nachlassen des gesteigerten Druckes in dem enukleierten Auge hört die Kompression des Sehnerven auf, die unter dem Druck gedehnten oder komprimierten Gewebe (besonders das Binde-gewebe) schnurren gewissermaßen zusammen, es entstehen Gewebsspalten, in die das Zel-loidin eindringt. Dieser Annahme entspricht auch, daß diese Lückenbildung sich nur an glaukomatösen Sehnerven mit Verdichtung des Gewebes ohne deutliche retrolaminare Kavernenbildung, wenigstens niemals im Bereiche solcher, vorfindet.

Ein besonders auffallendes Verhalten zeigen in allen Fällen die Blutgefäße. Nur im ersten Stadium (Papillenschwellung) sind die großen Gefäße der Papille weit, besonders die Venen, ihre Lage nur durch die Papillenschwellung ver-ändert. Beim Beginne der Exkavationsbildung sind sie zunehmend medialwärts, besonders unten- und oben-außen an den Rand des Durchtrittskanals ge-schmiegt, zeigen aber in frischen Fällen nur Veränderungen, die ins Bereich der senilen Gefäßerkrankung gehören. Die Äste der Zentralgefäße (also die Papillengefäße) schmiegen sich den seitlichen Wänden der Exkavation an. Nur in manchen Fällen können die großen Papillengefäße wie skelettiert in der Exkavation freiliegen, so daß sie wie in E. JÄGERs (1) Abb. 15 und SCHMIDT-RIMPLERs (2) Abb. 3, 5, ebenso bei LAGRANGE und BEAUVIEUX dieselbe frei brückenförmig durchziehen. Hier fehlt also dann die steile Abknickung des betreffenden Gefäßes am Papillenrand.

Ungemein auffallend ist der Mangel an kleinen Gefäßen und Kapillaren im ge-samten intraokularen Sehnervenstück, auch innerhalb der Laminabalken, und tritt dieser Unterschied besonders deutlich hervor gegenüber den fast immer strotzend mit Blut gefüllten kleinen Gefäßen und Kapillaren der angrenzenden Chorioidea. Diese Verarmung an Blutgefäßen ist natürlich besonders auffallend bei lockerem Schwunde, aber auch deutlich beim Verdichtungsschwunde des Papillengewebes, fehlt aber vollständig, ebenso wie nachweisbare endo- und perivaskulitische Veränderungen der kleinen Gefäße, in Glaukomaugen, in denen die Drucksteigerung noch nicht lange bestanden hatte.

Bezüglich der histologischen Beschaffenheit der Gefäße des Sehnerven, aber auch, vorgreifend, der Retina, haben, wie ich oben schon angeführt, alle Untersucher, wie z. B. HERTEL, HARMS, BARTELS, SCHEERER (1, 2) betont, daß ihre Veränderungen: Zunahme des elastischen Gewebes, Verdickung der Intima und unter Umständen der Adventitia, nicht über das hinausgehen, was in senilen Augen die Regel ist; HARMS betont besonders, daß nur selten bei alten degenerativen Primärglaukomen Thromben in einzelnen Gefäßen gefunden werden. Wie im Sehnerven, so fehlen auch in den Arterien des Zinn-Jägerschen Gefäßkranzes jegliche für das Glaukom in Frage kommenden Er-krankungen; speziell findet sich niemals in rezenteren Fällen eine irgend aus-gesprochene Verengerung oder gar Obliteration der Laminagefäße, die für den Schwund der Lamina cribrosa oder des gesamten intraokularen Sehnerven-stückes verantwortlich gemacht werden könnten.

Bei älteren Glaukomen sind öfters, während die Zentralvene verengt oder kaum als solche nachweisbar ist, in der Exkavation weite Venen getroffen (wie in Abb. 42), die als optikoziliare Gefäße zu bezeichnen sind. Die ophthalmoskopisch relativ häufig in absoluten Glaukomen ohne oder mit geringer Kompensationsstörung zu beobachtende Anastomosenbildung der Papillenvenen mit den Venen des Ziliargebietes konnte ich leider anatomisch nicht untersuchen. Auf Grund der Erfahrungen an der Neubildung derartiger Optikoziliargefäße in Augen mit Stauungspapille aber läßt sich mit einiger Sicherheit feststellen (was ja auch klinisch zu erhärten ist), daß es sich in der Regel um eine mehr weniger weit gediehene Obliteration der Zentralvene und vermutlich nur Ausweitung kollateraler Verbindungen mit den Venen der Sehnervenscheiden handelt. Verengerung der Zentralvene mit beträchtlicher Wandverdickung (immer von mehr weniger starker Endarteritis der Zentralarterie und ihrer Äste begleitet) fand ich dagegen recht häufig, und in den Fällen von Glaukom nach Thrombose der Zentralvene ist oft das ganze restliche Laminabereich und

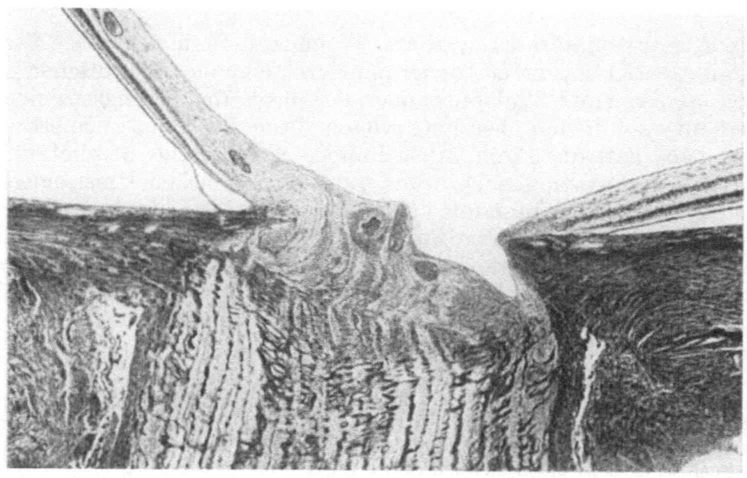

Abb. 64. Nach einem Präparat Prof. L. Schreiber-Heidelberg (s. Arch. f. Ophth. Bd. 64, S. 237 (Beob. XIII) und A. Elschnig, 8). Partielle randständige glaukomatöse Exkavation mit teilweiser Destruktion, Rarefaktion und Verlagerung der Lamina cribrosa.

ganze gefäßführende Stück von reichlichsten breiten, mit den Venen der Sehnervenscheiden kommunizierenden Gefäßen durchsetzt.

Scheerer hat den Nachweis geliefert, daß tatsächlich kollaterale Verbindungen bei Verstopfung des zentralen Venenstammes vorkommen. Die Veränderungen, die Scheerer als Folge ödematöser Zustände in der Lamina cribrosa bei Glaukom an der Wand der Zentralvene beschreibt, sind zweifellos nicht Glaukomfolge. In keinem seiner dafür geschilderten Fälle bestand unkompliziertes primäres Glaukom.

Betont muß werden, daß bei absolutem inkompensierten Glaukom immer die hinteren Ziliararterien außerhalb des Bulbusabschnittes sehr zahlreich, meist weit sind, und sehr ausgesprochene end- und periarteritische Veränderungen bis zu schwerer Atherosklerose aufweisen. Bartels hat eine beträchtliche Erweiterung der kurzen hinteren Ziliararterien sowie der langen hinteren festgestellt und die Verengerung auf kompensatorische Endarteritis zurückgeführt. Klinisch ist bei jedem lange inkompensierten Glaukom die Vermehrung und Erweiterung der epibulbären Gefäße — größtenteils der Arterien — immer sehr ausgesprochen. Auch die Venen zeigen regelmäßig Wandverdickungen.

Partielle glaukomatöse Exkavation. Klinisch ist man sehr oft in der Lage, eine partielle, d. h. nur einen Teil, einen Quadranten oder die Hälfte der Papille einnehmende glaukomatöse Exkavation zu sehen, deren glaukomatöser Charakter aber durch das scharfe Abknicken der dort liegenden Gefäße (am häufigsten ist es im äußeren unteren Quadranten der Fall) und durch die Freilegung der Lamina sichergestellt ist. Ganz typisch ist anatomisch der Befund nur in dem von L. Schreiber publizierten mit freundlicher Bewilligung des Autors in Abb. 64 reproduzierten Falle erkennbar. Die Lamina ist an einer Seite des Papillenschnittes annähernd normal gelagert und beschaffen, aber doch anscheinend, ebenso wie das prälaminare Papillengewebe etwas rarefiziert und feinst lückenhaft. Lateral ist der Sklerotiko-Chorioidealkanal nackt frei gelegt, daselbst die chorioideale Lamina, ebenso wie das prälaminare Gewebe geschwunden, die sklerale Lamina rarefiziert, deutlich zurückgedrängt, die Sehnervenfaserbündel anscheinend verbogen, das retrolaminare Sehnervengewebe verdichtet. Das Zustandekommen der partiellen Exkavation ist durch die unten gegebene Theorie der Auflösung des Sehnervengewebes (kavernöser Schwund) ohne weiteres erklärt.

Atypische glaukomatöse Exkavation. Wenn man die in normalen Augen vorkommenden Abweichungen der Topographie und feinerer anatomischer Beschaffenheit des gesamten intraokularen Sehnervenstückes und der angrenzenden Netzhaut-Aderhaut, auf die ich oben hingewiesen, beachtet, muß es selbstverständlich erscheinen, daß die Form, Ausdehnung, anatomische Beschaffenheit der glaukomatösen Exkavation auch unter sonst ganz gleichen Umständen außerordentlich verschieden sein muß. Ganz besonders ist letzteres der Fall bei rudimentären oder ausgebildeten Randkolobomen des Sehnerven und in deren Bereich gehörenden Bildungsanomalien. Hierher möchte ich die eigenartige Exkavationsbildung einbeziehen, die E. Fuchs (10) beschreibt und abbildet und auf eine Ausbuchtung einer an die Papille angrenzenden Zone der Sklera durch den erhöhten Druck zurückführt.

Die anatomische Untersuchung dieses klinisch nicht untersuchten myopischen Auges mit Glaukom, dessen Partner hochgradige Myopie hatte, ergibt: der Sehnerv ist ganz schräg temporalwärts eingepflanzt, ungewöhnlich tiefe und große Exkavation, deren Grund die nackte Lamina bildet, die medial normal entspringt, lateral dagegen hinter dem weit zurückliegenden Fornix des Zwischenscheidenraumes an die Pia sich ansetzt.

Das zwischen dem genannten Fornix und der Sklera liegende Sehnervenscheidenstück, ebenso wie die letztere sind vollständig nackt und werden von Fuchs als durch den Druck nach hinten gedrängt erklärt. Ich glaube nicht, daß es sich wirklich um eine Ausbuchtung der Sklera, sondern um einen Defekt des intraokularen und intraskleralen Sehnervenstückes mit Freiliegen der lateralen Wand des Durchtrittskanals und der angrenzenden Dura durch vollständigen Gewebsschwund handelt, der an einer Papille eingetreten ist, die eine schwere angeborene Anomalie hatte. Der Befund vor der Entwicklung des Glaukoms muß wohl etwa ähnlich gewesen sein, wie in den von mir[1]) abgebildeten Fällen von rudimentärem Kolobom des Sehnerven (Ausstülpung der Retinaanlage in den Optikus). In den von E. Fuchs (10) zitierten Fällen von Kampherstein, Ischreyt (1), Hotta und H. Wintersteiner dürfte es sich zweifellos um Randkolobome mit Einstülpung von Retinalgewebe gegen die Aderhaut zu, wie in den von mir beschriebenen und abgebildeten Fällen, gehandelt haben. Wird durch die glaukomatöse Atrophie die rudimentäre Netzhautanlage zum Schwund gebracht, so müssen derartige Bilder von scheinbar durch Druck entstandener Ektasie zustande kommen; daß übrigens bei so schweren kongenitalen Anomalien, wie ich sie z. B. in den eben zitierten Abhandlungen

---

[1]) Elschnig, A.: Das Kolobom am Sehnerveneintritt und der Konus nach unten. Arch. f. vergl. Ophth. Bd. 51, S. 391. 1900. (Abb. 3 u. 4.) — Über Konus nach unten und Kolobom am Sehnerveneintritt. Ber. d. ophth. Ges. Heidelberg 1900. (Abb. 2.)

abgebildet habe, durch das Glaukom ganz bizarre topographische Verhältnisse geschaffen werden müßten, ist selbstverständlich.

Ausfüllung und Rückbildung der glaukomatösen Exkavation. In vielen sehr alten Glaukomaugen, in denen reaktive bzw. irritative Veränderungen

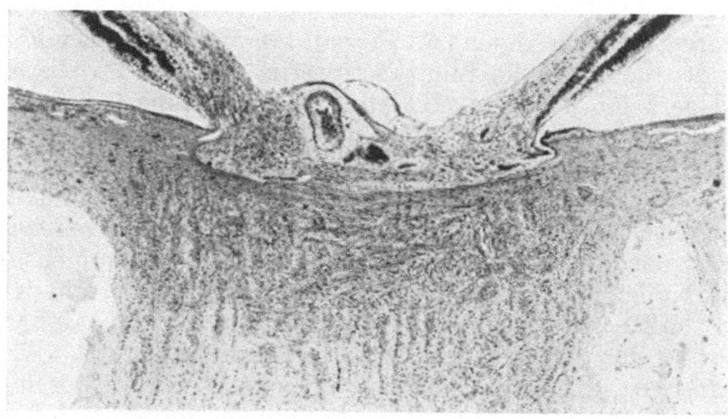

Abb. 65. V., Franziska, 74 Jahre alt, Glaucoma absolutum. Normal liegende verdichtete Lamina, vor ihr Exkavation durch Gewebswucherung ausgefüllt, Netzhaut etwas hineingezogen, dicht hinter der Lamina geringe Lückenbildung.

in den inneren Augenmembranen bestehen, ist die glaukomatöse Exkavation durch neugebildetes Gewebe ausgefüllt. Anscheinend hauptsächlich von den Papillengefäßen ausgehend ist die Exkavation von einem gewöhnlich zart-

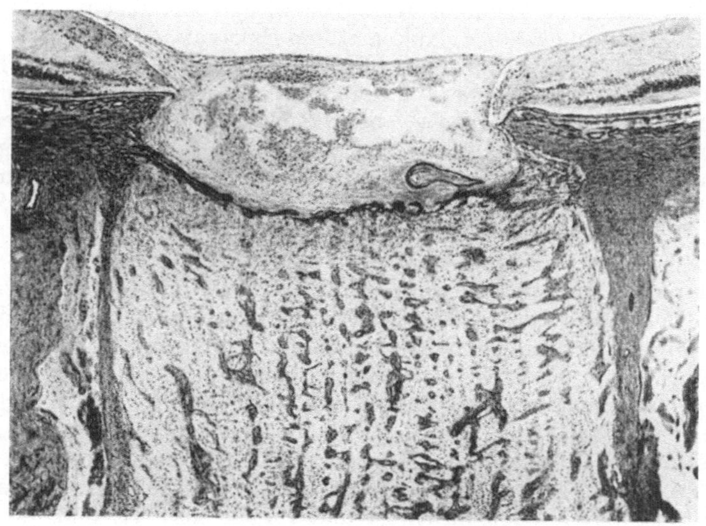

Abb. 66. 77jähriger Mann, Orzeinfärbung, Glaucoma absolutum. Geringfügige Exkavation der rarefizierten Lamina, Ausfüllung der totalen glaukomatösen Exkavation mit neugebildetem lückenhaften Gewebe. Keine Lückenbildung retrolaminar. (WEIGERTs elastische Färbung.)

faserigen, mäßigen Zellreichtum aufweisenden Gewebe erfüllt, das sich gegen den Glaskörper zu durch eine dichtere Bindegewebsschichte abgrenzen kann, bald nur an einzelnen Stellen, bald, und zwar wahrscheinlich in vorgeschrittenen Fällen, ringsum mit Wand und Basis der Exkavation verbunden ist, aber auch besonders von der letzteren durch große Lücken getrennt sein kann. Auch dieses neugebildete anscheinend vorwiegend gliöse Gewebe ist von reichlichen Lücken durchsetzt, die alle entweder am anatomischen Präparat leer sind oder feinstkörnige Eiweißmassen auch in kleinen Klumpen enthalten. Das Gewebe scheint die Tendenz zur Schrumpfung zu besitzen, denn es erscheint häufig die atrophische Netzhaut weit über den Rand des Chorioidealloches in die Papille vorgezogen; besonders an Präparaten mit elastischer Faserfärbung sieht man sehr deutlich, wie die Limitans interna und mit ihr die atrophische Netzhaut, überlagert von dem neugebildeten Gewebe, in die Exkavation hineingezogen ist (Abb. 65 u. 66).

Diese Art der Verlagerung, die anscheinend auch HEPBURN, zuletzt MELANOWSKI beschrieben hat, ist von der oben beschriebenen direkten Anlagerung der Netzhautschichten an die sklerale Lamina wohl zu unterscheiden. BIETTI fand in derartig neugebildetem Gewebe Ablagerung von kohlensaurem und phosphorsaurem Kalk; Erscheinungen von echter Retinitis proliferans, wie sie insbesondere in Fällen mit schwerster Gefäßerkrankung sich finden, gehören wohl nicht mehr zu den reinen glaukomatösen Veränderungen. Alle diese proliferativen Veränderungen sind begleitet von zunehmend schweren Gefäßveränderungen, die schließlich bekanntlich zu der völligen Obliteration des gesamten Netzhaut-Gefäßsystems führen können, worüber allerdings nur eine klinische Beobachtung von SACHSALBER (2) in der Literatur vorliegt. Die mehrfachen Schichten epitheloider Zellen auf der bindegewebig degenerierten Nervenfaserschicht der Retina, die GROENOUW bei einem Fall von Drucksteigerung bei Flächensarkom der Chorioidea fand, dürfte wohl nicht mit Glaukom Beziehung haben.

Über die **Rückbildung** einer glaukomatösen Papillenexkavation liegen nur wenige anatomische Befunde vor. Bekanntlich hat zuerst v. GRAEFE (4) klinisch das Verschwinden einer glaukomatösen Exkavation beobachtet, während erst 1910 AXENFELD (4) ausführliche klinische Belege dafür brachte. BEHR (2) unterscheidet drei verschiedene Vorkommnisse: 1. die Wiederausfüllung der Exkavation durch neugebildetes Gewebe, wie ich es im vorstehenden geschildert habe. Hierher gehören die Fälle von DA GAMA PINTO, SATTLER-BECKER, AXENFELD-KRUKENBERG, KAMPHERSTEIN, BIETTI, RÖMER, ROSCHER, und unter meinen rund 100 Fällen von absolutem Glaukom 11 Fälle, von denen ich zwei in Abb. 63 u. 64 abgebildet habe. Nach BEHR handelt es sich um ein ausgesprochen gliöses Gewebe, das von den Seiten und vom Grund der Exkavation ausgeht. Bei ausgesprochen entzündlichen Erscheinungen, wie sie ja bei alten inkompensierten Glaukomen fast regelmäßig vorkommen, fehlen solche in dem neugebildeten Gewebe nicht, aber nach meiner Meinung muß ein Großteil der dichten zelligen Wucherung besonders im Niveau der Retina als bindegewebige Neubildung bezeichnet werden. Sie scheint von dem die Gefäße begleitenden Bindegewebe auszugehen und führt schließlich z. B. in Abb. 64 geradezu zu einem neuen Abschluß der Exkavation gegen den Glaskörper. In einer 2. Gruppe referiert BEHR jene Fälle, in denen das restierende Nervenfasergewebe vor der Lamina cribrosa entzündlich infiltriert und aufgelockert ist, und nur für eine 3. Gruppe nimmt er an, daß das auf der Lamina komprimierte Papillengewebe durch Wiederentfaltung und Ödem an Volumen zunimmt, aber gleichzeitig die Lamina cribrosa wieder vortrete. Zu den beiden letztgenannten Gruppen BEHRS lassen sich anatomische Belege in meinem Material beibringen, natürlich läßt sich das Wiedervortreten der Lamina cribrosa nicht anatomisch nachweisen. Die auf S. 937 f. geschilderten Befunde von den Laminabalken folgenden Spaltbildungen, die ich auf ein Aufhören des auf das intralaminare Sehnervenstück lastenden Druckes nach der Enukleation bzw. in der Härtungsflüssigkeit zurückgeführt, lassen es vollständig begreiflich erscheinen, daß tatsächlich mit dem Aufhören des Druckes das ganze komprimierte intralaminare Sehnervenstück wieder normalere Konfiguration annehmen, natürlich nicht aber die Lamina allein in ihre ursprüngliche Lage zurückkehren kann. Selbstverständlich ist dies aber nur möglich, solange nicht durch den glaukomatösen Schwund das genannte Gewebe seine annähernd normale Beschaffenheit und Elastizität vollständig verloren hat. Auch ergibt sich aus den anatomischen Befunden jener Augen, in denen das intraokulare Sehnervenstück enorm komprimiert und in den Sehnerven zurückgepreßt ist, ohne daß die Sehnervenfasern noch vollständig geschwunden sind, wie in Abb. 44, daß es ohne weiteres möglich, ja geradezu sicher anzunehmen ist, daß in diesen Fällen durch das Nachlassen des intraokularen Druckes dieses kompakte restliche Gewebe aufgelockert wird und damit auch relativ geringfügige Reste wieder ins Niveau der Retina sich erheben können.

Für das Verschwinden einer glaukomatösen Exkavation bei noch zum Teil sehendem Auge liefern die Befunde von HOLTH für kompensiertes Glaukom Paradigmen, aus denen allerdings nicht der Nachweis des Vorausbestehens einer wirklichen anatomisch glaukomatösen Exkavation erkannt werden kann.

Sehnervenscheiden. An den Sehnervenscheiden sind beim rezenten Glaukom keinerlei Veränderungen vorfindlich, bei älteren Glaukomen können zwei verschiedene Affektionen beobachtet werden. In Fällen, in denen die glaukomatöse Kavernenbildung sehr weit bis zur Aufblähung des Sehnerven und Schwund der Septen gediehen, wie in Abb. 60, ist auch die Pialscheide anscheinend verdünnt und an den Stellen, an denen die Lückenbildung bis an sie heranreicht, gefäßarm, also jener Schwund, wie er auch an den Septen des Sehnerven regelmäßig sich vorfindet. Bei vorgeschrittenen Fällen, in denen an der Papille oder auch am Sehnerv chronisch-entzündliche Veränderungen — Glia- oder Bindegewebsproliferation — vorfindlich sind, findet sich auch in den Sehnervenscheiden Kernvermehrung, aber irgendeine für Glaukom charakteristische Veränderung habe ich nicht gesehen. C. GALLENGA[1]) (Bollet. d'ocul. H. 9) hat soeben (während des Umbruches vorliegender Abhandlung) ausführliche pathologisch-anatomische Befunde über das Verhalten der Sehnervenscheide bei Glaukom gebracht.

Zu diesen Befunden möchte ich nur in Erinnerung bringen, welche Rolle die sogenannte hyaline Degeneration der Gefäße, die supponierte Ätiologie des Glaukoms schon gefunden hatte, eine Hyalindegeneration, die sich niemals bei exakter Untersuchung hat nachweisen lassen. Auch ich habe bei keinem noch so alten Glaukom eine derartige Degeneration gefunden, sondern nur, wie übrigens auch so häufig in nicht-glaukomatösen Augen seniler Individuen, eine Sklerose des Bindegewebes. Ich halte also daran fest, daß der geschilderte Befund nichts mit dem Glaukom als solchem, sondern nur mit dem Senium und den bei alten inkompensierten Glaukomen vorkommenden chronisch-entzündlichen Veränderungen des Sehnerven in Beziehung steht.

---

[1]) In der Pia findet sich mäßige Infiltration, Blutungen, Verdickung mit diffuser, hyaliner Degeneration und Obliteration der Gefäße, später starke Reduktion des elastischen Gewebes und Schwund. Der Zwischenscheidenraum sei vielfach durch Verklebung beider oder aller drei Scheiden aufgehoben, an anderen Stellen ausgedehnter. An der Arachnoidea vielfach Wucherung der Endothelzellen, Obliteration kleiner Gefäße und ungleichmäßige Verdickung. Später Hyalindegeneration. Auch an der Dura sei in älteren Fällen das elastische Gewebe reduziert, Bindegewebe dichter und sklerosiert, oft deutliche Verdünnung. Als Ursache wird Neuritis und Atrophie des Sehnerven, Veränderungen der Lamina cribosa, Störungen der Zirkulation und Infiltration im hinteren Bulbusabschnitt angenommen.

XI. Retina.

In der Retina sind in frischen Fällen ausschließlich, in sehr fortgeschrittenen Fällen überwiegend die inneren Netzhautschichten erkrankt. Wie dies insbesondere ICHIKAWA ausführlich schildert, sind schon in frischen Fällen in der Nervenfaserschicht bis ziemlich weit in die Peripherie ähnliche Veränderungen von Aufquellung und Zerfall der Nervenfasern mit Lückenbildung vorhanden, wie im Sehnerven. Sehr frühzeitig ist in der Schicht der großen Ganglienzellen eine Verminderung derselben und öfters Vermehrung von Gliazellen bemerkbar. Später tritt die Lückenbildung dadurch zurück, daß die ganze Nervenfaserschicht gewissermaßen kollabiert, bis die Netzhaut fast bis zur inneren Körnerschicht [wie dies insbesonders SCHREIBER hervorgehoben] fast restlos schwindet — diesbezüglich ganz analog mit anderen degenerativen Erkrankungen des Sehnerven wie z. B. der Atrophie bei Tabes. Dann sind auch immer die Ganglienzellen der inneren Körnerschicht rarefiziert, während die äußeren Schichten, außer bei ausgesprochen degenerativen Glaukomen, intakt zu bleiben scheinen.

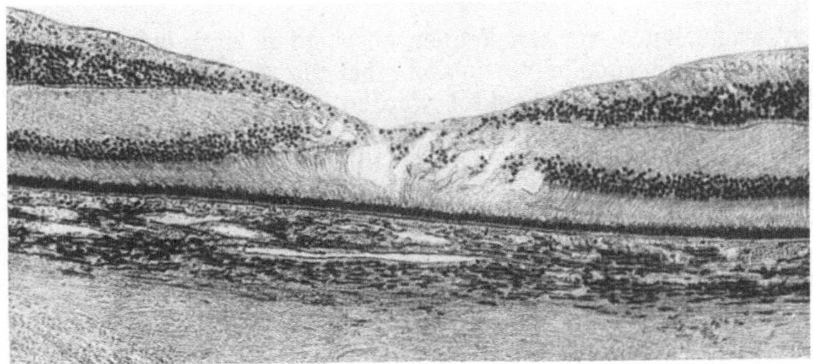

Abb. 67. Macula lutea. 60jähriger Mann, seit 2 Jahren absolutes Glaukom, wegen Ulcus serpens enukleiert, totale glaukomatöse Exkavation.

In der Makulagegend macht sich, wie dies insbesondere L. HEINE in allerjüngster Zeit genauer geschildert hat, sehr frühzeitig die Rarefaktion der Zellgebilde der inneren Netzhautschichten bemerkbar, und kommt es zu einer unregelmäßigen Konfiguration der Schichten in der Makulagegend, die HEINE mit dem Namen „Unruhe der inneren Nezthautschichten" bezeichnet hat. Bei zunehmender Dauer der Drucksteigerung vergröbern sich die geschilderten Veränderungen, insbesondere die Ganglienzellschicht wird stärker rarefiziert, und können sich in den genannten Schichten kleine zystenartige Hohlräume bilden, die schließlich zu einer ausgedehnten zystoiden Degeneration, wie sie sonst in senilen Augen an der Ora serrata zur Regel gehört, ausartet. Die Prädilektionsstelle ist in der nächsten Umgebung der Makula, aber doch wie bei letzterer die Zwischenkörnerschicht. Abweichung von der senilen Degeneration ist, daß die die einzelnen Lücken trennenden Gewebsbalken (anscheinend MÜLLERsche Radiärfasern) gleichfalls rarefiziert sein können und daß die Rarefaktion bis zur Limitans externa vordringt. Die äußeren Netzhautschichten, ganz besonders die Stäbchenzapfenschicht bleibt aber bei unkompliziertem Primärglaukom anscheinend fast dauernd intakt; aber wie in Abb. 67 zu sehen, scheinen später auch hier im Anschluß an Defekte der Limitans externa Ausfallserscheinungen Platz greifen zu können. Schwere Veränderungen, wie sie in anderen Fällen von kompliziertem oder Sekundärglaukom von HEINE geschildert und abgebildet werden, gehören nicht mehr in das Bereich der glaukomatösen Veränderungen. Aber auch die geschilderte Degeneration der inneren Netzhautschichten scheint mir mit Ausnahme vielleicht der zystenartigen Bildungen kein für Glaukom spezifischer Prozeß zu sein.

E. FUCHS (8) führt die Lückenbildung in der Retina darauf zurück, daß bei Drucksteigerung die Netzhautarterien weniger Blut führen und daher an den Stellen, wo die Kapillaren der Netzhaut enden, in der inneren Körnerschicht, oder wie in der Makula fast vollständig fehlen, die Ernährungsverminderung sich am stärksten äußert. Ich möchte wohl glauben, daß auch für die Makulaveränderung der Auflösungsprozeß, wie er im Sehnerven und in der Netzhaut bei Glaukom vorkommt, die hauptsächlichste Rolle spielt, unabhängig von eigentlichen Zirkulationsstörungen, insbesondere, weil deshalb auch in der Retina rezenter Glaukome Erkrankungen der kleinen Gefäße oder Kapillaren regel-mäßig fehlen.

Da die Augen mit rezentem Glaukom Kadaveraugen sind, so möchte ich den daselbst häufigen Befund ausgedehnter Abhebung der Glaskörper-grenzhaut bzw. Limitans interna ret. von der Nervenfaserschicht und Bildung breiter Spalträume, die mit feinkörnigen Eiweißmassen gefüllt sind, nicht als pathognomisch für Glaukom ansehen. Sie finden sich in normalen Leichenaugen sehr häufig. Dagegen ist wohl Glaukomfolge ein Vorkommnis, das man bei degenerativen Glaukomen mit Bindegewebswucherung in der Exkavation und an der Oberfläche der angrenzenden Netzhaut vorfindet. Es setzt sich hier die neugebildete Bindegewebsmasse in die allmählich normales seniles Aussehen annehmende Glaskörpergrenzhaut fort; die Limitans interna retinae ist gleichfalls stark verdickt und bei Elastinfärbung intensiv dunkel abgehoben, wie Abb. 46, 50, 61, 66).

BERENSTEIN (1901), später E. v. HIPPEL (3) haben zuerst in Glaukomaugen eine Schrägstellung der Außenglieder der Stäbchenzapfenschicht beobachtet, und zwar derartig, daß dieselben in der nasalen Netzhauthälfte nasalwärts, in der temporalen temporalwärts verbogen seien. Ich habe das in gut gehärteten Glaukomaugen nie gesehen, halte eine derartige Kompression der Netzhaut geradezu für unmöglich, und glaube die genannte Erscheinung mit Sicherheit auf den Effekt unzweckmäßiger Härtung (insbesondere Verwendung schwacher Formalinlösung [< 8%], die zur Aufquellung des Glaskörpers und heftiger Drucksteigerung führt, zurückführen zu können.

Das Pigmentepithel ist in frischen Fällen vollständig normal. Wenn sich schwere Veränderungen im Bereich desselben finden, insbesondere in der Gegend der Ora serrata, so handelt es sich immer um schwer durch Kompensationsstörungen geschädigte Augen, oder es sind die Erscheinungen einer Atrophie nach abgelaufener Chorioiditis, die zum Glaukom in keiner Beziehung stehen. In absoluten Glaukomaugen haftet das Pigmentepithel auffallend stark an der Lamina elastica an, ist vielfach unregelmäßig geformt und pigmentiert, aber nur im Halobereiche defekt. Die Lamina elastica der Chorioidea weist dann flache unregelmäßige Verdickungen auf, über welchen das Pigmentepithel verdünnt, aber wie erwähnt sehr fest haftend ist.

Wenn im vorderen Bulbusabschnitt, wie in dem Falle ISCHREYTs und REIN-HARDs Fettansammlung besteht, so kann es natürlich auch zur fettigen Degeneration des Pigmentepithels kommen. Ausgesprochene Wucherungen des Pigmentepithels (z. B. PES ORLANDO) gehören schon ins Bereich der entzündlichen Veränderungen der Chorioidea.

Der Halo glaucomatosus bietet folgenden anatomischen Befund (Abb. 36, 45 u. 49): Das Pigmentepithel fehlt, die letzten Zellen nahe dem Papillenrand sind unregelmäßig gestaltet, wie atrophisch, pigmentlos, und erst allmählich am peripheren Rande des Halo sind die Zellen zunehmend normaler pigmentiert und normaler geformt. Die immer atrophische, gewöhnlich aber faserig aufgelockerte, am Papillenrande oft zuletzt nur aus Gliagewebe bestehende Retina ist mit der erhaltenen Lamina elastica chorioideae fest verklebt, darin oft hyaline Schollen eingelagert; die Chorioidea ist daselbst verdünnt, die Kapillarschicht fehlt, die größeren Gefäße sind rarefiziert. Es unterscheidet sich der Befund nicht wesentlich von demjenigen, den man in senilen Augen als Grundlage der senilen zirkumpapillären Atrophie findet, wohl aber dadurch, daß niemals an dem Rand des Halo eine Wucherung des Pigmentepithels besteht, die in senilen Augen fast zur Regel gehört. Eine Ausnahme von dieser Regel zeigen die Halobildungen in jenen Augen, in denen die Netzhaut in die Exkavation hinein verlagert ist. Es zeigt sich hier, daß die Rarefaktion bzw. Atrophie im Halobereiche nur die äußeren drei Netzhautschichten betrifft, indem die in ihrer Konfiguration intakte, aber gleichfalls unregelmäßig rarefizierte, oft wie auseinander gezogene innere Körnerschicht mit der inneren granulierten, ja sogar mit Rudimenten der großen Ganglienzellen allein über den Halo hinweg in die Exkavation hineingezogen sind. Nur in solchen Augen, und nur in dem unmittelbar dem Papillenrand benachbarten Partien ist die Stäbchenzapfenschicht mitunter in dem Sinne verbogen, daß durch Verlagerung der Limitans externa gegen die Papille zu die Stäbchen-Zapfen in dieser Richtung schräggestellt erscheinen. Auch die in senilen Augen recht häufig begegnete drusenartige Verdickung der Lamina elastica am Rande des Chorioidealloches findet man natürlich auch in Glaukomaugen. Der Angabe von Ischreyt (2), daß der Rand der Elastika häufig nach hinten umgeschlagen sei, möchte ich keine besondere Bedeutung beilegen.

Übrigens muß besonders hervorgehoben werden, daß zwischen einer durch Glaukom erzeugten Halobildung und den rudimentären Formen von Konus und zirkumpapillärer Chorioiditis bzw. Chorioidealatrophie (senile) mit ihren Begleiterscheinungen am Pigmentepithel und den äußeren Netzhautschichten keine wesentliche Grenze zu ziehen ist.

Im Halobereiche sind die Kapillaren der Chorioidea sehr spärlich, auch die letztere selbst atrophisch.

Bezüglich der Chorioidea des hinteren Bulbusabschnittes ist dem in S. 809ff. Gesagten nichts hinzuzufügen. Bei akutem rezenten Glaukom sind alle Gefäße weit und strotzend gefüllt.

XII. Literatur der glaukomatösen Sehnervenerkrankung.

Heinrich Müller hat im März 1856 zuerst den anatomischen Befund der Eintrittsstelle des Sehnerven einer 83 jährigen seit langem erblindeten Person demonstriert und damit festgestellt, daß der von den Ophthalmoskopikern gesehene angebliche „glaukomatöse Hügel" tatsächlich eine Aushöhlung des Sehnerven sei. Das Charakteristische dieser Aushöhlung sei der vollständige Schwund des gesamten vor der Lamina cribrosa gelegenen Sehnervenstückes, durch dessen Schwund eben die glaukomatöse, d.i. randständige Aushöhlung zustande komme. Ursache des Schwundes sei die Erhöhung des intraokularen Druckes. „In exquisiten Fällen von Glaukom besteht eine steilabfallende bis tief über das Niveau der Chorioidea hinausreichende Grube, welche — die Charaktere eines von innen her wirkenden Druckes trägt." Die Lamina cribrosa ist beträchtlich „um $^1/_2$ mm und mehr" nach hinten gedrängt, ihre vordersten Balken verdichtet. Die enorme Ausdehnung der Grube sei nur durch die Atrophie der Nervenmasse möglich; und diese werde durch das Andrücken der Nervenfasern „gegen den scharfen Rand der Chorioidea, um welchen sie hergehen‘‘, bedingt, „indem sie zugleich durch das Auswärtsdrängen teilweise in die Länge gedehnt werden.‘‘ Die Drucksteigerung bedinge die Grube, diese die Atrophie.

Seitdem gilt diese Art der Entstehung der glaukomatösen Exkavation, also lediglich durch den Druck von innen her, als feststehend; man beurteilte die glaukomatöse Exkavation lediglich nach der Lage der Lamina cribrosa und nannte glaukomatöse Exkavation jede Exkavation, bei der die Lamina cribrosa angeblich ektatisch war, auch wenn das prälaminare Papillengewebe keineswegs geschwunden war. Wenn man bei bestehendem Glaukom normale Lage der Lamina fand, so wurde dies auf eine besonders hohe Resistenz derselben zurückgeführt (z. B. KRUKENBERG, PUSEY, HUSSELS); fand man Laminaexkavation ohne Spannungserhöhung [AXENFELD, ROEMER, ROSCHER, DA GAMA PINTO, FEHR, KRUKENBERG, SALZMANN (1)], so wurde dies auf eine abnorme Nachgiebigkeit der Lamina zurückgeführt. BIRNBACHER und CZERMAK (welche nebenbei bemerkt die ersten waren, die bei Glaukom den kavernösen Sehnervenschwund nachgewiesen, in Abb. 6 abgebildet haben, ohne aber die Bedeutung des Befundes zu erkennen), haben durch eine schematische Nachbildung der Verhältnisse, in der eine Kautschukmembran die Lamina cribrosa darstellt, die Folgen der Exkavation der Lamina cribrosa auf das Sehnervenfasergewebe eingehend gewürdigt und durch die schematische Abbildung erläutert. Die nach hinten ausgebauchte Lamina cribrosa ziehe das Papillengewebe mit, seine Oberfläche müsse sich entsprechend der Ausbauchung der Lamina einsenken, die gegebene Masse des Papillengewebes bedecke nun eine größere Oberfläche und wird dadurch dünner, das ganze Papillengewebe erleide ohne Alteration der Kontinuität eine Ortsveränderung. Die Elemente des Papillengewebes werden in einen Zustand der Dehnung oder Zerrung versetzt, welche vorzüglich die radiär ziehenden Elemente, d. i. die Nervenfasern, betrifft und diese dadurch geschädigt; diese Dehnung der Nervenelemente ist „ein ausgiebiger Grund für die hier beginnende und dann zentral und peripher fortschreitende Atrophie derselben‘‘, W. STOCK (2) ist demselben Gedankengange gefolgt und hat gleichfalls eine Zerrung und Zerreißung der Sehnervenfasern durch die Laminaexkavation supponiert. Gegen die genannte Annahme braucht nur auf die enorme Dehnung, denen die Sehnervenfasern bei hochgradiger Stauungspapille ausgesetzt sein können, ohne in ihrer Integrität wesentlich Schaden zu leiden, hingewiesen zu werden.

W. STOCK hat an der letzten Tagung der Heidelberger Gesellschaft ein Präparat demonstriert und in der Festschrift für AXENFELD ausführlicher publiziert, an dem er den Nachweis zu liefern glaubt, daß tatsächlich durch den Zug der durch die Drucksteigerung ektasierten Lamina eine Zerreißung der Netzhaut eintreten könnte. Der 72jährige Mann soll angeblich erst seit 4 Wochen an akutem Glaukom erkrankt sein, und wurde wegen Ulcus serpens enukleiert. An dem mir freundlichst von Kollegen STOCK zur Verfügung gestellten Präparat finden sich neben weit vorgeschrittener Atrophie der Iris und sehr breiter Iriswurzelsynechie, hochgradige Atrophie des Ziliarkörpers, komplette Atrophie des Sehnerven, starke Rarefaktion der skleralen Lamina, die nur sehr wenig ektatisch ist. Völliger Schwund des prälaminaren Sehnervenstückes, vor der Lamina liegt ein neugebildetes, gefäßeführendes Gewebe, das besonders gegen den Glaskörper zu sehr zellreich ist und sich noch ein Stück in die Netzhaut fortsetzt.

Die tieferen Lagen dieses neugebildeten, die Exkavation ausfüllenden Gewebes sind lückenhaft und enthalten lateral eine große, anscheinend mit Detritus erfüllte Höhle.

In dieses Gewebe ist anscheinend lateral ein Stück Netzhaut eingelagert, das von dem etwas außerhalb der schmalen Halo ganz unregelmäßig beginnenden äußeren Körnerschicht (die übrigen Schichten fehlen hier vollständig) durch eine gleichfalls Detritus und Eiweiß enthaltende Lücke getrennt ist, welche Lücke vielleicht mit der großen prälaminaren Höhle im neugebildeten Gewebe zusammenhängt. Gegen den Glaskörper zu ist die Lücke der Netzhaut durch die Fortsetzung des die Exkavation füllenden neugebildeten Bindegewebes abgeschlossen. Es handelt sich zweifellos um die Wiederausfüllung einer Exkavation bei monatelangem absoluten Glaukom durch neugebildetes Gewebe, welches die Netzhaut hineingezogen und tatsächlich vielleicht abgerissen hat. Übrigens ist die Lageverschiebung des intraskleralen Sehnervenstückes gegenüber dem normalen so gering, daß sie niemals eine derartige Spannung oder Zug hätten ausüben können, wie zur Entstehung eines so großen Abrisses nötig gewesen wäre.

J. Schnabel hat vor langer Zeit betont, daß die Lamina cribrosa nur ein allerdings integrierender Bestandteil des intraokularen Sehnervenstückes ist, daß sie nicht wie eine Siebplatte entlang der Sehnervenfaserbündel hinweggleite, daß also jede Lageveränderung der Lamina eine Lageveränderung oder Verkürzung des ganzen zwischen ihre Balken eingeschlossenen Nervenfasergewebes und der retrolaminar angrenzenden Nervenfaserbündel bedinge, daß diese also bei einer Verschiebung der Lamina nach außen in der Längsrichtung verbogen bzw. komprimiert werden müssen, wie dies vor ihm nur Birnbacher und Czermak (s. o. S. 924) erkannt und beschrieben hatten.

Schnabel hat dann in mehreren Abhandlungen gezeigt, daß die Lage des intraskleralen Sehnervenstückes (also die Lage der Laminabalken) kein Kriterium für das Bestehen oder Nichtbestehen einer glaukomatösen Exkavation abgibt, daß bei normaler Lage desselben letztere bestehen könne, daß die glaukomatöse Exkavation nicht durch die Verlagerung des intraskleralen Sehnervenstückes, sondern durch den „kavernösen" Schwund des gesamten Papillen- und Sehnervengewebes entstehe, derzufolge ohne Mitwirkung des intraokularen Druckes die Laminabalken in die hinter ihnen entstehenden leeren Hohlräume gewissermaßen hineinsinken, und dadurch jene grotesken Formen von glaukomatöser Exkavation schließlich entstehen, die man früher als den Typus der glaukomatösen Exkavation bezeichnet hatte. Der kavernöse Sehnervenschwund entstehe ganz unabhängig von der Steigerung des okularen Druckes durch die Durchtränkung des Sehnerven mit pathologischer Flüssigkeit und Auflösung des gesamten Sehnervenfaser- und Stützgewebes.

In einer ganzen Reihe nachfolgender Mitteilungen anderer Autoren [Schmidt-Rimpler, Watanabe, Schnaudigel und Tschirkovsky, de Vries, Markbreiter), Fleischer, A. Firm, Rados, Wagenhäuser, Weitbrecht, Ischreyt (2), zuletzt Lagrange und Beauvieux] wurde das tatsächliche Vorkommen des kavernösen Sehnervenschwundes in der Mehrzahl der Fälle von Glaukom zugegeben [so z. B. von v. Hippel (4) in etwa $85^0/_0$ der Fälle], aber bald auch die spezifische Natur dieser Veränderungen angezweifelt. Großen Eindruck machten hier die Mitteilungen von Axenfeld, Polatti, Stock (1, 2) und Haist, die bei hochgradig myopischen Augen typische Schnabelsche Kavernenbildung fanden; ebensolche glaubten ohne bestehendes Glaukom nachweisen zu können Birch-Hirschfeld, an der Abknickungsstelle des Sehnerven bei Orbitalphlegmone, Ogawa bei hochgradigstem Orbitaltumor.

In einer unter meiner Leitung entstandenen Arbeit Ichikawas (1) haben wir schon mit diesen Mitteilungen abgerechnet, ihre Beweiskraft angezweifelt, bzw. widerlegt, und in letzter Zeit hat Axenfeld (5) festgestellt, daß tatsächlich bei reiner Myopie eine Kavernenbildung nicht vorkommt, sondern, wie ich dies angenommen hatte, nur dann, wenn diese mit Drucksteigerung einhergehe.

Seither hat ICHIKAWA (2) an einem Fall von gummösem Orbitaltumor, HAYASHI bei mit starkem Exophthalmus einhergehendem Orbitalkarzinom Kavernenbildung und kavernösen Sehnervenschwund nachgewiesen, ohne bestehendes Glaukom, während nur TAKAGI in einem analogen Fall von Orbitalsarkom das dauernde Bestehen von allerdings nicht hochgradiger Drucksteigerung bei Orbitalsarkom nachweisen konnte, bei dem im Sehnerven vor und hinter der Lamina cribrosa typische Kavernenbildung sich fand.   Letzterer Autor wies auch in dem zweitgenannten Falle ICHIKAWAS glaukomatöse Veränderungen im vorderen Bulbusabschnitt nach.

Soeben haben nun KOYANAGI und TAKAHASHI durch experimentelle Untersuchungen in der Weise diese nicht geklärte Frage zu lösen gesucht, daß sie bei Kaninchen ein Kaninchensarkom in die Orbita impften und nach 3 bis (maximal seltener) etwas über 6 Wochen die anatomische Untersuchung vornahmen. In allen Fällen war die Tension der Augen vermindert, und in den 15 Fällen, über die berichtet wird, war 8 mal Sehnervenatrophie auffindbar. Dem Texte nach „sieht man im Optikus hier und da dünnere und heller erscheinende Stellen, die durch das Verschwinden der Nervenfasern entstanden und also als beginnende Kavernen im Sinne von SCHNABEL aufzufassen sind". In anderen Fällen fanden sich angeblich weit vorgeschrittene Kavernen. Die Reproduktion der Mikrophotographien läßt keine Beurteilung über den tatsächlich vorliegenden Befund zu. Die Kavernenbildung wird auf den hochgradigen Exophthalmus, der eine Dehnung des orbitalen Sehnervenstückes um das Zwei- bis Dreifache bewirkte, und dadurch bedingte Abreißung der Nervenfasern zurückgeführt. Die angebliche Kavernenbildung fand sich zumeist unmittelbar hinter der Lamina cribrosa oder intralaminar.

Da eine genaue Beschreibung der Befunde und genügende Befunde bei länger bestehendem Exophthalmus fehlen, läßt sich zu dieser Arbeit nicht gut Stellung nehmen und muß es dahingestellt bleiben, ob tatsächlich zufolge hochgradigem Exophthalmus allein ein dem kavernösen Sehnervenschwund bei Glaukom wenigstens ähnliches Bild entstehen könne.

Wenn ich also von diesen Befunden, denen ich immer noch einige Zweifel entgegensetze, absehe, ist es bisher sicher erwiesen, daß der kavernöse Sehnervenschwund in der Art, wie ihn SCHNABEL zuerst genau geschildert hat, für Glaukom spezifisch ist.

Täuschungen sind möglich: 1. Bei jenen Fällen von hoher Myopie, bei denen schwerere ins Bereich der Kolobome gehörige Bildungsanomalien der Papille vorliegen. 2. Kunstprodukte durch unzweckmäßige Härtung und unvorsichtige Einbettung. Hierher gehört besonders die zwar nur bei Glaukom mit hoher Drucksteigerung vorkommende, aber nicht durch Auflösung des Gewebes entstandene quere Spaltbildung in der Exkavation, die ich oben S. 938 beschrieb. 3. Bei allen intravitalen, aber auch postmortalen Knickungen des Sehnerven können Spaltbildungen sichtbar werden, wie sie z. B. BIRCH-HIRSCHFELD und OGAWA gefunden und wie ich sie als „Artefacte" absichtlich in normalen Sehnerven erzeugt habe. 4. Auf Grund von mehreren Befunden habe ich die Überzeugung, daß manche hohe Myopien durch ein „stehengebliebenes" Glaukom im Kindesalter bedingt sind, ähnlich wie dies von AXENFELD (3) für viele Keratoglobi festgestellt wurde. In solchen Fällen findet man rudimentäre Bildungsanomalien in der Vorderkammer, ähnlich denen bei Hydrophthalmus, mitunter auch ausgeheilte Wurzelsynechien der Iris (s. S. 902), und da kann es nicht verwunderlich sein, wenn auch im Sehnerven Kavernen sich finden. Unter meinem sehr großen Material intra vitam ophthalmoskopierter und dann anatomisch untersuchter, myopischer Bulbi war aber nie ausgesprochene Kavernenbildung (wohl weil die Drucksteigerung weit zurücklag) vorhanden.

Über die Ursache der Entstehung des kavernösen Sehnervenschwundes liegen eine Reihe von verschiedenen Mutmaßungen vor. SCHNABEL, der wie schon erwähnt, der Steigerung des intraokularen Druckes keinerlei Bedeutung beigemessen hat, nahm an, daß die Durchtränkung des Sehnerven mit pathologischer Flüssigkeit zur Auflösung des gesamten Gewebes führe. SCHNAUDIGEL, der erst gelegentlich der Publikation seines Falles von typischer Kavernenbildung von den SCHNABELschen Kavernen Kenntnis erlangt hat, führt ihre Entstehung

auf Blutungen zurück, in ähnlicher Weise wie vorher schon R. Deutschmann gleichfalls ohne die Bedeutung der Kavernenbildung zu erkennen. Dafür
besteht natürlich bei den gewöhnlichen Formen des kompensierten und auch
des inkompensierten Glaukoms keinerlei Grundlage; es ist aber ganz gut möglich,
daß, wenn infolge des Glaukoms sich schwere Gefäßveränderungen und Blutungen
einstellen, auch einmal ein Bluterguß in eine Kaverne stattfinden kann, ebenso
aber auch, daß bei den schweren hämorrhagischen Glaukomformen (Thrombose
der Zentralvene) primär Blutergüsse zur Zerstörung von Sehnervengewebe führen
können. Ebenso unbegründet erscheint mir die Ansicht von de Vries, daß es
sich um eine durch Entzündung bedingte Kavernenbildung handle.

Fleischer hat die Höhlenbildung als Folge einer Durchtränkung des Sehnerven, aber mit autochthoner, d. h. durch Lymphstauung vermehrter Gewebsflüssigkeit erklärt, zu deren Eintritt also eine Steigerung des intraokularen
Druckes unerläßlich ist. Gilbert (3), der sich im übrigen gleichfalls der
Schnabelschen Lehre anschließt, hat in einzelnen glaukomatösen Sehnerven,
auch bei Glaucoma „simplex“, in den Kavernen reichliche homogene Massen
gefunden, die die Farbreaktion von Serumextravasat gaben, und hat daher
angenommen, daß es sich um ein durch Steigerung des intraokularen Druckes
bedingtes Extravasat von Serum handle.

Wie im vorstehenden ausgeführt, konnte ich abgesehen von schwerst irritativen Glaukomen, insbesondere bei schweren Gefäßerkrankungen, ebenso wie
Schnabel an meinem auch allen seinen Glaukomarbeiten zugrundeliegenden
Glaukommaterial niemals eine Durchtränkung des Sehnerven oder der Kavernen mit eiweißreicher Flüssigkeit feststellen.

Sehr bemerkenswert weisen Lagrange und Beauvieux auf analoge Befunde
im Zentralnervensystem hin. Vogt, C. und O. und Pierre Marie haben unter
dem Namen état criblé bzw. état lacunaire Degenerationszustände im Bereich
der Gehirnarterien beschrieben. Durch Einschmelzung des den Gefäßen angrenzenden Nervengrundgewebes werden die perivaskulären Lymphräume erweitert
(Siebzustand), durch Vereinigung solcher Räume entsteht der lakunäre Zustand.
Lagrange und Beauvieux haben ganz richtig die Ähnlichkeit des kavernösen
Sehnervenschwundes mit den Befunden von Vogt und Pierre Marie hervorgehoben. Sie erklären die Entstehung des glaukomatösen Sehnervenschwundes
in folgender Weise.

Bei plötzlichen Drucksteigerungen, bei denen die Lamina cribrosa nie nachgebe,
komme es zur Kompression der Gefäße derselben und der chorioidealen Äste der Arteria
ciliar. post. breves, zu ischämischen Erweichungsherden hauptsächlich im Nervengewebe.
Durch Vermehrung der Lücken, die anfänglich hauptsächlich um die Gefäße sich finden,
entstehe der dem état lacunaire von Pierre Marie identische Zustand des kavernösen
Schwundes. Eine bestehende Sklerose der Gefäße erhöhe die Wirkung der Druckischämie,
die durch die Obliteration der kleinen Gefäße der Lamina und der kleinen retrobulbären
Zweige der Zentralarterie zustande kommt. Die sonst im Nerven auftretende Wucherung
der Neuroglia im Bereiche der Lamina cribrosa wird durch den Überdruck verhindert,
könne aber im retrobulbären Stücke eintreten und die weitere Einsenkung der Lamina
cribrosa verhindern. Das Anpressen der Nervenfasern in der Papille an den
Skleralsporn bewirke deren Degeneration.

In allerletzter Zeit hat Cattaneo Donato eine ausführliche anatomische
Studie über die Anatomie der glaukomatösen Sehnervenerkrankung mitgeteilt.
Der Beschreibung und den schönen Abbildungen nach bringen dieselben lediglich
eine Bestätigung der im Vorstehenden eingehend geschilderten Befunde, doch
unterlegt ihnen der Autor eine andere Deutung. Cattaneo Donato unterscheidet die retrolaminaren Veränderungen prinzipiell von den prälaminaren.
Erstere führt er eigentlich in gleicher Weise wie Schnabel und ich darauf zurück,
daß zufolge einer quantitativen und qualitativen Veränderung der Augenflüssig-

keit Imbibition und nachfolgende Destruktion der Nervenfasern erfolge. Prä-laminar unterscheidet CATTANEO DONATO degenerative Veränderungen mit Bildung kleiner Lakunen, prälaminare Hohlräume, durch Druck entstanden, und endlich Lakunen und Höhlungen in Form vom „Pseudozysten" in neu-gebildetem Gewebe vor der Lamina. Bei den letztgenannten Befunden handelt es sich um jene Bilder, wie sie oben (auf S. 938) näher geschildert wurden. Sie werden als Folge des Zuges von sklerotischen Gefäßen, teils als direkte Druck-folgen gedeutet. Bei den zystenähnlichen Gebilden (die ja gerade durch die Höhlenbildung im Gewebe selbst entstehen) gibt CATTANEO DONATO einen Zusammenhang mit den hinteren Abflußwegen der Augenflüssigkeit zu. Sie kämen nur im neugebildeten Gewebe bei schon vorher bestehender glaukomatöser Exkavation vor, und seien ein Analogon zu der Destruktion des vorher normalen Papillengewebes. Maßgebend für das Entstehen oder Ausbleiben der kavernösen Atrophie sei die Hypertension in Verbindung mit der individuellen Struktur und Resistenz der Lamina cribrosa. Durch individuelle Unterschiede kann man erklären, warum oft bei höhercr Tension die Lamina nicht weicht, in anderen Fällen bei relativ niedrigem Druck eine volle Entwick-lung der „Laminaexkavation" bestehen könne. Die Kavernen selbst haben also keinerlei pathogenetische Bedeutung für die Entstehung der glauko-matösen Exkavation.

Auf die phantastischen Angaben WERNICKEs, der das Glaukom als eine besondere Form der multiplen Sklerose hinstellen wollte, einzugehen, erübrigt sich, ebenso wie auf die Ansicht WIPPERs, daß durch den Druck der Linse auf den hypertrophischen Ziliar-körper eine „Zyklitis von neuritischem Charakter" ausgelöst werde, die langsam bis zum Sehnerven fortschreite und dort die Exkavation erzeuge.

Pathogenese der glaukomatösen Sehnervenerkrankung. Wenn ich im nach-folgenden nunmehr meine eigene Meinung über die Pathogenese der glauko-matösen Sehnervenerkrankung und Exkavationsbildung etwas ausführlicher dar-stelle, so muß ich zuerst feststellen, daß ich mich erst nach eingehendstem Studium aller vorliegenden Verhältnisse und möglichst objektiver Berücksich-tigung meines eigenen und des gesamten in der Literatur vorliegenden Materials über Glaukom dazu entschließen mußte, mich zum Teil von der Lehre meines Lehrers SCHNABEL abzukehren, und für gewisse Erscheinungen und Gruppen von Glaukom die Bedeutung der intraokularen Drucksteigerung für die Ent-stehung der glaukomatösen Exkavation anzuerkennen.

Auf Grund meiner sehr reichen Erfahrung an normalen, ophthalmoskopisch ante mortem untersuchten und gezeichneten Sehnervenpapillen muß ich hier vorerst betonen (was übrigens auch E. FUCHS in seiner Arbeit über die Lamina zugibt), daß es einen bestimmten Typus bezüglich Verlaufsart, Dichte, Dicke der Laminabalken und Lage derselben sowohl zur Fläche der Sklera, aber auch zur Längsrichtung des Sehnerven nicht gibt. Ganz besonders gilt dies auch von den vorderen zarten Laminabalken, die ich immer noch als „chori-ideale" Lamina bezeichne, da sie aus jenem Teile des Durchtrittskanals entspringen, welcher schon im Bereich der Chorioidea liegt und die E. FUCHS, obgleich sie mindestens sehr viel bindegewebige Elemente und elastische Fasern enthalten, als „gliöse" Lamina benennen will. Aus der Lage, Form und Dichte der Lamina eines glaukomatösen Auges allein läßt sich also kein Schluß ziehen über das Bestehen intraokularer Drucksteigerung und deren Wirkung auf den Sehnerveneintritt, sondern nur in genauer Berücksichtigung des gesamten innerhalb der Augenmembranen gelegenen Sehnervengewebes.

Hervorheben muß ich aber noch, daß die Beurteilung des Verhaltens des glaukomatösen Sehnerveneintrittes besonders auch der ganzen Lamina nur an Serienschnitten möglich ist, da, wie früher erwähnt, besonders medial, auch bei typischem kavernösen Schwunde in der Exkavation annähernd normale, aufgelockerte oder auch verdichtete Gewebsreste erübrigen können, die an Randschnitten ein Fehlen der Exkavation vortäuschen können; besonders die Lage des intralaminaren Seh-nervenstückes kann, wenn nicht völlige Rekonstruktion der Papille mög-lich wird, nur an Schnitten, an denen der zentrale Bindegewebsstrang und die Zentralgefäße im Längsschnitt getroffen sind, erkannt werden. Ich lege auf diese Feststellung ganz besonderen Nachdruck, da unter den zahlreichen über die

Anatomie des glaukomatösen Sehnerveneintrittes in der Literatur vorliegenden Abbildungen (z. B. bei E. Fuchs (6): Abb. 40, 41, 44, 46, 47—49) oft Rand- oder Schrägschnitte sich finden, in denen das restliche in dem Sklerochorioidealkanal verbleibende Gliagewebe diesen ganz auszufüllen und die Lamina stark ektasiert scheint. Letzteres wird auch oft an Schrägschnitten konstatiert, die eine ganz falsche Vorstellung von der Lage der Lamina zur Skleralebene geben.

Bezüglich der Veränderungen am ganzen gefäßführenden Sehnervenstücke ist zweifellos woh zu unterscheiden zwischen den Fällen von plötzlicher Drucksteigerung und solchen mit langsam zunehmender konstanter, wie bei dem typischen kompensierten Glaukom. Es betreffen also die nachfolgenden Ausführungen in erster Reihe das inkompensierte Glaukom, werden aber mit entsprechenden Abänderungen auch für das kompensierte Geltung haben.

Bei Eintritt von Drucksteigerung im Glaskörperraum (sei es durch Volumzunahme des Glaskörpers oder fortgeleitet zufolge der Drucksteigerung im vorderen Bulbusabschnitt), müssen die Folgeerscheinungen an der Sehnervenpapille von den reaktiven zirkulatorischen Vorgängen in derselben abhängen. In dem Moment der Zunahme des ständig auf der Papille lastenden Glaskörperdruckes, der durch den normalen Gewebs(Lymph-)Druck im Sehnerven selbst zeitlebens so paralysiert wird, daß die normale Zirkulation und Ernährung im Sehnerven aufrecht erhalten bleibt, muß, sofern letztere trotz Eintritt der Drucksteigerung weiter bestehen bleiben sollen, eine reaktive Drucksteigerung in den zuführenden Arterien und in den Kapillaren eintreten. Durch die zweifellos wenigstens häufig sich hinzugesellende vermehrte Transsudation aus den Kapillaren, und zweifellos auch durch Aufnahme von Flüssigkeit aus dem Glaskörper kommt es zu jener bei allen rezenten inkompensierten Glaukomen nachgewiesenen neuritisartigen Schwellung, Volumzunahme des intraokularen Sehnervenstückes, die allerdings durch das gleichzeitig erfolgende Aufquellen der Nervenfasern wesentlich vermehrt wird. Daß wenigstens ein Großteil der Flüssigkeit, welche zur Volumzunahme des Sehnerven führt, aus dem Glaskörper stammen dürfte, scheint der geringe Eiweißreichtum der den Sehnerven durchsetzenden Flüssigkeit zu beweisen, worauf ich schon oben wiederholt hingewiesen habe. Wir kommen später noch hierauf zurück. In diesem Stadium halte ich noch das Vorkommen einer wirklichen Kompression der Lamina cribrosa, ganz besonders aber eine Annäherung der chorioidealen Laminabalken an die skleralen für unmöglich (übereinstimmend mit Lagrange und Beauvieux). Eine direkte Einwirkung des gesteigerten Glaskörperdruckes auf das intraretinale Sehnervenstück allein, also Kompression, wenn die umgebenden Gewebe undurchdringlich sind, könnte nie die inneren Nervenfaserlagen glaskörperwärts und gleichzeitig die chorioidealen Laminabalken skleralwärts verschieben. Erst wenn der geschilderte Mechanismus, der also trotz bestehender Steigerung des Glaskörperdruckes zu einer Vortreibung der Papille in den Glaskörperraum führt, versagt, kann es zu einer Kompression des Sehnerven und damit zu einer Verlagerung des gesamten intraskleralen Sehnervenstückes kommen.

Bleibt aber bei der Steigerung des intraokularen Druckes die geschilderte reaktive zirkulatorische Veränderung im intraokularen Sehnervenstücke aus, versagen also die kompensatorischen Vorgänge im Zirkulationsapparate des Sehnerven entweder primär, bevor noch eine Aufquellung des Sehnerven aufgetreten war, oder sekundär, nachdem letztere schon bestanden hatte, so muß es zu einer Kompression des gesamten Papillengewebes kommen (vielleicht in ganz ähnlicher Weise, wie bei artifizieller Drucksteigerung im Kadaverauge). Dasselbe wird zusammengepreßt, das Niveau der Papille sinkt in oder unter die Fläche der umgebenden Retina (wie z. B. Abb. 41, 42 u. 50), die Laminabalken werden einander genähert, die senkrecht durchtretenden Nervenfaserbündel in der Längsrichtung komprimiert und verbogen, und kann schließlich das ganze intraokulare Sehnervenstück, ausgesprochen verdichtet und nervenlos geworden, in den Optikus hineingepreßt werden. Ich möchte hier bemerken, daß gerade die Bildung der queren Spalten im retrolaminaren Bereiche des gehärteten und eingebetteten Sehnerven, wie sie in Abb. 42 am deutlichsten ausgebildet sind, die intra vitam bestehende intensive Kompression sehr deutlich erkennen lassen. Es ist aber besonders hervorzuheben, daß durch die Kompression allein eine glaukomatöse Exkavation nicht gebildet wird, sondern im besten Fall, d. h. ausgesprochenste Kompression und Verdrängung, eine der früher sog. atrophischen Exkavation ähnliche flache Einsenkung der Papille erfolgen kann, wie z. B. in Abb. 69. Das Volumen des prälaminaren Sehnervenstückes ist aber hier immer so verringert, die Zahl der inliegenden, erhaltenen Nervenfasern so gering, daß man das Vorausgehen des früher schon ausführlich geschilderten Auflösungsprozesses des Sehnervengewebes daraus erkennen kann. Die glaukomatöse Exkavation entsteht erst dann, wie dies schon Heinrich Müller ausgesprochen, wenn das ganze prälaminare Papillengewebe schwindet. Wie weit gediehen die Kompression und der Schwund der Papille hierbei sein kann, ohne daß die Lamina im geringsten „ektasiert" ist, zeigen wohl am schönsten Befunde, wie ein solcher sich in Abb. 65 ergibt. Daß nicht die Kompression des Papillengewebes, also die bloße Druckwirkung (Kompression der Kapillaren und dadurch Unterbindung der Ernährung) zu diesem Schwunde führt, zeigen die zahlreichen Frühbefunde. Daß die Nervenfasern nicht rein traumatisch, also etwa im Sinne der ursprünglichen Heinrich Müllerschen Theorie, die später insbesondere von Birnbacher und Czermak, in gleicher Weise von Stock geschildert und durch Zeichnungen erläutert wurde, durch Dehnung in der Längsrichtung oder Anpressung an den Chorioidealsporn geschädigt werden, ist gleichfalls oben schon auf Grund der Topographie dieser Veränderungen des Genaueren ausgeführt. Besonders ist das auch aus den Veränderungen des Glia- und Bindegewebes ersichtlich; dieses schwindet, auch wenn es vorher schon verdichtet ist, ebenso wie die Nervenfasern selbst durch bloße Auflösung der Gewebe, die sich in allen rezenten Fällen in dem kavernösen Schwunde manifestiert und zu der eine Drucksteigerung allein nie Anlaß geben kann. Häufig scheint aber, besonders bei stärkeren begleitenden entzündlichen Erscheinungen eine Wucherung des Gliagewebes einzutreten, die das Bild des kavernösen Schwundes verwischt.

Das, was in der Literatur über angebliche sog. Laminaexkavation ohne Drucksteigerung vorliegt, ist mit Vorsicht aufzufassen. Zum größten Teil fallen die Befunde wohl in das Bereich der geschilderten reichlichen und weiten physiologischen Schwankungen in der Lage und Dichte der skeralen Lamina; für andere Fälle aber muß wohl darauf hingewiesen werden, daß erst seit Benützung des Schiötzschen Tonometer der intraokulare Druck wenigstens annähernd genau beurteilt werden kann, endlich aber auch darauf, daß die durch den glaukomatösen Prozeß rarefizierte Lamina bzw. das intralaminare Sehnervenstück in die retrolaminare Lückenbildung auch bei vollständig normalem intraokularen Druck zurücksinken kann.

Daß bei akutem inkompensierten Glaukom (auch sekundärem) in der Regel eine neuritisartige Veränderung ophthalmoskopisch und eine Auflockerung und Volumzunahme des intraokularen Sehnervenstückes anatomisch nachweisbar ist, ist allgemein anerkannt, und auf S. 916 besonders besprochen. Daß dann beim Zurückgehen der Schwellung das trotz der Auflockerung schon rarefizierte Gewebe insbesondere zufolge der völligen Auflösung der aufgequollenen

Nervenfasern mitunter erst nach der Normalisierung des Druckes durch die Operation eine typische glaukomatöse Exkavation sich ausbilden kann, ist selbstverständlich; Schnabel hat dies zuerst klinisch beschrieben.

Gerade diese Fälle, die anatomisch natürlich nicht zu verfolgen sind, sind ein sicherer Beweis, daß nicht der Druck als solcher, also mechanisch, die weiteren Erscheinungen des Schwundes des Sehnerven und des Zwischengewebes bewirkt, sondern die Auflösung durch die eingedrungene Flüssigkeit. Ist der Druck normalisiert, so würde keinerlei Grund mehr vorliegen zur Auflösung des restlichen prälaminaren Gewebes, denn cessata causa, cessat effectus. Wie wir später noch ausführen werden, erklärt nur das durch die Auflösung des Papillengewebes erleichterte Eindringen von Glaskörperflüssigkeit in den Sehnerven bei normalem oder subnormalem Druck die oft nach vollständiger Normalisierung des Druckes fortschreitende glaukomatöse Atrophie.

Bezüglich des Verhaltens des unmittelbar retrolaminaren Sehnervengewebes lassen sich hierbei keine bestimmten Regeln aufstellen. In der Mehrzahl der Fälle ist bei ausgesprochenem „Verdichtungsschwund" des prälaminaren Sehnervenstückes auch das retrolaminare verdichtet, beides insbesondere dann am deutlichsten hervortretend, wenn auch im übrigen Bulbus intensivere irritative oder entzündliche Erscheinungen bestehen. Warum dies die Regel sein muß, wird im folgenden weiter ausgeführt. Es kann aber auch bei ausgesprochenem Verdichtungsschwund im prälaminaren Anteile ausgedehnter kavernöser Schwund im gefäßführenden Sehnervenstücke nachweisbar sein, offenbar besonders in jenen Fällen, in denen die Verdichtung erst nach längerem Bestande der Drucksteigerung und stärkerer Auflösung von Sehnervengewebe erfolgt ist.

Betreffs der Ursachen der Auflösung des Sehnervengewebes, also der Entstehung des kavernösen Sehnervenschwundes fuße ich fast vollinhaltlich auf der Lehre Schnabels: die aus dem Glaskörper in den Sehnerven transsudierende Flüssigkeit führt zur Auflösung der Gewebe auch dann, wenn der Glaskörperdruck und damit der Druck dieser Flüssigkeit nicht erhöht ist, zweifellos aber ganz besonders und am häufigsten dann, wenn zufolge Erhöhung des intraokularen Druckes auch die in den Sehnerven eindringende Flüssigkeit quantitativ vermehrt ist und unter einem höheren Drucke steht. Ich halte es aber nicht für unbedingt notwendig, mit Schnabel anzunehmen, daß die Flüssigkeit (die in ihrer Beschaffenheit wohl dem Kammerwasser annähernd identisch sein dürfte) eine pathologische Beschaffenheit haben müsse.

Die Zahl und Exaktheit von Kammerwasseruntersuchungen bei reinem kompensierten Glaukom ist sehr gering. Wenn auch refraktometrische Untersuchungen allein absolut kein entscheidendes Urteil über die Beschaffenheit des Kammerwassers ermöglichen (beträchtliche Zunahme der Kolloide bezüglich der refraktometrischen Wirkung durch eine geringfügige Konzentrationsabnahme der Kristalloide kompensiert werden kann), so möchte ich doch anführen, daß ich in einer kleinen Zahl von Augen mit kompensiertem Glaukom bei der Kammerwasseruntersuchung vollständig normale Refraktometerwerte erhalten habe.

In Widerlegung der von dem amerikanischen Physiologen Fisher aufgestellten Theorie der Säurequellung der Augenkolloide als Ursache der Drucksteigerung hat Hertel eine Anzahl von Glaukomformen untersucht und den Nachweis geliefert, daß nur bei Coma diabeticum und der begleitenden Hypotonie eine Säuerung des Kammerwassers vorkommt. J. Kubik hat zuletzt an der Augenklinik in Leipzig (Professor Hertel) bei 20 Fällen von Glaukom sehr exakte Untersuchungen über das Kammerwasser ausgeführt und dabei gefunden, entgegen der von Meesmann gefundenen Alkalose des Kammerwassers bei

Glaukom, daß bei kompensiertem Glaukom niemals eine Verschiebung nach der alkalischen Seite zu vorkommt, nach der sauren Seite nur bei ausgesprochenen Stauungserscheinungen, also inkompensiertem Glaukom.

Wie sehr auch das normale Kammerwasser sogar für die starre Sklera und Kornea gewebslösend wirkt, ist insbesondere mit Rücksicht auf die Erfahrungen an Fistelbildungen im Bereich der vorderen Bulbusabschnitte [s. A. ELSCHNIG (11)] bekannt. Die Steigerung des intraokularen Druckes ist hier nur insofern von Bedeutung, als der Flüssigkeitszufluß in den Sehnerven dadurch vermehrt und überdies auch das Gewebe selbst unter einen erhöhten Lymphdruck gesetzt werden muß, wie dies oben ausgeführt wurde.

Das „Eindringen" von Glaskörperflüssigkeit in den Sehnerven braucht hierbei durchaus nicht bloß rein mechanisch aufgefaßt zu werden, wenn auch ein Einpressen von Glaskörperflüssigkeit bei fast den ganzen Sehnervenquerschnitt einnehmendem kavernösen Schwund, wie z. B. in Abb. 53, 60 u. 61, auch aus der Volumszunahme des Sehnervenquerschnittes und auch an der Hernienbildung des Glaskörpers sicher erwiesen ist. Bei jeder Änderung des Quellungszustandes der Kolloide des Glaskörpers kann Flüssigkeit abgegeben und je nach der Beschaffenheit der Kolloide des Sehnervengewebes von denselben aufgenommen werden, ohne daß man für diese Fälle grob mechanisch ein Einströmen von Flüssigkeit vorerst annehmen müßte.

Prädisponierend dürfte aber für die Entstehung des Sehnervenschwundes die präexistente Beschaffenheit der Papille selbst sein.

Für die Tieraugen ist es experimentell wohl mit Sicherheit, zuerst von SCHWALBE, nachgewiesen worden, daß durch den Sehnerven intraokulare Flüssigkeit abfließt. Für den Menschen ist ein Beweis für das Bestehen eines solchen Abflusses noch nicht sicher erbracht worden. Die letzte diesbezügliche Mitteilung stammt aus dem Jahre 1912 von C. BEHR (1), welcher an sechs menschlichen, zu enukleierenden Augen Methylenblaulösung bzw. chinesische Tusche in den Glaskörper injizierte, wobei durch Entleerung der Vorderkammer Drucksteigerung hintangehalten wurde. Es konnte ein sicherer Nachweis für das Bestehen eines Abflusses durch den Sehnerven nicht erbracht werden. Immerhin ist mit größter Wahrscheinlichkeit anzunehmen, daß wenigstens auf dem Wege der Lymphscheiden der Netzhautgefäße ein Flüssigkeitsaustausch vom Glaskörper her, also ein wenn auch beschränkter Abfluß auch im normalen Auge stattfindet.

Daß hier individuelle Verschiedenheiten in weitestgehendem Maße bestehen können, dürften die anatomischen Befunde an der Sehnervenpapille ergeben. In der Regel ist der Sehnervenkopf von einer ganz zarten, in die Limitans interna retinae übergehenden membranartigen Bildung mit endothelähnlichen Kernen bedeckt, die mit dem zentralen Bindegewebsstrange, aber auch mit dem Nervenfasergewebe durch zarte Fasern verbunden ist.

Wie ja auch aus den ophthalmoskopischen Beobachtungen sich ergibt, ist speziell in der Nachbarschaft der Zentralgefäße diese Membran von außerordentlich verschiedener Dichte, in manchen Fällen liegen die Zentralgefäße vollständig nackt da, und im äußersten Extrem besteht ein dichter weißer, weit entlang der Papillengefäße sich fortsetzender „Bindegewebsmeniskus". Gerade bei den Fällen mit großer physiologischer Exkavation ist in der Regel diese Grenzmembran der Papille außerordentlich zart und oft überhaupt nur ein spärlicher Endothelkernbelag nachweisbar. Das sind auch die Fälle, in denen das von mir zuerst beschriebene „Schaltgewebe" sich entlang der Zentralgefäße in Form eines lockeren gliösen Maschenwerkes bis hinter die Lamina cribrosa in den Sehnerven hinein erstrecken kann [s. A. ELSCHNIG, (4) Tafel I, Abb. 1, Tafel IV, Abb. 1 und 2].

An Augen, an denen der Glaskörper noch an der Papille gut haftet, ist an dieser Stelle eine eigene Glaskörpergrenzhaut nicht nachweisbar. Der Glaskörper scheint mit seinen Fasern innig an dieser Grenzmembran zu haften. Jedenfalls habe ich niemals anatomisch, aber auch bei den zahlreichen ohne Verletzung der Grenzmembran des Glaskörpers wegen Altersstar in der Kapsel extrahierten Augen die Existenz eines Zentralkanals des Glaskörpers im menschlichen Auge nachweisen können und auch die neuesten exakten anatomischen Untersuchungen über den Glaskörper bestätigen das Fehlen eines Zentralkanals des Glaskörpers im menschlichen Auge (Baurmann und Thiessen, Heesch).

Daß die Glaskörpergrenzhaut für Flüssigkeit durchgängig ist, ergibt sich ja auch aus den Erfahrungen bei Punktion der Vorderkammer. Wird durch letztere ein relativer Überdruck im Glaskörperraum erzeugt, so sickert Flüssigkeit aus dem Glaskörper in großen Mengen und rasch durch die Glaskörpergrenzhaut in die Hinter- bzw. Vorderkammer durch. Somit ist es wohl zweifellos, daß bei Erhöhung des Glaskörperdruckes ein vermehrter Abfluß von Flüssigkeit in den Sehnerven stattfinden kann, wenn das anatomische Verhalten es gestattet. Aber wie schon oben angedeutet, kommen ja neben einem rein mechanischen Abfluß auch osmotische Vorgänge für das Vordringen von Glaskörperflüssigkeit in den Sehnerven mit in Betracht.

Es ist nun sehr wohl einzusehen, daß ein Flüssigkeitsabfluß aus dem Glaskörper, um so leichter stattfindet, und wohl auch um so ausgedehnter, je zarter die Grenzmembran der Papille ist. Steht der Glaskörper unter erhöhtem Druck, sei es nun, daß die Drucksteigerung, wie man wohl für viele Fälle annehmen kann, durch Quellung des Glaskörpers oder nur durch Druckzunahme in der Vorder- und Hinterkammer entstanden ist, so wird bei reichlicher Diffusion die gewebslösende Wirkung der Flüssigkeit auf den Sehnerven sich voll entfalten können, und zwar sowohl im Sehnerven selbst, als auch bei genügender Durchgängigkeit im gesamten gefäßführenden Stücke.

Es ist hierbei möglich, daß von vornherein, also schon vor Entstehung des Glaukoms, die Grenzmembran, damit der Abschluß des Sehnerven vom Glaskörperraum, besonders geringfügig und zart entwickelt ist, wie dies schon angeführt wurde. Solche Sehnerven dürften also für die Entwicklung eines glaukomatösen Schwundes prädisponiert sein und könnte letzterer eintreten mit oder ohne Erhöhung des Glaskörperdruckes. Es ist aber auch die zweite Möglichkeit gegeben, daß als erste Folgeerscheinung des Glaukoms die vorbestehende Grenzmembran aufgelöst und damit der reichlichere Abfluß von Glaskörperflüssigkeit in den Sehnerven erst ermöglicht wird — und das letztere käme insbesondere in Betracht für die Fälle von akuter Drucksteigerung (Inkompensation), in denen wie schon angeführt, erst nach Normalisierung der Tension glaukomatöser Schwund sichtbar wird oder sich weiter entwickelt. Die anatomischen Befunde von Hernienbildung des Glaskörpers, von direkter Kommunikation des Glaskörperraumes mit den retrolaminaren Kavernen sind wohl ein sicherer Beweis hierfür. Daß daneben, bei intensiver Drucksteigerung, auch der mechanische Einfluß der unter hohem Druck stehenden Flüssigkeit, durch Einwirkung auf die Kapillaren, als Quelle der Ernährungsstörung in Betracht kommen kann, ist nicht auszuschließen.

Beweisend für diese Art der Entstehung des Gewebsschwundes scheint mir auch zu sein, daß, wie ich schon früher erwähnte, das intraokulare Sehnervenstück schon in relativ frühzeitigen Stadien der Exkavationsbildung in deren Bereiche sehr gefäßarm ist, und ich glaube, daß es sich hier ähnlich verhält wie bei der Gefäßlosigkeit der Konjunktiva-, Episklera- bzw. Korneanarben bei artifizieller oder zufälliger Fistelbildung, d. h. daß die gewebslösende Wirkung auch der normalen Augenflüssigkeit zum Schwunde der Gewebe und der Gefäße führt. Daß nicht eine Erkrankung der Ziliararterien, die auf dem Wege des Zinn-Jägerschen Gefäßkranzes die Lamina cribrosa und das intralaminare Sehnervenstück mit Arterien und Blutgefäßen versorgen, die Ursache dieser Reduktion ist, ergibt sich, wie gleichfalls oben erwähnt, daraus daß in keinem Falle, wenn nicht schwere chorioiditische

Veränderungen das Glaukom komplizieren, eine nachweisbare Erkrankung des Zinn-Jägerschen Gefäßkranzes oder seiner Zweige vorliegt.

Auf keinem anderen Wege können alle Erscheinungen bei dem Entstehen der glaukomatösen Sehnervenexkavation erklärt werden, insbesondere nicht die sehnenartige Überbrückung der Exkavation durch große Papillengefäße, die schon E. v. Jäger (1, Abb. 15) erstmalig, dann auch Schmidt-Rimpler (2, Abb. 3, 5), abgebildet hat. Die Annahme von Lagrange und Beauvieux, welche gleichfalls diesen eigenartigen Befund erwähnen, daß die großen Gefäße erst später an die Wand der Exkavation „angedrückt" werden, ist selbstverständlich unzulässig; denn hinter dem sehnenartig vortretenden Gefäß befindet sich ja das restliche Gewebe bzw. die an dessen Stelle getretene Flüssigkeit, die nach hydrostatischen Gesetzen, auch bei plötzlich neuerlicher oder späterer Zunahme des Glaskörperdruckes unter demselben Druck steht, und unkomprimierbar ist.

Auf keinem anderen Wege auch ist das Entstehen einer partiellen glaukomatösen Exkavation, d. h. eines unmittelbar randständigen und steilwandigen Defektes des Papillengewebes verständlich (s. Abb. 40 u. 64). An Stellen, an denen die Glaskörperflüssigkeit freiesten Zutritt im Papillengewebe hat (nach reichen klinischen Beobachtungen scheint dies der untere äußere Papillenquadrant zu sein, in dem fast immer zuerst der glaukomatöse Charakter der Sehnervenerkrankung manifest wird), muß auch zuerst die Auflösung des genannten intraokularen Sehnervengewebes, Nervenfaser- und Gliagewebes, Bindegewebes der Lamina cribrosa erfolgen.

Daß selbstverständlich bei kongenital anomalen Papillen, wie dies schon auf S. 946 angeführt wurde, auch ohne die Annahme jeder direkten Einwirkung des gesteigerten Druckes auf die Nervenfasern selbst (Zerrung oder Dehnung) ungewöhnlich liegende Aushöhlungen eben durch die kongenital gegebene Möglichkeit des Eindringens von Glaskörperflüssigkeit in den Sehnerven entstehen können, ist ohne weiteres begreiflich.

Je nach der anatomischen Beschaffenheit und, wohl damit im Zusammenhang, nach der Durchlässigkeit des eigentlichen und restlichen Papillengewebes für die Glaskörperflüssigkeit sind die weiteren Erscheinungen bei längerem Bestande des Glaukoms gegeben. Ist die Durchlässigkeit eine große, steht also der retrolaminare Sehnervenanteil gewissermaßen in freier Kommunikation mit dem Glaskörper, so bleiben die durch den Schwund des Nerven- und Stützgewebes entstehenden Kavernen dauernd mit der vom Glaskörper abfließenden Flüssigkeit gefüllt, die Kavernenbildung ist somit dauernd, auch im lange absoluten Glaukom nachweisbar. Fehlt die Kommunikation von vornherein, also bei Gewebsverdichtung durch Kompression, oder wird durch reaktive Gewebswucherung im intraokularen Sehnervenstücke der Abfluß von Glaskörperflüssigkeit in den Sehnerven verhindert, so kommt die schrumpfende Tendenz des restlichen Sehnervenbindegewebes zu voller Geltung und weist dann das unmittelbar retrolaminare Sehnervenstück denselben Befund einfachen Schwundes auf, wie er, wie oben erwähnt, in allen Fällen von Glaukom in dem Sehnervenstück hinter dem Eintritt der Zentralgefäße in den Optikus vorliegt. Stellen sich bei ausgesprochen reaktiven Veränderungen im übrigen Bulbus solche auch im Sehnerven ein, so ist letzteres Vorkommnis die Regel. Es kommt hier dann wohl zufolge der Reizwirkung der in den Sehnerven vordringenden Flüssigkeit oder als Folge von sekundärer Gefäßerkrankung zu Glia- und Gewebswucherung, die das Bild des kavernösen Sehnervenschwundes vollständig verwischt. Auf eine gleiche Reizwirkung ist wohl auch die bei alten inkompensierten Glaukomen vorkommende Glia- und Bindegewebswucherung im ganzen peripheren

Sehnervenstück, insbesondere auch im intraokularen Stück zurückzuführen. Durch die Kombination und das Nebeneinandergehen der verschiedenen geschilderten Möglichkeiten in den einzelnen Fällen können jene mannigfaltigen oft verwirrenden Bilder entstehen, welche die Diskussion und damit die Erkenntnis der glaukomatösen Sehnervenerkrankung so sehr erschwert haben.

Am reinsten ist der kavernöse Sehnervenschwund naturgemäß in jenen Fällen anatomisch, aber auch klinisch nachweisbar, in denen jegliche irritativen Erscheinungen im vorderen Bulbusabschnitt fehlen, also besonders beim kompensierten Glaukom, Wie die tonometrischen Beobachtungen ergeben haben, gibt es ein Glaukom ohne Erhöhung des intraokularen Druckes. Der dabei auftretende glaukomatöse Sehnervenschwund, der auch wieder bei normaler Lage der skleralen Lamina bestehen kann, ist ausschließlich bei Fehlen aller anderen ätiologischen Momente durch das Eindringen der gewebslösenden Flüssigkeit in den Sehnerven zu erklären. Die Disposition zu diesem glaukomatösen Schwunde ist aber nicht etwa, wie auch heute noch angenommen wird, durch eine abnorme Resistenzlosigkeit der Lamina cribrosa, sondern durch jene anatomische Beschaffenheit des Papillengewebes gegeben, die ich oben charakterisiert habe und die schon bei normaler Höhe des intraokularen Druckes ein Eindringen der Glaskörperflüssigkeit in den Sehnerven gestattet.

B. Glaucoma compensatum.

Die Zahl der zur anatomischen Untersuchung gekommenen dauernd kompensierten Glaukome ist verschwindend klein, wenn man einigermaßen scharf den Begriff „dauernd kompensiertes Glaukom" vollständig exakt festhält, also alle jene Formen, bei denen vorübergehend wenigstens Inkompensationserscheinungen vorhanden oder diese nur durch Miotika zurückgehalten sind, — oder sog. Gaucoma „simplex", das wegen Schmerzen enukleiert wurde [Shumway]) — ausschaltet, und nur die ohne jegliche Veränderung im vorderen Bulbusabschnitt verlaufenden als solche bezeichnet. Abgesehen von 2 Fällen, die Schnabel (1) (noch aus der Zeit mangelhafter anatomischer Technik) veröffentlicht hat, sind es insbesondere die von Schnabel (8) zusammengefaßten Fälle meines Materials, und zwar Abb. 6 und 7 (Ursula P.) und 13 und 14 (Alois F.), die hierher gehören, und der von Fleischer, außerdem noch der 3. Fall von Rönne, sowie die von Holth, die allerdings alle operiert waren.

In diesen Augen, soweit der vordere Abschnitt untersucht werden konnte, fand sich die Kammerbucht frei, es fehlte also der für das inkompensierte Glaukom zur Regel gehörige Verschluß der Kammerbucht.

Hennig Rönne fand in den myopischen Augen eines 58jährigen (M 5 und 6), die 5 Jahre vorher wegen Glaukoma simplex iridektomiert worden waren, bei andauernd hoher Spannung (45 bzw. 40) und hochgradigen Gesichtsfeldanomalien folgenden Befund: Tiefe Vorderkammer, myopische Kammerbucht, geringe Verdichtung der Irisvorderfläche (?) „die äußerste Partie der Fontanaschen Räume zu einer fest zusammenhängenden sklerotischen zellarmen Bindegewebsplatte verdickt, die die Kammer von den tieferen Teilen des Ligamentum pectinatum trennte", letzteres hatte noch einen deutlich schwammigen Charakter und war zellreicher. Schlemm normal. An einzelnen Stellen ist das Gewebe der Kammerbucht noch dem Normalen näher. Reichliches Pigment im Ligamentum pectinatum, Totalexkavation mit Kavernen.

Hier sind in der Kammerbucht zwei verschiedenartige Befunde zu erheben. Wie insbesondere de Vries es genauest geschildert hat, sind die Balken des Ligamentum pectinatum sklerosiert, verdichtet, ohne Zunahme des Kernreichtums und ohne daß in den normal gelagerten Schlemmschen Venen eine besondere Anomalie vorfindlich wäre.

Annähernd in gleicher Häufigkeit bestehen Anomalien in der Lage und Form der Gebilde der Kammerbucht, die Schlemmschen Venen sind auffallend weit hinter dem Ansatz des Ligamentum pectinatum gelagert oder weit davor, die Balken selbst erscheinen spärlich und dicht, kurz es finden sich jene Vorkommnisse, die in einem sehr großen Prozentsatz der myopischen Augen die Regel sind.

Wenn ich auch an der schon vor Dezennien von J. SCHNABEL aufgestellten Lehre, die jetzt erst an Anerkennung gewinnt, festhalte, daß das Kammerwasser nicht nur im Kammerwinkel, sondern von der ganzen Irisfläche aufgesaugt wird, so ergibt sich doch aus diesen Befunden die Wahrscheinlichkeit, daß dieser Veränderung in der Kammerbucht, also der mangelnden Filtration des Kammerwassers in die Venen des Schlemmschen Plexus wenigstens eine integrierende Bedeutung für die Entstehung der Drucksteigerung zukommen kann; ob leztere aber nicht auch Folge einer pathologischen Beschaffenheit des Kammerwassers des glaukomatösen Auges sein mag, muß dahingestellt bleiben.

Von diesen Befunden abgesehen unterscheidet sich das Auge mit kompensiertem Glaukom nur durch die glaukomatöse Sehnervenerkrankung und begleitende Netzhautatrophie von normalen senilen Augen. Bezüglich der ersteren muß hier neuerlich betont werden, daß jegliche irritativen Symptome an der Sehnervenpapille vollständig fehlen, daß der glaukomatöse Schwund des prälaminaren Sehnervenstückes von keinerlei irritativen, also proliferativen Gewebsveränderungen begleitet ist und daß daher auch der kavernöse Schwund des gefäßführenden Sehnervenstückes regelmäßig in ausgedehntester Weise zur Entwicklung gelangt ist. Neuerlich hervorzuheben ist die große Armut an kleinen Blutgefäßen und Kapillaren — bei normaler Beschaffenheit des Zinn-Jaegerschen Gefäßkranzes — in dem erkrankten Sehnervenstück. Ob die relativ geringfügige Entwicklung des Halo glaucomatosus für das kompensierte Glaukom charakteristisch ist, läßt sich mit Rücksicht auf die geringe Zahl der zum Vergleich vorliegenden Fälle nicht mit Sicherheit aussprechen. Aber auch die ins Bereich der senilen Veränderungen gehörigen Befunde an den Gefäßen und dem gesamten Bindegewebe des Bulbus und des Sehnerven scheinen nicht über das hinauszugehen, was in normalen Augen gleichalteriger Individuen die Regel ist (s. die Abb. 35, 37, 38 u. 39).

Seitdem v. GRAEFE die Identität der „Amaurose mit Sehnervenexkavation" (sc. des kompensierten) mit dem sog. entzündlichen Glaukom zugegeben, hat nur SCHMIDT-RIMPLER (3) versucht, zu beweisen, daß durch eine primäre Sehnervenatrophie eine der glaukomatösen Exkavation gleiche Aushöhlung des intraokularen Sehnervenstückes entstehen könne. In zwei ausführlichen Publikationen, auf die ich an dieser Stelle nachdrücklich hinweise, habe ich mich hierüber unter besonderer Bezugnahme auf die sog. atrophische Exkavation verbreitet (7, 8) und gezeigt, daß nur — eigentlich ganz übereinstimmend mit H. MÜLLER — durch restlosen Schwund des prälaminaren Sehnervenstückes eine totale glaukomatöse, d. h. randständige, am Rande steilwandige Exkavation entstehen kann, daß ein solcher Schwund aber niemals bei einer primären (d. h. nicht glaukomatösen) Sehnervenerkrankung eintritt.

Soweit es an den spärlich zur Untersuchung vorliegenden Sehnerven von kompensiertem Glaukom möglich ist, stellt sich der Verlauf der Erkrankung folgendermaßen dar, wobei ich bemerken möchte, daß wir hier vielfach auf ophthalmoskopische Befunde als Stütze unserer Ausführungen angewiesen sind. Das als erstes Stadium bei inkompensiertem Glaukom geschilderte Stadium der neuritisartigen Schwellung des Sehnerveneintrittes fehlt vollständig. Es ist dies ja damit erklärt, daß die plötzliche Drucksteigerung, welche die Inkompensation auslöst, fehlt, die Tensionszunahme zweifellos langsam erfolgt, ja wie wir wissen mitunter für lange Zeit oder dauernd überhaupt ausbleiben kann, oder nur vorübergehend in geringer Höhe sich einstellt. Demzufolge sind Anomalien in der Zirkulation des Sehnerveneintrittes nie zu beobachten, schon die ersten Erscheinungen sind gegeben durch die Auflösung des Sehnerven- und Stützgewebes. Die Sehnervenfaserbündel sind wie kollabiert, nur an manchen Stellen noch locker, daher längsgestellte Maschenräume enthaltend (s. Abb. 38 u. 39), die Achsenzylinder mitunter leicht varikös verdickt, das restliche Papillengewebe also niemals so zusammengebacken und kernreich, wie in den mittleren Stadien inkompensierten Glaukoms. Auch hier sinken die großen Papillengefäße medialwärts zurück, dadurch daß das ganze zwischen ihnen und dem medialen Sehnervenrand gelegene Papillengewebe bis auf einen kleinen kernarmen Gewebsrest schwindet. Daß es sich nicht um eine wirkliche Kompression handeln muß, zeigen die Stellen, bei denen wie in Abb. 35 (medial), 38, 39 u. 40 (medial) dieses restliche Gewebe außerordentlich lückenhaft ist, so daß an einzelnen Stellen die Gefäße wie nackt durch die gewebslos gewordene Exkavation ziehen können. Die bulbäre Laminafläche wird gewissermaßen skelettiert, und ist schließlich ebenso nackt oder nur mit spärlichsten Resten von gliösem Gewebe bekleidet wie der sklerochorioideale Durchtrittskanal des Sehnerven in der ganzen lateralen Zirkumferenz, wenn nicht, wie in Abb. 35 und 49, die Gehirnschichten der Netzhaut in die entstandene Exkavation hineinsinken.

Das restliche Papillengewebe ist ebenso wie die sklerale Lamina außerordentlich gefäßarm. Es kann wie erwähnt, an einzelnen Stellen ganz locker sein, also zweifellos nicht komprimiert, aber an anderen Stellen, wie in Abb. 37 u. 38 (rechts) doch so dicht sein, daß man gerade in Berücksichtigung der Lage der Lamina eine Kompression des intraokularen Sehnervenstückes annehmen muß. Die Lamina cribrosa ist dann zunehmend rarefiziert, kann aber wie es wenigstens andeutungsweise bei inkompensiertem Glaukom auf S. 922 geschildert wurde, vollständig normale Lage haben (wie Abb. 35), sie kann aber auch komprimiert sein, d. h. ihre Balken durch Fehlen des Zwischengewebes einander genähert und in toto stärker nach hinten konvex, also das intraokulare Sehnervenende nach außen verdrängt sein (wie Abb. 37 u. 38), wie es an genannter Stelle geschildert wurde; an einzelnen Stellen können die inneren Balken noch in normaler Stellung sein, während die äußeren in den dann immer sehr lückenhaften Sehnerven zurückgesunken sind. Alle diese Erscheinungen können, wenn auch nicht ganz ausgeprägt, an einer und derselben Sehnervenpapille an verschiedenen Stellen sichtbar sein. Wie bei inkompensiertem Glaukom finden sich auch hier mitunter leere Nervenfasersäulen die Lamina durchkreuzend, die anscheinend die Kommunikation der Glaskörperflüssigkeit mit den in solchen Fällen immer sehr deutlich ausgeprägten kavernösen Lücken im periphersten Anteil des Optikus vermitteln. Auch kleine Einsenkungen in der Lamina, wie sie z. B. in Abb. 40 sichtbar sind, zeigen die Skelettierung des intraokularen Sehnervenstückes an. Sowohl im intraokularen als im retrolaminaren Sehnervenstück fehlen jegliche irritativen Erscheinungen. Das retrolaminare Sehnervenstück hat nichts an Volumen eingebüßt, im Gegenteil, der Querschnitt ist auffallend groß, und wie besonders Fleischer hervorgehoben, vergrößert gegenüber dem normalen. Daß dies nur durch Einströmen von Flüssigkeit aus dem Glaskörper in die Kavernen möglich ist, von Flüssigkeit, welche gleichzeitig die Auflösung des Sehnervengewebes und damit die zunehmende Größe der Kavernen bedingt, ist wohl ohne weiteres zuzugeben.

Wie insbesondere aus den Fällen von wenig inkompensierten Glaukomen und aus Beobachtungen an Sekundärglaukomen sich ergibt, können sich zu dem einfachen kavernösen Schwund irritative Erscheinungen hinzugesellen, wie sie schon früher beschrieben sind, so daß neben der Rarefaktion des Gewebes stellenweise sowohl intralaminar als insbesondere retrolaminar eine Kernvermehrung, anscheinend durch Gliawucherung bemerkbar sein kann. An solchen kombinierten Fällen, die wohl kaum jemals dauernd kompensiertem Glaukom zugehören dürften, ist dann das Bild oft ein verwirrendes und eine Feststellung des Verlaufes und der Ursache der Erscheinungen oft nicht möglich zu treffen.

Besonders hervorheben möchte ich noch drei Vorkommnisse: 1. das Entstehen einer typischen randständigen Exkavation ohne Laminaverlagerung, sowohl bei gesteigertem als bei normal scheinendem intraokularen Druck, 2. die frühzeitige Rarefaktion des ganzen bindegewebigen Anteiles der Papille, also insbesondere der skleralen Lamina, und 3. das vollständige Fehlen aller irritativen oder Proliferationserscheinungen bei der Auflösung des gesamten Sehnervengewebes bei dauernd kompensiertem Glaukom.

Endlich möchte ich noch besonders hervorheben, daß man auch bei akutem inkompensierten Glaukom mitunter ganz gleiche Bilder im Sehnerven beobachten kann wie an kompensierten. Bezüglich der In- und Extensität des kavernösen Sehnervenschwundes besteht nur insofern ein Unterschied zwischen kompensiertem und inkompensiertem Glaukom, als bei ersterem der „Verdichtungsschwund" immer fehlt und die Kavernenbildung retrolaminar dauernd zu bestehen scheint, während beim inkompensierten Glaukom wenigstens teilweise Gewebsverdichtung die Regel und das dauernde Fortbestehen ausgedehnter retrolaminarer Kavernenbildung die Ausnahme ist, so daß nur etwa die Hälfte der lange absolut gewordenen Glaukome noch letztere in halbwegs ausgedehnterem Grade aufweisen.

Zusammenfassend möchte ich hier nochmals betonen, daß die präexistente anatomische Beschaffenheit des Sehnervenkopfes insbesondere das Verhalten der Grenzmembran desselben, eine Prädisposition zur Entstehung der glaukomatösen Exkavation auch für jene Fälle darstellt, in denen der intraokulare Druck dauernd innerhalb der physiologischen oder nahe der unteren physiologischen Grenze sich befindet. Daß dies allein, und nicht etwa eine „Resistenzlosigkeit" der Lamina diese Vorkommnisse erklärt, daß in gleicher Weise auch das Fortschreiten des glaukomatösen Sehnervenschwundes bei durch Operation normalisiertem Druck am dauernd kompensierten Auge verursacht sein kann; schließlich daß eine frühzeitige Auflösung gerade des oberflächlichen Papillengewebes (Grenzmembran) am Beginn des glaukomatösen Prozesses für alle diese Vorkommnisse zur Ursache werden kann, daß aber natürlich dann, wenn der Glaskörper und damit die von ihm in den Sehnerven eindringende Flüssigkeit unter höherem Druck steht und quantitativ vermehrt ist, das Zustandekommen aller pathologischen Erscheinungen wesentlich erleichtert, ja in den meisten Fällen überhaupt erst ermöglicht wird — all dies ergibt sich zwingend aus allen vorstehend berichteten Befunden und Überlegungen.

I. Hämorrhagisches Glaukom.

Der Begriff des hämorrhagischen Glaukoms ist durchaus nicht feststehend. Ich halte es nur dann gerechtfertigt, von hämorrhagischem Glaukom zu sprechen,

wenn vom Beginn des Glaukoms an schon Netzhauthämorrhagien, unter Umständen auch schon im ersten Beginn Blutergüsse in die hintere oder in die
vordere Kammer bestehen, und in diesen Fällen ist nach meiner Erfahrung
immer der erste Beginn in einer multiplen Thrombose von Netzhautgefäßen
oder der Zentralvene selbst gelegen, die Drucksteigerung folgt erst nach. Daß
man Iritis mit Vorderkammerblutung in einem durch Katarakt erblindeten
Auge nicht als hämorrhagisches Glaukom bezeichnen kann, ist selbstverständlich. In einem so bezeichneten Falle von Weishaupt erwies die anatomische
Untersuchung einen Aderhauttumor.

Wir werden daher das hämorrhagische Glaukom unter dem Sekundärglaukom kurz abhandeln.

II. Rückblick.

Die pathologische Anatomie kann das Rätsel des Glaukoms nicht lösen.
Sie zeigt bei inkompensiertem Glaukom die Veränderung im Kammerwinkel,
die die Drucksteigerung bedingen kann oder wenigstens vorübergehend bedingen
muß, deren Entstehung ohne sonstige vorausgehende Veränderung durch die
gegebene Disposition nach Czermak erklärt wird. Durch sie wird der prodromale
und der akute Glaukomanfall des bis dahin normalen Auges erzeugt. Viel weniger
sicher ist schon die Entscheidung, ob in jenen Fällen, in denen die Kammerbucht
frei ist, also insbesondere bei dauernd kompensiertem Glaukom, die Veränderung
in der Kammerbucht, die Verdichtung und Sklerosierung des Ligamentum pectinatum, oder Veränderungen in den Vortexvenen, die bei vorgeschrittenen
inkompensierten Glaukomen zur Regel gehören, Ursache der Drucksteigerung
sind, oder nicht viel mehr deren Folgen. Wenn wir also das Bestehen eines
Retentionsglaukoms, das aber nicht im Kammerwinkel allein, sondern im
gesamten Bereich der Iris und Ziliarkörpervorderfläche bedingt sein kann,
als absolut sicher annehmen müssen, wenn auch die Möglichkeit, daß durch
Drucksteigerung Verschluß der Vortexvenen eintreten und in gleichem Sinne
weiterwirken könnte, zugegeben werden soll, so muß ebenso sicher ausgesprochen
werden, daß viele Fälle von Glaukom kein derartiges, anatomisch bedingtes
Retentionsglaukom sind.

In den Fällen von Drucksteigerung mit freier Kammerbucht dürfte das
Glaukom ein kolloid-chemisches Problem darstellen, zu dessen Lösung die bisherigen Kenntnisse insbesondere über die chemische und physikalische Beschaffenheit der Augenflüssigkeit im normalen und kompensiert-glaukomatösen Auge
noch lange nicht ausreichen. Ebensowenig ist heute auch noch der geringste
Anhaltspunkt dafür gegeben, in welcher Weise geringfügige Veränderungen
der Kammerflüssigkeit, der ja zweifellos auch im normalen Zustand eine gewebslösende Wirkung zukommt, zur Auflösung von Uveagewebe, insbesondere Pigmentepithel führt, eine Tatsache, die ja durch die Spaltlampenuntersuchungen
an normalen Augen, aber auch durch den Nachweis der Pigmentinfiltration
des Ligamentum pectinatum in normalen senilen und glaukomatösen Augen
erwiesen ist, und ebensowenig in wieweit Auflösung von Gewebsbestandteilen,
insbesondere von Pigment, zu einer Schädigung der gesamten Iris und der Gebilde
des Kammerwinkels führen können. Wie schwer toxisch ja das Augenpigment
wirkt, haben meine Studien über die sympathische Ophthalmie gezeigt. Unklar
ist auch, welche Anomalien im weitesten Sinne des Wortes ohne anatomische
Läsion zu Drucksteigerung führen können, welche Veränderung der Augenflüssigkeit zur Aufquellung der Kolloide des Glaskörpers und damit zu jener Disposition zum Glaukomanfall Anlaß geben kann, die in geringer Tiefe der Vorderkammer des senilen Auges gelegen ist.

Ich habe in einer kleinen Mitteilung über Glaukom (9) eine Funktionsgleichung aufgestellt über die bis jetzt bekannten Grundlagen des intraokularen Druckes.

Der intraokulare Druck (T) ist als die Funktion verschiedener mit- und gegeneinander wirkender Kräfte aufzufassen. Das entscheidenste Moment ist die Schnelligkeit und Menge der Sekretion von Augenflüssigkeit (Se) und ihr Verhältnis zum Abflusse derselben durch die verschiedenen Abflußwege, die wir kurz Exkretion (Ex) nennen. Jede dieser beiden Größen ist ihrerseits durch eine ganze Reihe von Kräften und Wirkungen beeinflußt und gegeben; nur wenige derselben sind uns bekannt, wenn auch noch lange nicht erforscht. Die Sekretion wird zweifellos durch Nervenreiz (Ne) beeinflußt — ob wir dieselbe nun als eine einfache Filtration oder als echte Sekretion auffassen, ist gleichgültig. In jedem Falle steht auch der allgemeine und lokale arterielle sowie kapillare Blutdruck (Bldr) zu ihr in Beziehungen. Die Meinungen über die Art der Exkretion des Kammerwassers sind noch sehr geteilte. Welcher Meinung man über die hier wirksamen Kräfte aber auch sein mag, wird man den folgenden Momenten immer wenigstens Beachtung schenken müssen: Die Druckdifferenz zwischen dem Inhalt der zweifellos dem Abflusse dienenden Venen der Iris und des SCHLEMMschen Plexus und dem Inhalte der Vorderkammer (Didr), welche für die rein mechanische Filtration in Betracht kommt; die Beschaffenheit der beiden in Wechselwirkung stehenden Flüssigkeiten Kammerwasser und Blut, also den Salz- und Kolloidgehalt, welche den osmotischen Druck (Osdr) bedingen. Beide Momente kommen für den Abfluß aus der Vorderkammer und dem Lymphraume der Suprachorioidea, nur das erstere, der Lymphdruck (Lydr) im Sehnerven, für den wohl relativ geringfügigen Abfluß durch den Sehnerven in Betracht.

Neben der Menge der intraokularen Flüssigkeit, welche gewissermaßen das Labile im Druckgleichgewichte des Augeninnern darstellt, kommt die stabile Masse der intraokularen Gewebe (Ge) (auch Flüssigkeit) zur Geltung, besonders in ihrem Verhältnis zum Gesamtvolumen (Vo) des Bulbus. Endlich spielt speziell für den Ausgleich von plötzlichen Druckschwankungen zweifellos auch die Elastizität der Bulbuswandung (El) eine Rolle.

Somit können wir den intraokularen Druck T als Funktion der genannten Kräfte hinstellen, T = f (Se, Ne, Bldr, Ex, Didr, Osdr, Lydr, Ge, Vo, El).

So lange nicht alle diese Kräfte bekannt sind, durch die der normale intraokulare Druck bedingt und aufrecht erhalten ist, wird es auch ein vergebliches Bemühen sein, anatomische Grundlagen für die erste Entstehung der Drucksteigerung wenigstens im dauernd kompensierten Glaukom aufzufinden.

III. Hydrophthalmus.

L. MAUTHNER hatte zuerst erkannt, daß bei Hydrophthalmus eine glaukomatöse Exkavation besteht und den Hydrophthalmus daher als das Glaukom des Kindesalter bezeichnet. In der Folge haben fast alle Autoren, so auch ich selbst, diese Auffassung geteilt, wir sehen also im Hydrophthalmus das Glaukom des embryonalen oder kindlichen Auges; MELLER dagegen hält eine Identität der beiden Prozesse für unwahrscheinlich, und läßt eine gleichartige Bezeichnung beider nur in dem Sinne zu, daß Hydrophthalmus und Glaukom durch das Symptom der Drucksteigerung gekennzeichnet sind. Tatsächlich sind, wie MELLER zutreffend betont, die klinischen Erscheinungen beider Erkrankungsformen prinzipiell verschieden. Doch glaube ich nicht, daß daraus die Berechtigung erwächst, die prinzipielle Identität beider zu verneinen; die Unterschiede sind eben nur dadurch gegeben, daß die das Glaukom im allgemeinen charakterisierende Drucksteigerung zu verschiedenen Zeiten und in ihrem Aufbau nach verschiedenen Augen eintritt: Im Auge des Erwachsenen hat die Kornea-Sklera eine derartige Festigkeit gewonnen, daß sie dem gesteigerten intraokularen Druck nur dann nachgeben, wenn durch komplizierende Erkrankungen die Festigkeit der Augenmembranen gelitten hat, im embryonalen bzw. kindlichen Auge dagegen sind die Augenhüllen noch resistenzlos. Wohl ist in letzterer Hinsicht in Erwägung zu ziehen, daß in dem sich bildenden, wachsenden Auge die Drucksteigerung gleichzeitig als ein biologischer Reiz wirken muß, so daß mit und trotz der Vergrößerung des Auges die Gesamtmasse der Sklera und der Kornea bei kongenitalem Hydrophthalmus größer ist oder größer sein kann, als im gleich alten Auge, das unter normalem intraokularen Druck sich entwickelt hat. Dasselbe gilt wohl auch für die Aderhaut, die ja gleichfalls einen Teil des intraokularen Druckes trägt, und nur für diese ist (auch von Meller) die relativ oder absolut übermäßige Entwicklung im hydrophthalmischen Auge betont worden.

Der Hydrophthalmus entwickelt sich entweder schon embryonal oder im ersten Kindesalter, und nur sehr wenige Fälle gibt es, in denen noch in der Zeit der Pubertät auftretende Drucksteigerung zur gleichmäßigen Vergrößerung des Auges führt. Natürlich ist damit nicht gesagt, daß auch nicht schon im ersten Kindesalter Glaukom, wenigstens zuerst, unter denselben Erscheinungen auftreten könne, wie im Auge des Erwachsenen; ich habe selbst einen derartigen Fall veröffentlicht. Ich will also im folgenden daran festhalten, daß der Hydrophthalmus und das Glaukom der Erwachsenen ihrem Wesen nach identische Prozesse sind.

Der Hydrophthalmus kann entweder dauernd bzw. durch sehr lange Zeit kompensiert verlaufen, oder unter Umständen schon im Neugeborenen, in anderen Fällen erst bei weiterem Verlauf die Erscheinungen der Inkompensation aufweisen.

Wie beim Glaukom der Erwachsenen können wir primären und sekundären Hydrophthalmus unterscheiden und bezeichnen unter dem letzteren alle jene Fälle, in denen schon äußerlich, also ohne anatomische Untersuchung sichtbare Veränderungen am Augapfel vorliegen, welche erfahrungsgemäß auch beim Auge des Erwachsenen zu Drucksteigerung zu führen pflegen. Für letztere kommen insbesondere auch die erworbenen Erkrankungen im vorderen Bulbusabschnitt (nach Perforation der Kornea, nach Kerato-Iritis, Linsenluxation, traumatischer Linsenquellung usw.) in Betracht; erwähnenswert ist noch, daß Hydrophthalmus auch bei intraokularen Tumoren im Kindesalter (Gliom), aber auch wie der Fall Wagenmanns zeigt, durch bereits intrauterin entstandenes Angioma cavernosum der Chorioidea bedingt sein kann.

Der Umstand, daß auch intrauterine Veränderungen, teils als Bildungsanomalien, teils als Erkrankungen des embryonalen Auges Anlaß zur Entstehung des Hydrophthalmus geben, machen hier eigentlich eine Scheidung zwischen Primär- und Sekundärglaukom fast illusorisch, um so mehr als anatomisch grundsätzlich im hydrophthalmischen Auge Bildungsanomalien vorfindlich sind, die mit Sicherheit als Ursache der Erkrankung angesehen werden müssen. Von diesem Gesichtspunkte aus ist auch die Einteilung des primären Hydrophthalmus, die vor kurzem Meisner zu geben versucht hat, wohl anatomisch durchführbar, nicht aber nach der Wesenheit des Prozesses.

Meisner unterscheidet zwei Formen von primärem Hydrophthalmus: 1. die mit tiefer Kammer, bei denen regelmäßig, aber nur anatomisch Bildungsanomalien bzw. Bildungshemmungen in der Kammerbucht vorfindlich sind, und 2. solche mit schweren kongenitalen Bildungsanomalien im ganzen Bereiche der

Vorderkammer, mit ausgedehnten (der Drucksteigerung vorangehenden) Verklebungen der Iris mit der Kornea und ausgedehnten konsekutiven Veränderungen, also im Grunde genommen mit partieller oder totaler Aufhebung der Vorderkammer. Letztere Gruppe gehört zu den sekundären Hydrophthalmi, auf die wir hier nicht weiter einzugehen haben bzw. in die Gruppe der kongenitalen Bildungsanomalien, über die v. HIPPEL in dem Abschnitte der angeborenen Mißbildungen des Auges des Näheren berichtet wird.

Es erübrigt hier also nur eine kurze Übersicht über die anatomischen Befunde der 1. Gruppe MEISNERs, d. i. Hydrophthalmi, in denen schwere, die Topographie des vorderen Bulbusabschnittes wesentlich beeinträchtigende Bildungsanomalien fehlen.

REIS und SEEFELDER (1) haben zuerst durch anatomische Untersuchung hydrophthalmischer Augen festgestellt, daß dem angeborenen bzw. in frühester Kindheit entstandenen primären Hydrophthalmus Bildungsanomalien — nicht Entzündung — insbesondere in den Gebilden der **Kammerbucht** zugrunde liegen. Es fand sich regelmäßig ein vollständiges Fehlen oder höchst mangelhafte Entwicklung des Schlemmschen Plexus, mangelhafte Ausbildung des ganzen Trabekelwerkes in der Kammerbucht, die als Stehenbleiben dieser Gebilde auf einer niedrigen fötalen Entwicklungsstufe aufgefaßt werden. Auch im Bau des Ziliarkörpers wurden schon von den genannten Autoren Veränderungen analoger Provenienz nachgewiesen.

Alle späteren Autoren, welche nicht schwer degenerierte primäre Hydrophthalmi anatomisch untersuchen konnten, haben diese Befunde bestätigt, ebenso auch der Annahme von REIS und SEEFELDER sich angeschlossen, daß diese Bildungsanomalien der Kammerbucht Ursache der Drucksteigerung, also des Hydrophthalmus seien. Vollständiges oder fast vollständiges Fehlen des Schlemmschen Plexus fanden E. v. HIPPEL (1), RÖMER, SIEGRIST, NAHMACHER, REIS, neuerlich SEEFELDER (3), dann CHRISTEL, SPIELBERG, STIMMEL und ROTTER, JAENSCH auch in vollständig entzündungsfreien Frühstadien. Ferner fand sich häufig abnorme Enge und weit rückwärtige Lage des Schlemmschen Plexus, rudimentäre Entwicklung des skleralen Wulstes und (besonders von SEEFELDER und v. HIPPEL) abnorme Persistenz des uvealen Gerüstwerkes (Ligamentum pectinatum) [1]).

In ungefähr gleicher Weise äußert sich LAGRANGE auf Grund der anatomischen Untersuchung von 10 Fällen von Hydrophthalmus, bei denen die SCHLEMMschen Venen fehlten, aber nur 6mal die Kammerbucht frei, wenn auch durch verdichtetes oder neugebildetes Gewebe verlegt war, in den übrigen Fällen aber eine periphere vordere Synechie der Iris bestand, die wohl gleichfalls als Bildungsanomalie aufzufassen ist. Auch klinisch läßt sich, wie in dem Fall von IDA MANN, mitunter die dem kindlichen Glaukom zugrunde liegende Bildungsanomalie erkennen. Bei einem 8 jährigen Mädchen mit infantilem Glaukom war klinisch am linken Auge stärker, am rechten Auge weniger deutlich die Iris in der äußeren Hälfte in ihrem Umfang unvollkommen von der Kornea getrennt, der Kammerwinkel zum Teil mit losem Netzhautwerk von Gewebe, das auch zum Teil Blutgefäße enthielt und in der Struktur dem Irisgewebe ähnelte, erfüllt.

Während also die meisten Autoren nur die ausschließliche oder fast ausschließliche Anomalie der Kammerbucht als Ursache des Hydrophthalmus ansprechen, betont MELLER ganz besonders die Wichtigkeit der in seinen Fällen vorfindlichen Anomalien der Iris. MELLER anerkennt, daß der Abfluß des

---

[1]) Erwähnt soll noch werden, daß LÖHLEIN das Glaukom der Jugendlichen mit tiefer Vorderkammer als späten Hydrophthalmus auffaßte, dagegen ein Glaucom myopicum (als Folge vorhandener Myopie) leugnet.

Kammerwassers nicht nur im Bereich des Ligamentum pectinatum bzw. Schlemm-schen Kanals stattfindet, sondern, daß gerade der Iris hierfür eine große Rolle zukommt, und sieht daher in den von ihm beobachteten Veränderungen der Iris die Hauptquelle des Hydrophthalmus. Die Iris seiner Fälle weist verschiedene Bildungsanomalien (keine Umbildung des Pigmentepithels in die Muskelschicht, mangelhafte Pigmentierung des inneren Epithelblattes und eine eigenartige Dichte des Gewebes) und ein vollständiges Fehlen der Krypten auf. Mit Recht betont Meller die in seinem und in einigen anderen Fällen der Literatur konstatierte hochgradige Atrophie der Iris gegenüber der starken bzw. normalen Entwicklung des Ziliarkörpers und der Chorioidea. Es ist aber nicht zu übersehen, daß auch in Mellers Fall die Gegend der Kammerbucht in ähnlicher Weise verändert zu sein scheint, wie in den übrigen hydrophthalmischen Augen, „das Ligamentum ist dicht mit eng aneinander liegenden Lamellen", das Endothel der hinteren Hornhautfläche legt sich auf die Irisvorderfläche über, die Schlemmschen Venen waren weit rückwärts gerückt und stellenweise kaum angedeutet. Den Abbildungen nach scheint somit die Kammerbucht ebenso wenig durchlässig zu sein wie die Iris.

In der letzten großen Arbeit von P. A. Jaensch, welcher 9 hydrophthalmische Augen verschiedenen Alters untersuchen konnte, wurde einmal eine Irismißbildung nach Art der angeführten, von Meller beschriebenen nur klinisch nachgewiesen. In den übrigen Fällen war der Schlemmsche Kanal verkleinert, verödet oder fehlte, das sklerale Gerüstwerk sklerosiert. Auf die übrigen Befunde gehen wir unten ein.

Daß nicht Entzündung sondern angeborene Entwicklungsstörungen die Ursache des Hydrophthalmus sind, wird insbesondere auch durch die Beobachtung an Augen gestützt, in denen Hydrophthalmus bei Neurofibrom der Gesichtshaut bestand, für die als einheitliche Veränderung von v. Michel eine der Neurofibromatose parallel gehende fibromatöse Veränderung des Kammerwinkels als Ursache angenommen wurde [wir kommen unten noch darauf zurück (S 969ff.)].

Es erübrigt sich mit Rücksicht auf die ausführliche Darstellung von E. v. Hippel über die angeborenen Bildungsanomalien des Auges ein genaues Eingehen auf diesen Befund, und sollen nur noch kurz auf die typischen glaukomatösen Veränderungen, die also die Folge der angeborenen Bildungsanomalie sind (in diesem Sinne ist jeder Hydrophthalmus ein Sekundärglaukom) in Kürze eingegangen werden.

Kornea. Wie Seefelder (1) festgestellt, kommt es durch die Dehnung der Hornhaut nicht nur zu einer Einreißung der Bowmani, sondern auch der oberflächlichen Hornhautlamellen. Außerdem hat Seefelder auch Abschilferung und Abspaltung drusenartig verdickter Teile der Membrana Bowmani beobachtet. Die Rupturstellen sind von weitmaschigen Fibrillen mit spindelförmigen Zellen anscheinend aus Regeneration von Seite der fixen Hornhautkörperchen entstanden, ausgefüllt, nur selten senkt sich (s. Stähli) Epithel in die Rißenden hinein.

Jaensch findet an einzelnen Stellen Fehlen der M. Bowmani und Ersatz durch lockeres Pannusgewebe, das nach seiner Meinung nicht sichere Folge von Rupturen ist, sondern auch Folge von entzündlichen Vorgängen sein könne.

Die Veränderungen des Epithels unterscheiden sich nicht wesentlich von denen bei inkompensiertem Glaukom der Erwachsenen. Am charakteristischen, oft auch für die Diagnose rudimentärer Formen von Hydrophthalmus entscheidend, sind die durch das kindliche Glaukom bedingten Rupturen der Descemetschen Membran.

STÄHLI hat 8 menschliche Augen mit Bändertrübung und eine Anzahl hydrophthalmischer Augen untersucht und zuerst die genauen anatomischen Erscheinungen derselben dargestellt. Wie aus den Abbildungen STÄHLIs zu ersehen, kann nach dem Einrisse die Membrana Descemeti glatt ausgestreckt liegen bleiben und der Defekt entweder durch Endothel einfach überkleidet oder durch proliferiertes Hornhautparenchym abgeschlossen, oder auch die Rißenden in verschiedenster Weise eingerollt oder ausgerollt werden. In anderen Fällen wird von dem regenerierten Endothel eine mehr weniger dicke Glashaut produziert. Auf die Folgen der Ruptur: Aufquellung und Trübung des Hornhautparenchyms hat wohl zuerst AXENFELD hingewiesen.

MELLER hat diesen Vorgang näher geschildert. In einem der von ihm untersuchten Augen waren einzelne Lamellen durch Quellung verbreitert, zum Teil miteinander verschmolzen, die oberflächenparallele Anordnung ist verloren gegangen, manche Lamellen verbinden sich zu einem unregelmäßigen Netzwerk. Diese auch von v. HIPPEL erkannte Veränderung wird als Nekrose der Hornhaut bezeichnet und auf Quellungsveränderungen durch Eindringen des Kammerwassers durch Rißstellen der Membrana Descemeti zurückgeführt. Es handelt sich offenbar um jene eigenartige Aufquellung und Zerfall, wie ich sie als Folge des Eindringens von Kammerwasser bei Hornhaut- und Limbusfisteln (Elliottrepanation) beschrieben habe. Auch JAENSCH führt die tiefliegende porzellanweiße Parenchymtrübung auf Gewebsquellung durch Eindringen des Kammerwassers durch Descemetirisse zurück, die auch intrauterin schon eintreten können.

Die Befunde STÄHLIs wurden von allen späteren Untersuchern bestätigt bzw. in ihrer Deutung anerkannt ((vgl. auch die Literaturzusammenstellung von H. H. ELSCHNIG). Nur selten fand man, wie RÖMER die Kornea ohne Ruptur der Descemeti ausgedehnt. Bei sekundärer Drucksteigerung zufolge von Tumoren (Gliom) hat insbesondere DA GAMA PINTO, BECKER, WINTERSTEINER (mit schönen Abbildungen) das häufige Vorkommen von Descemetirissen festgestellt.

Sie sind nicht für den glaukomatösen Prozeß allein charakteristisch, sondern kommen auch, wie dies durch AXENFELD besonders für den Keratokonus bekannt ist, in gleicher Weise bei andersartig bedingten Ektasien der Kornea vor. Wie SEEFELDER festgestellt, erfolgt zuerst der Einriß der Descemeti, dann erst der Bowmani bzw. von Hornhautlamellen. Erst nach erfolgten Rupturen scheint die mächtige Ausdehnung der Kornea eintreten zu können.

An dieser Stelle mag auch darauf hingewiesen werden, daß die Ansicht AXENFELDs, die Megalokornea des sonst normalen Auges sei ein stehengebliebener Hydrophthalmus, zumindest für jene Fälle sicher zutreffend ist, in denen sich Descemetirupturen befinden.

Iris. E. FUCHS hat, nachdem kurz vorher E. v. HIPPEL die enorme Länge des Sphincters pupillae bei Hydrophthalmus hervorgehoben hatte, in 8 Fällen von Hydrophthalmus, von denen ihm die Präparate vorlagen, eine besonders mächtige Entwicklung des Sphincters pupillae gesehen. Derselbe ist bald abnorm dick, bald enorm lang. Analoge „Hypertrophie des Sphinkters" fand FUCHS auch bei sekundärem Hydrophthalmus kindlicher Augen und faßt diese Hypertrophie als Arbeitshypertrophie zufolge der Dehnung ihres Ansatzkreises auf, der der Sphinkter Widerstand entgegensetze. Leider ist nicht angeführt, ob, wie es ja sehr wahrscheinlich ist, die Glaukomaugen längere Zeit vor der Enukleation mit Miotizis behandelt wurden. Sollte dies zutreffen, so müßte erst der Vergleich mit völlig unbehandelten Hydrophthalmi herangezogen werden, um zu entscheiden, ob die Überentwicklung des Sphinkters nicht doch eine Arbeitshypertrophie, aber nicht im Sinne von Fuchs, sondern Überarbeit zufolge der Einwirkung der Miotika ist.

Das Irisgewebe selbst ist in den meisten Fällen, besonders den rezenten (Seefelder, Meller) dichter, kernreicher gefunden worden. Jaensch betont, daß das Gewebe der Regenbogenhaut „in ein dichtes braunes Faserwerk mit Zelleinlagerung verwandelt war", aber er sah besonders an gebleichten Schnitten auch große Krypten der Iris; die Krypten scheinen durch starke Ansammlung von Chromatophoren und Pigment vor der Entpigmentierung verstrichen gewesen zu sein. Doch läßt Jaensch die Frage offen, ob diese Verstopfung primär oder sekundär gewesen sei. Wie erwähnt, weist Meller insbesondere auf die geringe Entwicklung der Iris gegenüber der mächtigen des Ziliarkörpers hin.

Alle die bisher geschilderten Befunde sind wohl Ursache des Hydrophthalmus oder wenigstens sicher präexistent; Glaukomfolge ist die besonders auch von Jaensch betonte Atrophie der peripheren Iristeile in vorgeschrittenen Fällen. Zierl (1911) hat das vorzugsweise Vorkommen der Lückenbildung in dem oberen und unteren Ziliarteil der Iris auf ein präformiertes individuelles Verhalten des Randteiles der Iris in Verbindung mit mechanischen Momenten „Loszerrung oben und unten durch Druck der Lider auf die vergrößerte Kornea" zu erklären gesucht.

Ziliarkörper. Chorioidea. Wie Seefelder gezeigt hat, hat der Ziliarkörper bei Hydrophthalmus einen ausgesprochen fötalen Bau, in der Regel ist er mächtig entwickelt, in älteren Fällen auch vielfach Bindegewebshyperplasie und entzündliche Infiltration nachweisbar, die aber wohl Folge der glaukomatösen Prozesse sind.

Das häufige Vorkommen von retrochorioidealen Hämorrhagien, die Neubildung glashäutiger Substanz stehen wohl nur mit der langen Dauer des glaukomatösen Prozesses in Zusammenhang.

Über die Venae vorticosae liegen leider bei primärem Hydrophthalmus nur spärliche Befunde vor. E. Fuchs fand dieselben normal, Sachsalber dagegen eine ausgesprochene Periphlebitis. Weitere Untersuchungen an möglichst unbehandelten hydrophthalmischen Augen jüngster Kinder wären hier dringendst erwünscht.

Sehnerv. Bezüglich der Beschaffenheit des Sehnerveneintrittes bei Hydrophthalmus ist, wenn nicht schwere Bildungsanomalien vorliegen, nur das hervorzuheben, daß entsprechend der langen Dauer völlige Atrophie der Nervenfasern, außerordentlich tiefe Exkavation mit fast vollständig nackten Wänden, meist etwas bindegewebige Verdichtung des ganzen gefäßführenden Stückes des Sehnerven und keine glaukomatöse Lückenbildung mehr vorhanden ist. Zur bindegewebig gliösen Ausfüllung der Exkavation scheint es nie zu kommen. Entsprechend der Dehnung der gesamten Augenhäute scheint auch der Sehnervendurchmesser im Bereich der glaukomatösen Exkavation oft erheblich vergrößert zu sein, wie insbesondere Jaensch betont.

IV. Glaukom (Hydrophthalmus) bei Neurofibromatose und Naevus flammeus der Augenlider.

A. Wagenmann (2) hat zuerst darauf aufmerksam gemacht, daß bei der ins Bereich der neurofibromatösen Erkrankungen gehörigen halbseitigen Gesichtshypertrophie gleichseitiger Hydrophthalmus die Regel sei, und hat dieses Zusammentreffen dadurch zu erklären gesucht, daß es sich bei beiden Affektionen um koordinierte Störungen handle — Störungen, welche verschiedene Grundlagen haben, deren Natur aber noch nicht erwiesen ist. v. MICHEL hat dann ausgesprochen, daß nach seiner Meinung der einseitige Hydrophthalmus direkt eine Begleiterscheinung einer nur auf den Bulbus beschränkten halbseitigen Gesichtshypertrophie darstelle. Als Anhaltspunkt für letztere Meinung gibt MICHEL an, daß in einem solchen Falle auch Neurofibrom der Ziliarnerven gefunden worden sei. Seither liegen eine ganze Reihe von Mitteilungen vor, aus denen zusammenfassend BIRCH-HIRSCHFELD (3) feststellt, daß in etwa 50% der Fälle von Rankenneurom der Augenhöhle Hydrophthalmus oder Glaukom vorkomme. SACHSALBER hatte angenommen, daß eine primäre Erkrankung der Saftbahnen der Nerven in der Aderhaut zu diffuser Bindegewebsneubildung und zu entzündlichen Veränderungen mit Obliteration von Gefäßen führe und dadurch das Glaukom bedinge. Ich selbst habe einen Fall von Rankenneurom im Bereiche der linken Augenhöhle und der Lider beobachtet, in dem ohne irgendwelche glaukomatöse Erscheinungen eine gleichmäßige Vergrößerung des gleichseitigen Auges und eine angeborene Pigmentschürze der Iris mit Bildungshemmung des Irisgewebes bestand, und daher angenommen, daß als Begleiterscheinung des neurofibromatösen Prozesses Erkrankung der trophischen Nerven die Ursache sein könne, eine entzündliche Komponente jedenfalls abgelehnt werden müsse. Als Bindeglied zwischen der Nervenerkrankung und dem Glaukom nahm ich Vasodilatation mit ihren Folgen am Bulbus an, in Analogie zu der Entstehung von Drucksteigerung bei Naevus flammeus des Gesichtes. In paranthesi: es scheint mir der angezogene Fall auch für die Beziehungen zu Megalokornea bzw. Megalophthalmus und Hydrophthalmus insofern zu sprechen, als, wie schon oben angeführt, in dem wachsenden Auge eine geringfügige Tensionsvermehrung nicht glaukomatöse Erscheinungen hervorrufen dürfte, sondern nur als biologischer Reiz das allgemeine Größenwachstum des Auges verursache. Jedenfalls sind auch bei dieser Form von Hydrophthalmus vorfindliche entzündliche Veränderungen als Folge der Drucksteigerung und nicht als Ursache der letzteren aufzufassen, ebenso die von SACHSALBER gefundenen entzündlichen Veränderungen an den Vortexvenen.

Bei **Naevus flammeus des Gesichtes,** sobald derselbe ausgedehntere Partien der Augenlider oder sogar der Konjunktiva betrifft, wird in der Regel Glaukom des gleichseitigen Auges beobachtet, und zwar in zwei Formen: In der allerersten Kindheit beginnend oder kongenital, daher unter den Erscheinungen des Hydrophthalmus, der in diesen Fällen regelmäßig kompensiert verläuft, selten als später auftretendes Glaukom ohne Vergrößerung des Auges.

Hydrophthalmus, angeboren oder anscheinend erst in der Jugend entstanden und daher nicht hochgradig geworden, ist bei Naevus flammeus bisher in 11 Fällen beschrieben worden (SCHIRMER, BELTMANN, HORROCKS, MACKENZIE, CUPERUS, A. ELSCHNIG (2), NAKAMURA (ELSCHNIG), FREESE, ŠAFAŘ, KIRANOFF, ZAUN). Viel seltener ist die zweite Kombination, d. i. Naevus flammeus mit spät eintretender, daher nicht mehr zu Vergrößerung des Auges führender Drucksteigerung, von denen bisher im ganzen nur 7 Fälle beobachtet wurden (BAER, GINZBURG, T. YAMANAKA, BELTMAN, DUSCHNITZ, R. SALUS (2 Fälle), ŠAFAŘ. Ich hatte anläßlich der Veröffentlichung meines Falles der Meinung Ausdruck gegeben, daß gleichzeitig mit der Bildung des Naevus flammeus eine abnorme Erweiterung oder Überfüllung der Gefäße des Augeninnern bestehe, die auch aus dem enormen Reichtum der Konjunktiva-Episklera und des Limbus an Blutgefäßen erschlossen werden kann, und R. SALUS hat diese Teleangiektasie in einem seiner Fälle ophthalmoskopisch nachweisen können, ebenso YAMANAKA. Auch BAER hatte in seinem Falle (23jähriger Mann, Glaucoma simplex) Venenanastomosen an der

Retina beobachtet. Ich hatte daher bezüglich der Ätiologie der Drucksteigerung diese Fälle in Parallele gestellt zu denen des pulsierenden Exophthalmus, und das Glaukom gewissermaßen als ein plethorisches aufgefaßt. In der Mitteilung von Nakamura aus meiner Klinik wurde diese Parallele weiter ausgeführt und ausgesprochen, „daß die den Naevus flammeus begleitende Gefäßvermehrung bzw. Erweiterung direkt oder durch Zunahme der Sekretion die Drucksteigerung bedinge."

Die angezogene Gefäßerweiterung war um so wahrscheinlicher, als A. Wagen-mann bei der Mitteilung über ein von ihm beobachtetes kavernöses Angioma der Chorioidea mit Hydrophthalmus bei ausgedehnter Teleangiektasie des

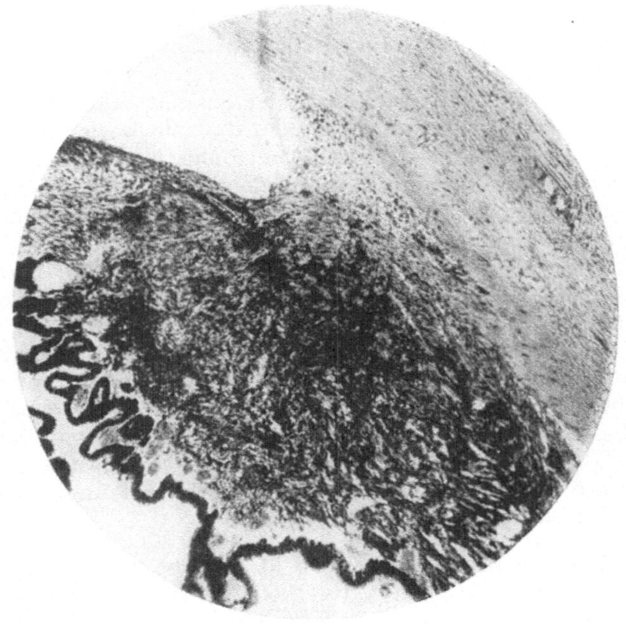

Abb. 68. Fall von J. Šafař. Kongenitale Bildungsanomalie in der Kammerbucht bei Hydrophthalmus mit Naevus flammeus.

Gesichtes eine solche als eine dem Hautnaevus koordinierte angeborene Ver-änderung aufgefaßt und auch darauf hingewiesen hat, daß die in einschlägigen Fällen beobachtete Epilepsie durch analoge Teleangiektasien der meningealen und intrazerebralen Gefäße bedingt sein dürfte.

Das späte Eintreten von Drucksteigerung hat R. Salus dahin zu erklären gesucht, daß vielleicht die intraokulare Teleangiektasie Jahre oder Jahrzehnte latent bleiben könne, daß aber Änderungen der Zirkulation im höheren Alter zu Gleichgewichtsstörung im Flüssigkeitswechsel des Auges führe, während Axen-feld für das späte Auftreten von Drucksteigerung bei angeborener Disposition eine andere Erklärung versuchte. Er nahm an, daß ein von vornherein nicht genügend leistungsfähiges Exkretionsorgan (im weitesten Sinne des Wortes gesprochen) durch längere Zeit noch normal funktioniere, aber durch die über-mäßige Inanspruchnahme degenerativen Veränderungen, einer Sklerosierung anheimfallen könne.

In der Arbeit von NAKAMURA haben wir ausgeführt, es sei für manche Fälle nicht ausgeschlossen, „daß gleichzeitig mit Naevusbildung und der vermutlich denselben begleitenden Gefäßanomalie und aus gleicher Ursache auch Bildungsanomalien der Iris und Kammerbucht vorhanden sind, wie sie als die gewöhnliche Ursache des Hydrophthalmus angesehen werden". Tatsächlich ist durch die einzige anatomische Untersuchung, die bisher über einen einschlägigen Fall von Feuermal-Glaukom veröffentlicht worden ist, diese angeborene Bildungsanomalie erwiesen worden. ŠAFAŘ hat einen 28jährigen Mann mit hauptsächlich rechtsseitigem Naevus flammeus und gleichseitigem kongenitalen Hydrophthalmus untersucht. Die anatomische Untersuchung ergab folgendes: Tiefe Vorderkammer, weit offener Kammerwinkel, der Skleralwulst weit rückwärts gelegen und flach, SCHLEMMsche Venen ebenfalls weit zurückgelagert und von der Kammerbucht durch verdichtetes reichlich von Pigment durchsetztes Gerüstwerk getrennt, an einzelnen Stellen ist der SCHLEMMsche Kanal sehr eng oder fehlt. Der Ziliarkörper ist mächtig entwickelt (siehe die freundlichst von ŠAFAŘ zur Verfügung gestellte Abb. 68), das Irisstroma von lockerer Beschaffenheit, aber arm an Krypten. Der Befund ist also durchaus übereinstimmend mit jenem bei kongenitalem Hydrophthalmus ohne Naevus flammeus, und es ist die bei NAKAMURA geäußerte Vermutung (die anzuführen ŠAFAŘ vergessen hat) durch diesen Fall bestätigt, daß unter Umständen der Hydrophthalmus bei Naevus flammeus nicht „plethorisch, sondern durch angeborene Blidungsanomalie bedingt sei." Es kann sich also um eine ähnliche Koordination handeln, wie in den eben vorher angeführten Fällen von Hydrophthalmus bei Rankenneurom.

Eine bemerkenswerte Tatsache ist von mir in meiner Mitteilung über Feuermal und Glaukom angeführt worden, daß bei Geschwülsten der Blut- und Lymphgefäße der Orbita bisher Drucksteigerung noch nicht beobachtet wurde, und NAKAMURA konnte aus meiner Klinik zwei Fälle von hochgradigem Angiom der Lider und des Gesichtes publizieren und abbilden, in denen gleichfalls alle glaukomatösen Erscheinungen fehlten.

Es ist also wohl anzunehmen, daß der Zusammenhang zwischen Naevus flammeus und Glaukom in doppelter Weise möglich ist, einerseits durch gleichzeitig bestehende Teleangiektasien in der Uvea — und dies wäre in erster Linie für die Fälle, wo das Glaukom sehr spät eintritt, anzunehmen — und andererseits, wie dies zuerst von NAKAMURA aus meiner Klinik ausgesprochen wurde, zufolge gleichzeitigen Bestehens schwerer Bildungsanomalien in den Gebilden der Kammerbucht, wie sie auch sonst zum Hydrophthalmus führen und in den Fällen von kongenitalem oder sehr frühzeitig entstehendem Hydrophthalmus die Regel sind. Letzteres wäre besonders für die Fälle von kongenitalem oder in allererster Kindheit entstehendem Hydrophthalmus bei Feuermal anzunehmen.

V. Das Sekundärglaukom.

Bekanntlich versteht man unter Sekundärglaukom jene Fälle von Drucksteigerung mit den weiteren Glaukomfolgen, bei denen eine schon klinisch nachweisbare besondere Anomalie im vorderen Bulbusabschnitt vorhanden ist. Die pathologische Anatomie kann, wie die klinische Untersuchung nur die letztere Tatsache konstatieren, ist aber vielfach ebensowenig in der Lage, die Ursache und das Wesen des Sekundärglaukoms aufzuklären, wie die des primären, und dies trotz der Tatsache, daß naturgemäß viel mehr Fälle von rezentem Sekundärglaukom zur anatomischen Untersuchung kommen als von Primärglaukom.

Im folgenden sollen nur die wichtigsten und pathologisch-anatomisch best-charakterisierten Formen von Sekundärglaukom nach ihren mutmaßlichen Ursachen kurz besprochen werden, aber natürlich nur insoweit als anatomische Befunde vorliegen.

Alle Sekundärglaukome weisen in ihrem anatomischen Verhalten in der Regel nur jene Abweichungen von den früher für das Primärglaukom angeführten Tatsachen auf, die durch die anatomisch nachweisbare, oder auf Grund des anatomischen Befundes anzunehmende Ursache des Glaukoms sich beziehen. Es handelt sich wohl immer um inkompensiertes Glaukom; auch hier fehlt nur in verschwindend wenigen Fällen die Iriswurzelsynechie, und sind dann, wenn sie fehlt, an deren Stelle in der Regel chronisch entzündliche Veränderungen im Kammerwinkel vorfindlich, die zu dessen mehr weniger vollständiger Verödung führen. Die konsekutiven Veränderungen an den übrigen Gebilden des Bulbus und an den Vortexvenen sind, abgesehen von der ebengenannten Ausnahme, gleich-falls nicht von denen des Primärglaukoms unterschieden. Daß bei den durch chronische Entzündung im vorderen Bulbusabschnitt bedingten oder von diesen begleiteten Glaukomen auch an der Sehnervenpapille chronisch entzündliche oder proliferative Veränderungen sich vorfinden, ist wohl selbstverständlich.

1. Glaukom durch vordere Iris-Synechie.

Es gehört zu den anatomisch bestcharakterisierten Sekundärglaukomen und zu jenen, die der ursächlichen Begründung der Drucksteigerung am leichtesten zugänglich scheinen; besonders jenen Autoren, die im Ligamentum pectinatum bzw. den Schlemmschen Venen den einzigen oder wenigstens hauptsächlichsten Abflußweg für das Kammerwasser sehen oder gesehen haben, ist der regel-mäßige Eintritt von Glaukom selbstverständlich, sobald die Kammerbucht in irgend ausgedehnterer Weise verschlossen ist. Letzteres haben die reich-haltigen Untersuchungen von E. Fuchs (1) besonders bestätigt. Fälle dagegen, bei denen ausgedehnte Iriswurzelsynechie besteht, Drucksteigerung aber fehlt, sprechen gegen eine solche allzu mechanische Auffassung dieses Sekundär-glaukoms. Bekanntlich hat E. Fuchs für diese auffallende Erscheinung zwei Hypothesen aufgestellt: Die eine geht dahin, daß trotz scheinbarem Verschluß der Kammerbucht doch einzelne Stellen offen geblieben sind, die andere, daß durch das normale Irisgewebe noch genügend Flüssigkeit in das Ligamentum pectinatum gelangt. Letztere hält Fuchs für die wahrscheinlichere und für sie bilden auch die in Abb. 13, 30, 31 wiedergegebenen Befunde einen sicheren Anhaltspunkt, dafür, daß trotz bestehender glaukomatöser Wurzelsynechie auch anatomisch die Möglichkeit gegeben ist, daß das Kammerwasser in die Venen des Schlemmschen Plexus abgeführt werden kann. Es muß hier übrigens neuerlich betont werden, daß, wie jetzt wohl zweifellos feststeht, das Kammer-wasser nicht nur via Ligamentum pectinatum in den Schlemmschen Kanal, sondern mindestens zum großen Teil auch durch die Venen der Iris selbst ab-geführt wird, solange das Irisgewebe normal oder wie z. B. in den eben genannten Abbildungen ersichtlich, besonders aufgelockert ist.

Die totale Verklebung der Iriswurzel nach Durchbruch der Kornea kommt wohl nur in einer Anzahl der Fälle in der oben geschilderten von Czer-mak aufgedeckten Art zustande. Mit Rücksicht auf den Umstand, daß jeder Durchbruch der Kornea von entzündlichen Veränderungen im vorderen Bulbus-abschnitt oder wenigstens vermehrtem Kolloidgehalt des Kammerwassers be-gleitet oder gefolgt ist, ist hier neben der eben durch die Niederschläge bewirkten mechanischen auch die entzündliche Komponente in der Entstehung des Kammerabschlusses mit in Frage zu ziehen, wenigstens durch diese Komponente die Fixierung der Iris im Kammerwinkel auch außerhalb der Perforationsstelle nach Abfluß des Kammerwassers erklärlich. Dadurch wird die Verklebung zwischen der Iris und den Gebilden der Kammerbucht so fest, daß sie auch nach frühzeitiger Wiederherstellung der Vorderkammer durch die Pupillenverengerung nicht mehr gelöst werden kann.

Welchen integrierenden, bisher viel zu wenig beachteten Anteil an der Frequenz des Sekundärglaukoms nach Hornhautdurchbruch, besonders nach Keratitis suppurativa, die Verklebung der Linse mit der Korneahinterfläche nimmt, wird im nachfolgenden näher begründet.

2. Sekundärglaukom durch Iridozyklitis.

Klinisch und anatomisch am besten charakterisiert ist das der Seclusio pupillae folgende Glaukom. Durch den Abschluß der hinteren von der Vorderkammer muß — sofern wir an der sekretorischen Tätigkeit des Ziliarkörpers festhalten — der Druck in der Hinterkammer ansteigen, zuerst, unter Umständen, ohne jede Erhöhung des Augendruckes, solange noch aus der Vorderkammer Kammerwasser abfließen kann. Wird die Kammerbucht durch das langsame Vortreten der Iris verschlossen, wird die Resorptionsfläche der Iris eingeengt, durch Atrophie der Gefäße, durch breite Anlagerung der Iris in der Kammerbucht, so muß bei fortdauernder Absonderung von Augenflüssigkeit der gesamte intraokulare Druck ansteigen, und müssen die Symptome der Drucksteigerung im vorderen und hinteren Augenabschnitt sich einstellen.

Alle vorliegenden anatomischen Befunde stimmen darin überein, daß, wenn nicht eine Seclusio pupillae und butterglockenartige Vortreibung der Iris besteht, in rezenten Fällen von Sekundärglaukom durch Iridozyklitis die Gebilde der Kammerbucht durch zellige Infiltration, durch chronisch-entzündliche Schwielenbildung in älteren Fällen hochgradig verändert sind, die Kammerbucht in der Regel teilweise oder ganz verschlossen ist. Hier kann oft an demselben Auge jene Entstehung der glaukomatösen Wurzelsynechie der Iris, die man ursprünglich als die Regel bei inkompensiertem Primärglaukom angesehen hatte, verfolgt werden. An die entzündliche Infiltration der Gebilde der Kammerbucht schließen sich Bindegewebswucherungen an, durch deren Schrumpfung die Iris an die Hornhauthinterfläche hingezogen wird, während in anderen Fällen erkennbar ist, daß größere Exsudatklumpen, rein zellig oder in Organisation begriffen, im Ziliarteil der Iris, also bei ursprünglich freier Kammerbucht die Irisverklebung bewirken. Das Resultat ist schließlich eine vollständige Ausfüllung der Kammerbucht durch organisiertes, vielfach endothelial belegtes Exsudat, bei dessen Schrumpfung schließlich die Iris immer mehr der Kornea angenähert wird.

Die begleitenden hinteren Synechien (s. a. S. 897) verhindern die glaukomatöse Verschmälerung der Iris, nicht aber deren Gewebsschwund und ebensowenig die Gewebsneubildung an der Irisvorderfläche. Auf alle diese Erscheinungen besonders auch bei dem anatomisch (wie klinisch) wohl charakterisierten Glaukom durch zirkuläre Synechie des Pupillarrandes (Seclusio pupillae) wird bei der Anatomie der Iridozyklitis näher eingegangen.

Wie bei allen Sekundärglaukomen mit entzündlicher Komponente ist auch hier die Ausbildung einer vollständigen glaukomatösen Exkavation die große Ausnahme; in der Regel ist in dem durch Kompression nach hinten verdrängten Papillengewebe, also vor der „ektatischen Lamina cribrosa" verdichtetes Glia- und Bindegewebe erhalten. Die Kavernenbildung, die in frischen Fällen ganz

besonders gut zu erkennen ist, — sind es doch fast ausschließlich wegen Drucksteigerung zufolge Iridozyklitis enukleierte Augen, an denen die Anfangsstadien
der glaukomatösen Sehnervenerkrankung studiert werden können — wird durch
Bindegewebs- und Gliawucherung auch im retrolaminaren Gewebe in älteren
Fällen aufgehoben (Abb. 67).

Da ich die Heterochemie (mit Präzipitaten) wohl in Übereinstimmung mit
vielen anderen Autoren für einen chronisch-entzündlichen Prozeß ansehe, erscheint
es mir selbstverständlich, daß auch bei dieser schleichenden Form von Iridozyklitis
hier und da Glaukom auftreten kann, wenngleich ich selbst nie einen einschlägigen
Fall gesehen habe. Wenn nach Staroperation in einem Heterochromieauge
Sekundärglaukom eintritt, so ist wohl die erstere, bzw. die durch sie gesetzten
Veränderungen (Verklebung der Iris mit der Kornea, chronisch entzündliche
Veränderungen im vorderen Bulbusabschnitt, unter Umständen Erfüllung
der Vorderkammer mit Glaskörperkolloiden) als die Grundlage des Glaukoms
anzusehen.

E. Fuchs (2) beschreibt ein von v. Szily untersuchtes Auge, das nach Extraktion einer
Heterochromiekatarakt (mit Iridektomie) wegen Zyklitis und nachfolgendem Sekundärglaukom enukleiert werden mußte. Die Vorderkammer war tief, Kammerbucht weit offen,
im Ligamentum pect. nur geringe Infiltration, Schlemmscher Kanal normal. Dagegen
bestand in den Gebilden der Kammerbucht eine starke entzündliche Infiltration, Lymphozyten, Plasmazellen, einzelne eosinophile, große längliche Endothelkerne und ähnliche
Kerne, und zahlreiche Kerne mit Degenerationserscheinungen, endlich eine Lymphozyten-
und Plasmazellenreihe auf der Oberfläche der Iris, sowie gleichfalls chronisch entzündliche
und degenerative Veränderungen im ektodermalen Teil der Iris.

Daß auch bei schweren Verätzungen in der Limbusgegend die konsekutive
Iridozyklitis die Ursache des Sekundärglaukoms ist, zeigt eine auch anatomische
Beobachtung von Zade, sowie in allerletzter Zeit von van der Hoeve. Siehe
diesbezüglich: Experimentelles Glaukom.

3. Glaukom durch vordere Linsensynechie.

Die Bedeutung der vorderen Linsensynechie ohne Luxation der
Linse für die Entstehung von Sekundärglaukom ist noch viel zu wenig gewürdigt. Ich habe in einer klinischen Mitteilung dazu Stellung genommen und
die Literatur zusammengestellt (3). Bei der Untersuchung meines Glaukom-
materiales zeigt es sich, daß in allen 5 Fällen, in denen nach Perforation
der Hornhaut ohne traumatische Katarakt und ohne konsekutive
Iridozyklitis sofort Glaukom eingetreten war, die Linse an die
Kornea fixiert war. In Parenthese möchte ich bemerken, daß ich auf Grund
klinischer Erfahrung und auch einiger in der Literatur vorliegender Befunde
der Meinung bin, daß das sog. Glaucoma malignum nach operativen Eingriffen,
die die Vorderkammer eröffnen, insbesondere nach Iridektomie, durch vordere
Linsensynechie bedingt ist. In allen diesen Fällen ist der Kammerwinkel in
weitester Ausdehnung verschlossen, wie dies schon H. Knapp 1910 besonders
betont hat. In der Regel reicht die Irisanlagerung entweder ringsum oder
wenigstens an einer Seite des Pupillarrandes (sofern nicht iridektomiert worden
ist) bis zum Pupillarrand, so daß also eine Vorderkammer nicht oder nur in
kleinster spaltförmiger Ausdehnung existiert.

Von der Fragestellung ausgehend, in welcher Weise das so häufige Glaukom
nach Ulcus serpens zustande kam, suchte Sachsalber (2) ein solches künstlich
hervorzurufen und fand in dem Verschluß der Kammerbucht die Causa movens.
Dieser ist dadurch bedingt, daß in Fällen ohne Perforation das in der Vorderkammer befindliche Exsudat schrumpft und organisiert wird, oder in Fällen

von Perforation dadurch, daß die entzündete bzw. mit Exsudat bedeckte Iris an der Kornea anklebt. Auch für diese Fälle kommt auf Grund meiner Erfahrungen die Verklebung der Linse mit der Hornhauthinterfläche ätiologisch für die Drucksteigerung ganz besonders in Betracht.

Ist der Durchbruch der Kornea im frühen Kindesalter erfolgt, so kommt es häufig nicht zu einer ausgedehnten Verklebung der Linsenkapsel mit der Hornhauthinterfläche, sondern zur Entwicklung einer sog. Pyramidalkatarakt, die an der Hornhauthinterfläche kleben bleibt, ein Zustand, der wie auch im Falle von W. GILBERT (2) wiederum unfehlbar zu Glaukom führt.

Daß, wenn der Durchbruch der Kornea im frühen Kindesalter erfolgt, sekundärer Buphthalmus entsteht, hat SACHSALBER (2) gezeigt. Bei der anatomischen Untersuchung hydrophthalmischer Augen insbesondere nach Korneastaphylom zufolge Neugeborenenblennorrhöe oder nach Verletzungen, finde ich in mehr als der Hälfte der Fälle entweder noch die ganze geschrumpfte Linse oder reichliche Kapselreste, die mit dem Ziliarkörper bzw. der Ora serrata durch die oft bindegewebig belegte Zonula in Verbindung stehen, dem Kornealstaphylom adhärent.

4. Sekundärglaukom nach Linsenluxation.

1. Luxation der Linse in die Vorderkammer. Hier ist in allen, auch den zwei eigenen mir vorliegenden Fällen eine Iriswurzelsynechie zu sehen, der Äquator der Linse in der Regel innig in den neuen Kammerwinkel eingefalzt, meist auch ihre Vorderfläche mit der Kornea verwachsen, so daß jede Flüssigkeitszirkulation in der Vorderkammer ausgeschaltet ist. In dem einzigen mir bekannten Falle, in dem der Kammerwinkel frei ist (BURK mit ganzer Literatur), bestand auch kein Glaukom.

2. Subluxation der Linse und Luxation in den Glaskörper. Ich selbst besitze drei derartige Augen, die wegen Sekundärglaukom enukleiert wurden. In einem, in dem die Linse nur subluxiert ist, ist im Bereich der Linse der Kammerwinkel zum Teil verschlossen, an der gegenüberliegenden Seite ebenso wie in den beiden anderen Fällen (totale Linsenluxation) ist der Kammerwinkel überall frei; dagegen erscheint das Ligamentum pectinatum auffallend dicht, wenn auch nicht wesentlich über das hinausgehend, was auch noch in normalen senilen Augen vorkommt. — In dem einen Falle (s. Abb. 29) war der Kammerwinkel durch ein großzelliges (Endothel?) Gewebe völlig verschlossen. — Auch A. TERSON hat 2 Fälle von Subluxation der Linse beschrieben, in denen kein Kammerwinkelverschluß vorlag. In einem Fall von E. v. HIPPEL dürfte die Kammerbucht nur zum Teil verschlossen gewesen sein, zum Teil war sie frei. Jedenfalls ist also anzunehmen, daß das Glaukom wenigstens in der Mehrzahl der Fälle bei Subluxation und Luxation der Linse nicht durch Iriswurzelsynechie bedingt ist. Letztere ist natürlich verantwortlich in Fällen, in denen Iris-Linse an Narben nach Perforation im Ziliarkörper- oder Limbusbereiche an die Kornea angelötet sind. Daß es auch infolge von traumatischer Subluxation zur chronischen Entzündung des Corpus ciliare und der Iris kommt, und dann also nicht eigentlich die Luxation, sondern die chronische Iridozyklitis Ursache des Glaukoms ist, ist ohne weiteres verständlich.

Auffallend ist, daß die angeborene Linsensubluxation (Schlotterlinse), im Gegensatz zur erworbenen des Auges des Erwachsenen, sehr selten zu Drucksteigerung bzw. Hydrophthalmus führt, wenn nicht die Linse teilweise in die

Vorderkammer vorfällt. Bei letzterem Ereignisse, das bisher der anatomischen Untersuchung nicht zugänglich war, wird die Drucksteigerung durch das krampfhafte Umschließen der Linse durch den Sphinkter pupillae, also in gleicher Weise wie bei Seclusio pupillae erzeugt. Der Beweis dafür ist in der Heilwirkung des Atropins bei diesen Glaukomen gegeben.

Die letzten Publikationen über das Sekundärglaukom nach Linsenluxation sind die Arbeiten von A. Burk und T. Wagenhäuser.

5. Glaukom durch Linsenquellung.

Das Glaukom durch Quellung von Linsenmassen aus der Kapsel heraus ist nicht Gegenstand unserer anatomischen Erörterungen; soweit anatomische Untersuchungen vorliegen, bestand immer glaukomatöse Wurzelsynechie neben Iridozyklitis. Inwieweit daneben den im Kammerwasser aufgeschwemmten oder gelösten Linsenkolloiden eine Rolle in der Genese der Drucksteigerung zukommt, entzieht sich der Beurteilung.

Das Glaukom durch Quellen der Linse in der Kapsel wurde zuerst von v. Graefe beobachtet, der an 5 Augen von 4 Patienten während des Reifungsstadiums inkompensiertes Glaukom auftreten sah. v. Graefe selbst lehnte einen ursächlichen Zusammenhang zwischen der Linsenquellung und Glaukom ab, so daß seine Mitteilung in Vergessenheit geriet, und erst durch meine [1] und spätere einschlägige Publikationen wieder die Aufmerksamkeit auf dieses Vorkommnis gelenkt wurde.

Über diese Form von Sekundärglaukom liegt nur eine anatomische Untersuchung von G. Ischreyt vor. Wie vorauszusehen war, handelt es sich hier um einen vollständigen Verschluß des Kammerwinkels, dessen Zustandekommen durch das Seichtwerden der Vorderkammer, unter Umständen in Verbindung mit der von Czermak so genau charakterisierten Genese der Anlagerung der Iriswurzel an die Hornhauthinterfläche im Primärglaukom, ohne weiteres verständlich ist. Es ist also wohl der Eintritt der Drucksteigerung analog bedingt wie in jenen Fällen von Primärglaukom, in denen die — senile — Seichtheit der Vorderkammer die Disposition und Grundlage des Glaukoms liefert.

6. Glaukom durch Iris-Ziliarkörperzysten und Epithelauskleidung der Vorderkammer.

Die verschiedenen Arten der Zysten der Iris und des Ziliarkörpers, und zwar sowohl die echten epithelialen Implantationszysten, als die durch Spaltung oder Proliferation des retinalen Zellbelages der Iris (die Zysten des retinalen Zellblattes) und des Ziliarkörpers entstandenen rufen relativ häufig Glaukom hervor.

Bei den eigentlichen Iriszysten, das ist den mit eigener epithelialer Wand versehenen und wenigstens zum Teil ins Irisstroma eingebetteten Zysten kommt es anscheinend, soweit die klinischen Beobachtungen zeigen, — und nur solche liegen vor — erst zu Drucksteigerung, wenn die Zyste einen größeren Teil der Kammerbucht einnimmt und dadurch die Kammerbucht verlegt. Bei den Zysten des Irishinterblattes, über die ein anatomischer Befund von Eales und Sinclair, sowie zwei von H. Wintersteiner (2) vorliegen, scheint im Beginne die Verlegung der Kammerbucht zu fehlen, wie der erste Fall Wintersteiners zeigt;

---

[1] A. Elschnig: Enzyklopädie der praktischen Medizin, „Glaukom" und „Katarakt".

aber in diesem war die Vorderkammer besonders verengt und damit die Disposition zu Glaukomanfällen durch Verengerung der Kammerbucht gegeben und waren auch, wie der Kranke berichtete, seit über 2 Jahren ab und zu Anfälle von Kompensationsstörungen wirklich eingetreten.

Im zweiten Falle WINTERSTEINERs (Präparate von ASAYAMA [Kioto]) war die Kammerbucht trotz vorangehender Iridektomie verschlossen — aber ich möchte die blasenartige Abhebung des Pigmentblattes der Iris durch geronnene Eiweißmassen, die die Pigmentzellen enthalten, nicht für die eigentliche Ursache des Glaukoms, vielleicht nur für die Folge des Glaukoms und dieses durch Thrombose der Retinalvenen verursacht halten.

Es ist aber für die beiden angeführten Zystenarten auch die Möglichkeit gegeben, daß die in der Zyste erfolgende Flüssigkeitsabscheidung, also die Volumszunahme der Zyste und die dieselbe begleitenden Anomalien die Tensionserhöhung des Kammerwassers allein nach Art eines echten Tumors erzeugen.

Den Fall von HIRSCHBERG und BIRNBACHER, den WINTERSTEINER als Irishinterblattzysten in diese Kategorie einreiht, muß auch ich nach dem anatomischen Befunde und klinischen Verlauf für einen echten Tumor ansehen.

Über die Bedeutung der reinen Ziliarkörperzysten (s. d. Literatur bei H. H. ELSCHNIG (2) habe ich oben (Primärglaukom S. 908) ausführlicher gesprochen — ich halte diese mit KUHNT für senile Veränderungen, die mit Glaukom nichts zu tun haben, aber auch, soweit bisher bekannt, nicht Glaukom erzeugen.

Epithelauskleidung der Vorderkammer. Ganz anders erfolgt anscheinend die Glaukomgenese bei der Epithelimplantation in die Vorderkammer ohne eigentliche Zystenbildung. Auch wenn sie anscheinend nur Teile der Vorderkammer betrifft, wie in meinem von A. RADOS publizierten Falle, ganz besonders aber natürlich bei mehr weniger vollkommener Epithelauskleidung der Vorderkammer (Vorderkammerzyste) oder wie in dem von mir mitgeteilten Falle von Vorderkammer- und Hinterkammerepithelauskleidung [A. ELSCHNIG (1)], ist die Drucksteigerung auf zweifache Weise erklärbar; durch die Epithelauskleidung wird die Exkretion (ich gebrauche diese kurze Bezeichnung für den komplexen Vorgang des Kammerwasserabflusses) mechanisch verhindert, andererseits dürfte wohl, wenn wir das Wachstum der Irisimplantationszysten in Analogie stellen, auch eine aktive Sekretion eines pathologisch beschaffenen Kammerwassers von Seite der Epithelzellen selbst in Betracht kommen.

7. Hämorrhagisches Glaukom.

Als hämorrhagisches Glaukom sind nur jene Fälle von — immer inkompensiertem — Glaukom zu bezeichnen, in denen das Glaukom an schwere Netzhautblutungen, die in der Regel durch Thrombose der Zentralvene oder zahlreicher Netzhautvenen bedingt sind [seltener, wie dies insbesondere die Untersuchungen von C. L. HARMS (1) gezeigt haben, überhaupt kleiner zahlreicher Netzhautgefäße] sich anschließt — es ist also in die große, natürlich durchaus nicht einheitliche Gruppe des „Sekundärglaukoms" einzureihen. Nicht als hämorrhagisches Glaukom sind die Fälle anzusehen, in denen es bei länger bestehendem Glaukom zufolge der degenerativen Blutgefäßveränderungen zu intraokularen Hämorrhagien, insbesondere zu Vorderkammerblutungen kommt, und zwar sowohl bei Glaukom der Erwachsenen als auch bei Hydrophthalmus, wie der Fall von CHRISTEL zeigt, den ich also durchaus nicht als „Buphthalmus haemorrhagicus", sondern als Glaukom im Stadium degenerativum ansehen möchte.

Glaukom durch Thrombose der Zentralvene. Die Zahl der darüber vorliegenden anatomischen Untersuchungen ist sehr groß. Aus der jüngeren Zeit erwähne ich besonders die Untersuchungen von P. Fridenberg (1 Fall), C. L. Harms (2) (5 Fälle), M. Bartels, R. Bauer (je 3 Fälle), Tschirkowsky (1 Fall), R. Kümmell (4 Fälle), Orlando Orlandini (12 Fälle), J. Stähli (3 Fälle), G. Coats (2) (35 Fälle). Ich selbst habe 4 Augen anatomisch untersucht, zu denen noch als 5. Fall, der im folgenden Abschnitt S. 981 beschriebene hinzukommt.

In der überwiegenden Mehrzahl der Fälle ist die Kammer sehr seicht, besteht eine typische glaukomatöse Iriswurzelsynechie, ohne Zwischengewebe zwischen Iris und Kammerbucht, die in allen vorgeschrittenen Fällen weit über das Ligamentum pect. hinausreicht. Nur in wenigen frühen Fällen findet sich kein vollständiger Verschluß der Kammerbucht, und dann sind die restlichen freiliegenden Gebilde derselben dicht zellig infiltriert oder von einem meist sehr zellreichen neugebildeten Gewebe eingenommen, das, wie im Falle von R. Kümmel (1. Fall) von Endothel bekleidet sein kann, während in dem Fall von B. Stölting eine rein endotheliale Auskleidung der Kammerbucht bestand. Bei frühzeitigem Eintritt entzündlicher Veränderungen kann auch erst im Anschluß an diese chronisch-entzündlichen Veränderungen in der Kammerbucht die Iriswurzelsynechie entstehen, so daß dann, aber auch nur dann, ein Zwischengewebe zwischen Iris und Kammerbucht vorliegt, wie im 2. Fall R. Kümmells.

In diesen Fällen bestehen auch hintere Synechien, während in allen Fällen sehr frühzeitig sich schon die bei längerdauerndem Glaukom so charakteristische Schwielenbildung an der Irisvorderfläche mit gleichfalls frühzeitig eintretender Eversion des Pupillarsaumes findet. Im Bereich des Schlemmschen Plexus treten frühzeitig Endothelwucherungen ein, die zum vollständigen Verschluß ausgedehnter Strecken des Lumens führen können. Das restliche Irisgewebe und das des Ziliarkörpers ist meist atrophisch. Die Blutgefäße weisen ähnliche, aber im vorderen Abschnitt oft wesentlich geringere Erkrankungserscheinungen auf wie die Netzhaut. Die reichliche Kernvermehrung, die man auch in der Chorioidea in manchen Fällen findet, ist wohl als entzündlicher Natur aufzufassen; aber es läßt sich auch hier wie bei alten Primärglaukomen die Grenze gegenüber reinen Stauungsfolgen und Zirkulationsstörungen durch Gefäßerkrankungen nicht sicher ziehen.

Eine eingehende Untersuchung hat Bartels in seinen 3 Fällen über die Vortexvenen gegeben; nur in einem derselben waren sie fast normal, in den übrigen fand sich eine ausgeprägte Periphlebitis in dem chorioidealen Drittel, die Bartels als eine Folge der chronisch entzündlichen Veränderung der Chorioidea dieser Fälle anspricht. In älteren Fällen kommt es natürlich auch hier zu einem teilweisen oder vollständigen Verschluß der Vortexvenen durch Endophlebitis.

In einem meiner 4 Fälle, 72jähriger Mann, war, allerdings nach Iridektomie, nicht nur in deren Bereich ein großer Teil des Ligamentum pectinatum frei, im Glaskörper Blut, die einzige untersuchte Vortexvene normal. In meinen drei anderen Fällen (30jähriger, 68jähriger Mann, 69jähriges Weib), war die Kammerbucht vollständig obliteriert, recht ausgeprägte Kernvermehrung um den Schlemmschen Plexus, der zum größten Teil obliteriert war. In keinem der Fälle bestand eine Schwellung des Ziliarkörpers, der etwa für die Entstehung der vorderen Synechie angeschuldigt werden könnte, in allen war eine auffallende Unregelmäßigkeit des Endothels der Membrana Descemeti nachweisbar, die Zellen außerordentlich verschieden groß, daher auf gleich großer Strecke oft sehr spärliche, oft sehr reichliche Kerne, an ersteren Stellen die Zellen von reichlichsten Vakuolen durchsetzt. Es erscheint mir fraglich, ob diese Veränderung etwas mit Glaukom zu tun hat, da ähnliche Erscheinungen bei allen länger bestehenden chronisch entzündlichen oder entzündlichen Veränderungen im vorderen Bulbusabschnitt zu beobachten sind. In zwei von den Fällen bestand eine reichliche Glaskörperblutung, in einem eine ganz besonders auffallend große Linse (69 jähriges Weib).

Auffallend ist mir in allen 4 Fällen die geringe Pigmentzerstreuung in der Kammerbucht und an der Irisvorderfläche. Ob dies tatsächlich einen Gegensatz bildet zu dem primären inkompensierten Glaukom, muß ich dahingestellt sein lassen, doch wäre künftig bei anatomischen Untersuchungen besonders darauf zu achten.

Die Sehnervenpapille zeigt nur in sehr vorgeschrittenen Fällen eine wenigstens teilweise randständige Exkavation. In allen übrigen ist das Papillengewebe sehr beträchtlich verdichtet, sehr kernreich, auch entlang dem Bindegewebs-

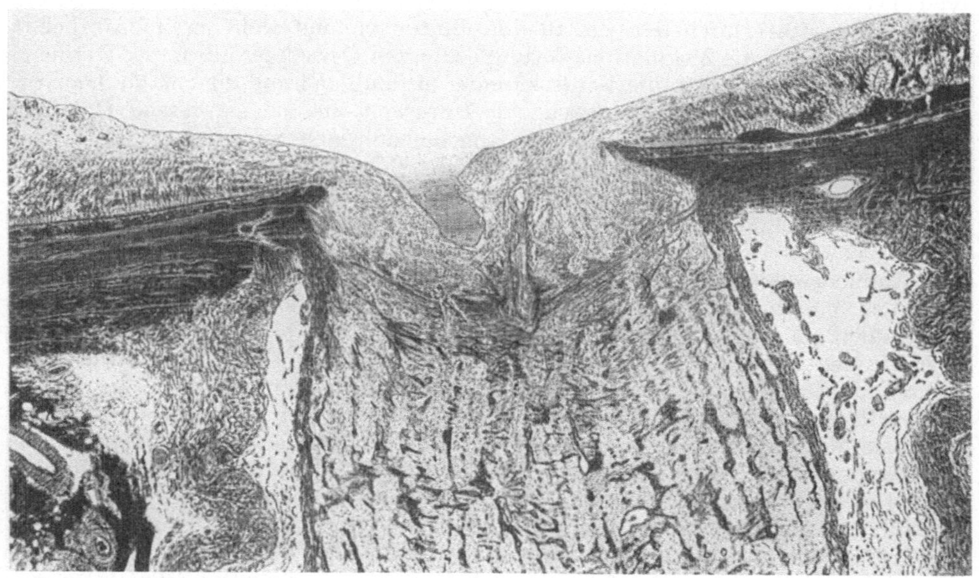

Abb. 69. 30jähriger Mann. Vor 5 Monaten Thrombose der Zentralvene, 2 Wochen später Glaukom. Trotz Iridektomie Amaurose. Kompression des intraokularen Sehnervenstückes mit stark nach rückwärts konvexer Lamina. Prälaminares Gewebe verdichtet, keine glaukomatöse Exkavation.

meniskus an der Glaskörpergrenze gewöhnlich intensive endotheliale Wucherung zu bemerken. In dem gliösen, bindegewebig verdichteten prälaminaren Gewebe nur spärliche Lückenbildung, das intralaminare Sehnervenstück selbst stark komprimiert, ebenso wie das unmittelbar retrolaminar angrenzende Stück, so daß also das Laminabereich auch bei Fehlen einer glaukomatösen Exkavation „ektasiert" ist. Auch in deren Bereiche Kernvermehrung und nur sehr spärliche glaukomatöse Lückenbildung (s. Abb. 69). Retrolaminar dagegen findet man in frischen Fällen alle charakteristischen Erscheinungen der Kavernenbildung, mitunter (woraus, wie schon oben S. 949) erwähnt, SCHNAUDIGEL, wie ich glaube, unzulässige Folgerungen über die Entstehung der Kavernenbildung durch Bluterg üsse gezogen), bei reichlicher Durchsetzung des Sehnerven wie der ganzen Netzhaut mit Blut, auch Hämorrhagien. In älteren Fällen nimmt auch hier die bindegewebig-gliöse Verdichtung so überhand, daß eine ausgesprochene Kavernenbildung nicht mehr besteht. Also gerade bei hämorrhagischem Glaukom findet sich am ausgesprochensten der von SCHNABEL sog. „Verdichtungsschwund" (s. S. 922).

Über die Beschaffenheit der Netzhaut, sowie der Gefäße überhaupt siehe S. 610 (Thrombose der Zentralvene).

Über die Ursache der Drucksteigerung bei Thrombose der Zentralvene läßt sich wohl ein abschließendes Urteil nicht geben. Fassen wir die geschilderten Veränderungen bei Glaucoma haemorrhagicum zusammen, so läßt sich über die Pathogenese des Glaukoms auf Grund der anatomischen Befunde wohl mit einiger Sicherheit sagen, daß dieselbe nicht einheitlicher Natur sein kann. Wagenmann hat bekanntlich vermutet, daß das Glaukom und die Thrombose der Zentralvene dieselbe Basis, das ist die Gefäßerkrankung, hat. In einer großen Reihe von Fällen bestehen sehr frühzeitig chronisch-entzündliche Veränderungen in Iris, Ziliarkörper und Kammerbucht, so daß für diese Fälle die von Inouye und Coats (2) besonders betonte Entzündungstheorie zurecht bestehen dürfte: Durch den Zerfall von Blutungen und wohl zweifellos auch zufolge des durch die Zirkulationsstörung bedingten Gewebszerfalls in der Retina bilden sich Toxine, die in die Vorderkammer diffundieren und die entzündlichen Veränderungen in der Uvea erzeugen. Inwieweit die nachgewiesene Gefäßerkrankung in den gesamten inneren Augenmembranen mitschuldig ist, läßt sich natürlich nicht entscheiden. Neben dieser Gruppe dürfte aber zweifellos eine zweite existieren, in der das Glaukom ohne jegliche vorausgehende Entzündungserscheinungen an der Uvea eintritt. Es wird allgemein betont, daß der Glaskörper reichlichste Eiweißmassen enthält, ebenso auch in der Regel das Kammerwasser. Es scheint mir also naheliegend, daß die durch die Steigerung des venösen Blutdruckes hervorgerufene Transsudation kolloidaler Flüssigkeit in den Glaskörper (auf die insbesondere auch Coats hingewiesen) entweder primär oder durch Aufquellung der Kolloide, in anderen Fällen immer wiederkehrende Blutungen den Glaskörperdruck erhöhen; dadurch rückt das Iris-Linsendiaphragma vor, und es entsteht gelegentlich einer Pupillenerweiterung im Sinne der Czermakschen Hypothese wie bei Primärglaukom der Verschluß der Kammerbucht, wodurch die mächtige Drucksteigerung mit schwerer Kompensationsstörung ausgelöst wird. Für diese Genese spricht auch der Umstand, daß alle Autoren, auch Coats (2) in allen Fällen die glaukomatöse Wurzelsynechie der Iris gefunden haben — nur in dem einzigen seiner 36 Fälle nicht, in dem Drucksteigerung fehlte. Daß in anderen Fällen primär oder anschließend daran entzündliche Veränderungen eine Rolle spielen können und spielen, also das Bindeglied zwischen Thrombose der Zentralvene und Glaukom die Iridozyklitis bildet, dürfte gleichfalls verständlich sein. Daß die Vortexvenen, evtl. eine supponierte Thrombose derselben nicht in Betracht kommen, ist schon vorher hervorgehoben worden.

Vollständig entzieht sich der pathologisch-anatomischen Beurteilung die Möglichkeit, daß, wie vielleicht bei manchen Primärglaukomen, direkt in der Beschaffenheit des Kammerwassers selbst (Kolloidquellung, Verhinderung der Exosmose bzw. Rückfiltration des Kammerwassers) eine Quelle der Drucksteigerung liegt. Es ist dies aber unwahrscheinlich mit Rücksicht auf die Konstanz der geschilderten anatomischen Befunde.

Sekundärglaukom bei Retinitis. Ätiologisch und pathologisch-anatomisch außerordentlich verwandt, wenn nicht vielleicht mit dem „hämorrhagischen Glaukom" bei Thrombose der Zentralvene identisch, ist das nach Retinitis albuminurica auftretende Glaukom, wie dies zuerst Wagenmann ausgesprochen. Wagenmann hat auch angenommen, daß das vermittelnde Glied entzündliche Veränderungen im vorderen Bulbusabschnitt sind, die ihrerseits durch den Zerfall der intraokularen Blutungen bzw. dabei erfolgender Bildung entzündungserregender Abbauprodukte gelegen sei. B. Stölting dagegen, ähnlich Lieto

Vollare denken an Veränderungen der Augenlymphe bzw. des lymphatischen Systems.

Dieses Glaukom ist ungleich seltener als das nach Thrombose der Zentralvene auftretende, das wir allein als echtes „hämorrhagisches" Glaukom ansehen. Der erste anatomische Befund ist von H. Pagenstecher (1), der zweite von Hutchinson, weitere Fälle sind von J. Schnabel, Brailey (1), Weeks, P. Römer (1), E. Wehrli; zuletzt hat Tschirkowsky sich ausführlich darüber verbreitet, und die genaue anatomische Untersuchung eines Falles aus der Axenfeld-Klinik gebracht; insbesondere ist hier auch auf die eingehenden Untersuchungen von C. L. Harms (2) zu verweisen.

Ich selbst verfüge über folgenden Fall von Retinitis, in dem erst das Hinzutreten von Thrombose der Zentralvene zu Glaukom führte.

35jähriger Mann, marginale Blutung mit ziemlich schwerer Gefäßerkrankung des rechten Auges, das linke Auge nahezu normal. Nephritis chronica. Einen Monat später trat komplette Thrombose der Zentralvene auf, Hämorrhagien im Glaskörper, 6 Wochen später Iritis und Sekundärglaukom. Enukleation 3 Monate nach Beginn der Erkrankung. 2 Jahre später Exitus an Nephritis chronica.

Die Kammerbucht ist hier einerseits bis zum Beginn der Membrana Descemeti, andererseits mit Freilassen einer ganz schmalen Portion des Ligamentum pectinatum verschlossen (es handelt sich um ein mäßig myopisches Auge mit präexistent ziemlich tiefer Kammer). Der Pupillarrand ist nahezu ringförmig angewachsen, aber ohne Vortreibung der Iris, in die Pupille erstreckt sich eine reichlich vaskularisierte dünne Bindegewebsmembran, ohne sie vollständig auszufüllen. Keinerlei zellige Infiltration in dem nur komprimierten, verdichteten Ligamentum pect. Schlemmscher Plexus vollständig frei. Mäßige Atrophie der Iris mit ziemlich reichlicher Pigmenteinwanderung. Glaskörper sehr reich mit geronnenen Eiweißmassen durchsetzt, ebensolche erfüllen auch die Vorder- und Hinterkammer. Auffallend ist wie bei Glaucoma haemorrhagicum die Beschaffenheit des Endothels der Membrana Descemeti; an einzelnen Stellen vollständig normal, ist es an zahlreichen anderen vakuolisiert, die Zellen großenteils dünner als normal, die Kerne rarefiziert, während an anderen Stellen die Kerne dichter zu stehen scheinen als in normalen Augen. Keine glaukomatöse Exkavation, das verdichtete Papillengewebe ist deutlich komprimiert, aber ohne sog. Ektasie der Lamina[1]).

Gemeinsam ist allen diesen Fällen (ebenso wie bei der Thrombose der Zentralvene) der große Eiweißgehalt des Glaskörpers und des Kammerwassers. Regelmäßig fand sich eine auffallende Seichtheit der vorderen Kammer und glaukomatöse Wurzelsynechie. Der Schlemmsche Plexus ist hierbei in der Regel von reichlichen Rundzellen umgeben, das Lumen meist vollständig frei. Sehr frühzeitig schon findet sich wie beim Glaucoma haemorrhagicum die charakteristische Schwartenbildung an der Irisvorderfläche mit nachfolgender Eversion des Pigmentblattes, Iris und Ziliarkörper sind mehr oder weniger atrophisch. Die schwere Blutgefäßerkrankung, die sowohl Venen als Arterien betrifft, ist in der Netzhaut naturgemäß am intensivsten, immer aber auch in den Gefäßen der übrigen Augenmembranen nachweisbar. Ob die oben angegebene Veränderung des Endothels der Membrana Descemeti mit Glaukom etwas zu tun hat, erscheint mir fraglich.

Eine vollständige glaukomatöse Exkavation, d. h. völliger Verlust des ganzen präalaminaren Sehnervenstückes, scheint nur selten vorzukommen; in der Regel bleiben mehr weniger verdichtete Reste von Glia- und Bindegewebe in der Papille zurück, ja bei ausgesprochenen chronisch-entzündlichen Veränderungen, die ja fast zur Regel gehören, kann das ganze Papillengewebe gewuchert (bei fehlenden Nervenfasern), stark verdichtet, komprimiert sein, so daß trotz Kompression und sog. „Ektasie der Lamina" eine glaukomatöse Exkavation fehlt.

---

[1]) Siehe die ausführliche Publikation mit 2 Abbildungen auch der Papille von v. Benedek. Arch. f. Ophthalmologie 1906, Bd. 67, S. 418.

Ähnlich wie bei typischer Retinitis albuminurica entwickelt sich auch nicht so selten Sekundärglaukom bei anderen schweren, hauptsächlich durch Gefäßveränderungen bedingten Netzhautveränderungen, so auch bei Retinitis durch Arteriosklerose, Retinitis proliferans u. ä. Ätiologisch zweifellos gleich bedingt ist auch das Glaukom, welches in seltenen Fällen nach Embolie der Zentralarterie, überhaupt schweren Erkrankungen des Zentralgefäßsystems der Retina sich einstellt. Hierher dürfen auch offenbar die 4 Fälle von Cords gehören, in denen angeblich nach „Papillitis" Glaukom auftrat. Bei der anatomischen Untersuchung dreier dieser Fälle konnten auch tatsächlich schwere Gefäßveränderungen und Thrombosen in der Retina nachgewiesen werden. Auch der Fall von E. Baquis (Cyanosis retinae mit Sekundärglaukom) gehört in diese Kategorie von Fällen, ebenso die drei anatomisch untersuchten Fälle von Coats (1), in denen Glaukom im Anschluß an Retinitis exsudativa auftrat.

8. Netzhautablösung und Glaukom.

Die Beziehungen zwischen Glaukom und Netzhautablösung sind zweifacher Art. Nur in sehr seltenen Fällen von absolutem Glaukom, hauptsächlich bei Eintritt schwerer Blutungen in das Augeninnere, stellt sich als Glaukomfolge Netzhautablösung ein, im Stadium degenerativum. Viel häufiger ist das entgegengesetzte Verhältnis, indem durch die Amotio Glaukom entsteht. In der großen Mehrzahl der Fälle handelt es sich hier um vollständig oder fast vollständig an Netzhautablösung erblindete Augen, in denen eine schwere chronische Iridozyklitis das Zwischenglied zum Glaukom bildet. Es ist also nicht direkt die Amotio die Ursache des Glaukoms. Mitunter ist das Bindeglied auch eine größere Hämorrhagie in den subretinalen Raum, wie in einem von Stanka aus meiner Klinik publizierten Fall meiner Beobachtung.

18jähriges Mädchen mit Myopie 10 dptr, zuerst Amotio ret. mit Hypotonie. 8 Monate später vorübergehende Drucksteigerung mit Inkompensationserscheinungen. Bei diaskleraler Durchleuchtung ein dichter Schatten in der unteren Bulbushälfte. Trotz wieder Normalwerden der Tension Enukleation. Die Vorderkammer enorm tief, Ziliarteil der Iris nach hinten eingeknickt; nur geringfügige, teils bindegewebige, teils zellige Verdichtung in der oberen Zirkumferenz, Rundzelleninfiltration am Corpus ciliare, totale Netzhautablösung mit mächtiger, großenteils subretinaler Hämorrhagie.

Ein ähnlicher Fall wurde vor kurzem von K. T. A. Halbertsma beobachtet.

Nur selten tritt bei rezenter Netzhautablösung, die nicht durch Tumor bedingt oder von einer schweren intraokularen Blutung begleitet ist, Sekundärglaukom ein, ein derartiger Fall liegt mir vor. Es handelte sich um Netzhautablösung eines 51 Jahre alten Mannes mit schwerer Nephritis. Das Auge kam 3 Wochen nach Eintritt der Netzhautablösung durch Exitus des Patienten zur anatomischen Untersuchung. Neben ziemlich schweren entzündlichen Veränderungen in der Sehnervenpapille und Retina fanden sich bei der anatomischen Untersuchung des Sehnerven typische Schnabelsche Kavernen im ersten Beginn. Die Untersuchung des vorderen Bulbusabschnittes zeigte dann fast ringsum einen zum Teil nur partiellen Verschluß der Kammerbucht bei seichter Vorderkammer. Sowohl diese als auch der Glaskörperraum waren von reichlichster Eiweißmasse erfüllt.

Ob hier die „Retinitis albuminurica" oder die Amotio zum Glaukom geführt haben, ist nicht zu entscheiden.

E. Fuchs (3) hat sich in ausführlichster Weise über die Beziehungen der Netzhautablösung und Drucksteigerung ausgesprochen, indem er insbesondere auf die beiden eingangs genannten Gruppen eingegangen ist. Wenn tatsächlich in sonst normalen Augen gleichzeitig Netzhautablösung und Drucksteigerung eintritt, worüber auch in der FUCHSschen Arbeit ausführlich diskutiert wird, so ist es wohl mit einiger Sicherheit anzunehmen, daß beiden eine gemeinsame,

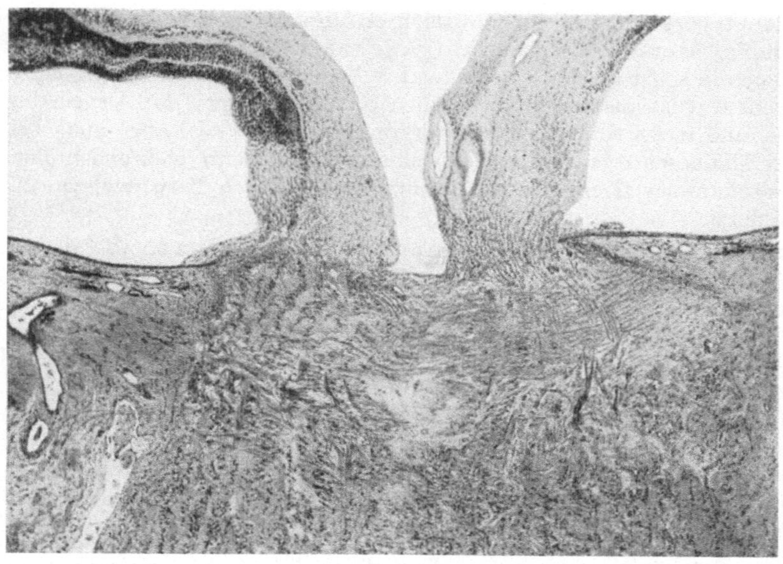

Abb. 70 (s. Abb. 11, 12). Die Netzhautablösung der Drucksteigerung vorausgegangen; der intralaminare Teil lateral eher bulbuswärts verlagert, etwas verdichtet, im übrigen reichliche Lückenbildung.

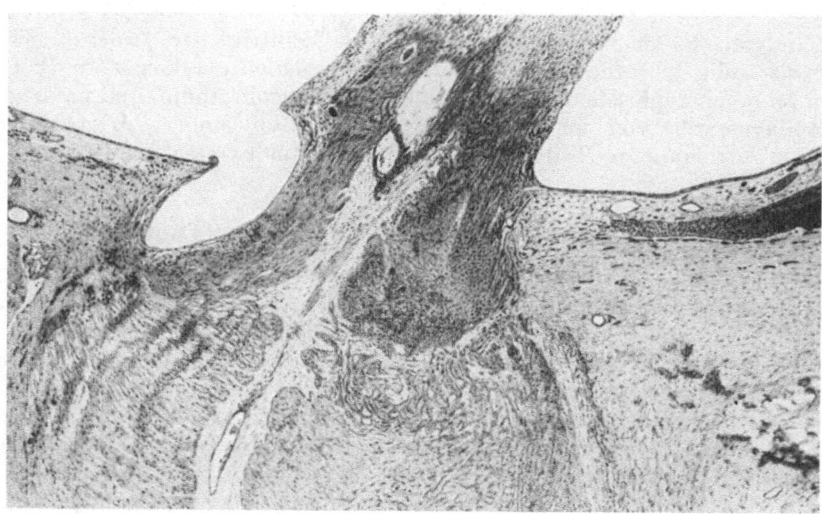

Abb. 71. B., Emanuel, 42 Jahre alt, Glaucoma absolutum mit reichlichen Staphylomen, totale Netzhautablösung, sehr starke Verdichtung des prälaminaren Gewebes; Lamina in Bouteillenbodenform, sehr rarefiziert, kompakter Sehnervenschwund.

aber klinisch nicht nachweisbare Erkrankung im Bereiche des Ziliarkörpers zugrunde liegt. Zuletzt hat L. MAGGIORE 5 Augen mit Netzhautablösung und Sekundärglaukom anatomisch untersucht und gleichfalls schwere entzündliche

Veränderung der Uvea (aber mit Freibleiben des Ziliarkörpers) festgestellt. Auch diese Bulbi waren, wie die meisten anatomisch untersuchten, hochmyopisch.

Solange nicht die Ursache des Glaukoms und der Netzhautablösung, wenn sie isoliert vorkommen, einwandfrei und für alle Fälle aufgedeckt ist, ist es wohl müßig, über die Ursache des gleichzeitigen Vorkommens beider Erkrankungen in sonst normal erscheinenden Augen sich ausführlich zu verbreiten. Bemerkenswert ist aus den anatomischen Untersuchungen, daß Drucksteigerung bei tiefer und freier Kammerbucht vorkommt, andererseits aber auch bei tiefer Kammer glaukomatöse Iriswurzelsynechie bestehen kann, während in der Regel die Vorderkammer flach und die Kammerbucht durch Iriswurzelsynechie verschlossen ist.

Das Verhalten der Sehnervenpapille hängt davon ab, in welchem Stadium die Netzhautablösung eintritt, sowie von den präexistenten Verhältnissen an den Sehnervenpapillen. Da es sich in den in der Literatur mitgeteilten Fällen fast immer um hochmyopische Bulbi handelt, bei denen so häufig neben dem gewöhnlichen Konus und zirkumpapillärer Chorioiditis auch Randkolobome des Sehnerven vorfindlich sind, ist es erklärlich, weshalb die bizarrsten Formen, wie sie in großer Zahl von E. Fuchs (3) abgebildet sind, zustande kommen können. In nicht präexistent kongenital-anomalen Augen sind insbesondere 2 Typen zu unterscheiden, wie ich sie in Abb. 70 u. 71 abbilde.

Abb. 71 betrifft ein an Glaukom erblindetes Auge eines 42jährigen Mannes, in dem im Stadium degenerativum bei reichlichster Staphylombildung der Sklera zuletzt Netzhautablösung mit ausgedehnten Hämorrhagien auftrat. Hier bestand also jedenfalls präexistent eine glaukomatöse Exkavation, die jetzt durch die verdichtete, nur an einer Seite innig am Durchtrittsloche des Sehnerven anhaftende abgelöste Netzhaut ausgefüllt ist.

In dem anderen Falle, in dem es sich um ein Sekundärglaukom nach Leukosarkom der Chorioidea handelt, ist die Netzhautablösung nicht total, keine Kompressionserscheinungen an der Sehnervenpapille, aber reichliche glaukomatöse Lückenbildung.

In anderen Fällen wieder, anscheinend bei Eintritt der Drucksteigerung nach vollständig gewordener Netzhautablösung, fehlen glaukomatöse Erscheinungen an den atrophischen Sehnervenbündeln fast vollständig, und kann sogar das Papillengewebe von der Netzhaut gegen das Bulbusinnere zu vorgezogen, damit der intralaminare Teil nach dem Bulbus konvex erscheinen.

9. Sekundärglaukom bei intraokularen Tumoren.

Die auslösende Ursache des Glaukoms bei intraokularen Tumoren ist anatomisch nicht sichergestellt. In den zahlreichen Fällen, die ich selbst untersucht habe, bestand glaukomatöse Wurzelsynechie der Iris, und sofern nicht der Tumor selbst die vordere Kammer erreicht hatte, Erscheinungen schwerer Iridozyklitis. Siegrist hat eine größere Anzahl von Augen mit Netzhautgliom oder Aderhautsarkom anatomisch untersucht; wenn Sekundärglaukom bestand, war immer der Kammerwinkel durch periphere vordere Synechien verlegt, alle nicht glaukomatös gewordenen Augen besaßen einen freien Kammerwinkel. Siegrist führt die Iriswurzelsynechie auf den Reiz von Zersetzungsprodukten des Tumors zurück.

Es scheint also wohl anzunehmen zu sein, daß das Glaukom bei Tumoren in der Regel in derselben Weise entsteht wie das Primärglaukom, also das akute Einsetzen der Drucksteigerung durch die akute Entstehung (secundum Czermak) der Iriswurzelsynechie bedingt ist, zu deren Zustandekommen die Erhöhung des Glaskörperdruckes und das Seichtwerden der Vorderkammer Disposition gibt. Natürlich ist es sehr naheliegend, daß in Fällen, wo der Tumor selbst gefäßreich ist oder eine ausgedehnte kollaterale Hyperämie in der Uvea besteht, auch der vermehrte Blutgehalt gewissermaßen plethorisch oder durch Vermehrung der Kolloide zur Drucksteigerung im Glaskörperraum führen kann, wie dies z. B. bei Thrombose der Zentralvene anzunehmen ist. Eine Ausnahme bilden jene Tumorfälle, in denen sekundär chronisch entzündliche Veränderungen der Iris und des Ziliarkörpers eingetreten und diese als die Ursache des Sekundärglaukoms anzuschuldigen sind, wie dies insbesondere ROSA KERSCHBAUMER, H. LUEDDE, W. REIS (2) beschrieben haben. Auch auf Grund eigener Befunde scheint es mir wahrscheinlich, daß auch bei freier Kammerbucht und ohne ausgesprochene sonstige iridozyklitische Erscheinungen chronisch entzündliche Veränderungen der Kammerbucht und Iriswurzel zur Drucksteigerung führen können.

In einem eigenen Fall von inkompensiertem Glaukom zufolge Melanosarkom der Iris war das Ligamentum pect. und die unmittelbar angrenzende Uvea auch an der dem Tumor gegenüberliegenden Seite der Kammerbucht mit pigmentierten Geschwulstzellen dicht infiltriert.

Viel zu wenig studiert ist bei den Tumoren der Chorioidea deren Verhalten gegenüber den Vortexvenen, deren Verschluß durch Tumormassen zweifellos in vielen Fällen, in denen der vordere Bulbusabschnitt normal ist, Ursache der Drucksteigerung werden, oder wenigstens zur Entstehung des Glaukoms beitragen, sowie andererseits die Blockierung von Ziliararterien (besonders den langen hinteren) durch Verminderung der Blutzufuhr und des ganzen Blutdruckes in der Uvea zur Hypotonie führen kann; bei dem so häufigen Zerfall von Tumorgewebe — wohl zufolge dieser Ischämie — entstehen dann neuerlich Toxine, die zu Iridozyklitis führen.

Die Erscheinungen an der Sehnervenpapille sind durch solche Entzündungserscheinungen und durch die Netzhautablösung variiert und kompliziert, wie bei den anderen Formen von Sekundärglaukom. Daß auch bei Tumor der Chorioidea ein reiner glaukomatöser Aushöhlungsschwund der Sehnervenpapille, ohne Verlagerung des intraokularen Sehnervenstückes vorkommt, zeigt ein Fall von metastatischem Sarkom der Chorioidea bei primärem Leberkarzinom, den ich beobachtet habe (Abb. 40).

Aber auch auf der bei anatomischer Untersuchung relativ kleiner Tumoren der Chorioidea (aber auch der Retina) zu konstatierenden Kolloidvermehrung des Kammerwassers und Glaskörpers bzw. überhaupt Veränderung der Augenflüssigkeit, aber auch des Druckes und der Beschaffenheit aller kollateral oder durch Stauung erweiterten intraokularen Gefäße kann das Glaukom beruhen.

Zusammenfassend über das Sekundärglaukom bei intraokularen Neubildungen kann gesagt werden, daß bei Iris- und Ziliarkörpertumoren in der Regel ein direkter Verschluß der Kammerbucht durch Geschwulstzellen bzw. ein Wachsen der Geschwulst in der Kammerbucht und dadurch Verlegung der Abflußwege des Auges besteht. Bei den weiter rückwärts sitzenden intraokularen Tumoren dürften in einer Reihe von Fällen die chronisch-entzündlichen Veränderungen in der Iris und Kammerbucht, die ihrerseits durch die Stoffwechselprodukte des Tumors gegeben sind, das Glaukom verursachen. In anderen Fällen, in welchen solche (wenigstens klinisch) vollständig fehlen, ist wohl mit einiger Wahrscheinlichkeit die Entstehung der Drucksteigerung in analogerweise wie bei den Erkrankungen der Netzhautgefäße und der Netzhaut zu erklären: Durch die mit dem Tumorwachstum einhergehende Veränderung der Augenflüssigkeit treten kolloidale Veränderungen des Glaskörpergerüstes ein, die zur Volumszunahme des Glaskörpers, zum Seichtwerden der Vorderkammer führen und einerseits dadurch direkt langsam zunehmende Drucksteigerung erzeugen, andererseits durch sekundären Verschluß der

Kammerbucht, durch Einstülpung der Iris in die Kammerbucht bei Pupillenerweiterung im Sinne Czermaks, akute Drucksteigerung auslösen können. In allen letzteren Fällen ist naturgemäß die Kammer seicht. Nur bei enorm rasch wachsenden intraokularen Tumoren kann das Wachstum selbst zur Drucksteigerung im retrolentikularen Raume führen, die sich solange ausgleichen kann, als die Kammerbucht frei und die intraokulare Flüssigkeit soweit normal ist, daß ihre Exfiltration nicht gestört ist.

Nicht aber halte ich die Annahme von Ischreyt (3) für zutreffend, daß die exsudativen Prozesse im Kammerwinkel primär zur glaukomatösen Wurzelsynechie führen, wie das schon oben auf S. 893 betont wurde.

In einer eben erschienenen Arbeit berichtet Nakayama über das Verhalten der Tension in Kaninchenaugen, in denen er Kaninchensarkom eingepflanzt und zur Entwicklung gebracht hatte. Er nimmt an, daß durch die Nekrose des Tumors Toxine entstehen, welche entzündliche Veränderungen in der Chorioidea, insbesondere in der Nachbarschaft des Tumors erzeugen. Dadurch komme es zu einer Abscheidung eiweißreicher Flüssigkeit unter die Retina, also zur serösen Netzhautablösung in der Nachbarschaft des Tumors und gleichzeitig zur Drucksteigerung. Den Verschluß des Kammerwinkels hält er für eine Folge der Drucksteigerung im Glaskörperraum.

10. Sekundärglaukom bei pulsierendem Exophthalmus.

Die Zahl der darüber vorliegenden anatomischen Befunde ist außerordentlich gering, wie C. H. Sattler in seiner Handbuch-Abhandlung über den pulsierenden Exophthalmus gezeigt hat.

Gazepis hat 1922 (aus der Klinik Meller) einen einschlägigen Fall genauerer anatomischer Untersuchung unterzogen und hierbei festgestellt, daß der Kammerwinkel weit offen, die Kammer ziemlich tief, der Schlemmsche Kanal weit klaffend und leer war; dagegen war das Ligamentum pectinatum verdichtet, die Lücken teilweise nicht sichtbar, zwischen den Trabekeln „vereinzelte mononukleäre, einige plasmazellenähnliche und einige Phagozyten vollgestopft von Pigment. Auch ziemlich viel freie Pigmentkörnchen liegen zwischen den Trabekeln". Von sonstigen Gewebserkrankungen der Uvea sind besonders hervorzuheben die stellenweisen Nekrosen in den Ziliarfortsätzen, Blutergüsse in der Iris; die Venen der Uvea zeigen höchstgradige Endo- und Periphlebitis obliterans, während Choriokapillaris und Arterien bis auf stellenweise Verdickung der Muskularis normal sind. Eigentliche glaukomatöse Veränderungen waren an der Sehnervenpapille nicht vorhanden (allerdings kam das Auge 3 Tage nach Herabsetzung der Tension weit unter die Norm durch Unterbindung der Karotis zur anatomischen Untersuchung). Die Degenerationserscheinungen im Optikus werden auf Ernährungsstörungen zufolge Stauung zurückgeführt.

Wie ich (4) hervorgehoben, führt die Drucksteigerung (die zweifellos zuerst durch Plethora bedingt ist) in der Regel nicht zu Glaukomerscheinungen an der Sehnervenpapille. Gazepis glaubt, daß der in seinem Falle bestehende Hydrops der Sehnervenscheiden gewissermaßen durch Gegendruck die Ausbildung einer glaukomatösen Exkavation verhindert habe! Ich meine, daß zufolge der auch im Optikus selbst bestehenden Blutüberfüllung und damit einhergehenden Erhöhung des Gewebsdruckes das Abströmen von Flüssigkeit aus dem Glaskörper in den Sehnerven und damit die Ausbildung des kavernösen Schwundes verhindert wird, daß aber bei genügend langer Dauer und entsprechender Höhe des Augendruckes sich doch glaukomatöse Sehnervenatrophie mit Exkavationsbildung einstellt. Dies zeigt sich auch in einem Auge, das ich wegen Sekundärglaukom zufolge pulsierendem Exophthalmus, etwa 7 Jahre nach Entstehung des letzteren enukleiert habe[1]) und das demnächst ausführlich publiziert wird.

---

[1]) R. Salus: Doppelseitiger pulsierender Exophthalmus. Klin. Monatsbl. f. Augenheilk. Bd. 60, S. 254. 1918.

Die anatomische Untersuchung zeigte ringsum eine sehr breite Iriswurzel-synechie mit Neubildung von Endothel und elastischer Membran über die neue

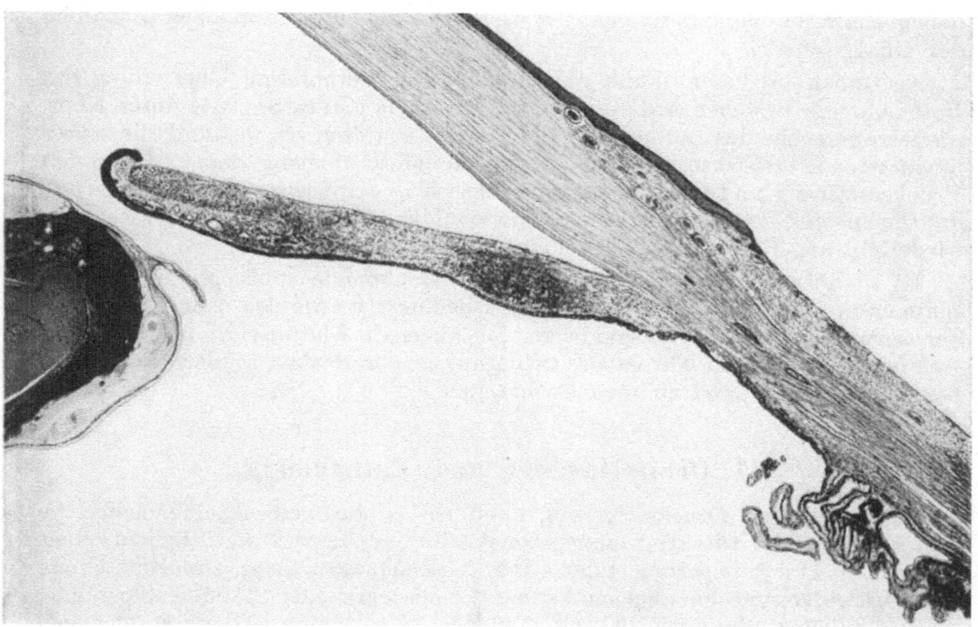

Abb. 72. 27jähriger Mann, absolutes Glaukom nach pulsierendem Exophthalmus durch Schädel-schuß (vor 6 Jahren), das rechte Auge erblindet. Breite Iriswurzelsynechie mit beginnendem Inter-kalarstaphylom, zarte Endothelschwiele an der Irisvorderfläche mit Neubildung DESCEMETscher Membran, Eversion des Pupillarsaumes, große Lymphozytenhaufen in der Iris.

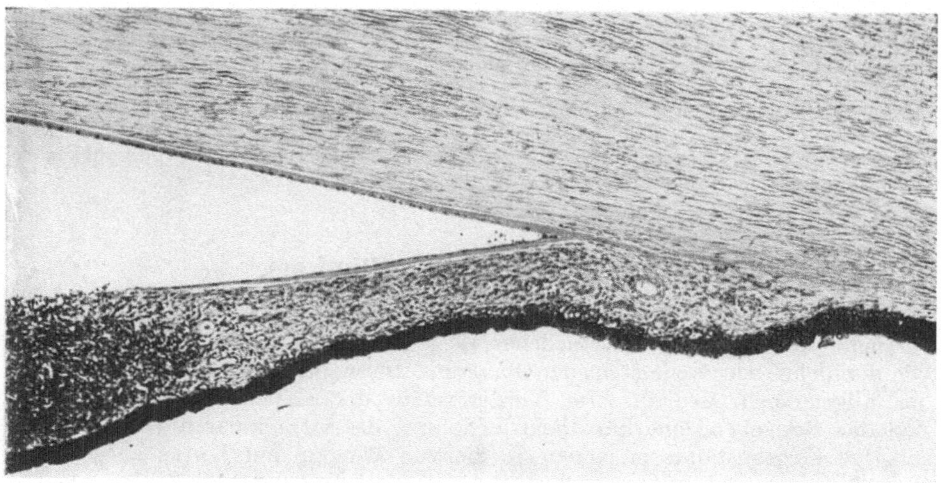

Abb. 73 (s. Abb. 72). Kammerbucht in starker Vergrößerung.

Kammerbucht heraus an der Irisvorderfläche (Abb. 72, 73), chronisch entzünd-liche Veränderungen an der gesamten Uvea; an der Bulbusoberfläche, spär-licher in der Uvea obliterierte Gefäße. An der Sehnervenpapille glaukomatöse

Exkavation mit teilweisem Stehenbleiben eines verdichteten gliös-bindegewebigen Papillenanteiles mit Fehlen der Nervenfasern (also sog. Verdichtungsschwund); starke Ektasie des Sehnerven im Bereich der rarefizierten Lamina, retrolaminar neben schweren Veränderungen der Gefäße Atrophie mit mäßiger Zunahme des Gliagewebes.

Also auch in diesem Falle war offenbar die plethorische Überfüllung des Bulbus, deren Bestehen insbesondere in der Arbeit von R. Salus[1]) durch Kompressionsversuche des Bulbus und der Karotis erwiesen wurde, und die später hinzutretende Iriswurzelsynechie als auslösendes Moment der andauernden Drucksteigerung und Inkompensation anzusehen. Inwieweit die Veränderung des Chemismus des Kammerwassers mitschuldig war, entzieht sich, wie schon wiederholt angeführt, der Beurteilung.

Es ist aber wohl anzunehmen, daß das Glaukom bei pulsierendem Exophthalmus in ähnlicher Weise entsteht und bedingt ist, wie das nach Thrombose der Zentralvene. Allerdings sind in ersteren Augen die Blutüberfüllung, sekundäre Gefäßerkrankung und Thrombose nicht nur in der Retina, sondern auch ganz besonders in der Uvea zu berücksichtigen.

11. Orbitaltumoren und -Entzündung.

Die Quelle der Drucksteigerung kann bei Orbitaltumoren eine mehrfache sein, und zwar: 1. Direkte Kompression des Bulbus, die zwar natürlich zu keiner dauernden Drucksteigerung führt, aber Gelegenheitsursache zur Entstehung einer Iriswurzelsynechie abgeben kann. 2. Kollaterale oder Stauungshyperämie, die in ähnlicher Weise wie bei pulsierendem Exophthalmus Glaukom erzeugen kann. Die wichtigsten hier in Betracht kommenden Publikationen sind die von Birch-Hirschfeld (2), Ogawa, sowie die experimentellen Untersuchungen von Nakagama über die oben auf S. 949 berichtet wurde.

Selten schließt sich an entzündliche Prozesse der Orbita Glaukom an.

Seefelder (4) hat einen Fall beobachtet, in dem eine akute seröse Tenonitis bei einem 47jährigen Manne während einer antiluetischen Kur mit akutem Glaukom verbunden war. Durch den Druck des Exsudates wäre der Bulbus nach vorn gedrängt und eine Kompression der Vortexvenen mit venöser Stase in der Aderhaut erzeugt worden — also angeblich hämostatisches Glaukom nach Heerfordt, wobei die Ursache der Stase außerhalb des Bulbus gelegen sei.

Auch nur klinisch beobachtet sind 3 Fälle von G. Guist, in denen es bei Orbitalphlegmone zu vorübergehendem Sekundärglaukom kam.

12. Experimentelles Glaukom.

Dem Rätsel des Gaukoms wurde auch durch Experimente nahezukommen versucht, und zwar auf verschiedenen Wegen, bald nach dem Standpunkte der Glaukomlehre oder wenigstens der Glaukomautoren, bald nach dem Standpunkte der allgemeinen Medizin. Im Vordergrunde der Experimente stand lange Zeit das Bestreben, eine künstliche Erhöhung des intraokularen Druckes ohne sonstige Folgezustände zu erzeugen, die von Weber und Knies aufgedeckte Wurzelsynechie der Iris hervorzurufen oder überhaupt die Abflußmöglichkeiten des Kammerwassers zu verringern. Ich will im folgenden nur die wichtigsten in Betracht kommenden Vorgehen kurz besprechen.

---

[1]) R. Salus: Doppelseitiger pulsierender Exophthalmus. Klin. Monatsbl. f. Augenheilk. Bd. 60, S. 254. 1918.

Am wenigsten beweisend sind naturgemäß die Versuche, am Leichenauge durch intraokulare Druckerhöhung Sehnervenexkavation zu erzeugen, wie dies zuerst Laker gelungen zu sein scheint, dann mit geringerer Druckhöhe von Birnbacher und Czermak versucht wurde. Schon nach 24—48 Stunden seien die inneren Laminalagen zusammengedrückt, die Lamina stärker nach rückwärts konvex, die Oberfläche der Papille zeigt entsprechend dem Zurückweichen der inneren Laminalagen eine ausgiebige Vertiefung. Viel beachtenswerter wären natürlich Versuche am lebenden Tierauge, wenn sie imstande wären, die spontane Entstehung der Drucksteigerung beim Primärglaukom zu imitieren. Das ist aber, wie die folgende Zusammenstellung zeigt, noch niemals gelungen.

Die Versuche auf dem Wege der Durchschneidung bzw. Reizung der Nerven Glaukom zu erzeugen (Adamük, v. Hippel und Grünhagen, Spalitta sind absolut nicht einwandfrei, soweit sie angeblich positiv ausgefallen waren, liegen überdies noch in einer Zeit, da die Experimentiertechnik noch in den Kinderschuhen stak.

W. Kosters Versuche aus dem Jahre 1895, durch Einspritzung von Kochsalzlösung in die Vorderkammer und den Glaskörperraum und Freipräparieren des Auges von der Konjunktiva Drucksteigerung zu erzielen, sind durchaus nicht einwandfrei. Vor ihm hatten solche Versuche Weber und Knies vorgenommen, zuletzt wohl Coburn. Dieser Autor sah durch Einspritzung von Kochsalzlösung in die Vorderkammer von Katzen und Kaninchen mit Druckerhöhung auf 30—45 mm Hg Hornhauttrübung und charakteristische Epithelveränderungen, sowie Pupillenerweiterung unter Vertiefung der Vorderkammer eintreten. Durch Injektion in den Glaskörper trat erst bei sehr erheblichen Druckwerten Vortreibung der Iris ein. Endlich erzeugte Coburn durch subkonjunktivale Injektion verschiedener reizender und ätzender Flüssigkeiten entzündliche Veränderungen im vorderen Bulbusabschnitt, die zu Iriswurzelsynechie und Drucksteigerung führten. Dadurch war wenigstens die Entstehung der glaukomatösen Hornhauterkrankung dem Verständnis näher gebracht und ein Anhaltspunkt dafür gewonnen (was damals noch nicht allgemein anerkannt war), daß zwischen der Iriswurzelsynechie und der Drucksteigerung Beziehungen bestehen müssen.

Zahlreiche Autoren versuchten die Verlegung der Abflußwege durch Injektion verschiedener Substanzen in die Vorderkammer zu erreichen. Weber verwendete Öl, Knies gleichfalls, neben verschiedenen anderen Substanzen, Leber und Bentzen Bakterienkulturen.

Geering berichtet darüber, daß Mellinger durch Ausspülen der Vorderkammer mit Sublimatlösung 1:2000 Glaukom erzeugen konnte. Hierzu möchte ich bemerken, daß auch ich schon etwa 5 Jahre vorher dieselben Versuche in Graz ausgeführt und gleichfalls regelmäßig eine plastische Iritis mit begleitender glaukomatöser Vergrößerung des Bulbus bei Kaninchen gefunden hatte.

Später haben Schreiber und Wengler Scharlachöl in die Vorderkammer injiziert. Bemerkenswert ist, daß hier beim Hund zum erstenmal experimentell kavernöser Sehnervenschwund beobachtet werden konnte.

Hamburgers Versuche durch Injektion von Nigrosin Glaukom zu erzeugen, wurden von Seidel mit einem stärker diffundierenden Nigrosin — hier erfolgte kein Glaukom — und dann mit einem zwar kristallinischen, aber in wässeriger Lösung ausgesprochen kolloidalen Nigrosin nachgemacht, auf dessen Einspritzung prompt Glaukom erfolgte. Es ist zweifellos, daß es sich hier auch um ein durch Iridozyklitis entstandenes Glaukom handelt — es bestand ausgedehnte Verwachsung der Iris mit der Linsenkapsel und dem Kammerwinkelbereich. Zu bemerken ist, daß Seidel auch bei Injektion von Tusche in die Vorderkammer regelmäßig Glaukom eintreten sah, ebenso bei Injektion kolloidaler Farbstoffe (Isaminblau) in die Vorderkammer unter höherem Druck.

Daß es nicht möglich ist durch Injektion von Glaskörper (Bajardi) oder Hühnereiweiß (Uribe y Troncoso) einen Zustand in der Vorderkammer zu schaffen, der einer für das Glaukom verantwortlichen Vermehrung des Kolloidgehaltes eines bis dahin normalen Auges gleichkommt, ist selbstverständlich.

Schöler (2) erreichte eine vorübergehende Drucksteigerung durch Brennen der Limbusgegend, Bentzen sah bei der Nachprüfung nach vorübergehender Drucksteigerung Hypotonie eintreten, bei Modifikation der Versuche (multiple punktförmige Kauterisationen mit teilweiser Eröffnung der Vorderkammer zur Erzeugung von Iriswurzelsynechien) war kein Resultat zu bekommen. Bentzen ätzte mit Lapis.

In zwei Augen, in denen Heisrath vorher erfolglos Gummi arabicum in die Vorderkammer eingespritzt hatte, gelang es ihm durch Säureverätzung im perikornealen Bezirke Glaukom hervorzurufen.

Wenn es Bentzen gelungen ist, durch breite Punktionen und Kratzen im Kammerwinkel einmal Glaukom zu erzeugen, so ist dies wohl darauf zurückzuführen, daß schwere bis zur Perforation führende Veränderungen nachfolgten.

Durch Ausschneidung von Hornhautstücken (um einen dauernden Kammerwasserabfluß zu erreichen) suchte zuerst Wagenmann, ebenso Ulrich, Bentzen vordere Synechien und Kammerwinkelverschluß zu erzeugen, letzterer und Koster suchten auch totale Verwachsungen zwischen Pupillarrand und Kornea (wie sie z. B. Wagenmann erzeugt hatte) hervorzurufen. Romboletti führte, um Pupillarabschluß zu erzeugen, Zelluloidscheibchen in die Vorderkammer ein — mit nachfolgender Drucksteigerung. Wie er selbst anführt, war diese Einführung von schwerer Iridozyklitis gefolgt.

Unterbindung der Vortexvenen wurde zuerst von Weber versucht, mit vorübergehender Hyper-, später Hypotonie. Leber, Schöler (2), Schulten, Adamuck, Arlt, Ulrich, Möller imitierten die Versuche, zuletzt W. Koster, der nur akute Drucksteigerung auftreten sah, die nach kurzer Zeit spontan in Hypotonie überging.

Durch Unterbindung der vorderen Ziliarvenen nach Durchschneidung der ganzen Conjunctiva bulbi und Umschnürung der Muskelansätze gelang es Bartels Tensionserhöhung hervorzurufen.

Die vorübergehende Drucksteigerung, die J. Stilling durch Unterbindung des Sehnerven erreichte, ist wohl als Beginn der Panophthalmitis aufzufassen, die bei diesen Versuchen eintrat. Schöler (2), Marckwort, Russi und Ulrich haben diese Drucksteigerung bei Unterbindung nicht gesehen.

Am erfolgreichsten waren wohl die Versuche von F. Erdmann. Bei der Wichtigkeit derselben führe ich sie ausführlicher an. Erdmann versuchte zuerst durch Elektrolyse des Kammerwassers am lebenden Kaninchenauge Veränderungen in dem das Kammerwasser abführenden Apparate zu setzen, indem er eine feine Platinnadel in die Vorderkammer einführte und dieselbe zum positiven Pole (Stromstärke 5 Milliampère) eines galvanischen Stromes machte. Diese Versuche ergaben ein negatives Resultat, doch erfolgte sofort bei Verwendung einer Stahlnadel Drucksteigerung mit Vergrößerung des Augapfels und Druckexkavation. An der Stahlnadel wurden feine flockige Oxydationsprodukte ausgeschieden und senkten sich in die Vorderkammer; es erfolgte eine mehr oder weniger heftige entzündliche Reaktion, deren Grad und Folgeerscheinungen dem Grad der Eisenabsonderung proportional waren. Als Ursache der Drucksteigerung wurde bei der anatomischen Untersuchung in verschiedenen Stadien eine Obliteration des Kammerwinkels vorgefunden, welche durch exzessive Wucherung der Endothelien des Kammerwinkels und der Kornea, weniger des Irisendothels, verursacht war. — Derselbe Erfolg stellte sich ein, wenn ERDMANN steril entnommenes Kammerwasser unter Verwendung von Stahlnadeln als Elektroden elektrolysierte und die gebildete flockige schwarzgrüne Masse in dieselbe oder in die Vorderkammer eines anderen Kaninchenauges injizierte. Von der 3.—4. Woche an konnte nach Aufhellung der Kornea zunehmende Vertiefung der Exkavation des Sehnerven beobachtet werden, unter Verengerung der Zentralgefäße und Atrophie der Markflügel. Durch Injektion von feinpulverisiertem Eisen, Rost, Platin, Gold, Zinnober, Tusche wurde keine bleibende Drucksteigerung erzielt. Jede länger dauernde und erheblichere Drucksteigerung führte zu Buphthalmus bis zu einem bestimmten schließlich unveränderten Grad. Die Dehnung betrifft vorwiegend den vorderen Abschnitt, insbesondere Ziliarregion (übereinstimmend mit den Beobachtungen von REIS am menschlichen Hydrophthalmus). Genaue Dickenbestimmung ergab aber, daß es sich nicht nur um eine Dehnung, sondern auch um eine kompensatorische Gewebszunahme der Sklera handelt. Die Iris war mehr oder weniger atrophisch, ebenso die Aderhaut und Netzhaut in der vorderen Bulbushälfte, in der Gegend der stärksten Dehnung hinter der Ora meist fibrös entartet und beide miteinander verwachsen. Nur in wenigen Fällen, und zwar durchaus nicht konform der Vergrößerung, also der Drucksteigerung des Bulbus, kam es zu einer wechselnd tiefen, glaukomatösen Exkavation. Im Beginne derselben zeigten sich kleinste kavernöse Räume und Spalten im Optikusgewebe, in der Ganglienzellen und Nervenfaserschicht, keine größeren Kavernen; später Gliawucherung und Vergrößerung der Septen.

Beeinflußt durch die bekannten Angaben FISHERs über die Säurequellung der Augengewebe als Ursache von Glaukom haben RUBEN, FÜRTH und HANKE, wie a priori zu erwarten war, durch subkonjunktivale Injektion saurer Lösungen ohne Erfolg Glaukom zu erzeugen gesucht. RUBEN konnte auch die Entstehung von Schnabelschen Kavernen nachweisen und hält sie für Teilerscheinungen der „allgemeinen Zersetzung" (hochgradiger Gewebszerfall in der Netzhaut und im Optikus). RUBEN hat diese Vorgänge etwas näher zu identifizieren gesucht in folgender Annahme: Zufolge einer Ernährungsstörung entstehen abnorme Stoffe, welche die Affinität der Gewebskolloide zu Wasser erhöhen, und die Steigerung des Druckes führt dann „zum Schwunde der gequollenen Gewebe, vielleicht durch autolytische Fermente" analog der Eiweißverdauung durch Pepsin.

Durch Elektrolyse im Kammerwasser erzeugte PARISOTTI in einem Falle erhöhte Tension mit Exkavation der Papille.

SCHREIBER und WENGLER versuchten in ausgedehnten Versuchsreihen mit Einbringung von auf elektrolytischem Wege in physiologischer Kochsalzlösung oder in Kammerwasser gewonnenem Eisen in die Vorderkammer Glaukom zu erzeugen. Sie studierten eingehend das Verhalten des Sehnerven, der sich gegenüber der Drucksteigerung sehr tolerant verhielt.

MIYAKE wiederholte die Versuche ERDMANNs auch mit positivem Erfolg für den Sehnerven.

Erwähnenswert wären noch die Versuche W. WEGNERs, auf klinischem Wege den Einfluß der Drucksteigerung durch das Auftreten von Skotomen (Vergrößerung des blinden Fleckes) zu beweisen, nachdem eine solche Vergrößerung A. J. SAMOJLOFF (1, 2) kurz vorher durch subkonjunktivale Injektionen stärker hypertonischer Lösungen an normalen Augen erzielt hatte. SAMOJLOFF selbst hat aber in der letzten Arbeit (3) es für fraglich erklärt, ob es sich um direkte Druckschädigung des Sehnerven handelt.

Ebenso wenig Bedeutung dürften die Untersuchungen von NOISZEWSKI haben, welcher an Tierexperimenten und an Hand von Krankengeschichten nachweisen zu können glaubt, daß Herabsetzung des intrakraniellen Druckes Glaukom erzeuge; plötzliche Herabsetzung bewirke akutes Glaukom, langsam eintretende und andauernde Glaucoma simplex. GROBUNOW suchte

994   A. ELSCHNIG: Glaukom.

durch klinische Mitteilung NOISZEWSKIS Theorie zu stützen, BLOCK, BATES und OPPENHEIMER
haben durch vergleichende Messungen des intrakraniellen und des intraokularen Druckes an
100 Kranken eine gewisse Parallelität zwischen beiden Druckwerten finden wollen, dagegen
keinen Einfluß der Lumbalpunktion auf den intraokularen Druck feststellen können. Durch
J. S. KIRSCHMANNS Trepanationsversuche ist die NOISZEWSKISCHE Lehre gründlich widerlegt.

Das experimentelle Glaukom ist ein Sekundärglaukom. Am
Kaninchenauge äußert es sich fast immer in einer hydrophthalmusartigen
Vergrößerung des Bulbus, seltener kommt es zu Staphylombildung und nach
mancher Art des Eingriffes zu einer Einschmelzung der Sklera im vorderen
Bulbusabschnitte mit spontaner Perforation zufolge entzündlicher Veränderungen derselben, und nur in einer geringen Anzahl schließlich zu einer glaukomatösen Exkavation. Wie bei Hydrophthalmus finden auch hier, wie dies
ERDMANN nachgewiesen, Einrisse der Descemeti-Membran statt. Der Beweis
dafür, daß es sich um Sekundärglaukom handelt, scheint mir darin gegeben,
daß ausnahmslos mehr weniger schwere Entzündungserscheinungen an Iris
und Ziliarkörper sich vorfinden, welche zu Pupillarabschluß, zu Obliteration
der Kammerbucht oder gegebenenfalls zu ausgedehnten vorderen Synechien
führen. Wie die kurze Übersicht zeigt, wurde letzteres auch absichtlich hervorgerufen, führte aber nur bei schwerster Schädigung des Auges zu Glaukom.

Beim Hunde kam es, wie die Untersuchungen von SCHREIBER und WENGLER
zeigen, in der Regel nicht zur Vergrößerung des Bulbus, sondern zu Pupillar-
und Kammerwinkelverschluß zufolge schleichender Iridozyklitis.

Somit ist die Frage nach der Ursache der Drucksteigerung im vorher normalen Auge durch das Tierexperiment in keiner Weise der Beantwortung näher
gebracht. Aber für die Entstehungsart der glaukomatösen Sehnervenerkrankung sind auch durch das experimentelle Glaukom, wie beim Sekundärglaukom
manche wertvolle Details, besonders für die Frühstadien gewonnen worden,
und bei richtiger Fragestellung auch noch weiterhin zu erwarten. Allerdings soll
hierbei nicht vergessen werden, daß künstlich erzeugte Drucksteigerung niemals
identische Folgen haben muß oder kann, wie die beim sog. primären Glaukom.

____

Sämtliche Abbildungen dieser Arbeit sind Mikrophotogramme, die der
Universitätszeichner K. JEDLIČKA nach meinen Präparaten aufgenommen und
in der Kopie nachgezeichnet hat.

Literatur.

Primärglaukom.

ADAMÜCK, E.: De l'étiologie du glaucome. Ann. d'oculist. Tome 58, p. 5. 1867. Ref.:
Klin. Monatsbl. f. Augenheilk. 5, S. 327. — ALT, A., SHOEMAKER, W. A. und J. E. JEN-
NINGS: Ein zweiter Fall von hämorrhagischem Glaukom mit der klinischen Diagnose früherer
Thrombose der zentralen Netzhautvene. Americ. journ. of ophth. Vol. 15, p. 298. 1898. —
v. ARLT, F. (1): Über Glaukom. Anzeig. d. Ges. d. Wien. Ärzte. 1875. — v. ARLT, F. (2):
Klinische Darstellung der Krankheiten des Auges. Wien 1881. S. 125. — v. ARLT, F. (3):
Zur Lehre vom Glaukom. Wien 1884. — ATTIAS, G.: Über Altersveränderungen des menschlichen Auges. v. Graefes Arch. f. Ophth. Bd. 81, S. 405. 1912. — AXENFELD, TH. (1):
Pathologisch-anatomische Demonstrationen. Internat. Ophthalm. Kongr. zu Utrecht.
1899. — AXENFELD, TH. (2): Zur Neubildung glashäutiger Substanz im Auge. (Verglasung
der Iris). Ber. d. opth. Ges. Heidelberg. 1902. — AXENFELD, TH. (3): Zur Kenntnis der
isolierten Dehiszenz der Membrana Deszemeti. Klin. Monatsbl. f. Augenheilk. Bd. 43,
2. S. 157. 1905. — AXENFELD, TH. (4): Über Rückbildung der glaukomatösen Exkavation.
Ber. d. ophth. Ges. Heidelberg. 1910, S. 49. — AXENFELD, TH. (5): Zur Therapie des
Glaucoma simplex bei hochgradiger Myopie. Ber. d. ophth. Ges. Heidelberg 1924. —
BAAS, K. (1): Zur Anatomie und Pathogenese des Pannus und der Phlyktäne. Klin. Monatsbl. f. Augenheilk. Bd. 36, S. 415. 1898. — BAAS, K. (2): Zur Anatomie und Patho
genese des Pannus und der Phlyktäne II. Klin. Monatsbl. f. Augenheilk. Bd. 38, S. 417.
1900. — BÄNZIGER, TH.: Die Mechanik des akuten Glaukoms und die Deutung der Iri-
dektomiewirkung bei demselben. Ber. d. dtsch. ophth. Ges. Jena 1922. S. 43. — BARTELS, M.:
Über Blutgefäße des Auges bei Glaukom. Zeitschr. f. Augenheilk. Bd. 14, S. 458. 1905. —

Becker, E.: Zur Diagnose intraokularer Sarkome. (Glaukomatöser Habitus bei Sarkom.) Arch. f. Augen- u. Ohrenheilk. Bd. 1, 1, S. 219. 1869. — Behr, C. (1): Besteht beim Menschen ein Abfluß aus dem Glaskörper in den Sehnerven? Arch. f. Ophth. Bd. 83, S. 519. 1912. — Behr, C. (2): Anatomische Veränderungen und Rückbildungen der Papillen-exkavation im Verlaufe des Glaukoms. Klin. Monatsbl. f. Augenheilk. Bd. 52, S. 790. 1914. — Behr, C. (3): Über die parenchymatöse Saftströmung im Sehnerven und in der Netzhaut. Arch. f. Ophth. Bd. 89, S. 265. 1915. — Bentzen und Leber, Th.: Über die Filtration aus der vorderen Kammer usw. Arch. f. Ophth. Bd. 41, 1, S. 229. 1895. — Berenstein: Ein Fall von Glaskörperentzündung nach Kataraktextraktion usw. Arch. f. Ophth. Bd. 51, S. 186. 1901. — Bergler, K.: Anatomische Beiträge zur Irisatrophie bei Glaukom. Arch. f. Augenheilk. Bd. 95, S. 35. 1924. — Bietti, A. (1): Alteracioni anatomo-patologiche in un orchio affetto da cheratoipopion e da glaucoma. Arch. di ottalmol. 1907. Nr. 3 e 4. — Bietti, A. (2): Glaukomatöse Exkavation der Papille und Neuritis optici. (Mit Literatur.) Klin. Monatsbl. f. Augenheilk. Bd. 50, S. 532. 1912. — Birch-Hirschfeld, A.: Die Veränderungen des Sehnerven bei Orbital-erkrankungen. Ber. d. ophth. Ges. Heidelberg. 1910. — Birnbacher, A.: Beitrag zur Anatomie des Glaucoma acutum. Festschr. d. k. k. Univ. Graz. 1890. — Birnbacher, A. und W. Czermak (1): Beiträge zur pathologischen Anatomie des Glaukoms. I. v. Graefes Arch. f. Ophth. Bd. 32, 2, S. 1. 1885. — Birnbacher, A. und W. Czermak (2): Beiträge zur pathologischen Anatomie und Pathogenese des Glaukoms. II. v. Graefes Arch. f. Ophth. Bd. 32, 4, S. 1. 1886. — Bock, E.: Beitrag zur pathologischen Anatomie der Kornea. Klin. Monatsbl. f. Augenheilk. Bd. 24, S. 443. 1886. — Böhm, K.: Beiträge zur pathologischen Anatomie und operativen Therapie des angeborenen Hydrophthalmus. Klin. Monatsbl. f. Augenheilk. Bd. 55, 2, S. 556. 1915. — Bossalino, D.: Beitrag zur Lehre der pathologischen Anatomie der Hornhaut. Klin. Monatsbl. f. Augenheilk. Bd. 33, S. 419. 1895. — Brailey, W. A. (1): Anatomische Befunde in glaukomatösen Augen. Ophth. hosp. rep. Vol. 8, p. 593. 1876. — Brailey, W. (2): On the pathology of increased tension of the globe. The roy. London ophth. hosp. rep. Vol. 9, 2, p. 199. 1877. — Brailey, W. (3): A further contribution to the pathology of increased tension. Ophth. hosp. rep. Vol. 9, 3, S. 379. 1879. — Brailey, W. A. (4): Size and position of the crystalline lens in glaucoma. Royal London ophth. hosp. rep. Vol. 10, 3, p. 372. 1882. — Brailey, W. A. and Edmunds: A theory of glaucoma. Ophth. hosp. rep. Vol. 10, p. 10. 1880. — Brown-Posey: Increased tension in ocular diseases of infancy and childhood. Arch. of ophth. Vol. 37. 1908. — Brugger, R.: Ein anatomischer Beitrag zur Lehre von der Keratitis bullosa. Inaug.-Diss. München 1886. — Casali: Contributo all anatomia patologica de glaucoma emorragico e delle emoragie retro-coroideali. Ann. di ottalmol. Vol. 35, p. 414. 1906. — Cattaneo, Donato: Contributo allo studio della alterazioni del nervo ottico e della papilla nel glaucoma. Ann. di ottalmol. e clin. oculist. Vol. 54, p. 65. 1926. — Coccius: Über die Neubildung von Glashäuten im Auge. Leipzig 1858. — Cucco, A.: Etiologica e patogenesi dell idrottalmo. Ann. di ottalmol. e clin. ocul. ann L (Nuova Serie VI) n. 10—12, p. 621. 1923. — Czer-mak, W.: Einiges zur Lehre von der Entstehung und dem Verlaufe des podromalen und akuten Glaukomanfalles. Prag. med. Wochenschr. 1897, Nr. 1—5. — Da Gama Pinto, J. (1): Arch. f. Ophth. Bd. 38, 1, S. 170. 1892. — Da Gama Pinto, J. (2): Glaucôme, in Lagrange et Valude encyclopédie franç. d'ophthalmologie. Tome 15, p. 96. 1906. — Del Monte: Del glaucoma. Ann. di ottalmol. p. 91, 353 u. 534. 1883. — Deutschmann, R.: Glaucoma haemorrhagicum. Beitr. z. Augenheilk. Bd. 1, S. 53. 1891. — Dolganoff, W. N.: Zur pathologischen Anatomie des Glaukoms. Arch. f. Augenheilk. Bd. 39, S. 127. 1895. — Elschnig, A. (1): Bemerkungen über die glaukomatöse Exkavation. Ber. d. ophth. Ges. Heidelberg 1895. S. 149. — Elsch-nig, A. (2): Anatomische Untersuchungen zweier Fälle von akutem Glaukom. Arch. f. Augen-heilk. Ergänzungsh. Bd. 33, Ergänzungsh., S. 187. 1896. — Elschnig, A. (3): Die normale Anatomie des Sehnerveneintrittes des menschlichen Auges. Unterrichtstafeln H. 14. 1899. — Elschnig, A. (4): Die normale Anatomie des Sehnerveneintritts. Denkschr. d. kais. Akad. Wien 1900. — Elschnig, A. (5): Histologische Artefakte im Sehnerven. Klin. Monatsbl. f. Augenheilk. Bd. 40, 2, S. 81. 1902. — Elschnig, A. (6): Glaukom: Handbuch der patho-logischen Anatomie des Zentralnervensystems, herausgegeb. v. Flatau und Jacobson und Minor 1904. S. 1199. — Elschnig, A. (7): Über physiologische, atrophische und glaukomatöse Exkavation. Ber. d. ophth. Ges. Heidelberg 1907. — Elschnig, A. (8): Die Topographie des Sehnerveneintrittes bei einfacher Sehnervenatrophie. Arch. f. Ophth. Bd. 73, S. 1. 1908. — Elschnig, A. (9): Beitrag zur Glaukomlehre. I. pulsierender Ex-ophthalmus und Glaukom. v. Graefes Arch. f. Ophth. Bd. 92, S. 101. 1916. — Elschnig, A. (10): Beiträge zur Lehre vom Glaukom. III. Vordere Linsensynechie und Glaukom. Klin. Monatsbl. f. Augenheilk. Bd. 56, S. 421. 1916. — Elschnig, A. (11): Die Grundlage der Spätinfektion nach Trepanation und der Wagenmannschen Infektion. Arch. f. Ophth. Bd. 105, S. 599. 1921. — Elschnig, A. (12): Glaukom ohne Hochdruck und Hoch-druck ohne Glaukom. Zeitschr. f. Augenheilk. Bd. 52, S. 287. 1924. — Elschnig, A. und H. Lauber: Über die sog. Klumpenzellen der Iris. Arch. f. Ophth. Bd. 65, S. 3. 1907.

— Elschnig, H. H.: Ziliarkörperzyste. Klin. Monatsbl. f. Augenheilk. Bd. 74, S. 476. 1924. — Ewing: Bullous Keratitis: Fatty degeneration of Bowmans membrane. Americ. journ. of ophth. 1904. — Fehr: Vorstellung von Kranken und Demonstration von mikroskopischen Präparaten. Berlin. ophth. Ges. Ref.: Zentralbl. f. prakt. Augenheilk. Bd. 23, S. 185. 1899. — Fischer, F. P.: Über eine optische Darstellung der Hornhautoberfläche und ihrer Veränderungen. Ber. d. ophth. Ges. Heidelberg 1927. — Fleischer, B.: Über das Wesen der Schnabelschen Kavernen und ihre Bedeutung für die Entstehung der glaukomatösen Exkavation. Ber. d. ophth. Ges. Heidelberg. 1912. S. 110. — Fleischl: Sitzungsber. d. kaiserl. Akad. d. Wiss. Wien 1880. S. 53. — Foster, E.: Über Infiltrationsödem (gallertigen Pannusdegenerativus) unter der Bowmanschen Membran. Klin. Monatsbl. f. Augenheilk. Bd. 42, 1, S. 330. 1904. — Firm, A.: Die Veränderungen des Sehnervenkopfes und seiner Umgebung in Glaukomaugen. Hetilop Szemészet. Ref.: Jahresber. f. Ophth. 1901. S. 555. — Fuchs, E. (1): Über die Trübung der Hornhaut bei Glaukom. v. Graefes Arch. f. Ophth. Bd. 27, 3, S. 66. 1881. — Fuchs, E. (2): Das Sarkom des Uvealtraktus. Wien 1882. — Fuchs, E. (3): Anatomische Miszellen. Glaucoma inflammatorium, Iritis syphilitica. v. Graefes Arch. f. Ophth. Bd. 30, 3, S. 123. 1884. — Fuchs, E. (4): Vordere Synechie und Hypertonie. Arch. f. Ophth. Bd. 69, S. 254. 1909. — Fuchs, E. (5): Lakunen im Optikus bei Glaukom. Ophth. Ges. Wien 1911. — Fuchs, E. (6): Über die Lamina cribrosa. Arch. f. Ophth. Bd. 91, S. 435. 1916. — Fuchs, E. (7): Erkrankung der Hornhaut durch Schädigung von hinten. Arch. f. Ophth. Bd. 92, S. 145. 1917. — Fuchs, E. (8): Über Beteiligung der Macula lutea an Erkrankungen des Auges. Arch. f. Ophth. Bd. 97, S. 57. 1918. — Fuchs, E. (9): Über den Sphincter pupillae. Klin. Monatsbl. f. Augenheilk. Bd. 61, S. 1. 1918. — Fuchs, E. (10): Myopie und Glaukom. Klin. Monatsbl. f. Augenheilk. Bd. 62, S. 439. 1919. — Gilbert, W. (1): Pannus degenerativus und Keratitis bullosa. v. Graefes Arch. f. Ophth. Bd. 69, S. 1. 1908. — Gilbert, W. (2): I. Beiträge zur Lehre vom Glaukom. v. Graefes Arch. f. Ophth. Bd. 82, S. 389. 1912. — Gilbert, W. (3): Beiträge zur Lehre vom Glaukom II. Pathologische Anatomie. Über Vorstufen und Frühstadien des kavernösen Gewebsschwundes beim Glaucoma haemorrhagicum und Glaucoma simplex. Arch. f. Ophth. Bd. 90, S. 76. 1915. — Gilbert, W. (4): Notiz über Miliaraneurysma der Netzhaut bei Glaucoma absolutum. Arch. f. Augenheilk. Bd. 85, S. 74, 1919. — Ginsberg, S.: Grundriß der pathologischen Histologie des Auges. Berlin: Karger 1903. — v. Graefe, A. (1): Vorläufige Notiz über das Wesen des Glaukoms. Arch. f. Ophth. Bd. 1, 1, S. 371. 1854. — v. Graefe, A. (2): Über die Wirkung der Iridektomie beim Glaukom. Arch. f. Ophth. Bd. 3, 2, S. 467. 1857. — v. Graefe, A. (3): Beiträge zur Pathologie und Therapie des Glaukoms. Arch. f. Ophth. Bd. 15, 3, S. 108. 1869. — v. Graefe, A. (4): Weitere klinische Bemerkungen über Glaukom usw. Arch. f. Ophth. Bd. 4, 2, S. 127. 1858. — Greeff, R.: Die pathologische Anatomie des Auges. In Orths Lehrb. d. spez. pathol. Anat. Berlin 1902. — Grönholm: Die Ursache der Kammerabflachung beim primären Glaukom. Finska läkaresällskapets handl. 1901. — Groenouw, A.: Ein Fall von unpigmentiertem alveolärem Flächensarkom des Ziliarkörpers nebst Bemerkungen über das Vorkommen epitheloider Zellen in und auf der Retina bei Glaukom. Arch. f. Ophth. Bd. 47, 2, S. 282. 1898. — Grunert, K.: Der Dilatator des Menschen, ein Beitrag zur Anatomie und Physiologie der Irismuskulatur. Arch. f. Augenheilk. Bd. 36, 3, S. 319. 1898. — Grüter: Ber. d. ophth. Ges. Heidelberg 1927. — Haab, O.: Bericht d. Univ.-Augenklinik Bern. 1883. — Haist, H.: Anatomische Untersuchungen bei 4 Fällen von hochgradiger Myopie. Inaug.-Diss. Tübingen 1912. — Halben, R.: Irisverglasung bei Buphthalmus. Arch. f. Augenheilk. Bd. 49, S. 220. 1903. — Hanssen, R.: Beitrag zur Histologie des Glaukoms. Klin. Monatsbl. f. Augenheilk. Bd. 61, S. 508. 1918. — Harms, C.: Anatomische Untersuchungen über Gefäßerkrankungen im Gebiet der V. centr. ret. usw. Arch. f. Ophth. Bd. 61, S. 1. 1905. — Hayashi: zit. nach Koyanagi und Takahashi Jikken-Ganka Zasshi 1923. — Heerfordt, C. F. (1): Über Glaukom. Betrachtungen und Untersuchungen über die Pathogenese des Glaukoms. Über lymphostatisches und hämostatisches Glaukom. v. Graefes Arch. f. Ophth. Bd. 78, S. 413. 1911. — Heerfordt, C. F. (2): Über Glaukom II. Arch. f. Ophth. Bd. 83, S. 149. 1912. — Heerfordt, C. F. (3): Über die glaukomatöse Erweiterung der perforierenden vorderen Ziliargefäße. Ber. d. ophth. Ges. Heidelberg. 1913. S. 322. — Heine, L.: Beiträge zur Anatomie der Macula lutea. Arch. f. Augenheilk. Bd. 97, S. 278. 1926. — Henderson, Th.: Anatomical factors bearing on the pathogenesis of glaucoma. Ophth. Record. 1908, p. 534. — Hepburn: Retina in glaucoma cup. The royal London ophth. hosp. rep. Vol. 16, p. 574. 1906. — Herbert, H.: The pectinate ligament in its relation to chronic glaucoma. Brit. journ. of ophth. Vol. 7, 10. Ref.: Klin. Monatsbl. f. Augenheilk. Bd. 71, S. 810. 1923. — Hertel, E.: Ein Beitrag zur Kenntnis der Angiosklerose der Zentralgefäße des Auges. Arch. f. Ophth. Bd. 52, S. 191. 1901. — Hess, C. (1): Klinische und anatomische Studien über Fädchenkeratitis und einige verwandte Hornhauterkrankungen. Arch. f. Ophth. Bd. 39, S. 199. 1893. — v. Hess, C. (2): Beiträge zur Lehre vom Glaukom. Arch. f. Augenheilk. Bd. 84, S. 81. 1919. — Hippel, E. v. (1): Über Hydrophthalmus cong. nebst Bemerkungen über Verfärbung der

Kornea durch Blutfarbstoff. Arch. f. Ophth. Bd. 44, S. 539. 1897. — HIPPEL, E. v. (2): Mißbildungen des Auges. Graefe-Sämisch. Handb. d. ges. Augenheilk. Bd. 2. 1900. — HIPPEL, E. v. (3): Zur pathologischen Anatomie des Glaukoms, nebst Bemerkungen über Netzhautpigmentierung vom Glaskörperraum aus. Arch. f. Ophth. Bd. 52, S. 498. 1901. — HIPPEL, E. v. (4): Über die Schnabelsche Lehre von der Entstehung der glaukomatösen Exkavation. Arch. f. Ophth. Bd. 74, S. 101. 1910. — HIPPEL, E. v. (5): Über die angeborenen zentralen Defekte der Hornhauthinterfläche sowie über angeborene Hornhautstaphylome. Arch. f. Ophth. Bd. 95, S. 184. 1918. — HIRSCHBERG, J.: Der umschriebene Schwund im kleinen Kreis der Iris bei Drucksteigerung. Zentralbl. f. prakt. Augenheilk. 1907. S. 162. — HIRSCHBERG, J. und GINGSBURG: Ein seltener Fall von einfacher Drucksteigerung nach 20jährigem Bestande anatomisch untersucht. Zentralbl. f. prakt. Augenheilk. 1907. S. 1. — HOLTH, S. (1): Anatomische Untersuchung der Operationsnarben und der aplanierten Papillenexkavation nach erfolgreicher Glaukomoperation. Ber. d. ophth. Ges. Heidelberg. 1913. S. 355. — HOLTH, S. (2): Anatomical examination of six new cases of subconjunctival fistula scars from five months until 6 years after successful iridencleisis etc. Brit. journ. of ophth. 1921. p. 544. 1922. p. 10. — HOTTA, G.: Über die pathologisch-anatomischen Veränderungen hochgradig myopischer Augen durch Glaukom. Klin. Monatsbl. f. Augenheilk. Bd. 42, 2, S. 84. 1904. — HOTZ (Heidelberg): Über eine eigentümliche Degeneration der Hornhaut bei einem Auge mit absolutem Glaukom. Inaug.-Diss. Heidelberg 1919. — HUSSELS, K.: Ein Beitrag zur pathologischen Anatomie und Pathogenese des Glaukoms. Zeitschr. f. Augenheilk. Bd. 27, S. 213 u. 354. 1912. — HUTCHINSON, J.: Introduction to a discussion on the treatment of glaucoma. Brit. med. journ. Vol. 2, p. 397. 1889. — JAEGER, E. v. (1): Über die Einstellungen des dioptrischen Apparates des menschlichen Auges. Wien 1861. — JAEGER, E. v. (2): Ophthalmoskopischer Handatlas. Wien 1869. — ICHIKAWA, K. (1): Über die Schnabelschen Kavernen. Arch. f. Ophth. Bd. 87, S. 429. 1914. — ISCHIKAWA (2): Nippon Ganka Zasshi. Bd. 19, S. 812. 1915. — ISCHREYT, G. (1): Über die Dicke der Sklera an Augen mit Primärglaukom. Arch. f. Augenheilk. Bd. 47, S. 335. 1903. — ISCHREYT, G. (2): Die Beziehungen zwischen Glaukom und Myopie. Arch. f. Augenheilk. Bd. 64, S. 165. 1909. — ISCHREYT, G. (3): Über eine Vorstufe des „primären" Glaukoms. Klin. Monatsbl. f. Augenheilk. Bd. 48, 2, S. 175. 1910. — ISCHREYT, G. (4): Von dem Eintritt entzündlicher Erscheinungen beim Glaucoma simplex. Arch. f. Augenheilk. Bd. 70, S. 319. 1912. — ISCHREYT, G. und REINHARD: Über Verfettung des Pigmentepithels in einem Glaukomauge. Arch. of Ophth. Ref.: Zentralbl. f. prakt. Augenheilk. Bd. 25. S. 339. 1901. — IWANOFF: Beitrag zur pathologischen Anatomie des Hornhaut- und Linsenepithels. Klin. Beobachtungen aus der Augenheilanstalt zu Wiesbaden. III. 1866. — KAMBE, T.: Über einen Fall von expulsiver Blutung nach Starextraktion mit Lakunenbildung im Sehnerven. Klin. Monatsbl. f. Augenheilk. Bd. 50, 1, S. 543. 1912. — KAMPHERSTEIN (1): Ein Fall von glaukomatöser Exkavation mit retinaler Ausfüllung, Klin. Monatsbl. f. Augenheilk. Bd. 41, 1, S. 25. 1903. — KAMPHERSTEIN (2): Glaukomatöse Skleralexkavation im Bereich des Conus hochmyopischer Augen. Klin. Monatsbl. f. Augenheilk. Bd. 41, 1, S. 491. 1903. — KLEBS, A.: Über ödematöse Veränderungen des vorderen Hornhautepithels. Beitr. z. pathol. Anat. u. z. allg. Pathol. Bd. 17, 1895. — KNAPP, A.: Bericht über die pathologische Untersuchung eines Falles von akutem primärem Glaukom. Arch. of ophth. Vol. 37, p. 2. 1908. — KNIES, M. (1): Über das Glaukom. Arch. f. Ophth. Bd. 22, 3, S. 163. 1876. — KNIES, M. (2): Über das Glaukom. Arch. f. Ophth. Bd. 23, 2, S. 62. 1877. — KNIES, M. (3): Der heutige Stand unserer Kenntnisse über die pathologische Anatomie des Glaukom. Zentralbl. f. allg. Pathol. u. pathol. Anat. Bd. 1, S. 1. 1890. — KOEPPE, L.: Klinische Beobachtungen mit der Nernstspaltlampe und dem Hornhautmikroskop. Arch. f. Ophth. Bd. 92, S. 405. 1917. — KOSTER, W. (1): Beitrag zur Lehre vom Glaukom. Arch. f. Ophth. Bd. 41, 2, S. 30. 1895. — KOSTER, W. (2): Über die Beziehung der Drucksteigerung zu der Formveränderung und Volumzunahme am normalen menschlichen Auge, nebst einigem Bemerkungen über die Form des normalen Bulbus. Arch. f. Ophth. Bd. 52, 3. S. 402. 1901. — KOYANAGI und TAKAHASHI: Kavernöse Sehnervenatrophie bei Orbitaltumoren. Arch. f. Ophth. Bd. 115, S. 596. 1925. — KRUKENBERG: Glaukomatöse Exkavation der Lamina cribrosa ohne Exkavation der Papille bei einem Glaucoma inflamm. acutum. Klin. Monatsbl. f. Augenheilk. Bd. 38, Beilageheft, S. 47. 1900. — KUBIK, J.: Zur Anatomie der Kammerbucht. Ber. d. ophth. Ges. Heidelberg 1920. — KUHNT, H. (1): Über einige Altersveränderungen im menschlichen Auge. Ber. d. ophth. Ges. Heidelberg. 1881. S. 38. — KUHNT, H. (2): Über den Halo glaucomatosus. Nebst Bemerkungen über pathologischen Befunde beim Glaukom überhaupt. Ber. d. ophth. Ges. Heidelberg. 1885. S. 101. — LAGRANGE et BEAUVIEUX: Anatomie de l'excavation glaucomateuse. Arch. d'opht. Tome 42, p. 129. 1925. — LAWFORD, J. B.: Cases of intraocular Sarkoma. Ophth. hosp. rep. Vol. 11, p. 400. 1887. — LEBER, TH. (1): Studien über den Flüssigkeitswechsel im Auge. Arch. f. Ophth. Bd. 19, 2, S. 87. 1875. — LEBER, TH. (2): Über die interzellulären Lücken des vorderen Hornhautepithels im normalen und pathologischen Zustande. Arch. f. Ophth. Bd. 24,

1, S. 252. 1875. — Levinsohn, G. (1): Über die Ursachen des primären Glaukoms. Berlin. klin. Wochenschr. 1902, Nr. 41 u. 42. — Levinsohn, G. (2): Beitrag zur pathologischen Anatomie und Pathogenese des Glaukoms. Arch. f. Augenheilk. Bd. 62, S. 131. 1908. — Licskó, A.: Durch Irisatrophie hervorgerufenes Glaukom. Klin. Monatsbl. f. Augenheilk. Bd. 71, S. 456. 1923. — Löhlein, W.: Glaukom der Jugendlichen. Arch. f. Ophth. Bd. 85, S. 393. 1913. — Magitot: Etude anatomique sur le glaucome infantile. Ann. d'oculist. Tome 147, p. 241. 1912. — Mans, R.: Das Epithelfasersystem der Hornhaut. Klin. Monatsbl. f. Augenheilk. Bd. 73, S. 289. 1924. — Marie, P.: De foyers lacunaires de désintégration. Rev. de méd. Tome 21. 1901. — Markbreiter, J.: Histologische Daten zur Entstehungserkenntnis der glaukomatösen Exkavation. Arch. f. Augenheilk. Bd. 66, S. 147. 1910. — Märtens: Präparate von glaukomatösen menschlichen Augen mit Limitansblasen. Niedersächsischer augenärztl. Ver. Klin. Monatsbl. f. Augenheilk. Bd. 68, S. 394. — Meisner, Prof.: Hydrophthalmus und angeborene Hornhauttrübungen. Arch. f. Ophth. Bd. 112, S. 433. 1923. — Melanowski, W. H. (1): Beitrag zur pathologischen Anatomie des Glaukoms. Klinika Oczna Bd. 1, H. 2, S. 24. Ref.: Klin. Monatsbl. f. Augenheilk. Bd. 71, S. 809. 1923. — Melanowski, W. H. (2): Quelques remarques sur le rôle de la zonule dans les états glaucomateux de l'oeil. Arch. d'opht. Tome 41, p. 173. 1924. — Meller, J. (1): Die Sklerose der Kornea. Klin. Monatsbl. f. Augenheilk. Bd. 43, 2, S. 209. 1905. — Meller, J. (2): Über spontane Berstung des Augapfels. Klin. Monatsbl. f. Augenheilk. Bd. 60, S. 458. 1918. — Meller, J. (3): Über spontane Blutungen in atrophischen Augen. Zeitschr. f. Augenheilk. Bd. 57, S. 131. 1925. — Mulder, W.: On progressive atrophy of the iris with formation of holes in glaucoma. Brit. journ. of ophth. Vol. 8, p. 262. 1924. Ref.: Klin. Monatsbl. f. Augenheilk. Bd. 73, S. 536. — Müller, H. (1): Über Glaukom. Sitzungsber. d. phys.-med. Ges. in Würzburg. 1856. Gesammelte und hinterlassene Schriften. Bd. 1, S. 340. — Müller, H. (2): Über Niveauveränderungen an der Eintrittsstelle des Sehnerven. Arch. f. Ophth. Bd. 4, 2, S. 1. 1858. — Nehl, F.: Lakunäre Sehnervenatrophie und glaukomatöse Exkavation. Inaug.-Diss. Rostock 1913. — Nordenson, J. W.: Über die Ursachen der Verengerung der vorderen Augenkammer beim primären Glaukom. Upsala läkareförenings forhandl. Bd. 29, S. 1. 1924. — Nuel, J. P. (1): Dégénérescence hyaline et muqueuse de l'épithelium cornéen. Arch. d'opht. Tome 13, p. 608. 1893. — Nuel, J. P. (2): Über Abflußwege der Humor aques. 9. internat. Ophth.-Kongreß in Utrecht 1899. S. 10. — Ogawa, K.: Über die kavernöse Degeneration des Sehnerven. Arch. f. Augenheilk. Bd. 72, S. 10. 1912. — Oguchi, Ch.: Anatomie der Hornhautfistel nebst Bemerkungen über eine eigenartige Sehnervenexkavation bei sekundärem Glaukom. Arch. f. Ophth. Bd. 70, S. 88. 1909. — Opin: Beteiligung der Zentralgefäße des Sehnerven beim Glaukom. Bull. et mém. de la soc. franç. d'opht. 1908. — Pagenstecher, H. (1): Über Erweiterung des sog. Petitschen Kanals und konsekutive Ablösung des vorderen Teiles des Glaskörpers. Arch. f. Ophth. Bd. 22, 2, S. 271. 1876. — Pagenstecher, H. (2): Über Glaukom. Ber. d. ophth. Ges. Heidelberg. 1877. S. 7. — Pagenstecher, H. und Genth: Atlas der pathologischen Anatomie des Augapfels. Wiesbaden 1875. — Panas et Rochon-Duvigneaud: Le Glaucôme et les Neoplasmes intraoculaires. Paris 1898. — Parsons: Folding of retina in glaucoma cup. Transact. of the Americ. ophth. soc. Vol. 25, p. 94, 1905. — Pes Orlando: Anatomische Beobachtungen über einen Fall von einfachem chronischen absoluten Glaukom mit einer eigentümlichen Schichtung des Stratum pigmentatum ret. Arch. f. Augenheilk. Bd. 50, S. 304. 1904. — Polatti: Sehnervenatrophie und Dehiszenz der Sklera bei hochgradiger Myopie. Klin. Monatsbl. f. Augenheilk. Bd. 44, S. 14. 1906. — Polya: Anatomie des Kammerwinkels bei Glaukom. Ung. Beiträge Bd. 2, S. 319. 1899. — Pristley Smith (1): Glaucoma, its causes, symptomes, pathology and treatment. London 1879. — Pristley Smith (2): The pathology of glaucoma. Brit med. journ. 1889. Nr. 1475, 1476, 1477 u. 1479. — Pristley Smith (3): On the pathology and treatment of glaucoma. London 1891. — Pusey Brown: Glaukomatöse Exkavation der Lamina cribrosa ohne Exkavation der Papille und mit deutlicher Papillitis in einem Fall von akutem entzündlichem Glaukom. Arch. f. Augenheilk. Bd. 62, S. 398. 1909. — Rados, A.: Über die kavernöse Sehnervenentartung. Klin. Monatsblatt f. Augenheilk. Bd. 51, 2. S. 355. 1913. — Raeder, J. G.: Untersuchungen über die Lage und Dicke der Linse im menschlichen Auge bei physikalischen und pathologischen Zuständen nach einer neuen Methode gemessen. II. Die Lage der Linse bei glaukomatösen Zuständen. v. Graefes Arch. f. Ophth. Bd. 112, S. 29. 1923. — Reis, W.: Untersuchungen zur pathologischen Anatomie und zur Pathogenese des angeborenen Hydrophthalmus. Arch. f. Ophth. Bd. 60, S. 1. 1905. — Rényi, G. v.: Beitrag zur Histologie des Glaukoms. 12. Vers. d. ung. ophth. Ges. 1920. Ref.: Zeitschr. f. Augenheilk. Bd. 45, S. 324. 1921. — Römer, P.: Verkalkung der Retina bei chronischer Nephritis zugleich ein Beitrag zur pathologischen Anatomie des Glaukoms usw. Arch. f. Ophth. Bd. 52, S. 514. 1901. — Rönne, H.: Zur pathologischen Anatomie des Glaucoma simplex. Klin. Monatsbl. f. Augenheilk. Bd. 51, 2. S. 505. 1913. — Roscher, A.: Ein Fall von glaukomatöser Exkavation der Lamina cribrosa ohne Exkavation des Sehnerven. Klin. Monatsbl. f. Augenheilk.

Bd. 39, S. 927. 1901. — ROTTER F. und F. STIMMEL: Beiträge zur Pathologie und Therapie des Hydrophthalmus congenitus. Zeitschr. f. Augenheilk. Bd. 28, S. 114. 1912. — RUBEN, L.: Beiträge zur Lehre vom Augendruck und vom Glaukom. Arch. f. Ophth. Bd. 86, S. 258. 1913. — SACHSALBER, A. (1): Über das Rankenneurom der Orbita mit sekundärem Hydrophthalmus. Deutschmanns Beitr. z. Augenheilk. Bd. 27, S. 1. 1897. — SACHSALBER, A. (2): Vollständige Obliteration der Retinalgefäße bei Glaucoma acsolutum. Zentralbl. f. prakt. Augenheilk. 1900. S. 6. — SACHSALBER, A. (3): Beiträge zur Anatomie des Sekundärglaukoms. Arch. f. Augenheilk. Bd. 41, S. 109. 1900. — SALZMANN, M. (1): Diskussion zu SCHNABEL. Klin. Monatsbl. f. Augenheilk. Bd. 42, 1, S. 600. — SALZMANN, M. (2): Anatomie und Histologie des menschlichen Auges. Leipzig u. Wien 1912. — SALZMANN, M. (3): Die Ophthalmoskopie der Kammerbucht. Zeitschr. f. Augenheilk. Bd. 34, S. 26. 1915. — SARTI, U.: Eine seltene Alteration der Fontanaschen Räume in einem Glaukomauge. Bull. d. soc. med.-chirurg. di Bologna. 1895. — SATTLER, H. (1): Über Glaukom. Anzeig. d. Ges. d. Wien. Ärzte. 1875. — SATTLER, H. (2): Der pulsierende Exophthalmus. GRAEFE-SÄMISCH Handb. Bd. 9, 1. Abt., 2. Teil. 1920. — SATTLER, H.-E. BECKER: Atlas der pathol. Topographie. II, Taf. XIII, XV, 1875. S. 42, 48, 52. — SCHEERER, R. (1): Zur pathologischen Anatomie der Veränderungen der Netzhautgefäße bei der sog. Thrombose der Zentralvene und Embolie der Zentralarterie mit besonderer Berücksichtigung ihrer Beziehungen zu anderweitigen Veränderungen am Sehnervenkopf bei Glaukom und verwandten Zuständen. Arch. f. Ophth. 1922. S. 110, 292. — SCHEERER, R. (2): Zur pathologischen Anatomie der Netzhautzentralgefäße usw. II. Arch. f. Ophth. Bd. 112, S. 206. 1923. — SCHMIDT-RIMPLER, H. (1): Zur Glaukomtheorie. Sitzungsber. d. Ges. z. Beförderung d. Naturwissenschaften zu Marburg. 1874. Nr. 1. — SCHMIDT-RIMPLER, H. (2): Pathologisch-anatomischer Beitrag zur Entstehung der Druckexkavation. Arch. f. Ophth. Bd. 58, S. 563. 1904. — SCHMIDT-RIMPLER, H. (3): Druckexkavation und Sehnervenatrophie. Arch. f. Augenheilk. Bd. 59, 1. 1908. — SCHMIDT-RIMPLER, H. (4): Glaukom und Ophthalmomalazie. Graefe-Sämisch Handb. d. ges. Augenheilk. 2. Aufl. 1908. — SCHNABEL, J. (1): Beiträge zur Lehre vom Glaukom. I. Arch. f. Augen- u. Ohrenheilk. Bd. 6, S. 118. 1878. — SCHNABEL, J. (2): Beiträge zur Lehre vom Glaukom. II. Arch. f. Augen- u. Ohrenheilk. Bd. 7, S. 99. 1879. — SCHNABEL, J. (3): Über Glaukom und Iridektomie. Arch. f. Augen- u. Ohrenheilk. Bd. 5, S. 1. 1875. — SCHNABEL, J. (4): Beiträge zur Lehre vom Glaukom. Arch. f. Augenheilk. Bd. 15, S. 311. 1885. — SCHNABEL, J. (5): Das glaukomatöse Sehnervenleiden. Arch. f. Augenheilk. Bd. 24, S. 273. 1892. — SCHNABEL, J. (6): Die glaukomatöse Sehnervenatrophie. Wien. klin. Wochenschr. 1900. Nr. 20, 24, 25. — SCHNABEL, J. (7): Das glaukomatöse Sehnervenleiden. Ophth. Ges. Wien. 1904. — SCHNABEL, J. (8): Die Entwicklungsgeschichte der glaukomatösen Exkavation. Zeitschr. f. Augenheilk. Bd. 14, 1. 1905. — SCHNABEL, J. (9): Klinische Daten zur Entwicklung der glaukomatösen Exkavation. Zeitschr. f. Augenheilk. Bd. 19, S. 556. 1908. — SCHNAUDIGEL: Die kavernöse Sehnervenentartung. Arch. f. Ophth. Bd. 59, S. 344. 1904. — SCHÖLER, H.: Experimentelle Studien über die Flüssigkeitsausscheidung aus dem Auge. Arch. f. Ophth. Bd. 25, 4, S. 63. 1878. — SCHREIBER, L.: Über die Degeneration der Netzhaut und des Sehnerven. Arch. f. Ophth. Bd. 64, S. 237. 1906. — v. SCHULTÉN: Experimentelle Untersuchungen über die Zirkulationsverhältnisse des Auges. Arch. f. Ophth. Bd. 30, 3, S. 39. 1884. — SCHWALBE, JUL.: Abbildungen und Präparate von Zyklopie beim Tiere und Menschen. Dtsch. med. Wochenschr. 1919. S. 2220. — SCHWARZKOPF, G.: Pathologisch-anatomische Befunde bei Glaukom (Greeffsche Blasen) und ihre Beziehungen zur Kammerwasserergänzung. Zeitschr. f. Augenheilk. Bd. 47, S. 87. 1922. — DE SCHWEINITZ und SHUMWAY: Über die Histologie der Keratitis bullosa bei glaukomatösen Augen. Arch. of ophth. Bd. 32, H. 3. 1905. — SIEGRIST, K. (1): Diskussion zu dem Vortrag von SEEFELDER. Ber. d. ophth. Ges. Heidelberg. 1910. — SIEGRIST, A. (2): Das Ectropium uveae acquisitum. Ber. d. ophth. Ges. 1912, S. 303. — SIEGRIST, A. (3): Diskussion zu GONIN. Schweiz. ophth. Ges. 1924. Ref.: Klin. Monatsbl. f. Augenheilk. Bd. 72, S. 806. — SILEX, P.: Über das Wesen der glaukomatösen Hornhauttrübung. Arch. f. Augenheilk. Bd. 42, S. 125. 1900. — SPIELBERG, CH.: Beiträge zur Pathologie des Hydrophthalmus cong. Klin. Monatsbl. f. Augenheilk. Bd. 49, 1, S. 313. 1911. — STÄHLI, J.: Klinik, Anatomie der Entwicklungsmechanik der Haabschen Bändertrübungen im hydrophthalmischen Auge. Arch. f. Augenheilk. Bd. 79, S. 141. 1914. — STELLWAG, v. CARION: Über Binnendrucksteigerung und Glaukom. Abhandl. a. d. Gebiete d. prakt. Augenheilk. S. 152. Wien 1882. — STERN, HEINR.: Das Ectropium uveae acquisatum. Arch. f. Augenheilk. Bd. 76, S. 80. 1914. Bd. 77, S. 77. — STIRLING: An inquiry into the condition of the vortex veins of 20 Eyes enucleated for primary glaucoma. Roy. London hosp. rep. Vol. 13. 1893. — STOCK, W. (1): Über Sehnervenveränderungen bei Myopie. Ber. d. ophth. Ges. Heidelberg 1907. S. 261. — STOCK, W. (2): Über die kavernöse Sehnervenatrophie bei Myopie. Klin. Monatsbl. f. Augenheilk. Bd. 46, S. 324. 1908. — STÖLTING, B. (1): Glaukom nach Linearextraktion. v. Graefes Arch. f. Ophthal. Bd. 33, 2. S. 177. 1887. — STÖLTING, B. (2): Beiträge zur Anatomie des Glaukoms. Arch. f. Ophth. Bd. 34, 2, 135. 1888. — STRAUB, M.: Beitrag zur pathologischen Anatomie des Glaukoms.

Arch. f. Ophth. Bd. 34, 3, S. 195. 1888. — SULZER, E.: Glaucome foudroyante etc. Considération sur le rôle de la circulation intraoculaire dans la pathogenie du glaucoma. Ann. d'oculist. Tome 117, p. 81. 1897. — TAKAGI zit. nach KOYANAGI und TAKAHASHI: Jikken-Ganka-Zasshi Jg. 7, S. 191. 1924. — TARTUFERI: Sull anatomia pathologica della cornea nel glaucoma. Giorn. de R. acad. de anat. de Torino. Ann. 45. Zit. nach Nagels Jahresber. 1882. — THOMSEN, H.: Anatomische Untersuchung eines kürzlich entstandenen akuten inflammatorischen Glaukoms (nicht operiert). Klin. Monatsbl. f. Augenheilk. Bd. 60, S. 339. 1918. — TREACHER COLLINS, s. PARSON: Pathology of the eye. — TSCHIRKOWSKY, W.: Über das bei den albuminurischen Augenveränderungen auftretende Glaukom. Klin. Monatsbl. f. Augenheilk. Bd. 44, S. 2. 1906. — ULRICH, R. (1): Die Pathogenese des Glaukoms. Ber. d. dtsch. ophth. Ges. Heidelberg. S. 2 und v. Graefes Arch. f. Ophth. Bd. 30, 4. S. 235. 1884. — ULRICH, R. (2): Neue Untersuchungen über Lymphströmung im Auge. Arch. f. Augenheilk. Bd. 20, 3, S. 288. 1889. — VEASEY: Simple Glaucoma in the young. Ophth. rec. 1908. — VEASEY and SHUMWAY: Glaucoma simplex in the young etc. Ophth. rec. 1904. — VELHAGEN, K.: Über den Befund lipoidhaltiger Zellen in der Art. centr. ret. usw. Beitr. z. pathol. Anat. u. z. allg. Pathol. Bd. 57, H. 1, S. 38. 1913. — VERHOEFF: The effect in chronic glaucoma on the central retinal vessels. Arch. of ophth. 1913. March. — VOGT, C. u. O.: Zur Lehre der Erkrankungen des striären Systems, Journ. of Psychol. u. Neurol. Bd. 25, H. 3. 1920. — VOGT, O.: Zystenbildung des Pupillarpigmentsaumes. Versamml. d. Schweiz. Ärzte. Juni 1921. Ref.: Klin. Monatsbl. f. Augenheilk. Bd. 67. S. 330. 1921. — DE VRIES (1): Over sclerose van het sclero-corneale ring by glaucoma. Nederlandsch tijdschr. v. geneesk. Bd. 1, Nr. 24. 1907. — DE VRIES (2): Af wij kingen aan ole oogzenow bij glaucom. Ref.: Jahresber. f. Ophth. 1908. — WAGENHÄUSER, T.: Anatomische Untersuchungen bei 8 Fällen von Linsenluxation mit besonderer Berücksichtigung der Veränderungen am Sehnerven. Inaug.-Diss. Tübingen 1912. — WATANABE, B.: Beiträge zur Beurteilung des Verschlusses des Kammerwinkels und der Sehnervenexkavation. Zeitschr. f. Augenheilk. Bd. 19, S. 109. 1908. — WEBER, AD. (1): Die Ursachen des Glaukoms. v. Graefes Arch. f. Ophth. Bd. 23, 1, S. 1. 1877. — WEBER, AD. (2): Über pathologische Veränderungen, welche dem Glaukom vorhergehen oder dasselbe verursachen. Transact. of the internat. med. congr. London 1881. p. 75. — v. WECKER: Glaukom und Augendrainage. Arch. f. Ophth. Bd. 22, 4, S. 214. 1876. — WEDL und BOCK: Pathologische Anatomie des Auges. Wien 1886. S. 133. — WEISHAUPT: Hämorrhagisches Glaukom usw. Inaug.-Diss. Heidelberg 1919. — WEITBRECHT: Anatomische Untersuchungen bei 12 Augen von Glaucoma secundarium. Inaug.-Diss. Tübingen 1912. — WERNICKE, O.: Das Glaukom als Erscheinungsform der disseminierten intraokulären Sklerose. Rev. cubana de oft. Bd. 4, S. 42. 1922. — WESSELY: Ber. d. ophth. Ges. Heidelberg 1927. — WINTERSTEINER, H.: Ruptura sclerae in staphylomate postico. Klin. Monatsbl. f. Augenheilk. Bd. 41, 1, S. 505. 1903. — WIPPER, O.: Glaucoma of ciliary neuritis. Americ. journ. of ophth. Vol. 5, p. 368. 1922. — WIRTH, M.: Beiträge zur Anatomie der Keratitis vesiculosa und bullosa. Zeitschr. f. Augenheilk. Bd. 16, S. 99. 1906. — WOOD CASEY: Progress primary atrophy and absolute complete disappearence of right iris. Ophthalmoscope 1910. — ZIERL, E.: Über Atrophie der Iris. Inaug.-Diss. München 1911. — ZIRM, E. (1): Augendruck, Glaukom und Myopie. Arch. f. Ophth. Bd. 79, S. 96. 1911. — ZIRM, E. (2): Ein Beitrag zur Anatomie des entzündlichen Glaukoms. Arch. f. Ophth. Bd. 41, 4. S. 115. 1895.

Hydrophthalmus.

AXENFELD, TH. (1): Vossius zwanglose Abhandlungen. Bd. 4, H. 6/7. — AXENFELD, TH. (2): Zur Kenntnis der isolierten Dehiszenzen der Membrana Descemeti. Über akute Exazerbationen des Keratokonus durch Spontanruptur der Membrana Descemeti. Klin. Monatsbl. f. Augenheilk. Bd. 43, S. 160. 1905. — BÄR, C.: Feuermal und Glaukom. Zeitschr. f. Augenheilk. Bd. 57, S. 628. 1925. — BECKER, E.: Zur Diagnose intraokularer Sarkome. (Glaukomatöser Habitus bei Sarkom.) Arch. f. Augen- und Ohrenheilk. Bd. 1, 1, S. 219. 1869. — BELTMAN, Über angeborene Teleangiektasien des Auges als Ursache von Glaucoma simplex. Arch. f. Ophth. Bd. 59, S. 502. 1904. — BIRCH-HIRSCHFELD: Die Krankheiten der Orbita. Graefe-Sämisch Handb. d. Augenheilk. 2. Aufl. Bd. 9, Tl. 2, Kap. 13. 1915. — BÖHM, K. (1): Über kongenitale vordere und hintere Synechien der Iris mit Hydrophthalmus. Klin. Monatsbl. f. Augenheilk. Bd. 52, S. 831. — BÖHM, K. (2): Beiträge zur pathologischen Anatomie und operativen Therapie des angeborenen Hydrophthalmus. Klin. Monatsbl. f. Augenheilk. Bd. 55, S. 556. 1915. — BÖHM, K. (3): Klinische und pathologisch-anatomische Untersuchungen zur kongenitalen partiellen Aniridie. Klin. Monatsbl. f. Augenheilk. Bd. 55, S. 544. 1915. — CHRISTEL, P.: Einseitiger angeborener Buphthalmus haemorrhagicus. Arch. f. Augenheilk. Bd. 71, S. 247. 1912. — CLAPP: A contribution as to the etiology of hydrophthalmos. Ophth. sect. of the Baltimore city med. soc. 1923. — CUCCO: Eziologia e patogenesi dell idrottalmo. Ann. di ottalm. e clin. ocul. anno L. n. 10—12. 1923. p. 621. — CUPERUS: Teleangiektasie des Gesichts mit Glaucoma simplex. Klin. Monatsbl. f. Augenheilk. 1909. — DA GAMA PINTO: Untersuchungen über intraokulare Tumoren. Wiesbaden 1886. — Duschnitz: Einseitiges jugendliches Glaukom mit Naevus flammeus. Klin. Monatsbl. f. Augenheilk. Bd. 70, S. 404. 1923. — Elschnig, A. (1): Beiträge zur Lehre vom Glaukom. III. Vordere Linsensynechie und Glaukom. Klin. Monatsbl. f. Augenheilk. Bd. 56, S. 421. 1916. — Elchnig, A. (2): Beiträge zur Glaukomlehre. IV. Naevus vasculosus mit gleichseitigem Hydrophthalmus. Zeitschr. f. Augenheilkunde. Bd. 39, S. 189. 1918. — Elschnig, H. H.: Über die klinischen Symptome der Risse der Membrana Descemeti beim Hydrophthalmus nebst Bemerkungen über ihre Frühperforation bei der eitrigen Keratitis. Klin. Monatsbl. f. Augenheilk. Bd. 73, S. 395. 1924. — Faber: Über Rißbildungen in der Membrana Descemeti. Inaug.-Diss. Tübingen 1906. — Falchi: Über den nicht angeborenen Hydrophthalmus. Beitr. z. pathol. Anat. u. z. allg. Pathol. Bd. 7. 1891. — Freese: Hydrophthalmus beim Erwachsenen. Berlin. augenärztl. Ges. Klin. Monatsbl. f. Augenheilk. Bd. 65, S. 922. 1920. — Fuchs, E. (1): Chorioiditis bei Glaukom. Vers. d. Ophth. Ges. Heidelberg 1878. — Fuchs, E. (2): Über den Sphincter pupillae. Klin. Monatsbl. f. Augenheilk. Bd. 61, S. 1. 1918. — Ginzburg: Glaukom und Feuermal mit Akromegalie. Klin. Monatsbl. f. Augenheilk. Bd. 76, S. 393. 1926. — Gross: Beiträge zur pathologischen Anatomie des Hydrophthalmus. Arch. of Ophth. 1904. — Hartridge und Griffith: Cholestearin in der subretinalen Flüssigkeit bei einem kindlichen Buphthalmus. Ophth. soc. unites Kingd. 1895. — Hippel, E. v. (1): Über Hydrophthalmus cong. nebst Bemerkungen über Verfärbung der Kornea durch Blutfarbstoff. Arch. f. Ophth. Bd. 44, S. 539. 1897. — Hippel, E. v. (2): Über die angeborenen zentralen Defekte der Hornhauthinterfläche usw. Arch. f. Ophth. Bd. 95, S. 192. 1918. — Hirschberg, J.: Klinische Beiträge zur pathologischen Topographie des Auges. Arch. f. Ophth. Bd. 22, S. 137. 1876. — Hirschberg-Birnbacher: Beiträge zur Pathologie des Sehorgans. Zentralbl. f. prakt. Augenheilk. 1886. S. 225. — Horrocks: A case of facial and ocular naevus. Transact. of the ophth. soc. of the Kingdom. Vol. 3, S. 106. 1883. — Jaensch, P. A.: Anatomische und klinische Untersuchungen zur Pathologie und Therapie des Hydrophthalmus congenitus. Arch. f. Ophth. Bd. 118, S. 21. 1927. — Kalt: Anatomie pathologique de la buphthalmie. Ann. d'oculist 1891. — Keerl: Das Glaukom der Jugendlichen. Inaug.-Diss. Leipzig 1920. — Kiranoff: Glaukom und Naevus flammeus. Klin. Monatsbl. f. Augenheilk. Bd. 44, S. 502. 1925. — Lagrange, Félix: Traitement du glaucome infantile. 38. congr. de la soc. franç. d'ophtalm. Bruxelles. 1925. — Landolt, M.: Deshiszenzen der Descemetschen Membran bei Hydrophthalmus. Arch. d'ophth. 1910. — Löhlein, W.: Glaukom der Jugendlichen. Arch. f. Ophth. Bd. 85, S. 393. 1913. — Mackenzie: Clinical society transactions. Vol. 12, p. 162. 1879. — Magitot: Etude anatomique sur le glaucome infantile. Ann. d'oculist. Tome 147, p. 241. 1912. — Mann, Ida C.: A case of infantile glaucoma with imperfect development of the angle of the anterior chamber. Proc. of the roy. soc. of med. Vol. 19, Nr. 11, sect. of ophth. 12. 3.1926. p. 51. Ref.: Zentralbl. f. Ophth. Bd. 17, S. 600. — Marchesani: Naevus flammeus und Hydrophthalmus. Wien. med. Wochenschr. 1925. S. 2538. — Marschke: Beiträge zur pathologischen Anatomie der Myopie und des Hydrophthalmus. Klin. Monatsbl. f. Augenheilk. 1901. — Mauthner, L. (1): Glaukom 1882. — Mauthner, L. (2): Vorträge auf dem Gesamtgebiete der Augenheilkunde. Bd. 2. Wiesbaden 1889. — May: Zur Anatomie des Hydrophthalmus congenitus. Berl. ophth. Ges. 1902. — Mayer: Ein Fall von angeborenen vorderen Synechien mit Buphthalmus. Transact. of the ophth. soc. of the Kingdom. Vol. 30, II. 1910. — Meisner, Prof.: Hydrophthalmus und angeborene Hornhauttrübungen. Arch. f. Ophth. Bd. 112, S. 433. 1923. — Meller, J.: Hydrophthalmus als Folge einer Entwicklungsanomalie der Iris. Arch. f. Ophth. Bd. 92, S. 34. 1917. — Michel, J. v.: Buphthalmus und halbseitige Gesichtshypertrophie. Ber. d. ophth. Ges. Heidelberg 1908. — Murakami: Zur pathologischen Anatomie und Pathogenese des Buphthalmus bei Neurofibromatosis. Klin. Monatsbl. f. Augenheilk. Bd. 51, S. 514. 1913. — Nahmacher: Beiträge zur Pathologie des Buphthalmus. Inaug.-Diss. Rostock 1910. — Nakamura, B.: Angeborener halbseitiger Naevus flammeus mit Hydrophthalmus und Knochenverdickung derselben Seite. Klin. Monatsbl. f. Augenheilk. Bd. 69, S. 312. 1922. — Reis, W.: Untersuchung zur pathologischen Anatomie und zur Pathogenese des angeborenen Hydrophthalmus. Arch. f. Ophth. Bd. 60, S. 1. 1905. — Römer, P.: Metastatische Ophthalmie bei Hydrophthalmus cong. Klin. Monatsbl. f. Augenheilk. Bd. 40, 1, S. 320. 1902. — Sachsalber, A.: Über das Rankenneurom der Orbita mit sekundärem Hydrophthalmus. Deutschmanns Beitr. z. Augenheilk. Bd. 27, S. 1. 1897. — Šafar, K.: Histologischer Beitrag zur Frage des ursächlichen Zusammenhanges zwischen Hydrophthalmus congenitus und Naevus flammeus. Zeitschr. f. Augenheilk. Bd. 51, S. 301. 1923. — Salus, R.: Glaukom und Feuermal. Klin. Monatsbl. f. Augenheilk. Bd. 71, S. 305. 1923. — Schlaefke, W.: Über einen Fall von Hydrophthalmus mit vorderer Synechie und Fehlen der Linse. Arch. f. Ophth. Bd. 86, S. 106. 1913. — Seefelder, R. (1): Über Hornhautveränderungen im kindlichen Alter infolge von Drucksteigerung. Klin. Monatsbl. f. Augenheilk. Bd. 43, 2, S. 321. 1905. — Seefelder, R. (2): Klinische und anatomische Untersuchungen zur Pathologie und Therapie des Hydrophthalmus cong. Arch. f. Ophth. Bd. 63, S. 2. 1906. —

Seefelder, R. (3): Frühstadium des Hydrophthalmus cong. Ber. d. ophth. Ges. Heidelberg. 1910. S. 308. — Seefelder, R. (4): Hydrophthalmus als Folge einer Entwicklungsanomalie der Kammerbucht. Arch. f. Ophth. Bd. 103, S. 1. 1920. — Seligsohn: Hydrophthalmus mit Knorpelbildung im Innern des Auges. Ectropium uveae und Netzhautpigmentierung vom Glaskörperraum. Arch. of ophth. Vol. 32. 1905. — Siegrist, A.: Diskussion zum Vortrage von Seefelder. Ber. d. ophth. Ges. Heidelberg 1910. — Spielberg, Ch.: Beiträge zur Pathologie des Hydrophthalmus cong. Klin. Monatsbl. f. Augenheilkunde. Bd. 49, S. 313. 1911. — Stähli, J.: Klinik, Anatomie der Entwicklungsmechanik der Haabschen Bändertrübungen im hydrophthalmischen Auge. Arch. f. Augenheilk. Bd. 79, S. 141. 1914. — Stimmel, F. und F. Rotter: Beiträge zur Pathologie und Therapie des Hydrophthalmus cong. Zeitschr. f. Augenheilk. Bd. 28, S. 114. 1912. — Takashima: Fünf Fälle von Hydrophthalmus cong. unter besonderer Berücksichtigung des pathologisch-anatomischen Befundes. Klin. Monatsbl. f. Augenheilk. Bd. 51, 2, S. 48 u. 180. 1912. — Wagenmann, A. (1): Über ein kavernöses Angiom der Aderhaut bei ausgedehnter Teleangiektasie der Haut. Arch. f. Ophth. Bd. 51, S. 532. 1900. — Wagenmann, A. (2): Ber. d. ophth. Ges. Heidelberg 1905. S. 361. — Wintersteiner, H.: Über Hornhautveränderungen beim Neuroepithelioma (Glioma) ret. Ber. d. ophth. Ges. Heidelberg 1895. S. 25 u. Arch. f. Augenheilk. Bd. 32, S. 154. — Wirth: Beteiligung der Augen beim Naevus flammeus des Gesichts. Klin. Monatsbl. f. Augenheilk. Bd. 76, S. 404. 1926. — Yamanaka: Ein Fall von Naevus flammeus mit gleichseitigem Glaukom. Klin. Monatsbl. f. Augenheilk. Bd. 78, S. 372. 1927. — Zahn: Über die hereditäten Verhältnisse bei Buphthalmus. Inaug.-Diss. Tübingen 1904. — Zaun: Naevus flammeus und angeborenes Glaukom. Klin. Monatsbl. f. Augenheilk. Bd. 72, S. 57. 1924. — Zentmayer: Hydrophthalmos with a histologic report of two cases, one of which presented a cong. coloboma. Journ. of the Americ. med. assoc. Vol. 61, Nr. 13, p. 1103. 1915. — Zierl, E.: Über Atrophie der Iris. Inaug.-Diss. München 1911.

Sekundärglaukom.

Alt, A. (1): Haemorrhagic glaucoma. Americ. journ. of ophth. Vol. 1, p. 14. 1897. — Alt, A. (2): Another case of haemorrhagic glaucoma. Americ. journ. of ophth. Vol. 15, p. 298. 1898. — Asayama: Über die Resorption des Kammerwassers von der vorderen Fläche der Iris. Arch. f. Ophth. Bd. 51, S. 98. 1900. — Ask, F.: Studien über die pathologische Anatomie der erworbenen Linsenluxation. Wiesbaden 1913. — Baquis, E.: Über pathologische Anatomie und Pathogenese der Cyanosis retinae nebst Bemerkungen über die Pathogenese des Glaukoms. Arch. f. Ophth. Bd. 68, S. 177. 1908. — Bartels, M.: Über Blutgefäße des Auges bei Glaukom und über experimentelles Glaukom durch Versperrung der vorderen Blutbahnen. Zeitschr. f. Augenheilk. Bd. 14, S. 105, 258, 458. 1905. — Bauer, R.: Anatomische Beiträge zu den Erkrankungen beider Zentralgefäße und Zirkulationsstörungen der Netzhaut mit Glaukom. Arch. f. Augenheilk. Bd. 63, S. 13. 1909. — Baurmann: Untersuchungen über die Struktur des Glaskörpers bei Säugetieren. Arch. f. Ophth. Bd. 111. 1923. — Baurmann und Thiessen: Die Struktur im Glaskörper des Auges. Aus d. Nachr. d. Ges. d. Wiss. in Göttingen. Math.-physikal. Klasse. 1922. — Beltmann, T.: Über angeborene Teleangiektasien des Auges als Ursache von Glaucoma simplex. Arch. f. Ophth. Bd. 59, S. 502. 1904. — J. v. Benedek: Ein Beitrag zur Anatomie der präretinalen Hämorrhagie. Arch. f. Ophth. Bd. 67, S. 418. 1906. — Birch-Hirschfeld, A. (1): Ein Fall von hochgradiger Deformität des Bulbus, zugleich ein Beitrag zur Kenntnis des hämorrhagischen Glaukoms. Klin. Monatsbl. f. Augenheilk. Bd. 41, Beilageheft, S. 327. 1903. — Birch-Hirschfeld, A. (2): Die Veränderungen des Sehnerven bei Orbitalerkrankungen. Ber. d. Heidelberger ophth. Ges. 1910. — Brailey, W. (1): On some changes with occur in the blood-vessels in diseases of the eye, considered in their relation to general pathology. The London ophth. hosp. Rep. Vol. 10, p. 132. 1880. — Brailey, W. (2): On the relation of tumours of the eye to intraocular tension. Ophth. hosp. rep. Bd. 10, 2, S. 205. 1881. — Burk, A.: Beiträge zur erworbenen Linsenluxation und ihrer Folgen. Arch. f. Ophth. Bd. 83, S. 114. 1912. — Casali, A.: Contributo all' anatomia patologica del glaucoma emorragico et delle emorragie retrocoroideali. Ann. di ottalmol. Vol. 35, S. 669. 1906. — Christel, P.: Einseitiger angeborener Buphthalmus haemorrhagicus. Arch. f. Augenheilk. Bd. 71, S. 247. 1912. — Coats, G. (1): Über Retinitis exsudativa (Retinitis haemorrhagica externa). v. Graefes Arch. f. Ophth. Bd. 81, S. 275. 1912. — Coats, G. (2): Der Verschluß der Zentralvene der Retina. Arch. f. Ophth. Bd. 86, S. 341. 1913. — Cords, R.: Glaukom und Papillitis. Ber. d. ophth. Ges. Heidelberg. 1920. S. 109. — Culbertson: A case of glaucoma illustrated with microphotograph. Americ. journ. of ophth. 1887. January. — Czermak, W.: Einiges zur Lehre von der Entstehung und dem Verlaufe des prodromalen und akuten Glaukomanfalles. Prag. med. Wochenschr. 1897. I—V. — Deutschmann: Zur pathologischen Anatomie des hämorrhagischen Glaukoms. Arch. f. Ophth. Bd. 25, S. 3, 163. 1879. — Eales and Sinclair: Uveal cyst of the iris. Transact. of the ophth. soc. of the Kingdom. Vol. 16, p. 56. 1897. — Ellet: Haemorrhagic glaucoma usw. Ann. of ophth. Okt. 1897. — Elschnig, A. (1):

Epithelauskleidung der Vorderkammer und Hinterkammer als Ursache von Glaukom nach Staroperation. Klin. Monatsbl. f. Augenheilk. Bd. 41, 1, S. 247. 1903. — Elschnig, A. (2): Enzyklopädie der praktischen Medizin, „Glaukom" und „Katarakt". Schnirer und Vierordt 1905. — Elschnig, A. (3): Siehe Primärglaukom. 10. — Elschnig, A. (4): Beiträge zur Glaukomlehre. Pulsierender Exophthalmus und Glaukom. Arch. f. Ophth. Bd. 92, S. 101. 1916. — Elschnig, A. (5): Beiträge zur Glaukomlehre: 4. Naevus vasculosus mit gleichzeitigem Hydrophthalmus. Zeitschr. f. Augenheilk. Bd. 39. 1918. — Elschnig, H. H. (1): Über die klinischen Symptome der Risse der Membrana Descemeti beim Hydrophthalmus nebst Bemerkungen über ihre Frühperforation bei der eitrigen Keratitis. Klin. Monatsbl. f. Augenheilk. Bd. 73, S. 395. 1924. — Elschnig, H. H. (2): Ziliarkörperzyste. Klin. Monatsbl. f. Augenheilk. Bd. 74, S. 476. 1925. — Fridenberg, P.: Zur pathologischen Anatomie des hämorrhagischen Glaukoms. Arch. f. Augenheilk. Bd. 34, S. 175. 1897. — Fuchs, E. (1): Vordere Synechie mit Hypertonie. v. Graefes Arch. f. Ophth. Bd. 69, S. 254. 1908. — Fuchs, E. (2): Über Heterochromie nebst Bemerkungen über angeborene Anomalien. Arch. f. Ophth. Bd. 93, S. 383. 1917. — Fuchs, E. (3): Netzhautablösung und Glaukom. Arch. f. Ophth. Bd. 101, S. 265. 1920. — Gauthier: Cas de glaucôme hémorrhagique. Ann. d'oculist. Tome 119, p. 438. 1898. — Gazepis, Z.: Zur pathologischen Anatomie des Exophthalmus und des Glaukoms bei Ruptur der Carotis im Sinus cavernosus. Arch. f. Ophth. Bd. 110, S. 375. 1922. — Geering: Über den Einfluß der subkonjunktivalen Sublimatinjektion auf das Verhalten des vorderen Kammerwinkels. Inaug.-Diss. Basel 1896. — Gilbert, W. (1): Untersuchungen über die Ätiologie und pathologische Anatomie usw. Arch. f. Ophth. Bd. 77, S. 210. 1910. — Gilbert, W. (2): Beiträge zur Lehre vom Glaukom. Arch. f. Ophth. Bd. 82, S. 390. 1912. — Graefe, A. v.: Beiträge zur Pathologie und Therapie des Glaukoms. Arch. f. Ophth. Bd. 15, 2, S. 153. 1869. — Gräfenberg, E.: Hämophthalmus bei Glaukom. Arch. f. Augenheilk. Bd. 56, S. 38. 1908. — Groenouw, A.: Über Umstülpung und Faltung der Regenbogenhaut nach Verletzungen. Arch. f. Ophth. Bd. 98, S. 252. 1919. — Guist, G.: Über Sekundärglaukom und Orbitalerkrankung. Ber. d. ophth. Ges. Wien. Ref.: Klin. Monatsbl. f. Augenheilk. Bd. 74, S. 523. 1925. — Hache: Glaucôme hémorrhagique. Thèse de Paris. 1874. — Halbertsma, K. T. A.: Demonstration mikroskopischer Präparate eines Auges mit Pseudotumor. Niederländ. ophth. Ges. 1924. Ref.: Klin. Monatsbl. f. Augenheilk. Bd. 73, S. 252. 1924. — Harms, C. (1): Anatomische Untersuchungen über Gefäßerkrankungen im Gebiete der V. centr. retin. usw. Arch. f. Ophth. Bd. 61, S. 1. 1905. — Harms, C. (2): Über Verschluß des Stammes der Vena centr. retin. Klin. Monatsbl. f. Augenheilk. Bd. 45, S. 143. 1905. — Heerfordt, C.: Über Glaukom. Betrachtungen und Untersuchungen über die Pathogenese des Glaukoms. Über lymphostatisches und hämostatisches Glaukom. Arch. f. Ophth. Bd. 78, S. 413. 1911. — Heesch, K.: Ultramikroskopische Untersuchungen über die Struktur des Glaskörpers im Tierauge. Arch. f. Augenheilk. Bd. 97, S. 534. 1926. — Hippel, E. v.: Zur pathologischen Anatomie des Glaukoms, nebst Bemerkungen über Netzhautpigmentierung vom Glaskörper aus. v. Graefes Arch. f. Ophth. Bd. 52, S. 498. 1901. — Hirschberg und Birnbacher: Schwammkrebs der Irishinterfläche. Hirschbergs Zentralbl. 1896. S. 289. — van der Hoeve: Referat am 4. internat. Kongreß f. Unfallk. u. Berufskrankheiten 1925, Amsterdam. — Hosch: Das Epithel der vorderen Linsenkapsel. Arch. f. Ophth. Bd. 52, S. 484. 1901. — Hussels, K.: Ein Beitrag zur pathologischen Anatomie und Pathogenese des Glaukoms. Zeitschr. f. Augenheilk. 1912, S. 213 u. 354. — Hutchinson: On retinitis haemorrhagica and a suggested connection with gout and venous thrombosis. Med. Times and Gaz. Vol. 1, p. 104. 1878. — Inouye, N.: Roy. London hosp. rep. Vol. 18, p. 24. 1910. — Jocqs: Rétinite albuminurique et glaucome hémorrhagique. Clin. opht. 1898. Nr. 6. — Ischreyt, G.: Über Glaukom infolge Cataracta senilis. Arch. f. Augenheilk. Bd. 62, S. 272. 1909. — Ischreyt: Klinische und anatomische Studien von Augengeschwülsten. Berlin 1906. — Kerschbaumer, Rosa: Das Sarkom des Auges. Wiesbaden 1900. — Kipshagen, F.: Hydrophthalmus bei einem Küken und einer Katze mit Linsenzerrung und Luxation des Linsenkernes aus der Kapsel. Arch. f. wiss. u. prakt. Tierheilk. Bd. 50, S. 539. 1924. — Knapp, H.: Glaucom from adhesion of the lens capsule to the cornea. Arch. of ophth. Vol. 39. 1910. — Kuhnt, H.: Über einige Altersveränderungen im menschlichen Auge. Ber. d. ophth. Ges. Heidelberg 1881. S. 38. — Kümmell, R.: Untersuchungen über das hämorrhagische Glaukom. v. Graefes Arch. f. Ophth. Bd. 72, S. 86. 1909. — de Lieto Vollaro: Contributio alla studio del glaucoma emorragico. Lav. de clin. ocul. Napoli. Vol. 3, 3. p. 302. 1898. — Luedde, H.: Über Flächensarkom des Auges. Arch. f. Ophth. Bd. 63, S. 468. 1906. — Maggiore, L.: Complicanze glaucomatose tardive nel distacco retinico idiopatico. Ann. di ottalmol. Vol. 51, p. 1. 1923. — Meller, J. (1): Die histologischen Veränderungen des Auges bei Keratitis disciformis. Klin. Monatsbl. f. Augenheilk. Bd. 43, 2, S. 335. 1905. — Meller, J. (2): Hydrophthalmus als Folge einer Pntwicklungsanomalie der Iris. Arch. f. Ophth. Bd. 92, S. 34. 1917. — Meisner, Erof.: Hydrophthalmus und angeborene Hornhauttrübung. Arch. f. Ophth. Bd. 112,

S. 433. 1923. — Miyake, R.: Experimentelle Untersuchungen über die glaukomatöse Exkavation der Sehnervenpapille. Jahresvers. d. japan. ophth. Ges. Kyoto 1922. — Michel, J. v. (1): Die Krankheiten der Augenlider. v. Graefe-Sämisch Handb. d. ges. Augenheilk. 1875. — Michel, J. v. (2): Buphthalmus und halbseitige Gesichtshypertrophie. Arch. f. Augenheilk. Bd. 61, S. 263. 1908. — Meyer, A.: Beiträge zur pathologischen Anatomie der hämorrhagischen Retinalapoplexie durch Venenverschluß und mit nachfolgendem Glaukom. Tübingen 1907. August. — Nahmacher: Beiträge zur Pathologie des Buphthalmus. Inaug.-Diss. Rostock. 1910. — Nakamura: Zur pathologischen Anatomie des Sekundärglaukoms nach Linsenluxation in die Vorderkammer. Nippon Gangakai 1910. Ref.: Klin. Monatsbl. f. Augenheilk. Bd. 49, 2. S. 119. 1910. — Nakamura, B.: Angeborener halbseitiger Naevus flammeus mit Hydrophthalmus und Knochenverdickung derselben Seite. Klin. Monatsbl. f. Augenheilk. Bd. 69, S. 313. 1922. — Nakayama: Vergleichende Untersuchungen über das Verhalten der Tension bei intraokularen Geschwülsten. Bd. 118, S. 311. 1927. — Ogawa, K.: Über die kavernöse Degeneration des Sehnerven. Arch. f. Augenheilk. Bd. 72. 1912. — Opin: Beteiligung der Zentralgefäße des Sehnerven beim Glaukom. Bull. et mém. de la soc. franç. d'opht. 1908. — Orlando Orlandini: Studi sul glaucoma emorragico e forme affini. 11. internat. Kongr. Neapel 1909. — Pagenstecher, H. (1): Beiträge zur Lehre vom hämorrhagischen Glaukom. Arch. f. Ophth. Bd. 17, S. 98. 1871. — Pagenstecher, H. (2): Atlas für pathologische Anatomie. Taf. 37. 1875. — Pagenstecher, A. H.: Beitrag zur pathologischen Anatomie der kongenitalen Aniridie. Arch. f. Ophth. Bd. 55, S. 75. 1902. — Panas et Rochon-Duvigneaud: Le glaucome et les neoplasmes intraoculaires. Paris 1898. — Perlmann: Zur Anatomie des hämorrhagischen Glaukoms. Inaug.-Diss. Königsberg. 1903. — Rados, A.: Über spontane Iriszysten und traumatische Skleralzysten. v. Graefes Arch. f. Ophth. Bd. 99, S. 152. 1919. — Randolph: Hemorrh. glauc. with an analysis of three cases. Journ. of the Americ. med. assoc. Vol. 17. 1891. — Reis, W. (1): Untersuchungen zur pathologischen Anatomie und zur Pathogenese des angeborenen Hydrophthalmus. Arch. f. Ophth. Bd. 60, S. 1. 1905. — Reis, W.: Zur Frage nach dem histologischen und ätiologischen Charakter der sympathisierenden Entzündung. v. Graefes Arch. f. Ophth. Bd. 80, S. 69. 1912. — Römer, P. (1): Verkalkung der Retina bei chronischer Nephritis, zugleich ein Beitrag zur pathologischen Anatomie des Glaukoms usw. v. Graefes Arch. f. Ophth. Bd. 42, S. 514. 1896. — Römer, P. (2): Metastatische Ophthalmie bei Hydrophthalmus cong. Klin. Monatsbl. f. Augenheilk. Bd. 40, 1, S. 320. 1, 1902. — Rumschewitsch, K.: Zur pathologischen Anatomie der spontanen Linsenluxationen in die vordere Kammer. Arch. f. Augenheilk. Bd. 34, S. 139. 1897. (Mit alter Literatur.) — Sachsalber, A. (1): Über das Rankenneurom der Orbita mit sekundärem Hydrophthalmus. Deutschm. Beitr. Bd. 27, S. 1. 1897. — Sachsalber, A. (2): Beiträge zur Anatomie des Sekundärglaukoms. Arch. f. Augenheilk. Bd. 41, S. 109. 1900. — Šafar, K.: Histologischer Beitrag zur Frage des ursächlichen Zusammenhanges zwischen Hydrophthalmus cong. und Naevus flammeus. Zeitschr. f. Augenheilk. Bd. 51, S. 301. 1923. — Salus, R. (1): Über Sekundärglaukom durch Cataracta senilis intumescens und seine Behandlung. Klin. Monatsbl. f. Augenheilk. Bd. 48, 2, S. 167. 1910. — Salus, R. (2): Glaukom und Feuermal. Klin. Monatsbl. f. Augenheilk. Bd. 71, S. 305. 1923. — Sattler, C. H. (1): Der pulsierende Exophthalmus. Handb. d. ges. Augenheilk. Graefe-Sämisch. 2. Aufl. 1920. — Sattler, C. H. (2): Die bösartigen Geschwülste des Auges. Leipzig: Hirzel 1926. — Schnabel, J.: Beiträge zur Lehre vom Glaukom. II. Arch. f. Augen- u. Ohrenheilk. Bd. 7, S. 99. 1879. — Schnaudigel: Die kavernöse Sehnervenentartung. Arch. f. Ophth. Bd. 49, S. 344. 1904. — Seefelder, R. (1): Klinische und anatomische Untersuchungen zur Pathologie und Therapie des Hydrophthalmus cong. Arch. f. Ophth. Bd. 63, S. 205 u. 481. 1906. — Seefelder, R. (2): Frühstadium des Hydrophthalmus cong. Ber. d. ophth. Ges. Heidelberg 1910. S. 308. — Seefelder, R. (3): Hydrophthalmus als Folge einer Entwicklungsanomalie der Kammerbucht. Arch. f. Ophth. Bd. 103, S. 1. 1920. — Seefelder, R. (4): Über seröse Tenonitis und Glaukom. Wien. med. Wochenschr. 1924. Nr. 40, S. 2054. — Siegrist, A.: Diskussion zu Gonin: Schweiz. ophth. Ges. 1924. Ref.: Klin. Monatsbl. f. Augenheilk. Bd. 72, S. 806. — Stähli, J.: Zur Anatomie des Glaucoma haemorrhagicum. Inaug.-Diss. Zürich. 1911. — Stanka, R.: Subretinaler Bluterguß bei Amotio retinae einen Tumor vortäuschend. Klin. Monatsbl. f. Augenheilk. Bd. 70, S. 707. 1923. — Stimmel, F. und F. Rotter: Beiträge zur Pathologie und Therapie des Hydrophthalmus cong. Zeitschr. f. Augenheilk. Bd. 28, S. 114. 1912. — Stölting, B.: Über Retinitis haemorrhagica mit nachfolgendem Glaukom. Arch. f. Ophth. Bd. 43, S. 306. 1897. — Straub, M.: Beitrag zur pathologischen Anatomie des Glaukoms. Arch. f. Ophth. Bd. 34, S. 195. 1888. — Terson, A.: De l'état de l'angle irido-cornéen dans les luxations du cristallin accompagnées d'hypertonie. Arch. d'opht. 1908. p. 349. — Tschirkowsky, W.: Über das bei albuminurischen Augenveränderungen auftretende Glaukom. Klin. Monatsbl. f. Augenheilk. Bd. 46, 2, S. 272. 1908. — Ullrich, H.: Beobachtungen über Altersstar und Sekundärglaukom. Zeitschr. f. Augenheilk. Bd. 18, S. 133. 1907. — Velhagen, K.: Über den Befund lipoidhaltiger Zellen in der Arteria centralis ret. bei einem Fall von hämorrhagischem Glaukom. Beitr. z. pathol. Anat. u. z. allg. Pathol. Bd. 57, H. 1, S. 38. 1913. — WAGEN-HÄUSER, T.: Anatomische Untersuchungen bei 8 Fällen von Linsenluxation mit besonderer Berücksichtigung der Veränderungen am Sehnerven. Inaug.-Diss. Tübingen. Klin. Monatsbl. f. Augenheilk. Bd. 51, 2, S. 619. 1913. — WAGENMANN, A.: Anatomische Unter-suchungen über einseitige Retinitis haemorrhagica mit Sekundärglaukom. v. Graefes Arch. f. Ophth. Bd. 38, 3. S. 213. 1892. — WEEKS, J. E.: Beitrag zur Pathologie der Retinitis albuminurica. Arch. f. Augenheilk. Bd. 21, S. 54. 1890. — WEHRLI, E.: Glaukom nach Neuroretinitis albuminurica. Arch. f. Augenheilk. Bd. 37, S. 173. 1898. — WEINBAUM: Ein Fall von Glaucoma haemorrhagicum mit Thrombose der Vena centralis retinae usw. Arch. f. Ophth. Bd. 38, 3. 1892. — WEISHAUPT: Hämorrhagisches Glaukom usw. Inaug.-Diss. Heidelberg 1919. — WERNCKE, TH.: Ein Beitrag zur pathologischen Anatomie der Linsenluxation und der Chorioretinitis nebst Bemerkungen über Kalkablagerungen und epitheliale Fettknäuel. Klin. Monatsbl. f. Augenheilk. Bd. 41, Beilageheft, S. 283. 1903. — WINTERSTEINER, H. (1): Über Hornhautveränderungen beim Neuroepithelioma (Glioma) retinae. Arch. f. Augenheilk. Bd. 32, S. 154. 1896. — WINTERSTEINER, H. (2): Über primäre (idiopathische) pigmentierte Zysten der Irishinterfläche. Ber. d. ophth. Ges. Heidelberg. 1906. S. 345. — ZADE, M.: Ein Fall von Kalkverätzung des Auges mit nachfolgendem Glaukom. Arch. f. Ophth. Bd. 72, S. 507. 1909. — ZAUN, W.: Über die Beziehungen zwischen Naevus flammeus und angeborenem Glaukom. Klin. Monatsbl. f. Augenheilk. Bd. 72, S. 57. 1924.

Experimentelles Glaukom.

ADAMÜK, E.: Neue Versuche über den Einfluß des Sympathikus und Trigeminus auf Druck und Filtration im Auge. Klin. Monatsbl. f. Augenheilk. 1869. — ARLT, F. V.: Zur Lehre vom Glaukom. Wien 1884. — BAJARDI, P.: Sul glaucoma secondario dopo la discis-sione di pseudocataratta. R. Acad. d. med. d. Torino. Juli 1896. Ref.: Jahresber. f. Ophth. 1897. S. 482. — BARTELS, R.: Über die Neubildung von Bindegewebe an der Hinterfläche der Hornhaut. Klin. Monatsbl. f. Augenheilk. Bd. 43, 2, S. 15. 1905. — BENTZEN, F.: Über ex-perimentelles Glaukom bei Kaninchen und über die Bedeutung des Kammerwinkels für den intraokularen Druck. Arch. f. Ophth. Bd. 41, 4, S. 43. 1893. — BIRNBACHER, A. und W. CZERMAK: Beiträge zur pathologischen Anatomie und Pathogenese des Glaukoms. Arch. f. Ophth. Bd. 32, 2, S. 1. 1885. — BLOCK, E. BATES and R. H. OPPENHEIMER: A comparative study of intraspinal pressure, blood pressure and intra-ocular tension. Transact. of the Americ. neurol. assoc. 1923. p. 387. — COBURN: Glaucoma, an experimental study. Ann. of ophth. 1902. S. 137. — ERDMANN, P.: Über experimentelles Glaukom, nebst Unter-suchungen am glaukomatösen Tierauge. Arch. f. Ophth. Bd. 66, S. 325 u. 391. 1907. — FÜRTH, O. und V. HANKE: Studien über Quellungsvorgänge am Auge. Zeitschr. f. Augen-heilk. Bd. 29, S. 252. 1913. — GEERING, E.: Über den Einfluß subkonjunktivaler Sublimatinjektion auf den Kammerwinkel. Inaug.-Diss. Basel 1896. — VAN GEUNS: Die Untersuchung von Katarakt nach Unterbindung der Vena centr. Arch. f. Ophth. Bd. 47, S. 249. 1899. — GROBUNOW, G. A.: Glaukom als Folge herabgesetzten intra-kraniellen Druckes. Zentralbl. f. prakt. Augenheilk. Bd. 36, S. 39. 1912. — GRÖNHOLM: Die Ursache der Kammerabflachung beim Primärglaukom. Finska läkaresällskapets handlingar 1901. — HAMBURGER, C.: Zur Kritik der experimentellen Glaukomformen. Klin. Monatsbl. f. Augenheilk. Bd. 69, S. 68. 1922. — HEISRATH: Zur Frage nach der Ursache des Glaukoms. Zentralbl. f. d. med. Wiss. 1879. Nr. 43. — HIPPEL, E. V. und GRÜNHAGEN: Über den Einfluß der Nerven auf die Höhe des intraokularen Druckes. v. Graefes Arch. f. Ophth. Bd. 15. 1869. — HÖLTZKE, H.: Experimentelle Untersuchungen über den Druck in der Augenkammer. Arch. f. Ophth. Bd. 29, 2, S. 1. 1883. — KIRSCHMAN, Zur Frage der Ätiologie des Glaukoms. 1. Vers. d. Ophthalmologen d. nordkaukas. Ge-bietes in Rostov 1926. Ref.: Zentralbl. f. Opht. Bd. 17. S. 85. — KNIES, M.: Über die vorderen Abflußwege des Auges und die künstliche Erzeugung von Glaukom. Arch. f. Augenheilk. Bd. 28, S. 193. 1894. — KOSTER, W.: Beiträge zur Lehre vom Glaukom. v. Graefes Arch. f. Ophth. Bd. 41, S. 2. 1895. — LAKER, C.: Ein experimenteller Beitrag zur Lehre von der glaukomatösen Exkavation. Klin. Monatsbl. f. Augenheilk. 1886. S. 187. — LEBER, TH.: Die Zirkulations- und Ernährungsverhältnisse des Auges. Graefe-Sämisch: Handb. d. Augenheilk. II. Aufl. Bd. 2, 2, 356. 1903. — MARCKWORT, E.: Über Läsionen des Nervus opticus. Arch. f. Augenheilk. Bd. 10, S. 269. 1881. — MIYAKE, R.: Experimentelle Untersuchung über die glaukomatöse Exkavation der Sehnervenpapille. Jahresversamml. d. japan. ophth. Ges. Kyoto 1922. Ref.: Zentralbl. f. ophth. Grenzgeb. Bd. 9, 87. — MÖLLER: Lehrbuch d. Augenheilk. f. Tierärzte. Stuttgart 1884. — NOISZEWKI: Das nicht entzündliche Glaukom. Post. okul. 1912. Nr. 1 (Jahresber. Michel, S. 786). — PARISOTTI: Experimentelle Untersuchungen zur Pathogenese des Glaukoms. Bull. et mém. de la soc. franç. d'opht. 1912. — ROMBOLOTTI, G.: Über das experimentelle Glaukom. Arch. f. Augenheilk. Bd. 46, S. 297. 1903. — RUBEN, L. (1): Über Steigerung des Augendruckes durch Quellung der Gewebskolloide. Ber. d. ophth. Ges. Heidelberg 1912, S. 133. — Ruben, L. (2): Beiträge zur Lehre vom Augendruck und vom Glaukom. Arch. f. Ophth. Bd. 86, S. 258. 1913. — Russi, A.: Die Umschnürung des Nervus opticus und deren Folgen fürs Auge. Inaug.-Diss. Bern 1880. — Sachsalber, A.: Beitrag zur Therapie des Ulcus serpens. Beitr. z. Augenheilk. 1896. H. 22, S. 85. — Samojloff, A. J. (1): Veränderungen der glaukomatösen Skotome bei intraokularen Druckschwankungen. Klin. Monatsbl. f. Augenheilk. Bd. 69, S. 65. 1922. — Samojloff, A. J. (2): Die Größenzunahme des blinden Flecks nach subkonjunktivalen Kochsalzinjektionen. Klin. Monatsbl. f. Augenheilk. Bd. 70, S. 657. 1923. — Samojloff, A. J. (3): Einige Bemerkungen zur Frage über Skotombildung. Zeitschr. f. Augenheilk. Bd. 58, S. 214. 1926. — Schöler, W. (1): Experimentelle Studien über die Flüssigkeitsausscheidung aus dem Auge. v. Graefes Arch. f. Ophth. Bd. 25, S. 4. 1879. — Schöler, W. (2): Zur Sklerotomie. Ein experimenteller Beitrag gegen die Filtrationsfähigkeit der Skleralnarben. Berlin. klin. Wochenschr. 1881. S. 36, 37. — Schreiber, L. und F. Wengler: Über experimentelles Glaukom mit besonderer Berücksichtigung seiner Wirkung auf Netzhaut und Sehnerv. Arch. f. Ophth. Bd. 71, 1. S. 99. 1909. — v. Schultén: Experimentelle Untersuchungen über die Zirkulationsverhältnisse des Auges. v. Graefes Arch. f. Ophth. Bd. 30, 3. S. 39. 1884. — Seidel, E.: Weitere experimentelle Untersuchungen über die Quelle und den Verlauf der intraokularen Saftströmung. IX. Mitteilung zur Mechanik des Glaukoms. v. Graefes Arch. f. Ophth. Bd. 104, S. 357. 1921. — Spalitta: Sugli effetti della estirpazione del ganglio di Gasser dopo le strappo del ganglio cervicale superiore. Arch. di ottalmol. 1894/95. — Stilling, J.: Über die Pathogenese des Glaukoms. Arch. f. Augenheilk. Bd. 16, S. 296. 1886. — Ulrich, R.: Über experimentelles Glaukom bei Kaninchen. Arch. f. Augenheilk. Bd. 25, H. 1 u. 2. 1892. — Uribe y Troncoso: Pathogénie du glaucome. Ann. d'oculist. Tome 126, p. 401; Tome 133, p. 5. — Wagenmann, A. (1): Neubildung von glashäutiger Substanz usw. Arch. f. Ophth. Bd. 35, S. 172. 1889. — Wagenmann, A. (2): Weitere Mitteilungen über glashäutige Neubildungen an der Descemetschen Membran usw. Arch. f. Ophth. Bd. 38, 2, S. 91. 1892. — Weber, A.: Die Ursache des Glaukoms. Arch. f. Ophth. Bd. 23, 1. 1877. — Wegner, W.: Kann Skotombildung allein durch Erhöhung des intraokularen Druckes bedingt sein? Zeitschr. f. Augenheilk. Bd. 56, S. 48. 1925.

Namenverzeichnis.

Die *kursiv* gedruckten Ziffern weisen auf das Literaturverzeichnis hin.

ABE 487, *571.*
ABELSDORFF, G. 565, *577, 695,* 711, 745, 746, 759, 778, 808, *811, 813, 814, 815, 816, 818.*
ACCARDI 182.
ADACHI 16, 170, *202.*
ADAM 134, 138, 139, *208,* 365, 531.
ADAM und WÄTZOLD *208.*
ADAMS *387.*
ADAMÜK 159, 161, *206, 210, 380,* 511, *577,* 599, 796, *817,* 914, 991, *992, 994, 1005.*
ADAMÜK-LAUBER 562, *573,* 628, 629, *688, 690.*
ADDARIO 103, 105, 106, 848.
ADDARIO, LEBER und 848, *870.*
ADDARIO LA FERLA *387.*
ADLER 244, *387.*
AGENOW 860, *871.*
AGRICOLA 154, *209, 210, 386.*
AHLSTRÖM 195, *213,* 549, *576.*
AKATSUKA 534, *574.*
AKIYA 239, 240, *375.*
ALBRICH 337.
ALFIERI 364, *387.*
ALLAIRE, JACQUES 609, *689.*
ALT 182, 197, 198, *211, 212, 213,* 336, 363, *378, 381, 382, 383,* 421, 494, 502, 531, 537, 538, 551, 567, *568, 573, 574, 575,* 906, *1002.*
ALT, RAY-AMOS- 539.
ALT, A., W. A. SHOEMAKER und J. E. JENNINGS 994.
ALTHOFF 287, *379.*
ALTMANN 556.
ALVAREZ, ROY et 343, *385.*
ALZHEIMER 707, *810, 870.*
D'AMICO *208,* 314, *381.*
AMMON 490, *572,* 826.
AMOS, RAY-ALT 539.
ANARGYROS 537, *575.*
ANCONA 848, *870.*
ANDERSEN 437, *569.*
ANDRÉ 550.
ANDREAE 56, *203.*
ANGELUCCI, NEELSEN und *378.*
ANSELMI 198, 202, *213, 214.*

ANTON, W. 804, *817.*
ANTONELLI, SGROSSO e 327, *383.*
D'ANTREVAUX, J., E. VALUDE et *214.*
ARCOLEO 343, *384.*
ARISAWA 260.
ARLT *375,* 640, *691,* 838, 880, 992, 994, *1005.*
ARMAIGNAC 231, *374.*
ARNHOLD 826.
ARNOLD 303, *381,* 824.
ASAYAMA 170, 246, *376,* 476, *1002.*
ASCHER *202,* 269, 339, *378, 384.*
ASCHOFF 76, 506.
ASK 15, 200, *202,* 836, *1002.*
ASUHIKO MASUGI 377.
ATTIAS 239, 240, 303, *381,* 501, 502, *572, 573,* 907, 908, 994.
AUBARET und JEAN SÉDAN 213.
AUBINEAU 364, *381.*
AUGSTEIN 22, 170, 171, *202,* 211.
AURAND 201, *214.*
AUVAND, ROLLET und *871.*
AXENFELD 70, 73, 74, 75, 76, 79, 84, 88, 92, 116, 117, 119, 126, 131, 133, 135, 172, *203, 205, 206, 207,* 223, 226, 239, 245, 302, 346, 348, 375, *376, 380, 383, 385,* 397, 398, *403,* 404, 406, 407, 473, *568, 570,* 586, 618, 649, 667, 669, 671, *687, 692, 693,* 703, 717, *810,* 900, 902, 949, 950, 951, 969, 972, 994, *1000.*
AXENFELD und BUSCH 798, 799, *817.*
AXENFELD und JUSELIUS 377.
AXENFELD-KRUKENBERG 944.
AXENFELD und RUPPRECHT *203,* 249, *376.*
AXENFELD und STOCK 618, *690.*
AXENFELD, UHTHOFF und 223, 226, 227, 228, 229, 234.
AYRES 360, *386.*

BAAS 122, 156, *207, 210,* 282, 284, 287, 289, 291, 364, 365, *378, 382, 387,* 433, 435, 444, 445, 451, 469, 509, 510, *569,* 573, 643, 658, 692, 994.
BAB 435, *569.*
BABES 802, *817.*
BACH 347, 374, *384,* 453, 461, *570, 870.*
BACH, BONGARTZ- 469.
BACHMANN, R. 674, *693,* 846.
BACHSTEZ 129, 192, *207, 213,* 304, *381.*
BACQUIS 300, 301, 320, *380,* 984, *1002.*
BAJARDI 19, 20, *387,* 992, *1005.*
BACK, L. 848.
BÄCK, S. 632, 690.
BAECK 504, 506.
BAKLY 97, *205.*
BAKER *388.*
BALLABAN 178.
BALLANTYNE 351, *385,* 808, *818.*
BANDOLPH *870.*
BAENZINGER 897, 994.
BAENZINGER und SILBERSCHMIDT *870.*
BAER 971, *1000.*
BARDELLI 305, *381,* 542, 543.
v. BARLAY 190, *213.*
BÄRRI 256, 323, 326, *377, 382.*
BARRIÈRE 848, *870.*
BARTELS 16, 175, *202, 211,* 242, *376,* 490, 492, 795, *816,* 909, 940, 941, 980, 992, 994, *1002.*
BARTELS, ROLF 238, *375, 383, 1005.*
BARTOK 26, *202.*
BARTOLOTTA 864, *871.*
BASLINI 212.
BASTIDE 550.
BATES, BLOCK und OPPENHEIMER 994, *1005.*
BAUDOUIN 519.
BAUER, R. 980, *1002.*
BAUMGARTEN 8, 310, 311, 345, *380, 381, 384,* 399.
BAURMANN 162, 163, *210,* 821, 828, *868, 958, 1002.*

Sachverzeichnis.